内容提要

本书系《中医药学高级丛书》之一，编写内容体现『全、新、高、精』的要求，在《针灸学》（第一版）的基础上，对当前针灸医学教育、临床实践及科学研究方面的新理念、新成果、新技术、新经验进行了系统总结。本书内容丰富，资料翔实，是一部融科学性、学术性、实用性于一体的，具有较高学术价值的大型针灸学著作，对针灸教学、科研人员及临床工作者有重要的参考价值。

中医药学高级丛书

针　灸　学

第 2 版

主　　编　孙国杰

副主编　王　华　王玲玲　严　洁　梁繁荣

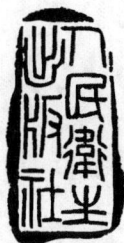

图书在版编目（CIP）数据

针灸学/孙国杰主编. —2版. —北京：人民卫
生出版社，2011.4

（中医药学高级丛书）

ISBN 978-7-117-13867-3

Ⅰ.①针… Ⅱ.①孙… Ⅲ.①针灸学 Ⅳ.①R245

中国版本图书馆 CIP 数据核字（2010）第 260159 号

门户网：www. pmph. com	出版物查询、网上书店
卫人网：www. ipmph. com	护士、医师、药师、中医
	师、卫生资格考试培训

针 灸 学

第 2 版

主　　编：孙国杰

出版发行：人民卫生出版社（中继线 010-59780011）

地　　址：北京市朝阳区潘家园南里 19 号

邮　　编：100021

E - mail：pmph @ pmph. com

购书热线：010-59787592　010-59787584　010-65264830

印　　刷：三河市宏达印刷有限公司

经　　销：新华书店

开　　本：787×1092　1/16　　印张：89

字　　数：2221 千字

版　　次：2000 年 9 月第 1 版　　2025 年 3 月第 2 版第 19 次印刷

标准书号：ISBN 978-7-117-13867-3/R・13868

定　　价：168.00 元

打击盗版举报电话：010-59787491　E-mail：WQ @ pmph. com

（凡属印装质量问题请与本社市场营销中心联系退换）

中医药学高级丛书

针灸学（第2版）
编写委员会

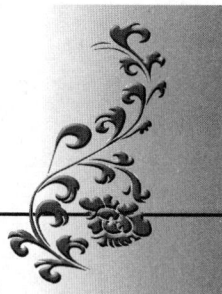

主　编

孙国杰

副主编

王　华　　王玲玲　　严　洁　　梁繁荣

编　委（按姓氏笔画排序）

王瑞辉　　邓春雷　　田岳凤　　孙忠人　　杜艳军

杨永清　　杨运宽　　杨华元　　吴绪平　　余曙光

沈　菁　　张　英　　张　泓　　张红星　　张建斌

尚秀葵　　徐　斌　　殷克敬　　赖新生

中医药学高级丛书
针灸学(第1版)
编写委员会

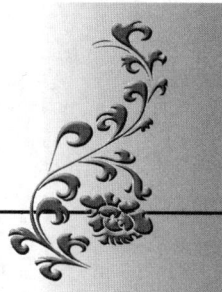

主　编

孙国杰

副主编

王　华　　王玲玲　　严　洁　　梁繁荣

编　委

殷克敬　邓春雷　郭宗仁　赖新生　边长宗

吴绪平　杨永清　杨运宽　孙忠人　何　崇

尚明华　张　泓　张　英　张红星　余曙光

尚秀葵　洪　静　田岳凤

出版者的话

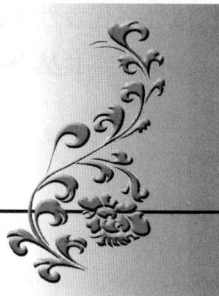

  《中医药学高级丛书》（第 1 版）是我社在 20 世纪末组织编写的一套大型中医药学高级参考书，内含中医、中药、针灸 3 个专业的主要学科，共计 20 种。旨在对 20 世纪我国中医药学在医疗、教学、科研方面的经验与成果进行一次阶段性总结，对 20 世纪我国中医药学学术发展的脉络做一次系统的回顾和全面的梳理，为 21 世纪中医药学的发展提供借鉴和思路。丛书出版后，在中医药界反响很大，并得到专家、学者的普遍认可和好评，对中医药教育与中医药学术的发展起到了积极的推动作用，其中《方剂学》分册获得"第十一届全国优秀科技图书三等奖"，《中医内科学》获第 16 批全国优秀畅销书奖（科技类）及全国中医药优秀学术著作一等奖。

  时光荏苒，丛书出版至今已十年有余。十余年来，在党和政府的高度重视下，中医药学又有了长足的进步。在"读经典，做临床"的学术氛围中，理论探讨和临床研究均取得了丰硕的成果，许多新观点、新方法受到了学界的重视，名老中医学术传承与经验总结工作得到了加强，部分疑难病及传染性、流行性疾病的中医诊断与治疗取得了突破性进展。在这种情形下，原丛书的内容已不能满足当今读者的需求；而且随着时间的推移，第 1 版中存在的一些问题也逐渐显露。基于上述考虑，在充分与学界专家沟通的基础上，2008年，经我社研究决定，启动《中医药学高级丛书》的修订工作。

  本次修订工作在保持第 1 版优势和特色的基础上，增补了近十几年中医药学在医疗、教学、科研等方面的新进展、新成果。如基础学科方面，补充了"国家重点基础理论研究发展计划（973 计划）"的新突破、新成果，进一步充实和丰富了中医基础理论，反映了当前我国中医基础学科研究的新思路、新方法；临床学科方面，在全面总结现代中医临床各科理论与研究成果的基础上，更注重理论与临床实践的结合，并根据近十年来疾病谱的变化，新增了传染性非典型肺炎、甲型 H1N1 流感、艾滋病等疾病的中医理论与临床研究成果，从而使丛书第 2 版的内容能更加适合现代中医药人员的需求。

  本次修订的编写人员，在上一版专家学者的基础上，增加了近年来中医各学科涌现出来的中青年优秀人才。可以说此次修订是全国最具权威的中医药学家群体智慧的结晶，反映了 21 世纪第 1 个 10 年中医药学的最高学术水平。

  本次出版共 21 种，对上一版的 20 个分册全部进行了修订，新增了《中医急诊学》分册。工作历时二载，各位专家教授以高度的事业心、责任感，本着求实创新的理念投入编写或修订工作；各分册主编、副主编所在单位也给予了大力支持，在此深表谢意。希望本版《中医药学高级丛书》，能继续得到中医药界专家和读者的认可，成为中医药学界最具权威性、代表性的重要参考书。

由于本套丛书涉及面广，组织工作难度大，难免存在疏漏，敬请广大读者指正。

人民卫生出版社
2010 年 12 月

2版前言

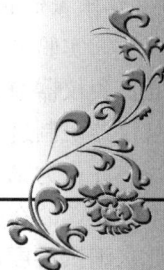

针灸学是中医学的重要组成部分，它是以中医理论为指导，在继承和发扬古代针灸学术思想和宝贵实践经验的基础上，运用传统与现代科学技术来研究经络、腧穴、操作技术、治疗法则、作用机制及防病治病的一门学科。针灸学是我国原创性的伟大成果，早在新石器时代针灸术就已萌芽，通过长期的实践、总结、提炼，针灸诊疗技术得到不断提高和迅速发展，并升华为理论。在战国、秦汉时期，针灸学得到了进一步丰富，形成了以经络腧穴学说为核心的完整而系统的理论体系。在针灸理论的指导下，临床实践水平又得到了进一步提高，这种从实践中产生理论，运用理论指导实践，又通过实践丰富理论的不断发展，极大地促进了针灸学的进步，使针灸学成为中医学中极为重要、无可替代的和极具有特色的部分。其特色主要表现为，一是除了运用中医基础理论作指导外，还具有以经络腧穴学说为核心的理论框架，形成了以理、法、方、穴、术为一体的独特的针灸学理论体系；二是针灸学有集预防、诊疗、康复为一体的特殊作用，这是其他医学中难以体现的；三是针灸的治疗作用是整体的调节作用，这种调节作用是整体的、双向的、快速的，而且是稳定在生理范围之内的，即是对人体的有益良性调节；四是针灸学完全符合现代医学模式（生物-社会-心理-自然医学模式）的理念，特别重视人是一个有机的整体，人与自然、人与社会是一个统一体，现代医学模式中的任何一个环节在针灸学中都得到了体现，这完全符合安全有效、对人体无任何伤害的保健方法和医疗手段的要求；五是针灸是最容易与现代科学技术相结合，最容易标准化且医疗成本最低廉的治疗方法。所以针灸学是最容易得到认可、运用和推广的医学，是防治疾病的最佳选择之一。现在针灸得到了世界卫生组织的认可和倡导，已在160多个国家和地区推广和运用。2010年11月16日中医针灸被联合国教科文组织列为人类非物质文化遗产，进一步奠定了中医针灸在世界医学中的地位和影响。这必将加快针灸学成为世界主流医学的重要组成部分。

为全面阐述针灸学古今理论、临床实践及全面反映现代科研成果，2000年，在人民卫生出版社的支持下，我们组织了全国十余所高等中医药院校的针灸专家，本着"全"、"新"、"高"的原则编撰了《针灸学》（中医药学高级丛书），以适应高层次针灸人才的学习需要。图书出版后，受到学界的好评和读者的欢迎。现在10年过去了，非常有必要在上一版中医药高级丛书《针灸学》基础上，将近十年来针灸学在医学教育、临床实践、科学研究方面的新经验、新成果、新技术、新理念进行一次总结，将新的资料疏理、归类，为广大中医工作者提供切实可行的信息资源。

本版《针灸学》坚持上一版"全、新、高、精"的原则，维持总体框架不变，以更新相关内容、尽量收集新的信息为重点，对全书进行了修订。再版中有的内容变动较大：①对经络和腧穴的现代研究进行了重新撰写，将近十年的主要成果进行了搜集整理；②腧穴各论部分将主要参考文献进行了更新；③第三章刺法灸法、第四章耳针法、头针法，按照 2008 年国家颁布的"针灸技术操作规范"的标准撰写；④针灸治疗部分更新了全部参考资料；⑤实验针灸及针刺机制的研究因近十年进展很快，这两部分内容亦进行了重新撰写；⑥针灸仪器原为附篇，考虑到针灸仪器临床使用率高，是针灸学与现代科学结合的成果，且仪器研制进展快，故特请中国针灸学会针灸器材专业委员会主任委员杨华元教授重新撰写，并作为第 9 章专列；⑦针灸学已有几千年的历史，文献资料极其丰富，且各种书籍版本较多，故在文献摘要的引用上，仅摘其大意，以作参考。

此次编撰难度极大，我们组织了十余所中医药院校的几十位教授参加本版的修改撰写工作。由于水平限制，时间紧迫，谬误之处请广大读者予以指正。

本书搜集了古今中外大量文献资料。没有这些资料，内容就不会这样翔实丰满，这些资料必将有助于广大医务工作者学习和运用，必将为针灸事业发展作出巨大贡献。在此特别要向我们所引用资料的作者们致以崇高的敬意。

编委会

2011 年 2 月

1 版前言

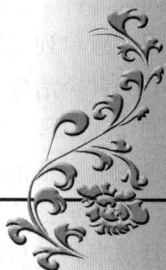

　　针灸学是以中医理论为指导，在继承和发扬古代针灸学术思想和宝贵实践经验的基础上，运用传统与现代科学技术来研究经络、腧穴、操作技能、治疗法则、作用机制及防治疾病规律的一门学科。早在我国先秦时期就奠定了临床和理论基础，通过历代医家的临床实践和理论阐发，又不断有所提高。由于针灸治疗具有适应症广、疗效明显、操作方便、经济安全等优点，已成为传统医学中最富特色的重要组成部分。远在唐代，就已传播到日本、朝鲜等国家，17 世纪又传到欧洲。在科学技术迅猛发展的今天，国际医学界又出现了"针灸热"，针灸医学受到国内外更多人士的关注，全世界许多国家的医生来我国学习针灸，当今已有 100 多个国家和地区开展了针灸临床工作。针灸医学已成为世界医学的重要组成部分，21 世纪必将为人类的健康事业做出更大的贡献。

　　针灸医学源远流长，古今资料浩如烟海。近些年来，公开发表的针灸学术论文数以万计。出版的针灸著作亦为数不少，有的以整理古代文献为主；有的着重于收集现代临床资料；有的侧重探讨针灸治病的作用机制等。它们都从针灸学的某一方面各擅其长，值得我们借鉴。然而，能够全面阐述针灸学中古今理论、临床实践及全面反映现代科学研究成果的巨著迄今尚属少见。在步入 21 世纪之际，为把针灸学术的发展推向一个崭新的阶段，我们组织了全国 10 余所高等中医院校的针灸专家、教授，本着全、新、高、精的原则编撰了这部针灸学高级参考书，以适应高层次针灸人才的学习和运用。所谓"全"，即指收集古今资料丰富，既尽可能阐发历代针灸学家的理论和实践的精华，又尽量汇集现代临床的宝贵经验及科研成果。所谓"新"，以反映针灸研究的新技术、新成果为主。所谓"高"，全书力求达到品位高，质量高，读者对象以高层次针灸医师和教学、科研人员为主。所谓"精"，是尽量吸取古今资料中的精华部分。

　　全书正文共分为 8 章，另将针灸器材作为附篇介绍。

　　一为经络。主要论述经络概论、经络系统的组成、经络的生理功能及经络学说的临床运用。依据《黄帝内经》、《黄帝八十一难经》原文，加以校释，并附语译，介绍了经络的标本、根结、气街、四海的理论及六经皮部等，最后介绍了经络的现代研究概况。

　　二为腧穴。分概论、各论及腧穴的现代研究。概论介绍了腧穴的起源与发展，腧穴的命名与分类，腧穴的定位方法，特定穴的意义、内容及临床运用等；各论详细介绍了十四经穴及经外奇穴。每一经穴均按穴名、拼音、国家标准代码、出处、别名、穴名释义、定位、局部解剖、功效、主治、操作、文献摘要、常用配伍及现代研究进行撰写，内容翔实全面。

　　三是刺法灸法。在传统的毫针刺法、艾灸法及拔罐法的基础上，增设特殊部位针刺法及其他疗法达 20 余种，内容丰富，各具特色。既保留了传统针灸疗法的特色，又反映了现代新兴方法的运用，并且介绍了刺法灸法的现代研究概况。

四为耳针、头针。由于耳针、头针发展迅猛，形成了独特的理论体系，并在临床上广泛运用，故单列成篇。本篇全面而系统地介绍了耳针与头针的理论与运用。

五为针灸治疗。分治疗总论、治疗各论及针灸临床的现代研究概况。总论概述了针灸治病的作用原理、施治原则、辨证论治、针灸处方、特定穴的临床运用及逢时辨证选穴法；各论分辨证治疗与辨病治疗两大部分。辨证部分，中医按中风、头痛等 44 种病证的治疗，突出辨证论治特色；西医按传染病、内科、骨伤科、妇产科、儿科、皮肤科、眼科、耳鼻喉科、口腔科等共 153 种疾病的针灸治疗。现代研究主要从针灸对呼吸、循环等各系统的调整作用进行了概述。

六为实验针灸。本篇介绍了实验针灸学的定义和任务、研究内容和研究方法，实验针灸学发展的概况及展望，实验针灸研究的基本方法及针灸研究中的动物实验方法。

七为针灸镇痛与针刺麻醉。介绍了痛觉与痛觉的测定，针刺镇痛和针刺麻醉的特点、临床运用及机理研究。

八为针灸文献。对古代针灸文献进行概述，总结了古代医家针灸学术思想和贡献，选编了古代针灸歌赋，并系统地介绍了针灸文献的现代研究概况。

附篇中对近年来研制的新型针灸器材、针灸教学工具加以介绍。将电针、电子针罐、电子灸疗仪、声波电针、激光穴位照射、二氧化碳激光针、微波针、磁疗仪、经络导平仪、穴位离子透入等作了简要介绍。

根据全书的中心内容，较之其他同类书籍，本书有如下特色：1. 各章均较系统、完整地收集整理了古今相关文献，并收录了其现代研究成果，反映了现代针灸科学研究水平；2. 刺法灸法章将临床用之有效，运用较为广泛的疗法进行了分类介绍；3. 根据临床需要，把辨证论治与辨病治疗分类撰写。首先以中医理论为指导，对 44 种病证进行了辨证论治，阐述了理法方穴；又按现代医学内、外、妇、儿等临床各科计 153 种疾病进行了辨病治疗，以针灸疗法为基础，根据疾病的不同，选用相关的其他疗法；4. 全书编排新颖，打破了类似书籍多以上、中、下篇编排的惯例，列为 8 章（另设附篇），内容丰富而全面。

本书为针灸专业本科生、研究生、留学生、进修生的重要参考书，也可作为高年资针灸医师、教师及科研人员从事医疗教学及科研时参考使用。

编 者

2000 年 1 月

目 录

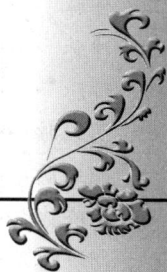

第一章

经　络

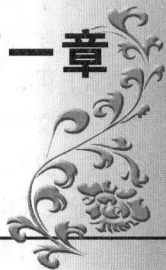

第一节　经络概论

人体是一个复杂的有机整体。脏腑、经络、皮肉、筋骨、五官九窍、四肢百骸均为人体重要的组成部分，各自具有不同的生理功能，在维持人体生命活动中发挥着不同的作用。中医学认为，人体各组成部分既指实体结构，又含生理功能，即是结构与功能的统一体。

经络是人体内运行气血的通道。由经脉和络脉构成复杂的经络系统，广泛分布于人体各部。古代医家在长期的医疗实践中发现了经络，并通过理性思维建立了经络学说。千百年来，经络学说不仅一直指导着针灸临床实践，而且作为中医基础理论之一，对认识人体生命活动，解释人体生理功能和病理现象，具有重要的理论意义，在指导中医临床各科的诊断和治疗中发挥着重要作用。可以认为，经络概念的提出，经络学说的建立，使针灸医学走上了理性认识的发展道路，为中医学理论体系的构筑奠定了坚实基础。

一、经络的概念

概念是反映对象的本质属性的思维形式。如同人们认识任何事物一样，经络概念的提出，经历了一个由表及里、去粗取精、从现象到本质的认识过程；亦如同人们认识任何事物一样，经络概念不是永恒不变的，随着中医针灸学的不断发展和人们认识水平的不断提高，经络概念也在相应地起着变化，并将继续发展下去。

一般认为，经络是经脉和络脉的总称，是指人体运行气血，联络脏腑，沟通内外，贯串上下的径路。"经"，有路径的含义，为经络系统中直行的主干；"络"，有网络的含义，为经脉所分出的侧支。经络纵横交错，遍布全身。对经络概念的这一认识源于成书于战国时期的《黄帝内经》（以下简称《内经》）。《灵枢·本藏》曰："经脉者，所以行血气而营阴阳，濡筋骨，利关节者也。"这是对经脉（络）本质特征最经典的概括。"行血气"是经脉（络）最主要的生理功能，正因为人体内存在经脉（络），才使得人体各组成部分的功能得以正常发挥，脏腑得以荣养，筋骨得以濡润，关节得以通利。《灵枢·海论》曰："夫十二经脉者，内属于府藏，外络于肢节"。明确说明经脉具有联络脏腑，沟通内外的功能。《灵枢·逆顺肥瘦》曰："手之三阴，从藏走手；手之三阳，从手走头。足之三阳，从头走足；足之三阴，从足走腹"。描述了十二经脉通达表里，贯串上下，将人体联系成为一个有机的整体。《灵枢·经脉》曰："经脉者，所以能决死生，处百病，调虚实，不可不通"，"脉道以通，血气乃行"。指出了经脉的通畅、血气的运行是维护人体正常生命活动、消除病理现象、调整生理功能状态的必要条件，强调了保持经脉通畅、血气运行的重要性。上述《内经》关于经脉的论述，形成了传统的、较为完整的经络概念，这些认识是后世理解经络概念的主要理论依据。

从文字上讲，与表示人体结构和功能的许多名词不同，"经"、"络"的本义均与医学无关。按《说文解字》（下简称《说文》）解释：经，"织从丝也"。这里的"从"，可理解为"直"或"纵"。"织从丝"，指织物上下直行的主线，即织布的纵线。《诗经·齐风·南山》曰："衡从其亩"。此处，"衡"同"横"，指东西方向；"从"同"纵"，指南北方向。《韩诗》作"横由其亩"。对"横由"的理解："东西耕曰横，南北耕曰由，由即从也"。《说文解字注》认为："古谓横直为衡从"，还说明"织之从丝为之经。必先有经，而后有纬。"类似于《文心雕龙·情采》所言："经正而后纬成"。按"南北曰经，东西曰纬"理解，"经"与"从"义近，指上下直行的主干。关于"络"，《说文》解释为"絮也"。絮为绵的一种，"绵，联微也"（《说文》），《说文解字注》解释为"其相连者甚微眇"。这里表述的是细微联系。凡絮必丝为之，丝与丝彼此相连，犹为网状物，故"络"有网络联系之义，如《说文解字注》解释"今人联络之言"。汉代张衡的《西京赋》曰："振天雄，衍地络"。这里的"络"，即为"网"。络，一说"麻未沤也"，即所谓"犹生丝之未谏也"，指尚未加工成线之物，亦寓"网"义。古代医家将与织物关系密切的"经"、"络"的概念引入到医学领域，用以说明人体内存在的以"经"为直行主干，以"络"为分支的如网状的联络系统。这一系统被称之为"经络"。《灵枢·脉度》所言"经脉为里，支而横者为络，络之别者为孙"，是对人体经络分布状态和结构特点的简要概括。经络概念的核心内容是"行血气"与"脉道以通"。从功能上讲，经络主要是运行气血；从结构上讲，经络是联系人体各部的网络系统。可以认为，经络的本质是功能与结构的统一体。故简言之，经络是人体内运行气血的通道。

现代经络研究，其重点是用现代科学的方法和手段，进一步探求经络的功能和结构以及两者之间的关系，并用现代科学的语言表述经络的本质。说到底，仍然是围绕经络概念问题作深入细致的研究，从认识上以求对经络概念的发展。从目前的研究成果看，已肯定了经络现象客观存在，在一定程度上掌握了经络活动规律，并就经络的实质提出了多种假说，为最终阐明经络的本质做了大量的基础性工作。然而，迄今为止，尚未见公认的、用现代科学语言对经络概念作出的新的界定。因此，传统的经络概念仍是我们认识经络的理论依据。

二、经络概念的起源与演变

经络是中医学认识人体的一个重要概念。这一概念的提出和完善，经历了漫长的历史过程。追溯经络概念的起源、考察经络概念的演变，对较完整地理解"经络"是有裨益的。

（一）经络概念的起源

1. 从古代文献记载追溯　从现存古代医学文献查阅，"经络"一词最早见于《内经》。《灵枢·邪气藏府病形》载："阴之与阳也，异名同类，上下相会，经络之相贯，如环无端"。对经络的生理活动特点作出了概括性描述。《灵枢·根结》"必审五脏变化之病，五脏之应，经络之空虚，皮之柔粗，而后取之也"以及《素问·调经论》"五脏者，故以六腑与为表里，经络大节，各生虚实，其病所居，随而调之"，均强调脏腑经络辨证。《素问·通评虚实论》载："春亟治经络，夏亟治经俞，秋亟治六府，冬则闭塞"。提出了四时治法的基本原则。此外，《内经》还有"经络之数"、"经络时疏"，"经络大通"、"经络不通"等记载。唐·王冰撰注《黄帝内经素问》时，"用传不朽，兼旧袭之卷，合八十一篇，二十四卷，勒成一部"，在第五十七篇列有《素问·经络论》。由此可见，《内经》一书已将"经络"作为一个整体概念来认识。

然纵观《内经》全书则不难发现，《内经》在说明"经络"问题时，往往是以"经脉"、"络脉"等（主要是"经脉"）为名予以论述的。《内经》中有大量关于经脉、络脉的记载，尤以经脉的论述更为系统，更为全面，即便是经络合称时，亦大多指经脉。例如前面提到的"经络之相贯，如环无端"，明·张介宾在《类经》中注为"经脉相贯合一，本同类也"。又如《灵枢·经水》载："凡此五脏六腑十二经水者，外有源泉而内有所禀，此皆内外相贯，如环无端"。该篇明言"经脉十二者，外合于十二经水，而内属于五脏六腑"，故"内外相贯，如环无端"是就"十二经脉"而言的。更具典型意义的是《灵枢·经脉》的记载，该篇不仅详细阐述了十二经脉的循行分布、生理功能、病理表现等内容，同时还记述了十五络脉的循行分布、生理功能和病理表现，构成了经络系统最重要的部分，却以《灵枢·经脉》为篇，并概言"经脉者，所以能决死生，处百病，调虚实，不可不通"。因此，可以推论，《内经》认识经络是从认识经络最主要的部分——经脉和络脉，尤其是经脉开始的。

无论是经脉还是络脉，均与"脉"有关。这是追溯经络概念起源的重要线索。有学者认为，在春秋末期，经络的概念已经形成。从古代文献来看，至迟在战国时代即有"经"、"络"、"脉"的记载。如《史记·扁鹊仓公列传》载扁鹊论"尸厥"病机时，谈到"夫以阳入阴中，动胃缠缘，中经维络……是以阳脉下遂，阴脉上争……上有绝阳之络，下有破阴之纽"，即有"经"、"络"、"阳脉"、"阴脉"的概念。甚或认为其中的"缘"指衣服前缝，在此指代任脉，如《庄子·养生主》"缘督以为经"的"缘"即指任脉而言。另外，《说苑》载，中庶子曰："吾闻中古之为医者曰俞柎，俞柎之为医也，搦脑髓、束肓莫、炊灼九窍而定经络，死人复为生人，故曰俞柎，子之方能若是乎？扁鹊曰：不能"。这里已明确提出了"经络"的概念。《汉书·艺文志》亦有"经络"合称的记载："医理者，原人血脉、经落、骨髓、阴阳、表里，以起百病之本，死生之分，而用度箴石汤火所施"。值得注意的是，这里的"血脉"与"经落"（即"经络"）似有区别，一般认为，其原意也许是将"血脉"作为总的名称，而"经"和"络"是指"脉"的类别。《内经》也有将"经络"与"脉"并提的记载，如《灵枢·口问》"经络厥绝，脉道不通"，似指经络血气厥逆或终绝，脉道自然不通了。这种将"经络"与"脉"并提的现象，反映出两者之间存在着特殊关系。

1973年底，长沙马王堆三号汉墓（墓葬于公元前168年）出土大量帛书，其中有一部分是久已亡佚的医书，这些医书出土时原无书名，后根据各书内容整理，拟定出书名。其中有两种古经脉学佚书——《足臂十一脉灸经》和《阴阳十一脉灸经》（甲、乙本）（参照我国古代医学典籍中的旧例，如《七录》有《程天祚灸经》，《隋书·经籍志》有《曹氏灸经》等，定为此名），均论述了人体内十一脉的循行、主病，还论述了灸法，全文体例很接近现存的《灵枢·经脉》，在内容上与《灵枢·经脉》既有不少相似之处，又存在很大差别。据有关专家考证，《足臂十一脉灸经》成书时期早于《阴阳十一脉灸经》，而两书的著作年代均早于《灵枢》经脉篇。因此，可以根据这两种帛书的内容研究古代医家对经络以及经络学说的早期认识。在这两种帛书中，没有见到"经络"或"经脉"的记载，见到的是"脉"字。《足臂十一脉灸经》将"脉"写作"温"。"温"是"脉"字的古写。从字形结构看，"水"旁是"辰"字的变异，辰，"水之衺（斜）流别也"（《说文》），与"派"同义；"目"是"肉"旁的变异；"皿"是"血"字的变异。《阴阳十一脉灸经》甲本将"脉"写成"眽"字（为"脉"的假借字），乙本将"脉"写成"脈"（为"脉"的繁体字）。这里的"脉"是指体内的一种组织结构，血在这一结构中流动。人体内的这种组织结构实质上是血管。"脉"又写作"衇"，《说文》将其解释为"血理分衺（斜）行体者"。脉载血而行，即所谓"脉者，血之府也"（《内经》），故常将脉称为血脉。如《吕氏春秋·达郁》载："凡人三百六十节，九窍，五脏，六腑，肌肤欲其比也，血脉欲其通也，筋骨欲其固也，心志欲其和也"。这是脉的原始含义。

追溯古代文献至此，可以认为，从概念的形成来讲，血脉与经络有渊源关系，即经络概念起源于对脉的认识。

2. 从古代实践活动考察　远古时期，人类在原始的生活和劳动中，身体常受外物所伤。当人体体表被荆棘、尖石等锐物刺破后，会发生出血现象。这一经常可能发生的事实使人类首先对"血"有了感性认识。当人体体表被锐物刺伤出血后，偶尔会使原有的病痛减轻或消除，产生类似"出血立已"（《内经》）的效果。久而久之，人类自觉地用锐物，如砭石、竹针、骨针等工具破痈消肿，放血疗疾。这样，对血就有了更多的了解。在观察出血现象的同时，对体表暴露的血管也必然进行观察，由此而产生相应的认识。血是流动的，如同自然界之水。"所行道也"（《说文》），水与血均各行其道，载水而行者为水道，载血而行者为血脉（或称脉道）。由血继而到血脉，这是必然的，也是原始的、浅显的认识。

从我国医学史考察，针术是最古老的医术之一。针术起源于砭石。砭，"以石刺病也"（《说文》）。《山海经·东山经》载："高氏之山，其上多玉，其下多箴石"。晋·郭璞注："箴石，可以为砥针，治痈肿者"。《素问·异法方宜论》载："东方之域，其病为痈疡，其治宜砭石"。《淮南子·说山训》载："医之用针石"，高诱注："针石所抵，弹人痈痤，出其恶血"。砭石主要用来破痈消肿，放血除疾。据考古资料，我国至少在新石器时期（1万年前～4千年前），就有砭石产生。如1963年在内蒙古锡盟多伦旗头道洼新石器遗址中发掘出一枚磨制石针，长4.5厘米，一端有锋，另一端扁平有弧刃，刃部宽0.4厘米，中身有四棱略扁，可供拇、食二指挟持。经考古人员鉴定，认为是砭石。1955年郑州商代遗址中出土一枚玉质的剑状砭石。1973年河北藁城合西村商代遗址中出土一枚石镰，可供破痈排脓之用。考古人员还在山东日照两城镇龙山文化遗址采集到两枚长9.1厘米和8.3厘米锥形砭石，可供放血之用。

脉乃有形之物，可通过解剖的方法进行观察。我国上古时代，即有医学解剖、手术治病的实践活动。《史记·扁鹊仓公列传》载："臣闻上古之时，医有俞跗……一拨见病之应，因五脏之输，乃割皮解肌，诀脉结筋，搦髓脑，揲荒爪幕，湔浣肠胃，漱涤五脏，练精易形"。虽尚难确认如此高超的手术是在什么条件下完成的，当时已有相当熟悉的解剖知识则是可以肯定的。据医学文献记载，最早提出"解剖"一词的是《内经》。《灵枢·经水》载："若夫八尺之士，皮肉在此，外可度量切循而得之，其死可解剖而视之，其脏之坚脆，腑之大小，谷之多少，脉之长短……皆有大数"。对出血现象的观察可以想象出载血而行的通道；对体表显露的"青筋"的观察可以推测出"脉"的形态；对人体的解剖观察则可以判断"脉"的存在。在实践的基础上，通过想象、推测、判断等思维形式对

"脉"有了认识。这种认识形成了对"经络"认识的新起点。

综上所述，经络概念起源于对脉的认识，最初应是从对血的认识开始的。对有形之血和有形之脉的原始观察，使人类对人体内的一大物质形态（即血）和一大物质结构（即脉）有了初步的认识，这种认识是经络概念形成的基础。

（二）经络概念的演变

1. 从有形之血到无形之气 由血而认识到血脉，是古人认识上的进步。由血脉而认识到经络，则是古代医家认识上的升华。这种认识上的升华形成了较为成熟的经络概念，而促使经络概念形成的主要因素是对"气"的认识的提高。对有形之血的观察可以形成对血脉的认识，却不能直接引出"经络"的概念，只有对无形之气认识到一定深度，才可能发现经络。因此，考察古代对"气"的认识，是了解经络概念演变过程的重要途径。

气，古写作"气"。《说文》解释："气，云气也，象形，凡气之属皆从气"。人身之气，如天之云，飘游不定，忽隐忽现，聚而呈状，散而无踪。春秋战国时期，人们已认识到气在人体生命活动中的重要作用。如《管子·心术下》曰："气者，身之充也"。《庄子·知北游》曰："人之生，气之聚也。聚则为生，散则为死"。还认识到自然之气失常可导致人体产生疾病。如《左传·昭公元年》医和说："六气曰阴、阳、风、雨、晦、明也，分为四时，序为五节，过则为灾。阴淫寒疾，阳淫热疾，风淫末疾，雨淫腹疾，晦淫惑疾，明淫心疾"。《内经》则对人体诸气作了更为全面和具体的论述，并十分重视自然之气对人体的影响，建立了较为系统的气的理论和学说，极大丰富了人们对气的认识。正是因为有了对气的认识这一基础，才使得经络的概念更趋成熟。《内经》在认识经络时，往往与"血气"、"经气"联系在一起。因此，从《内经》对"血气"、"经气"的认识中可以观察到经络概念演变的轨迹。

2. 从"血气"到"经气" 从古代文献考察，春秋战国时期，已有"血气"合称的记载。如《管子·水地》载："水者，地之血气，如筋脉之通流者也"。已涉及到"筋脉"中流通的不仅仅是"血"，而且含"气"，即所谓"血气"的内容。《论语·季氏》讲少年时是"血气未定"，壮年时是"血气方刚"，老年时是"血气既衰"，已认识到人的年龄不同，其体内的血气状况亦不一样。《内经》则对"血气"作了较全面的论述。《素问·八正神明论》曰："血气者，人之神，不可不谨养"，将"血气"视为维持人体生命活动的物质基础；《灵枢·经脉》曰："谷入于胃，脉道以通，血气乃行"，论及"血气"的来源及其运行的通道；《灵枢·本藏》曰："经脉者，所以行血气而营阴阳，濡筋骨，利关节者也"，指出"血气"在人体的作用。血以载气，气以行血，血之与气，可分不可离，故《灵枢·营卫生会》曰："夫血之与气，异名同类"。这样，脉的功能就不仅仅是行血，而且还可行气。如《灵枢·决气》所指出的"壅遏营气，令无所避，是谓脉"，显然已认识到行营气是脉的主要功能。从观察血流的现象到总结出经脉"行血气"的功能，是经络认识上的一大进步。

《内经》在论述"血气"时，又抽象出一个新的重要的概念，即"经气"。所谓经气，即经络之气，包括经络的物质之气和功能之气。《内经》最早提出了"经气"的概念，并阐述了经气理论。《素问·离合真邪论》载："真气者，经气也"，将经气的活动视为人体生命活动的重要部分，正因为经气在人体中具有重要作用，经脉才可能"决死生，处百病，调虚实"（《灵枢·经脉》）；《灵枢·邪气脏腑病形》载："刺此者，必中气穴，无中肉节，中气穴则针游于巷，中肉节则皮肤痛"，说明针刺部位得当，则可产生"气行"现象；

《灵枢·行针》载："或神动而气先针行，或气与针相逢，或针已出气独行，或数刺乃知"，阐述了针刺后"气行"现象出现的快慢与个体差异有关；《灵枢·九针十二原》载："刺之要，气至而有效"，将"气至"作为针刺取效的关键；《素问·离合真邪论》在叙述具体针刺手法时，阐明无论补泻，应以"得气为故"，或"以气至为故"的观点，表明"得气"或"气至"在针刺治疗中的重要意义；《素问·宝命全形论》载："经气已至，慎守勿失"，强调针刺应慎守经气。从认识经脉"行血气"的功能到抽象出"经气"的概念，是经络认识上的一大飞跃。

3. "血气"、"经气"认识形成的实践基础　对"血气"、"经气"的认识来源于长期的医疗实践，尤其与古代针灸、按摩、导引、行气等医疗活动有关。砭石的出现至少可以上溯至新石器时期。用火施灸的记载不晚于春秋战国时代，与之相关的实践活动则起源于人类对火的利用。170万年前，我国云南元谋人已开始用火。50万年前，北京周口店人就已掌握了用火和保存火种的方法。火可以熟食，可以御寒。火的发现和利用极大地改善了人类的生存条件。当遇到寒冷气候侵袭时，人将本能地蜷缩身体，以保存体温而抵御寒气，若近火温暖身体则可祛除寒邪；点燃的树枝偶尔碰到或持续烘烤人体体表某些部位，还可能减轻或消除某些病痛。这样，火就被用于祛寒除痛。灸法随之而生。从现存文献看，"灸"字最早见于《庄子》。《庄子·盗跖篇》有"无病而自灸"的记载。"灸"之本义为"久"，帛书《阴阳十一脉灸经》、《足臂十一脉灸经》、《五十二病方》、《脉法》中均作"久"字。《说文》曰："久，从后灸之也"。又曰："灸，灼也，从火"。灸法最初主要用于治疗寒病，即所谓"藏寒生满病，其治宜灸焫"（《素问·异法方宜论》）。有学者认为，灸法在殷代已出现，商周初期已普遍流行了。春秋时期，有灸法、刺法、药法并提的记载。《左传》载："疾不可为也，病在肓之上，膏之下，攻之不可，达之不及，药不治焉。"这里的"攻"即为灸法，"达"为刺法，"药"为药法。在原始生活和劳动中，还可出现另一种情况，即当遇到体表被外物所伤时，人将本能地收缩肢体，以逃避伤害，还可能本能地揉摩伤痛处以减轻痛苦。渐渐发现，当按压或揉摩身体某些特殊部位时，可使一些病痛得以缓解，产生类似"按之立已"或"按而快之"（《内经》）的效果。这样就有了按摩法。按摩可用双手，也可使用工具，最原始的按摩工具是砭石。1964年湖南益阳桃博战国墓中出土了一件凹形圆石，凹槽中可容纳一个手指指腹。据考证，这一圆石为原始的按摩工具。《灵枢·九针十二原》载："圆针者，针如卵形，揩摩分间，不得伤肌肉，以泻分气"。九针中的圆针可作为按摩工具。砭针也有类似形状者。1972年在湖南新郑县春秋战国时期的郑韩故城遗址中，发现了一枚石针，其中一端为卵圆形，可作按摩用。我国青铜时代，随着冶金术的进步，针具由原始的石针、竹针、骨针发展为金属针。金属针的出现，不仅大大提高了针刺疗效，而且明显扩大了针刺治病的适应范围，从根本上改变了砭针仅局限于破痈肿、泻脓血的原始医疗状况。由于金属针可以刺入皮下一定深度而使不同针刺手法的操作成为可能，随之而来的是对人体某些生命活动更加细致的观察。

值得指出的是，在灸或按摩（包括手和砭石按摩）作用于人体体表某些特殊部位（这些部位后被确定为腧穴）时，尤其是在这些部位针刺并行使针刺手法时，见到的已不是或不全是出血现象了，引起人们注意的是一些特殊感觉，如酸、麻、胀、痛等。这类感觉往往沿着一定的方向传递，时而呈线状，时而呈片状，时而快捷，时而缓慢，与砭刺放血时所出现的痛感不一样，而且，这类感觉的出现常常可以提高减轻或消除病痛的效果。《素问·调经论》载："按摩勿释，著针勿斥，移气于（不）足，神气乃得复"。根据《针灸甲乙经》及《黄帝内经太素》记载，均为"移气于足"，无"不"字。杨上善《黄帝内经太素》云："按摩使神气至踵"，意为按摩手法使气行感觉传至足跟，则易于患者康复。针刺腧穴更易产生"得气"感。《内经》将腧穴称之为"脉气所发"、"气穴"、"气府"等，并观察到针刺后"若行若按"，"如留如环"的"气行"现象，还总结出"病在上者下取之，病在下者高取之，病在头者取之足，病在腰者取之腘"的远端取穴规律。这种如"气行"状的现象反复出现，以及"得气"后远端病症缓解或消除的效果重复发生，必然使人们产生新的认识，"血气"、"脉气"、"经气"、"气行"等与经络有关的概念逐渐形成。

古代的导引、行气、食气等养生活动（相当于现称之练气功），亦为"血气"、"经气"的认识提供了实践基础。导引由原始舞蹈发展而来，要求运动肢体，心气平和，以求得人体形神谐调。《吕氏春秋·古乐篇》载："昔陶唐氏之始，阴多滞伏而湛积，水道壅塞，不行其原，民气郁阏而滞著，筋骨瑟缩不达，故作为舞以宣导之"。远古先民们在寒冷潮湿的生活环境中易患筋骨关节疾病，因而创造出健身舞蹈以宣导病邪，保持健康。长沙马王堆汉墓出土的文物中有《导引图》帛画，该画绘有40余种导引姿式，展示有"熊经鸟伸"、"龙登猴喧"样练习动作。《尚书》有"鸟兽跄跄"、"凤凰来仪"、"百兽率舞"等记载，描述了人们装扮成鸟兽、模仿动物起舞的形象和情景。东汉华佗创立的五禽戏，即是一套模仿熊、猿、虎、鹿、鸟五种动物的导引健身法。行气则由食气演变而来，以调整呼吸为主，辅以形体运动，起到吐故纳新、精神内守、气血通畅的作用。早期的行气称之为食气，以呼吸锻炼为主要特征，其名最早见于《山海经》。据有关文献记载，食气活动在距今四、五千年前即已出现，春秋战国时代已相当盛行。马王堆汉墓帛书中有《却谷食气》篇，可见古代医家对"食气"是很重视的。战国初期的文物有一佩玉，上刻有行气法之文字，名《行气玉佩铭》。铭名曰："深则蓄，蓄则伸，伸则下……"。这是关于行气过程的描述，意思是呼吸深沉使气积蓄（于丹田）会出现气的上下运行。后人称这种现象为"小周天"，即行气时，有"气"沿任、督二脉循环流行的感觉。导引要运动肢体，行气则要调整呼吸，两者往往配合运用。《庄子·刻意》载："吹呴呼吸，吐故纳新，熊经鸟申（伸），为寿而已矣。此道（导）引之士，养形之人，彭祖寿考者之所好也"。《灵枢·官能》亦载："缓节柔筋而心和调者，可使导引、行气"。在导引、行气过程中，随着呼吸的调整，心神的内守，肢体的舒缓，常常出现"气"在体内有规律地流行的感觉，这种感觉的反复出现，对认识经气、发现经络是有益的。马王堆汉墓帛书中的《导引图》与记载十一条脉的文字连在一起，说明两者之间有着密切的内在联系。

总体上讲，经络概念的演变，经历了一个从有形之血到无形之气，从有形之脉到无形之经的认识过程。在这一过程中，从"血"到"血气"，从"血气"到"经气"是认识上的升华，这就使人们从对"血脉"的认识上升为对"经络"的认识。

三、经络学说的形成与发展

经络学说是阐述人体经络系统的循环分布、生理功能、病理变化及其与脏腑相互关系的一门学说。经络学说是中医学理论体系的重要组成部分。经络学说的建立，使针灸学从单纯的经验积累走向了理性发展的道路。如同经络的起源和演变一样，经络学说的形成和发展亦经历了漫长的历史过程，并在人们不断的医疗实践中逐步地系统化、完整化。

（一）经络学说的形成

1. 经络学说的雏形　"经络"是经络学说中最重要的概念。如前所述，经络概念起源于对脉的认识。经络学说的形成，最初也是从对"脉"的认识开始的。从现有的古代医学文献资料分析，经络学说的内容记载，最早见于马王堆汉墓出土的帛书。在这些帛书中，有两种古经脉学佚书：一种名为《足臂十一脉灸经》，另一种名为《阴阳十一脉灸经》（分甲、乙本，甲本抄录在《足臂十一脉灸法》之后，与《脉法》、《阴阳脉死候》、《五十二病方》一起抄录在一幅长帛上，乙本则抄录在另一帛幅上，上接《去（郤）谷食气》，下接《导引图》。甲、乙两本内容基本相同）。这两种医书用秦篆文字手录了"脉"（温、脈、脈）的内容，均记载了脉的循行、主病和灸法。据考证，这两种医书均系《内经》以前的文献。可以推论，这两种医书所载脉的内容为经络学说的雏形。

《足臂十一脉灸经》、《阴阳十一脉灸经》的主要内容归纳如下：

名称和数目：《足臂十一脉灸经》将全身的脉（均写作"温"）分为两大类，以"足"命名的脉代表下肢的脉，共6条，分别为足泰阳脉，足少阳脉，足阳明脉，足少阴脉，足泰阴脉，足弲（通"厥"字）阴脉；以"臂"命名的脉代表上肢的脉，共5条，分别为臂泰阴脉，臂少阴脉，臂泰阳脉，臂少阳脉，臂阳明脉。足臂共11条脉。《阴阳十一脉灸经》将全身的脉（甲本写作"脈"，乙本写作"脈"）亦分为两大类，代表下肢的脉未以"足"命名，而是直接用阴阳属性命名，共6条，分别为钜（同"泰"或"太"字）阳脉，少阳脉，阳明脉，少阴脉，大（同"太"字）阴脉，厥阴脉；代表上肢的脉以"臂"或"肩"、"耳"、"齿"命名，共5条，分别为臂钜阴脉，臂少阴脉，肩脉（同"臂泰阳脉"），耳脉（同"臂少阳脉"）、齿脉（同"臂阳明脉"）。足臂亦共11条脉。这两种医书均缺少"臂厥阴脉"的名称，但从内容上看，实际上缺少《灵枢·经脉》"心手少阴之脉"的内容，或者说帛书中"臂少阴脉"的内容相当于《灵枢·经脉》"心包手厥阴之脉"的内容。

排列和走向：《足臂十一脉灸经》是按足三阳、足三阴、臂三阳、臂二阴的顺序排列；《阴阳十一脉灸经》则是按足三阳、臂三阳、足三阴、臂二阴的顺序排列。各条脉的走向，在《足臂十一脉灸经》中是由四肢末端起始，经上肢或下肢而止于头部或躯干部，即向心性的方向；《阴阳十一脉灸经》中，虽多是向心性走向，但有两条脉却是离心性走向。这两条脉是肩脉（相当于臂太阳脉和（足）大（太）阴脉），其中，肩脉由头部起始，经上肢外侧，止于手部，（足）大（太）阴脉由少腹部起始，经下肢内侧，止于足部。

交接和脏腑：在两部灸经中，脉与脉之间均没有相互衔接的联系，因而也没有构成脉的全身循环系统。各脉只描述主干，没有分支的记载，也无内行线、外行线的区别。脉与脏腑的联系很少，《足臂十一脉灸经》只有臂泰阴脉"之（至）心"，足少阴脉"出肝"；《阴阳十一脉灸经》只有（足）大（太）阴脉"彼（被）胃"，臂巨阴脉"入心中"，（足）少阴脉"系于肾"。

病候和治法：两部灸经在描述了脉的循行走向后，均列举了有关脉的主病病候。《足臂十一脉灸经》是用"其病：病……"的表达形式予以记载，如"足泰（太）阳温（脉）……其病：病足小指废，腨（腨）痛……"《阴阳十一脉灸经》（甲本）则分"是动则病"和"其所产病"。如"钜（太）阳脉……是动则病：潼（肿），头痛……。其所产病：头痛、耳聋、项痛……"在治法上只言灸法，未及针法，也无寒热虚实的不同治则。与之同时出土的《五十二病方》和《脉法》等书载有灸法，亦无针法，却有砭石疗法。故有学者认为灸法的产生要早于针法，至少在帛书成书时代，金属制的医疗用针尚未得到广泛使用。由此佐证两部灸经成书较《内经》为早。

从上述两部灸经所载内容看，虽已涉及到经络学说的有关知识，但这些知识较为粗浅、简略，尚未形成较为完整和系统的经络学说。

2. 经络学说基本形成的标志　《内经》是我国现存最早的中医学经典著作，分为《灵枢》（又名《针经》）、《素问》两部分，总结了秦汉以前中医学的成就，全面而系统地论述了中医学、针灸学基本理论，尤其对经络的概念、经络系统的组成、经络的生理功能、病理变化及其与脏腑的相互关系等经络学说的重要内容作了较为详尽的论述。可以认为，《内经》的问世，既意味着中医学理论趋于成熟，又标志着经络学说的基本形成。

《内经》关于经络学说的论述，主要包括以下内容：

（1）确定了经络的基本概念：一般认为，经络是指人体运行气血、联络脏腑、沟通内外、贯串上下的径路。或简言之，经络是人体运行气血的通道。对经络概念的这种认识来源于《内经》。《灵枢·本藏》曰："经脉者，所以行血气而营阴阳，濡筋骨，利关节者也"。这是对经络本质特征的高度概括，规定了经络概念的基本定义。《内经》关于经络概念的其他论述，前已叙述，不再说明。

（2）确定了经络系统的基本组成：一般认为，经络系统由经脉和络脉组成，其中经脉包括十二经脉、奇经八脉，以及附属于十二经脉的十二经别、十二经筋、十二皮部；络脉包括十五络脉和难以计数的浮络、孙络等。《内经》较全面地记载了这些内容。例如：《灵枢·经脉》对十二经脉、十五络脉有具体记载；《灵枢·经别》、《灵枢·经筋》、《素问·皮部论》分别阐述了十二经别、十二经筋、十二皮部的具体内容；《素问·骨空论》论述了任脉、督脉、冲脉的循行、主病；《素问·刺腰痛》、《灵枢·寒热病》分别言及阴维、阳维和阴跷、阳跷。

应该提出的是：《内经》在确定经络系统的基本组成时，重点突出了十二经脉的主导地位，对十二经脉的命名、在体表的分布规律、表里络属关系、与脏腑器官的联系、循行走向与交接规律、循环流注规律等，均有详细的记载和系统的论述，其理论的深度和广度远远超出《内经》以前的文献记载。

（3）阐述了经络的生理功能：经络的生理功能大体上可概括为：联络脏腑，沟通肢窍；运行气血、濡养周身；抗御外邪，保卫机体；传导感应，调整阴阳。经络的这些生理功能在《内经》中均有认识。《灵枢·海论》曰："夫十二经脉者，内属于府藏，外络于肢节"，言及经络的联络功能。人体的五脏六腑、四肢百骸、五官九窍，皮肉筋骨等组织器官，之所以保持相对的协调和统一，完成正常的生理活动，是依靠经络系统的联络沟通而实现的。《灵枢·本藏》曰："经脉者，所以行血气而营阴阳，濡筋骨，利关节者也"，言及经络的运行气血的功能。经络是人体运行气血的通道，能将人体需要的营养物质输布至全身各组织器官，从而完成和调于五脏、洒陈于六腑的生理功能。《素问·离合真邪论》曰："真气者，经气也"，可见经气是人体正气的一部分。"正气存内，邪不可干"，故经气参与机体抗御外邪的活动。又由于"营在脉中，卫在脉外"，营卫之气借经络而密布周身，以防外邪侵袭，尤其是"卫气和则分肉解利，皮肤调柔，腠理致密"，首当其冲发挥其抗御外邪、保卫机体的屏障作用。《素问·离合真邪论》有"以得气为故"的记载，这里的"得气"即指针感。经络可以传导针刺感应，如《灵枢·邪气脏腑病形》载："中气穴则针染（游）于巷"，《灵枢·行针》载："或神动而气先针行，或气与针相逢，或针已出气独行，或数刺乃知"，均是对针刺感应的描述。针灸补虚泻实，调整阴阳是依赖经络传导感应的功能来实现的，故《灵枢·经脉》指出："经脉者，所以能决死生，处百病，调虚实，不可不通"。

（4）阐述了经络的病理变化：当经络的生理功能失调时，即会发生病理变化。经络的病理变化可分为虚实两类，如《素问·调经论》所言："夫十二经脉皆生其病……经脉之病皆有虚实"。实证由病邪壅阻或气血不畅所致，多见沿经脉所过之处发生病痛；虚证多为经气虚陷，气血不足而成，往往局部会出现不仁、不用等痿废现象。《灵枢·经脉》较全面地记述了十二经脉异常所出现的证候，即所谓"是动则病……"。较之前面提到的帛书，《灵枢·经脉》的相关记载更为全面。十二经脉中的经气变动失常往往还能循经厥逆而上出现厥证，多为实证，如《灵枢·经脉》记载的"臂厥"、"踝厥"、"骭厥"、"阳厥"、"骨厥"等。十二经脉中的经气衰竭时，经脉所联系的器官功能也可能出现衰竭，如《灵枢·经脉》所载："手太阴气绝，则皮毛焦。太阴者，行气温于皮毛者也，故气不荣则皮毛焦……"。说明了当经络功能失常时，则其循行所过之处与其所联器官即会出现病理变化。

《内经》还认为，当机体处在正虚邪实状态下，经络则是病邪传注的途径。如《灵枢·邪气脏腑病形》曰："邪之中人也，无有常，中于阴则溜于府，中于阳则溜于经……中于面则下阳明，中于项则下太阳，中于颊则下少阳，其中于膺背两胁亦中其经"。又如《素问·缪刺论》曰："夫邪客于形也，必先舍于皮毛，留而不去，入舍于孙脉，留而不去，入舍于络脉，留而不去，入舍于经脉，内连五脏，散于肠胃"。均说明外邪侵犯人体时，可借经络通路由浅入深、由表及里传变。另外，机体内的病变也可通过经络反映于外。如《灵枢·邪客》曰："肺心有邪，其气留于两肘；肝有邪，其气留于两腋；脾有邪，其气留于两髀；肾有邪，其气留于两腘"。《素问·脏气法时论》亦曰："肝病者，两胁下痛引少腹，令人善怒……。心病者，胸中痛，胁支满，胁下痛，膺背肩甲间痛，两臂内痛……脾病者，身重善肌肉痿，足不收，行善瘈，脚下痛……肺病者，喘咳逆气，肩背痛，汗出，尻阴股膝髀腨胻足皆痛……。肾病者，腹大胫肿，喘咳身重，寝汗出憎风……"。故可根据外在的证候表现判断脏腑的病理变化。

（5）阐述了经络与脏腑的相互关系：《内经》认为，经络与脏腑的相互关系主要表现在两方面，一方面是气血的化生和转输，另一方面是结构和功能上的相互联系。经络与脏腑均是人体不可缺少的组成部分。从先天上看，在人体胚胎过程中，经络与脏腑就在母体内逐渐生长发育。从后天上看，经络的气血来源于水谷精微，有赖于脏腑的化生；脏腑所需的营养物质亦来源于水谷精微，有赖于经络的输送。《灵枢·经脉》简练地阐明了经络与脏腑这种相互依存关系，曰："人始生，先成精，精成而脑髓生，骨为干，脉为营，筋为刚，肉为墙，皮肤坚而毛发长，谷入于胃，脉道以通，血气乃行"。《灵枢·营卫生会》细致地描述了气血化生和转输的途径，曰："中焦亦并胃中，出上焦之后，此所受气者，泌糟粕，蒸津液，化其精微，上注于肺脉，乃化而为血，以奉生身，莫贵于此，故独得行于经隧，命曰营气"。《灵枢·邪客》则具体地记述了与经气关系密切的宗气、营卫之气的功能特点，曰："故宗气积于胸中，出于喉咙，以贯心肺，而行呼吸焉。营气者，泌其津液，注之于脉，化以为血，以荣四末，内注五脏六腑，以应刻数焉。卫气者，出其悍气之慓疾，而先行于四末分肉皮肤之间而不休者也"。从这些论述中可以看出，经络与脏腑的关系主要表现在气血的化生和转输方面。

经络与脏腑在结构和功能上还存在着一种特殊关系，突出表现在十二经脉与十二脏腑在体内形成的表里络属关系上。每条经脉均与相应的脏或腑一一配对，阴经属脏络腑，阳经属腑络脏。《灵枢·经脉》将十二经脉与十二脏腑的这种关系作了明确记载，如"肺手太阴之脉，起于中焦，下络大肠，还循胃口，上膈属肺……。大肠手阳明之脉，起于大指次指之端……络肺，下膈属大肠……"。说明手太阴之脉与肺相连，归属于肺，联络于与肺相表里的大肠，即所谓属肺络大肠；手阳明之脉与大肠相连，归属大肠，联络于与大肠相表里的肺，即所谓属大肠络肺。其他经脉与脏腑的属络关系与之相同。

《内经》还记载了经气、经脉的标本、根结、气街、四海以及关、阖、枢等内容，这些均属经络学说的范畴。《内经》创立的经络学说对中医学、针灸学理论体系的建立起了重要作用。后世对经络系统的认识源于《内经》的经络学说。

（二）经络学说的发展

《内经》是中医学史上一部划时代的作品，所创立的经络学说长期指导着中医学、针灸学的临床实践。秦汉以降，古代医家在遵循《内经》理论的基础上，对经络学说作了补充和阐发，使之更加系统和完善，发展了经络学说。以历代有代表性的医学著作为例予以论述。

《黄帝八十一难经》（简称《难经》）成书于《内经》之后，其作者不详。有的认为是神医扁鹊秦越人所作；有的认为是六朝人的伪托；有的认为是先秦名医所作，未必出于一人之手；有的甚至认为是华佗"烬余之文"，可说是众说纷纭，难以定论。作者不详，其成书年代亦难以确定，但从张仲景《伤寒杂病论》自序"乃勤求古训，博采众方，撰用《素问》、《九卷》、《八十一难》、《阴阳大论》、《胎胪药录》，并平脉辨证，为《伤寒杂病论》，合十六卷"可知，《难经》曾为东汉名医张仲景撰写《伤寒杂病论》时所采用，其为医学古书应无疑义。多数医家认为《难经》是对《内经》的阐发、补充。如唐·杨玄操曰："《黄帝内经》……其义幽赜，殆难穷览，越人乃采摘英华，抄撮精要……，名为《八十一难》"；清·叶霖曰："问难《黄帝内经》之义也"。《难经》既显《内经》之奥义，又阐《内经》之未发。在经络学说上亦是如此。《难经》从一难至二十九难专论经脉、经络，对经络学说有新的认识。这些认识主要包括：①首次提出"奇经八脉"的概念。《难经·二十七难》曰："脉有奇经八脉者，不拘于十二经，何也？然：有阳维，有阴维，有阳跷，有阴跷，有冲、有督、有任，有带之脉。凡此八脉者，皆不拘于经，故曰奇经八脉也"。《难经》还对奇经八脉的循行分布，生理功能、病候特点以及与十二经之关系等，一一作了论述，补充了《内经》奇经八脉理论之不足。②首创"独取寸口"之脉法。《难经·一难》曰："十二经皆有动脉，独取寸口，以决五脏六腑死生吉凶之法，何谓也？然：寸口者，脉之大会，手太阴之脉动也"。将《内经》遍诊人迎、寸口、跌阳三部九候之脉法归纳为"独取寸口"，执简驭繁，颇具匠心。③以气血先后释"是动，所生病"。《内经》提出十二经皆有"是动、所生病"，《难经·二十二难》对此作出解释："经言是动者，气也；所生病者，血也。邪在气，气为是动；邪在血，血为所生病。气主呴之，血主濡之。气留而不行者，为气先病也；血壅而不濡者，为血后病也。故先为是动，后所生也"。从气先血后的角度探讨了十二经脉病候产生的原因。④阐述了十二经之生气之原。十二经之气本于何处？《难经·八难》指出："诸十二经脉者，皆系于生气之原。所谓生气之原者，谓十二经之根本也，谓肾间动气也"。先天之气是十二经之气生气之原。《难经》在腧穴理论、针法理论上均有独到认识，这些认识也与经络学说有关。

张仲景在《内经》、《难经》等基础上撰写《伤寒杂病论》，将经络学说、脏腑理论等与临床实践相结合，首创六经辨证，并建立了较为完整的理、法、方、药辨证施治体系。张仲景总结出伤寒热病的病变规律，将其归纳为六经病证，即太阳病、阳明病、少阳病、太阴病、少阴病、厥阴病。六经与经络关系密切，是将手足同名经合为六经，故六经病包括经络病证。例如，在三阳病中，太阳病之头项强，腰脊痛等症，与足太阳经行于头项腰脊有关；阳明病之目痛、鼻干等症，与足阳明经起于鼻旁，络于目有关；少阳病之耳聋目赤、胸胁苦满等症，与足少阳经起于目锐眦，上抵头角，下耳后，下胸中，循胁里有关。三阴病中，太阴病的腹满痛；少阴病的咽痛、咽干；厥阴病的头顶痛等均与其经脉所循部位有关。六经病证的传变亦与经脉有关。如"太阳病，头痛至七日以上自愈者，以行其经尽故也。若欲作再经者，针足阳明，使经不传则愈"。《伤寒杂病论》的六经辨证较之《内经》六经分证有所发展，较之《灵枢·经脉》所载的经脉病候更为完整和系统。

晋代皇甫谧（公元 215～282 年）"取黄帝素问、针经、明堂三部之书"，去其重复，择其精要，撰成《针灸甲乙经》。该书全面论述了脏腑经络学说，发展和确定了 349 个腧穴的位置、主治、操作，介绍了针灸方法、宜忌和常见病的治疗，是继《内经》之后对针灸学的又一次总结，是我国现存最早的较全面、系统的针灸学专著。《针灸甲乙经》有一部分内容来自于早已亡佚的《明堂孔穴针灸治要》。《明堂孔穴针灸治要》原是古代关于经络腧穴之专书，当时有作图者，名为《明堂孔穴图》或《明堂图》。以图表示经络的分布较为直观，有利于加深对经络学说的认识。《针灸甲乙经》对十四经腧穴作了全面系统的归纳整理，将穴位与经脉归为一体，即腧穴归经，改变了以往经、穴分离的认识状况，这是对经络腧穴认识上的一大进步。

唐代孙思邈（约公元 581～682 年）所著之《备急千金要方》，广涉中医各科医方 5000 余首，专门论述和散见各章的针灸内容亦有 1000 余条。孙思邈注重"依图知穴，按经识分"。在《备急千金要方》中载有"明堂三人图"之章节，据该章节文字记载，所描绘的明堂图是彩色的，即所谓"其十二经脉，五色作之，奇经八脉以绿色为之"。孙氏认为"旧明堂图年代久远，传写错误，不足指南"，所绘之图乃"依甄权等新撰为定云耳"。甄权为唐代针灸大师，曾修订过南朝刘宋医家秦承祖所绘的明堂图，使经络的分布，腧穴的定位更为明晰、准确。王焘于唐天宝十一年（公元 752 年）著《外台秘要》，书中按十二经脉的分布绘制有"十二人图"。虽然这十二幅经络腧穴图谱在后世版本中未保存下来，但书中文字所载内容流传至今。王焘采取以经统穴的方法，将当时所定的 352 个经穴全部分列于十二经脉之中，其排列顺序均从五腧穴起始，对于经过躯干部的经脉，则向心性排列到四肢躯干相接处，再从头颈部起向下排列，以与躯干部本经相接。这种腧穴排列方法，与《针灸甲乙经》、《备急千金要方》按头身分部四肢分经的方法不完全相同。将所有经穴均与相应经脉归为一体，有其特点。

宋代王惟一（约公元 987～1067 年）重新考订明堂经穴，于公元 1026 年撰成《铜人腧穴针灸图经》，并刻于石碑供人们参抄拓印。书中论述手足三阴三阳经脉和任、督二脉的循行及其腧穴，并附经脉三人图各一幅，十二经穴图共十二幅。还创造性设计、铸造两具铜人模型，其外刻经络腧穴，内置脏腑，作为针灸教学的直观教具和考试针灸医生之用，促进了经络腧穴理论知识的统一、普及和发展。

金代何若愚著有《流注指微论》和《流注指微针赋》，后者为摘取前者的要义而写成。何氏的针灸学术思想相当丰富，对气血流注周而复始、如环无端，昼夜五十营的认识尤为深刻，创立了子午流注纳甲法。何氏在《流注指微针赋》中指出："知本时之气开，说经络之流注"，根据经络气血流注盛衰状况来确定开穴闭穴。这就为《内经》的经络学说增添了新的内容。金元时期的窦汉卿（约 1195～1280 年）著有《针经指南》，第一卷首载

《针经标幽赋》、《流注通玄指要赋》，以歌赋的体裁记载了针灸学的内容，尤其推崇按时取穴、流注八法。如《针经标幽赋》曰："八脉始终连八会，本是纪纲；十二经络十二原，是为枢要。一日刺六十六穴之法，方见幽微；一日取十二经之原，始知要妙"。加深了对子午流注规律的认识。元代滑伯仁（约 1304～1386 年）著述颇丰，其中《十四经发挥》三卷，分为"手足阳明流注篇"、"十四经脉气所发篇"、"奇经八脉篇"，对经络系统中有本经所属经穴的十二经脉和任督二脉进行了考证，首次提出"十四经"的概念，并按经脉循行，对所属经穴分别加以整理，形成了较为完整的十四经穴体系。滑氏认为有穴位的十四经脉，应是经络系统的主体，在人体中具有重要的作用。还纠正了《圣济总录》中有些穴位排列次序与经脉循行走向差误的缺点。在经脉主病上，还扩大了临床应用范围，如督脉主病，补充了"从少腹上冲心而痛，不得前后为冲疝，其女子不孕，癃痔，遗溺，嗌干，治在督脉"。

明代是针灸学发展的高峰时期，名医辈出，针灸著作大量问世，还编撰了不少经络学专著。如夏英的《灵枢经脉翼》（公元 1497 年），在滑伯仁《十四经发挥》注释《灵枢·经脉》基础上，阐发了自己的学术观点，"是诚能羽翼乎《灵枢》而大有功于医道也"。高武的《针灸聚英》（公元 1529 年）载有依据滑伯仁所述经脉气血流注顺序所绘制之图。沈子禄所编撰的《经络分野》于明万历四年，经徐师曾为之删校并补辑《经络枢要》之内容，更名为《经络全书》（公元 1576 年），全面论述了经络学说。李时珍的《奇经八脉考》（公元 1577 年）是研究奇经八脉的专著，不但详叙奇经八脉的循行路线，还结合所主病证，提出相应治疗，较全面系统地对奇经八脉理论及其临床运用予以阐述。杨继洲在家传《卫生针灸玄机秘要》基础上编撰的《针灸大成》（公元 1601 年），汇集了明代以前诸家学说和实践经验，是继《内经》、《针灸甲乙经》之后对针灸学的又一次总结，为明代影响最大的针灸学专著，且撰有"经络迎随设为回答"等有关经络问题的专论，对经络学说的发展作出了贡献。

清代至民国时期，针灸医学由兴盛逐渐走向衰退，虽有一些针灸著作刊行问世，但有影响的不多。李学川的《针灸逢源》（公元 1871 年）有一定学术地位，确认了中枢、急脉两穴为经穴，使经穴总数从《针灸大成》记载的 359 穴增加到 361 穴，并延用至今。该书还较全面记载了清代以前有关经络的主要论述。廖润鸿所刊之《针灸集成》（公元 1874年），是在与《医宗金鉴》参互考究基础上编撰而成，对经络学说的主要内容分别予以论述。另有一些经络专著，如汪昂的《经络歌诀》（公元 1876 年）、陈惠畴的《经络图考》（公元 1878 年），李盛卿的《脉度运行考》（公元 1898 年）等，对经络学说的发展均作出了贡献。民国时期，恽铁樵的《十二经穴病候撮要》（公元 1928 年）、黄竹斋的《针灸经穴图考》（公元 1935 年）、承淡安的《铜人经穴图考》（公元 1936 年）、焦会元的《会元针灸学》（公元 1937 年）、赵尔康的《中华针灸学》（公元 1947 年）等，均运用了经络学说，在实践中有所发展。

新中国成立以来，针灸医学得到前所未有的普及和提高，经络学说也得到肯定和运用，对经络的研究引起了学术界高度重视。1956 年，经络的研究就被列为第 1 次全国自然科学发展规划的重点项目。自 20 世纪 50 年代起，我国开始报道各种经络现象；70 年代初至 80 年代中期，在全国范围内开展了大规模"经络感传现象"的科学普查工作，获得了大量的资料，肯定了经络感传现象的客观存在；1984 年 12 月，"循经感传和可见的经络现象"课题研究成果在北京通过鉴定。专家认为：过去 15 年，我国在循经感传和经络现象的研究方面取得了重大成果，丰富和发展了人们对经络现象的认识，进一步证明了经络学说的价值，使我国的经络研究在国际上保持了领先地位。1986 年，"经络研究"被列为国家科委"七五"攻关项目，1989 年，由国家科委主持的"全国自然科学基础和应用基础研究重大项目"的遴选工作，遴选出 12 项重大研究课题作为"八五"期间国家驱动项目，"经络的研究"被确认为医学界唯一中选项目。20 世纪 90 年代后，"经络的研究"课题被列为国家"攀登计划"，成为全国自然科学最有影响的研究课题之一。经络的研究从探讨经络循经感传现象的发生机理和经络循行路线的物质基础着手，应用现代科学方法和手段，深入探讨经络的物质组成和结构特点以及与人体机能调节的关系和具体调节过程。在研究方向上，我国一直遵循"肯定现象，掌握规律，提高疗效，阐明本质"16 字方针，以往在前三个方面取得了显著成果，目前研究的热点是在"阐明本质"上，现代经络研究，深化了人们对经络的认识，也促进了经络学说的发展。（现代经络研究成果详见本章第七节"经络的现代研究概况"）

第二节　经 络 系 统

一、经络系统的组成

经络是人体运行气血、沟通内外、贯串上下的径路。经络纵横交错，遍布于全身，将人体的五脏六腑、四肢百骸、五官九窍、筋脉肌肤联系成为一个有机的整体。经络系统由经脉和络脉组成，其中经脉包括十二经脉、奇经八脉，以及附属于十二经脉的十二经别、十二经筋、十二皮部；络脉包括十五络脉和难以计数的浮络、孙络等。

二、十二经脉

（一）十二经脉的含义与命名

十二经脉即手三阴经、手三阳经、足三阳经、足三阴经的总称，它们是人体运行气血的主要通道，也是经络系统的主体，故又称之为"十二正经"。

十二经脉的命名是古人根据阴阳消长所衍化的三阴三阳，结合经脉循行于上肢和下肢的特点，以及与脏腑相属络的关系而确定的。《素问·金匮真言论》曰："人身之阴阳，则背为阳，腹为阴。言人身之藏府中阴阳，则藏者为阴，府者为阳。肝心脾肺肾五藏皆为阴，胆胃大肠小肠膀胱三焦六府皆为阳。"阴经属脏络腑，阳经属腑络脏。至于三阴三阳的意义，主要表示阴阳气的多少。阴气最盛者为太阴，其次为少阴，再次为厥阴；阳气最盛者为阳明，其次为太阳，再次为少阳。三阴三阳配合手足，成为手三阴和手三阳，足三阴和足三阳。根据十二经脉循行部位，手三阴经联系胸，属于膈以上的肺、心、心包，足三阴经联系腹，属于膈以下的肝、脾、肾。胸内肺为"阳中之少阴"，心为"阳中之太阳"，肺阴而心阳，故肺与手太阴相配，心与手少阴相配，心包与手厥阴相配。腹部脾为"阴中之至阴"，肾为"阴中之太阴"，肝为"阴中之少阳"，故脾与足太阴相结合，肾与足少阴相结合，肝与足厥阴相结合。六腑各随其表里相合关系与各阳经相配。十二经脉的全称为：手太阴肺经、手厥阴心包经、手少阴心经、手阳明大肠经、手少阳三焦经、手太阳小肠经、足太阴脾经、足厥阴肝经、足少阴肾经、足阳明胃经、足少阳胆经、足太阳膀胱经。

（二）十二经脉的体表分布规律

十二经脉在体表左右对称地分布于头面、躯干和四肢，纵贯全身。以正立姿势，两臂下垂拇指向前的体位为标准，十二经脉在体表的分布规律为：

在四肢部的分布规律是：手三阴经分布于上肢内侧面至掌指之掌侧面，太阴在前，厥阴在中，少阴在后；手三阳经分布于上肢外侧面至掌指之背侧面，阳明在前，少阳在中，太阳在后；足三阳经分布于下肢前面、外侧面和后面，阳明在前，少阳在侧，太阳在后；足三阴经分布于下肢内侧面，在足内踝上 8 寸以下为厥阴在前、太阴在中、少阴在后，至内踝上 8 寸以上为太阴在前、厥阴在中、少阴在后。

在头面躯干部的分布规律是：手三阴经循行于胸部两侧，太阴行于相当于第三侧线上段，厥阴行于两乳之旁，少阴行于两腋之下；手三阳经循行于肩解前后、颈部外侧至面部，阳明行于肩前、颈外侧前缘，至下齿达鼻旁，少阳行于肩上、颈外侧中间，绕耳后达头部侧面直至眉梢，太阳行于肩膊后、肩胛岗上下、颈外侧后缘，至耳后入耳出耳前达面部；足三阳经循行于头面躯干之前、侧、后三面，阳明行于面部至胸腹，少阳行于侧头部至胁肋部，太阳行于头顶、项部至背腰部；足三阴经皆循行于胸腹部，太阴行于第三侧线（胸部前正中线旁开 6 寸，腹部前正中线旁开 4 寸），厥阴绕阴器上至胁肋部，少阴行于脐旁 0.5 寸第一侧线。

（三）十二经脉的表里属络关系

十二经脉"内属于府藏，外络于肢节"，在体内与脏腑有明确的属络关系。其中阴经属脏络腑主里，阳经属腑络脏主表。手太阴肺经属肺络大肠，手阳明大肠经属大肠络肺，足阳明胃经属胃络脾，足太阴脾经属脾络胃，手少阴心经属心系小肠，手太阳小肠经属小肠络心，足太阳膀胱经属膀胱络肾，足少阴肾经属肾络膀胱，手厥阴心包经属心包络三焦，手少阳三焦经属三焦络心包，足少阳胆经属胆络肝，足厥阴肝经属肝络胆。

十二经脉除与脏腑有着密切的联系，相互之间也存在着表里配偶关系。《素问·血气形志》提出："足太阳与少阴为表里，少阳与厥阴为表里，阳明与太阴为表里，是为足阴阳也。手太阳与少阴为表里，少阳与心主为表里，阳明与太阴为表里，是为手之阴阳也。"手太阴肺经与手阳明大肠经相表里，足阳明胃经与足太阴脾经相表里，手少阴心经与手太阳小肠经相表里，足太阳膀胱经与足少阴肾经相表里，手厥阴心包经与手少阳三焦经相表里，足少阳胆经与足厥阴肝经相表里。互为表里的经脉在生理上密切联系，病变时相互影响，治疗时相互为用。

（四）十二经脉的循行走向与交接规律

十二经脉的走向遵循一定的规律，正如《灵枢·逆顺肥瘦》中记载："手之三阴，从藏走手；手之三阳，从手走头；足之三阳，从头走足；足之三阴，从足走腹。"十二经脉的循行走向是：手三阴经从胸走手，手三阳经从手走头，足三阳经从头走足，足三阴经从足走腹胸。

十二经脉不仅具有一定的循行路线，而且经脉与经脉之间的交接也有一定的规律。十二经脉的交接规律如下：

1. 相表里的阴经与阳经在四肢末端交接　如手太阴肺经在食指与手阳明大肠经交接，手少阴心经在小指与手太阳小肠经交接，手厥阴心包经在无名指与手少阳三焦经交接，足阳明胃经在足大趾与足太阴脾经交接，足太阳膀胱经在足小趾与足少阴肾经交接，足少阳胆经从足跗上斜趋足大趾丛毛处与足厥阴肝经交接。

2. 同名的阳经与阳经在头面部交接　如手阳明大肠经和足阳明胃经都经过鼻旁，手太阳小肠经与足太阳膀胱经在目内眦交接，手少阳三焦经与足少阳胆经均通于目外眦。

3. 相互衔接的阴经与阴经在胸中交接　如足太阴脾经与手少阴心经交接于心中，足少阴肾经与手厥阴心包经交接于胸中，足厥阴肝经与手太阴肺经交接于肺中。

（五）十二经脉的流注规律

十二经脉的气血流注循环往复，如环无端，但其流注顺序有一定的规律。经脉运行气血，而气血是通过中焦受纳、腐熟水谷，化生水谷精微而产生，所以将十二经脉循环的开端定为中焦。气血的运行，有赖于肺气的输送，才能流注十二经脉，濡养全身，因为肺具有朝百脉的生理功能，所以气血流注由手太阴肺经开始。由肺经逐经相传，形成周而复始、如环无端的传注系统，将气血周流全身，使人体不断地得到营养而维持各组织器官的功能活动。具体的流注次序是：气血流注始于手太阴肺经，然后交手阳明大肠经，再交足阳明胃经、足太阴脾经，继交手少阴心经、手太阳小肠经、足太阳膀胱经、足少阴肾经、手厥阴心包经、手少阳三焦经、足少阳胆经、足厥阴肝经，自肝经上注肺，再返回至肺经，重新再循环，周而复始。正如《灵枢·卫气》篇中所说："阴阳相随，外内相贯，如环之无端。"

三、奇经八脉

（一）奇经八脉的含义与命名

奇经八脉即别道奇行的经脉，有督脉、任脉、冲脉、带脉、阴维脉、阳维脉、阴跷脉、阳跷脉共8条，故称为奇经八脉。

奇经八脉的内容最早散见于《黄帝内经》中的有关章节中，但直到《难经》中才正式出现"奇经八脉"一词，并进行了较为详细的阐述。《针灸甲乙经》中记载了有关的穴位，明代李时珍总结前人经验，撰写了《奇经八脉考》一书，对临床应用有重要的指导意义。

"奇"有两个含义，一读qí（音骑），指奇特、奇异，不同与一般的意思。奇经八脉与十二正经不同，不直接隶属于十二脏腑，而与奇恒之腑联系密切，除任、督二脉外，均无自己所属的经穴，奇经八脉之间也不存在气血的循环流注，除带脉外，其余7条经脉均由下向上行，因异于十二经，所以叫做"奇经"。一读jī（音基），没有配偶叫做奇。因奇经没有表里配偶关系，所以又称为"奇经"。二者是从不同的角度进行解释的，可以并存。滑伯仁著《难经本义》所载虞庶的观点即是后一种说法："奇者，奇零之奇，不偶之义。谓此八脉系正经，无表里配合，别道奇行，故曰奇经也。"《难经·二十八难》衍发《黄帝内经》之义说："比于圣人图设沟渠，沟渠满溢，流于深湖，故圣人不能拘通也。而人脉隆盛，入于八脉，而不环周，故十二经亦不能拘之。"这种取类比象的比喻是十分形象的。将人体内的十二经脉比作自然界之河流、沟渠，将奇经八脉比作湖泊，将气血运行比作水流。十二经脉气血盛时则溢入于奇经而蓄之，十二经脉气血衰时奇经之气血可流入于十二经脉而补之。

奇经八脉的名称各有含义。

任脉之"任"字，有担当之意。任脉循行于腹部正中，其脉气与手足各阴经相交会，对全身阴经的脉气有总揽作用，《针灸大成》认为任脉"属阴脉之海"。此外，任又通"妊"，有妊养之意。此脉与生殖关系甚为密切，故名。《太平圣惠方》中指出："任之为言妊也，此是人之生养之本。"

督字本义为观察、审查。《说文》中曰："督，察也。"引申其义为统帅、督促、总督、监督等义。督脉行于身后正中线，与手足三阳经相交会，对全身阳经脉气有统帅、督促的作用。《十四经发挥》中说："督之为言都也，行背部之中行，为阳脉之都纲"。

冲字有动、通之意，还有要冲之意，杨上善在《太素》中指出："其气壮盛，故曰冲脉。"冲脉上至头，下至足，贯串全身，有涵蓄和调节诸经和脏腑气血的作用，故有"十二经脉之海"、"五脏六腑之海"和"血海"之称；

带，指腰带，引申为约束。带脉起于季胁，绕腰一周，状如腰带，有约束诸脉的作用；

跷，指足跟跷起，引申为矫健。阴跷脉行于下肢内侧，阳跷脉行于下肢外侧，并上行头面，交通一身阴阳之气，共同调节人体的寤寐和下肢运动；

维，有维持、联系之意。《难经·二十八难》中指出："阳维、阴维者，维络于身、溢蓄不能环流灌溉诸经者也。"阴维脉与阳维脉联系人体十二经脉，调节其气血的运行。

（二）奇经八脉的分布概况与作用

奇经八脉纵横交错地分布在十二经脉之间，其中，督脉循行于身后正中线，任脉循行于身前正中线，此二脉均有本脉所属之经穴，与十二正经合称为"十四经"。其余冲、带、阴跷、阳跷、阴维、阳维六脉则无本脉所属经穴，其穴皆为十二经脉上的腧穴。冲脉循行比较复杂，《灵枢·动输》中说，冲脉与"少阴之大络起于肾下"又与足少阴肾经并行于腹部和下肢部，《素问·痿论》指出冲脉与足阳明胃经在下腹部合于宗筋，会于气街，又出自下肢部的上下巨虚。《灵枢·逆顺肥瘦》论述冲脉的分布则为："其上者，出于颃颡，渗诸阳，灌诸精；其下者，注少阴之大络，出于气街，循阴股内廉，入腘中，伏行于胻骨内，下至内踝之后属而别。其下者，并于少阴之经，渗三阴；其前者，伏行出跗属，下循跗入大指间，渗诸络而温肌肉。"带脉横行于腰部，环腰一周，交会于足少阳经；阳跷脉行于下肢外侧，上至肩及头部，交会于足太阳经及足少阳经等；阴跷脉行于下肢内侧，上至头面、眼部，交会于足少阴经；阳维脉行于下肢外侧，上至肩、项、头部，交会于足太阳经及督脉等；阴维脉行于下肢内侧，沿腹部第三侧线上行至颈部，交会于足少阴经及任脉等。

奇经八脉在经络系统中占有极为重要的地位，它对十二经脉、经别、络脉具有广泛的联系作用，并有主动调节全身气血盛衰的作用。其作用主要体现在以下几个方面。

1. 沟通、联络作用　奇经八脉在循行分布过程中，与其他各经相互交会，沟通了各条经脉之间的相互联系，并将部位相近、功能相似的经脉联系起来，具有统摄有关经脉气血，协调阴阳的作用。如督脉联系手三阳经和足三阳经，六阳经均交会于督脉的大椎。任脉与足三阴经密切相连，足三阴经都交会于任脉的关元、中极。冲脉加强了足阳明与足少阴经之间的联系。带脉横绕腰腹，联系着纵行于躯干的各条经脉。这些都说明奇经八脉对十二经脉和有关脏腑起着联络和沟通的作用。

2. 统率、主导作用　十二经脉的循行分布和作用性质虽各有特点，但其中某些经脉的性质和作用是基本相同和相近的，奇经八脉将这些作用性质相近似的经脉联系在一起，并具有统率和主导的作用。如督脉与人体各阳经交会，同时又与肾、脑有密切的联系，对足厥阴肝经亦有一定的影响，故可统领阳气，为"阳脉之海"。任脉具有妊养和总调全身阴经的功能，人身以气为阳，血为阴，妇女的经、带、胎、产诸病，与阴血的关系最为密切，故有"任主胞胎"之说，任脉对阴经起主导和统率作用。冲脉与任、督二脉同起于胞中，并与足阳明和足少阴经关系密切，对十二经脉和五脏六腑均有重要的影响，有"十二经脉之海"、"五脏六腑之海"和"血海"之称。带脉约束躯干部各条经脉，具有调节各经经气的作用。阴阳跷脉分别对分布在下肢内、外侧的阴阳经有统率和协调作用，阴阳跷脉在目内眦与足太阳会合，分布于头、脑等部位，因此对循行到这些部位的经脉也有一定的统率作用。阳维脉主一身之表，阴维脉主一身之里，具有维系人身的阴经和阳经的作用。

3. 蓄积、渗灌的调节作用　奇经八脉尤如湖泊水库，对十二经脉气血有着蓄积和渗灌的调节作用。奇经八脉纵横交错循行于十二经脉之间，当十二经脉和脏腑之气旺盛时，奇经则加以储蓄；当十二经脉生理功能需要时，奇经又能渗灌和供应。正如《难经·二十八难》中所说："比于圣人图设沟渠，沟渠满溢，流于深湖，故圣人不能拘通也。而人脉隆盛，入于八脉，而不环周，故十二经亦不能拘之。"《素问·痿论》指出"冲脉者，经脉之海也，主渗灌溪谷"，《难经·二十八难》中也有冲脉上行则"渗诸阳"、"灌诸精"，下行则"渗三阴"及"诸络"的记载。此外，阴维脉和阳维脉也可"灌溉诸经"，这些都说明奇经八脉对全身气血的渗灌和蓄积具有重要的调节作用。奇经八脉的分布见表1-1。

表1-1　奇经八脉分布和交会经脉简表

奇经八脉	分布部位	交会经脉
任脉	前正中线	足阳明，督
督脉	后正中线	足太阳，任
冲脉	腹第一侧线	足少阴
带脉	环腰一周	足少阳
阳跷脉	下肢外侧，肩，头	足太阳、足少阳、手太阳、手阳明、足阳明
阴跷脉	下肢内侧，眼	足少阴
阳维脉	下肢外侧，肩，头项	足太阳、足少阳、手太阳、手少阳、督
阴维脉	下肢内侧，腹第三侧线，颈	足少阴、足太阴、足厥阴、任

（三）奇经八脉与十二正经的区别

奇经八脉与十二正经均是经络系统的主干，是气血运行的通路。奇经八脉与十二正经的区别主要表现在以下几个方面：

1. 与脏腑的联系　十二经脉联络脏腑，各有所属，手太阴肺经属肺络大肠，手阳明大肠经属大肠络肺；而奇经八脉之间与脏腑无直接的属络关系。

2. 有无表里配偶关系　十二经脉中表里相配，如手太阴肺经与手阳明大肠经相配，足阳明胃经与足太阴脾经相配；而奇经八脉之间无表里配偶关系。

3. 有无所属穴位　十二经脉均有各自所属的穴位；奇经八脉除任、督二脉外，均无所属穴位。

4. 是否参与气血的循环流注　十二经脉相互衔接，使气血循环流注，也有将任督二脉一起进行气血流注的；奇经八脉之间无气血流注。

四、十五络脉

络脉是由经脉分出的行于浅表的支脉。《灵枢·经脉》曰："经脉十二者，伏行分肉之间，深而不见……诸脉之浮而常见者，皆络脉也。"络脉由十五络脉、孙络和浮络组成。

十五络脉是十二经脉和任、督二脉各自别出一络，加上脾之大络，较为粗大。浮络是浮行于浅表部位的络脉。孙络是络脉中最细小的分支，遍布全身。《灵枢·脉度》中也指出："经脉为里，支而横者为络，络之别者为孙。"

（一）十五络脉的含义与命名

十二经脉和任、督二脉各自别出一络，加上脾之大络，共计 15 条，称为十五络脉。分别以其发出处的腧穴命名。手太阴肺经的络脉名列缺，手阳明大肠经的络脉名偏历，足阳明胃经的络脉为丰隆，足太阴脾经的络脉为公孙，手少阴心经的络脉为通里，手太阳小肠经的络脉为支正，足太阳膀胱经的络脉为飞扬，足少阴肾经的络脉为大钟，手厥阴心包经的络脉为内关，手少阳三焦经的络脉为外关，足少阳胆经的络脉为光明，足厥阴肝经的络脉为蠡沟，任脉的络脉名为鸠尾，督脉的络脉名为长强，脾之大络名为大包。

关于十五络脉的组成，《难经·二十六难》中有另一种说法，认为十五络中，没有任、督二络，而是十二经之络、脾之大络，加上阴跷之络和阳跷之络，后人对此论多持异义。

脾经在下肢部已有一条络脉，为何又单独分出一支大络？历代医家对此也有解释。元代滑伯仁在《难经本义》中载陈氏的注释："脾之大络，又总统阴阳诸络，由脾之能溉养五脏也。"清代张志聪则认为："夫脾之有大络者，脾主为胃行其津液，灌溉于五脏四旁，从大络而布于周身，是以病则一身尽痛，百节皆纵，而血络之若罗纹，以络于周身。足太阴之大络者，止并经而行，散血气于本经之部分，是以足太阴脾脏之有二络也。"

此外，《素问·平人气象论》中还提出了"胃之大络"的说法，"胃之大络，名曰虚里，贯膈络肺，由于左乳下，其动应衣，脉宗气也。"因此，又有"十六络脉"之说。但虚里并非腧穴，居于胸腔内部，亦非胃经别出之络穴，而且也不走向足太阴脾经，故不符合络脉的本义。再从其位置看，虚里位于左乳下，其动应衣，正是心脏搏动反映于体表的部位，恰与"胃为五脏六腑之海"，五脏六腑之气皆禀气于胃，以及"营气出于中焦"之意相合。所以，"胃之大络"即"脉宗气"，故未被载入论述经络系统的《灵枢·经脉》篇中。

（二）十五络脉的分布规律

十五络脉的循行分布也有一定的规律，其中十二经脉的别络均从本经四肢肘膝关节以下的络穴分出，多浅行体表，走向其相表里的经脉，即阴经的络脉走向相表里的阳经，阳经的络脉走向相表里的阴经。从而加强了表里两经之间的联系。任督二络及脾之大络分布于躯干，任脉的别络从鸠尾分出以后散布于腹部，督脉的别络从长强分出以后散布于头，左右别走足太阳经，脾之大络从大包分出以后散布于胸胁。此外，还有从络脉分出的浮行于浅表部位的浮络和细小的孙络，遍布全身。表 1-2

表 1-2 十五络脉分布部位简表

络 脉	穴 名	分 布 部 位
手太阴络	列缺	腕上寸半，别（分支）走手阳明
手厥阴络	内关	腕上二寸，别走手少阳
手少阴络	通里	腕上寸半，别走手太阳
手阳明络	偏历	腕上三寸，别入手太阴
手少阳络	外关	腕上二寸，别走手厥阴
手太阳络	支正	腕上五寸，内注手少阴

续表

络 脉	穴 名	分 布 部 位
足阳明络	丰隆	外踝上八寸，别走足太阴
足少阳络	光明	外踝上五寸，别走足厥阴
足太阳络	飞扬	外踝上七寸，别走足少阴
足太阴络	公孙	本节后一寸，别走足阳明
足厥阴络	蠡沟	内踝上五寸，别走足少阳
足少阴络	大钟	内踝后绕跟，别走足太阳
任脉络	鸠尾	下鸠尾，散于腹
督脉络	长强	挟膂上项，散头上
脾之大络	大包	出渊腋下，布胸胁

（三）十五络脉的作用

1. 加强了十二经脉中表里两经之间的联系　十二经脉的络脉，从四肢的肘膝以下部位分出，阴经的络脉走向相表里的阳经，阳经的络脉走向相表里的阴经，阴阳经的络脉相互交通连接。通过十二经脉的络脉，加强了十二经中互为表里两经的联系，沟通了表里两经的经气，补充了十二经脉循行的不足。躯干部的任脉络、督脉络和脾之大络，分别沟通了腹、背和全身经气，从而输布气血以濡养全身组织。

2. 具有统属全身络脉的作用　十五络脉作为络脉系统的主干，统属全身络脉，十五络脉逐级分支为较小的络脉、孙络、浮络等，从而使十二经脉气血由线状流行逐渐扩展为面状弥散，充分发挥营卫气血津液对周身的渗灌、濡养作用。

3. 输送营卫气血，渗灌濡养周身组织的作用　络脉输送营卫气血，濡养周身组织的作用主要是通过孙络来完成的。孙络细小，密布全身，循行于经脉中的营卫气血，通过孙络而布散全身，以温养、濡润所有组织，维持人体的正常生理功能。

五、十二经别

（一）十二经别的含义与命名

十二经别是十二正经离、入、出、合的别行部分，是正经别行体腔的支脉。又被称为"别行之正经"，由于经别均是由十二经脉分出，故其名称也依十二经脉而定，即有手三阴三阳经别和足三阴三阳经别。《灵枢·经别》中将各经经别称为"×××之正"，《灵枢经集注》张志聪注："正者，谓经脉之外，别有正经，非支络也。"是指经别与络脉不同，是别行的正经。

（二）十二经别的分布规律

1. 与十二经脉有所不同，十二经别的循行方向皆为向心性走向。除手少阳经别外，十二经别多从四肢肘膝关节以上的正经别出（离），经过躯干深入体腔与相关的脏腑联系（入），再浅出体表上行头项部（出），在头项部阳经经别合于本经的经脉，阴经的经别合于其相表里的阳经经脉（合），由此将十二经别汇合成6组，称为"六合"。

2. 十二经别多分布于头面。十二经脉中，循行至头的多为阳经，阴经一般不上头，而十二经别多分布于头面。六阳经经别中，除手太阳经别，均上行至头，手三阴经经别从腋部进入体腔后，经过喉咙上头，足三阴经经别别入足三阳经后亦上至头部。

表 1-3　十二经别分布部位简表

十二经别	别、入	胸腹部	出	合
足太阳	入腘中，入肛	属膀胱，之肾，散心	出于项	足太阳
足少阴	至腘中，合太阳	至肾，系舌本		
足少阳	入毛际，入季胁间	属胆，上肝，贯心，挟咽	出颐颔中	足少阳
足厥阴	至毛际，合少阳	与别俱行		
足阳明	至髀，入腹里	属胃，散脾，通心，循咽	出于口	足阳明
足太阴	至髀，合阳明	与别俱行，络咽，贯舌本		
手太阳	入腋	走心，系小肠		手太阳
手少阴	入腋	属心，走喉咙	出于面	
手少阳	入缺盆	走三焦，散胸中		手少阳
手厥阴	下腋三寸入胸中	属三焦，循喉咙	出耳后	
手阳明	入柱骨之下	走大肠，属肺	出缺盆	手阳明
手太阴	入腋	入走肺，散大肠		

3. 十二经别在体内循行过程中，阳经的经别都与同名正经所属络的脏腑发生联系。阳经的经别进入体腔后，除经过本腑外，还散络相表里的脏。

4. 阴经的经别多与相表里的阳经经别相并行或会合。阴经的经别，从其本经分出之后，多与相表里的阳经经别并行或会合，并经过相关的本脏。如足少阴经别上至肾，手少阴经别属于心。

5. 十二经别在体内循行中，多与心联系。除与相属络的脏腑发生联系外，十二经别多与心有联系。根据《灵枢·经别》记载，手太阳经别"入腋走心"；足太阳经别"当心入散"；足少阳经别"上肝贯心"。《灵枢·经别》篇中虽未明确记载手少阳经别与心的联系，但由于手少阳经别"入缺盆，散于胸中"，胸中当包括心，所以手少阳经别也应与心有联系。诸阴经经别，因在体内与相表里的阳经经别并行，与心也有密切联系。（表 1-3）

（三）十二经别的作用

1. 加强了十二经脉表里两经之间的联系　十二经别有离、入、出、合于表里之间的特点，加强了十二经脉中相表里经之间的联系，尤其是加强了表里两经在体内的联系。十二经脉有表经和里经的相互配合，阳经为表，属腑络脏，阴经为里，属脏络腑。十二经别从其本经经脉分出之后，阴经的经别多走向相表里的阳经经别，这样就使十二经脉互为表里的两经之间又增加了一种联系。十二经别在进入胸腹后，绝大多数经别多经过该经脉所属络的脏腑，特别是阳经经别全部都联系本经所属络的脏腑，就使体内一脏一腑的配合以及表里两经在内行部分的联系更加密切。

2. 加强了十二经脉与头面部的联系　在十二经脉的循行分布中，上达头面的多为阳经，阴经除心经和肝经外，多不联系头面部。十二经别通过表里相合的"六合"作用，使得十二经脉中的阴经与头部发生了联系，由于经别加强了十二经脉对头面的联系，从而突出了头面部经脉的穴位的重要性及其主治作用，使"十二经脉，三百六十五络，其血气皆上于面而走空窍"。如手足三阴经穴之所以能治疗头面和五官疾病，与阴经经别合于阳经而上头面的循行是分不开的。临床上为常用的列缺治疗偏正头痛就是阴经穴位治疗头面疾患的具体体现。十二经别加强了十二经脉与头面部的联系，也为近代发展起来的头针、面针、耳针等奠定了理论基础。

3. 突出了阳经的重要性　从经别的循行分别可以看出，阴经经别依附于阴经的经别，阳经经别较阴经经别更为重要。这不仅表现在形成"六合"过程中阴经经别合入阳经经别，还可以从经别深入体腔联系脏腑中得到证实。阳经的经别从肢体进入体腔后，大多数又再浅出颈项，仍合于所分出的阳经，阴经的经别从其本经分出之后，与其相表里的阳经的经别并行或会合，最后会合于相表里的阳经。十二经别中无论阴经经别或阳经经别，最终都归于阳经。而且在体腔内，阳经经别不仅联系本腑，还与本经所络之脏相联系，从而突出了阳经的重要性。

4. 弥补了十二经脉分布的不足，扩大了十二经脉的主治范围　通过十二经别的循行分布，不仅使经脉对所属络的脏腑的联系更为密切，而且补充了十二经脉在体内外循行的不足，从而扩大了手足三阴经穴位的主治范围。如手厥阴心包经从胸走手，手阳明大肠经上颈贯颊，均与咽喉无直接联系，但由于手厥阴心包经"出循喉咙"，手阳明经别"上循喉咙"，所以手厥阴心包经的大陵、间使，手阳明大肠经的商阳、二间、三间都能治疗咽喉疾患。又如足太阳膀胱经上的承山之所以能够治疗与本经循行无直接联系的肛肠部位的疾患，也是因为足太阳经别"别入于肛"。

5. 加强了各经与心的联系　由于诸经经别多与心联系，不仅加强了各经与心的联系，更说明了心在五脏六腑中的重要地位，进一步体现出"心为五脏六腑之大主"。临床上常用足阳明胃经上的足三里、内庭、解溪治疗癫狂、不寐、多梦等心经的病症，正是因为足阳明经别"上通于心"，从而沟通了足阳明胃经与心的联系。

(四) 十二经别与十二络脉的区别

十二经别和十二络脉都有沟通表里两经的作用，但二者在分布特点和生理功能等方面均有明显的不同，可从以下几个方面进行区别：

1. 从循行特点看　十二经别多从十二经脉的四肢肘膝关节以上分出，具有离、入、出、合的分布特点。阳经的经别合于阳经，阴经经别合于相表里的阳经的经别，形成"六合"关系。而十二络脉皆从四肢肘膝关节以下部位分出，阳经的络脉走向相表里的阴经，阴经的络脉走向相表里的阳经，没有离、入、出、合的特点。

2. 从循行的深浅和与脏腑的联系看　十二经别不仅分布于分肉之间，多呈纵向走向，而且还深入体腔，在体腔内，阴经的经别多与相表里的阳经经别相并行或会合，同时，十二经别的循行大多至头，这样就加强了表里两经在体内及头面部的联系。十二经别深入体腔并与脏腑有密切的联系。阳经的经别经过所属络的脏腑，阴经的经别也通过阳经的经别与所属络的脏腑发生联系。而且，十二经别大多与心相联系。而十二络脉大多只分布于体表浅层，多呈斜行、横行，络脉在分出时较粗，逐渐愈分愈细，由线状延伸为面状弥散，主要加强了表里两经在体表的联系。

3. 从所属病候及临床作用看　十二经别没有所属穴位，也无所主病候，其循行路线补充了十二经脉循行的不足，从而扩大了十二经脉的主治范围，如足阳明胃经没有直接联系心，手少阴心经也未循行至胃，但由于足阳明经别"上通于心"，所以临床上常常采用和胃安神之法治疗胃气不和所致的夜卧不安等症。十二络脉则各有所属穴位，十二络脉在其分出处各有一络穴，也有其独立的虚实病候，如手厥阴络脉"实则心痛，虚则烦心"，并可取其络穴内关治疗。此外，络穴也常用于治疗表里两经的疾患。如手太阴肺经的络穴列缺，除可治疗咳嗽、哮喘、咽喉肿痛等本经病症外，还可治疗头痛、牙痛、颈项强痛等手阳明大肠经的病症。

六、十二经筋

（一）十二经筋的含义与命名

十二经筋是十二经脉之气濡养筋肉骨节的体系，是附属于十二经脉的筋膜系统。筋者，《说文》中解为"肉之力也"，故筋是肌肉的总称。经筋不同于经脉，是能够产生力量维持运动屈伸的肌肉。全身的肌肉按十二经脉循行部位划分为十二组，仍以手足三阴三阳命名。

（二）十二经筋的分布规律

《灵枢·经筋》中详细地记载了十二经筋的循行分布，概括而言，有以下特点：

1. 十二经筋的分布与同名经脉的分布基本一致　十二经筋均按手足三阳、三阴的规律排列，其分布与十二经脉基本一致。手足三阳经的经筋分布在肢体的外侧，手足三阴经分布在肢体的内侧，并且进入胸廓和腹腔。

2. 行于体表，不入内脏，与脏腑无属络关系　杨上善在《黄帝内经太素》中指出："十二经脉俱禀三阴三阳行于手足，故分为十二，但十二经脉主于血气，内营五脏六腑，外营头身四肢。十二经筋内行胸腹廓中，不入五脏六腑。"如手足三阳经筋上布头面，结于头角，手足三阴经筋中，手三阴、足太阳经筋内行于胸腹，但均不入内脏。

3. 十二经筋均呈向心性循行　十二经筋起始于四肢末端，终止于头面或胸腹部，循行呈向心性，具体为：手三阴经筋从手走胸，手三阳经筋从手走头，足三阳经筋从足走面，足三阴经筋从足走腹。

4. 结聚于关节骨骼部　十二经筋在人体的特定部位，即在关节和筋肉丰厚处形成结、聚，发生联系，从而加强彼此之间的协同作用。手三阴经筋起于手指，循臑内上行结于贲（胸）；手三阳经筋起于手指，循臑外上行结于角（头）；足三阴经筋起于足趾，循股内上行结于阴器（腹）；足三阳经筋起于足趾，循股外上行结于鸠（面）。经筋有长有短，有大有小，有急有缓，有刚筋、柔筋之分。阳（刚）筋分布于项背和四肢外侧，以手足阳经经筋为主，阴（柔）筋分布于胸腹和四肢内侧，以手足阴经经筋为主。（表1-4）

表1-4　十二经筋分布部位简表

经筋	四　肢	躯　干	头　部
足太阳经筋	小趾上，外踝，踵，膝，腘	臀，夹脊，肩髃，缺盆	项，舌本，枕骨，头，鼻，目上，鼻旁，完骨
足少阳经筋	第4趾上，外踝，膝外侧，外辅骨，髀，伏兔	尻，季胁，腋前，膺乳，缺盆	耳后，额角，巅上，颔，鼻旁，外眦
足阳明经筋	中3趾，跗上，膝外侧，胫，膝外侧辅骨，伏兔，髀	髀枢，胁，脊，阴器，腹，缺盆	颈，口，鼻旁，鼻上，目下，耳前
足太阴经筋	大趾内侧，内踝，膝内辅骨，阴股，髀	阴器，腹，脐，腹里，胁，胸中，脊	
足少阴经筋	小趾下，内踝下，内辅下，阴股	阴器，脊内，夹膂	项，枕骨
足厥阴经筋	大趾，内踝前，胫，内辅下，阴股	阴器	

续表

经筋	四 肢	躯 干	头 部
手太阳经筋	小指上，腕，肘内锐骨，腋下	肩胛	颈，耳后完骨，耳中，耳上，颔，外眦，耳前，额，角
手少阳经筋	无名指，腕，肘	肩	颈，曲颊，舌本，耳前，外眦，角
手阳明经筋	次指，腕，肘外，肩髃	肩胛，夹脊	颈，颊，鼻旁，角，额
手太阴经筋	大指上，鱼后，寸口外侧，肘中，腋下	缺盆，肩前髃，胸里，膈，季胁	
手少阴经筋	小指内侧，锐骨，肘内侧，腋	乳里，胸中，膈，脐	
手厥阴经筋	中指，肘内侧，臂阴，腋下	前后夹胁，胸中，膈	

（三）十二经筋的作用

经筋具有约束骨骼，屈伸关节，维持人体正常运动功能的作用。十二经筋广泛分布于人体的四肢、头面、躯干等处，在全身各关节部位结聚，使四肢百骸相互联系，或支撑人体得以坐立行走，或相互协调以进行人体正常的运动功能。《素问·痿论》曰："宗筋主束骨而利机关也。"十二经筋附着、连属于骨骼，结聚于关节，对骨骼具有约束作用，可以使机体得以保持一定的位置和姿式。在经气的调节下，阴阳经筋协同作用，刚柔并济，使关节的屈伸活动自如。

七、十二皮部

（一）十二皮部的含义与命名

十二皮部是十二经脉功能活动反映于体表的部位，也是络脉之气散布之所在。《素问·皮部论》曰："凡十二经络脉者，皮之部也。"十二皮部是十二经脉在皮肤的相应区域。根据"上下同法"、手足同名的原则，将手足三阴三阳十二经之皮部合而为"六经"，所以十二皮部其名有六。在《素问·皮部论》中根据经脉"开（关）、阖、枢"理论，对六经皮部皆设有专名，太阳皮部名关枢，少阳皮部名枢持，阳明皮部名害蜚，太阴皮部名关蛰，少阴皮部名枢儒，厥阴皮部名害肩。

"阳明之阳，名曰害蜚。"其中"阳明之阳"是指三阳中的阳明而言。害，通阖，门扇也。其变动不闭，至极所止也。蜚，通飞，有飞扬之义。三阳中阳明为阖，阳明为阳之盛时，故所属皮部称为"害蜚"。

"少阳之阳，名曰枢持。"枢，门轴也。其变动为转，可通达内外也。三阳中少阳为枢，可以转枢表里之阳气。持，主持也，主持阳气的转机出入。故所属皮部称为"枢持"。

"太阳之阳，名曰关枢。"关，门栓也。其变动可开，故又曰"开"。枢，枢转也。三阳中太阳为关。太阳能固卫、开闭枢转外出之阳气，故所属皮部称为"关枢"。

"少阴之阴，名曰枢儒。"儒，在《说文解字》中解为"柔也"，阳主刚，阴主柔，故儒，阴也。少阴为三阴之枢，转枢阴柔之气，故所属皮部称为"枢儒"。

"心主之阴，名曰害肩。"心主，即手厥阴也。因"上下同法"，所以也寓足厥阴。肩，任也，载也。厥阴为三阴之阖，肩负着阴气交尽、阳气将生之任。故所属皮部称为"害肩"。

"太阴之阴，名曰关蛰。"蛰，《说文》："藏也。"为潜藏之意，主阴。太阴为三阴之关。阴主藏而太阴卫之，故所属皮部称为"关蛰"。

（二）十二皮部的分布规律

十二皮部的具体分布未见经撰，根据《素问·皮部论》中"欲知皮部，以经脉为纪者，诸经皆然"的论述，可见其分布是以十二经脉体表的分布范围为依据而划分的，也就是说十二皮部是十二经脉在皮肤上的分属部分。具体分布如表1-5：

表1-5 皮部分布简表

皮部	头面部	躯 干	四 肢
关枢（太阳）	头顶正中及后项部	背部及腰部	上肢外侧后 下肢外侧后
害蛰（阳明）	面部和颈下部	胸腹正中两旁	上肢外侧前 下肢外侧前
枢持（少阳）	两侧及耳部上下	胁肋部（后）	上肢外侧中 下肢外侧中
关蛰（太阴）		胁肋部及侧腹部 （阳明之外）	上肢内侧（前） 下肢内侧（前）
枢儒（少阴）		胸腹正中	上肢内侧（后） 下肢内侧（后）
害肩（厥阴）		胁肋部（前）	上肢内侧（中） 下肢内侧（中）

（三）十二皮部的作用

十二皮部居于人体最外层，又与经络气血相通，是机体的卫外屏障，具有保护机体，抗御外邪和反映病证的作用。

生理状态下，卫气调和，则"皮肤调柔，腠理致密"，六淫之邪不能侵袭人体。而在病理状态下，皮部又成为最先感受外邪之处。皮部是经络的皮肤分区，与经脉、络脉，特别是浮络的关系极其密切。中医理论认为，凡是经络的局部疾患，多与其所统辖的皮肤部位有一定的关系。如果局部的疾患没有得到及时的治疗，则病邪蔓延，以致脏腑受损，罹患大病。正如《素问·皮部论》所言："邪客于皮，则腠理开，开则邪客于络脉，络脉满，则注于经脉，经脉满则入舍于脏腑也。故皮者有分部，不与而生大病也。"

皮部理论在针灸临床的诊断与治疗中有着广泛的应用。在诊断方面，由于"皮部以经脉为纪"，故可根据体表皮肤局部的病理变化，如丘疹、硬结、溃疡等，作为经络脏腑疾病定位的依据。此外，由于皮部为浮络所分布，所以还可以根据皮肤和浮络的颜色变化可确定经络脏腑疾患的性质。《素问·皮部论》中已明确指出："其色多青则痛，多黑则痹，黄赤则热，多白则寒，五色皆见，则寒热也。"在治疗方面，古代刺法中浅刺皮肤的"半刺"、"毛刺"都是根据皮部理论而实施的刺法。近代临床中广泛应用的皮肤针、挑治法、敷贴法、灸法以及推拿、按摩等疗法，都是以皮部理论为指导的。由此可见，皮部理论在针灸临床上的应用既是广泛的，也是相当重要的。

第三节　经络的生理功能及经络学说的临床应用

经络是人体运行气血的通路，经络系统对人体的生理病理变化都起着重要的作用。正如《灵枢·经脉》中所言："经脉者，所以能决死生，处百病，调虚实，不可不通也"。经络学说对指导临床诊断、治疗都具有重要的意义。

一、经络的生理功能

经络具有联络脏腑，沟通肢窍的作用。经络联络内外，贯通上下，使人体成为一个整体。人体的五脏六腑、四肢百骸、五官九窍、皮肉筋骨等组织器官，之所以能保持相对的协调统一，完成正常的生理活动，是依靠经络系统的联络沟通而实现的。正如《灵枢·海论》所言："夫十二经脉者，内属于腑脏，外络于肢节"。

经络具有运行气血，濡养全身的作用，气血是人体生命活动的物质基础，全身各组织器官只有得到了气血的濡养才能完成正常的生理功能。《灵枢·经脉》指出："人始生，先成精，精成而脑髓生，骨为干，脉为营，筋为刚，肉为墙，皮肤坚而毛发长，谷入于胃，脉道以通，血气乃行。"经络是人体气血运行的通路，将营养物质输布到全身各组织器官，从而完成和调于五脏，洒陈于六腑的生理功能。正如《灵枢·本藏》所说："经脉者，所以得血气而营阴阳，濡筋骨，利关节者也"，经络的根本作用是运行气血，营养全身。《灵枢·营卫生会》篇记载："人受气于谷，谷入于胃，以传与肺，五脏六腑，皆以受气，其清者为营，浊者为卫，营在脉中，卫在脉外，营周不休，五十而复大会。阴阳相贯，如环无端。"《灵枢·邪客》曰："营气者，泌其津液，注之于脉，化以为血，以荣四末，内注五脏六腑，以应刻数焉。"

经络具有抵御外邪，保卫肌体的作用。经络行气血而营阴阳，营行脉中，卫行脉外，而使营卫之气密布周身。外邪侵犯人体，由表及里，先从皮毛开始，皮部和经脉是抗御外邪，保卫肌体的第一防线，其功能的发挥主要靠卫气来实现。卫气和则腠理致密，外邪不易侵入。

二、经络的病理反应

在生理状态下，经络内连脏腑，外络肢节，而在病理状态下，经络则成为病邪传注的途径。当体表受到病邪侵袭时，可以通过经络而传入内脏，由于内脏之间又有经络相贯连，病邪可以从一脏传入他脏。如《素问·缪刺论》说："夫邪之客于形也，必先舍于皮毛，留而不去，入舍于孙脉，留而不去，入舍于络脉，留而不去，入舍于经脉，内连五脏，散于肠胃。"后世医家在总结临床经验的基础上对《内经》中的病邪传变理论加以发挥。如发现外感疾患在出现太阳病证候群时，多见表证症状，如果表证没有及时治愈，就会发生传经的变化，太阳病的证候群消失，随之出现少阳或阳明病的证候群，也可以两经或三经的证候群同时并见。正气虚弱的患者，病邪还有可能由表入里，从太阳转入少阴，出现少阴病的证候群。由于经络内属脏腑，病邪在本经不解时，还可以传入其所属的内脏，当太阳经病不愈时，也有传入小肠与膀胱的可能，《伤寒论》中就有太阳病可"热结膀胱、小肠"，阳明病可致"胃家实"的记载。这些都说明了病邪的传变、疾病的发展，同经络的传导作用密切相关。温病学说中论述的营、卫、气、血之间的关系，依据它们之间的传变情况，也都是以经络的传导为理论依据的。如心经和肺经经脉相通，故"温邪上受，首先犯肺"可以"逆传心包"。由于经络在内脏有多种的传导径路，所以在内科杂病中有不少疾患内脏之间可以相互影响或同时发生病理变化，如临床常见的肝病及脾和肝肾同病等，都是与经络的循行密切相关。肝经挟胃而行，脾胃又互为表里；肾经则是从肾上贯肝。所以肝气失于疏泄时，往往导致脾胃功能失调；肾阴亏损可以引起肝阳上亢的病理变化等。

由于经络在人体有内外相联的特点，内脏有病时又可反应于体表，即在相应的经络循行部位出现症状与体征，如在某些特定的部位出现敏感点及压痛点等。《灵枢·邪客》中即指出："肺心有邪，其气留于两肘；肝有邪，其气留于两腋；脾有邪，其气留于两髀；肾有邪，其气留于两腘。凡此八虚者，皆机关之室，真气之所过，血络之所游，邪气恶血，固不得住留，住留则伤筋络骨节，机关不得屈伸，故拘挛也。"此外，由于经脉内连脏腑，外络肢节，内脏的疾病还可反映在头面五官等部位。如心火上炎可致口舌生疮；肝火上扰可致双目赤肿；肾气亏虚可致两耳失聪。一般而论，经络阻滞，气血运行不畅，就会导致局部疼痛、肿胀，气滞血瘀而化热，则出现红肿热痛，属于经络实证。如果气血运行不足，则出现麻木不仁，肌肉萎缩，功能减退，属于经络虚证。

三、经络学说的临床应用

经络学说贯穿于针灸临床诊断与治疗的整个过程。

（一）经络学说在诊断及辨证方面的应用

《灵枢·卫气》中明确指出："能别阴阳十二经者，知病之所生，候虚实之所在者，能得病之高下。"即通过经络所反应的病候，可以推究疾病的原因，明确疾病的性质，判断疾病的部位。这说明经络学说对疾病诊断具有重要意义。

经络学说是指导诊断疾病的基本方法之一，在中医的望、闻、问、切四诊中都得到了广泛的应用，尤以望诊和切诊为甚。望经络颜色，是临床望诊的内容之一。《灵枢·邪气藏府病形》说："见其色，知其病，命曰明"。《灵枢·经脉》中曰："凡诊络脉，脉色青则寒且痛，赤则有热……其有赤有黑有青者寒热气也，气青短者少气也。"这说明经脉的分布和变色，与临床望色诊断的关系十分密切。《素问·三部九候论》中说诊病："必审问其所始病，与今之所方病，而后各切其脉，视其经络浮沉，以上下逆从循之……经病者治其经，孙络病者治其孙络血，血病者身有痛治其经络。"可见经络在四诊中占有重要的地位。《灵枢·邪气藏府病形》也提出："十二经脉，三百六十五络，其血气皆上于面而走空窍"，《素问·经络论》曰："经之常色何如？……心赤，肺白，肝青，脾黄，肾黑，皆亦应其经脉之色也……阴络之色应其经，阳络之色变无常，随四时而行也。寒多则凝泣，凝泣则青黑，热多则淖泽，淖泽则黄赤，此皆常色，谓之无病。五色俱见者，谓之寒热。"

临床上运用广泛的望小儿指纹法，实际就是望诊小儿食指络脉。根据小儿食指络脉的浮沉、深浅、色泽和形状，可以判断小儿患病的表里寒热虚实和转归。它和切脉诊断有相同的意义。

经络的望色诊断，除望小儿的食指络脉外，还包括望鱼际络脉和望指甲形色。鱼际位于手大指本节后肌肉丰满处，属于手太阴肺经之部，望鱼际络脉诊断的原理和切脉独取寸口的原理一致。此外，络脉中的气血是以脾胃为化源，胃气上至手太阴，所以诊鱼际络脉也可以候胃气。鱼际之络色青，主胃中寒；鱼际之络青而短小，主少气，属虚证；鱼际络赤，主胃中热。《四诊抉微》总结："多赤多热，多青多痛，多黑久痹，赤黑青色，多见寒热。"

经络的切脉诊断，也是切诊的一个组成部分。目前临床切诊，独取手太阴肺经寸口，但在临床上遇到危重患者时，除了寸口之外，还须兼切趺阳、太溪二脉，以验胃气、肾气之存亡。《素问·三部九候论》所说的对人身上、中、下各部经穴的遍诊法，以及《伤寒论》提出的人迎、寸口、趺阳上中下三部合参诊脉法等，都是以经络学说为依据的。

经络的切诊还包括经络穴位的察诊，即用按压和其他方法在经络循行部位和腧穴上以及皮部，观察有无压痛、皮下结节，或者是皮下组织有无隆起、凹陷、松弛以及皮肤温度与电阻的变异现象等，借以协助诊断经络和脏腑病变的部位和性质等。针灸临床上一般是通过切按背俞穴及募穴、五输穴、原穴等特定穴来诊断脏腑及经络的疾患。如肝病患者多在肝俞、中封、太冲等穴压痛明显；肾病患者肾俞、太溪等穴有明显压痛。但这种现象只是在部分病人身上出现阳性反应，另一部分病人身上则不出现。

此外，经脉内连脏腑，外络肢节，根据经络的特异联系也有助于对疾病的诊断。如心火上炎引起舌，特别是舌尖赤痛；肝火上升引起两目红赤；肾虚导致耳聋、足跟痛；肺气壅阻而致鼻塞不通等。

根据经络循行部位所出现的病候还可判断疾病所在的部位和与之相关的经脉脏腑。比如头痛应问清头痛的部位，以判断它属于阳明头痛，或少阳头痛、太阳头痛、厥阴头痛，为治疗提供依据；肩痛可根据疼痛的部位不同，分为阳明病、少阳病及太阳病。

（二）经络学说在治疗方面的应用

针灸治病和中医其他各科一样，必须根据阴阳、五行、营卫气血等基本理论，运用望、闻、问、切的主要诊断方法，进行辨证论治，但在施治方法上，针灸疗法又别具特点。

针灸治病，是直接作用于腧穴，通过经络的传导和反应，来调整人体的营卫气血和脏腑功能，恢复人体内阴阳相对的动态平衡，以达到治愈疾病的目的。经络和腧穴，是针灸治疗的基础。《灵枢·禁服》中提出："凡刺之理，经脉为始。"说明经络在针灸临床上的应用是非常重要和广泛的。《灵枢·经脉》中也指出："经脉者，所以能决死生，处百病，调虚实，不可不通。"因此，经络学说对在临床治疗方面具有重要的指导意义。

经络内连脏腑，外络肢节，五脏六腑有疾，均会在相应的经络系统出现反应，因此临床上可通过对相应的经脉和腧穴施术而达到治疗疾病的目的。《素问·藏气法时论》中已有相应的记载："肝病者，两胁下痛引少腹，令人善怒……取其经，厥阴与少阳……心病者，胸中痛，胁支满，胁下痛，膺背肩甲间痛，两臂内痛……取其经，少阴与太阳……脾病者，身重善肌肉痿，足不收行，善瘈脚下痛……取其经，太阴阳明……肺病者，喘咳逆气，肩背痛，汗出尻阴股膝髀腨胻足皆痛……取其经，太阴足太阳之外厥阴内血者……肾病者，腹大胫肿，喘咳身重，寝汗出憎风……取其经，少阴太阳血者。"说明五脏病反映于体表所发生的病痛，相应地取其所在经脉进行治疗。

针灸治病是通过针刺和艾灸等刺激体表腧穴，以疏通经气，调节人体脏腑气血功能，从而达到治疗疾病的目的。针灸临床取穴及配穴，都是在明确辨证的基础上，根据经脉循行和主治特点来确定的。除局部与邻近选穴外，通常以循经选穴为主，具体地说，病变属于哪一脏腑或哪一经循行的部位，便选用哪一经的腧穴来治疗。《四总穴歌》中所载"肚腹三里留，腰背委中求，头项寻列缺，面口合谷收"就是循经取穴的具体体现。

由于经络系统是由经脉、络脉及附属于十二经脉的经别、经筋、皮部组成。根据病变部位的不同，可采用相应的针灸治疗。如经络瘀滞、气血痹阻，可刺其络脉出血；经筋疾患，可多取局部痛点或穴位进行治疗。还可运用皮部理论，用皮肤针叩刺或皮内针埋针治疗脏腑和经脉疾患。如咳嗽气喘，可在太阳及太阴皮部叩刺进行治疗。

经络学说对中医其他各科的临床治疗也有一定的指导作用，最主要的表现在药物归经方面。

药物归经理论在《内经》与《神农本草经》成书时代尚未形成，至金元时期，在经络学说发展的同时，在大量药物治疗实践的基础上，充分运用经络理论进行总结，药物归经之说才发展成为系统的理论。清代徐灵胎在《医学源流论》中解释说："如柴胡能治寒热往来，能愈少阳之病；桂枝治畏寒，发热，能愈太阳之病；葛根治肢体大热，能愈阳明之病。盖其止寒热，已畏寒，除大热，此乃柴胡、桂枝、葛根专长之事。用其能治何经之病，后人即指为何经之药。"金元时代的张洁古，在他所编著的《珍珠囊》一书中，将药物归经进行了系统的论述。补土学派创始人李东垣在此基础上，又提出了各经脉尚有引经药、报使药、向导药，使药物归经理论又向前发展了一步。后世医家不断对药物归经进行补充和发展，使之成为系统完整的理论体系。经络学说在药物归经形成、发展和成熟的过程中起着不可替代的指导作用。

第四节　十二经脉

一、手太阴

（一）手太阴肺经

1. 循行　《灵枢·经脉》：肺手太阴之脉①，起于中焦②，下络大肠，还循胃口③，上膈属肺。从肺系④，横出腋下，下循臑⑤内，行少阴⑥、心主⑦之前，下肘中，循[1]臂内⑧上骨⑨下廉⑩，入寸口⑪，上鱼，循鱼际⑫，出大指之端。其支者，从腕后，直出次指内廉，出其端。

【校勘】

［1］循：《脉经》卷六第七、《备急千金要方》卷十七第一"循"上并有"后"字。

【注释】

①脉：《灵枢·决气》曰："壅遏营气，令无所避，是谓脉。"说明脉是约束着营血，使之有序流动的通道。

②中焦：《铜人腧穴针灸图经》注："中焦者，在胃中脘，主腐熟水谷，故十二经脉自此为始。"

③胃口：《铜人腧穴针灸图经》注："胃口，谓胃之上口，贲门之位也。"

④肺系：指气管。

⑤臑：肩部以下，肘部以上的部分。

⑥少阴：指手少阴心经。

⑦心主：指手厥阴心包经。

⑧臂内：臂，指前臂；内，指内侧，即掌侧。

⑨上骨：指桡骨。

⑩廉：指侧边而言。

⑪寸口：腕后桡动脉搏动处。

⑫鱼际：即大鱼际的边缘部分。

【语译】　手太阴肺经，从中焦胃部起始，向下联络大肠，返回循着胃的上口，穿过膈肌，属于肺脏。再从气管、喉咙部横出腋下，下循上臂内侧，行手少阴心经、手厥阴心包经之前，下至肘中，沿前臂内侧桡骨边缘，进入寸口——桡动脉搏动处，经过鱼际，沿鱼际边缘，出大拇指的末端。它的支脉，从手腕后，直出食指尖端内侧，与手阳明大肠经相接。

【古典文献】　《帛书经脉》：臂泰阴脉：循筋上廉，以奏臑内，出腋内廉，之心。臂钜阴脉：在手掌中，出内阴两骨之间，上骨下廉，筋之上，出臂［内阴，入心中］。

2. 病候　《灵枢·经脉》：是动则病①：肺胀满，膨膨②而喘咳，缺盆中痛③，甚则交两手而瞀④，此为臂厥⑤。是主肺所生病⑥者：咳，上气，喘渴[1]，烦心，胸满，臑臂内前廉痛厥[2]，掌中热，气盛⑦有余，则肩背痛，风寒汗出中风，小便数而欠⑧；气虚⑨则肩背痛、寒，少气不足以息，溺色变[3]。

【校勘】

[1] 渴：《脉经》卷六第七、《针灸甲乙经》卷二第一上作"喝"。

[2] 痛厥：《脉经》卷六第七、《铜人腧穴针灸图经》卷一"痛"下并无"厥"字。

[3] 溺色变：《脉经》卷六第七在本句下有"卒遗矢无度"五字。

【注释】

①是动则病：张介宾《类经》注："动言变也，变则变常而为病也。"指这一经脉发生异常变化可能出现的有关病症。

②膨膨：《铜人腧穴针灸图经》注："膨膨，谓气不宣畅也。"

③缺盆中痛：张介宾《类经》注："缺盆，虽十二经之道路，而肺为尤近，故肺病则痛。"

④瞀：音（mào），指心胸闷乱，视力模糊而言。

⑤臂厥：指前臂经脉所循行处发生气血阻逆的病症。

⑥是主肺所生病：指这一经脉（腧穴）能主治有关肺方面所发生的病症。

⑦气盛：邪气盛。

⑧欠：呵气。

⑨气虚：正气虚。

【语译】　本经有了异常变化就表现为下列病证：肺部胀满，气不宣畅，喘咳，锁骨上窝"缺盆"内疼痛；严重的则交捧着两手，感到胸部烦闷，视觉模糊。还可以发生前臂部的气血阻逆而出现厥冷、麻木、疼痛等症。本经所属腧穴能主治有关肺方面的病证，如咳嗽，气上逆而不平，喘息气粗，心烦不安，胸部胀满不适，上臂、前臂的内侧前边出现厥冷、疼痛，或掌心发热。邪气盛，则肩背部疼痛，感受风寒自汗出，小便频数而尿量减少。正气虚，可见肩背疼痛怕冷，气短、呼吸急促，小便颜色发生改变。

【古典文献】　《帛书经脉》：其病：心痛，心烦而噫。诸病此物者，皆灸臂泰阴脉。是动则病：心滂滂如痛，缺盆痛，甚［则］交两手而战，此为臂蹶（厥）。［是臂钜阴脉主］治其所产病：胸痛，瘛（脘）痛，［心痛］，四末痛，瘕，为五病。

（二）手太阴经别

《灵枢·经别》：手太阴之正[①]，别[②]入渊腋少阴之前，入走肺，散之大肠[1]，上出缺盆，循喉咙，复合阳明[③]。

【校勘】

[1] 大肠：原作"太阳"，据《黄帝内经太素》卷九《经脉正别》改。

【注释】

①正：十二经别又称为别行之正经，意指从十二经脉分出。

②别：分别，指十二经脉循经通路之外的另一通路，别道行走。

③复合阳明：复，再也。阴经经别，合于有表里关系的阳经；阳经经别则合于本经。

【语译】　手太阴经别，从手太阴经分出，进入腋下渊腋的部位，行于手少阴经别之前，进入肺部，散到大肠，向上出于缺盆部，沿着喉咙，再与手阳明经脉相合。

（三）手太阴络脉

《灵枢·经脉》：手太阴之别[①]，名曰列缺。起于腕上分间[②]，并[③]太阴之经，直入掌中，散入[1]于鱼际。其病：实，则手锐[④]掌热；虚，则欠㰦[⑤]小便遗数[⑥]。取之去腕寸半，别走[2]阳明也。

【校勘】

[1] 散入：《圣济总录·经脉统论》第一引"散"下无"入"字。

[2] 别走：《脉经》卷六第七无"别走"二字。

【注释】

①别：即络脉。从本经分出的络脉，由此走向相表里的经脉。

②分间：指分肉之间。

③并：指与经脉并列而行。

④手锐：手的锐骨部，指鱼际后方。

⑤欠㰦：此两字双声。欠：呵欠；㰦同呿，张口的样子。

⑥遗数：遗，小便失禁；数，小便频数。

【语译】　手太阴络脉，名叫列缺。起于腕关节上方桡骨茎突后的分肉之间，与手太阴经脉并行，直走入手掌中，散布于大鱼际部。如本络脉发生病变：实证，手掌和手腕部灼热；虚证，呵欠，小便不禁或频数。治疗这些病证，可以取腕后一寸半的列缺穴，本络由此别走手阳明大肠经。

（四）手太阴经筋

《灵枢·经筋》：手太阴之筋，起于大指之上，循指上行[①]，结于鱼后[②]，行寸口外侧，上循臂，结[1]肘中，上臑内廉，入腋下，出缺盆，结肩前髃[2]，上结缺盆，下结胸里，散贯贲[③]，合贲下，抵季胁。其病：当所过者支转筋痛[④]，甚成息贲[⑤]，胁急吐血。

【校勘】

[1] 结：《黄帝内经太素》卷十三《经筋》"结"下有"于"字。

[2] 前髃：《备急千金要方》卷十七第一作"髃前"。

【注释】

①上行：杨上善《黄帝内经太素》注："循手向胸为上行"。

②鱼后：鱼际的后边。

③贲：膈肌。《黄帝内经太素》卷十三《经筋》注"贲，谓膈也。筋虽不入脏腑，仍

散于膈也。"

④支转筋痛：支，支撑不适；转筋，肌筋拘急掣痛。

⑤息贲：谓肺积。《难经·五十六难》："肺之积，名曰息贲，在右胁下，覆大如杯。久不已，令人洒淅寒，热。喘咳，发肺壅。"

【语译】 手太阴经筋：起于手大指之端，沿大指上行，结于鱼际之后，行寸口动脉外侧，沿前臂上行，结于肘中，向上经过上臂内侧，进入腋下，出缺盆部，结于肩髃前方，再向上结于缺盆，自腋下行的从下方结于胸里，分散通过膈部，与手厥阴经之筋在膈下会合，达于季胁。本经筋所发生的病症，在它循行经过的部位，可出现支撑不适，拘紧掣痛，重者可成息贲病，就会胁肋拘急，上逆吐血。

【按语】 关于《灵枢·经脉》中"是动病、所生病"的问题，历代医家的注释不一，其代表性的观点，有以下几种：

①以气血先后为之说根据。以《难经》为代表。《难经·二十二难》首先提出："是动者，气也；所生病者，血也。邪在气，气为是动；邪在血，血为所生病。"并指出"气先病"、"血后病"。其后，《难经》的注家多数随文解释，只在气血先后上作些补充说明，缺乏特殊见解。

②否定气血先后的说法。明代张介宾《类经》注，开始以"动言变也，变则变常而为病"解释"是动则病"，并提出"《难经》之言，似非经旨"的怀疑。徐灵胎《难经经释》云："是动诸病，乃本经之病；所生之病，则以类推而旁及他经者。经文并无气血分属之说。"

③"是动病"是说明经脉的病理现象，"所生病"是说明该经经穴的主治证候，二者是一致的。

我们认为"是动病"、"所生病"两者之间是相互联系的。因为这一经的疾病证候，同时又是这一经腧穴所能主治的证候，这样所说的证候和主病就有其一致性。

二、手少阴

（一）手少阴心经

1. 循行 《灵枢·经脉》：心手少阴之脉，起于心中，出属心系①，下膈，络小肠；其支者，从心系，上挟咽[1]②，系目系③；其直[2]者，复从心系却上肺，下[3]出腋下，下循臑内后廉④，行太阴、心主⑤之后，下肘内，循臂内后廉，抵掌后锐骨⑥之端，入掌内后[4]廉，循小指之内出其端。

【校勘】

[1] 挟咽：《素问·脏气法时论》王注，《铜人腧穴针灸图经》卷二此下有"喉"字。

[2] 其直：《素问·脏气法时论》王注此下有"行"字。

[3] 下：《备急千金要方》卷十三第一，《针灸聚英》卷一中无此字。

[4] 后：《黄帝内经太素》卷八首篇"内"下无"后"字。

【注释】

①心系：指心脏与其他脏器相联系的组织。《类经》七卷第二注："心当五椎之下，其系有五，上系连肺，肺下系心，心下三系连脾肝肾，故心通五脏之气而为之主也。"

②挟咽：挟咽喉。

③目系：杨上善《黄帝内经太素》注："筋骨气血四种之精，与脉合为目系，心脉系

于目系，故心病闭目。"

④臑内后廉：青灵穴处。

⑤太阴、心主：指手太阴肺经和手厥阴心包经。

⑥掌后锐骨：指掌后小指侧之高骨。

【语译】 手少阴心经：起于心中，出属"心系"（心与其他脏器相联系的组织），通过横膈，联络小肠。它的支脉：从心系的脉络上行，挟着咽喉，而与眼球内连于脑的系带相联系。它的直行脉：从心系上行至肺，向下出于腋下，再向下沿上臂内侧后缘，行于手太阴肺经和手厥阴心包经的后面，到达肘窝，沿前臂内侧后缘，到掌后豌豆骨进入掌内，沿小指内侧到末端，与手太阳小肠经相接。

【古典文献】《帛书经脉》：臂少阴脉，循筋下廉，出臑内下廉，出腋，奏（凑）胁。臂少阴脉，起于臂两骨之间，之下骨上廉，筋之下，[出]臑内阴。

2.病候 《灵枢·经脉》：是动则病：嗌①干，心痛，渴而欲饮，是为臂厥②。是主心所生病者：目黄，胁[1]痛，臑臂内后廉痛厥，掌中热痛[2]。

【校勘】

[1]胁：《针灸甲乙经》卷二第一上，《备急千金要方》卷十三第一"胁"下并有"满"字。

[2]热痛：《铜人腧穴针灸图经》卷二"热"下无"痛"字。

【注释】

①嗌：《说文》："咽也"。

②臂厥：指经脉所过部位气血逆阻。

【语译】 本经有了异常变化就表现为下列病证：咽喉干燥、心痛，口渴想喝水，还可以发生前臂部的气血阻逆而出现厥冷、麻木等症。本经腧穴能主治有关心方面的病证：如眼睛发黄、胁痛，上臂、前臂内侧后缘疼痛、厥冷，掌心发热疼痛。

【古典文献】《帛书经脉》：其病：[病]胁痛。诸病此物者，皆灸臂少阴脉。[是动则病：心]痛，嗌渴欲饮，此为臂蹶（厥）。是臂少阴脉主治其所产[病：胁]痛，为[一病]。

（二）手少阴经别

《灵枢·经别》：手少阴之正，别[1]入于渊腋①两筋之间，属于心，上走喉咙，出于面，合目内眦。

【校勘】

[1]别：《黄帝内经太素》卷九《经脉正别》"入于"上无"别"字。

【注释】

①渊腋：足少阳胆经经穴名，在腋下三寸处。

【语译】 手少阴经别，从手少阴分出，进入腋下渊腋穴处两筋之间，归属于心脏，向上走到喉咙，浅出面部，在内眼眦与手太阳经相合。

（三）手少阴络脉

《灵枢·经脉》：手少阴之别，名曰通里。去腕一寸①，别而上行，循经入于心[1]中，系舌本，属目系。其实则支膈②，虚则不能言，取之腕③后一寸，别走太阳也。

【校勘】

[1]心：《备急千金要方》卷十三作"咽"。

【注释】

①一寸：原作一寸半，据《黄帝内经太素》卷九《十五络脉》改，与下文"一寸"合。

②支膈：胸膈间有支撑不适的感觉。

③腕：原作掌，据《黄帝内经太素》卷九，《针灸甲乙经》卷三改。

【语译】　手少阴络脉，名叫通里。在腕关节后一寸处分出上行，循着本经经脉进入心中，向上联系舌根部，归属于眼后联系着脑。手少阴络脉出现的实证，见胸膈部支撑胀满；虚证，就不能说话。治疗这些病证，取腕后一寸的通里穴，本络由此走向手太阳小肠经脉。

（四）手少阴经筋

《灵枢·经筋》：手少阴之筋，起于小指之内侧，结于锐骨①，上结肘内廉，上入腋，交太阴，伏[1]乳里，结于胸中，循贲[2]下系于脐。其病内急，心承伏梁②，下为肘网③，其病当所过者支[3]转筋、筋痛。

【校勘】

[1] 伏：原作"挟"，据《黄帝内经太素》卷十三《经筋》改。

[2] 贲：原作"臂"，据《黄帝内经太素》卷十三《经筋》及《针灸甲乙经》卷二改。

[3] 支：《黄帝内经太素》卷十三《经筋》此上有一"则"字。

【注释】

①锐骨："锐"与"兑"同。杨上善《黄帝内经太素》注："兑骨，谓掌后当小指尖骨也。"

②心承伏梁：即心下有积块留着。《类经》注："承，承于下也。伏梁，坚伏之积也。"杨上善注："心之积，名曰伏梁，起脐上，如臂，上至心下。其筋循膈下脐，在此痛下，故曰承也。"

③肘网：网，《黄帝内经太素》作"纲"，杨上善注："人肘屈伸，以此筋为纲维，故曰肘纲。"

【语译】　手少阴经筋，起始于手小指内侧，结于锐骨，向上行结于肘部内侧，再上行入腋内，交手太阴经筋，伏行于乳里，结于胸部，沿膈向下，与脐部相连。本经筋所发生的病证：可见胸内拘急，心下有积块坚伏名为伏梁。这条筋是肘部屈伸的纲维，所有本经筋循行经过的部位，可以发生抽筋、疼痛的病证。

三、手厥阴

（一）手厥阴心包经

1. 循行　《灵枢·经脉》：心主①手厥阴心包络[1]之脉，起于胸中，出属心包络，下膈，历络三焦②。其支者：循胸出胁③，下腋三寸，上抵腋，下循臑内，行太阴、少阴④之间，入肘中，下臂[2]行两筋⑤之间，入掌中，循中指出其端。其支者：别掌中，循小指次指⑥出其端。

【校勘】

[1] 心包络：《黄帝内经太素》卷八首篇"心包"下无"络"字。

[2] 下臂：《素问·脏气法时论》王注及《针灸甲乙经》卷二第一上"下"下并有"循"字。

【注释】

①心主：杨上善《黄帝内经太素》注："心神为五脏六腑之主，故曰心主"。

②历络三焦：历：顺次的意思。张介宾《类经》注："包络为心主之外卫，三焦为藏府之外卫，故为表里而相络"。

③胁：乳下旁肋部。

④太阴、少阴：即手太阴肺经，手少阴心经。

⑤两筋：指桡侧腕屈肌肌腱和掌长肌肌腱。

⑥小指次指：即无名指。

【语译】 手厥阴心包经：起于胸中，出属于心包络，通过膈肌，历经胸部、上腹和下腹，络于三焦。它的支脉：循行胸中，横出胁下，当腋下三寸处，又向上行至腋部，沿着上臂内侧，行于手太阴、手少阴之间，进入肘中，向下行于前臂两筋之间，进入掌中，沿中指桡侧出于末端。它另有支脉，从掌中分出，沿无名指出于末端，与手少阳三焦经相接。

2. 病候 《灵枢·经脉》：是动则病：手心热，臂、肘挛急[1]，腋肿；甚则胸胁支满①，心中澹澹②大动，面赤目黄，喜笑不休。是主脉[2]所生病者：烦心心痛，掌中热。

【校勘】

[1] 臂肘挛急：《黄帝内经太素》卷八；《素问·至真要大论》新校正引《针灸甲乙经》作"肘挛"。

[2] 主脉：《黄帝内经太素》卷八首篇此上有一"心"字。

【注释】

①支满：支撑胀满的感觉。

②澹澹：杨上善《黄帝内经太素》注："水摇，又动也。"形容心悸状。

【语译】 本经有了异常变化就表现为以下病证：手心热，前臂和肘部挛强拘急，腋窝部肿胀，甚则胸胁满闷，心悸不宁，面赤，目黄，喜笑不止。本经所属腧穴能主治有关"脉"方面所发生的病证：心中烦躁、心痛、掌心发热。

（二）手厥阴经别

《灵枢·经别》：手心主之正，别下[1]渊腋三寸，入胸中，别属三焦，出[2]循喉咙，出耳后，合少阳完骨①之下。

【校勘】

[1] 别下：《黄帝内经太素》卷九《经脉正别》"下"上无"别"字。

[2] 出：《黄帝内经太素》卷九《经脉正别》作"上"字。

【注释】

①完骨：耳后高骨。

【语译】 手厥阴经别，在渊腋下三寸处分出，进入到胸腔内，分别归属上焦、中焦、下焦，上达喉咙，出于耳后方的完骨部，与手少阳经相合。

（三）手厥阴络脉

《灵枢·经脉》：手心主之别，名曰内关。去腕二寸，出于两筋之间，别走少阳①，循经以上系于心包，络心系。实[1]则心痛，虚则为烦心②。取之两筋间也。

【校勘】

[1] 实：《脉经》卷六第三，《备急千金要方》卷十三"实"上并有"气"字。

【注释】

①别走少阳：原脱，据《黄帝内经太素》卷九《十五络脉》杨上善注引《明堂经》文补。

②烦心：原作头强，据《针灸甲乙经》卷九改。

【语译】 手厥阴络脉，名叫内关。在腕关节后二寸处，出于两筋之间，分支走向手少阳经脉，并沿经向上连系于心包，散络于心系。心系的实证，见心痛；虚证，见心中烦乱。可取手厥阴络穴内关治疗。

（四）手厥阴经筋

《灵枢·经筋》：手心主之筋，起于中指，与太阴之筋并行，结于肘内廉，上臂阴，结腋下，下散前后挟胁。其支者，入腋[1]，散胸中，结于贲①。其病：当所过者支转筋[2]，及②胸痛息贲。

【校勘】

[1] 入腋：《黄帝内经太素》卷十三《经筋》"入腋"下有"下"字。

[2] 支转筋：《针灸甲乙经》卷二第六"筋"下有"痛"字。

【注释】

①贲：原作臂，据《黄帝内经太素》卷十三和《圣济总录》卷一百九十一改。

②及：此字前原有"前"字，据《黄帝内经太素》卷十三及《针灸甲乙经》卷二删去。

【语译】 手厥阴经筋：起于中指，与手太阴经筋并行，结于肘内侧，上行臂内侧，结于腋下，下行分散前后而夹胁肋；其支筋，入于腋下，散布于胸中，结于膈部。本经筋所发生的病症，在其循行、结聚的部位出现支撑不适、抽筋以及胸痛或成为息贲病。

【按语】 关于"是主脉所生病者"，《黄帝内经太素》卷八首篇作"是心主脉所生病者"，《针灸甲乙经》卷二第一上林亿校云："脉，一作心包络"，《铜人腧穴针灸图经》卷二作"是主心包脉所生病者"。一作"主脉所生病"，一作"主心包络所生病"，如何理解呢？从十二经"所生病"的文例来看，五脏均主本脏所生病，六腑则分别主津、液、气、血、筋、骨所生病，心包络属脏，故当主本脏，即"主心包络所生病"。因其功能隶属于心，故又曰："主脉所生病。"可见，二说均能言之有理，不必互校。

四、手阳明

（一）手阳明大肠经

1. 循行 《灵枢·经脉》：大肠手阳明之脉，起于大指次指①之端[1]，循指上廉，出合谷两骨②之间，上入两筋③之中，循臂上廉，入[2]肘外廉，上[3]臑外前廉，上肩，出髃骨④之前廉，上出于柱骨之会上⑤，下入缺盆⑥，络肺，下膈属大肠。其支者，从缺盆上[4]颈，贯颊⑦，入下齿[5]中，还出挟口，交⑧人中，左之右，右之左，上挟鼻孔。

【校勘】

[1] 之端：《脉经》卷六第八，《针灸甲乙经》卷二第一上"之端"下并有"外侧"二字。

[2] 入：《脉经》卷六第八及《备急千金要方》卷十八第一"入"上有"上"字。

[3] 上：《脉经》卷六第八作"循"字。

[4] 上：《素问·缪刺论》王注和《备急千金要方》卷十八第一作"直而上"。

[5] 齿：《素问·上古天真论》王注"齿"下有"缝"字。

【注释】

①大指次指：即食指。

②合谷两骨：指第一、第二掌骨。

③两筋：指拇长伸肌腱、拇短伸肌腱的过腕关节处。

④髃骨：指肩胛骨与锁骨关节部的肩峰，即肩髃穴。

⑤柱骨之会上：柱骨，指背项之间的颈椎骨。六阳经皆会于督脉之大椎，故称"会上"。

⑥缺盆：此指肩下锁骨上陷中，即足阳明胃经缺盆穴所在的部位。

⑦颊：面旁的总称。

⑧交：经脉彼此交叉曰交。

【语译】 手阳明大肠经，起始于食指的尖端，沿食指桡侧向上，出第一、二掌骨间，进入两筋之间，沿前臂桡侧，进入肘外侧，再沿上臂外侧前缘，上肩，出肩峰部前边，上出于肩胛上，与诸阳经交会于颈部大椎。向下入缺盆络肺，通过横膈，会属于大肠。它的支脉，从缺盆上走颈部，通过面颊，入下齿缝中，回转过来绕至上唇，左右两脉交会于人中，左脉向右，右脉向左，上行挟于鼻孔两侧，与足阳明胃经相接。

【古典文献】《帛书经脉》：臂阳明脉；出中指间，循骨上廉，出□□上，奏（凑）腜（枕），之口。齿脉，起于次指与大指，上出臂上廉，入肘中，乘腜，[穿]颊，入齿中，夹鼻。

2. 病候　《灵枢·经脉》：是动则病：齿痛颈肿。是主津[1]所生病者①，目黄、口干，鼽衄②，喉痹③，肩前臑痛，大指次指痛不用。气[2]有余则当脉所过者热肿，虚则寒栗不复④。

【校勘】

[1] 津：此下原有"液"字，因液为手太阳所主，故据《脉经》卷八，《黄帝内经太素》卷八删去。

[2] 气：《脉经》卷六第八，《针灸甲乙经》卷二，《黄帝内经太素》卷八"气"字下有"盛"字。

【注释】

①主津所生病者：张介宾《类经》卷十四注："大肠与肺为表里，肺主气，而津液由于气化，故凡大肠之或泄或秘，皆津液所生之病，而主在大肠也。"

②鼽衄：鼽音（qiú），此指鼻。鼽衄，即鼻衄。

③喉痹：痹，闭也。喉痹，指喉中红肿而闭塞不通之类的病证。

④寒栗不复：寒栗即寒战。不复，不易恢复温暖的意思。《黄帝内经太素》卷八注："阳虚阴并，故寒栗也。不复，不得复于平和也。"

【语译】 本经有了异常变化就表现为下列病证：牙齿疼痛，颈部肿胀。本经所属腧穴能主治有关"津"方面的病症，如目黄、口干、鼻衄，喉肿疼，肩前与上臂作痛，食指疼痛而不能灵活运用。凡属气盛有余的实证，当经脉所过处，就会发热而肿；属气虚不足的虚证，就会恶寒战栗，不易回复温暖。

【古典文献】《帛书经脉》：[其]病：病齿[痛]，□□□□。诸病此物者，皆灸臂阳明脉。是[动]则病：齿痛，朏肿。是齿脉主治其所产病：齿痛，朏肿，目黄，口干，臑痛，为五［病］。

（二）手阳明经别

《灵枢·经别》：手阳明之正，从手[1]循膺乳[2]别[1]于肩髃[3]入柱骨下，走大肠，属于肺，上循喉咙，出缺盆，合于阳明也。

【校勘】

［1］别：《黄帝内经太素》卷九《经脉正别》"别"下有"上"字。

【注释】

①手：指手阳明经。

②膺乳：侧胸和乳部之间。

③肩髃：此指部位。

【语译】 手阳明经别，从手阳明经分出，循侧胸与乳部之间在肩上部肩髃穴处走向第七颈椎，从第七颈椎处进入体腔，下行到达大肠，上属于肺，再向上沿着喉咙，浅出于缺盆部与手阳明经相合。

（三）手阳明络脉

《灵枢·经脉》：手阳明之别，名曰偏历。去腕三寸，别走太阴，其别者，上循[1]臂，乘肩髃，上曲颊偏齿[1]；其别者，入耳，合[2]于宗脉[2]。实则龋[3]聋；虚则齿寒痹隔[4]。取之所别也。

【校勘】

［1］循：《圣济总录·经脉统论》"循"之前有"肘"字。

［2］合：《黄帝内经太素》卷九《十五络脉》、"合"作"会"字。

【注释】

①上曲颊偏齿：曲颊，颊骨所钩着处，形曲如环。全句言上行至曲颊，偏络下齿龈中。

②宗脉：《黄帝内经太素》卷九《十五络脉》注："宗，总也。耳中有手太阳、手少阳、足少阳、足阳明络四脉总会之处，故曰宗脉。"

③龋：龋齿，即蛀牙。

④虚则齿寒痹隔：《灵枢注证发微·经脉》注："正气不足为虚，则上为齿寒，为内痹，为隔塞不便。"

【语译】 手阳明络脉，名叫偏历。在腕关节后三寸处，别走而入手太阴经脉；它的别出之脉，上行于臂，经过肩髃部位，上行到下颌角处，遍布于齿根；它另有别出之脉，入耳中，与手太阳、手少阳、足少阳、足阳明四脉相会合。如本络脉发生病变，属实的，是龋齿、耳聋；属虚的，是牙齿发冷，隔间闭塞。治疗这些病证，可取手阳明络穴偏历穴。

（四）手阳明经筋

《灵枢·经筋》：手阳明之筋，起于大指次指之端，结于腕，上循臂，上结于肘外，上[1]臑，结于肩髃；其支者，绕肩胛，挟脊；其直者，从肩髃[1]上颈；其支者，上颊，结于𬱟[2]；直者上出于手太阳之前，上左角，络头，下右颔[3]。其病：当所过者支痛及转筋，肩不举，颈不可左右视[4]。

【校勘】

［1］上：《针灸甲乙经》卷二第六此下有"绕"字。

【注释】

①肩髃：《黄帝内经太素》卷十三《经筋》注："肩髃，肩角也"。

②顑：指颧骨。

③上左角，络头，下右颔：《类经·经络类》注："此直者，自颈出于太阳天窗、天容之前，行耳前上额左角络头，以下右颔。此举左而言，则右在其中，亦如经脉之左之右，右之左也。"

④颈不可左右视：《黄帝内经太素》卷十三《经筋》注："其筋左右交络，故不得左右顾视。"

【语译】 手阳明经筋，起于食指桡侧端，结于腕背部，沿前臂上行，结于肘外侧，上经上臂部，结于肩髃部；它的支筋，绕过肩胛，挟脊柱两侧；直行的经筋，从肩髃部上至颈部；另一支筋，上行颊部，结于颧骨部；其直行的筋，上行出手太阳小肠经筋的前方，上左侧额角者，络于头部向下至右侧下颔。本经筋所发生的病证，在它循行经过的部位；出现疼痛、抽筋、肩不能上抬，颈不能向两侧顾视。

五、手太阳

(一) 手太阳小肠经

1. 循行 《灵枢·经脉》：小肠手太阳之脉，起于小指之端，循手外侧①上腕，出踝②中，直上循臂骨③下廉，出肘内侧两骨④之间，上循臑外后廉，出肩解，绕肩胛⑤，交肩上，入缺盆[1]，络心，循[2]咽下膈，抵胃，属小肠。其支者，从[3]缺盆循颈上颊，至目锐眦⑥，却入耳中。其支者，别颊上顑⑦，抵鼻，至目内眦⑧。

【校勘】

[1] 入缺盆：《脉经》卷六第四、《备急千金要方》卷十三第一，"缺盆"下有"向腋"二字。

[2] 循：《素问·刺热论》王冰注"循"上有"直行者"三字。

[3] 从：《十四经发挥·十四经脉气所发》"从"上有"别"字。

【注释】

①手外侧：《黄帝内经太素·首篇》，杨上善注："人之垂手。大指著身之侧，名手内侧；小指之后，名手外侧。"

②踝：此指手腕外侧后缘的高骨。

③臂骨：指尺骨。

④两骨：指尺骨鹰嘴和肱骨内上髁。

⑤肩解、肩胛：《黄帝内经太素·首篇》注："肩臂两骨相接之处，名为肩解。"《十四经发挥·十四经脉气所发》注："脊两旁为膂，膂上两角为肩解，肩解下成片骨为肩胛。"

⑥目锐眦：即眼外角。

⑦顑：音（zhuō），颧上目下曰顑。

⑧目内眦：即眼内角。

【语译】 手太阳小肠经，起于手小指的尖端，沿着手掌尺侧，上行腕部，出尺骨小头部，直上沿尺骨下缘，出于肘内侧当尺骨鹰嘴与肱骨内上髁之间，再上沿上臂外侧后缘，出肩后骨缝，绕行肩胛部，交会肩上，入缺盆，联络心脏，再沿咽部下穿横膈，到胃，属于小肠。它的支脉，从缺盆沿颈旁上向面颊部，到眼外角，弯向后进入耳中。它的又一支脉，从面颊部分出，上向颧骨，至鼻，再到眼内角，与足太阳膀胱经相接。

【古典文献】《帛书经脉》：臂泰阳脉，出小指，循骨下廉，出臑下廉，出肩外廉，出项□□□〔目〕外眦。肩脉，起于耳后，下肩，出臑外〔廉〕，出□□□□，乘手背。

2. 病候 《灵枢·经脉》：是动则病：嗌痛，颔①肿不可以[1]顾，肩似拔，臑似折。是主液所生病者②，耳聋，目黄，颊肿，颈颔，肩臑、肘臂外后廉痛。

【校勘】

[1] 以：《铜人腧穴针灸图经》卷二"以"作"回"。

【注释】

①颔：音（hán），位于颈的前上方，相当于颏部的下方，结喉的上方软肉处。

②是主液所生病者：《类经·疾病类》张介宾注："小肠主泌别清浊，病则水谷不分，而流行无制，是主液所生病也。"

【语译】 本经有了异常变化就表现以下病证：咽喉疼痛，颔下肿，不能回顾，肩痛的像被拉拽，臂痛的像折断。本经所属腧穴能主治有关"液"方面的病证：耳聋，目黄，面颊肿，沿颈、颔、肩、肘等部的外侧后缘发痛。

【古典文献】《帛书经脉》：〔其病：病〕臂外廉痛。诸病此物者，皆灸臂泰阳脉。是〔动则病：嗌痛，颔肿〕，不可以顾，肩似脱，臑似折。是肩脉主治〔其所产病〕：颔痛，〔喉痹，臂痛，肘〕痛，为四病。

（二）手太阳经别

《灵枢·经别》：手太阳之正，指地①，别[1]于肩解②，入腋走心，系小肠也。

【校勘】

[1] 别：《针灸甲乙经》卷二第一"别"后有"入"字。

【注释】

①指地：自上至下谓之指地。《黄帝内经太素·经脉正别》注："手之六经，唯此一经下行，余并上行向头"。

②肩解：即肩关节。

【语译】 手太阳经别，是自上而下的，从肩关节处别行，向下行入腋窝，走向心脏，连系小肠。

（三）手太阳络脉

《灵枢·经脉》：手太阳之别，名曰支正。上[1]腕五寸，内注少阴；其别者，上走肘，络肩髃。实，则节弛肘废①；虚，则生疣②，小者如指痂疥③。取之所别也。

【校勘】

[1] 上：《黄帝内经太素·十五络脉》"上"作"去"字。

【注释】

①节弛肘废：指肩肘关节废弛，不能运动。《类经·经络类》张介宾注："此经走肘络肩，故邪实则脉络壅滞而节弛肘废。"

②疣：同疣。系皮肤上赘生的小瘤。

③痂疥：指疣之多生如指痂疥之状。

【语译】 手太阳络脉，名叫支正。在腕关节后五寸处，向内侧注入手少阴心经；其支脉上行经过肘部，上络于肩髃部。本络脉发生病变，实证，出现关节弛缓、痿废不用；虚证，皮肤上赘生小疣，多如指痂疥之状。治疗这些病证，可以取手太阳络穴支正。

（四）手太阳经筋

《灵枢·经筋》：手太阳之筋，起于小指之上，结[1]于腕，上循臂内廉，结于肘内锐骨①之后，弹之应[2]小指之上②，入[3]结于腋下。其支者，后走腋后廉[4]，上绕肩胛，循颈，出足③太阳之筋④前，结于耳后完骨；其支者入耳中；直者出耳上，下结于颔，上属目外眦。其病，手⑤小指支，肘内锐骨后廉痛，循臂阴⑥，入腋下，腋下痛，腋后廉痛，绕肩胛引颈而痛，应耳中鸣痛引颔，目瞑⑦良久乃能⑧视。颈筋急，则为筋瘘颈肿⑨。

【校勘】

[1] 结：《黄帝内经太素》卷十三《经筋》"结"字上有"上"字。

[2] 应：《黄帝内经太素》卷十三《经筋》"应"字下有"于"字。

[3] 入：《黄帝内经太素》卷十三《经筋》"入"字上有"上"字。

[4] 后走腋后廉：《针灸甲乙经》卷二第六作"从腋走后廉"。

【注释】

①锐骨：肘内骨突之处，即肱骨内上髁。

②弹之应小指之上：《类经·经络类》张介宾注："于肘尖下两骨罅中，以指捺其筋，则酸麻应于小指之上。"

③足：原作走，据《黄帝内经太素·经筋》、《针灸甲乙经·经筋》改。

④筋：原脱，据《黄帝内经太素·经筋》补。

⑤手：原脱，据《黄帝内经太素·经筋》补。

⑥臂阴：臂内侧。《黄帝内经太素·经筋》杨上善注："臂臑内为臂阴也。"

⑦目瞑：闭目。

⑧能：原作得，据《黄帝内经太素·经筋》改。

⑨筋瘘颈肿：《类经·疾病类》张介宾注："筋瘘颈肿，即鼠瘘之属。"

【语译】　手太阳经筋，起于手小指之上端，结于腕部，上沿前臂内侧，结于肱骨内上髁的后方，以手指弹该骨处，有感传可及手小指之上，再上行结于腋下；其分支走腋窝后缘，向上绕肩胛部，沿着颈旁出走足太阳经筋的前方，结于耳后完骨部；由此分出的支筋，入于耳中；其直行的出于耳上，下行结于颔部，又上行属于眼外角。本经筋所发生的病证；手小指及肘内锐骨后缘疼痛，沿臂的内侧，上至腋下，及腋下后侧等处均发生疼痛，绕肩胛牵引颈部疼痛，并引得耳中鸣响且痛，疼痛牵引颔部，眼睛闭合许久才能看清事物。颈筋拘急，可发生鼠瘘、颈肿等症。

六、手少阳

（一）手少阳三焦经

1. 循行　《灵枢·经脉》：三焦手少阳之脉，起于小指次指之端，上出两指①之间，循手表腕②，出臂外两骨之间，上贯肘，循臑外上肩，而交出足少阳之后，入缺盆，布[1]膻中③，散络心包，下膈，遍④属三焦。其支者，从膻中，上出缺盆，上项，系耳后，直上出耳上角，以屈下颊[2]至𬱃。其支者，从耳后入耳中，出走耳前，过客主人⑤，前交颊，至目锐眦。

【校勘】

[1] 布：《脉经》卷六第十一，《备急千金要方》卷二十第四，"布"作"交"字。

[2] 颅：《脉经》卷六第十一，《针灸甲乙经》卷二第一，"颅"作"额"字。

【注释】

①两指：指第4、5掌骨间。

②手表腕：《类经·经络类》张介宾注："手表之腕，阳池也。"

③膻中：此处指胸中。

④遍：原作循，据《黄帝内经太素·首篇》、《针灸甲乙经·十二经脉络脉支别上》改。

⑤客主人：即上关穴。

【语译】 手少阳三焦经，起于无名指末端，上行小指与无名指之间，沿着手背，出前臂外侧的两骨中间，向上穿过肘，沿上臂外侧，上肩，而交出足少阳胆经的后面，进入缺盆，分布于胸中，散布络于心包，通过横膈，从胸至腹属于上、中、下三焦。它的支脉，从胸中上行，出缺盆，上颈项，连系耳后，直上出耳上方，由此屈而下行向面颊，至眼下。它的另一之脉，从耳后进入耳中，出走耳前，经过上关穴的前方，与前脉交面颊，到眼外角，与足少阳胆经相接。

【古典文献】《帛书经脉》：臂少阳脉：出中指，循臂上骨下廉，奏（凑）耳。耳脉：起于手背，出臂外两骨之间，[上骨]下廉，出[肘中]，入耳中。

2. 病候 《灵枢·经脉》：是动则病：耳聋，浑浑焞焞①，嗌肿，喉痹。是主气所生病者②：汗出，目锐眦痛，颊肿[1]，耳后肩臑肘臂外皆痛，小指次指不用。

【校勘】

[1] 肿：原作痛，据《脉经》卷六第十一，《备急千金要方》卷二十第四改。

【注释】

①浑浑焞焞：焞音（tūn）：形容耳内作响，听音不清。

②是主气所生病者：三焦司决渎，主通调水道，水道不利多由气化失常所致，故主气所生病。《类经·疾病类》张介宾注："三焦为水渎之腑，水病必由于气也。"

【语译】 本经有了异常变化就会出现耳聋、耳鸣、咽峡肿，喉咙痛。本经所属腧穴能主治有关"气"方面所发生的病证：自汗出，眼睛外眦痛，面颊肿，耳后、肩、臑、肘、臂的外缘等处都发生疼痛，无名指运用欠灵活。

【古典文献】《帛书经脉》：其病，[病]产（生）聋，□痛。诸病此物者，皆灸臂少阳之脉。是动则病：耳聋，浑浑焞焞，嗌肿。是耳脉主治其所产病：目外眦痛，颊[痛]，耳聋，为三病。

（二）手少阳经别

《灵枢·经别》：手少阳之正，指天①，别于巅②，入[1]缺盆，下走三焦，散于胸中也。

【校勘】

[1] 入：《黄帝内经太素·经别正别》"入"下有"于"字。

【注释】

①指天："天"指上说，谓三焦经别始于头顶部。

②巅：头顶。

【语译】 手少阳经别，是自上而下的，从巅顶开始，向下进入缺盆，经过上、中、下三焦，散布于胸中。

（三）手少阳络脉

《灵枢·经别》：手少阳之别，名曰外关。去腕二寸，外绕臂[1]，注胸中，合心主。病实则肘挛①，虚则不收，取之所别也。

【校勘】

[1] 外绕臂：《黄帝内经太素》卷二十三《量缪刺》杨注"外"作"上"，"臂"下有"内廉"二字。

【注释】

①肘挛：肘部引掣拘挛。

【语译】　手少阳络脉，名叫外关。在腕上二寸处分出，向外绕行于臂部，注入胸中，会合于心包。如本络脉发生病变，实证，见肘关节拘挛；虚证，见肘关节弛缓不收，可以取手少阳络穴治疗这些病证。

（四）手少阳经筋

《灵枢·经筋》：手少阳之筋，起于小指次指之端，结于腕；上[1]循臂，结于肘；上绕臑外廉，上肩走颈，合手太阳。其支者，当曲颊入系舌本；其支者上曲牙①，循耳前，属目外眦，上乘颔②，结于角③。其病所过者支转筋，舌卷。

【校勘】

[1] 上：原作中，据《黄帝内经太素·经筋》改。

【注释】

①曲牙：颊车上部。

②颔：此处指颞前部。

③角：指额之上角。

【语译】　手少阳经筋，起于无名指端，结于腕部，上沿臂结于肘部，向上绕行于上臂外侧，上循肩部，走到颈部与手太阳经筋会合。其分支当下颌角部进入，联系到舌根；一支上下颌处沿耳前，属目外眦，上达颞部，结于额角。本经筋发生的病证，就是在经筋所过之处，出现疼痛、抽筋，以及舌卷。

七、足阳明

（一）足阳明胃经

1. 循行　《灵枢·经脉》：胃足阳明之脉，起于鼻之交頞①中，旁约太阳之脉②，下循鼻外，入上齿中，还出挟口，环③唇，下交承浆，却循颐④后下廉，出大迎⑤，循颊车⑥，上耳前，过客主人，循发际，至额颅⑦；其支[1]者，从大迎前，下人迎，循喉咙，入缺盆，下膈，属胃，络脾；其直[2]者，从缺盆下乳内廉，下挟脐，入气街⑧中；其支者，起于胃口⑨，下循腹里，下至气街中而合，以下髀关⑩，抵伏兔⑪，下膝[3]膑⑫中，下循胫⑬外廉，下足跗⑭，入中指内间⑮；其支者，下膝三寸而别，下入中指外间；其支者，别跗上，入大指间，出其端。

【校勘】

[1] 其支者：《素问·疟论》王注"支"下有"别"字。

[2] 其直者：《素问·风论》王注"直"下有"行"字。

[3] 下膝：《素问·厥论》王注，《针灸甲乙经》卷二第一，《脉经》卷六第六作"下

入膝"。

【注释】

①頞：音（è），指鼻根部，亦称山根。

②旁约太阳之脉：意即在鼻根两旁与足太阳经交会。

③环：围绕其周围称环。

④颐：口角后，下颌部。

⑤大迎：本经穴名，穴在下颌角前方，咬肌附着部的前缘，当面动脉搏动处。

⑥颊车：本经穴名，穴在下颌角前，咬肌隆起处。

⑦额颅：即前额骨部，在发下眉上处。

⑧气街：本经穴名，又名气冲，当股动脉搏动处。

⑨胃口：指胃之下口，即幽门部。

⑩髀关：本经穴名，穴在髂前上棘直下，平会阴，在缝匠肌外侧凹陷中。

⑪伏兔：大腿前外侧隆起之肉，形如兔伏而得名。

⑫膝膑：膝盖骨。《黄帝内经太素·首篇》杨上善注："膝，胫头也。膑，膝之端骨也。"

⑬胻：小腿曰胻。

⑭足跗：即足背。

⑮中指内间："指"通作"趾"。内间指它的内侧趾缝，外间指它的外侧趾缝。

【语译】 足阳明胃经，起于鼻孔旁的迎香穴，交会鼻根中，旁边交会足太阳经，下沿鼻外侧，入上齿缝中，回出来环绕口唇，下交于承浆穴处，退回来沿下颌出面动脉部，再沿颊车上至耳前，通过客主人穴，经颧弓上，沿发际，至额颅部；它的支脉，从大迎前向下至人迎穴，沿喉咙入缺盆，通过横膈，属于胃，络于脾。它另有一支直行经脉，从缺盆下至乳房的内侧，再向下挟脐，进入毛际两旁气街部；另一支脉，从胃下口，下循腹里，至气街与直行的经脉相会合，由此下行经髀关，至伏兔部，下向膝膑中，沿胫骨前外侧，下行足背，进入中趾内侧趾缝；另一支脉，从膝下三寸处分出，向下进入中趾外侧趾缝；它的另一支脉，从足背部分出，进入大趾趾缝，出大趾末端，接足太阴脾经。

【古典文献】《帛书经脉》：足阳明脉：循胻里，上贯膝中，出股，夹少腹，上出乳内廉，出嗌，夹口以上，之鼻。[足]阳明脉：[系]于骭骨外廉，循骭而上，穿髌，出鱼股□□□□，穿[乳]，穿颊，[出目外]廉，环[颜]□。

2. 病候 《灵枢·经脉》：是动则病：洒洒振寒，善伸数欠①，颜黑，病至则[1]恶人与火②，闻木声[2]则惕然而惊，心欲动，独闭户塞[3]牖③而处；甚则欲上[4]高而歌，弃衣而走；贲响④腹胀，是为骭厥⑤。是主血所生病者⑥：狂、疟，温淫⑦，汗出，鼽衄，口㖞⑧，唇胗⑨，颈肿喉痹，大腹水肿，膝膑肿痛；循膺⑩、乳、气街、股、伏兔、骭外廉、足跗上皆痛，中指不用。气盛则身以前皆热，其有余于胃，则消谷善饥，溺色黄；气不足，则身以前皆寒栗，胃中寒，则胀满。

【校勘】

[1] 则：《脉经》卷六第六，《备急千金要方》卷十六第一无"则"字。

[2] 声：《素问·阳明脉解》作"音"字。

[3] 塞：《素问·阳明脉解》无此字。

[4] 上：《素问·阳明脉解》作"登"字。

【注释】

①善伸数欠：善伸：如伸腰展肢。数欠：频频呵欠。《黄帝内经太素·首篇》杨上善注："凡欠及多伸，或为阳上阴下，人之将卧，阴阳上下相引，故数欠。"

②恶人与火：《类经·疾病类》张介宾注："阳明厥逆则喘而惋，惋则恶人也。恶火者，邪客阳明则热甚也。"

③牖：指窗户。

④贲响：指肠鸣。

⑤骭厥：指足胫部气血阻逆。

⑥是主血所生病者：《类经·疾病类》张介宾注："中焦受谷，变化而赤为血，故阳明为多气多血之经，而主血所生病者。"

⑦温淫：指热性病证。

⑧口㖞：即口歪斜。

⑨唇胗：胗同疹。指唇疡。

⑩膺：胸部两侧肌肉隆起处。

【语译】　本经有了异常变化就表现为下列病证：寒冷发抖，频频伸腰呵欠，颜面暗黑。病发时，就讨厌见人和火光，听到木器声音就会害怕，心要跳动，独自关闭房门、遮塞窗户而处。严重时就会登高而歌，脱衣而走，肠鸣腹胀，还可发为小腿部的气血阻逆如厥冷、麻木等症。本经所属腧穴能主治有关"血"方面所发生的病证：如躁狂，疟疾，温热病，自汗出、鼻衄，口㖞，口唇生疮，颈肿喉痛，脐以上的腹部水肿，膝关节肿痛，沿着胸前、乳部、气街、大腿前缘，伏兔、小腿外侧、足背上都痛，足中趾不能灵活运用。本经气盛的实证，身前胸腹部发热，有余的症状表现在胃部，则消化快，时感饥饿，小便色黄。虚证，身前胸腹部都感觉寒冷，胃部寒冷则感到胀满。

【古典文献】《帛书经脉》：其病：病足中指废，胕痛，膝中肿，腹肿，乳内廉痛，□外肿，胕痛，鼽衄，数［欠］，热汗出，脞瘦，颜寒。诸病此物者，皆灸阳明脉。是动则病：洒洒病寒，喜龙（伸）数（欠），颜［黑病肿，病至则恶人与火，闻］木音则惕然惊，心惕，欲独闭户而处，［病甚］则欲［登高而歌，弃］衣［而走，此为］骭蹶（厥）。是阳明脉主治其所产病：颜痛、鼻鼽、颔［颈痛，乳痛］，心与胠痛，腹外肿，肠痛，膝跳，跗□□，［为］十［病］。

（二）足阳明经别

《灵枢·经别》：足阳明之正，上至髀[1]，入于腹里①，属胃，散之脾，上通于心，上循咽，出于口，上頞䪼②，还系目系，合于阳明也。

【校勘】

[1] 上至髀：《针灸甲乙经》卷二第一下此上有"则别"二字。

【注释】

①腹里：腹腔之内。

②頞䪼：頞：鼻根；䪼：眼眶下部。

【语译】　足阳明经别，在大腿前面从足阳明经分出，进入腹腔里，属于胃，散布到脾，上通于心，沿喉咙，出于口部，上行到达鼻根和眼眶下部，还绕目系，脉气仍与足阳明经相合。

（三）足阳明络脉

《灵枢·经脉》：足阳明之别，名曰丰隆。去踝八寸，别走太阴；其别者，循胫骨外廉，上络头项[1]，合诸经之气，下络喉嗌①。其病：气逆则喉痹卒瘖②。实则狂癫，虚则足不收，胫枯③。取之所别也。

【校勘】

[1] 头项：《黄帝内经太素·十五络脉》"头"下并无"项"字。

【注释】

①合诸经之气，下络喉嗌：《类经·经络类》张介宾注："胃为五脏六腑之海，而喉嗌缺盆为诸经之孔道，故合诸经之气下络喉嗌而为病如此。"

②卒瘖：卒，通猝，突然；瘖，失音。

③足不收、胫枯：足不收，足弛缓松软无力；胫枯，胫部肌肉萎缩，气血亏虚所致。

【语译】 足阳明络脉，名叫丰隆，在足外踝上八寸处，别走足太阴经脉；它的支脉沿着胫骨外缘，向上联络头项部，与该处其它诸经经气会合，向下联络于喉咙和咽峡部。如本络脉发生病变，气向上逆就会出现喉部疼痛，突然音哑。实证，发生癫病、狂病；虚证，见足胫部弛缓无力、肌肉萎缩。治疗这些病证，可取足阳明络穴。

（四）足阳明经筋

《灵枢·经筋》：足阳明之筋，起于中三指①，结于跗上，邪外上加于辅骨，上结于膝外廉，直上结于髀枢②，上循胁，属脊。其直者，上循骭，结于膝；其支者，结于外辅骨，合[1]少阳。其直者，上循伏兔，上结于髀，聚于阴器，上腹而布，至缺盆而结，上颈，上挟口，合于頄，下结于鼻，上合于太阳。太阳为目上纲，阳明为目下纲③；其支者，从颊结于耳前。其病，足中指支，胫转筋，脚跳坚④，伏兔转筋，髀前肿，㿉[2]疝，腹筋急[3]，引缺盆及颊，卒口僻⑤，急者目不合，热则筋纵[4]，目不开⑥。颊筋有寒则急，引颊移口⑦；有热则筋弛纵，缓不胜收，故僻。

【校勘】

[1] 合：《黄帝内经太素·经筋》"合"下有"于"字。

[2] 㿉：《黄帝内经太素·经筋》作"颓"字。

[3] 腹筋急：《针灸甲乙经》卷二第二"腹筋"下有"乃"字。

[4] 筋纵：《黄帝内经太素·经筋》"筋"下有"施"字。

【注释】

①中三指：《黄帝内经太素·经筋》杨上善注："足阳明脉入于中指内间、外间，脉气三指俱有，故筋起于中指并中指左右二指，故曰中三指也。"

②髀枢：俗称大转子。

③纲：原作网，据《黄帝内经太素·经筋》，《针灸甲乙经·经筋》改。

④脚跳坚：谓足筋跳动，并有强直不舒的感觉。《类经·疾病类》张介宾注："跳者，跳动；坚者，坚强也。"

⑤卒口僻：《类经·疾病类》张介宾注："僻，歪斜也。"卒口僻，即突然发生口角㖞斜。

⑥急者目不合，热则筋纵，目不开：《黄帝内经太素·经筋》杨上善注："寒则目纲上下拘急，故开而不得合也；热则上下缓纵，故合不得开。"

⑦移口：与"口僻"同义。

【语译】 足阳明经筋，起始于足次趾，中趾及无名趾，结于足背，斜行外侧上方而至辅骨，上结于膝外侧，直上结于髀枢，上沿胁部，联属于脊柱；其直行的一支，上沿胫骨，结于膝部；由此分出的支筋，结于外辅骨，与足少阳经筋会合；其直行的筋，上沿伏兔再向上结于髀部，会于阴器，再向上分布到腹部，到缺盆处结集；再向上至颈，挟口旁，合于鼻旁颧部，相继结于鼻，从鼻旁合于足太阳经筋。足太阳经筋是上眼胞的纲维，足阳明经筋是下眼胞的纲维；另有一支经筋，从面颊结于耳前部。本经筋所发生的病证，可出现足中趾及胫部抽筋，足背拘急，伏兔部抽筋，大腿前部肿，阴囊肿大，腹部筋拘急，牵引缺盆和面颊部，突然发生口角㖞斜，如有寒邪则掣引眼睑不能闭合；有热邪则筋松弛使眼睑不能睁开。颊筋有寒，就牵引颊部，使口张不能合；颊筋有热，就会使筋肉松弛收缩无力，所以口角㖞斜。

八、足太阳

（一）足太阳膀胱经

1. 循行 《灵枢·经脉》：膀胱足太阳之脉，起于目内眦，上额，交巅①；其支者，从巅至耳上角；其直者，从巅入络脑，还出别下项，循肩膊②内，挟脊抵腰中，入循膂③，络肾，属膀胱；其支者：从腰中，下挟脊[1]，贯臀，入腘④中；其支者：从膊内左右别下贯胛[2]，挟脊内[3]，过髀枢，循髀外后廉下合腘中，以下贯踹内，出外踝⑤之后，循京骨⑥至小指外侧。

【校勘】

[1] 下挟脊：《素问·厥论》王注，《黄帝内经太素·首篇》无此三字。

[2] 胛：《素问·厥论》王注，《黄帝内经太素·首篇》作"肿"。

[3] 挟脊内：《素问·厥论》王注，《黄帝内经太素·首篇》无此三字。

【注释】

①巅：《铜人腧穴针灸图经》卷二，王惟一注："巅，顶也。顶中央有旋毛，可容豆，乃三阳五会也。"

②肩膊：即肩胛骨。

③膂：《类经·经络类》张介宾注："夹脊两旁之肉曰膂。"

④腘：《十四经发挥》卷中滑寿注："腓肠上，膝后曲处为腘。"

⑤外踝：腓骨下端的突出处。

⑥京骨：指足小趾本节后大骨。又为穴名。

【语译】 足太阳膀胱经，起于眼内角，向上过额部，会于头顶之上。它的支脉，从头顶分出到耳上角；它的直行经脉，从头顶内络于脑，复出项部，沿肩胛内侧，夹脊椎两旁，直行到达腰部，进入脊旁肌肉，络于肾，属于膀胱；它另有支脉，从腰中分出，夹脊旁，通过臀部，直入膝腘窝中；背部另一支脉，从左右肩胛内侧，另向下行，穿过脊肉，过髀枢部，沿大腿外侧后缘，向下行会合于腘窝内，又向下通过腓肠肌，出外踝的后方，沿着京骨，至小趾外侧尖端，与足少阴肾经相接。

【古典文献】《帛书经脉》：足泰阳脉：出外踝窭中，上贯腨（腨），出于却；枝之下腨；其直者，贯□，夹脊，□□，上于豆（头）；枝颜下，之耳；其直者，贯目内眦，之鼻。足巨阳脉，潼外踝娄（窦）中，出却（郄）中，上穿踬，出厌中，夹脊，出于项，□头角，下颜，夹髑（齃、颊），系目内廉。

2. 病候 《灵枢·经脉》：是动则病，冲头痛，目似脱，项如拔，脊痛，腰似折，髀不可以曲[1]，腘如结，踹如裂，是为踝厥①。是主筋所生病者②，痔、疟、狂、癫疾，头囟项痛[2]，目黄泪出，鼽衄，项、背、腰、尻③、腘、踹、脚皆痛，小指不用。

【校勘】

[1] 曲：《素问·至真要大论》作"回"字，《黄帝内经太素·首篇》作"迴"字。

[2] 头囟项痛：《素问·至真要大论》作"头项囟顶脑户中痛"，《针灸甲乙经》卷二作"头囟颈项间痛"。

【注释】

①踝厥：本经经脉循行小腿部气血厥逆的病证。

②主筋所生病者：《类经·疾病类》张介宾注："周身筋脉，惟足太阳为多为巨。其下者结于踵，结于踹，结于腘，结于臀；其上者，挟腰脊，络肩项，上头为目上纲，下结于頄、故凡为挛为弛为反张戴眼之类，皆足太阳之水亏，而主筋所生病者"。

③尻：音（kāo），骶尾骨部的通称。

【语译】 本经有了异常变化就会表现为下列病证：头痛，眼睛要脱出，颈项部像被拉拽，脊背部疼痛，腰好像折断了，大腿不能弯曲，腘窝好像凝结，腓肠肌像要裂开；还可发生气血厥阻如踝厥。本经腧穴能主治有关"筋"方面所生的病证，如痔疮、疟疾，狂病，癫病，头、囟和颈项疼痛，目黄，流泪，鼻衄，后项、背、腰、骶尾、腘窝、腓肠肌、脚都发生疼痛，足小趾不能灵活使用。

【古典文献】 《帛书经脉》：其病，病足小指废，髆（腨）痛，腘挛，雕（臀）痛，产（生）痔，腰痛，夹脊痛，□痛，项痛，手痛，颜寒，产（生）聋，目痛，鼽衄、数癫疾。诸病此物者，皆灸泰阳脉。是动则病：潼，头痛，□□□□，脊痛，腰似折，脾（髀）不可以运，腘如结，腨如［裂，此］为踝蹶（厥）。是巨阳脉［主治其产病；头痛、耳聋、项痛，耳彊］，疟，背痛，腰痛，尻痛，痔，胳（郄）痛，腨痛，［足小指痹，为十］二病。

（二）足太阳经别

《灵枢·经别》：足太阳之正，别入于腘中，其一道①下尻五寸，别入于肛，属于膀胱，散[1]之肾，循膂，当心入散；直者，从膂上入出于项，复属于太阳。

【校勘】

[1] 散：《黄帝内经太素·经脉正别》中无此字。

【注释】

①一道：《灵枢集注·经别》张志聪注："一道者，经别之又分两歧也。"

【语译】 足太阳经别，在腘窝部从足太阳经脉分出，其中一条在骶骨下五寸处，别行入于肛门，内行腹中，属于膀胱，再散行到肾脏，沿着脊柱两旁的肌肉，当心部而分散；其直行的一条，循脊柱两旁的肌肉继续上行，浅出于项部，再入属于足太阳本经经脉。

（三）足太阳络脉

《灵枢·经脉》：足太阳之别，名曰飞扬。去踝七寸[1]，别走少阴。实则鼽窒①，头背痛；虚则鼽衄。取之所别也。

【校勘】

［1］去踝七寸：《黄帝内经太素·腰痛》杨注作"去外踝上七寸。"

【注释】

①鼽窒：鼻塞不通。

【语译】 足太阳络脉，名叫飞扬。在外踝上七寸处分出，走向足少阴肾经。如本络脉发生病变，实证则出现鼻塞不通，头痛背痛；虚证则出现鼻流清涕或鼻出血。治疗这些病证，可取足太阳络穴治疗。

（四）足太阳经筋

《灵枢·经筋》：足太阳之筋，起于足小指，上结于踝，邪上结于膝，其下[1]循足外踝，结于踵①，上循跟，结于腘；其别者，结于腨②外，上腘中内廉，与[2]腘中并，上结于臀，上挟脊上项。其支者别入结于舌本。其直者，结于枕骨，上头下颜③，结于鼻。其支者，为目上纲，下结于頄。其[3]支者，从腋后外廉，结于肩髃。其支者，入腋下，上出缺盆，上结于完骨④；其支者，出缺盆，邪上出[4]于頄。其病，小指支，跟肿⑤痛，腘挛，脊反折⑥，项筋急，肩不举，腋支，缺盆中纽痛⑦，不可左右摇。

【校勘】

［1］下：《黄帝内经太素·经筋》及《针灸甲乙经·经筋》"下"字下有"者"字。

［2］与：《普济方》卷四百一十二作"于"字。

［3］其：《黄帝内经太素·经筋》及《针灸甲乙经·经筋》其字下有"下"字。

［4］出：《针灸甲乙经·经筋》出作"入"字。

【注释】

①踵：足后跟着地的部分。

②腨：原作踹，据《黄帝内经太素·经筋》改。

③颜：指额部的中央部位。

④完骨：指耳后高骨。

⑤肿：《黄帝内经太素·经筋》作"踵"。

⑥脊反折：角弓反张。

⑦纽痛：《黄帝内经太素·经筋》杨上善注："谓转展痛也。"

【语译】 足太阳经筋，起于足小趾，上结于足外踝，再斜上结于膝部，下方沿着足外侧结于足跟，向上沿足根，结于腘窝部；它别行的另一支，结于小腿肚外侧处，上至膝腘窝内缘，与前在腘中一支并行，上结于臀部；向上挟脊柱两旁，到达项部；它由此又分出三支，别行入内结于舌根；它的直行的那支，上结于枕骨，上行头项，由头的前方下行到眉上，结于鼻的两旁；它从这里又分出一条支筋，形成"目上纲"，下行结于颧骨部。它又分出的支筋，从腋后外缘，上行结于肩髃部；另一支进入腋下，向上出缺盆，上方结于完骨；再有分支从缺盆出来，斜上结于颧骨部。本经筋发生的病证，为足小趾及足跟部疼痛，腘窝部挛急，脊柱反张，项筋发紧，肩不能举，腋部支撑不适，缺盆部展转疼痛，不能左右活动。

九、足少阳

(一) 足少阳胆经

1. 循行 《灵枢·经脉》：胆足少阳之脉，起于目锐眦，上抵头角①，下耳后，循颈，行手少阳之前，至肩上，却交出手少阳之后，入缺盆。其支者，从耳后入耳中，出走耳前，至目锐眦后；其支者，别锐眦，下大迎，合于手少阳，抵[1]于䪼，下加颊车②，下颈合缺盆，以下胸中，贯膈络肝属胆，循胁里，出气街，绕毛际③，横入髀厌④中；其直者，从缺盆下腋，循胸过季胁⑤，下合髀厌中，以下循髀阳⑥，出膝外廉，下外辅骨⑦之前，直下抵绝骨⑧之端，下出外踝之前，循足跗上，入小指次指之间[2]；其支者，别跗上，入大指之间，循大指歧骨⑨内，出其端，还贯[3]爪甲，出三毛⑩。

【校勘】

[1] 抵：《脉经》卷六第二，《黄帝内经太素·首篇》无此字。

[2] 入小指次指之间：《脉经》卷六第二作"出小指次指之端。"

[3] 贯：《脉经》卷六第二贯下有"入"字。

【注释】

①头角：《黄帝内经太素·首篇》无"头"字。头角即额角。

②下加颊车：指经脉向下覆盖于颊车穴部。

③毛际：指耻骨的阴毛处。

④髀厌：谓髀枢部，相当于环跳穴部。《黄帝内经太素·首篇》杨上善注："股外髀枢，名曰髀厌。"

⑤季胁：腋下为胁，胁下第十一肋骨处为季胁。

⑥髀阳：指大腿的外侧部。《类经·经络类》张介宾注："髀之外侧也。"

⑦外辅骨，即腓骨。

⑧绝骨：穴名，在外踝上三寸。

⑨大指歧骨：指第一、二跖骨而言。

⑩三毛：指足大趾爪甲后丛毛处。《黄帝内经太素·首篇》杨上善注："三毛，在上节后毛中也。"

【语译】 足少阳胆经，起于眼外角，上至额角，向上绕到耳后，沿着颈旁，行于手少阳三焦经的前面，至肩上，又交叉到手少阳三焦经的后面，进入缺盆；它的支脉，从耳后进入耳中，走耳前，到眼外角后；另一支脉，从眼外角分出，下行至大迎穴附近，与手少阳三焦经相合，至眼眶下；下边盖过颊车，下颈，与前入缺盆的支脉相合，然后下行胸中，通过横膈，络肝属胆，沿胁里，出于气街，绕过阴毛际，横入环跳部；它的直行经脉，从缺盆下向腋下，沿胸侧过季胁，与前支脉会于环跳部，再由此向下，沿大腿外侧，出膝外侧，下向腓骨头前，直下抵绝骨穴，下出外踝之前，沿足背，进入第四趾外侧。它的支脉，从足背分出，进入足大趾趾缝间，沿第一、二跖骨间，出趾端，回转来通过爪甲，出三毛与足厥阴肝经相接。

【古典文献】《帛书经脉》：足少阳脉：出于踝前；枝于骨间，上贯膝外廉，出于股外廉，出胁；枝之肩薄；其直者，贯腋，出于项、耳，出膑（枕），出目外眦。（少）阳脉：系于外踝之前廉，上出鱼股之［外，出］□上，［出目前］。

2. 病候 《灵枢·经脉》：是动则病：口苦，善太息①，心胁痛，不能转侧[1]，甚则面微有尘②，体无膏泽③，足外反热，是为阳厥④；是主骨所生病者⑤：头痛，颔痛，目锐眦痛，缺盆中肿痛，腋下肿，马刀侠瘿⑥，汗出振寒，疟，胸[2]胁、肋、髀、膝外至胫、绝骨、外踝前，及诸节皆痛，小指次指不用。

【校勘】

[1] 转侧：《针灸甲乙经》卷二第一上作"反侧"。

[2] 胸：《备急千金要方》卷十二第一胸字下有"中"字。

【注释】

①口苦，善太息：《类经·疾病类》张介宾注："胆病则液泄，故口苦。胆郁则不舒，故善太息。"

②面微有尘：面色灰暗如同蒙上了灰尘一样。

③膏泽：谓肥润。

④阳厥：言足少阳之气厥逆为病。

⑤主骨所生病者：胆藏精汁，精汁养骨，故足少阳胆经主骨所生诸病。

⑥马刀侠瘿：指瘰疬。生于腋下，类似马刀形的叫马刀；生于颈部的叫侠瘿。

【语译】 本经有了异常变化就表现为下列病证：口里发苦，常常叹气，胸胁疼痛不能转侧，甚则面色灰暗如同蒙上灰尘，全身肌肤失去了润泽，足外侧觉得发热，还可发为足少阳之气厥逆的病证，如厥冷、麻木等症。本经所属腧穴能主治有关"骨"方面所发生的病证：如头痛、颔痛，眼外眦痛，缺盆中肿痛，腋下肿，马刀侠瘿，汗出寒战，疟疾；胸、胁、肋、大腿部以及膝部外侧以至小腿外侧、外踝的前面及各骨节都痛，足第四趾不能灵活运用。

【古典文献】 《帛书经脉》：其病：病足小指次[指]废，腨外廉痛，腨寒，膝外廉痛，股外廉痛，髀外廉痛，胁痛，□痛，产（生）马，缺盆痛，瘘，聋，腨痛，耳前痛，目外眦痛，胁外肿。诸[病]此物者，皆灸少阳脉。是动则病：[心与胁痛，不]可以反稷（侧），甚则无膏，足外反，此为阳[厥]。是少阳[脉主]治其所产病：□□□，[头颈]痛，胁痛，疟，汗出，节尽痛，髀[外]廉[痛]，[口痛]鱼股痛，[膝外廉]痛，振寒，[足中指]踝（痹），为十二病。

（二）足少阳经别

《灵枢·经别》：足少阳之正，绕[1]髀，入毛际，合于厥阴①；别者入季胁之间，循胸里属胆，散之肝，上贯心②，以[2]上挟咽，出颐颔中，散于面，系目系，合少阳于外眦也。

【校勘】

[1] 绕：《黄帝内经太素·量缪刺》绕上有"别"字。

[2] 以：《黄帝内经太素·经脉正别》无"以"字。

【注释】

①合于厥阴：《黄帝内经太素·经脉正别》杨上善注："足少阳正，上行至髀，绕髀入阴毛中。厥阴大经环阴器，故即与合也。"

②散之肝，上贯心：《针灸甲乙经》卷二作"散之上肝贯心"。

【语译】 足少阳经别，从足少阳胆经分出，绕过大腿前侧进入阴毛中，与足厥阴肝经相合，其别行者，入于季胁之间，沿着胸腔里，归属于胆，散布到肝，上贯心中，上挟于咽喉，浅出于下颌中间，散布在面部，系于目系，与足少阳胆经会合于眼外角处。

（三）足少阳络脉

《灵枢·经脉》：足少阳之别，名曰光明。去踝五寸，别走厥阴，下络足跗[1]。实则厥，虚则痿躄①，坐不能起。取之所别也。

【校勘】

[1] 足跗：《黄帝内经太素·十五络脉》"足跗"下有"上"字。

【注释】

①痿躄：《类经·疾病类》张介宾注："足不能行也。"

【语译】　足少阳络脉，名叫光明。在外踝上五寸处分出，走向足厥阴经脉，并经下行联络于足背之上。如本络脉发生病变，实证见足部厥冷，虚证见下肢痿软无力、不能行走。治疗这些病证，可取足少阳络穴治疗。

（四）足少阳经筋

《灵枢·经筋》：足少阳之筋，起于小指次指，上结外踝，上循胫外廉，结于膝外廉。其支者，别起[1]外辅骨，上走髀，前者结于伏兔之上，后者结于尻。其直者，上眇①乘季胁，上走腋前廉，系[2]于膺乳，结于缺盆。直者上出腋，贯缺盆，出太阳之前，循耳后，上额角，交巅上，下走颔，上结于頄。支[3]者结于目外眦，为外维②。其病，小指次指支转筋，引膝外转筋，膝不可屈伸，腘筋急，前引髀，后引尻，即上乘眇季胁痛，上引缺盆，膺乳颈，维筋急，从左之右，右目不开③，上过右角，并跷脉而行，左络于右，故伤左角，右足不用，命曰维筋相交④。

【校勘】

[1] 别起：《黄帝内经太素·经筋》作"起于"。

[2] 系：《备急千金要方》卷十一第一作"侠"字。

[3] 支：《黄帝内经太素·经筋》支上有"其"字。

【注释】

①眇：音（miǎo）：《类经·经络类》张介宾注："季胁下两旁软处曰眇。"

②外维：指维系于眼外角司目左右盼视之经筋。《类经·经络类》张介宾注："此支者，从颧上斜趋结于目外眦，而为目之外维，凡人能左右盼视者，正以此筋为之伸缩也。"

③从左之右，右目不开：《黄帝内经太素·经筋》杨上善注："此筋本起于足，至项上而交左右目，故左箱有病，引右箱目不得开，右箱有病，引左箱目不得开也。"

④维筋相交：指左右两侧的足少阳经筋上头顶后，各维系于对侧的头额部。

【语译】　足少阳经筋，起于足的第四趾，上结于外踝，再向上沿胫外侧结于膝外侧。其分支另起于腓骨部，上走大腿外侧，前支结于伏兔处，后支结于尻部；其直行的经筋，上行到胁下空软处，上走腋前方，挟胸旁乳部，上结于缺盆部；另一支直行的支筋，上出于腋部，通过缺盆，出足太阳经筋之前，沿着耳后，上抵额角，会于巅顶，再向下走到下颔，上方结于鼻旁，分支结于外眦，为眼之外维。本经筋发生的病证：足四趾抽筋；并牵引膝外侧转筋，膝关节不能随意屈伸，腘部的经筋拘急，前面牵引到髀部，后面牵引尻部，向上牵引胁下空软处和软肋部疼痛，再向上牵引缺盆部，胸旁乳部，颈部等处，所有连结的筋都感到拘急。如果从左侧向右侧维络的筋拘急时，则右眼不能张开。因此筋上过右额角与跷脉并行，阴阳跷脉在此互相交叉，左右之筋也是相互交叉的，左侧的维络右侧，所以左侧的额角筋伤，右脚就不能动，这种现象，叫做维筋相交。

【按语】 关于足少阳胆经在头面部的循行，《循经考穴编·足少阳之经》卷下记载："按此经头部自瞳子髎至风池凡二十穴，作三折向外而行，瞳子髎至完骨是一折，又自完骨外折上至阳白会睛明是一折，又自睛明上行循临泣至风池是一折。"此说可供参考。

十、足太阴

（一）足太阴脾经

1. 循行 《灵枢·经脉》：脾足太阴之脉，起于大指之端，循指内侧白肉际①，过核骨②后，上内踝③前廉，上腨④内，循胫骨后，交出厥阴⑤之前，上[1]膝股内前廉，入腹，属脾络胃，上膈，挟咽，连舌本⑥散舌下。其支者，复从胃，别上膈，注心中。

【校勘】

[1] 上：《素问·脉要精微论》、《针灸甲乙经·十二经脉络脉支别上》、《黄帝内经太素·经脉之一》"上"下有"循"字。

【注释】

①白肉际：指手足掌背两面的交界处，亦叫赤白肉际。

②核骨：足大趾本节后内侧凸出的圆骨。形如果核，故名。

③踝、胫骨下端两侧隆起之高骨曰踝。足内侧者曰内踝，足外侧者曰外踝。

④腨：通作"腨"，即小腿肚。

⑤厥阴：指足厥阴肝经。

⑥舌本：即舌根。

【语译】 足太阴脾经，起于足大趾的末端，沿大趾内侧的赤白肉际，经过核骨，上行至内踝前边，上小腿内侧，沿胫骨后方，交出足厥阴肝经之前，上行膝股内侧的前缘，入腹，属脾络胃，上过横膈，挟行咽喉部，连于舌根，并散布于舌下。它的支脉，又从胃部分出，上过膈肌，流注心中，接手少阴心经。

【古典文献】 《帛书经脉》：足泰阴脉：出大指内廉骨际，出内踝上廉，循胻内〔廉〕，□膝内廉，出股内廉。大（太）阴脉：是胃脉殹（也）。彼（被）胃，出鱼股阴下廉，腨上廉，出〔内〕踝之上廉。

2. 病候 《灵枢·经脉》：是动则病：舌本强，食则呕，胃脘痛，腹胀善噫，得后与气①，则快然如衰②，身体皆重。是主脾所生病者：舌本痛，体不能动摇，食不下，烦心，心下急痛，溏瘕泄③，水闭④，黄疸，不能卧[1]，强立⑤股膝内肿[2]、厥，足大指不用。

【校勘】

[1] 不能卧：《针灸甲乙经》卷二第一上作"不能食，唇青"。《脉经》卷六第五作"如卧，不能食肉，唇青。"

[2] 肿：《针灸甲乙经》卷二第一上作"肿痛。"

【注释】

①得后与气："后"指大便；"气"指矢气。

②快然如衰：感到病情松解。

③溏瘕泄："溏"指大便溏薄；"瘕"指腹部忽聚忽散的痞块；"泄"指水泻。

④水闭：指小便不通。

⑤强立：勉强站立。

【语译】 本经有了异常变化就表现为下列病证：舌根部强硬，食后就呕吐，胃脘疼痛，腹内发胀，常常嗳气，排便或矢气后就感到轻松，身体感到沉重。本经所属腧穴能主治有关脾方面所发生的病证，如舌根痛，身体不能活动，吃不下食物，心胸烦闷，心下痛的厉害，大便溏泄、痢疾，小便不通，黄疸，不能安睡，勉强站立，大腿内侧和膝内侧肿胀、厥冷，足大趾不能灵活运用。

【古典文献】 《帛书经脉》：其病：病足大指废，胻内廉痛，股内痛，腹痛，腹胀，复□，不嗜食，善噫，心□，善肘（疒）。诸病此物者，皆灸足泰阴脉。是动则病：上［当］走心，使腹胀，善噫，食欲欧［呕］，得后与气则快然衰。是钜阴脉主治其所［产病］：□□，心烦，死；心痛与腹胀，死；不能食，不能卧，强吹（欠），三者同则死；溏泄，死；［水与］闭同则死；为十病。

（二）足太阴经别

《灵枢·经别》：足太阴之正，上至[1]髀，合于阳明。与别俱行，上结于咽，贯舌本①。

【校勘】

[1] 上至：《针灸甲乙经》卷二第一下"上至"上有"则别"二字。

【注释】

①舌本：原作舌中，据《黄帝内经太素·经脉正别》改。

【语译】 足太阴经别，从足太阴经脉分出后到达大腿前面，合于足阳明胃经，与胃经的别行正经向上并行，向上结于咽喉，贯通到舌本。

（三）足太阴络脉

《灵枢·经脉》：足太阴之别，名曰公孙。去本节后一寸，别走阳明；其别者入络肠胃。其病，厥气上逆则霍乱①。实则腹②中切痛，虚则[1]膨胀，取之所别也。

【校勘】

[1] 虚则：《备急千金要方》卷十五第一"虚则"下有"腹中"二字。

【注释】

①厥气上逆则霍乱：《黄帝内经太素·十五络脉》杨上善注："阳明络入肠胃，清浊相干，厥气乱于肠胃，遂有霍乱。"

②腹：原作肠。据《黄帝内经太素·十五络脉》改。

【语译】 足太阴络脉，名叫公孙。在足大趾本节后方一寸处分出，走向足阳明胃经；它的支脉，进入腹腔，与肠胃相联络。如本络脉发生病变，厥气上逆至于肠胃，必然出现霍乱。实证见腹内绞痛，虚证见腹部胀气。治疗这些病证，可取足太阴络穴。

（四）足太阴经筋

《灵枢·经筋》：足太阴之筋，起于大指之端内侧，上结于内踝；其直者，结于膝内辅骨，上循阴股①结于髀，聚于阴器。上腹，结于脐，循腹里，结于肋，散于胸中；其内者著于脊。其病足大指支内踝痛，转筋痛[1]，膝内辅骨[2]痛，阴股引髀而痛，阴器纽痛，上②引脐与③两胁痛，引膺中与④脊内痛。

【校勘】

[1] 转筋痛：《针灸甲乙经》卷二第六"筋"下无"痛"。

［2］膝内辅骨：《针灸甲乙经》卷二第六"内"上无"膝"字。

【注释】

①阴股：股之内侧。

②上：原作下，据《黄帝内经太素·经筋》改。

③、④与：原缺，据《黄帝内经太素·经筋》补。

【语译】　足太阴经筋，起于足大趾的内侧端，上行结于内踝；其直行的一支，上结于膝内侧辅骨，再向上沿着大腿内侧，结于股前，会聚于阴器；又向上行到腹部，结于脐中，再沿着腹内结于肋骨，散布到胸中；其在内的支筋，则附着于脊柱。本经筋所发生的病证；足大趾及内踝痛、抽筋，膝内辅骨痛，股内侧牵引髀部作痛，阴器部扭转疼痛，并向上引脐及两胁作痛，并牵引胸的两旁和脊内疼痛。

十一、足少阴

（一）足少阴肾经

1. 循行　《灵枢·经脉》：肾足少阴之脉：起于小指之下，邪①走足心，出于然谷②之下，循内踝之后，别入跟中，以上[1]端内，出腘内廉，上股内后廉，贯脊属肾[2]，络膀胱；其直者，从肾上贯肝、膈，入肺中，循喉咙，挟舌本；其支者，从肺出，络心，注胸中。

【校勘】

［1］以上：《十四经发挥》卷中"上"上无"以"字。

［2］贯脊属肾：《素问·刺禁论》王注无"脊属"二字。

【注释】

①邪：通斜。

②然谷：本经穴名，穴在内踝前大骨下，即舟骨粗隆下方。

【语译】　足少阴肾经，从足小趾下边开始，斜向脚底心，出于然谷之下，沿着内踝骨的后方，分支进入脚跟中；上向小腿肚内侧，出腘窝内侧，上行股部内侧后缘，通过脊柱，属于肾，络于膀胱。它直行的经脉，从肾脏向上经过肝和横膈，进入肺脏，沿着喉咙，挟舌根旁；它的支脉，从肺出来，络于心，流注于胸中，与手厥阴心包经相接。

【古典文献】《帛书经脉》：足少阴脉：出内踝窭中，上贯腨（腨），入却、出股、入腹，循脊内□廉、出肝，入胘、系舌□。少阴脉：系于内踝外廉、穿腨，出却［中］央，上穿脊，之□廉，系于肾、夹舌。

2. 病候　《灵枢·经脉》：是动则病：饥不欲食，面如漆柴①，咳唾则有血，喝喝②而喘，坐而欲起③目䀮䀮④如无所见，心如[1]悬若饥状⑤，气不足则善恐，心惕惕如人将捕之，是为骨厥⑥；是主肾所生病者：口热、舌干、咽肿，上气，嗌干及痛，烦心，心痛，黄疸，肠澼⑦，脊、股内后廉痛，痿、厥⑧，嗜卧⑨，足下热而痛。

【校勘】

［1］如：《脉经》卷六第九及《铜人腧穴针灸图经》卷一无此字。

【注释】

①漆柴：形容面黑而干枯。

②喝喝：为气喘声。

③坐而欲起：形容坐卧不安。

④䁾䁾：指视物不清。

⑤心如悬若饥状：《类经·疾病类》张介宾注："心肾不交，则精神离散，故心如悬。阴虚则内馁，故常若饥状。"

⑥骨厥：肾主骨，指本经经脉所过部出现的证候。

⑦黄疸、肠澼：《黄帝内经太素·首篇》杨上善注："肾藏内热发黄，故曰黄疸也。肾主下焦，少阴为病，下焦大肠不和，故为肠澼也。"

⑧痿厥：痿，主要指下肢痿弱；厥，指厥冷。

⑨嗜卧：《类经·疾病类》张介宾注："多阴少阳，精神匮也。"《素问·逆调论》曰："肾者水脏，主津液，主卧与喘也。"

【语译】 本经有了异常变化就表现为下列病证：虽然饥饿却不想进食，面色黯黑像漆柴，咳唾就带血，喘的都出了声，刚坐下就想起来，两眼视物不清，心像悬空而不安，有如饥饿之感；肾气不足就容易产生恐惧，心中怦怦跳动，好像有人要捕捉一样；还可以发生骨厥这种病证，如厥冷、麻木等。本经所属腧穴能主治有关肾方面所发生的病证，如口热、舌干燥，咽肿，气向上逆，喉咙发干而痛、心烦心痛，黄疸、腹泻，脊柱、大腿内侧后面疼痛，足部无力，厥冷、嗜睡，足心发热而痛。

【古典文献】《帛书经脉》：其病：病足热，腨（腨）内痛，股内痛，腹街，脊内廉痛，肝痛，心痛，烦心，咽□□□□舌辂旦□尚□□□数喝，牧牧嗜卧以咳。[诸]病此物[者，皆灸]足少阴[脉]。[是动则病]：喝喝如喘，坐而起则目䁾（眖）如毋见，心如悬，病饥，气[不足]，善怒，心惕，恐[人将捕之]，不欲食，面黯若炲（炪）色，咳则有血，此为骨蹶（厥）。是少[阴]脈（脉）主[治]其[所产病]：□□□□□□舌柝（坼），嗌干，上气，噎，嗌中痛，瘅，嗜卧，咳，瘖，为十病。

（二）足少阴经别

《灵枢·经别》：足少阴之正，至腘中，别走太阳而合，上至肾，当十四椎出属带脉；直者系舌本，复出于项，合于太阳。

【语译】 足少阴经别，从足少阴肾经在腘窝中分出后，别行与足太阳经相会合，上行至肾脏，当十四椎，外出属于带脉；其直行的经脉，系于舌根，再出来到项部，仍与足太阳膀胱经相合。

（三）足少阴络脉

《灵枢·经脉》：足少阴之别，名曰大钟。当踝后绕跟，别走太阳；其别者，并经上走于心包下，外[1]贯腰脊；其病，气逆则烦闷；实则闭癃①，虚则腰痛。取之所别也。

【校勘】

[1] 外：《脉经》卷六第九，《黄帝内经太素·十五络脉》无此字。

【注释】

①闭癃：指二便不通。

【语译】 足少阴络脉，名叫大钟。在足内踝后绕足跟，别走足太阳膀胱经；其支脉与本经相并行，走到心包下，外行贯通腰脊；如本络脉发生病变，就会出现气逆烦闷；实证，见二便不通，虚证见腰痛。治疗这些病证，可取足少阴络穴。

（四）足少阴经筋

《灵枢·经筋》：足少阴之筋，起于小指之下，入足心①，并足太阴之筋，邪走内踝之下，结于踵，与足太阳②之筋合，而上结于内辅骨之下，并太阴③之筋而上，循阴股，结于阴器，循膂内挟脊，上至项，结于枕骨，与足太阳之筋合。其病，足下转筋，及所过而结者皆痛及转筋，病在此者，主痫瘛及痉④，在外[1]者不能俯，在内者不能仰⑤，故阳病者腰反折，不能俯；阴病者，不能仰。

【校勘】

[1] 在外：《针灸甲乙经·经筋》"在外"上有"病"字。

【注释】

①入足心：三字原缺，据《针灸甲乙经·经筋》补。

②足太阳：原为太阳，据《黄帝内经太素·经筋》补。

③太阴：此指足太阴。

④痫瘛及痉：《类经·疾病类》张介宾注："痫，癫痫也。瘛，牵急也。痉，坚强反张尤甚于瘛者也。"

⑤在外者不能俯，在内者不能仰：《黄帝内经太素·经筋》杨上善注："背为外为阳也，腹在内为阴也。故病在背筋，筋急故不得低头也；病在腹筋，筋急不能仰身也。"

【语译】 足少阴经筋，起于足小趾的下边，入足心部，合足太阴脾经之筋，斜走内踝骨的下方，结于足跟，与足太阳经筋会合，向上结于内辅骨的下面，同足太阴经筋一起向上行，沿大腿内侧，结于阴部，沿膂里挟脊上行，上至项部结于枕骨，与足太阳经筋会合。本经筋所发生的病证，为足下转筋，本经筋所过而结聚处都感觉到疼痛和抽筋，病在足少阴经筋，以痫证、抽搐，痉证为主，若是背筋有病，其身就不能前俯；若是腹筋有病，其身就不能后仰，所以背部苦于拘急，腰就反折而不能俯，腹部苦于拘急，身体就不能仰。

【按语】 《针灸甲乙经·十二经脉络脉支别上》记载："一本云：从横骨中挟脐，循腹里上行而入肺。"《素问·骨空论》："冲脉者，起于气街，并少阴之经使脐上行，至胸中而散。"由此可知，足少阴肾经应有一干三支，除《灵枢·经脉》记载一干二支外，其第三支脉的循行是：从会阴别出于前，循腹中线两侧横骨、大赫、气穴、四满、中注、肓俞等穴挟脐上行走胸，止于俞府穴。

十二、足厥阴

(一) 足厥阴肝经

1. 循行 《灵枢·经脉》：肝足厥阴之脉，起于大指丛毛①之际，上循足跗上廉②，去内踝一寸，上踝八寸，交出太阴之后，上腘内廉，循股阴③，入毛[1]中，环阴器，抵小[2]腹，挟胃，属肝络胆，上贯膈，布胁肋，循喉咙之后，上入颃颡④，连目系，上出额，与督脉会于巅。其支者，从目系下颊里，环唇内；其支者，复从肝别贯膈，上注肺。

【校勘】

[1] 毛：《圣济总录》卷一九一"毛"上有"阴"字。

[2] 小：《针灸甲乙经》卷二第一上"小"作"少"字。

【注释】

①丛毛：指足大趾爪甲横纹后丛毛处。

②足跗上廉：《类经·经络类》张介宾注："足跗上廉，行间、太冲也。"

③股阴：即大腿的内侧。

④颃颡：《黄帝内经太素·首篇》杨上善注："喉咙上孔名颃颡。"

【语译】 足厥阴肝经，起于足大趾丛毛部，向上沿着足背内侧，至内踝前一寸处，向上行小腿内侧，离内踝八寸处交出足太阴脾经之后，上腘内缘，沿着大腿内侧，进入阴毛中，环绕阴器，到小腹，夹行于胃的两旁，属肝络胆，上通横膈，散布于胁肋部，沿着喉咙的后侧，向上进入颃颡，连接目系，上行出于额部，与督脉交会于头顶。它的支脉，从目系下向颊里，环绕口唇内；它的另一支脉，又从肝脏通过横膈，上注于肺脏与手太阴肺经相接。

【古典文献】《帛书经脉》：足厥阴脉，循大指间，以上出胻内廉，上八寸，交泰阴脉，□股内，上入脞间。足厥阴脉，系于足大指丛［毛］之上，乘足［跗上廉］，去内踝一寸，上［踝］五寸，而［出大（太）阴之后］，上出鱼股内廉，触少腹，大眦旁。

2. 病候 《灵枢·经脉》：是动则病：腰痛不可以俯仰，丈夫㿉疝①，妇人少腹肿②，甚则嗌干，面尘脱色③。是肝所生病者：胸满，呕逆，飧泄④，狐疝⑤，遗溺，闭癃。

【注释】

①㿉疝：疝气之一，发病时阴囊肿痛下坠。

②少腹肿：《类经·疾病类》张介宾注："足厥阴气逆则为睾肿卒疝，如人少腹肿，即疝病也。"

③面尘脱色：面垢如尘，神色晦黯。

④飧泄：大便稀薄，完谷不化。

⑤狐疝：疝气之一，发作时疝在阴囊少腹之间时上时下，像狐之出入无常。

【语译】 本经有了异常变化就表现为下列病证：腰痛得不能前俯后仰，男人可出现小肠疝气，女人可出现小腹部肿胀，甚至于咽喉干燥，面部没有光泽。本经所属腧穴能主治肝方面所产生的病证：如胸满，呕逆，飧泄，狐疝，遗尿，二便不通等症。

【古典文献】《帛书经脉》：其病，病脞瘦，多溺，嗜饮，足跗肿，疾痹。诸病此物者，灸厥阴脉。是动则［病，丈］夫㿗［疝，妇人少腹肿，腰痛］不可以仰，甚则嗌干，面疵。是厥阴脉主治［其］所产病：热中，［癃、㿉、偏疝］，□□。

（二）足厥阴经别

《灵枢·经别》：足厥阴之正，别跗上，上至毛际，合于少阳，与别俱行①。

【注释】

①与别俱行：别，此指足少阳经别出的经脉。与别俱行，是说足厥阴的经别与足少阳的经别相偕而行。

【语译】 足厥阴经别，从足背上足厥阴分出，向上到达外阴部，与足少阳经别相合并行。

（三）足厥阴络脉

《灵枢·经脉》：足厥阴之别，名曰蠡沟。去内踝[1]五寸，别走少阳；其别者，循经①上睾，结于茎②。其病，合逆则睾肿卒疝。实则挺长③，虚则暴痒。取之所别也。

【校勘】

[1] 内踝：《针灸甲乙经》卷二第一下，"踝"字下有"上"字。

【注释】

①循经：原作循胻，据《针灸甲乙经》改。

②茎：指阴茎。

③挺长：指阴茎挺纵不收。

【语译】　足厥阴络脉，名叫蠡沟。在内踝上五寸处分出，别走足少阳胆经；其分支沿着足厥阴肝经上至睾丸，归于阴茎。如本络脉发生病变，气逆则睾丸肿胀，突发疝气。实证见阳强不倒，虚证见阴部暴痒。治疗这些病证，可取足厥阴络穴。

（四）足厥阴经筋

《灵枢·经筋》：足厥阴之筋，起于大指之上，上[1]结于内踝之前，上循胫，上结[2]内辅骨之下，上循阴股，结于阴器，络诸筋①。其病，足大指支，内踝之前痛，内辅痛，阴股痛，转筋，阴器不用，伤于内则不起②，伤于寒则阴缩入，伤于热则纵挺不收。

【校勘】

[1] 上：《针灸甲乙经》卷二第六无此字。

[2] 上结：《黄帝内经太素·经筋》此下有"于"字。

【注释】

①络诸筋：《类经·经络类》张介宾注："厥阴属肝，肝主筋，故络诸筋而一之，以成健运之用。"

②不起：阳痿。

【语译】　足厥阴经筋，起始于足大趾的上边，上行结于内踝前方，向上沿胫骨内侧，结于胫骨内踝之下，再上沿大腿内侧，结于阴器而与诸筋相联络。本经筋所发生的病证，可见足大指牵引内踝前疼痛，内辅骨痛，大腿内侧疼痛并且抽筋，阴器不能运用，若房劳过度，耗伤阴精则阳痿不举，伤于寒则阴器缩入，伤于热则阴器挺长不缩。

第五节　奇经八脉

奇经八脉即别道奇行的经脉，有督脉、任脉、冲脉、带脉、阴维脉、阳维脉、阴跷脉、阳跷脉共8条，故称奇经八脉。"奇"有"异"的意思，即奇特、奇异，从而表明它们与十二经不同，不直接隶属于十二脏腑，也无阴阳表里配偶关系。但与奇恒之腑（脑、髓、骨、脉、胆、女子胞）有密切联系，故称"奇经"，也称"别道奇行"的经脉。

奇经八脉的内容，最早散见于《内经》各篇，到了《难经》才提出"奇经八脉"这一总名称，并作了集中阐述。明代李时珍，撰写《奇经八脉考》一书，对奇经八脉的循行、主病和所属穴位均作了考证，并结合气功方面的资料进行了探讨，对临床运用具有重要参考价值。

一、督脉

（一）循行

《素问·骨空论》：督脉者，起于少腹①以下骨中央②，女子入系廷孔③，其孔，溺孔之端也。其络循阴器合篡间④，绕篡后，别绕臀，至少阴，与巨阳⑤中络者合。少阴上股内后廉，贯脊属肾。与太阳起于目内眦，上额交巅上，入络脑，还出别下项，循肩髆内，侠脊抵腰中，入循膂络肾。其男子循茎下至篡，与女子等。其少[1]腹直上者，贯脐中央，上贯心，入喉，上颐环唇，上系两目之下中央[2]。

《难经·二十八难》：督脉者，起于下极之俞⑥，并于脊里，上至风府，入属于脑[3]。

【校勘】

[1] 少：《针灸甲乙经·奇经八脉》作"小"字。

[2] 两目之下中央：《针灸甲乙经·奇经八脉》作"两目之中"。

[3] 脑：《针灸甲乙经·奇经八脉》"脑"下有"上巅循额，至鼻柱"七字。

【注释】

①少腹：指小腹部。

②骨中央：《类经·经络类》张介宾注："横骨下近处之中央也。"

③廷孔：指阴户。

④篡间：即会阴部。

⑤巨阳：指足太阳。

⑥下极之俞：指脊柱下端的长强穴。

【语译】《素问·骨空论》督脉，起于小腹部，当骨盆的中央，在女子，入内联系阴户，当尿道口外端。由此分出一络脉，分布于阴器，会合于会阴，绕过肛门之后，它的分支别行绕臀部到足少阴，与足太阳经的分支相合。足少阴经从大腿内后缘上行，贯脊而连属肾脏。督脉又与足太阳经起于眼内角，上行到额交会于巅顶，入络于脑，又退出来向下循行到颈部，向下循行肩胛内侧，挟脊柱抵达腰中，进入脊而联络肾脏。在男子则循阴茎下到会阴部，与女子相同。督脉另一分支从小腹直上，通过肚脐中央并向上通过心脏，入于喉咙，上至下颌部环绕口唇，向上联络两目之下的中央部。

《难经·二十八难》督脉，起始于脊柱下端的长强穴，沿着脊柱里面上行到风府穴，进入脑部。

（二）病候

《素问·骨空论》："督脉为病，脊强反折……此生病，从少腹上冲心而痛，不得前后，为冲疝。其女子不孕、癃、痔，遗溺，嗌干。"《灵枢·经脉》："实则脊强，虚则头重。"

因督脉循行贯脊，交巅，入络脑，故督脉多主脊、脑病证。如督脉脉气失调，就会出现"实则脊强、虚则头痛"的病证。《脉经·平奇经八脉病》又载"大人癫病，小儿痫"证，沿取顶上（百会穴）。此外，督脉的别络由小腹上行，如脉气失调，可发生从少腹上冲心的冲疝，以及癃闭、痔疾、遗尿、女子不孕等症。

《针灸大全》载八脉八穴，后溪通于督脉，其主治病证："手足拘挛战掉，中风不语痫癫，头疼眼肿泪涟涟，腿膝背腰痛遍。项强伤寒不解，牙齿腮肿喉咽，手麻足麻破伤牵，盗汗后溪先砭。"

（三）功能

督脉的"督"字，有总督、督领的含义。督脉总督一身之阳，与诸阳脉相连。督脉行走于身后，沿脊柱而上，手足六条阳经均通过大椎穴而与督脉贯通、奇经八脉本身，带脉出于十四椎下；阳维脉与督脉交会于风府、哑门；阳跷脉也与足三阳经交会。故督脉又称为"阳脉之海"。督脉循行于脊里，入络于脑，与脑和脊髓有密切的关系。"脑为元神之府"，说明督脉与脑有密切关系主宰人的神气活动。

二、任脉

（一）循行

《素问·骨空论》：任脉者，起于中极之下①，以上毛际，循腹里上关元②，至咽喉，上颐③循面入目。

《灵枢·五音五味》：冲脉、任脉皆起于胞中，上循背[1]里，为经络之海。其浮而外者，循腹右[2]上行，会于咽喉，别而络唇口。

《难经·二十八难》：任脉者，起于中极之下，以上毛际，循腹里，上关元、至咽喉。

【校勘】

[1] 背：《素问·骨空论》王冰注作"脊"字。

[2] 右：《针灸甲乙经·奇经八脉》中无此字。

【注释】

①中极之下：《类经·经络类》张介宾注："中极，任脉穴名，在曲骨上一寸。中极之下，即胞宫之所。任冲督三脉皆起于胞宫，而出于会阴之间。"

②关元：穴名，在腹正中线脐下三寸。

③上颐：指下颌部，承浆穴所在。

【语译】《素问·骨空论》任脉起始于中极下的会阴部，向上到阴毛际，沿着腹里，上出关元穴，向上到咽喉部，再上行到下颌部，沿面部进入目下。

《灵枢·五音五味》冲脉和任脉，都起于胞中，向上循背脊里面，是经络气血之海。其浮行在外的，沿腹上行会于咽喉，别行的从咽喉上而络于口唇周围。

《难经·二十八难》任脉，起于中极穴下的会阴部，向上经过阴毛处，沿着腹里再上行经过关元穴，到达咽喉。

（二）病候

《素问·骨空论》：任脉为病，男子内结七疝，女子带下瘕聚。

《灵枢·经脉》：实则腹皮痛，虚则瘙痒。

任脉循行于胸腹正中，如脉气失调，可发生前阴诸病，如病气、白带、瘕聚、腹皮痛、瘙痒等证。

《针灸大全》所载八脉八穴，列缺通任脉，其主治病证："痔疟便肿泄痢，唾红溺血咳痰，牙疼喉肿小便难，心胸腹疼噎咽。产后发强不语，腰痛血疾脐寒，死胎不下膈中寒，列缺乳痈多散。"

（三）功能

任脉的"任"字，有统任（统帅、担任）、妊养（妊娠、生养）之意。任脉统任一身之阴，与诸阴脉相连。任脉起于小腹内，行走于身前。足三阴经从足走胸腹与任脉交会于中极、关元；手三阴经均起于胸中并与足三阴经相交会；六阴经均在胸腹与任脉贯通。奇经八脉本身，冲脉与任脉同出一源并交会于会阴、阴交；阴跷脉又交贯冲脉；阴维脉与任脉交会于天突、廉泉。故任脉又称为"阴脉之海"。《十四经发挥》称任脉为"妇人生养之本"，故对女子月经、胎孕等生理功能起重要作用，因而又有"任主胞胎"之说。

三、冲脉

（一）循行

《灵枢·逆顺肥瘦》：夫冲脉者，五脏六腑之海也，五脏六腑皆禀焉。其上者，出于颃颡，渗诸阳，灌诸精①；其下者，注少阴之大络②，出于气街，循阴股内廉，入腘中，伏行骭骨③内，下至内踝之后属而别。其下者，并于少阴之经，渗三阴；其前者，伏行出跗属，下循跗，入大指间，渗诸络而温肌肉。

《灵枢·动输》：冲脉者，十二经脉之海也，与少阴之大络，起于肾下，出于气街，循阴股内廉，邪入腘中，循胫骨内廉，并少阴之经，下入内踝之后，入足下；其别者，斜入踝，出属跗上，入大指之间，注诸络以温足胫。

《难经·二十七难》：冲脉者，起于气冲，并足阳明之经，夹脐上行，至胸中而散也。

【注释】

①渗诸阳，灌诸精：头面为诸阳之会，故此"诸阳"，即指头面部。全句意谓冲脉渗灌精气于头面。

②少阴之大络：此指从肾脏发出深行于体内的大络脉，非十五别络之谓。

③骭骨：胫骨。

【语译】《灵枢·逆顺肥瘦》冲脉是五脏六腑之海，五脏六腑都禀受它的濡养。其上行的一支，出于咽喉上部，向头面部渗灌精气。向下的一支，注入足少阴肾经的大络，出于气冲穴，沿大腿内侧下行，进入腘窝中，下行于小腿深部胫骨内侧，下到足内踝之后分为两支，向下的分支与足少阴经并行，将精气渗灌到足三阴经；向前行的分支，从内踝后的跟骨分出，沿着足背进入大趾间，渗灌诸络而温养肌肉。

《灵枢·动输》冲脉是十二经脉之海，它和足少阴之络脉同起于肾下，出于气冲部，沿着大腿内侧斜入到腘中，再沿着胫骨内侧，与足少阴肾经一起下行入足内踝之后，入于足下；另一条支脉，斜入内踝，出而走向足背与胫骨相连属的关节处，经足背进入大趾之间，将精气渗灌于诸络脉之中，起到温养足部和胫部的作用。

《难经·二十七难》冲脉起于气冲穴，与足阳明胃经并行，挟脐两旁上行，到胸中而分散。

（二）病候

《素问·骨空论》：冲脉为病，逆气里急。冲脉侠脐上行，至于胸中，故其气不顺则隔塞逆气，血不和则胸腹里急也。冲脉、任脉、督脉同起于胞中，"一源而三歧"，如脉气失调，则有月经失调、漏胎、小产、不孕等病证。

《针灸大全》所载八脉八穴，公孙通冲脉，其主治病证："九种心疼延闷，结胸翻胃难停，酒食积聚胃肠鸣，水食气疾膈病。脐痛腹疼胁胀，肠风疟疾心疼，胎衣不下血迷心，泄泻公孙立应。"

（三）功能

冲脉的"冲"字，有要冲、要道的含义。冲脉在人体的循行分布博大深长，其上渗灌于头面各阳经，其下渗灌于下肢各阴经。与任、督二脉同起一源。主干在身前挟任脉、足阳明胃经、足少阴肾经直冲而上；分支在身后合于督脉，连系诸阳，又与足太阴脾经、足少阴肾经并而下行，贯穿周身，密切联系先天之本与后天之本。张介宾曾概括冲脉的分布说："其上自头，下自足，后自背，前自腹，内自溪谷，外自肌肉，阴阳表里无所不涉"（《类经·经络类》）。《灵枢·海论》："冲脉者，为十二经之海，其输上在于大杼，下出于巨虚之上下廉"，也是指其上下的通路。由于冲脉血气旺盛，通行上下，所以冲脉称为"十二经脉之海"。冲脉起于胞中，又称"血海"，与妇女月经有密切联系，《素问·上古天真论》："太冲脉盛，月事以时下"，"太冲脉衰少，天癸竭，地道不通"。

四、带脉

（一）循行

《灵枢·经别》：足少阴之正，至腘中，别走太阳而合，上至肾，当十四椎，出属带脉。

《难经·二十八难》：带脉者，起于季胁，回身一周。

【语译】《灵枢·经别》：足少阴经别，从足少阴肾经在腘窝中分出后，别行与足太阳经相会合，再向上内行至肾，当十四椎处分出，属于带脉。

《难经·二十八难》：带脉起于季胁部的下方，交会于足少阳胆经的带脉、五枢、维道穴，围绕腰腹部一周。

（二）病候

《素问·痿论》："阳明虚则宗筋纵，带脉不引，故足痿不用"说明带脉失调，可发生痿症。《难经·二十九难》："带之为病，腹满，腰溶溶若坐水中"。若带脉不和，可见妇女月事不调、赤白带下、腰痛等症。

《针灸大全》载八脉八穴，足临泣通于带脉，其主治病证："手足中风不举，痛麻发热拘挛，头风痛肿项腮连，眼肿赤疼头旋。齿痛耳聋咽肿，浮风瘙痒筋牵，腿疼胁胀肋肢偏，临泣针时有验。"

（三）功能

带脉的"带"字，含有腰带的含义。带脉的主要功能是"约束诸经"。它从第二腰椎发出，围腰一周，因此，循行于躯干部的阴阳经脉都受带脉的约束。此外，带脉出自督脉，行于腰腹，腰腹部是冲、任、督三脉脉气所发之处，故带脉与任、督、冲三脉有着密切关系。

五、阴维脉

（一）循行

《素问·刺腰痛》：刺飞阳之脉，去内踝上五寸[①]，少阴之前，与阴维之会。

《难经·二十八难》：阴维，起于诸阴交[②]也。

【注释】

①上五寸：此指筑宾穴所在，为阴维之郄穴。

②诸阴交：指阴维所交会的胸腹部各穴。

【语译】《素问·刺腰痛》：刺飞扬之脉，其部位是在内踝上五寸，足少阴之前，与阴维脉相会处，即筑宾穴。

《难经·二十八难》：阴维脉起于与各阴经交会之处。

（二）病候

《难经·二十九难》："阴维为病苦心痛"，说明阴维脉为病，则出现心痛、胃痛、胸腹痛等里症。

《针灸大全》载八脉八穴，阴维脉通于内关，其主治病证有："中满心胸痞胀，肠鸣泄泻脱肛，食难下膈酒来伤，积块坚横胁抢。妇女胁疼心痛，结胸里急难当，伤寒不解结胸膛，疟疾内关独当。"

（三）功能

阴维脉的"维"字，含有维系、维络的意思。《难经·二十八难》："阳维、阴维者，维络于身，溢蓄不能环流灌溉诸经者也。"阴维脉有维系、联络全身阴经的作用。

六、阳维脉

（一）循行

《素问·刺腰痛》：阳维之脉，脉与太阳合腨下间，去地一尺所[①]。

《难经·二十八难》：阳维起于诸阳会[②]也。

【注释】

①一尺所：指离地一尺许，当阳交穴所在，为阳维之郄穴。

②诸阳会：指阳维脉所交会的头肩部各穴。

【语译】《素问·刺腰痛》：阳维脉，与足太阳膀胱经相合在小腿肚下际，距离地面一尺许的部位，即阳交穴。

《难经·二十八难》：阳维脉起于与各阳经交会之处。

（二）病候

《难经·二十九难》："阳维为病苦寒热"，阳维脉发病，则出现发冷、发热、外感热病等表证。《素问·刺腰痛》："阳维之脉令人腰痛，痛上怫然肿，刺阳维之脉。"

《针灸大全》载八脉八穴，外关通于阳维脉，其主治病证有："肢节肿疼膝冷，四肢不遂头风，背胯内外骨筋攻，头项眉棱皆痛。手足热麻盗汗，破伤眼肿睛红，伤寒自汗表烘烘，独会外关为重。"

（三）功能

阳维脉的"维"字，有维系、维络的意思。《难经·二十八难》："阳维、阴维者，维络于身，溢蓄不能环流灌溉诸经者也。"说明阳维有维系、联络全身阳经的作用。

七、阴跷脉

（一）循行

《灵枢·脉度》：跷脉者，少[1]阴之别，起于然骨之后，上内踝之上，直上循阴股，入阴[2]，上循胸里，入缺盆上，出人迎之前，入頄[①]，属目内眦，合于太阳，阳跷而上行。

《难经·二十八难》：阴跷脉者，亦起于跟中，循内踝上行，至咽喉，交贯冲脉。

【校勘】

[1] 少：《素问·刺腰痛》王注此上有"足"字。

[2] 入阴：《素问·刺腰痛》王注此下有"而循腹"三字。

【注释】

①頄：指鼻旁。

【语译】《灵枢·脉度》阴跷脉是足少阴肾经的支脉，起于照海穴后，上行于内踝上方，向上沿大腿的内侧，进入前阴部，然后沿着腹部上入胸内，入于缺盆，向上出人迎的前面，到达鼻旁，连属于目内眦，与足太阳经、阳跷脉会合而上行。

《难经·二十八难》阴跷脉也起于足跟部，沿着内踝上行，到达咽喉部，交会贯通于冲脉。

（二）病候

《难经·二十九难》："阴跷为病，阳缓而阴急"，说明阴跷脉气失调，就会出现肢体外侧的肌肉弛缓而内侧拘急的病证。

《针灸大全》载八脉八穴，照海穴通于阴跷，其主治病证有："喉塞小便淋涩，膀胱气痛肠鸣，食黄酒积腹脐并，呕泻胃翻便紧。难产昏迷积块，肠风下血常频，膈中快气气核侵，照海有功必定。"

（三）功能

阴跷脉的"跷"字，有足跟、跷捷之义。因阴跷脉从下肢的内侧上行头面，具有交通一身阴阳之气，调节肢体运动的功用，故能使下肢灵活跷捷。《灵枢·脉度》："男子数其阳，女子数其阴，当数者为经，不当数者为络也。"意指女子多静，以阴跷为主。卫气的运行主要通过阴阳跷脉而散布全身。卫气行于阴则阴跷盛，主目闭而欲睡，故《灵枢·寒热病》曰："阴气盛则瞑目。"

八、阳跷脉

（一）循行

《灵枢·寒热病》：足太阳有通项入于脑者，正属目本[①]，名曰眼系……入脑分别阴跷、阳跷，阴阳相交……交于目锐眦。

《难经·二十八难》阳跷脉者，起于跟中，循外踝上行，入风池。

【注释】

①目本：指眼的根部。

【语译】《灵枢·寒热病》：足太阳经脉有通过项部深入脑内，此处属于眼睛根部名叫目系……深入脑部，分别属于阴跷、阳跷二脉，阴跷、阳跷相互交会……交会于目内眦。

《难经·二十八难》：阳跷脉起于足根部，沿着足外踝上行，进入项部的风池穴。

（二）病候

《难经·二十九难》："阳跷为病，阴缓而阳急"，说明阳跷脉气失调，会出现肢体内侧肌肉弛缓而外侧拘急的病症。

《针灸大全》载八脉八穴，申脉穴通于阳跷，其主治病证有："腰背屈强腿肿，恶风自汗头疼，雷头赤目痛眉棱，手足麻挛臂冷。吹乳耳聋鼻衄，痫癫肢节烦憎，遍身肿满汗头淋，申脉先针有应。"

（三）功能

阳跷脉的"跷"字有足跟和跷捷的意思。因阳跷脉以下肢外侧上行头面，具有交通一身阴阳之气，调节肢体运动的功用，故能使下肢灵活跷捷。男子多动，以阳跷为主。卫气的运行主要是通过阴阳跷脉而散布全身，卫气行于阳则阳跷盛，主目张不欲睡，故《灵枢·寒热病》曰："阳气盛则瞋目"。

九、奇经八脉的综合作用

（一）统领作用

奇经八脉将性质作用相类似的经络组合在一起，并起统领作用。督脉为"阳脉之海"，任脉为"阴脉之海"，冲脉为"十二经脉之海"，带脉则有约束躯体各条经脉，调节其经气的功能；阴阳跷脉主肢体两侧之阴阳，阳跷主持阳气，阴跷主持阴气；阴阳维脉有"维系"、"维络"人身阴经和阳经的功能，阴维脉主宰一身之里，阳维脉主宰一身之表。因此，奇经八脉主要通过对十二经脉的组合而起到统领作用。

（二）联络作用

奇经八脉多数从十二经脉分出，并与其他各经互相交会，从而沟通各条经脉，起到联络作用。手足三阳经，交会于督脉的大椎穴；足三阴经，交会于任脉的关元、中极；阳维联络各阳经交会于督脉的风府、哑门；阴维联络各阴经交会于任脉的天突、廉泉；冲脉与足少阴、足阳明相联系；督脉、任脉、冲脉"一源而三歧"互相沟通；带脉横绕腰腹，联系着纵行于躯干的各条经脉。

（三）调节作用

奇经八脉与十二经脉相互联络，当十二经脉和脏腑之气旺盛时，奇经八脉则加以储蓄；当十二经脉生理功能需要时，则奇经八脉又能渗灌和供应，因此奇经八脉有调节十二经脉脉气的作用。正如《难经·二十九难》云："此于圣人图设沟渠，沟渠满溢，流于深湖，故圣人不能拘通也。而人脉隆盛入于八脉而不环周，故十二经亦不能拘之。"《奇经八脉考》亦云："其流溢之气，入于奇经，转相灌溉，内温脏腑，外濡腠理。"均说明奇经八脉有溢蓄调节十二经气血渗灌于周身的作用。

【按语】 何谓奇经？古今针灸文献关于"奇"字的含义有以下几种认识：一是奇经八脉别道奇行，不拘于十二正经；二是奇为单数，有不偶之意；三是奇经八脉仅与奇恒之腑相连，而与五脏六腑无关。《难经·二十七难》："奇经八脉者，不拘于十二经。"《类经图翼》引虞氏之言："奇者，奇零之奇，不偶之义。谓此八脉，不系正经阴阳，无表里配合，别道奇行，故曰奇经也。"我们认为第一种说法较为合理，正如《圣济总录》所说："脉有奇常，十二经者，常脉也，奇经八脉则不拘于常，故谓之奇经。"奇经不同于十二经，其不同点表现在以下几个方面：首先，十二经脉均与脏腑直接连属，可奇经中除了冲、任、督三脉起于胞中，督脉贯脊属肾外，其他各经不与脏腑直接联系。其次，十二经脉均有表里配合，如环无端的流注规律，而奇经是没有的。第三，十二经脉均有所属腧穴，而奇经中除任、督二脉有所属腧穴外，其余六经的穴位都归属于十二经穴之中。

第六节　经络的分布关系及其运用

经络学说内容丰富，经络与全身各部的联系非常复杂，除前已介绍的基本内容外，还包括标本、根结、气街、四海以及关、阖、枢与六经皮部等理论。这些理论阐述的是人体上下内外的对应关系以及体表的分部关系，形成这些关系的生理基础是经络分布的特殊规律和气血运行的特殊状况。依据这些理论，不仅可以加深对经络分布和气血运行特点的认识，而且可以有效地指导临床实践。

一、标本、根结、气街、四海

标本、根结、气街、四海理论均属经络学说的范畴，均是对经脉理论的进一步阐发和补充。标本、根结理论均强调四肢末端与头面躯干的联系，主要从纵向上阐述人体经络腧穴上下对应关系；气街理论强调头胸腹胫与脏腑内外之间的关系，主要从横向上阐述人体经络腧穴前后对应关系；四海理论强调经脉和内脏及气血、精髓的联系，主要从整体上阐述经脉脏腑与气血精微来源的关系。

（一）标本

1. 标本的含义　标与本是一相对概念，中医理论中的标本含义较广。一般而言，疾病与治疗，疾病为本，治疗为标；正气与邪气，正气为本，邪气为标；先病与后病，先病为本，后病为标；里证与表证，里证为本，表证为标；等等。就十二经之标本而言，则上为标，下为本。

标，《说文》释为"木杪末也"。杪，即树枝的细梢。本，《说文》释为"木下曰本"，指草木的根或茎干。本，引申为根源、来源。十二经标本，是指十二经脉腧穴在分布上有上下、高低部位的不同。相对头面躯干而言，四肢远端部位较下（低），头面躯干较上（高）。十二经标本，反映的是四肢远端部位与头面躯干之间相互对应的关系。

2. 标本的内容　十二经均有标本，其具体内容如《灵枢·卫气》所载："足太阳之本，在跟以上五寸中，标在两络命门。命门者，目也。足少阳之本，在窍阴之间，标在窗笼之前。窗笼者，目也。足少阴之本，在内踝下上三寸中，标在背腧与舌下两脉也。足厥阴之本，在行间上五寸所，标在背腧也。足阳明之本，在厉兑，标在人迎颊挟颃颡也。足太阴之本，在中封前上四寸之中，标在背腧与舌本也。手太阳之本，在外踝之后，标在命门之上一寸也。手少阳之本，在小指次指之间上二寸，标在身后上角下外眦也。手阳明之本，在肘骨中，上至别阳，标在颜下合钳上也。手太阴之本，在寸口之中，标在腋内动也。手少阴之本，在锐骨之端，标在背腧也。手心主之本，在掌后两筋之间二寸中，标在腋下下三寸也"。

表 1-6　十二经标本表

本		十二经脉	标	
部　位	相应腧穴		部　位	相应腧穴
跟以上 5 寸中	跗阳	足太阳	两络命门（目）	睛明
窍阴之间	足窍阴	足少阳	窗笼（耳）之前	听会
内踝下上 3 寸中	交信、复溜	足少阴	背俞与舌下两脉	肾俞、廉泉
行间上 5 寸所	中封	足阳明	颊下，夹颃颡	人迎
厉兑	厉兑	足厥阴	背俞	肝俞
中封前上 4 寸中	三阴交	足太阴	背俞与舌本	脾俞、廉泉
外踝之后	养老	手太阳	命门（目）之上 1 寸	攒竹
小指次指之间上 2 寸	中渚	手少阳	目后上角，目外眦	丝竹空
肘骨中上至别阳	曲池	手阳明	颜下合钳上	迎香
寸口之中	太渊	手太阴	腋内动脉	中府
锐骨之端	神门	手少阴	背俞	心俞
掌后两筋之间 2 寸	内关	手厥阴	腋下 3 寸	天池

从上述原文可以看出，十二经标本均有其具体部位或穴位，这些具体部位附近均有相应穴位。足太阳之本在跗阳穴处，标在睛明穴处；足少阳之本在足窍阴穴处，标在听会穴处；足少阴之本在交信、复溜穴处，标在肾俞、廉泉穴处；足厥阴之本在中封穴处，标在肝俞穴处；足阳明之本在厉兑穴处，标在人迎穴处；足太阴之本在三阴交穴处，标在脾俞、廉泉穴处；手太阳之本在养老穴处，标在攒竹穴处；手少阳之本在中渚穴处，标在丝竹空穴处；手阳明之本在曲池穴处，标在迎香穴处；手太阴之本在太渊穴处，标在中府穴

处；手少阴之本在神门穴处，标在心俞穴处；手（厥阴）心主之本在内关穴处，标在天池穴处。见表1-6。

3. **标本理论的运用**　十二经标本加强了人体头面、躯干与四肢末端的联系。如果经脉之气在标本部位分布异常，就会产生多种病症。因此，依据十二经标本理论，可以阐明有些疾病的病位和性质，并可指导临床辨证取穴。《灵枢·卫气》曰："凡候此者，下虚则厥，下盛则热；上虚则眩，上盛则热痛。"这里的"下"，是指四肢末端，为经脉之本；这里的"上"，是指头面、躯干，为经脉之标。若本部经气不足，气血不能温煦四末，则可出现厥逆寒冷证；若本部经气壅盛，气血郁滞，则可出现热证；若标部经气不足，气血不能充养脑腑，则可出现头晕目眩之症；若标部经气用壅盛，气血郁滞，则可出现发热疼痛症。治疗上可采用"上病下取，下病上取"的循经远取法，取四肢远端的五腧穴、原络穴等主治头面、躯干部病证，取头面、躯干部的腧穴主治四肢部病证。

（二）根结

1. **根结的含义**　类似标与本，根与结亦是一相对概念。根，《说文》释为"木株也"。又释"株"为"木根也"。"根"与"株"同中有异，其同者，均为木之近土端；其异者，即所谓"入土四根，在土上者曰株"。根，引申为初始，元始，本原。如《广雅释诂》、《博雅》均作"始也"。也有解释为"元也"、"本也"。结，《说文》释为"缔也"。又释"缔"为"结不解也"。结之本义为缔结。如明代医家马莳所言："脉气所起为根，所归为结"。经脉之根，是经气流注的起始处，即四肢末端；经脉之结，是经气的结聚、归结处，即头、胸、腹部。经脉之根结，也表明经脉腧穴在分布上有上下部位的不同。根在下，结在上，反映出人体上下对应关系，同时也反映出经气流注的特殊规律，即从四末向头身流注。

表 1-7　足六经根结表

经脉	根（井穴）	结
太阳	至阴	命门（目） ⎫
阳明	厉兑	颡大（钳耳）⎬ 头
少阳	窍阴	窗笼（耳）⎭
太阴	隐白	太仓（胃）……腹
少阴	涌泉	廉泉 ⎫
		⎬胸
厥阴	大敦	玉英、膻中 ⎭

2. **根结的内容**　理论上讲，十二经均应有根结。然《灵枢·根结》仅记载了足之六经的根结内容。该篇载："太阳根于至阴，结于命门，命门者目也。阳明根于厉兑，结于颡大，颡大者钳耳也。少阳根于窍阴，结于窗笼，窗笼者耳中也……太阴根于隐白，结于太仓。少阴根于涌泉，结于廉泉。厥阴根于大敦，结于玉英，络于膻中"。从这段原文可以看出，足六经之根均起始于本经五腧穴之井穴。足太阳、阳明、少阳之根分别起始于至阴、厉兑、足窍阴；足太阴、少阴、厥阴之根分别起始于隐白、涌泉、大敦。足六经之结则归结于头、胸、腹部。足太阳、阳明、少阳之结分别归结于目（睛明）、钳耳（头维）、耳中（听会）；足太阴、少阴、厥阴之结分别归结于胃脘（中脘）、喉部（廉泉）、胸部（玉堂、膻中）。详见表1-7。

《灵枢·根结》中未见到手六经根结之部位的记载，有注家认为可能有脱简。值得指出的是，该篇记载了手足六阳经的"根、溜、注、入"的理论，这种理论不仅与五腧穴理论有相似之处，而且还与经脉根结理论相关。《灵枢·根结》载："足太阳根于至阴，溜于京骨，注于昆仑，入于天柱、飞扬也。足少阳根于窍阴，溜于丘墟，注于阳辅，入于天容、光明也。足阳明根于厉兑，溜于冲阳，注于下陵，入于人迎、丰隆也。手太阳根于少泽，溜于阳谷，注入少海，入于天窗、支正也。手少阳根于关冲，溜于阳池，注于支沟，入于天牖、外关也。手阳明根于商阳，溜于合谷，注于阳溪，入于扶突、偏历也"。（详见表 1-8）五腧穴理论有"所出为井，所溜为荥，所注为输，所行为经，所入为合"的论述，手足六阳经根、溜、注、入理论与之相似，均表明气血从四末向头身流注的一种状态。"根"为井穴所在之处，"溜"为原穴所在之处，"注"则多为经穴或合穴所在之处，"入"有两穴，在下者为各经络穴所在之处，在上者则为颈项部腧穴所在之处。可见，"根、溜、注、入"理论表明人体四末与颈项部之间的上下联络关系。这就与根结理论阐述的人体四末与头身之间存在上下对应关系相吻合。同时，也旁证除足六经根结外，手六经也应存在根结关系。窦汉卿《标幽赋》言"更穷四根三结，依标本而刺无不痊。"这里的"四根三结"之"四根"，指四肢末端之"井"穴，包括手六经之根；"三结"指经脉归结于头、胸、腹三部，理应包括手六经之结。

表 1-8　六阳经根、溜、注、入穴位表

经名 \ 类别	根	溜	注	入	
				上	下
足太阳	至阴	京骨	昆仑	天柱	飞扬
足少阳	窍阴	丘墟	阳辅	天容	光明
足阳明	厉兑	冲阳	下陵（三里）	人迎	丰隆
手太阳	少泽	阳谷	小海	天窗	支正
手少阳	关冲	阳池	支沟	天牖	外关
手阳明	商阳	合谷	阳溪	扶突	偏历

3. 根结理论的运用　根结理论强调四末与头身的联系，阐述了经络气血从四末向头身流注的特殊状态，在认识人体气血流注特点，指导针灸上下配穴等方面具有重要理论和临床意义。正如《灵枢·根结》所指出的"不知根结，五脏六腑，折关败枢，开合而走，阴阳大失，不可复取。""根"为井穴之所在，肌肉浅薄，经气初生，针刺时宜浅刺或点刺不留针。"结"在头、胸、腹部，针刺时可依具体部位和虚实状况施针。在取穴上，可上下配合选穴，或上病下取，或下病上取，或上下同取。

（三）气街

1. 气街的含义　在《内经》书中，气街所指凡三：一指气行之通道。《灵枢·动输》曰："四街者，气之径路也"。这里的"四街"，如明·张介宾所言："谓之四街，如前篇所谓气街者是也"。二指气街穴。《素问·水热穴论》曰："气街、三里、巨虚上下廉，此八者，以泻胃中之热"。此处气街，即为穴名。晋·皇甫谧将作为穴名的气街改称气冲，后世多习用。三指体表一部位。《灵枢·经脉》曰："是主血所生病者……循膺、乳、气街……足跗上皆痛"这里的气街，相当于现称的腹股沟股动脉处。气街理论所论之气街，是就第一种含义而言。

"四街者,气之径路也"。是对气街本质的高度概括。街,按《说文》解释,为"四通道也"。历代《内经》注家多认为"街"犹"道",犹"路"。如隋代杨上善、唐代王冰、明代张景岳、清代张隐庵均是。气街无疑是经脉脏腑之气运行的共同通道。气亦概血,"血之与气,异名同类"。清·张隐庵亦有"虚实者,谓血气出于气街"的论述。气街,实乃人体运行气血的通道,或曰经气聚集通行的共同通路。

2. 气街的内容 《灵枢·卫气》载:"请言气街:胸气有街,腹气有街,头气有街,胫气有街。故气在头者,止之于脑。气在胸者,止之膺与背腧。气在腹者,止之背腧,与冲脉于脐左右之动脉者。气在胫者,止之于气街,与承山踝上以下。"气街的部位在头、胸、腹、胫,故有"四街"之称谓。(详见表1-9)一般认为,"头为诸阳之会","十二经脉,三百六十五络,其血气皆上于面而走空窍,"故头气有街。又头为脑所属,"诸髓者皆属于脑",故头气之街与脑相连。躯干内有五脏六腑,脏腑经络之气与背腧穴和腹募穴相通。显然,人体躯干存在前后相通的径路,这种径路即为胸气之街和腹气之街。足胫部为足三阴、足三阳经脉分布之处,胫气统指两下肢之经气,这些经气多汇聚通行于少腹部之气街(气冲)处,与腹部之气相通。故胫部之气与腹部之气有着密切联系,其联系的径路是胫气之街。从《灵枢·卫气》原文分析,气街的分布具有横向为主、上下分部、紧邻脏腑、前后相连的特点,横贯脏腑经络、纵分头胸腹胫是其核心所在。气街理论阐述的主要内容是人体头、胸、腹部前后联系的径路问题。

3. 气街理论的运用 气街理论在临床上具有重要指导意义。诊断上,气街可以反映病候,且所反映的病候多为脏腑之疾。例如,患者"脑转耳鸣,胫酸眩晕,目无所见,懈怠安卧",在头、目、耳等部同时出现病变,非患病于某经,其症状主要是通过气街反映于外的。对此,《内经》认为是"髓海不足",即脑腑病变。临床上常用的胸腹切诊、俞募穴压诊

表 1-9 气街表

气街	所止部位
头气街	止之于脑
胸气街	止之于膺与背俞
腹气街	止之背俞与冲脉于脐左右
胫气街	止之于气街与承山踝上以下

等诊断方法,均离不开气街理论的指导。治疗上,《灵枢·卫气》在论述气街的主治功能时有"所治者,头痛眩仆,腹痛中满暴胀,及有新积"的记载,举例简,寓意赅,明气街治疗之特点,开分部主治之先河。俞募配穴、前后配穴、近部取穴等处方配穴方法,均以气街理论为立法依据。偶刺法为"一刺胸,一刺背,前后阴阳之相偶也",与气街理论不无联系。在取气街有关腧穴时,"必先按而在久应于手",久按以候气,在患者反应明显处下针,其效更著。气街紧邻脏腑,针刺有关腧穴切勿伤及内脏。《内经》"刺头中脑户,入脑立死","刺气街中脉,血不出,为肿鼠仆","凡刺胸腹者,必避五脏",均为明训。

(四) 四海

1. 四海的含义 "海",为江河之水汇聚之处。《说文》释"海"为"天池也,以纳百川者"。古有"四海"之称,"四海,尤四方也"(《周礼》)。古代医家在"天人相应"思想指导下,采取比类取象的方法,将气血流行比做江河水流,视人体一些汇聚气血精髓之部位如同自然界之四海。如《灵枢·海论》曰:"人亦有四海,十二经水。经水者,皆注于海,海有东西南北,命曰四海"。中医学认为,四海是髓海、血海、气海、水谷之海的

总称，为人体气血精髓等精微物质汇聚之所。即所谓"人有髓海、有血海、有气海，有水谷之海，凡此四者，以应四海也"（《灵枢·海论》）。

2. 四海的内容　《灵枢·海论》通篇阐述四海，记载了四海的主要内容。该篇载："胃者水谷之海，其输上在气街，下至三里。冲脉者为十二经之海，其输上在于大杼，下出于巨虚之上下廉。膻中者为气之海，其输上在于柱骨之上下，前在于人迎。脑为髓之海，其输上在于其盖，下在风府"。胃主受纳水谷，即所谓"胃者，五谷之府"（《灵枢·本输》），故称胃为水谷之海。人体之气血来源于水谷，胃为气血化生之所，即所谓"人之所受气者，谷也。谷之所注者，胃也。胃者，水谷气血之海也"。又因五脏六腑之精气皆来自水谷，即"五脏六腑皆禀气于胃"，所以，胃又称之为"五脏六腑之海"（《灵枢·五味》）。表明胃对人体气血的化生起着至关重要的作用，其功能直接影响着五脏六腑。胃的气机转输的部位，上在少腹部之气街（即气冲）穴处，下在胫部之足三里穴处。两穴均属足阳明胃经腧穴，对水谷之海可起调节作用。冲脉起于肾下、胞宫，动而上下行，与"阳明合于宗筋"、"会于气冲部"、"主渗灌溪谷"（《素问·痿论》），对人体气血的输布起调节作用，对血的调节作用尤为明显，故冲脉为十二经之海，又称血海。冲脉气机转输的部位，上在足太阳膀胱经之大杼穴，下在足阳明胃经之上巨虚、下巨虚穴处。膻中位于胸部，心肺居于胸中。人体生命活动所必需的大气（自然界之气）通过肺的呼吸作用，汇聚于胸中，如《灵枢·五味》曰："其大气之传而不行者，积于胸中，命曰气海，出于肺，循喉咽，故呼则出，吸则入"。胸中又为宗气之所在，宗气上循喉咙以行呼吸，下贯心肺以行气血，在心肺的作用下，以宗气为动力，使胸中之气敷布全身，故膻中为气之海。膻中的气机转输部位，上在柱骨之上下（相当于督脉之哑门、大椎穴），前在足阳明胃经之人迎穴处。脑为元神之府，神气之本源，脏腑经络活动之主宰。髓为精所化，藏之于骨，随督脉所行之处上注于脑，如《素问·五脏生成》所言："诸髓者皆属于脑"，故脑为髓之海。脑的气机转输部位，上在巅顶（相当于督脉之百会），下在督脉之风府。四海及其所通穴位，详见表1-10：

表1-10　四海及其所通穴位表

四海	部位	所通穴位
脑为髓海	头	盖（百会），风府
膻中为气海	胸	柱骨上下（颈部），人迎
胃为水谷之海	上腹	气冲，三里
冲脉为血海	下腹	大杼，上、下巨虚

3. 四海理论的运用　从辨证上看，四海发生病变，主要分为有余、不足两大类。《灵枢·海论》对此有扼要说明："气海有余者，气满胸中，悗息面赤；气海不足，则气少不足以言。血海有余，则常想其身大，怫然不知其所病；血海不足，亦常想其身小，狭然不知其所病。水谷之海有余，则腹满；水谷之海不足，则饥不受谷食。髓海有余，则轻劲多力，自过其度；髓海不足，则脑转耳鸣，胫酸眩冒，目无所见，懈怠安卧"。从治疗上看，四海部位功能失调，则可根据具体情况，选取其气机转输部位腧穴为主，输以其他相关腧穴组方，施以针灸治疗，即所谓"审守其输而调其虚实"（《灵枢·海论》）。具体运用还需

结合其他理论和方法全面考虑。

（五）标本、根结、气街、四海理论的联系与临床意义

标本、根结、气街、四海理论均为经络学说的重要组成部分，四者之间既有区别，又有联系。标本与根结理论主要阐述十二经之间的上下联系。十二经脉的"根"与"本"、"结"与"标"部位相近或相同，意义亦相似。"根"有"本"义，"结"有"标"义。"根"与"本"部位在下，皆为经气始生始发之地，为经气之所出；"结"与"标"部位在上，皆为经气所归所结之处。不同的是"标本"的范围较"根结"为广，即所谓"根之上有本"，"结之外有标"。标本理论强调经脉分布上下部位的相应关系，即经气的集中和扩散。"本"部经气较为集中，"标"部经气较为分散，反映出"本"与"标"之间经气分布的一种特殊状态。根结理论强调经气两极间的联系，这种联系是上下对应，反映出"根"与"结"之间经气分布较为集中。标本、根结理论补充说明了经气流注运行的状况，反映出经气循行具有多样性和弥散作用的特点，强调了人体四肢与头身的密切关系，说明四肢部特定穴治疗头面五官、脏腑病证，头身部腧穴治疗四肢疾患有其生理基础，为临床治疗"上病下取，下病上取"提供了理论依据。《灵枢·终始》载："病在上者下取之，病在下者高取之，病在头者取之足，病在腰者取之腘"，即是这些理论的具体应用。

气街理论强调人体脏腑经络内外之间的联系，其联系以横向为主。气街在部位上与"标"、"结"有其一致性，尤其是在躯干部。胸、腹气街所止的腧穴位于躯干部，在前为胸腹部腧穴，在后均为背俞穴。"标"、"结"所在部位也有一些位于胸腹部腧穴和背俞。气街与"标、结"均通过十二经脉与脏腑相通，使人体脏腑体表相应部位内外沟通。临床上，在气街、标结部取穴，既可治疗体表局部疾患，又可治疗内脏病证，通过十二经脉的联系，还可治疗四肢部疾患。四海理论强调脏腑经脉、气血精髓之间的关系以及脏腑经脉对气血精髓的汇聚作用。四海通过其上下之输与经脉的联系，发挥着自身的作用。气街与四海，就其部位言有其一致性。如头之气街与髓海、胸之气街与气海基本一致；腹之气街、胫之气街与水谷之海、血海也有相近之处。气街与四海，就其生理功能言亦有相似之处。气街是脏腑经脉气血的共同通道，四海则是脏腑经脉气血精髓汇聚之所。气街可将四海所汇聚的气血精髓转输到脏腑经脉。在临床上，四海的病变不仅可以取四海之"输"予以治疗，还可通过气街予以调节。如髓海病变，可取头之气街所联系的头部腧穴；气海、水谷之海、血海病变，可取胸之气街、腹之气街以及胫之气街所联系的有关腧穴，尤其是俞募穴。

标本、根结、气街、四海理论是经络学说的重要组成部分，是对十二经脉理论进一步的阐述和补充。标本、根结、气街、四海理论阐述了人体脏腑经络活动以及气血流注的特殊状态和特殊规律；其理论的形成，使经络学说理论体系更加完整；运用这些理论，对临床辨证和取穴治疗均有重要指导作用，尤其是扩大了十四经穴的主治范围，丰富了配穴处方的内容，为上下配穴、前后配穴、辨证取穴等多种取穴法奠定了理论基础，也为进一步认识人体脏腑经络气血、创立新的取穴方法提供了思路。

二、关、阖、枢与六经皮部

经脉的"关、阖、枢"理论与六经皮部理论均属经络学说范畴。"关、阖、枢"与六经皮部关系密切，故在《内经》一书中常将两者一并论述。后世医家也多仿此，如汉代张仲景、隋代杨上善等，且在理论和临床上均有新发展。

（一）关、阖、枢的概念与内容

1. 关、阖、枢的概念 《内经》常将十二经脉，包括经别、络脉、经筋等，概分为手足三阴三阳，对三阴三阳的气机变化则扼要地用"关、阖、枢"予以解释。《内经》原文一般将"关、阖、枢"写作"开、阖、枢"，根据《针灸甲乙经》、《黄帝内经太素》等书记载，这里的"开"，均作"关"。"关、阖、枢"本意为门户上的实物名称：关指门栓，其位在后；阖指门面，其位在前；枢指门轴，其位在侧。三者各有其方位和作用特点。《黄帝内经太素》注："门者具有三义：一者门关，主禁者也；二者门阖，主关闭也；三者门枢，主转动者也"。王冰注释为："夫开（应为"关"）者，所以引动静之基；合者，所以执禁固之权；枢者，所以主动转之微。"古人用"关、阖、枢"以喻三阴三阳气机的正常功能。关，意为阴阳之起始；阖，意为阳之盛或阴之衰；枢，意为阴阳之转枢。

2. 关、阖、枢的内容 "关、阖、枢"是对三阴三阳气机变化特点的简要概括。《素问·阴阳离合论》、《灵枢·根结》均记载了"关、阖、枢"的具体内容，即"太阳为开（关），阳明为阖，少阳为枢……太阴为开（关），厥阴为阖，少阴为枢"。说明三阴三阳之气以及生理特点是不同的，即所谓"多少不等，动用殊也"（王冰注）。"关、阖、枢"正常时，三阴三阳六经气机变化如常；"关、阖、枢"异常时，即所谓"折"时，三阴三阳则可发生各种病变。《灵枢·根结》论及三阴三阳气机异常时，曰："（三阳）开（关）折则肉节渎而暴病起矣……阖折则气无所止息而痿疾起矣……枢折即骨繇而不安于地……（三阴）开（关）折则仓廪无所输膈洞……阖折即气绝而喜悲……枢折则脉有所结而不通。"在治疗上，该篇提出治疗原则，即三阳之关折则取之太阳（"暴病者取之太阳"），阖折取之阳明（"痿疾者取之阳明"），枢折取之少阳（"骨繇者取之少阳"）；三阴之关折取之太阴（"膈洞者取之太阴"）、阖折取之厥阴（"悲者取之厥阴"），枢折取之少阴（"不通者取之少阴"）。如果不懂得脏腑经络理论，不采取有效的治疗措施，有可能影响三阴三阳正常功能，导致"关、阖、枢"失调，即如《灵枢·根结》所言："奇邪离经，不可胜数，不知根结，五脏六腑，折关败枢，开阖而走，阴阳大失，不可复取"。

（二）六经皮部

1. 六经皮部的概念和内容 皮部是经脉功能活动反映于体表的部位，也是络脉之气散布之所在。皮部不单纯指体表皮肤，还包括皮肤及其相应经脉之功能的含义。《素问·皮部论》曰："欲知皮部以经脉为纪者，诸经皆然。"又云："皮者脉之部也"。皮部居于人体最外层，构成人体抵御外邪的首道屏障。十二经脉，按其所循行部位，在体表皮肤均有一定的分布范围，也就是十二经脉在皮肤上的分属部分，称之为十二皮部。十二皮部与十二经脉、奇经八脉、十五络脉、十二经别、十二经筋，共同构成了较为完整的经络系统。因十二皮部在诊断、治疗时手足相通，故有"上下同法"之说。杨上善解释："阳明之脉有手有足，手则为上，足则为下。又手阳明在手为下，在头为上；足阳明在头为上，在足为下。诊色、行针皆同法也。余皆仿此"。因此，十二皮部可合为六经皮部。六经皮部，即指三阴三阳在体表皮肤的分属区域及其功能反映。

六经皮部分属三阴三阳，各有专名。根据《素问·皮部论》记载，六经皮部的具体名称及内容如下："阳明之阳，名曰害蜚"。这里所言之"阳明之阳"，实指三阳之阳明。害蜚，王冰注："蜚，生化也。害，杀气也。杀气行则生化弭，故曰害蜚"。意即气至盛则气化止。另有一种解释：害，通阖，门扇也。其变动不闭，至极所止也。蜚，通飞（《集韵》），有飞扬之义。三阳之中，阳明为阖，为阳之盛时，故所属皮部称之为"害蜚"。"少阳之阳，名曰枢持"。枢，门轴也，寓枢要之意。其变动为转，可通达表里内外。持，主持也，寓执持之意，主司阳气之出入转机。三阳之中，少阳为枢，主转枢表里内外之阳气，故所属皮部称之为"枢持"。"太阳之阳，名曰关枢"。关，门栓也，其变动为开，故又曰"开"。枢，枢转也。王冰认为："关司外动，以静镇为事，如枢之运，则气和平也"。三阳之中，太阳为关，主表司卫外，可开闭转枢外出之阳气，故所属皮部称之为"关枢"。"少阴之阴，名曰枢儒"。这里的"少阴之阴"，即三阴之少阴。儒，《说文》释为"柔也"。柔与刚相对而言，刚者阳也，柔者阴也。王冰释"儒"为"顺也"，释"枢儒"为"守要而顺阴阳开合之用也"，三阴之中，少阴为枢，可转枢阴柔之气，故其皮部称之为"枢儒"。"心主之阴，名曰害肩"。此处"心主之阴"，指三阴之厥阴。害，阖之意；肩，任也，胜也。厥阴为三阴之阖，负有阴气交尽、阳气将生之任，故其皮部称之为"害肩"。"太阴之阴，名曰关蛰"。蛰，《说文》释为"藏也"，有阴气潜藏之意。太阴为三阴之关，主卫护阳气潜藏，故其皮部称之为"关蛰"。六经皮部名称详见表 1-11。

表 1-11　六经皮部名称表

六经名	太阳	阳明	少阳	太阴	少阴	厥阴
皮部名	关枢	害蜚	枢持	关蛰	枢儒	害肩

2. 六经皮部理论的运用　皮部具有重要的生理功能，主要表现在保护机体、抵御外邪方面。又由于"皮部以经脉为纪"，十二经皮部各有分区，故可依据不同分区的病理变化，对疾病作出判断，并采取相应的皮部治疗方法。临床上常用的皮肤针，"半刺"、"毛刺"、刺络、敷贴等法，均是皮部理论的具体运用。灸法、推拿、按摩等法的施用以及其他外治法的应用，也需要皮部理论作指导。

从六经皮部之专门名称及有关论述可以看出，《内经》对六经皮部的认识似已超出体表分区的范畴。害蜚、枢持、关枢、枢儒、害肩、关蛰的意义与三阴三阳的生理特点相一致。三阴三阳合称"六经"，包括经脉、经别、络脉、经筋和皮部在内。《素问·热论》在论述伤寒热病的传变时，已总结出一定规律，即所谓"伤寒一日，巨阳受之……二日阳明受之……三日少阴受之……四日太阴受之……五日少阴受之……六日厥阴受之"。东汉张仲景在《内经》六经分证基础上，进一步结合诊治伤寒热病的实践，将其发展为六经辨证，开辨证论治之先河，并撰写出传世之作《伤寒杂病论》。《伤寒杂病论》六经辨证之"六经"，引起诸多医家的重视，其学说纷呈，注解不一。有的主张以"六经皮部"释"六经"，如明·方有执《伤寒论条辨》载："经、络、筋脉，类皆十二，配三阴三阳而总以六经称"。又说："太阳者，以太阳所主部属皮肤言也"。明·柯韵伯《伤寒论翼》亦以皮部理论解释六经，认为《素问·皮部论》是"仲景创六经部位之原"。并说："仲景之六经是分六区，地面所赅者广，虽以脉为经络，而不专在经络上立说"。虽然如此，仅用"六经皮部"解释《伤寒杂病论》六经辨证之"六经"，是不全面的，但六经皮部理论在六经辨证中占有一定地位则是可以肯定的。因此，在六经辨证中，可以借助六经皮部理论进行诊断和治疗。

三、头身各部经络分布

经络内属脏腑，外络肢节，贯串上下，遍布周身。经络的循行分布有一定规律可循，尤其在四肢部，故四肢部经络分布较易掌握。经络在头身、脏腑各部的分布及联系较为复杂。现根据《内经》有关记载汇录如下。

（一）头面部

1. 巅，盖 巅，指头顶部。又称"脑盖"。足太阳经脉"交巅"；足厥阴经脉"与督脉会于巅"；督脉"交巅上"。手少阳经别"别于巅"。足少阳经筋"交巅上"。脑为髓之海，其输上在于其盖。

2. 脑 诸髓者皆属于脑。足阳明经脉"循眼系，入络脑"（《灵枢·动输》）；足太阳经脉"从巅入络脑"。督脉"入络脑"。

3. 头，头角 头顶两旁隆起处（今顶骨结节）称"头角"。足少阳经脉"上抵头角"。足太阳经筋，其直者"上头"；手阳明经筋，其直者"上左角络头"。督脉别络"散头上"。

4. 额，额颅，额角 额，又写作额，又名颡，指前发际下眉上之处。额之中部称"额颅"；额之两旁隆起处称"额角"。足阳明经脉"循发际至额颅"；足太阳经脉"上额"；足厥阴经脉"上出额"；督脉"上额"。足少阳经筋，其直者"上额角"；手少阳经筋，其支者"结于角"。手足少阴、太阴、足阳明之络，"此五络皆会于耳中，上络左角"（《素问·缪刺论》）。

5. 面，颜 前发际下至颌部总称"面"；眉目之间称"颜"，又前额之中央部为"颜"。任脉"循面"。足少阳经别"散面"。诸阳之会皆在于面。"十二经脉，三百六十五络，其血气皆上于面而走空窍"（《灵枢·邪气脏腑病形》）。足太阳经筋"下颜"。

6. 目，目系，眦 目，眼也。目系，指眼球连系于脑的部位。眦，上下眼睑相连处谓之。目眦在内近鼻者为内眦，即内眼角；外决于面者为锐眦，即外眼角。"五藏六府之精皆上注于目"（《灵枢·大惑论》）。"目者，宗脉之所聚也"（《灵枢·口问》）。"诸脉者皆属于目"（《素问·五脏生成》）。足太阳经脉"起于目内眦"；足少阳经脉"起于目锐眦"，"至目锐眦后"；手太阳经脉，一支"至目锐眦"，一支"至目内眦"；手少阴经脉"系目系"；足厥阴经脉"连目系"；任脉"入目"；督脉"与太阳起于目内眦"，"上系两目之下中央"；跷脉"属目内眦"。足阳明经别"还系目系"；足少阳经别"系目系，合少阳于外眦"；手少阴经别"合目内眦"。足太阳经筋，其支者"为目上网"；足少阳经筋，支者"结于目眦为外维"；足阳明经筋，"为目下网"；手太阳经筋"上属目外眦"；手少阳经筋"属目外眦"。

7. 鼻，颏 鼻根部称之为颏。手阳明经脉"上挟鼻孔"；足阳明经脉"起之鼻之交颏中"，"下循鼻外"；手太阳经脉，其支者"抵鼻"；督脉"至鼻柱"（《针灸甲乙经》）；足阳明经筋"下结于鼻"；足太阳经筋"结于鼻"。

8. 颐，顑 颐、顑均指颧骨部。颐，相当于眦下缘下部；顑，指颧部。《灵枢·经脉》多用"颐"；《灵枢·经筋》多用"顑"。手太阳经脉，其支者"上颐"；手少阳经脉，其支者"至颐"；足少阳经脉，其支者"抵于颐"；跷脉"入顑"。足阳明经别"上颈颐"。足太阳经筋，其支者"下结于顑"；足阳明经筋"合于顑"；手阳明经筋，其支者"结于顑"；足少阳经筋"结于顑"。

9. 颐，颔，颊 颐，指口角外下方，即两腮之前下方部位。颔，指颏下结喉上，两侧肉之空软处；一说腮下为颔。颊，面旁总称"颊"，下颌角部称"曲颊"，口颊内称"颊里"。足阳明经脉"循颐后下廉"，"循颊车"；任督二脉均"上颐"；手阳明经脉，其支者"贯颊"；手太阳经脉，一支"循颈上颊"，一支"别颊上"；手少阳经脉"下颊"；足少阳经脉，其支者"下加颊车"；足厥阴经脉，其支者"下颊里"。足少阳经别"出颐颔中"。足少阳经筋"下走颔"；手太阳经筋"结于颔"；手少阳经筋"当曲颊入系舌本"，"上乘颔"；手阳明经筋"上颊"，"下右颔"。

10. 唇，口，齿，舌 手阳明经脉"入下齿中，还出挟口，交人中"；足阳明经脉"入上齿中，还出挟口环唇"；足太阴经脉"连舌本，散舌下"；足少阴经脉"挟舌本"；足厥阴经脉"环唇内"；冲任之脉"络唇口"。手少阴络脉"系舌本"；手阳明别络"上曲颊偏（遍）齿"。足太阳经别"贯舌中"；足少阴经别"系舌本"。手少阳经筋"入系舌本"，"上曲牙"；足太阳经筋"结于舌本"。

11. 耳，耳上角，耳后完骨 耳上角，指耳上方的部位；耳后完骨，指耳后乳突部。足阳明经脉"上耳前"；手太阳经脉，其支者"入耳中"；足太阳经脉，其支者"至耳上角"；手少阳经脉，一支"系耳后直上，出耳上角"，一支"从耳后入耳中，出走耳前"；足少阳经脉"下耳后"，其支者"从耳后入耳中，出走耳前"。手阳明别络"入耳合于宗脉"。手厥阴经别"出耳后，合少阳完骨之后"。足太阳经筋"上结于完骨"；足少阳经筋"循耳后"；足阳明经筋，支者"结于耳前"；手太阳经筋，一支"结于耳后完骨"，一支"入耳中"，直者"出耳上"。

12. 枕骨 后头中央有隆起之骨，名为枕骨，今称枕骨粗隆。足太阳经筋，直者"结于枕骨"；足少阴经筋"结于枕骨"。

（二）咽喉颈（项）肩部

1. 咽，嗌，喉，肺系 咽，指水谷入胃所过之通道，为食道的通称。嗌，咽喉部之总称，《灵枢》中多指咽的上段。喉，指大气入肺之通道，为气管的通称。肺系，指连系于肺的组织，包括气管。手太阴经脉"从肺系横出腋下"；足阳明经脉，其支者"循喉咙"；足太阴经脉"上膈，挟咽"，"络嗌"（《素问·太阴阳明论》）；手少阴经脉"从心系上挟咽"，手太阳经脉"循咽下膈"；足少阴经脉"循喉咙"；足厥阴经脉"循喉咙之后"；任脉"至咽喉"；督脉"入喉"；冲脉，任脉"会于咽喉"。足少阳经别"上挟咽"；足阳明经别"上循咽"；足太阴经别"上结于咽"；手少阴经别"上走喉咙"；手阳明经别"上循喉咙"。

2. 会厌，颃颡 会厌为音声之户，即覆盖于喉门上之薄壳软物，其内有软骨（今称会厌软骨）。颃颡为咽之上部通于鼻者，即今称之鼻咽部。"足之少阴，上系于舌络于横骨，终于会厌……会厌之脉，上络任脉"（《灵枢·忧恚无言》）；足厥阴经脉"上入颃颡"；冲脉，"上者，出于颃颡"。

3. 颈，项，缺盆 头与胸背、两肩之间为"颈"，颈之后部为"项"。颈下之两侧，于巨骨之上凹陷处为"缺盆"，即今锁骨上窝部。手阳明经脉"下入缺盆"，其支者"从缺盆上颈贯颊"；足阳明经脉，其支者"入缺盆"，其直者"从缺盆下乳内廉"；手太阳经脉，其支者"从缺盆循颈上颊"；足太阳经脉"还出别下项"；手少阳经脉"入缺盆"，其支者"从膻中上出缺盆，上项"；足少阳经脉"入缺盆"，其支者"下颈合缺盆以下胸中"，其直者"从缺盆下腋"；督脉"别下项"；阴跷脉"入缺盆"。督脉之络"上项"；足阳明别络"上络头项"。足太阳经别"上出于项"；足少阴经别"复出于项"；手太阴经别"上出缺盆"；手少阳经别"入缺盆"；手阳明经别"出缺盆"。足少阴经筋"上至项"；手太阳经筋，其支者"循颈，出走太阳之前"；手阳明经筋，直者"从肩髃上颈"。足太阳经筋"上项"，其支者"上出缺盆"；足少阳经筋"结于缺盆"，直者"贯缺盆"；足阳明经筋"至缺盆而结，上颈"；手太阴经筋"出缺盆"、"上结缺盆"。

4. 肩（肩解、肩胛、肩上）　肩关节和肩胛冈部称"肩解"；肩峰端称"髃骨"；背部两侧成片状骨称"肩胛"；肩胛区肌肉称"肩膊"，内上方称"肩上"。手阳明经脉"上肩"；手太阳经脉"出肩解，绕肩胛，交肩上"；足太阳经脉"循肩膊内"；其支者"从膊内左右，别下贯胛"；手少阳经脉"上肩"；足少阳经脉"至肩上"；督脉"循肩膊内，侠脊抵腰中"。手太阳络脉"络肩髃"；手阳明络脉"乘肩髃"；督脉之络"下当肩胛左右，别走太阳"。手太阳经别"别于肩解"；手阳明经别"别于肩髃"。足太阳经筋，其支者"结于肩髃"；手太阳经筋，其支者"上绕肩胛"；手少阳经筋"上肩"；手阳明经筋"结于髃"，其支者"绕肩胛"，直者"从肩髃上颈"；手太阴经筋"结肩前髃"。

（三）胸胁背腰部

1. 胸中，膻中　胸中，又称胸里，胸内，今称胸腔，内藏心肺。膻中，两乳间内外统称之。足少阴经脉，其支者"注胸中"；手厥阴经脉"起于胸中"，其支者"循胸出胁"；手少阳经脉"布膻中"，其支者"从膻中上出缺盆"；足少阳经脉，其支者"下胸中"，其直者"循胸过季胁"；冲脉"至胸中而散"；阴跷脉"上循胸里"。手少阳络脉"注胸中"。足少阳经别"循胸里"；手少阳经别"散于胸中"；手厥阴经别"入胸中"。足太阴经筋"散于胸中"；手太阴经筋"下结胸里"；手少阴经筋"结于胸中"。

2. 肺　手太阴经脉"属肺，从肺系横出腋下"；手阳明经脉"络肺"；手少阴经脉"上肺"；足少阴经脉"入肺中"，其支者"从肺出络心"；足厥阴经脉"上注肺"。手阳明经别"属于肺"；手太阴经别"入走肺"。

3. 心　手少阴经脉"起于心中，出属心系"，一支"从心系上挟咽"，一支"复从心系却上肺"；足太阴经脉，其支者"注心中"；手太阳经脉"络心"；足少阴经脉，其支者"从肺出络心"；督脉"上贯心"。手少阴络脉"入于心中"；手厥阴络脉"络心系"。足太阳经别"当心入散"；足少阳经别"贯心"；足阳明经别"上通于心"；手太阳经别"入腋走心"；手少阴经别"属于心"。

4. 心包　手厥阴经脉"出属心包络"；手少阳经脉"散络心包"。手少阳络脉"合心主"；手厥阴络脉"上系于心包"；足少阴络脉"上走于心包"。

5. 乳，膺　乳，指胸前两旁乳房所在部位。膺，指胸部两旁筋肉高起处，此处正置乳房所在，故称膺乳。足阳明经脉"下乳内廉"；胃之大络，名曰虚里，"出左乳下"（《素问·平人气象论》）。手阳明经别"从手循膺乳"。足少阳经筋"系于膺乳"；手少阴经筋"挟乳里"。

6. 脊　背部中央脊柱部统称之为"脊"。足太阳经脉"挟脊"；足少阴经脉"贯脊"；督脉"贯脊"、"挟脊"。足阳明经筋"上循胁属脊"；足太阴经筋"内者著于脊"；足少阴经筋"循脊内"；手阳明经筋，其支者"挟脊"。

7. 腋，胁，季胁　肩下胁上之凹陷处为"腋"；腋下至肋骨尽处统称"胁"；胁之下软肋部称"季胁"。手太阴经脉"横出腋下"；手少阴经脉"下出腋下"；手厥阴经脉"循胸出胁，下腋三寸，上抵腋"；足少阳经脉"循胁里"，"过季胁"，足厥阴经脉"布胁肋"。手太阳经别"入腋走心"；手少阴经别"入渊腋两筋之间"；手厥阴经别"下渊腋三寸，入胸中"；手太阴经别"入渊腋少阴之前"。足太阳经筋，其支者"从腋后外廉，入腋下"；足少阳经筋"上走腋前廉"；手太阳经筋"入结于腋下"；足阳明经筋"上循胁"；手太阴经筋"下抵季胁"；手厥阴经筋"前后挟胁"；足太阴经筋"循腹里，结于肋"。脾之大络

"出渊腋下三寸"、"布胸胁"。

8．肝　足厥阴经脉"属肝"，其支者"复从肝别贯膈"；足少阳经脉"络肝"；足少阴经脉"上贯肝膈"。足少阳经别"散之，上肝"。

9．胆　足少阳经脉"属胆"；足厥阴经脉"络胆"。

10．腰　足太阳经脉"抵腰中"，其支者"从腰中下挟脊"；督脉"挟脊抵腰中"。足少阴络脉"外贯腰脊"。

11．肾　足少阴经脉"属肾"，其直者"从肾上贯肝膈"；足太阳经脉"络肾"；冲脉"起于肾下"；督脉"贯脊属肾"，"入循膂络肾"；带脉"上至肾"。足少阴经别"上至肾"。胞络者"系于肾"。

12．臀，尻　腰下股上肌肉丰厚隆起处称之"臀"。脊骨尽处，即骶尾骨所在部位称之"尻"。足太阳经脉"贯臀"；督脉"别绕臀"。足太阳经别"下尻五寸，别入于肛"。足太阳经筋"上结于臀"；足少阳经筋，其支者"结于臀"。

（四）腹部

1．腹　足阳明经脉"下循腹里"；足太阴经脉"入腹"；足厥阴经脉"抵小腹"；任脉"循腹里"；督脉有"其少腹直上者"；冲脉"循腹上行"。任脉之络"散于腹"。足阳明经别"入于腹里"。足阳明经筋"上腹而布"。

2．脐　足阳明经脉"下挟脐"；督脉"贯脐中央"；冲脉"挟脐上行"。足太阴经筋"结于脐"；手少阴经筋"下系于脐"。

3．脾　足太阴经脉"属脾"；足阳明经脉"络脾"。

4．胃　足阳明经脉"属胃"，其支者"起于胃口"；足太阴经脉"络胃"，其支者"复从胃，别上膈"；手太阴经脉"还循胃口"；手太阳经脉"抵胃"；足厥阴经脉"挟胃"。

5．大肠，小肠　手阳明经脉"属大肠"；手太阴经脉"下络大肠"；手太阳经脉"属小肠"；手少阴经脉"络小肠"。足太阴络脉"入络肠胃"。手太阳经别"系小肠"；手阳明经别"走大肠"。

6．膀胱　足太阳经脉"属膀胱"；足少阴经脉"络膀胱"。足太阳经别"属于膀胱"。

7．三焦　手少阳经脉"属三焦"；手厥阴经脉"历络三焦"；手太阴经脉"起于中焦。"手少阳经别"下走三焦"；手厥阴经别"别属三焦"。

8．阴器，睾，宗筋　阴器，即外生殖器统称；睾，即睾丸，又名卵、阴丸；宗筋，即脐旁至阴器之竖筋，一说阴毛中横骨上下之竖筋。足厥阴经脉"入毛中，过阴器"；足少阳经脉"出气街，绕毛际"；任脉"起于中极之下，以上毛际"；督脉"起于少腹之下骨中央，女子入系廷孔……其络循阴器……其男子循茎，下至篡，与女子等"；跷脉"循阴股入阴"；冲脉"与阳明合于宗筋"（《素问·痿论》）；"前阴者，宗筋之所聚，太阳、阳明之所合也"（《素问·厥论》）。足厥阴络脉"上睾，结于茎"。足厥阴经别"上至毛际"。足阳明经筋"聚于阴器"；足太阴经筋"聚于阴器"；足少阴经筋"上结于阴器"；足厥阴经筋"结于阴器"。

9．气街　此处气街，指鼠鼷部中间有动脉应手处，即股动脉搏动部位。足阳明经脉"下挟脐，入气街中"，其支者"下循腹里，下至气街中而合"；足少阳经脉，其支者"循胁里、出气街"；足厥阴经脉"循股阴入毛中"；冲脉"出于气街，循阴股内廉"。

第七节 经络的现代研究概况

从 20 世纪 70 年代开始，全球掀起了针刺麻醉、经络研究的高潮。我国对经络研究给予了前所未有的重视，从多学科、多层次地开展了经络领域的多项科学研究，内容主要集中在"经络现象"、"经络的形态学研究"、"经络的理化特性"和"经脉-脏腑相关"四个方面。

一、有关经络现象的研究

（一）循经感传现象与规律的研究

"循经感传"是针灸临床中最为常见一种经络现象，它是指用毫针、脉冲电、按压等方法刺激人体穴位时，所产生的一种酸、麻、胀、重等感觉沿着古典经脉路线传导的现象，一直被人们认为是古人创立经络学的主要依据。20 世纪 70 年代以来，国内共有 20 多个省、市、自治区的有关单位按照统一规定的普查方法和分型标准，对不同民族、性别、年龄和健康情况的人群进行了 6 万多人次的普查，结果发现感传出现率最高达 45.2%，最低为 5.6%，大多数在 12%～24% 之间，其中显著型最高达 2.2%。大规模的调查结果还表明，循经感传广泛存在于人群之中，基本上无种族、地域、年龄、性别、职业、文化程度、习俗、信仰等方面的差别，在健康人和病患者中均存在[1-2]。

1. 循经感传的主要特征

（1）循经感传的性质多样：因刺激方法不同和受试者个体差异而多种多样。针刺和指压多数为酸、麻、胀、重感、冷感、热感等。电脉冲刺激时还有虫爬感、麻跳感、流水感、蠕动感。艾灸时有热感或麻感。穴位注射以酸、胀、沉重感居多。

（2）循经感传的路线基本循经：大多数与《灵枢·经脉》所记载的经脉循行路线基本一致，但也存在不同程度的变化和差异，四肢基本一致，胸腹部不完全一致，头面部偏离更大。

（3）循经感传的宽窄不均，深浅不一：感传的宽度与刺激方法和强度有关，其中电脉冲刺激多呈一定宽度的带状，针刺或穴位注射呈线状、绳索状，一般四肢远端较窄，近端和躯干部较宽；感传尚有一定的深度，肌肉浅薄处较浅，肌肉丰厚处较深。

（4）循经感传可回流，呈双向传导：刺激四肢末端的井穴，感传向躯干、头面部方向单向传导；刺激经脉中途的穴位，感传大多向上下方双向传导。大多数受试者在停止刺激后，感传又能由原传导路线向刺激穴位回流，直至消失。

（5）循经感传的速度缓慢：循经感传的速度远较神经传导速度慢，从每秒数毫米至数厘米不等，一般在 0.10m/s 左右，但个体差异很大。有的人在感传过程中还有走走停停的"间歇"现象，或越过某一部位的"跨越式"传导。

（6）循经感传存在停顿点：感传并非匀速传导，在通过关节或穴位处时速度很慢，甚至暂时停顿。

（7）循经感传对脏腑器官活动的影响：循经感传过程中，出现的感传与脏腑、官窍功能活动相联系的现象极为普遍。如感传沿肺经到达胸部时，受试者觉胸部紧迫、呼吸困难，到达上腹部时觉胃部灼热、发胀，针刺膀胱经出现排尿量增加等。

（8）循经感传的趋病性：大量的循经感传现象观察中，发现在病理情况下其传导的路线和方向有"趋向病所"的特征，有单位调查227例胃经出现感传者，其中163例本经具有临床症候。另有人报道1例心脏病患者的不同经脉发生感传后，都有趋向心脏的集中现象。这种趋病性充分证明了古代医家提出的"气至病所"具有实践基础。

（9）循经感传的可阻滞性：在感传线路上附加一个阻滞性刺激，如机械压迫、局部降温等，可使循经感传被阻断。随着循经感传被阻滞，相应脏腑的效应也受到影响。一旦撤出阻滞因素，感传又可恢复，并继续向前传导。如有人对102名冠心病患者进行了观察，结果发现在郄门穴上施加压迫，可使针刺内关的针效显著降低。

2. 隐性感传　隐性感传指在大多数经络感传不显著者的井穴施加脉冲电刺激后仍无循经感传现象出现时，用特制的小型叩诊锤从原穴以上各个不同水平面沿着经脉的垂直线在体表进行连续、均匀地叩击，结果可找到一个最明显的阳性点，把这些阳性点连起来，恰与古典经线相符合，研究者们对这种需经附加刺激才能使受试者出现感传感觉的现象称为"隐性感传"。自1977年至1987年的10年间，各地先后对1030人作了调查，其隐性感传出现率最低为58%，最高则达100%。说明隐性感传在人群中的分布更为广泛和普遍。

3. 循经感传的诱导与激发　我国循经感传的出现率仅为20%，显著者不足1%。研究表明循经感传可以通过多种方式激发和诱导。①传统针刺手法导气：以传统的针刺手法轻微捻转、震颤、循摄、叩击穴位，并经反复多次加强，可促进感传发生。有人对45例面肌痉挛患者进行了1641次的激发，其循经感传的出现率高达82.1%。另有人相继运用大体相同的手法对100例青少年受试者进行针刺激发，经30日的针刺激发，全部出现了感传。②电锟针短程接力：有人在对57例聋哑人的三焦经或大肠经采用电锟针在井穴上刺激，当出现短程感传时，则在其终止处再加刺激，如此多次短短接力，感传可由短变长，直至头部入耳。③入静诱发：入静诱发是指通过诱导入静改变人体的功能状态，结合穴位刺激以诱发感传。有人曾在118例战士和中小学生中入静诱发，其感传出现率达85.6%。

另外还有药物循经导入，循经加热法等。

4. 循经感传与临床疗效的关系　中医学认为："刺之要，气至而有效"。指出"气至病所"能收到较好的临床疗效。大量的临床观察资料证明感传越显著，疗效越好。有人对170例近期心电图ST段、T波有不同程度改变的冠心病患者，观察针刺内关穴时心脏收缩间期、心输出量等8项指标的变化，结果发现170例患者感传与针效之间的相关系数为0.893，$P<0.01$。说明了感传显著程度和针刺效应的优劣之间存在高度正相关。还有人运用手法激发循经感传并使之到达病所，治疗102例久治不愈的面肌痉挛患者，取得了良好疗效，其中感传上达头面者效果更佳。

（二）其他经络现象

除循经感传现象外，还有一些其他的经络现象，如循经性皮肤病、循经性疼痛和感觉异常，以及循经出现的红线、白线、丘疹、出血带、汗毛竖立、肌肉跳动、出汗等现象[1-2]。

1. 循经皮肤病　循经皮肤病是一种十分引人注目的经络现象，由于它行程清楚，肉眼可见，直观地显示了经络的特殊循行路线，被人们誉为可见的经络现象。据不完全统计，我国学者总计观察了25个病种、343名患者的478条皮肤病损中，分布于经络全程或接近全程的共137条，占总数的28.67%。循经皮肤病以其直观的形态学变化，从一个侧面证实了古人所描述的经络循行路线是客观存在的。

2. 循经性疼痛与循经性感觉异常 循经性疾病与循经性感觉异常在病理情况下，机体自发出现的一种经络现象，其分布路线既不同于神经血管的走行路线，也不同于某些神经痛、感觉障碍或内脏病变所致的皮肤过敏的 Head 氏带，而与古典经脉循行路线吻合，其宽度在 0.3～3cm 左右。发病机制目前尚不清楚，有人认为它可能是一种具有局限性癫痫和反射性癫痫双重性质的循经走行的感觉癫痫，并称之为"循经性感觉性癫痫"。

3. 伴随感传出现的一些机能反应 循经感传作为一种主观感觉，从生理学的角度虽不能直接加以记录或显示，但某些循经传显著者针刺时常可伴随感传而出现一些功能反应，如有研究者在观察过程中发现针刺时循经出现的发汗、立毛现象和沿经皮肤温度、肌电发放，以及血流图的变化，循经出现这些机能变化，目前虽然还仅只是在部分受试者身上记录到，但它无可辩驳地说明循经感传并不只是一种单纯的主观感觉，其循经部位还会出现各种复杂的机能反应，有待进一步研究。

二、经络的形态学研究

近半个世纪以来，国内外许多学者运用解剖学、组织学以及组织化学技术和方法对经络的形态结构进行了深入的研究。结果发现经络腧穴与周围神经、血管、自主神经、淋巴系统、结缔组织、以及肌肉肌腱分布有种种相关联系。

1. 经络与结缔组织密切相关 有人在 3 具成人尸体和 1 例成年男性活体肺经穴位施针后发现，11 个肺经穴位中，与骨膜相关者有 9 个，与神经鞘膜和动脉壁相关者各 1 个，X 线和 CT 观察证实了尸体解剖的结果[3]。还有人从数字解剖学的角度，提出经络的解剖学基础是遍布人体全身的筋膜支架，并提出了经络系统是独立于人体九大系统之外的第十系统——"自体监控系统"，这一系统在中枢神经系统和免疫系统的共同参与下实现维持机体内环境稳定的作用[4]。另有人提出，肥大细胞是人体疏松结缔组织内常见的细胞，针刺刺激或损伤了神经组织中较敏感的肥大细胞，从而释放活性物质，发生改变毛细血管通透性、改变细胞膜电位、扩张小血管、收缩平滑肌等作用，激发了局部的经络感传现象[5]。也有人提出，人体的一些主要穴位肥大细胞数量多于非穴区，甚至截肢标本中，各穴区的真皮内仍有大量的肥大细胞呈弥散或成群分布，在小血管、小神经束或神经末梢处较多[5]。有单位发现，人体深层经穴肥大细胞密集成群、数量多，浅层则单个存在、数量少。深层穴区肥大细胞数量明显高于非穴区，浅层分布则无明显差异[5]。有研究发现胆经的外丘、光明、阳辅、悬钟和胃经的下巨虚等穴位于肌肉起点的范围内，并与钙富集区相应；而胃经外踝上 5 寸、4 寸、3 寸处虽然有钙富集区，但没有肌肉起点，也没有相应的穴位，因此，肌肉附着点可能与经络穴位的功能有一定关系[6]。还有人认为，经络是疏松结缔组织间液丰富的带区，是经络信息载体物质扩散的低阻通道，经络信息载体物质是组胺，经络生物信息放大器是肥大细胞。也有人认为结缔组织是联系经络与血管、神经、淋巴、神经递质、肥大细胞、钙离子等的中介，即经脉借助结缔组织发挥对机体的调节作用[7-8]。

2. 经络与血管 有研究者根据实验所得的解剖事实，建立了一种毛细血管血浆与组织液交换的血流动力学模型，通过对模型的数值模拟发现，人体组织液的定向流动可能是经络线上物质得以输运的原因[9]。

3. 经络与淋巴系统 有人从大体解剖、组织学及针灸对细胞的免疫功能调节作用等角度提出，十四经脉、带脉、冲脉与淋巴系统有着密切的关联[10]。

4. 经络是血管、神经、淋巴系统的复合功能体系 越来越多的研究者认为，经络现象是人体内各种生命物质之间互相作用的复杂活动的综合反映，不是某种组织的单一功能可以解释的。有学者认为经络实质是液气运行的间隙通道，间隙包括器官间隙、组织间隙及细胞间隙。这些间隙通道有循经感传、血管变化、淋巴免疫的功能和低阻良导、双向运行、阻滞疏通、气道相通的特征[11]。还有人通过大量研究发现，经络穴位的物质基础是在以结缔组织为基础，连带其中的血管、神经丛和淋巴管等交织而成的复杂的体系之中，该体系不仅是各种器官、组织和细胞的载体，并且与细胞进行着物质、信息和能量的传输和调节，构成一个对生物机体内外环境能做出反应的动态平衡体系；与穴位位置相对应的深层结缔组织结构中，富集有钙、磷、钾、铁、锌、锰等，其功能之一可能是在穴位的局部区域内起着存储和应急调节钙离子、钾离子浓度的作用，这两者是重要的信使物质，在人体各种生理活动中发挥着重要的作用；并且这个物质基础中的液晶态胶原纤维具有高效率传输红外光的特征波段，还可能存在具有受激自发辐射功能的超晶格结构，预示着人体内部可能存在着一个生物光子系统，在信息、能量的交换等生理活动中起着极其重要的作用。实验证明，循经感传和循经小分子物质迁移的速度在几毫米到几厘米每秒，而人体神经纤维的传导速度一般为数米至百余米每秒，血管内血液循环的速度也是几十厘米每秒，而体液的信息传导速度是以小时与天数计的，所以从经络的传导速度来看它不是简单的神经传导，也不是动静脉中血液循环或淋巴系统中的淋巴液循环。从经络的功能来看，它又是外联肢节内属脏腑遍布全身的，与神经、血管和淋巴管等作用是密不可分的[12]。

三、经络的理化特性

（一）经络的物理特性

1. 经络的电学特性 电学特性是最早被人们所认识的说明经络客观存在的一个指标。具体表现在三个方面：低电阻、高电位、伏安特性。

经络穴位的低阻抗特性是指当电流通过经络及经穴部位时，该部位具有较周围皮肤为高的导电量，即低电阻的特性。这是腧穴区别于非穴位的客观标志，也是经络穴位客观存在的重要证据。这一现象是由日本的中谷义雄在 1950 年发现的。此后，各国学者对此进行了大量的研究和探索。另有人观察到，针刺光明穴后，人体胆经上低流阻点与旁开的对照高流阻点的流阻都呈不同程度的降低，唯前者降低显著；小家猪的实验也获得了类似的结果，该低流阻通道与人体有关经脉的路线大体一致[13]。有单位观察到在小腿穴位"地部"的部位毛细血管呈平行排列；在血流动力学模型上模拟实验发现，此结构下的组织液能产生一种定向的流动，并在毛细血管密集的穴区获得加速，不断接力构成一条与经脉路线相吻合的流线。组织液的这种定向流动受到动脉血压、毛细血管通透性、外界组织压力等因素的影响[14]。

有学者通过用 4 个皮肤电极的方法测量人体阻抗，发现在健康人体体表浅层存在着低电阻带，这种低电阻带与体表传统经络位置间有着绝非偶然的一致性，从而揭示经络具有电阻率较低的客观特性，并且认为组织液的相对含量较高是经络低阻特性的根源[7-8]。另有学者认为一氧化氮介导皮肤交感神经产生去甲肾上腺素功能，因此经络腧穴具有低电阻的特性[15]。另有人测量人体对称经络、对称穴位之间的电流波形，计算其电阻抗值，证明了正常人双侧经络电阻抗的对称性、双侧经络电阻抗失衡与其络属脏器病变的相关性等问题及经络具有阻容导电特性，经络循行线具有低阻特性[16]。

有单位在研究穴位伏安特性中发现，穴位惯性面积在反映人体生理病理变化方面具有特异性，揭示穴位惯性面积比伏安面积能更敏感地反映人体的生理变化，可作为穴位电学特性的一个主要观察指标[17]。

2. 经络热辐射特性　循经红外辐射轨迹（IRRTM）循经分布特征。有人[18-20]先后在250名健康志愿者及一部分肺部疾患的病人身上观察到，针刺10分钟左右，沿躯干和四肢等体区的经脉循行路线均可出现 IRRTM；沿 IRRTM 的皮温较高，形成高温带；但也有一些受试者在不同的实验日出现低温带。若在肘、腕关节附近使肺经、心包经和心经受到同样强度的热力刺激，部分受试者前臂皮温的变化出现了三个向前推进较快的尖峰（形成三条 IRRTM），在非经的对照部位加热，其变化是以加热点为中心，向四周均匀地扩展，与经线上加热时皮温变化沿经双向扩散的结果形成鲜明的对比，进一步证实了经脉线上相关组织可能具有更好的"导热性"的推想。张栋等观察到，急性胆囊炎的家兔模型中有多数在两侧躯干先后都出现了长程的高温线，时间最长的可达4周，对照组则没有一只出现上述现象。对神道、命门等4个督脉穴位和T8水平的非穴点的皮温和皮下组织温度进行测定，证明随着测试深度的增加组织温度也升高，但经脉线上组织温度高于其两侧非经对照点的这种特征始终保持不变。因此，人体上可能存在某种具有三维结构的热通道，IRRTM 只是这种传热通道在体表的反映。也有人观察到同一现象，但艾灸诱发的 IRRTM，其温度升高的部位只出现在皮表和皮肤层，与自然存在的高温带或斑块似有不同。这两个单位在不同的实验中还分别观察到，经脉循行线下组织中的氧分压、ATP 酶的活性和微循环灌注量均显著高于其旁开的对照点，说明在相关组织中的能量代谢比较旺盛，微循环的血液灌注量较高是形成 IRRTM 的一个重要原因[14]。

离体和在体条件下红外光传递的特征。有单位观察到，健康志愿者合谷等穴区红外辐射强度的个体差异较大，但光谱特性比较一致，峰值均在 7.5μ 附近。在 2μ 和 15μ 频段还可记录到2个与热辐射无关的稳定的高峰，其旁开非穴区有的有差异[14]。还有人在对细胞外基质的研究中也对在体和离体大鼠尾部胶原纤维的光导特性进行了测量，在轴向耦合时，有一条明显的光路通过纤维。他们采用连续切片和三维重构技术，观察到在真皮深层、皮下结缔组织及肌肉间隙形成一些胶原纤维、蛋白多糖等细胞外基质密集区，它们与血管和神经有密切关联，但是并不总是相伴而行。研究胶原纤维对作为电磁波的近红外光的独特传导特性，对于认识细胞外基质作为机体的能量与信息传输与调节载体的作用与机制有重要意义[14]。

3. 光学特性　有人发现，人体经穴上能发出较强的"冷光"，其波长为3800～4200埃。失血和死亡家兔经穴的发光强度明显下降。针刺得气可增加发光强度，有循经感传者经穴发光强度上升更明显[2]。另有人运用激光光波垂直辐照在人体体表经线上发现，在排除组织解剖结构的因素后，光波沿经脉线方向上的光衰减较非经脉线小，因此认为光波具有沿经脉线方向传输的趋势，经脉线是一定波长光波的良通道[21]。

4. 同位素循经迁移　有单位运用放射性同位素检测经络的循行路线发现与古典经络循行路线相符，而在穴位外注射则没有同位素循经移动的现象[22]。近年来，应用单光子发射计算机断层（SPECT）技术及正电子发射计算机断层（PET）技术通过血流及神经受体变化的信息来进行探讨和研究。

5. 循声传导特性　有学者用敲击锤的方法在经络 LPSM 的垂直线上以均一的力量逐

点叩击，通过音传感器记录在记忆示波器上[23]。也有用经络低频声波输声技术，对经络进行声学特性测定。有学者在家兔右侧"委中穴"输入70Hz声波后发现，低频声波沿着足太阳膀胱经背部两条侧线传导，提示低频声波具有沿着人体经脉传导的特性，在切断家兔膀胱经背部体表经脉循行线深筋膜后，循经声波消失，因此认为筋膜组织可能是经络的物质基础[24]。

除此以外，尚有经络的磁学特性、循经肌电特性等。

（二）经络的化学特性

经络的化学特性研究包括离子、能量代谢特性、神经递质、氨基酸、微量元素富集等。

1. 离子富集　钙离子（Ca^{2+}）在细胞中是信号传导的第二信使，它可启动许多细胞的生理活动。许多疾病的发生都与细胞内外 Ca^{2+} 自稳态的失调有关，针刺治疗疾病效应即与调节病变部位相应经络线的细胞内游离 Ca^{2+} 有关。在体测试发现，经穴处的 Ca^{2+} 浓度高于非经穴处，针刺本经穴位可使本经其他穴位处的 Ca^{2+} 浓度升高；当脏腑发生病变时，相应外周经穴处的 Ca^{2+} 浓度存在特异性变化；当络合针刺穴位处及相应经脉线上的 Ca^{2+} 或阻断穴位经脉线上的 Ca^{2+} 通道，针刺效应均消失。提示 Ca^{2+} 是经脉活动的重要化学基础之一，也是经脉活动的关键因素之一。Ca^{2+} 发挥其信号作用，需通过与钙调素（CaM）结合形成 Ca^{2+} 2CaM 复合物。CaM 参与介导调节体内众多的生理生化过程，在细胞增殖、运动、分化、转化、程序性死亡中都起着重要的作用[25]。有实验表明，CaM 在经脉线上的分布可能具有一定的特异性分布，经脉线上的 CaM 含量明显高于旁开经脉线[26]。如果失活局部穴区 CaM 可致针效降低，故认为胞内 Ca^{2+} 2CaM 复合物的激活是针效产生的重要环节[27]。又有人采用质子激发 X 射线荧光发射技术测定结缔组织中的钙含量，发现下巨虚穴结缔组织结构中的钙含量比离穴位中心点 20mm 处的在经非穴区高数十倍。认为在针刺中发挥作用的 Ca^{2+} 源自一种存在于穴位深层处结缔组织结构之中的"钙库"，其既不在细胞之中，也不在骨骼之中。这种"钙库"可能在特定的区域内起应急调节细胞外的 Ca^{2+} 浓度和储存亚稳态结合钙的作用，可能与针刺穴位时释放 Ca^{2+} 相关[12]。还有人采用钙离子选择性针型电极，观察了实验性心律失常家兔心包经上钙离子浓度的动态变化及针刺"内关"穴对它的影响。结果说明，在心律失常过程中，心包经上钙离子浓度发生特异性变化，针刺治疗可调整钙离子浓度变化；并对健康人体经穴处钙离子浓度进行了在体探测，发现人体经穴处可能存在钙离子浓度的富集；还采用推挽灌流技术，对家兔"足三里"穴"地部"组织液进行了灌流，并对组织液中钙元素进行了测定，实验结果表明家兔"足三里"穴"地部"钙元素浓度高于旁开对照的非穴位处。当络合针刺穴位处及相应经脉线上的钙离子，或阻断穴位经脉线上的钙离子通道，或拮抗经穴处的钙调素活性，针刺效应均消失。提示钙离子是经脉活动的重要化学基础之一，也是经脉活动的关键因素之一[28]。另有人利用 PIES 技术，对人尸体的部分穴位处的钙元素含量进行了测定，结果显示经穴处的钙元素高于旁开的非经穴处约 40 倍[28]。

当脏腑发生病变时，在其相应的经穴处往往存在压痛点，或患者多自觉有酸痛感，可能与体内的酸性产物增多有关，即局部 H^+ 浓度增高，其中首要的是 H_2CO_3，它是糖、脂肪、蛋白质氧化分解的产物 CO_2 衍生而来，局部 H^+ 浓度变化与其处物质代谢关系密切。经穴点 pH 较非经穴点低。针刺"足三里"穴后，穴位内的酸度急剧上升，而停针后即逐渐下降。循经取穴针刺镇痛，可使疼痛点的 pH 渐趋正常。在心律失常家兔内关穴 H^+ 浓度变化的动态检测研究中，发现心律失常出现时，心包经、心经及肺经上 H^+ 浓度存在相对特异性，即 H^+ 浓度呈升高趋势。提示当脏腑发生病变时，在其相关的经穴处存在 H^+ 浓度的特异变化[25]。

生命活动的组织学基础乃是活细胞的兴奋，而兴奋的表现则是生物电变化，生物膜电位和动作电位产生的离子基础却是钾离子（K^+）和钠离子（Na^+）。任何生命现象的表达，最终都有赖于细胞所表现出的各种形式的生物电反应。因此，K^+、Na^+ 浓度在细胞的代谢中至关重要。有人证实腧穴处的 K^+ 浓度高于非经非穴处，且当内脏痛发生后，相应经脉线上的 K^+ 浓度降低，并随着内脏痛的消失而恢复到原有水平。阻断经脉线上的 K^+ 通道发现针刺的镇痛效应亦被阻断。针刺可使同经穴位处 K^+ 活度升高、Na^+ 活度降低或 K^+ 活度降低、Na^+ 活度升高的负相关现象。针刺家兔"阴市"穴对"伏兔"穴区的 K^+ 有双向调整作用。以上都提示针灸可以促进穴位内的钠泵运转，从而使 K^+ 重新泵入细胞内，针灸治病可能与调整或促进正常细胞钠泵运转有关。K^+ 是经络功能发挥作用的重要因素之一[25]。

2. 能量代谢 氧分压（PO_2）、CO_2 能量代谢是人体物质代谢的最基本形式，经脉上的能量代谢是否有别于非经脉，针刺作用是否通过调整经线上的能量代谢而发挥效应？有实验表明在静卧的情况下，经脉循行线上的组织氧分压明显高于两侧旁开对照点；电针穴位可使本经循行线上的组织氧分压显著降低，而两侧旁开的非经对照点的组织氧分压则无明显变化。机械压迫能明显降低针刺时沿大肠经经线深部组织中的氧分压的变化，而对非经线对照点深部组织中的氧分压影响则不大。而且只有当压迫施加在经线上时，这种阻滞效应才能表现出来。因此有学者认为针刺引起经脉线上的组织氧分压降低可能是由于电针使经脉循行线上各测试点的组织细胞的代谢增强，耗氧量增多所引起，而非内部血流量的减少所造成。也有认为是由于某种"激发动因"充当了传递信息的角色，在信息传递的过程当中，必然伴有能量代谢的变化，而氧分压的改变则是能量代谢改变的直接反映。甚至有人提出了"氧是经气的重要组成部分"的假说[29]。针刺时经脉线上耗氧量的增加必然伴随着 CO_2 呼出量的增高，有实验也证明了这一点：针刺后无论是经脉线上还是经脉线外，皮肤的 CO_2 呼出量都显著升高；远心端的升高经脉线上与线外无显著差异，近心端经脉线上的升高幅度显著高于经线外；起针以后，都有不同程度的回降，而经脉线上的回降比较显著。这进一步说明针刺对外周组织特别是经脉线组织的能量代谢有促进作用。针刺可能有通过代谢调整发挥治疗作用的机制[25]。

3. 其他 有学者发现切断大鼠针刺穴位上下的皮肤可以完全阻断针刺镇痛效应；大鼠针刺后经线皮肤中有去甲肾上腺素释放出来；在家兔针刺穴位上下的经线皮肤真皮内注射微量的 α 受体阻断剂可以阻断针刺镇痛效应；大鼠穴位注射微量的 $α_1$ 受体兴奋剂可以模拟很强的镇痛效应。研究结果提示皮肤的针刺信号传递线路与交感肾上腺素能物质有密切的关系，这些交感物质的释放和对局部 α 受体的作用是针刺信号传递的核心。同时还进行了大鼠皮肤交感物质分布的宏观放射自显影观察，在大鼠皮肤中显示出了连续清晰的交感物质分布线，从头到足，纵贯全身。在沿物质分布线经过的背上部切断皮肤，可以显著阻断针刺"足三里"产生的针刺效应，表明这些交感物质分布线就是针刺信号的传递线[28]。有研究单位观察到人和大鼠经线组织中均有 P 物质、神经肽 Y 及血管活性肠肽 Vip 3 种肽能神经分布[28]。有研究发现，微量 P 物质或组胺注入大鼠背部足太阳膀胱经"肝俞"至"胆俞"一段的皮下部位，可引起外周感觉神经末梢传入放电增多，说明 P 物质或组胺可能是经脉线上传递信息的化学物质[28]。

儿茶酚胺是机体中重要的神经递质，包括肾上腺素、去甲肾上腺素（NA 或 NE）和多巴胺（DA）。针刺可以导致皮肤释放 NA，且有循经性，NA 作用于 α 受体，阻断 α 受体可以阻断循经感传和针刺效应。α 受体兴奋剂注射入穴位皮肤内产生了很强的针刺效应。因此推论针刺引起经脉线上 NA 的释放，一是交感反射引起的循经 NA 的释放，二是直接的递质循经扩散作用。通过一些实验，如机械压迫可以阻断感传，去掉压迫感传可再通；切断皮肤可以阻断针刺效应，用液体连接皮肤可以恢复针刺效应。可看出，扩散作用是必然存在的，而且很可能起主导作用。另外，实验还初步证实，NA 可以扩散作用于邻近部位引起新的 NA 释放。于是可认为经络线的实质就是体表和体内交感神经的敏感线[25]。

环核苷酸是体内重要的细胞信号传导物质，尤其以环磷酸腺苷（cAMP）为主，通过第二信使 cAMP，激素的作用可明显放大。通过对针刺正常大鼠膀胱经、肾经、任脉、胃经环核苷酸含量及变化的观察，得出环核苷酸在不同经线组织内具有差异性分布的特点，经脉是整个体表联胞内小分子物质区域化的表现，同经的小分子物质组成相似程度较大，各条经脉之间则呈现出梯度表现。在经脉上存在穴位，是由于与一条经脉相对应的部分体表结构也可以看成一个联胞。在其内部（cAMP，ATP）呈区域化分布，这里的（cAMP，ATP）集中区域在宏观上表现为腧穴。于是可推断环核苷酸在不同经线组织内的差异性分布可能是经络特异性功能产生的物质基础之一[25]。

有人随机取一条经络上的一些穴位的组织，经同样条件下的水解，比较其同时层析所得的氨基酸云图，以其他经络的穴位作对照，可见相对于不同经的穴位，同经的穴位的化学组成相似程度较大，故认为经络是化学组成相似程度较大的细胞群的连续[25]。

还有人采用质子激发 X 射线荧光发射技术测定结缔组织中的钙含量的同时发现除了钙外，穴位区也存在着钾、磷、铁、锌、锰等元素的富集。通过针刺足三里穴观察到被针刺过的穴位组织，其锌的含量要比不针刺的为高。家兔"内关"穴注射胰岛素后 15min，其"内关"、"大陵"、"曲泽"穴局部及其相应脉线铁、钙、锌含量都降低[25]。

四、经脉-脏腑相关

经脉-脏腑相关主要研究经脉与脏腑之间的相互效应关系，近年来的研究主要通过对一经与某一脏（腑）的联系、一脏（腑）与多经的联系以及多脏（腑）与一经的联系三方面。

（一）一脏（腑）与一经的联系

主要以足阳明经与胃相关的研究为主。有单位观察到，针刺胃经穴区等可明显减轻家兔实验性胃黏膜损伤指数；降低胃窦内 SP 含量，增加 MTL 含量；使升高的胃动素（GAS）含量下降；增加胃黏膜内保护物质前列环素（PGE₂）、表皮生长因子（EGF）、生长抑素（SS）及血清一氧化氮（NO）含量，而"足三里"旁开对照点作用不明显。针刺健康人和功能性消化不良患者的胃经穴区，可使降低的胃电相对功率谱、低胃阻抗总功率、GAS 升高，使升高的血浆 SS 降低，而针刺足三里旁开对照点作用不明显。其机制可能是延脑内 SP 及 GAS、MTL 参与针刺调节胃肠功能活动的过程[14]。有研究表明，电针"四白"、"足三里"对大鼠胃肌电有明显的兴奋作用，而在电解损毁孤束核（NTS）后，电针"四白"、"足三里"穴对大鼠胃肌电的兴奋作用明显减弱，提示 NTS 是足阳明经与胃联系途径中的一个重要初级中枢[30]。在此研究的基础上，有人对同属三叉神经支配的"四白"、"颊车"、手太阳小肠经"颧髎"穴及胃经穴"四白"旁开对照点比较，发现电针"四白"与胃扩张在 NTS 内 FLI 阳性神经元细胞的表达较高，表明来自"四白"穴的躯体传入信息与来自胃的内脏传入信息关系更密切[31]。电针"四白"穴和胃扩张刺激的感觉传入可能在孤束核发生汇聚、整合，是针刺"四白"穴调节胃功能的中枢途径之一，为足阳明经与胃相关提供了依据[32]。有单位在胃电节律失常的动物模型上观察到，大鼠胃电变化的同时胃底部一氧化氮合酶（NOS）的活性降低，针刺"足三里"后其活性可恢复到正常水平[14]。电针猫"足三里"、电刺激猫内脏大神经或扩张胃可分别激活或抑制脊髓胸段背角神经元的电活动；电针可逆转扩张胃引起的背角神经元电活动的变化，"足三里"对脊髓内胃相关神经元的影响强于"三阴交"[14]。还有人在自愿受试者人体上观察到，电针胃经足三里和梁门穴，可调整静脉注射小剂量盐酸消旋山莨菪碱造成的异常胃电频谱，使之规整，其作用优于各自的旁开对照点[14]。另有人观察到，电针胃经"足三里"等可明显增强清醒狗的胃肠动力，此时延脑极后区（AP）内 GAS、胃泌素及 5-HT 含量明显增加；阻断胃泌素受体、5-HT$_4$ 受体可分别阻断电针对胃肠运动的激活作用；而微量注射 GAS、胃泌素和 5-HT 于 AP 内，则可明显增加胃肠 MMC 的收缩活动；电解损毁 AP 可消除电针胃经经穴诱发的胃肠 MMC 收缩的作用，同时可抑制电针促进血中胃动素、胃泌素及 5-HT 的释放。由此证明 AP 在针刺胃经调节胃肠功能活动中起主要作用[14]。

在心包经与心相关的研究中，有人观察到，缺血再灌注损伤大鼠心肌细胞膜钠泵活性降低，基因表达下调。电针"内关"可上调钠泵的基因表达，增强其活性。而电针"神门"、"合谷"仅有上调钠泵基因表达、增强其活性的趋势，证实了心包经对心相关的相对特异性[33]。

（二）一脏（腑）与多经的联系

主要以心包经、心经与心脏相对特异性联系的研究为主。有单位采用电生理学方法证明，电刺激猫左心下神经诱发的心包经"天泉"穴区的肌电及皮神经放电变化的传入主要经过 $C_8 \sim T_1$，传出主要经过 C_8。采用示踪剂 CB2HRP 逆行示踪技术证明，来自大鼠心包经穴区和三焦经穴区传入在背根节的分布有一定区别；来自心包经的背根标记细胞的中枢突分布于 $C_3 \sim C_8$ 段背角Ⅰ～Ⅱ层。于脊髓 $C_{6\sim 7}$ 段背角注射生物素，在胸段与支配心脏活动的 $T_1 \sim T_5$ 的侧角、中央管周围等部位可观察到有大量的标记纤维。显示来自心包经的传入神经到脊髓后可通过下行经支配心脏的交感节前神经元与心脏联系，构成心包经和心脏相关联系的脊髓内的通路[14]。有单位比较电针心包经"内关"、心经"神门"、大肠经"合谷"对心肌缺血再灌注损伤大鼠的影响发现，电针"内关"可提高心肌缺血再灌注损伤大鼠血清中三磷酸腺苷含量，明显降低血清中二磷酸腺苷、一磷酸腺苷、腺苷含量，同时降低心肌细胞内钙离子浓度；而电针"神门"后此作用次之，电针"合谷"的影响不明显；提示电针"内关"对心肌能量代谢起调节作用，作用明显优于电针"神门"和"合谷"；电针"内关"对心肌缺血再灌注损伤大鼠的心肌病理形态学结构亦有良好的促进修复作用，尤以心包经（"内关"穴）的疗效最为显著，而心经（"神门"穴）次之，大肠经（"合谷"穴）影响不明显；体现心包经、心经均与心相关，而心包经与心"主血脉"的功能联系更紧密[34-35]。另有人观察到，大鼠心经的标记细胞分布的峰值主要在 T_3，肺经分布的峰值在 $C_{6\sim 7}$，心经与心脏的双标细胞的峰值在 $T_{1\sim 4}$，心经与肺经的双标细胞的分布

峰值在 C_7。显示不同经脉传入途径有一定程度的差异。这两个单位采用电生理、放射免疫技术及免疫组化技术，还观察到大鼠胸部脊神经节中和脊髓内小细胞内 SP 及 CGRP、家兔脊髓内 δ 阿片受体、谷氨酸 NMDA 及非 NMDA 受体等均参与电针"郄门"等调整缺血心脏的功能活动[14]。有研究者针刺足三阳经同水平段穴位，通过对实验性胃溃疡家兔胃黏膜损伤保护作用强弱的比较，发现以针刺足阳明经穴作用最强，足少阳经穴次之，足太阳经穴作用最差。说明足阳明经与胃关系最为密切，足少阳经次之，足太阳经与胃联系不密切。这一结果与传统经络理论及针灸临床实际相吻合，同时也证实了足阳明经与胃相关的特异性[36]。有人通过观察电针心经、小肠经对心肌缺血损伤大鼠心电图和心肌酶学的影响以验证心经与小肠经的表里经关系。结果发现针刺心经、小肠经的穴位可明显改善急性心肌缺血损伤大鼠的心电图[37]。有学者等发现，针刺胃、脾、肝、胆、膀胱经穴后，观察胃黏膜损伤指数、胃黏膜一氧化氮、一氧化氮合酶、前列环素、表皮生长因子，膀胱经与胃无直接联系，胃脾肝胆4经与胃都有一定联系，且呈胃经>脾经>胆经>肝经的关系[38-39]。另有人分别电针胃黏膜损伤大鼠胃经和胆经穴位发现，胃经组肠三叶因子表达高于胆经组，表明胃经穴与胃的联系强于胆经[40]。

（三）多脏（腑）与一经的联系

有人观察电针心经对家兔心脏及小肠功能的影响，实验选择了心经循行路线上的3个测试点和肺经循行路线上的3个测试点，结果发现电针心经对心脏及小肠功能的调整作用比电针肺经显著，提示心经与心脏及小肠之间存在着功能调节的相对特异性[41]。也有人电针心肌缺血家兔心经"神门"、"灵道"等穴，监控心功能、肠电图、脑电图后发现，心经对心功能、小肠及脑电活动均有影响，提示手少阴心经可调控心脏、小肠、脑的功能[42]。还有人发现针刺健康人足三里、养老、曲池穴能使体表胃电振幅、小肠电振幅上升。针刺足三里、养老、通里、内关等穴位能分别调节胃、肠运动的节律。针刺足三里、养老、阴陵泉等穴能同时调节胃、肠运动的节律，促进二者协调运动。认为表现出与胃相关的有曲池、太冲、外关、足三里、阴陵泉、养老，表现出与小肠相关的有通里、阳陵泉、阴陵泉、养老，提示大肠经、肝经、三焦经、胃经、脾经、小肠经与胃相关性更密切，而心经、胆经、脾经、小肠经与小肠的相关性更强[43]。

五、经络研究的几种重要假说

近些年来，大量的临床资料观察和实验研究，特别是循经感传现象的研究，证实了经络是客观存在的，但经络的实质是什么？一些学者从不同的角度进行了探索，提出了各种假说。他们都从某一侧面涉及到了经络的实质，但尚需大量的、扎实的实验依据予以验证。

目前对经络实质的看法大体上有以下3种观点："经络"是以神经系统为主要基础，包括血管、淋巴系统等已知结构的人体功能调节系统；"经络"是独立于神经、血管、淋巴系统等已知结构之外（但又与之密切相关）的另一个功能调节系统；"经络"可能是既包括已知结构，也包括未知结构的综合功能调节系统。

围绕经络实质的研究所提出的各种假说很多，就其主要者归纳如下[1-2]：

（一）经络与神经系统相关说

不少学者认为刺激体表经穴能引起循经感传，并迅速地引起相应的脏腑器官功能的变化，只有在神经系统的参与下才有可能完成。因此，经络与神经系统的功能是分不开的。

1. 经络与中枢神经系统相关说　有人根据循经感传的一些特征，认为在体表发生的感传线并非就是体表存在这种线，而是一种在中枢神经系统里发生的过程。认为经络是大脑皮层各部位之间特有的功能联系，经络上的穴位在大脑皮层上各有其相应的点。针刺一个穴位引起大脑皮层相应的点兴奋后，这一兴奋就按其特有的功能联系，有规律地扩散到同一经上有关穴位的相应点，引起该系统的兴奋，大脑皮层某一经系统发生兴奋后，在体表的投影，在主观上就形成了循经传导的感觉，即"感在中枢，传也在中枢"的"中枢兴奋扩散说"。

有人根据现代生理学证实了人类主观感觉的发生是在大脑皮层的一种功能表现，以及针刺狗"足三里"穴可以建立食物性条件反射等，说明经络与皮层之间有着密切的联系，从而提出"经络-皮层-内脏相关的假说"。

2. 经络与周围神经系统相关说　这种观点是建立在直观解剖基础之上的，因为全身大多数穴位或其附近都有神经干或较大分支通过，显微镜观察也证明穴位处从表皮到肌肉各层组织中都具有丰富多样的神经末梢、神经丛和神经束。有人观察，在十二经脉和任脉的 324 个穴位，有脑神经或背神经支配的共 323 穴，占 99.6％，经络的循行分布大部分和周围神经分布基本一致，如手太阴肺经循行线与肌皮神经的外侧束和前臂外侧皮神经的走行几乎一致，手少阴心经的循行线与尺神经及前臂内侧皮神经走行相应，手厥阴心包经循行线与正中神经的走行基本一致等，从而认为经络与周围神经关系密切。也有人根据经络感传中有时伴有循经出汗、循经汗毛竖立、循经皮丘带等与植物神经有关的现象，设想经络可能是植物神经末梢结构的一种特殊联系。

有人提出"外周动因激发说"，认为从神经生理学的角度来看，循经感传现象不能以在中枢神经系统低级部位实线的反射活动来解释。循行感传可能是由于"体表"的神经感受装置被针刺时沿经传导着的某种"动因"所依次兴奋，神经冲动相继传入中枢神经系统，从而产生了主观感受到的感传。

有的提出了"轴索反射接力联动假说"，在对针刺时循经出现的红线、皮丘带等经络现象与皮肤三联反应的特点进行对比分析的基础上，认为针刺穴位时，一个感觉神经元的轴索反射可以引起一个神经元的轴索反射传到远方，从而引起循经感传等经络现象，并推断接力联动的物质基础可能是相邻近皮节在皮肤中的轴突样联接。这一假说试图从组织生理学的角度对循经皮肤反应等经络现象的产生机制和组织结构基础作出合理的解释。

3. 经络与自主神经相关说　有人认为针刺能产生双向调节作用，其机制之一是因为经络与自主神经系统关系密切，在对 200 只雄性大白鼠、少量猫、猴和外科手术中取得小块人的组织，在荧光显微镜下看到其组织中的小血管周围，有肾上腺素能和胆碱能神经终末分布，这些神经绝大部分属于交感节后纤维。因此认为交感神经系统是经络实质的重要组成部分。有人报道胸腹部的任脉、胃经循行部位与肋间神经及腰神经有一定的关系，背部膀胱经内侧线的循行部位与交感神经在体表的投影有一定关系，强调了经络与神经节段分布有其相关性。

也有人指出针刺四肢肘膝关节以下的 66 个特定穴，其之所以能治全身疾患，与神经节段分布有关，从而提出"躯体-内脏神经节段说"，认为躯体-内脏神经节段的联系可能是经络实质之所在。

根据经络能运行气血的特点和针刺对机体各系统功能的调节作用，有人认为神经体液的综合性调节功能，可能就是经络的功能和物质基础。

（二）经络与血管、淋巴管相关说

根据古代文献记载："经脉者，受血而营之"（《灵枢·经水》），"经之动脉，其至也，亦时陇起……其至寸口中手也，时大时小"（《素问·离合真邪论篇》）。说明古人把"脉"作为经络形态的依据。故近些年来，有人在经络研究中观察了各经脉循行部位的血管分布状况，如手太阴肺经循行部位与腋动静脉、胸肩峰动静脉、头静脉、肱动静脉、桡返动静脉的分支……所形成的动、静脉网等血管系统有关。另有从在 18 个截肢的新鲜肢体的太冲、涌泉、商丘等穴注入墨汁，然后将肢体以甲醛溶液固定，逐层解剖，其中 13 个肢体出现了被墨汁充盈的纤细管道向上或向下延伸，大部分可循经直达肢体的断面，这种结构系管径为 $40\sim300\mu m$ 的小静脉，如此等等，认为经脉、络脉血管系统有密切关系。

有人根据古典医籍对经络的描述，对比了经脉循行路线和淋巴系统的关系，观察了穴位处脉管的 X 线显微结构，脉管的传导功能和穴位经络电泳显示点的形态，认为经脉指的是淋巴管，而络脉则与血管有关。并在 16 例 6～7 个月胎儿尸体的上肢观察到，注入少商穴的碳素墨水所显示的淋巴管的行程与手太阴肺经的主干一致，提出"经络＝经脉＋络脉＝淋巴管系统和血管"。

（三）第三平衡论

有人在循经感传现象研究的基础上，提出经络是不同于目前已知的调节系统的另一个新的人体功能调节系统。第一平衡系统保持快速姿势平衡，其传导速度约 $70\sim120m/s$；第二平衡系统为自主神经系统，保持内脏活动的较慢的动态平衡，其传导速度约 $1m/s$；第三平衡系统为经络系统，传递体表刺激对内脏的影响，保持更慢的动态平衡，其传导速度为 $0.1m/s$；第四平衡系统为内分泌系统，控制机体的慢平衡，其活动速度以分钟计算。提出人体正常活动是通过这 4 个系统的联合行动完成的。

（四）波导管假说

有人认为，"经气"是在体内不断运行和传播着的以红外线-微波为主体的电磁波，经络是引导电磁波传播的"波导管"，脏腑是它的谐振腔。穴位处的皮肤阻抗比周围组织低，因此穴位处的磁场就增强，通过"经络"这种波导管，有关脏器之间可以用特异的频率相互联系，重要的是，细胞带中的调谐共振作用在组织学上不一定有所表现。波导管假说从"场"、"能"、"波"的角度探讨经气及其传导通路，但未能进一步阐明波导管的通路与经脉循行分布之间的异同和二者的关系，同时也未能合理解释经脉的循行、流注方向、交接传注规律。

（五）二重反射

近年来又有人提出经络实质的二重反射假说，认为针刺穴位，一方面可以通过中枢神经系统引起通常的反向效应（即长反射）；另一方面，由于局部组织损伤而产生的一些酶、化学物质作用于游离神经末梢，引起一系列的局部短反射，通过神经丛（网）相互作用，一个局部短反射的效应成为另外一个局部反射的原因，依次相继激发，从而引起了循经出现的各种经络现象。

（六）神经-内分泌-免疫网络学说

此假说认为经络实质是多层面的，神经内分泌、循环系统在结构上存在由中枢到周围的平行或伴行关系，它们与免疫系统构成网络巨系统，经络与该巨系统相应；微观水平上，神经内分泌-免疫网络理论是巨系统内部相辅相成关系的核心机制。

除此以外，尚有"经络电通路假说"和"经络波动假说"等，旨在从生物物理学的角度去探索和揭示经络实质的奥秘。

六、经络研究的展望

经络学说是中医理论的重要组成部分，解开经络实质之谜，可以使人们对人体的功能调节有更深层次的了解。经络实质的探讨直接关系到中医基础理论和针灸针麻作用机理的研究，对发展中医学术理论具有重大意义，对生物医学和生命科学研究也将产生巨大的促进作用。长期以来，特别是近50年来，在国家对经络研究支持下，经络研究领域先后开展了"七五"攻关、"八五"攀登、"九五"攀登预选项目、"973"计划的研究。国内外学者分别在不同的学科领域内采用现代科技手段，从不同角度和层次对经络进行了系统的、卓有成效的研究。

20世纪70年代至80年代中期，主要以"经络敏感人"和循经感传现象为研究目标。

1986年，国家科委、卫生部和中医药管理局制定了"七五"攻关计划经络研究项目——"十四经的循经感传、循行路线的检测及经络实质的研究"，主要围绕如何运用电、声、光、热、磁、核等技术手段寻求体表经脉循行线的检测指标或方法开展。

1990年，"经络研究"项目被列入国家"八五"攀登计划，旨在对经络现象、十四经脉和人体机能调节中的各种循经规律的机理及其相应的物质基础进行深入的研究，辨别经络系统与神经体液调节系统的关系与区别，及其在人体机能调节中的地位。

1998年，"九五"攀登计划预选项目"经络的研究"主要围绕"经络是什么"的问题，从已经确定的经络现象入手进行机理性研究，初步阐明循经感传的循经性、效应性的实质和结构基础，对经脉与脏腑相互联系的通路和物质基础进行了深层次的研究，在经脉理化特性方面采取了多学科研究，取得了一定的成绩。

2005年以来，国家科技部开始在"973"计划中设立中医理论基础研究专项，分别在络病理论、经穴效应特异性、经脉-脏腑相关、经脉体表特异性联系等方面，针对经络进行了更深入的研究，近年的重点又集中在从已经发现并被肯定的经络穴位临床效应入手，开展经络现象的生物学基础研究。

近几十年来，在国家对经络研究的大力支持下，国内外学者在各个领域采用了最新的技术设备和方法，力图在本学科领域里寻求客观证据和事实来回答经络实质问题，提出了各种关于经络实质的假说，但由于中西方传统文化和思想方法的差异，以及各学科领域的研究者对中医和经络理论及其临床应用价值的认识理解与体验的差异，致使经络研究中指导思想和研究方法上存在一些缺陷，需要认真的总结和反思[2]。

要揭示经络的实质，首先对经络研究的指导思想要调整。必须明确研究的目标是中医学中的经络系统，而不是这个系统以外的其他线状结构。经络概念是中医特有的，中医的类比、比拟、思辨和注重经验与表象联系的方法论和思维特点在经络系统中体现非常明显。只有全面把握中医学有关经络的主要论述，明确经络系统的组成分布、循行流注、生理功能、病理变化规律和临床应用，从中抓住经络的最本质最核心的特征属性才能防止误入歧途。

其次，经络研究中的研究方法的正确与否也是影响其进展的一个重要因素。在现代化高科技的优势下，人类在认识自身结构和生命活动规律的能力也在不断提高，对生命的研究已经从解剖学、组织学深入到细胞学或细胞亚微结构和超亚微结构层次，有些已进入分子或量子水平，但至今未发现古人在当时只靠感官和思辨就已阐述得相当清楚的经络的客观实体，这就有必要反思我们的研究方法是否符合客观实际。

中医和西医是两个完全不同的理论体系，它们对人体生理病理的研究方法和认识以及揭示其生命本质的着重点不同，所以形成了两个完全不同的理论模型。经络是中医特有的理论模型，因此用现代科学技术检测方法在西医学理论框架中只可能找到经络活动的某些特征或某个局部或侧面在该学科领域的投影或局部显露，决不可能是中医的经络。如果研究者完全不考虑中医学术概念的形成和发展规律，只用自己所在学科领域的研究方法和有限的观察事实为依据去捕捉经络的痕迹，忽略了这些事实同中医概念和事实之间的本质差别，甚至不了解自己的结论同中医理论和经验事实的冲突，以致假说刚提出就有与之相矛盾的学术理论问题或其他事实来否定它。以往经络研究工作中所出现的问题应引以为戒。

今后对经络现象的研究可考虑从以下几个方面入手：

1. 从经络的生理功能、病理变化着手　按照中医理论的描述，经络系统的组成十分复杂，分布非常广泛。同时由于古人创建经络学说具有一定的历史局限性，不同时代对经络的循行路线都不完全统一，但对经络生理功能及病理变化的记载却非常相近。因此，在进行经络研究时，可以考虑把重点放在对经络生理功能、病理变化的研究中，首先抓住事物的本质，然后再来解决其他的问题。

2. 以中医理论为基础，充分运用现代科技的新思维方式和科学技术，开展多学科联合　经络研究是一个十分复杂的问题，单凭某一指标，或某一学科是不可能解决经络实质的问题。因此采取多学科联合，运用现代科技对经络实质进行研究势在必行。经络研究也只有通过多学科、多层次、多水平的研究才可能真正揭示经络实质。但在研究过程中，必须十分注重突出中医理论特色。要求研究者熟悉中医理论的特点，熟悉经络这一学术概念的全部内涵及其发生、起源和形成的基本过程；了解与经络有关的中医和针灸事实。只有在中医理论的指导下，利用中西医学以及现代科学的各项先进技术和知识，才有可能最终破解经络之谜。

3. 理论研究、实验研究与临床实践有机结合　经络学说是在长期的临床实践过程中逐渐形成和发展起来的，经络是机体反映疾病，抗御外邪的系统，因此，对经络实质的研究就不能只局限于理论研究，理论研究必须与临床实践紧密结合，采用以理论为先导，实验作支持，结合临床并验证于临床的方法，将三者有机结合起来。

4. 建立客观的评判标准体系　研究结果的统一首先要正确理解研究对象真正的内涵及外延。由于缺乏客观、统一的实验检验标准，新的假说只能根据各自的理解来评价，没有足够的理由取代旧假说，因此假说越来越多，无法成为真正意义上的理论。所以评判标准的客观和统一性是获得研究结果具有统一性的前提[44]。

5. 形成完整的研究团队，构建完整的研究思路　在全国大范围内凝练出整体的战略思路，构建合理的框架，合理部署各独立的研究力量，形成主攻方向和若干分支方向，方法互相切磋，研究中互相协同，研究资源共享，成果共用。

总而言之，我们必须以中医理论为基础，充分运用现代科技的新思维方式和科学技术，从经络的生理功能、病理变化着手，将理论研究与临床实践紧密结合，才能真正从各个方面共同对经络的结构实体、功能活动与生理病理现象的发生原理以及物质基础做出全面系统而圆满的解释。

经络实质研究是我国医学学科研究中争论激烈而又受人们重视的一个课题。经络实质的阐明将会大大推动中医学和整个医学科学的发展，从而为世界新医学的发展及人类保健事业做出巨大的贡献。

主要参考文献

[1] 孙国杰.针灸学［M］.上海：上海科学技术出版社，1997：16-22.

[2] 孙国杰.针灸学［M］.北京：人民卫生出版社，2000：87-111.

[3] 党瑞山，陈尔瑜，沈雪勇，等.手太阴肺经穴位与结缔组织结构的关系［J］.上海针灸杂志，1997，16（4）：28-29.

[4] 原林，钟世镇.人体自体检测与调控系统（筋膜学）［J］.天津中医药，2004，21（5）：356-359.

[5] 张迪，丁光宏，沈雪勇，等.经络穴位与肥大细胞相关性研究进展［J］.针刺研究，2005，30（2）：115.

[6] 陶凯忠，陈尔瑜，党瑞山，等.小腿胆经、胃经部分穴位与肌肉起点和钙富集区的关系［J］.解剖学杂志，1998，21（6）：504-506.

[7] 杨威生.低阻经络研究Ⅲ·对经络组织学本质的推断［J］.北京大学学报（自然科学版），2008，44（2）：277-280.

[8] 杨威生.低阻经络研究Ⅳ·对经络生理学功能的推测［J］.北京大学学报（自然科学版），2008，44（2）：281-288.

[9] 姚伟，沈烨良，丁光宏.基于Fluent的非定常组织间隙流场的数值模拟［J］.中国生物医学工程学报，2009，28（3）：321-326，331.

[10] 陈裕仁.淋巴系统与经脉的关联［J］.南京中医学院学报，1991，7（4）：251.

[11] 谢浩然.经络气道的验证研究［J］.中国针灸，2002，22（9）：599-603.

[12] 费伦，承焕生，蔡德亨.经络物质基础及其功能性特征的实验探索和研究展望［J］.科学通报，1998，43（6）：721-731.

[13] 张维波，田宇瑛，李宏，等.一种连续测量流阻的方法与皮下低流阻点的研究［J］.生物物理学报，1998，14（2）：373-379.

[14] 刘俊岭，陈振荣，胡翔龙，等.2000年度经络研究进展［J］.针刺研究，2001，26（1）：72-76.

[15] 马胜兴.经穴一氧化氮生化生理学研究：进展与展望［J］.针刺研究，2008，33（1）：47-48.

[16] 梁柳，邓柏颖，苏莉，等.经络和腧穴电学特性研究概况［J］.国医论坛，2006，21（6）：51-53.

[17] 魏建子，周钰，沈雪勇，等.伏安特性与穴位功能特异性［J］.上海针灸杂志，2003，22（9）：18-20.

[18] 许金森，胡翔龙，汪培清，等.针刺对人体体表循经红外线辐射轨迹的影响［J］.针刺研究，2002，27（4）：255-257.

[19] 胡翔龙，汪培清，许金森，等.人体体表循经红外辐射轨迹的主要特征和显现规律研究［J］.红外与毫米波学报，2001，20（5）：325-328.

[20] 胡翔龙，许金森，汪培清，等.人体体表循经红外辐射轨迹形成机理的初步探讨［J］.红外与毫米波学报，2003，22（3）：175-179.

[21] 李晖，杨洪钦，谢树森.经络光学——经络现象的光学研究［J］.中国科学G辑，2007，37（增刊）：62-67.

[22] 杜建强，欧顺云.核医学在经络领域的研究现状［J］.中医药信息，2007，24（2）：2-4.

[23] 柴英，周忠琴，姜良平.对经络的物理检测与对经络存在形式的探讨［J］.大连医科大学学报，2005，27（1）73-75.

[24] 郑利岩，张丹阳，甄希成，等.经脉线高导声状态与筋膜组织结构关系的探讨［J］.上海针灸杂志，2003，22（9）：21-22.

[25] 罗汀，郭义，王秀云.经络循行生化研究近况［J］.上海针灸杂志，2006，25（6）：45-47.

[26] 潘兴芳，王云凯，郭义，等.大鼠经脉线钙调素（CaM）活性分布特异性的实验研究［J］.天津

中医，2000，17（4）：34.

[27] 胡凤慧，郭义，张艳军，等. 足三里穴注射三氟拉嗪对针刺调整胃运动降低的影响［J］. 针刺研究，1996，21（2）：57.

[28] 郭明霞. 经络的物质基础、循经感传及其作用机制研究与进展［J］. 中国临床康复，2004，8（25）：5353-5355.

[29] 梁忠. 氧·经气·经络：关于经气和经络实质的新假说［J］. 湖南中医学院学报，1993，13（3）：13243.

[30] 刘建华. 足阳明经与胃相关的延脑初级中枢（孤束核）机制的研究［C］. 长沙：湖南中医学院1999级博士生学术论文，2002，6.

[31] 何军锋，刘建华，严洁，等. 大鼠头面部腧穴和胃扩张传入信息在孤束核的汇聚——c-fos 表达的研究［J］. 中国中医药信息，2005，12（2）：30-32.

[32] 李江山，常小荣，严洁，等. 电针大鼠"四白"穴和胃扩张传入信息在孤束核的汇聚——c-fos 表达的研究［J］. 针刺研究，2005，30（1）：39-42.

[33] 严洁，杨孝芳，易受乡，等. 电针"内关"对心肌缺血再灌注损伤大鼠心肌细胞膜钠泵活性及其基因表达的影响［J］. 针刺研究，2007，32（5）：296-300.

[34] 严洁，刁利红，易受乡，等. 电针内关穴对心肌缺血再灌注损伤大鼠心肌能量代谢及组织形态学的影响［J］. 中国组织工程研究与临床康复，2007，11（47）：9443-9447.

[35] 杨孝芳，王超，易受乡，等. 电针内关对心肌缺血再灌注损伤大鼠心肌细胞内钙离子浓度的调节［J］. 中国组织工程研究与临床康复，2007，11（34）：6759-6761.

[36] 易受乡，阳仁达. 针刺足三阳经穴对胃黏膜损伤家兔生长抑素受体基因表达影响的比较［J］. 中国针灸，2004，24（11）：785.

[37] 周美启，周逸平. 电针心经、小肠经对心肌缺血损伤大鼠心电图和心肌酶学影响［J］. 中国针灸，2005，17（6）：752.

[38] 严洁，阳仁达，易受乡，等. 从针刺不同经穴对家兔胃黏膜保护作用探讨多经司控同一脏腑的规律［J］. 中国针灸，2004，24（8）：579-582.

[39] 阳仁达，严洁，易受乡，等. 针刺不同经穴对胃黏膜损伤家兔血浆及胃黏膜 PGE_2 影响的比较研究［J］. 湖南中医学院学报，2004，24（3）：46-47.

[40] 黎喜平，严洁，易受乡，等. 电针对应激大鼠胃黏膜肠三叶因子表达及形态学的影响［J］. 湖南中医学院学报，2006，26（3）：51-54.

[41] 张昌云. 经脉-脏腑相关性的认识［J］. 甘肃中医，2007，20（9）：5-7.

[42] 方志斌，王月兰，周逸平. 心经经脉与相应脏腑相关的研究——电针心经对家兔心功能、小肠及脑电活动的影响［J］. 针刺研究，2003，28（1）：48-52.

[43] 沈菁，严洁，常小荣，等. 从针刺十二经穴对健康人体表胃、小肠电的影响探讨经穴与脏腑相关的特异性关系［J］. 中华中医药学刊，2008，26（11）：2352-2354.

[44] 马瑞玲，张仁. 思考经络研究［J］. 中国针灸，2007，27（1）：69-71.

第二章

腧　穴

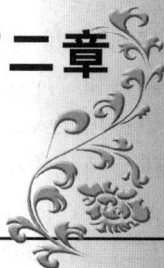

第一节　腧穴概论

一、腧穴的概念

腧穴是人体脏腑经络气血输注出入于体表的部位。腧，本写作"输"，或从简作"俞"，输注之义，喻脉气如水流输转、灌注。穴是空隙的意思，喻脉气至此如居空洞之室。《黄帝内经》又称之为"节"、"会"、"空"、"气穴"、"气府"等；《针灸甲乙经》中则称"孔穴"；《太平圣惠方》有称作"穴道"；《铜人腧穴针灸图经》通称"腧穴"；《神灸经论》则称为"穴位"。《类经·九卷》"人之四海"杨注："输、腧、俞，本经皆通用。"然而，三者在具体应用时却各有所指。所谓"腧穴"，是指穴位的统称；"输穴"乃指五输穴之专称及其第三个穴位名；"俞穴"则为脏腑之气输注于背部的部位，即五脏和六腑的背俞穴之专称。《素问·气府论》解释腧穴是"脉气所发"；《灵枢·九针十二原》说是"神气之所游行出入也，非皮肉筋骨也"。上述经文说明，不能把腧穴所在的部位，仅仅看做筋、骨、皮、肉的局部形质，它与经络气血是密切相关的。诸腧穴分别归属于某一条经脉，而每一经脉又各隶属于某一脏腑。《素问·调经论》说："五藏之道，皆出于经隧"；《灵枢·海论》说："夫十二经脉者，内属于府藏，外络于肢节"，均明确指出脏腑、经络、腧穴之间不可分割的关系。《千金翼方》在论述穴位的意义时说："凡孔穴者，是经络所行往来处，引气远入抽病也。"可见，在体表的腧穴上施以针或灸的刺激，以调整经气的运行，就能够治疗所属脏腑的某些疾病。同样，脏腑的某些病证又能在相应的腧穴上有所反映。从这个意义上说，腧穴又是疾病的反应点和治疗的刺激点。

二、腧穴的起源与发展

（一）腧穴的起源

腧穴知识来源于医疗实践。我们的祖先在长期与疾病作斗争的过程中，陆续发现人体上有不少反应疼痛和治疗病痛的特殊部位，在这个基础上，经过反复实践、认识，于是形成了"腧穴"的概念。"腧穴"概念的形成，一般推论与以下几个方面有着密切的关系：一是哪里病痛就在哪里治疗，即以痛处作为"砭灸处"，《灵枢·经筋》称此为"以痛为输"；二是通过一些无意、偶然的发现，误伤距病痛较远的某个部位而治好病痛。如误伤大指末端内侧出血，却使原来的喉痛大减，经过反复实践，于是认识到这个部位刺血可以治疗咽喉疼痛；三是在进行检查时，发现按压某个部位，患者感到特别疼痛，经过长期的临床观察，认识到体表的某些部位与某些疾病有着特殊的内在联系，于是当患这些疾病时，就在这些部位检查压痛点并进行治疗；四是在检查某些部位时，患者不是感到疼痛，而是感到特别舒服，砭刺这些部位，病症也获得缓解，《灵枢·背腧》所说的"按之快然乃刺之"和"应在中而痛解"，指的就是这个意思。由于人们对腧穴部位特点和治疗作用的认识逐步深入，于是陆续为腧穴确定位置、主治，并加以命名。随着社会的发展，针具的改进，经验的积累，逐步形成了有固定名称、明确部位和主治作用的腧穴理论。由于腧穴越来越多，内容不断充实，于是又以经脉为主线对腧穴进行系统归类。

（二）腧穴的发展

腧穴的发展大致经历了以下三个阶段：

1. 无定位无定名阶段 腧穴起源的时候，人们只知道哪里不舒服就在哪里砭刺，而没有固定的部位，当然就没有固定的名称。属于感性认识阶段。

2. 定位定名阶段 到这一时期人们在实践中已经积累了一些医疗经验，逐渐明确了哪些病症可在哪些穴位针灸，又认识到某些穴位既能治疗这种病症又能治疗那种病症，既能治疗局部病症又能治疗远隔部位病症。对腧穴的位置特点和治疗作用的认识都已达到固定化，进而发展到给腧穴确定位置并加以命名。这一时期属于感性认识到理性认识的过渡阶段。

3. 定位定名归经阶段 随着医疗实践经验的日益丰富，在所发现的腧穴越来越多的情况下，人们对穴位的认识更加深入一步。不再把腧穴看成是体表孤立的、散在的部位，而把它看成是相互联系的有机整体，随着经络学说的逐步形成，历代医家将腧穴进行了系统的整理并加以归经、分类。对腧穴的认识已上升到理性认识阶段。

据文字记载，可以说早在战国初期就已形成了腧穴的概念。如马王堆三号汉墓出土的《帛书·脉法》中"阳上于环二寸而益为一久（灸）"，《五十二病方》中"（灸）左足中指"、"久（灸）左胁"等，以及《史记·扁鹊仓公列传》中，扁鹊治虢太子尸厥针取"三阳五会"，其所指的都是刺灸的部位。

我国现存最早的经典医籍《黄帝内经》中便论及了腧穴的名称、定位、分经、主治等内容，为腧穴学的形成与发展奠定了基础。其后《难经》又提出了八会穴，并对俞募穴、原穴、五输穴均有所阐发。晋代皇甫谧所编纂的《针灸甲乙经》是我国现存最早的针灸专著。全书共十二卷，一百二十八篇，其中七十余篇专讲腧穴方面的内容。对腧穴的穴名、别名、位置、取法、主治、配伍、何经脉气所发、何经所会、针刺深浅、留针时间、艾灸壮数、禁刺禁灸以及误刺误灸的后果等，都作了全面的论述。并对腧穴的顺序进行了整理，头面躯干以分区划线排列，四肢以分经排列。因此，该书集晋代以前针灸学之大成，为腧穴学理论与实践的发展作出了巨大贡献。

唐代孙思邈著《备急千金要方》及《千金翼方》各三十卷，发展了腧穴的配伍和临床应用，收集了经外奇穴 187 个，提出阿是穴及保健灸等，扩大了腧穴防治疾病的范围。宋代王惟一撰著《铜人腧穴针灸图经》三卷，详载穴位的名称、部位、主治、刺灸等内容，并在个别重要穴位下收载了历代名医针灸治验案例，还绘有十二幅十二经经穴图谱。王惟一还铸成两具铜人腧穴模型作为教具，促进了针灸教学的发展。元代滑伯仁著《十四经发挥》三卷，始将任、督二脉与十二经脉合称为十四经。又承《圣济总录》、《金兰循经》的先例，称"十四经穴"。明代杨继洲在家传《卫生针灸玄机秘要》的基础上，汇集了明代以前针灸医籍中之精华，撰成《针灸大成》十卷，这是继《黄帝内经》、《针灸甲乙经》之后的又一部总结性的针灸学著作。该书对腧穴主治各证，分门别类加以论述，颇为详尽。

又列举了辨证选穴的范例，充实了针灸辨证论治内容，并附有针灸医案，为后人所借鉴。清代针灸医家李学川提出针灸与方脉可以左右逢源，并撰写了《针灸逢源》6 卷，将历代针灸医籍中所载十四经经穴数目增加为 361 个，一直沿用至今。鸦片战争以后，针灸一度衰落。新中国成立后，随着中医学事业的发展，针灸学也受到了应有的重视。针灸工作者对腧穴的本质、作用以及一些规律性联系等各个方面都进行了大量的临床和实验研究，并取得了初步成果。同时，又陆续发现了一些新的有效腧穴，进一步充实了腧穴学的内容。此外，还对穴名、拼音以及经穴的数目和排列顺序等的统一，做了大量的工作。这些创造性的劳动，对推动腧穴学理论发展及指导实践都有重要作用。

三、腧穴与脏腑经络的关系

《灵枢·海论》说："夫十二经脉者，内属于府藏，外络于支节。"说明人体的五脏六腑和十二经脉之间有着密切的联系。大量的临床观察充分证明，脏腑疾患能使某些相应经穴出现异常反应。刺激这些异常反应点或相关腧穴，对相应脏腑的功能活动具有相对特异的调整作用。这种经穴—脏腑相关理论，在《黄帝内经》中已有充分表述。《灵枢·九针十二原》说："五藏有疾也，应出十二原，而十二原各有所出，明知其原，睹其应，而知五藏之害矣"；"五藏有疾，当取之十二原"。

腧穴与经络的关系，《千金翼方》说："凡孔穴者，是经脉所行往来处，引气远入抽病也。"说明腧穴从属于经络，通过经络系统与人体各部发生联系。使用针、灸等方法刺激腧穴，可以"引气远入"，治疗有关经络与脏腑的病证。《针灸问对》说："经络不可不知，孔穴不可不识。不知经络，无以知气血往来；不识孔穴，无以知邪气所在。知而用，用而的，病乃可安。"充分说明腧穴与经络的关系。《素问·调经论》说："五藏之道，皆出于经隧。"指出经络本身又隶属于脏腑。这样，脏腑—经络—腧穴三者之间，内外相应，形成一体，不可分割。因此，《灵枢·本输》特别强调："凡刺之道，必通十二经络之所始终，络脉之所别处，五输之所留，六府之所与合，四时之所出入，五藏之所溜处……"。

四、腧穴的命名

腧穴各有一定的部位和名称。《素问·阴阳应象大论》说："论理人形，列别藏府，端络经脉，会通六合，各从其经，气穴所发，各有处名。"说明腧穴的命名反映一定的理论概念。孙思邈《千金翼方》说："凡诸孔穴，名不徒设，皆有深意。"说明腧穴的名称都有一定的意义。杨上善撰注《黄帝内经明堂》，曾对经穴名称逐一诠释，惜原书散佚，现仅存手太阴肺经一卷。以后张介宾等医家对腧穴名义续有解释。清代程知（扶生）所著《医经理解》对腧穴命名意义曾作了如下概括："经曰：肉之大会为谷，小会为溪，谓经气会于孔穴，如水流之行而会于溪谷也。海，言其所归也。渊、泉，言其深也。狭者为沟、渎。浅者为池、渚也。市、府，言其所聚也。道、里，言其所由也。室、舍，言其所居也。门、户，言其所出入也。尊者为阙、堂。要会者为关、梁也。丘、陵，言其骨肉之高起者也。髎，言其骨之空阔者也。俞，言其气之传输也。天以言乎其上；地以言乎其下也……"言简意赅，深得命名要旨。

古人对腧穴的命名，取义十分广泛，可谓上察天文，下观地理，中通人事，远取诸物，近取诸身，结合腧穴的分布特点、功能、主治等内容赋予一定的名称。归纳起来，腧穴命名的依据及方法大致有以下几种。

（一）据解剖部位命名

以人体解剖部位来命名，可分以下两类。

1. 以大体解剖名称来命名，如腕骨、大椎、完骨、曲骨、巨骨、京骨等。

2. 以内脏解剖名称来命名，如心俞、肝俞、脾俞、肺俞、胃俞、胆俞、肾俞、膀胱俞、大肠俞、小肠俞等。

（二）据中医理论命名

根据腧穴部位，结合阴阳、脏腑、经络、气血等中医学理论命名。可分以下几个方面。

1. 以一般生理功能来命名，如承浆、承泣、听会、廉泉、劳宫、关元等。

2. 以气血脏腑功能来命名，如气海、血海、神堂、魂门、魄户、意舍、志室等。

3. 以人体部位和经脉分属阴阳来命名：

以内外分阴阳来命名，如阳陵泉（外）、阴陵泉（内）等。

以腹背分阴阳来命名，如阴都（腹）、阳纲（背）等。

以经脉交会分阴阳来命名，如三阴交（阴经）、三阳络（阳经）等。

（三）据穴位功能命名

部分腧穴根据其功能或特殊作用来命名，如光明、水分、通天、迎香、交信、归来、筋缩等。

（四）据自然现象命名

1. 以天文学上的日月星辰命名，如日月、上星、璇玑、华盖、太乙、太白、天枢等。

2. 以地理名称结合腧穴的形象而命名：

以山、陵、丘、墟来比喻腧穴的形象，如承山、大陵、梁丘、丘墟、商丘等。

以溪、谷、沟、渎来比喻腧穴的形象，如后溪、阳溪、合谷、陷谷、水沟、支沟、四渎、中渎等。

以海、泽、池、泉、渠、渊等来比喻腧穴的流注形象，如少海、小海、尺泽、曲泽、曲池、阳池、曲泉、经渠、太渊、清泠渊等。

以街、道、冲、处、市、廊来比喻腧穴的通路或处所，如气街、水道、关冲、五处、风市等。

（五）借助动、植物命名

1. 以动物名称来比喻某些腧穴的形态，如鱼际、鸠尾、伏兔、鹤顶、犊鼻等。

2. 以植物名称来比喻某些腧穴的形态，如攒竹、禾髎等。

（六）借助建筑物、生活用具命名

1. 以建筑物之类来形容某些腧穴的形态，如天井、玉堂、巨阙、内关、曲垣、库房、府舍、天窗、地仓、梁门、紫宫、内庭、气户等。

2. 以生活用具来形容某些腧穴的象形或会意，如大杼、地机、颊车、阳辅、缺盆、天鼎、悬钟等。

五、针灸穴名标准化

1989 年 4 月，由国家中医药管理局委托中国中医研究院针灸研究所组织全国有关方面的专家、学者组成了课题工作组和专家评审组，分别负责具体起草"经络腧穴标准"正本、副本和该项工作的咨询、参谋、审定。经过努力，终于完成了我国第一部"经穴部位标准化方案"的全部工作，整理出：①《经穴部位标准化方案》；②《经穴部位的文献依据》；③《经穴的层次解剖》；④《关于部分经穴中、日定位差异的说明》；⑤《经穴部位标准化方案》附图5份材料，约25万字，86幅图。本项课题研究的主要成果——经穴定位标准化方案，经国家技术监督局批准发布为：GB12346—90《经穴部位》，并由中国标准出版社正式出版。它的突出特点有以下几个方面：

1. 统一了全身361个经穴和48个经外穴的部位。

2. 明确了经穴定位的方法是以体表解剖标志定位法为主，结合骨度折量定位法、指寸定位法。确定了固定的体表解剖标志有34个，明确了这些标志在腧穴定位中的重要意义；在《灵枢·骨度》的基础上共确定了人身标准寸18个。

3. 科学、准确地描述腧穴位置，突出时代特点。本标准中关于腧穴位置的描述严格按照大部位＋纵坐标＋横坐标的顺序编写，尽量采用现代解剖学术语，保留少量大家已经接受、通俗易晓的中医术语如"本节"、"赤白肉际"等。

4. 重新审定了361个经穴、48个经外穴的读音。在国家语言文字委员会的帮助下，纠正了某些穴位的读音。如攒竹，改 zànzhú 为 cuánzhú；膻中，改 Tánzhóng 为 DànZhōng。

针灸穴名国际标准化的书写方式是，先写穴名汉字及汉语拼音，再用英文缩写标明经穴代号。例如：督脉百会穴，写为"百会 Bǎihuì（DU20）"。

2006年颁布的国家标准《腧穴名称与定位》（GB/T 12346—2006）是在1990年国家标准《经穴部位》（GB/T 12346—1990）基础上修订而成的，其穴位命名依据1991年世界卫生组织颁布的《针灸穴名国际标准》。新修订的标准由国家中医药管理局提出，中国中医科学院针灸研究所黄龙祥等人起草，中华人民共和国国家质量监督检验检疫总局与中国国家标准化管理委员会联合发布，于2006年12月1日正式实施。新标准对腧穴名称与定位作了部分修改，如印堂穴由经外奇穴归至督脉，穴位总数增加至362个；删除了经外奇穴中的"膝眼"条；更正了陷谷、风市、中渎3穴的定位；将三焦经、督脉、任脉三条经脉的经穴代码分别改为"TE"、"GV"、"CV"，与国际标准针灸穴名命名法相一致。

可以相信，随着穴名标准化方案的实施和推广，腧穴命名的含义会越来越引起国内外学者的重视，针灸医学将日益成为世界医学的重要组成部分。

六、腧穴的分类

人体上的腧穴很多，大体上可分为经穴、奇穴和阿是穴三类。

（一）经穴

凡归属于十二经脉、任脉和督脉的腧穴，称为"十四经穴"，简称"经穴"。这些腧穴因分布在十四经循行路线上，所以与经脉关系密切，不仅具有主治本经病证的作用，而且能反映十四经及其所属脏腑的病证。由此可见，腧穴是形成经络理论的重要依据之一，经络则是关于腧穴系统归经、分类等的理论阐述。腧穴的归经是人们对穴位主治性能的认识不断深化的结果。经穴随着人们的医疗实践，经历了一个由少到多由乱到治的过程。《黄帝内经》在论述针灸治疗时，往往只举经名而不及穴名，即以经络概括腧穴。关于经穴的数目，《黄帝内经》称有365穴，但实际上载有穴名者仅有160穴左右。《针灸甲乙经》录《明堂孔穴针灸治要》单穴49个，双穴300个，共349穴。《铜人腧穴针灸图经》增加了单穴灵台、腰阳关（均原出于《素问》王冰注）；双穴膏肓俞、厥阴俞（均原出《备急千金要方》）、青灵（原出《太平圣惠方》）5 穴，使总数达到 354 穴。《针灸资生经》、《针灸大成》等书又在此基础上增加眉冲（原出《脉经》）、风市（原出《肘后备急方》）、督俞、气海俞、关元俞（均原出《太平圣惠方》）5 穴，总数已为 359 穴；以后《医宗金鉴》去眉冲 1 穴，补中枢、急脉 2 穴（均原出《素问·气府论》王冰注），使总数达到 360 穴；最后，李学川的《针灸逢源》在《医宗金鉴》的基础上又复增眉冲，将总数扩展到 361 穴，一直沿用至今。在十四经穴中，某些腧穴具有相同或近似的性质和作用，古人因而将其归属于不同的类别，并有属类的称号，这些腧穴，近人称为"特定穴"。内容包括四肢肘、膝以下的五输穴、原穴、络穴、郄穴、八脉交会穴、下合穴；胸腹部的募穴；背腰部的背俞穴和在四肢躯干部的八会穴及交会穴等。

现将历代具有代表性的针灸医籍及其所载经穴总数汇表如下（表 2-1）。

表 2-1　历代十四经穴总数一览表

年　代（公元）	作者	书　名	穴　名　数		
			正中单穴	两侧双穴	穴名总数
战国（公元前 475—公元前 221）		《黄帝内经》	约 25	约 135	约 160
三国魏晋（256—260 年）	皇甫谧	《明堂孔穴针灸治要》			
		《针灸甲乙经》	49	300	349
唐（682 年）	孙思邈	《千金翼方》			
宋（1026 年）	王惟一	《铜人腧穴针灸图经》	51	303	354
宋（1226 年）	王执中	《针灸资生经》	51	308	359
元（1341 年）	滑伯仁	《十四经发挥》	51	303	354
明（1601 年）	杨继洲	《针灸大成》	51	308	359
清（1742 年）	吴 谦	《医宗金鉴》	52	308	360
清（1817 年）	李学川	《针灸逢源》	52	309	361

注：（1）上表所称的"正中单穴"，是指任脉、督脉所属的腧穴；"两侧双穴"，是指十二经脉所属的腧穴，总称为"十四经穴"。这是腧穴的主体

（2）2006 年新颁布的《腧穴名称与定位》中，对腧穴名称与定位作了部分修改，如印堂穴由经外奇穴归至督脉，穴位总数增加至 362 个

（二）奇穴

凡于经穴以外，具有固定名称、位置和主治等内容的腧穴称为经外奇穴，简称"奇穴"。《灵枢·刺节真邪》称"奇输"。它是在阿是穴的基础上发展起来的，其中有明确位置且有名称的称为"有名奇穴"，一些仅有明确位置而尚未定名的则称为"无名奇穴"。《素问·刺疟论》记载："刺疟……先刺头上及两额两眉间出血。"后世《扁鹊神应针灸玉龙经》即将此穴定名为印堂。

经外奇穴是与十四经穴相对而言的，但这并不完全表明经外奇穴的出现在时序上都一定晚于十四经穴。如《内经》中尽管没有提出"经外奇穴"这一名称，但有不少不同于经穴的记载，如"诸疟而脉不见者，刺十指间出血，血去必也"等。这些都可看成是早期的经外奇穴。历代文献有关奇穴的记载很多，如《备急千金要方》载有奇穴 187 个之多，均散见于各类病证的治疗篇中。《奇效良方》专列奇穴，收集了 26 穴。《针灸大成》便专列"经外奇穴"一门，载有 35 穴。《类经图翼》也专列"奇俞类集"一篇，载有 84 穴。《针灸集成》汇集了 144 穴。这说明，历代医家对奇穴是颇为重视的。

奇穴的分布较为分散，有的在十四经循行路线上；有的虽不在十四经循行路线上，但

却与经络系统有着密切联系；有的奇穴并不指某一个部位，而是由多穴位组合而成，如十宣、八邪、八风、华佗夹脊等。奇穴的主治一般比较单纯，如安眠穴治失眠，四缝治小儿疳积，牵正治面瘫，二白治痔疮，定喘穴治哮喘，腰奇治癫痫等。

（三）阿是穴

凡以病痛局部或与病痛有关的压痛（敏感）点作为腧穴，称为阿是穴。就"阿"字而言，《汉书·东方朔传》颜师古注，是"痛"的意思。因按压其痛处，病人会"阿"的一声，故名为"阿是"。"阿是"之称见于唐代《备急千金要方》中："有阿是之法，言人有病痛，且令捏其上，若里当其处，不问孔穴，即得便快成（或）痛处，即云阿是，灸刺皆验，古曰阿是穴也。"《黄帝内经》中称之为"以痛为输。"因其没有固定的部位，故《扁鹊神应针灸玉龙经》称"不定穴"，《医学纲目》称"天应穴"。其名虽异，而其义皆同。阿是穴的临床表现主要为痛感、舒适感、热感及其他如酸楚、麻窜等感应，或出现某些特殊现象，如类似皮下结节等异物，皮下组织凹陷、松弛，皮肤的变异，以及用现代科学方法探测皮肤温觉、电阻、红外显示、体表冷光的客观变化等。如《素问·缪刺论》说："疾按之应手如痛，刺之。"《素问·骨空论》还说："切之坚痛，如筋者灸之。"《灵枢·五邪》说："以手疾按之，快然乃刺之。"这类腧穴，既无具体名称，也无固定部位。其分布多位于病灶局部，也可在与其距离较远的部位，很多阿是穴往往沿经线分布在经穴的附近。如胸痹常在心包经线上有压痛点及条状结节，或在天池、心俞等穴附近出现痛点；某些肢体关节疾患，如肩凝（肩周炎）常在膏肓俞周围出现痛点；腰腿痛多在肾俞周围出现痛点等。尽管这些痛点位于经线上或经穴的上下左右，临床用穴时仍不宜取用经穴，而应遵循以痛为输的原则取用阿是穴。确定阿是穴时，一定要以最敏感的痛点为佳，否则将影响临床疗效。阿是穴的临床应用十分广泛，它不仅适用于一切痛症，而且对某些内部脏器的疾患也有较好疗效，又在一定程度上反映了机体的功能障碍。在这个意义上，阿是穴是疾病的反应点，同时也是治疗时最佳的刺激点。临证时，如果正确地加以运用，往往可以收到事半功倍的效果。

七、腧穴的定位方法

腧穴所处的位置有一定的特点。《备急千金要方》卷二十九说："肌肉文理，节解缝会，宛陷之中，及以手按之病者快然。"说明腧穴一般都在肌肉、骨节的凹陷之中，或用手按压时患者感到酸胀的部位。筋肉和骨节，是体表的主要标志，可以作为某些腧穴的定位依据。距离这些标志较远的部位，则采取折量的方法，即"骨度法"。也可用手指比量定位。腧穴的定位方法分为骨度分寸法、体表解剖标志定位法（体表标志法）、手指比量法、简便取穴法四种。

（一）骨度分寸法

骨度分寸法，古称"骨度法"，即以骨节为主要标志，设定尺寸，用以测量周身各部的大小、长短，并依其比例确定腧穴位置的方法。此法最早载于《灵枢·骨度》。根据当时文献记载，此法主要是用以量定人体各部长短、宽窄、大小，非专为腧穴定位而设。用"骨度"作为量定针灸腧穴的折量尺寸，开始于隋唐时期的《黄帝内经太素》，该书说："今以中人为法，则大人、小人皆以为定。何者？取一合七尺五寸人身量，合有七十五分（份。下同）。则七尺六寸以上大人，亦准为七十五分；七尺四寸以下乃至婴儿，亦称七十五分。以此为定分，立经脉长短，并取空（孔）穴"。说明因各人的长短胖瘦有不同，故分部折寸的具体长度应按比例而有所伸缩。如《古今医统》说："盖必同其身体随在而折之，固无肥瘦长短之差讹也。"

现代使用的"骨度"折量法，是以《灵枢·骨度》记述的人体各部分寸为基础，结合历代医家的临床实践，经过修改补充而来的。如肘、腕之间的长度，《灵枢·骨度》作12.5寸，因其与两臂外展时总横度应为7尺5寸不合，故改为12寸；两乳之间的距离，《灵枢·骨度》作9.5寸，后据《针灸甲乙经》所载胸部腧穴分寸而改为8寸；天枢以下至横骨，《灵枢·骨度》作6.5寸，据《针灸甲乙经》腧穴分寸改为5寸；脊骨以下至尾骶二十一节，《灵枢·骨度》作30寸，今以脊椎棘突作为标志，不作分寸折算。取用时，将设定的骨节两端之间的长度折为一定的等分，每一等分为1寸，十个等分为一尺，不论男女老幼，肥瘦高矮，一概以此标准折量作为量取腧穴的依据。现将全身各部骨度折量寸列表如下。（表2-2、表2-3）

表 2-2 《灵枢》骨度表

部 位	起 止 点	折量分寸（寸）	度量法
头 面 部	发所覆者，颅至项（前发际至后发际）	12.0	直寸
	耳后当完骨者（两乳突间）	9.0	横寸
	头之大骨围（头围）	26.0	横寸
	发以下至颐	10.0	直寸
	两颧之间	7.0	横寸
	耳前当耳门者（面部两侧听宫穴间）	13.0	横寸
	角以下至柱骨（额角至颈项根部）	10.0	直寸
颈 项 部	项发以下至背骨（后发际至大椎）	2.5	直寸
	结喉以下至缺盆（喉结至胸骨上切迹）	4.0	直寸
胸 腹 部	缺盆以下至**骭骬**（胸骨上切迹至剑突）	9.0	直寸
	骭骬以下至天枢（胸肋角至脐水平）	8.0	直寸
	天枢以下至横骨（脐水平至耻骨）	6.5	直寸
	胸围	45.0	直寸
	两乳之间	9.5	横寸
	横骨长（耻骨长度）	6.5	横寸
	行腋中不见者（颈项根部至腋窝）	4.0	直寸
	腋以下至季胁	12.0	直寸
	季胁以下至髀枢	6.0	直寸
背 腰 部	脊骨以下至尾骶二十一节（第1～21椎）	30.0	直寸
	腰围	42.0	横寸
上 肢 部	肩至肘	17.0	直寸
	肘至腕	12.5	直寸
	腕至中指本节（掌长）	4.0	直寸
	本节至其末（指长）	4.5	直寸
下 肢 部	横骨上廉以下至内辅上廉（耻骨上缘至股骨内上髁）	18.0	直寸
	内辅上廉以下至下廉	3.5	直寸
	内辅下廉以下至内踝	13.0	直寸
	内踝以下至地	3.0	直寸
	两髀之间	6.5	横寸

续表

部 位	起 止 点	折量分寸（寸）	度量法
下肢部	髀以下至膝中	19.0	直寸
	膝腘以下至跗属（膝、腘窝至跟骨结节上缘）	16.0	直寸
	膝以下至外踝	16.0	直寸
	跗属以下至地	3.0	直寸
	外踝以下至京骨（外踝至第五跖骨头）	3.0	横寸
	京骨以下至地	1.0	直寸
	足长	12.0	直寸
	足广（宽）	4.5	横寸

表 2-3 常用"骨度"折量寸表

部位	起 止 点	折量寸	度量法	说 明
头面部	前发际正中至后发际正中	12	直寸	用于确定头部经穴的纵向距离
	眉间（印堂）至前发际正中	3	直寸	
	第7颈椎棘突下（大椎）至后发际正中	3	直寸	用于确定前或后发际及其头部经穴的纵向距离
	眉间（印堂）至后发际正中第7颈椎棘突下（大椎）	18	直寸	
	前两额发角（头维）之间	9	横寸	用于确定头前部经穴的横向距离
	耳后两乳突（完骨）之间	9	横寸	用于确定头后部经穴的横向距离
胸腹胁部	胸骨上窝（天突）至胸剑联合中点（歧骨）	9	直寸	用于确定胸部任脉经穴的纵向距离
	胸剑联合中点（歧骨）至脐中	8	直寸	用于确定上腹部经穴的纵向距离
	脐中至耻骨联合上缘（曲骨）	5	直寸	用于确定下腹部经穴的纵向距离
	两乳头之间	8	横寸	用于确定胸腹部经穴的横向距离
	腋窝顶点至第11肋游离端（章门）	12	直寸	用于确定胁肋部经穴的纵向距离
背腰部	肩胛骨内缘（近脊柱侧点）至后正中线	3	横寸	用于确定背腰部经穴的横向距离
	肩峰缘至后正中线	3	横寸	用于确定肩背部经穴的横向距离
上肢部	腋前、后纹头至肘横纹（平肘尖）	9	直寸	用于确定上臂部经穴的纵向距离
	肘横纹（平肘尖）至腕掌（背）侧横纹	12	直寸	用于确定前臂部经穴的纵向距离
下肢部	耻骨联合上缘至股骨内上髁上缘	18	直寸	用于确定下肢内侧足三阴经穴的纵向距离
	胫骨内侧髁下方至内踝尖	13	直寸	
	股骨大转子至腘横纹	19	直寸	用于确定下肢外后侧足三阳经穴的纵向距离（臀沟至腘横纹相当14寸）
	腘横纹至外踝尖	16	直寸	用于确定下肢外后侧足三阳经穴的纵向距离

（二）体表标志法

这是指以人体解剖学的各种体表标志为依据来确定腧穴位置的方法。可分为固定标志和活动标志两种。

1. 固定标志　是指以五官、毛发、爪甲、乳头、腋窝以及骨节凸起或凹陷、肌肉隆起等部位作为取穴标志而言。常用的明显标志，如腓骨小头前下方凹陷处定阳陵泉；三角肌尖端部定臂臑；目内眦角稍上方定睛明；两眉之间定印堂；鼻尖定素髎；脐中定神阙；两乳头连线中点定膻中；耻骨联合上缘中点定曲骨；脐旁2寸定天枢；第七颈椎棘突下定大椎；在两骨分歧处，如第一、二掌骨分歧处取合谷；第一、二跖骨分歧处取太冲；锁骨肩峰端与肩胛冈肩峰分歧处取巨骨；胸骨下端与肋软骨分歧处取中庭等。此外，两肩胛冈的连线恰通过第三胸椎棘突，肩胛骨下角平对第七胸椎棘突，两侧髂嵴最高点的连线通过第四、五腰椎棘突之间的缝隙，可以依此作为计数椎骨的标志，定取腰背部的腧穴。因为这些腧穴定位标志都是相对固定的，故称为固定标志。现将体表主要的固定标志分部归纳列举如下。

（1）头面部：前后发际、鼻根、鼻尖、鼻孔、鼻翼、眉心、眉头、眉尾、内外眼角、瞳孔、额、额角、颧、颧弓、颞、腮、口角、鼻唇沟、下颌骨、下颌角、乳突、枕外粗隆、耳屏、耳上角、耳轮、对耳轮等。

（2）颈项部：舌骨、喉头、胸锁乳突肌、斜方肌、锁骨上窝、锁骨、颈椎棘突等。

（3）胸腹部：胸骨剑突、胸骨角、胸肋、肋间隙、季肋（第11—12肋）、乳头、脐窝、腹正中线、耻骨联合、耻骨、腹股沟等。

（4）背腰部：肩胛骨、脊椎棘突等。

（5）臀部：骶骨、尾骨、髂后上棘、髂嵴、股骨大转子、臀横纹等。

（6）上肢部：肩峰、三角肌、肱二头肌、肱骨、腋前纹、腋后纹、肱骨内上髁、尺骨鹰嘴、掌长肌腱与桡侧腕屈肌腱、拇长伸肌腱与拇短伸肌腱、桡骨、桡骨茎突、尺骨、尺骨茎突、腕横纹、豌豆骨、指掌关节部、指甲等。

（7）下肢部：股骨、股骨内上髁、长收肌、缝匠肌、股四头肌、胫骨、胫骨内侧髁、髌骨、膝弯横纹、腓骨、腓骨小头、腓肠肌、足背、足外踝、跟腱、跟骨、舟骨粗隆、第一跖骨小头、第五跖骨粗隆、趾跖关节隆起部等。

2. 活动标志　是指利用关节、肌肉、皮肤、肌腱随着活动而出现的空隙、凹陷、皱纹、尖端等作为取穴标志而言。如耳门、听宫、听会等当张口时出现空隙时取之；下关当闭口时空隙处取之；曲池必屈肘于横纹头取之；阳溪在拇长、短伸肌腱之间，将拇指翘起取之；上臂外展至水平位，当肩峰与肱骨粗隆之间出现两个凹陷，前方凹陷取肩髃，后方凹陷取肩髎；取养老时，应屈肘掌心向胸，于尺骨茎突之桡侧骨缝中取之；取膏肓俞时，正坐两手抱肘，使肩胛骨向两侧分开，于平第四胸椎棘突下，督脉旁开3寸处取该穴等。这些都是在动态情况下作为取穴定位的标志。

（三）手指比量法

手指比量法是在分部折寸的基础上，医者用手指比量取穴的方法，又称"指寸法"。因人的手指与身体其他部分有一定比例，故临床上医者需以自己的手指比量外，还要参照患者身材的高矮情况适当增减比例。因昔时是用患者本人的手指来量分寸，"同于人身之尺寸也"（《类经图翼》卷三），故又名同身寸。一般有以下几种。

1. 拇指同身寸　此法出于《备急千金要方》卷二十九。孙思邈认为"手中指上第一节为一寸。亦有长短不定者，即取手大拇指第一节横度为一寸"。其法是令患者伸直拇指，以拇指指骨关节横纹两端之间的距离作为1寸。

2. 中指同身寸　此法源自唐代孙思邈所撰的《备急千金要方》。以"取病者男左女右手中指上第一节为一寸"。即以中指末节（远端）从指骨关节间横纹至指端之间的长度为一寸。《外台秘要》也宗此法。至宋代，《太平圣惠方》开始提出以"手中指第二节内度两横纹相去为一寸"，这就是后人所称的"中指同身寸"。一直流传至今，应用颇为广泛。以后明代徐凤著《针灸大全》，对其具体使用方法有进一步说明："大指与中指相屈如环，取中指中节横纹上下相去长短为一寸，谓之同身寸法"。即令患者将拇指与中指屈曲，以中指指端抵在拇指指腹，形成环状，伸其其余手指，使中指桡侧面得到充分显露，取其中节上下两横纹头之间的距离为1寸。适用于四肢部腧穴的纵向比量和背、腰、骶部腧穴的横向定穴。

3. 横指同身寸　又称为"一夫"法。"夫"，读作"扶"（fú）。古时长度计量单位名。《礼记·投壶》说："室中五扶，堂上七扶。"郑玄注："铺四指曰扶。"贾公彦疏："扶广四寸。"用"扶"（通"夫"）量定腧穴位置，《肘后备急方》中有记载："以病人手横掩，下并四指，名曰一夫。"临床上以四指相并为3寸。即以第2～5指并合，当中节上横度，其两侧间距离为一夫，折作3寸。适用于上下肢、腹部的直寸和背部的横寸定穴。

手指比量法在应用时较为便利，但取穴的准确性稍差。因此，该法必须在骨度分寸的基础上加以运用，不可以指寸悉量全身各部，否则会导致长短失度。明代张介宾之《类经图翼》卷三说："人之长短胖瘦各不相同，而穴之横直寸亦不能一。如今以中指同身寸法一概混用，则人瘦而指长，人肥而指短，岂不谬误？故必因其形而取之，方得其当"，确属经验之谈。临床取穴定位，必须根据具体情况选择相应的取穴方法。

（四）简便取穴法

本法是临床上常用的一种简便易行的取穴方法。如列缺，以病人左右两手虎口交叉，一手食指压在另一手腕后高骨的正中上方，当食指尖凹陷处是穴。又如劳宫，半握拳，以中指的指尖切压在掌心的第一横纹上，就是本穴。再如风市，患者两手臂自然下垂，于股外侧中指尖到达处就是本穴。此外，垂肩屈肘取章门；两耳角直上连线中点取百会等，这些取穴方法都是根据长期临床实践经验所总结出来的。

八、特定穴的分类及意义

特定穴是指十四经中具有特殊治疗作用，并有特定称号的腧穴。包括四肢肘、膝关节以下的五输穴、原穴、络穴、郄穴、八脉交会穴、下合穴；在胸腹、背腰部的背俞穴、募穴；在四肢躯干部的八会穴以及全身经脉的交会穴。

（一）五输穴

1. 五输穴名称的意义　十二经脉在肘膝关节以下各有五个重要腧穴，分别名为井、荥、输、经、合，合称"五输"。五输是一组具有作用大、疗效高、主治规律性强及运用范围广等特点的腧穴，故为历代医家所重视。

五输穴按井、荥、输、经、合的顺序，从四肢末端向肘、膝方向依次排列。《灵枢·九针十二原》指出："经脉十二，络脉十五，凡二十七气，以上下，所出为井，所溜为荥，所注为腧，所行为经，所入为合，二十七气所行，皆在五腧也"。说明经气发于五输，并以此来形容经脉气血犹如水流自源而出，由小到大，由浅入深的状况。故《针灸大成》引项氏之说："所出为井，井象水之泉；所溜为荥，荥象水之陂；所注为腧，腧象水之窬；所行为经，经象水之流；所入为合，合象水之归，皆取水之意义也"。就是说，"井"穴多位于四肢末端，喻作水的源头，是经气所出的部位；"荥"穴多位于掌指或跖趾关节之前，喻作水流尚微，是经气流行的部位；"输"穴多位于掌指或跖趾关节之后，喻作水流由小到大，由浅注深，是经气渐盛的部位；"经"穴多位于腕踝关节以上，喻作水流宽大，畅通无阻，是经气正盛的部位；"合"穴位于肘膝关节附近，喻作江河水流归入湖海，是经气由此深入，进而汇合于脏腑的部位。

2. 五输穴的理论依据

（1）五输穴循行理论首宗《足臂十一脉灸经》学术思想：在马王堆汉墓出土的古针灸医学帛书《足臂十一脉灸经》中早就有十一经的向心性走行的论述，这与《灵枢·经脉》记载的十二经脉气血流注的理论相悖，而与《灵枢·本输》记载的完全相符。如在汉墓帛书《足臂十一脉灸经》中，主要论述了人体十一脉的循行、主病和灸法。足脉有六条：足泰阳脉，足少阳脉，足阳明脉，足少阴脉，足泰阴脉，足厥（通"厥"）阴脉。臂少阳脉，臂阳明脉，亦缺少了手厥阴脉。记载的十一脉均由四肢末梢的手部或足部起始，止于躯体中心部的胸腹部或头部。五输穴向心性循环的理论当早于十二经的环流，早在《黄帝内经》之前即已出现，随着环流理论的兴起，在《黄帝内经》中就出现了两说并存的现象。从著述的年代上考证，《足臂十一脉灸经》的成书时期大体上可以追溯到春秋战国之际，甚至更早。而《黄帝内经》的成书年代一般认为当在先秦战国或两汉时期，晚于帛书，证实了《黄帝内经》对《足臂十一脉灸经》、《阴阳十一脉灸经》的继承，这是经络学说由形成到发展和完善的一个演变过程。

（2）与十二经脉的标本根结理论有关：经络学说以四肢为根、为本，头身为结、为标。十二经的"本"都在四肢下端部位，"根"即四肢末端的井穴。五输穴是由本、根部开始依次向上排列的。《灵枢》并有专篇说明肘膝以下的五输穴为"本输"，而本输穴即为经络之气外发于四肢的重要部位。六经根结中所述的根、溜、注、入，其根即井穴，溜即原穴，注即经穴或合穴。故认为，五输穴的分布和排列是标本、根结理论的具体体现。

（3）与卫气在四肢的运行有关：《素问·五藏生成》曰："人有大谷十二分，小溪三百五十四名……此皆卫气之所留止……"。《灵枢·经脉》又有："卫气先行皮肤，先充络脉"。说明卫气与经脉、腧穴有密切关系。卫气的性质"慓疾滑利"，其弥散力很强，可以不受经络的约束和局限而扩散到脉外，故有"营行脉中，卫行脉外"之说。尽管卫气的具体循行路线有不同说法，但对卫气先运行及分布于四肢的看法还是趋于一致的。如《灵枢·邪客》记载："卫气者，出其悍气之慓疾，而先行于四肢末端分肉皮肤之间而不休者也。"又如《素问·阴阳应象大论》记载："清阳发腠理"，"清阳实四肢"。据此可以认为：卫气的运行、分布，基本上与五输穴在四肢之所出、所溜、所注、所行、所入的排列相当。

3. 五输穴的内容

（1）五输穴的名称：有关五输穴的内容主要见于《灵枢·本输》如："肺出于少商，少商者，手大指端内侧也，为井木；溜于鱼际，鱼际者，手鱼也，为荥……"。需要说明的是，《黄帝内经》一书，仅记载了十一条经脉的五输穴，对于手少阴心经的五输穴则未予记述，而代之以心包经的中冲、劳宫、大陵、间使、曲泽五穴。故《灵枢·九针十二原》统计五输穴为："五藏五腧，五五二十五腧，六府六腧，六六三十六腧。"共得六十一穴（包括阳经的六个原穴）。为何手少阴心经没有五输穴呢？《灵枢·邪客》作了明确的解释："少阴，心脉也。心者，五藏六府之大主也，精神之所舍也，其藏坚固，邪弗能容也。……故诸邪之在于心者，皆在于心之包络，包络者，心主之脉也，故独无腧焉。"直至晋代，著名针灸医家皇甫谧冲破了当时墨守成规的"心不受邪，以心包代之"的观点，按照《黄帝内经》"二十七气所行，皆在五输"的基本思想，分别以少冲、少府、神门、灵道、少海，填补了手少阴心经五输穴的空白，使五输穴发展为六十六穴。至此，十二经脉五输穴的内容乃为完备。

（2）五输穴与阴阳五行的配合：五输穴配合阴阳五行，首载于《灵枢·本输》。但该篇在列举五输穴时，凡属阴经井穴下皆加一木字，阳经井穴下皆加一金字，其余阴经或阳经的荥、输、经、合诸穴，均无明确的五行属性。《难经·六十四难》记述了五输穴的全部五行属性："《十变》又言，阴井木，阳井金；阴荥火，阳荥水；阴俞土；阳俞木；阴经金，阳经火；阴合水，阳合土。"由此可知，五输穴的五行配属是由阴井木，阳井金开始，按相生规律依次排列的。既说明五输如水流的连续性，又说明阳经对阴经的五行排列是相克的。这种制中有生，刚柔相济的关系，是符合阴阳交泰观点和阴阳互根道理的。阴、阳五输的不同五行配属演化的五门十变，进一步密切了阴、阳经五输穴之间的多种联系，对五输穴的主治及临床应用具有重要的指导意义（表2-4、表2-5）。

表2-4 阴经五输穴表

经脉名称	井（木）	荥（火）	输（土）	经（金）	合（水）
手太阴肺经	少商	鱼际	太渊	经渠	尺泽
手厥阴心包经	中冲	劳宫	大陵	间使	曲泽
手少阴心经	少冲	少府	神门	灵道	少海
足太阴脾经	隐白	大都	太白	商丘	阴陵泉
足少阴肾经	涌泉	然谷	太溪	复溜	阴谷
足厥阴肝经	大敦	行间	太冲	中封	曲泉

表2-5 阳经五输穴表

经脉名称	井（金）	荥（水）	输（木）	经（火）	合（土）
手阳明大肠经	商阳	二间	三间	阳溪	曲池
手少阳三焦经	关冲	液门	中渚	支沟	天井
手太阳小肠经	少泽	前谷	后溪	阳谷	小海
足阳明胃经	厉兑	内庭	陷谷	解溪	足三里
足少阳胆经	足窍阴	侠溪	足临泣	阳辅	阳陵泉
足太阳膀胱经	至阴	通谷	束骨	昆仑	委中

4. 五输穴的临床运用

（1）单穴使用法：五输诸穴，各有一定的主治范围，五输穴的主治病机，是从它们各自的主治共性讨论的，五输穴的主治个性，则应属于它们的生克关系。《难经·六十八难》记载："井主心下满，荥主身热，输主体重节痛，经主喘咳寒热，合主逆气而泄。"此五脏六腑其井荥输经合所主病也。

1）井主心下满：心下满泛指邪热壅闭心窍。井穴具有清神、醒脑、开窍、泄热的作用，一般多用于高热、昏迷、惊厥等急性病症。如心包经井穴，位于中指尖端；肾经井穴恰在脚底足心。两者一上一下，阴水阳火相对。故每见病症急暴，惊骇疼痛，气绝，卒中，人事不省，神志不清等，取之屡效，乃具通经接气、开窍启闭之功。

2）荥主身热：身热泛指一切热病。荥穴具有清热、泻火、止血、镇痛的作用。例如呛咳，痰少，痰中带血，舌红少苔的肺阴不足证，针泻肺经的荥穴鱼际可起到清肺养阴、镇咳止血的作用。又如齿痛剧烈，伴口臭，恶热饮，便秘而胃火上炎的牙痛症，针泻胃经荥穴内庭能收到通腑泄热、泻火镇痛的效果。

3）输主体重节痛：所谓"体重"，是指湿困脾土肢体沉重；"节痛"，是指风、寒、湿邪侵袭关节作痛而言，输穴具有健脾化湿，祛风利水，舒筋活血，宣痹镇痛的作用。例如湿困脾土，消化不良，面浮足肿者，可取胃经的输穴陷谷和脾经的输穴太白针灸之，而起健脾化湿之效。又如四肢关节痹痛，恶寒发热者，取大肠经的输穴三间（或原穴合谷）和肝经的输穴（原穴）太冲针之颇效。正如《标幽赋》所说："寒热痹痛，开四关而已之。"此处所说的"四关"是指四肢腕关节部的合谷与太冲而言。凡下肢关节肿痛，行走困难者，针泻太冲辄获良效。

4）经主喘咳寒热：此指经穴善治风寒喘咳或风热喘咳的病症。经穴具有清宣肺气，健脾化痰，滋阴降火，理气镇咳，宁心安神的作用。例如风热喘咳者，症见发热，喘咳，痰黄稠，口渴，脉浮数等，可取肺经经渠、脾经商丘、肾经复溜之经穴针而泻之，以起清热化痰，止咳定喘之效。如属风寒喘咳者，症见恶寒头痛，喘咳，痰多，胸胁疼痛，舌苔薄白，脉象浮紧等，可取肺经经渠、胃经解溪、膀胱经昆仑、三焦经支沟、大肠经阳溪之经穴针而灸之，可奏宣肺散寒、祛风镇痛、理气定喘、化痰止咳之功。

5）合主逆气而泄：逆气而泄，是指脏腑之气生理功能反常而逆行，导致功能衰退或泄泻而言。合穴具有调整内脏功能的作用。《灵枢·邪气脏腑病形》曰："荥输治外经，合治内腑。"《灵枢·四时气》又说："邪在腑取之合。"《素问·咳论》也说："治腑者治其合。"纵观古今医家，多将六合穴以主治六腑病症为主。例如：急性阑尾炎和急性细菌性痢疾取大肠之下合穴上巨虚针之，能起到消炎、镇痛、止痢作用。又如急慢性腹痛由多种原因所导致，取足三里治之，具有较好的消炎、解痉、散瘀、镇痛作用。所以《四总穴歌》中有"肚腹三里留"之经验总结，说明足三里能统治一切胃肠病。

（2）补母泻子法：本法始见于《难经·六十九难》："虚则补其母，实则泻其子。"所谓"虚则补其母"，即生我者为母。根据五行学说"母能令子虚"的理论，对某一脏（经）的虚证，可采用补其母脏（经）或穴的方法治疗。所谓"实则泻其子"，即我生者为子。根据五行学说"子能令母实"的理论，对某一脏（经）的实证，可以采用泻其子脏（经）或子穴的方法治疗。基于上述原则，在针灸治疗的运用上，一般可分为3种方法：

1）本经补泻法：根据本经井、荥、输、经、合的五行关系进行补泻。例如：肺经气虚，取肺经本经的输穴太渊，因太渊属土，土为金之母，施以针刺补法，这就是虚则补其母。反之肺经气实，则取本经的合穴尺泽，因尺泽属水，水为金之子，施以针刺泻法，这就是实则泻其子。

2）异经补泻法：根据十二经所属脏腑的五行关系进行补泻。例如：肺经气虚，按"虚则补其母"的方法，因肺属金，土为金之母，当取足太阴脾经的穴位，或者取脾经的输穴太白（属土），施以针刺补法。假如肺经气实，则按"实则泻其子"的方法，因肾属水，水为金之子，可取肾经的穴位，或者取肾经的合穴阴谷（属水），施以针刺泻法。

3）井穴补泻法：这是五输穴子母补泻的又一种方法。"刺井以泻荥"，首载于《难经·七十三难》："诸井者，肌肉浅薄，气少，不足使也，刺之奈何？然诸井者，木也；荥者，火也。火者，木之子。当刺井者，以荥泻之。故经言补者不可以为泻，泻者不可以为补，此之谓也。"推其原意，井穴均在四肢末端，"肌肉浅薄，气少，不足使"，不宜行补泻手法。因井为木，荥为火，荥为井之子，故在需要用井穴行泻法时，可用荥穴代之，也即"实则泻其子"之意。后世医家在这一基础上加以发挥，提出"补井当补合"的方法。如元代滑伯仁《难经本义》明确指出："若当补井，则必补其合。"《难经集注》引宋代医家丁德用之说，对刺井以泻荥，补井当补合，作了进一步说明："井为木，是火之母，荥为火，是木之子。故肝木实，泻其荥；肝木气虚不足，补其合。泻之复不能补，古言不可以为补也。"故当临床需要泻井时可泻其荥穴，需要补井时则补其合穴。

（3）四时针刺法

1）春刺井，夏刺荥，季夏刺输，秋刺经，冬刺合：《难经·七十四难》曰："春刺井者，邪在肝；夏刺荥者，邪在心；季夏刺输者，邪在脾；秋刺经者，邪在肺；冬刺合者，邪在肾。……四时有数，而井系子春夏秋冬者也。针之要妙，在于秋毫者也。"认为井、荥、输、经、合五输穴，是与季节相联系的，针刺时要加以注意。其具体内容与《灵枢·顺气一日分为四时》中"冬刺井"、"春刺荥"、"夏刺输"、"长夏刺经"、"秋刺合"以及《灵枢·四时气》中"春取经、血脉、分肉之间"、"夏取盛经孙络"、"秋取经输，邪在府，取之合"、"冬取井荥"的说法有所不同。择要列表对照如下（表2-6）。

表2-6 刺分四时表

出处\刺法\四时	《灵枢·本输》	《灵枢·四时气》	《素问·水热穴论》	《难经·七十四难》
春	春取络脉诸荥，大经分肉之间，甚者深取之，间者浅取之	春取经、血脉、分肉之间，甚者，深刺之，间者，浅刺之	春取络脉分肉间（肝气始生……经脉常深，其气少，不能深入）	春刺井（邪在肝）
夏	夏取诸输孙络，肌肉皮肤之上	夏取盛经孙络，取分间，绝皮肤	夏取盛经分腠（心气始长……邪居浅也）	夏刺荥（邪在心）
秋	秋取诸合，余如春法	秋取经、输；邪在府，取之合	秋取经、输（肺将收杀……取输以泻阴邪，取合以虚阳邪）	秋刺经（邪在肺）
冬	冬取诸井，诸输之分，欲深而留之	冬取井、荥，必深以留之	冬取井、荥（肾方闭……取井以下阴逆，取荥以实阳气）	冬刺合（邪在肾）

2）春夏刺浅，秋冬刺深：针刺深度视针刺部位、病证需要、针感程度而定，也要参考季节这个因素。《难经·七十难》认为："春夏者，阳气在上，人气亦在上，故当浅取之；秋冬者，阳气在下，人气亦在下，故当深刺之。"春夏季，自然界的阳气向上，人体的阳气也趋向浅层，所以针刺宜浅；秋冬季，自然界的阳气向下，人体的阳气也趋于深层，所以针刺宜深。"春夏温，必致一阴者，初下针，沉之至肾肝之部。得气，引持之，阴也。秋冬寒，必致一阳者，初内针，浅而浮之至心肺之部。得气，推内之，阳也。是谓春夏必致一阴，秋冬必致一阳。"意指春夏宜从深层（肝肾之部）引出阴气（一阴），秋冬则宜从浅层（心肺之部）纳入阳气（一阳）。

（二）原穴

1.原穴的理论意义 十二经脉在腕、踝关节附近各有一个重要经穴，是脏腑原气经过和留止的部位，称为"原穴"，又名"十二原"。

原含本原，原气之义。原气，又称元气、真气、真元之气。"原气"最早见于《难经·三十六难》："命门者，诸精神之所舍，原气之所系也。"多数学者认为原气禀受于先天，由先天之精所化生，发源于肾间命门，藏于脐下丹田，但又必须依赖后天之精气的不断滋养，才能有效地发挥其作用。所以，《灵枢·刺节真邪》说："真气者，所受于天，与谷气并而充身也"。它经三焦通达全身，所有脏腑经络必得原气，始能发挥各自的功能，维持人体的正常生命活动。脏腑经络之气的产生也要根于原气的滋养温煦。因此，原气愈是充沛，脏腑经络功能就愈旺盛，身体也就健康少病。反之，如先天禀赋不足，或久病损伤原气，则脏腑经络气衰，体弱多病。正如《难经·六十六难》所言："脐下肾间动气者，人之生命也，十二经之根本也，故名曰原"。

2. 原穴的内容 原穴出自《灵枢·九针十二原》，继见于《难经·六十六难》，两者所述原穴大体相同，但稍有出入。如《灵枢·九针十二原》说："阳中之少阴肺也，其原出于太渊，太渊二；阳中之太阳心也，其原出于大陵，大陵二；阴中之少阳肝也，其原出于太冲，太冲二；阴中之至阴脾也，其原出于太白，太白二；阴中之太阴肾也，其原出于太溪，太溪二；膏之原，出于鸠尾，鸠尾一；肓之原，出于脖胦，脖胦一。凡此十二原者，主五脏六腑之有疾者也。"而《难经·六十六难》则说："经言肺之原，出于太渊；心之原，出于大陵；肝之原，出于太冲；肾之原，出于太溪；少阴少原，出于锐骨（指神门）；胆之原，出于丘墟；胃之原，出于冲阳；三焦之原，出于阳池；膀胱之原，出于京骨；大肠之原，出于合谷；小肠之原，出于腕骨。……五脏六腑之有病者，皆取其原也。"从上述内容可知，《灵枢·九针十二原》有"膏之原鸠尾，肓之原脖胦（即气海穴）"，而无手少阴心经之原穴神门。《难经·六十六难》中则有"少阴之原，出于锐骨（指神门）"，而无"膏之原鸠尾，肓之原脖胦（气海）"。如此，十二原穴方始完备（表2-7）。

表 2-7 十二经原穴表

手三阴经	肺经	太渊	心经	神门	心包经	大陵
手三阳经	大肠经	合谷	小肠经	腕骨	三焦经	阳池
足三阴经	脾经	太白	肾经	太溪	肝经	太冲
足三阳经	胃经	冲阳	膀胱经	京骨	胆经	丘墟

3. 原穴的临床运用 原穴的临床应用较为广泛，主要用于诊断和治疗两个方面：

（1）用于诊断方面：《灵枢·九针十二原》记载："十二原者，五脏之所以禀三百六十五节气味也，五脏有疾也，应出十二原，十二原各有所出，明知其原，睹其应，而知五脏之害矣。"说明通过诊察十二原，了解脉气盛衰情况，能够推断脏腑的疾病。临床上常在原穴上找反应点，以此作为诊断内脏疾病的依据。例如有人观察心肌炎患者，多在大陵穴出现压痛；肾小球肾炎和肾盂肾炎患者，压痛反应主要在太溪等穴。

（2）用于治疗疾病：由于五脏六腑之气表里相通，一旦某一脏腑发生病变导致功能失调时，即取其相应的原穴进行针刺，以疏通经络，调和血气，从而使脏腑之功能得以复常。所以《灵枢·九针十二原》强调指出："五脏有六腑，六腑有十二原，十二原出于四关，四关主治五脏，五脏有疾，当取十二原。"

从上述情况来看，我国古代医家对原穴之应用极为重视，是有其深厚的理论基础和丰富的实践经验的。当前临床治疗运用原穴，主要有以下6种方法。

1）循经取穴法：即某一脏腑有病，就取用某一脏腑的原穴治之。例如肺病：咳嗽气喘，呼吸困难等症，可取太渊针灸之。心病：心悸、怔忡、失眠、癫狂等症，可取神门针之。肝病：胁痛、黄疸、疝气等症，可取太冲针之等。

2）原络配穴法：又叫"主客配穴法"。它是以脏腑经络先病、后病为依据。运用时是以先病脏腑为主，取其经的原穴，后病脏腑为客，取其经的络穴治之。例如肺经先病，即取其经的原穴太渊为主；大肠经后病，即取其经络穴偏历为客治之。反之若大肠先病，即取其经的原穴合谷为主；肺经后病，即取其经的络穴列缺为客治之等。

3）脏腑原穴配穴法：为五脏原穴与六腑原穴阴阳上下的配穴法。适用于内脏有病而症状主要反映在体表器官的病变。从部位上讲，内为阴，外为阳。阴经经穴主治偏重内脏疾患，阳经经穴主治偏重于体表器官疾患。在内脏有病主要反映在体表器官的情况下，取阴经原穴的同时，需再配以阳经原穴的增强疗效。其配穴原则是：少阴配少阳，太阴配太阳，厥阴配阳明。取上下肢相应，阴阳经同气相求之意。例如阴虚肝旺所致的头晕目眩或郁怒伤肝出现的手足拘挛，其病位主要责之于肝，症状大都反映在头目及四肢，故取足厥阴肝经原穴太冲，配手阳明大肠经原穴合谷，二穴相合，阴阳上下，同气相求，称"四关"。是临床上常用的一种有效的配穴方法。

4）原俞配穴法：即分别将本脏腑的原穴与相应的背俞穴相配。这是取原穴与俞穴在主治上存在的共性，以相互协同增强疗效的一种配穴法，对阴性病证（包括里证、虚证、寒证）较为适宜。如取肺的背俞肺俞穴与肺经的原穴太渊治疗气虚喘咳；取肾的背俞肾俞穴与肾经的原穴太溪治疗遗精滑泄等。

5）原募配穴法：即腕踝部的十二原穴与胸腹部的十二募穴相配用，均治五脏六腑疾病。例如太渊配中府，主治咳嗽咽肿，气喘胸痛诸疾。合谷配天枢，主治头痛发热，腹痛泄泻诸疾。太白配章门主治消化不良，腹胀胁痛诸疾。神门配巨阙，主治心悸不寐，心痛昏阙诸疾等。

6）原合配穴法：因"合治内腑"，《灵枢·九针十二原》说："五脏有疾，当取之十二原"。两相配合均治五脏六腑疾病，可起相辅相成相得益彰之效。原合相配可分为表里经原合相配，同经或异经原合相配等多种形式。表里经原合相配，通常是取阴经（里）原穴配以阳经（表）的合穴或下合穴。同经原合相配如手阳明大肠经原穴合谷配合穴曲池，为双调气血，清理上焦之妙法，善治头目疼痛，牙龈肿痛，咽干鼻衄等风热疾患。异经原合相配，如手阳明大肠经原穴合谷，配足阳明胃经合穴足三里，可以调理胃肠，理气消胀，化滞通便，功效颇著。总之，原穴的配伍是很灵活的，其主治范围也是十分广泛的。

（三）络穴

1. 络穴的理论意义　络脉在由经脉分出的部位各有一个腧穴，称络穴。络穴的名称与本经经脉名称相同。络穴有两种涵义。一是具有"联络"的意思，它能联系表里经，故称：络穴是表里经联系的处所；二是代表络脉，是络脉别出本经的部位。

2. 络穴的内容　络穴的内容首载于《灵枢·经脉》。十二经脉各有一个络穴，都分布在肘、膝关节以下，加上任脉络穴鸠尾、督脉络穴长强和脾之（大）络大包穴，总称十五络穴。《素问·平人气象论》还载有"胃之大络"，故又有十六络穴之说（表2-8）。

络脉的主要功能是加强十二经脉中表里经之间的联系。络脉虽然也进入胸腹里面联系内脏，但没有固定的络属联系，它着重沟通分布于肢体的表经和里经。阴阳经的络脉相互双重交通连接，故有"一络通二经"之说。

表 2-8 十五络穴表

手三阴经	肺经	列缺	心经	通里	心包经	内关
手三阳经	大肠经	偏历	小肠经	支正	三焦经	外关
足三阴经	脾经	公孙	肾经	大钟	肝经	蠡沟
足三阳经	胃经	丰隆	膀胱经	飞扬	胆经	光明
任、督、脾大络	任脉	鸠尾	督脉	长强	脾大络	大包

络脉的另一功能是有统属全身络脉的作用。十五络也可称为"大络"，其他尚有一般的络脉、孙络、浮络等，大络对这些络脉起着统率作用。

3. 络穴的临床运用　络穴的临床应用，以主治各自所属络脉的虚实病候为主。对络脉病候，《黄帝内经》列举的内容比较简单。从这些病候中可以看出，络脉脉气异常时所反映的症状，基本上类似于十二经脉脏腑病候。了解络脉的病候与作用对络穴的临床应用具有重要的指导意义。当十五络脉脉气异常，出现各自的病候时，皆可取用相应的络穴加以治疗。如手少阴心经别络，实则胸膈撑满，虚则不能言语。可取其络穴通里，根据"补虚泻实"的原则来治疗。余经类推。因络穴又能沟通表里二经，故络穴不仅能够治本经病，也能治其表里之经的病证。如手太阴经的络穴列缺，既能治肺经的咳嗽、喘息，又能治手阳明大肠经的齿痛、头项疾患等。此外，"初病在经，久病在络"，血、气、痰、湿等邪气积聚，每每由经入络。故凡由内伤引起的诸种慢性疾病，均可选取有关络穴治疗。此外，络穴还对其他一些相关经脉的病症有治疗作用。例如足阳明的络穴丰隆，既能主治喉痹、癫狂、登高而歌、弃衣而走、腹胀痛等本络脉和足阳明经病候，又能主治面浮肿、四肢肿、烦心、心痛、身重、呕吐等足太阴经病候。同时，因"脾能统血"，并能主治崩漏，月经不调诸症；据"治痿独取阳明"之说，又适用于腿足弛软，胫枯等病症；又因肺胃脉气相通，还能治疗"梅核气"及痰嗽病等。

络穴在临床上可单独使用，也可与其相表里经的原穴配合使用，此称"原络配穴法"（见原穴一节）。

（四）背俞穴

1. 背俞穴的理论意义　五脏六腑之气输注于背腰部的腧穴，称背俞穴。

背俞穴位于背腰部足太阳膀胱经的第一侧线上，大体依脏腑位置的高低而上下排列，分别冠以脏腑之名，共十二穴。《素问·长刺节论》说："迫藏刺背，背俞也。"说明背俞穴接近内脏，对有关脏腑具有相对的特异性。

2. 背俞穴的内容　背俞穴首见于《灵枢·背腧》，但仅载五脏背俞的名称和位置。至于六腑背俞，《素问·气府论》只提出"六府之俞各穴"，但未列出穴名。以后王叔和在《脉经》中补出了六腑背俞穴中的大肠俞、小肠俞、胃俞、胆俞、膀胱俞五穴。《针灸甲乙经》又补充了三焦俞。最后由《备急千金要方》补出厥阴俞一穴，背俞穴方始完备（表2-9）。

《灵枢·背腧》中曾指明了五脏俞穴的具体部位："肺俞在三焦之间，心俞在五焦之间……肝俞在九焦之间，脾俞在十一焦之间，肾俞在十四焦之间，皆挟脊相去三寸所。"此外，在《素问·血气形志》中还另有一种取背俞之法："欲知背俞，先度其两乳间，中折之，更以他草度去半已，即以两隅相拄也，乃举以度其背，令其一隅居上，齐脊大椎，两隅在下，当其下隅者，肺之俞也。复下一度，心之俞也。……复下一度，肾之俞也。是谓五藏之俞，灸刺之度也。"以此折量法取得的背俞与《灵枢·背腧》中的背俞部位有所不同。《灵枢》取背俞是以脊椎为准，而上述"折量法"所得的背俞间隔三椎左右。这种"折量法"从横向分寸来看也较《灵枢·背腧》的取法为宽。"折量法"是以两乳间分寸的1/2作为背俞的横向间距，为四寸。而《灵枢·背腧》中之背俞"皆挟脊相去三寸所"。

表 2-9 十二背俞穴表

六 脏	背 俞	六 腑	背 俞
肺	肺俞	大肠	大肠俞
肾	肾俞	膀胱	膀胱俞
肝	肝俞	胆	胆俞
心	心俞	小肠	小肠俞
脾	脾俞	胃	胃俞
心包	厥阴俞	三焦	三焦俞

鉴于上述情况，有人认为，取背俞穴除按照通常规定的基本方法外，更主要的是以手按压"反应点"，方能准确地掌握背俞穴的部位。《类经图翼》卷九："但按其腧穴之处，必痛而且解，即其所也"等说为证，提出了"取背俞穴不要过分地拘泥于分寸，而应该细心地寻按'反应点'"的观点。但在临床应用时，仍要注意背俞穴与阿是穴的鉴别，二者不能因此而混淆。

一般而言，背俞穴上下的位置顺序排列与脏腑的高低是基本一致的。如肺脏在脏腑中位置最高，"肺俞"的位置亦高，膀胱在脏腑中的位置最低，"膀胱俞"的位置也最低，以此说明古人对脏腑的部位是有明确认识的。

3. 背俞穴的临床运用 俞穴为脏腑经脉之气所输注的部位，因此背俞穴与脏腑有着特殊的联系，在临床上最能反映五脏六腑的虚实盛衰。当背俞穴局部出现各种异常反应，如结节、陷下、条索状物、压痛、过敏、丘疹、出血点、温度或电阻变化时，往往反映相关脏腑的功能异常。《素问·阴阳应象大论》说："阴病治阳。"明代张世贤《图注八十一难经辨真》说得更为具体："阴病行阳，当从阳引阴，其治在俞。"意指背俞穴在临床上主要是以诊察和治疗与其相应的五脏疾患为主。如肝主筋，开窍于目，所以筋挛痉疭，目视昏糊，取用肝俞、胆俞；脾主肉，开窍于口，则四肢懈惰，肌肉萎软，唇反等，可选脾俞、胃俞等。在临床上背俞穴主治偏于阴性病证，但膈以上的背俞穴又主治外感寒热、喘急烦热、胸背引痛等阳性病证，在具体的运用中往往与相应募穴相配，称为俞募配穴法，用以治疗有关脏腑病证。

（五）募穴

1. 募穴的理论意义

五脏六腑之气结聚于胸腹部的腧穴，称为募穴。

募，募集；招募。如募捐，募兵。《辞海》1979 年版）引申为结集之意。《难经汇注笺正》说："曰募曰俞皆经穴之一种名称……惟此节所谓募皆在阴，俞皆在阳，则指藏府诸募诸俞而言。"指出募穴与脏腑有着密切的联系。近人根据《内经》中募与膜可互为通假，认为募的本义应是"膜"，募穴真正的含义是脏腑之气通过胸膜、腹膜而输通于皮肤的经穴，值得进一步研究探讨。

2. 募穴的内容　募穴始见于《素问·奇病论》："胆虚气上溢而口为之苦，治之以胆募、俞"。《难经·六十七难》有"五脏募皆在阴，而俞皆在阳"的记载，但无具体穴名。至《脉经》则明确了期门、日月、巨阙、关元、章门、太仓（中脘）、中府、天枢、京门、中极十个募穴的名称和位置。《针灸甲乙经》又补充了三焦募石门，后人又补充了心包募膻中，始臻完备（表2-10）。

表2-10　十二募穴表

两	侧	正	中
脏腑	募穴	募穴	脏腑
肺	中府	膻中	心包
肝	期门	巨阙	心
胆	日月	中脘	胃
脾	章门	石门	三焦
肾	京门	关元	小肠
大肠	天枢	中极	膀胱

募穴都分布在胸腹部，其位置大体上与脏腑所在部位相对应，即脏腑位置高的募穴在上，位置低的募穴在下。募穴不一定分布在脏腑所属的经脉上，分布在任脉者为单穴，分布在其他经脉者左右对称一名两穴。因为募穴接近脏腑，所以不论病生于内，抑或邪犯于外，均可在相应募穴上出现异常反应，如压痛、酸胀、过敏等。临床根据这些反应，可以辅助诊断相应脏腑病证，关于这方面的内容，在《太平圣惠方》中已有记载。如"天枢隐隐而痛者，大肠疽也；上肉微起者，大肠痈也。期门隐隐而痛者，肝疽也；上肉微起者，肝痈也。"

3. 募穴的临床运用　募穴在临床上多用于治腑病，《素问·阴阳应象大论》说："阳病治阴。"说明募穴对六腑病证有着特殊的疗效。如胃病取中脘，胆病取日月，大肠病取天枢，膀胱病取中极等。募穴除单独使用外，还可以两者相互配合或配以其他腧穴治疗脏腑病证。常用方法有：

（1）俞募配穴法：又称腹背配穴。募穴在胸腹，与背俞相对，两者一前一后、一阴一阳，相互协调，对治疗脏腑病证疗效显著，在临床中应用十分广泛。如《灵枢·五邪》说："邪在肺，则病皮肤痛，寒热，上气喘，汗出，咳动肩背。取之膺中外腧，背三节五藏之傍。"即为肺病取肺的募穴中府，配肺的俞穴肺俞；胃病取胃的募穴中脘，配胃的俞穴胃俞；肝病取肝的募穴期门，配肝的俞穴肝俞等。

（2）募合配穴法：即将本脏腑的募穴与合穴相配，属于远近配穴法。由于募穴主治偏重于阳性病证（包括腑病、实证、热证），合穴主治内腑，偏重于通降，因募穴与合穴在主治上存在共性，故募穴与合穴相配，对于治疗腑证、实证、热证，具有相得益彰的效果。如下痢腹痛取大肠募穴天枢配大肠下合穴上巨虚；治急性胃脘痛取胃的募穴中脘配胃的合穴足三里等。

此外，临床取用募穴时，还可视不同病情，根据经络理论结合各种配穴方法，灵活加以运用。当病情比较单纯时，可单取募穴或俞穴；若病情复杂，在运用募穴的同时，须依证辅以其他的腧穴才能提高疗效。如肺脏疾患，在取肺募中府的同时，可加肺俞，若兼胸闷喘促，配膻中；若兼风寒表邪，配风池、风门；若兼咳血，配孔最等。又如肾脏疾患，除加肾俞外，还可配命门、膀胱俞以及关元、气海等局部穴位，或配照海、三阴交等有关的远道穴位。

（六）八会穴

1. 八会穴的意义及内容　八会穴，是指脏、腑、气、血、筋、脉、骨、髓等精气所会聚的腧穴。八会穴首载于《难经·四十五难》："经言八会者，何也？然，腑会太仓，脏会季胁，筋会阳陵泉，髓会绝骨，血会膈俞，骨会大杼，脉会太渊，气会三焦外一筋直两乳内也。热病在内者，取其会之气穴也。据后世医家注释，其中"太仓"指中脘穴，"季胁"指章门穴，"绝骨"指悬钟穴，"直两乳内"指膻中穴。这八个腧穴，除悬钟外，均属特定穴，除了各自原有的功能以外，对脏、腑、气、血、筋、脉、骨、髓的生理功能还有着特殊的关系。如中脘为胃之募穴，六腑皆取禀于胃，故为腑会；章门为脾之募穴，五脏皆禀受于脾，故为脏会；阳陵泉为胆经合穴，胆与肝合，肝主筋，且位居膝下，膝为筋之府，故为筋会；绝骨属胆经，胆主骨所生病，骨生髓，故为髓会；心主血，肝藏血，膈俞位居心俞之下，肝俞之上，故为血会；大杼当项后第一胸椎棘突两旁，第一胸椎称脊骨，又名杼骨，诸骨自此擎架，联接头身肢体，故为骨会；太渊属肺，肺朝百脉，位于寸口，寸口为脉之大会，为中医候脉之处，故曰脉会；膻中位于两乳之间，内部为肺，肺主气，诸气皆属于肺，故为气会（表 2-11）。

表 2-11　八会穴表

八　会	穴　名	附　注
脏会	章门	脾募穴
腑会	中脘	胃募穴
气会	膻中	心包募穴
血会	膈俞	膀胱经穴
筋会	阳陵泉	胆合穴
脉会	太渊	肺经输穴
骨会	大杼	膀胱经穴
髓会	悬钟（绝骨）	胆经穴

2. 八会穴的临床运用　八会穴分别具有主治腑、脏、筋、骨、髓、血、脉、气八类疾病的作用。《难经·四十五难》曰："热病在内者，取其会之气穴也。"说明八会穴还可以治疗某些热病。

腑会中脘，又为胃募。主治胃痛、腹胀、肠鸣、呕吐、痢疾、完谷不化、黄疸等各种腑病。尤为治疗胃与大小肠病证的主穴。据文献记载，主要应用于腑病中急证、热证、实证。如急证：《素问·通评虚实论》："腹暴满、按之不下"；《针灸甲乙经》卷九："心疝气冲冒，死不知人"。再如热证：《针灸甲乙经》卷九："小便有热，溺赤黄"。

脏会章门，又为脾募。主治腹胀、肠鸣、胁痛、痞块、腰脊冷痛、溺多白浊等各种脏病。尤以主治肝、脾疾患为重点。据文献记载，主要应用于脏病中虚实夹杂诸证。如《备急千金要方》："身黄酸痛赢瘦，四肢懈惰喜怒，积聚坚满"；《针灸大成》卷七："伤饱身黄瘦，贲豚积聚，腹肿如鼓，脊强，四肢懈惰，善怒，少气厥逆等"。

筋会阳陵泉，又为足少阳合穴。主治下肢痿痹、麻木，膝伸不得屈，胁肋痛，口苦等病证。具有疏筋络，利关节，清肝胆之功。如《针灸甲乙经》卷九："胆胀、胁下支满、呕吐逆；髀痹引膝，股外廉痛，不仁，筋急。"

髓会绝骨，主治中风，手足不遂，膝胻痛，胸胁胀痛等病证。因脑为髓之海，故髓会绝骨为治疗脑病的主穴，有补肾健脑之功，多用于中风、半身不遂，还可防止复中。如《针灸大成》治疗半身不遂、中风，即主要取用绝骨、合谷、昆仑等穴。《乾坤生意》于中风前兆，也灸用绝骨等穴。

骨会大杼，主治肩胛骨痛，颈项腰脊强痛不得卧等病证。近人常用于颈椎骨质增生引起的项强不可俯仰诸症，认为有强健筋骨之功。另据《针灸甲乙经》、《针灸大成》、《类经图翼》、《医宗金鉴》等记载，本穴可用于"热汗不出"、"热甚不已，头风振寒"、"伤寒汗不出，身热目眩"、"遍身发热、疟疾，咳嗽多痰"等外感发热、头痛、咳嗽诸症，具清热散风之功。

血会膈俞，为治疗血证的总穴。《医宗金鉴》载："更治一切失血症"。《类经图翼》又载：膈俞"此血会也，诸血病皆宜灸之，如吐血衄血不已……血热妄行，心肺二经呕血，藏毒便血不止"。具有和血理血之功，兼治心、肺、肝、脾、胃等的有关病证。近人用本穴配以脾俞、郄门、血海等穴治疗贫血、紫斑，有一定疗效。

气会膻中，又为心包募穴。主治胸闷气喘、噎膈气逆、咳嗽气瘿等诸种气病，又治胸痹心痛等心包病证。如《备急千金要方》载："胸痹心痛，上气咳逆，胸痹背痛"。《行针指要歌》："或针气，膻中一穴分明记"。具有调畅气机，宽胸降逆之功。临床时，常配中脘治呕吐；配内关治心绞痛；配肺俞、天突治喘咳；配天宗治乳胀；配液门治乳汁少等。

脉会太渊，又为肺经原穴。主治胸痹、心痛、脉涩、喘息咳逆等心、肺二脏的有关病证。因心主血脉，肺朝百脉，故本穴多用于脉管疾患，具有理气、活血、通脉之功。《针灸大成》卷六记载，本穴除可治"咳嗽、肺胀满，喘不得息"外，还可用于"胸痹逆气"、"心痛脉涩"等证。据临床报道，太渊穴对无脉症有一定的治疗作用。

（七）郄穴

1. 郄穴的理论意义 关于郄穴的定义，各教材中所述不尽一致。概括起来有以下二说：其一，认为郄穴是各经经气所深聚部位的腧穴；其二，认为郄穴是指经脉气血曲折汇聚的孔隙（《针灸学》，上海科学技术出版社，1974年）。考"郄"同"郤"，空隙之谓，有孔穴的含义。故从字的本义并不能释为"深聚"或"曲折汇聚"。从郄穴的分布位置及一些郄穴命名意义分析，言郄穴是经气汇集之处，似无不可。至于还有无其他特定含义，尚有待于进一步讨论。

2. 郄穴的内容 郄穴的名称和位置，首载于《针灸甲乙经》。即十二经脉各有一个郄穴，分别布于各自经脉上；奇经八脉中的阴阳跷脉及阴阳维脉也各有一个郄穴，其中阴维之郄为足少阴经筑宾穴，阳维之郄为足少阳经阳交穴，阴跷之郄为足少阴经交信穴，阳跷之郄为足太阳经跗阳穴，共合为十六郄穴。郄穴都分布在四肢部，除胃经的郄穴梁丘在膝上以外，其余均分布在肘膝关节以下（表2-12）。

3. 郄穴的临床运用 郄穴的临床应用，一般多用来治疗本经循行所过部位及所属脏腑比较严重或顽固性疾患，近人则常用于急症。郄穴的应用阴、阳有别。阴经（包括阴跷、阴维）的郄穴常用来治疗血症，如孔最治咯血，阴郄治吐血、衄血，中都治崩漏，地机、交信治月经不调等。阳经（包括阳跷，阳维）的郄穴多用来治疗气形两伤的病证。气伤痛，形伤肿。如温溜治头痛、面肿；梁丘治胃痛、膝肿；外丘治颈项、胸胁疼痛等。另外，切、循、按、压郄穴，若发现"应动"和阳性反应物，还可以协助诊断相应经脉及脏腑疾患。

表 2-12 十六郄穴表

阴 经	郄 穴	阳 经	郄 穴
手太阴肺经	孔最	手阳明大肠经	温溜
手厥阴心包经	郄门	手少阳三焦经	会宗
手少阴心经	阴郄	手太阳小肠经	养老
足太阴脾经	地机	足阳明胃经	梁丘
足厥阴肝经	中都	足少阳胆经	外丘
足少阴肾经	水泉	足太阳膀胱经	金门
阴维脉	筑宾	阳维脉	阳交
阴跷脉	交信	阳跷脉	跗阳

(八) 八脉交会穴

1. 八脉交会穴的意义及内容 四肢部有八个经穴通于奇经八脉,一般称为八脉交会穴。原称"交经八穴"和"流注八穴",或称"八脉八穴"。

八穴的记载首见于窦汉卿的《针经指南》。当时称"交经八穴"。据说,"乃少室隐者之所传也",得之于"山人宋子华"之手。此后,明代刘纯《医经小学》和徐凤《针灸大全》始称此为八脉交会八穴。这里所说的交会是指脉气的相通,不是指十二经脉与奇经八脉在分布线路上的直接交合(表 2-13)。

表 2-13 八脉交会穴表

经属	八穴	通八脉	会合部位
足太阴	公孙	冲脉	胃、心、胸
手厥阴	内关	阴维	
手少阳	外关	阳维	目外眦、颊、颈、耳后、肩
足少阳	足临泣	带脉	
手太阳	后溪	督脉	目内眦、项、耳、肩胛
足太阳	申脉	阳跷	
手太阴	列缺	任脉	胸、肺、膈、喉咙
足少阴	照海	阴跷	

八脉交会穴与奇经八脉的关系是:

(1) 公孙与内关:公孙属足太阴络穴,其络别走足阳明胃脉,通过胃脉"入气街中"与冲脉相通。内关属手厥阴络穴,经脉从胸走手,在胸中与阴维相通。

冲脉和阴维脉系通过足太阴脾经、足阳明胃经及足少阴肾经的联属关系,而相合于胃、心、胸部。

(2) 足临泣与外关:足临泣属足少阳经之输穴,通过足少阳胆经"过季胁",与带脉相通。外关属手少阳络穴,经脉"循臑外上肩"与阳维脉相通。

带脉和阳维脉系通过手、足少阳经的联属关系,而相合于目锐眦、耳后、肩、颈、缺盆、胸膈部。

（3）申脉与后溪：申脉属足太阳经，为阳跷脉所起之处，故与阳跷脉相通。后溪属手太阳之输穴，通过经脉"出肩解，绕肩胛，交肩上"，于大椎穴处与督脉相通。

阳跷脉与督脉系通过手、足太阳经的联属关系，而相合于目内眦、项、耳、肩膊。

（4）照海与列缺：照海属足少阴经，为阴跷脉所起之处，故与阴跷脉相通。列缺属手太阴经，通过经脉"从肺系"（喉咙、气管）与任脉相通。

阴跷脉与任脉系通过手太阴、足少阴经的联属关系，而相合于肺系、咽喉、胸膈。

由于正经与奇经八脉的脉气在八穴相通，因此这八个腧穴对调节经脉气血盈亏虚实就特别重要。李梴在《医学入门》中说："周身三百六十穴统于手足六十六穴，六十六穴又统于八穴。"由此表明这八个穴位的重要意义。

2. 八脉交会穴的临床运用 由于奇经与正经的经气以八穴相通，所以此八穴既能治奇经病，又能治正经病。如公孙通冲脉，故公孙既能治足太阴脾经病，又能治冲脉病；内关通阴维脉，故内关既能治手厥阴心包经病，又能治阴维病，余同。

八脉交会穴在临床应用甚为广泛，《医学入门》说："八法者，奇经八穴为要，乃十二经之大会也"，又说："周身三百六十穴统于手足六十六穴，六十六穴又统于八穴"，指出了八穴之精义所在。

临床上常将八穴分为四对，上、下配合以治疗本经及有关奇经八脉的病证。具体配法是：根据八穴所属的阴阳契合八卦的属性，取足太阴通冲脉的公孙（乾卦属阳）配属手厥阴通阴维的内关（艮卦属阴），主治胸、心、肝、脾、胃疾患；取通任脉的手太阴列缺（离卦属阳）配通阴跷的足少阴照海（坤卦属阴），主治胸、咽喉、肺、膈、肝、肾疾患；取通督脉的手太阳后溪（兑卦属阳）配通阳跷的足太阳申脉（坎卦属阴），主治目内眦、耳、项颈、肩膊、腰背疾患；取通阳维的手少阳外关穴（震卦属阴）配带脉的足少阳足临泣（巽卦属阳），主治目外眦、耳后、颊颈、肩、胁肋疾患。总之，阴经四穴偏治五脏在里之疾，阳经四穴偏治六腑及肢体头面之疾。因脏病多虚，腑病多实，故阴经两对相配为五行相生，而阳经两对相配则为同气相应。

（九）下合穴

1. 下合穴的意义及内容 六腑在下肢足三阳经的合穴，称下合穴。是六腑之气输注出入的部位。它是根据《灵枢·邪气藏府病形》"合治内府"的理论提出来的。即"胃合于三里，大肠合入于巨虚上廉，小肠合入于巨虚下廉，三焦合入于委阳，膀胱合入于委中央，胆合于阳陵泉"。因大肠、小肠、三焦三经在上肢原有合穴，而以上六穴都在下肢，为了区别，故以"下合穴"命名。

六腑的下合穴，除了足三阳经的胃、胆、膀胱三腑与本经五输穴中的合穴相同外，大小肠的下合穴上巨虚、下巨虚分别排列在胃经合穴足三里之下；三焦经的下合穴委阳则位于膀胱经合穴委中之上。手三阳经下合穴这种分布和排列是有一定理论依据的。《灵枢·本输》曰"大肠小肠，皆属于胃，是足阳明也。"由于大肠、小肠皆承受从胃腑传化而来的水谷之气，在生理上有着直接的联属关系，故大、小肠的下合穴均分布在胃经上。三焦属手少阳经，为中渎之府，水道所出，主通行之气。而膀胱为州都之官，主藏津液，二者均参与水液的调节，故三焦与膀胱关系尤为密切，便将三焦的下合穴列在膀胱经之上。正如《灵枢·本输》所说："三焦者……属膀胱，是孤之府也。"（表2-14）

表 2-14 下合穴表

手足	三阳	六腑	下合穴
手三阳	太阳	小肠	下巨虚
	阳明	大肠	上巨虚
	少阳	三焦	委阳
足三阳	太阳	膀胱	委中
	阳明	胃	足三里
	少阳	胆	阳陵泉

2. 下合穴的临床应用　下合穴主要用来治疗六腑病证。《灵枢·邪气藏府病形》详细记述了各自的适应病证："大肠病者，肠中切痛而鸣濯濯，冬日重感于寒即泄，当脐而痛，不能久立，与胃同候，取巨虚上廉；胃病者，腹䐜胀，胃脘当心而痛，上支两胁，膈咽不通，食饮不下，取之三里也；小肠病者，小腹痛，腰脊控睾而痛，时窘之后，当耳前热，若寒甚，若独肩上热甚，及手小指次指之间热，若脉陷者，此其候也，手太阳病也，取之巨虚下廉；三焦病者，腹气满，小腹尤坚，不得小便，窘急，溢则水留即为胀……取委阳；膀胱病者，小腹偏肿而痛，以手按之，即欲小便而不得，肩上热，若脉陷，及足小指外廉及胫踝后皆热，若脉陷，取委中央；胆病者，善太息，口苦，呕宿汁，心下澹澹，恐人将捕之，嗌中吤吤然，数唾……其寒热者，取阳陵泉。"现在常以足三里治胃痛，上巨虚治痢疾、肠痈，下巨虚治泄泻，阳陵泉治蛔厥，委阳、委中治疗由于三焦气化失常而引起的癃闭。

（十）交会穴

凡有两条或两条以上经脉交会通过的腧穴，称交会穴。

交会穴的分布以头身部为主，一般阳经与阳经相交，阴经与阴经相交。

交会穴的内容首见于《黄帝内经》。《灵枢·寒热病》说："三结交者，阳明、太阴也，脐下三寸关元也。"张介宾注："关元，任脉穴，又足阳明、太阴之脉皆结于此，故为三结交也。"至《针灸甲乙经》已颇为详细。以后《外台秘要》、《黄帝内经素问》王冰注、《铜人腧穴针灸图经》、《十四经发挥》、《针灸聚英》、《奇经八脉考》及《针灸大成》等书又陆续有所增补。交会穴的分布多在头面、躯干部位。据统计，在上述文献中记载的 108 个交会穴中，在头面、躯干的就有 92 穴，约占 85.19%。

交会穴这一分布特点，是由于十二经脉有标本、根结及气街的缘故。头、胸、腹、背是经气的集中与流注的部位，这些部位即隶属于标本根结中标与结的范围，而这也就是经络学说所称的气街。气街理论主要是阐明这些部位是经脉之气共同循行的通道，所以被称为"街"。这正是十二经脉多在头面、躯干部位发生交会的原因。

交会穴的主治特点是不但能治本经的疾病，还能兼治所交会经脉的疾病。如大椎是督脉的经穴，又与手足三阳经相交会，它既可治督脉的疾患，又可治诸阳经的全身性疾患；迎香是手阳明大肠经穴，为足阳明胃经所交会，它既可治大肠经病变，又可治胃经病变；三阴交属足太阴脾经穴，又与足少阴肾经和足厥阴肝经的经脉相交会，故其既能治脾经病，也能治肝经与肾经的疾病等。

现将《黄帝内经》、《黄帝八十一难经》、《针灸甲乙经》、《外台秘要》、《铜人腧穴针灸图经》、《针灸聚英》、《奇经八脉考》、《针灸大成》、《类经图翼》等文献所载的经脉交会穴，列如表 2-15。

表 2-15 经脉交会表

经 属	穴 名	经 脉 交 会	文 献 出 处
手太阴	中府	手太阴之会 手足太阴之会	《针灸甲乙经》 《素问·气穴论》王冰注
手阳明	臂臑	手阳明、手足太阳、阳维之会 手阳明、络之会	《奇经八脉考》 《针灸甲乙经》
	肩髃	手阳明、阳跷之会 手阳明、少阳、阳跷之会 手太阳、阳明、阳跷之会	《针灸甲乙经》 《奇经八脉考》 《类经图翼》
	巨骨	手阳明、阳跷之会	《针灸甲乙经》
	迎香	手足阳明之会	《针灸甲乙经》
足阳明	承泣	阳跷、任脉、足阳明之会	《针灸甲乙经》
	巨髎	阳跷、足阳明之会 手足阳明、阳跷脉之会	《针灸甲乙经》 《针灸大成》
	地仓	阳跷、手足阳明之会 手足阳明、任脉、阳跷之会	《针灸甲乙经》 《奇经八脉考》
	下关	足阳明、少阳之会	《针灸甲乙经》
	头维	足少阳、阳维之会 足少阳、阳明之会	《针灸甲乙经》 《素问·气府论》王冰注
	人迎	足阳明、少阳之会	《针灸聚英》
	气冲	冲脉起于气冲 冲脉者会于气街	《黄帝八十一难经》 《素问·痿论》
足太阴	三阴交	足太阴、厥阴、少阴之会	《针灸甲乙经》
	冲门	足太阴、厥阴之会 足太阴、阴维之会	《针灸甲乙经》 《外台秘要》
	府舍	足太阴、阴维、厥阴之会 足太阴、厥阴、少阴、阳明、阴维之会	《针灸甲乙经》 《奇经八脉考》
	大横	足太阴、阴维之会	《针灸甲乙经》
	腹哀	足太阴、阴维之会	《针灸甲乙经》
手太阳	天容	手少阳脉气所发 次脉足少阳也名曰天容	《针灸甲乙经》 《灵枢·本输》
	臑俞	手太阳、阳维、阳跷之会 手足太阳、阳维、阳跷之会	《针灸甲乙经》 《外台秘要》
	秉风	手阳明、太阳、手足少阳之会	《针灸甲乙经》
	颧髎	手少阳、太阳之会	《针灸甲乙经》
	听宫	手足少阳、手太阳之会	《针灸甲乙经》

经　属	穴　名	经脉交会	文献出处
足太阳	睛明	手足太阳、足阳明之会 手足太阳、手足少阳、足阳明五脉之会 手足太阳、足阳明、阴跷、阳跷、五脉之会 足太阳、督脉之会	《针灸甲乙经》 《铜人腧穴针灸图经》 《素问·气府论》王冰注 《奇经八脉考》
	大杼	足太阳、手太阳之会 手太阳、少阳、督脉之会 督脉、别络、手足太阳三脉之会	《针灸甲乙经》 《奇经八脉考》 《素问·气穴论》王冰注
	风门	督脉、足太阳之会	《针灸甲乙经》
	附分	足太阳之会 手足太阳之会	《针灸甲乙经》 《外台秘要》
	上髎	足太阳、少阳之络	《针灸甲乙经》
	中髎	足太阳、厥阴、少阳三脉左右交结于中 足厥阴、少阳所结之会	《素问·刺腰痛》王冰注 《针灸聚英》
	下髎	足太阳、厥阴、少阳三脉左右交结于中	《素问·刺腰痛》王冰注
	跗阳	阳跷之郄	《针灸甲乙经》
	申脉	阳跷所生	《针灸甲乙经》
	仆参	足太阳、阳跷所会	《外台秘要》
	金门	阳维所别属也	《针灸甲乙经》
足少阴	大赫	冲脉、足少阴之会	《针灸甲乙经》
	气穴	冲脉、足少阴之会	《针灸甲乙经》
	四满	冲脉、足少阴之会	《针灸甲乙经》
	中注	冲脉、足少阴之会	《针灸甲乙经》
	肓俞	冲脉、足少阴之会	《针灸甲乙经》
	商曲	冲脉、足少阴之会	《针灸甲乙经》
	横骨	冲脉、足少阴之会	《针灸甲乙经》
	石关	冲脉、足少阴之会	《针灸甲乙经》
	阴都	冲脉、足少阴之会	《针灸甲乙经》
	腹通谷	冲脉、足少阴之会	《针灸甲乙经》
	幽门	冲脉、足少阴之会	《针灸甲乙经》
	照海	阴跷脉所生	《针灸甲乙经》
	交信	阴跷之郄	《针灸甲乙经》
	筑宾	阴维之郄	《针灸甲乙经》
手厥阴	天池	手厥阴、足少阳之会 手足厥阴、少阳之会	《针灸甲乙经》 《针灸聚英》

续表

经　属	穴　名	经 脉 交 会	文 献 出 处
手少阳	臑会	手阳明、少阳二络气之会 手阳明之络 手少阳、阳维之会	《素问·气府论》王冰注 《针灸甲乙经》 《针灸聚英》
	丝竹空	足少阳脉气所发 手足少阳脉气所发	《针灸甲乙经》 《针灸聚英》
	天髎	手少阳、阳维之会 足少阳、阳维之会 手足少阳、阳维三脉之会	《针灸甲乙经》 《外台秘要》 《素问·气府论》王冰注
	翳风	手足少阳之会	《针灸甲乙经》
	角孙	手足少阳、手阳明之会 手足少阳之会 手太阳、手足少阳三脉之会	《针灸甲乙经》 《铜人腧穴针灸图经》 《素问·气府论》王冰注
	和髎	手足少阳、手太阳之会 手足少阳之会	《针灸甲乙经》 《外台秘要》
足少阳	瞳子髎	手太阳、手足少阳之会 手足少阳之会	《针灸甲乙经》 《外台秘要》
	上关	手少阳、足阳明之会 手足少阳、足阳明三脉之会 足阳明、少阳之会	《针灸甲乙经》 《素问·气府论》王冰注 《铜人腧穴针灸图经》
	颔厌	手少阳、足阳明之会 足少阳、阳明之会 手足少阳、阳明之会	《针灸甲乙经》 《外台秘要》 《铜人腧穴针灸图经》
	听会	手少阳脉气所发	《外台秘要》
	悬颅	手足少阳、阳明之会 足阳明脉气所发 足少阳、阳明之会	《针灸聚英》 《素问·气府论》王冰注 《类经图翼》
	悬厘	手足少阳、阳明之会	《针灸甲乙经》
	曲鬓	足太阳、少阳之会	《针灸甲乙经》
	天冲	足太阳、少阳之会	《素问·气府论》王冰注
	率谷	足太阳、少阳之会	《针灸甲乙经》
	浮白	足太阳、少阳之会	《针灸甲乙经》
	头窍阴	足太阳、少阳之会 手足太阳、少阳之会	《针灸甲乙经》 《外台秘要》
	完骨	足太阳、少阳之会	《针灸甲乙经》
	本神	足少阳、阳维之会	《针灸甲乙经》

经　属	穴　名	经 脉 交 会	文 献 出 处
足少阳	阳白	足少阳、阳维之会 手足少阳、阳明、阳维五脉之会 足少阳、足阳明、阴维三脉之会	《针灸甲乙经》 《奇经八脉考》 《素问·气府论》王冰注
	头临泣	足太阳、少阳、阳维之会 足少阳、太阳之会	《针灸甲乙经》 《外台秘要》
	目窗	足少阳、阳维之会	《针灸甲乙经》
	正营	足少阳、阳维之会	《针灸甲乙经》
	承灵	足少阳、阳维之会	《针灸甲乙经》
	脑空	足少阳、阳维之会	《针灸甲乙经》
	风池	足少阳、阳维之会 手足少阳、阳维之会	《针灸甲乙经》 《奇经八脉考》
	肩井	手足少阳、阳维之会 手足少阳、足阳明、阳维之会	《针灸甲乙经》 《奇经八脉考》
	辄筋	足太阳、少阳之会	《针灸聚英》
	日月	足太阴、少阳之会 足太阴、少阳、阳维之会	《针灸甲乙经》 《铜人腧穴针灸图经》
	环跳	足少阳、太阳二脉之会	《素问·气穴论》王冰注
	带脉	足少阳、带脉二经之会	《素问·气府论》王冰注
	五枢	足少阳、带脉二经之会	《素问·气府论》王冰注
	维道	足少阳、带脉之会	《针灸甲乙经》
	居髎	阳跷、足少阳之会 阳维、足少阳之会	《针灸甲乙经》 《奇经八脉考》
	阳交	阳维之郄 阳维、足少阳之会	《针灸甲乙经》 《奇经八脉考》
足厥阴	章门	足厥阴、少阳之会 足厥阴、带脉之会	《针灸甲乙经》 《奇经八脉考》
	期门	足太阴、厥阴、阴维之会 足厥阴、阴维之会	《针灸甲乙经》 《奇经八脉考》
任脉	承浆	足阳明、任脉之会 手足阳明、督脉、任脉之会	《针灸甲乙经》 《奇经八脉考》
	廉泉	阴维、任脉之会	《针灸甲乙经》
	天突	阴维、任脉之会	《针灸甲乙经》
	膻中	足太阴、少阴、手太阳、少阳、任脉之会	《针灸大成》
	上脘	任脉、足阳明、手太阳之会	《针灸甲乙经》
	中脘	手太阳、少阳、足阳明所生任脉之会	《针灸甲乙经》

续表

经 属	穴 名	经脉交会	文献出处
任脉	下脘	足太阴、任脉之会	《针灸甲乙经》
	阴交	任脉、冲脉之会	《针灸甲乙经》
		任脉、冲脉、足少阴之会	《外台秘要》
	关元	足三阴、任脉之会	《针灸甲乙经》
		足三阴、阳明、任脉之会	《类经图翼》
		冲脉、起于关元	《素问·举痛论》
		三结交者、阳明、太阴也	《灵枢·寒热论》
		脐下三寸关元也	
	中极	足三阴、任脉之会	《针灸甲乙经》
	曲骨	任脉、足厥阴之会	《针灸甲乙经》
	会阴	任脉别络、挟督脉、冲脉之会	《针灸甲乙经》
督脉	神庭	督脉、足太阳、阳明之会	《针灸甲乙经》
		足太阳、督脉之会	《奇经八脉考》
	水沟	督脉、手足阳明之会	《针灸甲乙经》
	龈交	督脉、任脉二经之会	《素问·气府论》王冰注
		任脉、督脉、足阳明之会	《奇经八脉考》
	百会	督、足太阳之会	《针灸甲乙经》
		手足三阳、督脉之会	《针灸聚英》
		督脉、足太阳之会、手足少阳、足厥阴俱会于此	《类经图翼》
	脑户	督脉、足太阳之会	《针灸甲乙经》
	风府	督脉、阳维之会	《针灸甲乙经》
		督脉、足太阳、阳维之会	《奇经八脉考》
	哑门	督脉、阳维之会	《针灸甲乙经》
	大椎	手足三阳、督脉之会	《铜人腧穴针灸图经》
		三阳、督脉之会	《针灸甲乙经》
	陶道	督脉、足太阳之会	《针灸甲乙经》
	命门	当十四椎、出属带脉	《灵枢·经别》
	长强	足少阴、少阳所结会	《铜人腧穴针灸图经》
		督脉别络、少阴所结	《针灸甲乙经》
		督脉、足太阳、少阴之会	《奇经八脉考》

九、腧穴的作用

腧穴的作用，古今文献论述颇多，概括起来不外乎输注气血、反映病证、协助诊断和防治疾病四个方面。

（一）输注气血的作用

腧穴作为脏腑经络气血转输出入的特殊部位，其功能与脏腑经络有着不可分割的关系。人体脏腑以及皮肉筋骨、四肢百骸所以能维持其正常的功能，都需要气、血的滋养濡润。而气血的传注输布，主要是通过经络系统而实现的，经脉和络脉都是气血输注的径路。经络与腧穴本是一体，分之可二，合之为一，腧穴同样具有经络输注气血的功能。《素问·气穴论》说："肉之大会为谷，肉之小会为溪，肉分之间，溪谷之会，以行荣卫，以会大气。"《灵枢·九针十二原》说得更加明白："所言节者，神气之所游行出入也，非皮肉筋骨也。"说明腧穴是气血通行出入的部位，并非指一般的皮肉筋骨。因此，人体气血的虚实盈亏，必将通过经络反映到腧穴，这就是所谓腧穴"通营卫"、"溢奇邪"的作用。所以《备急千金要方》卷三十说："凡孔穴在身，皆是脏腑营卫血脉流通，表里往来，各有所主。"

（二）反映病证的作用

在疾病的情况下，经络有抗御病邪、反映证候的作用。经络反映病证，一般以症候群的形式居多，所以十二经脉、奇经八脉、十五络脉等都有各自的病候；或经脉之间的互相传变，如伤寒六经相传；或病变部位的红肿热痛，麻木不仁等，范围较大。而腧穴所反映的病证，则是指仅限于腧穴范围的压痛、酸楚、结节、肿胀、瘀血、丘疹、虚陷等现象。疾病的发生必取决于邪正的盛衰，邪盛则可以导致气血失调，气血失调可以通过经络的功能直接反映于与之有关的"脉气所发"的部位。《灵枢·邪客》说："肺心有邪，其气留于两肘；肝有邪，其气留于两腋；脾有邪，其气留有两髀；肾有邪，其气留于两腘。"张介宾在《类经图翼》卷三注说："凡病邪久留不移者，必于四肢八溪之间有所结聚，故当于节之会处索而刺之。"结聚，指气血凝滞、脉络不通，或由此而形成的硬结等。这就是《素问·气穴论》所说的"溢奇邪"。但这种情况的出现并不限定于四肢，临床上更多见于躯干。它既可以反映局部的软组织疾患，如经筋病变；也可以反映脏腑疾患，如躯干部的背俞穴和募穴，是反映脏腑病痛的重要腧穴。当然，四肢部的腧穴也同样可以反映脏腑病证，如原穴与五脏病、下合穴与六腑病等。对于腧穴的这种作用，近来有不少新的发现，如呼吸系统病证多在中府、肺俞、孔最处出现反应；肝胆系统的病证多在肝俞、胆俞、胆囊穴处出现压痛等。

（三）协助诊断的作用

人是一个有机的整体，人体各个组织、器官的功能是彼此协调统一的。腧穴作为人体的一个特殊部位，通过经络与机体各部紧密联系，因此某一个组织、器官发生疾病时，也可以通过经脉在其相关腧穴上出现异常反应。这种反应的出现对疾病的诊断具有重要意义。《灵枢·官能》说："察其所痛，左右上下，知其寒湿，何经所在。"就是利用"荥输异处"诊察疾病。在这方面，中医学积累了丰富的经验，且近年又有较快的发展。望、闻、问、切是中医诊病的主要方法，其中望诊、切诊更是离不开经络腧穴。望诊包括诊察络脉色泽，近代多用于耳壳视诊。脉诊中的切寸口、切人迎、切三部九候、切肾间动气等无不以腧穴作为依据。《灵枢·背腧》记载了背俞穴的位置与取法。切其所异，可以作为定向诊知脏腑疾患的重要参考。募穴也具有相同的作用，如《太平圣惠方》利用募穴的压痛及局部变异诊断脏腑"痛"、"疽"之患。除上述内容外，四肢部腧穴对部分疾病的诊断也具有重要意义。如阑尾穴出现压痛表明有患阑尾炎的可能，胆囊穴的压痛则有患胆囊炎或胆结石的可能。以上这些内容都应结合临床征象综合考虑，才能完整了解病情，作出合理判断。近年,应用光、声、电、磁等物理学方法,对腧穴的某些变异还可以用仪器进行检测,如经络穴位测定仪、生命信息诊断仪等。总之,检查有关经络腧穴部位的病理反应,测定腧穴的电位、电阻和导电量的变化,有助于病位和虚实状态的诊断。腧穴协助诊断的另一方面,可以协同现代医疗仪器对某些疾病进行鉴别诊断。如采用针刺足三里的方法,在X线下对胃窦部变形、蠕动消失的患者进行观察,如胃窦部变形部分重新出现蠕动,而且轮廓、宽度发生改变者,说明胃壁柔软,正常收缩扩张功能存在,一般为良性的炎症;如在同样条件下,胃壁无收缩、扩张功能,说明胃壁增厚僵硬,是癌细胞沿胃壁生长的结果。

(四)防治疾病的作用

《素问·五藏生成论》说:"人有大谷十二分,小溪三百五十四名,少十二俞,此皆卫气所留止,邪气之所客也,针石缘而去之"。指出腧穴不仅是气血输注的部位,也是邪气所客之处所,又是针灸治疗疾病的刺激点。腧穴治疗疾病的关键就是接受适当的刺激以通其经脉,调其气血,使阴阳归于平衡,脏腑趋于和调,从而达到祛除疾病的目的。针灸治病的原理,就是通过刺激局部的腧穴,发挥经络的调整和传导作用,给脏腑甚至于机体以整体性影响,使其阴平阳秘,邪去正复。腧穴的治疗作用可从以下三方面加以论述:

1. 近治作用 这是所有腧穴主治作用所具有的共同特点。凡是腧穴均能治疗该穴所在部位及邻近组织、器官的病证。针灸文献在这方面有很多论述。如《灵枢·五邪》说:"邪在肺,则病皮肤痛,寒热,上气喘,汗出,咳动肩背。取之膺中外腧(张介宾注:"膺中之外输,云门、中府也。)、背三节五藏之傍,(《针灸甲乙经》作"背三椎之傍"),以手疾按之,快然,乃刺之。取之缺盆中以越之。"这些胸背部腧穴均可治疗邻近肺脏疾患。《灵枢·经筋》所载的痹证,"治在燔针劫刺,以知为数,以痛为输。"都是采取病变局部的腧穴为主,用火针治疗。《灵枢·周痹》载:"众痹……各在其处,更发更止,更居更起,以右应左,以左应右……刺此者,痛虽已止,必刺其处,勿令复起。"其中的"以痛为输"和"必刺其处"都是说明腧穴是治疗局部病痛的。此外,《灵枢·厥病》载:"耳聋无闻,取耳中。耳鸣取耳前动脉。"说明腧穴能治疗邻近器官的病证。这些选取病变局部腧穴的治疗经验曾被后世医家广泛采用。如《针灸聚英》卷四中说:"悬颅、颔厌之中,偏头痛止";"颊车、地仓穴,正口㖞于片时。"其它如悬颅、颔厌治偏头痛(《百症赋》);面目虚浮,取水沟、前顶;耳聋气闭,取听会、翳风(《玉龙赋》);睛明、太阳、鱼尾治疗目疾(《玉龙赋》)。这些都是取头、面、耳、目部腧穴治疗局部疾患的例证。再如,上肢病可取肩髃、曲池、外关、合谷;下肢病可取环跳、委中、风市、阳陵泉等;取肺俞、风门、天突、膻中等穴治疗肺部疾患;取心俞、巨阙、脾俞、章门等穴治疗心脾胸胁疾患;取中脘、天枢、胃俞、大肠俞等穴治疗胃肠疾患;以及取肾俞、关元、中极、曲骨等穴治疗泌尿、生殖疾患等,都是腧穴治疗局部体表或邻近内脏疾患的例子。

2. 远治作用 这是十四经腧穴主治作用的基本规律。在十四经腧穴中,尤其是十二经脉在四肢肘膝关节以下的腧穴,不仅能治局部病证,而且能治本经循行所涉及的远隔部位的组织、器官、脏腑的病证,甚至具有治疗全身疾病的作用。

腧穴的远治作用,在《黄帝内经》中用之甚广。例如《素问·咳论》记载:"五藏六府皆令人咳……此皆聚于胃,关于肺,……治藏者治其俞,治府者治其合,浮肿者治其经",对咳嗽的治疗大多采用四肢肘膝以下的远道腧穴。又如《灵枢·厥病》记载:"厥心痛,色苍苍如死状,终日不得太息,肝心痛也,取之行间、太冲。"有关这类的例子在后世医籍中则比比皆是，不胜枚举。《针灸聚英》卷四也有类似记载："肚腹三里留，腰背委中求，头项寻列缺，面口合谷收。"又"头面之疾寻至阴，腿脚有疾风府寻，心胸有病少府泻，脐腹有病曲泉针"等。

经穴在远治作用与经络的循行分布是密切相关的。经穴，顾名思义是经络之穴。《灵枢·禁服》说："通其营输，乃可传于大数。"即指要明了经穴主治与经络之间的关系。例如手太阴肺经肘以下的穴位，一般都能主治肺脏、气管、咽喉及相应体表部位的疾病，而手太阴肺经所出现的病候，又同该条经脉的穴位主治基本一致。又如，临床上常取合谷治疗牙痛，内关治疗胃脘痛，后溪、中渚治疗颈项扭伤，足三里、上巨虚治疗胃肠疾患等，都是根据经络循行选取远道穴位。其他如上病下取，下病上取，中病旁取，左右交叉取以及前后对刺等，同样是基于经络学说的原理。经络的循行有表里相合、交叉、交会、根结、标本、气街等多种联系的特性，这种特性也反映在腧穴的远治作用上。如取大椎穴退热，因大椎为诸阳之会，故可治外感发热等全身性疾病；遗尿、久泄可取三阴交，因三阴交为足三阴经之会，故可治足三阴病证。又如头项痛可取足小趾至阴穴，是依据标本、根结的理论，至阴为太阳经"根"穴而来；如呼吸系统疾患，既可取肺经穴位，也可取大肠经的曲池、合谷等穴；肝病并可取胆经的阳陵泉、丘墟等穴，则是根据经络的表里相合关系决定的。

3. **特殊作用**　腧穴的特殊治疗作用主要指腧穴的相对特异性和双重性的良性调整作用两个方面而言。

腧穴的特异性，是指穴位与非穴位或这一腧穴与那一腧穴在治疗作用下所具有的不同特点，也就是每一个腧穴对不同脏器与部位所发生的各种病变具有的特殊作用。

腧穴的特殊治疗作用，首先表现在穴位与非穴位之间有明显差别。大多数研究资料证明，穴位的作用明显，非穴位大多无作用或作用较差。北京医学院微生物教研组以白细胞吞噬作用为指标，观察到针刺足三里、合谷后，白细胞吞噬指数均明显提高，针刺非穴位则这种作用不明显。上海第二医院针刺家兔两侧"足三里"与"阑尾点"，多数出现肠蠕动亢进，针刺非穴位则肠蠕动无明显变化。再从临床疗效来看，取穴的准确与否直接关系到疗效的好坏，则是有目共睹的事实。临床中时有因取穴失准，未能刺在穴位上而影响针灸治疗效果者。

临床实践证明，某些经穴对本经疾病特别有效，如睛明能疗多种目疾；天突利咽平气逆；膻中宽胸理气通乳；中脘和中降逆调胃；天枢理肠调二便；人中开窍清热宁神；太冲平肝理血通络等。某些经穴对治疗它经多种疾病特别有效，如百会治疗"厥证"，是因为该穴是手足三阳经和督脉交会的关系；又如灸关元可以治疗"脱证"，是因为关元是足三阴经和任脉交会的地方，施灸能起到温阳固脱的作用等。再如处方的组合，针刺合谷、颊车、地仓、阳白可以治疗口眼㖞斜；针刺环跳、风市、委中、阳陵泉可以治疗下肢痹痛，但将两种反过来用穴则基本无效。以上充分说明，腧穴主治确有其特异性，经临床实践验证疗效可靠。

需要指出：腧穴的特异作用是相对的而不是绝对的。每个腧穴虽各有其特殊治疗作用，但腧穴之间并不是孤立的，而是一个相互联系的整体。如肺经诸穴治疗作用虽各侧重于某一部位或某一方面，但均能治疗肺经病候；又如血海穴（脾经）和曲泉穴（肝经）虽主治各侧重于脾病和肝病，但两者都可以治疗腹部、泌尿、生殖、下肢及局部病证。这些说明，腧穴治疗特性之中含有共性，特异性寓于普遍性之中。

所谓腧穴的双重良性调整作用，即在机体不同状态下，同一腧穴体现出两种相反的治疗作用。又称为"双关性"、"双相性"等。如百会，在清气下陷时可升提清气，在肝阳上亢时可平肝潜阳；内关可使心动过缓者加快心跳，心动过速者减缓心率；天枢穴在便秘时可使之通便，腹泻时则使之止泻；合谷穴在解表时可以发汗，在固表时又能止汗等。腧穴的这一治疗特性，使针灸治病具有广泛的适应性和一定的安全性。

（五）腧穴的主治规律

有些学者认为，从穴位的治疗作用来看，头面躯干腧穴的主治，主要以局部及邻近脏器为主。四肢腧穴除能主治局部病证外，更能主治其经络所过的远部病证。因而主张，头身腧穴以分部主治为主，四肢腧穴以分经主治为主。

1. 分经主治规律　根据经络学说的叙述，每条经脉上所分布的穴位，是该条经脉脉气所发的部位。如果这条经脉发生了异常变化，即出现各种病候，就可以通过刺激这条经脉的穴位，调整经脉、脏腑的气血而把疾病治愈。针灸医籍中常有"经脉所过，主治所在"的论述，即指出经脉病候与穴位治疗作用的密切关系。《黄帝内经》在论述针灸治疗时，往往只列举经名而不列举穴名，即以经络来概括穴位主治。如《灵枢·寒热病》记载："振寒洒洒，鼓颔，不得汗出，腹胀烦悗，取手太阴"。《灵枢·杂病》记载："齿痛，不恶清饮，取足阳明；恶清饮，取手阳明"等。这种详经而略穴的载述，说明某经的穴位一般都可以治疗某经的病候。根据《黄帝内经》的记载，经脉病候的内容可以分为外经病候和脏腑病候两个方面。外经病候是指邪气侵袭经脉体表循行部位，导致经脉发生病变而反映出的各种症状和体征，故又称本经体表病候；脏腑病候则为邪气沿经脉体内循行侵犯至所属、络及相关联的脏腑所表现的症状和体征。因此，每个经穴的治疗作用都可以体现在本经的外经病候和脏腑病候两个方面。如手太阴肺经的尺泽、孔最、列缺、鱼际等，均能治疗咳喘、气逆等肺脏病候，同时又能主治肘臂肿痛、胸痛等外经病候。其他各条经脉的经穴都有类似情况。据此，则可以进一步总结出十四经经穴的主治概要：

（1）手三阴经经穴主治胸、心、肺疾患：手太阴肺经经穴主治胸、肺（包括气管、咽喉、鼻）疾患；手厥阴心包经经穴主治胸、心（包括脉管、舌、神志）、胃脘疾患；手少阴心经经穴主治胸、心（包括舌、脉管、神志）疾患。

（2）手三阳经经穴主治头面、神志及热病：手阳明大肠经主治头额、面、眼、耳、鼻、口齿、喉、上肢外侧前缘、里热等疾患；手少阳三焦经经穴主治头颞、耳、眼、咽喉、胸胁、上肢外侧中线及半表半里热等疾患；手太阳小肠经经穴主治头项、眼、耳、喉、上肢外侧后缘、表热及神志疾患。

（3）足三阳经经穴主治头面、神志、躯干、六腑病、热病：足阳明胃经经穴主治头面、口齿、喉、胃肠、躯干及下肢前侧、里热、神志等疾患；足少阳胆经经穴主治头颞、耳、眼、胸胁、胆、下肢外侧、半表半里热等疾患；足太阳膀胱经经穴主治头项、眼、躯干后侧（腰背）、下肢后侧、膀胱、表热及神志等疾患。

（4）足三阴经经穴主治腰腹、肝、脾、肾疾患：足太阴脾经经穴主治脐腹、脾、胃肠、泌尿及生殖疾患；足厥阴肝经经穴主治胁腹、少腹、巅顶、肝、生殖及泌尿疾患；足少阴肾经经穴主治腰腹、咽喉、肾、发育、生殖及泌尿疾患。

（5）任脉经穴主治胸、腹、少腹部疾病，穴位均有强壮作用。督脉经穴主治腰、背、头项部疾病，穴位均有治疗神志及一切风证的作用。

兹将各经腧穴主治的异同分经列表如下（表2-16～表2-20）。

表 2-16 手三阴经

经　名	本经病	二经病	三经病
手太阴经	肺、喉病		
手厥阴经	心、胃病		胸部病
手少阴经	心病	神志病	

表 2-17 手三阳经

经　名	本　经　病	二　经　病	三　经　病
手阳明经	前头、鼻、口、齿病		
手少阳经	侧头、胁、肋病		眼病、咽喉病、热病
手太阳经	后头、肩胛、神志病	耳病	

表 2-18 足三阳经

经　名	本　经　病	二　经　病	三　经　病
足阳明经	前头、口、齿、咽喉、胃肠病		
足少阳经	侧头、耳病、胁肋病		神志病、热病
足太阳经	后头、背腰、脏腑病	眼病	

表 2-19 足三阴经

经　名	本　经　病	三　经　病
足太阴经	脾胃病	
足厥阴经	肝病	前阴病、妇科病
足少阴经	肾、肺、咽喉病	

表 2-20 任督二脉

经　名	本　经　病	三　经　病
任脉	回阳、固脱，有强壮作用	神志病、脏腑病、妇科病
督脉	中风、昏迷、热病、头面病	

2. 分部主治规律 十四经腧穴的分部主治各有其特点：如头面、颈项部的腧穴，除个别能治全身性疾患或四肢疾患外，绝大多数均治局部病证；胸腹部腧穴，大多可治脏腑及急性疾患；背腰部腧穴，除少数能治下肢病外，大多可治局部病证、脏腑和慢性疾患；少腹部腧穴，除能主治脏腑疾患外，还能治全身性疾患；四肢部肘膝以上的腧穴，以治局部病证为主；肘膝以下至腕、踝部的腧穴，除可治局部病证外，还能治脏腑疾患；腕、踝以下的腧穴，除能治局部病证外，还能治头面、五官病证，以及发热、神志病等全身性疾

病。兹将各部腧穴的主治范围归纳列表如下（表2-21～表2～30）。

表2-21 头面颈项部

分 部	主 治
前头、侧头区	眼、鼻病
后头区	神志、局部病
项区	神志、喑哑、咽喉、眼、头项病
眼区	眼病
鼻区	鼻病
颈区	舌、咽喉、喑哑、哮喘、食管、颈部病

表2-22 胸膺胁腹部

分 部	主 治
胸膺部	胸、肺、心病
腹部	肝、胆、脾、胃病
少腹部	经带、前阴、肾、膀胱、肠病

表2-23 肩背腰尻部

分 部	主 治
肩胛部	局部、头顶痛
背部	肺、心病
背腰部	肝、胆、脾、胃病
腰尻部	肾、膀胱、肠、后阴、经带病

表2-24 腋胁侧腹部

分 部	主 治
腋胁部	肝、胆病、局部病
侧腹部	脾、胃病，经带病

表2-25 上肢内侧部

分 部	主 治
上肢内侧部	肘臂内侧病
前臂内侧部	胸、肺、心、咽喉、胃、神志病
掌指内侧部	神志病、发热病、昏迷、急救

表 2-26　上肢外侧部

分　部	主　治
上臂外侧部	肩、臂、肘外侧病
前臂外侧部	头、眼、鼻、口、齿、咽喉、胁肋、肩胛、神志、发热病
掌指外侧部	咽喉、发热病、急救

表 2-27　下肢后面部

分　部	主　治
大腿后面	臀股部病
小腿后面	腰背、后阴病
跟后、足外侧	头、顶、背腰、眼、神志、发热病

表 2-28　下肢前面部

分　部	主　治
大腿前面	腿膝部病
小腿前面	胃肠病
足跗前面	前头、口齿、咽喉、胃肠、神志、发热病

表 2-29　下肢内侧部

分　部	主　治
大腿内侧	经带、小溲、前阴病
小腿内侧	经带、脾胃、前阴、小溲病
足内侧	经带、脾胃、肝、前阴、肾、肺、咽喉病

表 2-30　下肢外侧部

分　部	主　治
大腿外侧	腰尻、膝股关节病
小腿外侧	胸胁、颈项、眼、侧头部病
足外侧	侧头、眼、耳、胁肋、发热病

第二节　腧　穴　各　论

一、十四经穴

（一）手太阴肺经穴

体表穴位分布线：起于胸前壁的中府穴，循上肢内侧前缘，沿鱼际，止于拇指桡侧端的少商穴，左右各 11 穴。

中府 Zhōngfǔ LU1 肺募穴

【出处】　《素问·离合真邪论》。

【别名】　膺中外俞、膺俞、膺中俞、肺募、府中俞。

【穴名释义】　中，指中焦、中气；府，聚也。意为手太阴之脉起于中焦，穴为中气即天地之气所聚会之处，又为肺之募，即脏气结聚之所，肺、脾合气于心，故名中府。

【定位】　在胸部，横平第 1 肋间隙，锁骨下窝外侧，前正中线旁开 6 寸。

【局部解剖】　皮肤，皮下组织，胸大肌，胸小肌，胸腔。浅层布有锁骨上神经中间支，第 1 肋间神经外侧皮支，头静脉；深层有胸前神经内侧支和外侧支及胸肩峰动、静脉。

【功效】　宣肺理气，和胃利水。

【主治】　咳嗽，哮喘，气逆，胸痛，烦满，肩背痛，咽喉痛，面肿，纳呆，呕逆；支气管炎，支气管哮喘，肺炎，肺结核，胸膜炎，肋间神经痛，心绞痛。

【操作】　向外斜刺 0.5～0.8 寸；可灸。

【文献摘要】

《灵枢·五邪》：皮肤痛，寒热，上气喘，汗出，咳动肩背。

《针灸甲乙经》卷八：胸中痛，恶寒，胸满，悒悒然，善呕胆，胸中热，多浊唾，不得息，肩背风，面腹肿，鬲中食噎，不下食，喉痹，肩息肺胀，皮肤骨痛，寒热烦满。

《备急千金要方》卷十八：上气咳嗽，短气，气满食不下。

《针灸大成》卷六：主腹胀，四肢肿，飞尸遁疰，瘿瘤。

【常用配伍】

①配风门、合谷，治寒热、喉痹。

②配肺俞、云门、天府、华盖，治外感咳嗽、哮喘。

③配意舍，治胸满。

④配复溜，治肺热咳嗽。

【现代研究】　针刺治疗弹响指：根据病变手指所属经络选取其远端的起止穴。五指病变分别选取中府、迎香、天池、丝竹空、极泉（或听宫）。进针得气后平补平泻，每分钟施手法 1 次，每次刺激 1～2 分钟，留针 30 分钟，7 次为 1 个疗程。治疗 30 例，总有效率 100%。[唐智斌.湖南中医药导报，1996，2（3）增刊：85]

云门 Yúnmén LU2

【出处】　《素问·水热穴论》。

【穴名释义】　云，指云气、云物，即山川之气；门，指手太阴肺脉所出之门户。意为肺气犹如云雾气化，出入于此门户，故名云门。

【定位】　在胸部，锁骨下窝凹陷中，肩胛骨喙突内缘，前正中线旁开 6 寸。

【局部解剖】　皮肤，皮下组织，三角肌，锁胸筋膜，喙锁韧带。浅层有锁骨上神经中、后支，第 1 肋间神经外侧皮支，头静脉；深层有胸内、外侧神经分支，胸肩峰动、静脉。

【功效】　肃降肺气，止咳平喘。

【主治】　咳嗽，气喘，胸痛，烦满，肩背痛；支气管炎，支气管哮喘，肺炎，肺结核，肋间神经痛，肩关节周围炎。

【操作】　向外斜刺 0.5～0.8 寸；可灸。

【文献摘要】

《针灸甲乙经》卷九：咳嗽不得息，坐不得卧，呼吸气索，咽不得，胸中热。

《针灸甲乙经》卷十：肩痛不可举，引缺盆痛。

《备急千金要方》卷十八：上气胸满，短气咳逆。

《铜人腧穴针灸图经》卷四：喉痹，胸中烦热，气上冲心。

《针灸大成》卷六：主伤寒，四肢热不已，胁彻背痛，瘿气。

【常用配伍】

①配肺俞，治咳嗽，气喘。

②配中府、隐白、期门、肺俞、魂门、大陵，治胸中痛，胁痛。

③配肺俞、膏肓、尺泽，治肺痨咳嗽。

天府 Tiānfǔ LU3

【出处】　《灵枢·本输》。

【穴名释义】　天，为上部，人之头、胸；府，聚也，居住之处，肺为人身诸气之府，居天位又开窍于鼻，鼻司呼吸而通天气，故名天府。一说应天府之星而名。

【定位】　在臂前区，腋前纹头下 3 寸，肱二头肌桡侧缘处。

【局部解剖】　皮肤，皮下组织，肱二头肌长头，肱肌。浅层有臂外侧皮神经，头静脉；深层有肌皮神经分支和肱动、静脉的肌支。

【功效】　宣通肺气，清热散结。

【主治】　咳嗽，气喘，鼻衄，喉肿，瘿气，臂痛；支气管炎，支气管哮喘，急慢性鼻炎。

【操作】　直刺 0.5～1 寸；可灸。

【文献摘要】

《灵枢·寒热病》：暴瘅内逆，肝肺相搏，血溢鼻口。

《针灸甲乙经》卷九：咳上气，喘不得息，身胀，逆息不得卧。

《针灸甲乙经》卷十：风汗出，身肿，喘咳，多睡，恍惚善忘，嗜卧不觉。

《备急千金要方》卷三十：卒中恶风邪气，飞尸恶注，鬼语遁尸。

《针灸大成》卷六：寒热疟，目眩，远视䀮䀮，瘿气。

【常用配伍】

①配臑会、气舍，治瘿气咽肿。

②配合谷，治鼻中衄血。

③配曲池、列缺、百会，治恶风，泣出，喜忘。

④配肩髃、曲泽，治上臂疼痛。

侠白 xiábái LU4

【出处】　《针灸甲乙经》。

【穴名释义】　侠，与夹通，指旁边，取穴时两手下垂，穴侠（夹）胸肺之两旁；白，指白色，乃肺之色，故名侠白。一说穴在上膊，臑部内侧，白肉凸起之前方，垂手夹腋之处，故名"夹白"。又说肺色白，穴侠于赤白肉筋分间，而名侠白。

【定位】　在臂前区，腋前纹头下4下，肱二头肌桡侧缘处。

【局部解剖】　皮肤，皮下组织，肱二头肌长头，肱肌。浅层有臂外侧皮神经，头静脉；深层有肌皮神经及肱动、静脉的肌支。

【功效】　宣调肺气，宽胸通络。

【主治】　咳嗽，气喘，心痛，烦满，干呕，上臂内侧痛；支气管炎，支气管哮喘，胃炎，心动过速。

【操作】　直刺0.5～1寸；可灸。

【文献摘要】

《针灸甲乙经》卷九：心痛，咳，干呕，烦满。

《针灸大成》卷六：短气，干呕逆。

《寿世保元》：治赤白汗斑。

【常用配伍】

①配肺俞、尺泽、孔最、丰隆，治咳嗽喘息，多痰。

②配心俞、内关、膈俞，治心痛，烦满。

③配郄门、间使、天泉，治臂内疼痛。

尺泽 Chǐzé LU5 合穴

【出处】　《灵枢·本输》。

【别名】　鬼受、鬼堂。

【穴名释义】　尺，古代以腕至肘为一尺；泽，指沼泽、低凹处，水聚之处。本穴为肺之合穴，属水，手太阴脉气至此像水之归聚处，故名尺泽。

【定位】　在肘区，肘横纹上，肱二头肌腱桡侧缘凹陷中。

【局部解剖】　皮肤，皮下组织，肱桡肌，肱肌。浅层有前臂外侧皮神经及头静脉；深层有桡神经，桡侧副动、静脉前支，桡侧返动、静脉。

【功效】　清肺润肺，肃理肺气。

【主治】　咳嗽，气喘，咯血，潮热，咽喉肿痛，胸胀满，心痛，吐泻，小儿惊风，肘臂挛痛；支气管炎，支气管哮喘，肺炎，肺结核，胸膜炎，扁桃体炎，咽喉炎，急性胃肠炎，肘关节及周围软组织炎等。

【操作】　直刺0.5～1寸，或点刺出血；可灸。

【文献摘要】

《针灸甲乙经》卷七：振寒瘈疭，手不伸，咳嗽唾浊，气鬲善呕，鼓颔不得汗，烦满。

《备急千金要方》卷三十：气隔苦呕，鼓颔不得汗，烦心身痛。

《铜人腧穴针灸图经》卷五：风痹肘挛，手臂不得举，喉痹上气，舌干，咳嗽唾浊，四肢暴肿，臂寒，短气。

《针灸大成》卷六：主肩臂痛，汗出中风，小便数，善嚏，悲哭，寒热，痰疟，心痛，背寒，肺膨胀，劳热，喘满，腰脊强痛，小儿慢惊风。

《肘后歌》：鹤膝肿痛难移步，尺泽能舒筋骨痛。

【常用配伍】

①配肺俞、孔最、合谷、鱼际，治咳嗽，喘息，咽痛，咯血。

②配膏肓，治肺痨。

③配合谷、然谷，治癫疾，肘臂挛痛不得上举。

④配委中，治急性吐泻。

【现代研究】

①针刺尺泽治疗牙痛：取患侧尺泽穴，垂直进针 0.5～0.8 寸，得气后留针 30 分钟，每 10 分钟提插捻针 1 次。50 例患者，治疗 73 次，显效率 63.01%，总有效率 95.89%。[何明庚. 针刺尺泽治疗牙痛 50 例. 云南中医中药杂志，1996，17（2）：43]

②针刺尺泽治疗腰痛：毫针直刺 0.8～1 寸，得气后留针 20 分钟，腰部疼痛处拔火罐，留罐 15 分钟，每天 1 次。治疗 47 例，总有效率 97.9%。[冯禾昌. 针刺尺泽治疗腰痛 47 例. 中国针灸，1996，16（11）：44]

③针刺治疗急慢性扁桃体炎及咽炎：以透天凉手法针刺尺泽穴，每隔 10 分钟以同样手法行针 1 次，留针 30 分钟后以捻转补法行针，间隔 5 分钟行针 1 次，留针 20 分钟。每日 1 次，3 次为 1 个疗程。治疗 168 例，总治愈率 92.26%。[白艳军. 针刺尺泽穴治疗急慢性扁桃体炎及咽炎. 针灸临床杂志，1996，12（9）：46]

④艾灸尺泽、肺俞穴对肺活量的影响：通过对尺泽、肺俞二穴施以温和灸，结果表明，施灸后肺活量明显增加，与对照组比较 $P < 0.01$，有极显著差异。[张安民，胡淑萍，孔翠儒，等. 灸法对正常人肺活量影响的实验研究. 中国针灸，1996，16（2）：41]

孔最 Kǒngzuì LU6 郄穴

【出处】《针灸甲乙经》。

【穴名释义】 孔，空穴，孔隙，意指通意；最，聚也，甚也。穴为肺经气血汇聚之处，刺之最宜宣通肺气，故名孔最。一说为最主要之孔穴而名。

【定位】 在前臂前区，腕掌侧远端横纹上 7 寸，尺泽（LU5）与太渊（UL9）连线上。

【局部解剖】 皮肤，皮下组织，肱桡肌，桡侧腕屈肌，旋前圆肌，拇长屈肌。浅层有前臂外侧皮神经，头静脉；深层有桡神经浅支，正中神经肌支及桡动、静脉。

【功效】 清热利咽，润肺，止血。

【主治】 咳嗽，气喘，咯血，潮热，咽喉肿痛，头痛，失音，肘臂挛痛，痔疾；支气管炎，肺炎，扁桃体炎，肺结核，痔疮。

【操作】 直刺 0.5～1 寸；可灸。

【文献摘要】

《针灸甲乙经》卷九：厥头痛。

《备急千金要方》卷三十：主臂厥热痛。

《针灸大成》卷六：主热病汗不出，咳逆，肘臂厥痛屈伸难，手不及头，指不握，吐血，失音，咽肿头痛。

【常用配伍】

①配合谷，治高热无汗。

②配肺俞、风门、大椎，治咳嗽气喘。

③配肺俞、鱼际，治咯血。

④配少商点刺出血，治咽喉肿痛。

【现代研究】

①针刺孔最穴治疗哮喘急性发作：取双侧孔最穴，用 30 号不锈钢毫针 1～1.5 寸。如治疗实喘，针尖向肘横纹方向，针身与皮肤呈 75°角刺入；如治疗虚症，针尖稍向手掌方向，针身与皮肤呈 75°角刺入，留针 30 分钟，中间每 10 分钟行针 1 次，每次 3 分钟左右。治疗 40 例，显效 27 例，占 67.5%；好转 12 例，占 30%；无效 1 例，占 2.5%，总有效率为 97.5%。[安瑷麒，等．针刺孔最穴治疗哮喘急性发作的疗效观察．包头医学，2006，30（1）：39]

②孔最穴配合额旁 1 线治疗哮喘急性发作 38 例：取双侧孔最穴，若治疗实喘，针尖向肘横纹方向，针身与皮肤呈 75°角，针刺 1～1.5 寸；若治疗虚喘，针尖稍向手掌方向，针身与皮肤呈 75°角，针刺 1 寸。双侧额旁 1 线，刺入 1 寸。留针 30 分钟，每 10 分钟行针 1 次。每日 1 次，10 次为 1 疗程。共治 38 例，显效 25 例，占 65.8%；好转 11 例，占 28.9%；无效 2 例，占 5.3%。总有效率 94.7%。[孙六合，等．孔最穴配合额旁 1 线治疗哮喘急性发作 38 例．中国针灸，2004，24（6）：398]

列缺 Lièquē LU7 络穴；八脉交会穴，通于任脉

【出处】 《灵枢·经脉》。

【别名】 童玄，腕劳。

【穴名释义】 列，分解、裂开、陈列；缺，器破、缺口、空隙。古称天上之裂缝：天门。穴为手太阴络穴，位于桡骨茎突上方，当肱桡肌腱与拇长展肌腱之间，手按压有分裂缺口，又因手太阴经属肺，肺为脏之盖，居诸脏之上，至高无上曰天，脉气由此别裂而去，似天上之裂缝，故名列缺。一说古称雷电之神为列缺，而闪电之形有似天庭破裂而名。

【定位】 在前臂，腕掌侧远端横纹上 1.5 寸，拇短伸肌腱与拇长展肌腱之间，拇长展肌腱沟的凹陷中。

【局部解剖】 皮肤，皮下组织，拇长展肌腱，肱桡肌腱，旋前方肌。浅层有前臂外侧皮神经和桡神经浅支及头静脉分布；深层有桡神经浅支和正中神经肌支及桡动、静脉。

【功效】 宣肺通络，通调任脉。

【主治】 咳嗽，气喘，胸痛，咽喉肿痛，头痛项强，口眼㖞斜，半身不遂，腕臂痛，掌中热，牙痛，惊痛，溺血，阴茎痛；支气管炎，支气管哮喘，咽喉炎，感冒，落枕，面神经麻痹，神经血管性头痛，腕关节及软组织损伤。

【操作】 向肘部斜刺 0.5～0.8 寸；可灸。

【文献摘要】

《针灸甲乙经》卷七：热病先手臂瘈疭，唇口聚，鼻张，目下汗出如转珠，两乳下二寸坚，胁满，悸。

《针灸甲乙经》卷八：寒热胸背急，喉痹，咳上气喘，掌中热，数欠伸，汗出善忘，四肢厥逆，善笑，溺白。

《备急千金要方》卷三十：小便热痛，肩背寒悸，少气不足以息，寒厥，交两手而瞀，热痛，惊而有所见。

《针灸大成》：主偏风口面㖞斜，手腕无力，半身不遂，口噤不开，寒热疟，呕沫，咳嗽，健忘，溺血精出，阴茎痛，小便热，痫惊忘见，面目四肢臃肿，肩痹，尸厥寒热。

《针灸大全·四总穴歌》：头项寻列缺。

【常用配伍】

①配风门、风池、合谷，治感冒，咳嗽，头痛，项强。

②配少商、鱼际，合谷，治咽喉肿痛。

③配颊车、合谷，治牙痛。

④配照海，治咳嗽，咽痛，胸膈满闷。

【现代研究】

①针刺治疗落枕：取患侧列缺穴，向上斜刺，深约 0.3～0.5 寸，强刺激，并嘱其活动颈部，每次治疗 5～10 分钟，不留针。35 例全部治愈。[徐渭校.针刺治疗落枕.浙江中医杂志，1996，31（4）：178]

②针刺对脑血管影响的研究：采用经颅多普勒超声技术观测针刺列缺穴脑动脉血流速的变化。结果表明，无论是高流速组或低流速组，针刺列缺穴后血流峰速度均有显著变化（$P<0.001$）。[刘鑫，等.针刺列缺穴对脑血管影响的研究.中国针灸，1998，18（10）：599]

③针刺后溪、列缺穴治疗颈部不适：取后溪、列缺穴，用 1 寸毫针，后溪穴直刺，列缺穴向上平刺，留针 20 分钟，隔 10 分钟行针 1 次。治疗 86 例，痊愈 58 例，占 67.4％；好转 25 例，占 29.1％；无效 3 例，占 3.5％。总有效率 96.5％。[丁维超.针刺后溪、列缺穴治疗颈部不适 86 例.河南中医，2006，26（7）：15]

经渠 Jīngqú LU8 经穴

【出处】 《灵枢·本输》。

【穴名释义】 经，通道，所行为经；渠，沟渠、水渠。穴为手太阴之经穴，即肺经脉气经过的冲渠要道，故名经渠。

【定位】 在前臂前区，腕掌侧远端横纹上 1 寸，桡骨茎突与桡动脉之间。

【局部解剖】 皮肤，皮下组织，桡侧腕屈肌腱与拇长展肌之间，旋前方肌。浅层有前臂外侧皮神经和桡神经浅支；深层有桡神经深支及桡动、静脉分布。

【功效】 宣肺平喘。

【主治】 咳嗽，气喘，喉痹，胸满，胸背痛，手腕痛，掌中热；支气管炎，支气管哮喘，扁桃体炎，食道痉挛，腕部软组织损伤。

【操作】 避开血管，直刺 0.3～0.5 寸。

【文献摘要】

《针灸甲乙经》卷八：胸中膨膨然，甚则交两手而瞀，暴痹喘逆。

《备急千金要方》卷三十：咳逆上气，喘，掌中热。

《铜人腧穴针灸图经》卷五：疟寒热，胸背拘急，喉痹，咳嗽上气，数欠，热病汗不出，暴痹喘逆，心痛呕吐。

《针灸大成》卷六：伤寒，热病汗不出。

【常用配伍】

①配大椎、曲池、合谷，治感冒，咳嗽。

②配丘墟，治胸背痛急。

③配大都，治热病汗不出。

太渊 Tàiyuān LU9 输穴；原穴；八会穴之脉会

【出处】《灵枢·九针十二原》、《灵枢·本输》。

【别名】 鬼心、太泉、大泉。

【穴名释义】 太，大也；渊，深也。即博大而深，意指本穴为脉之大会，博大而深是乃气血最旺盛之处，故名太渊。

【定位】 在腕前区，桡骨茎突与舟状骨之间，拇长展肌腱尺侧凹陷中。

【局部解剖】 皮肤，皮下组织，桡侧腕屈肌腱与拇长展肌腱之间。浅层有前臂外侧皮神经，桡神经浅支分布；深层有桡神经深支及桡动、静脉。

【功效】 宣肺平喘止咳，通脉理血。

【主治】 咳嗽，气喘，咳血，呕血，咽喉肿痛，胸痛烦满，掌中热，手腕痛，缺盆中痛，肺痨；支气管炎，支气管哮喘，肺气肿，肺结核，无脉症。

【操作】 避开血管，直刺0.3～0.5寸；可灸。

【文献摘要】

《针灸甲乙经》卷八：臂厥，肩膺胸满痛，目中白翳，目中白睛青，掌中热，乍寒乍热，缺盆中相引痛，数欠，喘不得息，臂内廉痛，上鬲饮已烦满。

《针灸甲乙经》卷九：胸痹逆气，寒厥急烦心，善唾，哕噫，胸满嗷呼，胃气上逆，心痛。

《铜人腧穴针灸图经》卷五：洒淅恶风寒，虚热舌上黄，腹痛不下食，肘挛支满，咳引尻痛溺出，呕血心痹悲恐。

《针灸大成》卷六：善哕，眼痛赤，狂言口僻，溺色变，卒遗失无度。

【常用配伍】

①配鱼际，治咽干喉痛。

②配列缺，治咳嗽、气喘。

③配人迎、内关，治无脉症。

【现代研究】

①针刺太渊、廉泉治疗球麻痹（延髓麻痹）：毫针直刺太渊穴，留针20分钟，每3～5分钟行针1次，出针后再取廉泉穴，用30号毫针向咽喉部斜刺1～2寸，反复提插，约5分钟，不留针。治疗120例，总有效率95%。[丁兆生，等.针刺治疗球麻痹120例疗效观察.中国针灸，1996，16（3）：13]

②针刺太渊治疗偏头痛：取一侧太渊穴，进针得气后令患者吸气，行捻转提插泻法，使针感向上传导，随即慢慢出针，针尖退至皮下稍停，出针后不按针孔。治疗27例，总有效率100%。[陈玉华.针刺太渊穴治疗偏头痛27例.上海针灸杂志，1997，16（1）：47]

③激光照射太渊穴治疗高血压：采用低能量He-Ne激光治疗仪，波长632.8nm，功率3mW，将He-Ne激光光导纤维输出端直接照射太渊穴，照射时间5分钟，治疗前后测血压。结果44例中，显效7例，有效26例，无效11例，总有效率为75%。[张焦，等.激光照射太渊穴治疗高血压.上海针灸杂志，2002，21（1）：47]

④针刺太渊穴为主治疗产后尿潴留：取太渊，0.3mm×25mm 毫针直刺 6～10mm，针刺后，行快速捻转泻法，捻转频率为 120 转/分，持续 1 分钟，留针 15 分钟左右。期间如无尿意可加足三里、三阴交，宜深刺，深度 25mm 左右，行提插捻转针法，针感达大腿内侧以上为佳，留针 15 分钟左右。治疗 58 例，治愈 48 例，占 82.76%；显效 8 例，占 13.79%；无效 2 例，占 3.45%。总有效率 96.55%。[马秀萍．针刺太渊穴为主治疗产后尿潴留 58 例．中国针灸，2005，25（7）：489]

鱼际 Yújì LU10 荥穴

【出处】 《灵枢·本输》。

【穴名释义】 鱼，指第一掌骨掌侧之肌肉隆起处，状若鱼腹，称鱼，或手突；际，指边缘之意。本穴在掌后肌肉隆起状若鱼腹处之边缘，亦称赤白肉际处，故名鱼际。

【定位】 在手外侧，第 1 掌骨桡侧中点赤白肉际处。

【局部解剖】 皮肤，皮下组织，拇短展肌，拇对掌肌，拇短屈肌。浅层有正中神经皮支，桡神经浅支等分布；深层有正中神经肌支，尺神经肌支和拇主要动脉分布。

【功效】 清热润肺，利咽通络。

【主治】 咳嗽，咳血，失音，咽喉肿痛，疟疾，身热，乳痈，小儿疳积，掌中热，腕掌痛；支气管炎，肺炎，肺结核，乳腺炎，小儿消化不良，手腕腱鞘炎。

【操作】 向掌心方向直刺 0.5～0.8 寸；可灸。

【文献摘要】

《灵枢·厥病》：厥心痛，卧若徒居，心痛间，动作痛益甚，色不变，肺心痛。

《针灸甲乙经》卷七：寒厥及热，烦心，少气不足以息，阴湿痒，腹痛不可以饮食，肘挛支满，喉中焦干、渴，热病振栗鼓颔，腹满阴萎，咳引尻溺出，食欲呕，身热汗不出，数唾，血下，肩背寒热，脱色目泣出，痉，上气。

《备急千金要方》卷三十：舌上黄，痹走胸背不得息，失音不能言，头痛不甚汗出，阴湿，腹中余疾。

《针灸大成》卷六：酒病，恶风寒，虚热，溺血，呕血，心痹悲恐，乳痈。

【常用配伍】

①配太白，治霍乱逆气。

②配尺泽，治唾血。

③配合谷，治咳嗽咽痛。

④配神门、廉泉，治失音。

⑤配少泽、乳根、太冲，治乳痈。

【现代研究】

①针刺鱼际治疗小儿急性支气管炎：用 28 号毫针迅速刺入鱼际穴 3～8mm，得气后行高频率颤针手法 30 秒，快速出针后挤压针孔周围令出血少许，治疗 130 例，总有效率 96.2%。[孟建国．针刺鱼际治疗小儿急性支气管炎 130 例．中国针灸，1997，17（1）：38]

②针刺鱼际治疗胸胁挫伤：病轻者取患侧，重者取双侧，毫针直刺 0.8 寸，得气后施用泻法，同时令患者呼吸、咳嗽，活动左右两臂，每次留针 15～30 分钟，每隔数分钟行针 1 次，治疗 128 例，总有效率 100%。[于善堂，等．针刺鱼际穴治疗胸胁挫伤 128 例．

中国针灸，1997，17（12）：736]

③鱼际穴针刺合大椎拔罐治疗咳嗽：取两侧鱼际穴，进针得气，留针30分钟，每15分钟行提插捻转手法1次，起针后加大椎拔罐，留罐5分钟。每日1次，5次为1个疗程，疗程间休息2日。共治100例，痊愈50例，占50％；显效45例，占45％；好转5例，占5％。总有效率为100％。[邵霞萍．鱼际穴针刺合大椎拔罐治疗咳嗽100例．上海针灸杂志，2006，25（9）：34]

④针刺鱼际穴治疗支气管哮喘：主穴为鱼际穴，配穴：咳嗽者加尺泽，痰多者加丰隆，肾虚者加肾俞。选用0.30mm×50mm毫针，针尖向掌心斜刺20～35mm，得气后留针20～30分钟，留针期间每5分钟捻转行针1次。共治58例，临床控制12例，占20.7％；显效18例，31.0％；有效22例，占37.9％；无效6例，占10.3％。总有效率89.6％。[房晓宇，方晓．针刺鱼际穴治疗支气管哮喘58例．人民军医，2008，51（6）：343]

少商 Shàoshāng LU11 井穴

【出处】 《灵枢·本输》。

【别名】 鬼信。

【穴名释义】 少，有小、微小、末端之意；商，为五音之一，肺音属商。穴为肺经井穴，位于四肢末端，又为肺气始发之处，喻水上之小流，故名少商。

【定位】 在手指，拇指末节桡侧，指甲根角侧上方0.1寸（指寸）。

【局部解剖】 皮肤，皮下组织，指甲根。有桡神经浅支及正中神经的指掌侧固有神经指背支。拇主要动、静脉与第一掌背动、静脉所形成的动、静脉网。

【功效】 清热利咽，开窍醒神。

【主治】 咽喉肿痛，中风昏迷，中暑呕吐，身热，鼻衄，癫狂，心下烦满，小儿惊风；急性咽喉炎，扁桃体炎，休克，晕厥，癔病，精神分裂症。

【操作】 直刺0.1寸，或向腕平刺0.2～0.3寸，或三棱针点刺出血；可灸。

【文献摘要】

《针灸甲乙经》卷七：热病象疟，振寒鼓颔，腹胀睥睨，喉中鸣，疟寒厥及热厥，烦心善哕，心满而汗出。

《针灸甲乙经》卷八：手臂不仁，唾沫，唇干引饮，手腕挛，指肢痛，肺胀上气，耳中生风，咳喘逆，痹，臂痛，呕吐，饮食不下膨膨然。

《备急千金要方》卷三十：耳前痛。

《针灸大成》卷六：颔肿喉闭，小儿乳蛾。

【常用配伍】

①配中冲、关冲，治中风闭证昏迷。

②配劳宫，治呕吐。

③配天突、合谷，治咽喉肿痛。

【现代研究】

①少商放血治疗流行性腮腺炎：三棱针快速刺入双侧少商穴0.2cm，挤出血液2～3滴，棉球按压片刻。治疗60例，总有效率100％。[何良元，等．少商穴放血治疗流行性腮腺炎60例．中国针灸，1997，17（7）：436]

②针刺少商退热：用 7 号注射针头或三棱针点刺双侧少商穴 2～3 分深，挤血 2～3 滴，配合针双侧合谷、曲池，施强刺激泻法，不留针。对发热 39℃以上，不用药物及物理降温等方法的 171 例患者进行治疗，总有效率 76.00%。[郑智明. 针刺退热 171 例. 中国针灸，1996，16（7）：50]

③艾炷灸少商治疗支气管哮喘：灸少商可缓解气道平滑肌痉挛，改善肺功能，快速调节支气管哮喘。治疗 37 例，总有效率 73.0%。[陈必通，等. 艾炷灸少商穴治疗支气管哮喘 37 例临床观察. 中国针灸，1995，15（5）：3]

本 经 小 结

1. 取穴要点　本经总计 11 穴，均分布在胸部外上方及上肢内侧前（桡）缘，鱼际边缘及大拇指末端。取穴注重骨度分寸及骨边、肌边、肌间、指甲角等解剖标志。

骨边：桡骨尺侧边取孔最；桡骨茎突高点掌面骨边取经渠；桡骨茎突上方骨边取列缺；第一掌骨中点桡侧取鱼际；拇指末节桡侧距指甲角 0.1 寸取少商。

肌边：胸前壁胸大肌外上方取中府、云门；上臂肱二头肌桡侧取天府、侠白；肘横纹中，肱二头肌肌腱桡侧凹陷中取尺泽。

肌间：腕横纹中桡侧，腕屈肌腱与拇长展肌腱之间取太渊。

指甲角：拇指桡侧距指甲角 0.1 寸取少商。

2. 主治重点　本经腧穴均有宣肺解表，止咳平喘的功效，主要治疗肺、喉及肠胃和经脉循行部位有关疾病。如咳嗽，气喘，胸部胀满疼痛，咽喉肿痛，鼻塞感冒，头项强痛以及呕吐腹泻等。

其中中府、太渊治肺虚咳喘痰多；尺泽、鱼际治肺热咳喘咯血；孔最治咳血，痔血，咽喉肿痛；少商治中暑、高热、喉痹。

3. 刺灸注意事项　中府、云门不可垂直或向内斜刺、深刺，以免损伤肺脏造成气胸；少商治实热证时宜用三棱针点刺出血；尺泽、经渠、太渊针刺注意避开血管（尺泽治中暑，急性吐泻除外），一般不宜直接灸。

【附】

经 穴 歌

手太阴肺十一穴，中府云门天府诀，
侠白尺泽孔最存，列缺经渠太渊涉，
鱼际少商如韭叶。

经穴分寸歌

乳上三肋间中府，上行云门一寸许，
云在璇玑旁六寸，天府腋三动脉求，
侠白肘上五寸主，尺泽肘中约纹是，
孔最腕后七寸拟，列缺腕上一寸半，
经渠寸口陷中取，太渊掌后横纹头，
鱼际节后散脉里，少商大指内侧端，
鼻衄喉痹刺可已。

（二）手少阴心经穴

体表穴位分布线：起于腋窝部的极泉穴，循上肢内侧后缘，入掌部四、五掌骨间，止于小指桡侧端的少冲穴。左右各 9 穴。

极泉 Jíqúan HT1

【出处】　《针灸甲乙经》。

【别名】　臂内。

【穴名释义】　极，高及甚为极，意指尺处、深凹处；泉，水之高而有源者曰泉。手少阴心经主血脉。本穴位于腋窝深凹处，且居于九穴中最高处，喻本经脉气由此如泉中之水急流而出，故名极泉。

【定位】　在腋区，腋窝中央，腋动脉搏动处。

【局部解剖】　皮肤，皮下组织，腋筋膜，腋窝内组织。浅层有肋间臂神经分布；深层有臂丛与其分支及腋动、静脉分布。

【功效】　舒筋活血，宽胸理气。

【主治】　胸闷，气短，心悸，心痛，咽干烦渴，胁肋疼痛，肘臂冷痛，四肢不举，马刀挟瘿；心绞痛，心包炎，肋间神经痛，腋淋巴结结核，肩关节周围炎。

【操作】　避开血管，向肩峰方向直刺或斜刺 0.5～1 寸；不灸。

【文献摘要】

《铜人腧穴针灸图经》卷五：心痛，干呕，四肢不收，咽干烦渴，臂肘厥寒，目黄，胁下满痛。

《针灸大成》卷六：悲愁不乐。

《金兰循经》：马刀挟瘿。

【常用配伍】

①配侠白，治心痛干呕，烦满。

②配太渊、天突、偏历、太冲，治咽干，咽喉肿痛。

③配神门、内关、心俞，治心悸，心痛。

【现代研究】　极泉穴弹拨法治杂症：采用单手弹筋法弹拨左侧极泉为主。拇指取穴，摸到条索状物，适度用力或前或后弹拨，以每分钟 30～50 次为宜，弹拨时间 5～10 分钟。结果表明，弹拨极泉穴能迅速改善心、肺功能，且对于现代医学中的冠心病、肺心病、神经官能症、更年期综合征等病的治疗，疗效优于常规针刺法。[武邵 . 极泉穴弹拨法治杂症 . 中国针灸，2006，26（10）：76]

青灵 Qīnglíng HT2

【出处】　《太平圣惠方》。

【别名】　青灵泉。

【穴名释义】　青，犹少也，为春色。喻青春之生气，万物生机之色；灵，神明之谓，亦即神灵。本穴属心经，心藏神而主血脉，是生命之本，神灵所居之处，故名青灵。

【定位】　在前臂区，肘横纹上 3 寸，肱二头肌的内侧沟中。

【局部解剖】　皮肤，皮下组织，臂内侧肌间隔与肱肌。浅层有臂内侧皮神经，贵要静脉；深层有前臂内侧皮神经，正中神经本干，尺神经及肱动、静脉。

【功效】　通络止痛。

【主治】　头痛，振寒，目黄，胁痛，肩臂痛，腋下肿痛；神经性头痛，肩关节周围炎，腋下淋巴结炎，肋间神经痛。

【操作】 直刺 0.3～0.5 寸；可灸。

【文献摘要】

《太平圣惠方》卷一百：肩不举，不能带衣。

《铜人腧穴针灸图经》卷五：头痛振寒，目黄胁痛。

《针方六集》卷五：腋痛，目系痛。

《循经考穴编》：肩臂红肿，马刀。

【常用配伍】

①配曲池，治肩臂疼痛。

②配光明、合谷，治头痛，目疾。

少海 Shàohǎi HT3 合穴

【出处】 《针灸甲乙经》。

【别名】 曲节。

【穴名释义】 少，指手少阴经；海，为百川之汇。本穴为手少阴经合穴，属水，乃手少阴经脉气汇聚之处，故名少海。

【定位】 在肘前区，横平肘横纹，肱骨内上髁前缘。

【局部解剖】 皮肤，皮下组织，旋前圆肌，肱肌。浅层有前臂内侧皮神经，贵要静脉；深层有正中神经及尺侧返动、静脉和尺侧下副动、静脉的吻合支。

【功效】 宁心安神，舒筋活络。

【主治】 头痛，目眩，心痛，暴喑，癫狂，痫症，健忘，手颤，肘臂麻木酸痛，腋胁痛，瘰疬；癔病，精神分裂症，肋间神经痛，淋巴结炎，尺神经痛。

【操作】 直刺或斜刺 0.5～1 寸；可灸。

【文献摘要】

《针灸甲乙经》卷七：疟，背膂振寒，项痛引肘腋，腰痛引腹，四肢不举。

《备急千金要方》卷三十：气逆，呼吸噫哕呕。

《千金翼方》卷二十八：风痹，瘑漏。

《铜人腧穴针灸图经》卷五：寒热，龋齿痛，目眩，发狂，呕吐涎沫，项不得回顾，肘挛，腋胁下痛。

《针灸大成》卷六：脑风头痛，瘰疬，心疼，手颤，健忘。

【常用配伍】

①配间使、神门、合谷、后溪、复溜、丝竹空，治癫狂。

②配天井，治瘰疬。

③配风池、后溪，治头痛项强。

④配手三里，治两臂顽麻。

⑤配合谷、内庭，治牙痛，牙龈肿痛。

【现代研究】

①针刺对家兔血浆 TXB_2 和 6-keto-PGF$_{1\alpha}$ 水平的影响：对实验性主动脉硬化家兔针刺双侧内关、神门、少海，测定血栓素 TXB_2 和 6-酮-前列环素 $F_{1\alpha}$ 水平。结果针刺后 TXB_2 含量明显下降，6-keto-PGF$_{1\alpha}$ 升高，提示针刺的治疗作用可能与其调节 6-keto-PGF$_{1\alpha}$/

TXB$_2$平衡有关。[张霞，等．针刺对主动脉粥样硬化兔血浆 TXB$_2$ 和 6-keto-PGF$_{1\alpha}$水平的影响．湖南中医学院学报，1994，14（2）：45]

②针刺对冠心病冠状动脉口径的影响：对 10 例冠心病患者做冠状动脉造影检查的同时，针刺双侧内关、神门、少海穴。结果狭窄的冠状动脉口径由针刺前（1.36±0.52）mm 增大到针刺后的（1.64±0.70）mm（$P<0.05$）。[周小青，等．针刺对冠心病冠状动脉口径的影响．湖南中医学院学报，1990，10（3）：166]

灵道 Língdào HT4 经穴

【出处】　《针灸甲乙经》。

【穴名释义】　灵，指神灵，亦指心灵；道，指通道。本穴为手少阴心经之所行，犹言心灵出入之通路，故名灵道。

【定位】　在前臂前区，腕掌侧远端横纹上 1.5 寸，尺侧腕屈肌腱的桡侧缘。

【局部解剖】　皮肤，皮下组织，尺侧腕屈肌腱与指浅屈肌腱之间，指深屈肌，旋前方肌。浅层有前臂内侧皮神经，贵要静脉属支分布；深层有尺神经及尺动、静脉。

【功效】　理气宁心安神。

【主治】　心痛，心悸怔忡，暴喑，舌强不语，悲恐善笑，头昏目眩，干呕，抽搐，肘臂挛急；神经官能症，心脏病，精神分裂症，癔病，腕关节炎，急性舌骨肌麻痹，尺神经麻痹。

【操作】　直刺 0.3～0.5 寸；可灸。

【文献摘要】

《备急千金要方》卷三十：心痛悲恐，相引瘛疭。

《针方六集》卷五：干呕，瘛疭肘挛，暴喑不言，心内呆痴，五痫，目痛。

《循经考穴编》：目赤肿不明，手湿痒不仁，肘臂外廉疼痛。

【常用配伍】

①配内关，治胸痹，心痛，心悸，怔忡。

②配天突、天窗、廉泉，治舌强暴喑，口噤。

③配鱼际、外关，治臂痛，肘挛，指麻。

通里 Tōnglǐ HT5 络穴

【出处】　《灵枢·经脉》。

【穴名释义】　通，指通道，又有达的意思；里，有邑的含义，意指家乡。本穴为手少阴经之络穴，自此别出，通经上行还入心中，有如返还乡里之象，故名通里。一说本穴为手少阴之络，通于手太阳，又与手厥阴邻里相通，而名通里。

【定位】　在前臂前区，腕掌侧远端横纹上 1 寸，尺侧腕屈肌腱的桡侧缘。

【局部解剖】　皮肤，皮下组织，尺侧腕屈肌腱与指浅屈肌腱之间，指深屈肌。浅层有前臂内侧皮神经，贵要静脉分布；深层有尺神经及尺动、静脉。

【功效】　宁心安神，活血通络开窍。

【主治】　心悸怔忡，心痛，暴喑，舌强不语，悲恐畏人，头昏目眩，面赤，目赤，咽喉肿痛，崩漏，胸痛指挛，肘臂内痛；心绞痛，心律失常，神经衰弱，精神分裂症，癔病，急性舌骨肌麻痹，尺神经痛。

【操作】　直刺 0.3～0.5 寸；可灸。

【文献摘要】

《灵枢·经脉》：实则支膈，虚则不能言。

《备急千金要方》卷三十：卒痛烦心，心中懊憹，数欠频伸，心下悸，悲恐，遗尿。

《铜人腧穴针灸图经》卷五：目眩头痛，面赤而热，肘臂臑痛，苦呕，喉痹，少气。

《针灸大成》卷六：妇人经血过多崩中。

【常用配伍】

①配内关、心俞、乳根，治胸痹，心痛，怔忡。

②配太阳、风池、百会，治头痛，目眩。

③配廉泉、哑门，治舌强不语。

④配行间、三阴交，治经血过多。

【现代研究】

①针刺通里治疗失音症：毫针刺入 0.5～0.8 寸，连续小幅度行针，出现针感后留针 20～30 分钟，每隔 10 分钟行针 1 次。治疗 21 便，痊愈 19 例，好转 2 例。[李杰，等.通里穴治疗失音 21 例.四川中医，1996，14（8）：51]

②针刺通里、大钟治疗小儿遗尿：取通里、大钟为主穴，用 1 寸毫针刺入 5 分左右深，留针 15～30 分钟，中间行针 1 次，10 次为 1 个疗程，一般治疗 1～3 个疗程。30 例中治愈 24 例，有效 4 例，无效 2 例，总有效率 93%。[谭玉华，李小林.针刺通里、大钟穴治疗小儿遗尿 30 例.中国中医药科技，2003，10（5）：300]

阴郄 Yīnxì HT6 郄穴

【出处】　《针灸甲乙经》。

【别名】　少阴郄、手少阴郄、石宫。

【穴名释义】　阴，指手少阴经；郄，有隙、空之意，指气血深聚之处。本穴属手少阴经之郄穴，故名阴郄。

【定位】　仰掌，在前臂掌侧，当尺侧腕屈肌腱的桡侧缘，腕横纹上 0.5 寸。

【局部解剖】　皮肤，皮下组织，尺侧腕屈肌腱与指浅屈肌腱之间，指深屈肌。浅层有前臂内侧皮神经，贵要静脉属支；深层有尺神经及尺动、静脉。

【功效】　宁心养血，安神固表。

【主治】　心痛，心烦，心悸，健忘，失眠，骨蒸盗汗，吐血，衄血，洒淅恶寒，失音不语，腕痛；心律失常，神经衰弱，肺结核。

【操作】　直刺 0.3～0.5 寸；可灸。

【文献摘要】

《针灸甲乙经》：凄凄寒嗽，吐血，逆气，惊，心痛。

《外台秘要》卷三十九：十二痫。

《铜人腧穴针灸图经》：失音不能言，洒淅振寒，厥逆心痛，霍乱，胸中满，衄血惊恐。

《标幽赋》：盗汗，小儿骨蒸。

【常用配伍】

①配曲泽、大陵，治心痛，心悸。

②配后溪、三阴交，治阴虚盗汗，骨蒸潮热。

③配中冲，治舌强，心下烦满。

【现代研究】 针刺阴郄、身柱治疗癫痫：身柱向上斜刺 6 分，阴郄穴直刺 5 分，得气后留针 1 小时，每日针治 1 次，12 次为 1 个疗程。[王锦槐．针刺身柱、阴郄穴治疗癫证的临床体会．上海中医药杂志，1995，(6)：28]

神门 Shénmén HT7 输穴；原穴

【出处】 《素问·气交变大论》。

【别名】 兑冲、中都、兑骨、锐中、兑后。

【穴名释义】 神，神明之谓；门，出入之口。心者，君主之官，神明出焉。心藏神，穴为神气出入之门，故名神门。

【定位】 仰掌，在腕部，腕掌侧横纹尺侧端，尺侧腕屈肌腱的桡侧凹陷处。

【局部解剖】 皮肤，皮下组织，尺侧腕屈肌腱与指浅屈肌腱之间。浅层有前臂内侧皮神经，贵要静脉属支；深层有尺神经及尺动、静脉。

【功效】 宁心安神，清心调气。

【主治】 心痛，心烦，惊悸怔忡，健忘，失眠，癫狂，痫证，痴呆悲哭，目黄胁痛，喘逆上气，呕血，吐血，喉痹，失音，掌中热；心绞痛，神经衰弱，精神分裂症，癔病，舌骨肌麻痹，扁桃体炎。

【操作】 直刺 0.3～0.5 寸；可灸。

【文献摘要】

《针灸甲乙经》卷七：心疟，令人烦心甚，欲得见清水，寒多，不甚热。

《备急千金要方》卷三十：唾血，数噫，恐悸不足。

《铜人腧穴针灸图经》卷五：心烦甚欲得饮冷，恶寒则欲处温中，咽干不嗜食，心痛，手臂寒，喘逆，身热，狂悲哭，呕血，上气，遗溺，大小人五痫。

《针灸大成》卷六：面赤喜笑，掌中热而（啘），目黄胁痛，失音，心性痴呆，健忘，心积伏梁。

【常用配伍】

①配内关、大陵、心俞，治心悸怔忡，失眠，健忘。

②配大椎、丰隆，治癫，狂，痫证。

③配血海、膈俞，治呕血，吐血，便血。

④配合谷、风池，治喉痹。

⑤配少海，治手臂挛。

【现代研究】

①电针神门对血压及心功能的影响：实验观察了电针刺激神门穴后高血压患者血压及心搏出量、左室有效泵力的变化，结果表明，电针刺激神门穴具有显著的降低血压，调节心搏出量、左室有效泵力的即时效应（$P < 0.05$，$P < 0.01$）。[程冠军，等．电针神门对高血压病患者血压及心功能的影响．上海针灸杂志，1996，15 (5)：11]

②针刺神门对心功能的影响：用纳子法按时针刺神门，引起心功能的部分指标出现变化，使心率减慢，收缩期、舒张期延长，dz/dt 及 HI 指数减小，表明子午流注纳子法的确存在着时间特异性。[汪鲁莎，等．纳子法针刺神门穴对心功能影响的观察．中国针灸，

1997，17（5）：264]

③针刺治疗失眠症：神门、三阴交直刺 15mm，百会、神庭、四神聪向后斜刺 20～25mm，平补平泻。每日 1 次，留针 30 分钟，5 次后休息 2 日，10 次为 1 个疗程，治疗 30 天。24 例中，治愈 5 例，显效 8 例，有效 7 例，无效 4 例，总有效率为 83.3%，患者睡眠质量、睡眠效率、日间功能障碍得分明显低于治疗前（$P<0.05$）。[宣雅波，郭静，王麟鹏，等．针刺对原发性失眠患者睡眠质量的影响：随机对照研究．中国针灸，2007，27（12）：886]

④针刺配合耳压戒烟：采用直径 0.32mm、长度为 25～40mm 的毫针针刺，神门直刺 5～15mm，小幅度提插捻转，使局部得气；戒烟穴，沿皮下向肘关节方向平刺 10～20mm，只捻转不提插，平补平泻；中脘、足三里直刺 20～25mm，使局部得气；三阴交直刺 15～20mm，提插捻转使局部得气。进针后及留针期间各行针 1 次，每次行针 5～10 秒，捻转幅度 180°～360°，留针 30 分钟。每日 1 次，6 次为 1 个疗程，疗程间休息 1 日，4 个疗程后统计疗效，有效率 90.6%。[宋立中．在俄罗斯运用针刺配合耳压戒烟 53 例．中国针灸，2008，28（2）：133]

少府 Shàofǔ HT8 荥穴

【出处】　《针灸甲乙经》。

【别名】　兑骨。

【穴名释义】　少，指手少阴；府，聚也。本穴属手少阴心经，乃心气汇聚之处，故名少府。

【定位】　仰掌屈指，在手掌面，第 4、5 掌骨之间，握拳时，当小指尖处。

【局部解剖】　皮肤，皮下组织，掌腱膜，第 4 蚓状肌，指深浅屈肌，骨间肌。浅层有尺神经掌支分布；深层有第 4 指掌侧固有神经及指掌侧总动、静脉。

【功效】　清心泻热，行气活血。

【主治】　心悸，烦满，胸痛，痈疡，小便不利，悲恐善惊，阴痒，阴痛，掌中热，手小指拘挛，心律失常，心绞痛，心肌炎，癔病，肋间神经痛。

【操作】　直刺 0.3～0.5 寸；可灸。

【文献摘要】

《备急千金要方》卷三十：数噫，恐悸，气不足，阴痛，实则挺长，寒热，阴暴痛，遗尿，偏虚则暴痒，气逆，卒疝，小便不利。

《铜人腧穴针灸图经》卷五：烦满少气，悲恐畏人，掌中热，肘腋挛急，胸中痛，手卷不伸。

《针灸大成》卷六：疟久不愈，振寒，阴痒，阴痛，太息。

【常用配伍】

①配内关、郄门、心俞，治心悸，胸痛，悲恐善惊。

②配足三里，治小便不利。

③配太冲、照海、曲泉，治阴挺，阴痒，阴痛。

【现代研究】

①针刺少府治疗小儿遗尿：直刺少府穴 0.3～0.5 寸，采用捻转补法，施手法 1 分钟，得气后不留针，快速出针，出针后轻按其穴，每日 1 次，连续 10 次为 1 个疗程。85 例病

人中，治愈 54 例，好转 28 例，无效 3 例。[陈学超．针刺少府治疗小儿遗尿 86 例临床体会．天津中医，1995，12（3）：32]

②针刺治疗中风病手指挛急：毫针刺入少府穴 0.5～0.8 寸，行提插捻转手法，患者有酸困胀痛之感，进针得气后挛急之手即可伸直。每日 1 次或隔日 1 次。[刘群霞，等．少府穴治疗中风病手指挛急之体会．四川中医，1992，10（6）：51]

少冲 Shàochōng HT9 井穴

【出处】 《针灸甲乙经》。

【别名】 经始。

【穴名释义】 少，小意，又指手少阴；冲，即通达，冲要。穴属手少阴经井穴，心脉冲出之所在，又为手少阴、手太阳阴阳二经经气交通之要冲，故名少冲。一说因少喻小，穴在手小指内侧端去指甲角如韭叶之处，韭叶者，也作少许解，故以为名。

【定位】 在手小指末节尺侧，距甲角 0.1 寸。

【局部解剖】 皮肤，皮下组织，指甲根。有指掌侧固有神经及指掌侧固有动、静脉指背支所形成的动、静脉网。

【功效】 开窍，泻热，醒神。

【主治】 心痛，心悸，中风昏迷，热病，癫狂，胸满气急，胸胁痛，臂内后廉痛；脑出血，休克，小儿惊厥，心肌炎，癔病，喉炎，精神分裂症。

【操作】 浅刺 0.1 寸，或三棱针点刺出血；可灸。

【文献摘要】

《备急千金要方》卷三十：乍寒乍热疟。大息烦满，少气悲惊。心痛而寒。胸痛口热，酸咽。

《铜人腧穴针灸图经》卷五：热病烦满，上气心痛，痰冷少气，掌中热，手挛不伸，引肘腕痛。

《针灸大成》卷六：上气嗌干渴，目黄，臑臂内后廉痛。

【常用配伍】

①配大陵、腕骨、阳谷，治乍寒乍热。

②配合谷、太冲、人中，治小儿惊风。

③配百会、十宣，治中风昏迷。

④配内关、心俞，治心悸，心痛，癫狂。

⑤配曲池，治高热。

【现代研究】 针刺少冲、悬颅治疗急性乳腺炎：双侧少冲三棱针点刺放血，毫针在双侧悬颅穴处向后平刺 0.5～0.8 寸，泻法，快速捻转强刺激 3～5 分钟，留针 20～30 分钟，每 5 分钟行手法 1 次。每日 1 次，7 次为 1 个疗程。本法治疗急性乳腺炎未化脓者，疗效颇佳。[方针．针刺少冲悬颅治疗急性乳腺炎．四川中医，1994，12（7）：56]

本 经 小 结

1. 取穴要点 本经总计 9 穴，分布在腋窝、上肢内侧后（尺）缘，4、5 掌骨间及小指末端。取穴注重腋窝、肌边、肌间、纹头、骨间、指甲角等解剖标志。

腋窝：腋窝顶点，动脉搏动处取极泉。

肌边：肘横纹上3寸，肱二头肌内侧沟中取青灵。

肌间：尺侧腕屈肌腱桡侧与指浅屈肌之间取灵道、通里、阴郄、神门，每穴相距0.5寸。

纹头：肘横纹内侧端与肱骨内上髁连线中点取少海。

骨间：4、5掌骨间取少府。

指甲角：小指桡侧，距指甲角0.1寸取少冲。

2. 主治要点　本经腧穴均有宁心安神，舒筋活血的功效，主要治疗心、胸、神志病以及血证和经脉循行部位的有关病症。如心痛，心悸，癫狂，痫，吐血，衄血病症及肩臂痛。其中极泉治胸闷气短，胸胁腋窝痛；青灵治肩臂痛，目黄；少海、灵道、阴郄、神门均治心痛，心悸，怔忡，癫狂，失眠，健忘。此外，少海偏重治瘰疬，手臂挛痛；灵道偏重治暴暗，舌强不语，笑悲恐惊；通里偏重治崩漏；阴郄偏重治吐血，衄血，盗汗；神门偏重治失眠，健忘，手腕痛；少府治心烦，喉痹，掌中热；少冲治中风昏迷，癫狂。

3. 刺灸注意事项　极泉穴针刺时，上肢向外展，注意避开血管，向肩峰方向直刺或斜刺；青灵穴因深层有腋动、静脉，针刺时宜缓慢进针，不宜强刺激，以免伤及大血管；少海、阴郄、神门、少府位于关节处，不宜直接灸和强刺激，以免烫伤和影响关节活动。

【附】

经穴歌

九穴午时手少阴，极泉青灵少海深，
灵道通里阴郄邃，神门少府少冲寻。

经穴分寸歌

手少心起极泉中，腋下筋间动脉凭，
青灵肘上三寸觅，少海屈肘横纹头，
灵道掌后一寸半，随里腕后一寸同，
阴郄去腕五分归，神门肌腱桡侧逢，
少府小指本节后，小指内侧是少冲。

（三）手厥阴心包经穴

体表穴位分布线：起于乳头外开1寸的天池穴，上行腋窝，循上肢内侧中间，入掌中二、三掌骨间，止于中指尖端的中冲穴。左右各9穴。

天池 Tiānchí PC1

【出处】　《灵枢·本输》。

【别名】　天会。

【穴名释义】　天，指高位，上部；池，水聚之处，或储水之处。穴当胸廓乳房，居高位，乳房为乳汁储存之所，泌乳之处，喻之为池，故名天池。一说应天池星而名。

【定位】　正坐或仰卧，在胸部，当第4肋间隙，乳头外1寸，前正中线旁开5寸。

【局部解剖】　皮肤，皮下组织，胸大肌，胸小肌。浅层有第4肋间神经外侧皮支，胸腹壁静脉，女性在皮下组织内还有乳腺等组织；深层有胸前神经肌支，第4肋间神经及胸外侧动、静脉分支或属支。

【功效】　宽胸理气，散瘀止痛。

【主治】　胸闷，胸痛，心烦，乳痈，气喘，咳嗽，瘰疬，腋下肿痛；心绞痛，心肌炎，肋间神经痛，乳腺炎，支气管哮喘，腋窝淋巴腺炎。

【操作】 斜刺或平刺 0.5～0.8 寸，不可深刺，以免伤及肺脏；可灸。

【文献摘要】

《针灸甲乙经》卷八：寒热胸满，头痛，四肢不举，腋下肿，上气，胸中有声，喉中鸣。

《千金翼方》卷二十八：颈漏。

《外台秘要》卷三十九：颈痛。

《针灸大成》卷七：热病汗不出，寒热瘰疬，臂痛，目䀮䀮不明。

《针方六集》卷五：心中澹澹大动，烦心，心痛，喜笑不休，痎疟。

【常用配伍】

①配乳根、膻中，治乳痛。

②配内关、心俞、厥阴俞，治心烦，心痛，胸痛。

③配委阳，治腋肿。

【现代研究】 针刺天池对心肌缺血家兔肾上腺皮质和髓质的组化观察：结果表明，针刺天池穴可使髓质（CA）分泌，阻止 CA 耗竭，并可增加 5-核苷酸酶、琥珀酸脱氢酶和 RNA 的反应量，有增加皮质细胞功能的作用。[刘金兰，等．针刺天池穴对心肌缺血家兔肾上腺皮质和髓质的组化观察．中国针灸，1996，16（6）：51]

天泉 Tiānquán PC2

【出处】 《针灸甲乙经》。

【别名】 天温、天湿、天泾。

【穴名释义】 天，指上部；泉，指水之出处。本穴上接天池，位于臂部上端，脉气似泉水由此下行，故名天泉。

【定位】 在臂前区，腋前纹头下 2 寸，肱二头肌的长、短头之间。

【局部解剖】 皮肤，皮下组织，肱二头肌，喙肱肌。浅层有臂内侧皮神经分布；深层有肌皮神经及肱动、静脉肌支。

【功效】 宽胸理气，通经活络。

【主治】 心悸，心痛，胸胁胀满，咳逆，臂痛；心动过速，心绞痛，支气管炎，肋间神经痛。

【操作】 直刺 0.5～0.8 寸；可灸。

【文献摘要】

《针灸甲乙经》卷八：石水。

《针灸甲乙经》卷十：足不收，痛不可以行。

《铜人腧穴针灸图经》卷五：心病，胸胁支满，咳逆，膺背胛间臂内廉痛。

《针灸大成》卷七：目䀮䀮不明，恶风寒，心病。

《针方六集》卷五：肘中挛急。

【常用配伍】

①配内关，治心悸，心痛。

②配曲池、腕骨，治肩臂痛，肘臂挛痛。

③配期门，治胸胁胀满。

【现代研究】　拍打天泉穴治疗哺乳期急性乳腺炎：取患乳对侧下臂内天泉穴，医者五指分开拍打，1次5分钟左右，用力由轻渐重，穴位周围皮肤呈现瘀点瘀斑为宜，同时配合蒲公英15g，连翘15g煎热熏洗乳房，连治3天。治疗121例，治愈率95.86%。［郭秀敏．拍打穴位法治疗哺乳期急性乳腺炎临床疗效分析．中国医学杂志，2006，4（7）：294］

曲泽 Qūzé PC3 合穴

【出处】　《灵枢·本输》。

【穴名释义】　曲，屈曲之意；泽，水之归聚处，较"池"浅而广。本穴属手厥阴之合穴，为水之归聚处，位于微屈肘时，肘横纹中肱二头肌腱尺侧微凹如泽处，故名曲泽。

【定位】　微屈肘，在肘横纹中，当肱二头肌腱的尺侧缘。

【局部解剖】　皮肤，皮下组织，旋前圆肌，肱肌。浅层有前臂内侧皮神经，前臂正中静脉；深层有正中神经及肱动、静脉分布。

【功效】　宁心清热，和中降逆。

【主治】　心痛，心悸，心烦，身热，胃痛，吐泻，咳嗽，惊厥，肘臂挛痛，手颤；心肌炎，心绞痛，心动过速，风湿性心脏病，急性胃肠炎，中暑。

【操作】　直刺0.8～1寸，或用三棱针点刺出血；可灸。

【文献摘要】

《针灸甲乙经》卷七：心澹澹然善惊，身热，烦心，口干，手青，逆气，呕血，时瘛，善摇头，颜青，汗出不过肩，伤寒温病。

《备急千金要方》卷三十：咳喘，逆气呕涎，手青逆气。

《针灸大成》卷七：风疹，臂肘手腕不时动摇。

《针方六集》卷五：九种心痛及风冷，抽搦。

《类经图翼》卷七：臂肘摇动掣痛不可伸。

【常用配伍】

①配大陵，治心悸，心胸痛。

②配内关、中脘，治呕吐，胃痛。

③配委中（点刺出血）、曲池，治中暑。

④配鱼际、神门，治呕血。

【现代研究】　艾灸曲泽对冠心病心绞痛患者心功能即时效应的观察：艾灸曲泽可使心动阻抗微分图（dz/dt），心搏出量（SV）、心搏指数（SI）、心脏指数（CI）、每搏做功（SW）的参数值得到改善，提示艾灸对冠心病心绞痛具有一定的治疗作用。［杨秀珍，等．艾条灸曲泽穴对冠心病心绞痛患者心功能即时效应的观察．中国针灸，1989，9（6）：39］

郄门 Xìmén PC4 郄穴

【出处】　《针灸甲乙经》。

【别名】　掌后。

【穴名释义】　郄，通隙；门，指门户。本穴位于掌后5寸，两筋相夹，分肉之间，即桡骨与尺骨之间隙处，状如门户，故名郄门。

【定位】　在前臂前区，腕掌侧远端横纹上5寸，掌长肌腱与桡侧腕屈肌腱之间。

【局部解剖】　皮肤，皮下组织，指浅屈肌，指深屈肌。浅层有前臂内、外侧皮神经和前臂正中静脉分布；深层有正中神经干及其伴行的正中动脉经过，并有骨间前神经，骨间前动脉分布。

【功效】　清心理气，宽胸止咳，凉血止血。

【主治】　心痛，心烦，心悸，胸痛，胃痛，咳血，呕血，癫痫；心肌炎，风湿性心脏病，心绞痛，胸膜炎，膈肌痉挛。

【操作】　直刺0.5～1寸；可灸。

【文献摘要】

《针灸甲乙经》卷九：心痛，衄，哕，呕血，惊恐畏人，神气不足。

《循经考穴编》：久疟不瘥，心胸疼痛，五心烦热。

《类经图翼》卷七：久痔。

【常用配伍】

①配大陵、曲泽、内关，治心胸痛。

②配尺泽、肺俞，治咳血。

③配心俞、神门，治心悸，心绞痛。

④配膈俞，治胸痛，膈肌痉挛。

⑤配大陵，治呕血，咳血。

【现代研究】

①针刺郄门对心脏早搏的影响：针刺郄门穴，对器质性心脏病尤其是以冠心病所引起的过早搏动有较显著的疗效。认为针刺郄门穴后，传入的冲动经同节段中枢的整合，通过支配心脏的传出神经，影响心肌细胞的电活动和收缩功能。[乔进，等．针刺郄门穴对心脏早搏的疗效观察．黑龙江中医药，1995，(4)：44]

②针刺郄门治疗慢性冠状动脉供血不足：采用中等刺激强度针刺双侧郄门穴，留针30分钟，其间每5分钟行针1状，针后即刻做心电图检查。观察86例，总有效率81.4％。[殷克敬，等．陕西中医学院学报，1990，13 (2)：封一]

③穴位注射治疗急性乳腺炎：取患侧郄门穴，抽取复方丹参注射液2～3ml，进针2cm将药液推入，针感传至上臂及乳腺部位为佳。每日1次，3次为1个疗程。治疗30例，总有效率100％。[田增光，等．复方丹参液郄门穴注射治疗乳腺炎30例．新中医，1994，(5)：32]

间使 Jiānshǐ PC5 经穴

【出处】　《灵枢·本输》。

【别名】　鬼营、鬼路。

【穴名释义】　间，指当中、间隙之意；使，指使臣，有传递的含义。心包为臣使之官，由心主宰。本穴为手厥阴心包经穴，且穴居两筋之间，为本经之行所，其经气由此传递，故名间使。

【定位】　在前臂前区，腕掌侧远端横纹上3寸，掌长肌腱与桡侧腕屈肌腱之间。

【局部解剖】　皮肤，皮下组织，指浅屈肌，指深屈肌，旋前方肌。浅层有前臂内、外侧皮神经和前臂正中静脉分布；深层有正中神经干及其伴行的正中动脉经过，并有骨间前神经和骨间前动脉分布。

【功效】 宽胸解郁，宁心，和胃祛痰。

【主治】 心悸，心痛，胃痛，呕吐，疟疾，癫狂，痫证，肘挛臂痛；心肌炎，风湿性心脏病，癔病，精神分裂症，胃炎。

【操作】 直刺 0.5～1 寸；可灸。

【文献摘要】

《针灸甲乙经》卷七：热病烦心，善呕，胸中澹澹，善动而热。

《针灸甲乙经》卷十一：心悬如饥状，善悲而惊狂，面赤目黄，暗不能言，头大浸淫。

《备急千金要方》卷三十：胸痹背相引，寒中少气，手痛。

《千金翼方》卷二十七：烦躁恍惚，狂邪发无常，披头大唤欲杀人，不避水火，干呕不止，所食即吐不停。

《针灸大成》卷七：腋肿肘挛，卒心痛，中风气塞，涎上昏危，咽中如梗，妇人月水不调，血结成块，小儿客忤。

【常用配伍】

①配心俞、内关，治心悸，心胸痛。

②配三阴交，治月经不调，经闭。

③配大椎、后溪，治疟疾。

④配人中，治癫证。

⑤配三间，治咽中如梗。

【现代研究】

①针刺间使治疗冠心病：通过记录心动周期的 Ⅱ 导心电图、颈动脉搏动图、心音图，证实针刺间使穴对冠心病患者的左心功能有明显改善作用，其改善作用与内关作用相同。[陈少宗.针刺间使内关穴对冠心病患者左心功能影响的比较观察.针灸临床杂志，1994，10（6）：30]

②针刺间使穴观察经脉线皮肤 CO_2 呼出量：使用高灵敏度二氧化碳呼出量测定仪，发现针刺后皮肤 CO_2 呼出量显著增高，起针后出现回降。说明针刺对外周组织特别是经脉线组织的能量代谢有促进作用。[张维波，等.针刺对经脉线皮肤 CO_2 呼出量影响的观察.中国针灸，1996，16（1）：39]

③穴位注射治疗坦桑尼亚无名定时发热 81 例：复方氨基比林注射液 2ml，柴胡注射液 2ml，两种药物用 5ml 注射器抽吸至注射器内摇匀混合，在大椎、陶道、间使垂直进针得气，回抽无气无血缓慢推注药物，每穴 1ml，每日 1 次。81 例中，76 例有效，总有效率 93.8%。[张勇，等.穴位注射治疗坦桑尼亚无名定时发热 81 例.中国针灸，2007，27（6）：445]

④间使穴在针刺不良反应中的应用：患者诉前日针刺后，左膝闷胀屈伸不适。取左侧间使穴针刺，同时活动左膝关节，疼痛随即消失。[蒋国庆.间使穴在针刺不良反应中应用举隅.上海针灸杂志，2007，26（3）：32]

内关 Nèiguān PC6 络穴；八脉交会穴，通于阴维脉

【出处】 《灵枢·经脉》。

【别名】 阴维。

【穴名释义】 内，指胸膈之内，前臂内侧；关，指联络、关要。本穴属于手厥阴心包经，位于前臂内侧，为心主别络，通达联络表里二经，故名内关；一说内，指内脏；关，指关隘。本穴为八脉交会阴维，阴维为病在脏，本穴擅治内脏疾患，故名。

【定位】 在前臂前区，腕掌侧远端横纹上2寸，掌长肌腱与桡侧腕屈肌腱之间。

【局部解剖】 皮肤，皮下组织，掌长肌腱与桡侧腕屈肌腱之间，旋前方肌。浅层有前臂内、外侧皮神经和前臂正中静脉分布；深层有正中神经干及其伴行的正中动脉经过，并有骨间前神经和骨间前动脉分布。

【功效】 宁心安神，疏肝和胃，止痛。

【主治】 心痛，心悸，胸闷，胸痛，胃痛，呕吐，呃逆，癫狂，痫证，失眠，偏头痛，上肢痹痛，偏瘫，热病；甲状腺功能亢进，风湿性心脏病，心肌炎，心绞痛，心动过速，心律不齐，胃炎，膈肌痉挛，急性胆囊炎，癫痫，癔病，疟疾，血栓闭塞性脉管炎。

【操作】 直刺0.5~1寸；可灸。

【文献摘要】

《针灸甲乙经》卷七：面赤皮热，热病汗不出，中风热，目赤黄，肘挛腋肿，心暴痛，烦心，心惕惕不能动，失智。

《备急千金要方》卷三十：手中风热。

《铜人腧穴针灸图经》卷五：目赤支满。

《扁鹊神应针灸玉龙经》：伤寒发热，胸满，腹胀，肠鸣冷痛，脾黄癖块，泻痢，食积，咳嗽哮喘，肠风痔漏，五淋。

《针灸大成》卷五：中满心胸痞胀，肠鸣泄泻脱肛，食难下膈酒来伤，积块坚横胁抢，妇女胁疼心痛，结胸里急难当，伤寒不解结胸膛，疟疾内关独当。

《针方六集》卷五：心腹一切痛苦，喜笑悲哭，中指不用，宜吐不得吐。

【常用配伍】

①配足三里、中脘，治胃脘痛。

②配太冲、期门，治胁痛腹胀。

③配三阴交、合谷，治心气不足所致心脉痹阻之心绞痛。

④配神门，治失眠。

⑤配公孙，治呃逆、呕吐。

⑥配太渊，治无脉症。

【现代研究】

①内关配足三里穴位注射治疗急性乳腺炎：取患侧二穴，每穴注射丹参注射液2ml，隔日1次。治疗86例，治愈率97.67%，有效率100%。[王淑珍.内关、足三里穴位注射治疗急性乳腺炎86例.针灸临床杂志，1994，10（5）：21]

②电针内关对冠心病的影响：实验结果证实，于辰时、戌时电针内关穴可使冠心病患者的左心功能得到改善。表现为PEPI缩短，PEPI/LVETI比值减少。[李磊，等.辰时、戌时电针内关对冠心病患者左心功能的影响.上海针灸杂志，1994，13（1）：26]

③针刺内关对家兔急性心肌缺血的影响：用放免法测定心肌细胞内环磷酸腺苷（cAMP）和环磷酸鸟苷（cGMP）。结果表明，心肌急性缺血家兔心肌细胞内cAMP含量，cAMP/cGMP比值均明显增高，针刺内关可抑制这种过度增高，使心肌细胞内

cAMP/cGMP 比值维持相对稳定。［吴绪平，等．针刺"内关"对家兔急性缺血心肌中 cAMP 和 cGMP 含量的影响．上海针灸杂志，1996，15（1）：36］

④电针内关穴抗缺血再灌注损伤家兔心肌 MDA、GSH-PX 的影响：结扎左冠状动脉前降支 30 分钟后进行针刺，针刺后接电针治疗仪，疏密波，强度 1mA，以肢体轻轻抖动为度，留针 60 分钟。电针内关组心肌 MDA 含量显著降低，而 GSH-PX 活性显著升高。［张红星，等．电针内关穴对心肌缺血再灌注损伤家兔心肌 MDA、GSH-PX 的影响．上海针灸杂志，2007，26（7）：43］

⑤针刺内关穴治疗术中内脏牵引反射疗效观察：用 0.45mm×50mm 毫针垂直刺入内关穴 25～40mm，平补平泻，局部得气以后，由轻捻 20～40 转/分，转中等刺激 60～80 转/分，至重刺激捻转 100 转/分以上；或者顺时针（或逆时针）捻转 360°～720°时向外轻轻牵拉 3～5 次，至病人恶心、呕吐、胸闷等症状消失。治疗 2980 例，痊愈 2086 例，显效 447 例，有效 447 例，总有效率 100%。［姚春．针刺内关穴治疗手术中内脏牵引反射疗效观察．中国针灸，2004，24（9）：635］

大陵 Dàlíng PC7 输穴；原穴

【出处】 《灵枢·本输》。

【别名】 心主、鬼心。

【穴名释义】 大，有高大、崇高之意；陵，指高起、丘陵。本穴在掌后两筋凹陷中，当腕骨隆起较高处后方，其隆起有如丘陵之状，故名大陵。

【定位】 在腕前区，腕掌侧远端横纹中，掌长肌腱与桡侧腕屈肌腱之间。

【局部解剖】 皮肤，皮下组织，屈肌支持带（腕横韧带）。浅层有正中神经掌皮支及腕掌侧浅静脉网；深层有正中神经和腕掌侧动脉网分布。

【功效】 宁心安神，宽胸和胃。

【主治】 心悸，心痛，胸闷，胸痛，胃痛，胁痛，呕吐，癫狂，痫证，口疮，口臭，疮疡，腕下垂，手腕臂痛；心动过速，胃炎，扁桃体炎，精神分裂症，腕关节及周围软组织疾患，皮肤湿疹。

【操作】 直刺 0.3～0.5 寸；可灸。

【文献摘要】

《针灸甲乙经》卷七：热病烦心汗不出，肘挛腋肿，善笑不休，心中痛，目赤黄，小便如血，欲呕，胸中热，苦不乐，太息，喉痹嗌干，喘逆，身热如火，头痛如破，短气，胸痛。

《备急千金要方》卷三十：咳逆，寒热发，手挚。

《千金翼方》卷二十六：心中澹澹，惊恐。

《外台秘要》卷三十九：厥逆，悬心如饥状，心中痛，耳鸣。

《针灸大成》卷七：病疮疥癣。

【常用配伍】

①配太冲、丰隆，治气郁痰结之癫狂。

②配心俞、膈俞、膻中，治心血瘀阻之心悸。

③配神门、丰隆，治痰火所致之心悸不安。

【现代研究】

①大陵透外关治疗失眠及神经官能症：从大陵穴进针，沿尺、桡骨之间向外关方向透

刺，进针约 1.5～2 寸，局部酸胀或上传至肘，或有麻电感向指端放散。[李学武．直刺透穴法的临床应用．中国针灸，1997，17（5）：303]

②针刺大陵配太溪治疗足跟痛：先取大陵穴，针下有抵触感，再刺太溪穴，留针 30 分钟。治疗老年性足跟痛 51 例，总有效率 100％。[赵长和．针刺治疗老年性足跟痛．中国针灸，1996，16（10）：39]

③针刺大陵穴治疗落枕 250 例：取 28 号 2 寸毫针，刺大陵，针与皮肤呈 45°角。刺向劳宫穴 1.5 寸左右，采用泻法，年龄大、体质弱的患者用补法或平补平泻法，每日 1 次。250 例患者全部治愈。总有效率 100％。[王远华．针刺大陵穴治疗落枕 250 例．浙江中医杂志，2006，41（7）：409]

劳宫 Láogōng PC8 荥穴

【出处】　《灵枢·本输》。

【别名】　五里、掌中、鬼窟、鬼路。

【穴名释义】　劳，指劳动、操作；中，指中央、中室。本穴位于掌心，当手屈指时，中指尖所点处即为本穴，又因手掌为操劳的要所，故名劳宫。

【定位】　在掌区，横平第 3 掌指关节近端，第 2、3 掌骨之间偏于第 3 掌骨。

【局部解剖】　皮肤，皮下组织，掌腱膜，指浅、深屈肌腱。浅层有正中神经掌皮支分布；深层有正中神经的分支指掌侧固有神经，尺神经的掌深支，掌浅弓及其分支，指掌侧总动脉和掌深弓及其分支掌心动脉分布。

【功效】　清心泻热，醒神开窍，消肿止痒。

【主治】　心痛，呕吐，癫狂，痫证，口疮，口臭，鼻衄，中暑，鹅掌风，中风昏迷；心绞痛，脑卒中，口腔炎，小儿惊厥，癔病，精神分裂症。

【操作】　直刺 0.3～0.5 寸；可灸。

【文献摘要】

《针灸甲乙经》卷七：热病发热，烦满而欲呕哕，三日以往不得汗，怵惕，胸胁痛，不可反侧，咳满，溺赤，大便血，衄不止，呕吐血，气逆，噫不止，嗌中痛，食不下，善渴，舌中烂，掌中热，欲呕。

《备急千金要方》卷三十：大人小儿口中肿，腥臭，热痔。

《千金翼方》卷二十六：心中懊侬，痛。

《针灸大成》卷七：中风，善怒，悲笑不休，手痹，口疮，黄疸目黄，小儿龈烂。

【常用配伍】

①配太冲、内庭、少泽，治口疮，口臭。

②配人中、涌泉、神门，治中暑，中风，昏迷。

③配内关，治急性吐泻。

【现代研究】

①按压穴位治疗输尿管结石所致的肾区绞痛：按压患侧劳宫、涌泉二穴，以患者感到两穴位有明显酸胀感为度，同时调整呼吸至自然状态。观察 252 例，总有效率 92.86％。[刘秀梅，等．按压穴位缓解输尿管结石致肾区绞痛的临床观察．黑龙江中医药，1995，（1）：42]

②针刺治疗口臭：毫针快速刺入双侧劳宫穴 0.3～0.8 寸，施大幅度捻转泻法，感应

上行于肘臂及前胸，留针 30 分钟，10 分钟行针 1 次，行针时令患者短吸气深呼气 10～20次，以感到口中清润，津液增多为佳。每日 1 次，10 次为 1 个疗程。治疗 60 例，总有效率 100％。[聂汉云，等．针刺劳宫治疗口臭．针灸临床杂志，1994，10（6）：47]

中冲 Zhōngchōng PC9 井穴

【出处】　《灵枢·本输》。

【穴名释义】　中，指中央；冲，指冲动、搏动。本穴位于中指尖端，心脉从中指直冲而出，且按中指尖端，指下有搏动感，故名中冲。

【定位】　在手指，中指末端最高点。

【局部解剖】　皮肤，皮下组织。有指掌侧固有神经（正中神经分支）和指掌侧固有动、静脉所形成的动静脉网分布。

【功效】　开窍清心泻热。

【主治】　中风，昏迷，中暑，昏厥，舌强肿痛，耳鸣，热病，小儿惊风。

【操作】　浅刺 0.1 寸，或三棱针点刺出血；可灸。

【文献摘要】

《灵枢·厥病》：耳鸣。

《针灸甲乙经》卷七：热病烦心，心闷而汗不出，掌中热，心痛，身热如火，浸淫烦满，舌本痛。

《太平圣惠方》卷一百：小儿夜啼，上灯啼鸡鸣止。

《循经考穴编》：中风，中暑，中气等证，不省人事，掌烙身炙，九种心痛，喉舌等证。

《类经图翼》卷七：头痛如破。

【常用配伍】

①配人中、内关、百会，治昏厥。

②配人中、廉泉，治舌强肿痛。

③配劳宫、大陵，治掌中热。

④配人中、合谷、太冲，治小儿惊风。

【现代研究】　中冲刺血治疗眼部感染：先搓揉患者中指 0.5～1 分钟，使之充血，局部消毒后用三棱针迅速点刺，挤出 5～10 滴血后，用干棉球压迫。双眼发病取双侧，单眼发病左右交替取之。[谷海亮．中冲刺血治疗眼部感染 36 例．中国针灸，1997，17（6）：369]

本 经 小 结

1. 取穴要点　本经总针 9 穴，均分布在乳房、上肢掌面中间及掌心和中指端。取穴注重骨度分寸及肌中、筋边、筋间、本节后、中指端等解剖标志。

乳房：胸侧乳头外开 1 寸取天池穴。

肌中：肱二头肌长、短头之间，取天泉穴。

筋边：肘部、肱二头肌腱的尺侧，肘横纹上取曲池穴。

筋间：掌长肌腱与桡侧腕屈肌腱之间取郄门、间使、内关、大陵穴。

本节：掌指关节，在第三掌指关节后方桡侧取劳宫穴。

中指端：手中指尖端中央取中冲穴。

2. 主治重点 本经腧穴均有宽胸理气，清心宁神的功效，主治心、胸、胃、神志病及经脉循行部位的病证。如心烦，心悸，心痛，胸闷，癫狂以及肘臂挛急，掌心热等。此外，天池尚治咳嗽，胁痛，腋肿；天泉尚治咳嗽、胁胀；曲泽尚治吐泻，热病；郄门尚治呕血；间使尚治疟疾；内关尚治呕吐，热病，郁证；大陵尚治疮疡；劳宫尚治暑热，口疮；中冲尚治中风，昏厥，失语。

3. 刺灸注意事项 本经内关、间使、郄门等穴针刺时如出现触电样麻胀感并向中指端放射时，不要加强刺激，应将针上提且转变针刺角度，避开正中神经。

【附】

经 穴 歌

九穴心包手厥阴，天池天泉曲泽深，
郄门间使内关对，大陵劳宫中冲侵。

经穴分寸歌

心包穴起天池间，乳后旁一腋下三，
天泉曲腋下二寸，曲泽肘内横纹端，
郄门去腕方五寸，间使腕后三寸安，
内关去腕上二寸，大陵掌后两筋间，
劳宫屈中指尖取，中冲中指之末端。

（四）手阳明大肠经穴

体表穴位分布线：起于食指桡侧端的商阳穴，沿食指桡侧入手背一、二掌骨间，循上肢外侧前缘上肩峰，经颈过颊，环口，交人中，止于对侧鼻旁的迎香穴。左右各20穴。

商阳 Shāngyáng LI1 井穴

【出处】 《灵枢·本输》。

【别名】 绝阳、面明。

【穴名释义】 商，五音之一，发金音。本穴属手阳明大肠经，大肠与肺相合，行于阳分，肺属金，金音商，穴属金属阳，故名。

【定位】 在手指，食指末节桡侧，指甲根角侧上方0.1寸（指寸）。

【局部解剖】 皮肤，皮下组织，有指掌侧固有神经指背支与指背动脉分布。

【功效】 清热消肿，开窍醒神。

【主治】 咽喉肿痛，耳鸣，耳聋，齿痛，颌肿，中风昏迷，热病无汗，青盲；咽炎，急性扁桃体炎，腮腺炎。

【操作】 浅刺0.1寸，或点刺出血；可灸。

【文献摘要】

《素问·缪刺论》：气满胸中，喘息而支胠，胸中热，时不闻音，耳聋，齿龋，齿唇寒痛。

《针灸甲乙经》卷七：热疟口干。

《针灸甲乙经》卷十：臂瘈引口中寒，颌肿，肩痛引缺盆。

《铜人腧穴针灸图经》卷五：喘咳支肿，热病汗不出，耳鸣耳聋。疟疾口干，颐颔肿，肩背急相引缺盆痛，目青盲。

《循经考穴编》。指麻木。

《类经图翼》卷六：中风跌倒，卒暴昏沉，痰盛不省人事，牙关紧闭，药水不下。

【常用配伍】

①配少商、人中，治中风昏迷。

②配合谷、少商，治咽喉肿痛。

③配少商，治热病汗不出。

【现代研究】

①点刺放血治疗便秘：三棱针快速点刺商阳穴，令其出血，实热便秘10～20滴；气虚、虚寒便秘5滴，干棉球按压止血。治疗56例，24小时内排便有效率91.07%。[许凯声.商阳点刺放血治疗便秘56例.中国针灸，1998，18（4）：218]

②点刺放血治疗急性扁桃体炎：取患者的少商、商阳穴，三棱针点刺放血数滴，每日1次。共治100例，一般1～3次即愈。[张连良，李胜.少商、商阳穴点刺放血治疗急性扁桃体炎100例.针灸临床杂志，2000，16（9）：33]

二间 Èrjiān LI2 荥穴

【出处】《灵枢·本输》。

【别名】间谷。

【穴名释义】间，有居处、间隙之意。本穴在手第一二掌指关节前陷处，即手次指二节与三节的中间，当本经第二个穴位，故名。

【定位】在手指，第2掌指关节桡侧远端赤白肉际处。

【局部解剖】皮肤，皮下组织，指背腱膜。分布有指背神经（桡神经浅支的分支），指掌侧固有神经及指背动脉。

【功效】清热祛风，消肿止痛。

【主治】齿痛，咽喉肿痛，目痛，鼻衄，热病，口眼㖞斜，肩背痛；扁桃体炎，咽喉炎。

【操作】直刺0.2～0.4寸；可灸。

【文献摘要】

《针灸甲乙经》卷七：多卧善睡，肩髃痛寒，鼻鼽赤多血，浸淫起面，身热，喉痹如梗，目眦伤，忽振寒，肩疼。

《针灸大成》卷六：颔肿，多惊，齿痛，目黄，口干，口㖞，急食不通，伤寒水结。

【常用配伍】

①配合谷：少商、鱼际，治咽喉肿痛。

②配迎香、风府、治鼻衄。

③配合谷、睛明，治目赤肿痛。

【现代研究】针刺治疗肩周炎：取健侧二间穴，针尖朝向肩部，得气后行捻转泻法，令患者活动患肩，多做受限方向的活动，幅度、范围逐渐增大，留针30～60分钟，每隔10分钟行针0.5～1分钟，留针期间活动患肩。每日1次，5次为1个疗程。治疗62例，痊愈显效率83.78%。[邵翠姣.针刺二间穴治疗肩周炎62例.中国针灸，1994，14（5）：23]

三间 Sānjiān LI3 输穴

【出处】　《灵枢·本输》。

【别名】　少谷。

【穴名释义】　间，间隙、居处之意。本穴在手第二掌指关节后陷处，本经第三个经穴，故名。

【定位】　在手背，第2掌指关节桡侧近端凹陷中。

【局部解剖】　皮肤，皮下组织，第1骨间背侧肌，指深屈肌腱；浅层分布指掌侧固有神经，掌背神经和动脉；深层分布尺神经深支，正中神经肌支和食指桡侧动脉。

【功效】　泄热消肿，行气止泻。

【主治】　目痛，咽喉肿痛，齿痛，鼻衄，腹胀，身热，手指及手背肿痛；扁桃体炎，肠炎。

【操作】　直刺0.3～0.5寸；可灸。

【文献摘要】

《针灸甲乙经》卷八：寒热，唇口干，喘息，目急痛、善惊。

《针灸甲乙经》卷十二：齿龋痛，恶清，喉痹咽如梗。

《针灸大成》卷六：肠鸣洞泄，寒热疟，目眦急痛，吐舌，戾颈，急食不通，伤寒气热，身寒结水。

【常用配伍】

①配阳溪，治喉痹咽如梗。

②配前谷、睛明，治目急痛。

③配天枢、足三里，治腹满肠鸣洞泄。

【现代研究】

①针刺治疗落枕：毫针沿双侧三间穴向劳宫方向刺入0.8～1.2寸，进针后行逆向快频捻转，气至病所后令患者活动颈部，留针30分钟，每隔5分钟行针1次，每日1次。[张益辉. 针刺三间穴治疗落枕. 四川中医，1992，10（5）：52]

②针刺三间穴治疗肩周炎：取三间穴，持28号1.5寸毫针快速刺入，进入皮下0.5～1寸后，平补平泻，留针30分钟，行针2～3次，每日1次，7日为1个疗程，疗程间休息2天。总有效率为96.16%。[郭现军. 针刺三间穴治疗肩周炎52例疗效观察. 光明中医，2007，22（5）：32]

合谷 Hégǔ LI4 原穴

【出处】　《灵枢·本输》。

【别名】　虎口。

【穴名释义】　合，有交结、合拢之意；谷，指山谷。本穴在第一、二掌骨之间，即当大指、次指相合处，是处犹如深谷，故名。

【定位】　在手背，第2掌骨桡侧的中点处。

【局部解剖】　皮肤，皮下组织，第一骨间背侧肌，拇收肌。浅层分布有桡神经浅支，手背静脉网和掌背动脉；深层有尺神经深支和食指桡侧动脉。

【功效】　清热解表，明目聪耳，通络镇痛。

【主治】 头痛，眩晕，齿痛，目赤肿痛，咳嗽，咽喉肿痛，痄腮，鼻渊，鼻衄，耳聋，耳鸣，失音，牙关紧闭，口眼㖞斜，半身不遂，胃痛，腹痛，经闭，瘾疹，疟疾，痢疾，便秘，小儿惊风，发热恶寒，无汗或多汗，手指挛，臂痛；流行性感冒，扁桃体炎，牙龈炎，三叉神经痛，面神经麻痹，腮腺炎，高血压，荨麻疹。

【操作】 直刺 0.5～1 寸；可灸。

【文献摘要】

《针灸甲乙经》卷十二：聋，耳中不通，齿龋痛，喉痹。

《铜人腧穴针灸图经》卷五：寒热疟，鼻鼽衄，热病汗不出，目视不明，头痛，痿臂，面肿，唇吻不收，暗不能言，口噤不开。

《针灸大成》卷六：伤寒大渴，脉浮在表，发热恶寒，头痛脊强，无汗，偏风，风疹，痂疥，小儿单乳蛾。

《医宗金鉴·刺灸心法要诀》：破伤风，风痹，筋骨疼痛，诸般头痛，水肿难产，小儿急惊风。

【常用配伍】

①配少商，治咽喉肿痛。

②配太冲（又称四关穴），治癫狂，高血压。

③配风池、列缺、外关，治感冒。

④配三间、颊车、迎香，治牙痛，面痛，面瘫。

⑤配三阴交，治月经不调，痛经，经闭，滞产。

【现代研究】

①针刺治疗急性卡他性结膜炎：直刺合谷穴，斜刺太阳穴，得气后留针 30 分钟，每隔 5 分钟两穴分别行针 1 次。太阳穴以出血为佳，未出血者可挤压或拔罐 5 分钟。每日 2 次，2 天为 1 个疗程。治疗 30 例，总有效率 96%。[张朝晖．针刺治疗急性卡他性结膜炎 30 例疗效分析．江苏中医，1996，17（3）：27]

②针刺治疗急性腰扭伤：毫针直刺双侧合谷 0.5～0.8 寸，得气后将针退出浅层再依次向两侧斜刺，感应放散至手臂部，留针 20 分钟，每隔 5 分钟捻针 1 次，期间嘱患者活动腰部，每日 1 次，5 次为 1 个疗程。110 例患者，有效率 97%，平均治疗 3～4 次。（熊修安．针刺合谷穴治疗急性腰扭伤 110 例．上海针灸杂志，1996，15（5）：25）

③针刺对脑梗塞大鼠超微结构的影响：诱导大鼠局灶性脑梗死，用形态计量学方法定量探讨针刺双侧"合谷"穴对缺血性脑梗死大鼠大脑皮层神经元线粒体超微结构的影响，发现针刺可使线粒体肿胀程度明显减轻，减少数量回升。[罗勇，等．针刺对缺血性脑梗死大鼠皮层神经元经粒体影响的形态计量研究．上海针灸杂志，1996，15（6）：28]

④电针合谷穴加催产素能促进产妇宫缩安全性：给难产产妇静脉滴注催产素，同时针刺双侧合谷穴，结果表明，在分娩过程中产妇心率、呼吸频率、血压、产程进展等情况均在正常范围之内。[刘家瑛，等．电针合谷穴加催产素促进产妇宫缩安全性的随机对照临床研究．中医杂志，2007，48（10）：904]

阳溪 Yángxī LI5 经穴

【出处】 《灵枢·本输》。

【别名】 中魁。

【穴名释义】 手背为阳，肉之小会为溪，凡经气行至凹陷处多名溪。本穴位于桡骨、腕骨及拇短伸肌腱与拇长伸肌腱之间凹陷处，该处形似小溪，又为阳位，故名。

【定位】 在腕区，腕背侧远端横纹桡侧，桡骨茎突远端，解剖学"鼻烟窝"凹陷中。

【局部解剖】 皮肤，皮下组织，伸肌支持带（拇长、短伸肌肌腱之间）。浅层分布有桡神经浅支与头静脉；深层分布有骨间后神经及动脉。

【功效】 清热散风，明目利咽。

【主治】 头痛，耳鸣，耳聋，齿痛，咽喉肿痛，疟疾，癫狂，腕臂痛；腕关节及其周围软组织疾患，中风偏瘫。

【操作】 直刺 0.5～0.8 寸；可灸。

【文献摘要】

《针灸甲乙经》卷七：鼻鼽衄，热病汗不出，瘛目，目痛瞑，头痛，龋齿痛，泣出，厥逆头痛，胸满不得息，疟，寒甚。

《铜人腧穴针灸图经》卷五：狂言喜笑大见鬼，热病烦心，目风赤野有翳，喉痹，耳鸣惊掣，肘臂不举，痂疥。

《针灸大成》卷六：胸满不得息，寒热疟疾，寒嗽呕沫。

【常用配伍】

①配二间、阳谷，治牙齿肿痛，喉痹，目赤肿痛。

②配解溪，治惊悸，怔忡。

【现代研究】

①针刺加局部敷药阳溪穴治疗踝关节扭伤：取患处对侧的神门或阳溪穴，针神门穴时向阳谷穴透刺，针阳溪穴时向太渊穴透刺。得气后每 10 分钟运针 1 次并活动患侧踝关节。留针 30 分钟，将白酒敷在扭伤的部位，1 次/日。共治 21 例，痊愈 17 例，显效 4 例。[赵兰英.针刺加局部敷药治疗踝关节扭伤 21 例.中华临床医药，2004，5（15）：63]

②电针治疗桡神经麻痹：桡神经沟局部用阿是穴、肘髎、曲池、外关、合谷、阳溪、八邪等穴。得气后行平补平泻手法，针柄接电针治疗仪。每次 20 分钟，每日 1 次，15 日为 1 个疗程。疗程之间休息 3～5 日。共治 50 例，痊愈 36 例，显效 12 例，无效 2 例，总有效率 96%。[罗双喜.电针治疗桡神经麻痹 50 例临床观察.山东医药，2005，45（8）：56]

偏历 Piānlì LI6 络穴

【出处】 《灵枢·经脉》。

【穴名释义】 偏，偏斜、两旁之意。历，经历、经过之意。本穴为手阳明之络，经历手臂，别走太阳，穴当处桡骨阳侧，近腕偏棱处，故名。

【定位】 在前臂，腕背侧远端横纹上 3 寸，阳溪与曲池连线上。

【局部解剖】 皮肤，皮下组织，拇短伸肌，桡侧腕长、短伸肌腱、拇长展肌腱。浅层分布有前臂外侧皮神经，桡神经浅支，头静脉；深层有桡神经肌支，桡动脉。

【功效】 清热宣肺，通调水道。

【主治】 目赤，耳鸣，耳聋，鼻衄，喉痛，口眼㖞斜，水肿，肘腕肩臂痛；扁桃体炎，前臂神经痛。

【操作】 直刺 0.3～0.5 寸，斜刺 1 寸；可灸。

【文献摘要】

《灵枢·经脉》：实则龋聋，虚则齿寒痹隔。

《针灸甲乙经》卷十一：癫疾多言，耳鸣，口僻，颊肿，喉痹不能言，齿痛，鼻鼽衄。

《铜人腧穴针灸图经》卷五：寒热疟，风汗不出，目视眈眈，嗌干。

《针灸大成》卷六：肩膊肘腕酸疼，利小便。

【常用配伍】

①配水分、阴陵泉，治水肿。

②配太渊（原络配穴），治咽喉痛。

【现代研究】 配列缺治疗急慢性肠炎：针刺列缺、偏历，平补平泻，留针30分钟，配以足三里、天枢、上巨虚、下巨虚。急性泄泻用泻法，慢性泄泻用补法。[王茎，等.列缺偏历为主穴在针灸临床中的运用.中国针灸，1998，18（10）：602]

温溜 Wēnliū LI7 郄穴

【出处】 《针灸甲乙经》。

【别名】 逆注、蛇头、池头。

【穴名释义】 温，温热、和暖之意；溜，停留之意。本穴为手阳明大肠经之郄穴，为气血深聚之处，故名。

【定位】 在前臂，腕背侧远端横纹上5寸，阳溪（LI5）与曲池（LI11）连线上。

【局部解剖】 皮肤，皮下组织，桡侧腕长伸肌腱，桡侧腕短伸肌。浅层分布有前臂外侧皮神经，前臂后侧皮神经，头静脉；深层分布有骨间后神经、动脉。

【功效】 清热消肿，调理肠胃。

【主治】 头痛，面肿，口舌、咽喉肿痛，肠鸣，腹痛，癫狂，肩背酸痛；扁桃体炎，腮腺炎，口腔炎。

【操作】 直刺0.5～1寸；可灸。

【文献摘要】

《针灸甲乙经》卷七：热病肠澼，臑肘臂痛，虚则气膈满，肩（一作手）不举，疟，面赤肿。

《备急千金要方》卷三十：伤寒，寒热头痛，哕，衄。

《铜人腧穴针灸图经》卷五：口㖞，肠鸣腹痛，癫疾吐涎，狂言见鬼，喉痹，面虚肿。

《针灸大成》卷六：风逆四肢肿，吐舌，口舌痛。

【常用配伍】

①配足三里、上巨虚，治肠鸣腹痛，腹泻。

②配曲池，治咽喉肿痛。

③配仆参、丰隆，治癫痫。

【现代研究】 治疗无先兆型血管性头痛：选取手足三阳经之双侧郄穴。单手快速进针法进针，行针得气后，除养老穴外其余穴位均接电针治疗仪，每次通电30分钟。每日1次，5次为1个疗程，疗程间休息2日，连续治疗4个疗程。共治30例，痊愈2例，显效8例，有效18例，无效2例，总有效率为93.33%。[吴思平，熊家轩.电针郄穴治疗无先兆型血管性头痛30例疗效观察.新中医，2005，37（12）：59]

下廉 Xiàlián LI8

【出处】 《针灸甲乙经》。

【别名】 手下廉。

【穴名释义】 下，下方之意；廉，指边侧，又指形如菱角之状。本穴握拳屈肘，在前臂桡侧外缘，曲池下 4 寸，上廉下 1 寸，此处肌肉隆起，状如菱状，穴当菱状边侧，故名。

【定位】 在前臂，肘横纹下 4 寸，阳溪（LI5）与曲池（LI11）连线上。

【局部解剖】 皮肤，皮下组织，肱桡肌，桡侧腕短伸肌，旋后肌。浅层分布有前臂外侧皮神经；深层分布有桡神经肌支，骨间后动脉。

【功效】 理气通腑，通利关节。

【主治】 头痛，目痛，眩晕，半身不遂，腹痛，腹胀，上肢麻木，肘臂痛。

【操作】 直刺 0.8～1 寸；可灸。

【文献摘要】

《针灸甲乙经》卷九：溺黄。

《铜人腧穴针灸图经》卷五：头风，臂肘痛。

《针灸大成》卷六：飧泄，劳瘵，小腹满，小便黄，便血，狂言，偏风热风，冷痹不遂，风湿痹，小肠气不足，面无颜色，痎癖，腹痛若刀刺不可忍，腹胁痛满，狂走，夹脐痛，食不化，喘息不能行，唇干涎出，乳痈。

【常用配伍】

①配肩髃、合谷，治上肢麻木，肘臂疼痛，半身不遂。

②配足临泣、少泽，治乳痈。

③配丘墟，治胸胁满引腹。

④配五处、神庭、头维，治头痛，目痛。

【现代研究】 独取下廉治疗颈肌痉挛：斜刺下廉进针，针尖朝向肘部方向，行针得气。24 例中，1 次治愈者 22 例，其余 2 例次日再针刺后症状消失。总有效率为 100%。[焦俊杰．独取下廉治疗颈肌痉挛 24 例．中国针灸，2004，24（9）：610]

上廉 Shànglián LI9

【出处】 《针灸甲乙经》。

【穴名释义】 上，指上方；廉，指边侧，又指形如菱角之状。握拳屈肘，本穴在前臂桡侧内缘，下廉上方，此处肌肉降起，形如菱状，穴当菱状边缘，故名。

【定位】 在前臂，肘横纹下 3 寸，阳溪（LI5）与曲池（LI11）连线上。

【局部解剖】 皮肤，皮下组织，肱桡肌，桡侧腕短伸肌，旋后肌，拇长展肌。浅层分布有前臂外侧皮神经；深层分布有桡神经肌支，骨间后动脉。

【功效】 理气通腑，通利关节。

【主治】 头痛，半身不遂，肩臂酸痛麻木，腹痛，肠鸣，腹泻；肠炎，瘫痪，肩臂神经痛。

【操作】 直刺 0.5～0.8 寸；可灸。

【文献摘要】

《针灸甲乙经》卷九：小便黄，肠鸣相逐。

《铜人腧穴针灸图经》卷五：脑风头痛。

《针灸大成》卷六：胸痛，偏风，半身不遂，骨髓冷，手足不仁，喘息，大肠气。

【常用配伍】

①配肩髃、合谷，治肩臂疼痛。

②配下廉，治小便黄。

③配足三里，治肠鸣腹痛。

【现代研究】

①针刺健侧上廉治疗踝关节扭伤：直刺健侧上廉穴，有针尖搏动为度，行捻转提插强刺激手法。1次施术一般不超过2分钟，每日针1次，3次为1个疗程，治疗1～2个疗程后评定疗效。65例全部有效。其中治愈59例，好转6例。[李帅，安传水．针刺健侧上廉治疗踝关节扭伤65例．中国针灸，2003，23（9）：542]

②扬刺治疗肱骨外上髁炎：在阿是穴处采用扬刺法，正中一针上置艾条温灸。选取曲池、手三里、上廉、下廉、合谷，每次1～2穴，平补平泻，留针20分钟，隔日1次，5次为1个疗程，疗程间隔1周。治疗78例，仅1例无效。[潘宁．扬刺法治疗肱骨外上髁炎78例．上海针灸杂志，1997，16（5）：19]

手三里 Shǒusānlǐ LI10

【出处】 《针灸甲乙经》。

【穴名释义】 里，可作寸解，亦可作邑、居之意。本穴为手阳明经经穴，屈肘侧置距肘端（肱骨外上髁）下3寸，正居大脉之处，故名。

【定位】 在前臂，肘横纹下2寸，阳溪（LI5）与曲池（LI11）连线上。

【局部解剖】 皮肤，皮下组织，桡侧腕长伸肌，桡侧腕短伸肌，旋后肌。浅层分布有前臂外侧皮神经；深层分布有桡神经深支，桡神经肌支，桡侧返动脉。

【功效】 清热明目，理气通腑。

【主治】 齿痛，颊肿，失音，腹痛，腹胀，腹泻，偏瘫，手臂麻痛，肘挛不伸，眼目诸疾；咽喉炎，面神经麻痹，臂神经痛。

【操作】 直刺0.8～1.2寸；可灸。

【文献摘要】

《针灸甲乙经》卷九：肠腹时寒，腰痛不得卧。

《铜人腧穴针灸图经》卷五：手臂不仁，肘挛不伸，齿痛颊颔肿，瘰疬。

《针灸大成》卷六：霍乱，遗矢，失音，中风口僻，手足不随。

《席弘赋》：肩上痛连脐不休。

《杂病穴法歌》：舌风舞。

【常用配伍】

①配足三里，治腹痛，腹胀，腹泻。

②配中渚、曲池，治咽喉肿痛不能言。

③配少海，治两臂顽麻，肩背疼痛。

【现代研究】

①针刺手三里、伏兔治疗中风：取患侧手三里、伏兔，进针后分别向内外两侧斜刺，最后再沿阳明经方向斜刺，进针深度1.5～2.5寸。治疗偏瘫患者108例，总有效率

91.7％。[廖澍华. 合谷刺手三里伏兔治疗中风. 中国针灸，1997，17（8）：479]

②针刺手三里穴治疗急性腰扭伤：单侧腰痛取健侧，双侧腰痛取双侧，毫针快速刺入得气行补泻手法，令患者活动。留针 30～60 分钟，每日 1 次。治疗 67 例，大多在 1～2 次治愈，总有效率 97.01％。[邵翠姣. 针刺手三里治疗急性腰扭伤 67 例. 中国针灸，1996，16（3）：20]

③手三里穴位注射治疗慢性咽炎：抽取 2％利多卡因注射注液 2ml，维生素 B_{12} 注射液 2ml，地塞米松注射液 1ml。用上述混合液 0.8～1.5ml 进行穴位注射，3 日 1 次，3 次为 1 个疗程。治疗 75 例，治愈 70 例，有效率 93.33％。[张薇，赵菲. 手三里穴位注射治疗慢性咽炎的临床观察，光明中医，2006，21（11）：32]

④针刺治疗桡神经损伤：治疗组取极泉、尺泽、曲池、手三里、合谷。局部常规消毒后，持直径 0.30mm，长度 40mm 的毫针，采取仰卧位，手臂外展 90°，直刺 0.5～1 寸，用提插手法，针感向手指放射。以上肢抽动 3 次为度。尺泽、前臂屈曲直刺 0.5～1 寸，用提插手法，使上肢抽动 3 次为度，针感向手指放散。臂臑、曲池、手三里、合谷施以提插捻转手法，平补平泻，留针 30 分钟，间隔 10 分钟运针 1 次，1 日 1 次，10 日为 1 个疗程，共治 4 个疗程。对照组口服维生素 B_1，嘉利多维静脉滴注。治疗组 23 例，治愈 15 例，好转 6 例，总有效率为 91.3％；对照组 22 例，总有效率 54.54％。[刘学岐. 针刺治疗桡神经损伤 45 例. 中医外治杂志，2006，15（3）：40]

曲池 Qūchí LI11 合穴

【出处】 《灵枢·本输》。

【别名】 鬼臣、阳泽。

【穴名释义】 曲，屈之意；池，水池之意。本穴为手阳明之合，穴在肘外辅骨之肘骨中，当脉气流注其穴时，似水注入池中，且取穴曲屈之时，穴处（横纹头处）有凹陷，形似浅池，故名。

【定位】 在肘区，尺泽（LU5）与肱骨外上髁连线的中点取穴。

【局部解剖】 皮肤，皮下组织，桡侧腕长、短伸肌，肱桡肌，肘肌。浅层分布有前臂后皮神经；深层分布有桡神经干，桡神经肌支，桡侧副动脉（肱深动脉分支），桡侧返动脉。

【功效】 清热疏风，消肿止痒。

【主治】 热病，咽喉肿痛，齿痛，目赤痛，腹痛，吐泻，痢疾，瘰疬，癫狂，风疹，疮疥，丹毒，疟疾；高血压，流行性感冒，荨麻疹，小儿麻痹后遗症，扁桃体炎，肩肘关节疼痛。

【操作】 直刺 1～1.5 寸；可灸。

【文献摘要】

《针灸甲乙经》卷八：胸中满，耳前痛，齿痛，目赤痛，颈肿，寒热，渴饮辄汗出，不饮则皮下热。

《针灸甲乙经》卷十一：目不明，腕急，身热惊狂，躄瘈痹，痿疟，癫痫吐舌。

《备急千金要方》卷三十：耳痛，热渴。

《千金翼方》卷二十八：瘾疹。

《针灸大成》卷六：绕踝风，手臂红肿，肘中痛，偏风半身不遂，恶风邪气，泣出喜忘，风瘾疹，喉痹不能言，臂膊疼痛，筋缓捉物不得，挽弓不开屈伸难，风痹肘细无力，皮肤干燥，皮肤痂疥，妇人经水不通。

【常用配伍】

①配合谷、外关，治感冒发热，咽喉肿痛。

②配血海、合谷，治荨麻疹，丹毒。

③配合谷、肩髃，治上肢瘫痪，上肢疼痛。

④配足三里、天枢，治腹痛吐泻。

【现代研究】

①穴位注射治疗急性湿疹：抽取确炎舒松-A 3ml、复方丹参 2ml、维生素 B_{12} 1ml 混匀，分别刺入双侧曲池、足三里穴，每穴 1.5ml，6 天治疗 1 次。50 例患者经 1～3 个疗程治疗，总有效率 98%。［林凌. 穴位注射治疗急性湿疹 50 例. 上海针灸杂志，1997，16（4）：24］

②电针对急性实验性高血压大鼠的降压作用：电针曲池所致大鼠血压下降时，蓝斑核（LC）单位放电活动减少，说明该降压作用与 LC 神经元活动抑制有关，内源性阿片样物质的释放可能是这一降压机制的重要中间环节。［王光义，等. 电针对急性实验性高血压大鼠的降压效应及中枢机制探讨. 中国针灸，1997，17（2）：105］

③点刺曲池放血治疗麦粒肿：点刺曲池穴约 1～2mm 使之出血 2～3 滴后擦去，反复挤 2～3 次即可，每次刺 1 侧，1 日 1 次，4 次为 1 个疗程。60 例患者，总有效率为100%。［邓存国，田文继. 曲池穴点刺放血治疗麦粒肿. 中国针灸，2007，27（6）：461］

④针刺血池治髌下脂肪垫损伤：直刺曲池穴 2～2.5 寸，行针得气后留针 30 分钟。每隔 5～10 分钟行针 1 次，一侧痛取健侧穴位，双侧痛取两侧穴位。1 日 1 次，12 次为 1 个疗程。共治 40 例，治愈 19 例，显效 12 例，有效 5 例，无效 4 例。总有效率 90.0%。［赵一宇，等. 针刺曲池治疗髌下脂肪垫损伤 40 例临床观察. 江苏中医药，2007，39（7）：50］

肘髎 Zhǒuliáo LI12

【出处】《针灸甲乙经》。

【别名】 肘尖。

【穴名释义】 肘，指肘部；髎，指骨之郄，即孔穴之意。本穴位于肘骨旁凹陷中，故名。

【定位】 在肘区，肱骨外上髁上缘，髁上嵴的前缘。

【局部解剖】 皮肤，皮下组织，肱三头肌。浅层分布有前臂后皮神经；深层有桡神经肌支，肱深动脉。

【功效】 通经络，利关节。

【主治】 肘臂部酸痛、麻木、挛急，嗜卧；上肢瘫痪，臂神经痛，肱骨外上髁炎。

【操作】 直刺 0.5～1 寸；可灸。

【文献摘要】

《针灸甲乙经》卷十：肩肘节酸重，臂痛，不可屈伸。

《针灸大成》卷六：风劳，嗜卧，肘节风痹，臂痛不举，屈伸挛急，麻木不仁。

【常用配伍】

①配肩髃，治手臂疼痛不能上举，麻木。

②配手三里，治肘痛，屈伸不利。

③配曲池：手三里，治肱骨外上髁炎。

【现代研究】

①针刺肘髎治疗周围性面瘫：毫针垂直刺入患部对侧肘髎穴 0.3～0.5 寸，得气后顺时针拇指向前紧捻 720°，轻轻提针，针尖指向肩部，手不离针，守神行气 5～7 分钟，拇指再向前捻 360°，轻轻放针，后温针灸 10 分钟，然后起针。每日 1 次，1 周为 1 个疗程。治疗 44 例，总有效率 100%。[李桂兰，等．单用肘髎穴治疗周围性面瘫．针刺研究，1998，23（4）：309]

②治疗网球肘：直刺肘髎、小海穴，得气后配合针刺外关穴，均采用平补平泻法。10 分钟捻转 1 次以增强针感，留针 30 分钟。1 日 1 次，治疗 10 次为 1 个疗程。共治 36 例。总有效率为 100%。[程翠萍，程峰，上下对刺针法为主治疗网球肘 36 例．中国针灸．2003，23（8）：448]

手五里 Shǒuwǔlǐ LI13

【出处】《灵枢·本输》。

【别名】 大禁。

【穴名释义】 里，邑、居之意，亦可作寸解。本穴在天府下五寸，三里上五寸处，故名。

【定位】 在臂部，肘横纹上 3 寸，曲池（LI11）与肩髃（LI15）连线上。

【局部解剖】 皮肤，皮下组织，肱肌。浅层分布有臂外侧皮神经，臂后皮神经；深层分布有肌皮神经肌支，肱深动脉。

【功效】 化痰消肿，通经止痛。

【主治】 肘臂挛急、疼痛，瘰疬。

【操作】 直刺 0.5～1 寸；可灸。

【文献摘要】

《针灸甲乙经》卷八：寒热颈病，适咳呼吸难。

《铜人腧穴针灸图经》卷五：风劳，惊恐，吐血，肘臂痛，嗜卧，四肢不得动摇，目视䀮䀮，痎疟，心下胀满。

《针灸大成》：上气，身黄，时有微热。

【常用配伍】

①配臂臑，治瘰疬。

②配肩髃，治肘臂疼痛麻木。

【现代研究】

①针刺加火罐治疗风湿肩（上肢）疼痛：取肩髃、肩髎、肩贞、手五里、曲池。针刺得气直达病所，留针 20～30 分钟后出针，再取各部位的痛点施用闪火法拔罐，留罐 10～15 分钟。针刺每日 1 次，火罐隔日 1 次，10 次为 1 个疗程，疗程间休息 3 天。治疗 30 例，有效率 96.0%。[李淑红．针刺加火罐治疗风湿病 200 例．中国针灸，1998，18（6）：370]

②电针加穴位注射治桡神经麻痹：电针取患侧肩髃透极泉、手五里、手三里、四渎、阳池、合谷。针刺得气后接电针仪。留针 30 分钟，10 次为 1 个疗程，疗程间休息 3 日。加穴位注射曲池、外关，药物维生素 B_1 100mg，维生素 B_{12} 250μg，纳洛酮 0.4mg。治疗 72 例，痊愈 55 例，显效 9 例，有效 6 例，无效 2 例，总有效率 97.22%。[张林昌. 电针加穴位注射治疗桡神经麻痹 72 例. 陕西中医，2003，24（11）：1030]

臂臑 Bìnào LI14

【出处】《针灸甲乙经》。

【别名】 头冲、颈冲、臂脑。

【穴名释义】 臑，指上臂内侧。本穴位于上臂肱骨内侧（桡侧），故名。

【定位】 在臂部，曲池（LI11）上 7 寸，三角肌前缘处。

【局部解剖】 皮肤，皮下组织，三角肌。浅层分布有臂外侧皮神经，臂后皮神经；深层分布有腋神经肌支，胸肩峰动脉。

【功效】 舒筋活络，理气消痰。

【主治】 瘰疬，目疾，颈项拘急，肩臂疼痛；颈淋巴结核，肩关节周围炎。

【操作】 直刺或向上斜刺 1~1.5 寸；可灸。

【文献摘要】

《针灸甲乙经》卷八：寒热项疬，肩臂痛不可举。

《针灸大成》卷六：寒热痹痛，瘰疬，颈项拘急。

【常用配伍】

①配曲池、手三里，治颈淋巴结核。

②配光明，治目疾。

③配合谷、膻中，治癫痫。

【现代研究】

①臂臑穴即刻止痛效果：临床观察表明，针刺臂臑穴对球结膜下注射后引起的眼痛能产生即刻止痛效果。针刺注射眼同侧臂臑穴，行针至疼痛消失，留针 15 分钟，治疗 24 例，疼痛消失率 91.6%。[沈世绩. 臂臑穴对球结膜下注射所致眼痛即刻镇痛 24 例观察. 中国针灸，1996，16（2）：15]

②不同手法对经穴氧分压的影响：通过对 20 例健康男性臂臑、曲池、合谷及非穴位氧分压（PO_2）的测定，显示针刺合谷时，臂臑与曲池 PO_2 升高，不同时间的 PO_2 值均有显著性差异（$P<0.05$）。[喻凤兰，等. 不同针刺手法对健康人经穴氧分压的影响. 中国针灸，1996，16（10）：15]

③臂臑透肩髃治疗梅核气：从臂臑斜透肩髃穴，行捻转泻法，留针 30 分钟，每 10 分钟行针 1 次。每日 1 次，10 次为 1 个疗程。36 例中，痊愈 19 例，占 52.8%，显效 8 例，有效 6 例，无效 3 例，总有效率 91.7%。[汪艳，马俊华. 臂臑透肩髃治疗梅核气 36 例，上海针灸杂志，2007，26（12）：33]

肩髃 Jiānyú LI15

【出处】《灵枢·经脉》。

【别名】 髃骨、中肩井、扁骨、扁尖。

【穴名释义】　肩，指肩部；髃，指髃骨，为肩端之骨。本穴位于肩上髃骨处，即在肩端部肩峰与肱骨大结节之间，故名。

【定位】　在三角肌区，肩峰外侧缘前端与肱骨大结节凹陷中。

【局部解剖】　皮肤，皮下组织，三角肌，三角肌下囊，冈上肌腱。浅层分布有锁骨上神经外侧支，腋神经皮支；深层分布有腋神经肌支，肩胛上神经，胸肩峰动脉，旋肱后动脉。

【功效】　清热祛风，通利关节。

【主治】　肩臂疼痛，半身不遂，手臂挛急，瘰疬，瘾疹；肩周炎，上肢瘫痪，臂神经痛。

【操作】　直刺或向下斜刺 0.8～1.5 寸；可灸。

【文献摘要】

《针灸甲乙经》卷十：肩中热，指臂痛。

《铜人腧穴针灸图经》卷四：偏风半身不遂，热风瘾疹，手臂挛急，捉物不得，挽弓不开，臂细无力，筋骨瘘疼。

《针灸大成》卷六：风痪，风痿，风病，热风肩中热，头不可回顾，肩臂疼痛，劳气泄精，伤寒热不已，四肢热，诸瘿气。

【常用配伍】

①配阳溪，治风热瘾疹。

②配曲池、阳陵泉、绝骨、合谷，治偏瘫。

③配臑俞、臂臑、肩髎、肩贞，治肩周炎。

【现代研究】

①肩髃穴拔罐治疗偏头痛：在患侧肩髃穴处拔火罐，留罐约 20 分钟，适当配合患侧头部少阳经轻手法按摩。本法主要适用于风热所致之偏头痛。[钟蓝．肩髃穴拔罐临床应用举隅．中国针灸，1997，17（11）：671]

②肩髃穴电针刺激治疗肩周炎：取患侧肩髃穴进针，捻转行针得气后，针柄接电极一端，另一端置于肩髃穴下 2 寸的非经穴点。刺激 30 分钟，1 日 1 次，连续治疗 7 日为 1 个疗程。216 例粘连前期肩周炎，总有效率达到 92.59%。[徐晓，等．肩髃穴电针对粘连前期肩关节周围炎的治疗作用．针刺研究，2006，31（5）：298]

③化脓灸治疗肩周炎：选用患肢肩髃穴局麻，加大蒜后放艾炷。点燃施灸，连灸 9 壮。灸完后，灸处皮肤变焦，酒精棉签擦净包扎。7 日左右灸穴即见化脓，每日更换敷料 1 次。经 1～2 个疗程治疗后，78 例中，痊愈 49 例，好转 27 例，无效 2 例，总有效率 97.4%。[连文超．肩髃穴化脓灸治疗肩周炎 78 例．陕西中医，2006，27（11）：1415]

巨骨 Jùgǔ LI16

【出处】　《素问·气府论》。

【穴名释义】　巨，指大之意。巨骨即锁骨，本穴在锁骨肩峰端与肩胛冈之间凹陷处，故名。

【定位】　在肩胛区，锁骨肩峰端与肩胛冈之间凹陷中。

【局部解剖】　皮肤，皮下组织，肩锁韧带，冈上肌。浅层分布有锁骨上神经外侧支，深层有肩胛上神经和动脉。

【功效】 散瘀止痛，理气消痰。

【主治】 瘰疬，瘿气，惊痫，吐血，肩背及上臂疼痛，伸展及抬举不便。

【操作】 直刺 0.4～0.6 寸，不可深刺，以免刺入胸腔；可灸。

【文献摘要】

《针灸甲乙经》卷十：肩背髆不举，血瘀肩中不能动摇。

《针灸大成》卷六：惊痫，破心吐血，胸中有瘀血。

【常用配伍】

①配前谷，治臂不举。

②配绝骨，治颈项强痛。

③配孔最、尺泽、鱼际、肺俞，治咯血。

【现代研究】 巨骨穴穴位注射加手法治疗肩周炎：注射用 2% 利多卡因 6ml，泼尼松龙 2ml，维生素 B_1 100mg，维生素 B_{12} 500μg 混合液，将药物缓慢注入。5～7 日注射 1 次，3 次为 1 个疗程。穴位注射后，进行肩部手法治疗，先采用揉搓等手法使肩部肌肉放松，然后施以点按、弹拨、捏拿等以梳理肌肉，最后采取牵引、斜扳手法将患肢上提、前屈、后伸、外展、绕肩等活动，每天进行 1 次，每次手法不少于 45 分钟，10～15 天为 1 个疗程。152 例中，痊愈 86 例，显效 40 例，好转 20 例，无效 4 例。[王洁伟. 穴位注射加手法治疗肩周炎. 井冈山医专学报，2000，7（3）：93]

天鼎 Tiāndǐng LI17

【出处】 《针灸甲乙经》。

【别名】 天顶。

【穴名释义】 天，指上部、高处。鼎，古代煮焚用具，其形上有二耳，下有三足。本穴位于颈部胸锁乳突肌之胸骨头与锁骨头分支之下方，而胸锁乳突肌其特征之一为一肌三头（一头附着于乳突骨，其它二头分别附着胸、锁二骨）形似三足鼎立，头在上如天，故名。

【定位】 在颈部，横平环状软骨，胸锁乳突肌后缘。

【局部解剖】 皮肤，皮下组织，颈阔肌，椎前筋膜。浅层分布有颈横神经；深层分布有臂神经以及其分支，面神经颈支及颈升动脉。

【功效】 理气化痰，利咽消肿。

【主治】 咽喉肿痛，暴喑，气梗，梅核气，瘰疬，瘿气；扁桃体炎，舌骨肌麻痹。

【操作】 直刺 0.3～0.5 寸；可灸。

【文献摘要】

《针灸甲乙经》卷十二：暴喑气梗，喉痹咽痛不得息，食饮不下。

《铜人腧穴针灸图经》卷四：咽肿不得息，喉中鸣。

【常用配伍】

①配气海、膈俞、天突、太溪，治喉痹梗噎，咽喉肿痛。

②配间使、太溪，治失音。

【现代研究】

①按压天鼎穴治疗呃逆：以右手拇指指腹按压天鼎穴 1～2 分钟，呃逆即可停止。如

1 次治疗无效，可重复按压。75 例中，经 1 次治疗有效者 63 例；经 2 次治疗有效者 9 例；经 3 次治疗有效者 3 例；总有效率为 100%。[詹勇，等．按压天鼎穴治疗呃逆 75 例．中国医药导报，2007，4（33）：133]

②针刺治疗臂丛神经炎：刺入天鼎穴并向脊柱方向进针约 1.2 寸，得气后留针 20 分钟，1 日 1 次，10 日为 1 个疗程。治疗 40 例中，痊愈 19 例；显效 15 例；好转 6 例，占 15%。[祝学政．针刺天鼎穴治疗臂丛神经炎 40 例．中国针灸，2007，4（9）：134]

扶突 Fútū LI18

【出处】《灵枢·本输》。

【别名】 水穴。

【穴名释义】 突，突起处，此处指喉结；扶，指二人挽行。本穴位于胸锁乳突肌之胸骨头、锁骨头相合之高处，犹如二人挽扶，且又位于结喉突起旁开 3 寸（一扶为 3 寸），故名。

【定位】 在胸锁乳突肌区，横平喉结，胸锁乳突肌前、后缘中间。

【局部解剖】 皮肤，皮下组织，颈阔肌，胸锁乳突肌。浅层分布有颈横神经；深层分布有耳大神经，枕小神经，颈横神经，锁骨上神经，面神经颈支，副神经，颈外动脉分支；再深层分布有颈血管鞘。

【功效】 理气化痰，清利咽喉。

【主治】 咳喘，喉肿，咽痛，暴喑，瘿气，瘰疬；咽喉炎，急性扁桃体炎，声音嘶哑。

【操作】 直刺 0.5～0.8 寸。

【文献摘要】

《灵枢·寒热病》卷五：暴喑气梗。

《针灸甲乙经》卷九：咳逆上气，咽喉鸣喝，喘息。

《针灸大成》卷六：咳嗽多唾，上气，咽引喘息，喉中如水鸡声。

【常用配伍】

①配大椎、合谷、曲池，治咽喉肿痛。

②配天突、天溪，治喘息痰鸣作水鸡声。

③配廉泉，治暴喑气梗。

【现代研究】

①针刺对臂丛神经痛止痛效果的观察：取扶突穴，针尖向颈椎方向进针 0.5 寸，局部得气后施雀啄泻法，令针感沿肩臂向指尖放射 3 次，不留针。观察 50 例臂丛神经痛患者，总有效率 86%。[赵红．针刺扶突穴对臂丛神经痛 50 例止痛效果的观察．针灸临床杂志，1997，13（2）：33]

②针刺治疗中风呃逆症：取双侧扶突穴，毫针快速刺入 0.5～0.8 寸，轻捻 1 分钟，呃逆不止则继续捻针 3 分钟，留针 20～30 分钟，每日 1 次，5 次为 1 个疗程，同时可随症配穴，治疗 28 例，痊愈率 78.5%，总有效率 100%。[李岩，等．针刺扶突穴治疗中风呃逆症．针灸临床杂志，1997，13（2）：41]

③针刺扶突穴为主治神经根型颈椎病：取扶突，颈夹脊 3～7、肩髃、臂臑、侠白、曲池、外关、合谷。取扶突穴，在胸锁乳突肌胸骨头与锁骨头之间，向后上方斜刺，深约

1.5 寸，以患侧上肢有放射样感觉为佳，其余穴常规刺法。用 G6805-2 型脉冲电连接扶突、肩髃、臂臑、曲池、外关、合谷，刺激 30 分钟，隔日 1 次，10 次为 1 个疗程。症状较重，入夜尤甚者，可辅助西药：地巴唑 20mg、呋喃硫胺片 50mg，均每日 3 次口服，芬必得 0.3g，每日 2 次口服。本组 47 例，痊愈 25 例，好转 17 例，无效 5 例，总有效率 89.4%。［王丽娟．针刺扶突穴为主治疗神经根型颈椎病 47 例．河北中医，2005，27（12）：908］

口禾髎 Kǒuhéliáo LI19

【出处】 《针灸甲乙经》。

【别名】 长频、长颊。

【穴名释义】 禾，指粮而言；髎，孔穴之意。本穴在鼻孔下，口唇上，人中之旁。内对两齿（门齿及尖齿）牙根间凹陷处，而谷入于口，嗅于鼻，当其际，故名。

【定位】 在面部，横平人中沟上 1/3 与下 2/3 交点，鼻孔外缘直下。

【局部解剖】 皮肤，皮下组织，口轮匝肌。浅层分布有下颌神经的分支眶下神经；深层分布有面神经颊支，面动、静脉的上唇支。

【功效】 清肺祛风，利鼻开窍。

【主治】 鼻塞不通，鼻衄，口喎，牙关紧闭；鼻炎，面神经麻痹或痉挛。

【操作】 直刺 0.3～0.5 寸；不宜灸。

【文献摘要】

《针灸甲乙经》卷十二：鼻窒，口僻，清涕出不可止，鼽衄有痈。

《针灸大成》卷六：尸厥及口不可开，鼻疮息肉，鼻塞不闻香臭。

《灵光赋》：两鼻齆衄。

【常用配伍】

①配地仓、颊车，治口喎，口噤不开。

②配合谷、上星、劳宫，治鼻衄。

【现代研究】

①针灸治疗过敏性鼻炎：取穴，第 1 组：肾俞、足三里、大椎、百会；第 2 组：迎香、口禾髎、水沟、天牖。第 1 组穴针刺后留针 20 分钟，肾俞、足三里加艾灸；第 2 组穴位留针 20 分钟，留针 10 分钟捻针 1 次。两组穴交替，每日 1 组，10 次为 1 个疗程，疗程间休息 3 天。治疗 106 例，总有效率 89.7%。［焦常安，等．针刺治疗过敏性鼻炎．中国针灸，1998，18（6）：360］

②电针治疗周围性面瘫：取地仓透颊车、阳白透鱼腰、攒竹、太阳、颧髎、迎香、鼻通、下关、风池、夹承浆、口禾髎、合谷、太冲。其中夹承浆、口禾髎均采用斜刺向患侧，发病 10 日内加口服药。发病 1 周内浅刺泻法。留针 30 分钟，10 日为 1 个疗程。疗程间休息 2～3 日。治疗组 86 例，痊愈 78 例，总有效率 100%。［杨丽霞，周贤刚．电针在周围性面瘫中的灵活应用．中国针灸，2004，24（11）：803］

迎香 Yíngxiāng LI20

【出处】 《针灸甲乙经》。

【别名】 冲阳。

【穴名释义】 迎，指迎接；香，指气味。本穴位于鼻旁，主治鼻塞不闻香臭，针此可恢复嗅觉，故名。

【定位】 在面部，鼻翼外缘中点旁，鼻唇沟中。

【局部解剖】 皮肤，皮下组织，提上唇肌。浅层分布有眶下神经；深层分布有面神经颊支、颧支，面动、静脉的分支或属支。

【功效】 散风清热，通利鼻窍。

【主治】 鼻塞，鼻衄，鼻渊，口㖞，面痒，面浮肿；急慢性鼻炎，面神经麻痹。

【操作】 直刺或向上斜刺0.2～0.5寸；不宜灸。

【文献摘要】

《针灸甲乙经》卷十二：鼻鼽不利，窒洞气塞，㖞僻，多洟，鼽衄有痈。

《针灸大成》：鼻塞不嗅香臭，偏风口㖞，面痒浮肿，风动叶状如虫行，唇肿痛，喘息不利，鼻衄多涕，鼻衄有疮，鼻有息肉。

《医学入门》卷一：眼目赤肿。

【常用配伍】

①配印堂、合谷，治急慢性鼻炎。

②配合谷，治面痒肿。

③配合谷、四白、地仓、颊车，治面神经麻痹。

【现代研究】

①穴位注射治疗过敏性鼻炎：抽取地塞米松注射液1ml，刺入迎香穴0.2寸，每穴0.5ml，将药液缓慢推入。每周3次，6次为1个疗程。治疗40例，有效率97.5%。[杨玉玲，等. 穴位注射治疗过敏性鼻炎40例. 中国针灸，1997，17（10）：630]

②针刺治疗快速心律失常：取双侧迎香穴，向外下缘鼻唇沟斜刺1.5寸，提插捻转数次，以后每隔2分钟提插捻转数次，针刺20分钟。治疗阵发性心房纤颤、阵发性室上性心动过速、窦性心动过速三种快速心律失常患者68例，有效率79.4%。[马玉琛，等. 针刺迎香治疗快速心律失常68例疗效观察. 中国针灸，1996，16（5）：21]

③针刺配合按摩治疗习惯性便秘：毫针针刺双侧迎香穴，持续运针5分钟，留针30分钟，出针后以手指指腹均匀揉按10分钟，以保持局部酸胀感为度，随后每日自行揉按2次。7天为1个疗程，一般治疗3～4个疗程。共治疗32例，痊愈15例，显效10例，好转5例。[周建伟. 迎香穴针刺配合按摩治疗习惯性便秘. 针灸临床杂志，1996，12（2）：45]

④针刺治疗实热证外障眼病：从患侧鼻孔、靠近鼻中隔缓缓进针，至鼻骨后方内迎香穴下，刺入鼻黏膜内约1.5mm，稍停针，轻压针柄使针尖始终保持在鼻黏膜内，待针体与鼻背保持平行时向上刺进。病重者刺过睛明穴水平线上缘；病轻者，刺到睛明穴水平线下缘，均不留针。急重症每日针刺1次，非急重症2～3日1次，5～10次为1个疗程，共治41例，痊愈率81.8%，好转率18.2%，总有效率100%。[张跃红. 针刺治疗实热证外障眼病41例. 中国针灸，2007，27（7）：528]

本 经 小 结

1. 取穴要点 本经总计20穴，均分布在本节、腕、臂、颈、面部。取穴注重骨度分寸、本节（第二掌指关节）前后、掌骨间、筋骨间、前臂骨两边、屈肘横纹头、上臂骨边、胸锁乳突肌、喉结、鼻翼等解剖标志。

本节：第二掌指关节前取二间，后取三间。

掌骨间：第一、二掌骨之间取合谷。

腕部：筋骨间（拇长短伸肌腱之间）取阳溪。

前臂骨两边：侧腕屈肘，桡骨外侧取偏历、温溜、下廉，桡骨内侧取上廉、手三里。

屈肘横纹头：横侧横纹头取曲池。

上臂骨边：肱骨内侧取手五里、臂臑。

肩部：肩峰前下方凹陷处取肩髃。

颈部：与喉结平齐，胸锁乳突肌肌腹中取扶突；胸锁乳突肌两肌头分叉处取天鼎。

面部：鼻翼旁取迎香；鼻翼下缘直下平水沟穴处取口禾髎。

2. 主治要点 本经腧穴具有清热祛风、通经活络、消肿止痛、安神定惊的功效。主治头面、咽喉、胃肠、神志、皮肤疾患、发热以及经脉所过之处的痛证与痿痹。其中商阳尚可开窍；二间、三间治手指痛；合谷治发热；阳溪治腕痛；偏历、温溜治水肿，面肿；手三里、曲池治瘾疹，热病；扶突治咳嗽，气喘；迎香治面痒。

3. 刺灸注意事项 巨骨穴在针刺时不可深刺，以免刺入胸腔，造成气胸；扶突、天鼎穴在针刺时要注意避开颈动脉，并缓慢进针，以免刺破颈动脉；口禾髎、迎香均不宜用灸法。

【附】

经 穴 歌

手阳明穴起商阳，二间三间合谷藏，
阳溪偏历温溜长，下廉上廉手三里，
曲池肘髎五里近，臂臑肩髃巨骨当，
天鼎扶突禾髎接，鼻旁五分号迎香。

经穴分寸歌

商阳食指内侧边，二间寻来本节前，
三间握拳节后取，合谷虎口歧骨间，
阳溪腕上筋间是，偏历腕后三寸安，
温溜腕后去五寸，池前四寸下廉看，
池前三寸上廉中，池前二寸三里逢，
曲池屈肘纹头尽，肘髎大骨外廉边，
大筋中央寻五里，肘上三寸行向里，
臂臑肘上七寸量，肩髃肩端举臂取，
巨骨肩尖端上行，天鼎扶下一寸真，
扶突人迎后寸五，禾髎水沟旁五寸，
鼻翼中点外迎香，大肠经穴是分明。

（五）手太阳小肠经穴

体表穴位分布线：起于小指尺侧端的少泽穴，经手背尺侧，沿上肢外侧后缘，至肩关节后方，绕行肩胛部，循颈上颊，抵目外眦，止于耳前听宫穴。左右各19穴。

少泽 Shàozé SI1 井穴

【出处】 《灵枢·本输》。

【别名】 小吉。

【穴名释义】 少，小之意；泽，润之意。本穴为手少阳小肠经之井穴，小肠之脉主液，穴具润泽身体之功，在小指，井穴脉气始出而微小，故名。

【定位】 在手指，小指末节尺侧，指甲根角侧上方 0.1 寸（指寸）。

【局部解剖】 皮肤，皮下组织，甲根。分布有尺神经指掌侧固有神经的指背支，指掌侧固有动、静脉，指背动脉形成的动、静脉网。

【功效】 清热利窍，利咽通乳。

【主治】 头痛，目翳，咽喉肿痛，乳痈，乳汁少，昏迷，热病，耳鸣，耳聋，肩臂外后侧疼痛；神经性头痛，急性乳腺炎，中风昏迷，疟疾，急性扁桃体炎。

【操作】 斜刺 0.1 寸，或点刺出血；可灸。

【文献摘要】

《针灸甲乙经》卷七：振寒，小指不用，寒热汗不出，头痛喉痹，舌卷，小指之间，口中热，烦心心痛，臂内廉及胁痛，聋，咳，瘛疭，口干，头痛不可顾。

《铜人腧穴针灸图经》卷五：目生肤翳覆瞳子。

《针灸大成》：喉痹，舌强，口干，咳嗽，口中涎唾，颈项急不得回顾。

《针方六集》卷五：疟疾，妇人无乳及乳痈痛，乳汁不通，鼻衄不止。

【常用配伍】

①配天容、合谷、尺泽，治咽喉肿痛。

②配人中、内关、十二井穴放血，治热病昏迷。

③配肩井、委中、膻中、合谷、太冲、天宗，治乳痈。

④配膻中、乳根，治乳汁少。

【现代研究】

①点按少泽治疗落枕：大拇指点按少泽穴 3～5 分钟，用泻法刺激，由轻至重，配合颈部活动，一般可即刻缓解症状。100 例患者中 1 次治愈者 60 例，共余 40 例经再次点按后症状消失，总有效率为 100%。[李兴琼. 点按少泽穴治疗落枕 100 例. 中国中医急症，2006，15（1）：53]

②点刺少泽减轻产后乳房胀痛：少泽穴消毒后，用左手拇、示指夹紧穴位，右手持头皮针，针尖对准穴位刺入 1～2mm 深，随即将针迅速退出，使出血 3～4 滴，用无菌棉签按压针孔。结果显示，少泽穴点刺放血法减轻产后乳房胀痛，疗效可靠，无不良反应。[方辉荣，江冰，高琳. 少泽穴点刺放血减轻产后乳房胀痛的护理干预. 临床和实验医学杂志，2006，5（6）：825]

③针刺少泽、至阴穴治疗头痛：取双侧少泽、至阴穴浅刺 0.1 寸，每隔 3 分钟捻转 1 次，留针 15 分钟，每日 1 次，7 次为 1 个疗程，2 个疗程后评定疗效。共治 112 例，治愈 72 例，好转 32 例，无效 8 例，总有效率 92.86%（张思敏，段红卫. 针刺少泽至阴穴治疗头痛 112 例疗效观察. 实用医技杂志，2005，12（5）：1368]

④针刺少泽治疗产后乳汁分泌不足：进针后针尖向腕关节方向刺入 3～5mm，得气后加电针，每次 30 分钟，每日治疗 1 次，5 次为 1 个疗程，疗程间休息 2 日，2 个疗程后统

计疗效。例数 137，有效率 100%。[王宏才，安军明，韩颖．针刺少泽治疗产后乳汁分泌不足：多中心随机对照研究．中国针灸，2007，27（2）：85]

前谷 Qiángǔ SI2 荥穴

【出处】 《灵枢·本输》。

【穴名释义】 前，与后相对而言。本穴属手太阳小肠经之荥水，位于手小指本节前外侧陷中（即第 5 掌指关节前方），恰与后溪相对，穴处凹陷如谷，故名。

【定位】 在手指，第 5 掌指关节尺侧远端赤白肉际凹陷中。

【局部解剖】 皮肤，皮下组织，小指展肌。分布有尺神经的指背神经，尺神经的指掌侧固有神经，指背动脉。

【功效】 疏肝清心，明目聪耳。

【主治】 热病汗不出，疟疾，癫狂，痫证，耳鸣，头痛，项急，目痛，目翳，咽喉肿痛，颊肿，乳少，手指麻木，肘挛，臂痛；扁桃体炎，急性腮腺炎。

【操作】 直刺 0.2～0.3 寸；可灸。

【文献摘要】

《针灸甲乙经》卷九：咳而胸满，劳瘅，小便赤难。

《针灸甲乙经》卷十：肘臂腕中痛，颈肿不可以顾，头项急痛，眩，淫泺，肩胛小指痛，臂不可举，咽肿不可咽。

《针灸大成》卷六：痎疟，耳鸣，颊肿引耳后，咳嗽吐衄，妇人产后无乳。

【常用配伍】

①配睛明、太阳、束骨，治目翳，目痛。

②配上星透百会、风池、大椎、水沟，治癫狂痫证。

③配曲池、合谷、外关，治手痛，前臂麻木。

④配合谷、曲池、尺泽、少商，治咽喉肿痛。

后溪 Hòuxī SI3 输穴；八脉交会穴，通于督脉

【出处】 《灵枢·本输》。

【穴名释义】 后，与前相对；溪，含沟、陷之意。本穴属手太阳小肠经输穴，穴处第 5 掌指关节后方，当尺侧横纹头赤白肉际，其形如沟渠，故名。

【定位】 在手内侧，第 5 掌指关节尺侧近端赤白肉际凹陷中。

【局部解剖】 皮肤，皮下组织，小指展肌，小指短屈肌。浅层分布有尺神经手背支，皮下浅静脉，掌背动脉；深层分布有尺神经深支，小指尺掌侧固有动、静脉。

【功效】 清心解郁，清热截疟，散风舒筋。

【主治】 头项强痛，耳聋，热病，疟疾，癫狂痫，盗汗，目眩，目翳，目赤，咽喉肿痛，手指及手臂挛急；急性腰扭伤，落枕，扁桃体炎，角膜炎，角膜白斑，精神分裂症。

【操作】 直刺 0.5～0.8 寸；可灸。

【文献摘要】

《针灸甲乙经》卷七：振寒寒热，肩臑肘臂痛，头不可顾，烦满，身热，恶寒，目赤痛眦烂，生翳膜暴痛，衄衄，发声，臂重痛肘挛，痂疥，胸中引臑，泣出而惊，颈项强，身寒，头不可以顾，瘅疟。

《针灸大成》卷五：手足拘挛颤掉，中风不语，癫痫，头疼眼肿泪涟涟，腿膝背腰痛遍，项强伤寒不解，牙齿腮肿喉咽，手麻足麻破伤牵，盗汗后溪先砭。

《针方六集》卷五：小肠疝痛，五痫，癫狂不识前后，痂疥。

【常用配伍】

①配环跳、阳陵泉，治腿痛。

②配天柱、大杼，治颈项强痛。

③配阴郄，治盗汗。

④配大椎、间使，治疟疾。

⑤配腰奇、大椎，治腰脊强痛。

⑥配神门、鸠尾、腰奇，治癫痫。

【现代研究】

①针刺治疗急性荨麻疹：取双侧后溪穴，用泻法留针20分钟，5分钟行针1次，针后放血2～3滴，可立即使疹消痒止。[杨秀珍．后溪穴的临床应用．上海针灸杂志，1997，16（6）：24]

②针刺治疗泌尿系结石：后溪持续强刺激5分钟以止痛，以后每3分钟行针1次，待疼痛缓解。之后患者采用俯卧位，取肾俞、三阴交，得气后接电针仪，留针20分钟，每日1次。治疗40例，有效率92.5%。[梁粤．针刺治疗泌尿系结石40例．中国针灸，1998，18（2）：71]

③后溪透合谷治疗痉挛型脑瘫手功能障碍：后溪穴向合谷穴透刺，采用捻转泻法，得气后留针30分钟，每5分钟行针1次，每日1次，10次为1个疗程，3个疗程后观察疗效。60例中，显效28例，有效22例，无效10例，总有效率为83.3%，[王春南，魏晓红，金妍．后溪透合谷治疗痉挛型脑瘫手功能障碍60例．中国针灸，2007，27（7）：552]

④后溪透中渚配合推拿治疗急性腰扭伤：取单侧后溪穴，向掌心方向直刺1～1.5寸透过中渚穴，捻转进针，得气后嘱患者活动腰部，行针约1分钟即可起针。配合推拿治疗，每日1次，1周为1个疗程。结果160例中，治愈142例，好转16例，无效2例，总有效率98.75%[王春林，王海涛．针刺后溪透中渚配合推拿治疗急性腰扭伤160例疗效观察．现代中西医结合杂志，2007，16（35）：5251]

腕骨 Wàngǔ SI4 原穴

【出处】《灵枢·本输》。

【穴名释义】 本穴属手太阳小肠经之原穴，位于手外侧腕骨前起骨（豌豆骨）下凹陷处，故名。

【定位】 在腕区，第5掌骨底与三角骨之间的赤白肉际凹陷中。

【局部解剖】 皮肤，皮下组织，小指展肌。浅层分布有尺神经手背支，掌背动脉，浅静脉；深层分布有尺神经深支，尺动、静脉分支或属支。

【功效】 增液止渴，利胆退黄。

【主治】 头痛，项强，耳鸣，耳聋，目翳，热病汗不出，消渴，胁痛，黄疸，疟疾，颈项颔肿，指挛臂痛，惊风，瘛疭，糖尿病，腮腺炎。

【操作】 直刺0.3～0.5寸；可灸。

【文献摘要】

《针灸甲乙经》卷七：痉互引，瘛疭。

《针灸甲乙经》卷十：偏枯，臂腕发痛，肘屈不得伸，头风痛，涕出，肩臂颈痛，项急，烦满惊，五指掣不可屈伸，战栗。

《针灸大成》：热汗不出，胁下痛不得息，颈颔肿，寒热，耳鸣，目冷泪生翳，狂惕，瘛疭。

《杂病穴法歌》：腰连腿疼。

《玉龙歌》：脾家之症有多般，致成翻胃吐食难，黄疸亦须寻腕骨，金针必定夺中脘。

【常用配伍】

①配胆俞、太冲、阳陵泉、内庭、阴陵泉，治黄疸，胁痛，胆囊炎。

②配足三里、太溪、三焦俞、脾俞、三阴交，治消渴。

③配大椎、天柱，治颈项强痛，落枕。

④配通里、神门，治高热惊风，瘛疭。

【现代研究】 三针一汤治疗软组织损伤：先向上斜刺大椎，得气后再刺双侧腕骨穴约1寸。采用强刺激泻法行针，行针过程中及行针以后，嘱病人不断扭腰转膝，并做起坐运动，留针30分钟。配合服用独活寄生汤。结果38例，治愈29例，好转6例，无效3例，总有效率为92.11％。[张海深．三针一汤治疗软组织损伤38例报告．中医正骨，2003，15（5）：23]

阳谷 Yánggǔ SI5 经穴

【出处】 《灵枢·本输》。

【穴名释义】 本穴属手太阳小肠经火穴，位于腕背凹陷处（即手外侧豌豆骨与尺骨间凹陷中），以腕背为阳，其处形如山谷，故名。

【定位】 在腕后区，尺骨茎突与三角骨之间的凹陷处。

【局部解剖】 皮肤，皮下组织，尺侧腕伸肌腱与小指伸肌腱之间。浅层分布有前臂后皮神经，贵要静脉属支；深层分布有骨间后神经与动脉的分支。

【功效】 清心宁神，明目聪耳。

【主治】 头痛，目眩，耳鸣，耳聋，热病，癫狂痫，瘛疭，腕痛，臂外侧痛，肩痛，目赤肿痛，齿痛，颈颔肿，痔漏；腮腺炎，齿龈炎，精神病。

【操作】 直刺或斜刺0.5～0.8寸；可灸。

【文献摘要】

《针灸甲乙经》卷七：热病汗不出，胸痛不可息，颔肿，寒热；耳鸣，聋无所闻，泄风汗出，腰项急不可以左右顾及俯仰，肩弛肘废，目痛，痂疥，生疣，瘛疭，头眩目痛，瘛疭。

《备急千金要方》卷三十：胁痛不得息。

《针灸大成》卷六：癫疾狂走，吐舌，戾颈，妄言，舌强，不嗍乳。

《医宗金鉴》：头面项肿，阴痿。

【常用配伍】

①配曲池、外关、肩髃，治腕背痛，上肢痿痹。

②配百会、通谷、筑宾、涌泉，治精神分裂症，痛证。

③配下关、耳门、听宫、液门、关冲、阳溪，治耳聋，耳鸣。

④配太冲、昆仑，治目急痛赤肿。

⑤配支沟、内关，治胁痛。

养老 Yǎnglǎo SI6 郄穴

【出处】《针灸甲乙经》。

【穴名释义】　养，含益之意；老，指老年人。养老即奉养老人之谓，本穴主治目视不明、耳闭不闻、肩臂疼痛等老年人疾患，针此穴有益老年人之健康，为调治老年人疾病要穴，故名。

【定位】　在前臂后区，腕背横纹上1寸，尺骨头桡侧凹陷中。

【局部解剖】　皮肤，皮下组织，尺侧腕伸肌腱与小指伸肌腱之间。浅层分布有前臂后皮神经、前臂内侧皮神经，尺神经手背支，贵要静脉属支；深层有骨间后神经，腕背动静脉网。

【功效】　舒筋增液，清上明目。

【主治】　目视不明，肩背肘臂疼痛，急性腰痛；急性腰扭伤。

【操作】　直刺或斜刺0.5～0.8寸；可灸。

【文献摘要】

《针灸甲乙经》卷十：肩痛欲折，臑如拔，手不能自上下。

《铜人腧穴针灸图经》卷五：目视不明。

【常用配伍】

①配肩髃、肩贞，治肩背肘疼痛。

②配外关、阳池，治腕下垂及腕关节疼痛。

③配合谷、曲差、天柱，治目视不明。

④配腰眼、委中，治腰痛。

【现代研究】

①针刺治疗痛证：取健侧养老穴，毫针向肘关节方向刺入1～1.5寸，行捻转提插泻法1～2分钟，使针感向肩、颈、腰部放散，留针20分钟，令患者活动疼痛部位。本法可用于治疗肩周炎，腰扭伤及落枕等。[张林昌，等. 针刺养老穴为主治疗痛症514例. 上海针灸杂志，1998，17（1）：29]

②针刺治疗足跟痛：取养老穴，单侧足跟痛取同侧，双侧足跟痛取双侧。用30号2寸毫针，针尖朝肘方向斜刺1寸左右，行捻转泻法；同时令患者踩患足，直至疼痛消失或减轻为止。10分钟行针1次，留针30分钟出针，每日1次，3次为1个疗程。经1～2个疗程，痊愈40例，好转9例，无效1例，总有效率为98%。[陈成. 针刺养老穴为主治疗足跟痛. 中国针灸，2002，22（6）：400]

支正 Zhīzhèng SI7 络穴

【出处】《灵枢·经脉》。

【穴名释义】　支，指离开、络脉之意；正，指正经。本穴为手太阳之络，正经由此别走少阴，络入心经，故名。

【定位】　在前臂后区，腕背侧远端横纹上5寸，尺骨尺侧与尺侧腕屈肌之间。

【局部解剖】 皮肤，皮下组织，尺侧腕屈肌。浅层分布有前臂内侧皮神经，贵要静脉属支；深层分布有骨间后神经及动、静脉分支。

【功效】 清热解表，疏肝宁神。

【主治】 头痛，项强，肘挛，手指痛，热病，目眩，好笑善忘，消渴，癫狂，惊恐悲愁；神经衰弱，神经性头痛，精神病。

【操作】 直刺 0.3～0.5 寸；可灸。

【文献摘要】

《灵枢·经脉》：实则节弛肘废，虚则生疣，小者如痂疥。

《针灸甲乙经》卷七：振寒，寒热，颈项肿，实则肘挛，头项痛，狂惕，风疟。

《针灸资生经》：腰膝酸，项强。

《针灸大成》卷六：风虚，惊恐悲愁，癫狂，五劳，四肢虚弱，肘臂挛，难屈伸，手不握，十指尽痛，热病腰颈酸，喜渴，强项，疣目。

《医宗金鉴》卷八十五：肘臂十指挛急，消渴饮水不止。

【常用配伍】

①配曲池、肩髃，治肘臂手指痛麻，不能握物。

②配神门、水沟、上星透百会，治癫狂，精神病。

③配内关、神门，治心前区痛。

【现代研究】 针刺治疗疣症：毫针直刺支正穴 1～1.5 寸，行泻法，针感沿经上下传达病所，留针 20 分钟，期间行针 1～2 次。每日 1 次，10 次为 1 个疗程。76 例患者，经治 3 个疗程，总有效率为 96.05%。[安华. 针刺支正穴治疗疣症 76 例临床观察. 中国针灸，1995，15（1）：33]

小海 Xiǎohǎi SI8 合穴

【出处】 《灵枢·本输》。

【穴名释义】 小，指小肠经；海，指汇合之处。本穴属小肠经之合穴，脉气至此犹如江河之水汇合入海，故名。

【定位】 在肘后区，尺骨鹰嘴与肱骨内上髁之间的凹陷中。

【局部解剖】 皮肤，皮下组织，尺神经沟内。浅层分布有前臂内侧皮神经，尺神经，臂内侧皮神经及贵要静脉；深层分布有尺神经本干，尺侧上副动脉、静脉。

【功效】 清热祛风，疏肝安神。

【主治】 肘臂疼痛，颈项肩臂外后侧痛，癫痫，耳鸣，耳聋，头痛，目眩，颊肿；精神分裂症，齿龈炎。

【操作】 直刺 0.3～0.5 寸；可灸。

【文献摘要】

《针灸甲乙经》卷七：风眩头痛。

《针灸甲乙经》卷八：寒热。

《备急千金要方》卷三十：癫疾，羊痫吐舌，羊鸣戾颈。

《外台秘要》卷三十九：齿龋痛，狂易。

《针灸大成》卷六：颈颔肩臑肘臂外后廉痛，小腹痛，瘈疭，狂走，颔肿不可顾，肩似拔，臑似折，耳聋，目黄，颊肿。

【常用配伍】

①配曲池、少海，治肘臂疼痛。

②配合谷、颊车、外关，治颊肿，牙龈炎，咽喉炎。

③配大椎、风池、百会、神门、心俞、大陵，治癫狂痫证。

④配支正、阳谷、腕骨，治尺神经麻痹。

【现代研究】

①与肘髎上下对刺治疗网球肘：用 0.40mm×40mm 毫针直刺肘髎，得气后，直刺小海穴，提插捻转至得气，随后配合针刺外关穴，平补平泻。10 分钟捻转 1 次，留针 30 分钟，每日 1 次，10 次为 1 个疗程。36 例患者，治愈 27 例，显效 9 例，总有效率为 100%。[程翠萍，程峰．上下对刺针法为主治疗网球肘 36 例．中国针灸，2003，23（8）：448]

②针刺小海穴为主治疗坐骨神经痛：针刺患侧小海穴为主，配液门透中渚，均行泻法，腿酸胀者加曲池。留针 30 分钟。88 例患者，痊愈 50 例，好转 27 例，无效 11 例，总有效率 87.5%。[李春芳，夏业玲．循根结与标本理论针刺小海穴为主治疗坐骨神经痛初步探讨．中国康复，1995，10（2）：60]

肩贞 Jiānzhēn SI9

【出处】　《素问·气穴论》。

【穴名释义】　贞，指正也，与邪相反；肩，指肩部，本穴在肩关节下方，正对腋纵纹头上方 1 寸处，针此能祛邪气，主治肩部疾患，故名。

【定位】　在肩胛区，肩关节后下方，腋后纹头直上 1 寸。

【局部解剖】　皮肤，皮下组织，肱三头肌长头，大圆肌。浅层分布有第 2 肋间神经外侧皮支，臂外侧上皮神经；深层有桡神经，腋神经，旋肱后动脉分支。

【功效】　祛风止痛，化痰消肿。

【主治】　肩胛痛，手臂麻痛，上肢不举，缺盆中痛，热病瘰疬，耳鸣耳聋；肩关节周围炎。

【操作】　直刺 1～1.5 寸；可灸。

【文献摘要】

《针灸甲乙经》卷八：寒热，项病，适耳无闻，引缺盆肩中热痛，麻痹不举。

《铜人腧穴针灸图经》卷四：风痹，手臂不举。

《针灸大成》卷六：伤寒寒热，耳鸣耳聋。

【常用配伍】

①配肩髃、天宗、曲池、外关，治肩臂疼痛，上肢瘫痪。

②配肩髃、肩髎、巨骨，治肩关节周围炎。

③配天井、臑会，治瘰疬。

④配腕骨，治耳鸣，耳聋。

臑俞 Nàoshū SI10

【出处】　《针灸甲乙经》。

【穴名释义】　臑，指肱骨上端；俞，指俞穴。本穴位于肩端后，肱骨上端后上方，故名。

【定位】 在肩胛区，腋后纹头直上，肩胛冈下缘凹陷中。

【局部解剖】 皮肤，皮下组织，三角肌，冈下肌。浅层分布有锁骨上外侧神经；深层分布有腋神经，肩胛上神经，肩胛上动、静脉的分支或属支，旋肱后动、静脉分支或属支。

【功效】 散风化痰，舒筋活络。

【主治】 瘰疬，肩臂疼痛，肩肿，乳痈；肩关节周围炎。

【操作】 直刺 0.8～1.2 寸；可灸。

【文献摘要】

《针灸甲乙经》卷八：寒热肩肿，引胛中痛，肩背酸。

《外台秘要》卷三十九：肩痛不可举臂。

《针灸大成》卷六：气肿颈痛。

【常用配伍】

①配后溪、臂臑、肩井，治肩周炎。

②配曲池，治上肢不遂。

③配膻中、肩井、太冲、合谷、少泽，治乳痈。

【现代研究】 温针灸治疗足跟痛：取患侧臑俞穴，得气后继续行针 1 分钟，部分患者足部有酸胀冷热感，温针灸清艾 5 壮，起针后注意局部保暖，隔日 1 次，10 次为 1 个疗程。治疗 123 例，总有效率 95.9%。[吴正涛 . 臑俞穴温针灸治跟痛证 123 例 . 南京中医药大学学报，1995，11（5）：29]

天宗 Tiānzōng SI11

【出处】 《针灸甲乙经》。

【穴名释义】 天，指上部，含遵守之意；宗，指本，含中心之意。本穴位于肩胛冈下窝中央，故名。

【定位】 在肩胛部，当冈下窝中央凹陷处，与第 4 胸椎相平。

【局部解剖】 皮肤，皮下组织，冈下肌。浅层有第 4、第 5 胸神经后支的皮支重叠分布和伴行的动、静脉；深层有肩胛上神经的分支，肩胛动脉网。

【功效】 肃降肺气，舒筋活络。

【主治】 咳嗽，气喘，颊颌肿痛，肩胛疼痛，肘臂外后侧痛，乳痈；急性乳腺炎。

【操作】 直刺或斜刺 0.5～1 寸；可灸。

【文献摘要】

《针灸甲乙经》卷十：肩重，肘臂痛不可举。

《外台秘要》卷三十九：胸胁支满，抢心，咳逆。

《针灸大成》卷六：颊颌肿。

【常用配伍】

①配膻中、肩井、少泽，治乳痈，乳腺增生。

②配臑会、臑俞、肩髃，治肩臂肘痛。

③配膻中、天突，治咳嗽气喘。

【现代研究】

①针刺天宗穴治疗落枕：用 0.32mm×65mm 毫针，针尖向上斜刺 10～20mm，泻法，

使针感向肩及上臂传导。当患者感到酸麻胀时留针 25～30 分钟，隔 5 分钟捻针 1 次。在针刺中令患者不断活动头颈部，起针后医者用手拍打颈肩部 5～10 分钟。45 例患者，1 次治愈者 39 例，2 次治愈者 6 例。[王占慧. 针刺天宗穴治疗落枕 45 例. 上海针灸杂志，2006，25（12）：39]

②齐刺天宗穴治疗顽固性网球肘：用 0.30mm×40mm 毫针，以患侧天宗穴为中心，采取齐刺法，行捻转泻法。同时取曲池、手三里和阿是穴针刺，针刺后用 TDP 照射局部，每次 30 分钟。隔日 1 次，10 次为 1 个疗程，结果 32 例中痊愈 23 例，有效 6 例，无效 3 例，治愈率为 71.9％。[顾钧青，单永华. 齐刺天宗穴为主治疗顽固性网球肘疗效观察. 中国针灸，2007，27（2）：109]

秉风 Bǐngfēng SI12

【出处】《针灸甲乙经》。

【别名】 肩解。

【穴名释义】 秉，执掌、遵守之意；风，指风邪。本穴主治肩风痛不举以及诸风痹痛，功在散风舒筋，故名。

【定位】 在肩胛区，肩胛冈中点上方冈上窝中。

【局部解剖】 皮肤，皮下组织，斜方肌，冈上肌。浅层分布有锁骨上神经；深层分布有肩胛上神经，副神经，肩胛上动、静脉分支。

【功效】 舒筋通络，散风止痛。

【主治】 肩臂疼痛，上肢酸麻；冈上肌炎，肩周炎。

【操作】 直刺 0.3～0.5 寸；可灸。

【文献摘要】

《针灸甲乙经》卷十：肩痛不可举。

《循经考穴编》卷一十六：肩胛疼痛，项强不得回顾，腠理不得致密，风邪易入，咳嗽顽痰。

【常用配伍】

①配天宗、后溪、治肩背痛。

②配天容、肩髃、外关，治上肢酸麻疼痛。

【现代研究】

①针刺加火罐治疗风湿背脊痛：取天宗、秉风、曲垣、大杼、风门、肺俞、大椎，针刺得气直达病所，留针 20～30 分钟后出针，再取各部位的痛点施用闪火法拔罐，留罐 10～15 分钟，针刺每日 1 次，火罐隔日 1 次，10 次为 1 个疗程，疗程间休息 3 天。治疗 64 例，有效率 96.0％。[李淑红. 针刺加火罐治疗风湿病 200 例. 中国针灸，1998，18（6）：370]

②针刺秉风治疗颈肩肌筋膜炎：取秉风直刺 3～5 分，得气后强刺激，使针感沿着手太阳经传导至颈肩部，随后起针，贴以伤湿止痛膏。肩髃刺 1.2 寸，补法，留针 20 分钟。大杼直刺 5 分，用泻法。隔日 1 次，10 天为 1 个疗程，疗程间休息 1 周。76 例患者，痊愈 53 例，显效 15 例，好转 6 例，无效 2 例。[刘琦. 针刺秉风穴治疗颈肩肌筋膜炎 76 例. 中国社区医学，2004，10（1）：51]

曲垣 Qūyuán SI13

【出处】 《针灸甲乙经》。

【穴名释义】 曲，含弯之意；垣，指垣墙也。本穴在肩胛冈上窝内侧端，是处弯曲如墙垣，故名。

【定位】 在肩胛区，肩胛冈内侧端上缘凹陷中。

【局部解剖】 皮肤，皮下组织，斜方肌，冈上肌。浅层有第2、第3胸神经后支的皮支重叠分布与伴行的动、静脉；深层有肩胛上神经，副神经，肩胛上动、静脉分支，肩胛背动、静脉。

【功效】 舒筋活络，散风止痛。

【主治】 肩胛部疼痛，拘挛，肩背痛。

【操作】 直刺0.3～0.5寸；可灸。

【文献摘要】

《针灸甲乙经》卷十：肩胛周痹。

《铜人腧穴针灸图经》卷四：肩膊并急痛闷。

《针灸大成》卷六：肩痹热痛，气注肩胛，拘急痛闷。

【常用配伍】

配大椎、天宗、后溪、昆仑，治肩背痛。

【现代研究】 针刺曲垣穴为主治疗肩背肌筋膜炎：用1.5寸32号一次性毫针直刺曲垣穴，行平补平泻手法1分钟，患者有较强的酸胀感，再沿肩胛骨内侧缘自上往下平刺1～2针，接G-6805型电针1对，连续波，频率为70次/分，30分钟后出针，留针期间用TDP局部照射。隔日1次，10次为1个疗程，疗程间休息5日。246例患者中，1个疗程治愈125例，2个疗程治愈58例，有效57例，无效6例，总有效率为98%。[王慧萍，徐福. 曲垣穴为主治疗肩背肌筋膜炎疗效观察. 现代中西医结合杂志，2007，16（25）：3709]

肩外俞 Jiānwàishū SI14

【出处】 《针灸甲乙经》。

【穴名释义】 肩，指肩部；外，指外方；俞，指穴位。本穴位于肩中俞偏外下方，故名。

【定位】 在脊柱区，第1胸椎棘突下，后正中线旁开3寸。

【局部解剖】 皮肤，皮下组织，斜方肌。菱形肌。浅层分布有第1、第2胸神经后支的皮支及伴行的动、静脉；深层分布有副神经，肩胛背神经，肩胛背动脉。

【功效】 舒筋活络。

【主治】 肩背酸痛，颈项强急，肘臂痛。

【操作】 斜刺0.5～0.8寸；可灸。

【文献摘要】

《针灸甲乙经》卷十：肩胛中热痛，而寒至肘。

《太平圣惠方》卷一〇〇：肩中痛，发寒热，引项急强，左右不顾。

【常用配伍】

配大椎、后溪、天宗、曲池，治颈项强直，肩背肘痛。

肩中俞 Jiānzhōngshū SI15

【出处】 《针灸甲乙经》。

【穴名释义】 肩，指肩部；中，指中间；俞，指穴位。本穴位于肩井与大椎连线中间，主治肩胛内脏疾患，故名。

【定位】 在脊柱区，第7颈椎棘突下，后正中线旁开2寸。

【局部解剖】 皮肤，皮下组织，斜方肌，菱形肌，头夹肌。浅层分布有第8颈神经后支的皮支及伴行的动、静脉，第1胸神经后支的皮支；深层分布有副神经，肩胛背神经的分支，颈横动、静脉。

【功效】 疏风解表，宣肺止咳。

【主治】 肩背疼痛，咳嗽，哮喘，发热恶寒，唾血，目视不明。

【操作】 斜刺0.5～0.8寸；可灸。

【文献摘要】

《针灸甲乙经》卷八：寒热疬，目不明，咳上气，唾血。

《外台秘要》卷三十九：寒热厥，吐血。

《循经考穴编》卷六十四：寒热劳嗽，肩胛疼痛。

【常用配伍】

配肩髎、大椎、支沟，治肩背痛。

【现代研究】 穴位埋线治疗肩胛提肌综合征：2%利多卡因局部麻醉，5分钟后开始埋线，取肠线一段，用三角形埋线针送入穴下，针刺方向为肩外俞透肩中俞，阿是穴针刺顺着肌肉走行方向，操作完毕按压止血，创可贴外贴固定2～3天。共治60例，1次治愈30例，2次治愈20例，3次治愈6例，显效3例，有效1例，治愈率为93.3%。[雷胜龙.穴位埋线治疗肩胛提肌综合征60例.上海针灸杂志，2003，22（4）：33]

天窗 Tiānchuāng SI16

【出处】 《灵枢·本输》。

【别名】 窗笼。

【穴名释义】 天，指上部，含头颈之意；窗，指孔窍。本穴近天容，主治耳喉等孔窍病，故名。

【定位】 在颈部，横平喉结，胸锁乳突肌的后缘。

【局部解剖】 皮肤，皮下组织，肩胛提肌。浅层分布有第3枕神经（第3颈神经后支分支），耳大神经，颈外静脉；深层分布有肩胛背神经肌支，颈横动、静脉升支或属支。

【功效】 聪耳利窍，息风宁神。

【主治】 耳鸣，耳聋，咽喉肿痛，颈项强痛，暴喑，瘾疹，癫狂，中风，颈瘿；甲状腺肿大，扁桃体炎。

【操作】 直刺0.3～0.5寸；可灸。

【文献摘要】

《针灸甲乙经》卷十一：颊肿痛。

《针灸甲乙经》卷十二：瘿。

《备急千金要方》卷八：中风失音不能言语，缓纵不随。

《针灸大成》卷六：痔瘘，颈痛，肩痛引项不得回顾，耳聋颊肿喉中痛，齿噤。

《类经图翼》卷六：颈瘿肿痛。

【常用配伍】

①配合谷、少商、天突，治咽喉肿痛。

②配外关、翳风、中渚，治耳鸣，耳聋。

③配臑俞，治甲状腺肿大。

④配间使、通谷，治暴喑不能言。

天容 Tiānróng SI17

【出处】 《灵枢·本输》。

【穴名释义】 天，指头；容，指面容。本穴位在下颌角后方，其脉自此入面容，主治耳聋、耳鸣，故名。

【定位】 在颈部，下颌角后方，胸锁乳突肌的前缘凹陷中。

【局部解剖】 皮肤，皮下组织，腮腺，二腹肌后腹。浅层分布有耳大神经，颈外静脉属支；深层分布有面神经肌支，耳后动脉和枕动脉分支，并有颈内动脉，迷走神经主干经过。

【功效】 利咽消肿，聪耳降逆。

【主治】 耳鸣，耳聋，咽喉肿痛，颈项强痛，颊肿，瘿气，瘰疬；扁桃体炎。

【操作】 直刺 0.5～0.8 寸；可灸。

【文献摘要】

《灵枢·刺节真邪论》：阳气大逆，上满于胸中，愤瞋肩息，大气逆上，喘喝坐伏，病恶埃烟，俜不得息。

《针灸甲乙经》卷八：疝积胸中痛，不得穷屈。

《针灸甲乙经》卷十一：颈项痛肿不能言。

《针灸甲乙经》卷十二：耳聋嘈嘈无所闻。

《铜人腧穴针灸图经》卷四：喉痹寒热，咽中如梗。

《针灸大成》卷六：颈肿项痛不可顾，胸满不得息，呕逆吐沫，齿噤，耳聋，耳鸣。

【常用配伍】

①配少商、合谷、鱼际，治咽喉肿痛。

②配翳风、听会、中渚，治耳鸣，耳聋。

③配天突、天井，治瘿气，瘰疬。

【现代研究】

①针刺天容穴为主治疗面部颞下颌关节功能紊乱综合征：取天容穴，针刺后针感向耳后放射，强刺激，5 分钟行针 1 次，留针 15 分钟。颊车、合谷、中渚针刺后平补平泻，10 分钟行针 1 次，留针 30 分钟，7 日为 1 个疗程。22 例患者，1 个疗程治愈 12 例，2 个疗程治愈 10 例，治愈率 100%。[吴必会，张宜．针刺天容穴为主治疗面部颞下颌关节功能紊乱综合征 22 例．针灸临床杂志，2002，18（12）：38]

②针刺天容治疗急性扁桃体炎：取天容穴，向扁桃体方向缓慢直刺 1～2 寸，捻转强刺激，用泻法，患者自觉重胀感向咽喉部放散即可出针，不留针。如体温高者加刺合谷、大椎、曲池，均用泻法。如咽痛较重者可取少商，用三棱针点刺放血。每日 1 次，3 次为

1 个疗程。1 个疗程后，120 例患者中，痊愈 89 例，好转 18 例，无效 13 例，总有效率为 89.17%。[高楼建.针刺天容治疗急性扁桃体炎 120 例.浙江中医杂志，2008，43（3）：127]

颧髎 Quánliáo SI18

【出处】 《针灸甲乙经》。

【别名】 鼽骨下、兑骨。

【穴名释义】 颧，指面部颧骨；髎，指骨边孔穴。本穴位于面部颧骨下凹陷处，故名。

【定位】 在面部，当目外眦直下，颧骨下缘凹陷处。

【局部解剖】 皮肤，皮下组织，颧肌，咬肌，颞肌。浅层分布有上颌神经的眶下神经分支，面横动、静脉分支；深层分布有面神经的颧支、颊支，下颌神经肌支。

【功效】 清热消肿，祛风镇痉。

【主治】 口眼㖞斜，颊肿，眼睑𥆧动，齿痛，唇肿，目黄，面赤；面神经麻痹，面肌痉挛。

【操作】 直刺 0.3～0.5 寸，或斜刺 0.5～1 寸；可灸。

【文献摘要】

《针灸甲乙经》卷十一：颊肿唇痛。

《针灸甲乙经》卷十二：目赤目黄。

《铜人腧穴针灸图经》卷三：口㖞，眼𥆧动不止。

《针灸大成》卷六：齿痛。

【常用配伍】

①配攒竹、太阳、下关、地仓、颊车，治口眼㖞斜。

②配合谷、二间、颊车、翳风，治齿痛，三叉神经痛。

【现代研究】

①颧髎深刺治疗三叉神经痛：28 号 3 寸毫针以与颧骨尖切面呈 80°角刺入，针尖朝风府方向，刺入约 2.5～2.8 寸，以患者出现可耐受的电击样麻胀感半面放散为度，留针 30 分钟。[李世对，等.颧髎穴深刺治疗三叉神经痛探析.中国针灸，1997，17（2）：89]

②针刺治疗过敏性鼻炎：毫针垂直刺入颧髎穴 5～8mm，局部有酸胀或发麻之感即可，留针 20 分钟，每天 1 次（双侧），5 次为 1 个疗程。治疗 38 例，总有效率 94.7%。[宋振芳.针刺颧髎穴治疗过敏性鼻炎 38 例疗效观察.针灸临床杂志，1996，12（10）：36]

③头皮针结合体针配合治疗面肌痉挛：头维穴用十字刺法，颞前线由颔厌穴向悬厘穴透刺，顶中线由前向后透刺，额中线由上向下透刺，均为沿皮刺法，进针一定深度后，分别行抽气法。体针取睛明、攒竹、四白、颧髎、颊车、地仓，平补平泻，合谷、太冲用重手法，泻法，太溪用补法。留针 30 分钟，不行针，每日 1 次，10 次为 1 个疗程，疗程间隔休息 4 日。共治 24 例，治愈 14 例，显效 6 例，好转 3 例，无效 1 例，总有效率 95.8%。[尹军勤.头皮针配合体针治疗面肌痉挛 48 例.实用中医内科杂志，2008，22（2）：54]

听宫 Tīnggōng SI19

【出处】《灵枢·刺节真邪论》。

【别名】 多所闻、耳中、窗笼。

【穴名释义】 宫，五音之首也，又含要处之意。本穴当耳屏前方，针此穴能聪耳听五音，主治耳聋、耳鸣，故名。

【定位】 在面部，耳屏前，下颌骨髁状突的后方，张口呈凹陷处。

【局部解剖】 皮肤，皮下组织，腮腺，外耳道软骨。浅层分布有耳颞神经，颞浅动、静脉分支；深层分布有面神经分支。

【功效】 开窍聪耳。

【主治】 耳鸣，耳聋，聤耳，齿痛，癫狂痫；中耳炎。

【操作】 张口，直刺1～1.5寸；可灸。

【文献摘要】

《灵枢·刺节真邪论》：夫发蒙者，耳无所闻，目无所见，刺此者，必于日中刺其听宫，中其眸子，声闻于耳，此其输也。

《针灸甲乙经》卷十：癫疾，狂，瘈疭，眩仆，喑不能言，羊鸣沫出。

《针灸甲乙经》卷十二：耳聋填填如无闻，侬侬嘈嘈若蝉鸣，鸲鹆鸣。

《针灸大成》卷六：失音，心腹满，聤耳，耳聋如物填塞无闻。

【常用配伍】

①配耳门、翳风、外关、中渚，治耳鸣，耳聋。

②配颊车、合谷、下关，治齿痛。

【现代研究】

①深刺治疗突发性耳聋：针刺耳门、听宫、听会，不提插不捻转，以患者得气为度，双侧耳门加用G-6805电针治疗仪，连续波，频率40Hz，电流强度以患者耐受为度。头皮针穴位均从起点进针，与皮肤呈15°角，向后进针20～30mm。外关穴针柄与皮肤呈45°角，进针20～25mm，得气为度；其余穴位垂直进针20～25mm，得气为度。均留针30分钟，每日1次，每周5次，休息2天，10次为1个疗程，治疗2个疗程。共治23例，显效6例，有效14例，无效3例。[张翠彦，王寅．深刺与浅刺治疗突发性耳聋的疗效观察．中国针灸，2006，26（4）：256]

②温针灸治疗颞颌关节紊乱病：取患侧上关、下关、翳风，用0.30mm×40mm毫针垂直进针25～30mm，使局部得气；张口取听宫穴，用0.30mm×25mm毫针直刺，得气后，各穴位针柄上套置一段2cm的艾条施灸，每次30分钟，每日1次，10次为1个疗程，治疗2个疗程。共治23例，治愈15例，显效5例，有效2例，无效1例。[张航曼．温针治疗颞颌关节紊乱病临床观察．上海针灸杂志，2008，27（7）：26]

本经小结

1．取穴要点　本经总计19穴，均分布在第5掌指关节、前臂、肩关节、腋、肩胛冈、颈项部、胸锁乳突肌、下颌角、喉结、面部、耳屏处。取穴注重指甲根、第5掌指关节前后、三角骨前后、尺骨掌侧缘、肩胛冈中点与两端、喉结、胸锁乳突肌、下颌角、颧骨高点、耳屏等解剖标志。

指甲角：小指外侧爪甲根去甲角 0.1 寸取少泽。

第 5 掌指关节尺侧"节前取前谷，节后取后溪"。

三角骨：前取腕骨，后取阳谷。

肘与前臂部：掌心向下尺骨茎突的高点处取养老；腕上 5 寸，尺骨掌边取支正；肘尖内两骨之间陷中取小海。

肩关节：背侧，腋纵纹头上 1 寸取肩贞穴。

肩胛部：肩胛冈中央下缘下一横指取天宗；上缘上一横指取秉风；外侧下缘内 1 寸取臑俞；内上缘外 1 寸取曲垣；第 1 胸椎棘突下，肩胛骨脊柱缘的垂直线上取肩外俞；第 7 颈椎棘突下，肩胛骨脊柱缘的垂直线上取肩中俞。

颈项部：胸锁乳突肌后缘，平喉结取天窗；胸锁乳突肌前缘，平下颌角取天容。

面部：颧骨高点下缘取颧髎；耳屏之耳珠前凹陷中取听宫。

2. 主治要点　本经腧穴具有清热安神，聪耳明目，舒筋活络的功效，主治热病、神志病、头面耳目病、咽喉病及经脉循行部位的病变。其中后溪、前谷、腕骨、阳谷、支正、小海、少泽尚可治目赤肿痛；少泽可治乳少；腕骨治黄疸；颧髎治齿痛，口眼㖞斜。

3. 刺灸注意事项　肩贞、臑俞不宜向胸侧深刺；曲垣宜向锁骨上窝上方刺，不宜向胸部深刺；肩外俞、肩中俞慎勿深刺，以免损伤肺脏引起气胸；前谷、后溪、腕骨、阳谷、颧髎、听宫不宜用直接灸，以免发生灸疮，造成瘢痕，影响关节活动和面部美观。

【附】

经 穴 歌

手太阳穴一十九，少泽前谷后溪数，
腕骨阳谷养老绳，支正小海外辅肘，
肩贞臑俞接天宗，髎外秉风曲垣首，
肩外俞连肩中俞，天窗乃与天容偶，
锐骨之端上颧髎，听宫耳前珠上走。

经穴分寸歌

小指外端为少泽，前谷外侧节前觅，
节后捏拳取后溪，腕骨腕前骨后侧，
锐骨下陷阳谷讨，腕后锐上觅养老，
支正腕后寸五量，小海肘髁鹰嘴中，
肩贞腋后一寸寻，臑俞贞上冈下缘，
天宗秉风下窝中，秉风冈上举有空，
曲垣冈端上内陷，外俞陶道三寸从，
中俞二寸大椎旁，天窗扶突后陷详，
天容耳下曲颊后，颧髎面鸠锐端量，
听宫耳屏前如菽，此为小肠手太阳。

（六）手少阳三焦经穴

体表穴位分布线：起于无名指尺侧端的关冲穴，沿手背四、五掌骨间上行，循上肢外侧中间，至肩部上颈，经耳后，止于眉梢处的丝竹空穴。左右各 23 穴。

关冲 Guānchōng TE1 井穴

【出处】　《灵枢·本输》。

【穴名释义】　关，指隘口，出入要道；冲，含动、通之意。本穴为手少阳经井穴，少阳为三阳及少阳少阴表面之枢纽，经气由此而出，同时在少冲、中冲之间，故名。

【定位】　在手指，第4指末节尺侧，指甲根角侧上方0.1寸（指寸）。

【局部解剖】　皮肤，皮下组织，指甲根。分布有指掌侧固有神经（尺神经指背支的分支），指掌侧固有动、静脉指背支所形成的动、静脉网。

【功效】　清心开窍，泄热解表。

【主治】　头痛，目赤，咽喉肿痛，舌强，热病，昏厥；咽喉炎，扁桃体炎，结膜炎，流行性腮腺炎。

【操作】　浅刺0.1寸，或用三棱针点刺出血。

【文献摘要】

《灵枢·热病》：喉痹舌卷，口中干，烦心，心痛，臂内廉痛，不可及头。

《灵枢·厥病》：耳聋。

《针灸甲乙经》卷七：热病汗不出。

《针灸甲乙经》卷十：肘痛不能自带衣起，头眩，颔痛，面黑，风肩背痛不可顾。

《针灸大成》卷七：头痛，霍乱，胸中气噎，不嗜食，臂肘痛不可举，目生翳膜，视物不明。

【常用配伍】

①配商阳、天柱、液门、风池，治热病汗不出。

②配少泽、少商、足窍阴，治咽喉肿痛。

③配人中、劳宫、内关、合谷，治晕厥，中暑。

④配颊车、翳风、合谷，治痄腮。

【现代研究】

①针刺治疗多发性毛囊炎：取穴关冲、印堂、大椎。小型号三棱针快速点刺穴位，出血三大滴。本组治疗102例，总有效率99.1%。[陈诗全·安徽中医临床杂志，1997，17（3）：267]

②关冲穴为主点刺放血治疗耳后痛举隅：关冲穴放血30滴，耳尖放血5滴。共点刺3次，右侧耳痛等症状缓解。[高雅贤，等·关冲穴为主治疗头面部急症举隅·中国中医急症，2006，15（3）：325]

液门 Yèmén TE2 荥穴

【出处】　《灵枢·本输》。

【别名】　掖门。

【穴名释义】　液，指水；门，为出入之处。本穴为手少阳三焦经之荥穴，属水。三焦乃决渎之官，主水液之出入，且穴在小指次指间之凹陷，故名。

【定位】　在手背，第4、5指间，指蹼缘上方赤白肉际凹陷中。

【局部解剖】　皮肤，皮下组织。分布有尺神经的指背神经，尺动脉的指背动脉。

【功效】　清头聪耳，和解表里。

【主治】 头痛，目赤，耳聋，耳鸣，齿龈肿痛，喉痹，疟疾，热病，手背痛；咽喉炎，齿龈炎。

【操作】 直刺 0.3～0.5 寸。

【文献摘要】

《针灸甲乙经》卷八：疟，项痛，因忽暴逆，风寒热。

《针灸甲乙经》卷九：胆眩，寒厥，手臂痛，善惊，妄言，面赤，泣出。

《针灸甲乙经》卷十一：狂疾。

《针灸大成》卷七：惊悸妄言，咽外肿，寒厥，手臂痛不能自上下，痎疟寒热，目赤涩，头痛，暴得耳聋，齿龈痛。

《医宗金鉴》卷八十三：咽喉红肿，手臂红肿，不得眠。

【常用配伍】

①配鱼际，治咽喉肿痛。

②配中渚、通里，治手臂红肿疼痛。

③配外关、听宫、耳门，治头痛，耳鸣，耳聋。

【现代研究】 针刺液门穴治疗头痛效果观察：取毫针以强刺激法刺入液门穴 1～1.5 寸，留针 15～20 分钟，行针 1～2 次。每日 1 次，7 日 1 个疗程。87 例中，痊愈 59 例，显效 26 例，有效 2 例。总有效率 100%。[章华东．针刺液门穴治疗头痛 87 例效果观察．沈阳部队医药，2007，20（3）：183]

中渚 Zhōngzhǔ TE3 输穴

【出处】《灵枢·本输》。

【穴名释义】 中，中间之意；渚，指水中小洲。本穴为手少阳三焦经之输穴，且本穴位居手掌两骨之间，脉气至此输注留连，其势较缓，如江中逢洲，故名。

【定位】 在手背，第 4、5 掌骨间，第 4 掌指关节近端凹陷中。

【局部解剖】 皮肤，皮下组织，骨间背侧肌。浅层分布有尺神经的手背支（指背神经），皮下有手背静脉网；深层分布有尺神经肌支，第 4 掌背动脉。

【功效】 清热利咽，聪耳明目。

【主治】 头痛，目赤，耳鸣，耳聋，咽喉肿痛，消渴，热病，疟疾，手指不能屈伸，手背肘臂酸痛；神经性耳聋，肘腕关节炎，咽喉炎，扁桃体炎。

【操作】 直刺 0.3～0.5 寸；可灸。

【文献摘要】

《针灸甲乙经》卷七：疟，发有四时，面上赤，䀮䀮无所见。

《针灸甲乙经》卷十：嗌外肿，肘臂痛，五指瘈不可屈伸，头眩，颔额颅痛。

《针灸甲乙经》卷十一：狂，互引头痛，耳鸣，目痛。

《针灸甲乙经》卷十二：耳聋，两颞颥痛，喉痹。

《外台秘要》卷三十九：热病，汗不出。

《针灸大成》卷七：目生翳膜，久疟，咽肿。

《肘后歌》：身背诸疾。

《席弘赋》：久患伤寒肩背痛。

《医宗金鉴》卷八十五：四肢麻木，战振，蜷挛无力，肘臂连肩红肿疼痛，手背痈毒。

【常用配伍】

①配听宫、翳风、太冲、丘墟，治肝胆之火上扰所致之耳鸣，耳聋。

②配听宫、翳风、丰隆、内庭，治痰火上扰所致之耳鸣，耳聋。

③配期门、阳陵泉，治胁痛。

④配太溪，治咽喉痛。

【现代研究】

①远近配穴针刺治疗偏头痛临床观察：于患侧丝竹空斜刺，快速进针达帽状腱膜下，然后平刺向率谷穴，快速捻转，约200转/分，待局部得气，再持续捻转3分钟，同样手法由太阳向角孙透刺。足临泣、中渚直刺，平补平泻，10分钟行针1次，体针留针30分钟，头针留针60分钟，每日1次，10天1个疗程。40例中，控制9例，显效22例，有效5例，总有效率90.0%。[宋旦旨. 远近配穴针刺治疗偏头痛临床观察. 针灸临床杂志，2006，22（6）：25]

②针刺中渚穴降低中风致全手肌张力现象的机理探讨：实验结果表明，随着提插手法操作，Ⅰ、Ⅰ＋、Ⅱ级肌张力患者的手部肌肉张力迅速降低，五指完全伸开及伸展；Ⅲ级患者第3、4、5手指肌张力明显降低，第1、2手指肌张力亦降低，略差于第3、4、5指。在留针的过程中，肌张力未见再升高。[佘军，孙忠人，盛波. 针刺中渚穴对降低中风致全手肌张力现象的机理探讨. 针灸临床杂志，2007，23（6）：34]

阳池 Yángchí TE4 原穴

【出处】　《灵枢·本输》。

【别名】　别阳。

【穴名释义】　手背，腕部为阳；池，凹陷处。本穴为手少阳三焦经之输穴，三焦为阳腑，且穴处手背腕部，左右有筋（伸总肌腱与小指固有肌腱），前后有骨（腕骨与尺骨），位于筋骨凹陷中，故名。

【定位】　在腕后区，腕背侧远端横纹上，指伸肌腱的尺侧缘凹陷中。

【局部解剖】　皮肤，皮下组织，伸肌支持带。浅层分布有尺神经皮支，腕背静脉网，前臂背侧皮神经末支；深层分布有腕背侧动脉。

【功效】　舒筋活络，利喉聪耳。

【主治】　头痛，耳聋，目赤肿痛，咽喉肿痛，消渴，疟疾，肘臂痛，手腕痛；腕关节炎，风湿热，糖尿病。

【操作】　直刺0.3～0.5寸。

【文献摘要】

《针灸甲乙经》卷七：痎疟。

《针灸甲乙经》卷十：肩痛不能自举，汗不出，颈痛。

《铜人腧穴针灸图经》卷五：或因折伤，手腕提物不得。

《针灸大成》卷七：消渴，口干，烦闷。

【常用配伍】

①配外关、合谷、尺泽、曲池、中渚，治前臂肌痉挛或麻痹。

②配少商、廉泉、合谷、尺泽、关冲，治咽喉肿痛。

③配脾俞、肾俞、三阴交、太溪，治消渴。

④配风门、天柱、大椎，治寒热头痛。

⑤配中脘、足三里、气海，治脘腹胀满。

【现代研究】

①阳池配大陵治疗荨麻疹：先刺曲池、风市、血海，留针20分钟；继针大陵、阳池。针5次后，疹消，二便通调，浮肿消退而愈，随访半年未再复发。[杨志新.相对穴位临床应用之七——大陵、阳池等相对穴的应用.中国临床医生，2005，33（3）：46]

②阳池透大陵为主治疗中风腕踝关节运动功能障碍：阳池透大陵，阳溪透阳池，神门透大陵，丘墟透照海。透刺得气后，平补平泻，行针1分钟，留针30分钟。每日或隔日1次，10次1个疗程。6个疗程后，患肢腕关节掌屈活动度从3°提高到36°，桡屈活动度从0°提高到5°，尺屈活动度从0°提高到10°；患肢踝关节背屈活动度从0°提高到7°，跖屈活动度从0°提高到10°。[杨志新.相对穴位临床应用之七——大陵、阳池等相对穴的应用.中国临床医生，2005，33（3）：46]

外关 Wàiguān TE5 络穴；八脉交会穴，通于阳维脉

【出处】《灵枢·经脉》。

【穴名释义】 外，指体表；关，指关隘、要冲。本穴为手少阳三焦之别络，与阳维脉相通，且别走心主厥阴，穴位在外，与内关相对，为主治头肢、躯干疾患之要穴，故名。

【定位】 在前臂后区，腕背侧远端横纹上2寸，尺骨与桡骨间隙中点。

【局部解剖】 皮肤，皮下组织，小指伸肌，拇长伸肌，示指伸肌。浅层分布有前臂背侧皮神经，头静脉与贵要静脉的属支；深层分布有骨间后神经，骨间后动、静脉。

【功效】 解表清热，聪耳明目。

【主治】 头痛，颊部肿痛，目赤肿痛，耳鸣，耳聋，瘰疬，热病，胁肋痛，上肢痹痛；高血压，偏头痛，偏瘫。

【操作】 直刺0.5~1寸；可灸。

【文献摘要】

《针灸甲乙经》卷十：口僻噤，肘中濯濯，臂内廉痛，不可及头。

《针灸甲乙经》卷十二：耳焞焞浑浑，聋无所闻。

《铜人腧穴针灸图经》卷五：肘臂不得屈伸，手五指尽痛不能握物。

《医宗金鉴》卷八十三：脏腑热，肘臂胁肋五指疼，瘰疬结核连胸颈，吐衄不止血妄行。

《杂病穴法歌》：一切风寒暑湿邪，头痛发热。

《兰江赋》：伤寒在表并头痛。

【常用配伍】

①配中渚、阳池、三间，治手指疼痛，腕关节疼痛。

②配太阳、合谷、风池，治偏头痛。

③配足临泣，治手足少阳经所过部位及其所属络脏腑病位，如耳、目、颈项、肩部等病证。

④配内关（外关透内关），治胁肋痛。

⑤配大椎、曲池、合谷、尺泽，治感冒。

⑥配肩髃、曲池、手三里、合谷，治上肢瘫痪。

【现代研究】

①透刺三阳络治疗急性腰扭伤：患者直立，取双侧外关、三阳络，平刺外关，向三阳络透针 2.5 寸，行平补平泻手法，得气后，令患者活动腰部。同时强刺激 1 分钟，留针后嘱患者继续活动，每隔 5 分钟行强刺激手法 1 次，共行针 3 次后出针。治疗 109 例，总治愈率 100%。[武谦新 . 针刺外关透三阳络治疗急性腰扭伤 . 针灸临床杂志，1996，12（10）：54]

②外关穴透刺内关穴为主治疗肩周炎 30 例：从外关穴进针，向内关穴透刺约 2 寸，大幅度提插捻转，得气后留针 20 分钟。另于患侧局部配合取肩贞、肩髃穴，提插捻转，得气后留针 20 分钟。全部穴位取针后，嘱患者将患肢行上举、摸腰背、攀对侧肩膀等动作，适量而行，逐渐增大幅度。每日 1 次，10 次 1 个疗程。30 例中，痊愈 21 例，显效 5 例，好转 2 例。总有效率 93.3%。[高文通，崔海，任占敏 . 外关穴透刺内关穴为主治疗肩周炎 30 例 . 北京中医，2006，25（1）：41]

支沟 Zhīgōu TE6 经穴

【出处】 《灵枢·本输》。

【别名】 飞虎。

【穴名释义】 支，与肢通；沟，指沟渠，含狭窄之意。本穴在上肢前臂尺桡二骨狭窄之间，脉气行于两骨间如水行沟渠，故名。

【定位】 在前臂后区，腕背侧远端横纹上 3 寸，尺骨与桡骨间隙中点。

【局部解剖】 皮肤，皮下组织，小指伸肌，拇长伸肌。浅层分布有前臂背侧皮神经，前臂内侧皮神经，头静脉，贵要静脉属支；深层分布有骨间后神经，骨间后动、静脉。

【功效】 聪耳利胁，降逆润肠。

【主治】 耳鸣，耳聋，暴喑，胁肋痛，呕吐，瘰疬，便秘，热病，肩背酸痛，手指震颤；肋间神经痛，习惯性便秘。

【操作】 直刺 0.5～1 寸；可灸。

【文献摘要】

《针灸甲乙经》卷九：咳，面赤热。

《针灸甲乙经》卷十：马刀肿瘘，目痛，肩不举，心痛楮满，逆气，汗出，口噤不可开。

《针灸甲乙经》卷十一：热病汗不出，互引，颈嗌外肿，肩臂酸重，胁腋急痛四肢不举，痂疥，项不可顾，霍乱，男子脊急目赤。

《针灸甲乙经》卷十二：暴喑不能言。

《针灸大成》卷七：心闷不已，卒心痛，鬼击，伤寒结胸，痫疮疥癣，妇人妊娠不通，产后血晕，不省人事。

《肘后歌》：两足两胁满难伸。

《杂病穴法歌》：大便虚闭。

《类经图翼》卷七：三焦相火炽盛，大便不通，胁肋疼痛。

【常用配伍】

①配阳陵泉、章门，治胁肋痛。

②配足三里、大横、丰隆，治便秘。

③配八邪、中渚，治手指不能屈伸。

【现代研究】

①针刺治疗肋间神经痛：针患侧支沟穴，直刺 0.8～1.2 寸，用泻法。同时令患者做深呼吸运动，医者用针提插捻转 3～6 次，留针 10～15 分钟。治疗 29 例，总有效率100%。[杨莉莉．针刺支沟穴治疗肋间神经痛 29 例．新疆中医药，1998，16（4）：28]

②针刺支沟穴治疗急性腰扭伤 67 例：取支沟穴，快速直刺 1～1.2 寸，强刺激得气后，行针 2～3 分钟，配合提针时吸气，插针时呼气，不留针。每日 1～2 次，2 次 1 个疗程，未愈可进行下 1 个疗程。共治疗 67 例，总有效率为 100%。[张英杰．针刺支沟穴治疗急性腰扭伤 67 例．中国针灸，2003，23（11）：655]

会宗 Huìzōng TE7 郄穴

【出处】《针灸甲乙经》。

【穴名释义】 会，聚合之意；宗，本也，含结之意。本穴为手少阳三焦郄穴，位居支沟、三阳络之间斜外方，三焦经气由支沟会聚此处，而后方能行入三阳络，故名。

【定位】 在前臂后区，腕背侧远端横纹上 3 寸，尺骨的桡侧缘。

【局部解剖】 皮肤，皮下组织，尺侧腕伸肌。浅层分布有前臂背侧皮神经，前臂内侧皮神经，贵要静脉属支；深层分布有前臂骨间后神经的分支，前臂骨间后动、静脉的分支与属支。

【功效】 清热解郁，聪耳镇痉。

【主治】 耳鸣，耳聋，癫痫，上肢肌肤痛；胆囊炎。

【操作】 直刺 0.5～1 寸；可灸。

【文献摘要】

《针灸甲乙经》卷十二：聋。

《外台秘要》卷三十九：肌肉痛，耳聋，羊痫。

《铜人腧穴针灸图经》卷五：肌肤痛，风痫。

《针灸大成》卷七：五痫。

【常用配伍】

①配曲池、合谷、臂臑，治上肢疼痛，瘫痪。

②配耳门、翳风、听会，治耳鸣，耳聋。

③配百会、四神聪、大椎，治小儿癫痫。

三阳络 Sānyángluò TE8

【出处】《针灸甲乙经》。

【别名】 通间、通门、过门。

【穴名释义】 阳，指阳经；络，指联络。本穴属手少阳三焦经，由于其经气在太阳、阳明之间通行，且穴交络于手三阳脉，故名。

【定位】 在前臂后区，腕背侧远端横纹上 4 寸，尺骨与桡骨间隙中点。

【局部解剖】 皮肤，皮下组织，小指伸肌，拇短伸肌。浅层分布有前臂背侧皮神经，头静脉与贵要静脉属支；深层分布有骨间背侧神经，骨间后动、静脉的分支。

【功效】 开窍聪耳，利咽镇痛。

【主治】　耳聋，暴喑，齿痛，热病，上肢痹痛。

【操作】　直刺 0.5～1 寸；可灸。

【文献摘要】

《针灸甲乙经》卷一：嗜卧，身体不能动摇，大温。

《针灸甲乙经》卷十一：内伤不足。

《铜人腧穴针灸图经》卷五：耳卒聋，齿龋，暴喑不能言。

【常用配伍】

①配耳门、听宫、中渚，治耳聋。

②配合谷，治齿痛。

③配曲池、合谷、臂臑、中渚，治手臂痛。

④配支沟、通谷，治暴哑。

⑤配风池，治风热感冒，头痛。

【现代研究】　三阳络穴位药线植入治疗偏头痛 68 例：将药线放在消毒后的腰椎穿刺针管前端，后接针芯，针斜刺入三阳络穴达肌层，有针感后将针芯向前推进，边推针芯边退针管，将药线植入穴位肌层，出针后紧压针孔，创可贴保护。每周 1 次，3 次 1 个疗程。治疗 68 例，有效率 100％。[段月娥，等．三阳络穴位药线植入治疗偏头痛 68 例．中国针灸，2003，23（6）：331]

四渎 Sìdú TE9

【出处】　《针灸甲乙经》。

【穴名释义】　渎，指沟渠、河川。昔以江、淮、河、济为四渎，本穴为手少阳三焦经穴，三焦为决渎之官，水道出焉，且穴处尺、桡两骨之间凹陷处，三阳络穴之后，经气由此通过，形成水渎，故名。

【定位】　在前臂后区，肘尖（EX-UE1）下 5 寸，尺骨与桡骨间隙中点。

【局部解剖】　皮肤，皮下组织，小指伸肌，拇长展肌。浅层分布有前臂背侧皮神经，头静脉，贵要静脉属支；深层分布有骨间背侧神经，骨间后动、静脉。

【功效】　清利咽喉，聪耳。

【主治】　耳聋，暴喑，齿痛，手臂痛，咽喉肿痛；咽炎，扁桃体炎，上肢瘫痪。

【操作】　直刺 0.5～1 寸；可灸。

【文献摘要】

《针灸甲乙经》卷十二：气聋，齿痛。

《备急千金要方》卷三十：暴聋，呼吸气短，咽中如息肉状。

【常用配伍】

①配天牖、听宫、中渚、翳风，治耳暴聋。

②配曲池、外关、合谷，治前臂痛。

③配液门、膻中，治呼吸气短。

④配廉泉，治失音。

天井 Tiānjǐng TE10 合穴

【出处】　《灵枢·本输》。

【穴名释义】 上部为天，凹陷为井。本穴为手少阳经之合穴，穴在上臂尺骨鹰嘴之上，两筋间隙中，居天位，其凹陷如井，故名。

【定位】 在肘后区，肘尖（EX-UE1）上1寸凹陷中。

【局部解剖】 皮肤，皮下组织，肱三头肌腱。浅层分布有臂内侧皮神经，臂背侧皮神经；深层分布有桡神经肌支，肘关节动、静脉网。

【功效】 聪耳宁神，理气消痰。

【主治】 偏头痛，耳聋，瘰疬，胸胁痛，癫痫，肘臂肩颈项痛；颈淋巴结核，肘关节周围软组织疾患。

【操作】 直刺0.5～1寸；可灸。

【文献摘要】

《针灸甲乙经》卷七：疟，食时发，心痛，悲伤不乐。

《针灸甲乙经》卷九：胸痹心痛，肩肉麻木。

《针灸甲乙经》卷十：大风，默默不知所痛，嗜卧，善惊，瘛疭，肘痛引肩不可屈伸。振寒热，颈项肩背痛，瘘痹不仁。

《针灸甲乙经》卷十一：癫狂，吐舌戾出，羊鸣戾颈。

《备急千金要方》卷二十：肩肉麻木。

《铜人腧穴针灸图经》卷五：心胸痛，咳嗽上气，唾脓，惊悸，风痹臂肘痛，捉物不得。

《针灸大成》卷七：寒热凄凄不得卧，耳聋嗌肿，喉痹不出，目锐眦痛，颊肿痛，扑伤腰髋疼，脚气上攻。

《医宗金鉴》卷八十三：瘰疬，瘾疹。

【常用配伍】

①配曲池、少海，治肘关节痛麻，屈伸不利。

②配少海，治瘰疬。

③配支沟，治胸胁痛。

④配翳风、耳门、听宫，治耳聋。

【现代研究】 针刺治疗急性阑尾炎：针刺天井（双）、大肠俞（双）、长强，得气后捣针10余次，离心捻转10余次，泻法出针，在天井穴施雀啄灸法。治疗第1天每日2次，以后每日1次，疗程1～3天。临床治疗25例，总有效率100%。［谢波．湖南中医药导报，1995，1（5）：48］

清冷渊 Qīnglíngyuān TE11

【出处】 《针灸甲乙经》。

【别名】 清泠泉。

【穴名释义】 清泠，有清凉之意；渊，深潭之意。本穴为手少阳三焦经经穴，穴处天井上1寸，凹陷如渊，且主振寒，肩不可举等寒证。

【定位】 在臂后区，肘尖（EX-UE1）与肩峰角连线上，肘尖（EX-UE1）上2寸。

【局部解剖】 皮肤，皮下组织，肱三头肌。浅层分布有臂背侧皮神经，臂内侧皮神经；深层分布有桡神经肌支，肱深动脉。

【功效】 温经散寒，活络止痛。

【主治】 头痛，振寒，目痛，胁痛，肩臂痛不能举。

【操作】 直刺0.5～1寸；可灸。

【文献摘要】

《针灸甲乙经》卷七：头痛，振寒。

《针灸甲乙经》卷十：肩不可举，不能带衣。

《类经图翼》卷七：诸痹痛，肩臂肘臑不能举。

【常用配伍】

①配肩髃、曲池、巨骨、大椎，治肩臂痛麻木不可举。

②配期门、太冲，治胁痛。

③配天井、少海、曲池，治肘关节冷痛。

④配太阳、率谷、风池，治偏正头痛。

⑤配睛明、攒竹，治目赤肿痛。

消泺 Xiāoluò TE12

【出处】 《针灸甲乙经》。

【穴名释义】 消，含散退之意；泺，指水泊名。本穴为手少阳三焦经穴，穴处上臂外侧，当肱三头肌肌腹中间之凹陷处，三焦经气流注于此，犹如水流入散泊之中，故名。

【定位】 在臂后区，肘尖（EX-UE1）与肩峰角连线上，肘尖（EX-UE1）上5寸。

【局部解剖】 皮肤，皮下组织，肱三头肌。浅层分布有臂背侧皮神经；深层分布桡神经肌支，肱深动脉。

【功效】 清热散风，清心宁神。

【主治】 头痛，齿痛，项强肩背痛，癫痫。

【操作】 直刺1～1.5寸；可灸。

【文献摘要】

《针灸甲乙经》卷七：头痛，项背急。

《针灸甲乙经》卷八：寒热。

《针灸甲乙经》卷十：痹。

《针灸大成》卷七：肿痛，癫疾。

《类经图翼》卷七：牙痛。

【常用配伍】

①配风池、天柱，治颈项强急。

②配大椎、肩井、肩中俞，治肩臂痛。

③配四神聪、心俞、神门、大椎，治癫疾。

臑会 Nàohuì TE13

【出处】 《针灸甲乙经》。

【别名】 臑髎、臑交。

【穴名释义】 臑，指上臂；会，指会聚。本穴在上臂部，臂臑之侧，臑俞之下，为手少阳、阳维脉之会所，故名。

【定位】 在臂后区，肩胛角下3寸，三角肌的后下缘。

【局部解剖】　皮肤，皮下组织，肱三头肌。浅层分布有臂背侧皮神经；深层分布有桡神经，肱深动、静脉。

【功效】　清热利节，理气消痰。

【主治】　瘿气，瘰疬，目疾，上肢痹痛；颈淋巴结炎，甲状腺肿，颈淋巴结核。

【操作】　直刺1～1.5寸；可灸。

【文献摘要】

《针灸甲乙经》卷十：膝理气。

《备急千金要方》卷三十：肘节痹，臂酸重，腋急痛，肘难屈伸。

《外台秘要》卷三十九：项瘿，气瘤，臂痛。

《铜人腧穴针灸图经》卷四：臂痛不能举，气肿至痛。

《针灸大成》卷七：寒热，肩肿引胛中痛。

【常用配伍】

①配肩髃、肩贞、肩髎、臂臑，治肩臂痛。

②配天宗、曲垣，治肩胛痛。

③配天府、气舍、天突、水突，治甲状腺肿。

④配申脉，治癫狂。

【现代研究】　针刺手术疗法为主治疗神经根型颈椎病：300例患者，用针刀、微针剪、圆头针在颈部压痛点及臑会穴处行切割、铲削、剪切及弹拨等手法，治疗1次，3周后统计疗效。总有效率94%。[孙彦奇，等.针刺手术疗法为主治疗神经根型颈椎病300例.河南中医，2008，28（10）：72]

肩髎 Jiānliáo TE14

【出处】　《针灸甲乙经》。

【穴名释义】　肩，指肩部；髎，指骨旁之空隙。本穴当肩平举，肩端肩关节出现前后两个凹陷，后一个凹陷处即是，故名。

【定位】　在三角肌区，肩峰角与肱骨大结节两骨凹陷中。

【局部解剖】　皮肤，皮下组织，三角肌，冈下肌。浅层分布有锁骨上神经外侧支；深层分布有腋神经，旋肱后动、静脉。

【功效】　祛风湿，利关节。

【主治】　臂痛，肩重不能举；中风瘫痪，肩关节周围炎。

【操作】　向肩关节直刺1～1.5寸；可灸。

【文献摘要】

《针灸甲乙经》卷十：肩重不举，臂痛。

《铜人腧穴针灸图经》卷四：肩重，不可举臂肘。

【常用配伍】

①配天宗、阳谷，治臂痛。

②配肩髃、臑俞、曲池，治肩臂痛，顽麻，不能举。

【现代研究】　针刺治疗牙痛：取患侧肩髎穴，刺入1～2寸，提插数次，出现酸、胀、麻感时，顺时针方向快速捻转，予以强刺激，使针感至颈、颊及齿龈处，约待1分钟，逆时针方向缓慢捻转，间歇10分钟，运针1次，留针30分钟～1小时，出针时摇大针孔。

共治疗 63 例，总有效率为 86％。［金明洙．针刺肩髎穴治牙痛．针灸临床杂志，1995，11（1）：46］

天髎 Tiānliáo TE15

【出处】 《针灸甲乙经》。

【穴名释义】 天，上部之意；髎，骨隙处也。本穴当肩胛冈上（肩胛骨上角端）凹陷处，故名。

【定位】 在肩胛区，当肩胛骨上角骨际凹陷中。

【局部解剖】 皮肤，皮下组织，斜方肌，冈上肌。浅层分布有锁骨上神经外侧支，第一胸神经后支外侧皮支；深层分布有肩胛背神经，副神经，肩胛背动、静脉分支或属支，肩胛上动、静脉分支或属支，颈横动脉。

【功效】 清热解表，宽胸理气。

【主治】 肩臂痛，颈项强直，胸中烦满，热病；冈上肌腱炎。

【操作】 直刺 0.5～0.8 寸；可灸。

【文献摘要】

《针灸甲乙经》卷八：身热汗不出，胸中烦满。

《铜人腧穴针灸图经》卷四：肩肘痛引颈项急，寒热，缺盆中痛，汗不出。

《针灸大成》卷七：胸中烦闷，肩臂酸疼。

【常用配伍】

①配天宗、肩髃、曲池，治肩臂痛。

②配风池、大椎，治颈项强痛。

③配内关、膻中，治胸中烦满。

天牖 Tiānyǒu TE16

【出处】 《灵枢·本输》。

【穴名释义】 天，指上、头言；牖，指窗户。本穴在上部（耳后乳突后下方，胸锁乳突肌后缘），主治头窍（耳目）诸疾，而头窍犹如上部之窗口，故名。

【定位】 在颈部，横平下颌角，胸锁乳突肌的后缘凹陷中。

【局部解剖】 皮肤，皮下组织，胸锁乳突肌，头夹肌。浅层分布有枕小神经，耳大神经，颈外静脉属支；深层分布有副神经，枕动、静脉分支或属支，颈升动、静脉升支。

【功效】 消痰截疟，清头明目。

【主治】 头痛，头晕，目痛，耳聋，面肿，瘰疬，项强，痎疟，肩背痛；颈肌痉挛，淋巴结肿大，结膜炎。

【操作】 直刺 0.5～1 寸；可灸。

【文献摘要】

《灵枢·寒热病》：暴聋气蒙，耳目不明。

《针灸甲乙经》卷七：肩背痛，寒热，瘰疬绕颈，有大气，头颌痛，泪出，鼻衄不得息，不知香臭，风眩喉痹。

《备急千金要方》卷三十：乳肿。

《铜人腧穴针灸图经》卷四：头面风肿，项强不得回顾。

《外台秘要》卷三十九：三焦病，腹气满，少腹坚，不得小便，窘急，溢则为水，留则为胀。

《针灸大成》卷七：夜梦颠倒，面青黄无颜色，目中痛。

【常用配伍】

①配四渎、耳门、翳风，治暴聋。

②配睛明、合谷、太冲、太阳，治目痛。

③配风池、后溪，治颈肌痉挛。

④配廉泉、合谷，治喉痛。

【现代研究】 输刺天牖穴为主治疗颈源性头痛：拇指深压天牖穴至第1颈椎横突骨面，另一手持针快速刺入皮肤进针至骨面，使有明显针感并放散至枕顶部，然后略提针，反复提插3～5次后留针20分钟。治疗57例，治愈率77.19%。[柳百智，等.输刺天牖穴为主治疗颈源性头痛.光明中医，2008，23（5）：612]

翳风 Yìfēng TE17

【出处】《针灸甲乙经》。

【别名】 耳后陷中。

【穴名释义】 翳，遮蔽之意。本穴在耳后陷中，能治风邪所致疾患，犹云翳处之风穴，故名。

【定位】 在颈部，耳垂后方，乳突下端前方凹陷中。

【局部解剖】 皮肤，皮下组织，腮腺。浅层分布有耳大神经，面神经耳支，耳后静脉；深层分布有面神经干，舌咽神经腮腺支，颈外动脉的分支，耳后动脉，翼静脉丛。

【功效】 散风活络，聪耳消肿。

【主治】 耳鸣、耳聋、口眼㖞斜，牙关紧闭，颊肿，齿痛，瘰疬。

【操作】 直刺0.8～1.2寸；可灸。

【文献摘要】

《针灸甲乙经》卷七：痓，不能言。

《针灸甲乙经》卷十二：口僻不正，失欠，口不开。

《铜人腧穴针灸图经》卷三：耳聋，口眼㖞斜，脱颔，口噤不开，喑不能言，颊肿牙车急痛。

《针灸大成》卷七：口吃，牙车急，小儿喜欠。

《类经图翼》卷七：耳红肿痛泻之，耳虚鸣补之。

《玉龙歌》：耳聋气闭痛难言，须刺翳风穴始痊，亦治项上生瘰疬，下针泻动即安然。

【常用配伍】

①配合谷、内庭，治胃热齿痛。

②配复溜、太溪，治虚火上炎之齿痛。

③配地仓、颊车、下关、四白、合谷，治面瘫或颊肿。

④配听宫、听会、会宗、下关，治耳鸣、耳聋。

⑤配合谷、大迎，治咽喉疼痛。

【现代研究】

①针刺加激光翳风穴为主治疗周围性面瘫：取翳风穴刺1.0～1.5寸，使有针感并扩

散；牵正穴向后斜刺 1 寸；余穴常规针刺，平补平泻。急性期浅刺留针 20 分钟；恢复期深刺或透刺，中强刺激，电针翳风和牵正，主穴接负极，以面肌抽动，能耐受，无胀痛感为宜，每次 20 分钟。每日 1 次，10 次 1 个疗程。治疗 86 例，总有效率为 96.5％。[戴伟，等. 针刺加激光翳风穴为主治疗周围性面瘫 86 例. 湖北中医杂志，2008，30（7）：51]

②针刺配合头针治疗假性球麻痹：取翳风穴毫针直刺 2 寸，患者有强烈针感，行针 40 分钟，7 次为 1 个疗程。若上午翳风行针，下午刺激头运动区下段，效果最佳。治疗 33 例，总有效率 94.6％。[张万成. 翳风为主治疗假性球麻痹. 针灸临床杂志，1995，11（9）：43]

瘛脉 Chìmài TE18

【出处】 《针灸甲乙经》。

【别名】 资脉、索脉。

【穴名释义】 瘛，指抽搐；脉，指络脉。本穴当耳后青筋脉形如鸡爪处，主治小儿惊痫抽搐诸症，故名。

【定位】 在头部，乳突中央，角孙（TE20）与翳风（TE17）沿耳轮弧形连线的上 2/3 与下 1/3 的交点处。

【局部解剖】 皮肤，皮下组织，耳后肌。浅层分布有耳大神经；深层分布有面神经耳后支，耳后动、静脉。

【功效】 清热定惊，通窍聪耳。

【主治】 头痛，目疾，耳鸣，耳聋，小儿惊风，癫痫，呕吐，泻痢；视神经炎，急性胃肠炎。

【操作】 平刺 0.3～0.5 寸，或点刺出血；可灸。

【文献摘要】

《针灸甲乙经》卷十二：小儿痫痉，呕吐泄注，惊恐，失精，瞻视不明，眵瞤。

《铜人腧穴针灸图经》卷三：头风耳鸣，瘛疭，泄利无时。

【常用配伍】

①配长强、大椎、合谷、太冲，治小儿惊痫。

②配听会、翳风、耳门，治耳鸣，耳聋。

③配头维、风池，治偏头痛。

④配完骨，治头风，耳后痛。

颅息 Lúxī TE19

【出处】 《针灸甲乙经》。

【别名】 颅颞。

【穴名释义】 颅，指头也；息，指喘息，本穴在耳后头颅处，主治头痛、喘息，故名。

【定位】 在头部，角孙（TE20）与翳风（TE17）沿耳轮弧形连线的上 1/3 与下 2/3 的交点处。

【局部解剖】 皮肤，皮下组织，耳后肌。浅层分布有耳大神经，枕小神经；深层分布有面神经耳后支，耳后动、静脉分支。

【功效】 散风清热，镇惊聪耳。

【主治】 头痛，身热，耳鸣，耳聋，耳肿，喘息，小儿惊痫，呕吐涎沫；中耳炎。

【操作】 平刺 0.3～0.5 寸；可灸。

【文献摘要】

《针灸甲乙经》卷七：身热痛，胸胁痛不可反侧。

《针灸甲乙经》卷十二：小儿痫喘不得息。

《针灸大成》卷七：耳鸣痛，喘息，小儿呕吐涎沫，瘛疭发痫，胸胁相引，身热头痛不得卧，耳肿脓汁。

《百症赋》：痉病非颅息不愈。

【常用配伍】

①配角孙、头维、太阳、风池，治偏头痛。

②配中渚、耳门、翳风，治耳鸣，耳聋。

③配内关、太冲、人中，治小儿惊痫。

角孙 Jiǎosūn TE20

【出处】 《灵枢·寒热病》。

【穴名释义】 角，指边侧，即耳上角；孙，指支别之络，即小络。本穴当耳上角，在手少阳经支脉别行之小络脉处，故名。

【定位】 在头部，耳尖正对发际处。

【局部解剖】 皮肤，皮下组织，耳上肌，颞肌。浅层分布有耳颞神经皮支；深层分布有耳颞神经肌支，颞浅动、静脉耳前支。

【功效】 清热散风，明目退翳。

【主治】 颊肿，目翳，齿痛，项强，头痛，耳聋肿痛，目赤肿痛；角膜炎，腮腺炎，视神经炎。

【操作】 平刺 0.3～0.5 寸；可灸。

【文献摘要】

《针灸甲乙经》卷十二：齿牙不可嚼，龂肿。

《铜人腧穴针灸图经》卷三：目生肤翳。

《针灸大成》卷七：齿龈肿，唇吻强，头项强。

【常用配伍】

①配翳风、耳门、风池，治耳部肿痛。

②配睛明、攒竹、肝俞，治目赤肿痛。

③配颊车、下关、合谷、小海，治牙痛。

④配太阳、头维、太冲、风池，治偏头痛。

⑤配曲池、下关、合谷、外关、颊车、翳风，治颊肿。

【现代研究】 火柴头点灼角孙穴治疗腮腺炎：将点燃的火柴头对准角孙穴快速点灼一下，见一点黄白色，轻微有点烧灼感觉。48 例患者经 1 次点灼治愈 30 例，2 次治愈 16 例。2 例因下颌下淋巴结炎加用抗生素治疗而愈。[刘镜斌，刘医清. 火柴头点灼角孙穴治疗腮腺炎 48 例. 社区医学杂志，2008，6（14）：72]

耳门 Ěrmén TE21

【出处】《针灸甲乙经》。

【别名】 小耳、耳前。

【穴名释义】 耳，指耳窍；门，指门户。本穴在耳窍前，耳珠上方，主治耳鸣、耳聋疾患，有耳之门户之意，故名。

【定位】 在耳区，耳屏上切迹与下颌骨髁突之间的凹陷中。

【局部解剖】 皮肤，皮下组织，腮腺。浅层分布有耳颞神经，颞浅动脉；深层分布有耳颞神经肌支，颞浅动脉。

【功效】 清热消肿，聪耳开窍。

【主治】 耳鸣，耳聋，聤耳，齿痛，颈颌痛；聋哑，中耳炎，下颌关节炎。

【操作】 张口，直刺 0.5~1 寸；可灸。

【文献摘要】

《针灸甲乙经》卷十二：耳聋鸣，头颔痛。

《外台秘要》卷三十九：卒中风口喎。

《铜人腧穴针灸图经》卷三：耳有脓汁出，生疮，耳聤，耳鸣如蝉声，重听无所闻，齿龋。

《针灸大成》卷七：唇吻强。

【常用配伍】

①配翳风、合谷，治中耳炎。

②配听宫、听会、翳风、中渚，治耳鸣，耳聋。

③配颊车、下关、合谷、丝竹空，治牙痛。

④配翳风、下关、颧髎，治下颌关节炎。

【现代研究】

①深刺耳门穴配合血府逐瘀口服液治疗偏头痛疗效观察：取耳门穴，用赤凤迎源法将针刺入皮下，逆时针刺入地部，顺时针提至人部，如此反复直至有得气感为度。得气后调整针向，使针感向疼痛部位、外耳道及耳后传导，5 分钟重复 1 次，留针 30 分钟，每日 1 次，10 次 1 个疗程。针刺治疗同时嘱患者口服血府逐瘀口服液 10ml，1 日 3 次，10 日 1 个疗程。治疗 36 例，总有效率 100%。[高红，等．深刺耳门穴配合血府逐瘀口服液治疗偏头痛 36 例疗效观察．吉林中医药，2006，26（8）：48]

②针刺晕听区配合耳穴治疗突发性耳聋疗效观察：选穴耳门、听宫、听会、翳风。直刺 0.8~1 寸；晕听区向前向后各平刺约 30mm。行快速捻转泻法 1 分钟。晕听区 2 针、翳风和听宫 4 穴接电针，强度以患者耐受为度。治疗 30 例，总有效率 93.3%。[高燕，吴小虎．针刺晕听区配合耳穴治疗突发性耳聋 30 例疗效观察．新中医，2008，40（8）：69]

耳和髎 Ěrhéliáo TE22

【出处】《针灸甲乙经》。

【别名】 锐发下。

【穴名释义】 和，指和谐、正常；髎，指骨旁空隙。本穴适当耳郭根前，颧骨上方空隙处，具有通气机、利耳窍、恢复调和听力的作用，故名。

【定位】 在头部，鬓发后缘，耳郭根的前方，颞浅动脉的后缘。

【局部解剖】 皮肤，皮下组织，耳前肌，颞肌。浅层分布耳颞神经，面神经颞支；颞浅动、静脉分支；深层有下颌神经肌支，上颌动脉分布。

【功效】 消肿止痛，聪耳宁神。

【主治】 头痛，耳鸣，牙关紧闭，口㖞，颔肿，鼻准肿痛；面神经麻痹，面肌痉挛，三叉神经痛，下颌关节炎。

【操作】 避开动脉，斜刺或平刺 0.3～0.5 寸；可灸。

【文献摘要】

《针灸甲乙经》卷十二：头重颔痛，引耳中恢恢嘈嘈。

《铜人腧穴针灸图经》卷三：牙车引急，头重痛，颔颊肿。

《针灸大成》卷七：鼻涕，面风寒，鼻准上肿，痈痛，招摇视瞻，瘈疭，口僻。

《类经图翼》卷七：头痛耳鸣。

【常用配伍】

①配翳风、听宫、太溪，治耳鸣。

②配颊车，治面瘫。

③配风池、太阳、印堂、足临泣，治偏头痛。

④配下关、四白、攒竹、夹承浆、颊车、地仓、合谷、内庭、太冲，治三叉神经痛。

【现代研究】 灯火灸治疗急性扁桃体炎：取双侧耳和髎穴，灯心草一根蘸以麻油，点燃后迅速在穴位皮肤上灸之，一点即起，火灸部位即起微红的小泡，不愈者，隔日再行 1 次。治疗 34 例，有效率为 97.1%。[戴文涛. 灯火灸治急性扁桃体炎 34 例. 中国针灸，1994，14（2）：34]

丝竹空 Sīzhúkōng TE23

【出处】 《针灸甲乙经》。

【别名】 巨髎、眉后、目髎。

【穴名释义】 丝，指细小。竹，指竹叶。空，指凹陷、小窍。本穴为手足少阳脉气所发，位近眉梢凹陷处，该处纤细眉毛状若丝状成竹叶，故名。

【定位】 在面部，眉梢凹陷中。

【局部解剖】 皮肤，皮下组织，眼轮匝肌。浅层分布有上颌神经颧颞支，颞浅动脉，深层分布有面神经颞支，颞浅动脉肌支。

【功效】 散风清热，清头明目。

【主治】 头痛，眩晕，目赤痛，眼睑瞤动，齿痛，癫狂痫；眼结膜炎，偏头痛。

【操作】 平刺 0.5～1 寸。

【文献摘要】

《针灸甲乙经》卷七：痓，反目，憎风。

《针灸甲乙经》卷十：眩，头痛。

《针灸甲乙经》卷十二：小儿脐风，目上插。

《备急千金要方》卷三十：风痫，癫疾，涎沫，狂，烦满。

《针灸大成》卷七：视物眈眈不明，恶风寒，风痫，目戴上不识人，眼睫倒毛，发狂吐涎沫，发即无时，偏正头痛。

【常用配伍】

①配攒竹、四白、地仓，治面瘫。

②配睛明、攒竹、丝竹空、风池，治目赤肿痛。

③配人中、百会、通谷、太冲、合谷，治癫痫。

④配率谷、太阳、风池、外关，治偏正头痛。

【现代研究】 透刺加抹法治疗眼睑下垂：毫针刺入患侧丝竹空穴，快速捻转直达鱼腰穴处，留针 30 分钟，每 5～10 分钟行针 1 次。拔针后医者以食指或中指尖，揉按同侧太阳穴，拇指腹紧贴攒竹穴，向外沿眉往返 30～50 次，先轻后重，先慢后快，视病情每日或隔日 1 次，10 次为 1 个疗程，治疗 42 例，有效率为 100％。[王海江，等. 透刺加抹法治疗眼睑下垂 42 例. 中国针灸，1994，14（4）：32]

本 经 小 结

1. 取穴要点　本经总计 23 穴，均分布在掌指关节之本节前后，腕关节之筋骨间，前臂之二骨之间，肘关节之肘尖上方，上臂部之肱骨后缘，耳部之耳翼。取穴注重第 4、5 掌指关节、指总伸肌腱、尺骨、桡骨、尺骨鹰嘴、肩峰、下颌角、胸锁乳突肌、耳郭等解剖标志。

掌指关节：第 4、5 掌指关节前取液门，后取中渚。

腕关节：阳池在腕背指总伸肌腱的尺侧，两旁有伸小指固有肌腱，前有腕骨，后有尺骨头。

前臂：外关、支沟、三阳络、四渎穴均在尺、桡两骨之间。

肘关节：天井于尺骨鹰嘴上方 1 寸取。

肩关节：肩髎在肩峰后下方，天井与肩髎连线之间取清冷渊、消泺、臑会。

胸锁乳突肌：后缘取天牖，恰平下颌角。

耳部：耳垂下取翳风，折耳耳尖上端取角孙，沿耳尖与耳垂之间耳翼连线分三等分的上 1/3 取瘈脉，上 2/3 取颅息。

2. 主治要点　本经腧穴具有清热利咽，聪耳明目的功效，主治侧头颈耳目喉口齿胸胁疾患，热病，神志病，疟疾及经脉循行部位的其他病证，如偏头痛，耳聋，目赤肿痛，面颊肿痛，肘臂外侧疼痛等。

其中关冲尚可治发热昏迷；中渚可治发热汗不出；外关可治热病，寒热往来；翳风治口眼㖞斜；液门、外关治疟疾；颅息、会宗、液门治癫狂痫；液门、耳门治齿痛；关冲、阳池治口干；中渚治目生翳膜；天牖治目不明。

3. 刺灸注意事项　治热病时，刺关冲穴，宜用三棱针点刺出血；耳门要张口取穴，且避开耳前动脉；耳和髎针刺时要避开动脉；天牖、翳风针刺时刺激不宜过强。

【附】

经 穴 歌

二十三穴手少阳，关冲液门中渚旁，

阳池外关支沟正，会宗三阳四渎长，

天井清冷渊消泺，臑会肩髎天髎堂，

颅息角孙丝竹张，天牖翳风瘈脉青，

和髎耳门听有常。

经穴分寸歌

无名指外端关冲，腋门小指次陷中，
中渚液门上一寸，阳池手表腕陷中，
外关腕后方二寸，腕后三寸支沟容，
支沟横外取会宗，空中一寸用心攻，
腕后四寸三阳络，四渎肘前五寸看，
天井肘外大骨后，骨罅中间一寸摸，
肘后二寸清冷渊，消泺对腋臂外落，
臑会髎下三寸量，肩髎髃后陷中央，
天髎秘骨陷内二，天牖天容之后旁，
翳风耳垂后方取，瘛脉耳后鸡足张，
颅息亦在青络上，角孙耳郭上中央，
耳门耳缺前起肉，和髎耳后锐发弓，
欲知丝竹空何在，眉后陷中仔细量。

(七) 足阳明胃经穴

体表穴位分布线：起于眼球与眶下缘之间的承泣穴，直下挟口角，绕面颊，经耳前至额角头维穴。另一线由面颊下颈，循胸正中线旁开 4 寸，腹正中线旁开 2 寸，经下肢外侧前缘，沿足背，止于第 2 趾外侧端的厉兑穴。左右各 45 穴。

承泣　Chéngqì ST1

【出处】《针灸甲乙经》。

【别名】 鼷穴、面窌、溪穴、目下。

【穴名释义】 承，指承受；泣，指流泪。本穴在瞳孔下，当人泣时，此处承受泪水，针此有收泪之效，故名。

【定位】 在面部，眼球与眶下缘之间，瞳孔直下。

【局部解剖】 皮肤，皮下组织，眼轮匝肌，眶内眼球下直肌和下斜肌。浅层分布有眶下神经，深层分布有面神经颧支，动眼神经，眼动、静脉的分支与属支，眶下动脉。

【功效】 散风清热，疏邪明目。

【主治】 目赤肿痛，迎风流泪，夜盲，口眼㖞斜，眼睑瞤动；急慢性结膜炎，角膜炎，泪囊炎，视神经炎，视神经萎缩，视网膜色素变性，面神经麻痹，面肌痉挛。

【操作】 紧靠眶下缘直刺 0.3～0.7 寸；不宜灸，针刺时应缓慢进针，不宜提插，以防刺破血管，引起眶内出血。

【文献摘要】

《针灸甲乙经》卷十二：目不明，泪出，目眩瞀，瞳子痒，远视䀮䀮，昏夜无见，目瞤动，与项口参相引，㖞僻口不能言。

《针灸大成》卷六：眼赤痛，耳鸣耳聋。

【常用配伍】

①配风池、合谷、睛明，治目赤肿痛。

②配睛明、风池、太冲，治青光眼。

③配睛明、足三里、肝俞、肾俞，治视神经萎缩。

④配合谷、攒竹、足三里、颊车、地仓，治口眼㖞斜。

【现代研究】

①针刺承泣穴治疗眼轮匝肌痉挛：取承泣穴，直刺 0.3～0.7 寸，得气后行捻转泻法，留针 30 分钟，每 5 分钟运针 1 次。每日 1 次，3 次 1 个疗程。治疗 22 例，总有效率为 95.5%。[赵爱文，陈国勇. 针刺承泣穴治疗眼轮匝肌痉挛 22 例. 人民军医，2004，47（11）：682]

②针刺睛明、承泣穴为主治疗面肌痉挛：取睛明、承泣穴为主穴，阳白、四白、迎香等为辅穴。先针刺各辅穴，然后再针刺主穴，行平补平泻法。各穴均留针 30 分钟，隔日 1 次，10 次 1 个疗程。治疗 38 例，经 1 个疗程治愈率 39.47%，2 个疗程治愈率 69.57%，经第 3 个疗程治疗，全部痊愈。[陈志刚. 针刺睛明、承泣穴为主治疗面肌痉挛 38 例. 针灸临床杂志，2004，20（8）：45]

③针灸承泣穴治疗溢泪：取承泣穴直刺 0.3～0.7 寸，不捻转提插，待有针感后，温灸双侧穴 10～20 分钟至双眼外皮肤泛红，温灸结束再留针 10 分钟。每日 1 次，10 次 1 个疗程。治疗 30 例，总有效率为 93.7%。[孙蓉新. 针灸承泣穴治疗溢泪 30 例. 陕西中医，2006，27（3）：348]

四白 Sìbái ST2

【出处】　《针灸甲乙经》。

【别名】　面鼽骨空。

【穴名释义】　四，广阔之意；白，光明也。本穴在目下一寸，主"戾目不明"，针此穴，可使目力复明，光明四射，故名。

【定位】　在面部，眶下孔处。

【局部解剖】　皮肤，皮下组织，眼轮匝肌，提上唇肌，眶下肌。浅层分布有眶下神经；深层分布有面神经颧支，眶下神经，眶下动、静脉。

【功效】　散风明目，舒筋活络。

【主治】　目赤痛痒，目翳，眼睑眴动，迎风流泪，头面疼痛，口眼㖞斜，眩晕；结膜炎，角膜炎，面神经麻痹，三叉神经痛，胆道蛔虫症，青光眼。

【操作】　直刺 0.2～0.4 寸；不宜灸。

【文献摘要】

《针灸甲乙经》卷十二：目痛口僻，戾目不明。

《铜人腧穴针灸图经》卷三：头痛，目眩，眼生白翳，微风眴动不息。

《针灸大成》卷六：目赤痛，僻泪不出，目痒，目肤翳，口眼㖞僻不能言。

【常用配伍】

①配合谷、颊车、攒竹、太阳、阳白，治口眼㖞斜。

②配光明、丰隆、太冲，治目翳，青光眼。

③配涌泉、大杼、百会、太溪，治头痛目眩。

【现代研究】

①电针治疗三叉神经痛：用针直刺四白穴约 4 分深后，向鼻侧探索斜刺入 2～4 分至眶下孔内，针头可触及三叉神经第二分支，得气后接通电针仪，每次 31～50 分钟，每日

1 次，10 次为 1 个疗程，可配合上关、下关、鱼腰、地仓等穴。经治 21 例，在 10 次内全部治愈。[王云彩，等．四白穴电针治疗三叉神经痛．中国针灸，1998，18（7）：425]

②针刺治疗急性胆绞痛：四白穴施快速进针高频捻转补法 1 分钟，病人痛减后再施同样手法 1 分钟，针取痛愈，干棉球按压针孔。治疗 32 例，总有效率 90.6%。[吴敬，等．针刺四白穴治疗急性胆绞痛 32 例临床观察．天津中医学院学报，1997，16（1）：29]

③电针四白穴对神经阻断大鼠胃肌电作用途径的研究：给禁食 24 小时空腹大鼠腹腔注射阿托品、六羟季铵和利血平，再电针四白穴 30 分钟，发现腹腔注射阿托品、六羟季铵均可明显减弱电针四白穴对胃运动的增强收缩效应，胃电振幅、慢波高活动相时程/慢波周期比值及快波峰簇发放均呈下降趋势。[赵艳玲，常小荣，何军锋，等．电针四白穴对神经阻断大鼠胃肌电作用途径的研究．中医研究，2006，19（9）：11]

巨髎 Jùliáo ST3

【出处】《针灸甲乙经》。

【穴名释义】　巨，大也；髎，空隙、凹陷之意。本穴在面部颧骨下缘，此处凹陷甚大，故名。

【定位】　在面部，横平鼻翼下缘，瞳孔直下。

【局部解剖】　皮肤，皮下组织，提上唇肌。浅层分布有上颌神经的眶下神经；深层分布有面神经颊支，面动、静脉。

【功效】　息风明目，舒筋活络。

【主治】　口眼㖞斜，眼睑瞤动，鼻衄，齿痛，面痛，唇颊肿，目翳；面神经麻痹，三叉神经痛。

【操作】　直刺 0.3～0.6 寸；可灸。

【文献摘要】

《针灸甲乙经》卷十：面目恶风寒，颔肿臃痛，招摇视瞻，瘛疭口僻。

《针灸大成》卷六：目障无见，远视䀮䀮，淫肤白膜，翳复瞳子，脚气膝肿。

《针方六集》卷五：鼻塞，面风，颊肿，口㖞，瘛疭。

【常用配伍】

①配合谷、颊车、颧髎、睛明、风池、阳白，治口眼㖞斜。

②配合谷、下关、内庭，治牙痛。

③配天窗、颊车、外关、合谷，治唇颊肿。

地仓 Dìcāng ST4

【出处】《针灸甲乙经》。

【别名】　会维、胃维。

【穴名释义】　地，指鼻以下；仓，指藏谷处。本穴位于鼻下口吻之旁，口以入谷，贮入胃中，犹如仓库，故名。

【定位】　在面部，口角旁开 0.4 寸（指寸）。

【局部解剖】　皮肤，皮下组织，口轮匝肌，颊肌。浅层分布有眶下神经，下颌神经的分支，颊神经；深层分布有面神经颊支，面动、静脉分支或属支。

【功效】　祛风止痛，舒筋活络。

【主治】 口眼㖞斜，口角瞤动，齿痛，颊肿，流泪，唇缓不收，流涎；面神经麻痹，三叉神经痛。

【操作】 向颊车方向平刺 0.5～1.5 寸；可灸。

【文献摘要】

《针灸甲乙经》卷十：口缓不收，不能言语，手足痿躄不能行。

《铜人腧穴针灸图经》卷三：偏风，饮食不下，水浆漏落，眼瞤动不止。

《针灸大成》卷六：偏风口㖞，目不得闭，脚肿，失音不语，饮水不收，水浆漏落，眼瞤动不止，瞳子痒，远视䀮䀮，昏夜无见。

【常用配伍】

①配人中、承泣、合谷、颊车，治口眼㖞斜。

②配承浆、合谷、颊车、下关，治口噤不开。

③配颊车、合谷，治齿痛。

【现代研究】

①针刺地仓穴为主治疗顽固性口腔溃疡：以 15° 角由地仓向水沟透刺，得气后留针 5 分钟，然后退至皮下；再由地仓透刺承浆穴，得气后留针 5 分钟，再退至皮下；再由地仓透刺颊车，得气后留针 10 分钟。此外，在溃疡面对应的口腔外直刺，透过肌肉层，行大幅度捻转提插 10 余次，治疗 65 例，全部有效。[张德利 . 针刺地仓穴为主治疗顽固性口腔溃疡 65 例 . 上海中医药杂志，2003，37（10）：1]

②穴位埋线结扎法治疗陈旧性面瘫：选定穴位地仓、颊车浸润麻醉，再以血管针从颊车穴进针，从地仓穴处出针，牵拉弹拔数十下，再从地仓穴处进针，避开原羊肠线，到颊车穴原穿入处出针，将两线头适当拉紧打结，盖上消毒纱布，嘱 1 周内不沾水，全部有效。[郭小玲 . 穴位埋线结扎法治疗陈旧性面瘫 12 例 . 中国针灸，2004，24（11）：791]

大迎 Dàyíng ST5

【出处】 《素问·气穴论》。

【别名】 髓孔。

【穴名释义】 迎，迎合之意。本穴在下颌角前下方（即大迎骨处），穴前有面动脉通过，按压该穴指面有动脉搏动冲感，故名。

【定位】 在面部，下颌角前方，咬肌附着部的前缘凹陷中，面动脉搏动处。

【局部解剖】 皮肤，皮下组织，降口角肌，咬肌。浅层分布有三叉神经的颊神经；深层分布有面神经下颌支，下颌神经咬肌支，面动、静脉。

【功效】 息风止痛，消肿活络。

【主治】 牙关紧闭，齿痛，口㖞，颊肿，面肿，面痛，唇吻瞤动，瘰疬；面神经麻痹，面肌痉挛，腮腺炎，三叉神经痛。

【操作】 直刺 0.2～0.4 寸；可灸。

【文献摘要】

《素问·寒热病》：下齿龋取之。臂恶寒补之，不恶寒泻之。

《针灸甲乙经》卷七：痓，口噤。

《针灸大成》卷六：风痉。口噤不开，唇吻瞤动，口㖞，齿龋痛，数欠气，风壅面浮肿，目痛不得闭。

《胜玉歌》：牙腮疼紧大迎全。

《百症赋》：目眩兮颧髎大迎。

【常用配伍】

①配下关、合谷、人中、颊车，治牙关紧闭。

②配颊车、合谷、内庭、地仓、太冲，治口角喝斜。

③配颧髎、合谷、颊车，治齿痛。

④配臂臑、五里，治颈瘰疬。

颊车 Jiáchē ST6

【出处】 《素问·气府论》。

【别名】 牙车、曲牙、鬼床、机关。

【穴名释义】 耳前颧侧面称颊，下颌骨古称颊车骨，该骨总载诸齿开合如车辆转动，本穴恰在前处，故名。

【定位】 在面部，下颌角前上方一横指（中指）。

【局部解剖】 皮肤，皮下组织，笑肌，咬肌。浅层分布有耳大神经分支，耳颞神经（下颌神经分支）；深层分布有面神经下颌支，下颌神经咬肌支，面动脉。

【功效】 散风清热，开关通络。

【主治】 口眼喝斜，颊肿，齿痛，牙关紧闭，颈项强痛，失音；三叉神经痛，面神经麻痹，面肌痉挛，腮腺炎。

【操作】 直刺0.3～0.5寸；或向地仓斜刺1～1.5寸；可灸。

【文献摘要】

《针灸甲乙经》卷十二：颊肿，口急，颊车痛，不可以嚼。

《针灸大成》卷六：中风牙关不开，口噤不语，失音，牙车疼痛，颔颊肿，牙不开嚼物，颈强不得回顾，口眼喝。

【常用配伍】

①配合谷、颧髎、巨髎、地仓，治口眼喝斜。

②配合谷、翳风，治疟腮。

③配人中、百会、承浆、合谷，治牙关紧闭。

④配合谷、内庭，治胃火牙痛。

⑤配太溪，治肾虚牙痛。

【现代研究】 穴位敷贴治疗流行性腮腺炎：将吴茱萸与肉桂研碎混匀醋调成糊状，摊于敷料上，敷于涌泉穴，每日1次。天南星捣碎，熬煮30分钟，取汁连煮2次，将汁混合冷却成膏状，敷于颊车穴，药干即换。26例全部热退肿消痊愈。[黄晓兰，武守军.穴位敷贴治疗流行性腮腺炎26例.上海针灸杂志，2006，25（9）：33]

下关 Xiàguān ST7

【出处】 《灵枢·本输》。

【穴名释义】 下，指颧骨弓下方；关，指机关、活动之意。本穴位于下颌关节前牙关处，与上关相对，故名。

【定位】 在面部，颧弓下缘中央与下颌切迹之间凹陷中。

【局部解剖】　皮肤，皮下组织，咬肌，翼外肌。浅层分布有耳大神经，耳颞神经；深层分布有面神经颧支，下颌神经肌支，颞浅动脉；再深层有下颌神经干经过。

【功效】　消肿止痛，聪耳通络。

【主治】　牙关紧闭，下颌疼痛，口㖞，面痛，齿痛，耳鸣，耳聋，眩晕，聤耳；下颌关节炎，中耳炎，面神经麻痹，三叉神经痛。

【操作】　直刺0.5～1.2寸；可灸。

【文献摘要】

《针灸甲乙经》卷十二：失欠，下齿龋，下牙痛，颔肿。

《备急千金要方》卷三十：牙齿龋痛，耳痛。

《铜人腧穴针灸图经》卷三：偏风，口目㖞，牙车脱臼。

《针灸大成》卷六：聤耳有脓汁出，牙龈肿。

《类经图翼》卷六：耳鸣，耳聋，痒痛出脓。

【常用配伍】

①配颊车、合谷、外关、翳风，治牙关紧闭。

②配大迎、颊车、巨髎，治面瘫。

③配阳溪、关冲、液门、阳谷、耳门、翳风、听宫，治耳鸣，耳聋，中耳炎。

④配合谷、翳风、听宫、耳门，治颞颌关节炎。

【现代研究】

①针刺下关穴为主治疗面肌痉挛：针刺阳白透鱼腰，下关穴直刺0.5～1.5寸，提插捻转后用泻法，有针感后，颧髎穴直刺1寸，瞳子髎透太阳穴，足三里、合谷、三阴交直刺，针双侧平补平泻，6805-A型电针，电极接下关和颧髎，电量以患者耐受为度，时间40分钟，10次后休息2日，继续第2个疗程。共治疗31例，总有效率93.5%。[李丽琼.针刺下关穴为主治疗面肌痉挛31例疗效观察.云南中医中药杂志，2006，27（3）：33]

②下关穴齐刺为主治疗颞颌关节功能紊乱：直刺下关穴，行平补平泻手法至有明显针感，然后与下关穴水平面旁开约1cm各斜刺1针，针尖指向下关穴，行同样手法使针下得气。颊车穴斜刺，行平补平泻手法，双侧合谷穴直刺，行泻法。留针30分钟，每10分钟行针1次，下关与颊车穴温和灸10分钟。每日1次，5次1个疗程，治疗3个疗程。共治疗45例，总有效率为97.8%。[何建琼.下关穴齐刺为主治疗颞颌关节功能紊乱45例.云南中医中药杂志，2008，29（4）：28]

头维 Tóuwéi ST8

【出处】　《针灸甲乙经》。

【别名】　颡大。

【穴名释义】　头，指头部；维，指角隔，亦含有维护之意。本穴位于头角入发际处，为阳明脉气所发，维络于前，故名。

【定位】　在头部，额角发际直上0.5寸，头正中线旁开4.5寸。

【局部解剖】　皮肤，皮下组织，帽状腱膜。浅层分布有眶上神经和耳颞神经。

【功效】　息风镇痉，止痛明目。

【主治】　头痛，目眩，迎风流泪，眼睑瞤动，视物不明，目痛，面瘫；面神经麻痹，神经血管性头痛。

【操作】 向后平刺 0.5～1 寸，不宜灸。

【文献摘要】

《针灸甲乙经》卷八：寒热头痛如破，目痛如脱，喘逆烦满，呕吐，流汗难言。

《铜人腧穴针灸图经》卷三：头偏痛，目视物不明。

《针灸大成》卷六：目睑，目风泪出，偏风，视物不明。

【常用配伍】

①配风池、百会、太阳、率谷、合谷、列缺，治偏正头痛。

②配风池、角孙、睛明，治目赤肿痛。

③配阳白、丝竹空、上关、合谷，治面瘫。

【现代研究】

①针刺治疗过敏性鼻炎：取上星、头维、印堂、太阳、头皮部位斜刺深至帽状腱膜下层，必须获得明显痛胀感并向外周扩散。用小幅度提插捻转，中等刺激，平补平泻法，留针 30 分钟。治疗 76 例，总有效率 100%，显效率为 84.21%。[纪晓平．针刺治疗过敏性鼻炎 76 例．中医杂志，1997，28（9）：536]

②头维十字刺治疗偏头痛：主穴取头维用十字刺法，一针从头维穴进针沿头皮自上而下，另一针沿头皮从前向后，两针十字交叉，同时行针，留针 1 小时，其间行针 2 次。风池穴左右对刺法，合谷、太冲常规刺法，三穴均平补平泻，留针 30 分钟，其间行针 1 次。5 次 1 个疗程，疗程间间隔 2 日。共治疗 32 例，总有效率为 90.6%。[成汝梅．头维十字刺治疗偏头痛 32 例．陕西中医，2007，28（8）：1067]

人迎 Rényíng ST9

【出处】 《灵枢·本输》。

【别名】 天五会、五会。

【穴名释义】 迎，指动也。本穴在结喉旁两侧颈总动脉搏动处，为三部相参法的人候（正值切诊部位的人迎脉），故名。

【定位】 在颈部，横平喉结，胸锁乳突肌前缘，颈总动脉搏动处。

【局部解剖】 皮肤，皮下组织，颈阔肌，胸锁乳突肌前缘和肩胛舌骨肌上腹。浅层分布有颈横神经，面神经颈支，颈前静脉；深层分布有副神经，舌下神经，甲状腺上动、静脉分支或属支；再深层有颈血管鞘（鞘内有颈内动、静脉和迷走神经干），鞘后有颈交感干经过。

【功效】 宽胸定喘，散结清热。

【主治】 咽喉肿痛，头痛，瘰疬，瘿气，胸满气喘；颈淋巴结核，支气管哮喘，高血压，甲状腺肿大。

【操作】 避开颈总动脉，直刺 0.2～0.4 寸；不宜灸。

【文献摘要】

《灵枢·寒热病》：阳迎头痛，胸满不得息。

《针灸甲乙经》卷九：阳逆头痛，胸满呼吸喘，喝窮讪窘不得息。

《铜人腧穴针灸图经》卷五：项之闷肿，食不下。

《针灸大成》卷六：咽喉臃肿，瘰疬。

【常用配伍】

①配少商、合谷，治咽喉肿痛。

②配天突、膻中、定喘、尺泽，治哮喘。

③配曲池、足三里、太冲，治高血压。

④配天突、合谷、丰隆、太冲，治甲状腺肿大。

【现代研究】

①温和灸对脑血流量的作用：温和灸（悬垂灸）人迎穴对缺血性脑血管疾病的脑血流量有明显的改善作用，应用本法可治疗中风先兆症，对预防中风的发生有极其重要的临床意义。[马淑惠，等.温和灸人迎穴对缺血性脑血管病脑血流量的作用.北京中医药大学学报，1998，21（3）：68]

②针刺人迎穴为主治疗呃逆：取人迎穴直刺，缓慢提插，患者出现针感，并向锁骨方向传导为佳。共治疗122例，治愈114例，无效8例，总治愈率为93%。[高微，乔喜芹.针刺人迎穴为主治疗呃逆122例.针灸临床杂志，2003，19（8）：63]

水突 Shuǐtū ST11

【出处】　《针灸甲乙经》。

【别名】　水门。

【穴名释义】　水，指水液；突，上突、冲动之意。本穴在颈部胸锁乳突肌前，结喉突起之旁，水饮或食物下咽时，穴处可见上突冲动，故名。

【定位】　在颈部，横平环状软骨，胸锁乳突肌前缘。

【局部解剖】　皮肤，皮下组织，颈阔肌，胸锁乳突肌前缘，肩胛舌骨肌。浅层分布有颈横神经，面神经颈支，颈前静脉；深层分布有副神经，颈神经前支，甲状颈干；再深层有颈交感干。

【功效】　平喘利咽，理气化痰。

【主治】　咳逆上气，喘息不得卧，咽喉肿痛，呃逆，瘰疬，瘿瘤；扁桃体炎，甲状腺肿，支气管哮喘，支气管炎。

【操作】　直刺0.3～0.5寸；可灸。

【文献摘要】

《针灸甲乙经》卷九：咳逆上气，咽喉痛肿，呼吸短气，喘息不通。

《针灸大成》卷六：喘不得卧。

《针方六集》卷五：噎食翻胃。

【常用配伍】

①配气舍、合谷、少商，治咽喉肿痛。

②配风门、百会、气户，治咳嗽。

③配天突、合谷、丰隆、太冲，治瘿瘤。

气舍 Qìshè ST11

【出处】　《针灸甲乙经》。

【穴名释义】　气，指空气；舍，指居处也。本穴为足阳明胃经脉气住留处所，又靠近气管，呼吸之气流经此处，主胸胁支满、喘息，故名。

【定位】 在胸锁乳突肌区，锁骨上小窝，锁骨胸骨端上缘，胸锁乳突肌胸骨头与锁骨头中间的凹陷中。

【局部解剖】 皮肤，皮下组织，颈阔肌。浅层分布有锁骨神经内侧支，颈横神经；深层分布有迷走神经干，面神经颈支，联络两侧颈前静脉和颈前静脉弓，头臂静脉。

【功效】 利咽消肿，定喘降逆。

【主治】 咽喉肿痛，喘息，呃逆，瘿气，瘰疬，颈项强痛；支气管炎，支气管哮喘，咽喉炎，扁桃体炎，颈淋巴结核。

【操作】 直刺 0.3～0.5 寸；可灸。

【文献摘要】

《针灸甲乙经》卷十：肩肿不得顾。

《针灸甲乙经》卷十二：喉痹，瘿瘤。

《备急千金要方》卷三十：欬逆上气，咽肿不得食，饮食不下。

《铜人腧穴针灸图经》卷四：颈项强不得回顾。

【常用配伍】

①配扶突、水突、合谷、人迎，治瘿瘤。

②配气户、膈俞，治呃逆。

③配合谷、少商，治咽喉肿痛。

缺盆 Quēpén ST12

【出处】 《灵枢·经脉》。

【别名】 天盖。

【穴名释义】 缺，指不完整；盆，指较深凹陷。本穴位于肩上横骨（锁骨）上窝，此处形如破缺之盆，故名。

【定位】 在颈外侧区，锁骨上大窝，锁骨上缘凹陷中，前正中线旁开 4 寸。

【局部解剖】 皮肤，皮下组织，颈阔肌。浅层分布有锁骨上神经内侧支，颈外静脉；深层分布有臂神经丛，面神经颈支，锁骨下动脉；再深层有胸膜顶，锁骨下静脉。

【功效】 宣散外邪，止咳定喘。

【主治】 咳嗽，气喘，咽喉肿痛，瘰疬，缺盆中痛；扁桃体炎，颈淋巴结核。

【操作】 直刺 0.3～0.5 寸；可灸。

【文献摘要】

《素问·水热论》：泻胸中之热。

《针灸甲乙经》卷八：肩痛引项，寒热，寒热沥，适胸中满，有大气，缺盆中满痛，肩引项臂不举，汗不出，喉痹，咳嗽血。

《针灸大成》卷六：息奔，胸满喘急，水肿，瘰疬，缺盆中肿，外溃则生，胸中热满，伤寒胸热不已。

【常用配伍】

①配膻中、巨阙，治咳嗽。

②配合谷、少商、尺泽，治咽喉肿痛。

【现代研究】 指针缺盆穴治疗呃逆：用双手拇食中指同时按压两锁骨上窝中点缺盆穴，靠近锁骨上缘内侧面由轻到重朝下按压，使患者感到酸、麻、胀痛为度，按压时间

10 秒左右。共治疗 11 例，全部治愈。［刘美英 . 指针缺盆穴治疗呃逆 11 例 . 中国针灸，2003，23（1）：34］

气户 Qìhù ST13

【出处】《针灸甲乙经》。

【穴名释义】 气，指胸中肺气；户，指出入之处所，气户即指肺气出入之门户，本穴主治喘逆上气，肺气不利，故名。

【定位】 在胸部，锁骨下缘，前正中线旁开 4 寸处。

【局部解剖】 皮肤，皮下组织，胸大肌，第 1 肋间外肌。浅层分布有锁骨上神经中间支；深层分布有胸前神经，腋动脉及其分支，胸肩峰动脉。

【功效】 宣降肺气，宽胸止痛。

【主治】 咳喘，胸背痛，呃逆，胸胁胀满，胁肋疼痛，吐血；支气管炎，支气管哮喘，肋间神经痛。

【操作】 沿肋间隙向外斜刺 0.5～0.8 寸；可灸。

【文献摘要】

《针灸甲乙经》卷九：胸胁楷满，喘满上气，呼吸肩息，不知食味。

《针灸大成》卷六：咳逆，上气，胸背痛，咳不得息。

《百症赋》：久知胁肋疼痛。

【常用配伍】

①配云门、天府、神门，治喘逆上气，呼吸肩息。

②配华盖、膻中、肺俞、列缺、尺泽，治胸胁肋疼痛，咳嗽喘息。

库房 Kùfáng ST14

【出处】《针灸甲乙经》。

【穴名释义】 库，指藏物；房，指房舍，有舍佳境，犹气舍于胸中。本穴在气户之下，主治咳逆上气，胸胁支满，故名。

【定位】 在胸部，第 1 肋间隙，前正中线旁开 4 寸。

【局部解剖】 皮肤，皮下组织，胸大肌，胸小肌，肋间外肌，肋间内肌。浅层分布有锁骨上神经中间支，肋间神经前皮支；深层分布有胸前神经，胸肩峰动、静脉分支与属支，肋间神经，肋间动脉；再深层分布有壁层胸膜和肺。

【功效】 止咳定喘，宽胸排脓。

【主治】 咳嗽，胸痛，胁胀，气喘，咳唾脓血；支气管炎，支气管哮喘，胸膜炎，肋间神经痛。

【操作】 沿肋间隙向外斜刺 0.5～0.8 寸；可灸。

【文献摘要】

《针灸甲乙经》卷九：胸胁楷满，咳逆上气，呼吸多喘，浊沫脓血。

《针灸大成》卷六：呼吸不至息。

【常用配伍】

①配中府、周荣、尺泽，治咳逆上气，呼吸多唾，浊沫脓血。

②配肺俞、尺泽、孔最、天突，治咳嗽，咯血，胸痛。

③配乳根、肩井、曲泽，治乳痈初起。

屋翳 Wūyì ST15

【出处】 《针灸甲乙经》。

【穴名释义】 屋，指盖；翳，含华盖之意，亦含遮翳之意。本穴上有库房之房，下有膺窗之窗，内藏肺脏，犹如屋檐之覆蔽，故名。

【定位】 在胸部，第2肋间隙，前正中线旁开4寸。

【局部解剖】 皮肤，皮下组织，胸大肌，胸小肌，肋间外肌，肋间内肌。浅层分布有锁骨上神经中间支，肋间神经前皮支；深层分布有胸前神经，胸肩峰动、静脉分支与属支，肋间神经，肋间动脉；再深层分布有壁层胸膜与肺。

【功效】 止咳化痰，通调水道。

【主治】 咳嗽，气喘，胸胁胀痛，乳痈，身肿，皮肤疼痛，瘈疭；支气管炎，胸膜炎，乳腺炎。

【操作】 沿肋间隙向外斜刺0.5～0.8寸；可灸。

【文献摘要】

《针灸甲乙经》卷十二：身肿，皮痛不可近衣。

《铜人腧穴针灸图经》卷二：胸胁支满，欬逆上气，呼吸多唾浊沫脓血，身体重，皮肤不可近衣，淫泺，瘈疭不仁。

《百症赋》：至阴屋翳，疗痒疾之痛多。

【常用配伍】

①配大椎、肺俞、膻中、尺泽，治咳喘。

②配膻中、乳根、肩井、足三里、期门、天宗、太冲、丰隆，治乳癖。

【现代研究】 针刺对乳腺纤维性囊肿周期节律的影响：乳腺增生患者性激素分泌节律紊乱，针刺屋翳、膻中、肝俞、合谷，接电针仪，留针30分钟，每日1次，15次为1个疗程。经针刺治疗后下丘脑-垂体-卵巢轴性激素分泌节律基本恢复正常。治疗52例，总有效率96.2%。[冀萍，等.针刺对乳腺纤维性囊肿患者下丘脑-垂体-卵巢轴周期节律的影响.中国针灸，1998，18（3）：137]

膺窗 Yīngchuāng ST16

【出处】 《针灸甲乙经》。

【穴名释义】 窗，指空孔；膺，指胸。本穴在胸部乳房之乳晕上缘，系妇人通乳之乳窍，能泄胸中郁气，主治胸满气塞，胁痛胀满，犹如室之有窗，气通光透，故名。

【定位】 在胸部，第3肋间隙，前正中线旁开4寸。

【局部解剖】 皮肤，皮下组织，胸大肌，胸小肌，肋间外肌，肋间内肌。浅层分布有锁骨上神经中间支，肋间神经前皮支；深层分布有胸前神经，胸肩峰动、静脉分支与属支，肋间神经，肋间动脉；再深层分布有壁层胸膜与肺。

【功效】 止咳宁嗽，消肿清热。

【主治】 咳嗽，气喘，胸胁胀痛，乳痈；肋间神经痛，乳腺炎。

【操作】 沿肋间隙向外斜刺0.5～0.8寸；可灸。

【文献摘要】

《针灸甲乙经》卷十二：乳痈，寒热短气，卧不安。

《备急千金要方》卷三十：胸胁痛肿，肠鸣泄注。

《针灸大成》卷六：胸满短气，唇肿。

【常用配伍】

①配少泽、乳根、肩井、天宗、合谷、太冲，治乳痈。

②配内关、膻中，治心前区痛。

乳中 Rǔzhōng ST17

【出处】　《针灸甲乙经》。

【穴名释义】　乳，指乳房；中，指中央。本穴处于乳头之正中，故名。

【定位】　在胸部，乳头中央。

【局部解剖】　乳内皮肤，皮下组织，胸大肌。浅层分布有第四肋间神经外侧皮支；深层分布有胸内、外侧神经分支，胸外侧动、静脉的分支或属支。

【操作】　不刺不灸，只作胸腹部腧穴定位标志。

【文献摘要】

《针灸甲乙经》卷三：禁不可刺灸，灸刺之不幸生蚀疮，疮中有脓血清汁者可治，疮中有息肉若蚀疮者死。

【现代研究】

①按摩乳中穴、乳根穴促进乳汁分泌：将乳头夹在示中指间，拇指平压乳中穴向内轻柔按揉1~2分钟，然后，示中指夹稳乳头向外反复外提36次。然后，用拇中指垂直按揉乳根穴2~3分钟，接着用两手拇指腹交替从乳房根部经乳根穴缓慢推向乳头，边推边揉反复36遍。产后3天泌乳量达中等及以上者的比例为82.2%。[曾三梅.按摩乳中穴、乳根穴促进乳汁分泌.中国实用护理杂志，2007，23（7）：6]

②按摩乳中穴减少产后出血：将乳头夹于食中指间，拇指指腹平压乳中穴向内轻轻揉按2分钟，然后食中指夹稳乳头向乳房垂直方向反复外提30次。产后2小时内每15分钟按摩1次。产后出血量及产后出血的发生率均明显少于给产妇常规肌肉注射催产素20U对照组。[曾三梅，程兰君.按摩乳中穴减少产后出血的临床观察.现代护理，2007，13（14）：1314]

乳根 Rǔgēn ST18

【出处】　《针灸甲乙经》。

【穴名释义】　乳，指乳房；根，指基底部，穴在乳房根部，故名。

【定位】　在胸部，第5肋间隙，前正中线旁开4寸。

【局部解剖】　皮肤，皮下组织，胸大肌，肋间外肌，肋间内肌。浅层分布有肋间神经前皮支，胸腹壁静脉；深层分布有胸前神经，肋间神经，肋间后动、静脉，胸外侧动、静脉分支与属支。

【功效】　止咳平喘，宽胸通乳。

【主治】　乳痈，乳少，咳嗽，胸痛，呃逆，噎膈；乳腺炎，乳汁分泌不足，肋间神经痛，冠心病，心绞痛。

【操作】 沿肋间隙向外斜刺 0.5～0.8 寸；可灸。

【文献摘要】

《针灸甲乙经》卷十一：胸下满痛，膺肿。

《针灸甲乙经》卷十二：乳痈，凄索寒热，痛不可按。

《备急千金要方》卷五：腹满，短气转鸣。

《针灸大成》卷六：胸下满闷，胸痛，隔气不下食，噎病，臂痛肿，乳痈，乳痛，凄凄寒痛，痛不可按，咳逆，霍乱转筋，四厥。

《玉龙歌》：气嗽，痰哮。

《席弘赋》：妇人生产难。

《医宗金鉴》卷八十五：小儿龟胸。

【常用配伍】

①配膻中、足三里、血海、合谷、少泽，治乳汁不足。

②配俞府，治哮喘痰嗽。

③配内关、膻中，治心前区疼痛。

【现代研究】 针刺治疗产后乳少：先针乳根、合谷用补法。实证加内关、膻中泻法；虚证加足三里补法。少泽三棱针轻刺出血。各穴留针 30 分钟，其间行针 2～3 次，每日治疗 1 次。治疗 67 例，总有效率 100%。[刘英，等．针刺治疗产后少乳 67 例．福建中医药，1997，28 (5)：21]

不容 Bùróng ST19

【出处】《针灸甲乙经》。

【穴名释义】 不，有否定之意；容，指容纳。本穴属胃经，适当胃脘处，内应胃之上口，针之可使消化水谷，主治腹满，不能受纳水谷之证，故名。

【定位】 在上腹部，脐中上 6 寸，前正中线旁开 2 寸。

【局部解剖】 皮肤，皮下组织，腹直肌鞘前壁，腹直肌，腹直肌鞘后壁。浅层分布有肋间神经前皮支，胸腹壁静脉；深层有肋间神经，肋间动脉，腹壁上动、静脉分支与属支。

【功效】 止呕降逆，和胃平喘。

【主治】 呕吐，胃痛，腹胀，食欲不振，喘咳，胸背胁痛，心痛；胃炎，胃或十二指肠溃疡，胃扩张。

【操作】 直刺 0.5～0.8 寸；可灸。

【文献摘要】

《针灸甲乙经》卷十一：呕血有息，胁下痛，口干，心痛与背相引，不可咳，咳则肾痛。

《备急千金要方》卷三十：心切痛，喜噫酸。

《千金翼方》卷二十七：脉不出。

《针灸大成》卷六：腹满疝癖，唾血，肩胁痛，喘咳，不嗜食，腹虚鸣，呕吐，痰癖，疝瘕。

【常用配伍】

①配中脘、内关、足三里、公孙，治脘腹胀痛。

②配期门，治心切痛，噫酸。

③配大陵、上脘，治呕血。

承满 Chéngmǎn ST20

【出处】　《针灸甲乙经》。

【穴名释义】　承，指受；满，含盛之意。本穴在不容穴之下，内应胃之上部，言承水谷已满，可主治胃脘胀满，胁下坚满，故名。

【定位】　在上腹部，脐中上 5 寸，前正中线旁开 2 寸。

【局部解剖】　皮肤，皮下组织，腹直肌鞘前壁，腹直肌，腹直肌鞘后壁。浅层分布有肋间神经前皮支，胸腹壁静脉；深层分布有肋间神经，肋间动脉，腹壁上动、静脉分支与属支。

【功效】　理气和胃，降逆止呕。

【主治】　胃痛，呕吐，腹胀，肠鸣，食欲不振，喘逆，胁下坚痛，吐血；胃炎，胃或十二指肠溃疡，神经性呕吐。

【操作】　直刺 0.5～0.8 寸；可灸。

【文献摘要】

《针灸甲乙经》卷九：肠鸣相逐，不可倾倒。

《备急千金要方》卷十八：肠中雷鸣，相逐痢下。

《备急千金要方》卷三十：胁下坚痛。

《针灸大成》卷六：肠鸣腹胀，上气喘逆，食饮不下，肩息，唾血。

【常用配伍】

①配中脘、胃俞、内关、足三里、太冲，治胃痛，腹胀，呕吐。

②配足三里、脾俞、三阴交、胃俞、中脘，治纳呆。

梁门 Liángmén ST21

【出处】　《针灸甲乙经》。

【穴名释义】　横木为梁，心之积曰伏梁，指脐上心下部积聚。本穴能消积化滞，破梁开门，主治胸胁积气，故名。一说本穴为膏粱之物出入之门户处（即内当胃脘），故名。

【定位】　在上腹部，脐中上 4 寸，前正中线旁开 2 寸。

【局部解剖】　皮肤，皮下组织，腹直肌鞘前壁，腹直肌，腹直肌鞘后壁。浅层分布有肋间神经前皮支，胸腹壁静脉；深层分布有肋间神经，肋间动脉，腹壁上动、静脉分支与属支。

【功效】　和胃降逆，消积化滞。

【主治】　胃痛，呕吐，腹胀，纳呆，乏力，便溏；胃或十二指肠溃疡，慢性胃炎，胃下垂。

【操作】　直刺 0.5～0.8 寸；可灸。

【文献摘要】

《针灸甲乙经》卷九：腹中积气结痛。

《备急千金要方》卷三十：胸下积气。

《针灸大成》卷六：胁下积气，食欲不思，大肠滑泄，完谷不化。

【常用配伍】

①配足三里、内关、公孙、梁丘、中脘，治胃痛，腹胀，呕吐。

②配脾俞、胃俞、足三里、肾俞、天枢、三阴交、命门，治大便溏泄，五更泄。

③配日月，治反酸，呕吐。

【现代研究】 电针治疗胃下垂：针刺入梁门穴皮下后，沿胃经走行平刺至水道穴，捻转1周，呈45°角慢慢上提，待有收缩上提感后接 G-6805 型治疗机，连续波，刺激量一般选在3～4挡，使患者腹部有紧缩感，能耐受为度，留针25～30分钟，同时补足三里穴。隔日1次，10次1个疗程，共治疗78例，全部有效。[张凤珍．电针治疗胃下垂78例．光明中医，2004，19（3）：21]

关门 Guānmén ST22

【出处】 《针灸甲乙经》。

【穴名释义】 关，指不纳，门，指门户。本穴具有健脾之功，主治纳呆，犹如对水谷闭门不受，故名；一说本穴内应胃脘下部与小肠交界处，故名。

【定位】 在上腹部，脐中上3寸，前正中线旁开2寸。

【局部解剖】 同梁门穴。

【功效】 健脾和胃，利水消肿。

【主治】 腹痛，腹胀，肠鸣泄泻，食欲不振，水肿；急慢性胃炎，急慢性肠炎。

【操作】 直刺0.5～0.8寸；可灸。

【文献摘要】

《针灸甲乙经》卷九：腹胀善满，积气。

《针灸甲乙经》卷十一：身肿。

《铜人腧穴针灸图经》卷四：卒痛，泄利，不欲食，腹中气游走侠脐急，痎疟振寒。

《循经考穴编》六十四：绕脐急痛。

【常用配伍】

①配中脘、足三里、关元、天枢，主治腹胀，腹痛，消化不良，腹泻。

②配脾俞、水分、阴陵泉，主治水肿。

太乙 Tàiyǐ ST23

【出处】 《针灸甲乙经》。

【穴名释义】 太，作通解。小肠谓之乙，乙，即曲也。本穴在关门下，内应小肠，小肠屈曲似乙，且本穴主治肠疾，故名。

【定位】 在上腹部，脐中上2寸，前正中线旁开2寸。

【局部解剖】 同梁门穴。

【功效】 清心宁神，化痰和胃。

【主治】 胃痛，腹痛，腹胀，泄泻，不思饮食，心烦，癫狂；急慢性胃炎，急慢性肠炎。

【操作】 直刺0.5～0.8寸；可灸。

【文献摘要】

《针灸甲乙经》卷十一：狂癫疾，吐舌。

《铜人腧穴针灸图经》卷四：心烦。

【常用配伍】

①配足三里、天枢、肝俞、胃俞，治消化不良，腹泻。

②配滑肉门、百会、心俞、神门、大陵，治癫狂，吐舌。

滑肉门 Huáròumén ST24

【出处】 《针灸甲乙经》。

【穴名释义】 滑，灵活、通利之意；肉，指肌肉；门，指门户也。本穴属胃经经穴，主治舌及腹部脾胃疾患，而脾胃之肉、舌与肠皆为滑利之肉，所以本穴为通利脾胃之门，故名。

【定位】 在上腹部，脐中上1寸，前正中线旁开2寸。

【局部解剖】 同梁门穴。

【功效】 化痰安神，和胃止吐。

【主治】 癫狂，呕吐，胃痛，腹胀，腹泻，吐舌，舌强；急慢性胃炎，急慢性肠炎。

【操作】 直刺0.8～1.2寸；可灸。

【文献摘要】

《针灸甲乙经》卷十一：狂癫疾，吐舌。

《针灸大成》卷六：呕逆，舌强。

《针灸聚英》卷一：吐血，重舌。

【常用配伍】

①配内关、足三里、中脘，治胃痛。

②配天枢、下巨虚，治腹泻，腹胀。

③配少海、温溜，治吐舌，舌强。

天枢 Tiānshū ST25 大肠募穴

【出处】 《针灸甲乙经》。

【别名】 长溪、谷门、长谷。

【穴名释义】 枢，指枢纽。脐上应天，脐下应地，本穴位于脐旁，为天地上下腹之分界，正当人身之中，通于中焦，有斡旋上下，职司升降之功，为中下二焦气化出入之枢纽，故名。

【定位】 在腹部，横平脐中，前正中线旁开2寸。

【局部解剖】 皮肤，皮下组织，腹直肌鞘前壁，腹直肌，腹直肌鞘后壁。浅层分布有肋间神经前皮支，腹壁浅动、静脉；深层分布有肋间神经，肋间动脉，腹壁上下动、静脉吻合支。

【功效】 调理肠腑，升降气机。

【主治】 腹痛，腹胀，肠鸣，泄泻，痢疾，便秘，肠痈，热病，疝气，水肿，月经不调；急慢性胃炎，急慢性肠炎，阑尾炎，细菌性痢疾，消化不良，急性胰腺炎，急性肠梗阻。

【操作】 直刺0.8～1.2寸；可灸。

【文献摘要】

《针灸甲乙经》卷七：疟振寒，热甚狂言。

《备急千金要方》卷十五：小便不利，大便注泄。

《针灸大成》卷六：赤白痢，水痢不止，食不下，久积冷气，绕脐切痛，时上冲心，烦满呕吐，霍乱，冬日感寒泄痢，疟寒热，狂言，伤寒饮水过多，腹胀气喘，妇人女子癥瘕，血结成块，漏下赤白，月事不时。

《针方六集》卷五：一切虚损。

【常用配伍】

①配上巨虚、阑尾穴，治肠痈。

②配足三里，治腹泻。

③配上巨虚、三阴交，治痢疾。

④配支沟、大肠俞、上巨虚、足三里，治便秘。

⑤配中极、三阴交、次髎、太冲，治痛经。

⑥配太冲、四缝、百虫窝、中脘，治蛔虫病。

【现代研究】

①隔姜灸治疗慢性腹泻：1cm厚姜片2块，置于两侧天枢穴，放置艾炷后点燃，每次7壮，每日1次，10天为1个疗程。27例病人经2个疗程治疗，全部治愈。[徐鸿达．隔姜灸天枢治疗慢性腹泻27例．针灸临床杂志，1997，13（4，5）：68]

②深刺天枢穴治疗结肠慢转运性便秘：取天枢穴直刺2.8寸，得气后连接G-6805电针，频率20Hz，连续波，强度以患者觉腹部肌肉轻度颤动为度。每次留针30分钟，每日1次，每星期治疗5次。2星期为1个疗程。治疗后患者量表积分较治疗前降低，GTT较治疗前缩短。[张维，刘志顺，李琚．深刺天枢穴治疗结肠慢转运性便秘30例．上海针灸杂志，2005，24（10）：26]

③针刺天枢穴治疗子宫肌瘤：取天枢穴直刺1.5寸，得气使针感向下腹放射。然后取中极配归来，三阴交配血海，气海配关元，留针30分钟，期间行针1次，每日1次，15次为1个疗程，治疗1～2个疗程。共治疗36例，11例症状全部消失，16例明显好转，6例症状略有减轻，3例无效。[温秉强．针刺天枢穴治疗子宫肌瘤36例．实用中医内科杂志，2005，19（6）：581]

外陵 Wàilíng ST26

【出处】《针灸甲乙经》。

【穴名释义】外，指旁侧，此处指腹中线外侧；陵，指突起之处。本穴位于脐腹外下方，腹部正中线之旁，适当腹直肌隆起处，故名。

【定位】在下腹部，脐中下1寸，前正中线旁开2寸。

【局部解剖】皮肤，皮下组织，腹直肌鞘前壁，腹直肌，腹直肌鞘后壁；浅层分布有肋间神经前皮支，腹壁前动、静脉；深层分布有肋间神经，肋间动脉，腹壁下动、静脉分支与属支。

【功效】通经止痛，调理肠胃。

【主治】腹痛，疝气，痛经；阑尾炎。

【操作】直刺1～1.5寸；可灸。

【文献摘要】

《针灸甲乙经》卷九：腹中尽痛。

《铜人腧穴针灸图经》卷四：心如悬，引脐腹痛。

【常用配伍】

①配三阴交、太冲，治疝气痛。

②配天枢、上巨虚，治腹中痛。

③配三阴交、关元，治痛经。

大巨 Dàjù ST27

【出处】 《针灸甲乙经》。

【别名】 腋门。

【穴名释义】 巨，有大的含意；本穴适当腹直肌隆起高突阔大之处，故名。

【定位】 在下腹部，脐中下 2 寸，前正中线旁开 2 寸。

【局部解剖】 同外陵穴。

【功效】 理气消胀，通肠利水。

【主治】 小腹胀满，小便不利，遗精，早泄，惊悸不眠，疝气，偏枯，四肢不用；肠梗阻，尿潴留。

【操作】 直刺 0.8～1.2 寸；可灸。

【文献摘要】

《针灸甲乙经》卷十：偏枯，四肢不用，善惊。

《针灸甲乙经》卷九：癫疝。

《针灸大成》卷六：小腹胀满，烦渴，小便难，惊悸不眠。

【常用配伍】

①配天枢、三阴交，治小腹胀满。

②配关元、三阴交、志室，治遗精，早泄。

水道 Shuǐdào ST28

【出处】 《针灸甲乙经》。

【穴名释义】 水，指水液；道，指通路。本穴位居大巨下 1 寸，内部适当膀胱，有通调水道，使水液渗注于膀胱之功，主治小便不通，故名。

【定位】 在下腹部，脐中下 3 寸，前正中线旁开 2 寸。

【局部解剖】 同外陵穴。

【功效】 清湿热，利膀胱，通水道。

【主治】 小腹胀满，腹痛，痛经，小便不利，疝气，不孕；肾炎，膀胱炎，尿潴留，睾丸炎，卵巢炎，子宫内膜炎，附件炎。

【操作】 直刺 0.8～1.2 寸；可灸。

【文献摘要】

《针灸甲乙经》卷九：三焦约，大小便不通。

《备急千金要方》卷二十：三焦膀胱肾中热气。

《铜人腧穴针灸图经》卷四：少腹满引阴中痛，腰背强急，膀胱有寒，三焦结热，小便不利。

《针灸大成》卷六：妇人小腹胀满。

《循经考穴编》六十七：小腹疼痛，七疝冲心。

【常用配伍】

①配中极、关元、三阴交、阴陵泉，治尿血，淋痛。

②配筋缩，治腰骨强急。

【现代研究】 针刺按摩水道穴治疗产后尿潴留：直刺水道穴入皮后捻转进针，得气后轻上提使针尖向下倾斜，进针 1.5 寸，行针使针感向会阴部传导，患者感觉有便意，行平补平泻法，行针 3 分钟，不留针。拔针后逆时针方向按摩，先轻后重，使患者有便意，两侧穴各 5 分钟。共治疗 35 例，显效率 62.8%，有效率 34.3%，无效率 2.9%。[王锐，高明月，张惠欣. 针刺按摩水道穴治疗产后尿潴留的疗效观察. 生物磁学，2005，5（4）：29]

归来 Guīlái ST29

【出处】 《针灸甲乙经》。

【别名】 溪穴。

【穴名释义】 归，指还也；来，返者也，含恢复、复原之意。本穴主治阴丸上缩，子宫脱垂诸症，刺本穴可使诸疾复归原处而愈，故名。

【定位】 在下腹部，脐中下 4 寸，前正中线旁开 2 寸。

【局部解剖】 皮肤，皮下组织，腹直肌鞘前壁，腹直肌。浅层分布有髂腹下神经，腹壁浅动、静脉；深层分布有肋下神经，腹壁下动、静脉。

【功效】 行气疏肝，调经止带，益气升提。

【主治】 少腹疼痛，经闭，痛经，子宫下垂，白带，疝气，茎中痛，小便不利；睾丸炎，卵巢炎，腹股沟疝，子宫内膜炎。

【操作】 直刺 0.8～1.2 寸；可灸。

【文献摘要】

《针灸甲乙经》卷八：奔豚，卵上入痛引茎。

《针灸甲乙经》卷十二：女子阴中寒。

《千金翼方》卷二十六：阴冷肿痛。

《铜人腧穴针灸图经》卷四：妇人血脏积冷。

《针灸大成》卷六：七疝。

【常用配伍】

①配太冲，治疝气偏坠。

②配中极、曲骨、三阴交，治月经不调。

③配维胞、三阴交、气海，治子宫下垂。

【现代研究】

①针刺治疗良性前列腺增生：取中极、归来穴向下斜刺 2.5 寸，行雀啄法使针感放射至尿道内口、会阴及大腿内上侧；取太冲穴向上斜刺 1.2 寸，行捻转泻法；三阴交直刺 1 寸，行捻转泻法。留针 30 分钟。每周 2 次，24 次 1 个疗程。结果表明可有效缓解前列腺增生的临床症状。[刘清国，王朝阳，李军. 针刺治疗良性前列腺增生的临床研究. 中国针灸，2003，23（4）：200]

②穴位注射、中药灌肠治疗慢性盆腔炎：取鱼腥草注射液 4ml，进针双侧归来穴，得气后两侧分别注射 2ml，每日 1 次。10 日 1 个疗程，可连用 3 个疗程。黄柏、赤芍各 70g，玄

胡 50g，败酱草、苏木各 100g，没药 30g，制成 500ml 药液瓶装备用。每次 50ml 保留灌肠，每日 1 次，10 次 1 个疗程，可连用 3 个疗程。共治疗 50 例，总有效率 98%。[彭清慧，庞锦秀. 穴位注射、中药灌肠治疗慢性盆腔炎 50 例. 四川中医，2003，21（9）：66]

气冲 Qìchōng ST30

【出处】《针灸甲乙经》。

【别名】 气街。

【穴名释义】 气，指气街；冲，含动之意。本穴在气街处，又为奇经八脉冲脉之起始部，主治疝气奔豚，气上冲攻心，故名。

【定位】 在腹股沟区，耻骨联合上缘，前正中线旁开 2 寸，动脉搏动处。

【局部解剖】 皮肤，皮下组织，腹外斜肌腱膜，弓状缘。浅层分布有髂腹下神经，髂腹股沟神经，腹壁浅动、静脉；深层分布有腹壁下动脉，内下方有精索（男）或子宫圆韧带（女）。

【功效】 疏肝益肾，调经种子。

【主治】 少腹痛，疝气，腹股沟疼痛，月经不调，不孕，外阴肿痛，阳痿，阴茎中痛。

【操作】 直刺 0.8～1.2 寸。

【文献摘要】

《针灸甲乙经》卷八：石水刺气冲。

《备急千金要方》卷三十：腹中满热，淋闭不得尿。

《针灸大成》卷六：大肠中热，小腹奔豚，腹有逆气上攻心，腰痛不得俯仰，伤寒，胃中热，小肠痛，妊娠子上冲心，生难，胞衣不出。

【常用配伍】

①配中极、三阴交、关元，治尿道痛。

②配冲门、三阴交，治带下产崩。

【现代研究】 气冲在治疗下肢痿症中的应用：取患侧气冲穴及患肢的髀关、伏兔、血海、梁丘、足三里、阳陵泉、三阴交、解溪、丰隆、昆仑、承山，每次选用 5～7 穴，并配合头针治疗。用直径 0.38mm、长度 40mm 的毫针，进针 1 寸，提插捻转，得气后，留针 30 分钟，行针 2 次，共治疗 40 例，总有效率 80.0%。[壁堡重.“气冲”在治疗下肢痿症中的应用. 上海针灸杂志，2000，19（5）：32]

髀关 Bìguān ST31

【出处】《素问·气府论》。

【穴名释义】 髀，指股骨；关，指股骨上端关节处，含转动之意。本穴在髂前上棘下方，位近股骨上端关节处，故名。

【定位】 在股前区，股直肌近端、缝匠肌与阔筋膜张肌 3 条肌肉之间凹陷中。

【局部解剖】 皮肤，皮下组织，阔筋膜，阔筋膜张肌和股直肌，股外侧肌。浅层分布有股外侧皮神经；深层分布有臀上神经，股神经肌支，旋股外侧动、静脉。

【功效】 疏通经络，强壮腰膝。

【主治】 髀股痿痹，下肢不遂，腰腿疼痛，筋急不得屈伸；膝关节及周围软组织疾患，下肢瘫痪。

【操作】　直刺 0.8～1.2 寸；可灸。

【文献摘要】

《针灸甲乙经》卷十：膝寒痹不仁，不可屈伸。

《针灸大成》卷六：腰痛，足麻木，膝寒不仁，痿痹，股内筋络急，不屈伸，小腹引喉痛。

【常用配伍】

①配环跳、风市、足三里、三阴交、阳陵泉，治下肢疼痛、麻痹、瘫痪。

②配承扶、委中，治股关节痛。

【现代研究】　水针合针刺髀关穴治疗股外侧皮神经痛：针刺髀关穴，直刺 1.5～2.5 寸，结合针刺病患处局部阿是穴，提插捻转得气后，接电针治疗仪，疏密波，通电 20 分钟，每日 1 次，5 日为 1 个疗程。30 例患者，2 个疗程后，痊愈 25 例，有效 4 例，无效 1 例。[陈旻，陈利东．水针合针刺髀关穴治疗股外侧皮神经痛．针灸临床杂志，2006，22 (4)：29]

伏兔 Fútù ST32

【出处】　《灵枢·寒热》。

【别名】　外沟。

【穴名释义】　伏，指卧也。本穴在股直肌肌腹中，其肌肉隆起，形似伏卧之兔，故名。

【定位】　在股前区，髌底上 6 寸，髂前上棘与髌底外侧端的连线上。

【局部解剖】　皮肤，皮下组织，阔筋膜，股直肌，股中间肌。浅层分布有股前皮神经，股外侧皮神经，股外侧静脉；深层分布有股神经肌支，旋股外侧动、静脉的降支。

【功效】　散寒化湿，疏通经络。

【主治】　腿膝冷痛，下肢不遂，脚气，疝气，腹胀，腰胯疼痛；膝关节及周围软组织疾患。

【操作】　直刺 1～2 寸；可灸。

【文献摘要】

《针灸甲乙经》卷八：寒疝下至腹腠，腰膝痛如清水，大腹诸疝，按之至膝上。

《备急千金要方》卷十四：狂邪鬼语。

《针灸大成》卷六：膝冷不得温，风劳，痹逆，狂邪，手挛缩，身瘾疹，腹胀，少气，头重，脚气，妇人下部诸疾。

【常用配伍】

①配环跳、肾俞、委中、阳陵泉、三阴交，治下肢瘫痪。

②配环跳、犊鼻，治腿膝疼痛。

【现代研究】

①针刺治疗肩凝症：毫针直刺伏兔穴 1.5～2 寸，得气后左手拇指按压足阳明经循行线，右手施以大幅度提插捻转手法，使针感向下传导，以病人感到患部发热为佳，令病人在最大范围内活动上肢，留针 15～20 分钟。治疗 72 例，总有效率 90%。[任玉娟，等．针刺伏兔穴治疗肩凝症 72 例．陕西中医，1997，18 (8)：364]

②伏兔扬刺治疗股外侧皮神经炎：毫针在伏兔穴直刺一针，而后在穴的上、下、左、右各旁开 1.5～2 寸，以 45°角向正中斜刺一针，得气后施平补平泻手法，留针 30 分钟，留针期间艾条灸至皮肤灼红为度，起针后加拔火罐，每日或隔日治疗 1 次，10 次为 1 个疗程。治疗 36 例，总有效率 94.5%。［徐立群 . 扬刺治疗股外侧皮神经炎 36 例 . 四川中医，1997，15（1）：56］

阴市 Yīnshì ST33

【出处】 《针灸甲乙经》。

【别名】 阴鼎。

【穴名释义】 阴，含凉寒之意；市，集结之处。本穴为足阳明胃经脉气所发，而胃为水谷所归，五味皆入如市杂，有"胃为之市"之谓，且具温经散寒之功，主治腰脚如冷水，膝挛，故名。

【定位】 在股前区，髌底上 3 寸，股直肌肌腱外侧缘。

【局部解剖】 同伏兔穴。

【功效】 温经散寒，强壮腰膝。

【主治】 膝关节痛，下肢屈伸不利，腰痛，下肢不遂，腹胀，腹痛，寒疝；膝关节及周围软组织疾患。

【操作】 直刺 1～1.5 寸；可灸。

【文献摘要】

《针灸甲乙经》卷八：寒疝痛，腹胀痛，痿厥少气。

《备急千金要方》卷三十：腹中满，寒疝下至腹。

《针灸大成》卷六：腰脚如冷水，膝寒，痿痹不仁，不屈伸，卒寒疝，力痿，少气，小腹痛，胀满，脚气，脚以下伏兔上寒，消渴。

《通玄指要赋》：股膝冷。

《灵光赋》：两足拘挛。

【常用配伍】

①配太冲、关元、肝俞，治寒疝。

②配髀关、阳陵泉、足三里、风市，治膝腿疼痛无力。

梁丘 Liángqiū ST34 郄穴

【出处】 《针灸甲乙经》。

【穴名释义】 梁，指高起；丘，指陵起。本穴在膝髌上外缘上 2 寸凹陷处，穴前骨巨如梁，穴后内隆如丘，犹如山梁之上，故名。

【定位】 在股前区，髌底上 2 寸，股外侧肌与股直肌肌腱之间。

【局部解剖】 皮肤，皮下组织，阔筋膜，股外侧肌。浅层分布有股前皮神经，股外侧皮神经，股外侧静脉；深层分布有股神经肌支，旋股外侧动脉，静脉降支。

【功效】 和胃消肿，宁神定痛。

【主治】 胃痛，膝关节肿痛，伸屈不利，乳痈，大惊；急性胃炎，乳腺炎，膝关节炎，胃痉挛。

【操作】 直刺 1～1.5 寸；可灸。

【文献摘要】

《针灸甲乙经》卷九：大惊，乳痈。

《针灸甲乙经》卷十：胫苕苕痹，膝不能屈伸，不可以行。

《针灸大成》卷六：膝脚腰痛，冷痹不仁，跪难屈伸，足寒，乳肿痛。

《针方六集》卷五：鹤膝风，膝头红肿，冷痹伸屈不得，筋急难开。

【常用配伍】

①配中脘、内关，治胃脘胀痛。

②配犊鼻、阳陵泉、阴陵泉、膝阳关、委中、委阳，治膝关节痛。

③配膝阳关、曲泉，治筋挛，膝不得屈伸。

【现代研究】

①针刺梁丘穴治疗胃肠痉挛：取 28 号 1.5 寸毫针，垂直刺入梁丘穴 1 寸左右，得气后，双手同时捻针，大幅度快速提插捻转泻法，连续行针 5 分钟，留针 30 分钟，必要时留针 45 分钟，每 5 分钟行针 1 次。96 例中，5 分钟内痊愈 69 例，占 72％；10 分钟内痊愈 23 例，占 24％；30 分钟内痊愈 4 例，占 4％。［夏晓红．针刺梁丘穴治疗胃肠痉挛．中国针灸，2002，22（1）：41］

②穴位敷贴血海、梁丘穴治疗膝关节疼痛：在膝关节周围寻找索状物或压痛点，内侧以血海穴为主，外侧以梁丘穴为主。进行敷贴，24 小时更换 1 次，6 次 1 个疗程，3 个疗程后统计疗效。100 例患者，痊愈 73 例，占 73％；显效 21 例，占 21％；好转 3 例，占 3％，总有效率 97％。［石林丽．穴位敷贴血海、梁丘穴治疗膝关节疼痛．中国医学研究与临床，2006，4（4）：83］

犊鼻 Dúbí ST35

【出处】 《灵枢·本输》。

【穴名释义】 犊，指小牛；鼻，含凹陷之意。本穴在髌韧带外侧凹陷中，有如牛犊鼻孔，故名。

【定位】 在膝前区，髌韧带外侧凹陷中。

【局部解剖】 皮肤，皮下组织，膝关节囊，翼状皱襞。浅层分布有腓肠外侧皮神经，股前皮神经；深层分布有胫神经，腓总神经的膝关节支，膝关节动、静脉网。

【功效】 消肿止痛，通经活络。

【主治】 膝痛，关节屈伸不利，脚气；下肢瘫痪，膝关节及周围软组织疾患。

【操作】 向后内斜刺 0.8～1.5 寸；可灸。

【文献摘要】

《灵枢·杂病》：膝中痛。

《针灸甲乙经》卷十一：犊鼻肿，可刺其上，坚勿攻，攻之者死。

《备急千金要方》卷三十：膝中痛不仁，难跪。

《针灸大成》卷六：膝中痛不仁，难跪起，脚气，膝膑溃者不可治，不溃者可治，若犊鼻坚硬，勿硬攻，先洗熨，微刺之，愈。

【常用配伍】

①配梁丘、阳陵泉、膝眼、膝阳关、委中，治膝关节痛。

②配阳陵泉、委中、承山、委阳、阴陵泉，治髌骨脂肪垫劳损。

【现代研究】

①火针温灸拔罐治疗老年性膝关节病：取阿是穴配以犊鼻、膝眼、梁丘、血海、大椎。每次选2～4穴，屈膝位用细火针烧白，透白后疾进出，深0.3～0.5cm，每穴散刺3～5针后拔罐1～3遍，留罐5～8分钟，再用艾条盒灸患处30分钟，4日1次，5次为1个疗程。治疗43例，总有效率100%。[罗正中，等.火针温灸拔罐与针刺拔罐治疗老年膝关节病疗效对比.中国针灸，1998，18（3）：145]

②温针灸结合水针治疗膝关节慢性滑囊炎：主穴取犊鼻、内膝眼、梁丘，配穴取阳陵泉透阴陵泉、足三里，均取患侧。常规针刺，主穴针柄上加艾条2cm，灸后留针10分钟，隔日1次，10次为1个疗程。并用布比卡因、维生素A、当归注射液作穴位注射，隔2日1次，10次为1个疗程。治疗68例，痊愈49例，显效18例，无效1例。[徐一新.温针灸结合水针治疗膝关节慢性滑膜炎68例疗效观察.针灸临床杂志，1998，14（8）：34]

③捏筋拍打犊鼻穴法治疗髌下脂肪垫损伤：选患侧犊鼻穴及压痛点进行揉按3～5分钟，然后用食指和拇指再沿着髌韧带、两侧腓侧副韧带和胫侧副韧带以及股四头肌腱进行捏筋和按揉，并用力在内外膝眼处按压。然后病人取仰卧位，用实拳叩击膝关节，再用屈伸方法，充分做膝关节屈伸动作。每日1次，每次30分钟，5次1个疗程。共治疗80例，显效55例，有效22例，无效3例，总有效率96.25%。[黄昌盛.捏筋拍打法治疗髌下脂肪垫损伤80例.陕西中医，2008，29（3）：348]

足三里 Zúsānlǐ ST36 合穴；胃下合穴

【出处】　《灵枢·本输》。

【别名】　下陵、鬼邪。

【穴名释义】　三里，指三寸。本穴位于膝下三寸，故名。

【定位】　在小腿外侧，犊鼻下3寸，犊鼻与解溪连线上。

【局部解剖】　皮肤，皮下组织，胫骨前肌，趾长伸肌，小腿骨间膜，胫骨后肌。浅层分布有腓肠外侧皮神经；深层分布有腓深神经肌支，胫前动脉；小腿骨间膜深面有胫神经，胫后动、静脉分支或属支。

【功效】　和胃健脾，通腑化痰，升降气机。

【主治】　胃痛，呕吐，腹胀，肠鸣，消化不良，泄泻，便秘，痢疾，疳积，癫狂，中风，脚气，水肿，心悸，气短，虚劳羸瘦，乳痈，咳嗽，痰多，鼻疾，耳鸣，下肢麻痹，膝胫酸痛；急慢性胃肠炎，胃或十二指肠溃疡，肝炎，急慢性胰腺炎，细菌性痢疾，阑尾炎，休克，高血压，支气管哮喘，内脏下垂，坐骨神经痛，膝关节及周围软组织疾患，白细胞减少症，精神分裂症，动脉硬化，面神经麻痹。本穴有强壮作用，为保健要穴。

【操作】　直刺1～2寸；可灸。

【文献摘要】

《灵枢·邪气脏腑病形》：胃病者，腹䐜胀，胃脘当心而痛，上支两胁，膈咽不通，食饮不下。

《灵枢·四时气》：著痹不去，久寒不已，卒取其三里骨为干。……肠中不便，取三里……善呕，呕有苦，长太息，心中憺憺，恐人将捕，邪在胆，逆在胃，胆液泄则口苦，胃气逆则呕苦，故曰呕胆，取之三里以下胃气，逆则刺少阳血络，以闭其胆逆，却调其虚实，以去其邪。小腹痛肿，不得小便，邪在三焦约，取之太阳大络，视其络脉与厥阴小络结而血者，肿上及胃脘，取三里。

《灵枢·五邪》：邪在脾胃，则病肌肉痛。阳气有余，阴气不足，则热中善饥；阳气不足，阴气有余，则寒中肠鸣腹痛。阴阳俱有余，若俱不足，则有寒有热，皆调于三里。

《针灸甲乙经》卷七：阳厥凄凄而寒，少腹坚，头痛，胫股腹痛，消中，小便不利，善呕；狂歌，妄言，怒，恶人与火，骂詈；痉，中有寒，痉身反折口噤，喉痹不能言。

【常用配伍】

①配百会、气海、脾俞、中脘，治脾虚气陷之内脏下垂（胃下垂，肾下垂等）。

②配脾俞、气海、肾俞、天枢，治脾虚慢性泄泻。

③配中脘、内关、公孙，治胃脘痛，反胃呕吐。

④配大椎、气海、肝俞、脾俞、三阴交，治贫血虚弱。

⑤配丰隆、三阴交、阴陵泉、内关、中脘，治痰湿中阻之眩晕。

⑥配脾俞、三阴交、神门、心俞，治心脾不足之心悸。

⑦配脾俞、胃俞、肝俞、肾俞、阳陵泉、髀关、风市，治足痿。

⑧配梁丘、肩井、太冲、合谷、膻中，治乳痈。

【现代研究】

①针刺镇痛作用观察：治疗各种原因的上腹疼痛，针刺双侧足三里的总有效率与吗啡类药物联合阿托品或莨菪碱肌注相当。对胃痉挛、胆痉挛致剧痛的缓解近100%，对晚期癌症病人效果较差。[余幼鸣.针刺足三里穴镇上腹疼痛160例疗效观察及机理探讨.上海针灸杂志，1997，16（3）：10]

②穴位注射黄芪注射液治疗顽固性伤口不愈：取双侧足三里穴位注射黄芪注射液，隔日或每日1次，同时以距离伤口或创口1～2cm处环形2～3cm为1点，最多不超过6点作为阿是穴注射，每穴视局部软组织情况分别注入0.5～2ml药液，10次1个疗程。共治疗36例，总有效率100%。[金丽玲，朱军，易伟民，等.穴位注射黄芪注射液治疗顽固性伤口不愈36例.现代中西医结合杂志，2008，17（25）：3984]

③穴位注射治疗变态反应性鼻炎：取迎香、足三里。迎香使用1ml一次性注射器取醋酸曲安奈德注射液0.5ml向上斜刺15mm，有针感后回抽无血缓慢注入。足三里采用5ml一次性注射器取药1ml，直刺16.5～25mm，注射方法同迎香。15日1次，3次1个疗程。治疗52例，痊愈率达90.4%，总有效率100.0%。[佟玉文.穴位注射治疗变态反应性鼻炎52例.中国针灸，2008，28（1）：32]

上巨虚 Shàngjùxū ST37 大肠下合穴

【出处】 《灵枢·本输》。

【别名】 巨虚上廉，上廉，巨虚。

【穴名释义】 巨，指大也；虚，指空缺凹陷之处。本穴在胫、腓骨之间大的空隙处，在下巨虚之上方，故名。

【定位】 在小腿外侧，犊鼻下6寸，犊鼻与解溪连线上。

【局部解剖】 皮肤，皮下组织，胫骨前肌，趾长伸肌，小腿骨间膜，胫骨后肌；浅层分布有腓肠外侧皮神经；深层分布有腓深神经肌支，胫前动、静脉，小腿骨间膜深面有胫神经，胫后动、静脉。

【功效】 理气通腑，调和脾胃。

【主治】 腹痛，腹胀，肠鸣，痢疾，泄泻，便秘，肠痈，脚气，中风瘫痪，下肢痿痹；急性细菌性痢疾，急慢性肠炎，单纯性阑尾炎。

【操作】 直刺1～1.5寸；可灸。

【文献摘要】

《灵枢·邪气脏腑病形》：大肠病者，肠中切痛而鸣濯濯，冬日重感于寒即泄，当脐而痛，不能久立，与胃同候。

《针灸甲乙经》卷八：风水膝肿。

《针灸甲乙经》卷九：胸胁榰满，恶闻人声与木音；大肠有热，肠鸣腹满，侠脐痛，食不化，喘，不能久立；小便黄，肠鸣相逐。

《备急千金要方》卷七：脚气初得脚弱。

《针灸大成》卷六：脏气不足，偏风脚气，腰腿手足不仁，脚胫酸痛屈伸难，大肠冷，食不化，劳瘵，夹脐腹两胁痛，雷鸣，上气冲胸，喘息不能行，伤寒，胃中热。

【常用配伍】

①配天枢、三阴交、曲池，治细菌性痢疾。

②配天枢、阑尾穴、足三里、三阴交、曲池，治肠痈。

③配大肠俞、支沟、天枢，治便秘偏虚者。

【现代研究】 封闭治疗小儿急性腹泻、痢疾：抽取注射用黄连素或当归液，每次0.5ml，上巨虚穴位封闭，一般1次可治愈，重症2～3次可治愈，每天1次，双穴交替使用。[白凌志，等．上巨虚治疗大肠疾病．针灸临床杂志，1996，12（2）：46]

条口 Tiáokǒu ST38

【出处】 《针灸甲乙经》。

【穴名释义】 条，指长；口，指出入经过之处。本穴位于上、下巨虚之间，胫、腓骨间隙中，当足尖上翘时，是穴处肌肉出现凹陷，有如条口形状，故名。

【定位】 在小腿外侧，犊鼻下8寸，犊鼻与解溪连线上。

【局部解剖】 皮肤，皮下组织，胫骨前肌，趾长伸肌，小腿骨间膜，胫骨后肌。浅层分布有腓肠外侧皮神经；深层分布有腓深神经，胫前动、静脉；小腿骨间膜深面有胫神经，胫后动脉。

【功效】 理气舒筋，祛湿温经。

【主治】 脘腹疼痛，下肢冷痛、麻痹、转筋，肩臂不得举；肩关节周围炎，多发性神经炎，膝关节炎，坐骨神经痛。

【操作】 直刺1～1.5寸；可灸。

【文献摘要】

《针灸甲乙经》卷十：胫痛，足缓失履，湿痹，足下热，不能久立。

《备急千金要方》卷三十：胫寒不得卧，膝股肿，胻酸转筋。

《针灸大成》卷六：足麻木，风气，足寒膝痛，脚痛胻肿，足缓不收。

【常用配伍】

①配肩髃、肩髎，治肩周炎。亦可采用条口透承山穴治疗肩周炎。

②配悬钟、冲阳，治足缓难行。

③配承山、承筋，治下肢腓肠肌痉挛、拘急。

【现代研究】

①针刺条口穴治疗肾绞痛：用2～3寸针，直刺双侧条口穴，稍加捻转，同时加用电针，留针30分钟，每日2次，7天1个疗程。治疗32例，痊愈10例，有效22例，总有效率100%。［金小晶，曹福凯，沈卫平，等．针刺治疗肾绞痛32例．南京中医药大学学报，2001，17（3）：181］

②电针条口穴透承山穴为主治疗肩痛症：用3.5～4寸毫针从条口穴直刺承山穴，深刺20～40mm，在捻针提插时，病人感酸麻传至足跟和足面时，接上电针治疗仪，电刺激的强度以病人能耐受为宜。同时，根据病情需要加针刺配穴，一般电针治疗20～30分钟。隔日1次，5次1个疗程。共治疗131例，痊愈74例，显效36例，有效21例，有效率为100%。［李德朝．电针条口穴透承山穴为主治疗肩痛症131例．河南中医学院学报，2006，21（123）：58］

下巨虚 Xiàjùxū ST39 小肠下合穴

【出处】 《灵枢·本输》。

【别名】 巨虚下廉、下廉。

【穴名释义】 巨，为大之意；虚，指空缺凹陷。本穴在上巨虚之下方，胫、腓骨之间大空隙处，故名。

【定位】 在小腿外侧，犊鼻下9寸，犊鼻与解溪连线上。

【局部解剖】 皮肤，皮下组织，胫骨前肌，小腿骨间膜，胫骨后肌。浅层分布有腓肠外侧皮神经；深层分布有腓深神经，胫前动、静脉。

【功效】 理气通腑，宁神镇惊。

【主治】 小腹痛，腰脊痛引睾丸，乳痛，下肢痿痹，泄泻，大便脓血，暴惊，狂言非常；急性细菌性痢疾，急性肠炎，睾丸炎。

【操作】 直刺1～1.5寸；可灸。

【文献摘要】

《灵枢·邪气脏腑病形》：小肠病者，小腹痛，腰脊控睾而痛，时窘之后，当耳前热，若寒甚，若独肩上热甚，及手小指次指之间热，若脉陷者，此其候也。

《针灸甲乙经》卷八：少腹痛，飧泄出糜，身痛，唇干，不得汗出，毛发焦，脱肉，少气，内有热，不欲动摇，泄脓血，腰引少腹痛，暴惊，狂言非常。

《外台秘要》卷三十九：胫肿，足跗不收，跟痛。

《针灸大成》卷六：小肠气不足，面无颜色，偏腿瘦，足不履地，热风，冷痹不遂，风湿痹，喉痹，脚气，足沉重，唇干，涎出不觉，不得汗出，毛发焦，肉脱，伤寒。

【常用配伍】

①配阳陵泉、解溪，治下肢麻木。

②配幽门、太白，治泄痢。

③配足三里、梁丘、侠溪、肩井，治乳痛。

【现代研究】

①双穴治疗面肌痉挛：用交叉取穴法取下巨虚、合谷，毫针刺入得气后，接G-6805治疗仪，连续波，强度以患者能耐受为宜，每次留针25～30分钟，每日1次，隔日换取对侧穴位，7天1个疗程，每疗程间隔2～3日。共治疗38例，痊愈26例，显效9例，总

有效率 92.1%。［韩誉功．双穴治疗面肌痉挛 38 例．中国民间疗法，2004，12（11）：17］

②艾箱灸神阙、上巨虚、下巨虚穴治疗慢性溃疡性结肠炎：将艾段点燃 3 根，放至艾箱内的纱网面上，温灸神阙、上巨虚、下巨虚穴，以局部出现灼烫感或出现肌肉的跳动、瞤动，或局部有舒适感、胀痛感、沉重感，且局部皮肤均匀汗出为度。每次 30～50分钟，每日 1 次，6 次 1 个疗程。共治疗 34 例，总有效率 82.35%。［李海强，周翼，张冬琼，等．艾箱灸神阙、上下巨虚穴治疗慢性溃疡性结肠炎．针灸临床杂志，2008，24，（9）：33］

丰隆 Fēnglóng ST40 络穴

【出处】　《灵枢·经脉》。

【穴名释义】　丰，有满的含意；隆，指隆起、盛而言。本穴属足阳明经，而足阳明经为多气多血之经，谷气隆盛之脉，同时本穴所处肌肉丰满而隆起，故名。

【定位】　在小腿外侧，外踝尖上 8 寸，胫骨前肌的外缘。

【局部解剖】　皮肤，皮下组织，趾长伸肌，踇长伸肌，小腿骨间膜，胫骨后肌。浅层分布有腓肠外侧皮神经；深层分布有腓深神经，胫前动、静脉；小腿骨间膜深面有胫神经，腓动脉。

【功效】　化痰定喘，宁心安神。

【主治】　痰多，哮喘，咳嗽，胸痛，咽喉肿痛，便秘，癫狂痫，呕吐，下肢痿痹；神经衰弱，精神分裂症，支气管哮喘，支气管炎，坐骨神经痛，腓肠肌痉挛，高血压。

【操作】　直刺 1～1.5 寸；可灸。

【文献摘要】

《灵枢·经脉》：气逆则喉痹卒喑，实则狂癫，虚则足不收，胫枯，取之所别也。

《针灸甲乙经》卷七：厥头痛，面浮肿，烦心，狂见鬼，善笑不休，发于外有所大喜，喉痹不能言。

《备急千金要方》卷三十：胸痛如刺，腹若刀切痛，大小便涩难，四肢肿，身湿。

《针灸大成》卷六：厥逆，怠惰，腿膝酸，屈伸难，风痰头痛，风逆四肢肿，足青，登高而歌，弃衣而走，癫狂见鬼，好笑。

【常用配伍】

①配百会、脾俞，治痰浊眩晕。

②配神门、太冲，治痫证。

③配肺俞、膻中、尺泽、天突，治咳嗽，哮喘。

④配神门、太冲、冲阳、人中，治狂症。

【现代研究】

①针泻丰隆治疗梅核气：取双侧丰隆穴直刺约 1 寸，施提插泻法，每 5 分钟行针 1次，留针 20 分钟，每日 1 次，12 次为 1 个疗程，间隔 5 天进行第 2 个疗程。40 例患者经1～3 个疗程治疗，总有效率达 95%。［肖俊芳．泻丰隆治疗梅核气．针灸临床杂志，1997，13（12）：40］

②与内关相配治疗支气管哮喘：取双侧丰隆，左侧内关，平补平泻留针 20 分钟，间歇行针 3 次，每日 1 次。治疗 34 例，总有效率为 94.1%。［刘国真．针刺内关、丰隆穴治

疗支气管哮喘 34 例. 针灸临床杂志，1998，14（5）：11]

③针刺丰隆穴治疗腰肌劳损：取丰隆穴，快速直刺 25～40mm，行中等强度刺激捻转补法，捻针频率为 90 转/分，得气后行针 5 分钟，留针 20 分钟。每日 1 次，10 次 1 个疗程。共治疗 40 例，痊愈 31 例，好转 9 例，总有效率 100.0%。[张润民. 针刺丰隆穴治疗腰肌劳损 40 例. 中国针灸，2005，25（9）：632]

解溪 Jiěxī ST41 经穴

【出处】 《灵枢·本输》。

【别名】 鞋带。

【穴名释义】 解，有开之意；溪，指凹陷处。本穴位于足腕部两肌腱（趾长伸肌腱与拇长伸肌腱）之间凹陷处，当系解鞋带处，故名。

【定位】 在踝区，踝关节前面中央凹陷中，拇长伸肌腱与趾长伸肌腱之间。

【局部解剖】 皮肤，皮下组织，拇长伸肌腱，趾长伸肌腱。浅层分布有足背内侧皮神经，足背皮下神经；深层分布有腓深神经，足背动、静脉。

【功效】 清胃降逆，镇惊宁神。

【主治】 头痛，眩晕，癫狂，腹胀，便秘，头面浮肿，面赤，眉棱骨痛，谵语，下肢痿痹；神经性头痛，消化不良，三叉神经痛。

【操作】 直刺 0.5～1 寸；可灸。

【文献摘要】

《针灸甲乙经》卷七：热病汗不出，善噫，腹胀满，胃热谵语；疟，瘈疭惊，股膝重，胻转筋，头眩痛。

《备急千金要方》卷三十：腹大，下重，厥气上注，膝重，脚转筋，湿痹。

《针灸大成》卷六：厥气上冲，腹胀，大便下重，瘈惊，癫疾，眉攒疼不可忍。

【常用配伍】

①配血海、商丘、足三里，治腹胀。

②配商丘、丘墟、昆仑、太溪，治足踝痛。

③配条口、丘墟、太白，治膝股痛，胻酸转筋。

④配合谷，治头痛，眉棱骨痛。

【现代研究】

①电针加中药外敷治疗关节扭伤：肘部取曲池、小海、天井，腕部取阳池、阳溪、阳谷，膝部取梁丘、膝眼、阳陵泉，踝部取解溪、昆仑、丘墟、悬钟。针刺后接 G-6805 电针治疗仪，刺激 30 分钟，电针 1 日 1 次，6 天 1 个疗程。同时配合中药外敷的方法，共治疗 60 例，痊愈率为 81.7%。[顾勤，张益辉. 电针加中药外敷治疗关节扭伤 60 例. 针灸临床杂志，2006，22（8）：15]

②穴位注射解溪穴为主治疗痉挛型脑瘫足下垂：取解溪，用 1ml 注射器抽取黄芪注射液，用无痛快速进针法，将针头刺入皮下组织，然后缓慢推进针头或上下提插，探求得气针感，回抽无回血，即可将黄芪注射液推入 0.5ml。每日 1 次，连续 20 天，休息 10 天，同时，每日专业运动疗法师训练 1 小时，3 个月 1 个疗程。治疗 60 例，显效率 45.0%，有效率 38.3%，总有效率 83.3%。[兰颖，关丽君，齐放，等. 穴位注射解溪穴为主治疗痉挛型脑瘫足下垂. 中国针灸，2008，28（5）：336]

冲阳 Chōngyáng ST42 原穴

【出处】《灵枢·本输》。

【别名】 跗阳、会原、会涌。

【穴名释义】 冲，指动也；阳，指足背处。本穴属足阳明经，穴在足背高处，有动脉冲动应手（正当足背冲阳脉处），故名。

【定位】 在足背，第2跖骨基底部与中间楔状骨关节处，可触及足背动脉。

【局部解剖】 皮肤，皮下组织，踇长伸肌腱，趾长伸肌腱，踇短伸肌。浅层分布有足背内侧皮神经，足背静脉网；深层分布有腓深神经，足背动、静脉。

【功效】 健脾和胃，镇惊安神。

【主治】 胃痛腹胀，口眼㖞斜，面肿齿痛，足痿无力，脚背红肿；面神经麻痹，齿龈炎，胃炎。

【操作】 避开动脉，直刺0.3～0.5寸；可灸。

【文献摘要】

《素问·刺疟论》：足阳明之疟，令人先寒，洒淅洒淅，寒甚久乃热，热去汗出，喜见日光火气，乃快然，刺足阳明跗上。

《针灸甲乙经》卷七：善啮颊齿唇，热病汗不出，口中热痛，胃脘痛，时寒热，风水面胕肿。

《备急千金要方》卷三十：主疟先寒洒淅甚久而热，热去汗出。

《铜人腧穴针灸图经》卷五：偏风口眼㖞斜，胕肿。

《针灸大成》卷六：齿龋，发寒热，腹坚大，不嗜食，伤寒病振寒而欠，久狂，登高而歌，弃衣而走，足缓履不收，身前痛。

【常用配伍】

①配丰隆、神门，治狂妄。

②配条口、绝骨、仆参、飞扬、足三里，治足痿。

③配中脘、足三里，治胃脘痛。

④配陷谷、然谷、中封，治足胕肿。

【现代研究】

①针刺冲阳穴对人体胃窦面积的影响：利用无创性B超仪，在健康人身上针刺足阳明胃经冲阳等穴，观察针刺前3分钟与针刺后3分钟，胃窦面积上下径、前后径的变化。结果表明：针刺冲阳穴使胃窦面积增大明显，与针前比较，$P<0.01$。[常小荣，等. 针刺足阳明经对人体胃窦面积的影响. 世界胃肠病学杂志（英文版），1998，(4)：99]

②单纯发泡疗法治疗痰湿内阻型心下痞：取雄黄1g，百草霜2g，大蒜10g，捣碎混合。取双侧冲阳，贴敷上述药物24小时，一次发泡。共治疗35例，痊愈25例，显效7例，有效2例，无效1例，总有效率97.14%。[孙宁，谢福利. 单纯发泡疗法治疗痰湿内阻型心下痞35例. 辽宁中医药大学学报，2008，10（7）：101]

陷谷 Xiàngǔ ST43 输穴

【出处】《灵枢·本输》。

【穴名释义】 陷，凹也；谷，空洞之意。本穴在第2、3跖骨结合部前方处，该处凹陷如山谷，故名。

【定位】 在足背，第 2、3 跖骨间，第 2 跖趾关节近端凹陷中。

【局部解剖】 皮肤，皮下组织，趾长伸肌腱，第 2 骨间背侧肌，踇收肌斜头。浅层分布有足背内侧皮神经、足背静脉网；深层分布有腓深神经，足底外侧神经，足背动、静脉。

【功效】 调和肠胃，健脾利水。

【主治】 面目浮肿，肠鸣腹泻，足背肿痛，热病，目赤肿痛；急慢性胃炎，急慢性肠炎，结膜炎。

【操作】 直刺 0.3～0.5 寸；可灸。

【文献摘要】

《针灸甲乙经》卷八：水中留饮，胸胁支满。

《针灸甲乙经》卷十一：面肿，目痛。

《备急千金要方》卷三十：热病，肠鸣而痛，腹大满，善噫。

《针灸大成》卷六：面目浮肿及水病，善噫，热病无度汗不出，振寒疟疾。

【常用配伍】

①配下脘、天枢，治腹胀、肠鸣、腹痛。

②配内庭、太冲，治足跗肿。

【现代研究】

①针刺治疗顽固性呃逆：取双侧陷谷，毫针向足心方向进针 1.5 寸，大幅度提插捻转 5 分钟，令患者深吸一口气后屏住，时间越长越好，然后慢慢呼出，留针 30 分钟，其间重复屏气动作，每隔 5 分钟行针 1 次，每日 1 次，10 次为 1 个疗程。200 例患者 1 个疗程内治愈率 96%。[徐顺曾．陷谷穴治疗顽固性呃逆 200 例．中国针灸，1996，16（8）：7]

②针刺经外奇穴"一间"、陷谷治疗肱骨外上髁炎：取经外奇穴"一间"、陷谷，针刺时取患侧"一间"穴及对侧陷谷穴，若疗效差则取双侧陷谷穴。以强刺激为主，得气后行针 1 次/15 分，针刺时间 1 小时/次，10 次 1 个疗程。共治疗 40 例，总有效率 95%。[袁中君，于淼．针刺经外奇穴"一间"、"陷谷"治疗肱骨外上髁炎．中国临床康复，2003，7（8）：1358]

内庭 Nèitíng ST44 荥穴

【出处】 《灵枢·本输》。

【穴名释义】 内，人也；庭，指居处。本穴当足背第 2、3 趾间缝纹端，两趾如门，犹如穴在纳入门庭之处，故名。

【定位】 在足背，第 2、3 趾间，趾蹼缘后方赤白肉际处。

【局部解剖】 皮肤，皮下组织，第 2、第 3 趾长、短伸肌腱间。浅层分布有趾背神经，足背神经；深层分布有腓深神经，足背动、静脉。

【功效】 健脾和胃，清心安神。

【主治】 齿痛，口㖞，喉痹，鼻衄，腹痛，痢疾，泄泻，便秘，足背肿痛，热病，胃病，吐酸；急慢性胃肠炎，齿龈炎，扁桃体炎，跖趾关节痛，面神经麻痹。

【操作】 直刺 0.3～0.5 寸；可灸。

【文献摘要】

《针灸甲乙经》卷七：四肢厥手足闷者，使人久持之，厥热，胫痛，腹胀，皮痛，善伸，数欠，恶人与木音，振寒，嗌中引外痛，热病汗不出，下齿痛，恶寒，目急，喘满寒栗，断口噼僻，不嗜食。

《备急千金要方》卷三十：胫痛不可屈伸，食不化。

【常用配伍】

①配合谷、三阴交，治牙龈肿痛，咽喉肿痛。

②配中脘、足三里，治胃热呕吐。

③配内关、曲池、天枢，治湿热泄泻。

④配地仓、颊车、颧髎、攒竹，治口㖞。

【现代研究】

①内庭穴在中风后遗症中的应用：取患肢内庭穴，用1.5寸毫针直刺或向足背部斜刺1寸，快速捻转强刺激，此时患肢不由自主会屈伸抬腿，待平静后继续捻转，然后再加刺髀关、风市、阳陵泉、足三里、悬钟、丘墟、解溪等穴，得气后留针30分钟，起针后再强刺激内庭穴，患肢又屈伸抬腿数次，每日1次，10次1个疗程。治疗46例，痊愈15例，显效24例，有效7例，总有效率100%。[袁鹤庭，孙深. 内庭穴在中风后遗症中的应用. 针灸临床杂志，2001，17（9）：33]

②内庭穴治疗实火牙痛：取牙痛对侧的内庭穴，用13mm毫针针刺并捻转提插，有较强的针感后，嘱咐患者按摩患牙或上下牙作咀嚼食物状，留针15～20分钟，针毕，用三棱针点刺该穴，放血3～10滴。共治疗10例，总有效率100%。[蒋国庆. 内庭穴治疗实火牙痛10例，上海针灸杂志，2005，24（4）：33]

厉兑 Lìduì ST45 井穴

【出处】《灵枢·本输》。

【穴名释义】 厉，指土而言，亦含危病意；兑，为口、门之意。本穴属足阳明胃经，胃为戊土，足阳明经脉"挟口环唇"，且胃为水谷之海，食则用口，穴主口噤、口僻，故名。

【定位】 在足趾，第2趾末节外侧，趾甲根角侧后方0.1寸（指寸）。

【局部解剖】 皮肤，皮下组织。分布有趾背神经，趾背动、静脉网。

【功效】 清化湿热，调胃安神，苏厥醒神。

【主治】 面肿，咽喉肿痛，齿痛，口㖞，鼻衄，胸腹胀满，心烦，热病，多梦，癫狂，足痛，足胫寒冷；精神分裂症，齿龈炎，消化不良，扁桃体炎，面神经麻痹。

【操作】 浅刺0.1寸。

【文献摘要】

《素问·缪刺论》：邪客于足阳明之经，令人鼽衄，上齿寒，刺中指次指爪甲上与肉交者各一痏，左刺右，右刺左。

《针灸甲乙经》卷七：热病汗不出，眩时仆，面浮肿，足胫寒，不得卧，振寒，恶人与木音，喉痹，龋齿，恶风，鼻不利，多卧，善惊，疟，不嗜食。

《外台秘要》卷三十九：尸厥，口噤，气绝，脉动如故，其形无知，如中恶状。

《针灸大成》卷六：心腹胀满，水肿，狂欲登高而歌，弃衣而走，黄疸，口㖞唇胗，颈肿，膝髌肿痛，循胸乳气街、股伏兔胻外廉、足跗上痛，消谷善肌，溺黄。

【常用配伍】

①配百会、人中、中冲、隐白、大敦，治中风昏迷。

②配内关、中脘、足三里，治胃脘疼痛。

③配条口、三阴交，治足胫寒不得卧。

本 经 小 结

1. 取穴要点　本经总计45穴，体表分布起于承泣穴，绕面颊，经耳前上头角，另外从下颌角下颈，沿胸腹，经下肢，足背，止于厉兑穴。取穴注重瞳孔直线、口角、下颌角、鬓角、颧弓、胸锁乳突肌、喉结、肋间隙、髂前上棘、髌骨外缘、外膝眼、胫骨前嵴、外踝高点、第2跖趾关节等标志。

面部：在瞳孔中点到口角的直线上取承泣、四白、巨髎、地仓；下颌角前一横指取颊车穴；颧弓下方取下关穴；鬓角直上入发际0.5寸取头维穴。

颈部：在胸锁乳突肌前缘，平喉结取人迎穴；气舍在锁骨上缘；水突在人迎与气舍之间；缺盆在锁骨上窝，与乳头相对。

胸部：各穴均在乳头线上，上下均在肋间隙中，共计6穴。

腹部：各穴上下相距1寸，均在任脉旁开2寸，共计12穴。

大腿部：在髂前上棘与髌骨外上缘的连线上取髀关、伏兔、阴市、梁丘穴。

小腿部：在髌骨外侧凹陷中取犊鼻；于犊鼻下3寸，胫骨前肌隆起的头部高点处（即胫骨前嵴外侧一横指处）取足三里穴；肌腹中间（即犊鼻下6寸）取上巨虚；肌腹尾端取下巨虚；下巨虚上1寸为条口穴，条口外一横指取丰隆。

踝关节部：平外踝高点，当踇长、短伸肌腱之间取解溪穴。

足背部：解溪下约1.3寸，动脉应手处取冲阳。

跖趾关节：在第2、3跖趾关节的前方取内庭穴，后方取陷谷穴。

2. 主治要点　本经腧穴具有清热、调和肠胃、舒筋活络、祛风明目、止咳平喘、安神的功效，主要治疗与胃肠有关的消化方面的疾病以及神志病、头面病、热病、咳喘病、皮肤病、本经脉循行路线上的疾病。

其中解溪、内庭泄胃热，治癫狂、鼻衄；丰隆除痰解郁，治癫狂痰多、哮喘痰多；梁丘善治乳腺肿痛；内庭、上巨虚治口眼㖞斜、面肿痛；足三里穴治一切胃肠疾病；上巨虚、天枢治大肠疾病；下巨虚治小肠疾病；内庭治热痢；厉兑治消谷善饥；足三里、太乙、滑肉门、下巨虚、冲阳、厉兑治癫狂；足三里治虚喘；气户、承满治喘逆；不容、承满治吐血；库房治唾脓血，咳嗽唾沫多；天枢治妇人癥瘕；足三里治胸中瘀血，产妇血晕；解溪治面赤，眉棱骨疼；内庭治咽喉肿痛，上牙痛；陷谷治面肿，目痛；四白、地仓、巨髎、颊车、下关除均能治口眼㖞斜、牙关紧闭外，四白尚治目痒；下关治聤耳。

3. 刺灸注意事项　面部血管丰富，进退针宜缓慢，防止出血引起血肿；颈部深层有重要血管（动脉），要避开动脉，不可深刺；胸部应浅刺或沿皮刺，防止深刺伤及心肺；腹部进针宜缓慢，达一定深度时要少提插，避免伤及腹腔内脏器；关节部、面部不宜用灸，避免引起瘢痕，有碍面部美观及关节活动。

【附】

经 穴 歌

四十五穴足阳明，头维下关颊车停，

承泣四白巨髎经，地仓大迎对人迎，
水突气舍连缺盆，气户库房屋翳屯，
膺窗乳中延乳根，不容承满梁门起，
关门太乙滑肉门，天枢外陵大巨存，
水道归来气冲饮，髀关伏兔走阴市，
梁丘犊鼻足三里，上巨虚连条口行，
下巨虚跳上丰隆，解溪冲阳陷谷中，
内庭厉兑经穴终。

经穴分寸歌

胃之经兮足阳明，承泣目下七分寻，
四白目下方一寸，巨髎鼻孔旁八分，
地仓夹吻四分近，大迎颔前寸三分，
颊车耳下曲颊陷，下关耳前颧弓下，
头维神庭旁四五，人迎喉旁寸五真，
水突筋前迎下在，气舍突下穴相乘，
缺盆舍外锁骨上，相去中线四寸明，
气户锁骨下缘取，库房屋翳膺窗近，
均隔寸六到乳头，乳中正在乳头心，
次有乳根出乳下，第五肋间细扪循，
不容巨阙旁二寸，以下诸穴与君陈，
其下承满与梁门，关门太乙滑肉门，
上下一寸无多少，共去中行二寸寻，
天枢脐旁二寸间，枢下一寸外陵安，
枢穴二寸大巨穴，枢下三寸水道全，
水下一寸归来好，共去中行二寸边，
气冲归来下一寸，髀关髂下对承扶，
伏兔膝上六寸是，阴市膝上方三寸，
梁丘膝上二寸记，膝髌陷中犊鼻存，
膝下三寸三里至，胫外一指需细温，
膝下六寸上廉穴，膝下八寸条口位，
膝下九寸下廉看，条口之旁丰隆系，
却是踝上八寸量，解溪跗上系鞋处，
冲阳跗上五寸唤，陷谷跖趾关节后，
内庭次趾外间陷，厉兑大次趾外端。

（八）足太阳膀胱经穴

体表穴位分布线：起于目内眦旁的睛明穴，循额上行，夹头顶正中线，下后项，循后正中线旁开1.5寸、3寸两线下行至臀，沿大腿后面会于腘窝，经小腿后面，过外踝后，经足背外侧，止于小趾外侧端的至阴穴。左右各67穴。

睛明 Jīngmíng BL1

【出处】 《针灸甲乙经》。

【别名】 泪孔、泪空、泪腔、精明、目内眦、目外眦。

【穴名释义】 睛，指眼睛；明，指光明。穴在目内眦外，因主治眼病，能使患眼复明，故名。

【定位】 在面部，目内眦内上方内侧壁凹陷中。

【局部解剖】 皮肤，皮下组织，眼轮匝肌，皱眉肌。浅层有三叉神经眼支的滑车上神经，内眦动、静脉分支；深层有面神经颞支，眼动、静脉。

【功效】 祛风，清热，明目。

【主治】 目赤肿痛，迎风流泪，目视不明，眦痒，头痛，鼻塞，胬肉攀睛，青盲，雀目；眼结膜炎，泪囊炎，角膜炎，视神经炎，视神经萎缩，电光性眼炎，近视等。

【操作】 嘱患者闭目，医者左手轻推眼球向外侧固定，右手缓慢进针，紧靠眶骨边缘直刺 0.3～0.5 寸，不宜大幅度捻转提插，出针后用消毒干棉球按压片刻，以防出血；禁灸。

【文献摘要】

《针灸甲乙经》卷十二：目不明，恶风目泪出憎寒，目痛目眩，内眦赤痛，目䀮䀮无所见，眦痒痛，淫肤白翳。

《备急千金要方》卷六：目远视不明，头痛目眩瞽。

《铜人腧穴针灸图经》卷三：攀睛翳膜覆瞳子，小儿雀目疳眼，大人气眼冷泪，瞳目视物不明，大眦胬肉侵眼。

《针灸大成》卷六：大眦攀睛努肉，侵睛雀目，瞳子生瘴。

【常用配伍】

①配合谷、四白，治目生翳膜。

②配合谷、风池，治目赤肿痛，目痒。

③配肝俞、光明，治夜盲，色盲，近视，散光。

④配球后、风池、太冲，治青光眼。

⑤配瞳子髎，治外斜视；配合谷、太冲，治内斜视。

【现代研究】

①针刺对视神经萎缩闪光视觉诱发电位的影响：针刺睛明、承泣、上明穴，对 18 例 28 只眼的观察显示，针刺对视神经萎缩的视觉通路状态有改善作用。[张宏，等．针刺对视神经萎缩闪光诱发电位的影响．上海针灸杂志，1997，16（1）：9]

②针刺治疗急性腰扭伤：直刺睛明穴 0.5～1 寸，不提插捻转，使其局部有针感为度，令患者活动腰部。留针 15 分钟，出针后按压针孔。治疗 67 例，一次治愈 59 例。[燕金芳．针刺睛明穴治疗急性腰扭伤 67 例．上海针灸杂志，1997，16（1）：46]

③深刺治疗脑血管病性斜视：临床观察发现，深刺睛明穴可以改善脑干的血液循环，减轻硬化动脉对神经干的压迫，促进缺血、变性神经核团的恢复，刺激处于"休眠"状态细胞发挥代偿作用。治疗 30 例 39 只眼，总有效率 96.67%。[刘月芝．深刺睛明穴治疗脑血管病性斜视 30 例临床观察．针灸临床杂志，1998，14（10）：38]

④指压双侧睛明穴治疗危重病人呃逆：点按睛明穴，力量逐渐加大并稍加旋转，每次

指压 2 分钟。根据呃逆病情指压 1～4 次。共治疗 97 例，痊愈 82 例，好转 15 例，总有效率为 100%。[孙凤银，王树祥，杨志华，等 . 指压双侧睛明穴治疗危重病人呃逆 . 针灸临床杂志，2007，23（5）：5]

<h2 style="text-align:center">攒竹 Cuánzhú BL2</h2>

【出处】《针灸甲乙经》。

【别名】 眉本、眉头、始光、夜光、明光、光明、员柱、员在、眉柱。

【穴名释义】 攒，指聚；竹，指竹叶。人之眉毛聚结直立似竹，因穴在眉头攒聚之处，故名攒竹。

【定位】 在面部，眉头凹陷中，额切迹处。

【局部解剖】 皮肤，皮下组织，眼轮匝肌，皱眉肌。浅层有额神经的滑车上神经，眶上动、静脉分支；深层有面神经颞支和颧支及额动脉分支分布。

【功效】 清热明目，散风镇痉。

【主治】 目赤肿痛，目视不明，迎风流泪，头额痛，眉棱骨痛，眼睑瞤动，胬肉攀睛，面瘫，眼睑下垂；泪囊炎，结膜炎，视神经萎缩，角膜白斑，视网膜炎，面肌痉挛。

【操作】 治眼病向下斜刺 0.3～0.5 寸；治头痛、眉棱骨痛、面瘫可向鱼腰平刺0.5～0.8寸；可灸。

【文献摘要】

《针灸甲乙经》卷七：头风痛，鼻鼽衄，眉头痛，善嚏，目如欲脱，汗出，寒热，面赤，颊中痛，颈椎不可左右顾，目系急，瘈疭。

《针灸甲乙经》卷九：痔痛。

《备急千金要方》卷三十：主目系急目上插，痫发瘈疭，狂走不得卧，心中烦。

《铜人腧穴针灸图经》卷三：眼中赤痛，睑瞤动。

《针灸大成》卷六：颊痛，面痛，尸厥，癫邪，神狂鬼魅，风眩，嚏。

【常用配伍】

①配神庭、迎香、风门、合谷、至阴、通谷，治鼻鼽清涕。

②配阳白透鱼腰、丝竹空，治眼睑下垂。

③配风池、合谷，治目赤肿痛，流泪。

④配列缺、颊车，治面瘫，面肌痉挛。

⑤配阳白、太阳、头维，治眶上痛。

【现代研究】

①攒竹穴治疗后天性眼外肌麻痹：维生素 B_1、维生素 B_{12} 及盐酸肾上腺素，经瞳子髎透刺丝竹空、鱼腰、攒竹穴，联合 WP 宽谱治疗仪穴位照射治疗后天性眼外肌麻痹 49 例，治愈 41 例，好转 8 例，总有效率 100%。[张淑红，苏爱香，刘海荣，等 . 攒竹穴治疗后天性眼外肌麻痹 . 齐齐哈尔医学院学报，2005，26（3）：269]

②针刺攒竹穴治疗急性腰扭伤：用 1 寸针直刺攒竹穴 1～2mm，至骨有酸胀感觉后，反复提插，点刺 3～5 分钟，留针 20～30 分钟。每日 1 次，6 次 1 个疗程。1 次治愈 91 例，2 次治愈 49 例，3 次治愈 20 例，4 次治愈 5 例，5～6 次治愈 4 例。[宋桂红 . 针刺攒竹穴治疗急性腰扭伤 169 例 . 中国中医急症，2008，17（11）：1621]

眉冲 Méichōng BL3

【出处】 《脉经》。

【别名】 小竹。

【穴名释义】 眉，指眉头、眉毛；冲，指动，又有直上之意。眉冲，是经气从眉头直冲入发际而名。

【定位】 在头部，额切迹直上入发际0.5寸。

【局部解剖】 皮肤，皮下组织，额肌。浅层有滑车上神经和动、静脉的分支；深层有面神经颞支和额动脉分支。

【功效】 祛风通窍，明目醒神。

【主治】 头痛，目眩，目视不明，癫痫，鼻塞，鼻衄，眼睑痉挛；结膜炎，三叉神经痛。

【操作】 平刺0.3～0.5寸；不宜艾炷灸。

【文献摘要】

《太平圣惠方》卷九十九：理目，五般痫，头痛，鼻塞。

《会元针灸学》：目赤不明，鼽衄，鼻痔，心烦乱，虚汗，风闭，汗不出，脑宣肿，身心烦热，坐不安，呕恶。

【常用配伍】

①配百会、风池，治头痛。

②配太阳、鱼腰，治视物不明，目痛。

③配后溪，治痫证。

曲差 Qūchā BL4

【出处】 《针灸甲乙经》。

【别名】 鼻冲。

【穴名释义】 曲，有拐弯，屈曲不直之意；差，有差错，不齐之意。足太阳之脉经睛明直行向上，行至眉冲处即横行向外，曲而不齐，故名曲差。

【定位】 在头部，前发际正中直上0.5寸，旁开1.5寸。

【局部解剖】 皮肤，皮下组织，额肌。浅层有眶上神经和动、静脉的分支；深层有面神经颞支和眶上动、静脉的分支。

【功效】 祛风，明目，通络。

【主治】 头额痛，目眩，目视不明，鼻塞，鼽衄；面神经麻痹，三叉神经痛，视神经炎，近视。

【操作】 直刺0.5～0.8寸；可灸。

【文献摘要】

《针灸甲乙经》卷七：头痛身热，鼻窒，喘息不利，烦满汗不出。

《急备千金要方》卷八：治久风卒风缓急诸风，卒发动不自觉知，或心腹胀满，或半身不遂，或口噤不言，涎唾自出，目闭耳聋，或举身冷直，或烦闷恍惚，喜怒无常，或唇青口白戴眼，角弓反张，始觉发动，即灸神庭一处七壮，次灸曲差二处各七壮。

《铜人腧穴针灸图经》卷三：头项痛，身体烦热，目视不明。

《针灸大成》卷六：鼻疮，心烦满，头顶痛，项肿。

【常用配伍】

①配合谷、上星，治鼻塞鼻衄。

②配百会、太冲，治头痛，目眩。

③配心俞、治心中烦满。

五处 Wǔchù BL5

【出处】 《针灸甲乙经》。

【别名】 巨处。

【穴名释义】 五，数名；处，指处所、位置之意。该穴为足太阳膀胱经起始第五个穴位处，故名五处。

【定位】 在头部，前发际正中直上 1 寸，旁开 1.5 寸。

【局部解剖】 皮肤，皮下组织，额肌。浅层有眶上神经和动、静脉的分支；深层有面神经额支和眶上动、静脉分支。

【功效】 散风清热，明目镇痉。

【主治】 头痛，目眩，目视不明，痫证，小儿惊风，鼻塞，鼻衄；三叉神经痛，结膜炎，青光眼，癫痫。

【操作】 平刺 0.5～0.8 寸；可灸。

【文献摘要】

《针灸甲乙经》卷七：痉，脊强反折，瘛疭、癫疾，头重。

《备急千金要方》卷三十：时时嚏不已。

《医心方》卷二：诸风气热，衄，善嚏，风头痛，汗出寒热，癃。

《针灸大成》卷六：头风热，目眩，目不明，目上戴不识人。

【常用配伍】

①配身柱、委中、委阳、昆仑、治脊强反折，瘛疭，癫疾。

②配率谷、行间，治头痛，目眩。

③配下廉、神庭，治头风。

承光 Chéngguāng BL6

【出处】 《针灸甲乙经》。

【穴名释义】 承，指承受，继承；光，指明。因本穴主治目疾，能使眼目重新承受光明，故名承光。

【定位】 在头部，前发际正中直上 2.5 寸，旁开 1.5 寸。

【局部解剖】 皮肤，皮下组织，帽状腱膜。有额动、静脉，颞浅动、静脉和耳颞神经的分支。

【功效】 祛风，明目，降逆。

【主治】 头痛，目眩，目视不明，鼻塞多涕，呕吐烦心，癫痫；额窦炎，面神经麻痹，青光眼。

【操作】　平刺 0.5～0.8 寸；可灸。

【文献摘要】

《针灸甲乙经》卷七：热病汗不出，苦呕烦心。

《针灸甲乙经》卷十二：青盲，远视不明。

《铜人腧穴针灸图经》卷三：鼻塞不闻香臭，口㖞，鼻多清涕，风眩，头痛，呕吐，心烦，目生白膜。

《类经图翼》卷七：目翳。

【常用配伍】

①配攒竹、肾俞、丝竹空、和髎，治风头痛。

②配大都，治呕吐。

③配行间、光明，治目疾。

④配合谷、迎香，治感冒，鼻塞流涕。

通天 Tōngtiān BL7

【出处】　《针灸甲乙经》。

【别名】　天臼、天白、天目、天伯、天归。

【穴名释义】　通，指通达，贯通；天，指位高，有巅意。穴处足太阳之脉至高之位，喻脉气通于天，故名通天。

【定位】　在头部，前发际正中直上 4 寸，旁开 1.5 寸。

【局部解剖】　皮肤，皮下组织，帽状腱膜。有耳颞神经的分支及颞浅动、静脉。

【功效】　祛风通窍，利鼻。

【主治】　头痛，头重，眩晕，鼻塞，鼻衄，鼻渊，鼻痔；面肌痉挛，面神经麻痹，三叉神经痛。

【操作】　直刺 0.3～0.5 寸；可灸。

【文献摘要】

《针灸甲乙经》卷七：头项重痛，暂起僵仆，鼻窒鼽衄，喘息不得通。

《备急千金要方》卷二十四：瘿气面肿。

《铜人腧穴针灸图经》卷三：治颈项转侧难，鼻塞闷，偏风口㖞，鼻多清涕，衄血，头重。

《针灸大成》卷六：头旋，尸厥，口㖞，喘息，瘿瘤。

【常用配伍】

①配脑户、脑空，治头重痛。

②配络却，治暂起僵仆。

③配合谷、迎香、印堂，治鼻疾。

④配上星，治鼻渊。

⑤配人中、内庭，治虚脱。

【现代研究】　针刺通天穴治疗鼻炎的临床观察：取通天，印堂，迎香，诸穴均采用平刺法，通天以局部发胀为度。印堂、迎香以针感直达鼻腔，眼中微湿润为度。每日 1 次，5 次 1 个疗程。对急性鼻炎、慢性鼻炎，过敏性鼻炎的有效率均为 100%。[周鸿飞．针刺通天穴治疗鼻炎的临床观察．针灸临床杂志，2001，9（17）：30]

络却 Luòquè BL8

【出处】 《针灸甲乙经》。

【别名】 强阳、脑盖、络郄、及行。

【穴名释义】 络，指细小络脉，联络等意；却，有退、还之意。该穴位于足太阳经脉"从巅入络脑，还出别下项"之处，故名络却。

【定位】 在头部，前发际正中直上 5.5 寸，旁开 1.5 寸。

【局部解剖】 皮肤，皮下组织，帽状腱膜。有枕大神经和枕动、静脉分布。

【功效】 息风明目，清心安神。

【主治】 眩晕，耳鸣，目视不明，鼻塞，项肿，瘿瘤，癫狂，痫证；面神经麻痹，甲状腺肿，结膜炎，近视，枕肌和斜方肌痉挛，精神病。

【操作】 平刺 0.3～0.5 寸；可灸。

【文献摘要】

《针灸甲乙经》卷十一：癫疾僵仆，目妄见，恍惚不乐，狂走瘛疭。

《铜人腧穴针灸图经》卷三：青风内障，头旋，耳鸣。

《针灸大成》卷六：恍惚不休，腹胀，青盲内障，目无所见。

【常用配伍】

①配听会，治卒起僵仆。

②配听会、身柱，治狂走瘛疭，恍惚不乐。

③配百会、风池、耳门、后溪、肾俞，治头眩，耳鸣。

玉枕 Yùzhěn BL9

【出处】 《针灸甲乙经》。

【穴名释义】 玉，贵重之意，枕，指枕骨，又名玉枕骨。该穴位于玉枕骨处故名。亦因人仰卧着枕，脑后之骨要保重甚于执玉而名。

【定位】 在头部，横平枕外隆凸上缘，后发际正中旁开 1.3 寸。

【局部解剖】 皮肤，皮下组织，枕肌。有枕大神经，枕动、静脉分布。

【功效】 祛风通窍明目。

【主治】 头项痛，目痛，不能远视，恶风，鼻塞，目眩，癫痫；近视，视神经炎，青光眼，枕神经痛。

【操作】 平刺 0.3～0.5 寸；可灸。

【文献摘要】

《针灸甲乙经》卷七：头项痛，恶风，汗不出，悽厥恶寒，呕吐，目系急痛引颊，头重项痛。

《千金翼方》卷二十六：治头风动摇，灸脑后玉枕中间七壮。

《太平圣惠方》卷九十九：目内眦系急痛，风眩目痛，头寒，耳聋鼻塞。

【常用配伍】

①配攒竹、龈交，治面赤、颊中痛。

②配百会，治卒起僵仆，恶见风寒。

③配风池、太阳、太冲，治目赤肿痛。

④配迎香、合谷，治鼻塞不通。

天柱 Tiānzhù BL10

【出处】 《灵枢·本输》。

【穴名释义】 天，指上部，人体头部；柱，楹意，指支柱。喻人体之颈项。该穴位于项部斜方肌起始部，天柱骨（颈椎骨）上端，支撑头颅，意示擎天之柱而名。

【定位】 在颈后区，横平第2颈椎棘突上际，斜方肌外缘凹陷中。

【局部解剖】 皮肤，皮下组织，斜方肌，头半棘肌。浅层有第3颈神经后支和枕动、静脉分布；深层有枕大神经及枕动、静脉本干。

【功效】 疏风通络，息风宁神。

【主治】 头痛，项强，眩晕，目赤肿痛，鼻塞，咽肿，肩背痛，癫、狂、痫；咽喉炎，落枕，癔病，神经衰弱，视网膜出血。

【操作】 直刺或斜刺0.5～0.8寸，不可向内上方深刺，以免伤及延髓；可灸。

【文献摘要】

《灵枢·寒热病》：暴挛痫眩，足不任身。

《针灸甲乙经》卷十：头痛重，目如脱，项似拔，狂见鬼，目上反，项直不可以顾。

《备急千金要方》卷三十：不知香臭，卒暴痫眩。

《针灸大成》卷六：肩背痛欲折，目䀮视，头旋脑痛，头风。

【常用配伍】

①配临泣，治狂易多言不休。

②配列缺、后溪，治头痛、项强。

③配合谷、太阳，治目赤肿痛。

④配养老，治肩痛欲折。

【现代研究】

①针刺天柱穴治疗腰痛：取双侧天柱穴，针具选用28～30号1寸毫针，进针0.5～0.8寸，留针25分钟起针。治疗急性腰扭伤297例，有效率97.98%；治疗劳损腰痛334例，有效率95.81%；治疗增生性疼痛369例，有效率94.58%。[邓春成.针刺天柱穴治疗腰痛1000例.四川中医，2002，20（1）：74]

②穴位注射天柱穴治疗颈性眩晕：双侧天柱穴，取"复方当归注射液"4ml，用5ml注射器，每侧天柱穴注射2ml，每天1次，每周5次，休息2天，2周为1个疗程。治疗32例，治愈16例，有效15例，无效1例，总有效率96.9%。[王惠芳.穴位注射天柱穴治疗颈性眩晕32例.实用医学杂志，2005，21（2）：120]

大杼 Dàzhù BL11 八会穴之骨会

【出处】 《灵枢·海论》。

【别名】 背俞、本神、百劳、大腧、杼骨。

【穴名释义】 大，指长大；杼，指织布机上用的梭子。背部椎骨横突形秩整齐，有如织机之梭箆，又因古称椎骨为杼骨，上椎尤大，本穴居其旁，故名大杼。

【定位】 在脊柱区，第1胸椎棘突下，后正中线旁开1.5寸。

【局部解剖】 皮肤，皮下组织，斜方肌，菱形肌，上后锯肌。浅层有第1、2胸神经后支的皮支及其伴行的第 1 肋间动、静脉后支；深层有副神经，肩胛脊神经及肩胛背动、静脉分支。

【功效】　宣肺清热，疏风通络，强筋壮骨。

【主治】　咳嗽，发热，头痛，鼻塞，喉痹，项强，肩背痛，膝痛不可屈伸，癫狂；感冒，支气管炎，咽炎，肺炎。

【操作】　向棘突或向下斜刺 0.5～0.8 寸；可灸。本经背部腧穴切不可垂直深刺，以免伤及内部重要脏器。

【文献摘要】

《灵枢·癫狂》：筋癫疾者，身倦挛急。

《针灸甲乙经》卷七：颈项痛不可以俯仰，头痛，振寒，瘈疭，气实则胁满，侠脊有并气，热，汗不出，腰背痛。痉，脊强互引，恶风，时振栗，喉痹，大气满，喘，胸中郁郁，气热，眩，目䀮䀮，项强，寒热僵仆，不能久立，烦满里急，身不安席。

《太平圣惠方》卷一〇〇：小儿斑疮入眼。

《针灸大成》卷六：膝痛不可屈伸，伤寒汗不出，热甚不已，头风振寒，疟疾，头旋，劳气咳嗽，腹痛。

【常用配伍】

①配心俞，治胸中郁郁。

②配曲泉，治风痹痿厥。

③配丰隆、膻中，治哮喘。

④配夹脊、绝骨，治颈椎病，软骨病。

⑤配间使，治疟疾。

【现代研究】

①大杼穴刺络拔罐治疗膝关节痛：大杼穴用三棱针点刺出血，辅以火罐拔吸 10 分钟，出血量 10～15ml，隔天 1 次，7 次 1 个疗程。治疗 48 例，有效率 97.9%。[王健.大杼穴刺络拔罐治疗膝关节痛 48 例.中国针灸，2003，23（1）：35]

②电针大杼穴治疗牙痛：取大杼穴，快速斜刺入皮肤 0.5～0.7 寸，行提插捻转手法，接电针仪两极于针柄上，每 5 分钟停电 1 次，留针 30 分钟。治疗 32 例，总有效率 96.88%。[任华，等.电针大杼穴治疗牙痛 32 例.中医外治杂志，2005，14（2）：52]

③针刺阳陵泉及大杼穴治疗腰痛：取双侧大杼穴，以 28 号 1.5 寸毫针斜刺 0.8 寸，行强刺激手法，留针 30 分钟后起针。每天治疗 1 次，10 次 1 个疗程。治疗 72 例，总有效率 88.9%。[付青梅.针刺阳陵泉及大杼穴治疗腰痛 72 例.人民军医，2008，51（6）：385]

风门　Fēngmén BL12

【出处】　《针灸甲乙经》。

【别名】　热府、背俞。

【穴名释义】　风，指风邪；门，为出入之处。穴属足太阳膀胱经，足太阳主一身之表，为风邪入侵之门户，又因该穴主治风病，故名风门。

【定位】　在脊柱区，第 2 胸椎棘突下，后正中线旁开 1.5 寸。

【局部解剖】　皮肤，皮下组织，斜方肌，菱形肌，上后锯肌，竖脊肌。浅层有第 2、3 胸神经后支的内侧皮支及伴行的肋间后动、静脉背侧的内侧支；深层有副神经，肩胛背神经，第 2、3 胸神经后支及肩胛背动、静脉分支。

【功效】　祛风，宣肺解表。

【主治】　伤风，咳嗽，头痛，发热，恶风，鼻塞多涕，项强，胸背痛，痈疽发背；感冒，支气管炎，肺炎，百日咳，荨麻疹，肋间神经痛，肩背软组织劳损。

【操作】　向棘突或向下斜刺 0.5～0.8 寸；可灸。

【文献摘要】

《针灸甲乙经》卷七：风眩头痛，鼻不利，时嚏，清涕自出。

《备急千金要方》卷十：热府穴治马黄黄疸。

《千金翼方》卷二十七：上气短气，咳逆，胸背彻痛。

《铜人腧穴针灸图经》卷四：伤寒颈项强，目瞑多嚏，鼻鼽出清涕，风劳呕逆上气，胸背痛，喘气卧不安。

《针灸大成》卷六：发背痈疽，身热，胸中热。

《医宗金鉴·刺灸心法要诀》卷八十五：风门主治易感风，风寒痰嗽吐血红，兼治一切鼻中病，艾火多加嗅自通。

【常用配伍】

①配五处，治时时嚏不已。

②配肩井、中渚、支沟、后溪、腕骨、委中，治肩背酸痛。

③配大椎、合谷，治流感。

④配肺俞、孔最，治胸痛，咳血。

⑤配曲池、列缺、血海，治荨麻疹。

【现代研究】　电针加拔罐治疗顽固性面神经麻痹：取阳白、上明、地仓；太阳、下关、翳风。2 组穴位交替使用。分别用 0.3mm×25mm 毫针针刺，得气后按电针治疗仪，连续波，频率 146 次/分，留针 15 分钟。针眼处拔罐，同时取风门穴拔罐。针刺每日 1 次，拔罐隔日 1 次，10 次为 1 个疗程。治疗 42 例，总有效率达 97.62%。[白芬兰，等. 电针加拔罐治疗顽固性面神经麻痹 42 例. 河北中医，2003，25（5）：372]

肺俞 Fèishū BL13 肺背俞穴

【出处】　《灵枢·背腧》。

【穴名释义】　肺，脏腑名（以下均同）；俞，与腧、输通，转输、输注之意（以下均同）。该穴乃肺脏经气转输之处，主治肺之疾患，故名。

【定位】　在脊柱区，第 3 胸椎棘突下，后正中线旁开 1.5 寸。

【局部解剖】　皮肤，皮下组织，斜方肌，菱形肌，上后锯肌，竖脊肌。浅层有第 3、4 胸神经后支的皮支及伴行的动、静脉；深层有副神经、肩胛背神经，第 3、4 胸神经后支的肌支及肩胛背动、静脉分支。

【功效】　宣肺，平喘，理气。

【主治】　咳嗽，气喘，胸满，背痛，潮热，盗汗，骨蒸，吐血，鼻塞；支气管炎，支气管哮喘，肺炎，百日咳，肺结核，胸膜炎，鼻炎，肋间神经痛，皮肤瘙痒症。

【操作】　向棘突或向下斜刺 0.5～0.8 寸；可灸。

【文献摘要】

《针灸甲乙经》卷八：肺寒热，呼吸不得卧，上气呕沫，喘，气相追逐，胸满胁膺急，息难，振栗，脉鼓，气膈，胸中有热，支满不嗜食，汗不出，腰脊痛。

《备急千金要方》卷八：肺中风者，其人僵卧而胸满，短气，冒闷汗出者，肺风之证也，视目下鼻上两边下行至口，色白者尚可治，急灸肺俞百壮。

《千金翼方》卷二十七：咳痹气逆，咳嗽，口中涎唾，灸七壮，亦随年壮，可至百壮。

《太平圣惠方》卷一○○：理癫痫，瘿气，上气，吐逆，支满，脊强，寒热不食，肉痛皮痒，传尸骨蒸，肺咳。

《针灸大成》卷六：黄疸，劳瘵，口舌干，劳热上气，百毒病，食后吐水，小儿龟背。

《医宗金鉴·刺灸心法要诀》卷八十五：肺俞内伤嗽吐红，兼灸肺痿与肺痈，小儿龟背亦堪灸，肺气舒通背自平。

【常用配伍】

①配背俞，治喘咳少气。

②配复溜、谚谞，治盗汗。

③配膏肓、三阴交，治骨蒸，潮热。

④配天突、膻中，治咳嗽，痰壅。

⑤配膈俞、尺泽、太渊、鱼际，治咳血。

【现代研究】

①肺俞穴位注射治疗哮喘：曲安奈德 50mg、山莨菪碱 10mg、胎盘组织液 2ml 加 2％ 利多卡因 5ml 及注射用水 6ml 缓慢注入肺俞穴或在肺俞穴近侧触及点状或条索状的有较明显压痛点处。治疗 22 例，痊愈 10 例，显效 9 例，好转 3 例。[李自明．曲安奈德等肺俞穴注射治疗哮喘 22 例．现代医药卫生，2004，20（5）：349]

②肺俞穴敷贴伤湿膏治疗顽固性咳嗽：将伤湿膏剪成 2cm×2cm 小块贴在双侧肺俞穴处，每天更换 1 次。治疗 36 例，10 例敷贴 2 天咳嗽停止，20 例敷贴 3～7 天咳嗽停止，6 例敷贴 10 天咳嗽停止。[周东红．肺俞穴敷贴伤湿膏治疗顽固性咳嗽．中国临床医生，2005，33（6）：21]

③电针肺俞穴为主治疗支气管哮喘急性发作：取 30 号 1.5 寸毫针斜刺肺俞穴，得气后接韩氏穴位神经刺激仪，疏密波，频率 20Hz，留针 30 分钟。每天 1 次，2 周 1 个疗程。治疗 30 例，临床控制 5 例，显效 8 例，好转 14 例，无效 3 例。[李俊．电针肺俞穴为主治疗支气管哮喘急性发作期 30 例．中国民间疗法，2005，13（5）：15]

厥阴俞 Juéyīnshū BL14 心包背俞穴

【出处】　《备急千金要方》。

【别名】　厥腧、阙俞、心包腧。

【穴名释义】　穴为手厥阴心包络脉气转注之处，主治心、心包之疾患，故名。

【定位】　在脊柱区，第 4 胸椎棘突下，后正中线旁开 1.5 寸。

【局部解剖】　皮肤，皮下组织，斜方肌，菱形肌，竖脊肌。浅层有 4、5 胸神经后支的皮支及其伴行的动、静脉；深层有副神经，肩胛背神经。第 4、5 胸神经后支的肌支及肩胛背动、静脉的分支。

【功效】　宽胸理气，宁心安神。

【主治】　咳嗽，胸闷，胸背痛，心悸，心痛，呕吐，胃脘痛；肋间神经痛，心绞痛，各种心脏痛，神经衰弱，胃痉挛。

【操作】 向棘突或向下斜刺 0.5～0.8 寸；可灸。

【文献摘要】

《备急千金要方》卷二十：胸中膈气，聚痛，好吐。

《太平圣惠方》卷九十九：逆气，呕吐，心痛，留结胸中烦闷。

《针灸大成》卷六：咳逆牙痛。

《循经考穴编》一四七：两胛痛楚。

【常用配伍】

①配阴郄，治胸闷，心悸。

②配内关、胃俞，治胃痛，呕吐。

③配间使、神门，治失眠，神经衰弱。

④配少府、通里，治心动过速。

心俞 Xīnshū BL15 心背俞穴

【出处】 《灵枢·背腧》。

【穴名释义】 穴为心气输注之处，治疗心之疾患，故名。

【定位】 在脊柱区，第 5 胸椎棘突下，后正中线旁开 1.5 寸。

【局部解剖】 皮肤，皮下组织，斜方肌，菱形肌下缘，竖脊肌。浅层有第 5、6 胸神经后支的皮支及伴行的动、静脉；深层有副神经，肩胛背神经，第 5、6 胸神经后支的肌支及肩胛背动、静脉分支。

【功效】 宽胸理气，宁心通络。

【主治】 心胸烦闷，心悸，心痛，失眠，健忘，咳嗽，吐血，癫狂，痫证，胸背痛；神经衰弱，精神分裂症，心肌炎，心包炎，各种心脏病。

【操作】 向棘突或向下斜刺 0.5～0.8 寸；可灸。

【文献摘要】

《针灸甲乙经》卷八：寒热，心痛循循然与背相引而痛，胸中悒悒不能息，咳唾血，多涎，烦中善噎，食不下，呕逆，汗不出，如疟状，目䀮䀮泪出。

《备急千金要方》卷八：心中风者，其人但待偃卧，不得倾侧，闷乱冒绝汗出者，心风之征也。心懊恼，微痛烦逆。

《太平圣惠方》卷九十九：心中风，狂痫，心气乱语，悲泣，心腹烦满，汗不出，结积寒热，呕逆不食，食即吐血，目痛。

《针灸大成》卷六：偏风半身不遂，心气乱恍惚，咳吐血，黄疸，鼻衄，目瞤目昏，呕吐不下食，健忘，小儿心气不足，数岁不语。

《胜玉歌》：遗精白浊心俞治。

【常用配伍】

①配大杼，治心中郁郁。

②配肺俞、膈俞，治小儿龟背。

③配百会、气冲、复溜，治脏躁。

④配巨阙，治心痛引背，冠心病，心绞痛。

⑤配神门、三阴交，治失眠，健忘，惊悸，梦遗。

⑥配太渊、孔最，治咳嗽，咯血。

【现代研究】

①通心贴心俞穴外敷治疗冠心病心绞痛临床观察：通心贴穴位外敷心俞，观察临床症状、心电图、动态心电图、肝肾功能、电解质、三大常规等。治疗 60 例，显效 26 例，改善 28 例，无效 6 例，总有效率为 90%。[冯润芬，等．通心贴心俞穴外敷治疗冠心病心绞痛 60 例临床观察．中国中医药科技，2005，12（1）：47]

②电针内关、心俞改善急性心肌缺血大鼠心率变异性的协同作用：40 只大鼠随机分组。通过舌下静脉注射垂体后叶素复制急性缺血性大鼠模型，观察电针后心率变异性。结果内关组、心俞组、内关＋心俞组均能显著改善脑垂体后叶素所致的 RRI 延长、TV 增大和 LF/HF 减小的作用，内关＋心俞组心率变异性改善最为明显。结论：电针心俞和内关穴对急性心肌缺血大鼠的心率变异具有协同保护作用。[李梦，等．电针内关、心俞改善急性心肌缺血大鼠心率变异性的协同作用．甘肃中医学院学报，2008，25（1）：13]

督俞 Dūshū BL16

【出处】　《太平圣惠方》。

【别名】　高盖、商盖、高益。

【穴名释义】　督，指督脉，穴为督脉之气输注之处，故名。亦称督脉俞。

【定位】　在脊柱区，第 6 胸椎棘突下，后正中线旁开 1.5 寸。

【局部解剖】　皮肤，皮下组织，斜方肌，背阔肌，竖脊肌。浅层有第 6、7 胸神经后支的皮支及伴行的动、静脉；深层有副神经，第 6、7 胸神经后支的肌支及肩胛背动、静脉分支。

【功效】　宽胸，理气。

【主治】　心痛，胸闷，呃逆，腹胀，腹痛；心动过速，心绞痛，冠心病，膈肌痉挛，皮肤瘙痒症。

【操作】　向棘突或向下斜刺 0.5～0.8 寸；可灸。

【文献摘要】

《太平圣惠方》卷九十九：寒热，腹中痛，雷鸣，气逆心痛。

《会元针灸学》四十九：湿郁皮肤，风痹，水肿。

【常用配伍】

①配大肠俞，治气逆肠鸣。

②配心俞、内关，治心前区憋闷疼痛。

③配肩井、膻中，治乳痛，乳腺增生。

④配合谷、足三里，治胃痛，呃逆，腹胀。

膈俞 Géshū BL17 八会穴之血会

【出处】　《灵枢·背腧》。

【穴名释义】　膈，指横膈。横膈之气系于背，又因穴近膈膜，主治呃逆，故名。

【定位】　在脊柱区，第 7 胸椎棘突下，后正中线旁开 1.5 寸。

【局部解剖】　皮肤，皮下组织，斜方肌，背阔肌，竖脊肌。浅层有第 7、8 胸神经后支的皮支及伴行的动、静脉；深层有副神经，第 7、8 胸神经后支的肌支及肩胛背动、静脉分支。

【功效】 宽胸理气，和血止血。

【主治】 呕吐，呃逆，胃脘胀痛，饮食不下，黄疸，咳嗽，气喘，潮热，盗汗，吐血，衄血，背痛，脊强，癫疾；贫血，出血性疾患，膈肌痉挛，胃炎，颈淋巴结结核，精神分裂症，荨麻疹。

【操作】 向棘突或向下斜刺 0.5～0.8 寸；可灸。

【文献摘要】

《针灸甲乙经》卷八：咳而呕，膈寒，食不下，寒热，皮肉骨痛，少气不得卧，胸满支两胁，膈上竞竞，胁痛腹胀，胃脘暴痛，上气，肩背寒痛，汗不出，喉痹，腹中痛，积聚，默然嗜卧，怠倦不欲动，身常湿湿，心痛无可摇者。

《脉经》卷二：关脉芤，大便去血数斗者。

《太平圣惠方》卷一〇〇：劳噎。

《类经图翼》卷七：心痛周痹，膈胃寒痰暴痛，心满气急，吐食反胃，痃癖五积，气块血块，吐血衄血不已，虚损昏晕，血热妄行，心肺二经呕血，藏毒便血不止。

【常用配伍】

①配天鼎、气舍，治喉痹、梗噎，咽肿不能消，食饮不下。

②配阴谷，治腹胀胃脘暴痛。

③配肝俞，治癫疾。

④配膏肓，治痰饮。

⑤配大椎、胃俞、血海、足三里，治贫血。

⑥配曲池、三阴交、治荨麻疹、皮肤瘙痒。

【现代研究】

①针刺治疗慢性荨麻疹：取双侧膈俞穴，毫针刺入 0.8～1.2 寸，针尖斜向脊椎，得气后平补平泻，留针 20 分钟，每 5 分钟行针 1 次，10 次为 1 个疗程，治疗 68 例，总有效率 91.4%。[黄仁芬 . 针刺膈俞穴治疗慢性荨麻疹 68 例 . 新中医，1996，28（6）：36]

②东莨菪碱穴位注射治疗顽固性呃逆疗效观察：膻中穴平刺 0.3～0.5 寸。膈俞穴斜刺 0.5～0.8 寸。每次每穴分别注入 5～10mg。治疗 68 例，2 天内症状消失占 89.7%，4 天内 7.4%，1 周反复发作者占 2.9%。[陈文华 . 东莨菪碱穴位注射治疗顽固性呃逆 68 例疗效观察 . 中国现代医药科技，2004，4（2）：36]

③针刺、艾灸膈俞穴对低白细胞模型大鼠白细胞及骨髓造血功能的调节作用：用环磷酰胺腹腔注射造成白细胞减少及免疫功能抑制模型，分组处理后，在不同时相进行白细胞计数，并计数骨髓有核细胞数。结论：艾灸膈俞穴可明显提升低白细胞模型大鼠外周血白细胞数和骨髓有核细胞计数。[崔瑾，等 . 针刺、艾灸膈俞穴对低白细胞模型大鼠白细胞及骨髓造血功能的调节作用 . 上海针灸杂志，2005，24（6）：41]

肝俞 Gānshū BL18 肝背俞穴

【出处】 《灵枢·背腧》。

【穴名释义】 穴近肝脏，为肝脉经气转输之处，主治肝脏疾患，故名。

【定位】 在脊柱区，第 9 胸椎棘突下，后正中线旁开 1.5 寸。

【局部解剖】 皮肤，皮下组织，斜方肌，背阔肌，竖脊肌。浅层有第 9、10 胸神经后支的皮支及伴行的动、静脉；深层有副神经，第9、10胸神经后支的肌支及相应的肋间后动、静脉分支。

【功效】 疏肝，利胆，明目，镇静，和血。

【主治】 腰背痛，胁痛，黄疸，眩晕，癫狂痫证，目赤肿痛，目视不明，夜盲，吐血，衄血；急、慢性肝炎，胆囊炎，肋间神经痛，胃炎，胃痉挛，神经衰弱，精神病，月经病，眼结膜炎，角膜炎。

【操作】 向棘突或向下斜刺0.5～0.8寸；可灸。

【文献摘要】

《针灸甲乙经》卷七：痓，筋痛急，互引。

《备急千金要方》卷三十：热病瘥后，食五辛多患眼暗如雀目。

《千金翼方》卷二十六：吐血，酸削。

《铜人腧穴针灸图经》卷四：寒疝少腹痛，唾血短气。

《针灸大成》卷六：多怒，黄疸。

【常用配伍】

①配膈俞，治癫疾。

②配胞肓，治少腹满。

③配脾俞、志室，治两胁急痛。

④配复溜、曲泉、太溪，治夜盲、青盲。

⑤配光明、百会，治目疾。

⑥配临泣、内庭，治衄血。

【现代研究】 肝俞穴按摩封闭治疗妊娠腹痛：维生素 K_3 注射液4～12ml/次，针刺入肝俞穴内，深约0.5～1.0cm，缓慢注入药液；山莨菪碱注射液3～10ml/次，刺入肝俞穴内，深约0.5～1.0cm，缓慢注入药液。肝俞穴按摩与封闭交替或单独应用。治疗36例，1天痊愈11例，2天痊愈18例，3天痊愈5例，无效2例。[涂田富，等.肝俞穴按摩封闭治疗妊娠腹痛.临床和实验医学杂志，2006，5（8）：1141]

胆俞 Dǎnshū BL19 胆背俞穴

【出处】 《素问·奇病论》。

【穴名释义】 穴近胆腑，为胆府经气输注之处，是诊治胆病之重要腧穴，故名。

【定位】 在脊柱区，第10胸椎棘突下，后正中线旁开1.5寸。

【局部解剖】 皮肤，皮下组织，背阔肌，竖脊肌。浅层有第10、11胸神经后支的皮支及伴行的动、静脉；深层有第10、11胸神经后支的肌支及相应肋间后动、静脉分支。

【功效】 清热利胆。

【主治】 黄疸，口苦，胁痛，呕吐，食不下，舌干，咽中痛，肺痨，潮热；胆囊炎，胆结石，急、慢性肝炎，胃炎，肋间神经痛。

【操作】 向棘突或向下斜刺0.5～0.8寸；可灸。

【文献摘要】

《针灸甲乙经》卷九：胸满，呕无所出，口苦舌干，饮食不下。

《铜人腧穴针灸图经》卷四：目黄，胸胁不能转侧，头痛振寒汗不出，腋下肿。

《针灸大成》卷六：骨蒸劳热食不下，目黄。

【常用配伍】

①配商阳、小肠俞，治口舌干，饮食不下。

②配章门，治胁痛不得卧，胸满呕无所出。

③配膈俞，治呃逆，胁痛，肺痨。

④配肝俞、足三里、三阴交、太冲，治黄疸。

⑤配阳陵泉、太冲，治呕吐、胃炎。

【现代研究】

①按摩指压治疗胆绞痛：取胆俞穴，用拇指尖探及疼痛最明显处，以中等力度按压穴位，同时作旋转运动以扩大按摩范围，施力方向朝向前腹胆囊部位，以病人感觉酸胀为佳，疼痛缓解后，持续按摩 20～30 分钟，治疗 48 例，总有效率 93.8%。[梁承志 . 按摩胆俞穴治疗胆绞痛 48 例 . 广西中医药，1996，19（2）：36]

②按压穴位对胆囊形态学变化的影响：B 超下观察到，按压胆俞穴后，胆囊、胆总管均呈收缩，并以胆囊收缩最为明显。证明点穴疗法治疗胆绞痛有明显的疗效。[孙月琴，等 . 按压胆俞穴对胆囊形态学变化的影响 . 贵阳中医学院学报，1997，19（2）：39]

③针刺治疗胆囊炎临床观察：针期门、日月、胆囊穴、胆俞、阳陵泉、丘墟、太冲，后 3 穴分别用 2 寸、1 寸、1.5 寸毫针快速刺入皮下，每隔 3～5 分钟行针 1 次，留针 20～30 分钟，余穴常规刺法操作，每天 1 次，10～15 天为 1 个疗程。治疗 68 例，总有效率 89.71%。[兰崴 . 针刺治疗胆囊炎 68 例临床观察 . 针灸临床杂志，2004，20（11）：6]

脾俞 Píshū BL20 脾背俞穴

【出处】 《灵枢·背腧》。

【穴名释义】 穴近脾脏，为脾气输注之处，主治脾之疾患，故名。

【定位】 在脊柱区，第 11 胸椎棘突下，后正中线旁开 1.5 寸。

【局部解剖】 皮肤，皮下组织，背阔肌，竖脊肌。浅层有第 11、12 胸神经后支的皮支及伴行的动、静脉；深层有第 11、12 胸神经后支的肌支，及相应的肋间后动、静脉分支。

【功效】 健脾，和胃，化湿。

【主治】 腹痛，胃痛，呕吐，泄泻，黄疸，痢疾，水肿，便血，背痛；急、慢性胃炎，胃痉挛，胃下垂，神经性呕吐，肝炎，支气管哮喘，细菌性痢疾，肾炎，贫血，慢性出血性疾患，糖尿病，进行性肌营养不良。

【操作】 斜刺或直刺 0.5～0.8 寸；可灸。

【文献摘要】

《针灸甲乙经》卷八：咳而呕，膈寒，食不下，寒热，皮肉肤痛，少气不得卧，胸满支两胁，膈上竞竞胁痛，腹膜胸脘暴痛，上气，肩背寒痛，汗不出，喉痹，腹中痛，积聚，默默嗜卧，怠惰不欲动，身常湿湿，心痛无可摇。

《备急千金要方》卷三十：泄痢不食，食不生肌肤。

《千金翼方》卷二十七：腹满水肿。

《医宗金鉴·刺灸心法要诀》卷八十五：脾俞主灸伤脾胃，吐泻疟痢疸瘕瘕，喘急吐血诸般证，更治婴儿慢脾风。

【常用配伍】

①配肾俞，治热痉。

②配太白、足三里，治腹胀，腹泻。

③配膈俞、大椎，治吐血，便血。

④配足三里、三阴交，治黄疸，肝炎。

⑤配神门、三阴交、心俞，治失眠。

【现代研究】

①电针脾俞穴调节家兔胃运动的外周作用机理研究：用电生理学方法，研究了在分别切断脾俞穴主要神经通路后，电针脾俞穴对胃电运动影响的外周神经作用途径。结果：电针脾俞穴对胃电的效应为双重作用，电针前后胃电频率、振幅都有非常显著的差异。［赵慧英，等．电针脾俞穴调节家兔胃运动的外周作用机理研究．西北农林科技大学学报，2003，31（6）：121］

②电针"脾俞"对胃窦部溃疡大鼠胃肠平滑肌电活动的干预作用及其机制探讨：用RM—86多导生理记录仪和SMUP计算机软件分析系统，同步记录胃窦部溃疡模型大鼠针刺"脾俞"前后胃肠平滑肌电活动和心率变异性动态变化曲线、肾上腺交感神经放电情况。结论：低频疏密波刺激"脾俞"，可使急性胃窦部溃疡大鼠自主神经系统重新建立动态平衡，并与肾上腺内分泌活动共同参与针刺调整消化道运动功能。［汪克明，等．电针"脾俞"对胃窦部溃疡大鼠胃肠平滑肌电活动的干预作用及其机制探讨．安徽中医学院学报，2003，22（6）：29］

胃俞 Wèishū BL21 胃背俞穴

【出处】　《针灸甲乙经》。

【穴名释义】　穴近胃腑，为胃气转输之处，主治胃之疾患，故名。

【定位】　在脊柱区，第12胸椎棘突下，后正中线旁开1.5寸。

【局部解剖】　皮肤，皮下组织，背阔肌，竖脊肌。浅层有第12胸神经和第1腰神经后支的皮支及伴行的动、静脉；深层有第12胸神经和第1腰神经后支的肌支，及相应动、静脉的分支。

【功效】　理中，和胃，降逆。

【主治】　胃脘痛，呕吐，腹胀，肠鸣，泄泻，胸胁痛；急、慢性胃炎，胃痉挛，胃溃疡，肝炎，胰腺炎，糖尿病，进行性肌营养不良。

【操作】　直刺0.5～0.8寸；可灸。

【文献摘要】

《针灸甲乙经》卷九：胃中寒胀，食多身体羸瘦，腹中满而鸣，腹䐜，风厥，胸胁支满，呕吐，脊急痛，筋挛，食不下。

《太平圣惠方》卷一〇〇：小儿羸瘦，食欲少不生肌肤。

《医宗金鉴·刺灸心法要诀》卷八十五：胃俞主治黄疸病，食毕头目即晕眩，疟疾善饥不能食，艾火多加自可痊。

【常用配伍】

①配肾俞，治呕吐，胃中寒胀，多食身羸瘦。

②配中脘、脾俞、内关、足三里，治胃脘痛，不思食。

③配脾俞、大肠俞，治肠鸣腹泻。

④配内关、梁丘，治胃痉挛，胰腺炎。

【现代研究】

①拔罐治疗急性胃脘痛：取胃俞、脊中穴，利用闪火（或留火）法拔罐于所取穴位上，一般留罐 15～20 分钟，使局部充血、瘀血为宜。治疗 30 例，疗效满意。[刘银鸿，等.拔罐治疗急性胃脘痛.四川中医，1998，16（12）：48]

②加味陷胸汤合胃俞穴封闭治疗难治性消化性溃疡：应用加味陷胸汤煎取 400ml，每天 1 剂，分早、晚 2 次温服。同时选胃俞穴（双）穴位封闭，隔天 1 次。治疗 30 例，痊愈 23 例（76.6%），显效 3 例，有效 2 例，无效 2 例，总有效率 93.3%，幽门螺杆菌转阴 17 例。[刘福来，王淑珍，冯银香，等.加味陷胸汤合胃俞穴封闭治疗难治性消化性溃疡 30 例临床研究.北京中医，2004，23（6）：349]

三焦俞 Sānjiāoshū BL22 三焦背俞穴

【出处】《针灸甲乙经》。

【穴名释义】 穴为手少阳三焦之气输注之处，主治三焦疾患，故名。

【定位】 在脊柱区，第 1 腰椎棘突下，后正中线旁开 1.5 寸。

【局部解剖】 皮肤，皮下组织，背阔肌，竖脊肌。浅层有第 1、2 腰神经后支的皮支及伴行的动、静脉；深层有第 1、2 腰神经后支的肢支和相应的肋下动、静脉分支。

【功效】 调三焦，利水道。

【主治】 腹胀、肠鸣，呕吐，泄泻，痢疾，水肿，黄疸，消渴，小便不利，腰脊强痛；心源性浮肿，胃炎，肾炎，糖尿病，肠炎。

【操作】 直刺 0.5～1 寸；可灸。

【文献摘要】

《针灸甲乙经》卷九：头痛，食不下，肠鸣腹胀，欲呕时泄。

《千金翼方》卷二十七：少腹坚大如盘，胃中胀，食不消，妇人瘦瘠。

《铜人腧穴针灸图经》卷九：目眩头痛，吐逆饮食不下，肩背拘急，腰脊强不得俯仰。

【常用配伍】

①配小肠俞、下髎、意舍、章门，治肠鸣腹胀，欲泄注。

②配水分、大肠俞、气海、足三里、阴陵泉，治水肿。

③配身柱、命门，治腰脊强痛。

④配脾俞、中脘，治消化不良。

【现代研究】 针刺三焦俞肺俞治疗皮肤感觉异常：取双侧三焦俞、肺俞，斜刺入约 1 寸，捻转泻法，每 5 分钟行针 1 次，留针 20 分钟，经治 9 例，在 3～7 次内治愈。[肖俊芳.泻三焦俞肺俞治疗皮肤感觉异常 9 例.中国针灸，1997，17（8）：463]

肾俞 Shènshū BL23 肾背俞穴

【出处】《灵枢·背腧》。

【穴名释义】 穴近肾脏，为肾脏之气转输之处，主治肾之疾患，故名。

【定位】 在脊柱区，第 2 腰椎棘突下，后正中线旁开 1.5 寸。

【局部解剖】 皮肤，皮下组织，背阔肌腱膜和胸腰筋膜浅层。浅层有第 2、3 腰神经后支的皮支及伴行的动、静脉；深层有第 2、3 腰神经后支的肌支和相应的腰动、静脉分支。

【功效】 补肾益气，通阳利水。

【主治】 遗精，阳痿，早泄，月经不调，白带，不育，不孕，遗尿，尿频，水肿，晨泄，喘咳少气，耳鸣，耳聋，腰膝酸痛；性功能低下，附件炎，盆腔炎，肾炎，尿失禁，神经性耳聋，腰部软组织损伤。

【操作】 直刺 0.8～1.2 寸；可灸。

【文献摘要】

《针灸甲乙经》卷八：寒热食多，身羸瘦，两胁引痛，心下贲痛，心如悬，下引脐，少腹急痛，热，面黑，目䀮䀮，久喘咳，少气，溺浊赤。

《备急千金要方》卷三十：头身热赤振栗，腰中四肢淫泺，欲呕。

《千金翼方》卷二十七：丈夫梦失精，小便浊难。

《针灸大成》卷六：虚劳羸瘦，耳聋肾虚，水脏久冷，肾中风，踞坐而腰痛，消渴，五劳七伤，虚惫，脚膝拘急，腰寒如冰，头重身热，身肿如水，女人积冷气成劳，乘经交接羸瘦，寒热往来。

《医宗金鉴·刺灸心法要诀》卷八十五：肾俞主灸下元虚，令人有子效多奇，兼灸吐血聋腰痛，女疸妇带不能遗。

【常用配伍】

①配胃俞，治胃主寒胀，食多身羸瘦，呕吐。

②配肺俞，治喘咳，少气，百病。

③配关元、三阴交，治遗精，小便不利，水肿。

④配听宫、翳风，治耳鸣，耳聋。

⑤配殷门、委中，治腰膝酸痛。

【现代研究】

①针刺治疗髂腹股沟神经痛：先针刺患侧肾俞穴，至感应向下放散，再针患侧维道穴，向后下方斜刺 1.5 寸，出现酸胀感和沿腹股沟放射为止，留针 20 分钟，每隔 5 分钟行针 1 次，每日 1 次。治疗 35 例，总有效率 100%。[胡秀生. 针刺治疗髂腹股沟神经痛 35 例疗效观察. 针灸临床杂志，1994，10（3）：20]

②针刺对红细胞免疫功能的调节：动物实验和临床研究均证明，针刺肾俞可明显提高红细胞免疫功能，针刺后 RBC-C_3b 升高，RBC-IC 降低，说明红细胞免疫黏附活力增强，从而增强了机体潜在代偿能力。[廖方正，等. 针刺肾俞对红细胞免疫功能的调节作用. 中国针灸，1998，18（2）：75]

气海俞 Qìhǎishū BL24

【出处】 《太平圣惠方》。

【穴名释义】 穴与任脉之气海相对应，为人身原气转输之处，故名。

【定位】 在脊柱区，第 3 腰椎棘突下，后正中线旁开 1.5 寸。

【局部解剖】 皮肤，皮下组织，胸腰筋膜浅层，竖脊肌。浅层有第 3、4 腰神经后支的皮支和伴行的动、静脉；深层有第 3、4 腰神经后支的肌支及相应动、静脉的分支。

【功效】 补气益肾，健腰调经。

【主治】 肠鸣腹胀，痛经崩漏，痔疮，腰痛；肠炎，肾炎，功能性子宫出血，月经不调，腰肌劳损。

【操作】 直刺0.8～1寸；可灸。

【文献摘要】

《太平圣惠方》卷九十九：腰痛、痔痛、泻血。

《会元针灸学》五十二：子宫寒冷，久不受妊，赤白带下，男子睾丸抽痛，精冷，脏腑积聚，腹积气满胀，身瘦不能食欲，伤寒头痛，饮痰吐逆，腹背急痛，腰痛，痔漏。

【常用配伍】

①配肾俞、关元、照海、三阴交，治功能性子宫出血。

②配殷门、昆仑，治腰痛，下肢瘫痪。

③配承山、三阴交，治痔疮，痛经。

大肠俞 Dàchángshū BL25 大肠背俞穴

【出处】 《针灸甲乙经》。

【穴名释义】 穴为大肠之气转输之处，主治大肠疾患，故名。

【定位】 在脊柱区，第4腰椎棘突下，后正中线旁开1.5寸。

【局部解剖】 皮肤，皮下组织，胸腰筋膜浅层，竖脊肌。浅层有第4、5腰神经后支的皮支及伴行的动、静脉；深层有第4、5腰神经后支的肌支和相应的动、静脉分支。

【主治】 腹痛，腹胀，肠鸣，泄泻，痢疾，便秘，脱肛，腰痛；急、慢性肠炎，细菌性痢疾，急性肠梗阻，急慢性阑尾炎，前列腺炎，盆腔炎，骶髂关节炎，腰肌劳损，坐骨神经痛。

【操作】 直刺0.5～1.2寸；可灸。

【文献摘要】

《备急千金要方》卷八：腹中雷鸣，肠澼泄利，食不消化，小腹绞痛，腰脊疼僵，或大小便难，不能饮食。

《外台秘要》卷三十九：大肠转气，按之如覆杯，食饮不下，善噎，腹中鸣，腹膜而肿，暴泄，腰痛。

《针灸大成》卷六：主脊强不得俯仰，绕脐切痛，多食身瘦。

【常用配伍】

①配次髎，治大小便不利。

②配天枢、足三里，治泄泻，痢疾。

③配上巨虚、承山，治便秘。

④配腰阳关、至阳，治腰脊强痛。

【现代研究】

①深刺大肠俞治疗神经源性下肢肌肉痉挛：用75mm毫针略向内上方斜刺，使触电样针感窜向足，得气即止，不留针。每日1次，7次为1个疗程。未愈，下1个疗程改为隔日针刺1次，总疗程不超过30天。治疗20例，总有效率90%。[刘志顺，等．深刺大肠俞治疗神经源性下肢肌肉痉挛20例．上海针灸杂志，1998，17（6）：19]

②隔姜灸大肠俞、气海对免疫功能的影响：结果表明，灸后不仅能显著降低实验性溃疡性结肠炎大鼠下丘脑、垂体、血浆中β-内啡肽，而且能调节其紊乱的免疫功能。[吴焕

淖，等．隔药灸对大鼠实验性溃疡性结肠炎免疫功能及 β-内啡肽的影响．中国针灸，1997，17（3）：163］

关元俞 Guānyuánshū BL26

【出处】 《太平圣惠方》。

【穴名释义】 穴与任脉之关元相对应，为人体阳气交关之处，故名。

【定位】 在脊柱区，第 5 腰椎棘突下，后正中线旁开 1.5 寸。

【局部解剖】 皮肤，皮下组织，胸腰筋膜浅层，竖脊肌。浅层有第 5 腰神经和第 1 骶神经后支的皮支，及伴行的动、静脉；深层有第 5 腰神经后支的肌支及最下动、静脉后支的内侧支。

【功效】 壮腰培元，通调二便。

【主治】 腹胀，泄泻，小便不利，遗尿，痢疾，消渴，瘕聚，腰痛；慢性肠炎，糖尿病，前列腺炎，膀胱炎，盆腔炎，腰骶部神经痛。

【操作】 直刺 0.8～1.2 寸；可灸。

【文献摘要】

《太平圣惠方》卷九十九：风劳，腰痛，泄痢，虚胀，小便难，妇人瘕聚。

《会元针灸学》五十三：膀胱生石，小便难。

【常用配伍】

①配膀胱俞，治风劳腰痛。

②配肾俞、关元、三阴交，治痛经，小腹痛。

③配脾俞、肾俞，治慢性肠炎。

【现代研究】 针刺治疗痛经：在月经来潮前 3 天开始针刺双侧关元俞，得气后双手各执 1 针，同时施补泻手法，行针 5～10 秒后，留针 15 分钟，其间行针 2～3 次。本组 55 例，有效率 98.18％。［柏华刚．针刺关元俞治疗痛经．中国针灸，1994，14（2）：30］

小肠俞 Xiǎochángshū BL27 小肠背俞穴

【出处】 《针灸甲乙经》。

【穴名释义】 穴近小肠，为小肠之气输注之处，主治小肠疾患，故名。

【定位】 在骶区，横平第 1 骶后孔，骶正中嵴旁开 1.5 寸。

【局部解剖】 皮肤，皮下组织，胸腰浅筋膜层，臀大肌，竖脊肌。浅层有臀中皮神经；深层有臀下神经分支和第 1 骶神经后支的肌支及臀上动、静脉分支。

【功效】 通调小便，清利湿热。

【主治】 小腹胀痛，泄泻，痢疾，痔疾，疝气，遗精，遗尿，小便不利，白带，腰腿痛；肠炎，盆腔炎，子宫内膜炎，淋病，骶髂关节炎。

【操作】 直刺 0.8～1.2 寸；可灸。

【文献摘要】

《针灸甲乙经》卷九：小腹痛，控睾引腰脊，疝痛上冲心，腰脊强，溺黄赤，口干。

《备急千金要方》卷十九：小便不利，小腹胀满，虚乏。

《千金翼方》卷二十七：泄注，五痢便脓血，重下腹痛。

《铜人腧穴针灸图经》卷四：小便赤涩，淋沥，少腹疠痛，脚肿，短气，不嗜食，大便脓血出，五痔疼痛，妇人带下。

《针灸大成》卷六：头痛，虚乏消渴，口干不可忍。

【常用配伍】

①配长强，治小便难，淋癃。

②配中膂俞、白环俞，治腰脊疝痛。

③配关元、上巨虚，治腹泻，痢疾。

④配三阴交、肾俞，治月经不调，小腹痛。

⑤配归来、地机，治白带。

【现代研究】 针刺对痛风镇痛效果的观察：取双侧小肠俞，毫针刺入 1.0～1.5cm，行泻法，留针 20～30 分钟，每日 1 次。治疗 10 例，6 例经 1 次针刺即获良好止痛效果，4 例针刺 2 次后疼痛明显减轻．［吴自力．针刺小肠俞对痛风镇痛效果观察．四川中医，1994，12（11）：54］

膀胱俞 Pángguāngshū BL28 膀胱背俞穴

【出处】 《针灸甲乙经》。

【穴名释义】 穴近膀胱，为膀胱之气输注之处，主治膀胱疾患，故名。

【定位】 在骶区，横平第 2 骶后孔，骶正中嵴旁开 1.5 寸。

【局部解剖】 皮肤，皮下组织，臀大肌，竖脊肌。浅层有臀中皮神经；深层有臀下神经分支，第 2 骶神经后支的肌支及臀上动、静脉分支。

【功效】 通利膀胱，疏经活络。

【主治】 小便不利，遗尿，遗精，腹痛，泄泻，便秘，女子瘕聚，阴部肿痛，腰骶疼痛；肾盂肾炎，尿路感染，结石，前列腺炎，痢疾，糖尿病，子宫内膜炎，坐骨神经痛。

【操作】 直刺 0.8～1.2 寸；可灸。

【文献摘要】

《针灸甲乙经》卷七：热痉互引，汗不出反折，尻臀内痛，似瘅疟状。

《备急千金要方》卷三十：坚结积聚。

《铜人腧穴针灸图经》卷四：风劳腰脊痛，泄利腹痛，小便赤涩，遗溺，阴生疮，少气，足胻寒拘急不得屈伸，女子瘕聚，脚膝无力。

《针灸大成》卷六：腹满，大便难。

【常用配伍】

①配完骨、小肠俞、白环俞，治小便赤黄。

②配肾俞，治尿闭，遗尿。

③配肾俞、曲泉、三阴交，治前列腺炎。

④配阴廉、血海，治阴部瘙痒，淋浊。

⑤配委中、风市，治腰腿痛，下肢瘫痪。

【现代研究】

①电磁疗合温针灸治疗良性前列腺增生症：电磁疗取穴中极、关元、水道，温针灸取穴肾俞、膀胱俞、足三里，每天 1 次。治疗 121 例，结果温针灸合电磁疗组 61 例，有效率为 93.4%，口服保列治组 60 例，有效率为 85.0%。［朱秀平，黄少姬．电磁疗合温针灸治疗前列腺增生 61 例疗效观察．上海针灸杂志，2006，25（5）：24］

②脑卒中后急迫性尿失禁患者综合康复治疗：对神阙、关元、气海和命门、肾俞、膀胱俞等穴进行针刺，同时给予西药酒石酸托特罗定片（舍尼亭）治疗。治疗 51 例，患者的膀胱初感容量、强烈尿感容量均较治疗前明显增加（$P<0.01$），排尿期逼尿肌收缩力明显增强（$P<0.05$），膀胱顺应性及稳定性亦有显著改善。[何本鸿．脑卒中后急迫性尿失禁患者综合康复治疗的疗效观察．中华物理医学与康复杂志，2007，29（10）：683]

中膂俞 Zhōnglǚshū BL29

【出处】 《针灸甲乙经》。

【别名】 中膂、中膂内俞、脊内俞。

【穴名释义】 中，指人体的中部；膂，指脊柱两旁隆起之肌肉，穴在二十椎下两旁各 1.5 寸之肌肉隆起中，故名中膂俞。

【定位】 在骶区，横平第 3 骶后孔，骶正中嵴旁开 1.5 寸。

【局部解剖】 皮肤，皮下组织，臀大肌，骶结节韧带。浅层有臀中皮神经；深层有臀下神经分支及臀上、下动、静脉的分支。

【功效】 益肾健腰，通肠理气。

【主治】 腹胀，痢疾，疝气，消渴，胁痛，泄泻，腰脊强痛；肠炎，糖尿病，坐骨神经痛，腰骶神经根炎。

【操作】 直刺 0.8～1.2 寸；可灸。

【文献摘要】

《针灸甲乙经》卷九：腰痛不可以俯仰。

《医心方》卷二：寒热痉，腹胀，腋挛，背痛内引心。

《针灸大成》卷六：肾虚消渴，肠冷赤白痢，疝痛，汗不出，腹胀胁痛。

【常用配伍】

①配谚语，治腋挛。

②配小肠俞、白环俞，治腰脊疝痛。

③配长强、肾俞，治寒热痉反折。

④配天枢、气海，治腹胀，肠炎。

⑤配合谷、足三里，治痢疾。

白环俞 Báihuánshū BL30

【出处】 《针灸甲乙经》。

【别名】 玉环俞、玉房俞。

【穴名释义】 环，绕也。足太阳经之支脉从腰部挟脊柱外侧直下贯臀部至此穴后，再绕回至上髎穴，又因本穴内应精室，为人体精气输注之处，主治白带、白浊，故名。

【定位】 在骶区，横平第 4 骶后孔，骶正中嵴旁开 1.5 寸。

【局部解剖】 皮肤，皮下组织，臀大肌，梨状肌。浅层有臀中皮神经；深层有臀下神经和骶神经丛，及臀上下动、静脉的分支。

【功效】 利湿健腰，益肾调经。

【主治】 月经不调，白带，白浊，遗精，崩中，疝气，二便不利，腰腿痛；子宫内膜炎，膀胱炎，前列腺炎，坐骨神经痛，腰骶神经痛。

【操作】　直刺 0.8～1.2 寸；可灸。

【文献摘要】

《备急千金要方》卷十九：腰背不便，筋挛，痹缩，虚热闭塞。

《铜人腧穴针灸图经》卷四：大小便不利，腰髋疼，脚膝不遂，温疟，腰脊冷痛不得安卧，劳损风虚。

《循经考穴编》一五六：白浊，妇人血崩，带下断产无子。

《针方六集》卷五：夜梦鬼交，遗精，虚热无汗。

【常用配伍】

①配委中，治腰痛。

②配肾俞、三阴交，治白带，月经不调，遗精。

③配心俞，治白浊、梦交。

④配承山、二白，治痔疮。

⑤配关元，治术后尿潴留。

【现代研究】　针刺治疗尿潴留：取双侧白环俞，毫针向内倾斜 15°左右，深刺 2～3 寸，使针感达阴部或周围有收缩感为宜，电针仪刺激 50～60 分钟。此外可配合关元、中极、三阴交等穴针刺。86 例病人中，治愈 80 例，好转 5 例，无效 1 例。[盛广玉，等．针刺白环俞治疗尿潴留 86 例．中国针灸，1998，18（7）：432]

上髎 Shàngliáo BL31

【出处】　《针灸甲乙经》。

【穴名释义】　髎，同窌，指骨之郄，即骨空深处，亦指骶骨后孔，穴在第 1 骶骨孔中，居上，故名。

【定位】　在骶区，正对第 1 骶后孔处。

【局部解剖】　皮肤，皮下组织，胸腰筋膜浅层，竖脊肌。浅层有臀中皮神经；深层有第 1 骶神经后支的肌支及骶外侧动、静脉分支。

【功效】　健腰调经，清利下焦。

【主治】　月经不调，阴挺，带下，遗精，阳痿，二便不利，腰骶痛；子宫内膜炎，盆腔炎，子宫脱垂，睾丸炎，膀胱炎，不孕症，坐骨神经痛，下肢瘫痪。

【操作】　直刺 1～1.5 寸；可灸。

【文献摘要】

《针灸甲乙经》卷九：腰足痛而清，善偃，睾跳拳。

《备急千金要方》卷十五：大小便不利。

《铜人腧穴针灸图经》卷四：腰膝冷痛，呕逆，鼻衄。

《类经图翼》卷七：阴中痒痛，赤白带下。

【常用配伍】

①配孔最，治热病汗不出。

②配气海、血海，治月经不调，带下。

③配环跳、阳陵泉，治偏风，下肢瘫痪。

【现代研究】　针刺治疗痛经：以上髎、次髎、下髎为主穴，毫针刺入后针感达小腹或前阴为佳，留针 40 分钟，每日治疗 1 次，7 次为 1 个疗程。根据证型可选配地机、太冲、

关元穴。治疗 154 例，有效率 98.7%。［田成举．针刺治疗痛经．中国针灸，1994，14（2）：30］

<h2 style="text-align:center">次髎 Cìliáo BL32</h2>

【出处】《针灸甲乙经》。

【穴名释义】 髎，指骶骨后孔，穴在第 2 骶骨孔中，居次上，故名。

【定位】 在骶区，正对第 2 骶后孔中。

【局部解剖】 皮肤，皮下组织，胸腰筋膜浅层，竖脊肌。浅层有臀中皮神经；深层有第 2 骶神经后支的肌支及骶外侧动、静脉的分支。

【功效】 健腰调经，清利下焦。

【主治】 月经不调，痛经，赤白带下，遗精，遗尿，小便赤淋，疝气，泄泻，便秘，腰骶痛；子宫内膜炎，附件炎，不孕症，睾丸炎，前列腺炎，尿潴留，坐骨神经痛，下肢瘫痪。

【操作】 直刺 1～1.5 寸；可灸。

【文献摘要】

《针灸甲乙经》卷十二：女子赤白沥，心中积胀。

《铜人腧穴针灸图经》卷四：疝气下坠，腰脊痛，不得转摇，急引阴器，痛不可忍，小便赤淋，心下坚胀。

《针灸大成》卷六：足清气痛，肠鸣注泻，偏风。

【常用配伍】

①配胞肓、承筋，治腰膝痛、恶寒。

②配太溪、膀胱俞，治足清不仁。

③配涌泉、商丘，治痛经，不孕。

④配气海、肾俞，治遗尿。

⑤配关元、三阴交，治月经不调，带下。

【现代研究】

①针刺治疗前列腺炎：不论何种类型前列腺炎，均取次髎、环跳穴，针尖均斜向内侧偏上，令针感传至前阴部位，隔日 1 次，10 次为 1 个疗程。治疗 28 例，总有效率 96.43%。［夏晓菊．针刺治疗前列腺炎 28 例疗效观察．针灸临床杂志，1997，3（4，5）：27］

②电针治疗老年性尿失禁：通过系统观察电针次髎、会阳治疗老年性尿失禁的临床疗效，发现该法具有起效快（治疗 1 次有效率 60%）、治愈率高（73%）、疗程短（治愈的 11 例平均病程 6.65 天±4.93 天）的特点。［刘志顺，等．电针次髎会阳治疗老年尿失禁疗效分析．上海针灸杂志，1998，17（3）：14］

③耳穴刺激及次髎穴注射在分娩镇痛中的应用：取耳穴神门、子宫刺激并用王不留行籽留埋，同时在双侧次髎穴用 1% 利多卡因 1.5ml 注射，治疗 63 例，镇痛有效率 88.89%。［剑斐，郑月红，张杏敏．耳穴刺激及次髎穴注射在分娩镇痛中的应用．医学理论与实践，2003，16（12）：392］

④深刺次髎穴为主综合治疗腰椎间盘突出症：采用针灸、牵引、推拿综合治疗，针刺时采用常规取穴加次髎穴深刺。治疗 120 例，总有效率为 97.5%。［薛平武．次髎穴深刺

为主治疗腰椎间盘突出症临床观察．中国针灸，2007，27（3）：182]

中髎 Zhōngliáo BL33

【出处】 《针灸甲乙经》。

【别名】 中空。

【穴名释义】 髎，指骶后孔，穴在第 3 骶骨孔中，居中，故名。

【定位】 在骶区，正对第 3 骶后孔中。

【局部解剖】 皮肤，皮下组织，胸腰筋膜浅层，竖脊肌。浅层有臀中皮神经；深层有第 3 骶神经后支的肌支及骶外侧动、静脉分支。

【功效】 健腰调经，清利下焦。

【主治】 月经不调，赤白带下，小便不利，泄泻，便秘，腰骶痛；子宫内膜炎，附件炎，前列腺炎，膀胱炎，睾丸炎，下肢瘫痪。

【操作】 直刺 1～1.5 寸；可灸。

【文献摘要】

《针灸甲乙经》卷八：小肠胀。

《针灸甲乙经》卷九：腰痛，大便难，飧泄，腰尻中寒。

《针灸甲乙经》卷十二：女子赤淫时白，月事少。

《铜人腧穴针灸图经》卷四：丈夫五劳七伤，六极，小便淋涩，妇人绝子，带下，月事不调。

《针灸大成》卷六：大小便不利，腹胀下利。

【常用配伍】

①配石门、承山、太冲、水分（中管）、大钟、太溪、承筋，治大便难。

②配足三里、合谷、三阴交，治腹胀，下痢。

③配关元、三阴交，治赤白带下。

④配支沟，治便秘。

⑤配殷门、承山，治下肢瘫痪，小儿麻痹后遗症。

【现代研究】

①针刺治疗肾阳虚男性不育症：取大赫、中髎、太溪，提插补法，命门、关元、足三里均艾炷隔姜灸，每穴 10 壮。1～2 日 1 次，20 次为 1 个疗程，疗程间隔 5～7 日，临床疗效显著。［廉玉麟，等．针灸辨证治疗男性不育症 83 例疗效观察．针灸临床杂志，1998，14（3）：19]

②穴位埋磁治疗阳痿：主穴会阴，配穴第 1 组气海、关元、中极，第 2 组中髎、下髎。任选 1～2 穴配合会阴埋磁。将磁珠放入穴位切口，缝合后盖无菌纱布，固定。穴位磁珠于 1 年后取出，埋磁 22 月后统计疗效。治疗 26 例，总有效率 84.6%。［李茂鹏．穴位埋磁治疗阳痿 26 例．中国针灸，1998，18（3）：144]

下髎 Xiàliáo BL34

【出处】 《针灸甲乙经》。

【穴名释义】 髎，指骶后孔，穴在第 4 骶骨孔中，居下，故名。

【定位】 在骶区，正对第 4 骶后孔中。

【局部解剖】 皮肤，皮下组织，胸腰筋膜浅层，竖脊肌。浅层有臀中皮神经；深层有臀下神经，第4骶神经后支的肌支及骶外侧动、静脉分支。

【功效】 健腰理便，清利下焦。

【主治】 小腹痛，小便不利，肠鸣，泄泻，便秘，月经不调，赤白带下，腰骶痛；子宫内膜炎，盆腔炎，前列腺炎，下肢瘫痪。

【操作】 直刺1~1.5寸；可灸。

【文献摘要】

《针灸甲乙经》卷九：腰痛，少腹痛。

《针灸甲乙经》卷十一：肠鸣，澼泄。

《针灸甲乙经》卷十二：女子下苍汁不禁，赤沥，阴中痒痛，少腹控眇，不可以俯仰。

《铜人腧穴针灸图经》卷四：大便下血，寒湿内伤。

《类经图翼》卷七：二便不利，下血腰痛，引小腹急痛，女子淋浊不禁。

【常用配伍】

①配大肠俞，治大小便不利。

②配长强，治便血。

③配百会，治脱肛。

④配筑宾、太溪，治痛经，崩漏。

⑤配风市、昆仑，治腰痛，下肢痿痹。

【现代研究】 穴位注射治疗阳痿症：硝酸士的宁1ml加入0.5%奴夫卡因9ml，配成10ml混合液（奴夫卡因应做皮肤过敏实验）。取八髎穴，每次选穴两对，针入骶孔后，得气感应放射至前阴，每次注入药物2.5ml。隔日1次，10次为1疗程，停注1周，再进行下1疗程。3个疗程无效者，改用其他疗法。治疗59例，总有效率77.96%。［杨列义.八髎穴药物注射治疗阳痿症59例.山东中医杂志，1995，14（11）：504］

会阳 Huìyáng BL35

【出处】 《针灸甲乙经》。

【别名】 利机、利极。

【穴名释义】 会，指会合，交会；阳，指阳经、阳气。本穴在阴尾骨（尾骶骨）两旁，为足太阳经与督脉两条阳经交会处，即阴阳之气所会，又与会阴穴相对应，故名。

【定位】 在骶区，尾骨端旁开0.5寸。

【局部解剖】 皮肤，皮下组织，臀大肌，肛提肌腱。浅层有臀中皮神经，尾神经；深层有臀下神经、阴部神经干及臀上、下动、静脉分支。

【功效】 益肾固带，通理二便。

【主治】 带下，遗精，阳痿，泄泻，痢疾，便血，痔疾；子宫糜烂，前列腺炎，阴部湿疹。

【操作】 直刺0.8~1寸；可灸。

【文献摘要】

《针灸甲乙经》卷十一：肠中有寒热，泄注，肠澼，便血。

《铜人腧穴针灸图经》卷四：腹中冷气，泄利不止，久痔，阳气虚乏，阴汗湿。

《循经考穴编》卷八十二：男子阳气虚乏，阳痿，妇人赤白带，经行腰腿疼痛。

【常用配伍】

①配长强、关元、中极、承山，治痔疮，阴部汗湿瘙痒。

②配复溜、束骨，治肠澼。

③配百会、长强，治脱肛。

【现代研究】 深刺会阳、中膂俞治疗产后尿潴留：二穴均用 125mm 长针，会阳穴针尖向骶骨后上方斜刺约 100mm，中膂俞沿骶骨边缘直刺约 100mm，针感均应放射到小腹，留针 30 分钟。治疗 56 例，经 1 次治疗能自动排尿者 50 例，总有效率 100%。[张巧玲，等．深刺会阳中膂俞为主治疗产后尿潴留．中国针灸，1997，17（4）：236]

承扶 Chéngfú BL36

【出处】 《针灸甲乙经》。

【别名】 内郄、阴关、皮部、扶承。

【穴名释义】 承，指承受；扶，指扶持，意为承接于上而辅之下。穴在臀下横纹正中，有承受上身而扶持下肢之用，故名。

【定位】 在股后区，臀沟的中点。

【局部解剖】 皮肤，皮下组织，臀大肌，半腱肌及股二头肌长头之间。浅层有股后皮神经及臀下皮神经的分支；深层有股后皮神经本干，坐骨神经干及股深动、静脉的分支。

【功效】 消痔通便，舒筋活络。

【主治】 痔疾，泄泻，便难，小便不利，腰、骶、臀、股部疼痛；下肢瘫痪，坐骨神经痛。

【操作】 直刺 1～2.5 寸；可灸。

【文献摘要】

《针灸甲乙经》卷九：腰脊痛，尻、臀、股阴寒大痛，热痛，痔痛，尻脽中肿，大便直出，阴胞有寒，小便不利。

《针灸大成》卷六：主腰脊相引如解，久痔尻臀肿。

《普济方》：失精，腋下肿。

《医学入门》：小便不禁，遗精。

【常用配伍】

①配承筋、委中、阳谷，治痔痛，腋下肿。

②配中极、蠡沟、漏谷、至阴，治小便不利，失精。

③配环跳、风市、足三里、悬钟，治腰腿痛，下肢瘫痪。

④配秩边、承山，治便秘。

【现代研究】 推拿配合针刺治疗梨状肌综合征：拇指反复弹拨梨状肌部，点揉秩边、环跳、承扶、委中、新阳陵、承山、涌泉及各痛点，每日 1 次，10 次为 1 个疗程。手法结束后在阿是穴处齐刺，采用烧山火手法，使局部发热，留针 15～20 分钟。治疗 63 例，总有效率 98.4%。[张世卿，等．湖南中医药导报，1996，2（3）增刊：186]

殷门 Yīnmén BL37

【出处】 《针灸甲乙经》。

【穴名释义】 殷，指盛大；门，指出入之处。穴在大腿后面，承扶下 6 寸处，肌肉丰厚，阔大，为足太阳膀胱经脉气出入之门户，故名。

【定位】　在股后区，臀沟下6寸，股二头肌腱与半腱肌之间。

【局部解剖】　皮肤，皮下组织，股二头肌长头和半腱肌。浅层有股后皮神经；深层有坐骨神经干及伴行的动、静脉和股深动脉的分支。

【功效】　疏通经络，强健腰腿。

【主治】　腰腿痛，下肢痿痹；坐骨神经痛，急性腰扭伤，下肢瘫痪。

【操作】　直刺1～2寸；可灸。

【文献摘要】

《针灸甲乙经》卷九：腰痛得俯不得仰，仰则恐仆，得之举重，恶血归之。

《针灸大成》卷六：腰脊不可以俯仰，举重，恶血，泄注，外股肿。

《循经考穴编》一六二：阴囊虚胀，寒疝。

【常用配伍】

①配肾俞、委阳、后溪，治腰痛不可以俯仰。

②配风市、足三里，治下肢痿痹。

③配腰4～5椎夹脊穴，治腰椎间盘突出症。

浮郄 Fúxì BL38

【出处】　《针灸甲乙经》。

【穴名释义】　浮，指上方、表浅；郄，指空隙。穴在委阳上1寸，乃足太阳经脉气自殷门浮出于此隙处，故名。

【定位】　在膝后区，腘横纹上1寸，股二头肌腱的内侧缘。

【局部解剖】　皮肤，皮下组织，股二头肌腱。浅层有股后皮神经；深层有腓总神经和膝上外侧动、静脉分支。

【功效】　舒筋通络，清热解痉。

【主治】　腘窝疼痛、挛急、麻木，下肢痿痹，霍乱转筋，小便热，大便秘；急性胃肠炎，膀胱炎。

【操作】　直刺0.5～1寸；可灸。

【文献摘要】

《针灸甲乙经》卷十二：不得卧。

《铜人腧穴针灸图经》卷五：小肠热，大肠结，股外经筋急，髀枢不仁。

《针灸大成》卷六：霍乱转筋，大便坚。

《类经图翼》卷七：小腹膀胱热。

【常用配伍】

①配中注，治少腹热，大便坚。

②配承山、昆仑，治臀股麻木，小腿挛急。

③配尺泽、上巨虚，治急性胃肠炎。

委阳 Wěiyáng BL39 三焦下合穴

【出处】　《灵枢·本输》。

【穴名释义】　委，指屈意；阳，指外。穴在腘窝横纹，位于委中穴的外侧，故名。

【定位】 在膝部，腘横纹上，股二头肌腱的内侧缘。

【局部解剖】 皮肤，皮下组织，腓肠肌外侧头。浅层有股后皮神经；深层有腓总神经，胫神经分支及股上外侧动、静脉分支。

【功效】 调理气机，通利三焦。

【主治】 小腹胀满，小便不利，遗尿，腰脊强痛，腿足拘急疼痛；急性胃肠炎，膀胱炎，肾炎，腓肠肌痉挛，坐骨神经痛，痔疮。

【操作】 直刺 0.5～1 寸；可灸。

【文献摘要】

《素问·刺腰痛论》：腰痛，不可俯仰。

《灵枢·脏腑邪气病形》：腹气满，小腹尤坚，不得小便，窘急，溢得水流即为胀。

《针灸甲乙经》卷九：胸满膨膨然，实则癃闭，腋下肿，虚则遗溺，脚急竞然，筋急痛，不得大小便。

《针灸大成》卷六：筋急身热，飞尸遁疰，痿厥不仁，小便淋沥。

【常用配伍】

①配阴交、石门，治小腹坚痛引阴中，不得小便。

②配地五会、阳辅、申脉、天池、临泣，治腋下肿。

③配五处、身柱、委中、昆仑，治脊强反折，瘈疭，癫疾，头痛。

④配中髎、中极，治遗尿。

⑤配殷门，治腰痛。

【现代研究】

①委阳肺俞刺络拔罐治疗湿疹：用三棱针快速点刺双侧委阳、肺俞出血，然后在穴位上拔火罐。每穴留罐 10～15 分钟，隔日治疗 1 次，3 次为 1 个疗程。治疗 38 例手部顽固性湿疹患者，总有效率 94.7%。[徐田，等. 刺络拔罐治疗手部顽固性湿疹 38 例. 中国针灸，1997，17（5）：351]

②针刺结合手法治疗腰突症：针刺委阳穴，提插捻转，由轻至重，以局部酸胀麻木为度，留针 30 分钟，亦对腰部做斜扳法整骨复位。每日治疗 1 次，10 次为 1 个疗程。观察 36 例，有效率 89%。[孙德斌. 针灸委阳穴结合手法治疗腰突症的临床观察. 上海针灸杂志，1998，17（6）：12]

委中 Wěizhōng BL40 合穴；膀胱下合穴

【出处】 《灵枢·本输》。

【别名】 郄中、血郄、委中央、腿凹、中郄。

【穴名释义】 委，指委曲；中，指正中。穴在腘窝横纹中央，当足膝委折之中曲而取之，故名。

【定位】 在膝后区，腘窝横纹中点。

【局部解剖】 皮肤，皮下组织，腓肠肌内、外侧头之间。浅层有股后皮神经和小隐静脉；深层有胫神经，腓肠内侧皮神经起始端及腘动、静脉分布。

【功效】 理血泻热，舒筋活络。

【主治】 腹痛，吐泻，小便不利，遗尿，疟疾，癫疾，中风昏迷，腰痛，下肢痿痹，丹毒，疔疮；急性胃肠炎，中暑，湿疹，腰扭伤，坐骨神经痛，中风后遗症。

【操作】 直刺1～1.5寸，或三棱针点刺出血；可灸。

【文献摘要】

《灵枢·邪气脏腑病形》：膀胱病者，小腹偏肿而痛，以手按之即欲小便而不得，肩上热，若脉陷，及足小指外廉及胫踝后皆热。

《素问·刺疟》：足太阳之疟，令人腰痛头重，寒从背起，发寒后热，熇熇喝喝然，热止汗出。

《针灸甲乙经》卷七：腰痛夹脊至头几几然，目䀮䀮。

《外台秘要》卷二十九：疟头痛寒从背起，先寒后热，渴不止，汗乃出；癫疾反折，然痛夹脊痛；痔，篡痛，遗溺；筋急，身热；少腹坚肿，少腹时热，小便难；尻骨寒，髀枢痛，外引季胁，内控八髎；衄血不止。

《太平圣惠方》卷一〇〇：脚弱无力，曲踿中筋急，半身不遂。

《针灸大成》卷六：中风发眉坠落，刺之出血。

【常用配伍】

①配关门、神门，治遗尿。

②配飞扬、承扶，治痔篡痛。

③配承浆，治衄血。

④配委阳，治筋急身热。

⑤配人中，治急性腰扭伤。

⑥配曲池、风市，治湿疹，疗疮。

【现代研究】

①放血针刺治疗坐骨神经痛：在委中穴静脉处放血1～3ml，先放健侧，后放患侧，放血后针刺环跳、风市、阳陵泉等穴。经治96例，总有效率95.8%。[徐传庄.针刺配合委中放血治疗坐骨神经痛.针灸临床杂志，1996，12（3）：50]

②针刺拔罐治疗腰痛：委中穴针刺得气后，留针10～20分钟，摇大针孔后起针，以中号竹罐拔吸5～10分钟，每日1次，7次为1个疗程，重者取双侧。145例中治愈75例，显效61例，无效9例。[何结旺，等.委中穴针刺拔罐治疗腰痛145例的临床体会.针刺研究，1998，23（3）：214]

③推拿镇痛的脑功能核磁共振研究：应用脑功能核磁共振（fMRI）技术，观察按揉左侧委中穴前后，5例腰椎间盘突出症患者脑功能区的激活和抑制情况。结果按揉委中穴后，一方面可引起左杏仁核、左伏隔核和左、右下丘脑信号升高（$P<0.05$）；另一方面引起左前扣带回信号降低（$P<0.05$）。结果表明推拿与镇痛和愉悦作用可能密切相关。[李征宇，等.推拿镇痛的脑功能核磁共振研究.国际中医中药杂志，2007，29（6）：329]

附分 Fùfēn BL41

【出处】 《针灸甲乙经》。

【穴名释义】 附，指依附、附属、附近；分，指分行、分别、分支。足太阳经在背部左右侧各有相互依附之内外两行，第二行由此穴分别而下，故名。

【定位】 在脊柱区，第2胸椎棘突下，后正中线旁开3寸。

【局部解剖】 皮肤，皮下组织，斜方肌，菱形肌，上后锯肌，竖脊肌。浅层有第2、

3 胸神经后支的皮支及伴行的动、静脉；深层有第 2、3 胸神经后支的肌支，肩胛背神经及肩胛背部动、静脉分支。

【功效】 疏风散寒，舒筋活络。

【主治】 感冒，颈项强痛，肩背拘急，肘臂麻木；肺炎，肋间神经痛，颈部肌肉痉挛。

【操作】 斜刺 0.5～0.8 寸；可灸。

【文献摘要】

《备急千金要方》卷三十：背痛引头。

《外台秘要》卷三十九：背痛引颈。

《针灸大成》卷六：肘不仁，肩背拘急，风冷客于腠理，颈痛不得回顾。

【常用配伍】

①配大椎、肩髃、天井，治肩背拘急疼痛。

②配风池、后溪，治颈项强痛。

魄户 Pòhù BL42

【出处】 《针灸甲乙经》。

【穴名释义】 因穴在第 3 胸椎下旁开 3 寸（即肺俞穴旁开 1.5 寸），其位应肺，乃肺气出入之门户。又因肺者气之本、魄之处，藏魄，故名。

【定位】 在脊柱区，第 3 胸椎棘突下，后正中线旁开 3 寸。

【局部解剖】 皮肤，皮下组织，斜方肌，菱形肌，上后锯肌，竖脊肌。浅层有第 3、4 胸神经后支的皮支及伴行的动、静脉；深层有第 3、4 胸神经后支的肌支，肩胛背神经及肩胛背动、静脉的分支。

【功效】 止咳平喘，利肺通络。

【主治】 咳嗽，气喘，肺痨，感冒，颈项强痛，肩背痛；支气管炎，支气管哮喘，肺结核，颈部肌肉痉挛，肋间神经痛。

【操作】 斜刺 0.5～0.8 寸；可灸。

【文献摘要】

《针灸甲乙经》卷七：肩膊间急，凄厥恶寒，项背痛引颈。

《针灸甲乙经》卷十一：呕吐烦满。

《铜人腧穴针灸图经》卷四：背膊痛，咳逆上气，呕烦满，虚劳肺痿，五尸走疰，项强不得回顾。

《针方六集》卷五：体热百节痛，夜梦鬼交。

【常用配伍】

①配气舍，治咳逆上气。

②配中府，治肺寒热，呼吸不得卧，咳逆上气，呕沫，喘气。

③配膏肓，治劳瘵传尸。

膏肓 Gāohuāng BL43

【出处】 《备急千金要方》。

【别名】 膏肓俞。

【穴名释义】 膏，意指心下部分；肓，意指膈膜，穴处心膈之间，为膏脂、肓膜之气所转输之处，故名。又喻疾在肓之上，膏之下，病情深重，针药不能及，灸此穴常能见效，故名膏肓或膏肓俞。

【定位】 在脊柱区，第4胸椎棘突下，后正中线旁开3寸。

【局部解剖】 皮肤，皮下组织，斜方肌，菱形肌，竖脊肌。浅层有第4、5胸神经后支的皮支及伴行的动、静脉；深层有第4、5胸神经后支的肌支，肩胛背神经及肩胛背动、静脉的分支。

【功效】 理肺补虚，养阴调心。

【主治】 咳嗽，气喘，肺痨，吐血，盗汗，遗精，健忘，四肢倦怠，完谷不化，肩胛背痛；支气管炎，支气管哮喘，肺结核，胸膜炎，神经衰弱，胃肠功能紊乱。

【操作】 斜刺0.5～0.8寸；可灸。

【文献摘要】

《千金方》卷三十：羸瘦虚损，梦中失精，上气欬逆，狂惑妄误。

《针灸大成》卷六：发狂，健忘，痰病。

《类经图翼》卷七：主治百病，五劳七伤诸病，胎产产后。

《针方六集》卷一：一切痰饮虚损劳瘵，传尸骨蒸，痈疽发背。

《循经考穴编》一六七：骨蒸盗汗，吐血欬血，举重失力，四肢倦怠，目眩头晕，脾胃虚弱，噎膈翻胃。

【常用配伍】

①配魄户，治劳瘵传尸。

②配陶道、身柱、肺俞，治虚损五劳七伤。

③配足三里、膈俞，治骨蒸劳热，盗汗。

④配天突、大椎，治哮喘。

⑤配大椎、复溜，用灸法，治自汗。

【现代研究】

①膏肓点刺放血治疗急性乳腺炎：用三棱针点刺，两侧各放血3滴。病人侧卧，将患侧上肢压在身下，以压麻患侧上肢为度。治疗116例，痊愈率98.3％。[张庆熙，等. 膏肓穴点刺放血治疗急性乳腺炎116例. 中国针灸，1997，17（1）：20]

②膏肓穴放血治疗麦粒肿：三棱针快速刺入患侧膏肓，出血数滴后胶布固定一天，再按摩患眼周围穴位10分钟左右，48例患者均1次治愈。[林少英. 膏肓穴放血治疗麦粒肿48例. 中国针灸，1997，17（5）：282]

③敷贴散防治小儿咳喘："敷贴散"外敷双侧肺俞、膏肓、定喘。每年三伏天、三九天。3次1个疗程，3年1周期。治疗286例，痊愈74例，显效87例，有效121例，无效4例。有效率98.6％。[李七一. 敷贴散防治小儿咳喘286例疗效观察. 中医儿科杂志，2007，3（6）：13]

神堂 Shéntáng BL44

【出处】 《针灸甲乙经》。

【穴名释义】 神，意指心神，即心藏神；堂，意指居室，因穴在第5胸椎棘突下之两旁，与心俞相平，乃心神所居之堂舍，是治心病的要穴，故名。

【定位】 在脊柱区，第5胸椎棘突下，后正中线旁开3寸。

【局部解剖】 皮肤，皮下组织，斜方肌，菱形肌，竖脊肌。浅层有第5、6胸神经后支的皮支及伴行的动、静脉；深层有第5、6胸神经后支的肌支，肩胛背神经及肩胛背动、静脉的分支。

【功效】 宽胸理气，宁心定喘。

【主治】 咳嗽，气喘，胸闷，心痛，心悸，脊背强痛；支气管哮喘，肺气肿，心脏病，神经衰弱，肋间神经痛，精神分裂症。

【操作】 斜刺0.5～0.8寸；可灸。

【文献摘要】

《针灸甲乙经》卷七：肩痛胸腹满，凄厥，脊背急强。

《针灸大成》卷六：腰背脊强急不可俯仰，洒淅寒热，胸满气逆上攻，时噎。

《针方六集》卷五：多梦，虚惊，狂走。

《循经考穴编》一六八：逆气喘逆，哮嗽痰涎。

【常用配伍】

①配心俞、内关，治胸痛，心悸。

②配内关、神门，治神经衰弱，精神分裂症。

③配中府，治善噎。

谚语 Yìxǐ BL45

【出处】 《素问·骨空论》。

【别名】 五胠俞。

【穴名释义】 谚，欢也；语，心悦也，二者合用亦指叹息声，或呼叫声、哀痛声。因穴在第6胸椎下旁开3寸，医者用手指按压，并嘱患者呼出谚语声，该穴即应手而动，按之觉异，故名。一说医者按压取穴时，病人即因痛而发出哀痛之谚语声是穴，故名。

【定位】 在脊柱区，第6胸椎棘突下，后正中线旁开3寸。

【局部解剖】 皮肤，皮下组织，斜方肌，菱形肌，竖脊肌。浅层有第6、7胸神经后支的皮支及伴行的动、静脉；深层有第6、7胸神经后支的肌支，肩胛背神经及肩胛背动、静脉分支。

【功效】 理气止痛，清热宣肺。

【主治】 咳嗽，气喘，热病汗不出，疟疾，目眩，鼻衄，肩背痛，季胁引少腹痛；支气管哮喘，肺结核，心脏病，内耳眩晕，肋间神经痛。

【操作】 斜刺0.5～0.8寸；可灸。

【文献摘要】

《素问·骨空论》：大风汗出，胠络季胁引少腹而痛胀。

《针灸甲乙经》卷七：喘逆，鼽衄，肩胛内廉痛不可俯仰。

《铜人腧穴针灸图经》卷四：热病汗不出，温疟肩背痛。

《针灸大成》卷六：劳损不得卧，温疟，寒疟，背气满，腹胀气眩，胸中痛引腰背，目眩，目痛，小儿食时头痛，五心热。

【常用配伍】

①配然谷，治痉互引身热。

②配支正、小海，治风疟。

③配天容、廉泉、魄户、气舍、扶突，治咳逆上气，喘息呕沫，齿噤。

④配定喘、膻中，治咳嗽气喘。

⑤配足三里，治腹满。

膈关 Géguān BL46

【出处】 《针灸甲乙经》。

【穴名释义】 穴在第7胸椎棘突下两旁，内应膈肌，与膈俞相平，为胸腹交关之膈界，治膈肌病证的关键腧穴，故名。

【定位】 在脊柱区，第7胸椎棘突下，后正中线旁开3寸。

【局部解剖】 皮肤，皮下组织，背阔肌，竖脊肌。浅层有第7、8胸神经后支的皮支及伴行的动、静脉；深层有第7、8胸神经后支的肌支，肩胛背神经及胸背动、静脉的分支。

【功效】 宽胸理气，和胃降逆。

【主治】 呕吐，嗳气，呃逆，胸闷，饮食不下，多涎，脊背强痛；膈肌痉挛，贲门痉挛，胃炎，胃溃疡，肋间神经痛。

【操作】 斜刺0.5～0.8寸；可灸。

【文献摘要】

《铜人腧穴针灸图经》卷四：背痛恶寒，脊强俯仰难，食饮不下，呕哕多涎唾，胸中噎闷。

《针灸大成》卷六：大便不节，小便黄。

《循经考穴编》一六九：关节不利，浑身疼痛。

《会元针灸学》五十八：膈上痰多，热欬，肺热，浊气湿热蒸心肺，上焦郁热，大小人痫风，妇人经闭热结，血逆鼻衄，头晕。

【常用配伍】

①配秩边、京骨，治背恶寒痛，脊强难以俯仰。

②配天突、内关，治呕吐，嗳气，膈肌痉挛。

③配足三里、公孙，治食欲不下，胃痛，肠炎。

魂门 Húnmén BL47

【出处】 《针灸甲乙经》。

【穴名释义】 穴在肝俞旁，内应肝。又因肝藏魂，此穴为肝魂出入之门户，主治肝之疾患，故名。

【定位】 在脊柱区，第9胸椎棘突下，后正中线旁开3寸。

【局部解剖】 皮肤，皮下组织，背阔肌，竖脊肌。浅层有第9、10胸神经后支的皮支及伴行的动、静脉；深层有第9、10胸神经后支的肌支，肩胛背神经及背动、静脉的分支。

【功效】 疏肝利胆，和中健胃。

【主治】 呕吐，胸胁胀满，饮食不下，肠鸣泄泻，惊悸，怔忡，失眠，雀目，背痛；胸膜炎，心内膜炎，神经衰弱。

【操作】 斜刺 0.5～0.8 寸；可灸。

【文献摘要】

《针灸甲乙经》卷七：胸胁胀满，背痛恶风寒，饮食不下，呕吐不留住。

《铜人腧穴针灸图经》卷四：饮食不下，腹中雷鸣，大便不节，小便赤黄。

《针灸大成》卷六：主尸厥走疰，胸背连心痛。

《针方六集》卷五：浑身筋骨痛，体热劳嗽，气不升降。

【常用配伍】

①配云门、中府、隐白、期门、肺俞、大陵，治胸中痛。

②配阳关，治呕吐不住，多涎。

③配心俞、内关，治胸背连心痛。

④配肝俞、阳陵泉，治胁痛。

⑤配胃俞，治胃冷，食难化。

阳纲 Yánggāng BL48

【出处】 《针灸甲乙经》。

【穴名释义】 阳，指阳气；纲，指统领。穴在胆俞两旁，应胆，胆为甲木，禀少阳升发之气，统领阳气，故名。

【定位】 在脊柱区，第 10 胸椎棘突下，后正中线旁开 3 寸。

【局部解剖】 皮肤，皮下组织，背阔肌，下后锯肌，竖脊肌。浅层有第 10、11 胸神经后支的皮支及伴行的动、静脉；深层有第 10、11 胸神经后支的肌支及胸背动、静脉的分支。

【功效】 疏肝利胆，健脾化湿。

【主治】 黄疸，肠鸣，腹痛，泄泻，消渴，食不下；胃炎，肝炎，胆囊炎，糖尿病。

【操作】 斜刺 0.5～0.8 寸；可灸。

【文献摘要】

《针灸甲乙经》卷九：饮食不下，腹中雷鸣，大便不节，小便赤黄。

《备急千金要方》卷三十：肠鸣泄泻。

《太平圣惠方》卷一〇〇：消渴，身热，面目黄，不嗜食，怠堕。

《针灸大成》卷六：泄痢赤黄。

【常用配伍】

①配期门、少商、劳宫，治饮食不下。

②配大椎、至阳、肝俞、脾俞，治身热目黄。

③配天枢、气海，治肠鸣，腹痛，泄泻。

意舍 Yìshè BL49

【出处】 《针灸甲乙经》。

【穴名释义】 意，指意念，意志；舍，指处所、住宅。穴在脾俞两旁，应脾，又因脾藏志于意，此穴乃脾气所居之处，是治脾病的要穴，故名。

【定位】 在脊柱区，第 11 胸椎棘突下，后正中线旁开 3 寸。

【局部解剖】 皮肤，皮下组织，背阔肌，下锯肌，竖脊肌。浅层有第 11、12 胸神经后支的皮支及伴行的动、静脉；深层有第11、12胸神经后支的肌支及胸背动、静脉的分支。

【功效】　健脾利湿，和中利胆。

【主治】　呕吐，食不下，腹胀，肠鸣，泄泻，黄疸，消渴；胃肠炎，胆囊炎，糖尿病，尿崩症。

【操作】　斜刺0.5～0.8寸；可灸。

【文献摘要】

《针灸甲乙经》卷九：腹满胪胀，大便泄。消渴身热，面目黄。

《铜人腧穴针灸图经》卷四：腹满虚胀，大便滑泄，背痛，恶风寒，食饮不下，呕吐不止，消渴，目黄。

《针灸大成》卷六：小便赤黄。

《循经考穴编》一七一：背膂酸痛，冷嗽，气攻两胁。

【常用配伍】

①配三焦俞、小肠俞、下髎、章门，治肠鸣，腹胀欲泄。

②配中膂俞，治肾虚，消渴，汗不出，腰脊不得俯仰，腹胀胁痛。

③配期门、阳陵泉，治黄疸。

④配脾俞、足三里，治呕吐，纳呆。

胃仓 Wèicāng BL50

【出处】　《针灸甲乙经》。

【穴名释义】　穴在胃俞两旁，应胃，又因胃为仓廪之官，五味出焉，主治胃病，故名。

【定位】　在脊柱区，第12胸椎棘突下，后正中线旁开3寸。

【局部解剖】　皮肤，皮下组织，背阔肌，下后锯肌，竖脊肌。浅层有第12胸神经与第1腰神经后支的皮支及伴行的动、静脉；深层有第12胸神经与第1腰神经后支的肌支及胸背动、静脉的分支。

【功效】　健脾和胃，理气消食。

【主治】　胃脘痛，腹胀，便秘，水肿，小儿食积，脊背痛；胃炎，胃、十二指肠溃疡，胃痉挛，贲门痉挛，肾盂肾炎。

【操作】　斜刺0.5～0.8寸；可灸。

【文献摘要】

《针灸甲乙经》卷九：胪胀，水肿，饮食不下，多寒。

《铜人腧穴针灸图经》卷四：腹内虚胀，背脊不得俯仰。

《循经考穴编》一七一：气攻腰胁。

【常用配伍】

①配意舍、膈关，治饮食不下。

②配足三里、内关，治脘腹痛胀。

③配脾俞、四缝，治腹胀，小儿疳积。

④配石门、水分、四满，治水肿。

肓门 Huāngmén BL51

【出处】 《针灸甲乙经》。

【穴名释义】 肓，指肓膜；门，出入之处。穴在三焦俞两旁，又因三焦为阳气之父，熏于肓膜，穴为三焦之气往来出入之门户，主治三焦病，故名。

【定位】 在腰区，第1腰椎棘突下，后正中线旁开3寸。

【局部解剖】 皮肤，皮下组织，背阔肌，下后锯肌，竖脊肌。浅层有第1、2腰神经后支的皮支及伴行的动、静脉；深层有第1、2腰神经后支的肌支及腰背动、静脉的分支。

【功效】 调气散瘀，通经活络。

【主治】 上腹痛，痞块，便秘，乳疾，腰痛；胃炎，脾肿大，乳腺炎。

【操作】 直刺0.8～1寸；可灸。

【文献摘要】

《针灸甲乙经》卷十二：妇人乳余疾。

《铜人腧穴针灸图经》卷四：心下肓大坚。

《针灸大成》卷六：心下痛，大便坚。

《循经考穴编》一七二：气攻腰胁。

【常用配伍】

①配肾俞、关元，治癃闭，遗尿或尿失禁。

②配梁门、梁丘，治胃痛，便秘。

志室 Zhìshì BL52

【出处】 《针灸甲乙经》。

【别名】 精宫。

【穴名释义】 志，意指志向、意志，此指肾之精气；室，指居处。穴在肾俞两旁，应肾，因肾藏志，藏精，乃肾气留住之处，主治肾之疾患，故名志室，亦名精宫。

【定位】 在腰区，第2腰椎棘突下，后正中线旁开3寸。

【局部解剖】 皮肤，皮下组织，背阔肌，竖脊肌，腰方肌。浅层有第1、2腰神经后支的皮支及伴行的动、静脉；深层有第1、2腰神经后支的肌支及腰背动、静脉分支。

【功效】 益肾固精，壮腰强身。

【主治】 遗精，阳痿，小便不利，水肿，遗尿，阴痛下肿，腰脊强痛；肾下垂，肾炎，前列腺炎，阴囊湿疹，功能性子宫出血。

【操作】 直刺0.8～1寸；可灸。

【文献摘要】

《针灸甲乙经》卷九：腰痛脊急，胁下满，少腹坚急。

《铜人腧穴针灸图经》卷四：食欲不消，阴痛下肿，失精，小便淋沥。

《针灸九成》卷六：背痛，腹强直，梦遗失精，吐逆，两胁急痛，霍乱。

《类经图翼》卷七：脊背强，腰胁痛，腹中坚满，霍乱吐逆不食，大便难。

【常用配伍】

①配肝俞、脾俞，治两胁急痛。

②配京门，治腰痛脊急。

③配胞肓，治阴痛下肿。

④配肾俞、关元、三阴交，治阳痿，遗精。

⑤配关元、三阴交，治痛经。

【现代研究】

①穴位封闭治疗肾绞痛：用 5ml 注射器 7 号针头垂直刺入患侧志室穴，深约 2～3cm，回抽无血后向不同方向注入 2％利多卡因 3ml（60mg）。42 例患者注药后 30 秒～5 分钟疼痛完全缓解 30 例，10～30 分钟缓解 9 例，30 分钟后疼痛仍明显未缓解者 3 例。[王积安，等 . 志室穴封闭治疗肾绞痛的尝试 . 针灸临床杂志，1995，11（2）：35]

②针刺治疗肾绞痛：毫针直刺患者志室穴，深约 0.6～1.2 寸，行针 3～5 分钟后留针 5～15 分钟，留针期间每隔 3～5 分钟行针 1 次。本组 35 例，有效率达 88.6％。[王积安，等 . 针刺志室穴治疗肾绞痛 35 例 . 中国针灸，1996，16（12）：44]

胞肓 Bāohuāng BL53

【出处】 《针灸甲乙经》。

【穴名释义】 胞，脬也，此指膀胱；肓，此指维系膀胱之脂膜。穴在膀胱俞两旁，应膀胱，为下焦之脬气所注之处，主治膀胱疾患，故名。

【定位】 在骶区，横平第 2 骶后孔，骶正中嵴旁开 3 寸。

【局部解剖】 皮肤，皮下组织，臀大肌，臀中肌，臀小肌。浅层有臀上皮神经；深层有臀上神经及其动、静脉分布。

【功效】 清热利湿，通调二便。

【主治】 肠鸣，腹胀，便秘，小便不利，阴部肿痛，腰脊强痛；前列腺炎，膀胱炎，睾丸炎，坐骨神经痛。

【操作】 直刺 0.8～1.2 寸；可灸。

【文献摘要】

《针灸甲乙经》卷九：腰脊痛，恶风，少腹满坚，癃闭下重，不得小便。

《针灸大成》卷六：食不消，肠鸣，淋沥。

《针方六集》卷五：脊背引痛，伛偻。

《循经考穴编》一七三：阴下肿，八字骨疼。

【常用配伍】

①配肝俞，治少腹满。

②配秩边，治癃闭下重，不得小便。

③配命门、殷门，治腰脊疼痛。

④配膀胱俞、三阴交，治癃闭或尿失禁。

秩边 Zhìbiān BL54

【出处】 《针灸甲乙经》。

【穴名释义】 秩，指顺序、次序；边，指旁、侧、周缘、远等意。穴在膀胱经背部按序排列边侧最下处，故名。

【定位】 在骶区，横平第 4 骶后孔，骶正中嵴旁开 3 寸。

【局部解剖】 皮肤，皮下组织，臀大肌，梨状肌下缘。浅层有臀中皮神经；深层有臀下神经，坐骨神经，股后皮神经及臀下动、静脉分布。

【功效】 清利下焦，通经活络。

【主治】 小便不利，大便难，阴痛，痔疾，腰腿痛，下肢痿痹；膀胱炎，睾丸炎，痔疮，坐骨神经痛。

【操作】 直刺 1.5～3 寸；可灸。

【文献摘要】

《针灸甲乙经》卷九：腰痛骶寒，俯仰急难，阴痛下垂，不得小便。

《铜人腧穴针灸图经》卷四：小便赤涩，腰尻重不能举，五痔发肿。

《循经考穴编》一七三：腿叉风寒，肾虚腰痛，遗精带浊。

【常用配伍】

①配胞肓，治癃闭下重，不得小便。

②配膈俞、京骨，治背恶寒痛，脊强难以俯仰。

③配阳陵泉、委中，治下肢痿痹。

④配曲泉、阴廉，治阴痛，睾丸炎。

⑤配承山、长强，治痔痛。

【现代研究】

①针刺治疗坐骨神经痛：3 寸毫针刺入秩边穴后行提插捻转泻法，施术 1 分钟，留针 20 分钟，使针感由臀部沿大腿后侧向腘窝、小腿、足跟及足趾放射，1 日 1 次，10 次为 1 个疗程。治疗 62 例，总有效率 96.77%。[汪英华，等．单穴秩边针刺治疗坐骨神经痛 62 例．针灸临床杂志，1997，13（3）：47]

②芒针深刺秩边穴为主治疗痔疮：芒针针刺秩边穴施手法，配穴为百会、支沟、承山，得气后出针。每周治疗 5 次，病情控制后改为隔天 1 次或每周 2 次，3 周 1 个疗程。治愈 11 例，好转 15 例，无效 1 例，总有效率 96.3%。[杨贤海，许玲香．芒针深刺秩边穴为主治疗痔疮．中国针灸，2003，23（10）：602]

③秩边穴温针灸治疗慢性非细菌性前列腺炎：温针灸秩边穴 5～7 壮。每天 1 次，10 次 1 个疗程。治疗 23 例，治愈 18 例，显效 3 例，无效 2 例，总有效率达 91.7%。[刘锦丽．秩边穴温针灸治疗慢性非细菌性前列腺炎．中国针灸，2006，26（6）：450]

合阳 Héyáng BL55

【出处】 《针灸甲乙经》。

【穴名释义】 合，指会合；阳，此处亦指足太阳之经脉。因穴当足太阳经在背部左右两侧，自附分分为两行下行，相合于委中后，至此复合为一支而下贯腨内，故名。

【定位】 在小腿后区，腘横纹下 2 寸，腓肠肌内、外侧头之间。

【局部解剖】 皮肤，皮下组织，腓肠肌，比目鱼肌。浅层有股后皮神经，腓肠内侧皮神经及小隐静脉；深层有胫神经及腘动、静脉。

【功效】 调理下焦，通经活络。

【主治】 崩漏，疝痛，阴暴痛，遗精，阳痿，腰脊痛引腹，下肢酸痛麻痹；子宫内膜炎，功能性子宫出血，附件炎，痔疮，腓肠肌痉挛。

【操作】 直刺 0.5～1.2 寸；可灸。

【文献摘要】

《针灸甲乙经》卷八：跟厥膝急，腰脊痛引腹，篡阴股热，阴暴痛，寒热，膝酸重。

《备急千金要方》卷三十：膝股重。

《铜人腧穴针灸图经》卷五：膝胻酸，重履步难，寒疝，阴偏痛，女子崩中。

《外台秘要》卷三十九：痹厥，癫疾不呕沫，瘈疭拘急。

《针方六集》卷五：痔漏，女子血崩带下。

【常用配伍】

①配中都，治癫疝，崩中，腹上下痛，肠澼，阴暴痛。

②配次髎、关元，治阳痿，痛经，带下。

③配环跳、阳陵泉，治下肢疼痛，麻痹。

【现代研究】　穴位注射治疗不宁腿综合征：合阳、承筋穴皮肤常规消毒后，抽取654-2 10mg，盐酸利多卡因 5mg，复方丹参注射液 2ml，得气后将药液注入，每穴1.5ml，隔日 1 次，7 次为 1 个疗程，疗程间间隔 3 天。治疗 6 例，在 1～4 个疗程内全部治愈。[孙治东，等. 不宁腿综合征 6 例治验体会. 光明中医杂志，1997，(3)：43]

承筋 Chéngjīn BL56

【出处】　《针灸甲乙经》。

【别名】　腨肠、直肠。

【穴名释义】　承，指承接、承受；筋，指肌肉、肌腱、韧带。穴在腨肠（腓肠肌）中央，为承受筋肉之力处，主治筋肉病等，故名。

【定位】　在小腿后区，腘横纹下 5 寸，腓肠肌两肌腹之间。

【局部解剖】　皮肤，皮下组织，腓肠肌，比目鱼肌。浅层有腓肠内侧皮神经及小隐静脉；深层有胫神经，腓肠内侧神经及胫后动、静脉分支。

【功效】　理气消痔，舒筋止痛。

【主治】　痔疾，霍乱转筋，腰背拘急，小腿痛；腓肠肌痉挛，坐骨神经痛。

【操作】　直刺 0.5～1.2 寸；可灸。

【文献摘要】

《针灸甲乙经》卷八：寒热篡后出，瘈疭，脚腨酸重，战栗不能久立，脚急肿，跗痛足痉挛，少腹痛引喉嗌，大便难。

《针灸甲乙经》卷九：大肠实则腰背痛，寒痹转筋，头眩痛；虚则鼻鼽癫疾，腰背溲然汗出，令人欲食而走。

《太平圣惠方》卷九十九：风劳热，身瘈疭，大小便不止。

《针灸大成》卷六：腋肿，痔疮，转筋，霍乱。

【常用配伍】

①配金门、仆参、承山，治霍乱转筋。

②配次髎、胞肓，治腰脊痛，恶寒。

③配承扶、委中、阳谷，治痔痛，腋下肿。

④配大肠俞、支沟、足三里、三阴交，治便秘。

【现代研究】　穴位贴敷加针刺治疗腰椎间盘突出症：将甘遂、白芥子等药物制成药饼置于患处，针刺突出椎间隙、环跳、承扶、委中、承筋、阳陵泉，均行泻法，环跳温针灸，每次 3 壮，每日 1 次，15 日为 1 个疗程。治疗 40 例，总有效率为 83.3%。[孙治东，等. 穴位贴敷治疗腰椎间盘突出症 40 例疗效观察. 中国针灸，1998，18（2）：107]

承山 Chéngshān BL57

【出处】《针灸甲乙经》。

【别名】 鱼腹、伤山、肉柱。

【穴名释义】 承，指承接、承受；山，指山谷。穴在腓肠肌两肌腹结合间之凹陷处，状如山谷，此处承载一身如山之重，故名。

【定位】 在小腿后区，腓肠肌两肌腹与肌腱交角处。

【局部解剖】 皮肤，皮下组织，腓肠肌，比目鱼肌。浅层有腓肠内侧皮神经分支及小隐静脉；深层有胫神经，腓肠内侧神经干及胫后动、静脉。

【功效】 舒筋通络，理气消痔。

【主治】 腹痛，疝气，痔疾，便秘，癫疾，腰背痛，腿痛转筋；脱肛，腓肠肌痉挛，坐骨神经痛。

【操作】 直刺 1～1.5 寸；可灸。

【文献摘要】

《针灸甲乙经》卷七：鼽衄，腰脊脚踹瘘重，战栗不能久立，踹如裂，脚跟急痛，足挛引少腹痛，喉咽痛，大便难，膜胀。

《外台秘要》卷三十九：癫疾，瘈疭。

《铜人腧穴针灸图经》卷五：脚气膝下肿，霍乱转筋，久痔肿痛。

《针灸大成》卷八：急食不通，伤寒水结。

《针方六集》卷五：风痹，痔漏，便血，脏毒。

【常用配伍】

①配金门、仆参、承筋，治霍乱转筋。

②配中渚、三间、偏历、厉兑、承筋、京骨、昆仑、飞扬、隐白，治头热，鼽衄。

③配条口、三里、承筋，治足下热，不能久立。

④配二白，治痔疮。

⑤配肾俞、委中，治腰脊背痛。

【现代研究】

①针刺治疗肾绞痛：取患侧承山，用 2 寸毫针垂直刺入，施以提插捻转泻法，每 5～10 分钟运针 1 次，至绞痛消失或明显缓解，患者能安静休息后出针。针刺 25 例，总有效率 92%。[宁志华. 针刺承山治疗肾绞痛疗效观察. 新中医，1996，28（3）：36]

②针刺治疗痛经：痛经发作时，毫针直刺双侧承山穴，徐徐捻转进针，以有强烈针感并得气后留针 15 分钟。再捻转针柄 1 次，加强刺激，再留针 15 分钟，时到起针，每日 1 次。疼痛难忍不能坚持留针者，每日针 2 次不留针，疼痛缓解后，每日 1 次，留针。月经周期针刺 3～5 次为 1 个疗程，针刺 3 个疗程。治疗 120 例，总有效率 97.5%。[张玉芬，等. 针刺承山穴治疗痛经 120 例分析. 河北中医，1994，17（1）：41]

③承山穴为主治疗肠易激综合征：直刺双侧承山穴，施平补平泻手法，按艾绒于针尾并点燃，留针 30 分钟，每天 1 次，30 次 1 个疗程。治疗 54 例，显效 43 例，有效 8 例，无效 3 例，总有效率为 94.44%。[丁淑强，李大军. 承山穴为主治疗肠易激综合征 54 例

疗效观察．针灸临床杂志，2004，20（5）：53]

<h2 align="center">飞扬 Fēiyáng BL58 络穴</h2>

【出处】《灵枢·根结》。

【别名】厥阳。

【穴名释义】飞，翔意，亦指迅速；扬，举意，亦指飞举。穴为足太阳之络，经气由此迅速如飞别走少阴，且针此穴能扬步如飞，故名。

【定位】在小腿后区，昆仑直上7寸，腓肠肌外下缘与跟腱移行处。

【局部解剖】皮肤，皮下组织，腓肠肌，比目鱼肌。浅层有腓肠外侧皮神经及小隐静脉；深层有胫神经及胫后动、静脉。

【功效】祛风清热，宁神通络。

【主治】头痛，目眩，鼻塞，鼻衄，癫狂，痔疾，腰腿痛，风湿性关节炎，腓肠肌痉挛。

【操作】直刺1～1.5寸；可灸。

【文献摘要】

《针灸甲乙经》卷二：窒鼻，头背痛，衄衄。

《玉龙经》：诸癫，头目昏沉，疟寒热，痔疮。

《针灸大成》卷六：起坐不能，脚腨酸肿，战栗不能久立久坐，足趾不能屈伸，目眩，目痛。

【常用配伍】

①配涌泉、颔厌、后顶，治颈项疼，历节汗出。

②配束骨、承筋，治腰痛如折。

③配太乙、滑肉门，治癫疾狂吐舌。

④配白环俞，治痔疾。

⑤配太溪，治头痛，目眩，鼻衄。

【现代研究】针刺治疗小儿脱肛：飞扬穴直刺2cm，行捻转补法，长强穴针尖向上与骶骨平行刺入1.5cm，捻转补法，不留针。艾条灸飞扬、百会、大肠俞、足三里5～10分钟。每日针1次灸2次，10天为1个疗程。治疗15例，全部获效。[金孟梓．飞扬穴为主治疗小儿脱肛15例．浙江中医学院学报，1994，18（2）：51]

<h2 align="center">跗阳 Fūyáng BL59 阳跷脉郄穴</h2>

【出处】《针灸甲乙经》。

【别名】附阳、付阳。

【穴名释义】跗，有从属之意，此处指足背；阳，上为阳，背为阳，外为阳。因穴在小腿下端外侧足背之上方，又在太阳、少阳两经中相附而行，故名。

【定位】在小腿后区，昆仑穴直上3寸，腓骨与跟腱之间。

【局部解剖】皮肤，皮下组织，腓骨短肌，踇长屈肌。浅层有腓肠神经分支及小隐静脉；深层有腓浅神经，胫神经及腓动脉分支。

【功效】祛风化湿，通经活络。

【主治】头重，头痛，目眩，腰腿痛，外踝肿痛，下肢瘫痪；坐骨神经痛，腓肠肌痉挛，外踝扭伤。

【操作】　直刺 0.5～1 寸；可灸。

【文献摘要】

《针灸甲乙经》卷十：痿厥风头重，颔痛，枢股腨外廉骨痛，瘛疭，痹不仁，振寒，时有热，四肢不举。

《铜人腧穴针灸图经》卷五：风痹，头重，颔痛。

《针灸大成》卷六：霍乱转筋，腰痛不能久立，坐不能起。

《循经考穴编》一七六：瘫痪，痿痹，腰尻髀枢股胻痛，外踝红肿，寒湿脚气，两足生疮。

【常用配伍】

①配天井，治瘛疭。

②配环跳、委中，治下肢痿痹。

【现代研究】

①针刺治疗股外侧皮神经炎：毫针直刺跗阳穴 0.5～1 寸，中等刺激至得气感出现。留针 15 分钟，隔日针 1 次，10 次为 1 个疗程。治疗 60 例，总有效率 93.3%。[施文凯．跗阳穴为主针刺治疗股外侧皮神经炎 60 例．针刺研究，1998，23（3）：215]

②指揉跗阳穴治疗急性腰肌扭伤：轻揉双侧跗阳穴 3～5 分钟。再揉腰患处 1～2 分钟。每天 1 次，每次 20 分钟，3 次 1 个疗程。治疗 50 例，治愈 40 例，好转 10 例。[王道全，王绍辉．指揉跗阳穴治疗急性腰肌扭伤 50 例．中国中医急症，2000，9（3）：135]

昆仑 Kūnlún BL60 经穴

【出处】　《灵枢·本输》。

【别名】　上昆仑、下昆仑。

【穴名释义】　昆仑，原为山名，意为高大。因穴在外踝之后，以其踝高突起如山，故名。

【定位】　在踝区，外踝尖与跟腱之间的凹陷中。

【局部解剖】　皮肤，皮下组织，腓骨短肌。浅层有腓肠神经分支及小隐静脉；深层有腓动、静脉分支。

【功效】　清热镇痉，通络催产。

【主治】　头痛，项强，目眩，鼻衄，惊痫，疟疾，滞产，肩背拘急，腰痛，足跟痛；高血压，内耳眩晕，落枕，坐骨神经痛。

【操作】　直刺 0.5～0.8 寸；可灸。

【文献摘要】

《针灸甲乙经》卷七：痉，脊强，头眩痛，脚如结，腨如裂；疟多汗，腰痛不能俯仰，目如脱，项如拔；疟不渴，间日作。

《太平圣惠方》卷九十九：恶血，风气肿痛，脚肿。

《太平圣惠方》卷一〇〇：寒热，女子绝产。

《铜人腧穴针灸图经》卷五：阴肿痛，小儿发痫，瘛疭。

《医宗金鉴·刺灸心法》卷八十二：足脚红肿，齿痛。

【常用配伍】

①配曲泉、飞扬、前谷、少泽、通里，治头眩痛。

②配天柱、陶道，治目眩不明。

③配风府、束骨，治狂易，多言不休。

④配次髎、合阳、三阴交，治阴部肿痛。

⑤配风池、后溪，治头痛，惊痫。

【现代研究】

①针药合治足跟痛：刺昆仑透太溪，针尖至皮下，针感到足跟，阿是穴直刺，强刺激。隔2日1次，10次为1个疗程。将50g川芎研细末包裹在足跟上，隔2天换药1次，10天为1个疗程。治疗46例，有效率97.83%。［来心平，等．针刺与外敷治疗足跟痛46例．中国针灸，1995，15（4）：17］

②昆仑穴注射654-2治疗腰腿痛：注射654-2到昆仑穴10mg，每周1次，连注3次。治疗31例，显效16例，良效10例，进步3例，无效2例，总有效率为93.6%。［石建业，耿万苍，唐志敏．昆仑穴注射654-2治疗腰腿痛31例疗效观察．宁夏医学杂志，1999，21（6）：358］

仆参 Púcān BL61

【出处】《针灸甲乙经》。

【别名】安邪。

【穴名释义】 仆，卑称，指仆从；参，指拜。因穴当足跟骨外侧赤白肉际凹陷处，昔时仆从参拜主人时，常行屈膝下跪礼，此时足跟向上显露，穴当其处，故名。

【定位】 在跟区，昆仑直下，跟骨外侧，赤白肉际处。

【局部解剖】 皮肤，皮下组织，跟骨。浅层有足背外侧皮神经分支及小隐静脉；深层有腓肠神经跟骨外侧支及腓动、静脉跟支。

【功效】 舒筋通络，强脑镇静。

【主治】 癫痫，晕厥，霍乱转筋，脚气膝肿，下肢痿弱，足跟痛；腰肌劳损，膝、踝关节炎，下肢瘫痪。

【操作】 直刺0.3～0.5寸；可灸。

【文献摘要】

《针灸甲乙经》卷九：腰痛不可举，足跟中踝后痛，脚痿。

《铜人腧穴针灸图经》卷五：尸厥如中恶状，霍乱吐逆，癫痫，狂言见鬼。

《西方子明堂灸经》卷六：马痫，吐舌，鼓颔，恍惚，烦痛，小儿马痫，张口摇头，身反折，马鸣。

《针灸大成》卷六：脚气膝肿。

【常用配伍】

①配中极，治恍惚，尸厥。

②配金门，治小儿马痫。

③配人中、十宣，治癫痫。

④配飞阳、太溪、昆仑、承山，治足跟痛。

【现代研究】 针刺仆参治疗足跟痛：取患侧仆参穴，进针后向足跟方向斜刺1寸左右，足部产生酸麻胀感，并向足跟部放射，接电针治疗仪，留针30分钟，每日1次，10次为1个疗程。32例经1个疗程治疗后，有效率81.3%。［董联玲，等．针刺仆参穴治疗

足跟痛 32 例．中国针灸，1997，17（2）：86]

申脉 Shēnmài BL62 八脉交会穴，通于阳跷脉

【出处】 《针灸甲乙经》。

【别名】 鬼路、阳跷、巨阳。

【穴名释义】 申，同伸，含屈伸跷捷之意，亦指十二时之申时；脉，指阳跷脉。因穴通阳跷脉，针此处能使血脉畅通，筋脉得伸，又因其为膀胱经腧穴，申时气血注入膀胱，故名。

【定位】 在踝区，外踝尖直下，外踝下缘与跟骨之间凹陷中。

【局部解剖】 皮肤，皮下组织，腓骨长、短肌腱。浅层有足背外侧皮神经分支及小隐静脉；深层有腓深神经肌支，腓动脉跟外侧支。

【功效】 镇静安神，舒筋通络。

【主治】 头痛，腰痛，眩晕，目赤痛，失眠，癫，狂，痫，足胫寒，不能久立；脑脊髓膜炎，内耳眩晕，精神分裂症，面神经麻痹，坐骨神经痛。

【操作】 直刺 0.3～0.5 寸；可灸。

【文献摘要】

《针灸甲乙经》卷八：寒热，颈腋下肿。

《备急千金要方》卷十一：劳冷气逆，腰髓冷痹，脚屈伸难。

《扁鹊神应针灸玉龙经》五一：一身四肢拘挛，痛肿，麻痹，疼痛，历节风，头风，目棱疼痛，目赤，鼻衄，耳聋，女人吹乳。

《针灸大成》卷六：腰脚痛，脐酸不能久立，如在舟中，劳极，妇人血气痛。

【常用配伍】

①配京骨，治鼻衄，淋沥。

②配丘墟，治腋下肿，寒热，头肿。

③配风池、大椎，治癫痫。

④配阳陵泉、足三里，治下肢痿痹。

⑤配后溪，治头肩疼痛。

【现代研究】

①山莨菪碱申脉穴位注射治疗轮状病毒腹泻：申脉穴位注射山莨菪碱注射液 0.03mg，无效者第 2 天可重复使用 1 次。治疗 50 例，总有效率 96％。[郑红英．山莨菪碱申脉穴位注射治疗轮状病毒腹泻 50 例疗效分析．中国医药导报，2007，4（6）：32]

②温灸申脉穴治疗慢性结肠炎：艾灸申脉穴，每次 20 分钟，每天 1 次，14 天 1 个疗程，2 个疗程中间休息 2 天，治疗 2 个疗程后观察疗效。治疗 60 例，临床总有效率为 78.3％。[徐豫珏，等．温灸申脉穴治疗慢性结肠炎 60 例．中国针灸，2008，28（8）：616]

金门 Jīnmén BL63 郄穴

【出处】 《针灸甲乙经》。

【别名】 关梁、梁关。

【穴名释义】 金，贵重之意；门，指出入之处。因穴属足太阳膀胱经之郄穴，乃本经

之要穴，有似金玉贵重，故名。一说穴上一寸是申脉，申支属金，因足太阳膀胱脉申时气血注此门户，故名。

【定位】　在足背，外踝前缘直下，第5跖骨粗隆后方，骰骨下缘凹陷中。

【局部解剖】　皮肤，皮下组织，腓骨长肌，小趾展肌。浅层有足背外侧皮神经分支及小隐静脉；深层有足底外侧神经及动脉的分支。

【功效】　安神定惊，舒筋通络。

【主治】　癫痫，小儿惊风，头痛，眩晕，腰痛，下肢痿痹，外踝痛；腓肠肌痉挛，膝、踝关节炎。

【操作】　直刺0.3～0.5寸；可灸。

【文献摘要】

《针灸甲乙经》卷十一：尸厥暴死。

《铜人腧穴针灸图经》卷五：霍乱转筋，膝胻酸，身战，不能久立，癫痫，暴疝，小儿发痫，张口摇头，身反折。

《循经考穴编》一七九：外踝疼，白虎历节风，牙齿痛。

【常用配伍】

①配仆参、承山、承筋，治霍乱转筋。

②配人中、仆参、中冲，治癫痫，惊风。

③配临泣，治耳聋。

④配手三里、申脉，治头风，目眩，项强。

【现代研究】　针刺金门穴治疗急、慢性腰痛：寻腰痛最明显的部位后进针，施以提插泻法，再刺金门穴，施提插泻法3分钟后留针，嘱患者做腰部运动。400例中，治愈248例，显效119例，好转33例。［王海荣，韩汝训．针刺金门穴治疗急、慢性腰痛400例．中国中医急症，2004，13（9）：595］

京骨 Jīnggǔ BL64 原穴

【出处】　《灵枢·本输》。

【穴名释义】　京，巨、大之意。古作原字通用。因穴在足外侧大骨下，又为足太阳膀胱经之原穴，故名。亦为古之骨名。

【定位】　在跖区，第5跖骨粗隆前下方，赤白肉际处。

【局部解剖】　皮肤，皮下组织，小趾展肌。浅层有足背外侧皮神经及小隐静脉；深层有足底外侧神经及动、静脉分支。

【功效】　清头明目，镇痉舒筋。

【主治】　头痛项强，目翳，鼻衄，癫痫，心悸，腰腿痛，膝肿脚挛；神经性头痛，腰肌劳损。

【操作】　直刺0.3～0.5寸；可灸。

【文献摘要】

《针灸甲乙经》卷七：衄衊血不止，淫泺，头痛，目白翳，跟尻瘈疭，头顶肿痛，泄注，上抢心，目赤眦烂无所见，痛从内眦始，腹满，颈项强，腰脊不可俯仰，眩，心痛，肩背相引，如从后触之状，身寒从胫起；痓，目反白多，鼻不通利，涕黄更衣；瘰疬。

《医心方》卷二：喘，头重。

《太平圣惠方》卷一○○：善惊悸，癫病狂走。

《针灸大成》卷六：头痛如破，腰痛不可屈伸，身后侧痛。

【常用配伍】

①配中封、绝骨，治痿厥，身体不仁，手足偏小。

②配前谷，治目中白翳。

③配申脉，治鼻衄，淋沥。

④配心俞、内关、膻中，治心胸疼痛。

⑤配玉枕，治头痛如破。

束骨 Shùgǔ BL65 输穴

【出处】 《灵枢·本输》。

【别名】 刺骨。

【穴名释义】 束，聚、捆、系、缚、约束之意；骨，此处指趾骨。因穴在足小趾外侧，本节后凹陷处，为骨之收束处，故名。亦为古之骨名。

【定位】 在跖区，第5跖趾关节的近端，赤白肉际处。

【局部解剖】 皮肤，皮下组织，小趾展肌。浅层有足背外侧皮神经分支及小隐静脉；深层有足底固有神经及趾底固有动、静脉。

【功效】 祛风清热，宁心通络。

【主治】 头痛，项强，目眩，目黄，耳聋，癫狂，背生疔疮，腰背痛，下肢后侧痛；神经性头痛，精神分裂症，结膜炎，肝炎，坐骨神经痛。

【操作】 直刺0.3～0.5寸；可灸。

【文献摘要】

《针灸甲乙经》卷七：暴病，头痛，身热痛，肌肉动，耳聋，恶风，目眦烂赤，项不可以顾，髀枢痛，泄，肠澼；痉、惊互引，脚如结，腨如裂；疟从胻起。

《针灸大成》卷六：目眩身热，目黄泪出，痔，疟，发背，痈疽，背生疔疮。

【常用配伍】

①配飞阳、承筋，治腰痛如折。

②配风府、昆仑，治狂易，多言不休。

③配期门、胆俞、肝俞、腕骨，治湿热黄疸。

④配殷门、昆仑，治腰背痛，坐骨神经痛。

⑤配大肠俞、天枢，治利，泄。

足通谷 Zútōnggǔ BL66 荥穴

【出处】 《灵枢·本输》。

【穴名释义】 通，有通达、贯通之意；谷，指凹陷、山谷。因穴在足小趾外侧本节前凹陷处，如山下之峻谷，足太阳脉出于井而通于此，故名。

【定位】 在足趾，第5跖趾关节的远端，赤白肉际处。

【局部解剖】 皮肤，皮下组织。有足背外侧皮神经，趾底固有神经及足背静脉弓属支，趾底固有动、静脉。

【功效】 祛风清热，宁神通络。

【主治】 头痛，项强，目眩，鼻衄，癫狂，胸满，喘逆，善惊，疟疾；精神病。

【操作】 直刺0.2～0.3寸；可灸。

【文献摘要】

《针灸甲乙经》卷七：身疼痛，善惊互行，鼻衄；痎疟。

《备急千金要方》卷三十：结积，留饮，癖囊，胸满，饮食不消；心中愦愦，数欠，心下悸，咽中澹澹，恐。

《针灸大成》卷六：头重目眩，项痛，失欠。

《针方六集》卷五：善呕，喉痹，暴喑不能言，疟癖，目赤痛内眦始者。

【常用配伍】

①配阳谷、筑宾，治狂癫疾。

②配商丘、幽门，治喜呕。

③配天柱、风池、太阳，治头痛目眩。

④配上星、内庭，治鼻鼽衄。

⑤配大肠俞，治肠澼，疝气痛。

至阴 Zhìyīn BL67 井穴

【出处】 《灵枢·本输》。

【穴名释义】 至，指尽、到、极、最之意；阴，此处指足少阴。因穴在足小趾外侧端，足太阳膀胱脉气极尽之处，并由此交至于足少阴经，故名。

【定位】 在足趾，小趾末节外侧，趾甲根角侧后方0.1寸（指寸）。

【局部解剖】 皮肤，皮下组织，甲根。有足背外侧皮神经的趾背神经及趾背动、静脉的分支。

【功效】 通窍活络，舒筋转胎。

【主治】 头痛，鼻塞，鼻衄，目痛，昏厥，胎位不正，滞产，胞衣不下，足下热；神经性头痛，胎盘滞留。

【操作】 浅刺0.1～0.2寸；可灸。

【文献摘要】

《针灸甲乙经》卷七：头重，鼻衄及瘈疭，汗不出，烦心，足下热，不欲近衣，项痛，目翳，鼻及小便皆不利。

《太平圣惠方》一〇〇：疟发寒热，小便淋，失精。

《玉龙经》五十：头风，目昏晕，腹胀，减食，胸满，小便难。

《医学入门》卷一：鼻塞，鼻鼽清涕，胁痛无常处，腰胁引痛，转筋。

《针方六集》卷五：妇人难产。

【常用配伍】

①配神庭、攒竹、迎香、风门、合谷、通谷，治鼻鼽清涕出。

②配中极、蠡沟、漏谷、承扶，治小便不利，失精。

③配三阴交，治胎位不正，胞衣不下，难产。

④配风池、天柱、太阳，治头项痛。

⑤配风池、攒竹、瞳子髎，治头痛，目痛。

【现代研究】

①灸至阴为主治疗妊娠剧吐：艾灸至阴 15 分钟，针刺内关，行针 10 分钟，留针。再依次灸中脘、足三里穴。每天 1～2 次，7 次为 1 个疗程。经治 13 例，全部治愈。[杨飞．灸至阴穴为主治愈妊娠剧吐 13 例．中国针灸，1997，17（3）：162]

②针刺治疗痔瘘术后尿潴留：毫针快速刺入双侧至阴穴皮下，强刺激使针感沿膀胱经上传，留针 20 分钟，一般在针后 10～15 分钟即可排尿，如针 1 次未效者可间隔 2 小时后再针 1 次。经治 630 例，针 1 次排尿者 450 例，针 2 次者 180 例。[张德辉．针刺至阴治疗痔瘘术后尿潴留 630 例．中国针灸，1996，16（9）：33]

③针刺治疗头痛：毫针浅刺双侧至阴 0.1 寸，留针 30 分钟，每隔 5 分钟捻转半分钟左右，出针后任其出血或挤出血 2～3 滴，以干棉球按压片刻。每日或隔日 1 次，10 次为 1 个疗程。治疗 56 例，有效率 92.86％。[谢兴生．针刺至阴穴治疗头痛 56 例临床观察．中国针灸，1998，18（12）：717]

本 经 小 结

1. 取穴要点 本经总计 67 穴，均分布在头、项、腰背、臀、下肢后面、足外踝后、下，足背、小趾外侧。取穴注重骨度分寸、脊椎间隙旁开第 1、2 侧线及臀纹、腘纹、肌间、肌边、骨间等解剖标志。

头项部：目内眦取睛明，眉头取攒竹，眉头直上入发际 0.5 寸取眉冲，头正中线旁开 1.5 寸分别取曲差、五处、承光、通天、络却，头正中线旁开 1.3 寸的后头部取玉枕、天柱。

背腰部：从第 1 胸椎棘突下至第 4 骶椎（21 椎）棘突下旁开 1.5 寸由上至下（除第 8 椎下旁开无穴外）依次取大杼、风门、肺俞、厥阴俞、心俞、督俞、膈俞、肝俞、胆俞、脾俞、胃俞、三焦俞、肾俞、气海俞、大肠俞、关元俞、小肠俞、膀胱俞、中膂俞、白环俞；从第 2 胸椎棘突下至 21 椎棘突下旁开 3 寸由上至下（除第 8、15、16、17、18、20 椎下旁开 3 寸无穴外）依次取附分、魄户、膏肓、神堂、譩譆、膈关、魂门、阳纲、意舍、胃仓、肓门、志室、胞肓、秩边；腰骶骶后孔从上至下取上髎、次髎、中髎、下髎，尾骨端旁取会阳。

大腿部：臀纹正中取承扶，腘纹正中取委中，腘纹外端取委阳。两纹之间取殷门、浮郄。

小腿部：小腿正中腓肠肌肌腹间取承山，委中与承山连线中点取承筋，外踝后跟腱前取昆仑，昆仑直上 3 寸、7 寸分别取跗阳、飞阳。

足部：外踝下凹陷处取申脉，足外侧赤白肉际边缘的跟骨外取仆参，骰骨下缘取金门，第 5 跖骨粗隆前下取京骨，本节（第 5 跖趾关节）后取束骨，本节前取足通谷，小趾甲角外 0.1 寸取至阴。

2. 主治要点 本经腧穴有调理脏腑气机、通经活络的功效。主要治疗五脏六腑的脏腑病、神志病、经脉循行部位的各种痛证，如咳嗽、哮喘、心悸、怔忡、心痛、胃痛、胁痛、腹胀、腹泻、遗尿、遗精等各脏腑相关病证，以及癫狂、痔疾、头项强痛、腰背、下肢疼痛等。

其中，所有的背俞穴均治疗相应脏腑功能失调的病证，与背俞穴同一水平旁开的腧穴亦治疗相应阶段的内脏病，如魄户、膏肓治咳嗽、哮喘、肺痨；神堂、譩譆治胸闷、心痛、心悸以及神志病、热病；膈关、魂门治呕吐、呃逆、胸胁痛；阳纲、意舍、胃仓治黄疸、肠鸣、腹胀、腹痛；肓门治腹痛、痞块；志室治遗精、阳痿、阴痛；胞肓治肠鸣腹胀、小便不利；中膂俞、白环俞以及上髎、次髎、中髎、下髎、会阳治消渴、痢疾、泄泻、遗精、白带、月经不调等疾患；睛明、攒竹治目疾；眉冲、曲差、五处、承光、通天、络却、玉枕治头痛、眩晕、癫狂以及目病、鼻病；天柱、附分治颈项强痛；大杼、风门治项强发热、头痛；承扶治腰骶臀股疼痛、痔疾；殷门、浮郄、委中、委阳、承筋、承山、飞扬、跗阳均治下肢痿痹；昆仑、仆参、申脉、金门、京骨、束骨、通谷治足痛、项强、癫、狂、痫；至阴治胎位不正、难产。

3. 刺灸注意事项　睛明进针至一定深度后轻捻转不提插，以防刺伤血管。背部腧穴均向棘突斜刺 0.5～0.8 寸，不宜垂直深刺，以防刺伤内脏。秩边、殷门、委中针刺有触电感放散到足部时，不宜多次反复捣动强刺激，以免遗留针刺后遗感或伤及坐骨神经。委中穴除特意刺血外，一般注意避开血管。

【附】

经　穴　歌

足太阳经六十七，睛明目内红肉藏，
攒竹眉冲与曲差，五处寸半上承光，
通天络却玉枕昂，天柱后际大筋外，
大杼背部第二行，风门肺俞厥阴血，
心俞督俞膈俞强，肝胆脾胃俱挨近，
三焦肾俞气大肠，关元小肠到膀胱，
中膂白环仔细量，自从大杼至白环，
各节均外寸半长，上髎次髎中下髎，
骶后八孔依次当，会阳阴尾骨外取，
附分挟脊第三行，魄户膏肓与神堂，
譩譆膈关魂门九，阳纲意舍仍胃仓，
肓门志室胞肓续，二十椎下秩边场，
承扶臀横纹中央，殷门浮郄到委阳，
委中合阳承筋是，承山飞扬踝跗阳，
昆仑仆参连申脉，金门京骨束骨忙，
通谷至阴小趾旁。

经穴分寸歌

足太阳是膀胱经，目内眦角始睛明，
眉头头中攒竹取，眉冲直上旁神庭，
曲差入发五分际，神庭旁开寸五分，
五处旁开亦寸半，细算却与上星平，
承光通天络却穴，相去寸五调匀看，
玉枕挟脑一寸三，入发三寸枕骨取，
天柱项后发际中，大筋外廉陷中献，
自此夹脊开寸五，第一大杼二风门，
三椎肺俞四厥阴，心五督六椎下治，

膈七肝九十胆俞，十一脾俞十二胃，
十三三焦十四肾，气海俞在十五椎，
大肠十六椎之下，十七关元俞穴椎，
小肠十八胱十九，中膂俞穴二十椎，
白环廿一椎下当，以上诸穴可推之，
更有上次中下髎，一二三四骶后孔，
会阳阴尾尻骨旁，又从臀下横纹取，
承扶居下陷中央，殷门扶下方寸六，
浮郄委阳上一寸，委阳腘外两筋乡，
委中穴在腘纹中，第二侧线再细详，
又从脊上开三寸，第二椎下为附分，
三椎魄户四膏肓，第五椎下神堂尊，
第六譩譆膈关七，第九魂门阳纲十，
十一意舍之穴存，十二胃仓穴已分，
十三肓门端正在，十四志室不须论，
十九胞肓廿一秩，委中下二寻合阳，
承筋合阳之下取，穴在腨肠之中央，
承山腨下分肉间，外踝七寸上飞扬，
跗阳外踝上三寸，昆仑后跟陷中央，
仆参跟下脚边上，申脉踝下五分张，
金门申前墟后取，京骨外侧骨际量，
束骨本节后肉际，通谷节前陷中强，
至阴却在小趾侧，太阳之穴始周详。

（九）足少阳胆经穴

体表穴位分布线：起于目外眦旁的瞳子髎穴，斜下耳前，上头角，绕耳后，折回前额，向后至风池下项，经肩上，沿胁肋腰间，下行至臀，循下肢外侧中间，经外踝前过足背，止于第4趾外侧端的足窍阴穴。左右各44穴。

瞳子髎　Tóngzǐliáo GB1

【出处】　《针灸甲乙经》。

【别名】　目外眦、目瞳子、后曲、太阳、前关、前间。

【穴名释义】　髎，指骨之郄，即骨穴也。本穴正处瞳子外方，眶骨外凹陷中，故名。

【定位】　在面部，目外眦外侧0.5寸凹陷中。

【局部解剖】　皮肤，皮组织，眼轮匝肌，颞肌。浅层分布有三叉神经的眼神经和上颌神经，亦有认为是颧神经的颧面支与颧颞支；深层有面神经的颞支，颧支与颞浅动脉分布。亦有认为是颞深前、后神经和颞深前、后动脉的分支。

【功效】　疏散风热，明目退翳，平肝息风。

【主治】　头痛，目痛，目赤，目翳，迎风流泪，视力减退，内障，青盲，口眼㖞斜；角膜炎，面神经麻痹，三叉神经痛，视神经萎缩，青少年近视眼，青光眼，结膜炎。

【操作】　向太阳穴方向平刺0.3～0.5寸；或三棱针点刺出血。

【文献摘要】

《外台秘要》卷三十九：青盲无见，远视䀮䀮，目中肤翳白膜。

《铜人腧穴针灸图经》卷三：头痛，目外眦赤痛。

《针灸大成》卷七：主目痒……赤痛泪出多眵䁾，内眦痒，头痛喉闭。

《类经图翼》卷八：兼少泽能治妇人乳肿。

【常用配伍】

①配睛明、丝竹空、攒竹、四白、丘墟，治目痛，目赤，目翳。

②配风池、攒竹、头维、印堂、太冲、悬颅、中渚，治偏正头痛。

③配合谷、太阳、颧髎、四白、太冲，治三叉神经痛。

④配头维、翳风、阳白、颧髎、合谷，治口眼㖞斜。

【现代研究】

①电针治疗外展神经麻痹性复视：主穴取球后、瞳子髎、丝竹空、太阳。配穴血海、外关、足三里、太溪、风池等。选用 0.30mm×40mm 毫针，G6805-Ⅱ型电针仪。球后穴押手手指固定眼球稍向上方，直刺，将针体朝视神经孔方向缓慢刺入 30～35mm。切勿快速捻转，不提插。得气后留针 30 分钟，其间每隔 5 分钟轻缓捻转 1 分钟。瞳子髎与丝竹空为 1 对穴，太阳穴与任 1 配穴为 1 对，共 2 对穴位，针刺得气后接电针仪低频（60 次/分）连续波，电针 30 分钟。每天 1 次，10 次为 1 个疗程。疗程间休息 5 天。治疗 3 个疗程（40 天）后总有效率 94.5%。[李义，冷钰玲，杨廷辉，等．电针治疗外展神经麻痹性复视临床对比研究．中国针灸，2004，24（9）：615-617]

②穴位注射治疗后天性外展神经麻痹：取患侧阳白、四白、睛明、瞳子髎，双侧肝俞；药物用复方当归注射液。穴位皮肤常规消毒后，用容量 5ml、针头 0.45mm×16mm 注射器抽取复方当归注射液 3ml，缓慢进针约 2/3，有针感时回抽无血后缓慢注入药液，肝俞穴每穴注入 1ml，其他穴位每穴注入 0.2ml 拔出针后，用消毒干棉签轻压局部以防出血。随证配穴。治疗每日 1 次，10 次为 1 个疗程。疗程间休息 3 天，3 个疗程后总有效率为 94.7%。[任红．穴位注射治疗后天性外展神经麻痹疗效观察．上海针灸杂志，2008，27（1）：11-12]

③穿睑疗法治疗面瘫眼睑闭合不全：患侧瞳子髎上下 0.2 寸各一穴，瞳子髎，共 3 穴，其余症状按常规取穴。患者闭眼，穴位皮肤严格消毒，瞳子髎取 0.35mm×40mm 毫针向后斜刺透太阳穴，瞳子髎上下各 0.2 寸两穴先用 0.25mm×40mm 毫针与皮肤成 15°角，向目内眦方向轻刺透过皮层后压下针柄，不捻转，沿与睑缘平行方向平刺穿入眼睑，留针 15 分钟，每日治疗 1 次，10 次为 1 个疗程。总有效率 100%。[吴红新，董明栋，侯丽，等．穿睑疗法治疗面瘫眼睑闭合不全 53 例．上海针灸，2003，22（8）：48]

④半导体激光穴位照射配合药物治疗面神经麻痹：首先应用病毒灵、维生素 B_1、维生素 B_6、维生素 C、强的松等药物口服。同时采用 MDC-500 型半导体激光治疗仪照射穴位：取患侧鱼腰、承泣、阳白、四白、颊车、丝竹空、瞳子髎、迎香、地仓、合谷等穴，每次照射 5～6 个穴位，交替进行，每次照射 8 分钟，每日 1 次，10 次为 1 个疗程。总有效率为 90.2%。[张红．激光穴位照射与常规药物治疗面神经麻痹效果对照．上海医药，2004，25（11）：521-522]

听会 Tīnghuì GB2

【出处】《针灸甲乙经》。

【别名】 耳门、听诃。

【穴名释义】 会，指聚也。本穴在耳前陷中，针此可使耳听觉得以会聚，主治耳聋气闭，故名。

【定位】 在面部，耳屏间切迹与下颌骨髁突之间的凹陷中。

【局部解剖】 皮肤，皮下组织，咬肌筋膜，腮腺。浅层分布有耳颞神经，耳大神经，颞浅动、静脉；深层分布有面神经丛。

【功效】 开窍聪耳，通经活络。

【主治】 耳鸣，耳聋，聤耳，面痛，齿痛，口眼㖞斜，头痛，腮肿；中耳炎，面神经麻痹。

【操作】 张口，直刺 0.5～1 寸；可灸。

【文献摘要】

《针灸甲乙经》卷八：寒热头痛，喘喝，目不能视；目泣出，头不痛。

《千金翼方》卷二十六：耳聋，耳中如蝉鸣。

《针灸大成》卷七：耳鸣，耳聋，牙车臼脱，牙车急不得嚼物，齿痛，恶寒，狂走，瘈疭，恍惚不乐，中风口㖞斜，手足不遂。

《玉龙歌》：耳聋之症不闻声，痛痒蝉鸣不快情，红肿生疮须用泻，宜从听会用针行。

《胜玉歌》：耳闭听会莫迟延。

【常用配伍】

①配听宫、翳风、外关，治耳鸣，耳聋。

②配上关、下关、地仓、颊车、阳白，治面神经麻痹。

③配太阳、头维、率谷、风池，治偏头痛。

【现代研究】

①穴位药物封闭治疗耳部慢性湿疹：首先用 3％过氧化氢将耳部湿疹局部清洗干净，给予涂抹醋酸肤轻松软膏，并口服氯雷他定片，治疗时间为 2 周。同时用注射器抽吸 0.5％利多卡因液 4ml 加地塞米松 2mg、庆大霉素 1 万 U，常规耳部消毒，分别刺入听宫、听会穴内，待患者感觉针下有麻胀感时将所配药液各 1/2 注入两穴内，儿童适当减量。一周注射 3 次，5 次为 1 个疗程。此法比药物治疗疗程短，有效率 98％。[边艳芬．穴位药物封闭治疗耳部慢性湿疹疗效观察．中国全科医学，2008（22）：2085]

②针刺加推拿治疗颞下颌关节紊乱症：穴取下关、颊车、听会、内关、三阴交。常规消毒后，用 28 号 1.5～2.5 寸毫针，下关直刺约 1.5 寸，颊车向上斜刺约 1.5 寸，听会张口直刺 1 寸，平补平泻，得气后留针 30 分钟，1 次/天。推拿疗法，患者取侧卧位（患侧在上），医者以一指禅推法由上关、下关、颊车、听会、耳门、翳风各穴往返 3～5 遍，15 分钟左右。推拿时嘱患者先闭口，然后尽量张口，施手法时患者应有酸胀痛感，然后以指按与大鱼际揉摩相配合，施于上述诸穴，每穴约 1～2 分钟，医者须有明显的手法感应。在下颌关节处用小鱼际擦法治疗，以透热舒松为度。最后拿患者双侧的合谷、风池、肩井结束治疗。7 天为 1 个疗程，2 个疗程后，总有效率为 95.5％。[何彩云．针刺加推拿治疗颞下颌关节紊乱症 45 例．浙江中医药大学学报，2008，32（4）：505-506]

上关 Shàngguān GB3

【出处】 《灵枢·本输》。

【别名】 客主人。

【穴名释义】 关，指机关，牙关是开窍之机关，本穴在耳前颧弓的上方（即上颌关节前上方），与下关相对称，故名。

【定位】 在面部，颧弓上缘中央凹陷中。

【局部解剖】 皮肤，皮下组织，颞肌。浅层分布有上颌神经颧颞支和颞浅动脉，亦有人认为是耳颞神经，面神经颞支和颞浅动、静脉；深层分布有面神经颞支，上颌动脉，亦有人认为是颞深前、后神经。

【功效】 清热安神，聪耳镇痉，通经活络。

【主治】 耳鸣，耳聋，偏头痛，聤耳，口眼㖞斜，齿痛，口噤，惊痫，瘈疭；中耳炎，面神经麻痹。

【操作】 直刺 0.5～1 寸；可灸。

【文献摘要】

《针灸甲乙经》卷十：瘈疭，口沫出。

《铜人腧穴针灸图经》卷三：唇吻强，耳聋，瘈疭口沫出。目眩牙车不开，口噤，嚼食鸣，偏风口眼㖞斜，耳中状如蝉声。

《针灸大成》卷七：口眼偏斜，瞤目晄晄，寒热，痉引骨痛。

【常用配伍】

①配听宫、听会、翳风，治耳鸣。

②配下关、颊车、合谷，治牙痛。

③配风池、太阳、合谷、外关、丝竹空，治偏头痛。

④配下关、巨髎、承浆、大迎、禾髎，治疗口眼㖞斜。

【现代研究】 针药结合治疗原发性面肌痉挛；取瞳子髎、上关、丝竹空、颧髎、百会、风池、肝俞、肾俞、阳陵泉、三阴交、太溪、太冲、合谷。每次选 8～10 个穴位，面部穴位毫针浅刺 2～3 分，平补平泻，肾俞、肝俞等穴行补法，百会、风池等穴行泻法。留针 30 分钟，每日 1 次，10 次为 1 个疗程，同时加服中药。治疗 16 例，总有效率 93.75%。[陈红路．针药结合治疗原发性面肌痉挛 16 例临床观察．中国针灸，1998，18 (7)：436]

颔厌 Hànyàn GB4

【出处】 《针灸甲乙经》。

【别名】 耳前角上。

【穴名释义】 颔，含也，另有点头之意；厌，抑制，另有合之意。本穴在曲周颞颥上廉，嚼物时颔下与颞颥俱动，并且主治头项强痛及不能转动点头，故名。

【定位】 在头部，从头维（ST8）与曲鬓（GB7）弧形连线（其弧度与鬓发弧度相应）的上 1/4 与下 3/4 交点处。

【局部解剖】 皮肤，皮下组织，颞肌。浅层分布有上颌神经颧颞支，耳颞神经，颞浅动、静脉，深层分布有面神经颞支，下颌神经肌支。

【功效】 清热散风，平肝息风，镇痉止痛。

【主治】 偏头痛，目眩，耳鸣，齿痛，癫痫，目外眦痛，瘈疭；神经性头痛，三叉神经痛，面神经麻痹。

【操作】 平刺 0.3～0.5 寸；可灸。

【文献摘要】

《针灸甲乙经》卷七：善嚏，头痛身热。

《铜人腧穴针灸图经》卷三：头风眩，耳鸣多嚏，颈项痛。

《针灸聚英》卷一：头风目眩，惊痫。

《针灸大成》卷七：手卷手腕痛，颈痛，历节风汗出。

《类经图翼》卷八：齿痛，瘰疬，口噤不能嚼物，头风，偏头颈项俱痛。

【常用配伍】

①配太阳、风池、列缺、外关，治偏头痛。

②配腰奇、水沟、百会、大椎、后溪，治巅痛。

③配丝竹空、光明、支沟、曲池、太冲，治目眩。

【现代研究】

①透刺治疗无先兆偏头痛：病人正坐位，常规消毒后，以 30 号 3 寸毫针取病侧丝竹空透率谷、病侧率谷透角孙穴、病侧颔厌透悬颅穴，稍提插，得气后施捻转平补平泻手法（约 200 次/分）；以 30 号 3 寸毫针刺病侧风池穴，进针约 1.5 寸，稍捻转得气后将针尖退至皮下再刺向对侧风池穴，施以平补平泻捻转手法，直至颈项部产生酸胀感。每日 1 次，15 次为 1 个疗程。总有效率 92.5%。[韩林，何天有. 透刺治疗无先兆偏头痛 40 例疗效观察. 针灸临床杂志，2008，24（4）：38-39]

②电针透穴治疗面肌痉挛：患者坐位，皮肤常规消毒后，取 50mm 毫针，将针与头皮呈 30°角快速刺入头皮下帽状腱膜下层，由百会透曲鬓、神庭透颔厌、头维透悬厘、本神透率谷，以快速小幅度捻转，200 转/分，行针 2～3 分钟，然后接通 G6805-2 型电针仪，百会接负极，神庭接正极；头维接负极，本神接正极。采用密波强刺激，以患者能耐受为度，通电 30 分钟。每日 1 次，15 天为 1 个疗程。疗程间休息 3 天，共治疗 2 个疗程。总有效率 97.5%。[桑鹏，王顺，赵佳辉. 头部电针透穴治疗面肌痉挛临床观察. 中国针灸，2006，26（8）：562-564]

③透刺法治疗颈性眩晕症：取脑空透风池、玉枕透天柱、丝竹空透率谷、颔厌透悬颅。配穴足三里、百会、丰隆等。患者取坐位，常规消毒后由脑空呈 30°角透向风池穴，进针 1.5～2 寸，快速捻针，200 转/分，行针 2 分钟，留针 30 分钟。留针期间行针 1 次，采用平补平泻手法。玉枕、丝竹空、颔厌透针法同上。其他体穴留针过程中，每隔 10～15 分钟捻转运针 1 次，平补平泻手法。每日 1 次，10 次为 1 个疗程。疗程间休息 3 天，共治疗 3 个疗程。总有效率 92.18%。[邓宁. 透刺法与药物治疗颈性眩晕症疗效对比观察. 针刺研究，2005，31（1）：48-49]

悬颅 Xuánlú GB5

【出处】 《灵枢·热病》。

【别名】 耳前角下。

【穴名释义】 悬，挂也；颅，头之意。本穴位于头颅两侧，上不及前发际，下不及耳根（耳后），如悬挂在其处。同时能主治头晕、旋转以及风痉、瘰疬诸疾，故名。

【定位】 在头部，从头维（ST8）与曲鬓（GB7）弧形连线（其弧度与鬓发弧度相应）的中点处。

【局部解剖】 皮肤，皮下组织，颞肌。浅层分布有上颌神经颧颞支，耳颞神经，颞浅动、静脉；深层分布有面神经颞支，下颌神经肌支。

【功效】 平肝息风，消肿止痛，清热散风。

【主治】 偏头痛，目赤肿痛，齿痛，面肿，瘰疬，目外眦痛；三叉神经痛。

【操作】 平刺 0.5～0.8 寸；可灸。

【文献摘要】

《针灸甲乙经》卷七：热病，头痛，身重。

《铜人腧穴针灸图经》卷三：热病，烦满汗不出，头偏痛引目外眦赤，齿痛，面肤赤痛。

《针灸大成》卷七：身热，鼻洞浊下不止，传为衄，懵瞑目。

【常用配伍】

①配风池、外关、太阳、颔厌，治偏头痛。

②配丝竹空、风池、太阳，治目外眦痛。

③配人中，治面肿。

【现代研究】

①悬颅透率谷为主治疗偏头痛：主穴取患侧悬颅透率谷，配穴取风池、太冲、太阳、阿是穴、合谷、足三里。嘱患者仰卧位，穴位皮肤常规消毒后，用 30 号 3 寸毫针从悬颅浅刺向率谷穴，水平方向透针，小幅度捻转，使局部产生较强的酸胀感为宜，其余穴位按常规刺法，取得较强针感后，留针 45 分钟，每日 1 次，10 次为 1 个疗程。总有效率100%。[邱东升.悬颅透率谷为主治疗偏头痛 25 例.江西中医药，2004，7（35）：259]

②头部电针透穴治疗脑卒中后抑郁症：悬颅透悬厘、脑户透强间、头临泣透阳白、率谷透曲鬓、神庭透印堂。患者取坐位，毫针针身与头皮呈 30°角刺入帽状腱膜下层，各穴进针深度约 40～50mm，以快速小幅度捻转，每分钟 200 转，每针行针约 1 分钟。然后各穴接上 G6805-Ⅰ型电针治疗仪，连续波，频率 120～250 次/分，强度以患者能忍受为宜，每次通电 30 分钟，留针 1 小时。每日 1 次，10 次为 1 个疗程。3 个疗程后有效率为86.84%。[董建萍、孙伟义、王顺，等.头部电针透穴治疗脑卒中后抑郁症临床观察.中国针灸，2007，27（4）：241-244]

悬厘 Xuánlí GB6

【出处】 《针灸甲乙经》。

【别名】 耳前下角。

【穴名释义】 厘，指毫厘；悬，指挂也。本穴在曲周颞颥下廉，与悬颅仅差毫厘，故名。亦有人解释为厘有正的含意。针本穴能正头痛，止眩晕，故名。

【定位】 在头部，从头维（ST8）与曲鬓（GB7）弧形连线（其弧度与鬓发弧度相应）的上 3/4 与下 1/4 交点处。

【局部解剖】 皮肤，皮下组织，颞肌。浅层分布有上颌神经颧颞支，耳颞神经，颞浅动、静脉顶支；深层分布有面神经颞支，下颌神经肌支。

【功效】 清热解表，消肿止痛。

【主治】 偏头痛，目赤肿痛，耳鸣，目外眦痛，齿痛，热病汗不出，面肿；三叉神经痛，结膜炎。

【操作】 平刺 0.5～0.8 寸；可灸。

【文献摘要】

《针灸甲乙经》卷七：热病头痛，引目外眦而急，烦满汗不出，引颔齿，面赤皮痛。

《备急千金要方》卷三十：癫疾互引，善惊羊鸣。

《铜人腧穴针灸图经》卷三：头偏痛，烦心不欲食。

《针灸大成》卷七：中焦寒热，热病汗不出。

《类经图翼》卷八：偏头痛，面肿，目锐眦痛。

【常用配伍】

①配外关、风池、太阳，治偏头痛。

②配翳风、听宫、听会，治耳鸣。

③配颊车、下关、合谷、水沟、地仓、颧髎，治面瘫、面肿。

④配攒竹、四白、合谷，治面目红肿。

【现代研究】 指压悬厘穴治疗落枕：取悬厘、风池穴。病人坐位，全身放松。医者立于患侧后方，同侧手拇指置于风池穴，中指置于悬厘穴，以食指为支撑，另一手托对侧额颞部为依托，两手同时用力，患侧拇指和中指按摩施压于相应的穴位，以病人受压处酸胀痛感可忍受为度。按压过程中，让病人最大限度活动头颈部。每次按压持续约 1～3 分钟，每天 1～2 次，连续治疗 3 天为 1 个疗程。总有效率为 96.4%。[向燕成，刘俊平，郭金刚，等. 指压悬厘穴治疗落枕 112 例. 人民军医，2003，46（10）：618]

曲鬓 Qūbìn GB7

【出处】 《针灸甲乙经》。

【别名】 曲发。

【穴名释义】 曲，指弯曲；鬓，指鬓发。本穴在耳前上方，近向后弯曲的鬓发处，本经经气从此上行弯曲方达率谷，故名。

【定位】 在头部，耳前鬓角发际后缘与耳尖水平线的交点处。

【局部解剖】 皮肤，皮下组织，耳上肌，颞肌。浅层分布有耳颞神经及颞浅动、静脉顶支；深层分布有耳后神经，面神经分支，下颌神经肌支。

【功效】 散风止痛，开关利窍。

【主治】 头痛，齿痛，牙关紧闭，暴喑，颔颊肿，目赤肿痛；结膜炎，三叉神经痛。

【操作】 平刺 0.5～0.8 寸；可灸。

【文献摘要】

《针灸甲乙经》卷十：颈颔楮满，痛引牙齿，口噤不开，急痛不能言。

《备急千金要方》卷三十：口噤，齿龋。

《铜人腧穴针灸图经》卷三：颊颔肿引牙车不得开，急痛，口噤不能言。

《针灸大成》卷七：颈项不得回顾，脑两角痛为巅风，引目眇。

【常用配伍】

①配太阳、头维、风池，治偏头痛。

②配翳风、听会，治疗耳鸣、耳聋。

③配冲阳、颊车、下关，治齿痛。

④配廉泉、扶突、合谷，治暴喑。

【现代研究】

①对脑出血大鼠脑组织形态学影响：对脑出血模型大鼠行百会透曲鬓针法，每次留针30分钟，期间捻转3次，每次5分钟，于6小时、1天各给予针刺一次，分别观察连续针刺2天、3天、7天结果，光镜下观察脑组织细胞形态，表明针刺百会透曲鬓能减轻脑组织水肿和炎症反应，保护神经元，促进脑组织功能修复。[邹伟，张国威，刘芳，等．针刺百会透曲鬓穴对脑出血大鼠脑组织形态学影响的实验研究．针灸临床杂志，2007，23（11）：41-44]

②对运动条件下人脑功能成像的影响：用PET（正电子发射断层扫描）观察6例正常人运动时针刺前后的大脑细胞葡萄糖代谢并进行自身对照，以30号1寸毫针平刺百会和左侧曲鬓穴，得气后连接ZYZ-20GZ1电针仪，选取4Hz连续波，刺激20分钟。结果显示针刺百会与左侧曲鬓穴可使双侧大脑顶上小叶、楔前叶葡萄糖代谢增高，但以左侧大脑为主；葡萄糖代谢减低区主要集中在左侧小脑、脑干和前额区及颞叶。表明针刺头穴百会与曲鬓可以增强大脑双侧有关运动区域的代谢，但以同侧为主，同时也影响大脑的高级思维活动。[左芳，石现，田嘉禾，等．针刺头穴对运动条件下人脑功能成像的影响．中国针灸，2003，23（4）：231-233]

率谷 Shuàigǔ GB8

【出处】《针灸甲乙经》。

【别名】 蟀谷、率骨。

【穴名释义】 率，循也；山间之凹陷处为谷。本穴在耳上入发际1.5寸处，此处为顶骨、颞骨、蝶骨大翼三骨交接之凹陷若谷处，故名。

【定位】 在头部，当耳尖直上入发际1.5寸。

【局部解剖】 皮肤，皮下组织。浅层分布有枕大神经，耳颞神经，颞浅动、静脉顶支；深层分布有下颌神经肌支。

【功效】 平肝息风，宁神止吐。

【主治】 偏头痛，眩晕，小儿急、慢惊风，呕吐；结膜炎，角膜炎，面神经麻痹。

【操作】 平刺0.5～1寸；可灸。

【文献摘要】

《针灸甲乙经》卷七：醉酒风热，发两角（一作两目）眩痛。不能饮食，烦满呕吐。

《铜人腧穴针灸图经》卷三：膈胃寒痰，伤酒风热脑两角强痛。

《针灸大成》卷七：痰气膈痛，脑两角强痛，头重，醉后酒风。皮肤肿，胃寒，烦闷，呕吐。

《针方六集》卷五：偏正头风，胃寒呕吐，目痛。

《医宗金鉴》卷八十五：伤酒呕吐，痰眩。

【常用配伍】

①配风池、太阳、中渚、足临泣，治偏头痛。

②配足三里、中脘、内关，治呕吐。

③配人中、曲池、太冲，治小儿急惊风。

④配足三里、神阙，治小儿慢惊风。

【现代研究】

①苍龟探穴法针刺率谷穴治疗偏头痛：取患侧率谷穴，以30号2寸毫针，沿头皮水

平进针后朝丝竹空方向平刺 1～1.5 寸，得气后将针尖退到皮下，再将针朝角孙方向平刺 1～1.5 寸，得气后再将针退回至皮下，然后将针朝脑空方向平刺 1～1.5 寸，获取强针感后，留针 30 分钟，留针期间行针 2 次。每次针刺由浅入深过程中体现苍龟探穴针法，产生足够量的针感。出针时摇大针孔，不闭其孔。每天针刺 1 次，10 次为 1 个疗程，共 3 个疗程。总有效率 88.6％。[邹建华. 苍龟探穴法针刺率谷穴治疗偏头痛 35 例. 中医药学刊，2005，23（4）：723-724]

②灸率谷穴治疗偏头痛：令病人侧卧位，灸患侧率谷穴，距皮肤 2～3cm，令患者感到稍有温烫感为度，每次 20 分钟。每天 1 次，10 次为 1 个疗程，治疗 2 个疗程，观察 6 个月后总有效率 100％。[李刚，廖明霞，陈楷，等. 灸率谷穴治疗偏头痛 43 例. 中国针灸，2005，25（2）：106]

③丝竹空透率谷治疗偏头痛：医用 28 号 4 寸毫针，穴位及手指常规消毒后，由丝竹空向率谷穴透刺 3 寸，行泻法使针感扩散到整个颞部，留针 30 分钟，间歇行针 2 次。每日 1 次，10 次为 1 个疗程。可酌情选配患侧外关、风池穴。外关穴要求经气感传至头部，风池穴要求经气感传至后枕部和颞部。若两侧交替头痛，则双侧穴位交替进行针刺。治疗 1 个疗程，停止治疗 1 个月后观察疗效。有效率 90％。[周玉松，吕有魁，何宗宝. 丝竹空透率谷治疗偏头痛疗效观察. 中医药临床杂志，2006，18（6）：536-537]

天冲 Tiānchōng GB9

【出处】《针灸甲乙经》。

【穴名释义】　天，指头；冲，指直通、冲要之意。本穴在耳郭后上方，入发际直上 2 寸处，主治头风头痛，状若冲天，故名。

【定位】　在头部，耳根后缘直上，入发际 2 寸。

【局部解剖】　皮肤，皮下组织，帽状腱膜。浅层分布有枕小神经、耳颞神经；深层分布有耳后神经，耳后动脉。

【功效】　消肿止痛，祛风定惊。

【主治】　头痛，齿龈肿痛，癫证，痫证，惊恐，瘿气；瘰病，甲状腺肿，齿龈炎。

【操作】　平刺 0.5～0.8 寸；可灸。

【文献摘要】

《备急千金要方》卷三十：头痛，癫疾互引，数惊悸。

《铜人腧穴针灸图经》卷三：癫疾风痉，牙龈肿，善惊恐。

【常用配伍】

①配风池、太阳、角孙、头维、百会，治头痛，癫痫。

②配天突、水突、天容，治瘿气。

③配百会、内关、太冲、神门，治癫病。

④配风池、百会、神庭、听宫、合谷，治眩晕。

浮白 Fúbái GB10

【出处】《素问·气穴论》。

【穴名释义】　浮，指浅表或高部之意；白，指明显或指白色应肺。本穴在耳后乳突后上方，其处高而显见。同时本穴主治肺疾寒热，有宣肺解表之功，故名。

【定位】 在头部，耳后乳突的后上方，从天冲（GB9）与完骨（GB12）的弧形连线（其弧度与耳郭弧度相应）的上 1/3 与下 2/3 交点处。

【局部解剖】 皮肤，皮下组织，帽状腱膜。浅层分布有枕小神经，耳大神经；深层分布有耳后动脉。

【功效】 祛风解表，理气消痰。

【主治】 头痛，耳鸣，耳聋，目痛，瘿气，齿痛，瘰疬，颈项强痛，寒热咳逆；支气管炎，甲状腺肿，视神经炎，扁桃体炎。

【操作】 平刺 0.5～0.8 寸；可灸。

【文献摘要】

《备急千金要方》卷三十：牙齿痛不能言。

《铜人腧穴针灸图经》卷三：寒热喉痹，咳逆痰沫，胸中满不得喘息，耳鸣嘈嘈无所闻，颈项痛肿及瘿气，肩臂不举。

《针灸大成》卷七：足不能行，耳聋耳鸣，胸痛，颈项瘿，痈肿不能言。

《医学入门》卷一：颈项痛肿，肩背痛，手纵足缓，中满喘息。

【常用配伍】

①配风池、太阳、百会、外关，治偏正头痛。

②配颊车、下关、合谷、地仓、完骨，治齿痛。

③配天容、天突、天牖、天冲、丰隆，治瘰疬。

【现代研究】

①单刺右侧浮白穴治疗胆囊炎疼痛：取右侧浮白穴，皮肤常规消毒后，用 1.5 寸毫针快速向下平刺，深度 0.8～1 寸，用强刺激手法，有酸、麻、胀感后，令作伸展运动，活动右侧胸腹部并对患者胆囊区作叩击，留针 15 分钟，其间行针 2 次，每日治疗 1 次，5 天为 1 个疗程，若未痊愈可进行第 2 个疗程治疗。总有效率为 100%。[陈兴胜，孙志勇.单刺右侧浮白穴治疗胆囊炎疼痛 38 例.中国针灸，2002，22（11）：762]

②针刺浮白穴合星状神经节阻滞治疗甲亢：患者正坐位，浮白穴位皮肤常规消毒后，取 0.35mm×40mm 毫针，往天冲穴方向平刺 12～25mm，行泻法，得气后，留针 30 分钟，每隔 5 分钟行针 1 次。每日 1 次，10 次为 1 个疗程。配合星状神经节阻滞疗法（阻滞剂为 1% 利多卡因 10ml 加地塞米松注射液 2.5mg），隔日 1 次，每次阻滞一侧星状神经节，左右交替，5 次为 1 个疗程。3 个疗程后，总有效率 93.9%。[方针.针刺浮白穴合星状神经节阻滞治疗甲亢症 33 例.上海针灸杂志，2006，25（7）：34]

头窍阴 Tóuqiàoyīn GB11

【出处】 《针灸甲乙经》。

【别名】 枕骨。

【穴名释义】 窍，指孔窍（即五官七窍）。本穴在耳窍之侧面，且五脏诸窍皆属阴，主治头窍疾病，故名。

【定位】 在头部，耳后乳突的后上方，从天冲（GB9）到完骨（GB12）的弧形连线（其弧度与耳郭弧度相应）的上 2/3 与下 1/3 交点处。

【局部解剖】 皮肤，皮下组织，帽状腱膜。浅层分布有枕小神经，耳大神经；深层分布有耳后神经，耳后动脉。

【功效】 平肝息风，开窍聪耳，清热散风。

【主治】 头痛，耳鸣，耳聋，颈项强痛，胸胁痛，四肢转筋，瘿气，眩晕；中耳炎，甲状腺肿，三叉神经痛，扁桃体炎，支气管炎，喉炎。

【操作】 平刺0.5～0.8寸；可灸。

【文献摘要】

《针灸甲乙经》卷十：头痛引颈。

《备急千金要方》卷三十：头痛如锥刺，不可以动。

《铜人腧穴针灸图经》卷三：劳疽发疬，项痛引头目痛。

《针灸大成》卷七：四肢转筋，目痛，头项额痛，引耳嘈嘈，耳鸣无所闻，舌本出血，骨痨，痨疽，发疬，手足烦热，汗不出，舌强，胁痛，咳逆，喉痹，口中恶苦。

【常用配伍】

①配听宫、翳风、听会，治耳鸣、耳聋。

②配内关、支沟、阳陵泉，治胁肋痛。

③配风池、肝俞、太冲、侠溪，治眩晕。

④配天突、合谷，治咳逆喉痹。

完骨 Wángǔ GB12

【出处】 《灵枢·本输》。

【别名】 枕骨。

【穴名释义】 完骨，即指耳后之高骨（现称乳突），本穴在完骨后下缘，故名。

【定位】 在头部，耳后乳突的后下方凹陷中。

【局部解剖】 皮肤，皮下组织，胸锁乳突肌。浅层分布有枕小神经，耳大神经，耳后动、静脉的分支；深层有副神经、颈神经丛肌支、枕动脉、颈深动、静脉。

【功效】 平肝息风，宁神镇痫，祛风清热。

【主治】 头痛，颈项强痛，齿痛，口喎，疟疾，癫痫，喉痹，颊肿；面神经麻痹，腮腺炎，扁桃体炎，齿龈炎。

【操作】 斜刺0.5～0.8寸；可灸。

【文献摘要】

《针灸甲乙经》卷九：小便黄赤。

《备急千金要方》卷三十：癫疾，僵仆，狂，疟。

《铜人腧穴针灸图经》卷三：头痛烦心，头面虚肿，齿龋，偏风，口眼喎斜，颈项痛，不得回顾，喉痹颊肿。

《针灸大成》卷七：足痿失履不收，头风耳后痛。

《类经图翼》卷八：头痛头风，耳鸣，瘿疾。

【常用配伍】

①配风池、率谷、太阳，治偏头痛。

②配天容、气舍、天突、前谷、天牖，治喉痹。

③配风池、内关、大椎、丰隆，治癫疾。

④配天柱、后溪、绝骨，治颈项痛，落枕。

⑤配太阳、攒竹、肝俞，治目疾。

【现代研究】

①梅花针叩刺完骨穴及局部穴位透刺治疗急性面神经炎：急性期第 1～3 天选用梅花针在患侧完骨穴叩刺 5～10 分钟，配合完骨穴拔罐放血约 5～10ml 左右，每日 1 次，第 4 天开始，选用 30 号 1 寸毫针阳白透鱼腰，攒竹透睛明，并直刺翳风、颧髎 5 分，30 号 1.5 寸毫针颊车透地仓、水沟透地仓、承浆透地仓，并直刺合谷 1 寸。平补平泻手法，留针 30 分钟。每日 1 次，1 次为 1 个疗程。3 个疗程后总有效率 100％。[马广昊，乔晋林，吕震，等 . 梅花针叩刺完骨穴放血疗法治疗急性面神经炎的临床观察 . 浙江中医药大学学报，2008，32（2）：242-243]

②电针完骨、太冲穴治疗抑郁症：常规消毒皮肤，选用 1.5 寸毫针针刺完骨、太冲，提插捻转得气后，连接 G6805 型电针仪，选用高频、疏密波，强度以患者能耐受为度，留针期间多次调高频率，以使患者能够保持电针持续的刺激感，通电 30 分钟后出针。每日治疗 1 次，每周治疗 5 次后休息 2 天。结果示电针治疗与口服舍曲林疗效相当，且起效更快。[赵志国，王秀芬，郭登州 . 电针完骨、太冲穴治疗抑郁症 38 例临床观察 . 江苏中医药，2006，27（9）：62-63]

③完骨穴穴位注射治疗偏头痛：取 Vit B_{12} 0.5mg，Vit B_1 50mg，盐酸利多卡因 2ml。用 5ml 注射器、牙科 5 号针头抽取上述混合液 4ml，患侧完骨穴常规消毒，进针得气后回抽无血，再将药物缓慢注于穴位中。隔日 1 次，3 次为 1 个疗程。3 个疗程后，总有效率 93.3％。[王红梅，孙萍 . 完骨穴穴位注射治疗偏头痛 . 中国针灸，2006，26（6）：430]

④针刺完骨穴治疗近视眼：主穴完骨；配穴：病程≤1 年配太冲，病程＞1 年配三阴交。患者仰卧，选用 0.35mm×40mm 毫针，穴位常规消毒，进针 35mm，采用平补平泻手法，针刺得气后留针 20 分钟。疗效满意。[商晓娟 . 针刺完骨穴治疗近视眼 123 例疗效观察 . 河北中医，2008，30（12）：1310-1312]

本神 Běnshén GB13

【出处】《针灸甲乙经》。

【别名】 直耳。

【穴名释义】 本，指根本、宗之意；本穴在神庭旁 3 寸，居头部，头部元神所在，主治神志病，故名。

【定位】 在头部，前发际上 0.5 寸，头正中线旁开 3 寸。

注：神庭（GV24）与头维（ST8）弧形连线（其弧度与前发际弧度相应）的内 2/3 与外 1/3 的交点处。

【局部解剖】 皮肤，皮下组织，额肌。浅层分布有眶上神经，颞浅动脉；深层分布有耳神经颞支，眶上动脉。

【功效】 宁心安神，息风镇惊，清热止痛。

【主治】 头痛，目眩，癫痫，小儿惊风，半身不遂，颈项强痛，胸胁痛；神经性头痛，面神经麻痹，胸膜炎。

【操作】 平刺 0.5～0.8 寸；可灸。

【文献摘要】

《针灸甲乙经》卷七：头痛目眩，颈项强急，胸胁相引，不得倾侧。

《备急千金要方》卷八：治诸风。

《针灸大成》卷七：惊痫吐涎沫，癫痫疾，偏风。

【常用配伍】

①配神庭、攒竹、合谷、印堂，治前额头痛。

②配内关、颅息、期门、膻中，治胸胁痛。

③配前顶、囟会、天柱，治小儿惊风。

④配百会、十宣、人中，治中风不省人事。

⑤配心俞、大陵、合谷、行间，治癫痫。

【现代研究】 四神针治神：四神针是督脉之神庭，手少阴经之神门，足少阳胆经之本神及经外奇穴之四神聪，为治疗精神、神经方面疾患的组方，具有宁神开窍，疏郁镇静，止晕定惊之功效。对缺血性脑卒中、眩晕、儿童抽动-秽语综合征、失眠、癫痫、一氧化碳中毒及各种疑难杂症多有良效。[刘淳. 四神针治神之法. 针灸临床杂志，2006，22（8）：23-24]

阳白 Yángbái GB14

【出处】 《针灸甲乙经》。

【别名】 扬白。

【穴名释义】 阳，指额部；白，光明之意。本穴在眉上1寸直对瞳子，主治目疾。针之使目光明，故名。

【定位】 在头部，眉上1寸，瞳孔直上。

【局部解剖】 皮肤，皮下组织，额肌。浅层分布有眶上神经颞浅动脉；深层分布有面神经颞支，眶上动脉。

【功效】 祛风泻火，利胆明目。

【主治】 头痛，目眩，目赤肿痛，视物模糊，眼睑瞤动，外眦疼痛，口眼㖞斜，颈项强急；眶上神经痛，面神经麻痹，结膜炎，三叉神经痛。

【操作】 平刺0.3～0.5寸；可灸。

【文献摘要】

《针灸甲乙经》卷七：头目瞳子痛，不可以视，颈项强急，不可以顾。

《备急千金要方》卷三十：目瞳子痛痒，远视䀮䀮，昏夜无所见。

《针灸大成》卷七：目上视，目痛目眵，背膝寒栗，重衣不得温。

【常用配伍】

①配太阳、风池、外关，治偏头痛。

②配颧髎、颊车、合谷、地仓、攒竹、翳风，主治面神经麻痹。

③配睛明、太阳、攒竹，治目赤肿痛。

【现代研究】 齐刺阳白加刺内地仓为主治疗周围性面瘫：主穴阳白，上、下内地仓（地仓所对口腔黏膜处上下各0.5寸处），足三里。配穴：头维、太阳、攒竹、地仓、迎香、翳风、合谷。主穴常规消毒后，选用0.25mm×25mm毫针行齐刺手法。此时患者局部有胀、重感为最佳针感，行平补平泻手法。其余穴位常规针刺，行平补平泻手法，足三里穴用徐疾补法，针上加灸。每日治疗1次，留针25分钟，每周6次，1个月为1个疗程。1个疗程后治愈率达100%。[雷红，谢爱群，高锡章，等. 齐刺阳白加刺内地仓为主治疗周围性面瘫40例. 中国针灸，2008，28（10）：714]

头临泣 Tóulínqì GB15

【出处】　《针灸甲乙经》。

【穴名释义】　临，指居高视下之意；泣，指泪水也。本穴当目上眦直上，陷中，当人患目疾流泪水时，穴临其上，善治目疾，故名。

【定位】　在头部，入前发际上 0.5 寸，瞳孔直上。

注：两目平视，瞳孔直上，正当神庭（GV24）与头维（ST8）弧形连线（其弧度与前发际弧度相应）的中点处。

【局部解剖】　皮肤，皮下组织，额肌。浅层分布有眶上神经，颞浅动脉；面神经颞支，眶上动脉。

【功效】　散风清热，明目聪耳。

【主治】　头痛，目眩，流泪，鼻塞，小儿惊痫，目翳，目赤痛、热，耳聋；结膜炎，眶上神经痛，角膜炎。

【操作】　平刺 0.5～0.8 寸；可灸。

【文献摘要】

《针灸甲乙经》卷七：颊清不得视，口沫泣出，两目眉头痛。

《铜人腧穴针灸图经》卷三：卒中风不识人，目眩鼻塞，目生白翳，多泪。

《针灸大成》卷七：目眩，目泪，枕骨合颅痛，恶寒鼻塞，惊痫反视，大风，目外眦痛。

《类经图翼》卷八：眵䁾冷目，眼目诸疾，胁下痛，疟疾日晒发。

【常用配伍】

①配攒竹、丝竹空、合谷、瞳子髎，治目赤痛。

②配百会、人中、内关、后溪、太冲，治小儿惊痫。

③配肝俞、攒竹、瞳子髎、合谷，治目翳。

【现代研究】

①头部透穴法治疗失眠：神庭透前神聪、左右头临泣透左右神聪、后神聪透强间。患者取仰卧位，用 0.38mm×40～50mm 毫针，针身与头皮呈 15°角刺入帽状腱膜下，各穴进针深度约 40～50mm，以快速小幅度捻转，200 转/分，每针行针约 1 分钟。取得较强针感后，留针 1 小时。每日 1 次，10 次为 1 个疗程，共治疗 3 个疗程。总有效率 91.7%。[董建萍，王顺，孙伟义，等.头部透穴法治疗失眠症随机对照观察.中国针灸，2008，28（3）：159-162]

②治疗偏头痛：主穴风池、头临泣、头维。随证配穴太冲、合谷、内关、丰隆等。患者取卧位，穴位常规消毒。选用 28 号 1～1.5 寸毫针。进针得气行手法补泻，留针 25～30 分钟，其间行针 2～3 次。每日 1 次，10 天为 1 个疗程，总有效率 91.7%。[翟军.辨证针刺治疗偏头痛 48 例.中国中医药现代远程教育，2006，6（11）：1372]

目窗 Mùchuāng GB16

【出处】　《针灸甲乙经》。

【别名】　至营。

【穴名释义】　窗，指头之孔窍。本穴在眼目直上，头临泣后 1 寸，犹如眼目之窗牖，且主治目疾，故名。

【定位】 在头部，前发际上 1.5 寸，瞳孔直上。

注：头临泣（GB15）直上 1 寸处。

【局部解剖】 皮肤，皮下组织，帽状腱膜。分布有眶上神经，耳颞神经，眶上动脉，颞浅动、静脉额支。

【功效】 开窍明目，息风镇惊，祛风消肿。

【主治】 头痛，目赤肿痛，青盲，鼻塞，癫痫，面部浮肿。发热无汗，上齿龋肿；神经性头痛，青光眼，眼结膜炎。

【操作】 平刺 0.5～0.8 寸；可灸。

【文献摘要】

《针灸甲乙经》卷十二：目瞑，远视䀮䀮，青盲无所见，目中淫肤，白膜覆瞳子，上齿龋肿。

《铜人腧穴针灸图经》卷三：头面浮肿，痛引目外眦赤痛，忽头旋，目䀮䀮远视不明。

《针灸大成》卷七：目赤痛，寒热，汗不出，恶寒。

【常用配伍】

①配睛明、瞳子髎、风池、攒竹、络却、大陵，治目赤肿痛。

②配天冲、风池、印堂，治头痛。

③配百会、水沟、神门、中冲、合谷，治癫痫。

【现代研究】 针刺目窗为主治疗单纯性青光眼：取目窗穴，毫针向眼部方向沿皮刺入 0.5 寸，使针感向眼区放射，留针 30 分钟，每日 1 次，10 次为 1 个疗程，疗程间隔 2 日。属肝郁者加太冲、膻中、内关；肝肾两虚者加肝俞、肾俞、太溪；心脾两虚者加心俞、脾俞、神门。治疗 46 例，总有效率 84.8%。［景宽．针刺目窗穴为主治疗单纯性青光眼的疗效观察．云南中医杂志，1990，11（4）：31］

正营 Zhèngyíng GB17

【出处】《针灸甲乙经》。

【穴名释义】 正，有正中、巧遇之意；营，有布、集之意。本穴在足少阳头部五穴之正中，又为阳维脉所布集处，恰巧与足少阳经相遇而营结一处，故名。

【定位】 在头部，前发际上 2.5 寸，瞳孔直上。

注：头临泣（GB15）直上 2 寸处。

【局部解剖】 皮肤，皮下组织，帽状腱膜。分布有眶上神经、枕大神经、耳颞神经及颞浅动、静脉顶支。

【功效】 平肝息风，活络止痛。

【主治】 偏头痛，目眩，齿痛，头项强痛，牙关不利，三叉神经痛。

【操作】 平刺 0.5～0.8 寸；可灸。

【文献摘要】

《针灸甲乙经》卷十二：上齿龋痛，恶风寒。

《铜人腧穴针受图经》卷三：牙齿痛，唇吻急强，头顶偏痛。

《针灸大成》卷七：目眩瞑，头项偏痛。

【常用配伍】

①配风池、外关、头维、率谷，治偏头痛。

②配颊车、下关、合谷、太阳，治牙关不利，牙齿痛。

③配风池、行间、内关、太阳、印堂，治眩晕，呕吐。

承灵 Chénglíng GB18

【出处】　《针灸甲乙经》。

【穴名释义】　承，指受也；灵，指灵骨（顶骨），又含神志之意。本穴在正营后1.5寸，穴当顶骨之旁，好似上承天灵，且头为元神之府，本穴能主治头部疾患，故名。

【定位】　在头部，前发际上4寸，瞳孔直上。

注：正营（GB17）后1.5寸，横平通天（BL7）。

【局部解剖】　皮肤，皮下组织，帽状腱膜。分布有枕大神经，枕小神经，枕动、静脉，耳后动脉。

【功效】　清热散风，宣肺利鼻。

【主治】　头痛，目痛，眩晕，鼻渊，鼻衄，发热，咳嗽，喘息；支气管炎。

【操作】　平刺0.5～0.8寸；可灸。

【文献摘要】

《针灸甲乙经》卷七：脑风头痛，恶见风寒，衄衄鼻塞，喘息不通。

《铜人腧穴针灸图经》卷三：衄，鼻塞息不利。

【常用配伍】

①配太冲、百会，治巅顶头痛。

②配迎香、风池、合谷、印堂，治鼻渊，鼻塞不通，鼻衄。

③配大椎、风池、曲池、合谷，治发热，恶风寒。

脑空 Nǎokōng GB19

【出处】　《针灸甲乙经》。

【别名】　颞颥。

【穴名释义】　穴，指孔穴，有凹陷之意。本穴当脑户之旁，内应脑，侠玉枕骨下外陷中，主治脑疾，故名。

【定位】　在头部，横平枕外隆凸的上缘，风池（GB20）直上。

注：横平脑户（GV17）、玉枕（BL9）。

【局部解剖】　皮肤，皮下组织，枕肌；浅层分布有枕大神经，枕动脉；深层分布有耳后神经。

【功效】　清热止痛，宁神镇惊，祛风开窍。

【主治】　热病，头痛，目眩，颈项强痛，癫狂痫，鼻痛，耳聋，耳鸣；癔病，青光眼。

【操作】　平刺0.3～0.5寸；可灸。

【文献摘要】

《针灸甲乙经》卷七：头痛身热，引两颔急。

《铜人腧穴针灸图经》卷三：脑风头痛不可忍，目瞑心悸，发即为癫，风引目眇，劳疾羸瘦，体热，颈项强，不得回顾。

《针灸大成》卷七：头重痛不可忍。

《类经图翼》卷八：鼻衄，耳聋。

【常用配伍】

①配脑户、风池、昆仑，治后头痛。

②配风池、支沟、后溪、悬钟，治颈项强痛。

③配神门、内关，治心悸。

④配腰奇、大椎、身柱、神门、束骨，治癫疾。

⑤配听会、翳风，治耳聋。

风池 Fēngchí GB20

【出处】 《灵枢·热病》。

【别名】 热府。

【穴名释义】 风，指风邪；池，指凹陷之意。本穴在颞颥后发际陷者中，穴处凹陷如池，为搜风之要穴，主治风邪为患，故名。

【定位】 在项后区，枕骨之下，胸锁乳突肌上端与斜方肌上端之间的凹陷中。

注：项部枕骨下两侧，横平风府（GV16），胸锁乳突肌与斜方肌之间凹陷中。

【局部解剖】 皮肤，皮下组织，头夹肌，头半棘肌。浅层分布有枕小神经；深层分布有枕大神经，枕动脉。

【功效】 平肝息风，清热解表，清头明目。

【主治】 头痛，眩晕，目赤肿痛，鼻渊，鼻衄，耳鸣，耳聋，颈项强痛，感冒，癫痫，中风，热病，疟疾，瘿气，口眼㖞斜；高血压，脑动脉硬化，青光眼，癔病，肩关节周围炎，颈肌痉挛。

【操作】 针尖微下，向鼻尖斜刺 0.8～1.2 寸；或平刺透风府穴，深部为延髓，必须严格掌握针刺角度与深度，可灸。

【文献摘要】

《针灸甲乙经》卷七：颈痛，项不得顾，目泣出，多眵瞙，鼻鼽衄，目内眦赤痛，气厥，耳目不明，咽喉偻引项筋挛不收，瘰疬。

《外台秘要》卷三十九：寒热癫疾僵仆，温热病汗不出，头眩痛。

《铜人腧穴针灸图经》卷三：洒淅寒热，目眩，苦头痛，痎疟，目泪出，欠气多，气发耳塞目不明，腰伛偻引项筋无力不收。

《针灸大成》卷七：偏正头痛，颈项如拔，腰背俱疼，大风中风，气塞涎上不语，昏危，瘿气。

《类经图翼》卷八：中风不语，牙关紧闭，汤水不能入口。

《医宗金鉴》卷八十五：肺受风寒，偏正头痛。

【常用配伍】

①配大椎、后溪、委中，治颈项强痛。

②配大椎、合谷、曲池，治感冒发热。

③配睛明、太阳、太冲、合谷，治风热目赤肿痛。

④配神门、丰隆、太冲，治痫证。

⑤配阳白、颧髎、颊车、合谷、大迎、丝竹空，治口眼㖞斜。

⑥配太冲、复溜，治肝阳上亢之头痛。

⑦配丰隆、阴陵泉，治痰浊上扰之头痛。

【现代研究】

①点揉风池穴防治眼轮匝肌痉挛：以患侧风池穴为主，采用强刺激手法，使针感向头部和眼部传导，适当辅以局部其他常用穴。要求患者回家后自行按压风池穴，注意方向朝向前额，每天数次，每次持续3分钟左右。疗效满意。[郭佳.点揉风池穴防治眼轮匝肌痉挛.天津中医药，2008，25（1）：36]

②电针风池穴治疗失眠：患者坐位或平卧位，用毫针刺法，主穴取双侧风池穴，向鼻尖方向刺入1～1.2寸，手法宜轻柔和缓，配穴百会、神庭穴逆督脉循行方向，向后平刺1寸，神门直刺0.3～0.4寸，三穴均以得气为度，主穴接WQ-IOD1治疗仪，选择等幅连续波，频率15～18次/秒，以头颈部微微振动，患者自觉舒适为宜，留针25分钟。每周治疗5次，5次为1个疗程，共治疗3个疗程，总有效率93.3%。[彭冬青，董玉喜，王秋红.电针风池穴治疗失眠症临床观察.中国中医药现代远程教育，2008，6（12）：1492-1493]

③透刺治疗假性球麻痹：第一组透针取廉泉穴。患者取仰卧位，由廉泉穴斜向舌根方向刺约15～20mm后将针提至皮下，用左手按压针体使之形成一定角度，向咽喉部深刺约20～35mm。第二组透针取风池穴，患者坐位，颈略前屈约20°，由风池穴向喉结同侧边缘方向透刺约60～80mm。以上两组针刺后均捻针约15秒，使患者舌根、咽部有酸、痛、胀感为佳，出针后按压针孔至少30秒。两组交替进行，每日1次，14天为1个疗程，疗程间歇2天。2个疗程后总有效率90%。[张凤琴，马瑞斌.透刺治疗假性球麻痹40例.山西中医，2008，24（11）：34]

④小针刀治疗枕大神经痛：患者取坐位，面向椅背骑坐，头前屈，暴露风池穴，选好压痛点（按压此点疼痛可向头顶部放射）。局部皮肤常规消毒，在压痛点处注射1%利多卡因1ml局麻，以局麻针头为导针，出针后，针刀刺入风池穴，针刀略向上直达骨膜，做纵行切割，横向剥离。出针刀后压迫针孔止血，在针孔处贴创可贴。大部分患者术后立即感到头清眼亮，疼痛锐减。如1次不愈，1周后再治疗1次，一般不超过3次。总有效率95%。[张云生.小针刀治疗枕大神经痛60例.中国针灸，2006，26（10）：723]

⑤针刺风池穴治疗原发性三叉神经痛：取两侧风池，健侧风池按针尖微下，向鼻尖斜刺1寸，行小幅度捻转手法；患侧风池进针后向同侧乳突方向平刺1.5寸，行中等幅度提插捻转手法，使针感向耳后及面部放散；下关穴进针后针尖向后上方向刺入1寸，行小幅度捻转手法；颊车穴进针后平刺向前略上方刺入1寸，行小幅度提插捻转手法；颧髎穴进针后直刺0.5寸，行中等幅度捻转手法，使针感向四周扩散。总有效率95%。[卢红庆，易奇燕，张翘惠.针刺风池穴对原发性三叉神经痛镇痛疗效的临床观察.针灸临床杂志，2009，25（3）：26-27]

⑥针刺风池治疗晕车后遗症：先按摩头维、太阳、印堂、百会穴15分钟，再针刺风池穴留针30分钟，每10分钟行针一次。呕吐症状严重者配内关穴，纳差者配足三里。2日1次，5次为1个疗程。疗效满意。[陈贵林，刘素洁，刘喜俊.针刺风池穴治疗晕车后遗症90例.世界针灸，2008，18（3）：61-62]

⑦针刺风池治疗不同证型高血压病：双侧风池穴常规消毒，指切法进针，向鼻尖方向

斜刺，深度 0.8～1 寸，进针得气后行捻转法 1～3 次，留针 30 分钟，每隔 10 分钟捻针 1 次。每日 1 次，2 周为 1 个疗程，共治疗 2 个疗程。发现总有效率肝火亢盛型为 91.4%，阴虚阳亢型为 87.5%，痰湿壅盛型为 80%，阴阳两虚型为 60.9%。[王凌云.针刺风池治疗不同证型高血压病临床观察.上海针灸杂志，2008，27（2）：26]

肩井 Jiānjǐng GB21

【出处】《针灸甲乙经》。

【别名】 膊井。

【穴名释义】 井，凹陷深处之意。本穴在肩上凹陷深处，故名。

【定位】 在肩胛区，第 7 颈椎棘突与肩峰最外侧点连线的中点。

【局部解剖】 皮肤，皮下组织，斜方肌，肩胛提肌。浅层分布有锁骨上神经内侧支，颈浅动、静脉分支；深层分布有副神经，肩胛背神经，颈横动、静脉分支。

【功效】 祛风清热，通经理气，豁痰开郁。

【主治】 头项强痛，肩背疼痛，上肢不遂，乳痈，乳汁不下，瘰疬，中风；乳腺炎，肩关节周围炎，高血压，脑卒中。

【操作】 直刺 0.5～0.8 寸；深部正当肺尖，不可深刺；孕妇禁针；可灸。

【文献摘要】

《针灸甲乙经》卷十：肩背痹痛，臂不举，寒热凄索。

《千金翼方》卷二十六：难产。

《千金翼方》卷二十七：上气咳逆，短气，风劳百病。

《铜人腧穴针灸图经》卷四：五劳七伤，颈项不得回顾，背膊闷，两手不得向头，或因扑伤腰髋痛，脚气上攻，妇人堕胎后，手足厥逆。

《针灸大成》卷七：中风，气塞涎上不语，气逆，头项痛，臂痛。

《百症赋》：乳痈。

《儒门事亲》：产后乳汁不下。

【常用配伍】

①配天宗、肩髃，治肩背痹痛。

②配曲池、大迎，治瘰疬。

③配乳根、少泽、足三里，治乳汁不下，乳痈。

④配风池、中渚，治颈项强痛。

【现代研究】

①肩井穴皮肤针拔罐治疗冈上肌肌腱炎：患者坐位，患侧肩井穴常规消毒，用皮肤针中度叩刺 10～20 下，以微出血为度，辅以火罐拔吸 5 分钟，出血量 5～10ml。隔日治疗 1 次，5 次为 1 个疗程。2 个疗程后总有效率为 97.2%。[金东席，李红.肩井穴皮肤针拔罐治疗冈上肌肌腱炎 37 例.中国针灸，2003，23（11）：670]

②点按肩井配合刺血治疗急性乳腺炎：取穴患侧肩井、天宗，患者取坐位，上肢下垂，颈胸微向前，全身放松，均匀呼吸。医者立于其背后，用拇指尖或肘部点按揉患侧肩井穴，5 分钟后用拇指按天宗穴 0.5 分钟。每日 1 次。有效率为 50%。可配合刺血疗法，在病变附近瘀阻明显的静脉丛处刺络拔罐，出血 10～15ml，隔 3 日 1 次，效果更佳。[邓曙光.急性乳腺炎 135 例治疗经验.中国针灸，2005，25（4）：296]

③肩井穴及针刺深度影像研究：肩井穴垂直于皮肤直刺的断面的层次结构由浅到深依次是：皮肤→浅深筋膜→斜方肌→肩胛提肌外侧→前锯肌→肋间肌→壁胸膜。颈横动脉走行于斜方肌与肩胛提肌之间，直刺肩井穴时位于针身后内侧 10mm 左右。直刺肩井穴皮肤至壁胸膜之间的距离，即直刺肩井穴的危险深度，其平均值为 28.6mm，标准差为 5.4mm。[梁建成，韩建红. 成人肩井穴及针刺深度的切面及彩色多普勒超声影像研究. 山西中医学院学报，2006，7（1）：3]

渊腋 Yuānyè GB22

【出处】 《灵枢·经别》。

【别名】 泉腋、渊液。

【穴名释义】 渊，含深之意。本穴在腋下 3 寸宛宛中，为腋之深处，故名。

【定位】 在胸外侧区，第 4 肋间隙中，在腋中线上。

【局部解剖】 皮肤，皮下组织，前锯肌，肋间外肌。浅层分布有第 4 肋间神经外侧皮支；深层分布有胸长神经，胸外侧动脉。

【功效】 宽胸止痛，消肿通经。

【主治】 胸满，胁痛，上肢痹痛，腋肿；胸膜炎，腋下淋巴结炎，肋间神经痛。

【操作】 斜刺或平刺 0.5～0.8 寸，不可深刺，以免伤及内部重要脏器。

【文献摘要】

《针灸甲乙经》卷九：胸满马刀，臂不得举。

《铜人腧穴针灸图经》卷四：胸满无力臂不举。

《针灸大成》卷七：寒热，马刀疡。

【常用配伍】

①配天宗、肩髃、臂臑、条口，治肩臂痛不举。

②配章门、膻中、居髎、至阴、辄筋，治胸胁痛。

【现代研究】 在肝胆疾病诊断中的应用：临床观察，渊腋穴为肝胆疾病诊断的重要穴位。渊腋压痛可提示：逐渐增加压力至中等度方感痛者（＋＋）多见于胆系的结石或炎症；单纯性左侧渊腋压痛有脾肿大可能，重压方感疼痛（＋）可见于其他疾病。[余人则，等. 渊腋穴在肝胆疾病诊断中的应用. 上海中医药杂志，1994，（11）：6]

辄筋 Zhéjīn GB23

【出处】 《针灸甲乙经》。

【别名】 神光。

【穴名释义】 辄，指车前，其形弯曲，与肋骨相似；筋，指筋肉也，本穴在第 4 肋间隙筋肉中，故名。

【定位】 在胸外侧区，第 4 肋间隙中，腋中线前 1 寸。

【局部解剖】 皮肤，皮下组织，前锯肌。浅层分布有第 4 肋间神经外侧皮支；深层分布有胸长神经，胸外侧动脉。

【功效】 降逆止喘，理气止痛。

【主治】 胸满，胁痛，气喘，呕吐，吞酸，腋肿，肩臂痛；腋下淋巴结炎，肋间神经痛，胸膜炎。

【操作】 斜刺或平刺 0.5～0.8 寸，不可深刺，以免伤及内部重要脏器。

【文献摘要】

《针灸甲乙经》卷九：胸中暴满，不得卧喘息。

《针灸大成》卷七：太息善悲，小腹热，欲走，多睡，言语不止，四肢不收，呕吐宿汁，吞酸。

【常用配伍】

①配内关、中脘、胃俞、肝俞，治呕吐，吞酸。

②配支沟、阳陵泉、膻中，治胸胁痛。

③配肺俞、定喘、孔最、膻中、天突，治喘息不得卧。

日月 Rìyuè GB24 胆募穴

【出处】 《针灸甲乙经》。

【别名】 神光、胆募。

【穴名释义】 本穴为胆之募穴。胆者，中正之官，决断出焉，决断必须务求其明，而明字从日、从月，故名。

【定位】 在胸部，第 7 肋间隙中，前正中线旁开 4 寸。

注 1：乳头直下，期门（LR14）下 1 肋。

注 2：女性在锁骨中线与第 7 肋间隙交点处。

【局部解剖】 皮肤，皮下组织，腹外斜肌，肋间胸外肌，肋间内肌。浅层分布有第 7 肋间神经前皮支；深层分布有第 7 肋间神经和动脉。

【功效】 疏肝利胆，健脾降逆。

【主治】 呕吐，吞酸，胁肋疼痛，腹满，呃逆，黄疸，胃脘痛；急慢性肝炎，胆囊炎，肋间神经痛，胃溃疡，胃炎。

【操作】 斜刺或平刺 0.5～0.8 寸；不可深刺，以免伤及内部重要脏器；可灸。

【文献摘要】

《针灸甲乙经》卷十一：太息善悲，少腹有热，欲走。

《千金翼方》卷二十七：呕吐宿汁吞酸。

《铜人腧穴针灸图经》卷四：多唾，言语不止，四肢不收。

【常用配伍】

①配丘墟、期门、阳陵泉、肝俞、行间、支沟，治胁肋疼痛。

②配内关、中脘、胃俞，治呕吐。

③配大椎、至阳、肝俞、阴陵泉、胆俞、太冲，治黄疸。

【现代研究】 针刺日月穴治疗慢性胆囊炎：选取日月穴（双），用直径 0.3mm，长 1.5 寸的毫针，常规消毒后用夹持进针法，沿肋骨缘斜刺 0.5 寸，行雀啄泻法 1 分钟，以窜胀感至右上腹或背部为度，留针 30 分钟，留针期间不行针，每日 1 次，每周治疗 5 次，连续 4 周。总有效率 100%。[杜翠云，李妍，等. 针刺日月穴治疗慢性胆囊炎的临床观察，针灸临床杂志，2007，23（4）：35-36]

京门 Jīngmén GB25 肾募穴

【出处】 《针灸甲乙经》。

【别名】 气府、气俞、肾募。

【穴名释义】 京，指发源地，又含京都之意；门，指出入之处。本穴为肾之募穴，善治水道不利，为益肾利水之要穴，水液出入之门户，故名。

【定位】 在上腹部，当第 12 肋骨游离端的下际。

注：侧卧举臂，从腋后线的肋弓软骨缘下方向后触及 12 肋骨游离端，在下方取穴。

【局部解剖】 皮肤，皮下组织，腹外斜肌，腹内斜肌，腹横肌。浅层分布有第 11、12 肋间神经外侧皮支；深层分布有第 11、12 肋间神经和动脉。

【功效】 健脾益肾利水。

【主治】 小便不利，水肿，腰痛，胁痛，腹胀，泄泻；肋间神经痛，肾炎。

【操作】 直刺 0.3～0.5 寸，不可深刺，以免伤及内部重要脏器，可灸。

【文献摘要】

《针灸甲乙经》卷七：痉，脊强反折。

《针灸甲乙经》卷八：寒热，腰膊胀，快快然不得息。

《针灸甲乙经》卷十：溢饮，水道不通，溺黄，小腹痛，里急，肿，洞泄，体痛引背。

《针灸大成》卷七：肠鸣，小肠痛，肩背寒，肩胛内廉痛，腰痛不得俯伸久立，寒热腹胀引背不得息，髀枢引痛。

【常用配伍】

①配肾俞、委中、三阴交，治肾虚腰痛。

②配天枢、中脘、支沟、阳陵泉，治腹胀。

③配关元、复溜、三阴交，治水肿。

④配足三里、中脘、天枢，治腹泻。

【现代研究】 电针治疗肾绞痛：取患侧京门和患侧腹部压痛点，毫针直刺两穴后加电针仪通电，绞痛即减轻，2～3 分钟痛止，持续半小时，如复发可重复针刺。治疗 27 例，经治绞痛皆止。[董玉珍 . 电针京门穴治肾绞痛 . 山东中医杂志，1990，9（2）：41]

带脉 Dàimài GB26

【出处】 《灵枢·癫狂》。

【穴名释义】 带，指束带。本穴属足少阳胆经，在季肋下 1 寸 8 分，为带脉经气所过处，主治妇人经带疾患，故名。

【定位】 在侧腹部，第 11 肋骨游离端垂线与脐水平线的交点上。

注 1：尽量收腹，显露肋弓软骨端，沿此缘向外下方至其底部稍下方可触及第 11 肋骨游离端。

注 2：章门（LR13）直下，横平神阙（CV8）。

【局部解剖】 皮肤，皮下组织，腹外斜肌，腹内斜肌，腹横肌。浅层分布有第 10 肋间神经外侧皮支；深层分布有肋下神经，肋下动脉。

【功效】 调经健脾固带。

【主治】 经闭，月经不调，带下，腹痛，疝气，腰胁痛；子宫内膜炎，附件炎，盆腔炎。

【操作】 直刺 1～1.5 寸；可灸。

【文献摘要】

《针灸甲乙经》卷十二：妇人少腹坚痛，月水不通。

《针灸大成》卷七：廉腹纵，溶溶如囊水之状，里急后重，瘨疝，月事不调，赤白带下。

[医学入门]　卷一：疝气偏坠，木肾。

【常用配伍】

①配白环俞、阴陵泉、三阴交、漏谷，治带下病。

②配中极、曲泉、三阴交、地机，治痛经，经闭。

③配血海、膈俞，治月经不调。

④配三阴交、关元、归来、百会、子宫，治阴挺。

【现代研究】

①针刺带脉配以足临泣穴治疗腰骶疼：患者仰卧位，局部常规消毒后，取双侧带脉、足临泣，用 1.5 寸的毫针直刺，行提插泻法，得气后局部酸麻胀疼感为度，留针 20 分钟。一周后总有效率 100%。[李亚军，龚理. 针刺带脉配以足临泣穴治疗腰骶疼 46 例. 中国临床医药研究杂志，2004（127）：45]

②治疗单纯性肥胖：肥三针（中脘、带脉、足三里）。使用 30 号不锈钢毫针，患者仰卧，常规消毒进针。中脘、足三里穴选用 1.5 寸毫针，直刺 1.2 寸，得气后行提插泻法和大幅度、快频率捻转，产生较强的针感；带脉穴选用 4 寸针，入针后沿着腹壁向肚脐围刺。即双侧带脉透刺。接 6805-Ⅰ型电针仪，疏密波，电流强度以患者能耐受为度，留针 40 分钟。隔天治疗 1 次，10 次为 1 个疗程，3 个疗程后总有效率 88%。[唐庆芬，邓倩萍，徐秋玉. 肥三针治疗单纯性肥胖 50 例疗效观察. 新中医，2004，36（10）：50-51]

五枢 Wǔshū GB27

【出处】　《针灸甲乙经》。

【穴名释义】　五，中数也，又通午，有纵横交错之意；枢，指通上转下之意。本穴在带脉下 3 寸，适当人身长度之折中处，又为经脉纵横交错髋部转枢之处，故名。

【定位】　在下腹部，横平脐下 3 寸处，髂前上棘内侧。

注：带脉（GB26）下 3 寸，横平关元（CV4）。

【局部解剖】　皮肤，皮下组织，腹外斜肌，腹内斜肌，腹横肌。浅层分布有肋下神经前皮支，髂腹下神经皮支，旋髂浅动、静脉；深层分布有髂腹下神经，髂腹股沟神经，并有股外侧皮下神经经过。

【功效】　调经固带，理气止痛。

【主治】　少腹痛，阴挺，疝气，带下，月经不调，便秘，腰胯痛；子宫内膜炎。

【操作】　直刺 1～1.5 寸；可灸。

【文献摘要】

《针灸甲乙经》卷九：男子阴疝，两丸上下，小腹痛。

《针灸大成》卷七：疝癖，大肠膀胱肾余，男子寒疝，阴卵上入小腹痛，妇人赤白带下。

《玉龙歌》：五枢亦治腰间痛。

【常用配伍】

①配太冲、曲泉、大敦，治疝气。

②配气海、三阴交，治少腹痛。

③配关元、百会、归来，治阴挺。

④配三阴交、次髎、带脉，治带下病。

维道 Wéidào GB28

【出处】《针灸甲乙经》。

【别名】 外枢。

【穴名释义】 维，指维系、联接之意；道，指道路。本穴为足少阳、带脉之会，为维系诸经之通道，故名。

【定位】 在下腹部，髂前上棘内下 0.5 寸。

注：五枢（GB27）内下 0.5 寸。

【局部解剖】 皮肤，皮下组织，腹外斜肌，腹内斜肌，腹横肌，髂腰肌。浅层分布有第 11、12 胸神经前支和第 1 腰神经前支的外侧皮支及伴行的动、静脉，旋髂浅动、静脉；深层分布有股外侧皮神经，第 11、12 胸神经前支和第 1 腰神经前支的肌支及相应的动、静脉，旋髂深动、静脉。

【功效】 调经固带，利水止痛。

【主治】 少腹痛，疝气，带下，阴挺，月经不调，水肿，腰胯痛；肾炎，子宫内膜炎，盆腔炎，子宫脱垂。

【操作】 直刺或向前方斜刺 1～1.5 寸；可灸。

【文献摘要】

《针灸甲乙经》卷九：咳逆不止，三焦有水气，不能食。

《铜人腧穴针灸图经》卷四：三焦不调，水肿，不嗜食。

《循经考穴编》二七二：腰腿一切痛，三焦不调。呕逆水肿。

【常用配伍】

①配脾俞、阴陵泉、关元、肾俞，治月经不调，带下。

②配归来、三阴交、百会、子宫，治子宫脱垂。

③配大敦、三阴交，治疝气。

【现代研究】

①维道穴结合温针治疗排尿异常：维道（双）、气海、关元、中极、足三里、三阴交。刺维道以 28 号 2.5 寸或 3 寸毫针，沿皮呈 10°～20°角向曲骨穴方向平刺 2～2.5 寸深，行捻转手法，使针感向会阴部或大腿内侧放射；两穴针刺后，将 G6805 电针仪输出导线连接于双侧针柄上，选择低频连续波通电 30 分钟，强度以腹部肌肉作规律收缩抽动、患者能耐受为宜。同时在关元、中极、足三里、三阴交等穴上针刺，并于针柄上装上 2cm 艾条，灸 3 壮，使小腹有温暖感为佳。治疗 10 次后痊愈。[张金学，李建国．针维道穴结合温针治疗排尿异常 2 例．浙江中医杂志，2005（5）：212]

②长针斜刺维道穴治疗尿潴留：患者取仰卧位，暴露小腹部，取双侧维道穴常规消毒后，采用 3～4 寸长毫针，先直刺 3～5 分，轻捻转得气后，针尖斜向会阴方向平刺，再行小幅度提插，使针感传至会阴区，然后将电针仪接入针柄端行疏密波，调至患者能耐受为度。双侧维道穴与脐中和会阴部形成两个对应的三角区。此区在电针的刺激下，有规律地收缩与舒张，留针 30 分钟，每日 1 次，7 日为 1 个疗程。有效率 100%。[夏淑青，张永

键，夏民勇．长针斜刺维道穴治疗尿潴留 14 例．中国民间疗法，2006，14（11）：25-26]

居髎 Jūliáo GB29

【出处】《针灸甲乙经》。

【穴名释义】 居，指居处，亦指蹲坐；髎，指骨边孔隙。本穴在髂骨上凹陷处，取穴时需蹲坐，以其居而成髎，故名。

【定位】 在臀区，髂前上棘与股骨大转子最凸点连线的中点处。

【局部解剖】 皮肤，皮下组织，阔筋膜，臀中肌，臀小肌。浅层分布有股外侧皮神经；深层分布有股神经的肌支，旋股外侧动、静脉降支的肌支。

【功效】 疏通经络，行气止痛。

【主治】 腰痛，少腹痛，下肢痿痹，瘫痪，疝气；髋关节炎，睾丸炎。

【操作】 直刺 1～1.5 寸；可灸。

【文献摘要】

《铜人腧穴针灸图经》卷四：腰引少腹痛，肩引胸臂挛急，手臂不得上举至肩。

《玉龙赋》：腿风湿痛，居髎兼环跳于委中。

【常用配伍】

①配环跳、委中、肾俞、风市、关元俞、阳陵泉，治腰胯痛，腰腿痹痛，下肢瘫痪。

②配大敦、中极、五枢，治疝气。

【现代研究】 推拿结合穴位注射治疗第三腰椎横突综合征：手法用推按法（沿脊柱两侧，自上而下按揉 5 分钟后，沿腰部夹脊穴、足太阳膀胱经推揉 3 遍，重点推揉三焦俞、肾俞、气海、秩边、居髎、环跳，必要时肘部点压）、弹拨法（用拇指点按腰 3 横突痛点处 1～2 分钟；拇指抵紧骶棘肌外缘向中线拨数遍，以患者耐受为度；横突处有条索状物，做与其相垂直方向的反复弹拨）、侧扳法、放松法（用擦法沿患侧夹脊穴、膀胱 1 及 2 线滚动 2～3 遍，轻快叩击腰臀部，点按委中穴）。取穴：阿是穴（腰 2～3 椎旁 0.5～1.5 寸处压痛点）、夹脊穴（或膀胱经选 2～3 穴）。用当归寄生注射液 4ml，维生素 B_{12} 2ml，穴位注射，每穴 1～2ml。总有效率 100%。[于春军．推拿结合穴位注射治疗第三横突综合征 53 例．中华实用中西医杂志，2002，2（4）：475]

环跳 Huántiào GB30

【出处】《针灸甲乙经》。

【别名】 髀厌、髀枢。

【穴名释义】 环，指环曲；跳，指跳跃。本穴在髀枢中，针其穴，可使其跳跃如常，加之取穴时，需侧卧，伸下足，屈上足，其同膝髋呈环曲状，故名。

【定位】 在臀区，股骨大转子最凸点与骶管裂孔连线的外 1/3 与内 2/3 交点处。

注：侧卧，伸下腿，上腿屈髋膝取穴。

【局部解剖】 皮肤，皮下组织，臀大肌，股方肌。浅层分布有臀上皮神经，臀下皮神经，髂股下神经，股外侧皮神经；深层分布有坐骨神经，臀下神经，股后皮神经，臀下动、静脉。

【功效】 祛风湿，利腰腿，通经络。

【主治】 腰胯疼痛，半身不遂，下肢痿痹，遍身风疹；坐骨神经痛，髋关节及周围软组织疾病，多发性神经炎。

【操作】　直刺 2～3 寸；可灸。

【文献摘要】

《针灸甲乙经》卷十：腰胁相引痛急，髀筋瘈，胫痛不可屈伸，痹不仁。

《铜人腧穴针灸图经》卷五：冷风湿痹，风疹，偏风半身不遂，腰胯痛不得转侧。

《针灸大成》卷七：冷风湿痹不仁，风疹遍身，……腰胯痛塞，膝不得转侧伸缩。……环跳穴痛，恐生附骨疽。

【常用配伍】

①配委中、昆仑、殷门，治循足太阳经痛。

②配阳陵泉、风市、丘墟，治循足少阳经痛，坐骨神经痛。

③配风池、曲池、血海、合谷、三阴交、膈俞，治遍身风疹。

④配居髎、委中、悬钟、阳陵泉、腰阳关，治下肢风寒湿痹证。

【现代研究】

①按摩环跳治疗急性踝关节扭伤：患者侧卧位，健侧下肢在下呈伸直位，患侧下肢在上呈屈髋屈膝位，臀部放平，并尽量放松患侧踝关节。医者位于其身后，屈曲右肘，以右肘尺骨鹰嘴抵住患侧环跳穴，施以揉运 5 分钟，至局部酸、胀、痛、麻感觉明显时，嘱患者主动活动踝关节，幅度由小渐大，治疗 15～20 分钟，每日治疗 1 次，6 次为 1 个疗程，总有效率 100％。［王道全，周建国．按摩环跳治疗急性踝关节扭伤 50 例．中国民间疗法，2000，8（8）：11-12］

②按压环跳穴减轻臀部肌肉注射痛：让病人取侧卧位，使注射部位的肌肉松弛，常规方法注射，当针头刺入肌肉后，用另一手的拇指按压环跳穴位，同时较匀速地将药物注入，然后迅速拔针，95％以上病人疼痛减轻。［梁丽华，李文静．按压环跳穴减轻臀部肌肉注射痛的效果观察．中华综合医学杂志，2001，2（6）：568］

③环跳取穴：病人俯卧，两腿自然分开，术者立于患者患侧，针刺股骨大转子最高点与骶管裂孔连线的内 3/5 与外 2/5 的交点处，直刺 2～3 寸深时做均匀提插手法，观察针感是否传导至足。结果用新法取穴的 200 例中，体形偏瘦者 28 例，有 3 例针感传导至足，占 10.7％；体形偏胖者 23 例，全部传导至足，占 100％；正常体形者 149 例，有 143 例针感传导至足，占 96％。［杨凤琼，陈良金．浅谈环跳取穴．时珍国医国药，2006，17（6）：1068-1069］

④电针环跳穴治疗原发性坐骨神经痛：患者取侧卧屈膝位，穴位常规消毒后，将针垂直刺入痛侧环跳穴 3 寸，以针感放射至足部为度，然后接通电针仪（一端接于环跳穴，一端放入浸有生理盐水的纱布），采用连续波，参数频率 1Hz，波宽 1ms，电压 3V，留针 30 分钟后起针。每日针刺 1 次，共治疗 15 天。总有效率为 86.53％。［王顺，蔡玉颖，胡丙成．电针环跳穴治疗原发性坐骨神经痛 52 例．中国民间疗法，2005，13（9）：12-13］

⑤针刺环跳穴治疗跟骨骨刺痛：患者取俯卧位，常规消毒环跳穴，取 3 寸毫针于环跳穴处刺入，捻转、提插，有触电样感向下肢放射至足为止。亦可继续小幅度捻转，提插数秒后出针，隔日 1 次，2～3 次为 1 个疗程。如针感无放射至足底者为疗效差。总有效率为 92％。［王力群．针刺环跳穴治疗跟痛症 108 例．福建中医药，2002，33（1）：9］

风市 Fēngshì GB31

【出处】　《备急千金要方》。

【别名】　垂手。

【穴名释义】　市，指集结、集聚、市集之意。本穴主治因风之集聚而致中风腿膝无力，半身不遂等诸般风证，故名。

【定位】　在股部，直立垂手，掌心贴于大腿时，中指尖所指凹陷中，髂胫束后缘。

注：稍屈膝，大腿稍内收提起，可显露髂胫束。

【局部解剖】　皮肤，皮下组织，髂胫束，股外侧肌，股中间肌。浅层分布有股外侧皮神经；深层分布有股神经的肌支，旋股外侧动脉降支的肌支。

【功效】　祛风化湿，疏通经络。

【主治】　半身不遂，下肢痿痹，遍身瘙痒，脚气；中风后遗症，小儿麻痹后遗症，坐骨神经痛，膝关节炎，腰肌劳损。

【操作】　直刺1～2寸；可灸。

【文献摘要】

《备急千金要方》卷三十：两膝挛痛，引胁拘急，缓纵痿痹，腨肠痛冷不仁。

《医宗金鉴》卷八十五：腿中风湿，疼痛无力，浑身瘙痒。

《景岳全书》疝气，外肾肿小肠气痛。腹内虚鸣，此风痹冷痛之要穴。

【常用配伍】

①配悬钟、阳陵泉、环跳，治下肢痿痹。

②配风池、曲池、血海、合谷、三阴交，治风疹块。

【现代研究】

①单刺风市穴治疗耳聋耳鸣：常规取耳周部腧穴并配合特定穴进行治疗，5次仍不显效时，改为单刺风市穴。选择较粗毫针，直径0.3～0.32mm，长1.5～2寸，逆经斜刺，补虚泻实，得气后，将针顺时针方向捻转4～5周，形成人为滞针，此时压手再运用循法，沿着足少阳胆经的循行路径，从风市穴开始向上方轻柔地循按、叩触，行针与循按交替进行，以助经气运行，促进针感上传。效果显著。[马立新.单刺风市穴治疗耳聋耳鸣体会.中国中医药信息杂志，2006，13（1）：80-81]

②主治疗面肌痉挛：风市为主，配翳风、风池、颊车、合谷。患者取侧卧位，患侧在上，局部皮肤消毒后，配穴平补平泻，进针1寸，得气后留针30分钟；风市穴采用齐刺法，直刺2寸，留针30分钟，所有穴位加TDP照射。每天治疗1次，10次为1个疗程，疗程结束后，休息5天再进行下1个疗程。疗效显著。[程云柱，程云华，杨关琼.针刺风市穴为主治疗面肌痉挛150例.中国民间疗法，2004，12（10）：17-18]

③针刺风市治疗肝病高胆红素血症致瘙痒症：针刺双侧风市穴，垂直进针1～2寸，采用泻法，留针30分钟。总有效率90%。[刘红虹.针刺风市穴治疗肝病高胆红素血症致瘙痒症疗效观察.实用中医内科杂志，2006，20（6）：679]

中渎 Zhōngdú GB32

【出处】　《针灸甲乙经》。

【穴名释义】　渎，指狭窄的水道。本穴位于大腿外侧中线分肉间之凹陷处，上有风市，下有阳关，当脉气通过时，如水行于沟渎之中，故名。

【定位】 在股部，腘横纹上 7 寸，髂胫束后缘。

【局部解剖】 皮肤，皮下组织，髂胫束，股外侧肌，股中间肌。浅层分布有股外侧皮神经；深层分布有股神经的肌支，旋股外侧动、静脉降支的肌支。

【功效】 祛风湿，疏经络。

【主治】 下肢痿痹麻木，半身不遂，腰膝酸痛；坐骨神经痛，中风后遗症，膝关节炎。

【操作】 直刺 1～1.5 寸；可灸。

【文献摘要】

《针灸甲乙经》卷十：寒气在分肉间，痛上下，痹不仁。

《循经考穴编》二七三：寒气客分肉间，上下攻痛，筋痹不仁，腿叉风痛连胯。

【常用配伍】

①配环跳、阳陵泉、足三里、委中，治下肢痿痹。

②配阴市、风市、阳陵泉，治下肢外侧冷麻疼痛。

膝阳关 Xīyángguān GB33

【出处】 《针灸甲乙经》。

【别名】 寒府、关阳、关陵。

【穴名释义】 外侧为阳，关，指关节；本穴在膝关节外侧凹陷内，故名。

【定位】 在膝部，股骨外上髁后上缘，股二头肌腱与髂胫束之间的凹陷中。

【局部解剖】 皮肤，皮下组织，髂胫束后缘，腓肠肌外侧。浅层分布有股外侧皮神经，股后皮神经；深层分布有坐骨神经肌支，膝上外侧动、静脉。

【功效】 化湿散寒，疏通经络。

【主治】 膝腘肿痛挛急，小腿麻木，膝关节炎，坐骨神经痛。

【操作】 直刺 0.8～1 寸。

【文献摘要】

《针灸甲乙经》卷十：膝外廉痛，不可屈伸，胫痹不仁。

《备急千金要方》卷三十：筋挛膝不得屈伸，不可以行。

《外台秘要》卷三十九：胫痹不仁。

《循经考穴编》二七四：膝头红肿，不能屈伸，鹤膝风毒。

【常用配伍】

①配膝眼、阳陵泉、梁丘、足三里、鹤顶，治膝关节炎。

②配委中、承山，治腘筋挛急。

③配足三里、环跳、承筋、风市，治下肢麻痹不仁。

阳陵泉 Yánglíngquán GB34 合穴；胆下合穴；八会穴之筋会

【出处】 《灵枢·邪气脏腑病形》

【别名】 阳陵、阳之陵泉。

【穴名释义】 阳，指外侧；陵，指高处；泉，指凹陷处。本穴位于膝下外侧，当腓骨小头前凹陷处，故名。

【定位】 在小腿外侧，腓骨头前下方凹陷中。

【局部解剖】 皮肤，皮下组织，腓骨长肌，趾长伸肌。浅层分布有腓肠外侧皮神经；深层分布有腓浅、深神经，胫前返动、静脉，膝下外侧动、静脉的分支或属支。

【功效】 疏肝利胆，舒筋活络。

【主治】 胁痛，口苦，呕吐，半身不遂，下肢痿痹，脚气，黄疸，小儿惊风，膝肿痛；破伤风，坐骨神经痛，胆囊炎，肝炎，胆道蛔虫症。

【操作】 直刺1～1.5寸；可灸。

【文献摘要】

《灵枢·邪气脏腑病形》：胆合入于阳陵泉。……胆病者善太息，口苦呕宿汁，心下澹澹，恐人将捕之，嗌中吩吩然，数唾，在足少阳之本末，亦视其脉之陷下者灸之。

《针灸甲乙经》卷八：胆胀。

《备急千金要方》卷三十：失禁遗尿不自知，头面肿，头痛寒热汗出，不恶寒。

《铜人腧穴针灸图经》卷五：膝伸不得屈，冷痹脚不仁，偏风半身不遂，脚冷无血色。

《针灸大成》卷七：髀枢膝骨冷痹，脚气，膝股内外廉不仁，头面肿，足筋挛。

《玉龙歌》：膝盖红肿鹤膝风，阳陵二穴亦堪攻。

《席弘赋》：最是阳陵泉一穴，膝间疼痛用针烧。

【常用配伍】

①配环跳、风市、委中、悬钟、承山，治半身不遂，下肢痿痹。

②配阴陵泉、中脘、期门、太冲，治胁肋痛。

③配人中、印堂、中冲、太冲，治小儿惊风。

【现代研究】

①针刺阳陵泉穴治疗落枕：患者正坐，下肢放松。局部常规消毒，针刺阳陵泉穴，得气后宜快速提插捻转，用泻法。同时配合活动颈部。留针15分钟。每日1次，3次为1个疗程。治愈率93.33%，总有效率100%。[宫会爱，吕廷国.针刺阳陵泉穴治疗落枕.中医药研究，2002，18（1）：27]

②针刺阳陵泉治疗肩周炎：患者坐位，取患肩对侧阳陵泉（若双侧肩周炎，则取双侧阳陵泉），直刺0.1寸后，针尖斜向下方，与下肢肢体长轴呈35°角，进针4.5～5寸，得气后行透天凉手法，紧提慢按，以得气感觉向足小趾背侧放射为佳，同时让患者运动肩部，如外展、内旋、上举、后伸、梳头摸背等动作。留针30～60分钟，每10分钟行针1次。隔日针1次，10次为1个疗程。总有效率为82%。[李钦勇，管振江.针刺阳陵泉治疗肩周炎.山东中医杂志，2003，22（3）：141]

③针刺阳陵泉治疗外踝关节扭伤：伤后24小时内在疼痛处用棉花垫压迫，绷带加压包扎，然后再用冰袋在绷带外做间歇性冰敷。之后针刺患侧阳陵泉，用规格0.35mm×50mm的毫针，直刺得气后，施以提插捻转泻法，使患者针感向下肢扩散。24小时后，局部穴位电磁疗，阳陵泉穴温针灸，用2.5cm长艾条，每次2壮，每日1次，5次为1个疗程。总有效率91.3%。[何新芳，胥海斌.针刺阳陵泉治疗外踝关节扭伤疗效观察.中国针灸，2006，26（8）：569-570]

④针刺阳陵泉缓解胆绞痛：用毫针从阳陵泉穴向腘窝方向刺入1.5寸，采用捻转泻法，得气后留针3～30分钟，每隔3分钟行针1次。平均5.55分钟显效，总有效率93.67%。[陈卫华，俞红五.针刺阳陵泉穴缓解胆绞痛的即效性观察.针刺研究，2000，

25（1）：62-63]

⑤穴注阳陵泉治疗膝关节病变：患者仰卧位，将患肢抬高 45°以上，再将患肢放在健肢髌骨上伸直腿即可。用 5ml 注射器，5 号针头抽吸野木瓜注射液 4ml，选阳陵泉穴，避开静脉血管，常规消毒后直刺入 0.5～0.8 寸，抽无回血，当患者自觉有轻微酸胀感时（不要求有强烈针感），单侧注入 4ml，双侧每穴 2ml，隔日 1 次，10 次为 1 个疗程。疗效显著。[刘振峰. 抬高下肢 45 度穴注阳陵泉治疗膝关节病变. 云南中医中药杂志，2001，22（5）：37-38]

⑥针刺阳陵泉治疗后天肌源性上睑下垂：取双侧阳陵泉配合谷、足三里穴。穴位皮肤常规消毒，毫针直刺 1～2 寸，押手指切穴位下方。闭其下气，使经气向上运行。以患侧局部阳白透鱼腰，攒竹透丝竹空，手法催气留针，5～10 分钟后再催气，每次留针 40～50 分钟，每日 1 次。32 例痊愈。[陈艳蕾，陆慧. 针刺阳陵泉为主治疗后天肌源性上睑下垂 34 例. 河北中医，2001，23（11）：810]

⑦针刺中渚、阳陵泉穴治疗气血瘀阻型耳痛：中渚穴，斜刺 0.3 寸，针尖向手指端，中等刺激量，留针 30 分钟。阳陵泉穴，坐位，斜刺 1 寸，针尖向上斜刺，捻转法运针，中等偏强刺激量，留针 30 分钟，每隔 5 分钟间歇运针 1 次。一次治愈。[王凌鸿. 针刺中渚、阳陵泉穴治疗气血瘀阻型耳痛一则. 中国民间疗法，2006，14（4）：17-18]

阳交 Yángjiāo GB35 阳维脉郄穴

【出处】 《针灸甲乙经》。

【别名】 别阳、足髎。

【穴名释义】 阳，指外侧；交，指会也。本穴为足少阳与阳维脉之会，故名。

【定位】 在小腿外侧，外踝尖上 7 寸，腓骨后缘。

注：外踝尖与腘横纹外侧端连线中点下 1 寸，外丘（GB36）后。

【局部解剖】 皮肤，皮下组织，小腿三头肌，腓骨长肌，趾长屈肌。浅层分布有腓肠外侧皮神经；深层分布有腓浅神经肌支，胫神经肌支，腓动、静脉。

【功效】 疏肝利胆，定惊安神。

【主治】 胸胁胀满，下肢痿痹，癫狂，膝股痛，面肿，瘈疭；肋间神经痛，坐骨神经痛，胸膜炎，精神病，肝炎。

【操作】 直刺 1～1.5 寸；可灸。

【文献摘要】

《针灸甲乙经》卷八：寒热痹，髀股不收。

《备急千金要方》卷三十：脚满肿。

《铜人腧穴针灸图经》卷五：寒厥，惊狂，喉痹，胸满，面肿，寒痹。膝胻不收。

《针灸大成》卷七：膝痛足不收。

【常用配伍】

①配太冲、支沟、阳陵泉、膻中、内关，治胸胁痛。

②配悬钟、梁丘、犊鼻、足三里、阴陵泉，治膝胫痛。

③配四神聪、神门、心俞、水沟，治癫狂。

【现代研究】 针刺治疗腰椎间盘突出症：取腰阳关、命门，患侧带脉、阳交、跗阳、睛明、照海。留针 15 分钟，5 分钟行针 1 次，命门、带脉艾条悬灸 10 分钟，每日 1 次，

10次为1个疗程，疗程间隔3天。治疗89例，总有效率97.8%。［杨晓军，等．调理奇经治疗腰椎间盘突出症89例．中国针灸，1998，18（6）：346］

外丘 Wàiqiū GB36 郄穴

【出处】《针灸甲乙经》。

【穴名释义】 丘，隆起也。本穴当小腿外侧，其处肌肉隆起如丘，故名。

【定位】 在小腿外侧，外踝尖上7寸，腓骨前缘。

注：外踝尖与腘横纹外侧连线中点下1寸，阳交（GB35）前。

【局部解剖】 皮肤，皮下组织，腓骨长、短肌，前肌间隔，趾长伸肌，踇长伸肌。浅层分布有腓肠外侧皮神经；深层分布有腓浅神经肌支，腓深神经肌支，胫前动、静脉；再深层有腓深神经干，胫前动、静脉干经过。

【功效】 疏肝宽胸，安神镇痉。

【主治】 胸胁胀满，颈项强痛，下肢痿痹，癫狂；胸膜炎，坐骨神经痛，肋间神经痛。

【操作】 直刺1～1.5寸；可灸。

【文献摘要】

《针灸甲乙经》卷九：胸胁稽满，头痛，项内寒。

《针灸甲乙经》卷十：肤痛痿痹。

《铜人腧穴针灸图经》卷五：颈项痛，恶风寒，癫疾。

《针灸大成》卷七：制犬伤毒不出，发寒热，小儿龟胸。

《百症赋》：外丘收乎大肠。

【常用配伍】

①配太冲、肝俞、支沟、阳陵泉、胆俞，治胸胁痛。

②配风池、风门、肩井、后溪，治颈项强痛。

③配阳陵泉、悬钟、环跳、风市，治下肢痿痹。

光明 Guāngmíng GB37 络穴

【出处】《灵枢·经脉》。

【穴名释义】 本穴为足少阳胆经之络，别走足厥阴肝经，由于肝开窍于目，本穴主治目疾，使之重见光明，故名。

【定位】 在小腿外侧，外踝尖上5寸，腓骨前缘。

【局部解剖】 皮肤，皮下组织，腓骨短肌，前肌间隔，趾长伸肌，踇长伸肌，胫骨后肌。浅层分布有腓浅神经，腓肠外侧皮神经；深层分布有腓浅、深神经，胫前动、静脉。

【功效】 清肝明目，通络止痛。

【主治】 目痛，夜盲，下肢痿痹，乳房胀痛，膝痛，颊肿；视神经炎，视神经萎缩，白内障。

【操作】 直刺1～1.5寸；可灸。

【文献摘要】

《灵枢·经脉》：实则厥，虚则痿躄，坐不能起。

《素问·骨空论》：胫酸不能久立。

《针灸甲乙经》卷十：虚则痿躄，坐不能起，实则厥，胫热膝痛，身体不仁，手足偏小，善啮颊。

《备急千金要方》卷三十：腹足清，寒热，汗不出。

《针灸大成》卷七：卒狂。

【常用配伍】

①配睛明、地五会、风池、瞳子髎、承泣、合谷，治目痛。

②配环跳、风市、阳陵泉、昆仑，治下肢痿痹。

③配太冲，治头痛，颊肿，胁肋疼痛。

【现代研究】

①光明穴 fMRI 脑功能成像研究：对 5 名健康志愿者，电针刺激光明、外关穴，采用 Siemens 公司 Sonata 1.5T 磁共振成像系统进行全脑功能扫描。数据经 SPM 软件统计分析得出刺激状态与静息状态信号对比的脑激活统计参数图，结果电针刺激右侧光明及外关穴可使受试者双侧大脑枕叶距状沟附近的视觉皮质及顶下小叶皮层区的 fMRI 信号显著增加。表明特定的功能组穴与相应皮层兴奋区之间存在一定的相关性。[邱明国，王健，谢兵，等．电针刺激光明、外关组穴 fMRI 脑功能成像的研究．第三军医大学学报，2005，27（19）：1970-1972]

②针刺光明穴对眼循环动态的影响：针刺光明穴可使视网膜中央动脉扩张，血流速度增加，提示可增加视网膜的循环血量。并且，变异系数增加表明可促进视网膜中央动脉的血管运动。[水上まゆみ．针刺光明穴对眼循环动态的影响．国际中医中药杂志，2006，28（2）：107]

③光明与中枢神经效应：采用 2T 全身成像系统观察针刺光明对中枢神经的效应，结果表明，针刺对单侧和双侧光明、太冲穴的刺激均能改善中枢神经的相关区域的血氧饱和水平，这进一步说明针刺不仅刺激了视觉皮层，同时也刺激了其他区域，诸如岛叶、颞叶、上丘、枕中回等，从而引起视觉反应、躯体运动和听觉刺激。[胡卡明，王承平，海宁．光明、太冲穴与中枢神经相关效应的观察．中国针灸，2005，25（12）：860-862]

阳辅 Yángfǔ GB38

【出处】　《灵枢·本输》。

【别名】　分肉、绝骨之端、绝骨。

【穴名释义】　阳，指外也；辅，指腓骨。本穴在辅骨（腓骨）外侧前缘，故名。

【定位】　在小腿外侧，外踝尖上 4 寸，腓骨前缘。

【局部解剖】　皮肤，皮下组织，趾长伸肌，踇长伸肌，胫骨后肌。浅层分布有腓肠外侧皮神经，腓浅神经；深层分布有腓深神经，胫前动脉；再深层分布有腓动、静脉。

【功效】　祛风清热，疏通经络。

【主治】　偏头痛，目外眦痛，咽喉肿痛，瘰疬，胸胁胀痛，脚气，下肢痿痹，半身不遂，疟疾，腋下痛，下腋外侧痛；颈淋巴结炎，颈淋巴结核，坐骨神经痛，扁桃体炎。

【操作】　直刺 0.8～1 寸；可灸。

【文献摘要】

《备急千金要方》卷三十：胸胁痛。

《针灸大成》卷七：腰溶溶如坐水中，膝下浮肿，筋挛，百节酸痛，实无所知，诸节尽痛，痛无常处。腋下肿瘘，喉痹，马刀挟瘿，膝胻酸，风痹不仁，厥逆，口苦太息，心胁痛，面尖，头角颔痛，目锐眦痛，缺盆中肿痛，汗出振寒，疟，胸中胁肋髀膝外至绝骨外踝前节痛，善洁面青。

《医宗金鉴》卷八十五：膝胻酸疼，腰间寒冷，肤肿筋挛，百节酸疼，痿痹，偏风不遂。

【常用配伍】

①配风池、太阳、外关、合谷，治偏头痛。

②配支沟、阳陵泉，治胸胁痛。

③配环跳、阳陵泉、膝阳关，治下肢外侧痛。

④配绝骨、行间，治两足麻木。

⑤配丘墟、足临泣，治腋下肿。

【现代研究】

①针刺阳辅穴治疗急性腰扭伤：针刺双下肢阳辅穴1～1.5寸，强刺激留针5～10分钟，同时嘱咐患者手扶桌椅等放松腰部做前屈、后伸、侧弯和旋转运动，活动幅度由小到大，以伤侧为主。拔针后继续活动腰部5～10分钟，口服少量的跌打损伤药及外贴跌打膏，第2天仍有腰痛者按上法再针刺1次。显效率83.3%。[谢梅.针刺阳辅穴治疗急性腰扭伤.中国临床医生，2002，30（8）：41]

②针刺中封、阳辅穴治疗神经血管性头痛：患者仰卧位，取双侧中封、阳辅穴，常规消毒后，用30号1.5寸毫针分别直刺0.5～1寸，旋捻转泻法各1分钟，每隔10分钟施手法1次，留针40分钟。针感循经上传佳。如针感弱而又痛处固定剧烈者，则在局部配取阿是穴1～3个，常规消毒后，用30号1寸毫针，平刺0.5～0.8寸，余同上。每日1次，10日为1个疗程。2个疗程后治愈率48.7%，总有效率92%。[刘来丽，赵红鹰，宋晓瑾.针刺中封、阳辅穴治疗神经血管性头痛的疗效观察.辽宁中医杂志，2004，31（1）：67]

③治疗偏头痛：主穴选下风池（位于风池与完骨两穴之中点直下约一横指处，按之有条索状压痛或敏感处）、阳辅。随证配穴太冲、中脘、三阴交等。患者取健侧卧位，选用0.30mm×40mm毫针，刺下风池穴要向鼻尖方向，进针0.8～1.2寸，得气后平补平泻，并使针感扩散到同侧疼痛部位或放射到前额。阳辅穴直刺入1～1.2寸，得气后采用呼吸泻法，使针感循经向上传导。各配穴按常规刺法，均于得气后作捻转泻法。诸穴均留针30分钟，每隔10分钟行针1次。总有效率90.6%。[朱伟良，臧明.针刺下风池、阳辅为主治疗偏头痛64例.浙江中医杂志，2007，42（1）：39]

悬钟 Xuánzhōng GB39 八会穴之髓会

【出处】　《灵枢·本输》。

【别名】　绝骨。

【穴名释义】　悬，挂之意；钟，聚也。本穴为足少阳脉气聚注之处，且穴当足外踝上3寸，未及于足，犹如悬挂之状，故名。一说因小儿于此处悬带响铃似钟，故名。

【定位】　在小腿外侧，外踝尖上3寸，腓骨前缘。

【局部解剖】　皮肤，皮下组织，趾长伸肌，小腿骨间膜。浅层分布有腓肠外侧皮神经，腓浅神经；深层分布有腓深神经，胫前动脉；再深层可布有腓动、静脉干。

【功效】 平肝息风，益肾壮骨，通经活络。

【主治】 项强，胸胁胀痛，下肢痿痹，咽喉肿痛，落枕，脚气，半身不遂，痔疾，瘰疬，腋下肿；颈淋巴结核，坐骨神经痛，肋间神经痛。

【操作】 直刺0.8～1寸；可灸。

【文献摘要】

《针灸甲乙经》卷九：腹满，胃中有热，不嗜食。

《备急千金要方》卷三十：风，身重心烦足胫痛，湿痹，流肿，髀筋急瘿，胫痛，膝胫骨摇，酸痹不仁，筋缩，诸节酸折，风劳身重，五淋，腹满。

《铜人腧穴针灸图经》卷五：腹胀满，膝（胻）痛，筋挛足不收履，坐不能起。

《针灸大成》卷七：脚气，逆气，虚劳寒损，忧恚，心中咳逆，泄注，喉痹，颈项强，肠痔瘀血，阴急，鼻衄，脑疽，大小便涩，鼻中干，烦满，狂易，中风手足不遂，疮疡从胸中出。

《医宗金鉴》卷八十五：胁痛，浑身瘙痒，趾疼。

【常用配伍】

①配风池、后溪、外关、阳陵泉，治颈项痛。

②配环跳、风市、阳陵泉、委中、足三里、殷门，治坐骨神经痛。

③配肾俞、太溪、阳陵泉、膝关、申脉、昆仑、丘墟，治腰腿痛。

【现代研究】

①fMRI脑功能成像研究：电针左侧通里、悬钟后出现右侧颞上回、颞横回、额下回、岛叶、海马旁回、中央前后回、小脑扁桃体等部位的激活，电针右侧通里、悬钟后左侧颞上回、颞下回、海马旁回、角回、岛叶、顶上小叶、顶下小叶、中央后回等脑区出现激活（其中电针左侧的通里、悬钟后出现双侧颞叶的皮质激活效应）。表明针刺通里、悬钟可以激活脑语言功能区，从而改善失语症患者的语言功能。［常静玲，高颖，张华，等．电针通里、悬钟穴对1例皮质下失语症患者语言功能和fMRI改变的作用．中国康复医学杂志，2007，22（1）：13-17］

②指压悬钟穴治疗落枕：病人双足跟并拢，双上肢下垂，中指紧贴于裤缝，呈立正姿势站于高约45～50cm的凳上，术者下蹲于患者背面，重叠按压悬钟穴，病人觉酸或胀或麻时，用力快速旋转按压，按压时嘱患者上身保持不动，站稳，随着按压旋转的节律由慢而快逐渐向左右或前后转动或旋转颈部，转动时逐渐增大向活动受限侧的幅度。每天1次，每次每侧3～5分钟。按压时先按患侧，后按健侧。2次治愈率87%，总有效率100%。［李凯．指压悬钟穴治疗落枕136例报告．西南国防医药，2007，17（1）：36］

③针刺悬钟治疗突发性项肌痉挛一例：患者仰卧，放松腰带，做缓慢腹式深呼吸。医者同时取双侧悬钟穴，针尖向上成45°斜刺入2寸深，左手按压在穴位下方，右手行催气手法，令针感直达项部，15分钟后，患者项部肌肉松弛，疼痛解除，为巩固疗效，又静止留针20分钟出针。［凌建维．针刺悬钟穴治疗突发性项肌痉挛案．针灸临床杂志，2005，21（5）：57］

④针刺悬钟治疗高血压病：针刺前先静卧10分钟，取双侧悬钟穴，针刺得气后用平补平泻手法，留针30分钟，期间每隔10分钟，运针1分钟。每日1次，治疗5日后休息2日，10次为1个疗程。治疗期间停用其他降压药物。总有效率92.5%。［张为．针刺悬钟穴治疗高血压病40例．河北中医，2006，28（2）：154］

⑤针刺悬钟治疗骨科术后疼痛：双侧悬钟常规皮肤消毒。以 0.40mm×50mm 毫针，直刺 30～40mm，得气感放射至足；以 200 次/分速度行针，幅度 360°～720°，留针 30 分钟，每隔 5 分钟行针 1 次。如患者得气不明显则加用 G6805-Ⅱ型治疗仪，选患侧悬钟、阿是穴，采用疏密波（200～1000 次/分），强度以病人能耐受为宜，病人足趾或穴位附近皮肤随频率抽动，留针 20 分钟。治疗后观察 48 小时优良率 100%。[孙朝辉，冯彩霞．针刺悬钟配阿是穴治疗骨科术后疼痛．中国针灸，2007，27（12）：895-897]

丘墟 QiūXū GB40 原穴

【出处】　《灵枢·本输》。

【穴名释义】　丘，指高处；墟，指大丘也。本穴正当足外踝前下方凹陷处，此处高起犹如大的土丘，故名。

【定位】　在踝区，外踝的前下方，趾长伸肌腱的外侧凹陷中。

注：第 2～5 趾抗阻力伸展，可显现趾长伸肌腱。

【局部解剖】　皮肤，皮下组织，趾短伸肌，距跟外侧韧带。浅层分布有足背外侧皮神经，腓浅神经皮支，足背浅静脉；深层分布有腓深神经肌支，外踝前动、静脉。

【功效】　扶正祛邪，疏肝健脾。

【主治】　颈项痛，胸胁胀痛，下肢痿痹，疟疾，目赤肿痛，目生翳膜，疝气，外踝肿痛；胆囊炎。

【操作】　直刺 0.5～0.8 寸；可灸。

【文献摘要】

《针灸甲乙经》卷七：目视不明，振寒，目翳，瞳子不见，腰两胁痛，脚酸转筋，腋下肿。

《备急千金要方》卷三十：胸痛如刺，脚急肿痛，战掉不能久立，跗筋足挛。

《针灸大成》卷七：胸胁满痛不得息……腿胻酸，转筋，卒疝……腰胯痛，太息。

《玉龙歌》：脚背疼起丘墟穴。

【常用配伍】

①配阳陵泉、日月、期门、肝俞、胆俞、支沟，主治胆囊炎，胆石症。

②配风池、太冲、睛明、太阳，治目赤肿痛。

③配百会、行间、太阳、风池、太冲，治肝火所致的偏正头痛。

【现代研究】

①针刺丘墟穴治疗急性胸胁屏伤：患侧丘墟穴，嘱病人仰卧位，用 1.5 寸毫针，直刺入 0.5～0.8 寸，行泻法。留针 30 分钟，每 5 分钟左右行针 1 次。待病人酸、麻、沉、重、胀的感觉向膝关节方向上行时，嘱患者忍住疼痛做咳嗽、深呼吸和仰卧起坐运动，幅度由小到大。多为 1 次治愈。[张学良．丘墟穴治疗急性胸胁屏伤 24 例．针灸临床杂志，2002，18（11）：44]

②针刺丘墟穴治疗冠心病心绞痛：主穴为丘墟，随证配穴丰隆、阳陵泉、足三里、三阴交等。选用 30 号 2 寸毫针，常规消毒后，直刺丘墟穴 1～1.5 寸，并施捻转泻法 2 分钟，每隔 10 分钟行针 1 次，留针 40 分钟，以针感循经上传为佳。配穴选用 30 号 1～1.5 寸毫针，常规消毒后，平刺或直刺 0.5～1.2 寸，提插捻转得到针感后，留针 20 分钟。背俞穴得气后，刮针柄 1 分钟不留针。总有效率 100%。[刘来丽，赵红鹰，刘丹华．针刺

丘墟穴治疗冠心病心绞痛 50 例分析．中医药学刊，2004，22（4）：721-722]

③针刺丘墟穴治疗肋间神经痛：在常规消毒下，左手拇指固定患侧外踝关节，找到丘墟穴后，再在前后探索穴位敏感点，右手持 2 寸毫针，针尖向照海方向直刺刺入 1.5 寸，采用提插手法，得气后再循找穴位感传以气向病所，出针后仍保持针感者佳。总有效率 95%。[张勤．深刺丘墟与丘墟前后敏感点治疗肋间神经痛 40 例观察．光明中医，2000，15（90）：39-40]

④单用丘墟治疗踝关节外侧副韧带损伤：取丘墟穴，常规消毒，进针 1 寸左右，行泻法。留针 30 分钟，每隔 10 分钟行针 1 次，每日 1 次，5 次为 1 个疗程，同时配以红外线照射。总有效率 100%。[冯建平．单用丘墟穴治疗踝关节外侧副韧带损伤．针灸临床杂志，2003，19（5）：40]

足临泣 Zúlínqì GB41 输穴；八脉交会穴，通于带脉

【出处】 《灵枢·本输》。

【穴名释义】 泣，指泪水；临，含上对下之意。本穴为足少阳之输穴，应肝，肝开窍于目，其液为泪，故其气上通于目，主治目疾，同时穴临于足，与头临泣相对应，故名。

【定位】 在足背，第 4、5 跖骨底结合部的前方，第 5 趾长伸肌腱外侧凹陷中。

【局部解剖】 皮肤，皮下组织，第 4 骨间背侧肌和第 3 骨间足底肌（第 4、第 5 跖骨之间）。浅层分布有足背中间皮神经，足背静脉网；深层分布有足底外侧神经肌支，第 4 跖背动脉。

【功效】 平肝息风，化痰消肿。

【主治】 目赤肿痛，胁肋疼痛，月经不调，遗尿，乳痈，瘰疬，足跗痛，偏头痛；肋间神经痛，疟疾。

【操作】 直刺 0.3～0.5 寸；可灸。

【文献摘要】

《针灸甲乙经》卷七：厥四逆，喘，气满，风，身汗出而清，髀骺中痛，不可得行，足外皮痛，疟，日西发。

《备急千金要方》卷三十：颈漏腋下马刀。

《针灸大成》卷七：周痹，痛无常处。

《八脉图并治症穴》：手足中风不举，痛麻发热拘挛，头风痛肿项腮连，眼肿赤疼头旋，齿痛耳聋咽肿，浮风搔痒筋牵，腿疼胁胀肋肢偏。

《玉龙歌》：两足有水临泣泻。

【常用配伍】

①配肝俞、期门、外关、支沟、阳陵泉，治胁肋疼痛。

②配风池、中渚、太阳、外关，治偏头痛。

③配乳根、肩井，治乳痈。

④配太冲、合谷、睛明、迎香，治目赤肿痛。

【现代研究】

①挤压足临泣穴为新巴宾斯基等位征：所有检查顺序固定，先查巴宾斯基征，其次为查多克征，之后为奥本海姆征，最后为挤压足临泣穴法，每个检查做 2 次。挤压足临泣穴法具体操作如下：在第 4、5 跖骨之间、跖骨之基底部凹陷处用力施压，诱发出酸胀感，

说明挤压部位正确有效，挤压几秒后即可放开，以出现踇趾背屈，四趾扇形散开或单独出现踇趾背屈作为阳性结果。可作为观察有无锥体系损害，观察病情变化及治疗效果的常用方法之一。这种方法具有阳性率高，简便易行，患者痛苦小的优点。[陈加俊，陈薇，王捷．挤压足临泣穴为新巴宾斯基等位征的可行性研究．吉林医学，2002，23（6）：334-335]

②针刺外关、足临泣治疗口苦：令患者仰卧，双侧穴位皮肤常规消毒后，以0.30mm×40mm毫针针刺，外关刺入25mm左右施捻转泻法，患者产生强烈的酸胀感；足临泣刺入15～20mm，施以捻转泻法，局部产生酸胀感。留针30分钟，每日或隔日治疗1次。2～4次后50例患者症状完全消失。[李世君．针刺外关、足临泣治疗口苦50例．中国针灸，2007，27（6）：432]

③针刺带脉配以足临泣穴治疗腰骶疼痛：患者仰卧位，局部常规消毒后，取双侧带脉、足临泣，用1.5寸的毫针直刺，行提插泻法，得气后局部酸麻胀疼感为度，留针20分钟。1周后40例治愈，总有效率100％。[李亚军，龚理．针刺带脉配以足临泣穴治疗腰骶疼痛46例．中国临床医药研究杂志，2004（127）：13507]

地五会 Dìwǔhuì GB42

【出处】《针灸甲乙经》。

【穴名释义】 地，指足言；五，中数也；会，指会通。本穴处于胆经足部五穴之中，为胆经脉气上下会通之处，且主治足部疾患，使其五趾着地，站立平稳，故名。

【定位】 在足侧，第4、5跖骨间，第4跖趾关节近侧凹陷中。

【局部解剖】 皮肤，皮下组织，趾长伸肌腱，趾短伸肌腱，第4骨间背侧肌，第3骨间足底肌。浅层分布有足背中间皮神经，足背静脉网，跖背动、静脉；深层分布有足底外侧神经肌支，第4跖背动脉，足底总动、静脉。

【功效】 散风清热，疏肝消肿。

【主治】 头痛，目赤痛，耳鸣，耳聋，腋肿，胁痛，乳痈，足背肿痛，内伤吐血；乳腺炎。

【操作】 直刺0.3～0.5寸；可灸。

【文献摘要】

《针灸甲乙经》卷十一：内伤唾血不足，外无膏泽。

《铜人腧穴针灸图经》卷五：乳肿。

《针灸大成》卷七：腋痛。

《循经考穴编》二八〇：足背红肿，眼目赤疼。

【常用配伍】

①配膻中、乳根、足临泣、足三里，治乳痈。

②配光明、睛明、瞳子髎、风池，治目赤肿痛。

③配足临泣、丘墟，治腋下肿痛。

侠溪 Xiáxī GB43 荥穴

【出处】《灵枢·本输》。

【别名】 夹溪。

【穴名释义】 侠，通夹；溪，小水为溪，亦含沟陷之意。本穴在足4、5趾趾缝间沟陷处，故名。

【定位】 在足背，第4、5趾间，趾蹼缘后方赤白肉际处。

【局部解剖】 皮肤，皮下组织，趾长、短伸肌腱。浅层分布有足背中间皮神经，足背静脉网；深层分布有第4趾背动、静脉。

【功效】 平肝息风，疏肝宁心。

【主治】 头痛，目眩，耳鸣，耳聋，目赤肿痛，热病，胁肋痛，喉痹，乳痈，惊悸，颊肿，疟疾；高血压，肋间神经痛，脑卒中，角膜炎，胸膜炎。

【操作】 直刺0.3～0.5寸；可灸。

【文献摘要】

《针灸甲乙经》卷七：膝外廉痛，热病汗不出，目外眦赤痛，头眩，两颔痛，寒逆，泣出，耳鸣聋，多汗，目痒，胸中痛，不可反侧，痛无常处；瘰疬。

《备急千金要方》卷二十：少腹坚痛，月水不通，乳肿痈溃，疟，足痛，两颊痛。

《铜人腧穴针灸图经》卷五：寒热汗不出。

《针灸大成》卷七：寒热伤寒。

《百症赋》：兼阳谷，治颔肿口噤。

【常用配伍】

①配听宫、翳风、外关、听会，治耳鸣，耳聋。

②配支沟、阳陵泉、章门，治胸胁痛。

③配太阳、风池、率谷，治少阳头痛。

④配合谷、颊车、下关，治颊肿。

【现代研究】 针刺特定穴治疗急性血瘀型中央型腰椎间盘突出症：取穴委中、委阳、侠溪、外关、金门、阿是穴。阿是穴向双侧椎间孔方向深刺至椎间孔附近；委阳、侠溪点刺出血3～5滴；委中刺络拔罐，留罐3～5分钟；外丘、金门用1～2寸毫针针刺得气后，行意气法3分钟后，加电针疏密波15分钟后出针，隔日1次，15次为1个疗程。2个疗程后，治愈率40%，总有效率86.67%。[庄子齐. 针刺特定穴治疗急性血瘀型中央型腰椎间盘突出症30例. 上海中医药大学学报，2001，15（4）：28-29]

足窍阴 Zúqiàoyīn GB44 井穴

【出处】 《灵枢·本输》。

【穴名释义】 窍，指孔空；阴，指足厥阴。本穴在第4足趾端，为少阳经之井穴，好似交会足厥阴肝经之关窍，故名。

【定位】 在足趾，第4趾末节外侧，趾甲根角侧后方0.1寸（指寸）。

注：足第4趾外侧甲根角侧后方（即沿角平分线方向）0.1寸。相当于沿爪甲外侧面一直线与瓜甲基底缘水平线交点处取穴。

【局部解剖】 皮肤，皮下组织，趾甲根。分布有足背中间皮神经的趾背神经，趾背动、静脉，趾底固有动、静脉构成的动、静脉网。

【功效】 平肝息风，聪耳明目。

【主治】 头痛，目赤肿痛，耳聋，咽喉肿痛，热病，失眠，胁痛，咳逆，月经不调，目眩，足背肿痛；高血压，肋间神经痛。

【操作】 浅刺 0.1 寸，或点刺出血；可灸。

【文献摘要】

《素问·缪刺论》：胁痛不得息，咳而汗出。

《针灸甲乙经》卷七：手足清，烦热汗不出，四肢转筋，头痛如锥刺，循循然不可以动，动益烦心，喉痹，舌卷，口干，臂内廉痛不可及头，耳聋鸣。

《备急千金要方》卷三十：痈疽。

《丹溪心法》：妇人月经不调。

《针灸大成》卷七：肘不可举，卒聋，魇梦，目痛，小眦痛。

【常用配伍】

①配大椎、太阳、风池、外关，治偏头痛。

②配少商、商阳、合谷、外关、尺泽，治咽喉肿痛。

③配睛明、太冲、合谷、太阳，治目赤肿痛。

④配翳风、听会、外关、听宫，治耳聋、耳鸣。

【现代研究】

①治疗偏头痛：取穴：液门、足窍阴（患侧）。液门穴针刺方向平行于掌骨，进针1～1.5寸，得气后，嘱患者深吸气时行大幅度提插行针法，深呼气时行大幅度捻转行针法，要求患者有强烈针感，足窍阴穴直刺 0.3～0.5 寸，得气后行捻转平补平泻法，每穴行针 10 秒，10 分钟行针 1 次，留针 30 分钟。1 日 1 次，5 日为 1 个疗程。1 个疗程后有效率 95.3%。[陈仲新.上下配穴针刺治疗偏头痛 43 例.陕西中医，2004，25（2）：155]

②足窍阴放血治疗高颅压头痛：局部严密消毒后，用三棱针点刺放血，每次放血量 10～15 滴。每日放血 1 次，3 次为 1 个疗程。同时选用 20% 甘露醇 250ml 静滴，每隔 8 小时或 6 小时 1 次，或速尿 100ml 加入 0.9% 生理盐水 500ml 静滴，每日 1 次。即刻止痛率 65%，1～3 天内总有效率 95%。[戴晓玉，等.足窍阴放血治疗高颅压头痛 40 例临床观察.中国针灸，2002，22（4）：227-228]

本 经 小 结

1. 取穴要点 本经总计 44 穴，体表分布起于目外眦瞳子髎穴，止于足趾端足窍阴穴。取穴注重目外眦、耳、乳突、颧弓、发际、肋骨、乳头、脐、股骨大转子、髂前上棘、腓骨、外踝、跖趾关节等体表标志。

头面部：目外眦外 0.5 寸取瞳子髎，耳屏间切迹前取听会，颧弓上缘取上关，头维至曲鬓沿发际弧形连线上 1/4 与下 3/4 交界处取颔厌，弧形连线的中点取悬颅，弧形连线的下 1/4 与上 3/4 交界处取悬厘，乳突后上缘取头窍阴，后下缘取完骨。

胸胁部：腋窝中线上，第 4 肋间隙取渊腋，前 1 寸取辄筋，乳头直下三肋取日月，12 肋骨游离端的下方取京门，11 肋直下平脐取带脉。

胯腿部：股骨大转子与骶管裂孔的连线外 1/3 处取环跳；风市、中渎均在大腿外侧中线上，髂胫束后缘；腓骨前缘取阳陵泉、外丘、光明、阳辅、悬钟；腓骨后缘取阳交。

跖趾关节：第 4、5 跖趾关节前取侠溪，后取地五会，第 4 趾外侧趾甲角取足窍阴。

2. 主治要点 本经腧穴具有平肝息风、明目退翳、开窍聪耳、疏肝利胆、疏通经络、散风清热之功效。主治侧头、目、耳、咽喉病、神志病、热病、肝胆病及经脉循行部位的其他病证。

其中，瞳子髎、阳白、光明治目疾；听会、侠溪治耳病；风池疏风通络治外感头痛、鼻塞；率谷、足临泣治偏头痛、三叉神经痛；肩井治头项强痛、乳痛；日月、阳陵泉、丘墟治肝胆疾患之胸胁痛、口苦、黄疸；京门治水肿；带脉治妇科带下月经病；足窍阴开窍泻热，治目赤、咽喉肿痛；环跳、风市、阳交、阳辅、悬钟、外丘等穴主要治疗下肢痿痹。

3. 刺灸注意事项 风池穴由于深部为延髓，因此要掌握进针方向与深度，针刺不可过深，以免刺及椎动脉及延髓，且操作时针尖向下朝鼻尖方向斜刺，或平刺透风府穴；肩井、日月、渊腋、辄筋、京门针刺不宜直刺过深，以免伤及内脏；头面诸穴，一般不宜用直接灸法，以免灼伤面部，遗留瘢痕，影响美容。

【附】

经 穴 歌

少阳足经瞳子髎，四十四穴行迢迢，
听会上关颔厌集，悬颅悬厘曲鬓翘，
率谷天冲浮白次，窍阴完骨本神邀，
阳白临泣目窗辟，正营承灵脑空摇，
风池肩井渊腋部，辄筋日月京门标，
带脉五枢维道续，居髎环跳风市招，
中渎阳关阳陵泉，阳交外丘光明宵，
阳辅悬钟丘墟外，临泣地五侠溪穴，
第四趾端窍阴瞧。

经穴分寸歌

外眦五分瞳子髎，耳前陷中听会绕，
上关颧弓上缘取，内斜曲角颔厌照，
悬颅悬厘等分取，曲鬓角孙前寸标，
入发寸半率谷穴，天冲率谷五分交，
浮白下行一寸是，乳突后上窍阴找，
完骨乳突后下取，本神庭旁三寸好，
阳白眉上一寸许，临泣入发五分考，
目窗正营及承灵，一寸一寸寸半巧，
脑空池上平脑户，风池耳后发际标，
肩井大椎肩峰间，渊腋腋下三寸然，
辄筋渊腋前一寸，日月乳下三肋间，
京门十二肋骨端，带脉平脐胁下连，
五枢髂前上棘前，前下五分维道还，
居髎髂前转子取，环跳髀枢宛中陷，
风市垂手中指寻，中渎膝上五寸陈，
阳关阳陵上三寸，骨头前下阳陵存，

阳交外丘骨后前，均在踝上七寸寻，
踝上五寸光明穴，踝上四寸阳辅临，
踝上三寸悬钟是，丘墟外踝前下真，
节后筋外足临泣，地五会在筋内存，
关节之前侠溪主，四趾外端足窍阴。

（十）足太阴脾经穴

体表穴位分布线：起于足大趾内侧端的隐白穴，沿足内侧赤白肉际上行，经内踝前，沿胫骨内侧面后缘上行，至内踝上 8 寸处交出于足厥阴之前，经膝股内侧前缘至腹，循腹正中线旁开 4 寸，至胸正中线旁开 6 寸，止于腋下大包穴。左右各 21 穴。

隐白 Yǐnbái SP1 井穴

【出处】《灵枢·本输》。

【别名】 电垒、鬼眼、阴白。

【穴名释义】 隐，指隐藏；白，为金之色。本穴为足太阴之井。足太阴属土，土者金之母，言足太阴脉气所起，手太阴金气所隐，故名隐白。

【定位】 在足趾，大趾末节内侧，趾甲根角侧后方 0.1 寸。

【局部解剖】 皮肤，皮下组织，甲指。布有足背内侧皮神经的分支，趾背神经和趾背动、静脉。

【功效】 健脾宁神，调经统血。

【主治】 足趾痛，月经过时不止，崩漏，吐血，衄血，尿血，便血，癫狂，多梦，梦魇，尸厥，烦心善悲，心痛，慢惊风，昏厥，腹胀，暴泄，善呕，胸满，咳吐，喘息；消化道出血，功能性子宫出血，急性肠炎，精神分裂症，神经衰弱，休克。

【操作】 斜刺 0.1 寸，或用三棱针点刺出血；可灸。

【文献摘要】

《针灸甲乙经》卷七：气喘，热病衄不止，烦心善悲，腹胀，逆息热气，足胫中寒，不得卧，气满胸中热，暴泄，仰息，足下寒，中闷，呕吐，不欲饮食，隐白主之；腹中有寒气，隐白主之；饮渴身伏多唾，隐白主之。

《针灸大成》卷六：主腹胀，喘满不得安卧，呕吐食不下，胸中热，暴泄，衄血，尸厥不识人，足寒不能温，妇人月事过时不止，小儿客忤，慢惊风。

【常用配伍】

①配足三里，治大便下血。

②配脾俞、胃俞、足三里、天枢，治腹胀。

③配脾俞、肝俞、上脘，治吐衄血。

④配厉兑，治梦魇不宁。

【现代研究】

①点刺隐白、少商治疗中风肢体麻木：取患侧少商、隐白。患者取适当体位，穴位常规消毒，取 7 号一次性针头，在穴位处快速点刺，挤出血液 0.5ml 左右，同时拍打麻木的肢体，然后用干棉球按压止血。隔日 1 次。[赵树玲. 点刺少商、隐白治疗中风肢体麻木232 例. 中国针灸，2008，28（7）：506]

②灸少商、隐白治疗郁证：灸少商，隐白。配合氟西汀 20mg/d，早餐后服，治疗 6

周后结束。操作：首先将患者两拇指（踇趾）相并，指（趾）甲前缘、指（趾）甲根对齐，用普通缝衣线于两拇指（踇趾）前缘稍后处缠绕数圈以固定或用手直接将病人拇指（踇趾）固定。把艾炷（直径约5mm）置于少商、隐白穴上，点燃，以患者难以忍受为度，取下艾炷，是为1壮。每日1次，每次3壮，5次为1个疗程，共6个疗程（6周）。疗程间休息2天。总有效率90%。[钱楠．灸少商、隐白治疗痰气郁结型郁症60例临床疗效观察．山西中医，2005，21（5）：39-40]

③厉兑配隐白治疗顽固性失眠：厉兑、隐白常规消毒后，针尖斜向上刺0.1寸，行捻转手法，留针30分钟后起针。经4次治疗后获奇效。[秦彦．厉兑配隐白治愈顽固性失眠．山东中医杂志，2005，24（2）：118]

④刺激隐白促进脑卒中患者运动功能康复：给予患者改善脑部血液循环和营养神经等神经内科常规治疗及护理，并均给予早期康复护理训练。同时用棉签交替刺激患侧、健侧隐白穴，频率为1次/秒，持续10分钟，上午下午各1次，4周为1个疗程。能改善脑卒中患者运动功能并提高日常生活活动能力。[倪斐琳．早期刺激隐白穴对脑卒中患者运动功能恢复的影响．现代中西医结合杂志，2008，17（13）：1978-1979]

⑤针刺配合灸隐白治疗青春期功能性子宫出血：取气海、关元、中极、肾俞、次髎、三阴交、太冲穴，以直径0.35mm的毫针刺入，行平补平泻法。气海、关元、中极、次髎等穴要求针感向会阴部传导。然后接通G6805电针仪，留针20分钟。隐白穴常规消毒后，将枣核大艾炷直接置于穴上，行无瘢痕灸，灸7壮。隔日1次，10次为1个疗程。疗程间休息3天。总有效率97.7%，远期效果好。[周莉．针灸治疗青春期功能失调性子宫出血疗效观察．上海针灸杂志，2009，28（4）：201-202]

大都 Dàdū SP2 荥穴

【出处】《灵枢·本输》。

【别名】太都。

【穴名释义】大，盛大，丰富。都，都会，储积，又是池的意思。指穴为土气丰富与蓄积之处，如水之入于池也。

【定位】在足趾，第1跖趾关节远端赤白肉际凹陷中。

【局部解剖】皮肤，皮下组织，第1趾骨基底部。布有足底内侧神经的趾足底固有神经，浅静脉网，足底内侧动、静脉的分支或属支。

【功效】健脾利湿，和胃宁神。

【主治】腹胀，胃痛，食不化，呕逆，泄泻，便秘，热病无汗，体重肢肿，厥心痛，不得卧，心烦；急、慢性胃炎，急性胃肠炎。

【操作】直刺0.3～0.5寸；可灸。

【文献摘要】

《针灸甲乙经》卷七：疟，不知所苦，大都主之。

《肘后备急方》：卒霍乱，下利不止。

《备急千金要方》卷十五：后闭不通，灸足大都，随年壮。

【常用配伍】

①配中冲、关冲，治四肢厥逆。

②配经渠，治热病汗不出。

③配关元、中极、三阴交，治崩漏。

太白 Tàibái SP3 输穴；原穴

【出处】《灵枢·本输》。

【别名】 大白。

【穴名释义】 太，大也。穴在足大趾后，内侧核骨下，赤白肉际凹陷中，故名。

【定位】 在跖区，第1跖趾关节近端赤白肉际凹陷中。

【局部解剖】 皮肤，皮下组织，展肌，短屈肌。浅层布有隐神经，浅静脉网等；深层有足底内侧动、静脉的分支或属支，足底内侧神经的分支。

【功效】 健脾化湿，理气和胃。

【主治】 足痛，足肿，胃痛，腹胀，腹痛，肠鸣，呕吐，泄泻，痢疾，便秘，痔漏，饥不欲食，善噫食不化，心痛脉缓，胸胁胀痛，痿证，体重节痛；急慢性胃炎，胃痉挛，急性胃肠炎，神经性呕吐，消化不良。

【操作】 直刺 0.3～0.5 寸；可灸。

【文献摘要】

《针灸甲乙经》卷九：身重骨酸不相知，太白主之。

《素问·治法论》：土欲发郁亦须待时，当利足太阴之俞。

【常用配伍】

①配中渚，治大便难。

②配公孙，治腹胀食不化，鼓胀腹中气大满，肠鸣。

③配陷谷、大肠俞，治肠痈。

【现代研究】

①太白穴红外辐射光谱：采用自制高灵敏度 PHE201 体表红外光谱仪检测 48 名冠心病患者和 47 名健康成年人太白穴 1.5～15.9μm 波段红外辐射光谱。结果：冠心病患者与正常人太白穴红外辐射光谱形态基本相似；在某些波段，冠心病患者与正常人的红外辐射强度相比有显著差异，表明冠心病患者太白穴的某些波段处红外辐射强度变化承载心脏的病理信息。［周愉. 冠心病患者与正常人太白穴红外辐射光谱比较研究. 中医药学刊，2006，24（4）：653-655］

②太白穴伏安特性检测：应用自制的智能型穴位伏安特性计算机检测系统对健康女性月经前、中、后太白、冲阳穴进行伏安特性检测。结果：月经中和月经后太白和冲阳大部分扫描点电阻值均高于月经前，提示穴位伏安特性随月经周期中不同的气血盛衰而变化。［张海蒙，魏建子，周钰，等. 健康女性月经前后太白、冲阳穴伏安特性观察. 上海中医药杂志，2005，39（5）：52-54］

③针刺内关、太白治疗足心发热：内关、太白为主穴。患者取仰卧位，穴位局部皮肤常规消毒后，先针太白，以 0.30mm×40mm 毫针向足心部（涌泉方向）直刺，以得气有强烈针感为度。内关刺入 25mm 左右，施捻转手法以有明显针感为度。临证时手法轻重选择依据患者耐受程度而定，针刺后留针 40 分钟，每日治疗 1 次。［熊大昌. 针刺内关太白为主治疗足心发热 60 例. 中国中医药信息杂志，2008，15（S1）：56］

公孙 Gōngsūn SP4 络穴；八脉交会穴，通于冲脉

【出处】　《灵枢·经脉》。

【穴名释义】　该穴是脾经的络穴，从此通向胃经，昔有肝木为公，脾土为孙之说，故名。

【定位】　在跖区，第1跖骨底的前下缘赤白肉际处。

【局部解剖】　皮肤，皮下组织，展肌，短屈肌，长屈肌腱。浅层布有隐神经的足内缘支，足背静脉弓的属支；深层有足底内侧动、静脉的分支或属支，足底内侧神经的分支。

【功效】　健脾化湿，和胃理中。

【主治】　足痛，足肿，胃疼，呕吐，饮食不化，肠鸣腹胀，腹痛，痢疾，泄泻，多饮，水肿，霍乱，肠风下血，烦心失眠，发狂妄言，嗜卧；食欲不振，消化不良，神经性呕吐，急、慢性胃炎，急、慢性肠炎，腹水。

【操作】　直刺0.5～0.8寸；可灸。

【文献摘要】

《针灸甲乙经》卷十一：凡好太息，不嗜食，多寒热，汗出，病重则善呕，呕止乃衰，即取公孙及井俞。

《针灸大成》卷六：主寒疟，不嗜食，痫气，好太息，多寒热汗出，病至则喜呕，呕已乃衰，头面肿起，烦心狂言，多饮，胆虚。厥气上逆则霍乱。

【常用配伍】

①配内关，治心、胸、胃部疾患。

②配梁门、足三里，治胃痛、吐酸。

③配束骨、八风，治足趾麻痛。

【现代研究】

①电针内关，公孙治疗原发性低血压：取双侧内关，公孙穴。操作：静卧，针刺时常规消毒皮肤，进针得气后，将G6805-Ⅰ型电针治疗仪每对电极分别接于双侧同名穴，电针治疗仪输出的脉冲电流为2～5次/秒的慢波，强度以患者能忍受为宜，每次20分钟，10～20天为1个疗程。有效率98%。[尹士东，曹英杰，张君．电针内关、公孙穴治疗原发性低血压100例临床观察．针灸临床杂志，2000，16（2）：34-35]

②独刺公孙治舌根痛：取双侧公孙穴，行皮肤常规消毒，用1.5寸毫针针刺，行小幅提插捻转基本手法，有针感后即留针30分钟，每10分钟行针1次，每日1次。治疗15次后疼痛消失，3年后随访未复发。[蒋进明．独取公孙穴治愈舌后根痛一例．贵阳中医学院学报，2004，26（3）：60]

③针刺公孙、内关为主治呃逆：患者取半坐位或仰卧位，均用普通毫针针刺。公孙、内关采用提插捻转法，进针0.5～1寸，得气后每隔5～10分钟左右交叉捻转，均须有良好的感传；足三里、中脘均直刺1.5寸，采用平补平泻；膻中沿皮下刺至胸骨后，提退少许再向下1～1.5寸。1～3次治愈。[张玉红．针刺公孙、内关为主治疗呃逆58例．北京中医，2007，26（7）：393]

④治急性腹痛：选用32号1.5寸长针灸针。嘱患者平卧，取双侧内关、公孙穴快速进针，行泻法强刺激，不留针，得气后取针观察止痛效果。本组59例均系一次性治疗，观察30分钟后，以腹痛缓解程度进行止痛效果判断。总有效率98.31%，[陈苏华．针刺

内关、公孙穴治疗急性腹痛 59 例.中国中医急症，2002，11（6）：492］

⑤治疗术后胃瘫综合征：针刺双侧内关、足三里、上巨虚、公孙。选用 32 号 1.5 寸毫针，穴位常规消毒后，快速进针，内关、公孙用捻转泻法，中强度刺激，以病人能耐受为度；足三里、上巨虚用平补平泻，得气后接 G6805-Ⅱ型电针治疗仪，连续波，频率 3～5Hz，留针 30 分钟，每日 1 次，5 次为 1 个疗程，休息 2 天后进行第 2 个疗程。治愈率 100%，平均治疗次数为（4.38±1.43）次。［史永奋，王丹华.针刺内关公孙为主治疗术后胃瘫综合征疗效观察.针灸临床杂志，2005，21（7）：44-45］

⑥针刺治疗神经性呕吐：双侧内关、足三里、公孙，局部常规消毒，用 0.38mm×50mm 毫针刺入，平补平泻，中等刺激，留针 20～30 分钟，每 3 分钟行针 1 次，10 次为 1 个疗程。有效率 84.62%。［谢科，吕颜宗.针灸治疗神经性呕吐 13 例.上海针灸杂志，2006，25（9）：45］

⑦针刺公孙内关治疗痛经：患者平卧，取双侧内关、公孙穴快速进针，行泻法（强刺激），不留针。本组 50 例病例均系一次性治疗，观察 30 分钟后，以腹痛缓解程度进行效果判断，腹痛消失者占 88%，其余患者腹痛均明显减轻。［李秀明.针刺治疗痛经 50 例.上海针灸杂志，2004，23（8）：43］

商丘 Shāngqiū SP5 经穴

【出处】《灵枢·本输》。

【穴名释义】 商，五音之一，金声。丘，土山也。穴为足太阴之金穴，五行属金，位于突起之内踝前下，故名商丘。

【定位】 在踝区，内踝前下方，舟骨粗隆与内踝尖连线的中点凹陷中。

【局部解剖】 皮肤，皮下组织，内侧韧带，胫骨内踝。浅层布有隐神经，大隐静脉；深层有内踝前动、静脉分支或属支。

【功效】 健脾化湿，肃降肺气。

【主治】 腹胀，肠鸣，泄泻，便秘，食不化，咳嗽，黄疸，怠情嗜卧，癫狂，善笑，小儿痫瘛，痔疾；神经性呕吐，消化不良，急、慢性肠炎，腓肠肌痉挛，踝关节及周围软组织疾患。

【操作】 直刺 0.3～0.5 寸；可灸。

【文献摘要】

《素问·刺疟》：脾疟者，令人寒，腹中痛，热则肠中鸣，鸣已汗出，刺足太阴。

《针灸甲乙经》卷十一：癫疾狂，多善食善笑，不发于外，烦心渴，商丘主之。

《扁鹊神应针灸玉龙经》：身体拘急，腿脚内廉痛，腹胀肠鸣，身寒气逆绝子。

【常用配伍】

①配阴陵泉、曲泉、阴谷，主治胃脘痛、腹胀。

②配三阴交，主治脾虚便秘。

③配天枢、阴陵泉，主治腹泻、腹胀。

【现代研究】 针刺商丘治疗痔疮：商丘穴常规消毒，以 28 号 1.5 寸毫针直刺 0.8 寸左右，捻转进针，施用"三退一进"的针泻手法。得气后留针 20 分钟，每 6 分钟按上手法行针 1 次，每日 1 次，10 次为 1 个疗程。总有效率 90.4%。［方针.针刺商丘穴治疗痔疮 21 例.针灸临床杂志，1993，9（4）：55］

三阴交 Sānyīnjiāo SP6 足三阴经交会穴

【出处】《针灸甲乙经》。

【别名】 太阴、承命、下三里。

【穴名释义】 穴在内踝上3寸骨下陷中，为足三阴经之交会穴，故名。

【定位】 在小腿内侧，内踝尖上3寸，胫骨内侧缘后际。

【局部解剖】 皮肤，皮下组织，趾长屈肌，胫骨后肌。蹈长屈肌，浅层布有隐神经的小腿内侧皮支、大隐静脉的属支；深层有胫神经和胫后动、静脉。

【功效】 健脾化湿，肃降肺气。

【主治】 腹胀，肠鸣，泄泻，便秘，食不化，咳嗽，黄疸，怠情嗜卧，癫狂，善笑，小儿痫瘛，痔疾；神经性皮炎，湿疹，荨麻疹，高血压，急、慢性肠炎，细菌性痢疾，功能性子宫出血，遗尿，性功能减退，神经衰弱，小儿舞蹈病，下肢神经痛或瘫痪。

【操作】 直刺0.5～1寸；可灸。

【文献摘要】

《针灸甲乙经》卷十：足下热痛，不能久坐，湿痹不能行，惊不得眠。

《备急千金要方》卷四：治白崩方，灸小腹横文，当脐孔直下百壮，又灸内踝上三寸左右各百壮。

《针灸大成》卷八：足踝以上病，灸三阴交，绝骨，昆仑。

【常用配伍】

①配中脘、内关、足三里，治血栓闭塞性脉管炎。

②配阴陵泉、膀胱俞、中极，治癃闭。

③配归来、太冲，治疝气偏坠。

【现代研究】

①针刺三阴交等穴治疗小儿遗尿：主穴取气海、百会、三阴交、膀胱俞。气海直刺1～1.5寸，施呼吸补法，令酸胀感放散至前阴部；三阴交直刺1～1.5寸，施捻转提插法，令酸胀感向足部放散或沿经脉上行；膀胱俞直刺1.5～2寸，施捻转补法，令酸胀感向腹部放散；百会斜刺0.5寸，施捻转平补平泻法，诸穴均施手法30秒，斜刺得气后加温和灸法，每日下午1次，7次为1个疗程，一般连续治疗2～3个疗程。有效率100%。[杨仕美.针灸治疗小儿遗尿68例.中华实用中西医杂志，2008，21（1）：58]

②针刺三阴交治疗尿潴留：嘱患者仰卧，肌肉放松，用0.30mm×50mm毫针直刺双侧三阴交穴1～1.5寸，采用平补平泻法，出现触电感传至足部或向上传至膝、大腿更好。留针30分钟，每5分钟提插捻转1次，同时艾条悬灸关元、中极穴，以皮肤红晕为度。针灸每日1次，一般治疗1～2次即可见效。[张广立.针灸治疗肛肠病术后尿潴留150例临床观察.中医药导报，2006，12（12）：56-57]

③针刺三阴交用于自然分娩镇痛：取双侧合谷、三阴交、太冲及百会。在宫口开至2～3cm时针刺，得气后行针1分钟，合谷采用提插捻转补法，直刺1寸，三阴交用提插泻法，沿胫骨后缘与皮肤呈45°斜刺进针1～1.5寸，太冲用提插泻法，直刺0.5～1寸。百会沿头皮斜刺进针0.5寸。然后在同侧合谷和三阴交分别接韩氏针刺仪输出端的两极，左侧接A输出端，右侧接B输出端，以疏密波刺激，强度为14～30mA，以产妇能忍受为宜。在宫口开至7～8cm时再行上述刺法。结果表明产妇在针刺1小时后及宫口开全时

疼痛程度下降明显。[裘瑾，陈叙．针刺镇痛在自然分娩中的应用．天津医药，2006，34（4）：279-280]

④三阴交埋线治疗抑郁性神经症：主穴百会、三阴交、肝俞。穴位常规消毒后，用改良简易注线法，取一次性医用 7 号注射针头作套管，直径 0.3mm，长 50mm 不锈钢毫针（剪去针尖）作针芯。将 0 号医用羊肠线剪成 1cm 线段若干，浸泡在 95％的酒精内备用。将针芯退出少许，羊肠线放入针头内，垂直穴位快速进针后稍做提插，出现针感后，推动针芯将肠线留于穴内，将针管退出。再将各针孔涂以碘酒，覆盖纱布，以胶布固定 1～2小时。10 天埋线 1 次，共治疗 12 周。埋线对于改善抑郁性神经症症状具有显著的疗效，避免了药物的副作用。[庄礼兴，徐世芬．穴位埋线治疗抑郁性神经症 47 例临床观察．广州中医药大学学报，2009，26（1）：38-41]

⑤针刺三阴交治疗神经性头痛：主穴三阴交、悬钟，穴位局部严格消毒，针刺手法轻柔，提插捻转泻法，提插深度 8～30mm 不等，捻转频率 50 转/分钟左右，使气行向头颞痛处，循经感传越强越好。针感强者只取主穴，针感弱者，适当配以风池、外关、阳辅、中渚和阿是穴（即患侧头部触之疼痛明显处）等辅穴，用捻转泻法。每次留针 20～30 分钟，每日 1 次，10 次为 1 个疗程。痊愈率65.52％，总有效率100％。[罗军．悬钟透三阴交治疗神经性头痛 58 例临床观察．中国保健，2006，14（16）：107]

⑥悬灸三阴交治疗胎位不正：艾条悬灸患者双侧三阴交穴，距离 1cm，1～2 分钟后，患者感觉烫时，移至离皮肤 3cm 左右，以患者可耐受为度，每次 40 分钟，每日 1 次。至次日灸前为患者检查胎位，胎位正则停灸，不正则继续灸。4 次为 1 个疗程，最多治疗 2个疗程。治愈率90％。[李赘．悬灸三阴交治疗胎位不正临床观察．上海针灸杂志，2006，25（12）：11-12]

漏谷 Lòugǔ SP7

【出处】《针灸甲乙经》。

【别名】太阴络。

【穴名释义】穴当内踝点上 6 寸，骨下凹陷处，本经络脉由此漏而别走分出，穴似谷孔，故名。

【定位】在小腿内侧，内踝尖上 6 寸，胫骨内侧缘后际。

【局部解剖】皮肤，皮下组织，小腿三头肌，趾长屈肌，胫骨后肌。浅层布有隐神经的小腿皮侧皮支和大隐静脉；深层有胫神经和胫后动、静脉。

【功效】健脾消肿，渗湿利尿。

【主治】腹胀，肠鸣，小便不利，遗精，下肢痿痹，脚气，腿膝踝肿；消化不良，尿路感染，功能性子宫出血，癔病，脚气。

【操作】直刺 0.5～0.8 寸；可灸。

【文献摘要】

《针灸甲乙经》卷九：少腹胀急，小便不利，厥气上头巅，漏谷主之。

《针灸大成》卷六：主肠鸣，强欠，心悲逆气，腹胀满急，疝癖冷气，食饮不为肌肤，膝痹足不能行。

【常用配伍】

①配太冲，治小便不利。

②配血海、梁丘、足三里、三阴交，治膝腿麻木不仁。

③配阴陵泉、三阴交，治下肢重痛。

【现代研究】

①温针灸丰隆、漏谷穴治疗腓肠肌疼痛：病人俯卧，穴位常规消毒，选 $0.3mm\times50mm$ 毫针，分别在丰隆、漏谷穴垂直进针，稍做提插捻转，使得气感向足趾部放射，然后用 0.5 寸长艾炷套在针柄上点燃施灸，每日 1 次，每次灸 2 炷，5 天为 1 个疗程。总有效率 100%。[栾继萍．温针灸"丰隆""漏谷"穴治疗腓肠肌疼痛．中华实用中西医杂志，2004，4（17）：14]

②针刺漏谷治疗术后尿潴留：患者平卧位，取双侧漏谷穴，常规消毒局部皮肤。用 30 号 1.5 寸毫针直刺，得气后，施以提插、捻转，用重泻手法使患者感觉针处酸胀难忍。留针 15～20 分钟。每 5 分钟行针 1 次。总有效率 96%。[郑文郁，李爱华．针刺漏谷穴治疗术后尿潴留 50 例．针灸临床杂志，2001，17（9）：39]

地机 Dìjī SP8 郄穴

【出处】　《针灸甲乙经》。

【别名】　脾舍、地箕。

【穴名释义】　地，土为地之体，意指足太阴脾土。机，要也，穴属足太阴之郄，为足太阴气血深聚之要穴，故名地机。

【定位】　在小腿内侧，阴陵泉下 3 寸，胫骨内侧缘后际。

【局部解剖】　皮肤，皮下组织，腓肠肌，比目鱼肌。浅层布有隐神经的小腿内侧皮支和大隐静脉；深层有胫神经和胫后动、静脉。

【功效】　健脾渗湿，调理月经。

【主治】　腹胀，腹痛，食欲不振，泄泻，痢疾，月经不调，痛经，女人癥瘕，水肿，小便不利，腰痛；胃痉挛，细菌性痢疾，功能性子宫出血，精液减少症。

【操作】　直刺 0.5～0.8 寸；可灸。

【文献摘要】

《针灸甲乙经》卷十一：溏瘕，腹中痛，脏痹。

《针灸大成》卷六：主腰痛不可俯仰，溏泄，腹胁胀，水肿腹坚，不嗜食，小便不利，精不足。

【常用配伍】

①配关元、三阴交，治痛经。

②配中都、跗阳，治下肢不行。

③配水分，治水肿。

【现代研究】

①艾灸地机治疗原发性痛经：取艾炷如小枣大，放穴位处点燃，热度以患者耐受为度。灸至痛止，1 日 1 次，连灸 5 次。嘱患者每月经期提前 1 周来灸，1 日 1 次，灸到本月月经来为止，连续灸 3 个月。半年后随访行经期未再腹痛。[王兆静．艾灸地机穴治疗原发性痛经．针灸临床杂志，2003，19（6）：48]

②推拿结合缪刺治疗肩周炎：让患者坐于方凳上。选地机穴，交叉取穴，右侧肩周炎取左侧穴位，进针 1～1.5 寸，提插捻转致患者有胀感，然后医者立其后，推、揉患侧肩

胛部，揉拨肩胛骨内侧缘、斜方肌中上部、肩胛骨外侧缘，揉三角肌后缘，一直到天井穴；揉拨肱二头肌长头腱、大鱼际；点按合谷、内关、曲池、肩外俞、缺盆，点揉天宗、肩贞，按压肩髃、肩髎，拿肩井；同时一手托肘，尽量上举、外展、内收、后伸肩关节，约 20 分钟。继续留地机穴针，让患者自我活动肩关节 20 分钟。嘱患者回去适当进行肩关节功能活动和锻炼，如双手爬墙，自然地进行上举、外展、内收、后伸的摔手运动。每10 次为 1 个疗程，总有效率 100%。[陈远强. 推拿结合缪刺治疗肩周炎 20 例. 广西中医药，2006，29（2）：39]

③针刺地机治疗顽固性不寐：取双侧地机穴。快速进针，捻转或振颤催气，待得气后用徐疾补法，徐进并压针，直至针处出现热感，以热感向涌泉穴走窜并向周围扩散疗效好。压针最长可达 15 分钟，留针 30 分钟。10 次为 1 个疗程。有效率 100%。[曹信杰. 针刺地机穴治疗顽固性不寐 38 例. 河北中医，2006，28（6）：406]

④针灸地机治疗阴部疼痛：病人仰卧位屈膝或仰靠坐位。取地机穴，以 1.5～2 寸毫针刺入穴位，经提插捻转手法使之得气，5 分钟后取出。如阴痛时间在 2 日以上者，按上述手法得气后，再留针加艾灸 20 分钟后取出，每日 1 次。[余跃平. 针灸地机穴为主治疗阴部疼痛 18 例. 中国针灸，1999（4）：248]

阴陵泉 Yīnlíngquán SP9 合穴

【出处】 《灵枢·热病》。

【别名】 阴之陵泉、阴陵。

【穴名释义】 膝之内侧为阴，胫骨内侧髁高突如陵，髁下凹陷似泉。穴为足太阴之合，属水，故谓之阴陵泉。

【定位】 在小腿内侧，胫骨内侧髁下缘与胫骨内侧缘之间的凹陷中。

【局部解剖】 皮肤，皮下组织，半腱肌腱，腓肠肌内侧头。浅层布有隐神经的小腿内侧皮支，大隐静脉和膝降动脉分支；深层有膝下内侧动、静脉。

【功效】 健脾渗湿，益肾固精。

【主治】 腹胀，泄泻，水肿，黄疸；小便不利或失禁，膝痛，中风，带下，阴挺，急、慢性肠炎，细菌性痢疾，腹膜炎，尿潴留，尿失禁，尿路感染，阴道炎，膝关节及周围组织疾患。

【操作】 直刺 0.5～0.8 寸；可灸。

【文献摘要】

《灵枢·热病》：热病，挟脐急痛，胸胁满，取之涌泉与阴陵泉。

《针灸甲乙经》卷十二：妇人阴中痛，少腹坚急痛，阴陵泉主之。

《百症赋》：阴陵、水分，去水肿之脐盈。

【常用配伍】

①配三阴交，治腹寒。

②配水分，治水肿。

③配三阴交、日月、至阳、胆俞、阳纲，治黄疸。

【现代研究】

①电针丰隆、阴陵泉治疗原发性高脂血症：用 30 号毫针针刺双侧丰隆、阴陵泉穴。治疗仪采用 G6805-Ⅰ型电针治疗仪，选用疏密波，强度以患者能耐受的最大强度。每次

治疗30分钟，每日1次，5次为1个疗程，共6个疗程。总有效率94.12%，且能明显改善患者的临床症状。[胡幼平，卢松，胥林波，等．电针丰隆、阴陵泉治疗原发性高脂血症临床疗效研究．针灸临床杂志，2008，24（3）：6-7]

②治疗内侧副韧带损伤：取穴血海、曲泉、阴陵泉。常规消毒，毫针刺入至得气，将电针器上每对输出的两个电极分别连接在血海、曲泉穴上，采用疏密波，频率适中。每次通电20分钟，每日1次，10次为1个疗程。总有效率100%。[王进．电针治疗内侧副韧带损伤36例临床观察．江苏中医药，2007，39（8）：56]

③巨刺阴陵泉治疗肘关节骨折后功能障碍：患者取坐位，充分暴露健侧阴陵泉穴，局部常规消毒，取40～50mm毫针向后斜刺，得气后边捻针边嘱患者活动患肢5分钟，然后对患肢局部进行按摩，并进行被动活动，尽量达到健侧肘关节的活动幅度。局部僵硬较重者予TDP患肢局部照射30分钟，或用中频脉冲治疗25分钟。留针45分钟，每10分钟行针1次，行针过程中嘱患者加强患肢功能活动。每日1次，5次为1个疗程。总有效率100%。[晏小霞．巨刺阴陵泉治疗肘关节骨折后功能障碍35例．中国针灸，2004，24（10）：703]

④针刺埋线治疗多发性抽动秽语综合征：取穴：三阴交、阴陵泉。将所选一侧三阴交、阴陵泉穴局部常规消毒，用20%盐酸普鲁卡因2ml作局部麻醉，然后每穴取0号医用羊肠线1.5cm，用9号腰穿针带线刺入穴位，得气后将线埋下，拔针时应避免羊肠线移位，最后用酒精棉球覆盖针眼，小胶布固定1～2天即可。1个月后用同法施术于另一侧三阴交、阴陵泉穴。再后每过1个月两侧轮流埋线。6个月（即每侧穴位各埋线3次）为1个疗程。有效率81.25%。[焦伟，许新霞，席军生．针刺埋线治疗多发性抽动秽语综合征32例．四川中医，2003，21（8）：83～84]

⑤针刺足三里、阴陵泉穴治疗肩关节周围炎：患者坐于靠背椅上，两腿自然屈曲。健侧屈膝90°，取足三里、阴陵泉穴。常规消毒皮肤后，用28号针直刺两穴，行捻转泻法，得气后留针30分钟。留针时让患者试着抬举、旋转患臂。每隔5～10分钟行针1次，每日治疗1次，5次为1个疗程。治疗期间避免剧烈活动和抬举重物。1个疗程后痊愈率达79.3%，其余全部好转。[靳志鹏，孔德鸿．针刺足三里、阴陵泉穴治疗肩关节周围炎78例．航空军医，2005，33（3）：116-117]

血海 Xuèhǎi SP10

【出处】 《针灸甲乙经》。

【别名】 百虫窠、血郄。

【穴名释义】 脾主统血，温五脏。穴为足太阴脉气所发，气血归聚之海。穴主妇人漏下，血闭不通，逆气胀。为妇人调经要穴，故名血海。

【定位】 在股前区，髌底内侧端上2寸，股内侧肌隆起处。

【局部解剖】 皮肤，皮下组织，股内侧肌。浅层布有股神经前皮支、大隐静脉的属支；深层有股动、静脉的肌支和股神经的肌支。

【功效】 健脾化湿，调经统血。

【主治】 月经不调，痛经，经闭，崩漏，股内侧痛；皮肤湿疹，功能性子宫出血，睾丸炎，荨麻疹，湿疹，皮肤瘙痒，神经性皮炎，贫血，下肢内侧及膝关节疼痛。

【操作】 直刺0.8～1寸；可灸。

【文献摘要】

《针灸甲乙经》卷十二：若血闭不通，逆气胀，血海主之。

《胜玉歌》：热疮臁内年年发，血海寻来可治之。

【常用配伍】

①配带脉，治月经不调。

②配合谷、曲池、三阴交，治膝关节疼痛。

③配梁丘、膝阳关、阴陵泉，治膝关节痛。

【现代研究】

①穴位注射治疗荨麻疹：血海（双）。选6.5号注射针头，抽取丹皮酚液4ml（每支2ml，含生药10mg，上海第一制药厂生产）。患者取仰卧位，穴位常规消毒，以持笔式持针快速刺入皮下后慢慢进针，直刺深度为3～4.5cm，用雀啄术候气，待患者获得针感（越向腹股沟和腹部循经传导越好），经回抽无血后，快速推注2ml药液，针眼处用70%酒精棉球按压片刻，对侧同法注射。每日穴位注射1次，7次为1个疗程，如症状好转，间隔3天重复施治。若2个疗程后风团、红斑及瘙痒仍复发，则停止本疗法而改用其他疗法。治疗期间，除戒烟戒酒外，还应避免洗热水澡，忌食虾蟹鱼等腥荤发物及辛辣食物，饮食应清淡易消化，并停用一切其他药物。[胡秀荣，田晓晔．采用血海穴注射丹皮酚治疗胆碱能性荨麻疹9例．辽宁中医学院学报，2006，8（3）：87]

②自血疗法治疗痤疮：取穴：双侧肺俞，足三里，血海。病人仰卧位于治疗床上，膝下垫软枕，肘静脉处及双侧足三里穴常规碘伏消毒。止血带结扎上臂，用5ml一次性注射器抽取肘静脉血4～5ml后松开止血带，迅速注入双侧足三里穴，每穴2ml，余血弃用。每周1次，4次为1个疗程，于第2周开始在肺俞穴及血海穴交替注射复方丹参注射液，每穴1～2ml，隔日1次，10次为1个疗程。未愈者间隔2周后行第2个疗程。一般治疗2～3个疗程，治疗期间停用其他药物，每日面部清洗不少于3次。治愈率62.5%，总有效率98%。[吴金苗．穴位自血疗法配合复方丹参注射液治疗青年痤疮48例．河南中医，2008，28（11）：81]

③针刺血海治疗原发性痛经：血海穴常规消毒后，选用0.30mm×60mm规格毫针，进针时意念集中于针，压指用力，加上振颤法，进针达一定深度时，要求针感温热强烈，推到经气向远端传达，上行至少腹部。留针期间每10分钟行针1次加强针感。同时配合TDP直接照射中极、关元、子宫穴30分钟，热度以病人能耐受为度。连续治疗3个月经周期，总有效率100%。[杜丽芳．针刺血海穴为主治疗原发性痛经36例．陕西中医，2009，30（3）：330-331]

④针刺血海治疗淋病综合征：血海穴常规消毒后，快速直刺或向股内侧斜刺25～30mm，行中强刺激捻转泻法，捻针频率180次/分，得气后行针10分钟，留针30分钟。每日1次，7日为1个疗程。有效率100%。[张润民．针刺血海穴治疗淋病综合征．中国针灸，2007，27（7）：493]

箕门 Jīmén SP11

【出处】《针灸甲乙经》。

【穴名释义】 箕，簸箕，又星座名，风名。门，出入通达之处。以其必须箕锯取穴，及可治下肢之风病。

【定位】　在股前区，髌底内侧端与冲门连线上 1/3 与下 2/3 交点，长收肌和缝匠肌交角的动脉搏动处。

【局部解剖】　皮肤，皮下组织，股内侧肌。浅层布有股神经前皮支、大隐静脉的属支；深层有股动、静脉，隐神经和股神经肌支。

【功效】　健脾渗湿，清热利尿。

【主治】　腹股沟肿痛，小便不通，遗尿，五淋；睾丸炎，性功能减退，腹股沟淋巴结炎，小儿麻痹后遗症。

【操作】　直刺 0.3～0.5 寸。

【文献摘要】　《针灸大成》卷六：主淋，小便不通，遗尿，鼠鼷肿痛。

【常用配伍】

①配然谷、行间，治淋证。

②配合阳、三阴交，治带下。

③配中极、三阴交，治阴囊湿疹。

冲门 Chōngmén SP12

【出处】　《针灸甲乙经》。

【别名】　慈宫、上慈宫、冲脉、前章门。

【穴名释义】　冲，指上冲、冲动。门，出入通达之处。下腹逆气上冲，诸病常从此起可与气冲同观。

【定位】　在腹股沟区，腹股沟斜纹中，髂外动脉搏动处的外侧。

【局部解剖】　皮肤，皮下组织，腹外斜肌腱膜，腹内斜肌，腹横肌，髂腰肌。浅层有旋髂浅动、静脉的分支或属支，第 11、12 胸神经前支和第 1 腰神经前支的外侧皮支；深层有股神经，第 11、12 胸神经前支和第 1 腰神经前支的肌支，旋髂深动、静脉。

【功效】　降逆利湿，理气消痔。

【主治】　腹痛，痔痛，疝气，小便不利，胎气上冲。

【操作】　避开动脉，直刺 0.5～1 寸，局部沉、胀感向下放散。艾炷灸 5 壮；艾条灸 10～20 分钟。

【文献摘要】

《针灸甲乙经》卷九：寒气腹满，癃，淫泺，身热，腹中积聚，疼痛，冲门主之。

《备急千金要方》卷一：若泄利所伤，烦欲死者，灸慈宫二十七壮。

《百症赋》：带下产崩，冲门气冲宜审。疝瘕兮，冲门血海强。

【常用配伍】

①配关元、中极、肾俞、三阴交，治尿闭。

②配大敦、三阴交，治睾丸胀痛。

③配气冲，治带下。

【现代研究】　独取冲门治疗足内侧痛：取患侧冲门穴。嘱患者仰卧伸足，常规消毒，选用 30 号 3 寸毫针，直刺，行提插捻转强刺激手法，要求针感向足内侧部放射，留针 30 分钟，中间行针 1 次。总有效率 100％。[于德茹．独取冲门治疗足内侧痛．辽宁中医杂志，1997，24（4）：189]

府舍 Fǔshè SP13

【出处】 《针灸甲乙经》。

【穴名释义】 府,聚也。舍,指居处。穴为足太阴、厥阴、少阴、阳明、阴维之会,为五条经气聚会之处所,故名府舍。

【定位】 在下腹部,脐中下4.3寸,前正中线旁开4寸。

【局部解剖】 皮肤,皮下组织,腹外斜肌腱膜,腹内斜肌,腹横肌。浅层布有旋髂浅动、静脉的分支或属支,第10、11、12胸神经前支和第1腰神经前支的外侧皮支;深层有第11、12胸神经前支和第1腰神经前支的肌支及伴行的动、静脉。

【功效】 健脾消满,理中和胃。

【主治】 腹痛,腹满积聚,霍乱吐泻,疝气;脾肿大,便秘,子宫附件炎,腹股沟淋巴结炎等。

【操作】 直刺0.5~0.8寸;可灸。

【文献摘要】

《针灸甲乙经》卷八:疝瘕,髀中急痛,循胁,上下抢心,腹痛积聚,府舍主之。

《针灸甲乙经》卷十一:厥逆霍乱,府舍主之。

《针灸大成》卷六:主疝瘕,髀中急痛;循胁,上下抢心,腹满积聚,厥气霍乱。

【常用配伍】

①配内关、合谷、足三里、三阴交,治腹满,积聚,浮肿。

②配关元、阴陵泉,治子宫脱出。

腹结 Fùjié SP14

【出处】 《针灸甲乙经》。

【别名】 腹屈、肠结、肠窟、临窟。

【穴名释义】 结,指结聚。穴在大横下1.3寸,为腹气之所结聚,主腹内诸疾,故名腹结。

【定位】 在下腹部,脐中下1.3寸,前正中线旁开4寸。

【局部解剖】 皮肤,皮下组织,腹外斜肌,腹内斜肌。浅层布有第10、11、12胸神经前支的外侧皮支,胸腹壁静脉的属支;深层有第10、11、12胸神经前支的肌支及伴行的动、静脉。

【功效】 温脾止泄,镇痛止咳。

【主治】 绕脐腹痛,疝气,腹寒泄泻,咳逆;细菌性痢疾。

【操作】 直刺0.8~1.2寸;可灸。

【文献摘要】

《备急千金要方》卷三十:治绕脐痛,抢心。

《类经图翼》卷六:咳逆,绕脐腹痛,中寒泻痢,心痛。

【常用配伍】

①配天枢、足三里,治疗泻痢,腹痛。

②配内关,治胃挛急。

③配行间,治腹痛、胃痛。

【现代研究】 埋针防治中风患者便秘：取左右双侧腹结穴，常规消毒后，取 1 号皮内针，横向刺入，用胶布固定，留针。冬天 3～5 天更换 1 次，夏天 2 天更换 1 次，一般 2～3 次即可。留针后，每天在针柄处按摩 2～3 次，每次 5 分钟。1 周后取单侧穴并交替进行。总有效率 87.8%。[白娜．腹结穴埋皮内针防治中风患者便秘的护理．辽宁中医杂志，2007，34（12）：1801-1802]

大横 Dàhéng SP15

【出处】 《针灸甲乙经》。

【别名】 肾气、人横。

【穴名释义】 横，平线为横，谓旁侧也。穴在脐旁，横平 4 寸处，因平出脐旁的距离较肓俞（平出脐旁 0.5 寸）、天枢（平出脐旁 2 寸）等穴都大，故名大横。

【定位】 在腹部，脐中旁开 4 寸。

【局部解剖】 皮肤，皮下组织，腹外斜肌，腹横肌。浅层布有第 9、10、11 胸神经前支的外侧皮支和胸腹壁静脉属支；深层有第 9、10、11 胸神经前支的肌支及伴行的动、静脉。

【功效】 理气止痛，通调腑气。

【主治】 小腹痛，虚寒，大便秘结；急、慢性肠炎，细菌性痢疾，习惯性便秘，肠麻痹，肠寄生虫病。

【操作】 直刺 0.8～1.2 寸；可灸。

【文献摘要】

《针灸甲乙经》卷十：大风逆气，多寒善悲，大横主之。

《备急千金要方》卷二十：四肢不可举动，多汗洞痢，灸大横随身壮。

《针灸大成》卷六：主大风逆气，多寒善悲，四肢不可举动，多汗洞痢。

《百症赋》：反张善哭，仗天冲，大横须精。

【常用配伍】

①配中脘、足三里、三阴交，治腹痛、泻痢。

②配脾俞、三焦俞、中脘、天枢，治慢性胃痛。

③配四缝或足三里，治肠道蛔虫症。

④配天枢、中脘、关元、足三里、三阴交，治腹疼痛，洞泄。

【现代研究】

①艾灸治疗婴儿脐疝：将艾绒搓成圆锥形艾炷，底部直径约 1cm，直接灸双侧大横穴，每日 1 次，每次每侧灸 5～8 个艾炷，至愈。[何晓琴．艾灸大横治疗婴儿脐疝的临床体会．针灸临床杂志，2003，19（2）：43]

②芒针治疗单纯性肥胖病：主穴：大横（双）、减肥经验穴（双）、中脘、腹哀（双）、气海、关元。配穴：百会、神庭、上巨虚（双）、丰隆（双）。耳穴：饥点、渴点、下角端、神门、肝、胃、脾，便秘者加大肠。针具：主穴用 15～20cm 芒针，配穴用毫针，耳穴用王不留行籽贴压。手法：主穴用芒针缓缓进针，用小幅度捻转泻法，每 5 分钟行针 1 次，其中大横、减肥经验穴接 6805 型电针仪，频率为 2Hz，刺激以患者最大耐受度为限。配穴用毫针直刺或斜刺，施平补平泻手法。均留针 30 分钟，每日 1 次，15 次为 1 个疗程。耳穴用王不留行籽贴压，嘱患者每天自己按压 6 次，每次以耳郭微红发热为度，其中

饭前 5～10 分钟必须按压饥点、渴点 30 次，1 周后双耳交替贴压。总有效率 92%。[张吉玲，何继红．芒针为主治疗单纯性肥胖病 150 例总结．甘肃中医，2003，16（9）：28-29]

③推拿大横治疗内科腹痛：患者取屈膝平卧位，拿捏大横穴，用双手提捏大横处肌肉，20 次/分，进行 3～5 分钟。止痛疗效堪比注射 654-2，且多于 5 分钟内显效，明显优于 654-2。[龚小琦．推拿大横穴治疗内科腹痛的临床观察．南方护理学报，2003，10（2）：53-54]

腹哀 Fùāi SP16

【出处】 《针灸甲乙经》。

【别名】 肠哀、肠屈。

【穴名释义】 哀，哀痛，也是爱护之意。指腹裹肠胃，为土气之所在，须加爱护以免腹中哀痛，而腹中哀痛治之也有效也，故名。

【定位】 在上腹部，脐中上 3 寸，前正中线旁开 4 寸。

【局部解剖】 皮肤，皮下组织，腹外斜肌，腹内斜肌，腹横肌。浅层布有第 7、8、9 胸神经前支的外侧皮支和胸腹壁静脉的属支；深层有第 7、8、9 胸神经前支的肌支及伴行的动、静脉。

【功效】 健脾消食，通降腑气。

【主治】 饮食不振，绕脐痛，便秘，痢疾；胃痉挛，胃及十二指肠溃疡，胃酸过多或减少，细菌性痢疾。

【操作】 直刺 0.5～0.8 寸；可灸。

【文献摘要】

《针灸甲乙经》卷十一：便脓血，寒中，食不化，腹中痛，腹哀主之。

《针灸大成》卷六：主寒中，食不化，大便脓血，腹中痛。

【常用配伍】

①配中脘、足三里，治腹痛。

②配天枢、隐白，治胃痛吐酸。

【现代研究】 针刺腹哀穴治疗精索静脉术后腹膜刺激征：取双侧腹哀、大横、中脘、关元等穴，针刺得气后施平补平泻法，刺激 10 分钟，再留针 10 分钟。治疗 1 例，腹痛等症状即刻缓解，进少许饮食后欣然下床。[司呈泉，等．精索静脉术后腹膜刺激征案．中国针灸，1997（12）：743]

食窦 Shídòu SP17

【出处】 《针灸甲乙经》。

【别名】 命关、食关。

【穴名释义】 窦，空也。食气由此空穴而入，故名。

【定位】 在胸部，第 5 肋间隙，前正中线旁开 6 寸。

【局部解剖】 皮肤，皮下组织，前锯肌，肋间外肌。浅层布有第 5 肋间神经外侧皮支和胸腹壁静脉；深层有胸长神经的分支，第 5 肋间神经和第 5 肋间动、静脉。

【功效】 运化水谷，和胃下气。

【主治】 腹胀肠鸣，反胃，食已即吐，嗳气，水肿，胸胁胀痛；胃炎，腹水，肝区痛，肋间神经痛。

【操作】　斜刺 0.5～0.8 寸；可灸。

【文献摘要】　《扁鹊心书》：妇人产后，腹胀，水肿，灸命关（食窦）百壮；黄疸、眼目及遍身皆黄，小便赤色，乃冷物伤脾所致，灸右命关一百壮，忌服凉药，若兼黑疸及房劳伤肾，再灸命门三百壮；翻胃食已即吐。乃饮食失节，脾气损也，灸左命关、关元各二百壮；此穴属脾，又名食窦穴，能接脾脏真气，治三十六种脾病；盖脾为五脏之母，后天之本，属土，生长万物者也；若脾气在，此法试之灵验。

【常用配伍】

①配膈俞、三阳络透郄门、阳陵泉，治胸胁满痛。

②配列缺、天突，治哮喘。

天溪 Tiānxī SP18

【出处】　《针灸甲乙经》。

【穴名释义】　天，指上部。溪，指两肋间凹陷处。穴在胸部乳房，第 4 肋间隙中，功在宽胸通乳，犹溪水畅流，故名天溪。

【定位】　在胸部，第 4 肋间隙，前正中线旁开 6 寸。

【局部解剖】　皮肤，皮下组织，胸大肌，胸小肌。浅层布有第 4 肋间神经外侧皮支和胸膜壁静脉的属支；深层有胸内、外侧神经的分支，胸肩峰动、静脉的胸肌支和胸外侧动、静脉的分支和属支。

【功效】　宽胸通乳，止咳消肿。

【主治】　咳嗽，胸部疼痛，乳痛，乳汁少；支气管炎，肺炎，肋间神经痛，乳腺炎。

【操作】　平刺 0.5～0.8 寸；可灸。

【文献摘要】　《针灸大成》卷六：主胸中满痛，贲膺，咳逆上气，喉中作声，妇人乳肿溃痛。

【常用配伍】

①配内关、尺泽、膻中、天突，治胸痛。

②配天府，治吐逆上气。

③配侠溪，治乳肿痛溃。

④配内关、膈俞、肺俞、膻中，治胸中满痛。

胸乡 Xiōngxiāng SP19

【出处】　《针灸甲乙经》。

【穴名释义】　乡，乡村之意，指胸廓之侧。穴在前正中线旁开 6 寸，居胸廓外侧称胸之乡，故名胸乡。

【定位】　在胸部，第 3 肋间隙，前正中线旁开 6 寸。

【局部解剖】　皮肤，皮下组织，胸大肌，胸小肌。浅层布有第 3 肋间神经外侧皮支胸膜壁静脉的属支；深层有胸内、外侧神经的分支，胸肩峰动、静脉的胸肌支和胸外侧动、静脉的胸肌支和胸外侧动、静脉的分支或属支。

【功效】　宽胸理气，疏肝止痛。

【主治】　胸胁胀痛，痛引胸不得卧；支气管炎。

【操作】 斜刺 0.5～0.8 寸；可灸。

【文献摘要】

《针灸甲乙经》卷九：胸胁支满，却引背痛，卧不得转侧，胸乡主之。

《针灸大成》卷六：主胸胁支满，引胸背痛不得卧，转侧难。

周荣 Zhōuróng SP20

【出处】 《针灸甲乙经》。

【别名】 周营、周管。

【穴名释义】 周，指周行，荣，指荣养。穴为足太阴脾经腧穴，位于肺俞、中府之下，当脾、肺经气相接处，脾气散精，上归于肺，赖肺气敷布调节以荣养周身，故名周荣。

【定位】 在胸部，第 2 肋间隙，前正中线旁开 6 寸。

【局部解剖】 皮肤，皮下组织，胸大肌，胸小肌。浅层布有第 2 肋间神经的外侧皮支和浅静脉；深层有胸内、外侧神经和胸肩峰动、静脉的胸肌支。

【功效】 宽胸理气，降逆止咳。

【主治】 胸胁胀满，咳唾秽脓，胸胀痛，气喘，食不下。

【操作】 斜刺或平刺 0.5～0.8 寸；可灸。

【文献摘要】 《针灸大成》卷六：主胸胁满。不得俯仰，食不下，喜饮，咳唾秽脓，咳逆，多淫。

【常用配伍】

①配天突、尺泽、膻中，治哮喘。

②配内关、心俞，治心悸。

③配大肠俞，治食不下，喜饮。

大包 Dàbāo SP21 脾之大络

【出处】 《灵枢·经脉》。

【穴名释义】 该穴为脾之大络，总统阴阳诸络，灌溉五脏六腑，无所不包，故名大包。

【定位】 在胸外侧区，第 6 肋间隙处，在腋中线上。

【局部解剖】 皮肤，皮下组织，前锯肌。浅层布有第 6 肋间神经外侧皮支和胸腹壁静脉的属支；深层有胸长神经的分支和胸背动、静脉的分支或属支。

【功效】 统血养经，宽胸止痛。

【主治】 胸胁痛，气喘，全身疼痛，四肢无力。

【操作】 斜刺 0.5～0.8 寸；可灸。

【文献摘要】

《灵枢·经脉》：实则身尽痛，虚则百节皆纵，此脉若罗络之血者，皆取之脾之大络脉也。

《针灸甲乙经》卷九：大气不得息，息则胸胁中痛，实则其身尽寒，虚则百节尽纵，大包主之。

【常用配伍】 配三阳络透郄门、阳辅、足临泣，治胸胁痛。

【现代研究】

①大包穴配支正治疗急性腰扭伤：令患者举臂侧卧，刺入大包穴后针稍向内斜刺2～3分深，支正穴刺入后针尖向上斜刺约8～9分深，留针30分钟，灸20分钟。痊愈率91％。［何微．大包穴配支正穴治疗急性腰扭伤．甘肃中医学院学报，1996，13（3）：45-46］

②针刺三阴交、大包治疗肋间神经外侧皮支卡压症：令患者坐位或半卧位，取患侧（两侧疼痛，取双侧）三阴交穴，常规消毒，用0.38mm×65mm毫针直刺入穴位25～40mm，产生针感后，嘱患者缓慢地做深呼吸3次以定神，之后活动胸部，做左右旋转、侧胸及挺胸运动，并行咳嗽震胸运动，再嘱患者缓慢地做深呼吸3次以凝神行气。之后再取患侧大包穴，常规消毒，用0.38mm×65mm毫针向后平刺入穴位20mm许，待产生针感后，留针20分钟，每5分钟行针1次，在得气后行针时，辨证施用捻转补泻手法。每日1次，10次内统计疗效，总有效率100％。［杨志豪，蔡培勇．针刺三阴交、大包治疗肋间神经外侧皮支卡压症36例．针灸临床杂志，2006，22（3）：35-37］

本 经 小 结

1. 取穴要点　取穴注重骨度分寸及趾甲角、跖趾关节、胫骨内侧后缘、股内侧肌、肋间隙等解剖标志。

趾甲角：蹈趾内侧趾甲角旁取隐白。

跖趾关节部：关节内侧前取大都，后取太白，内侧后1寸取公孙。

小腿部：三阴交与阴陵泉，在胫骨内侧后缘取；漏谷、地机在三阴交与阴陵泉的连线上取穴。

大腿部：在股内侧肌的肌腹隆起的高点处取血海，股内侧肌的尾端取箕门。

腹部：在前正中线旁开4寸取府舍、腹结、大横、腹哀。

胸部：在前正中线旁开6寸，当肋间隙中取食窦、天溪、胸乡、周荣。

侧胸部：在腋中线上，第6肋间隙中取大包。

2. 主治重点　本经经穴主要用于防治脾胃功能失调的消化系统疾病、肝胆疾患、各种血证和经脉循行部位的病证。如隐白治崩漏；大都、太白治胃痛、腹痛、吐泻；公孙治心、胸、胃的疾患；三阴交调理脾、肝、肾经气，除治消化不良外，尚治一切妇科及男性生殖病，还治肝肾阴虚之失眠多梦；地机治小便不利、痛经；阴陵泉治水肿、腹胀、黄疸及膝痛；血海调治一切血证，兼治湿疹、瘾疹；大横治腹泻、便秘；大包治气喘、胸胁痛。

3. 刺灸注意事项　①本经自食窦至大包诸穴，深部为心肺，不宜深刺；②腹部的腹结、大横各穴的深部为肠管，行提插等手法时不宜过深，以免引起事故。

【附】

经 穴 歌

足太阴经脾中州，隐白在足大趾头，

大都太白公孙盛，商丘三阴交可求，

漏谷地机阴陵泉，血海箕门冲门开，

府舍腹结大横排，腹哀食窦天溪连，

胸乡周荣大包尽，二十一穴太阴全。

经穴分寸歌

大趾内侧端隐白，节前陷中求大都，

太白节后白肉际，节后一寸公孙呼，

商丘踝前下陷缝，踝上三寸三阴交，

踝上六寸漏谷是，阴陵下三地机朝，

胫髁起点阴陵泉，血海膝膑上内廉，

箕门走在股肌尾，冲门曲骨旁三五，

冲上七分府舍求，舍上三寸腹结算，

结上寸三是大横，却与脐平莫胡乱，

建里之旁四寸处，便是腹哀分一段，

中庭旁六食窦穴，膻中去六是天溪，

再上一肋胸乡穴，周荣相去亦同然，

大包腋下有六寸，渊腋之下三寸悬。

（十一）足少阴肾经穴

体表穴位分布线：起于足心涌泉穴，斜走舟骨粗隆下，绕内踝后，循下肢内侧后缘，经少腹，循腹正中线旁开 0.5 寸，至胸正中线旁开 2 寸上行，止于锁骨下端的俞府穴。左右各 27 穴。

涌泉 Yǒngquán KI1 井穴

【出处】　《灵枢·本输》。

【别名】　地冲、地衢、蹶心。

【穴名释义】　穴居足心而居一身之下，肾为六经之里，由阳经之至阴而至足心，喻经气初出如泉水涌出于下，故以为名。

【定位】　在足底，屈足卷趾时足心最凹陷中。

注：卧位或伸腿坐位，卷足，约当足底第 2、3 趾蹼缘与足跟连线的前 1/3 与后 2/3 交点凹陷中。

【局部解剖】　皮肤、皮下组织、足底腱膜（跖腱膜）、第 2 趾足底总神经、第 2 蚓状肌。浅层有足底内侧神经分布；深层有第 2 趾足底总神经和第 2 趾足底总动、静脉。

【功效】　益肾调便，平肝息风。

【主治】　下肢瘫痪，头顶痛，头晕，眼花，失眠，咽喉痛，失音，舌干，小儿惊风，癫痫；神经性头痛，三叉神经痛，高血压，精神分裂症。

【操作】　直刺 0.5～0.8 寸；可灸。

【文献摘要】

《灵枢·热病》：热病挟脐急痛，胸肋满，取之涌泉与阴陵泉。

《百症赋》：行间、涌泉，主消渴之肾竭。

【常用配伍】

①配人中、百会，治昏厥，癫痫，休克。

②配四神聪、神门，治头晕，失眠。

③配少商、合谷，治咽喉肿痛。

【现代研究】

①外敷涌泉穴治疗小儿腹泻：苦参 30g，苍术 30g，共研细末，混合均匀，瓶装备用。用时取以上药粉 10g，加醋调为糊状，分别外敷在双涌泉穴上，再盖上一等大的塑料薄膜，用纱布、胶布包好固定，每晚换药 1 次，一般 3 日内症状减轻或消失，5～7 日痊愈。未见任何不良反应。[董芬，秦秀海．复方苦参外敷涌泉穴治疗小儿腹泻．山东中医杂志，2006，25（11）：791]

②敷贴止化疗呕吐：于化疗前 15 分钟，将新鲜大蒜剥皮，捣碎，分为两份约 6cm×7cm 大小，用纱布包裹。患者用温水或酒精擦双脚心，将大蒜敷于涌泉穴并固定。大蒜敷贴时候每隔 1～2 小时观察脚底，出现水泡、痒、红则停止使用（脚底有创伤忌用），有效率 93.34%，且无腹胀、便秘等副作用。[许文．化疗中涌泉穴大蒜敷贴止吐效果观察．浙江中西医结合杂志，2007，17（3）：176-177]

③外敷涌泉治疗化疗后口腔溃疡：先予温水浸泡双足 10 分钟，擦干后将吴茱萸用醋调好后外敷于涌泉穴，涂抹直径约 10mm，厚 3mm，外敷纱布并用胶布固定，2 小时后揭去，每日 2 次。用 0.02%呋喃西林和 1%～4%碳酸氢钠溶液交替含漱，每次 3 分钟，早、晚各 1 次，疗程 3～5 天。用药期间，遵医嘱给予对症支持治疗。总有效率 97.5%。[周夏兴，张红梅．吴茱萸外敷涌泉穴治疗化疗后口腔溃疡 40 例．中国中医药科技，2008，15（1）：72-73]

④外敷治疗心脏直视术后呃逆：患者出现呃逆后即给予吴茱萸研细末用食醋调成糊状后敷于涌泉穴，外用透明贴膜固定。有效率 100%。[孙婷婷．吴茱萸外敷涌泉穴治疗心脏直视术后呃逆效果．中华现代临床医学杂志，2008，6（1）：63]

⑤悬灸治疗慢性咽炎：悬灸涌泉穴，以自觉温热为度，30 分钟后见咽痛缓解，异物感减少，再治疗 5 日，症状消失。随访 3 个月未见复发。[陈颖之，等．悬灸涌泉以引火归原治疗慢性咽炎．浙江中医药大学学报，2009，33（2）：258]

⑥治疗偏瘫：针刺涌泉、劳宫穴治疗，针刺平补平泻为主，留针 20～30 分钟，5～10 分钟行针 1 次，每日 1 次。15 日为 1 个疗程，总有效率 90%。[刘智权，夏忠诚．以涌泉穴、劳宫穴为主治疗偏瘫 30 例．中国中医急症，2008，17（12）：1720]

⑦涌泉透太冲治疗偏头痛：患者卧位，涌泉穴常规消毒，以 0.35mm×50mm 毫针，向太冲穴方向直刺 1～1.5 寸左右，反复提插捻转刺激，以患者能耐受为度。留针 30 分钟，每 10 分钟捻转 1 次。局部取阿是穴，选用 0.35mm×40mm 毫针，斜刺 0.5～0.8 寸，针刺手法为小幅度快频率捻转。配合局部经穴平刺，一针透两穴，均小幅度捻转提插。针刺得气后，选取阿是穴和疼痛部位局部经穴接 6805 型电针治疗仪，选择连续波同时将频率调至 3.3Hz，电流强度以患者耐受为宜。电针持续刺激 40 分钟，每日 1 次。有效率 93.5%。[金碧琳，唐伟兰，周梅，等．涌泉透太冲为主治疗偏头痛疗效观察．上海针灸杂志，2009，28（3）：158-159]

⑧重刺涌泉穴为主治疗癔症性失音：令病人仰卧位，涌泉穴常规消毒后，用 0.30mm×25mm 毫针快速直刺进针，深度为 5～7mm，双穴进针后，同时行快速捻转手法，观察患者表情，出现皱眉等难以忍受表情或发出"啊"声时，要加快捻转速度，同时辅以提插手法，此时患者往往长呼一口气，或大叫一声。这时医者对患者进行语言诱导，患者便可开口说话，待说话正常以后，停止针刺，出针。在针刺结束后，及时与患者分析病因，强调情志变化与发病的关系及其对身体的不利影响，去除患者心中的郁结，使之心结解开，心情开朗，并告诉家属给其创造良好的心理环境。有效率达 100%。[马海丰．重刺涌泉穴

为主治疗癔症性失音. 中国针灸，2007，27（3）：184]

⑨中药外敷涌泉穴治疗小儿咳喘：每晚用温水泡脚 15 分钟后，用鲜生姜擦涌泉穴至皮肤发红，将药膏涂在纱布上，敷贴于双侧涌泉穴处，6～12 小时/日，敷贴 3～5 日。药膏制作方法：明矾、皂荚、牵牛子各等份研成细末，以生姜汁调末酌加医用凡士林及防腐剂调成药膏。疗效显著。[喻闽风，曾荣香，雷祥高，等. 中药外敷涌泉穴治疗小儿咳喘的临床研究. 中国中西医结合儿科学，2009，1（1）：101-103]

⑩中药敷贴涌泉配合西药治疗支气管哮喘：予吸入丙酸倍氯米松，每次 2 揿（100μg），每日 3 次，及沙丁胺醇气雾剂，每次 2 揿（200μg），每日 3 次。贴敷时取喘宁贴 2 号，双侧涌泉穴贴敷，纱布覆盖，胶布固定，第 2 天早晨取下，每晚贴敷 1 次，贴敷前应用温水泡脚 20 分钟，1 个月为 1 个疗程。[徐艳玲，宫成军，马丽佳，等. 中药涌泉穴贴敷治疗支气管哮喘临床研究. 实用中医内科杂志，2008，22（5）：3-4]

然谷 Rángǔ KI2 荥穴

【出处】《灵枢·本输》。

【别名】 龙渊、龙泉、然骨。

【穴名释义】 然，指然骨，即舟骨粗隆；谷，指凹陷处，本穴位于舟骨粗隆前下方凹陷处，故名然谷。

【定位】 在足内侧，足舟骨粗隆下方，赤白肉际处。

【局部解剖】 皮肤，皮下组织，踇展肌，趾长屈肌腱。浅层有隐神经的小腿内侧皮支；深层有足底内侧神经和足底内侧动、静脉。

【功效】 益肾固泄，导赤清心。

【主治】 月经不调，阴挺，带下，小便不利，阳痿，遗精，小儿脐风。

【操作】 直刺 0.5～0.8 寸；可灸。

【文献摘要】

《针灸甲乙经》卷十二：女子不孕，阴暴山，经水漏，然谷主之。

《百症赋》：脐风须然谷而易醒。

【常用配伍】

①配血海、三阴交，治阴痒，白浊。

②配人中、合谷，治小儿脐风。

③配八风，治足趾部疼痛。

【现代研究】

①点刺治疗慢性咽炎：取三棱针用 75%酒精浸泡 2 小时以上备用，在然谷穴 3cm 直径范围内寻找浅表小静脉，用碘伏常规消毒，用三棱针点刺小静脉出血，每次放血 1～20ml 不等，待自然止血后用碘伏消毒伤口，不需包扎。每次刺一侧，3～4 天 1 次，4 次为 1 个疗程。痊愈率 47.6%，总有效率 92.1%。[李聚生. 然谷穴点刺放血治疗慢性咽炎. 中国针灸，2006，26（9）：613]

②治疗肾结石疼痛：双侧然谷同时进针，提插泻法，留针 60 分钟，每隔 15 分钟行针 1 次，日 2 次，连用 7 天。常规静滴抗生素和输液，但不用止痛和舒张输尿管药物。总有效率 87.72%。[柏喜桂，周保林. 针刺然谷对肾结石疼痛期止痛效果 57 例的临床观察. 中国民族医药杂志，2005（zl）：99]

太溪 Tàixī KI3 输穴；原穴

【出处】 《灵枢·本输》。

【别名】 吕细。

【穴名释义】 太，大也；溪，指山间之流水。足少阴脉气出于涌泉，流经然谷，至此聚而成太溪，故以太溪为名。

【定位】 在踝区，内踝尖与跟腱之间的凹陷中。

【局部解剖】 皮肤，皮下组织，胫骨后肌腱，趾长屈肌腱与跟腱跖肌腱之间，踇长屈肌。浅层布有小腿内侧皮神经；深层有胫神经，胫后动、静脉。

【功效】 益肾纳气，培土生金。

【主治】 内踝肿痛，遗精，阳痿，小便频数，月经不调，失眠，消渴；支气管哮喘。

【操作】 直刺 0.5～0.8 寸；可灸。

【文献摘要】

《针灸甲乙经》卷七：热病汗不出，默默嗜卧，尿黄，少腹热，嗌中痛，腹胀内肿，中下，厥心痛如锥针刺，太溪主之。

《备急千金要方》卷十一：癥瘕，灸内踝后宛宛中，随年壮。

《针灸大成》卷六：主久疟咳逆，心痛如锥刺，心脉沉，手足寒至节。

《医学纲目》：牙痛牙槽，取太溪灸之。

【常用配伍】

①配神门、三阴交，治失眠多梦。

②配肾俞、志室，治遗精，阳痿，肾虚腰痛。

③配少泽，治咽喉炎，牙痛。

④配复溜、列缺、合谷，治咳嗽吐血。

【现代研究】

①针刺太溪对肾动脉血流的即刻作用：常规针刺得气，将 G6805 电针仪负极连接太溪（阴谷），正极以 20mm×10mm 的小铅板，沿其长度的中线弯折成"⊐"形，置于足少阴肾经循行路线上太溪（阴谷）向心方向约 15mm 处，与皮肤接触面涂抹生理盐水，并用胶布固定。选用疏密波，频率固定，刺激强度以患者能耐受为度，连续刺激 25 分钟。结果显示太溪、阴谷穴都能够增加肾脏供血，改善肾脏的缺血状态，从而可能发挥保护肾单位，促进代谢毒素的排泄的作用，且太溪穴作用强于阴谷穴。[潘海燕，王永德，单秋华. 电针太溪、阴谷对慢性肾脏病患者肾动脉血流的即刻效应. 山东中医杂志，2008，27（5）：320-322]

②独针太溪止鼻出血：患者取侧卧位，太溪穴常规消毒后医者刺手持 1.5 寸毫针垂直刺入，施捻转补法约 1 分钟。待鼻出血明显减少（或停止）后，再留针 20～30 分钟即可起针。留针期间每 5～10 分钟捻转 1 次。有效率 100%。[蔡晓刚. 独针太溪止鼻出血 35 例. 中国针灸，2002，22（9）：611]

③穴位注射治疗跖疣：用 5 号针头及一次性 5ml 注射器，吸取 2% 普鲁卡因 1ml、Vit B_1 50mg、Vit B_{12} 500μg 混合（双侧有皮损者普鲁卡因及 Vit B_1 量加倍）。常规消毒，于太溪穴刺入，待得气有麻、胀感或触电感传至跖疣部，甚至到足趾，抽无回血即可缓慢推药。每周注射 2 次，用药 4 周无效停用药。总有效率为 96.1%。[皮先明. 太溪穴位注射

治疗跖疣 78 例 . 中国针灸，2001，21 (12)：749]

④治疗急性踝关节损伤：患者坐位，取健侧太溪穴，穴位常规消毒，采用 0.25mm×40mm 毫针，直刺 0.5～1 寸，得气后施提插捻转泻法，频率为 120 转/分，持续行针约 30 秒，留针 20 分钟，留针期间嘱患者活动患侧踝关节，每 5 分钟行针 1 次。每日 1 次，14 天为 1 个疗程。治愈率 81.1%，平均治疗时间 (2.1±0.8) 天。[魏北星 . 针刺健侧太溪穴治疗急性踝关节外侧副韧带损伤的对照观察 . 中国针灸，2004，24 (4)：248-250]

⑤针刺太溪治疗视疲劳综合征：取太溪穴，用 28 号 1 寸毫针直刺，得气后留针 5 分钟，隔日 1 次，5 次为 1 个疗程。休息 3～5 日，再做下 1 个疗程。根据症状辨证配合中药治疗。患者每天自我按摩 2 次，攒竹、睛明、四白、太阳、百会、风府、风池、天柱等穴及颈项部，然后做低头、仰头、左右扭头及旋转，以柔缓舒适为度，最后双手交替拿对侧合谷、后溪各 10 余次，以酸胀为度。总有效率 97.2%。[王存安 . 针刺太溪穴为主治疗视疲劳综合征 . 河南中医，2001，21 (5)：54]

⑥针刺太溪治疗脑卒中后吞咽障碍：主穴为双侧太溪穴。伴有肢体运动障碍者取病变对侧肢体的肩髃、肩髎、曲池、手三里、外关、合谷、风市、阳陵泉、足三里、丰隆、解溪、太冲穴。针刺太溪穴选用 0.30mm×50mm 毫针。皮肤常规消毒后，取双侧太溪穴垂直刺入 15～20mm，反复强刺激提插、捻转 30 秒后，留针 20 分钟，其间行针 2～3 次。其他穴均留针 20 分钟。每日 1 次，10 次为 1 个疗程。针刺太溪穴 3 次即可发挥较好的治疗效果，且优于头针治疗。[房晓宇 . 针刺太溪穴治疗脑卒中后吞咽障碍疗效观察 . 上海针灸杂志，2009，28 (2)：75-76]

⑦针刺太溪穴治疗外伤后痉挛性斜颈：取双侧太溪穴，常规消毒，用 32 号 1 寸不锈钢毫针，按天、地、人三部直刺进针，重而疾入直插至地部，提、插、捻、转，得气后立即出针。治愈率 100%。[李峥 . 针刺太溪穴治疗外伤后痉挛性斜颈 15 例 . 中国中医药信息杂志，2005，12 (2)：60]

⑧太溪穴红外辐射光谱研究：采用 PHE201 体表红外光谱仪，对正常人与冠心病患者太溪穴红外辐射强度进行比较，结果正常人和冠心病患者太溪穴光谱形态基本一致，均表现为右侧太溪穴红外辐射强度显著高于左侧太溪穴红外辐射强度，表明心肌缺血缺氧的病理状态并没有引起太溪穴红外辐射光谱的显著变化。[赵玲，沈雪勇，丁光宏，等 . 正常人与冠心病患者太溪穴红外辐射光谱研究 . 中国中医基础医学杂志，2006，12 (6)：461-462]

大钟 Dàzhōng KI4 络穴

【出处】　《灵枢·经脉》。

【别名】　太钟。

【穴名释义】　钟，汇聚之意，为足少阴大络别注之处。足少阴脉气由太溪至此汇聚得以深大，再转注膀胱之脉，故名大钟。

【定位】　在跟区，内踝后下方，跟骨上缘，跟腱附着部前缘凹陷中。

【局部解剖】　皮肤，皮下组织，跗肌腱和跟腱的前方，跟骨。浅层有小腿内侧皮神经；深层有胫神经的跟骨内侧神经。

【功效】　益肾平喘，通调二便。

【主治】　足跟痛，咳血，二便不利，月经不调，尿潴留，哮喘，精神分裂症。

【操作】　直刺 0.5～0.8 寸；可灸。

【文献摘要】

《灵枢·经脉》：实则癃闭，虚则腰痛，取之所别者。

《针灸甲乙经》卷七：疟多寒少热，大钟主之。

《百症赋》：倦言嗜卧，往通里大钟而明。

《标幽赋》：大钟治心内之呆痴。

【常用配伍】

①配然谷、心俞，治咳血。

②配中极、三阴交，治遗尿，尿闭。

③配八风，治足趾部疼痛。

【现代研究】

①针刺通里、大钟穴治疗小儿遗尿：取通里、大钟为主穴，常规消毒，用 1 寸毫针刺入 5 分左右深，在得气的基础上，轻微地捻转或是提插 5 秒左右，即可留针 15～30 分钟，中间行针 1 次，加取关元、中极、归来、三阴交等穴，针刺的深度视患儿的年龄及胖瘦而定，小腹部的穴可加灸，10 次为 1 个疗程，一般治疗 1～3 个疗程。有效率 93%。[谭玉华．针刺通里、大钟穴治疗小儿遗尿 30 例．中国中医药科技，2003，10（5）：300]

②针刺大钟治疗虚证腰脊痛：患者取坐位。配合患者的呼吸以 28 号 1 寸针在患者呼气时对准大钟穴稍斜向膝关节刺入 0.4 寸左右。留针 1 小时，吸气时出针。若留针期间患者的腰痛症状无改善，则行以意行气的补法：医者以拇、食指捏针，提插捻转，并全神贯注于针尖作如下意念观想：想象针尖犹如一发射源，源源不断地把大钟穴周围的气像水一样沿肾经向上推行。如本法对病人有效，一般 10 分钟患者即感腰痛减轻，显效者腰痛可在 30 分钟内消失，腰脊的压痛点也同时消失。一般施术 3 次症状可消失并稳定。每日或隔日 1 次，但以意行气法只用于第一次。[秦玉革．以意行气针刺大钟穴治疗虚证腰脊痛 52 例．中国民间疗法，2005，13（9）：11]

水泉 Shuǐquán KI5 郄穴

【出处】　《针灸甲乙经》。

【穴名释义】　泉，水源也；此穴是肾经的郄穴，为肾之气血所深聚之处，又肾主水，穴似深处之水源，故名水泉。

【定位】　在跟区，太溪直下 1 寸，跟骨结节内侧凹陷中。

【局部解剖】　皮肤，皮下组织，跟骨内侧面。浅层布有小腿内侧神经；深层有胫后动脉跟内支，胫神经的跟骨内侧神经。

【功效】　益肾清热，活血通经。

【主治】　足跟痛，月经不调，痛经，带下，经闭，小便不利，目昏，眼花，附件炎，前列腺炎，子宫脱垂。

【操作】　直刺 0.3～0.6 寸；可灸。

【文献摘要】

《针灸甲乙经》卷十二：月水不来面多闭，目䀮䀮不可远视，水泉主之。

《针灸大成》卷六：主目䀮䀮不能远视，女子月事不来，来即心下多闷痛，挺出，小便淋沥，腹中痛。

【常用配伍】

①配承山、昆仑，治足跟痛。

②配气海、三阴交，治月经不调、痛经。

【现代研究】

①穴位注射治疗骨刺性跟痛症：用利多卡因 30mg、泼尼松龙 12.5mg，维生素 B_{12} 1mg 混合液于水泉穴注射。注射完毕后，用拇指按揉跟骨结节处，并弹拨跖腱膜附着点的前部 30～60 次。每周 1 次，3～4 次为 1 个疗程，总有效率 93.8%。[范晓琳．水泉穴位注射治疗骨刺性跟痛症 32 例．针灸临床杂志，2006，22（7）：29]

②针刺水泉对高血压大鼠的作用：治疗时大鼠用乙醚轻度麻醉，针刺双侧水泉穴，20 分钟/次，1 次/日，疗程为 15 天。结果显示针刺水泉穴可以降低高血压大鼠的血压及血管紧张素的含量，进而达到降压的作用。[纪中，马萍．针刺水泉穴对高血压大鼠血管紧张素 II 的影响．浙江中医学院学报，2004，28（6）：55]

③点按治疗痛经：嘱患者仰卧位，取双足的水泉穴、仆参穴，医者双手拇指、食指分别置于水泉、仆参穴上，由前向后旋转点按，缓慢进行，力度由小到大，以患者能够忍受为度，一般持续 5 分钟，休息片刻，再进行点按 5 分钟。痛经症状较重者，双足同时操作，痛经症状较轻者两足可交替进行。治疗的最佳时机，以每次月经前 1 周开始，至月经结束为止。7～10 日为 1 个疗程，轻者 1 个疗程即可，重者最多 3 个疗程。有效率 100%。[刘红，王宛彭．点按水泉、仆参穴治疗痛经临床观察．长春中医学院学报，2002，18（4）：25-26]

④穴位注射治疗前列腺痛：患者取仰卧位，由水泉穴开始沿足少阴经循摄至小腹部，共计 3 遍。用 5ml 注射器、5 号针头抽取维生素 B_{12} 注射液 1ml，穴位常规消毒后执笔式持针速刺至水泉穴皮下，缓慢进针，上下提插，探得酸麻胀感并沿足少阴经向会阴部放散时，回抽无血即将药液注入穴内，得气感弱者快速推注，得气感强者缓慢推注。隔日 1 次，两侧交替注射。有效率 98.1%。[张培永，王霄鹏，刘爱华．穴位注射治疗前列腺痛的临床观察．上海针灸杂志，2003，22（8）：29]

照海 Zhàohǎi KI6 八脉交会穴，通于阴跷脉

【出处】《针灸甲乙经》。

【别名】 阴跷、漏阴。

【穴名释义】 "照"是光及之象，"海"为水归聚处。穴在内踝之下，为阴跷脉所生，足少阴脉气归聚处。因穴处脉气明显，阔大如海，故名。

【定位】 在踝区，内踝尖下 1 寸，内踝下缘边际凹陷中。

【局部解剖】 皮肤，皮下组织，胫骨后肌腱。浅层有隐神经的小腿内侧皮支；深部为胫神经本干，后下方有胫后动、静脉。

【功效】 调阴宁神，通调二阴。

【主治】 目疾，咽喉肿痛，失音；月经不调，赤白带下，痛经，阴挺，阴痒，小便频数，疝气；癫痫；失眠，惊恐不宁，梅核气；咽炎，扁桃体炎，前列腺炎。

【操作】 直刺 0.5～0.8 寸；可灸。

【文献摘要】

《针灸甲乙经》卷十一：女子不下月水，照海主之。

《标幽赋》：取照海治喉中之闭塞。

《玉龙歌》：大便闭结不能通，照海分明在足中。

【常用配伍】

①配合谷、列缺治咽喉肿痛。

②配中极、三阴交，主治月经不调，痛经，带下。

③配足三里，治脚气。

【现代研究】

①针刺照海为主治疗不孕症：病人取仰卧位，常规消毒后，单侧照海穴刺入0.5寸，留针30分钟。肝郁气滞者加太冲穴，月经有血块、色黑者加三阴交穴。每日针1次，7次为1个疗程，每个疗程后休息3天，3个疗程后隔1个月观察效果，最多治疗9个疗程。有效率83.3%。[刘传伟．针刺照海为主治疗不孕症12例．中国针灸，2001，21（6）：361]

②针刺照海穴治疗不寐：取照海、神门为主穴，随证配足三里、太冲、太溪。令病人安静仰卧，穴位常规消毒，选用0.30mm×40mm毫针，直刺，先针主穴照海施捻转补法，神门施捻转泻法，再针配穴，以得气为度，留针30分钟，隔日1次，10次为1个疗程，总有效率100%。[赵彩娇．针刺照海穴为主治疗不寐的临床观察．四川中医，2008，26（11）：122]

③针刺照海穴治疗尿潴留：选用25mm毫针，照海穴常规消毒，直刺15mm，得气后，行快速大幅度捻转强刺激手法，以病人能耐受为度，留针10分钟，中间运针1~2次以保留针感。有效率87.5%。[郭玉花．针刺照海穴治疗尿潴留．江西中医药，2004，35（254）：53]

④针刺照海穴治疗假性球麻痹：患者取卧位先针刺内关（双）、照海（双），进针1寸，得气后行快速捻转提插手法。再针刺水沟、廉泉，得气即可，留针30分钟。痊愈率87.5%。[王向英．针刺治疗假性球麻痹32例．江苏中医药，2006，27（9）：61]

⑤针刺内关、照海治疗习惯性便秘：常规消毒后，以男左女右针刺同侧内关、照海穴。强刺激或以病人能耐受为度，留针1小时左右，每10分钟运针1次。隔日1次，连续针刺2次。总有效率91.8%。[沈海明．针刺治疗习惯性便秘85例．四川中医，2002，20（8）：76]

⑥针刺照海、申脉治疗顽固性失眠：取双侧照海、申脉、神门、心俞、三阴交、风池。选用30号1~1.5寸毫针，针具、腧穴常规消毒，先取俯卧位，针心俞得气后，行平补平泻手法，不留针，起针后取仰卧位，先针照海行捻转补法，再针申脉行捻转泻法，其余穴均行平补平泻法，针感宜强，留针20~30分钟，间隔5~10分钟行针1次。每日午后治疗，10次为1个疗程，间隔3~5日行下1个疗程。总有效率98.3%。[张会珍，贾春生，佘延芬．照海、申脉为主治疗顽固性失眠临床观察．四川中医，2003，21（6）：75-76]

⑦丘墟透照海穴治疗胸胁痛：取穴以双侧丘墟、照海为主，随证加减配穴神门、足三里、三阴交、内关等。局部常规消毒后，选用28号2.5~3寸不锈钢针，从丘墟向照海方向进针，采取斜透法，进针2寸余，捻转泻法行针得气后，接G6805型电针仪，刺激量以患者能耐受为度，留针30分钟。配穴用常规针法，外伤急性期者出针时放血3~5滴。每日1次，7次为1个疗程，疗程间休息3日。总有效率96%。[刘芳琴．针刺丘墟透照

海穴治疗胸胁痛100例.中国民间疗法,2003,11(5):9-11]

⑧针刺照海、申脉治疗眼肌痉挛:取照海、申脉、后溪、绝骨、风池、四关,穴位常规消毒,照海、后溪穴直刺0.5~0.8寸,双侧风池穴直刺1~1.5寸,提插捻转,使针感往双眼传导,同时捻转双侧申脉穴,运针1分钟后留针30分钟,每10分钟运针1次,针灸并用,补阴跷泻阳跷,余穴平补平泻,隔日1次,连续10次为1个疗程。有效率90.5%。[王赟芝.针刺照海、申脉治疗眼肌痉挛21例.吉林中医药,2001(4):46-47]

复溜 Fùliū KI7 经穴

【出处】 《灵枢·本经》。

【别名】 伏白、伏留、昌阳、外命、外俞。

【穴名释义】 复,指返还;溜,同流。足少阴脉气,由涌泉经然谷、太溪,下行大钟、水泉,再绕行至照海,复从太溪直上而流于本穴,故名复溜。

【定位】 在小腿内侧,内踝尖上2寸,跟腱的前缘。

【局部解剖】 皮肤,皮下组织,跖肌腱和跟腱前方,踇长屈肌。浅层布有隐神经的小腿内侧皮支和腓肠肌内侧皮神经;深层后方有胫神经和胫后动、静脉。

【功效】 补肾益阴,通调水道。

【主治】 足痿,腿肿,下肢痿痹,泄泻,肠鸣,腹胀,水肿,盗汗,身热无汗,肾炎,功能性子宫出血,膀胱炎,脊髓炎。

【操作】 直刺0.8~1寸;可灸。

【文献摘要】

《针灸甲乙经》卷七:疟热少气,足胫寒不能自温。

《针灸大成》卷六:主肠澼,腰脊内引痛,不得俯仰起坐。

《玉龙歌》:无汗伤寒泻复溜。

【常用配伍】

①配气海、阴陵泉、肝俞、脾俞,治泄泻、水肿。

②配丰隆、大都,治四肢水肿。

③泻合谷,补复溜,治多汗;补合谷,泻复溜,治无汗或少汗。

【现代研究】

①复溜穴注射速尿对排尿功能的双向调节作用:对健康及排尿功能障碍患者水负荷后,针刺组毫针刺入复溜穴,得气后留针20分钟,每隔5分钟运针10秒;复溜速尿组在复溜穴注射速尿10mg/ml,得气后缓慢注入。记录180分钟内各时段总排尿量,发现复溜穴不影响健康人排尿功能,但能抑制速尿的药效;相反,复溜穴能增强排尿功能障碍患者应用速尿的药效。体现了复溜穴的双向调节作用。[林静瑜,倪峰,胡翔龙.复溜穴注射速尿对尿量的影响.福建中医学院学报,2008,18(1):43-45]

②针刺复溜治疗经行水肿:患者取仰卧位,局部常规消毒,用30号1.5寸毫针垂直刺入穴位1寸许,得气后,上提至皮下,然后再次插入使针尖指向膝关节方向。留针半小时,留针期间,行针2次。全部于月经前8~10天开始治疗,连续针刺5~7次,经行停止治疗,共治疗3个月经周期。总有效率100%。[李晨.针刺复溜治疗经行水肿39例.中国针灸,2002,22(9):612]

③针刺复溜治疗肾虚腰痛:取双侧复溜穴,常规消毒,毫针刺0.5~1寸,得气后行

捻转补法 1 分钟，留针 30 分钟，留针期间再行补法 1 次。每日 1 次，4 次为 1 个疗程，共治疗 2 个疗程。总有效率为 95.45%。[罗鸿宇．针刺复溜治疗肾虚腰痛 22 例疗效观察．河北中医，2001，23（7）：531]

④治疗原发性多汗症：取合谷、复溜，使用 40mm 毫针针刺，自汗者合谷施以补法，复溜施以泻法；盗汗者合谷施以泻法，复溜施以补法。泻法即以大幅度、低频率捻转，其限度为 1 转以上，频率在每分钟 50～60 次；补法即以小幅度、高频率捻转，其限度为 1/2 转，频率在每分钟 120 次以上。每次施术留针 30 分钟，每隔 5 分钟行针 1 次。每日治疗 1 次，10 次为 1 个疗程，休息 2 天，共治疗 2 个疗程。总有效率为 93.5%。[张继庆．辨证针刺合谷、复溜治疗原发性多汗症 46 例．中国针灸，2006，26（11）：838]

交信 Jiāoxìn KI8 阴跷郄穴

【出处】 《针灸甲乙经》。

【别名】 内筋。

【穴名释义】 因足少阴之脉由本穴交会于脾经三阴交，而古代五德配五行中，脾属土，配信，故而名交信。

【定位】 在小腿内侧，内踝尖上 2 寸，胫骨内侧缘后际凹陷中。

【局部解剖】 皮肤，皮下组织，趾长屈肌，胫骨后肌后下，踇长伸肌。浅层有小腿内侧皮神经；深层为胫神经本干和胫后动、静脉。

【功效】 益肾调经，通调二阴。

【主治】 月经不调，崩漏，赤白带下，阴挺，便秘，疝气，阴痒，功能性子宫出血，宫颈糜烂，子宫脱出，尿潴留，肠炎。

【操作】 直刺 0.8～1 寸；可灸。

【文献摘要】

《针灸甲乙经》卷九：气癃疝，阴急，股枢䐃内廉痛，交信主之。

《针灸大成》卷六：主气淋、溃疝、阴汗，泻痢赤白。

【常用配伍】

①配三阴交、阴陵泉、血海，治崩漏。

②配百会、关元、子宫，治子宫脱垂。

③配水道、地机，治月经不调，赤白带下。

筑宾 Zhùbīn KI9 阴维郄穴

【出处】 《灵枢·本输》。

【别名】 筑滨、腿肚。

【穴名释义】 筑者杵，宾者膑，本穴有利于膑，治膑足病。足用力时此处坚实，故曰筑宾。

【定位】 在小腿内侧，太溪直上 5 寸，比目鱼肌与跟腱之间。

【局部解剖】 皮肤，皮下组织，小腿三头肌。浅层布有隐神经的小腿内侧皮支；深层有胫神经和胫后动、静脉。

【功效】 益肾宁心，理气止痛。

【主治】 小腿内侧痛，疝痛，腓肠肌痉挛，癫狂，痫证，呕吐；精神分裂症，睾丸炎，胃炎，肾炎。

【操作】 直刺 0.8～1.2 寸；可灸。

【文献摘要】

《针灸甲乙经》卷十二：大疝绝子，筑宾主之。

《针灸大成》卷六：主癫疝，小儿胎疝。

【常用配伍】

①配人中、百会，主治癫狂、痫证。

②配肾俞、膀胱俞、三阴交，治尿赤、尿痛。

③配少海，治呕吐涎沫。

【现代研究】

①针刺筑宾等治疗慢性盆腔炎：取穴Ⅰ组：中极、归来、子宫、三阴交、筑宾、气海；Ⅱ组：肾俞、命门、关元俞、次髎、中髎。病人排尿后取仰卧位、俯卧位。选定穴位，常规皮肤消毒，腹部穴位用 1.5 寸毫针刺入，得气后，每穴予以艾条 1 节温针灸，再将 TDP 神灯照射在针刺部位。每日 1 次，10 次为 1 个疗程。一般只取Ⅰ组穴，若伴腰骶部症状者 2 组穴位均取。总有效率 96.4%。[王干. 针灸为主治疗慢性贫腔炎 55 例. 陕西中医，2003，24 (5)：444]

②针刺筑宾等对荷瘤小鼠的影响：足三里双侧穴同时针刺，直刺，深度为 1～2mm，行补法；大椎穴，向上 45°斜刺，深度为 2～3mm，行平补平泻；筑宾穴，直刺，深度为 1～2mm，行平补平泻。每日针刺 1 次，行针 10 次，频率 60 次/分，留针 3 分钟。发现针刺对 S_{180} 肉瘤有一定程度的抑制效应。[施京红，马振亚. 针灸对 IL2-IFN-NKC 调节网与其相关网络 MΦP-IL1-Th 的效应. 西安医科大学学报，1999，20 (4)：449-453]

阴谷 Yīngǔ KI10 合穴

【出处】 《灵枢·本输》。

【穴名释义】 阴，指内侧，谷，指凹陷，本穴在膝关节内侧，当半腱肌与半膜肌腱间凹陷处，故名阴谷。

【定位】 在膝后区，腘横纹上，半腱肌肌腱外侧缘。

【局部解剖】 皮肤，皮下组织，半腱肌与半膜肌之间，腓肠肌内侧头。浅层有股内侧皮神经，皮下静脉；深层有膝上内侧动、静脉。

【功效】 益肾兴阳，调理月经。

【主治】 膝股内侧痛，阳痿，疝痛，月经不调，小便不利，阴肿痛，癫狂，泌尿感染，阴道炎，功能性子宫出血，精神分裂症。

【操作】 直刺 0.8～1.5 寸；可灸。

【文献摘要】

《针灸甲乙经》卷十一：狂癫，阴谷主之。

《针灸大成》卷六：主膝痛如锥，不得屈伸。

【常用配伍】

①配肾俞、关元，治阳痿，小便不利。

②配中极、急脉，治阴痿。

③配曲池、血海、曲骨、关元、复溜，治阴痛、阴痒。

④配关元，治癃闭。

【现代研究】

①针刺阴谷等穴加葱盐外敷灸治疗产后尿潴留：取双侧肾俞、三焦俞、阴谷穴位。局部常规消毒，使用1.5寸毫针，候气取针感，配用针灸治疗仪，选用疏密波，按个体差异调整电位大小，以有酸胀麻感为宜。留针30分钟，每天治疗1次。外敷方法：新鲜葱白0.5kg，捣碎加温炒热，混和食盐250g，外敷于以神阙、气海、关元、中极穴位为中心的下腹部，然后点燃艾条，在葱白敷物上艾灸加热，以其能忍受的温度为宜，到局部皮肤温热微红，患者自觉下腹部有气响，并有微弱肠蠕动为佳。总有效率87%。[梁绿茵．针刺加葱盐外敷灸治疗产后尿潴留43例临床观察．针刺研究，2002，27（4）：292-294]

②阴谷穴对肾动脉血流的即刻效应：常规针刺得气，将G6805电针仪负极连接阴谷，正极选用20mm×10mm的小铅板，沿其长度的中线弯折成"⌐"形，置于足少阴肾经循行路线上阴谷向心方向约15mm处，与皮肤接触面涂抹生理盐水，并用胶布固定。选用疏密波，频率固定，刺激强度以患者能耐受为度，连续刺激25分钟。结果显示阴谷穴能够增加肾脏供血，改善肾脏的缺血状态，从而可能发挥保护肾单位，促进代谢毒素的排泄的作用。[潘海燕，王永德，单秋华．电针太溪、阴谷对慢性肾脏病患者肾动脉血流的即刻效应．山东中医杂志，2008，27（5）：320-322]

横骨 Hénggǔ KI11

【出处】《针灸甲乙经》。

【别名】 下极、屈骨端、髓空、曲骨。

【穴名释义】 横骨，指阴上横起之骨，现称耻骨，穴在其上方，故名。

【定位】 在下腹部，脐中下5寸，前正中线旁开0.5寸。

【局部解剖】 皮肤，皮下组织，腹直肌鞘前壁，锥状肌，腹直肌。浅层布有髂腹下神经前皮支，腹壁浅静脉的属支；深层有腹下动、静脉的分支或属支和第11、12胸神经前支的分支。

【功效】 益肾兴阳，清热利淋。

【主治】 少腹痛，阴部痛，遗精，阳痿，遗尿，小便不通，疝气；尿道炎，膀胱炎，睾丸炎，附件炎，尿潴留，盆腔炎，子宫内膜炎。

【操作】 直刺0.8～1.2寸；可灸。

【文献摘要】

《备急千金要方》卷二十四：脱肛历年不愈，灸横骨百壮。

《针灸大成》卷六：主五淋，小便不通，阴器下纵引痛，小腹满。

《百症赋》：肓俞横骨泻五淋之久积。

【常用配伍】

①配阴陵泉、三阴交，治小便不利，尿道炎。

②配肾俞、关元，治遗精，阳痿。

【现代研究】

①治疗老年性夜尿频：取横骨穴，配曲骨、气海穴。嘱患者仰卧位，常规消毒后，取2寸毫针直刺横骨穴及曲骨、气海穴位，针刺得气后，右手拇食二指捻针，一前一后捻转，大指向前时用力较大，捻转幅度也大，大指向后用力较小，捻转的幅度也小，捻转次

数行九阳数，要求针感向会阴部放射。留针 50 分钟，中间行针 1 次。每日 1 次，15 次为 1 个疗程，共治疗 2 个疗程，每个疗程间休息 2 天。总有效率 93%，明显高于艾灸同组穴位（83%）。[宋柏林，许广里，张睿洋，等．针刺横骨穴治疗老年性夜尿频的临床观察．吉林中医药，2008，28（12）：905-906]

②治疗阳痿：第Ⅰ组穴：主穴横骨，配穴关元，足三里。第Ⅱ组穴：主穴会阳，配穴肾俞、阴谷。治疗时先取仰卧位，针第Ⅰ组穴，得气后留针 15 分钟。起针后再取俯卧位，针第Ⅱ组穴，得气后留针 15 分钟，施以捻转与提插相结合手法。要求针关元穴时针感向阴茎放射，针会阳穴时会阴部位有热胀感。关元与会阳穴得气后结合刮柄手法加强针感。隔日 1 次，10 次为 1 个疗程。2 个疗程间隔 1 周。总有效率 93.75%。[坑忠训．针刺横骨、会阳治疗阳痿 80 例．天津中医学院学报，2000，19（1）：34-36]

大赫　Dàhè　KI12

【出处】《针灸甲乙经》。

【别名】阴维、阴关。

【穴名释义】大赫，盛大也。穴为冲脉少阴之会，内应胞宫精室，因本穴阴气盛大，故而得名。

【定位】在下腹部，脐中下 4 寸，前正中线旁开 0.5 寸。

【局部解剖】皮肤，皮下组织，腹直肌鞘前壁，维状肌上外侧缘，腹直肌。浅层布有腹壁浅动、静脉的分支或属支，第 11、12 胸神经和第 1 腰神经前支的前皮支及伴行的动静脉；深层有腹壁下动、静脉的分支或属支，第 11、12 胸神经前支的肌支和相应的肋间动、静脉。

【功效】补肾固经，调经种子。

【主治】阴部痛，痛经，带下，月经不调，遗精，泄泻，痢疾；子宫脱垂，尿道炎，阴道炎，结膜炎，角膜炎。

【操作】直刺 0.8～1.5 寸；可灸。

【文献摘要】

《针灸甲乙经》卷十一：男子精溢，阴上缩，大赫主之。

《针灸大成》卷六：主虚劳失精，男子阴器结缩。茎中痛，目赤痛从内眦始，妇人赤带。

【常用配伍】

①配关元、三阴交，治月经不调，阴茎疼痛。

②配命门、中封，治遗精，滑精，阳痿。

【现代研究】

①针刺大赫、水道治疗膀胱无力型女性尿道综合征：用 3 寸 30 号不锈钢针垂直刺入大赫、水道穴，要求针感传至尿道口。针刺后连接电针治疗仪，每次通电 20 分钟。隔日 1 次，10 次为 1 个疗程。总有效率为 91.67%。[申东原．针刺大赫、水道治疗膀胱无力型女性尿道综合征的临床研究．针刺研究，2004，29（2）：153-155]

②穴位注射治疗轻型子宫脱垂：取穴百会，气海，关元，大赫（双），子宫穴（双），足三里（双）。嘱患者治疗前先排尿，取平卧位，常规消毒，选用 1.5 寸不锈钢毫针，百会穴平刺，余穴均直刺，刺入深度约为 0.5～1 寸，双侧子宫穴及足三里加电针，以病人

感到会阴部疲胀为度，以连续波刺激 30 分钟，TDP 照射腹部，每天 1 次，10 次为 1 个疗程，每疗程之间间隔 2 天。总有效率为 92％。[刘媛媛，奚玉凤，邹婷．针刺配合穴位注射治疗轻型子宫脱垂 45 例疗效观察．国际医药卫生导报，2007，13（5）：80-81]

③针药并用治疗男性不育：取穴关元、大赫（双侧）、三阴交（双侧）。患者仰卧，用 0.40mm×75mm 长针，在关元、大赫穴进针 1.5～2 寸，行补法，得气并使针感放射至龟头、睾丸部，继而针刺三阴交，得气为度。留针期间双侧大赫穴接电针仪，选疏密波，频率 4～4.5Hz，强度以患者能耐受为度。同时，在关元、大赫（双侧）三穴围成的三角区域中，放置药饼一枚（直径 2.5cm，厚 1cm，主要成分为肉苁蓉、肉桂、附子等），于药饼上大壮灸（每炷 2g），连灸 3 壮。隔日治疗 1 次。同时服用二仙汤水泛丸，每日口服 20g。治疗后，患者精子密度、1 小时后存活率、活力得分、正常形态率上均有改善，总有效率 96％。[王波．针药并用对改善男性不育患者精液质量的影响．上海针灸杂志，2008，27（8）：7-9]

气穴 Qìxué KI13

【出处】《针灸甲乙经》。

【别名】 胞门、子户。

【穴名释义】 穴在关元旁开 0.5 寸，邻近"丹田"。因肾主纳气，本穴为纳气要穴，故名。

【定位】 在下腹部，脐中下 3 寸，前正中线旁开 0.5 寸。

【局部解剖】 皮肤，皮下组织，腹直肌鞘前壁，腹直肌。浅层布有腹壁浅动、静脉的分支或属支，第 11、12 胸神经前支和第 1 腰神经前支的前皮支及伴行的动、静脉；深层有腹壁下动、静脉的分支或属支，第 11、12 胸神经前支的肌支和相应的肋间动、静脉。

【功效】 益冲任，调二阴。

【主治】 月经不调，带下，小便不通，泄泻，痢疾；功能性子宫出血，子宫内膜炎，子宫颈糜烂，胃肠神经官能症。

【操作】 直刺 0.8～1.2 寸；可灸。

【文献摘要】

《针灸甲乙经》卷十二：月水不通，奔豚上下引腰脊痛，气穴主之。

《针灸大成》卷六：主奔豚，气上下引腰脊痛，泄利不止，目赤痛从内眦始。妇人月事不调。

《扁鹊心书》：带下，子宫虚寒，浊气凝结下焦，冲任不得相荣，故腥物时下。

【常用配伍】

①配关元、三阴交，治闭经。

②配天枢、上巨虚，治泄泻，痢疾。

四满 Sìmǎn KI14

【出处】《针灸甲乙经》。

【别名】 髓府、髓中。

【穴名释义】 四，指序号。满，指溢满。本穴为足少阴脉入腹部后第 4 穴，当膀胱水液储蓄溢满之处，故称四满。

【定位】 在下腹部，脐中下 2 寸，前正中线旁开 0.5 寸。

【局部解剖】 皮肤，皮下组织，腹直肌鞘前壁，腹直肌。浅层布有腹壁浅动、静脉的分支或属支，第 10、11、12 胸神经前支的前皮支和伴行的动静脉；深层有腹壁下动、静脉的分支或属支，第 10、11、12 胸神经前支的肌支和相应的肋间动、静脉。

【功效】 月经不调，崩漏，带下，不孕，产后恶露不尽，遗尿，便秘，泄泻；功能性子宫出血，膀胱炎，前列腺炎，肝硬化腹水，胃肠神经官能症。

【操作】 直刺 0.8~1.2 寸；可灸。

【文献摘要】

《备急千金要方》卷三：月事不利，奔豚上下并无子；主子脏中有恶血，内逆满痛疝；主腹澼切痛。

《针灸大成》卷六：主积聚疝瘕，肠澼，大肠有水，脐下切痛，振寒，目内眦赤痛。妇人月水不调，恶血兮痛，奔豚上下，无子。

【常用配伍】

①配太冲、中极、膈俞，治崩漏。

②配中脘、梁门、膈俞、中都，治腹部积聚肿块。

【现代研究】 针灸治疗女性不孕症：Ⅰ组取关元、气海、中极、四满、大赫、神阙；Ⅱ组取肾俞（双）、命门、次髎（双）、太溪。手法均用补法，神阙穴只灸不针，腹部穴位均用温和灸，针关元穴时须使针尖向下进针 2 寸左右，要求针感向会阴扩散。针刺须在病人排空膀胱后进行。腰部 5 穴也用针上加温和灸。针次髎穴使针感传至骶尾部，最好传至会阴。每次留针 1 小时。10~15 天为 1 个疗程，疗程间可休息 3~10 天。治疗于每次月经后 12 天左右进行。治愈率 97％。[常静玲. 针灸治疗女性不孕症 32 例. 上海针灸杂志，1998，17（1）：26]

中注 Zhōngzhù KI15

【出处】 《针灸甲乙经》。

【穴名释义】 穴为冲脉、足少阴之会，冲脉与足少阴肾经相并上行于本穴相交，足少阴脉气由此经冲脉注入胞中，故名中注。

【定位】 在下腹部，脐中下 1 寸，前正中线旁开 0.5 寸。

【局部解剖】 皮肤，皮下组织，腹直肌鞘前壁，腹直肌。浅层布有脐周皮下静脉网和第 10、11、12 胸神经前支的前皮支及伴行的动、静脉；深层有腹壁下动、静脉的分支或属支，第 10、11、12 胸神经前支的肌支及相应的肋间动、静脉。

【功效】 调和月经，通调腑气。

【主治】 月经不调，大便秘结，泄泻，腰腑疼痛，痢疾。

【操作】 直刺 0.8~1.2 寸；可灸。

【文献摘要】

《针灸甲乙经》卷九：大便难，中注及太白主之。

《针灸大成》卷六：主目内眦痛，女子月事不调。

【常用配伍】

①配支沟、足三里，治腹痛，大便秘结。

②配次髎、三阴交，治月经不调。

肓俞 Huāngshū KI16

【出处】《针灸甲乙经》。

【别名】 肓俞、子户。

【穴名释义】 肓，指肓膜。穴在脐旁，当大腹与少腹之间，内应肓膜，故名。

【定位】 在腹部，脐中旁开0.5寸。

【局部解剖】 皮肤，皮下组织，腹直肌鞘前壁，腹直肌。浅层布有脐周皮下静脉网，第9、10、11胸神经前支的前皮支及伴行的动、静脉；深层有腹壁上、下动、静脉吻合形成的动、静脉网，第9、10、11胸神经前支的肌支及相应的肋间动、静脉。

【功效】 理气止痛，润燥通便。

【主治】 腹痛绕脐，腹胀，泄泻，便秘，月经不调，疝气；胃痉挛，肠炎，肠麻痹，膀胱炎。

【操作】 直刺0.8～1.2寸；可灸。

【文献摘要】

《针灸甲乙经》卷九：冲脉，足少阴之会。大肠寒中，大便干，腹中切痛。

《针灸大成》卷六：主腹切痛，寒疝，大便燥，腹满响响然不便，心下有寒，目赤痛从内眦始。

《百症赋》；肓俞、横骨，泻五淋之久积。

【常用配伍】

①配大敦、横骨、归来，治疗疝气痛。

②配内关、合谷、足三里、天枢，治急慢性腹泻。

【现代研究】

①针刺肓俞穴治疗腰椎间盘突出症：患者仰卧位，取双侧的肓俞穴。常规消毒后，用26～28号2寸不锈钢毫针直刺，进针时押手拇食指尖抵住局部皮肤，刺手用力向下直刺进针，进针深度为1.5寸，慢按紧提6次，再退出5分，紧按慢提9次，这样反复行针1分钟后留针，留针时间为30分钟，期间再行针1次，每日治疗1次，8日为1个疗程，共治疗2个疗程，疗程间休息2日。总有效率为93.33%。[许广里，宋柏林，刘春禹，等.针刺肓俞穴治疗腰椎间盘突出症性疼痛的动态数理量化研究.吉林中医药，2008，28(12)：900-901]

②针刺天枢、肓俞、气海治疗腰椎间盘突出症：患者仰卧位，取双侧的天枢、肓俞及气海穴。常规消毒后，用26～28号不锈钢毫针直刺，病程长深刺，病程短浅刺，行平补平泻法。留针30分钟，每隔10分钟行针1次，每日1次，10次为1个疗程。总有效率91.5%。[张颖新，彭国富.针刺天枢肓俞气海治疗腰椎间盘突出症.中国康复，2004，19(1)：42]

③治疗肥胖合并便秘：患者处于仰卧位，双上肢自然置于躯干两侧，全身放松。常规消毒后术者用0.25mm×40mm毫针，避开毛孔、血管，准确轻巧迅速刺入。取双侧肓俞、中脘、双侧天枢、大横、腹结、水道、带脉、支沟、足三里、三阴交。以上穴位以得气为度，其中肓俞、腹结加用XS-998A(C)型光电治疗仪，留针30分钟，1次/日，总有效率100%，近期治愈率60%。[焦琳，迟振海，艾炳蔚.电针肓俞穴为主治疗肥胖合并便秘的近期疗效观察.中华现代医学与临床，2005，2(12)：69-70]

商曲 Shāngqū KI17

【出处】 《针灸甲乙经》。

【别名】 高曲、商谷、商舍。

【穴名释义】 商，金之音，大肠属金。曲，弯曲也。本穴内应大肠横曲处，故而得名。

【定位】 在上腹部，脐中上2寸，前正中线旁开0.5寸。

【局部解剖】 皮肤，皮下组织，腹直肌鞘前壁，腹直肌。浅层布有腹壁浅静脉，第8、9、10胸神经前支的前皮支及伴行的动、静脉；深层有腹壁上动、静脉的分支或属支，第8、9、10胸神经前支的肌支和相应的肋间动、静脉。

【功效】 健脾和胃，消积止痛。

【主治】 腹中积聚，腹痛，泄泻，便秘；胃痉挛，胃下垂，胃炎，腹膜炎。

【操作】 直刺0.5～0.8寸；可灸。

【文献摘要】

《针灸甲乙经》卷八：腹中积聚，时切痛，商曲主之。

《针灸大成》卷六：主腹痛，腹中积聚，时切痛，肠中痛不嗜食，目赤痛从内眦始。

【常用配伍】

①配中脘、足三里，治胃痛，腹痛。

②配支沟、丰隆，治腹胀，便秘。

【现代研究】 治疗肩凝症顽固性疼痛：中脘至地部，健侧商曲至人部，滑肉门至天部。配穴：肩部疼痛呈片状者针滑肉门三角；疼痛呈线状者滑肉门内外加针；疼痛向下放射者滑肉门外上加针。配穴均至天部。患者处于仰卧位，双上肢自然置于躯干两侧，全身放松。术者用直径0.25mm×25mm毫针，避开毛孔、血管，准确轻巧迅速刺入。进针后停留3～5分钟候气；然后再轻捻转3～5分钟行气，同时让患者轻轻活动肩部并逐渐加大活动范围；再隔5分钟行针1次。留针30分钟，依进针先后顺序起针。隔天治疗1次。治疗5次、10次后分别统计肩关节疼痛特别是夜间疼痛的镇痛效果。治疗5次后，总有效率为87.5%。治疗10次后，总有效率为93.75%。[陆永辉，王志红. 腹针治疗肩凝症顽固性疼痛32例疗效观察. 新中医，2004，36 (12)：38]

石关 Shíguān KI18

【出处】 《针灸甲乙经》。

【别名】 石阙、石门、食关。

【穴名释义】 石，指石硬，含坚满之意。关，指关要。穴近胃脘，为饮食之关，又主治"妇人子脏中有恶血，内逆满痛"（《针灸甲乙经》），为攻坚消满之要穴，故名。

【定位】 在上腹部，脐中上3寸，前正中线旁开0.5寸。

【局部解剖】 皮肤，皮下组织，腹直肌鞘前壁，腹直肌。浅层布有腹壁浅静脉，第7、8、9胸神经前支及伴行的动、静脉；深层有腹壁上动、静脉的分支或属支，第7、8、9胸神经前支的肌支和相应的肋间动、静脉。

【功效】 攻坚消满，补肾种子。

【主治】 腹痛，哕噫呕逆，小便黄，大便不通，产后腹痛，妇人不孕；食道痉挛，膈肌痉挛，胃痉挛。

【操作】 直刺0.5～0.8寸；可灸。

【文献摘要】

《针灸甲乙经》卷七：痓，脊强，口不开，多唾，大便难，石关主之。

《针灸大成》卷六：主哕噫呕逆，腹痛气淋，小便黄，大便不通，心下坚满，脊强不利，多唾，目赤痛从内眦始，妇人无子，脏中有恶血，血上冲腹，痛不可忍。

【常用配伍】 配内关、足三里，治胃痛，呕吐，膈肌痉挛。

阴都 Yīndū KI19

【出处】 《针灸甲乙经》。

【别名】 食宫、通关、石宫。

【穴名释义】 都，指汇聚。本穴为足少阴经与冲脉之会，故名。

【定位】 在上腹部，脐中上4寸，前正中线旁开0.5寸。

【局部解剖】 皮肤，皮下组织，腹直肌鞘前壁，腹直肌。浅层布有腹壁浅动脉，第7、8、9胸神经前支的前皮支及伴行的动、静脉；深层有腹壁上动、静脉的分支或属支，第7、8、9胸神经前支的肌支和相应的肋间动、静脉。

【功效】 宽胸降逆，理气和胃。

【主治】 身寒热，心烦满，腹胀，肠鸣，腹痛，便秘，妇人不孕，胸胁痛，黄疸；疟疾。

【操作】 直刺0.5～0.8寸；可灸。

【文献摘要】

《针灸甲乙经》卷七：身寒热，阴都主之。心满气逆，阴都主之。

《备急千金要方》卷十四：小肠热满。灸阴都随年壮。穴在挟中脘两边相去一寸是。

《针灸大成》卷六：主身寒热疟病，心下烦满，逆气，肠鸣，肺胀气抢，胁下热痛，目赤痛从内眦始。

【常用配伍】 配建里、足三里，治腹胀，肠鸣，腹痛。

腹通谷 Fùtōnggǔ KI20

【出处】 《针灸甲乙经》。

【别名】 通骨。

【穴名释义】 通，指通过。谷，指水谷。穴平上脘，为水谷通过之道，故以为名。

【定位】 在上腹部，脐中上5寸，前正中线旁开0.5寸。

【局部解剖】 皮肤，皮下组织，腹直肌鞘前壁，腹直肌。浅层布有腹壁浅静脉和第6、7、8胸神经前支的前皮支及伴行的动、静脉；深层布有腹壁上动、静脉的分支或属支，第6、7、8胸神经前支的肌支和相应的肋间动、静脉。

【功效】 健脾和胃，宁心安神。

【主治】 腹痛，腹胀，呕吐，心痛，心悸，胸痛，暴喑；胃痉挛，胃下垂，急慢性胃炎，胃溃疡，哮喘，肺气肿，肋间神经痛，急性舌骨肌麻痹。

【操作】 直刺0.5～0.8寸；可灸。

【文献摘要】

《针灸甲乙经》卷十二：食饮善呕，不能言，通谷主之。

《备急千金要方》卷十三：心痛恶气上，肋急痛，灸通谷五十壮。

《针灸大成》卷六：主失久口喎，食饮善呕，暴喑不能言，结积留饮，痃癖胸满，食不化，心恍惚，喜呕，目赤痛从内眦始。

【常用配伍】
①配胃俞、足三里，治腹痛、腹胀。
②配内关、中脘、梁丘、足三里，治胃痛，噎膈，呕逆。
③配尺泽，治咳血。

幽门 Yōumén KI21

【出处】 《针灸甲乙经》。

【别名】 上门、上关、幽关。

【穴名释义】 幽，指隐微。足少阴脉气行至本穴之后，即出腹部之阴而达于胸廓之阴。冲脉在本穴与足少阴交会后即散于胸中。足少阴脉气由此行入胸廓之门，故名。

【定位】 在上腹部，脐中上6寸，前正中线旁开0.5寸。

【局部解剖】 皮肤，皮下组织，腹直肌鞘前壁，腹直肌。浅层布有第6、7、8胸神经前支的前皮支及伴行的动静脉；深层布有腹壁上动、静脉的分支或属支，第6、7、8胸神经前支的肌支和相应的肋间动、静脉。

【功效】 健脾和胃，降逆止呕。

【主治】 胸胁、背相引痛，腹痛，呕吐，善哕，消化不良，泄泻，便血，痢疾；胃痉挛，慢性胃炎，胃溃疡，幽门狭窄，贲门痉挛，肋间神经痛。

【操作】 直刺0.5～0.8寸；可灸。

【文献摘要】 《备急千金要方》卷十三：胸中痛引腰背，心下呕逆，面无滋润，灸上门随年壮。穴在挟巨阙两边相去各半寸。

【常用配伍】
①配内关、梁丘，主治胃痛，呃逆，腹痛。
②配支沟、阳陵泉，主治胁痛，肋间神经痛。
③配尺泽，治咳血。

步廊 Bùláng KI22

【出处】 《针灸甲乙经》。

【别名】 步郎。

【穴名释义】 步，度量；廊，侧屋。本穴在膈上，与任脉之中庭平。本经在左右夹任脉，沿胸骨两侧，各肋骨歧间，均有穴位，犹如中庭两侧房廊相对。胸骨两侧，本经各穴，排列匀整，如有尺度，故名步廊。

【定位】 在胸部，第5肋间隙，前正中线旁开2寸。

【局部解剖】 皮肤，皮下组织，胸大肌。浅层布有第5肋间神经的前皮支，胸廓内动、静脉的分支；深层有胸内、外侧神经的分支。

【功效】 宽胸理气，止咳平喘。

【主治】 胸痛，咳嗽，气喘，胸胁胀满，呕吐，不嗜食，乳痈；胸膜炎，肋间神经痛，支气管炎，神经性呕吐，胃炎，胃下垂，腹直肌痉挛。

【操作】 斜刺或平刺 0.5～0.8 寸；不可深刺，免伤内脏；可灸。

【文献摘要】《针灸甲乙经》卷九：胸胁支满，鬲逆不通，呼吸少气，喘息不得举臂。

【常用配伍】

①配肺俞、太渊，治咳嗽。

②配肝俞、阳陵泉，治胸胁疼痛。

③配心俞、内关，治惊悸，怔忡，胸痛。

神封 Shénfēng KI23

【出处】《针灸甲乙经》。

【穴名释义】 神，指神明。封，指疆界，范围。本穴接近心脏，地处心脏所居之封界，因心主神明，故而得名。

【定位】 在胸部，第 4 肋间隙，前正中线旁开 2 寸。

【局部解剖】 皮肤，皮下组织，胸大肌。浅层布有第 4 肋间神经的前皮支，胸廓内动、静脉的穿支；深层有胸内、外侧神经的分支。

【功效】 宽肺止咳，降逆和胃。

【主治】 咳嗽，气喘，胸胁支满，呕吐，不嗜食，乳痈，乳汁不足；乳腺炎，肋间神经痛，贲门痉挛，胃下垂，心动过速。

【操作】 斜刺或平刺 0.5～0.8 寸；可灸。

【文献摘要】

《针灸甲乙经》卷九：胸胁支满，不得息，咳逆乳痈，洒淅恶寒。

《针灸大成》卷六：主胸满不得息，咳逆，乳痈，呕吐，洒淅恶寒，不嗜食。

【常用配伍】

①配肺俞、太渊，治咳嗽。

②配肝俞、阳陵泉，治胸胁疼痛。

灵墟 Língxū KI24

【出处】《针灸甲乙经》。

【别名】 灵墙。

【穴名释义】 灵，指神灵。墟，指墟址。穴在心旁，因心藏神，灵与之同义，穴为神灵之墟址，故名。

【定位】 在胸部，第 3 肋间隙，前正中线旁开 2 寸。

【局部解剖】 皮肤，皮下组织，胸大肌。浅层布有第 3 肋间神经的前皮支，胸廓内动、静脉的穿支；深层有胸内、外侧神经的分支。

【功效】 疏肝宽胸，肃降肺气。

【主治】 咳嗽，气喘，痰多，胸胁胀痛，呕吐，乳痈；肋间神经痛，胃炎，胃下垂，乳腺炎。

【操作】 斜刺或平刺 0.5～0.8 寸；可灸。

【文献摘要】

《针灸甲乙经》卷九：胸胁支满，痛引膺不得息，闷乱烦满不得饮食。

《针灸大成》卷六：主胸胁支满，痛引胸不得息，咳逆呕吐，不嗜食。

【常用配伍】

①配肺俞、天突、丰隆，治咳嗽，咯痰，气喘。

②配肩井、合谷，治乳腺炎，乳腺增生。

③配内关、足三里、合谷，治急、慢性腹泻。

神藏 Shéncáng KI25

【出处】 《针灸甲乙经》。

【穴名释义】 神，指神明。穴在心旁，内应心脏。因心藏神，故名神藏。

【定位】 在胸部，第2肋间隙，前正中线旁开2寸。

【局部解剖】 皮肤，皮下组织，胸大肌。浅层布有第2肋间神经的前皮支，胸廓内动、静脉的穿支；深层有胸内、外神经的分支。

【功效】 宽胸顺气，降逆定喘。

【主治】 胸痛，咳喘，气喘，烦满，呕吐，不嗜食；支气管炎，胸膜炎，肋间神经痛，胃炎，胃下垂。

【操作】 斜刺或平刺0.5～0.8寸；可灸。

【文献摘要】 《针灸甲乙经》卷九：胸满咳逆，喘不得呕吐，烦满不得饮食。

【常用配伍】 配肺俞、定喘、尺泽，治胸痛，咳嗽，气喘。

彧中 Yùzhōng KI26

【出处】 《针灸甲乙经》。

【别名】 域中、或中。

【穴名释义】 彧，富有文采貌。本穴平任脉之华盖穴，近肺脏。因肺为华盖，相传之官，为文郁之府，故而得名。

【定位】 在胸部，第1肋间隙，前正中线旁开2寸。

【局部解剖】 皮肤，皮下组织，胸大肌。浅层布有第1肋间神经的前皮支、锁骨上内侧神经和胸廓内动、静脉的穿支；深层有胸内、外神经的分支。

【功效】 宽胸理气，止咳化痰。

【主治】 咳嗽，气喘，痰壅，胸胁胀痛，不嗜食；支气管炎，胸膜炎，肺结核，肋间神经痛，胃炎，胃下垂。

【操作】 斜刺或平刺0.5～0.8寸；可灸。

【文献摘要】 《针灸大成》卷六：主咳逆喘息不能食，胸胁支满，涎出多唾。

【常用配伍】

①配支沟、阳陵泉，治胁痛，肋间神经痛。

②配尺泽、肺俞、大椎、风门，治支气管哮喘，肺炎。

俞府 Shūfǔ KI27

【出处】 《针灸甲乙经》。

【别名】 输府。

【穴名释义】 俞，指脉气输注处。府，指会也。足少阴脉气从足至胸，会聚于本穴，故名俞府。

【定位】 在胸部，锁骨下缘，前正中线旁开 2 寸。

【局部解剖】 皮肤，皮下组织，胸大肌。浅层布有锁骨上内侧神经；深层有胸内、外侧神经的分支。

【功效】 止咳平喘，和胃降逆。

【主治】 咳嗽，气喘，胸痛，呕吐，不嗜食；气管炎，胸膜炎，肋间神经痛，胃炎，胃下垂。

【操作】 斜刺或平刺 0.5～0.8 寸；可灸。

【文献摘要】

《针灸甲乙经》卷九：咳逆上气，喘不得息，呕吐，胸满不得饮食。

《针灸大成》卷六：主咳逆上气，呕吐，喘嗽，腹胀不下食饮，胸中痛久喘。

【常用配伍】

①配合谷、足三里，治恶心呕吐。

②配风门、神藏，治咳逆上气不得息。

③配肺俞、膻中、膏肓，治哮喘。

【现代研究】 点按俞府穴治脚心发凉：直接点按俞府穴，一次性治愈。［罗克传，庞素萍．点按俞府穴治脚心发凉1例．双足与保健，2004（3）：46］

本 经 小 结

1. 取穴要点 取穴注重骨度分寸及足底部、内踝及腘窝内侧的半腱肌腱与半膜肌腱等解剖标志。

足底部：足底前 1/3 凹陷处取涌泉。

内踝部：内踝高点与跟腱之间取太溪；太溪下 0.5 寸，跟腱内侧前缘取大钟；太溪直下 1 寸取水泉；内踝下缘凹陷取照海；内踝上 2 寸取复溜、交信，交信在前，复溜在后。

膝关节部：腘窝内侧，当半腱肌腱与半膜肌腱之间取阴谷。

腹部：横骨至幽门共 11 穴，各距任脉 0.5 寸，上下基本相距 1 寸取穴。

胸部：本经胸部各穴，均距任脉 2 寸，上下相距 1 肋，当肋间隙取穴。

2. 主治重点 本经经穴主要治疗妇科病，前阴病，肾、肺、咽喉病及经脉循行部位的病证，如痛经、月经不调、小便不利、水肿等。其中太溪、复溜补肾壮阳治水肿、腹胀、喘咳、盗汗、自汗；照海治咽喉肿痛；水泉、大钟、阴谷治小便不利；涌泉治昏厥、癫、狂；交信治阴挺；筑宾治疝气、小腿痛；俞府治喘咳、胸痛；除此，然谷，太溪、照海等治月经不调。

3. 刺灸注意事项 胸部各穴，不宜深刺，避免伤及心、肺等内脏。

【附】

经 穴 歌

足少阴穴二十七，涌泉然谷太溪溢，

大钟水泉通照海，复溜交信筑宾接，

阴谷膝内辅骨后，以上从足走到膝，

横骨大赫连气穴，四满中注肓俞脐，

商曲石关阴都密，通谷幽门半寸辟，

步廊神封膺灵墟，神藏彧中俞府毕。

经穴分寸歌

足掌心中是涌泉，然骨踝前大骨边，
太溪踝后跟腱前，大钟溪下五分见，
水泉溪下一寸觅，照海踝下一寸安，
复溜踝上前二寸，交信踝上二寸连，
二穴只隔筋前后，太阴之后少阴前，
筑宾内踝上1分，阴谷膝内两筋间，
横骨大赫并气穴，四满中注亦相连，
五穴上行皆一寸，中行旁开半寸边，
肓俞上行亦一寸，俱在脐旁半寸间，
商曲石关阴都穴，通谷幽门五穴缠，
上下俱是一寸取，各开中行半寸间，
步廊神封灵墟穴，神藏彧中俞府安，
上行寸六旁二寸，穴穴均在肋隙间。

（十二）足厥阴肝经穴

体表穴位分布线：起于足大趾外侧端的大敦穴，循足背，经内踝前上行，至内踝上8寸处交出于足太阴之后，循下肢内侧中间，绕阴器，经小腹，上胁肋，止于乳下第6肋间隙的期门穴。左右各14穴。

大敦 Dàdūn LR1 井穴

【出处】《灵枢·本输》。

【别名】 水泉、大训、大顺。

【穴名释义】 敦，厚也。穴在足大趾端外侧，其肉敦厚；又穴当厥阴之初，厥阴根于大敦，穴外脉气聚结至博至厚，故而得名。

【定位】 在足趾，大趾末节外侧，趾甲根角侧后方0.1寸（指寸）。

【局部解剖】 皮肤，皮下组织，甲根。布有腓深神经的背外侧神经和趾背动、静脉。

【功效】 调理肝气，镇痉宁神。

【主治】 崩漏，经闭，阴挺，疝气，血崩，阴肿，遗尿，遗尿，癃闭，尿血，癫痫；功能性子宫出血，子宫脱垂，精索神经痛，阴茎痛，糖尿病。

【操作】 斜刺0.1～0.2寸，或用三棱针点刺出血；可灸。

【文献摘要】
《针灸甲乙经》卷九：卒心痛。
《备急千金要方》卷三十：大敦主卒疝暴痛，阴跳上入腹，寒疝阴挺出偏大肿脐。
《千金翼方》卷二十八：五淋灸大敦三壮。

【常用配伍】
①配太冲、气海、地机，治疝气。
②配百会、三阴交、照海，治子宫脱垂。

【现代研究】
①针灸大敦治疗嵌顿疝：患侧大敦穴，消毒后用0.5寸毫针捻转进针，平补平泻，得

气后留针并加艾灸，直至嵌顿物还纳为止。辅助治疗：行针灸的同时，用手法在被嵌顿物上轻轻按摩，帮助还纳，必要时肌注阿托品以缓解痉挛或肌注鲁米那以镇静。12 例患者经上述治疗后均获效，其中留针时间最长者 50 分钟，最短者 6 分钟，一般在 10～30 分钟内被嵌顿物还纳，腹痛消失。[张泽国，汪贵生．针灸大敦穴治疗嵌顿疝 12 例．中国民间疗法，2003，11（11）：7-8]

②针刺少商、大敦治疗婴儿腹泻：取双侧少商与大敦穴，以 75% 酒精棉球局部皮肤消毒，以 28 号 2 寸毫针，依次针少商与大敦穴。行平补平泻手法，留针 5 秒钟出针，不闭针孔，然后在每个穴位上挤出数滴血（可多可少）。每日治疗 1 次，一般治疗 3 次；效果不明显者，再针 2 次，慢性腹泻者可加针足三里。[狄久芳，王美玲，刘庆会，等．针刺少商大敦治疗婴幼儿腹泻．中国民间疗法，1998（4）：11]

③穴位温和灸配合中药治疗药流后阴道出血：取清艾条对隐白、大敦两穴位依次温和灸，左右各 1 小时，共 2 小时。每日 1 次，共 5 日。同时内服中药（生化汤加减），每日 1 剂，分 2 次煎服，至阴道出血止停药（≤5 日），痊愈率为 93.3%。[赵建春，等．穴位温和灸配合中药治疗药流后出血 75 例．上海针灸杂志，2003，22（8）：18-19]

④大敦穴放血治疗房事阴茎痛：常规消毒后，单侧大敦用三棱针点刺放血数滴。病情较重者，可点刺双侧。多一次治愈。[金东席．大敦穴放血治疗房事茎痛 14 例．中国针灸，2002，22（11）：762-763]

⑤治疗功能失调性子宫出血：用手工制纯艾炷（炷高 0.5cm，炷底直径 0.5cm），施灸前将穴位局部用 75% 乙醇消毒，将艾炷直接置于大敦穴皮肤上，用火点燃，当患者感到局部灼痛时即用镊子取下残余艾炷，每次 5 壮。每日或隔日 1 次，5 次为 1 个疗程。共治疗 2 个疗程。止血总有效率 90%。[张磊，贾春生．艾炷灸大敦穴为主治疗功能失调性子宫出血 60 例．中国针灸，2004，24（8）：550-551]

行间 Xíngjiān LR2 荥穴

【出处】《灵枢·本输》。

【穴名释义】　行，循行。穴在第 1、2 趾间缝纹端，因喻脉气行于两指间，而入本穴，故名行间。

【定位】　在足背侧，第 1、2 趾间，趾蹼缘后方赤白肉际处。

【局部解剖】　皮肤，皮下组织，拇趾近节趾骨基底部与第 2 跖骨头之间。布有腓深神经的趾背神经和趾背动、静脉。

【功效】　平肝息风，宁心安神。

【主治】　足跗肿痛，胸胁痛，目赤痛，头痛，癫痫，中风，痛经，闭经，阴中痛，疝气，遗尿，淋疾；高血压，青光眼，肋间神经痛，睾丸炎，功能性子宫出血。

【操作】　直刺 0.5～0.8 寸；可灸。

【文献摘要】

《针灸甲乙经》卷十一：癫疾，短气，呕血，胸背痛，行间主之。

《通玄赋》：治膝肿腰痛。

《百症赋》：观其雀目汗气，睛明、行间而细推。兼涌泉，疗消渴。

【常用配伍】

①配睛明、太阳，治目赤肿痛。

②配气海、地机、三阴交，治痛经。

③配百会、风池、率谷，治偏头痛。

【现代研究】

①针刺治疗急性腰扭伤：取患者两侧行间穴，进针后予强刺激的泻法，要求患者有强烈的得气感，1分钟后，要求患者活动腰部，动作由慢到快，幅度由小到大，留针30分钟，留针期间每隔5分钟运针1次，每次均用泻法。每日1次，3次为1个疗程，疼痛剧烈者，第1天可治疗2次。治愈率83.3%。[郑兆俭.针刺行间穴治疗急性腰肌扭伤90例疗效观察.针灸临床杂志，2005，21（11）：38]

②行间穴位注射治疗急性腰扭伤：患者站立，取任一侧足行间穴，常规消毒皮肤，用5ml注射器6号针头，吸取山莨菪碱10mg，将针快速刺入穴位。捻转针体，使病人出现酸胀、麻木及放射感，抽吸无回血后，缓慢注入药液，边注入边让患者试着活动患部，出针后轻压针眼。隔日治疗1次，双穴位交替注射。5次为1个疗程，治疗期间勿搬重物。痊愈率79%，总有效率100%。[靳志鹏.行间穴注射山莨菪碱治疗急性腰扭伤62例.航空军医，2001，29（2）：64]

③针刺关元、曲骨、行间治疗大鼠非菌性前列腺炎：穴位局部消毒，进针后，施平补平泻手法，留针30分钟，每15分钟行针1次，每日1次。针刺组较药物组显著降低非菌性前列腺炎大鼠血清中的IL-2、TNF-α水平，其机理可能在于抗炎、调节免疫功能和改善局部血液循环。[惠建萍，惠建荣.针刺关元、曲骨、行间等穴对慢性非菌性前列腺炎大鼠TNF-α、IL-2的影响.陕西中医学院学报，2007，30（3）：58-59]

太冲 Tàichōng LR3 输穴；原穴

【出处】 《灵枢·本输》。

【别名】 大钟。

【穴名释义】 太，大也。冲，指冲盛。穴为肝经之原，为冲脉之支别处。肝主藏血，冲为血海，肝与冲脉、气脉相应合而盛大，故名太冲。

【定位】 在足背，第1、2跖骨间，跖骨底结合部前方凹陷中，或触及动脉搏动。

【局部解剖】 皮肤，皮下组织，踇长伸肌腱与趾长伸肌腱之间，踇短伸肌腱的外侧，第1骨间背侧肌。浅层布有足背静脉网，足背内侧皮神经等；深层有腓深神经和第1趾背动、静脉。

【功效】 平肝息风，健脾化湿。

【主治】 头痛，眩晕，疝气，月经不调，小儿惊风，呕逆，目赤肿痛，下肢痿痹，足跗肿；高血压，尿路感染，乳腺炎，精神分裂症。

【操作】 直刺0.5～0.8寸；可灸。

【文献摘要】

《针灸甲乙经》卷七：痓互引善惊，太冲主之。

《千金翼方》卷二十八：不得尿，灸太冲五十壮。虚劳浮肿，灸太冲百壮。

《标幽赋》：心胀咽痛，针太冲而必除。

《玉龙歌》：行步艰难疾转加，太冲二穴效堪夸，更针三里中封穴，去病如同用手抓。

【常用配伍】

①配合谷，称为四关穴，治头痛，眩晕，小儿惊风，高血压。

②配足三里、中封，治行步艰难。

③配气海、急脉，治疝气。

【现代研究】

①针刺缓解痛经：首取双侧太冲穴，先以拇指按压穴位，后以针刺入1.5寸许，行先补后泻捻转手法，待小腹痛缓解后取三阴交（施平补平泻捻转手法）、地机（施先补后泻捻转手法）、足三里（施补捻转手法），15分钟行针1次，留针30分钟。多即时止痛。[王彩清．太冲穴对痛经的即时止痛作用剖析．中国中医急症，2009，18（4）：643-644]

②太冲透涌泉治疗呃逆：太冲穴常规消毒，用毫针向涌泉穴方向直刺1～1.5寸左右，反复提插捻转刺激，以患者能耐受为度。留针30分钟，每10分钟捻转1次。单纯性呃逆，可单侧穴位针刺，男取左侧，女取右侧，如单侧针刺无好转，再加刺另一侧穴位。顽固性呃逆取双侧，并配合内关穴（双）。多一次见效，总有效率100%。[崔殿库．太冲透涌泉治疗呃逆86例．河北中医，2007，29（6）：497]

③针刺太冲即时降压：患者取坐位，两手自然放在腿上，身体轻靠椅背，头微前倾，或平卧位。碘伏消毒后用28号毫针快速进针，向涌泉穴方向斜刺0.5～0.8寸后行中强刺激。手法以泻法为主，施捻转加震颤手法，激发感传向近心端放散，得气后留针20分钟，每5～10分钟捻针1次。每日1次，连续针刺7日为1个疗程。结果显示针刺太冲穴即时降压效果良好，降压幅度与针刺前血压呈正相关，不良反应少。[吴焕林，李晓庆，王侠．针刺太冲穴对65例肝阳上亢型高血压病患者的即时降压效应．中医杂志，2008，49（7）：622-624]

④按摩太冲、丘墟缓解中晚期肝癌患者疼痛：患者取平卧或半坐卧位，一侧腿自然弯曲将足垂于治疗巾上，施术者一手拇指指腹放在太冲穴上，另一手拇指指腹放在丘墟穴，进行按摩，压力由轻到重，当患者感觉酸、麻、胀、痛时持续3分钟后再由重到轻，重复上述过程，共10分钟，2次/日，持续3日，可将镇痛药物减至维持量。[孙丽华．太冲、丘墟穴位按摩缓解中晚期肝癌患者疼痛效果观察．护理学杂志，2008，23（23）：37-38]

⑤针刺太冲治落枕：患者取坐位，肘平放两眼平视前方，脚放于特制棉垫上，交叉取穴。选太冲穴常规消毒后，取1寸不锈钢毫针直刺0.5～0.8寸，以提插泻法为主结合捻转5分钟左右。嘱病人左右前后活动颈部，动作由快到慢，幅度由小到大，留针20分钟后再行针，方法同上。每次留针共计30分钟。治愈率69%，总有效率100%。[钟蕾，张法军．针刺太冲穴治疗落枕70例体会．实用临床医学，2005，19（2）：56-57]

⑥针刺太冲治慢性扁桃体炎：令患者仰卧位。双侧太冲穴常规消毒，用40mm长毫针斜刺30mm左右，采用提插补法，产生强烈的针感，使针感沿着小腿向上身呈放射感，停止运针。每10分钟运针1次，留针30分钟。每日1次，7日为1个疗程。治疗期间停用一切药物，有效率80%。[马言清．针刺太冲穴治疗慢性扁桃体炎10例．中国针灸，2004，24（11）：808]

⑦针刺太冲治偏头痛：主穴取双太冲穴，配穴取患侧外关、阿是穴。针刺均用40mm（28号）不锈钢毫针。嘱患者闭目仰卧于床上，穴位局部常规消毒，先用速刺法将针刺入双太冲穴25mm左右，针尖指向足心，强刺激1分钟，针感越强越好。然后针其他穴位，除太冲穴位外，两组穴位均用中等刺激。留针30分钟，每10分钟行针1次，每天针刺1次，10次为1个疗程。总有效率为97.4%。[许文辉．针刺太冲穴治疗偏头痛78例疗效观察．福建医药杂志，2006，28（5）：112-113]

⑧针刺太冲治牙痛：取患侧太冲穴，常规消毒。捻转进针 0.8～1 寸。风火牙痛用泻法；虚火牙痛，用先泻后补法。每 10 分钟行针 1 次，留针 30 分钟。70% 痊愈，总有效率95%。[褚福祥，孙法泰．针刺太冲穴治疗牙痛 20 例．中医外治杂志，2003，12（2）：23]

⑨指压太冲治胸胁迸挫伤：患者取仰卧位。施术者立于患者床脚，双手拇指用力按压患者双足太冲穴。待患者太冲穴有酸胀感后，令患者仰卧坐立运动 2 次，深咳嗽 3～4 次，拍打胸部 3～4 次。治疗操作过程 2 分钟左右，隔日 1 次。总有效率89.85%。[姜耀清．指压太冲穴治疗胸胁迸挫伤 266 例．江苏中医药，2002，23（10）：42]

⑩针刺四关穴治原发性痛经：合谷、太冲常规消毒后，选用 0.35mm×40mm 规格毫针快速刺入皮下。进针达一定深度后，快速提插捻转运针，行平补平泻法促使针下得气，提针至皮下，针尖指向病所，刺入约 25mm 后再次行针，得气后行青龙摆尾针法，针感以过肘、过膝向上走动为最佳。气海、内关、次髎、地机行提插捻转泻法，关元、中极行提插捻转补法。行针 2 分钟后留针 30 分钟，留针期间每 10 分钟行针 1 次以加强针感，合谷、太冲每次行针时均应体现出青龙摆尾的针法特点。出针后于关元、中极行温和灸 10分钟。每日治疗 1 次，于月经来潮前 3～5 天开始，至月经来潮次日停止。治愈率75%，总有效率100%，疗效优于针刺三阴交、次髎组，以及口服月月舒冲剂组。[李成宏，王玉中，郭新侠．针四关穴为主治疗原发性痛经临床观察．中国针灸，2008，28（3）：187-190]

中封 Zhōngfēng LR4 经穴

【出处】　《灵枢·本输》。

【别名】　悬泉。

【穴名释义】　封，指封界。穴在内踝高点前方，以胫骨前肌腱内侧为界，前有筋，后有骨，穴当期中，故名中封。

【定位】　在踝区，内踝前，胫骨前肌肌腱的内侧缘凹陷中。

【局部解剖】　皮肤，皮下组织，胫骨前肌腱内侧，距骨和胫骨内踝之间。布有足背内侧皮神经的分支，内踝前动脉、足背浅静脉。

【功效】　疏肝健脾，理气消疝。

【主治】　内踝肿痛，足冷，少腹痛，腰痛，胸腹胀满，疝气，阴茎痛，阴痛，小便不利，遗精，黄疸；踝关节及周围软组织疾患，坐骨神经痛，肝炎，膀胱炎。

【操作】　直刺 0.5～0.8 寸；可灸。

【文献摘要】

《千金翼方》卷二十七：梦泄灸中封五十壮，失精阴缩灸中封五十壮。

《玉龙赋》：行步艰楚刺三里、中封、太冲。

【常用配伍】

①配四满，治膨胀。

②配阳辅，治眩晕。

③配昆仑、解溪，治踝关节痛或扭伤。

④配气海、中极，治小便不利。

【现代研究】　针刺中封阳辅穴治疗神经血管性头痛：患者仰卧位，主穴取双侧中封、阳辅穴，常规消毒后，用 30 号 1.5 寸毫针分别直刺 0.5～1 寸，施捻转泻法各 1 分钟，每隔 10 分钟施手法 1 次，留针 40 分钟。针感循经上传效佳。如针感弱而又痛处固定剧烈者，则在局部配取阿是穴 1～3 个，用 30 号 1 寸毫针，平刺 0.5～0.8 寸，余操作同主穴。每日 1 次。总有效率 92％，高于口服药物苯噻啶片对照组（76％）。［刘来丽，赵红鹰，宋晓瑾．针刺中封阳辅穴治疗神经血管性头痛的疗效观察．辽宁中医杂志，2004，31（1）：67］

蠡沟 Lígōu LR5 络穴

【出处】《灵枢·经脉》。

【别名】 交仪。

【穴名释义】 蠡，瓢勺也。穴在内踝上 5 寸，因喻近处之腿肚形如蠡勺，胫骨之内犹似渠沟，故而得名。

【定位】 在小腿内侧，内踝尖上 5 寸，胫骨内侧面的中央。

【局部解剖】 皮肤，皮下组织，胫骨骨面。布有隐神经的小腿内侧皮支和大隐静脉。

【功效】 益肝调经，清热消肿。

【主治】 胫部酸痛，足胫痿痹，月经不调，赤白带下，小腹痛，阴挺，疝气，睾丸肿痛，小便不利；子宫内膜炎，子宫脱垂。

【操作】 平刺 0.5～0.8 寸；可灸。

【文献摘要】 《针灸甲乙经》卷十二：女子疝，小腹肿，赤白淫，时多时少，蠡沟主之。

【常用配伍】

①配曲泉、太冲，治睾丸痛。

②配太冲、气海，治疝气及睾丸肿痛。

③配百会、关元，悬灸或隔附子灸，治子宫脱垂。

【现代研究】

①针刺蠡沟治疗落枕、颈椎病：取蠡沟穴。端坐凳上，保持凳与双膝同高，用 28～30 号 1.5 寸毫针沿胫后缘局部按压敏感处，直刺 0.5～1 寸；针患病的对侧，如双侧病重，针双侧；施捻转补法，或平补平泻法。留针 30 分钟，中间行针 1 次。当针刺得气后，保持原坐位，即活动颈部、肩部或肩胛部，做前屈、后仰、侧屈，旋转活动头颈部；往前、后、外侧及旋转活动肩及肩胛部；一般宜往痛得较甚的方向活动，运动幅度要先慢后稍快，先幅度小再幅度大。患者应有越做越放松的感觉。留针期间保持活动 25 分钟以上。每天 1 次，落枕者一般治疗 1～3 次，总有效率 100％。颈椎病者 10 次为 1 个疗程，总有效率 96.9％。［罗本华．针刺蠡沟穴运动疗法治疗落枕 48 例．四川中医，2008，26（2）：117-118］［罗本华．针刺蠡沟穴运动疗法治疗颈椎病疗效观察．辽宁中医杂志，2008，35（4）：597-598］

②针刺蠡沟治疗手足厥冷：取双侧蠡沟穴，以 1.5 寸毫针，沿经络走向平刺 0.5～0.8 寸，得气后留针 30 分钟，中间行针 2～3 次，平补平泻。治疗 1 次后手足开始转暖，依上法针刺 2 次后手足厥冷消失。随访 2 年未见复发。［周锡奎．蠡沟穴治疗肝郁气滞之厥冷证．中国民间疗法，2007，15（4）：7］

中都 Zhōngdū LR6 郄穴

【出处】 《针灸甲乙经》。

【别名】 中郄、太阴、大阴。

【穴名释义】 都，居之义。因穴居胫骨之中部，故名中都。

【定位】 在小腿内侧，内踝尖上 7 寸，胫骨内侧面的中央。

【局部解剖】 皮肤，皮下组织，胫骨骨面。布有隐神经的小腿内侧皮支，大隐静脉。

【功效】 益肝藏血，行气止痛。

【主治】 胫寒痹痛，胁痛，小腹痛，腹胀，疝气，崩漏，恶露不尽，泄泻；肠炎，功能性子宫出血，子宫内膜炎，急性肝炎，膝关节炎。

【操作】 平刺 0.5～0.8 寸；可灸。

【文献摘要】

《针灸甲乙经》卷十一：肠癖，中郄主之；崩中腹上下痛，中郄主之。

《备急千金要方》卷三十：治足下热，胫寒不能久立，湿痹不能行。

【常用配伍】

①配曲泉、太冲，治睾丸痛。

②配三阴交、阴陵泉，治胫寒痹痛。

③配归来、太冲，治疝气。

【现代研究】

①中都穴 fMRI 研究：针刺中都穴，运用"平补平泻"手法以 1Hz 的频率顺时针和逆时针捻转。采用功能磁共振成像观察发现针刺中都穴时激活了大脑对侧额内侧、对侧中央后回、小脑、额上回、同侧前扣带回、同侧枕叶、对侧顶叶和对侧颞上回。表明针刺中都穴激活了视区、小脑、边缘系统和皮下灰质结构，这些脑区有可能是中都穴的特异性脑区。[鲁娜，赵箭光，单保慈，等 . 针刺中都穴的 fMRI 研究 . 中国医学影像技术，2008，24（增刊）：46-48]

②针刺中都治疗复发性口疮：患者取仰卧位，选双侧中都穴，双手掌心向下，微握掌。穴位常规消毒后，取 30 号 1.5 寸毫针避开掌背静脉分支，顺掌骨方向刺入 0.5～1 寸，根据辨证施提插捻转、补虚泻实手法，得气为度，使针感向指尖和肘臂肩部放散。行针 3 分钟后，疼痛即有减轻或消失，留针 30 分钟，间断行针数次。病程较长者，辨证加刺双侧内庭、关元、太溪、大陵等穴。每日针 1～2 次，5 日为 1 个疗程。疗程间休息 2 日，一般治疗 1～3 个疗程。总有效率 91%。[李国忠 . 针刺中都穴治疗复发性口疮 69 例 . 现代中西医结合杂志，2007，16（6）：781]

膝关 Xīguān LR7

【出处】 《针灸甲乙经》。

【别名】 膝开、阴关。

【穴名释义】 穴当膝关节部。主治膝内廉痛引膑，不可屈伸，故而得名。

【定位】 在膝部，胫骨内侧髁的下方，阴陵泉（SP9）后 1 寸。

【局部解剖】 皮肤，皮下组织，腓肠肌。浅层布有隐神经的小腿内侧皮支，大隐静脉的属支；深层有腘动、静脉，胫神经等。

【功效】 温经化湿，祛风消肿。

【主治】 膝髌肿痛，下肢痿痹，寒湿走注，历节风痛，咽喉肿痛；膝关节炎，风湿性关节炎。

【操作】 直刺 0.8～1 寸；可灸。

【文献摘要】

《针灸甲乙经》卷十：膝内廉痛引膑，不可屈伸，连腹，引喉咽痛，膝关主之。

《玉龙歌》：膝头红肿不能行，必针膝眼膝关穴。

【常用配伍】

①配委中、足三里、阴市，治两膝红肿疼痛。

②配梁丘、血海、膝眼，治膝髌肿痛。

③配阳陵泉、膝眼、委中、鹤顶，治膝关节炎。

<h3 style="text-align:center">曲泉 Qūquán LR8 合穴</h3>

【出处】 《灵枢·本输》。

【穴名释义】 曲，指曲屈。泉，喻穴处凹陷。穴当膝内侧横纹头上方凹陷处，屈膝取之。又穴为足厥阴之合，属水，以泉喻之，故名曲泉。

【定位】 在膝部，腘横纹内侧端，半腱肌肌腱内缘凹陷中。

【局部解剖】 皮肤，皮下组织，腓肠肌内侧头。浅层布有隐神经，大隐静脉；深层有膝上内侧动、静脉的分布或属支。

【功效】 疏肝解郁，通调前阴。

【主治】 膝髌肿痛，下肢痿痹，头痛，目眩，癫狂，月经不调，痛经，白带，阴挺，疝气，阳痿，阴痒，遗精，产后腹痛，小便不利；子宫脱垂，阴道炎，前列腺炎，肾炎，肠炎，尿潴留，精神病。

【操作】 直刺 1～1.5 寸；可灸。

【文献摘要】

《千金翼方》卷二十七；男子失精，膝胫疼冷，灸曲泉百壮。

《肘后歌》：脐腹有病曲泉针。

【常用配伍】

①配膝眼、梁丘、血海，治膝髌肿痛。

②配百会、气海，治阴挺。

③配中极、太冲，治阴痒。

④配三阴交、关元，治尿赤痛。

⑤配中极、阴陵泉，治小便不利。

【现代研究】

①电针曲泉穴增加家兔的胆汁流量：研究发现，电针曲泉穴 20 分钟有利胆作用，在中枢神经系统的递质和受体中，Ach 递质和 M 型胆碱能受体发挥了重要作用。[孙世晓，沈宁，李树学. 电针曲泉穴中枢利胆作用机制的实验研究. 针灸临床杂志，2008，24(2)：41-42]

②巨刺曲泉治疗肱骨外上髁炎：患者取坐位或仰卧位，取健侧曲泉穴。常规消毒后，用 28 号 2 寸毫针直刺进针。得气后，行平补平泻法，留针 30 分钟，每隔 10 分钟行针 1

次。每日 1 次，10 次为 1 个疗程。有效率 100%。［王红娥，李运峰 . 巨刺曲泉治疗肱骨外上髁炎 30 例 . 中国针灸，2002，22（7）：476］

③针刺膝阳关、曲泉治疗膝关节炎：以膝阳关、曲泉为主穴。用 0.3mm×40mm 毫针刺入穴位，行提插捻转手法得气后留针 30 分钟。每天 1 次，10 天为 1 个疗程，1 个疗程后隔 2 天行第 2 个疗程，治疗 2 个疗程。总有效率为 96.8%。［王朝兴 . 针刺膝阳关、曲泉为主治疗膝骨关节炎 . 医学信息，2009，22（3）：414］

阴包 Yīnbāo LR9

【出处】 《针灸甲乙经》。

【别名】 阴胞。

【穴名释义】 阴，指股内侧。包，指包容。穴在股内侧面两筋（股内侧肌和缝匠肌）间，容于足少阴与足太阴两筋之间，故名阴包。

【定位】 在股前区，髌底上 4 寸，股薄肌与缝匠肌之间。

【局部解剖】 皮肤，皮下组织，缝匠肌与股薄肌之间，大收肌。浅层布有闭孔神经的皮支，大隐静脉的属支；深层有股神经的肌支，隐神经，股动、静脉。

【功效】 通调前阴，益肾健腰。

【主治】 腹痛，腰骶痛，小便不利，遗尿，月经不调；骶髂关节炎，子宫内膜炎。

【操作】 直刺 0.8～1.8 寸；可灸。

【文献摘要】

《针灸甲乙经》卷九：腰痛，少腹痛，阴包主之。

《肘后歌》：中满如何去得根，阴包如刺效如神。

【常用配伍】

①配气海、中极、肾俞，治遗尿。

②配关元、血海、三阴交，治月经不调。

足五里 Zúwǔlǐ LR10

【出处】 《针灸甲乙经》。

【别名】 五里。

【穴名释义】 里，可作居解。穴在"箕门"上 5 寸，居足厥阴倒数第 5 个穴位，名足五里。

【定位】 在股前区，气冲（ST30）直下 3 寸，动脉搏动处。

【局部解剖】 皮肤，皮下组织，长收肌，短收肌，大收肌。浅层布有股神经的前皮支，大隐静脉；深层有闭孔神经的前支和后支，股深动、静脉的肌支，旋股内侧动、静脉的股支。

【功效】 清肝健脾，通调前阴。

【主治】 小腹胀痛，小便不通，倦怠嗜卧；阴囊湿疹，膀胱炎，子宫内膜炎。

【操作】 直刺 0.8～1.4 寸；可灸。

【文献摘要】 《针灸甲乙经》卷九：少腹中满，热闭不得溺，足五里主之。

【常用配伍】

①配血海、三阴交、风市，主治阴囊湿疹。

②配气海、太冲，主治睾丸肿痛。

③配中极、阴陵泉，主治尿潴留。

【现代研究】 电针足五里治疗尿潴留：患者平卧，常规消毒，于双侧足五里穴用2寸毫针刺入穴内1.5寸左右，强刺激，使局部产生强烈酸麻胀的针感，针感上传至会阴及小腹部为佳，然后接通KWD-808全能脉冲电疗仪，选用低频（2～5次/秒）连续波，通电30分钟，每日1次。经针刺1次后排尿者18例，一般在针刺2～3小时后排尿；针刺2～5次后排尿者3例。[朱恒燕.电针足五里治疗尿潴留21例.中国民间疗法，2005，13（9）：12]

阴廉 Yīnlián LR11

【出处】 《针灸甲乙经》。

【穴名释义】 廉，指侧边。穴在股内侧，阴器旁，故名阴廉。

【定位】 在股前区，气冲（ST30）直下2寸。

【局部解剖】 皮肤，皮下组织，长收肌，短收肌，小收肌。浅层布有股神经的前皮支，大隐静脉和腹股沟浅淋巴结；深层有闭孔神经的前、后支，旋股内侧动、静脉的股支。

【功效】 调经种子，舒筋活络。

【主治】 疝痛，少腹痛，腿股痛，月经不调，赤白带下，妇人不妊，下肢挛急；子宫内膜炎，阴道炎。

【操作】 直刺0.8～1.5寸；可灸。

【文献摘要】 《针灸甲乙经》卷十二：妇人绝产，若未曾生产，阴廉主之。

【常用配伍】

①配关元、三阴交、血海，主治月经不调。

②配归来、冲门，主治少腹疼痛。

急脉 Jímài LR12

【出处】 《素问·气府论》。

【别名】 羊矢。

【穴名释义】 急，指急促，喻冲动之感。因穴居阴旁动脉处，其脉冲动甚急，故名急脉。

【定位】 在腹股沟区，横平耻骨联合上缘，前正中线旁开2.5寸。

【局部解剖】 皮肤，皮下组织，耻骨肌，闭孔外肌。浅层布有股神经前皮支，大隐静脉和腹股沟淋巴结；深层有阴部外动、静脉，旋股内侧动、静脉的分支或属支，闭孔神经前支。

【功效】 调肝止痛，理气导疝。

【主治】 股内侧痛，少腹痛，阴茎痛，疝气，睾丸炎。

【操作】 直刺0.5～0.8寸；避开动脉，可灸；或单灸不针。

【文献摘要】 《素问·气府论》：病疝，少腹痛。

【常用配伍】

①配太冲、曲泉，治疝气。

②配关元、归来，治少腹痛。

【现代研究】　按压急脉治疗急性小腹痛：在疼痛的同侧取穴，如整个下腹痛可两侧穴同用。先让患者仰卧，伸直下肢，操作者取穴后用大拇指肚压穴处，逐渐加力，至穴内似搏动非搏动时为适宜，按压约半分钟，放松压力，再加压再放松。如此反复 3～5 遍，每次放松压力时，患者感到有股热气从穴处向下发散至膝部或至足部。曾治疗 26 例，除一例阑尾炎外，都是按压一次，当即疼痛消失，一般不超过 10 分钟即获效。[畅群虎. 按压急脉穴治疗急性小腹痛. 中华综合医学杂志，2005，6（4）：376]

章门 Zhāngmén LR13 脾募穴；八会穴之脏会

【出处】　《脉经》。

【别名】　长平、胁髎、季胁、脾募、季肋。

【穴名释义】　章，指彰盛之义。门，指出入要地。足厥阴脉行此与五脏之气盛会，为脏气出入之门户，穴为主治脏病之要穴，故名章门。

【定位】　在侧腹部，在第 11 肋游离端的下际。

【局部解剖】　皮肤，皮下组织，腹外斜肌，腹内斜肌，腹横肌。浅层布有第 10、11 胸神经前支的外侧皮支，胸腹壁浅静脉的属支；深层有第 10 及第 11 胸神经和肋间动、静脉的分支或属支。

【功效】　健脾消胀，和胃利胆。

【主治】　胸胁痛，腹胀，肠鸣，泄泻，呕吐，黄疸，痞块，小儿疳积，胸膜炎，肋间神经痛，肠炎，胃炎。

【操作】　斜刺 0.5～0.8 寸；可灸。

【文献摘要】

《针灸甲乙经》卷十：腰清脊强，四肢懈惰，善怒，咳，少气，郁然不得息，厥逆，肩不可举，马刀瘘，身瞤主之。

《备急千金要方》卷三十：章门主心痛而呕，章门主四肢懈怠喜怒。章门主饮食不化，入腹还可热中不嗜食。

《针灸大成》卷七：主肠鸣盈盈然，食不化，胁痛不得卧，烦热口干，不嗜食。胸胁痛支满，喘息，心痛而呕，吐逆，饮食却出，腰痛不得转侧，腰脊冷痛，溺多白浊，伤饱身黄瘦，贲豚如鼓，脊强，四肢懈怠，善怒，少气厥逆，肩臂不举。

【常用配伍】

①配足三里、梁门，治腹胀。

②配内关、阳陵泉，治胸胁痛。

③配足三里、太白，治呕吐。

④配内关，治呃逆不止。

【现代研究】

①药物配合章门刺络拔罐治疗带状疱疹：首先口服阿昔洛韦，8～10mg/kg，5 次/日，服用 7～10 天。必要时静脉滴注。同时，章门穴针刺拔罐放血，治疗时一般仅取一侧一穴即可，习惯上按男左女右取之，全疗程均取同一穴位。选择 0.8mm×50mm 的圆利针。嘱患者取站立位或侧卧位，取准穴位，局部消毒，医者用左手将局部皮肤连同部分腹肌一同捏起，右手持针垂直刺入穴位，使之得气，如未得气，可将左手放平，用食指和中

指顺势绷紧皮肤，右手继续探刺或提插，使之得气，随即出针。继之在出针处拔火罐3～5分钟，以出血为度，然后起罐，用消毒棉签揩净出血。治疗1次/日，3次为1个疗程，休息1～2日后进行第2个疗程。不超过2个疗程。与单纯口服阿昔洛韦相比，具有起效快，疗程短的优点。[张建文．阿昔洛韦联合针刺疗法治疗带状疱疹41例临床观察．中国全科医学，2004，7（16）：1179-1180]

②穴位透皮疗法配合中药治疗乙肝：取穴大包、期门、章门。根据证型，选择相应的中药，研磨成细末，用油或蜜或醋，调成膏状，用脱敏胶布贴敷于相关穴位上，2～3日换药1次。循环交替疗法：根据临床辨证分型组成相应的治疗乙肝的保肝系列方剂，分为保肝解毒汤、保肝降酶汤、保肝化湿汤、保肝转阴汤、保肝扶阴汤、保肝六味汤、保肝化纤汤，当两证型或多证型相兼时，选择相对应的2～3种汤剂，每日服用1种汤剂，循环交替服用，3个月为1个疗程，煎药时连煎3次，滤出液浓缩至400ml，分3次1日内服完。总有效率88%。[彭莉莉．穴位透皮疗法配合中药循环内服治疗乙型肝炎100例．陕西中医，2006，27（12）：1562-1563]

③穴位注射章门穴治疗第十一肋尖综合征：取患侧章门穴，用5ml注射器，接7号针头。抽取0.75%盐酸布比卡因2ml和曲安奈德注射液40mg混合液。章门穴常规消毒直刺得气后，抽吸无回血再缓慢推药，出针后立即用消毒干棉球按压针孔1～2分钟，避免出血及药液外溢，并用胶布固定消毒干棉球2日以防感染。每周治疗1次。2周后，有效率98%。[职良喜，朱沈，冯财旺．穴位注射章门穴治疗第十一肋尖综合征．河南中医，2002，22（4）：48-49]

期门 Qīmén LR14 肝募穴

【出处】《伤寒论》。

【别名】肝募。

【穴名释义】　期，指周期。门，指出入要地。穴当气血归入之门户，故名期门。

【定位】　在胸部，第6肋间隙，前正中线旁开4寸。

【局部解剖】　皮肤，皮下组织，胸大肌下缘，腹外斜肌，肋间外肌，肋间内肌。浅层布有第6肋间神经的外侧皮支，胸腹壁静脉的属支；深层有第6肋间神经和第6肋间后动、静脉的分支或属支。

【功效】　疏肝健脾，和胃降逆。

【主治】　胸胁胀痛，胸中热，呕吐，呃逆，泄泻，咳喘，奔豚；疟疾，高血压，心肌炎，肠炎、肋间神经炎，肝炎，胃肠神经官能症。

【操作】　斜刺或平刺0.5～0.8寸，微痛，有时向腹后壁放散；可灸。

【文献摘要】

《针灸甲乙经》卷七：腹大坚，不得息，期门主之。

《千金翼方》卷二十七：心痛，胸胁满，灸期门随年壮。

《席弘赋》：期门穴主伤寒患，六日过经犹未汗，但向乳根二肋间，又治妇人生产难。

【常用配伍】

①配肝俞、膈俞，治胸胁胀痛。

②配内关、足三里，治呃逆。

③配阳陵泉、中封，治黄疸。

【现代研究】

①治疗顽固性呃逆：取双侧期门穴。取维生素 B₁ 注射液 50mg/ml，2%利多卡因注射液 1ml 的混合液。操作方法：患者仰卧位，期门常规消毒，用一次性 5ml 注射器将上述 2ml 混合液，斜刺或平刺 0.5～0.8 寸，病人感胀痛有时向腹后壁放射即得气，回抽无血，可向穴内注混合药液 1ml，用同样方法注射对侧期门穴，每日 1 次，3 次为 1 个疗程。有效率 97%。[刘显．期门穴阻滞治疗顽固性呃逆 61 例．针灸临床杂志，2004，20（1）：41]

②期门穴与乳腺增生：采用高灵敏度 PHE201 体表红外光谱仪，检测 68 名乳腺增生病患者左、右期门穴与非穴位对照点体表，以及乳腺增生肿块与自身左右期门穴对照 1.5～16μm 波段的红外辐射光谱。结果：乳腺增生病患者左右期门穴红外辐射强度明显高于非穴位对照点；乳腺增生肿块与左右期门穴的体表红外辐射光谱形态基本一致，但左右期门穴红外辐射强度均高于增生肿块。提示在乳腺增生病理状态下，以期门穴为代表的足厥阴肝经系统可能处于一种偏实证的状态。[应荐．乳腺增生患者期门穴与非穴位对照点红外辐射光谱比较．辽宁中医杂志，2008，36（8）：1145-1147][李恒．乳腺增生肿块与期门穴体表红外辐射光谱比较．中华中医药学刊，2007，25（11）：2257-2259]

本 经 小 结

1. 取穴要点　取穴注重骨度分寸及趾甲角、跖趾关节、内踝、膝关节、第 11 肋端、乳头及肋间隙等解剖标志。

趾甲角：足大趾外侧爪甲旁取大敦。

跖趾关节部：第 1、2 跖趾关节前方取行间，后方取太冲。

内踝部：内踝高点前方，胫骨前肌肌腱内缘取中封。

小腿部：内踝高点上 5 寸取蠡沟，上 7 寸取中都，两穴均在胫骨内侧面上取。

膝关节部：在膝腘内侧纹头前上方，屈膝取曲泉。

胸胁部：在 11 肋浮肋端取章门，乳头直下，当第 6 肋间隙取期门。

2. 主治重点　本经经穴主要治疗头目、胸胁、妇科、前阴、胃肠、肝胆疾患，以及本经循行部位的病证。如大敦治疝气、崩漏；行间治肝火上亢之头痛，目赤及茎中痛；太冲治胁痛、腹胀、呕逆、惊风抽搐；中封治黄疸、淋证、踝肿痛；中都治崩漏下血、腹痛、泄泻；曲泉治前阴诸证，小便不利，视力减退；章门是脾之募穴，主治肝脾疾患，腰胁痛，泄泻，腹胀，肠鸣；期门是肝之募穴，治胸胁痛，呕逆，吞酸，黄疸。

3. 刺灸注意事项　蠡沟、中封，内部为胫骨内侧面，只能平刺；期门、章门，不宜深刺，避免伤及内脏。

【附】

经 穴 歌

一十四穴足厥阴，大敦行间太冲侵，

中封蠡沟中都近，膝关曲泉阴包临，

五里阴廉急脉穴，章门常对期门深。

经 穴 分 寸 歌

足大趾端名大敦，行间大趾缝中存，

太冲本节后寸半，踝前一寸号中封，

蠡沟踝上五寸是，中都踝上七寸中，
膝关阴陵后一寸，曲泉曲膝尽横纹，
阴包膝上方四寸，气冲三寸下五里，
阴廉冲下只二寸，急脉阴旁二寸半，
章门平脐季胁端，乳下两肋取期门。

（十三）任脉穴

体表穴位分布线：起于前后二阴间的会阴穴，沿腹、胸正中线上行，经颈喉正中，止于颏唇沟的承浆穴。共计 24 穴。

会阴 Huìyīn CV1

【出处】《针灸甲乙经》。

【别名】 屏翳、金门、下极、海底、下阴别。

【穴名释义】 穴为任、督、冲三脉之会，位在前后阴之间，故名会阴。

【定位】 在会阴区，男性在阴囊根部与肛门连线的中点，女性在大阴唇后联合与肛门连线的中点。

注：胸膝位或侧卧位，在前后二阴中间。

【局部解剖】 皮肤，皮下组织，会阴中心腱。浅层布有股后神经会阴支，阴部神经的会阴神经分支；深层有阴部神经的分支和阴部内动、静脉的分支或属支。

【功效】 醒神镇惊，通调二阴。

【主治】 阴痒，阴痛，阴部汗湿，阴门肿痛，小便难，大便秘结，闭经，溺水窒息，产后昏迷不醒，癫狂；阴道炎，睾丸炎，阴囊炎，疝气。

【操作】 直刺 0.5～1 寸；可灸。

【文献摘要】

《针灸甲乙经》卷九：小便难，窍中热，实则腹皮痛，虚则痒瘙，会阴主之。

《针灸资生经》卷四：产后暴卒，灸会阴、三阴交。

《针灸聚英》卷一：卒死者，针一寸，补之。溺死者，令人倒驮出水，针补，尿屎出则治，余不可针。

【常用配伍】

①配肾俞，治遗精。

②配蠡沟，治阴痒。

③配人中、阴陵泉，治溺水窒息。

【现代研究】

①穴位注射治疗外阴白色病变：嘱患者取截石位，用一次性 5ml 注射器抽出复方丹参注射液 4ml，取会阴穴，用碘酒、酒精常规消毒皮肤，直刺进针，回抽无血后推入药液。注射后患者有便意和酸胀麻感。每日注射 1 次，10 次为 1 个疗程，疗程间休息 2～3 天，一般 1 个疗程好转，2～4 个疗程痊愈。[张艳芹. 穴位注射复方丹参注射液治疗外阴白色病变. 中原医刊，2003，30（7）：42]

②穴位注射治疗遗精：用 20ml 注射器 12 号针头抽取 0.25％普鲁卡因 15ml、654-2 注射液 10mg 待用。嘱患者取仰卧位，露出会阴部，常规消毒后，将针刺入会阴穴，深度约 1.5cm，待患者有酸麻胀感、回抽无血时，即开始缓慢注入药液，一般注入 10～15ml。

每日治疗1次，7次为1个疗程。总有效率100%。[郭海龙．会阴穴位注射治疗遗精28例．中国针灸，2004，24（3）：200]

③封闭加手法按摩治疗前列腺痛：基础治疗每1～2日对前列腺周围疼痛组织进行1次按摩，按摩以前列腺周围压痛最明显点为中心，顺肌腱方向用适度力量推按，每侧3～4次；按摩结束时行肛门放松训练，用2个手指在病人肛门放松时插入扩张肛门括约肌，利用病人排便反射顺势退出手指，重复2次。注射方法：患者取左侧卧位，1∶10碘伏溶液消毒会阴部后，用曲安奈德40mg加2％利多卡因2ml沿会阴穴封闭注射，进针约1.5～2cm，患者酸胀感明显时注入药液，每15日封闭1次，4次为1个疗程。总有效率93.1％[张仁良．会阴穴封闭加手法按摩治疗前列腺痛．中国男科学杂志，2006，20（8）：60-61]

④按摩治疗混合痔术后尿潴留：对患者进行常规诱导排尿，同时嘱患者仰卧屈膝，医者用右手食指按摩会阴穴到局部微热、酸胀，约3分钟，边按摩边嘱病人精神放松。有效率86.7％。[戚依平．会阴穴按摩治疗混合痔术后尿潴留的效果观察．护理研究，2005，19（6）：1004]

曲骨 Qūgǔ CV2

【出处】《针灸甲乙经》。

【别名】屈骨端、回骨、屈骨、水胞、尿胞。

【穴名释义】穴在耻骨联合上缘，耻骨联合处略呈弯曲，又称"曲骨"，故而得名。

【定位】在下腹部，耻骨联合上缘，前正中线上。

【局部解剖】皮肤，皮下组织，腹白线，腹横筋膜，腹膜外脂肪，壁腹膜。浅层主要分布有髂腹下神经前皮支和腹壁浅静脉的属支；深层主要有髂腹下神经的分支。

【功效】通利小便，调经止痛。

【主治】赤白带下，小便淋沥，遗尿，遗精，阳痿，阴囊湿疹，五脏虚弱，虚乏冷极；膀胱炎，产后子宫收缩不全，子宫内膜炎。

【操作】直刺0.5～1寸；可灸。

【文献摘要】

《针灸甲乙经》卷九：小便难，小腹痛，出少，胞转，不得溺，曲骨主之。

《针灸聚英》卷一：主失精，五脏虚弱，虚乏冷极，小腹胀满，小便淋漓不通。

【常用配伍】

①配太冲、关元、复溜、三阴交，主治赤白带下。

②配关元、漏谷、行间、五里、涌泉、委中、承扶，主治小便黄赤，癃闭。

③配急脉、归来，主治因情绪过分紧张而致的阳痿、早泄、遗精。

【现代研究】

①针刺曲骨治疗术后尿潴留：患者取仰卧位，屈膝，选用28号3寸毫针，以35°角向阴部方向针刺1.5～2寸。体虚病人宜用呼吸补法。进针后留针20分钟，每5分钟刮针1～2分钟，务使针感传至阴部，出针后，再以右食指及中指点按中极、关元、归来（双侧）穴各1分钟，点按时由轻到重，以病人能耐受为度。治疗2次，有效率100%。[周琨，丛秀玲．针刺曲骨穴治疗术后尿潴留30例．中原医刊，2003，30（2）：40-41]

②穴位注射治疗外阴白色病变：当归注射液2ml＋维生素$B_1$2ml（100mg）＋维生素

B_{12} 1ml（500μg）+2％盐酸利多卡因 4ml，共 9ml。曲骨穴注射混合液 3ml，于两侧大阴唇病变与正常皮肤交界处，分别注射 3ml。注射后用红外光照射 10 分钟，投照距离 10cm。每日 1 次，10 次为 1 个疗程。停药 1 周后进行第 2 个疗程的治疗，共治疗 3 个疗程。有效率 95％。［卢晔．穴位注射配合红外光治疗外阴白色病变 20 例．河南中医，2005，25（12）：63］

③针刺曲骨、照海治疗癃闭：针刺曲骨、双侧照海，随证补泻，对各型癃闭均收效显著。［刘晓辉．针刺曲骨照海治疗癃闭．浙江中医杂志，2003，38（4）：166］

中极 Zhōngjí CV3 膀胱募穴

【出处】《素问·骨空论》。

【别名】 气原、玉泉、膀胱募、气鱼。

【穴名释义】 中，指中点。极，指尽头处。穴当一身上下长度之中点，又当躯干尽头处，故名中极。

【定位】 在下腹部，脐中下 4 寸，前正中线上。

【局部解剖】 皮肤，皮下组织，腹白线，腹横筋膜，腹膜外脂肪，壁腹膜。浅层主要布有髂腹下神经的前皮支和腹壁浅动、静脉的分支或属支；深层有髂腹下神经的分支。

【功效】 益肾兴阳，调经止带。

【主治】 癃闭，带下，阳痿，痛经，产后恶露不下，阴挺，疝气偏坠，积聚疼痛，冷气时上冲心，水肿，尸厥恍惚；肾炎，膀胱炎，盆腔炎，产后子宫神经痛。

【操作】 直刺 0.5～1 寸；可灸。

【文献摘要】

《针灸聚英》卷一：主冷气积聚，时上动心，腹中热。

《医学入门》：中极主妇人下元虚冷损，月事不调，赤白带下。

《玉龙歌》：妇人赤白带下难，只因虚败不能安，中极补多宜泻少。

【常用配伍】

①配膀胱俞，属俞募配穴法，治膀胱气化功能不足引起的小便异常。

②配关元、三阴交、阴陵泉、次髎，治尿潴留，淋证。

③配阴交、石门，治闭经，恶露不止。

④配中封、脾俞、小肠俞、章门、气海、关元、治白带，白浊，梦遗，滑精。

【现代研究】

①穴位注射配合神灯照射治疗慢性盆腔炎：用一次性 5ml 注射器 6 号针头抽出胎盘组织液 2ml 加维生素 B_{12} 1ml，取中极穴，用碘酒、酒清常规消毒皮肤，直刺进针，待得气感向生殖器方向传导后，回抽无血，缓慢注入药液，穴位注射后用 TDP 神灯照射下腹部 30 分钟，每日 1 次，10 次为 1 个疗程，疗程间休息 5 天。3 个疗程后总有效率 98％。［谢建谋，陈玲．中极穴治疗慢性盆腔炎 200 例．中国针灸，2003，23（8）：446］

②针刺中极配合足运感区治疗卒中后尿失禁：取关元、肾俞、足三里，分别配合中极穴和足运感区。针刺中极穴时，患者排空小便，取仰卧位，用长 40mm 毫针，由中极向会阴部进针，以针感到达会阴为宜。针刺足运感区，常规消毒后，用长 40mm 毫针，针体与皮肤呈 15°角沿头皮快速进针，待针体进入帽状腱膜下层，深约 30mm 指下不紧不松而有吸针感时，行快速捻转约 200 次/分，同时结合提插 5mm，频率约 50 次/分，如此行

手法约 2 分钟。诸穴得气后施用平补平泻手法，均匀提插、捻转，留针 30 分钟，留针期间每 5 分钟行针 1 次，每日 1 次。30 次治疗后，结果显示中极对尿失禁患者夜尿次数频繁，诱因诱发漏尿等症状具有相对特异性，而足运感区偏重于改善排尿时尿意、控尿能力等临床症状，诸穴联用对卒中后尿失禁排尿能力有着较为全面的改善。[孙远征，孙文静．中极、足运感区治疗卒中后尿失禁的比较研究．中国康复理论与实践，2005，11（11）：881-882]

③针刺中极治疗排卵障碍性不孕症：针刺前嘱患者排空小便，取中极、关元、子宫、足三里、三阴交，选用 0.30mm×40mm 毫针，常规消毒后直刺 30mm 左右，得气后大幅度提插捻转九数，中极、关元、子宫的针感向会阴放射为佳。每隔 10 分钟捻针 1 次，留针 30 分钟。神阙、三阴交分别用艾条悬灸 30 分钟，以局部潮红为度。针灸治疗从月经周期的第 5 天开始，每天 1 次，连续治疗 10 天。发现针灸促排卵受孕率高于口服克罗米芬，且流产率低。[宋丰军，郑士立，马大正．针灸治疗排卵障碍性不孕症临床观察．中国针灸，2008，28（1）：21-23]

④针刺中极穴对膀胱内压波频谱的影响：针刺对膀胱充盈期膀胱内压波动的时域波影响不明显。频谱分析显示，膀胱内压波动的频率范围主要在 1Hz 内，针刺使膀胱内压波动的频谱中 0.4Hz 和 0.6Hz 频率段的能量明显降低。可考虑作为膀胱机能的量化指标。[叶笑然，黄晓卿，郑淑霞，等．针刺中极穴对膀胱内压波频谱的影响．福建中医学院学报，2006，16（5）：20-22]

⑤中极穴拔罐治疗痔瘘手术后尿潴留：患者平卧，双下肢伸直略外展。取穴中极，用 55mm 竹制火罐拔罐，留罐 10～15 分钟。必要时重复 1 次。其疗效与针刺相近，但更易为患者接受。[许敏英．拔罐中极穴治疗痔瘘手术后尿潴留的临床观察．辽宁中医杂志，2006，33（6）：719]

⑥电针中极穴治疗良性前列腺增生症：患者取仰卧位，斜刺入中极穴位，进针 50～65mm，行雀啄法使针感放射至会阴即停止操作，接电针仪，输出电极一端夹在中极穴处的针柄上，另一端夹于耳垂，选择频率为 2/100Hz 的疏密波，刺激强度以患者能耐受为度（1～3V），留针 20 分钟。隔日治疗 1 次，每周治疗 3 次，1 个月为 1 个疗程，总有效率为 96.4%。[刘清国，王朝阳，焦爽，等．电针中极穴治疗良性前列腺增生症：多中心随机对照研究．中国针灸，2008，28（8）：555-559]

关元 Guānyuán CV4 小肠募穴

【出处】 《灵枢·寒热病》。

【别名】 下纪、丹田、三结交、次门、大中极、关原、大海、溺水、持枢、产门、脖胦、血海、血室。

【穴名释义】 穴在脐下 3 寸，为人身元阴元阳关藏之处，故名关元。

【定位】 在下腹部，脐中下 3 寸，前正中线上。

【局部解剖】 皮肤，皮下组织，腹白线，腹横筋膜，腹壁外脂肪，壁腹膜。浅层主要有第 12 胸神经前支的前皮支和腹壁浅动、静脉的分支或属支；深层主要有第 12 胸神经前支的分支。

【功效】 培补元气，导赤通淋。

【主治】 中风脱证，虚劳里急，小腹疼痛，遗精，遗尿，阳痿，早泄，脱肛，痢疾，尿频，尿闭，赤白带下；肝炎，肠炎，膀胱炎。

【操作】 直刺 0.8～1.3 寸；可灸。

【文献摘要】

《针灸甲乙经》卷九：胞转不得溺，少腹满，关元主之。

《扁鹊心书》：每夏秋之交即灼关元千壮，久久不畏寒暑，人至三十，可三年一灸脐下三百壮；五十可二年一灸脐下三百壮；六十可一年一灸脐下三百壮，令人长生不老。

《医学入门》：关元主诸虚损及老人泄泻，遗精白浊，令人生子。

【常用配伍】

①配阴陵泉，治气癃尿黄，黄带阴痒。

②配太溪，治久泄不止，久痢赤白，下腹疼痛。

③配涌泉，治滑精，腰痛，气淋。

④配中极、阴交、石门、期门，治胸胁痞满。

【现代研究】

①烧山火手法治疗原发性痛经：取穴关元、三阴交、地机。患者排空小便，仰卧位，用 0.25mm×40mm 毫针，指切进针法进针，直刺约 20～30mm，行"烧山火"针法，产生热感即止。如针下未产生热感，可随患者呼气时，再施前法，一般不超过 3 次。手法操作完毕后，留针 30 分钟，待针下松弛，趁患者呼气时，将针快速拔出，疾按针孔。于月经来潮前 7 日开始治疗，至月经来潮第 1 日止，每日治疗 1 次，连续治疗 3 个月经周期。治疗期间停服任何止痛药物。总有效率 96.05%。[陈仲新 . 烧山火手法治疗原发性痛经 76 例 . 陕西中医，2008，29（7）：874-875]

②隔物灸治疗寒湿凝滞型原发性痛经：先将纯净干燥精细食盐填于神阙穴中，使之与脐平，再将制备好的新鲜姜片（直径约 3cm，厚约 0.3cm，中间针刺数孔）分别置于神阙、关元穴处，然后上置大艾炷（质量 1.5g，底直径 2cm，高 2.5cm）点燃施灸，当艾炷燃尽后，易炷再燃，根据痛经的轻重程度规定壮数，轻度灸 4 壮，中度灸 6 壮，重度灸 8 壮。总有效率 96.12%。[孙立虹，葛建军，佘延芬，等 . 隔物灸治疗寒湿凝滞型原发性痛经 103 例疗效观察 . 河北中医，2008，30（2）：170]

③腹针治疗颈椎病：天地针（中脘、关元）为君、臣穴，针刺地部（深刺）；商曲为使穴，针刺天部（浅刺）；滑肉门为佐穴，针刺人部（中刺）；神阙（加 TDP 局部照射）。采用 34 号薄氏腹针专用针，0.22mm×30～40mm 的腹针。穴位常规消毒，先用管针把针弹入所有穴内，停留 3～5 分钟候气；3～5 分钟后根据病情需要将针捻转进适当的深度（天、人、地 3 部）；如果症状尚未缓解，再轻轻捻转或调整针刺的深浅，令针"刺至病所"。留针 25 分钟。一般治疗 6～10 次，前 3 次每日治疗 1 次，之后隔日治疗 1 次。有效率为 100%。[郭元琦，陈丽仪，符文彬，等 . 腹针治疗颈椎病临床随机对照研究 . 中国针灸，2007，27（9）：652-656]

④治疗肾阳虚型不孕症：烧山火针法针刺双侧子宫穴及关元穴，至患者自觉丹田或全身有温热感时出针，并揉闭针孔。每个月经周期针刺 4 次。总有效率 96%。[宋淑华 . "烧山火"针刺手法治疗肾阳虚型不孕症 50 例 . 陕西中医，2007，28（3）：331]

⑤灸疗对维持性血液透析患者生存质量的影响：患者每次常规透析，待血压稳定后，于关元、足三里、三阴交（后两穴左右交替应用）3 穴逐次施灸，每穴 2 壮至皮肤潮红，每人次灸疗共约 6 分钟。4 周为 1 个疗程，3 个疗程后，灸疗对维持性血液透析患者生存

质量中的体力、情绪具有改善作用。[孙慧，邱模炎，李葆青，等．灸疗对维持性血液透析患者生存质量的影响．中国针灸，2008，28（5）：321-324]

石门 Shímén CV5 三焦募穴

【出处】 《针灸甲乙经》。

【别名】 丹田、命门、利机、精露、绝孕。

【穴名释义】 石，含坚硬不通之意。穴主治"少腹坚痛"，又刺灸本穴可"使人绝子"，盖女子不通人道者名石女，亦寓此意，故名石门。

【定位】 在下腹部，脐中下2寸，前正中线上。

【局部解剖】 皮肤，皮下组织，腹白线，腹横筋膜，腹膜外脂肪，壁腹膜。浅层主要布有第10胸神经前支的前皮支和腹壁浅静脉的属支；深层主要有第11胸神经前支的分支。

【功效】 理气止痛，通利水道。

【主治】 小便不利，泻痢，小腹绞痛，阴囊入小腹，气淋，血淋，产后恶露不止，阴缩入腹，奔豚，水肿，呕吐血，食谷不化；肠炎，子宫内膜炎。

【操作】 直刺0.5~1寸；可灸。

【文献摘要】

《针灸甲乙经》卷八：脐下疝绕脐痛，石门主之。

《针灸聚英》卷一：主伤寒小便不利，泄利不禁，小腹绞痛。

【常用配伍】

①配三焦俞，属俞募配伍，治腹胀，腹水，癃闭。

②配商丘，治少腹坚痛，下引阴中。

③配气海，治下元亏损，崩中漏下。

④配大肠俞，治大便不禁，肠鸣腹痛。

【现代研究】

①针刺石门穴致闭经：患女为先天性脑积水而遗留巨颅伴智力低下、失眠等至今。于12岁月经初潮，已半年，近因月经不调伴功血3个月，诊断为脾肾双虚之经乱。西医诊断为功能性子宫出血伴月经不调。治取石门穴进针2寸行弱刺激手法，留针30分钟。翌日经停。未再针，至3个月后，亦未来经，随访2年，闭经至16岁病故前，也未来月经。[谢会平．针刺石门穴致巨颅少女闭经1例．辽宁中医杂志，2003，30（3）：209]

②对雌性大鼠生育能力的影响：电针妊娠大鼠"石门"穴30分钟/天，针刺组妊娠动物数、每鼠着床胎数减少，全子宫重量减轻，孕酮、睾酮水平显著降低，表明针刺石门穴能够起到节制生育的目的。[徐秋玲，张鸥，谷世喆，等．针刺"石门"穴对雌性大鼠生育能力的影响．上海针灸杂志，2008，27（2）：44-46]

③针刺按摩石门穴为主治疗尿潴留：先按摩石门3~5分钟后，用毫针刺石门、箕门、三阴交等，得气后留针20分钟，以平补手法。[陈玉文．针刺、推拿石门穴治疗尿潴留．中华实用医学，2000，2（9）：92]

气海 Qìhǎi CV6 肓之原穴

【出处】 《针灸甲乙经》。

【别名】 脐眇、丹田、下育、下气海、气泽、膊眇、季眇。

【穴名释义】 穴为先天元气汇聚之处，主治"脏气虚惫，真气不足，一切气疾久不差"，故名气海。

【定位】 在下腹部，脐中下1.5寸，前正中线上。

【局部解剖】 皮肤，皮下组织，腹白线，腹横筋膜，腹膜外脂肪，壁腹膜。浅层主要布有第11胸神经前支的前皮支和脐周静脉网；深层主要有第11胸神经前支的分支。

【功效】 益气助阳，调经固精。

【主治】 中风脱证，腹痛，泄泻，完谷不化，遗尿，遗精，阳痿，月经不调，赤白带下，崩漏，产后恶露不止，胞衣不下；胃炎，膀胱炎，盆腔炎。

【操作】 直刺0.8～1.3寸；可灸。

【文献摘要】

《针灸甲乙经》卷九：少腹疝，卧善惊，气海主之。

《席弘赋》：气海专能治五淋，更针三里随呼吸。

《寿世保元》：配丹田（石门）、关元灸治中寒阴证，治呃逆灸气海。

《百症赋》：针三阴交、气海，专司白浊久遗精。

【常用配伍】

①配关元、阴陵泉、大敦、行间，治小便淋沥不尽，少腹胀痛，黄白带下。

②配血海，治小腹痞块，五淋，经闭不通。

③配小肠俞，治带下，淋浊。

④配大敦、阴谷、太冲、然谷、三阴交、中极，治痛经，血崩，血淋。

【现代研究】

①隔药灸中脘、气海、足三里治疗溃疡性结肠炎：中脘、气海、足三里三穴作为主穴，选取附子、肉桂、木香、黄连、丹参、红花、冰片等中药药粉加适量黄酒调成厚糊状，做成直径2～3cm、厚度0.5cm大小药饼（含药粉2.5g）。以1.5cm长清艾条，轻度每日灸1壮，重者每日灸2～3壮。每日1次，12次为1个疗程，疗程间隔休息3天。疗效显著。[施茵，涂小予."灸补脾胃调和阴阳"在溃疡性结肠炎中的运用与发展.中华中医药学刊，2007，25（12）：2492-2494]

②腹针治疗慢性盆腔疼痛：取穴：中脘、下脘、气海、关元、中极、外陵。若以全下腹疼痛、坠胀为主，加下风湿点（双）、水道；若主要症见肛门坠胀、腰骶胀痛，加中极、气穴（双）；若主要为一侧少腹疼痛为甚，则加同侧下风湿点。疼痛伴抑郁、焦虑者加用建里、水分。开始治疗第1～3日，每日1次，后7日内隔日治疗1次，6次为1个疗程，共治疗2个疗程。总有效率89.6%。[向东方，梁雪芳，陈秀华.薄氏腹针治疗慢性盆腔疼痛48例.陕西中医，2008，29（3）：337]

阴交 Yīnjiāo CV7

【出处】 《针灸甲乙经》。

【别名】 少关、横户、少目、丹田、小关。

【穴名释义】 穴为任、冲、足少阴三阴脉交会处，故名阴交。

【定位】 在下腹部，脐中下1寸，前正中线上。

【局部解剖】 皮肤，皮下组织，腹白线，腹横筋膜，腹膜外脂肪，壁腹膜。浅层主要分布有第 11 胸神经前支的前皮支，脐周静脉网；深层有第 11 胸神经前支的分支。

【功效】 调经固带，利水消肿。

【主治】 腰膝拘挛，脐周围疼痛，腹痛水肿，崩漏，带下，月经不调，产后恶露不止，小便不利，疝气；肾炎，子宫内膜炎，附件炎。

【操作】 直刺 0.8～1.5 寸；可灸。

【文献摘要】

《难经·三十一难》：下焦者，当膀胱上口，主分别清浊，主出而不内，以传导也，其治在脐下一寸。

《席弘赋》：小肠气撮痛连脐，速泻阴交莫再迟。

《百症赋》：无子搜阴交石关之乡。

【常用配伍】

①配石门、委阳，治少腹坚痛。

②配涌泉，治小肠气撮痛连脐，小便淋沥不尽。

③配气海、大巨，治惊不得卧。

④配行间，治㿉气，肠鸣腹痛。

【现代研究】 针刺阴交透气海治疗小儿泄泻：根据患儿的胖瘦，用 30～32 号、1～1.5 寸不锈钢毫针，选准穴位，常规消毒。左手固定针尖于阴交穴上，右手持针柄以 15°～25°之角捻转进针，从阴交穴透刺气海穴，先捻转后提插，5～10 秒即可，不留针，出针后用酒精棉球按压穴孔。每日 1 次，3～5 日为 1 个疗程。治疗 276 例，痊愈 201 例，显效 49 例，好转 17 例，无效 9 例，有效率达 96.7%。[罗齐民 . 针刺治疗小儿泄泻 276 例 . 新疆中医药，1998，(1)：31]

神阙 Shénquè CV8

【出处】 《外台秘要》。

【别名】 脐中、气舍、脐孔、气寺、维会、命蒂。

【穴名释义】 阙，意为宫门。穴当脐中，胎儿赖此从母体获得营养而具形神，喻为元神之阙门，故而得名。

【定位】 在脐区，脐中央。

【局部解剖】 皮肤，结缔组织，壁腹膜。浅层主要布有第 10 胸神经前支的前皮支和腹壁脐周静脉网；深层有第 10 胸神经前支的分支。

【功效】 温阳救逆，利水固脱。

【主治】 泻痢，绕脐腹痛，脱肛，五淋，妇人血冷不受胎，中风脱证，尸厥，角弓反张，风痫，水肿臌胀；肠炎，痢疾，产后尿潴留。

【操作】 禁针，重灸。

【文献摘要】

《针灸甲乙经》卷九：肠中常鸣，时上冲心，灸脐中。

《扁鹊心书》：肠壁下血久不治，此食冷物损大肠气也，灸神阙三百壮。

【常用配伍】

①配关元，治久泻不止，肠鸣腹痛。

②配百会、膀胱俞，治脱肛。

③配石门，治大腹水肿，小便不利。

【现代研究】

①敷脐治疗妊娠剧吐：取丁香粉、半夏粉加生姜汁调成稀糊状，再用文火熬成膏状。待其温度降至40℃时用以敷脐。先用75％酒精消毒脐部及周围皮肤，取药膏50g敷于脐孔上，面积约2cm×2cm，外用纱布覆盖，胶布固定。每次敷4小时，每日2次，直至病愈为止。同时按下法护理：病人取仰卧位，暴露脐部，注意保暖，避免受凉；意念引导，增强病人的治疗信心，起到镇静安神、疏通经络的作用；食物应易消化且富含营养，少食多餐；注意用药反应，病人出现局部皮肤发痒、有灼热感时，可缩短敷药时间。疗效满意。[胡英菊，崔雪梅．中药敷脐治疗妊娠剧吐50例．中国民间疗法，2005，13（7）：17-18]

②敷脐治疗急性脑卒中病人便秘：取大黄粉6g加等量薄荷脑用75％乙醇适量调制成糊状待用。病人取仰卧位，暴露脐部，注意环境温度适宜，避免着凉。先用蘸有75％乙醇的棉棒清洁神阙穴，再将薄荷、大黄、乙醇糊剂填满脐内，按压铺平后，用一小塑料薄膜覆盖，外用宽胶布固定，勿使糊剂外渗蒸发，24小时更换1次。疗效同于西药口服酚酞治疗，且副作用明显减少。[范素云，毛雅芬，黄美珍．药物敷脐治疗急性脑卒中病人便秘的临床研究．护理研究，2005，19（10A）：1994-1995]

③药敷艾灸神阙穴治疗癌性腹水：取麝香1g置放肚脐神阙穴，取大生姜切取0.3cm厚1片覆盖神阙，取艾绒置放姜片正中，连灸三壮。灸后用甘遂、大戟、冰片、蟾蜍皮、芒硝等打粉，将大田螺一只去壳剪碎，与药粉拌匀做成厚0.8cm的圆形软饼，在去除姜片后迅速将软饼贴敷脐上，用保鲜膜完全覆盖，并用胶布固定。用热水袋在软饼上热敷，每隔2小时1次，每次20分钟，敷24小时后去掉软饼。药敷艾灸神阙操作完成，若腹水尚未退净或以后复发，可重复使用此法。本法可改善症状，提高生存质量，有效率91％。[何晓药．敷艾灸神阙穴治疗癌性腹水．浙江中医药大学学报，2007，31（5）：609-610]

④药敷治疗过敏性鼻炎：乌梅、白芥子、细辛、辛夷、补骨脂、肉桂各等份研细末，取适量的鲜姜汁调制成饼状贴敷于神阙穴，饼大小以覆盖整个肚脐为度，然后用胶布固定，24小时取下，每3天贴1次，1个月为1个疗程，间隔1个月再行第2个疗程，连治3个疗程，总有效率为94.7％。[张新会，解宁湘．神阙穴药敷治疗过敏性鼻炎38例．宁夏医学杂志，2007，29（12）：1158]

⑤神阙穴围刺为主治疗慢性荨麻疹：患者仰卧位，神阙穴周围2cm以内皮肤常规消毒，用30号40mm毫针于神阙穴外周皮肤上、下、左、右各0.5mm处分别快速刺入皮下，缓缓连针至"得气"，行平补平泻手法，留针20分钟，其间不行针。每日治疗1次，6次为1个疗程，休息5天开始第2个疗程。总有效率100％。[王凤芹，段峻英．神阙穴围刺为主治疗慢性荨麻疹48例．中华现代中医学杂志，2005，1（1）：82-83]

⑥外贴强力散治疗重症肌无力：神阙穴常规消毒，用3～5g自拟强力散贴于神阙穴固定，每24小时更换1次，半月为1个疗程，连续运用2个疗程，疗效满意。[田景全．神阙穴外贴强力散治疗重症肌无力的体会．中国民族民间医药杂志，2007（86）：155-156]

⑦隔药灸脐法延缓衰老：主要由人参、熟附子、川续断、生龙骨、乳香、没药、五灵脂、大青盐、人工麝香粉等组成，将麝香粉单包备用，余药混合超微粉碎，密封备用。嘱患者仰卧位，脐部常规消毒后，以温开水调面粉制成条状（长12cm，直径2cm），围脐一周，先取少许麝香（如米粒大）置于脐内，然后取上述药末适量（约8～10g），填满脐

孔，用艾炷（直径 2.5cm，高 2.5cm）置于药末上，连续施灸 10 壮，约 2 小时。灸后用医用胶布固封脐中药末，2 天后自行揭下，并用温开水清洗脐部。每周治疗 2 次，连续治疗 1 个月为 1 个疗程，分别于第 1 与第 2 个疗程末发现，患者血中 SOD 含量明显升高，MDA 含量明显降低，表明本法有助于延缓衰老。[高树中，王军．隔药灸脐法延缓衰老临床观察．中国针灸，2007，27（6）：398-402]

⑧神阙穴隔盐灸法治疗膝关节风湿症：患者仰卧位，在神阙穴上放一块消毒纱布，取一些精盐放在纱布上填满脐窝为止，然后用艾绒做一个底圆直径为 1.5cm，高 2~3cm 的艾炷放在盐上，点燃艾炷，一般 1 次灸 5~7 壮，10 次为 1 个疗程，每日 1 次。2 个疗程后，总有效率 96.7%。[邢明俊，侯丽娜．神阙穴隔盐灸法治疗膝关节风湿症 60 例．中国中医药杂志，2007，5（11）：67-68]

⑨随证配药敷脐治疗小儿夜啼：将丁香、肉桂、吴茱萸各等份，研为细末，取适量药粉填脐，外用胶布固定，1~2 日换药 1 次，每晚热敷 15~20 分钟。用于小儿伏卧，曲腰而啼，下半夜尤甚，啼声低微，四肢欠温，小便多。蝉蜕、栀子、朱砂各等份，研为细末填脐，外用胶布固定，1~2 天换药 1 次。用于小儿仰卧，见灯火或上半夜啼哭尤甚，啼声响亮，烦躁不安，小便短赤，大便秘结。朱砂、珍珠粉、五味子各等份研为细末，取少许药粉填脐，外用胶布固定，1~2 天换药 1 次。用于因受惊恐惧的患儿，哭声尖锐，时高时低，紧偎母怀，唇与面色乍青乍白。山楂 1g，芒硝 1g，蝉衣 1g，共研细末填脐，胶布固定，2 天换药 1 次，每晚热敷 15~20 分钟。用于夜间阵发性啼哭，腹胀，呕吐乳食，大便酸臭，乳食不节。[霍红芹．中药敷脐治疗小儿夜啼方．中国民间疗法，2006，14（1）：27]

水分 Shuǐfēn CV9

【出处】 《针灸甲乙经》。

【别名】 巾守、分水、中管。

【穴名释义】 穴在脐上 1 寸，内应小肠，小肠能分别清浊，穴主治水病，故名水分。

【定位】 在上腹部，脐中上 1 寸，前正中线上。

【局部解剖】 皮肤，皮下组织，腹白线，腹横筋膜，腹壁外脂肪，壁腹膜。浅层主要布有第 9 胸神经前支的前皮支及腹壁浅静脉的属支；深层有第 9 胸神经前支的分支。

【功效】 通调水道，理气止痛。

【主治】 腹坚肿如鼓，绕脐痛冲心，肠鸣，肠胃虚胀，反胃，泄泻，水肿，小儿囟陷，腰脊强急；肠炎，胃炎，肠粘连，泌尿系统炎症。

【操作】 直刺 0.5~1 寸；宜灸。

【文献摘要】

《针灸甲乙经》卷七：痉，脊强里急，腹中拘急痛，水分主之。

《太乙歌》：腹胀泻此，兼三里阴谷利水消肿。

《灵光赋》：水肿水分灸能安。

《席弘赋》：兼气海治水肿。

【常用配伍】

①配天枢、三阴交、足三里，治绕脐痛，腹泻，纳呆。

②配气海，治气滞水肿。

③配三阴交、脾俞，治脾虚水肿。

④配阴交、足三里，治臌胀。

下脘 Xiàwǎn CV10

【出处】　《针灸甲乙经》。

【别名】　下管、幽门。

【穴名释义】　脘，胃府也。穴在脐上 2 寸，当胃之下部，故名下脘。

【定位】　在上腹部，脐中上 2 寸，前正中线上。

【局部解剖】　皮肤，皮下组织，腹白线，腹横筋膜，腹膜外脂肪，壁腹膜。浅层主要布有第 9 胸神经前支的前皮支和腹壁浅静脉的属支；深层有第 9 胸神经前支的分支。

【功效】　健脾和胃，降逆止呕。

【主治】　腹坚硬胀，食谷不化，痞块连脐上，呕逆，泄泻，虚肿，日渐消瘦；胃炎，胃溃疡，胃痉挛，胃扩张，肠炎。

【操作】　直刺 0.8～1.2 寸；可灸。

【文献摘要】

《针灸甲乙经》卷九：食饮不化，入腹还出，下脘主之。

《灵光赋》：中脘、下脘治腹坚。

《胜玉歌》：胃冷下脘却为良。

《百症赋》：腹内肠鸣，下脘陷谷能平。

《针灸大成》卷八：翻胃，先取下脘，后取三里（泻）、肾俞、膈俞（百壮）、中脘、脾俞。

【常用配伍】

①配陷谷，治肠鸣，食谷不化。

②配中脘，治腹坚硬胀，痞块。

③配足三里，治饮食不化，入腹还出。

【现代研究】　平行针透穴药线植入法治疗消化性溃疡：先将 2 号医用羊肠线用中药拮抗剂处理，再浸入 40℃ 的生理盐水中 15 分钟，使之变软后穿入缝合用半弯直针的针孔内，让其成为双股线。然后，放入 75% 的酒精中浸泡 45 分钟。再用 0.9% 的生理盐水冲洗后，按照平行针埋线的操作方法植入患者的胃俞透脾俞（双侧），下脘透上脘，太冲（单侧）穴，局部用酒精棉球消毒，创可贴包扎即可。6 个月 1 次，2 次为 1 个疗程。治愈率 98%。[张文义．平行针透穴药线植入法治疗消化性溃疡 100 例．中华中医药学刊，2007，25（12）：2472]

建里 Jiànlǐ CV11

【出处】　《针灸甲乙经》。

【穴名释义】　建，含立之意。里，指邻里。穴在中脘下 1 寸，下脘上 1 寸处，犹喻邻立于胃中、下部之间，故名建里。

【定位】　在上腹部，脐中上 3 寸，前正中线上。

【局部解剖】　皮肤，皮下组织，腹白线，腹横筋膜，腹膜外脂肪，壁腹膜。浅层主要布有第 8 胸神经前支的前皮支和腹壁浅静脉的属支；深层主要有第 8 胸神经的分支。

【功效】　和胃健脾，降逆利水。

【主治】　胃痛，腹痛，腹胀，呕逆，不嗜食，身肿；胃扩张，胃下垂，胃溃疡，腹肌痉挛。

【操作】　直刺 0.8～1 寸；可灸。

【文献摘要】

《针灸甲乙经》卷九：心痛上抢心，不欲食，支痛引膈，建里主之。

《天星秘诀》：兼水分治肚腹肿胀。

《百症赋》：建里、内关扫尽胸中之苦闷。

【常用配伍】

①配水分，治肚腹肿胀，呕哕。

②配内关，治胸中苦闷，呃逆。

③配中脘，治霍乱肠鸣，腹痛胀满，弦急上气。

中脘 Zhōngwǎn CV12 胃募穴；八会穴之腑会

【出处】　《针灸甲乙经》。

【别名】　胃脘、太仓、上纪、胃管、中管、中脘。

【穴名释义】　脘，胃府也。穴在脐上 4 寸，当胃之中部，故名中脘。

【定位】　在上腹部，脐中上 4 寸，前正中线上。

【局部解剖】　皮肤，皮下组织，腹白线，腹横筋膜，腹膜外脂肪，壁腹膜。浅层主要布有第 8 胸神经前支的前皮支及腹壁浅静脉的属支；深层主要有第 8 胸神经前支的分支。

【功效】　和胃健脾，通降腑气。

【主治】　胃痛，腹痛，腹胀，呃逆，反胃，食不化，肠鸣，泄泻，便秘，便血，胁下坚痛，喘息不止，失眠，脏躁，癫痫，尸厥，胃炎，胃溃疡，胃下垂，胃痉挛，胃扩张，子宫脱垂，荨麻疹，食物中毒。

【操作】　直刺 0.8～1.2 寸；可灸。

【文献摘要】

《针灸甲乙经》卷十：溢饮胁下坚硬，中脘主之。

《肘后歌》：伤寒腹痛虫寻食，吐蛔乌梅可难攻，十日九日必定死，中脘回还胃气通。

《百症赋》：中脘主乎积痢。

【常用配伍】

①配天枢，治霍乱吐泻。

②配气海，治便血，呕血，脘腹胀痛。

③配足三里，治胃痛，泄泻，黄疸，四肢无力。

【现代研究】

①中脘穴拔罐法治疗晕针和晕推：出现晕针和晕推，应立即停止治疗，并将已刺入的针全部取出，使患者平卧，选用深 8cm、直径 6cm 的搪瓷口缸代替火罐，用闪火法，使口缸吸在以中脘穴为中心的皮肤上，轻者 1 分钟后可解除晕针或晕推症状，严重者在拔罐的同时，将患者双足抬高 90°，待晕针或晕推症状完全解除后起罐，即可效果显著。［钟爱民 . 中脘穴拔罐法治疗晕针和晕推 20 例 . 安徽中医临床杂志，2002，14（6）：482］

②指针中脘穴治疗顽固性呃逆：嘱患者端坐位，医者坐于患者身后，双手经患者腋下

合抱于患者上腹部，右手拇指指尖垂直按压在中脘穴上，余四指握拳，左手覆于右手上协助用力，嘱患者屏气后缓慢加压，以患者感到酸痛不适，但能够耐受为度。如医者指尖能感到患者膈肌痉挛逐渐减弱者，疗效常较佳。指针时间3～5分钟，待患者呃逆消失后略减轻按压强度，以指尖或指腹揉按中脘穴30秒～1分钟。治疗后观察1小时，短时间内呃逆复发者重复上述治疗1次，可适当延长治疗时间。[李小兵．指针中脘穴治疗顽固性呃逆48例．医学理论与实践，2004，17（10）：1178]

③针刺中脘治疗前额痛：患者仰卧位，穴位局部常规消毒，选用40～50mm长毫针，直刺约30～40mm，行捻转提插，以患者感觉局部酸麻胀痛为宜。留针30分钟，留针期间每隔10分钟行针1次。每日1次，10次为1个疗程。2个疗程后总有效率92.5%。[袁志太．针刺中脘穴治疗前额痛．中国针灸，2007，27（7）：496]

④针刺中脘治疗消化性溃疡：患者仰卧。选用0.30mm×80mm的毫针，中脘穴常规消毒后用夹持进针法，当患者自觉针感由胸向两胁肋、背部及下腹部放射时缓慢捻转出针，出针至皮下40mm时留针，每10分钟捻针1次，行平补平泻手法1分钟，每次留针30分钟，每日1次。每周治疗6次，休息1天。总有效率90.6%。[牛红月，杨铭，强宝全，等．针刺中脘治疗消化性溃疡：多中心随机对照研究．中国针灸，2007，27（2）：89-92]

⑤丁香油按摩中脘穴治疗呃逆：病人平卧，暴露上腹部。蘸丁香油少许（以不滴为度）涂擦中脘穴，再用拇指指腹按摩穴位处，先顺时针方向按揉30次，再逆时针方向按揉30次。一般能立即控制呃逆，无不良反应。少数患者需要按摩2～3次，方可止呃。[杨丽丽．丁香油按摩中脘穴治疗呃逆．山西中医，2005，21（6）：15]

⑥即时止胃脘痛：取中脘、巨阙、梁门（双）。常规消毒后，用华佗牌30号1.5寸毫针从上向下沿皮刺1.3寸。不要求针感，不行针，留针30分钟。即刻止痛率96.77%。[曹荣禄，毕宇峰，刘国强．中脘及邻近配穴沿皮刺治疗胃脘痛即时止痛31例．陕西中医，2007，28（10）：1396]

上脘 Shàngwǎn CV13

【出处】　《备急千金要方》。

【别名】　上管、胃管、胃脘、上纪。

【穴名释义】　脘，胃府也。穴在巨阙下1寸，当胃之上部，故名上脘。

【定位】　在上腹部，脐中上5寸，前正中线上。

【局部解剖】　皮肤，皮下组织，腹白线，腹横筋膜，腹膜外脂肪，壁腹膜。浅层主要布有第7胸神经前支的前皮支和腹壁浅静脉的属支；深层主要有第7胸神经前支的分支。

【功效】　和胃降逆，化痰宁神。

【主治】　反胃，呕吐，食不化，胃痛，纳呆，腹胀腹痛，咳嗽痰多，积聚，黄疸，虚劳吐血；胃炎，胃扩张，胃痉挛，膈肌痉挛，肠炎，肝炎。

【操作】　直刺0.5～1寸；可灸。

【文献摘要】

《席弘赋》：阳明二日寻风府，呕吐还须上脘疗。

《玉龙歌》：九种心痛及脾痛，上脘穴内用神针，若还脾败中脘补，两针神效免穴侵。

《胜玉歌》：心痛脾痛，上脘取。

【常用配伍】

①配中脘，治胃脘疼痛，饮食不化。

②配丰隆，治心痛呕吐，伤寒吐蛔。

③配神门，治发狂奔走，失眠烦躁。

【现代研究】 穴位埋线治疗胃下垂：主穴取上脘透中脘，天枢透胃上，脾俞透胃俞、足三里。配穴：气滞加肝俞，血瘀加膈俞，便秘加大肠俞。患者平卧，医者站于患者一侧，所取穴位用拇指指甲按压表皮做进出针点十字标记，用碘伏常规消毒后，在标记点处用2%盐酸利多卡因作皮内麻醉，用大号三角皮针及3号免煮羊肠线从局麻点刺入皮下约0.5～1.5cm（可根据不同穴位及患者的胖瘦而定），穿过穴位从对侧局麻点穿出，将线头剪断，使羊肠线完全埋入皮下组织，用苯扎氯铵贴贴敷针眼5～7日。一般2个月埋置1次，重度胃下垂可连埋3～5次。［刘敏．穴位埋线治疗胃下垂疗效观察．山东中医杂志，2009，28（1）：45-46］

巨阙 Jùquè CV14 心募穴

【出处】 《针灸甲乙经》。

【别名】 巨缺、巨送。

【穴名释义】 巨，指巨大。阙，指宫门。穴为心之募，上临心界，为心气结聚之处。因为心是君主之官，穴处为心君至尊之地，犹如宫殿大门，故名巨阙。

【定位】 在上腹部，脐中上6寸，前正中线上。

【局部解剖】 皮肤，皮下组织，腹白线，腹横筋膜，腹膜外脂肪，壁腹膜。浅层主要布有第7胸神经前支的前皮支和腹壁浅静脉；深层主要有第7胸神经前支的分支。

【功效】 安神宁心，宽胸止痛。

【主治】 胃痛，反胃，胸痛，吐逆不食，腹胀，惊悸，咳嗽，黄疸，蛔虫痛，尸厥，健忘；胃痉挛，膈肌痉挛，心绞痛，支气管炎，癔病，胸膜炎，癫病。

【操作】 直刺0.5～0.6寸，向下斜刺；可灸。

【文献摘要】

《针灸甲乙经》卷十一：霍乱，巨阙、关冲、支沟、公孙、解溪主之。

《百症赋》：膈中饮蓄难禁，膻中巨阙便针。

《扁鹊心书》：风狂，先灸巨阙五十壮，又灸心俞五十壮。

《胜玉歌》：霍乱心疼吐痰涎，巨阙着艾便安然。

【常用配伍】

①配心俞、通里、神门，治心悸，心绞痛。

②配上脘，治腹胀，心腹满。

③配膻中，治胸痛，蓄饮，痰喘。

【现代研究】

①针刺内关、巨阙穴治疗阵发性室上性心动过速：60例患者均予卧床休息、保暖、吸氧等基础治疗。患者取仰卧位，全身放松。内关、巨阙局部消毒后，用28号2寸毫针，内关穴直刺，巨阙穴向下斜刺，得气后行平补平泻手法，令针感向上放射，以患者能耐受为度，每分钟行针1次，6次为1个疗程。每日3次，每次5分钟。共治疗3日。纠正心衰总有效率90%。［纪昌义，刘子喜．针刺内关、巨阙穴治疗阵发性室上性心动过速60

例．中国中医急症，2005，14（9）：870］

②隔药饼灸治疗兔高脂血症：用丹参、山楂、郁金、大黄、泽泻等药粉醋调成药饼，选取高脂血症合并动脉粥样硬化家兔的巨阙、天枢、丰隆、心俞、肝俞、脾俞行隔药饼灸，42 天后发现主动脉血管细胞黏附分子-1 的 mRNA 表达显著下调，表明隔药饼灸对主动脉细胞有一定的保护作用。［岳增辉，常小荣，严洁，等．隔药饼灸对兔高脂血症合并动脉粥样硬化主动脉血管细胞黏附分子-1mRNA 表达的影响．针刺研究．2006，31（3）：145-148］

鸠尾 Jiūwěi CV15 络穴；膏之原穴

【出处】 《灵枢·九针十二原》。

【别名】 尾翳、𩩲骬、臆前、神府、𩩲骬。

【穴名释义】 鸠，鸟名，即斑鸠。穴在剑突下方，因胸骨剑突形似斑鸠之尾，故名鸠尾。

【定位】 在上腹部，剑胸结合部下 1 寸，前正中线上。

【局部解剖】 皮肤，皮下组织，腹白线，腹横筋膜，腹膜外脂肪，壁腹膜。浅层主要布有第 7 胸神经前支的前皮支；深层主要有第 7 胸神经前支的分支。

【功效】 安心宁神，宽胸定喘。

【主治】 胸闷咳嗽，心悸，心烦，心痛，呃逆，呕吐，惊狂，癫痫，脏躁；胃神经痛，肋间神经痛，胃炎，支气管炎，神经衰弱，癔病。

【操作】 直刺 0.3～0.6 寸，向下斜刺；可灸。

【文献摘要】

《胜玉歌》：后溪、鸠尾及神门治疗五痫立便痊。

《席弘赋》：小儿脱肛患多时，先灸百会次鸠尾。

《汉药神效方》：突然吐血不止，或晕厥者，灸鸠尾穴数百壮，有奇效。

【常用配伍】

①配涌泉，治癫痫，呕痰沫。

②配中脘、少商，治食痫，胃脘胀满，不得眠。

③配脐中，治短气、心虚。

【现代研究】

①深刺鸠尾穴治疗癫痫：患者仰卧，穴位局部消毒后，嘱患者双臂上举或双手抱头以使膈肌上抬。用 26 号毫针，在患者深吸气后进针，针尖微向下斜刺或直刺 2～3 寸，进针后略微转动针体。此时患者可感到局部胀闷，并向上下扩散。禁止大幅度捻转和提插。可缓解患者头晕、失眠、烦躁不安等症状并减少癫痫发作次数。［王天才，任建梅，季雪风，等．深刺鸠尾穴治疗癫痫．中国民间疗法，2003，11（10）：11-12］

②单刺鸠尾致全身荨麻疹：患者近 1 个月来中焦气机不畅，治疗以鸠尾穴调畅气机。用 22 号 1 寸毫针向下斜刺 0.5 寸，患者自觉针感较强并向腹部放射，当留针至 20 分钟左右时患者自觉穴周皮肤有刺痒感，并沿身体向上部、头部及双下肢蔓延，且有一过性口角发麻、头晕，立即拔针，很快发现患者出现全身散在性大量鲜红色小丘疹，直径约 0.3cm，周围有红晕。测体温 37.3℃，脉搏 84 次/分，律齐。诊断为胆碱能性荨麻疹。立即给予口服氯苯那敏（扑尔敏片）8mg、维生素 C 片 0.2g 后症状无明显缓解，又予生理

盐水 250ml 加入维生素 C 注射液 1g、地塞米松注射液 5mg 入壶，至液体输注完毕，距起荨麻疹约 1 小时后丘疹消退，症状基本缓解。[姚会艳，吕霞. 单刺鸠尾致全身荨麻疹 1 例. 中国针灸，2002，22（10）：715]

③针刺鸠尾治疗气郁诸证：用 28 号 3 寸针在鸠尾处进针，沿中脘方向斜刺，每 5 分钟捻针 1 次大约 1 分钟，留针 30 分钟。每天治疗 1 次。疗效显著。[滕殿君. 针刺鸠尾穴临床体会. 针灸临床杂志，2002，18（3）：35]

中庭 Zhōngtíng CV16

【出处】 《针灸甲乙经》。

【别名】 龙颔。

【穴名释义】 庭，指庭院，任脉沿腹中线上行，至穴处进入胸廓。喻脉气已由宫门（巨阙）而至宫庭院子，故以为名。

【定位】 在胸部，剑胸结合中点处，前正中线上。

【局部解剖】 皮肤，皮下组织，胸肋辐状韧带和肋剑突韧带，胸剑结合部。布有第 6 肋间神经的前皮支和胸廓内动、静脉的穿支。

【功效】 宽胸消胀，降逆止呕。

【主治】 胸胁支满，噎膈，呕吐，小儿吐乳；食管炎，食管狭窄，贲门痉挛。

【操作】 直刺 0.2～0.3 寸，向下斜刺；可灸。

【文献摘要】

《针灸甲乙经》卷九：胸胁支满，膈塞，饮食不下，呕吐食复出，中庭主之。

《备急千金要方》卷三十：中庭、中府主膈寒食不下，呕吐还出。

【常用配伍】

①配中府，治噎膈，停食，食反，胸闷。

②配俞府、意舍，治呕吐，食不化。

【现代研究】 膻中透中庭加灸治疗顽固性呃逆：令患者平卧位，取膻中穴，常规消毒，用规格为 0.30mm×50mm 的毫针与皮肤呈 12°沿皮刺入膻中穴使针尖直达中庭穴，提插运针至得气后留针 30～60 分钟，辨虚实使用提插补泻法或平补平泻法。艾条用黄桥医疗用品厂生产的药艾条，寒证用温和灸，沿膻中至中庭穴，距皮肤约 2～3cm，每次施灸 30 分钟；热证用雀啄灸，每次施灸 10 分钟。每日 1 次，7 次后总有效率 100%。[黎进齐，黎进波. 膻中透中庭加灸治疗顽固性呃逆疗效观察. 新医学导刊，2009，8（2）：40-41]

膻中 Dànzhōng CV17 心包募穴；八会穴之气会

【出处】 《灵枢·经脉》。

【别名】 胸堂、上气海、元儿、元见、气会。

【穴名释义】 胸中两乳间曰膻。穴在两乳间凹陷中，故名膻中。

【定位】 在胸部，横平第 4 肋间，前正中线上。

【局部解剖】 皮肤，皮下组织，胸骨体。主要布有第 4 肋间神经前皮支和胸廓内动、静脉的穿支。

【功效】 理气止痛，生津增液。

【主治】 胸闷塞，气短，咳喘，心胸痛，心悸，心烦，噎膈，咳唾脓血，产妇乳少；支气管哮喘，支气管炎，食管狭窄，肋间神经痛，心绞痛，乳腺炎。

【操作】 直刺0.3～0.5寸，或平刺；可灸。

【文献摘要】

《行针指要歌》：或针气，膻中一穴分明论。

《玉龙歌》：哮喘之症最难当，夜间不睡气遑遑，天突妙穴宜寻得，膻中着艾便安康。

《百症赋》：膈痛饮蓄难禁，膻中、巨阙便针。

【常用配伍】

①配厥阴俞，属俞募配穴法，治心痛，失眠，怔忡，喘息。

②配大陵、委中、少泽、俞府，治乳痈，胸痛。

③配少泽，治乳少，胸胁闷胀。

【现代研究】

①针刺膻中穴治疗突发性呼吸急速症：发作后立刻让患者平卧，膻中穴常规消毒后，向上斜刺1～1.67cm（0.3～0.5寸），捻转得气，待症状缓解。留针10分钟，其间行针1次。重症者加刺人中穴。用手点穴疗效亦佳。[严春瑞，杨宇新，张娟.针刺膻中穴治疗突发性呼吸急速症.中国中西医结合急救杂志，2002，9（2）：75]

②针刺膻中治疗产后缺乳：局部消毒后，取0.30mm×25mm毫针，在膻中穴向下平刺进针约20mm左右，捻转得气后，用韩氏穴位神经刺激仪LH202H电针仪，一端接针柄，另一端握于患者右手，频率为2.5Hz，疏密波型，强度以患者能耐受为度，留针20分钟。每天针刺1次，3天为1个疗程。结果表明针刺膻中穴能有效促进乳汁的分泌，效果与传统中药相当。[何军琴，陈宝英，黄涛，等.针刺膻中穴治疗产后缺乳：多中心随机对照研究.中国针灸，2008，28（5）：317-320]

③艾灸膻中穴为主治疗心肌缺血：直接无疤痕灸膻中穴，先后灸5壮，约30分钟，每个艾炷重1g，底部直径为20mm。操作时嘱患者仰卧，在膻中穴上直接放一个艾炷，用火点燃其尖端。然后让其自然燃烧至患者感觉灼热而不能忍受时，更换新的艾炷，照此依次操作，共灸5壮。隔日1次，10次为1个疗程。在艾灸的同时，口服或舌下含服复方丹参滴丸，每次10粒，每日3次。40天后，总有效率90.9％，高于直接含服复方丹参滴丸组（83.3％）。[倪承浩.艾灸膻中穴为主治疗心肌缺血的疗效观察.上海针灸杂志，2002，21（6）：17-18]

④针刺膻中穴治疗急性腰扭伤：病人取坐位或仰卧位，膻中穴皮肤常规消毒，选用26号4寸粗长针，向下呈45°斜刺进针，至皮下后，再沿任脉向下平刺3寸，此时病人针处有麻胀感，行捻转泻法约30秒，然后以胶布固定针柄。嘱病人站起，做腰部前屈、后伸、左右屈及环转等运动，动作由小到大，由缓到急，由轻到重，范围不断扩大直到正常。留针30分钟，留针期间每隔10分钟行针1次。1次未愈者次日再针1次。3次内治愈率100％。[胡希军，张南玲，李春军，等.粗长针针刺膻中穴治疗急性腰扭伤42例.针灸临床杂志，2002，18（1）：45]

⑤膻中穴注射治疗顽固性呃逆：膻中穴常规皮肤消毒，用5ml注射器抽2％利多卡因2ml，进针后改变方向向左上刺入约3～5cm，将药液注入膈肌周围，大部分患者呃逆即停，少部分注射后3～5分钟起效。部分患者数小时后复发，再次注射后症状消失，一般1～3次见效，未再复发。[王冰，李耀辉.膻中穴注射治疗顽固性呃逆13例.中华实用

中西医杂志，2006，19（2）：181]

⑥膻中穴体表红外辐射光谱检测：采用高灵敏度 PHE201 体表红外光谱仪，检测 68 例乳腺增生病患者膻中穴与非穴对照点体表 1.5～16.0μm 波段的红外辐射光谱，发现二者红外辐射光谱形态相似，但膻中穴在检测的 59 个波长点中有 13 个波长检测点较非穴对照点的红外辐射强度降低。[应荐，沈雪勇，丁光宏，等．乳腺增生患者膻中穴体表红外辐射光谱探讨．中国针灸，2008，28（7）：499-502]

玉堂 Yùtáng CV18

【出处】《针灸甲乙经》。

【别名】玉英。

【穴名释义】 玉，玉石也，又贵称也。堂，指殿堂。穴居心位，心为君主之官，故喻本穴似君主居处，而名玉堂。

【定位】 在胸部，横平第 3 肋间，前正中线上。

【局部解剖】 皮肤，皮下组织，胸骨体。主要布有第 3 肋间神经前皮支和胸廓内动、静脉的穿支。

【功效】 宽胸止痛，止咳平喘。

【主治】 胸膺疼痛，咳嗽，气短，胸闷喘息，心烦，呕吐寒痰；支气管炎，胸膜炎，肋间神经痛。

【操作】 直刺 0.3～0.5 寸；可灸。

【文献摘要】
《针灸聚英》卷一：上胸膺疼痛，心烦咳逆，上气胸满不得息，喘急，呕吐寒痰。
《百症赋》：烦心呕吐，幽门开彻玉堂明。

【常用配伍】
①配紫宫，治胸膺疼痛，咳嗽。
②配幽门，治烦心呕吐，胸脘满胀。

紫宫 Zǐgōng CV19

【出处】《针灸甲乙经》。

【穴名释义】 紫，紫绛之色。紫绛较赤色深黯，为火极之色。心主火，其色赤。故紫宫，实指心主。穴在华盖下 1.6 寸处，正当心位，因而得名。

【定位】 在胸部，横平第 2 肋间，前正中线上。

【局部解剖】 皮肤，皮下组织，胸大肌起始腱，胸骨体。主要布有第 2 肋间神经前皮支和胸廓内动、静脉的穿支。

【功效】 宽胸理气，止咳平喘。

【主治】 胸胁支满，胸膺疼痛，烦心咳嗽，吐血，呕吐痰涎，饮食不下；支气管炎，胸膜炎，肺结核。

【操作】 直刺 0.3～0.5 寸；可灸。

【文献摘要】《类经图翼》卷八：主治胸胁支满，膺痛，喉痹咽壅，水浆不入，咳逆上气，吐血烦心。

【常用配伍】

①配玉堂、太溪，治咳逆上气，心烦。

②配中庭、涌泉，治胸胁支满。

③配廉泉、天突，治喉痹咽塞。

华盖 Huágài CV20

【出处】 《针灸甲乙经》。

【穴名释义】 穴在璇玑下1寸凹陷处，主肺疾，肺之为脏，又称五脏之华盖，又因华盖为天上九星之星名，以喻天象，故名华盖。

【定位】 在胸部，横平第1肋间，前正中线上。

【局部解剖】 皮肤，皮下组织，胸大肌起始腱，胸骨柄与胸骨体之间（胸骨角）。主要布有第1肋间神经前皮支和胸廓内动、静脉的穿支。

【功效】 宽胸利膈，止嗽平喘。

【主治】 咳嗽，气喘，喉痹，胸痛；支气管炎，支气管哮喘，胸膜炎，喉炎，扁桃体炎，肋间神经痛。

【操作】 直刺0.3～0.5寸；可灸。

【文献摘要】

《针灸甲乙经》卷九：咳逆上气，喘不能言，华盖主之。胸胁满，痛引胸中，华盖主之。

《百症赋》：久知胁肋疼痛，气户华盖有灵。

【常用配伍】

①配天突，治气喘，痰饮停胸，胸痛。

②配尺泽、肺俞，治咳嗽，气喘。

③配支沟、阳陵泉，治胸胁满痛。

璇玑 Xuánjī CV21

【出处】 《针灸甲乙经》。

【别名】 旋机。

【穴名释义】 穴在天突下1寸中央凹陷处，下临紫宫，居天位，应天象，下应心君，喻有斗运于天，机运于身之意，故名璇玑。

【定位】 在胸部，胸骨上窝下1寸，前正中线上。

【局部解剖】 皮肤，皮下组织，胸大肌起始腱，胸骨柄。主要布有锁骨上内侧神经和胸廓内动、静脉的穿支。

【功效】 宽胸利肺，止咳平喘。

【主治】 喉痹咽肿，咳嗽，气喘，胸胁支满，胃中有积；扁桃体炎，咽炎，气管炎，胸膜炎，胃痉挛。

【操作】 直刺0.3～0.5寸；可灸。

【文献摘要】

《针灸甲乙经》卷九：胸满痛，璇玑主之。

《玉龙歌》：气喘急急不可眠，何当日夜苦忧煎，若得璇玑针泻功，更取气海自安然。

《天星秘诀歌》：若是胃中停宿食，后寻三里起璇玑。

【常用配伍】

①配鸠尾，治喉痹咽肿，咳嗽胸痛。

②配足三里，治胃中有积。

③配神藏，治胸闷，膈满，心悸，失眠，健忘。

【现代研究】 璇玑穴埋针治疗咽部异感症：以 32 号皮内针向天突方向平刺，仅露针柄，胶布固定，7 日为 1 个疗程，休息 3 日后重新埋针。共治 100 例，治愈 95 例，好转 5 例，均在 2～7 个疗程内取效。[张茵州，徐德凤，张犁，等．璇玑穴埋针治疗咽部异感症．辽宁中医杂志，1989（11）：28]

天突 Tiāntū CV22

【出处】 《灵枢·本输》。

【别名】 玉户、天瞿。

【穴名释义】 突，指突出。穴在胸骨上窝正中，颈喉结下 2 寸处，内当肺系。因肺系通于天，喉结高而突出，故名天突。

【定位】 在颈前区，胸骨上窝中央，前正中线上。

【局部解剖】 皮肤，皮下组织，左、右胸锁乳突肌腱（两胸骨头）之间，胸骨柄颈静脉切迹上方，左、右胸骨甲状肌，气管前间隙。浅层布有锁骨上内侧神经，皮下组织内有颈阔肌和颈静脉弓；深层有头臂干、左颈总动脉、主动脉弓和头臂静脉等重要结构。

【功效】 宣通肺气，消痰止咳。

【主治】 哮喘，咳嗽，暴喑，咽喉肿痛，瘿气，梅核气，咯唾脓血，心与背相控而痛；支气管哮喘，支气管炎，喉炎，扁桃体炎。

【操作】 先直刺，当针尖超过胸骨柄内缘后，即向下沿胸骨柄后缘、气管前缘缓慢向下刺入 0.5～1 寸；可灸。

【文献摘要】

《类经图翼》卷八：主治上气哮喘咳嗽。

《玉龙歌》：哮喘一症最难当，夜间无睡气遑遑，天突寻之真妙穴，膻中一灸便安康。

《胜玉歌》：更有天突与筋缩，小儿吼闭自然疏。

【常用配伍】

①配膻中，治哮喘、胸痹。

②配璇玑、风府、照海，治喉肿咽痛。

③配灵道、阴谷、复溜、丰隆、然谷，治咽痛久不愈，喑哑，入睡口干。

【现代研究】

①针刺天突穴治疗 78 例癔病性失音：天突穴快速刺激法不留针，进针深度 1.2～2.0 寸，至患者有酸、麻、胀、痛感为止。多一次治愈。[张玉玲．以针刺"天突"穴治疗 78 例癔病性失音．中国社区医师，2004，6（2）：3]

②针刺天突穴治疗慢性咽炎：取天突穴，嘱患者平卧位，常规消毒后，于颈部呈 10°角进针，靠胸骨后方刺入 1～1.5 寸，轻度捻转。配穴：列缺配照海、三阴交配太冲，以上穴位均采用平补平泻法。得气后各穴皆留针半小时，中间行针 1 次，每日 1 次，15 次为 1 个疗程。疗效满意。[温秉强，许继叶．针刺天突穴治疗慢性咽炎 41 例．实用中医内科杂志，2003，17（1）：61]

③天突穴药物注射治疗梅核气：患者正坐仰头靠于墙或椅背上，天突穴局部碘酒、酒精常规消毒，用5号针头抽取VitB$_{12}$ 1ml（0.5mg）和2％利多卡因1ml行穴位注射，垂直刺入皮下后沿胸骨柄后缘缓缓向下深入1.5～2cm，嘱患者做一次吞咽动作，确认针头未伤及气管，抽无回血后注入药液，拔针后按压穴位1～2分钟，隔7天再注射，一般注射3～4次。总有效率93.8％。[杨金林. 天突穴药物注射治疗梅核气48例. 中国眼耳鼻喉科杂志，2001，1（2）：129]

④天突穴封闭治疗咽异感症：2％普鲁卡因1ml（注射前皮试）、辅酶A 100U、VitB$_{12}$ 0.5mg混合后，采用直刺法，病人端坐，头稍后仰，于天突穴处直刺1～1.5cm，患者局部有麻胀感（部分病人放射到头顶部），回抽无血及气体，注入。注射后嘱患者留院观察5～15分钟后放行。总有效率94.6％。[蔡刚，李嘉丽，徐运生，等. 天突穴封闭治疗咽异感症临床疗效观察. 海南医学，2008，19（6）：56-57]

⑤天突穴安全针刺方法：天突深刺操作时，除了严格遵循经典进针法的要求外，操作者尚应注意观察患者的性别、体形的状况，女性或瘦小形体者常呈高位左头臂静脉，此时不宜使用深刺法以避免损伤左头臂静脉。笔者认为针刺深度宜以两侧第1肋上缘水平连线或两侧锁骨内端下缘水平连线为限较为安全，可避免刺伤前壁胸膜。[陈跃，吴炳煌，谢永财，等. 天突、气舍针刺安全的临床解剖研究. 中国针灸，2007，27（2）：120-122]

⑥冰片外贴天突穴治小儿咳嗽：根据中医辨证论治原则口服汤药；阿昔洛韦30mg，3次/日；阿奇霉素10mg，3次/日；盐酸氯哌丁片1mg，3次/日；尼美舒利2.5mg，3次/日。冰片0.3～0.5g，置于6cm×6cm无纺布膏药贴中央，患儿平卧，将药物对准天突穴贴上，24小时更换1次。总有效率90.71％。[张炜. 冰片外贴天突穴对小儿上呼吸道感染镇咳作用的临床研究. 中医外治杂志，2009，18（1）：7-8]

⑦按压天突穴止呃逆：揉按法：术者右手拇指指腹对准天突穴，指力由轻到重，揉按旋转频率一般每分钟20～30转，每次2～3分钟，至局部产生热胀感。实证者，重按、快按（以病人能忍受为度，避免压迫气管）以泻之；虚证者，轻按、旋转频率适当减慢，以补之。搓摩法：术者将两手拇指指腹置于两耳垂前面，两食指指腹置于耳垂相应的背面，并给予一定的压力，分别上下左右反复搓摩，使局部产生热感或酸胀感，一般持续3～5分钟。实证者，拇指向下，食指向上搓摩，速度快以泻之；虚证者，拇指向上，食指向下搓摩，速度慢以补之。对于少数顽固性呃逆，可配合揉按内关、合谷穴。[黄文秀，蔡秀茹，黄碧霞. 按压天突穴止呃逆13例. 福建中医药，2007，38（3）：43]

廉泉 Liánquán CV23

【出处】《灵枢·热病》。

【别名】本池、舌本、结本。

【穴名释义】廉，含清、洁之意。穴在结喉上，舌本下。因喻舌下腺体所出之津液，犹如清泉，故而得名。

【定位】在颈前区，喉结上方，舌骨上缘凹陷处，当前正中线上。

【局部解剖】皮肤，皮下组织，左、右二腹肌前腹之间，下颌骨肌，颏舌骨肌，颏舌肌。浅层布有面神经颈支和颈横神经上支的分支；深层有舌动、静脉的分支或属支，舌下神经的分支和下颌舌骨肌神经等。

【功效】利喉舒舌，消肿止痛。

【主治】 舌下肿痛，舌根缩急，舌纵涎出，暴喑，口舌生疮，喉痹，中风失语；舌炎，声带麻痹，舌根部肌肉萎缩。

【操作】 针尖向咽喉部刺入0.5～1寸；可灸。

【文献摘要】

《针灸聚英》卷一：主咳嗽上气，喘息，呕沫。

《百症赋》：廉泉、中冲，舌下肿痛堪取。

《汉药神效方》：舌重秘方，于颔下正中廉泉穴灸四五壮，则小舌缩而愈。

【常用配伍】

①配然谷，治舌下肿难言，舌纵涎出。

②配天井、太渊，治感冒，咳嗽，喉痹。

③配少商、合谷，治咽喉肿痛。

【现代研究】

①针刺治疗小儿脑瘫流涎症：在采用焦氏头针方法的基础上，廉泉穴采用快速进针，向舌根斜刺0.5～0.8寸，强刺激，快速捻转约30～60秒后拔针，不留针；颊车穴、地仓穴斜刺进针0.5～0.8寸后，留针30分钟。每日1次，15次为1个疗程，6个疗程后总有效率95%。[姚献花.针刺治疗小儿脑瘫流涎症65例.陕西中医，2008，29（3）：340]

②针刺廉泉治疗翼外肌痉挛：患者坐位，仰头，廉泉穴常规消毒后，用2.5寸毫针，直刺1.5～2寸，用泻法，得气时嘱患者开口，留针5分钟。一次痊愈率100%。[韩长根.针刺廉泉治疗翼外肌痉挛42例.中国针灸，2002，22（5）：323]

③深刺廉泉为主治疗中风后吞咽障碍：患者取坐位，风府、风池（双）、翳风（双）选用30号1.5寸不锈钢针，快速刺入后，行大幅度提插捻转，使局部产生较强的酸胀麻重感，以针感向咽喉部放散为佳，即出针。再针刺廉泉，采用30号2～3寸不锈钢针快速向舌根方向刺入，针尖抵达舌根，行小幅度的提插捻转，得气后（针感多为痛胀感），留针15分钟，每5分钟行针1次。2周为1个疗程，治疗1个疗程后总有效率91.18%。[秦鸿利.深刺廉泉为主治疗中风后吞咽障碍临床观察.中国当代医学，2007，6（6）：99]

④廉泉穴合谷刺治疗中风失语症：患者卧位仰头，颈部垫枕。廉泉穴常规消毒后，用0.35mm×50mm毫针，沿舌骨上缘正中进针，针尖向舌根方向直刺30～40mm，快速提插用泻法。然后提针至皮下，分别向左右斜刺入舌根方向，再行提插泻法，快速出针，按压针孔，以免出血。此法以患者下颚及舌体、舌根部有强烈酸胀感或发麻感为宜。隔日1次，10次为1个疗程，每个疗程间休息1周。总有效率81.08%。[徐运瑜.廉泉穴合谷刺治疗中风失语症37例观察.浙江中医杂志，2007，42（5）：287]

⑤廉泉穴苍龟探穴手法治疗癔症性失语：廉泉穴常规消毒后，向4个方向施苍龟探穴手法针刺1～1.5寸，完毕后退至皮下出针，按压针孔以防出血。在操作过程中，针退至皮下应鼓励病人发音。配穴水沟向上斜刺0.3～0.5寸，施捻转泻法，以病人能耐受为度；涌泉进针1～1.5寸，施捻转泻法。根据情况留针20～40分钟。每日1次，5次为1个疗程，治疗同时配合语言暗示。疗效满意。[李秀梅，刘统斌.廉泉穴苍龟探穴手法治疗癔症性失语.针灸临床杂志，2008，24（8）：29-30]

承浆 Chéngjiāng CV24

【出处】 《针灸甲乙经》。

【别名】 天池、悬浆、鬼市、垂浆。

【穴名释义】 承，指承接。浆，指口中浆液、涎液。穴居颐前唇之下凹陷处，因喻口中涎液穴处正相承接，故而得名。

【定位】 在面部，颏唇沟的正中凹陷处。

【局部解剖】 皮肤，皮下组织，口轮匝肌，降下唇肌，颏肌。布有下牙槽神经的终支颏神经和颏动、静脉。

【功效】 生津敛液，舒筋活络。

【主治】 口喝，唇紧，齿痛，流涎，口舌生疮，暴喑，面肿，齿衄，癫痫，面瘫；齿神经痛，癔病性失语，糖尿病。

【操作】 斜刺 0.3～0.5 寸；可灸。

【文献摘要】

《针灸甲乙经》卷十二：衄血不止，承浆及委中主之。

《针灸聚英》卷一：主偏风，半身不遂。

《玉龙歌》：头颈强痛难回颜，牙痛病作一般看，先向承浆明补泻，后针风府即时安。

《百症赋》：承浆泻牙疼而即移。

【常用配伍】

①配劳宫，治口舌生疮，口臭，口干。

②配风府，治感冒，头项强痛，牙痛。

③配委中，治衄血不止，齿龈出血。

【现代研究】

①针刺承浆穴治疗呃逆：承浆穴斜刺 0.5～1 寸，用提插捻转手法，强刺激，使局部产生酸胀感并向上放射。留针 30～60 分钟，每 10 分钟行针 1 次。总有效率 85%。[李喆.针刺承浆穴治疗呃逆 20 例小结.甘肃中医，2006，19（12）：25-26]

②针刺承浆穴加手法按摩治疗落枕：承浆穴局部皮肤消毒后用 1 寸毫针斜刺 0.3～0.5 寸，得气后用泻法强刺激。留针 30 分钟，每 10 分钟行针 1 次。留针期间对颈肩部进行按摩，采取擦、揉、弹拨等手法。按先健侧后患侧顺序逐渐加力，按摩 15～20 分钟。结束前进行摇颈、侧扳 3～4 次，最后对患侧颈肩部进行理顺、擦搓数遍。均一次治愈。[刘多勇.针刺承浆穴加手法按摩治疗落枕 76 例.沈阳部队医药，2002，15（6）：499]

本 经 小 结

1. 取穴要点 取穴注重耻骨联合、脐中央、胸剑联合、胸骨上窝、结喉、颏唇沟等解剖标志。

下腹部：脐窝正中至耻骨联合处连线，作 5 寸折算，共 6 穴，除气海穴在脐中下 1.5 寸外，其他穴位上下均相距 1 寸。

上腹部：脐窝正中至胸剑联合部连线作 8 寸折算，共 7 穴，上下均相距 1 寸。

胸部：本经腧穴均在胸骨正中线上，共 6 穴，纵向标志均与肋间隙平齐。

颈部：胸骨柄上窝正中取天突；结喉中点直上，当舌骨根部下缘取廉泉。

面部：颏唇沟正中取承浆。

2. 主治重点 本经经穴主要治疗肝肾、脾胃、心肺、咽喉及有关的脏腑病。会阴穴主治溺水，用于急救；脐以下诸穴统治下焦病，其中曲骨、中极偏重于治疗膀胱疾病；关元、气海偏重于治疗肝脾肾及妇科疾病；神阙、关元既能治疗下焦虚寒，腹痛腹泻，又有回阳救逆之功效，用于各种虚脱急救，还有保健强身的作用。上腹部诸穴，多用于治疗中焦病证，其中中脘穴主治一切胃病；水分、气海主治腹胀水肿；鸠尾善治痫症、呃逆。胸部诸穴善治上焦疾病，如心胸满闷，咳嗽气喘等证，其中膻中还善治缺乳。天突治咳喘；廉泉治中风不语；承浆治口蜗流涎。

3. 刺灸注意事项　针刺胸腹部的腧穴，应避免误伤内脏，针刺下腹部腧穴时，针前要排空小便，避免刺伤膀胱，孕妇腹部穴慎用。神阙穴禁针，多用隔盐灸。膻中穴一般不用电针，防止电流通过心脏，造成心脏停搏。天突穴应沿胸骨与气管之间刺入，不宜深刺，也不宜向左右刺，以防刺伤锁骨下动脉及肺尖。

【附】

经 穴 歌
任脉廿四起会阴，曲骨中极关元针，
石门气海阴交生，神阙一寸上水分，
下脘建里上中脘，巨阙鸠尾步中庭，
膻中玉堂连紫宫，华盖璇玑天突逢，
廉泉承浆任脉终。

经穴分寸歌
任脉会阴两阴间，曲骨毛际陷中安，
中极脐下四寸取，关元脐下三寸连，
脐下二寸石门是，脐下寸半气海全，
脐下一寸阴交穴，脐之中央即神阙，
脐上一寸为水分，脐上二寸下脘列，
脐上三寸名建里，脐上四寸中脘计，
脐上五寸上脘在，巨阙脐上六寸步，
鸠尾脐上七寸量，中庭膻下寸六取，
膻中却在两乳间，膻上寸六玉堂主，
膻上紫宫三寸二，膻上四八华盖举，
璇玑膻上六寸四，玑上一寸天突取，
廉泉结上舌本下，承浆颐前唇下处。

（十四）督脉穴

体表穴位分布线：起于尾骶部的长强穴，沿脊背正中上行至头顶正中，向前下行于鼻柱，经人中，止于上唇内的龈交穴。共计 28 穴。

长强 Chángqiáng GV1 络穴

【出处】《灵枢·经脉》。

【别名】 鱼尾、气之阴郄、穷骨、鱼尾、尾翠、骨骶、尾骶、脊骶端、曹溪路、三分间、河车路、龙虎穴、上天梯。

【穴名释义】 此穴为督脉之络，督脉循脊里而行，脊柱形长且强硬；又督脉为诸阳之长，其气强盛，故而得名。

【定位】 在会阴区，尾骨下方，尾骨端与肛门连线的中点处。

【局部解剖】　皮肤，皮下组织，肛尾韧带。浅层主要布有尾神经的后支；深层有阴部神经的分支，肛神经，阴部内动、静脉的分支或属支，肛动、静脉。

【功效】　宁神镇痉，通便消痔。

【主治】　泄泻、痢疾、癫狂，痔疾，脊强反折，阴部湿痒，腰脊、尾骶部疼痛，癃病。

【操作】　直刺 0.8～1.2 寸；可灸。

【文献摘要】

《灵枢·经脉》：实则脊强，虚则头重，高摇之，挟脊之有过者，取之所别也。

《针灸甲乙经》卷十一：癫疾发如狂走者，面皮厚敦敦，不治，虚则头重。洞泄，淋癃，大小便难，腰尻重，难起居，长强主之。

《胜玉歌》：痔疾肠风长强欺。

《玉龙歌》：九般痔漏最伤人，必刺承山效如神，更有长强一穴是，呻吟大痛穴为真。

【常用配伍】

①配承山，治痔疾，便结。

②配小肠俞，治大小便难，淋证。

③配身柱，治脊背疼痛。

④配百会，治脱肛，头昏。

【现代研究】

①长强穴埋线治疗肛门神经官能症：用 10 号注射器，9 号针头抽取 2％利多卡因 5ml、庆大霉素 8 万 U，取长约 1cm 的 2-0 羊肠线放入针头前端。患者取侧卧位，肛门皮肤常规消毒，术者左手戴一次性手套。食指蘸取少许碘伏，插入肛门作引导，右手持针自尾骨尖方向缓慢推进 2～3cm，待患者自觉有酸麻胀重等得气感觉，回抽无回血时，推注药物，出针后用棉球按压针孔片刻，外敷创可贴，分别于第 1、7、14 天连续治疗 3 次，同时口服维生素 B_1 20mg、维生素 B_{12} 20mg、γ-氨基丁酸 500mg、谷维素 30mg，均 3 次/日，每晚口服地西泮（安定）5mg，30 日为 1 个疗程。治疗 60 例，总有效率 75％。[刘江涛.长强穴埋线加神经代谢合剂治疗肛门神经官能症 60 例.山东医药，2007，47（20）：89-90]

②长强穴封闭配合中药坐浴治疗肛门瘙痒症：用 0.75％布比卡因 2ml 加 1％亚甲蓝注射液 1ml、生理盐水 2ml 配成注射液。取侧卧位，长强穴局部消毒后，将上述注射液封闭注射于长强穴。在注射过程中要注意回抽无回血并以局部产生酸、麻、胀感为佳。中药坐浴：坐浴方由黄柏、苦参、防风各 30g，地肤子、蛇床子、白鲜皮、土茯苓各 20g，蝉蜕、甘草各 10g 组成，加水 3000ml 左右，浸泡 1～2 小时，煮沸 15 分钟后离火，先熏 10～20 分钟，待水温适宜后坐浴 20 分钟，早晚各 1 次，每日 1 剂，15 天为 1 个疗程。治疗 60 例患者，总有效率 96.7％。[李贵鑫，栾秀珍.长强穴封闭注射加中药坐浴治疗肛门瘙痒症 60 例.山东中医杂志，2007，26（12）：828-829]

③艾灸长强配合中药坐浴治疗肛肠科术后疼痛：将银花、蒲公英、槐花、紫花地丁、地榆等诸药混合，加水 2500ml，武火煮沸，文火煎至 2000ml，用纱布过滤。待药液的温度冷却至约 45～60℃时，即可进行坐浴治疗。坐浴时应做到边坐浴边做提肛运动，每次 10～15 分钟，1～2 次/日。行常规换药后予艾灸长强穴 10～15 分钟，2 次/日，5 日为 1 个疗程。发现术后换药配合艾灸长强能明显减轻疼痛，总有效率 96.66％。[梁思杏，侯

晓慧.中药坐浴配合艾灸长强治疗肛肠科术后疼痛的效果观察.中医护理,2008,14（4）：546]

④针刺加推拿治疗婴幼儿腹泻：先用掌在腹正中顺时针轻揉5～7圈，捏脊5～7次。实证者在腹部正中从上到下用小鱼际顺推5～7次，点揉大肠俞，揉龟尾，针刺中脘、天枢、长强、四缝。虚证者，推上七节骨，揉龟尾、脾俞、胃俞、三焦俞，针刺中脘、水分、止泻穴、长强。先刺腹部穴位，再刺长强穴。让患儿俯卧在大人大腿上，沿尾骨方向快速刺入穴位，顺时针捻转180°后出针。最后点刺四缝，挤出白色黏液或血。皆不留针。治疗360例腹泻患婴，平均治疗3～4次止泻，总有效率98.6％。[王辉.针刺加推拿治疗婴幼儿腹泻.甘肃中医,2007,20（11）：36]

腰俞 Yāoshū GV2

【出处】 《素问·缪刺论》。

【别名】 腰户、髓空、背解、髓府、腰空、腰柱。

【穴名释义】 穴居"腰尻之解"（《素问·缪刺》）。解，指分开，穴当骶管裂孔处，故而得名。

【定位】 在骶区，正对骶管裂孔，后正中线上。

【局部解剖】 皮肤，皮下组织，骶尾背侧韧带，骶管。浅层主要布有第5骶神经的后支；深层有尾丛。

【功效】 调经清热，散寒除湿。

【主治】 腰脊疼痛，脱肛，便秘，便血，尿赤，月经不调，足清冷麻木，温疟汗不出，下肢痿痹；腰骶神经痛，过敏性结肠炎，痔疮，淋病。

【操作】 向上斜刺0.5～1寸；可灸。

【文献摘要】

《针灸聚英》：以挺身伏地舒身，两手相重支额，纵四体，后乃取其穴。

《扁鹊心书》：腰俞穴在脊骨二十一椎下，治久患风腰痛，灸五十壮。

【常用配伍】

①配长强、膀胱俞、气冲、上髎、下髎、居髎，治腰痛，髋胯痛。

②配环跳，治冷风冷痹，髋部寒痛。

③配照海，治经闭，经少，小腹胀坠。

④配悬钟，治足痹不仁，足痿软不用。

【现代研究】 穴位注射治疗原发性痛经：瘀滞型：灯盏细辛注射液10ml＋2％利多卡因5ml＋生理盐水5ml，腰俞穴缓慢注入；川芎嗪50mg＋维生素B_{12} 1mg＋生理盐水2ml，关元、白环俞每穴各2ml。虚弱型：黄芪注射液10ml＋2％利多卡因5ml＋生理盐水5ml腰俞穴缓慢注入；复方当归注射液4ml＋维生素B_{12} 1mg，中极、关元俞每穴各2ml。月经前2日或疼痛时注射，每月1次，6次为1个疗程。总有效率100％。[赵明新，闫俊英，高英雪，等.穴位注射治疗原发性痛经50例.陕西中医,2008,29（7）：872-873]

腰阳关 Yāoyángguān GV3

【出处】 《素问·气府论》。

【别名】 阳关、脊阳关。

【穴名释义】 穴当第4腰椎棘突下，属督脉，督为阳脉之海，关乎一身阳气，因腧穴为阳气之关要处，故而得名。

【定位】 在脊柱区，第4腰椎棘突下凹陷中，后正中线上。

【局部解剖】 皮肤，皮下组织，棘上韧带，棘间韧带，弓间韧带。浅层主要布有第4腰神经后支的内侧皮支和伴行的动、静脉；深层有棘突间的椎外（后）静脉丛，第4腰神经后支的分支和第4腰动、静脉的背侧支的分支或属支。

【功效】 祛寒除湿，舒筋活络。

【主治】 腰骶痛，下肢痿痹，筋挛。

【操作】 直刺0.5～1寸；可灸。

【文献摘要】

《针灸聚英》卷一下：十六椎节下间，坐取之。

《灸法医学研究》：治瘰疬灸法，不论已烂、未烂，皆能以灸愈之，穴在尾骶骨上四指阔的地方，以大艾炷灸十余壮，觉灸火自腰入腹，自腹入四肢，全身关节非常舒畅，轻则一次即愈，重则隔半月或一月再灸，至愈为止。

【常用配伍】

①配肾俞、次髎、委中，治寒湿性腰痛，腿痛。

②配肾俞、环跳、足三里、委中，治坐骨神经痛，下肢痿软无力。

③配命门、悬枢，治多发性神经炎。

【现代研究】

①深刺腰阳关治疗中风下肢痉挛：令患者取侧卧下肢屈曲位，患侧在上，健侧在下。选0.45mm×100mm毫针，取腰阳关、大肠俞穴，垂直进针深刺至患者下肢产生放电感即为得气；选0.45mm×75mm毫针，取丘墟穴，向照海穴透刺。留针30分钟，每日1次，10次为1个疗程。对照组采用常规针刺足阳明经、足少阳经穴。3个疗程后比较结果，治疗组疗效明显优于对照组。[王子臣，欧阳兆强. 深刺腰阳关为主治疗中风下肢痉挛临床观察. 上海针灸杂志，2002，21（4）：11-12]

②针罐治疗剧痛性股外侧皮神经炎：取腰阳关、居髎、风市、梁丘。患者左侧卧位，穴位消毒，腰阳关穴用捻转法，平补平泻，其他穴位用提插补泻，强刺激，待针刺部位出现针感后留针20分钟，在留针过程中风市、梁丘两穴加拔火罐。起针罐后病人顿觉灼痛减半，痛觉过敏明显减轻。隔天复诊见精神佳，诉针罐治疗后当夜能安稳入睡，现局部有轻度疼痛感。按上法再治疗1次，诸症消失，随访1个月未复发。[朱希法. 剧痛性股外侧皮神经炎案. 针灸临床杂志，2003，19（3）：33]

命门 Mingmén GV4

【出处】 《针灸甲乙经》。

【别名】 属累、竹杖、精宫。

【穴名释义】 命，指生命。门，指门户。穴在第2腰椎棘突下，两肾俞之间，当肾间动气处，为元气之根本，生命之门户，故名命门。

【定位】 在脊柱区，第2腰椎棘突下凹陷中，后正中线上。

【局部解剖】 皮肤，皮下组织，棘上韧带，棘间韧带，弓间韧带。浅层主要布有第2腰神经后支的内侧皮支和伴行的动、静脉；深层有棘突间的椎外（后）静脉丛，第1腰神经后支的分支和第1腰动、静脉背侧支的分支或属支。

【功效】 温益肾阳，舒筋镇痉。

【主治】 头痛，身热，遗精耳鸣，赤白带下，痫证，角弓反折，痎疟，瘛疭，冷痹，腰腹引痛，小便频数。

【操作】 直刺0.5～0.8寸；可灸。

【文献摘要】 《针灸甲乙经》卷七：头痛如破，身热如火，汗不出，瘛疭，寒热汗不出，恶寒里急，腰腹相引痛，命门主之。

【常用配伍】

①配肾俞，治肾虚尿多，腰酸背痛。

②配肾俞、气海、然谷，治阳痿，早泄，滑精。

③配天枢、气海、关元，治肾泄，五更泻。

【现代研究】

①天灸命门提高佐剂性关节炎大鼠免疫力：用含白芥子粉0.05g/穴的白芥子膏涂在命门穴，再用胶布双层固定3小时，每5日施治1次，共贴5次。结果显示，天灸命门能消肿散瘀，并能同时升高胸腺指数，降低脾指数，有提高机体免疫力的作用。[鲍毅梅，宋晓平. 天灸对佐剂性关节炎大鼠IL-2、胸腺、脾指数的影响. 新疆中医药，2007，25 (3)：9-10]

②针刺、艾灸命门治疗肾阳虚证：A. 治疗原发性骨质疏松：命门、肾俞、脾俞、胃俞、气海俞、悬钟、华佗夹脊穴、阿是穴，局部皮肤常规消毒后，以规格0.30mm×50mm不锈钢毫针，采用指切法进针，进针约1.5～2.5cm，行捻转补法，得气后接G6805-Ⅱ型电针仪，共4组电极，采用疏密波，频率以患者能耐受为度，时间为25分钟。治疗时局部用华佗神灯照射，配合干涉治疗仪治疗。30次为1个疗程，3个疗程后，总有效率93.33%。[吴洲红. 针刺配合干涉治疗仪治疗原发性骨质疏松症. 针灸临床杂志，2007，23 (11)：28-29] B. 治疗阳痿：通过电针＋神灯照射治疗阳痿。取关元、气海、长强为主穴，肾阳虚者配曲骨、肾俞、命门。得气后通电针，用锯齿波，每次留针30分钟，加神灯照射。10次为1个疗程，总有效率92%。[卢文刚. 电针＋神灯照射治疗阳痿85例. 中国社区医师，2007，9 (177)：169]

悬枢 Xuánshū GV5

【出处】 《针灸甲乙经》。

【别名】 悬柱。

【穴名释义】 悬，指悬系。枢，指枢纽。穴在第1腰椎棘突下，两三焦俞之间。三焦总司人体气化，为气机之枢纽，因喻本穴系三焦枢纽之处，故而得名。

【定位】 在脊柱区，第1腰椎棘突下凹陷中，后正中线上。

【局部解剖】 皮肤，皮下组织，棘上韧带，棘间韧带。浅层主要布有第1腰神经后支的内侧支和伴行的动、静脉；深层有棘突间的椎外（后）静脉丛，第1腰神经后支的分支和第1腰动、静脉背侧支的分支或属支。

【功效】 助阳健脾，通调肠气。

【主治】 腰脊强痛，腹胀，腹痛，泄泻，痢疾；增生性脊椎炎，腰背肌肉风湿症，胃下垂。

【操作】　直刺 0.5～0.8 寸；可灸。

【文献摘要】　《针灸甲乙经》卷八：腹中积上下行，悬枢主之。

【常用配伍】

①配肾俞、委中，治腰痛，腿痛。

②配天枢、中脘，治食积腹胀。

【现代研究】　悬枢穴针刺深度研究：该穴直刺安全深度瘦人（24.62±4.28）mm，中人（28.88±3.18）mm，胖人（32.72±2.89）mm。危险深度瘦人（32.83±5.71）mm，中人（38.51±4.24）mm，胖人（43.63±3.85）mm。[李亚东，杨松堤，李健男，等.应用 CT 测量大椎、肩中俞、悬枢、命门的针刺深度的研究.中国针灸，2005，25（12）：863-864]

脊中 Jǐzhōng GV6

【出处】　《素问·骨空论》。

【别名】　神宗、脊俞、脊宗。

【穴名释义】　脊，指脊椎。穴在第 11 椎节下间，正当脊椎 22 节之中部，故名脊中。

【定位】　在脊柱区，第 11 胸椎棘突下凹陷中，后正中线上。

【局部解剖】　皮肤，皮下组织，棘上韧带，棘间韧带。浅层主要布有第 11 胸神经后支的内侧皮支和伴行的动、静脉；深层有棘突间的椎后静脉丛，第 11 胸神经后支的分支和第 11 肋间后动、静脉背侧支的分支或属支。

【功效】　健脾利湿，宁神镇痉。

【主治】　泄泻腹满，不嗜食，痔疾便血，小儿脱肛，黄疸，癫疾，痫证，腰脊强痛。

【操作】　斜刺 0.5～0.8 寸；可灸。

【文献摘要】

《素问·骨空论》：失枕在肩上横骨间，折使揄臂齐肘正，灸脊中。

《针灸甲乙经》卷九：腹满不能食，刺脊中。黄疸，刺脊中。

【常用配伍】

①配肾俞、命门、中膂俞、腰俞，治腰闪挫疼痛。

②配足三里，主治眼暗，头昏。

中枢 zhōngshū GV7

【出处】　《素问·气府论》。

【穴名释义】　枢，指枢纽，枢机。穴在第 10 椎节下间，近于脊柱之中部，为躯体转动之枢纽，故名中枢。

【定位】　在脊柱区，第 10 胸椎棘突下凹陷中，后正中线上。

【局部解剖】　皮肤，皮下组织，棘上韧带，棘间韧带。浅层主要布有第 10 胸神经后支的内侧皮支和伴行的动、静脉；深层有棘突间的椎外（后）静脉丛，第 10 胸神经后支的分支和第 10 肋间后动、静脉背侧支的分支或属支。

【功效】　健脾利湿，清热止痛。

【主治】　腹满，不嗜食，发热，背痛，黄疸；腰背神经痛，视神经衰弱。

【操作】　斜刺 0.5～0.8 寸；可灸。

【文献摘要】《素问·气穴论》：背与心相控而痛，所治天突与十椎。

【常用配伍】

①配天突，治背与心相控而痛，胸闷气急。

②配中脘、足三里，治腹满不欲食，胸腹冷痛。

筋缩 Jīnsuō GV8

【出处】《针灸甲乙经》。

【别名】筋束。

【穴名释义】 穴在第9胸椎棘突下，两肝俞穴之间。肝主筋，本穴主治瘛疭，脊急强等筋脉挛缩疾病，故名筋缩。

【定位】 在脊柱区，第9胸椎棘突下凹陷中，后正中线上。

【局部解剖】 皮肤，皮下组织，棘上韧带，棘间韧带。浅层主要布有第9胸神经后支的内侧皮支和伴行的动、静脉；深层有棘突间的椎外（后）静脉丛，第9胸神经后支的分支和第9肋间后动、静脉背侧支的分支或属支。

【功效】 平肝息风，宁神镇痉。

【主治】 脊背强急，腰背疼痛，胃痛，癫痫，抽搐，腰背神经痛，胃痉挛，胃炎，癔病。

【操作】 斜刺0.5～0.8寸；可灸。

【文献摘要】

《针灸甲乙经》卷十一：小儿惊痫，加瘛疭，脊急强，目转上插，筋缩主之，狂走癫疾……筋缩主之。

《胜玉歌》：更有天突与筋缩，小儿吼闭自然疏。

《百症赋》：兼水道，专治脊急强。

【常用配伍】

①配曲骨、阴谷、行间，治癫疾。

②配水道，治脊强，腰背寒痛。

【现代研究】 电针刺激筋缩穴对癫病的影响：电针刺激癫痫动物模型筋缩穴，以频率50Hz，6V电压刺激10分钟，家兔脑皮质电图的癫痫发作波波幅下降、频率降低；电针刺激解除后约30分钟，脑电图显示癫痫波波幅有所恢复，发作频率有集中的趋势。提示电针筋缩可抑制癫痫大发作，减轻癫痫发作频率或强度。[庄明华，白晔，丁山，等.电针刺激筋缩穴对癫病大发作和癫痫持续状态动物模型脑电图的影响.中华物理医学与康复杂志，2006，28（10）：673-675]

至阳 Zhìyáng GV9

【出处】《针灸甲乙经》。

【别名】 肺底、金阳。

【穴名释义】 至，达也，又极也。穴在第7椎节下，两膈俞之中间。背为阳，横膈以下为阳中之阴，横膈以上为阳中之阳，故名穴处为至阳。

【定位】 在脊柱区，第7胸椎棘突下凹陷中，后正中线上。

【局部解剖】 皮肤，皮下组织，棘上韧带，棘间韧带。浅层主要布有第7胸神经后支的内侧皮支和伴行的动、静脉；深层有棘突间的椎外（后）静脉丛，第7胸神经后支的分支和第7肋间后动、静脉背侧支的分支或属支。

【功效】　利胆退黄，宽胸利膈。

【主治】　黄疸，四肢重痛，胸胁支满，喘促不宁，不嗜食，脊强，呕酸。

【操作】　斜刺0.3～0.8寸；可灸。

【文献摘要】

《针灸甲乙经》卷八：寒热懈懒，淫泺胫酸，四肢重痛，少气难言，至阳主之。

《玉龙歌》：至阳亦治黄疸病。

《胜玉歌》：黄疸至阳便能离。

【常用配伍】

①配阳陵泉、日月，治胁肋痛，黄疸，呕吐。

②配心俞、内关，治心律不齐，胸闷。

【现代研究】

①至阳穴位注射治疗心脏神经症：穴位常规消毒后，选用5ml一次性注射器，5号齿科针头抽取刺五加注射液4ml，用左手拇指、食指撑开穴位周围皮肤，右手持注射器快速刺入穴位皮下组织，缓慢向上微斜刺15～25mm，以取得酸胀感，回抽无血便可将药缓慢注入，每日1次，10次为1个疗程。2个疗程后总有效率94.5%。[李种泰.至阳穴位注射治疗心脏神经症31例.中国针灸，2005，25（12）：884]

②至阳穴埋针法治疗带状疱疹疼痛：采用圆利针，针身长85mm，针柄长35mm，直径0.8mm。针刺时令患者端坐，双手放于腹前，露出背部，在至阳穴作常规消毒，术者以左手提起至阳穴皮肤，右手持针，针体与脊柱呈现15°角横刺入皮下，于脊柱平行向下送针至针柄处止，针柄用少许棉花包住，再用胶布将针柄贴住以防滑出，7天后取出。留针期间每隔2～3小时以右掌用力拍击埋针处10～20次。有效率63.75%。[杨素清，邹存清.至阳穴埋针法治疗带状疱疹疼痛的临床观察.中医药学报，2004，32（3）：32-33]

③指压至阳穴治疗心绞痛：当心绞痛发作时，用拇指垂直向下按压至阳穴，力量以患者能够耐受为宜，使患者有酸、麻、胀、痛的感觉，按压3分钟左右，心绞痛均有不同程度的缓解。平时按压3～5次/日，可有效地预防心绞痛的发作，改善心脏的功能，减少心肌梗死的发生。[薛新萍，冯杰，吴克珍.指压至阳穴治疗心绞痛26例.中国现代药物应用，2007，1（10）：56]

④指压至阳穴治疗胃脘痛：患者取俯卧位或端坐位，重症患者可任其强迫体位，嘱患者尽量使全身放松。术者以一手拇指指端按压至阳穴，用力强度以患者能耐受为度，时间3～5分钟，然后以双手拇指指腹按压至阳穴两侧旁开0.5～2.0cm处3～5分钟，重症患者可适当延长按压时间。一次性止痛率100%。[李书珍，李靖.指压至阳穴治疗胃脘痛体会.现代中西医结合杂志，2006，15（8）：1072-1073]

⑤温针灸至阳穴治疗寒性胃脘痛：令患者俯卧位，双上肢自然放至身体两侧，取至阳穴，进针时针尖向上方斜刺约1～1.5寸，使针感扩散至胸背部。以2cm长艾条作温针灸，3壮/次。每日1次，10次为1个疗程。总有效率为96.8%。[齐惠景，齐惠涛，杨萧荟.温针灸至阳穴治疗寒性胃脘痛62例临床观察.北京中医药大学学报：临床版，2005，12（5）：31]

⑥电针至阳穴对冠心病的治疗：比较电针急性心肌缺血家兔至阳、内关穴，发现电针

至阳可通过降低血浆 cAMP 含量和调节 cAMP/cGMP 平衡，提高家兔心肌对缺血缺氧的耐受力，改善心肌的缺血缺氧状态，与电针内关穴有同等效果。[刘宝华，金佳佳，周筱春，等．电针至阳穴对急性心肌缺血家兔血浆 cAMP、cGMP 含量的影响．中国康复理论与实践，2006，12（8）：687-688]

⑦点刺至阳穴治乳痈：至阳穴用三棱针点刺放血 5～10 滴，肩井穴用 2～2.5 寸毫针沿皮刺向肩峰，少泽、大椎均用毫针泻法。乳痈初起，脓尚未成者，只取至阳穴点刺放血。病情较重者加刺肩井，排乳不畅者加刺少泽，发热恶寒较甚者加刺大椎。[王庆华．点刺至阳穴治乳痈．针灸临床杂志，2005，21（5）：54]

灵台 Língtái GV10

【出处】 《素问·气府》。

【别名】 灵阳、肺底。

【穴名释义】 灵台，为古代君主宣德布政之地，喻心。穴在第 6 椎节下间，内应心，故名灵台。

【定位】 在脊柱区，第 6 胸椎棘突下凹陷中，后正中线上。

【局部解剖】 皮肤，皮下组织，棘上韧带，棘间韧带。浅层主要布有第 6 胸神经后支的内侧皮支和伴行的动、静脉；深层有棘突间的椎外（后）静脉从，第 6 胸神经后支的分支和第 6 肋间后动、静脉背侧支的分支或属支。

【功效】 清热化湿，止咳定喘。

【主治】 咳嗽，气喘，脊痛项强，疔疮，疟疾；胆道蛔虫症，蜂窝组织炎。

【操作】 斜刺 0.5～0.8 寸；可灸。

【文献摘要】 《素问·刺热篇》：六椎下间主脾热。

【常用配伍】

①配合谷、委中，治疔疮，风疹。

②配阳陵泉，治胁肋胀痛。

【现代研究】

①刺血拔罐为主治疗痤疮：病人取俯伏坐位，尽量暴露项背部，大椎、灵台常规消毒，用已消毒的三棱针点刺 3～5 下，迅速用闪火法在点刺处各拔一罐，留罐 15～20 分钟，出血量 3～7ml 为宜，起罐后用消毒干棉球擦净血迹。3 日 1 次，6 次为 1 个疗程，疗程间隔 3～5 天。耳穴压籽：主穴取心、肾上腺、内分泌、神门。肺经风热加肺、大肠，用"六神丸"贴压；脾胃湿热加脾、胃，冲任不调加交感、内生殖器，此二型用"王不留行"贴压。贴压期间，嘱患者每日按压 3～4 次，每次每穴 2～3 分钟，3 天换 1 次，6 次为 1 个疗程。疗程间隔 3 天。总有效率 93.75%。[王乐荣．大椎、灵台刺血拔罐为主治疗痤疮 32 例．四川中医，2001，19（2）：74]

②针刺拔罐灵台穴解除平滑肌痉挛：患者俯伏或俯卧位，灵台穴常规消毒后，用 26 号不锈钢毫针向上斜刺，得气后用龙虎交战法行强刺激 2 分钟，留针 30 分钟即可。如疼痛不能缓解，需摇大针孔，出针后在此拔一火罐，吸出少量血液。对于急性胃、肠等平滑肌痉挛性疼痛多数 1 次治愈，对于迟缓性疼痛可每天 1 次，7 天 1 个疗程。有效率 96%。[张庆熙．针刺拔罐灵台穴解除平滑肌痉挛 216 例．中国针灸，2001，21（9）：547]

神道 Shéndào GV11

【出处】 《针灸甲乙经》。

【别名】 脏俞、神通、冲道。

【穴名释义】 穴在第5椎节下间，平两侧心俞穴，内应心。因心藏神，穴为心气之道，主治神志疾患，故名神道。

【定位】 在脊柱区，第5胸椎棘突下凹陷中，后正中线上。

【局部解剖】 皮肤，皮下组织，棘上韧带，棘间韧带。浅层主要布有第5胸神经后支的内侧皮支和伴行的动、静脉；深层有棘突间的椎外（后）静脉丛，第5胸神经后支的分支和第5肋间后动、静脉背侧支的分支或属支。

【功效】 宁神安心，清热平喘。

【主治】 身热头痛，疟疾，恍惚悲愁，健忘惊悸，背上冷痛，气喘。

【操作】 斜刺0.5～0.8寸；可灸。

【文献摘要】

《素问·刺热篇》：五椎下间主肝热。

《百症赋》：兼心俞，治风痫常发自宁。

【常用配伍】

①配心俞，治风痫，神昏。

②配少海，治心悸，多梦。

【现代研究】

①神道穴平刺促进面神经炎面肌功能恢复：神道穴消毒后，用1.0mm×100mm毫针，双手持针快速破皮然后与皮肤约成10°进针，沿督脉向下平刺直至针根部，医者不使用提插捻转等手法，患者无酸胀疼痛感，留针4小时，每周5次，10次为1个疗程。维生素B_{12} 0.5mg肌注，每日1次；急性期口服强的松片30～60mg/d，连续5日，以后10日内逐渐减至每日5mg，5天后停服。结果显示该法能明显改善面神经功能分级和RPA积分，并能改善面神经电图潜伏期比例和波幅比例。[宣丽华，王丽莉，侯群，等.粗针神道穴平刺促进面神经炎面肌功能恢复的研究.中国中医药科技，2007，14（1）：6-7]

②按压神道穴治疗胃脘痛：患者取卧位或坐位，术者立于患者左侧，以右手拇指头呈45°角点压神道穴，或者以硬币或硬板的横缘抵住神道穴，给予重压，力量以患者能耐受，且有酸胀感为度。一般在按压神道穴1分钟之内胃脘痛即可缓解，按压4分钟左右，可维持作用时间达30分钟左右。若指压5分钟后疼痛未见消失，可适当延长指压时间，均可收效。[张颖.按压神道穴治疗胃脘痛500例临床观察.中国自然医学杂志，2002，4（4）：215-216]

身柱 Shēnzhù GV12

【出处】 《针灸甲乙经》。

【别名】 尘气、智利毛。

【穴名释义】 柱，指撑柱。穴在第3椎节下间，当两肩胛的中央，因喻穴处犹如肩胛荷重的撑柱，故而得名。

【定位】 在脊柱区，第3胸椎棘突下凹陷中，后正中线上。

【局部解剖】 皮肤，皮下组织，棘上韧带，棘间韧带。浅层主要布有第 3 胸神经后支的内侧皮支和伴行的动、静脉；深层有棘突间的椎外（后）静脉丛，第 3 胸神经后支的分支和第 3 肋间后动、静脉背侧支的分支或属支。

【功效】 宣肺清热，宁神镇痉。

【主治】 癫狂，瘛疭，咳嗽痰喘，痫风，疔疮，脊背强痛。

【操作】 斜刺 0.5～0.8 寸；可灸。

【文献摘要】

《素问·刺热篇》：三椎下间主胸热。

《针灸甲乙经》卷七：身热狂走，谵语见鬼，瘛疭，身柱主之，癫疾怒欲杀人，身柱主之。

《百症赋》：兼本神穴治癫疾妙。

《百症赋》：癫疾必身柱、本神之令。

《玉龙歌》：忽然咳嗽腰背痛，身柱由来灸便轻。

【常用配伍】

①配本神，治头痛，目眩。

②配陶道、肺俞、膏肓俞，治虚损五劳七伤。

【现代研究】

①针刺身柱穴治疗慢性中耳炎：取坐位，身柱穴常规消毒，用 1 寸毫针，针身与皮肤表面呈 60°左右夹角向上斜刺 5～8 分深，得气后均匀地捻转 5～10 秒，儿童患者即可取针，成人可留针 15～20 分钟后取针。每日 1 次，或隔日 1 次，一般治疗 3～5 次。痊愈率 75％，总有效率 100％。[谭玉华，王晓红 . 针刺身柱穴治疗慢性中耳炎 . 中国针灸，2003，23（12）：723]

②雄磺麻线灸身柱穴治疗带状疱疹：采用土麻绒（农村做布鞋底用）细分成缝衣线样粗细，用两束搓成麻线，在雄磺酒中浸泡 1 周，装入密闭容器中备用，将备好的麻线一端点燃，在患者的身柱穴快速灸两下，1 周 1 次，一般只灸 2 次即可痊愈，3 次未愈者为无效。一次治愈率 93.75％，总有效率 100％。[张文军 . 雄磺麻线灸身柱穴治疗带状疱疹 80 例 . 内蒙古中医药，2007（5）：24]

③陶道透身柱治疗麦粒肿：患者端坐于高凳上，双肩下垂，曲肘交叉，两手放于两上臂，低头，充分暴露椎体。医者立于其右侧，用 0.5％碘伏消毒穴位。然后选用规格 0.35mm×75mm 不锈钢毫针，由陶道穴向身柱穴透刺。每 10 分钟行针 1 次，用强刺激手法泻之。留针 30 分钟，每日 1 次。总有效率 96.7％。[李赟 . 陶道透身柱治疗麦粒肿 120 例 . 浙江中医杂志，2006，41（9）：533]

④身柱穴刺血拔罐治疗血管神经性头痛：取坐位，双肩放平，双手抱胸，头稍向前低。身柱穴 20％碘酒消毒，75％酒精脱碘。选择锋刀针，右手拇、食、中三指指腹持针身下端，快速刺入穴位皮下，再针刺达棘上韧带，针下似感索条状物后切 2～3 次，随即将针退出，轻轻挤压针孔周围，使之出血 1 滴。用火罐拔出 1ml 左右的血，留罐 3～5 分钟。隔日 1 次，10 次为 1 个疗程。有效率 98％。[欧亚，宋边江，张彦成，等 . 身柱穴刺血拔罐治疗血管神经性头痛 160 例 . 新疆中医药，2007，25（5）：51-52]

⑤身柱透至阳治疗乳腺增生：患者端坐，两前臂交叉放于桌子上，头向前倾，前额压在两手背上，两肩下垂，拉紧背部皮肤。皮肤常规消毒后，医生一手固定身柱穴的上下两

端皮肤，另一手持针，针尖向下呈30°角，快速进入皮下后将针柄压低，贴近皮肤使针沿皮下缓缓刺入，透达至阳穴。一般留针4～24小时。起针后立即在身柱穴上拔罐，留罐10～15分钟，使之出血，起罐后常规处理针孔，盖无菌纱布。1周1次，3次为1个疗程。疗效明显。[孙永清．身柱透至阳治疗乳腺增生38例．河南中医，2002，22（1）：59]

⑥三棱针挑刺身柱穴治疗痤疮：病人俯卧于治疗床上，充分暴露身柱穴皮肤，施术前，医者先在身柱穴上下、左右用手指向穴位中心处推按，常规消毒。若病人惧怕疼痛，可在穴位局部先用1%的利多卡因浸润麻醉。医者左手按压施术部位的两侧，使其皮肤固定，右手持已消毒的三棱针，对准身柱穴，迅速将其皮肤挑破，使之出血或流出黏液，再刺入0.5cm左右深，将针身倾斜并轻轻使针尖提高，挑断皮下部分纤维组织，然后局部消毒，覆盖敷料，胶布固定，7天挑刺1次，5次后有效率100%。[刘月振．三棱针挑刺身柱穴治疗痤疮96例．中国针灸，2002，22（7）：476]

陶道 Táodào GV13

【出处】《针灸甲乙经》。

【穴名释义】 陶，指陶窑。道，指通道。穴在第1胸椎下，穴属督脉。督脉为阳脉之海。《灵枢·背腧》称"椎"为焦，含火燔之意，因喻阳气通行穴处，犹如陶窑火气所出之通道，故而得名。

【定位】 在脊柱区，第1胸椎棘突下凹陷中，后正中线上。

【局部解剖】 皮肤，皮下组织，棘上韧带，棘间韧带。浅层主要布有第1胸神经后支的内侧皮支和伴行的动、静脉；深层有棘突间的椎外（后）静脉丛，第1胸神经后支的分支和第1肋间后动、静脉背侧支的分支或属支。

【功效】 解表清热，截疟宁神。

【主治】 热病，疟疾，头重，瘈疭，恍惚不乐，脊强。

【操作】 斜刺0.5～0.8寸；可灸。

【文献摘要】

《针灸甲乙经》卷七：治头重目瞑，凄厥，寒热汗不出，陶道主之。

《乾坤生意》：兼身柱、肺俞、膏肓，治虚损五劳七伤。

《百症赋》：岁热时行，陶道复求肺俞理。

【常用配伍】

①配神堂、风池，治洒淅寒热，颈项强痛，头昏头痛。

②配肺俞，治咳嗽喘疾。

大椎 Dàzhuī GV14

【出处】《素问·气府论》。

【别名】 百劳、上杼。

【穴名释义】 穴在第1胸椎上凹陷处，因其椎骨最大，故名大椎。

【定位】 在脊柱区，第7颈椎棘突下凹陷中，后正中线上。

【局部解剖】 皮肤，皮下组织，棘上韧带，棘间韧带。浅层主要布有第8颈神经后支的内侧支和棘突间皮下静脉丛；深层有棘突间的椎外（后）静脉丛和第8颈神经后支的分支。

【功效】 清热解表，截疟止痛。

【主治】 热盛烦呕，项强寒热，羊痫吐舌，温疟痎疟，呕吐，虚汗盗汗，颈项强不得回顾。

【操作】 斜刺 0.5～0.8 寸；可灸。

【文献摘要】

《素问·骨空论》：灸寒热之法，先灸项大椎，以年为壮数，次灸橛骨，以年为壮数。

《伤寒论》：太阳与少阳并病，颈项强痛，或眩冒，时如结胸，心下痞硬者，当刺大椎第一间，肺俞，肝俞。

《针灸大成》卷七：主肺胀胁满，呕吐上气，五劳七伤，乏力，温疟痎疟，气注背膊拘急，颈项强不得回顾，风劳食气，骨蒸，前板齿燥。

《玉龙歌》：满身发热痛为虚，盗汗淋淋渐损躯，须得百劳椎骨穴，金针一刺疾俱除。

【常用配伍】

①配腰俞，治疟疾。

②配合谷、中冲，治伤寒发热，头昏。

③配长强，治背脊强痛。

④配后溪、间使，治疗疟疾。

⑤配风池、列缺，治风寒感冒。

⑥配太阳、风池、合谷、鱼际，治风热感冒。

【现代研究】

①针刺百会、大椎为主治疗感音神经性耳聋：主穴：百会穴平刺 0.5～0.8 寸，待针下出现麻胀样针感时，以 200r/min 幅度快速捻转，使针感缓缓扩散，行针半分钟；大椎穴斜刺 0.5～1 寸，行捻转轻提插，使针感向后枕部传导。配穴：听宫、听会、外关、侠溪、太冲、合谷等，常规针刺，每次留针 30 分钟，10～15 分钟行针 1 次。每日 1 次，10 次为 1 个疗程，3 个疗程后有效率 80.91%，且病程越短疗效越好。[李滋平，吴兵，张海龙．针刺百会大椎为主治疗感音神经性耳聋 110 例．辽宁中医药杂志，2008，35（6）：921-922]

②大椎穴针刺深度研究：该穴直刺安全深度瘦人（32.86±3.69）mm，适中人（37.76±4.91）mm，胖人（47.93±5.30）mm。危险深度瘦人（43.81±4.92）mm，适中人（50.34±6.55）mm，胖人（63.91±7.06）mm。[李亚东，杨松堤，李健男，等．应用 CT 测量大椎、肩中俞、悬枢、命门的针刺深度的研究．中国针灸，2005，25（12）：863-864]

③大椎刺络拔罐为主治疗椎-基底动脉供血不足：大椎穴局部皮肤常规消毒后，用皮肤针由轻渐重中等强度叩刺约 2～3 分钟，以皮肤潮红并有轻微出血点为度，以中号玻璃罐闪火拔之，留罐 10 分钟。取罐后用消毒干棉球擦尽血迹。取风池、天柱穴常规针刺，以得气为度，10 分钟行针 1 次，留针 20～30 分钟，每日 1 次。视大椎穴处皮肤恢复情况隔日或 3 日治疗 1 次，7 次为 1 个疗程。嘱患者治疗当日颈项部勿着水，注意保暖。总有效率 91.43%。[洒玉萍．大椎刺络拔罐为主治疗椎-基底动脉供血不足 35 例．河北中医，2007，29（1）：46]

④"大椎"穴区肥大细胞脱颗粒观察：研究发现，在穴区组织内，从真皮至皮下组

织、肌肉组织均可见肥大细胞存在和脱颗粒发生。悬灸刺激后"大椎"穴区的组织切面中心部位，从皮肤表面至皮下组织内肥大细胞数量很少，但中心周边的肥大细胞数量多，脱颗粒明显。悬灸组发生脱颗粒的肥大细胞数量明显多于正常对照组和电针组，从而起到扩张毛细血管，改善微循环的作用。［罗明富，何俊娜，郭莹，等．电针和悬灸对"大椎"穴区肥大细胞脱颗粒不同影响的研究．针刺研究，2007，32（5）：327］

哑门 Yǎmén GV15

【出处】　《素问·气穴论》。

【别名】　舌厌、舌横、瘖门、横舌、舌根、舌肿。

【穴名释义】　哑，音哑；门，门户。本穴可致哑，亦可治哑，比之为音哑的门户，故名哑门。

【定位】　在颈后区，第2颈椎棘突下凹陷中，后正中线上。

注1：先定风府（GV16），再于风府（GV16）下0.5寸取本穴。

注2：后发际正中直上0.5寸。

【局部解剖】　皮肤，皮下组织，左、右斜方肌之间，颈韧带（左、右头夹肌之间，左、右头半棘肌之间）。浅层有第3枕神经和皮下静脉；深层有第2、3颈神经后支的分支，椎外（后）静脉丛和枕动、静脉的分支或属支。

【功效】　散风息风，开窍醒神。

【主治】　暴喑，舌强不语，颈项强直，脊强反折，瘛疭，癫疾；精神分裂症，脑性瘫痪，脑膜炎，脊髓炎，破伤风。

【操作】　伏案正坐位。使头微前倾，项肌放松，向下颌方向缓慢刺入0.5～1寸；可灸。

【文献摘要】

《针灸甲乙经》卷十二：舌缓，喑不能言，刺哑门。

《玉龙歌》：偶尔失音言语难，哑门一穴两筋间，若知浅针莫深刺，言语音和照旧安。

【常用配伍】

①配廉泉、耳门、翳风、合谷，治聋哑。

②配人中、足三里、大钟，治痴呆。

③配人中、腰奇，治癫痫。

【现代研究】

①针灸风池、哑门治疗经前期紧张综合征：取穴风池、哑门。患者取俯伏坐位，75%乙醇消毒穴位皮肤，选用50mm毫针，针尖向鼻尖方向斜刺风池穴1～1.5寸深，施捻转泻法，强刺激，得气后，连续捻转2分钟使针感尽量上行至头部，然后留针20分钟，每5分钟行针1次；用长40mm毫针，针尖向下斜刺哑门穴0.8～1.2寸深，手法同上。出针后，悬灸风池、哑门两穴，以舒适热感、穴位皮肤红润为宜，每穴灸15分钟。月经来潮前出现临床症状时开始针灸，至月经来停止。针灸每日1次，连续治疗2个月。总有效率89%。［徐树立．针灸风池哑门治疗经前期紧张综合征疗效观察．上海针灸杂志，2008，27（4）：23］

②"哑门"穴位注射改善小鼠学习记忆障碍：分别在小鼠"哑门"穴注射脑活素（0.01ml/10g体重）和注射用水后，比较小鼠水迷路行走情况，显示哑门穴穴注脑活素与

穴注注射用水有改善脑缺血小鼠学习记忆功能的作用。[陈华德，陈虎．"哑门"穴位注射均可改善小鼠脑缺血所致学习记忆障碍的作用．浙江中医学院学报，2000，24（6）：54-56]

风府　Fēngfǔ　GV16

【出处】　《灵枢·本输》。

【别名】　舌本、鬼枕、曹溪、鬼林、热府、惺惺。

【穴名释义】　风，风邪；府，聚集处。指风邪聚集之处。伤于风者，上先受之，穴出人身上部之头顶处，易为风邪所袭，本穴主治一切风疾，故名风府。

【定位】　在颈后区，枕外隆凸直下，两侧斜方肌之间凹陷中。

注：正坐，头稍仰，使项部斜方肌松弛，从项后发际正中上推至枕骨而止即是本穴。

【局部解剖】　皮肤，皮下组织，左、右斜方肌腱之间，项韧带（左、右头半棘肌之间），左右头后大、小直肌之间。浅层布有枕大神经和第3枕神经的分支及枕动、静脉的分支或属支；深层布有枕下神经的分支。

【功效】　散风息风，通关开窍。

【主治】　舌急不语，半身不遂，失音，头痛，眩晕，颈项强急，癫痫；神经性头痛，癔病，感冒。

【操作】　伏案正坐，使头微前倾，项肌放松，向下颌方向缓慢刺入0.5～1寸，针尖不可向上，以免刺入枕骨大孔，误伤延髓；可灸。

【文献摘要】

《素问·骨空论》：风从外入，令人振寒，汗出头痛，身重恶寒，治在风府……大风颈项痛，刺风府。

《玉龙歌》：头项强痛难回顾，牙痛并作一般看，先向承浆明补泻，后针风府即时安。

【常用配伍】

①配大椎、本神、身柱、腰奇，治癫痫。

②配百会、太阳、昆仑，治头痛。

③配风池、人中、太冲、合谷，治小儿惊风。

④配肺俞、太冲、丰隆，治狂躁奔走，烦乱欲死。

【现代研究】

①针刺风府、哑门穴治疗中风后遗症：主穴风府、哑门，每次选一穴，两穴交替进行。风府、哑门按颈围法计算进针深度，用30号针，针刺以得气为准，隔日针1次。配穴：曲池、肩髃、合谷、外关、环跳、足三里等，每次选用2～4个穴，诸穴交替使用。按常规进针深度，针刺感应向上下传导为最佳效果。同时配合肢体功能锻炼。15天为1个疗程，一般治3～4个疗程，后遗症时间长者，宜针刺4～6个疗程。总有效率96.7%。[刘雅玲．针刺风府哑门穴治疗中风后遗症152例疗效观察．山西中医，2006，22（1）：33-35]

②风府针刺深度：按罗氏指数将健康人分型，风府穴针刺安全深度瘦人组为（27.73±3.45）mm，适中人组（30.78±2.90）mm，胖人组（33.39±4.27）mm。不同体形人风府穴的针刺安全深度数据可以参考安全深度≤危险深度×75%计算。[杨松堤，李亚东，姜国华，等．应用CT测量风府针刺深度的研究．中国针灸，2008，28（1）：47-48]

③风府穴三断面治疗与进针关系：进针时头微向前俯，使寰枕间隙增大、寰枕后膜拉长便于深刺，对于瘦人深刺 1.5 寸时，针刺已到小脑延髓池，接近延髓后部，故不宜深刺。一般进 1 寸后应缓慢进针，并随时注意病人反应，超过 1 寸半时容易刺伤延髓，危及生命。一般可遇到两种阻力，一是坚韧而有弹性的阻力，为项韧带、黄韧带，或枕后膜阻挡之故；然后，针下再出现空洞感时，说明针尖已进入椎管内硬膜处，此时不可轻易深刺，应缓慢送针。二是紧接空洞感后（约 1.5 寸时），如针下不再遇到柔软的阻力，说明针尖已刺到硬脊膜处，病人此时可能出现上、下放散的酸胀感，不宜再深刺，应立即停针。[刘涛，杨秀娥．浅谈关于风池、风府及哑门穴三断面治疗与进针关系在临床中的应用．中外健康文摘，2006，3（11）：132-133]

脑户 Nǎohù GV17

【出处】 《素问·刺禁论》。

【别名】 匝风、合颅、会额、仰风、会颅。

【穴名释义】 脑，脑髓；户，门户。督脉上行入脑，穴在枕部，相当于脉气入脑的门户，又主治有关脑之疾患，故名脑户。

【定位】 在头部，枕外隆凸的上缘凹陷处。

注：当后正中线与枕外隆凸的上缘交点处的凹陷中，横平玉枕（BL9）。

【局部解剖】 皮肤，皮下组织，左、右枕额肌枕腹之间，腱膜下疏松组织。布有枕大神经的分支和枕动、静脉的分支或属支。

【功效】 醒神开窍，平肝息风。

【主治】 头痛头重，眩晕，面赤目黄，项强，癫痫，瘿瘤；视神经炎，高血压，功能性失语。

【操作】 平刺 0.5～1 寸；可灸。

【文献摘要】

《素问·刺禁论》：刺中脑户，入脑立死。

《针灸甲乙经》卷八：寒热，刺脑户。

《针灸甲乙经》卷十：头重顶痛，目不明，风眩脑中寒，重衣不热，汗出，头中恶风；刺脑户主之。

【常用配伍】

①配通天、脑空，治头重痛。

②配太阳、合谷，治眩晕。

③配胆俞、意舍、阳纲，治目黄，胁痛，食欲不振。

【现代研究】 针刺督脉三穴治疗脑动脉硬化性痴呆：主穴：百会、强间、脑户；配穴：本神、风池、足三里。患者取坐位，皮肤常规消毒，用 0.35mm×40mm 毫针，主穴沿督脉向后针刺，至帽状腱膜下；配穴针刺得气后，行针 1 分钟。留针 40 分钟，每日 1 次，30 次为 1 个疗程。总有效率 92％。[张宏，郇玉红，郭文乾，等．针刺督脉三穴治疗脑动脉硬化性痴呆疗效分析．四川中医，2008，26（1）：116-117]

强间 Qiángjiān GV18

【出处】 《针灸甲乙经》。

【别名】 大羽。

【穴名释义】 强，强硬；间，间隙。穴当顶骨与枕骨结合之中间，主治项部强硬和头痛，故名强间。

【定位】 在头部，后发际正中直上4寸。

【局部解剖】 皮肤，皮下组织，帽状腱膜，腱膜下疏松组织。布有枕大神经及左、右枕动、静脉的吻合网。

【功效】 醒神宁心，平肝息风。

【主治】 头痛目眩，颈项强直，烦心，失眠，癫狂；脑膜炎，神经性头痛，血管性头痛，癔病。

【操作】 平刺0.5～0.8寸；可灸。

【文献摘要】

《针灸甲乙经》卷十一：癫疾狂走，瘈疭，摇头，口喎，戾颈强，强间主之。

《百症赋》：强间丰隆之际，头痛难禁。

《针灸大成》卷七：头痛目眩，脑旋烦心，呕吐涎沫，项强左右不得回顾，狂走不卧。

【常用配伍】

①配腰奇、丰隆，治癫痫。

②配阴郄，治心烦。

后顶 Hòudǐng GV19

【出处】 《针灸甲乙经》。

【别名】 交冲。

【穴名释义】 顶，颅顶。穴在颅顶之后方，与前顶相对，故名后顶。

【定位】 在头部，后发际正中直上5.5寸。

【局部解剖】 皮肤，皮下组织，帽状腱膜，腱膜下疏松组织。布有枕大神经以及枕动、静脉和颞浅动、静脉的吻合网。

【功效】 醒脑安神，息风镇痉。

【主治】 头痛，眩晕，心烦失眠，癫、狂、痫证，瘈疭；神经性头痛，颈项肌肉痉挛，精神分裂症，癔病。

【操作】 平刺0.5～1寸；可灸。

【文献摘要】

《针灸甲乙经》卷十：风眩目眩，颅上痛，后顶主之。

《针灸甲乙经》卷十一：癫疾瘈疭，狂走颈项痛，后顶主之。

《循经考穴编》：主头风眩运，如顶心痛，刺之，须泻涌泉，使上下相通，易愈也。

【常用配伍】

①配外丘，治颈项痛，恶风寒。

②配涌泉，治眩晕。

③配太阳、百会、合谷，治头痛。

【现代研究】

①针刺后顶穴治疗尾骨痛：在后囟的人字缝上2分处进针。向后顶斜刺，刺至穴位皮下后即沿皮平刺。医者以一手的拇、食指捏紧、固定针柄，另一手拇指按压针穴处，推、

压、搓动头皮，使穴下头皮往返摩擦针体，一般手法要做 60～90 次，搓动时患者配合做深呼吸。留针 10～12 小时，每日针刺 1 次，治疗 10 次后总有效率 100%。[张地芬．针刺后顶穴治疗尾骨痛 46 例．中国针灸，2002，22（10）：696]

②治疗颈肩腰腿痛：在顶枕缝中央取后顶穴，从该穴旁 2～3 分处进针，向该穴斜刺，针尖到达穴位皮下后，即沿皮下平刺，根据治疗要求不同，可选取前后左右或是不同角度透刺，采用搓针导气法，搓针时配合在病灶局部叩击、按压，命患者自行伸屈，行意念导引等导气之法。疗效满意。[闫爱国．应用后顶穴治疗颈肩腰腿痛的临床体会．针灸临床杂志，2008，24（4）：28]

③百会透后顶穴为主治疗美尼尔病：主穴：百会透后顶、听宫。辨证配穴：肝阳上扰加太冲、侠溪，泻法；痰浊上扰加内关、丰隆，用泻法；肝肾阴虚加太溪，补法。穴区皮肤常规消毒后，以 28 号毫针在百会穴处呈＜30°角快速进针，刺达帽状腱膜下，然后透刺后顶穴，进针深度 2 寸左右，行大幅度捻转手法，使针感扩散至周围。再以 2 寸毫针直刺听宫穴，进针 1.2～1.5 寸，使针感扩散至耳内。针刺其他腧穴时，针尖均向上，使针感向上传导。留针 30 分钟，每隔 5 分钟行针 1 次，每日针 1 次，10 次为 1 个疗程，疗程间休息 2 天。[张志华．百会透后顶穴为主治疗美尼尔病 18 例．吉林中医药，2002，22（5）：48]

百会 Bǎihuì GV20

【出处】《针灸甲乙经》。

【别名】巅上、三阳五会、顶上、天满、维会、鬼门、天山、岭上、三阳、五会。

【穴名释义】百，众多；会，交会。头为诸阳之会，穴为手三阳、足三阳、督脉、足厥阴交会之处，百病皆治，故名百会。

【定位】在头部，前发际正中直上 5 寸。

注 1：在前、后发际正中连线的中点向前 1 寸凹陷中。

注 2：折耳，两耳尖向上连线的中点。

【局部解剖】皮肤，皮下组织，帽状腱膜，腱膜下疏松组织。布有枕大神经，额神经的分支和左、右颞浅动、静脉及枕动、静脉吻合网。

【功效】息风醒脑，升阳固脱。

【主治】眩晕，健忘，头痛，脱肛，泄泻，癫痫，角弓反张；高血压，神经性头痛，老年性痴呆，精神分裂症，内脏下垂，休克，脑供血不足，中风后偏瘫、不语。

【操作】平刺 0.5～0.8 寸；可灸。

【文献摘要】

《针灸甲乙经》卷十：顶上痛，风头重，目如脱，不可左右顾，百会主之。

《太平圣惠方》卷九十九：主疗脱肛风痫，青风心风，角弓反张，羊鸣多哭。

《胜玉歌》：头痛眩晕百会好。

《杂病穴法歌》：尸厥百会一穴美。

【常用配伍】

①配胃俞、长强，治脱肛，痔漏。

②配内关、人中，治休克。

③配印堂、太阳、合谷，治头痛。

④配脾俞，治久泻滑脱下陷。

⑤配脑空、天柱，治头风，眼花。

⑥配膻中、气海，治气虚。

【现代研究】

①治疗中风后尿潴留：治疗穴位常规消毒，取 28 号 2 寸不锈钢毫针，先针百会穴，自百会先垂直刺入达帽状腱膜下，然后以 15°角沿皮快速向后刺入约 1 寸，施以捻转补法；次针关元穴以 35°角向中极穴方向徐徐刺入约 1.5 寸，使针感向外阴部放射；水道穴向下斜刺约 1.5 寸，直刺曲骨穴约 1 寸，三阴交直刺 1～1.5 寸，行针以出现麻感为度，留针 30 分钟。每日 1 次，3 次为 1 个疗程。总有效率 96.4%。[麻春丽，曹银香．针刺百会关元为主治疗中风后尿潴留 56 例．陕西中医，2007，28（9）：1224-1225]

②针刺百会、五脏原穴为主治疗小儿抽动秽语综合征：主穴取百会、太渊（双）、神门（双）、太冲（双）、太白（双）、太溪（双）。挤眼皱眉配太阳（双）、四白（双）；撅嘴配地仓（双）、承浆（双）；喉中呜呜声配廉泉；耸肩配风池（双）。患儿取仰卧位，针刺部位常规消毒，用 1 寸毫针刺入皮肤，施平补平泻手法，留针 30 分钟，每 10 分钟运针 1 次，每天 1 次，10 次为 1 个疗程。疗程间休息 2 天。2 个疗程后总有效率 90.6%。[高凤霞．针刺百会、五脏原穴为主治疗小儿抽动秽语综合征 32 例．新中医，2007，39（4）：56]

③针刺百会、神门治疗抑郁症：百会沿头皮针刺 1～1.5 寸，捻转法；取双侧神门穴，进针 0.5～1 寸，施旋转提插法。随证配穴均留针 45 分钟，15 天为 1 个疗程。4 个疗程后，总有效率 95%。[乔颖欣，程为平．针刺"百会"、"神门"治疗抑郁症的临床研究．针灸临床杂志，2007，23（7）：52-54]

④大灸百会、大椎刺血治疗椎动脉型颈椎病：用灸架固定于百会穴施灸，以穴区热胀感为佳。每次灸 50～60 分钟，每日 1 次，10 次为 1 个疗程。大椎穴常规消毒，用苏药管械 YZB/苏 0128-2002 采血针，以 7 档点刺该穴 15～20 次，然后用中号玻璃罐拔罐，留罐 5 分钟，使之出血约 2～3ml，隔日 1 次，5 次为 1 个疗程。治愈率 33.3%，总有效率 96.7%。[朱爱军．大灸百会、大椎刺血治疗椎动脉型颈椎病．针灸临床杂志，2007，23（6）：29-30]

前顶　Qiándǐng　GV21

【出处】　《针灸甲乙经》。

【穴名释义】　穴在颅顶之前方，与后顶相对应，故名前顶。

【定位】　在头部，前发际正中直上 3.5 寸。

注：百会（GV20）与囟会（GV22）连线的中点。

【局部解剖】　皮肤，皮下组织，帽状腱膜，腱膜下疏松组织。布有额神经分支，左、右颞浅动、静脉和额动、静脉的吻合网。

【功效】　息风醒脑，宁神镇痉。

【主治】　头晕，目眩，头顶痛，目赤，面赤肿；水肿，小儿惊风，高血压，鼻炎，中风后偏瘫。

【操作】　平刺 0.3～0.5 寸；可灸。

【文献摘要】

《针灸甲乙经》卷十：风眩目瞑，恶风寒，面肿赤，前顶主之。

《百症赋》：原夫面肿虚浮，须仗水沟前顶。

【常用配伍】

①配后顶、颔厌，治眩晕，偏头痛。

②配攒竹、人中，治小儿急惊风。

③配百会，治目暴赤肿，头痛，眩晕。

④配太阳、合谷，治头晕，目眩。

囟会 Xìnhuì GV22

【出处】　《灵枢·热病》。

【别名】　囟门、囟上、鬼门、天窗、顶门。

【穴名释义】　囟，指囟门；会，指会合。穴在颅骨冠状缝和矢状缝会合处，婴儿时脑髓不充，头骨不合，俗称囟门。年长时囟门渐合，穴当其中，故名囟会。

【定位】　在头部，前发际正中直上2寸。

【局部解剖】　皮肤，皮下组织，帽状腱膜，腱膜下疏松组织。布有额神经及左、右颞浅动、静脉和额动、静脉的吻合网。

【功效】　安神醒脑，清热消肿。

【主治】　头晕目眩，头皮肿，面赤肿痛，鼻渊，鼻衄，鼻痔，鼻痛，惊悸，嗜睡；高血压，神经官能症，鼻炎，鼻息肉，额窦炎，记忆力减退。

【操作】　平刺0.3～0.5寸；可灸。小儿禁刺。

【文献摘要】

《针灸甲乙经》卷十一：癫疾呕沫，暂起僵仆，恶见风寒，面赤肿，囟会主之。头痛颜青者，囟会主之。

《外台寿世方》：鼻血，井底泥和苔藓贴囟上立止。

《玉龙歌》：中风不语最难医，发际顶门穴要知，更向百会明补泻，即时苏醒免灾危。

《百症赋》：囟会连于玉枕，头风疗以金针。

【常用配伍】

①配百会、前顶，治脑冷痛。

②配上星、风门，治鼻渊，鼻塞。

③配通谷，治脑泻，头痛，健忘。

④配百会，治卒暴中风，嗜卧。

⑤配支沟、血海、三阴交，治血虚头晕。

【现代研究】　灸囟会为主治疗紧张性头痛：点燃艾条，用直接法灸囟会穴，以酸、麻、胀、热为效，以患者能耐受为度，每次40～60分钟，日2次，7日为1个疗程。同时取全蝎50g，干透，研细末，加米醋适量，调成直径5cm大小的薄饼，贴敷痛处中心，部位不定者，以疼痛最重或发作次数最多处为准，每次2小时，早晚各1次，7日为1个疗程。有效率100%。[刘秀红，邱建成.灸囟会为主治疗紧张性头痛22例.山东中医杂志，2001，20（8）：479-480]

上星 Shàngxīng GV23

【出处】 《针灸甲乙经》。

【别名】 名堂、鬼堂、神堂。

【穴名释义】 星，喻犹星夜之有明灯也。功能开光明目，主治"目中痛不能视"，如星之居上，故名。

【定位】 在头部，前发际正中直上1寸。

【局部解剖】 皮肤，皮下组织，帽状腱膜，腱膜下疏松组织。布有额神经的分支和额动、静脉的分支或属支。

【功效】 息风清热，宁神通便。

【主治】 眩晕，头痛，目赤肿痛，面赤肿，迎风流泪，鼻渊，鼻痛，鼻衄，鼻痔；热病汗不出，疟疾；额窦炎，鼻息肉，角膜白斑，前额神经痛，神经衰弱。

【操作】 平刺0.3～0.5寸；可灸。

【文献摘要】

《针灸甲乙经》卷七：热病汗不出，上星主之，先取谚谆，后取天牖、风池。

《玉龙歌》：鼻流清涕名鼻渊，先泻后补疾可痊，若是头风并眼痛，上星穴内刺无偏。

《胜玉歌》：头风眼痛上星专。

【常用配伍】

①配合谷、足三里，治鼻渊，眩晕。

②配肝俞，治目泪出，多眵。

③配百会、囟会、承光，治鼻塞不闻香臭，头痛。

【现代研究】 上星透百会治疗多种疾病：取0.3mm×75mm毫针从上星穴沿皮透刺至百会穴，施以小幅度高频率捻转补法1分钟，酌情留针。随证配穴。可治疗顽固性失眠，偏头痛，老年腰椎退行性变，颈性眩晕等，疗效可靠。[刘宝芳.上星透百会临床应用举隅.针灸临床杂志，2007，23（5）：38-39]

神庭 Shéntíng GV24

【出处】 《针灸甲乙经》。

【别名】 发际、天庭。

【穴名释义】 神，神明；庭，前庭。穴在额上发际直鼻上0.5寸处。脑为元神之府，穴居额上，额又称天庭，故名神庭。

【定位】 在头部，前发际正中直上0.5寸。

【局部解剖】 皮肤，皮下组织，左、右枕额肌额腹之间，腱膜下疏松组织。布有额神经的滑车上神经和额动、静脉的分支或属支。

【功效】 宁神醒脑，降逆平喘。

【主治】 头晕目眩，鼻衄，鼻渊，目赤肿痛，目翳，角弓反张，癫痫；神经官能症，记忆力减退，精神分裂症，泪囊炎。

【操作】 平刺0.3～0.5寸；可灸。

【文献摘要】

《针灸甲乙经》卷七：头脑中寒，鼻衄，目泣出，神庭主之。

《针灸大成》卷七：小儿惊风癫痫目眩，灸神庭一穴七壮。

《玉龙歌》：头风呕吐眼昏花，穴取神庭始不差。

【常用配伍】

①配神门、内关、三阴交，治失眠。

②配风池、合谷、太冲，治小儿惊风。

③配攒竹、迎香、风门、合谷、至阴、通谷，治鼻鼽清涕出。

【现代研究】

①治疗中风后焦虑症：取穴：百会、神庭、印堂、水沟，配穴：合谷、太冲、神门、内关。针刺方法：选用 28 号 1～1.5 寸毫针，穴位常规消毒。先针水沟穴，针尖指向鼻中隔方向，重雀啄法，以患者能耐受为度；然后针百会穴，针尖指向前额方向，针神庭穴，向百会方向进针。行捻转补法 1 分钟，有传导感为佳。接 G6805 型电针仪，密波，频率 80～100 次/分，通电 30 分钟。再针印堂、合谷、太冲、神门、内关穴，平补平泻法，得气后留针 30 分钟。以上治疗每日 1 次，15 次为 1 个疗程，连续治疗 2 个疗程，有效率 82.35%。[吴萍，刘松海．针刺治疗中风后焦虑症临床观察．辽宁中医杂志，2006，33（5）：600]

②高频电针神庭印堂穴治疗不寐：主穴神庭、印堂。配穴：足三里、三阴交、丰隆、内庭、太溪、风池、太冲等。先让病人安静仰卧，取神庭穴，选用 30 号 1.5 寸毫针向百会方向刺入 1 寸；取印堂穴，选用 30 号 1 寸毫针向鼻尖方向刺入 0.5 寸。以上两穴接 G6805-Ⅱ型电针仪。选连续波，取最大频率，电流强度以患者舒适为度，通电 30 分钟。配穴常规针刺，得气后施平补平泻手法，留针 30 分钟。每日 1 次，6 次为 1 个疗程，2 个疗程后总有效率 97.2%。[陈丽仪，郭元琦，凌楠．高频电针神庭印堂穴治疗不寐临床观察．新中医，2001，33（10）：46-47]

素髎 Sùliáo GV25

【出处】 《针灸甲乙经》。

【别名】 面王、鼻准、面正、准头、鼻尖。

【穴名释义】 素，指白色；髎，指骨隙。穴在鼻尖正中，肺开窍于鼻，其色白，正当鼻骨端凹陷中，故得名。

【定位】 在面部，鼻尖的正中央。

【局部解剖】 皮肤，皮下组织，鼻中隔软骨和鼻外侧软骨。布有筛前神经鼻外支及面动、静脉的鼻背支。

【功效】 清热消肿，通利鼻窍。

【主治】 鼻痔，鼻流清涕，鼻渊，鼻塞，鼻鼽，酒糟鼻，惊厥，昏迷；新生儿窒息，鼻息肉，鼻炎，虚脱。

【操作】 向上斜刺 0.3～0.5 寸，或点刺出血；不灸。

【文献摘要】 《经验良方》：风火眼初起，在鼻尖上爆一灯火，屡经试验灵效。

【常用配伍】

①配内关、神门，治心悸。

②配上星、迎香，治鼻鼽。

③配内关、涌泉，用于触电后抢救。

【现代研究】

①针刺素髎治疗头面五官、精神神志疾患：拇食中3指指腹握持针柄，用1寸的短针，进针时，以手指的捻转力为主，配合腕部的下弹力在针尖离穴位还有少许距离时，拇食中3指借助腕部的下弹力迅速捻放，形如飞鸟展翅状。本穴可直刺也可向上斜刺。直刺，成人可刺入5～7mm，小儿不宜深刺，一般掌握在2～5mm，只要针身不倒，点到为止即可。斜刺，成人可刺入7～12mm，小儿5～7mm。可用于小儿多动症、面瘫、面痛、面肌痉挛等病证。[陈晓军. 张家维教授临床运用素髎穴经验撷要. 中国针灸，2005，25（11）：787-789]

②按压天突针刺素髎为主治疗呃逆：按压天突，患者仰卧位，去其枕头或枕于颈部，解其衣领暴露天突穴。医者立于对面，用大拇指指腹由轻到重朝后下方按压，及或未及气管，以患者出现阵咳为度。如此反复刺激4～5次，如有痰饮令其吐出勿咽下。针刺素髎穴，患者仰卧位，用0.38mm×40mm毫针快速刺入皮下，缓慢垂直进针，使针与水平面呈60°～70°角。针达软骨后稍加用力继续捻转进针勿令偏移。进针30～35mm左右开始缓慢轻度提插，以取嚏为度。嚏止后再提插再取嚏，如此2～3次。总有效率96.9%。[马占松. 按压天突针刺素髎为主治疗呃逆91例. 针灸临床杂志，2003，19（6）：43]

水沟 Shuǐgōu GV26

【出处】 《针灸甲乙经》。

【别名】 人中、鬼宫、鬼市、鬼客厅。

【穴名释义】 穴在鼻柱下，因喻穴处犹如涕水之沟渠，故名水沟。

【定位】 在面部，人中沟的上1/3与中1/3的交点处。

【局部解剖】 皮肤，皮下组织，口轮匝肌。布有眶下神经的分支和上唇动、静脉。

【功效】 醒神开窍，清热息风。

【主治】 昏迷，昏厥，癫痫，急惊风，牙关紧闭，闪挫腰痛，暑病，风水面肿；癔病，精神分裂症，晕车，晕船，口眼肌肉痉挛，虚脱，休克，面神经麻痹。

【操作】 向上斜刺0.3～0.5寸（或用指甲按切）；不灸。

【文献摘要】

《针灸甲乙经》卷十一：癫疾互引，水沟及龈交主之。

《胜玉歌》：泻却人中及颊车，治疗中风口吐沫。

《玉龙歌》：中风之症症非轻，中冲二穴可安宁，先补后泻如无应，再刺人中立便轻；……口鼻之疾最可憎，劳心只为苦多情，大陵穴内人中泻，心得清凉气自平。

【常用配伍】

①配中冲、合谷，治中风不醒人事。

②配委中，治闪挫腰痛。

③配百会，治昏迷。

④配十宣、涌泉、委中，治中暑。

⑤配合谷透劳宫，治癔病。

【现代研究】

①针刺水沟穴治疗抑郁性神经症：患者静心仰卧，水沟穴常规消毒后，医者左手拇、食指将水沟穴两侧的口轮匝肌肌肉捏起，右手持28号1寸毫针向鼻根部斜刺，深约0.5

寸；进针后，快速提插，频率约 40 次/分，持续约 1~2 分钟，行针期间嘱病人张口腹式呼吸、大声哭喊，以泻胸中郁闷，至患者双眼红润流泪、大声哭喊而出针。拔针后，按压针孔，静卧片刻。此法每 6 天 1 次，病情重者可 4 天 1 次。同时配合心理治疗，每日 1 次，6 次为 1 个疗程。总有效率88%。[刘汉平，梁波．水沟穴快速提插法为主治疗抑郁性神经症 25 例．四川中医，2003，21（9）：88-89]

②治疗脑梗塞的参数优化研究：针刺频率：3 次/秒；针刺时间：5 秒能达到"针至眼球湿润或流泪为度"的临床标准，为手针刺"水沟"穴治疗脑梗塞的最佳参数。[李雅洁，樊小农，王舒，等．基于光镜观察的水沟穴治疗脑梗塞的参数优化研究．时珍国医国药，2008，19（12）：2938-2941]

③按压水沟穴治疗人工流产综合反应：在术中或术后出现人工流产综合反应时，立即用拇指指尖用力按压水沟穴，至患者面色红润。轻度者无需停止手术操作，重度者暂停手术、平卧、按压水沟穴至抽搐停止，神志恢复后继续手术。30 秒内痊愈率达100%。[李丽萍，李凤兰．按压水沟穴治疗人工流产综合反应．中华全科医师杂志，2004，3（5）：339]

④电针水沟穴抗休克：针刺水沟穴，用重雀啄手法。使用 0.30mm×40mm 针灸针，向上斜刺 8~20mm，持续 1 分钟，采用 LH202H 型电针仪，予频率为 2~5Hz、强度8mA、疏密波、电压为 7V 脉冲电流的电针刺激。将输出电极的一端夹在水沟穴处的针柄上，另一端使用自贴皮肤电极作为无关电极贴于左面颊处。留针 1 小时出针，前 30 分钟为单纯针刺治疗，后 30 分钟予西医常规治疗。针药组即刻升压起效时间显效率为52.9%。[傅立新，示慧妍，常文秀，等．电针水沟穴抗轻、中度休克：多中心随机对照研究．中国针灸，2008，28（7）：473-476]

⑤针刺水沟治疗功能性遗尿症：嘱患者针前尽量多留置小便，有尿意但不要排尿。取坐位，快速向鼻根方向针刺水沟穴，强刺激 5 秒后，留针 5 分钟，再强刺激 5 秒后不起针，让患者小便排空膀胱。再仰卧位，针刺关元、三阴交，针用补法，得气后留针，15 分钟后一并起针。同时予 TDP 照射关元穴保暖。隔日针刺 1 次，每周 3 次，10 次为 1 个疗程，共治疗 3 个疗程。有效率96.7%，易唤醒率80%。[宋亚光，袁慧．水沟穴在治疗功能性遗尿症中的作用．中国针灸，2003，23（6）：341-343]

⑥针刺水沟治疗口腔溃疡：患者取坐位，穴位常规消毒后，选用 0.5 寸长毫针，于水沟向上斜刺 3~5 分，行提插捻转泻法，中等强度刺激，感觉到一团火顺针而泄，似把针烧热之感。每天 1 次，3 次为 1 个疗程。疗效显著。[宋贵喜．针刺水沟治疗口腔溃疡．中国针灸，2002，22（11）：763]

兑端 Duìduān GV27

【出处】 《针灸甲乙经》。

【别名】 兑骨、唇上端。

【穴名释义】 兑，为口；端，指人中沟唇端。穴在唇上端，故名兑端。

【定位】 在面部，上唇结节的中点。

【局部解剖】 皮肤，皮下组织，口轮匝肌。布有眶下神经的分支和上唇动、静脉。

【功效】 宁神醒脑，生津止渴。

【主治】 口㖞唇紧，齿龈痛，口臭，鼻塞，癫疾，消渴，昏厥；面神经麻痹，癔病，糖尿病。

【操作】 斜刺 0.2～0.3 寸；或点刺出血。

【文献摘要】

《针灸甲乙经》卷七：痓，互引，唇吻强，兑端主之。

《百症赋》：小便赤涩，兑端独泻太阳经。

【常用配伍】

①配目窗、正营、耳门，治唇吻强闭不开。

②配本神，治癫疾呕沫。

③配内关，治晕厥。

【现代研究】 点刺兑端治疗杂病：针刺配合点刺治疗头震颤；点刺兑端治疗中风后失眠症。操作为针尖向龈交方向刺入 5 分。疗效显著。〔王述文，张海威．兑端穴新用举隅．吉林中医药，2004，24（12）：41〕

龈交 Yínjiāo GV28

【出处】 《针灸甲乙经》。

【别名】 齿根生、龈缝、筋中。

【穴名释义】 龈，指齿龈，穴在上牙龈与上唇相交处，为任、督、足阳明之会，故名龈交。

【定位】 在上唇内，上唇系带与上齿龈的交点。

注：正坐仰头，提起上唇，于上唇系带与齿龈的移行处取穴。

【局部解剖】 上唇系带与牙龈之移行处，口轮匝肌深面与上颌骨牙槽弓之间。布有上颌神经的上唇支以及眶下神经与面神经分支交叉形成的眶下丛和上唇动、静脉。

【功效】 宁神镇痓，清热消肿。

【主治】 齿龈肿痛，口喝口噤，齿衄，唇吻强急，两腮生疮，口臭，项强；癔病，心绞痛，面神经麻痹。

【操作】 向上斜刺 0.2～0.3 寸；或点刺出血。

【文献摘要】

《针灸甲乙经》卷七：痓，烦满，龈交主之。

《针灸甲乙经》卷十二：齿间出血者，有伤酸，齿床落痛；口不可开引鼻中，龈交主之。

《百症赋》：鼻痔必取龈交。

【常用配伍】

①配上关、大迎、翳风，治口噤不开。

②配风府，治颈项强急。

③配合谷，治牙龈肿痛，口喝口噤。

【现代研究】

①微波烧灼龈交穴治疗痔疮：患者仰卧位，术者翻开患者上唇固定，充分暴露上唇系带，局部常规消毒，用皮试针挑起系带表层，注入 1％盐酸利多卡因注射液约 0.1ml，待患者觉上唇有麻木感后，右手持智能微波治疗仪探头，功率以 30～80W 为宜，点刺烧灼龈交处滤泡，使呈白色组织凝固样变即可。若滤泡呈实心样，烧灼时有蒂伸入上唇系带，

则应把蒂一并烧灼凝固（切忌烧断系带）。滤泡不明显者，点刺烧灼龈交穴一次即可。术毕，碘伏常规消毒烧灼点。治疗 1 次为 1 个疗程，两次治疗间隔 10 天。3 个疗程后治愈率 91.3%。[蒋又祝，丁向荣，罗新宇．微波烧灼龈交穴治疗痔疮 92 例临床观察．上海中医药大学学报，2004，18（3）：28]

②人中透龈交治疗急性腰扭伤：病人取独立正坐位，闭唇，头枕垫物，选用 28 号 1 寸毫针，人中穴局部常规消毒后，左手拇、食指将人中两边的皮肤往外压，右手持针向上斜刺入针，然后透至龈交穴，施以快速捻转手法，得气后留针 10 分钟。中间行针 1 次，同时嘱患者做腰部俯仰、旋转活动并逐渐加大活动幅度，至腰部疼痛明显减轻或消失后出针，出针 20 分钟后，疼痛没有消失或减轻者，2 小时后再施治 1 次。治愈率 94.8%。[文云星．人中透龈交治疗急性腰扭伤．实用中医内科杂志，2005，19（2）：183]

③火针点刺龈交穴治疗痔疮：患者仰卧位，取龈交穴，痔疮患者的上唇系带（龈交穴）多可见一芝麻大小的滤泡。医者左后固定翻开上唇，常规消毒该穴位，右手持火针在酒精灯上将针尖烧至白亮，快速轻轻点刺该滤泡（滤泡不明显时点刺龈交穴），使该滤泡（龈交穴）形成焦痂，若出少许血，可常规消毒以防感染。该法隔日 1 次或 3 日 1 次，一般治疗 3 次即可。[丁向荣，蒋又祝．火针点刺龈交穴治疗痔疮．中国针灸，2003，23（10）：603]

④剪刺龈交穴治疗内痔：局部消毒龈交穴，用消毒的小弯剪迅速剪去反应点（大多数痔疾患者在龈交穴处或上唇系带下部有粒状或片状突起的反应点，大小不等），若无反应点则将上唇系带下部剪去少许（针尖大小），每例患者均作 1 次治疗。治愈率 36.7%，总有效率 100%。[李素荷，林凯玲，王倩，等．剪刺龈交穴治疗内痔 30 例临床研究．中国针灸，2002，22（7）：457]

印堂 Yìntáng GV29

【出处】《扁鹊神应针灸玉龙经》。

【别名】曲眉。

【定位】在头部，两眉毛内侧端中间的凹陷中。

注：左右攒竹（BL2）连线的中点。

【局部解剖】皮肤，皮下组织，降眉间肌。布有额神经的分支，滑车上神经，眼动脉的分支，额动脉及伴行的静脉。

【功效】镇痉清神，明目通鼻。

【主治】头痛，眩晕，眼疾，鼻塞，鼻渊，鼻衄，重舌，颜面疔疮，失眠，小儿急、慢惊风；神经性头痛，急性结膜炎，鼻炎，面神经麻痹，三叉神经痛，高血压，神经衰弱等。

【操作】提捏局部皮肤，向下平刺 0.3～0.5 寸，或用三棱针点刺出血；可灸。

【文献摘要】

《扁鹊神应针灸玉龙经》：小儿惊风，灸七壮，大哭者为效，不哭者难治。

《玉龙赋》：印堂可治惊搐。

《玉龙歌》：头风呕吐眼昏花，穴取神庭始不差，孩子惊风皆可治，印堂刺入艾还加。

【常用配伍】

①配迎香、合谷，治鼻渊、鼻塞。

②配太阳、阿是穴、太冲，治头痛眩晕。

③配攒竹，治头重如石。

【现代研究】

①巴豆外敷印堂穴治疗小儿疱疹性口炎：取生巴豆2粒，去皮，捣碎成泥饼状，敷于印堂穴处，外贴2cm×2cm大胶布以固定。贴5小时后去掉。每天1次，连贴2天。去药后局部皮肤微潮红，部分患者约2小时后潮红处会起水泡，约2～3天后水泡破裂、消失，属正常现象，局部皮肤起水泡后次日不再敷贴药物。总有效率96.78%。[乔学军．巴豆外敷印堂穴治疗小儿疱疹性口炎24例．新中医，2008，40（10）：86]

②电针加重灸印堂穴治疗变应性鼻炎：28号1.5寸毫针顺印堂督脉循行方向刺入皮下，深达鼻根部，另1寸毫针由鼻梁向鼻根针刺。针刺得气后接电针仪，连续波，频率2～100Hz混频刺激，电流强度以患者可感受并无不适感为度。在电针刺激的基础上在印堂穴针柄上插入2cm左右清艾条温针灸，灸至鼻腔感到发热，时间30分钟，每日1次。连续治疗5次以上纳入统计，最多连续治疗15次。总有效率72.93%。[杨骏．电针加重灸印堂穴治疗变应性鼻炎．江苏中医药，2007，39（2）：7]

③针刺印堂治疗急性腰扭伤：横刺0.3～0.5寸或用三棱针点刺出血，2～3次为1个疗程，行捻转手法，待得气后留针20分钟，不超过半小时。急性者，一般针刺1～2次即愈，针刺后，医生应协助患者做蹲下、弯腰、前后左右转侧腰部等多种活动，以使患部出汗为度。总有效率97.5%。[李俊坤．针刺"印堂"穴治疗急性腰扭伤．中华临床医药杂志，2003（64）：10667]

④针刺印堂、内关治疗顽固性呃逆：患者取坐位或仰卧位，穴位常规消毒后，用32号1寸毫针针刺印堂穴，针尖向下斜刺0.3～0.5寸，快速捻转，产生酸、麻、胀、痛针感后，再以32号1.5～2寸毫针针刺内关穴，用平补平泻手法。得气后留针30分钟。每日1次，10次为1个疗程，2个疗程总有效率100%。[申军莲．针刺印堂、内关治疗顽固性呃逆52例．河北中医，2008，30（6）：617]

本 经 小 结

1. **取穴要点** 取穴注重尾骶骨、脊椎棘突间、发际、人中沟以及齿龈等解剖标志。

尾骶骨：尾骨端与肛门连线的中点取长强；骶管裂孔中取腰俞。

脊椎棘突间：腰阳关在第4腰椎棘突下，平髂嵴；至阳穴在第7胸椎棘突下，平肩胛骨下角；身柱在第3胸椎棘突下，平肩胛冈高点连线。这是有特殊标志的几个穴位，其余的穴位均在两椎棘突之间取穴。

头顶部：前后发际折作12寸计算，除神庭、哑门穴在前后发际上0.5寸，上星、风府穴在前后发际上1寸及囟会在上星穴上1寸外，囟会至胸户等穴均相距1.5寸。

面部：鼻尖正中央取素髎，上唇端中央取兑端，人中部取水沟穴。

2. **主治重点** 本经经穴主要用于急救、热病、神志病及肛肠疾患、腰脊强痛、角弓反张等病证。其中长强治痔疾、癫、狂、痫证；腰阳关、命门治月经不调、腰痛，能壮腰补肾；至阳治黄疸、喘咳、脊强；陶道、大椎泄热，治疟疾并兼治项强反张；哑门、风府治舌强不语、癫狂；百会治头晕、脱肛，且能补虚固脱；上星、素髎治头痛、鼻疾；水沟用于急救；龈交治齿龈肿痛。

3. **刺灸注意事项** 针刺长强穴时，沿尾骨前缘向上呈45°斜刺，避免刺及直肠；脊椎棘突之间各穴，因腰椎棘突比较平直，故可直刺；胸椎棘突伸向下方，应向上斜刺，深度一般在 0.5～1 寸之间为宜，不宜深刺，否则易误伤脊髓，引起瘫痪。哑门、风府不可向前上方深刺，以免误入枕骨大孔损伤延髓，引起事故，应向下颌方向缓慢刺入 0.5～1 寸。面部腧穴，不宜用直接灸，以免皮肤烧伤化脓引起瘢痕。

【附】

经 穴 歌

督脉廿八行于脊，长强腰俞阳关密，
命门悬枢接脊中，中枢筋缩至阳逸，
灵台神道身柱长，陶道大椎平肩列，
哑门风府上脑户，强间后顶百会率，
前顶囟会下上星，神庭素髎水沟系，
兑端开口唇中央，龈交唇内齿缝间。

经穴分寸歌

尾间骨端是长强，二十一椎腰俞当，
十六阳关十四命，十三悬枢脊中央，
十一椎下寻脊中，十椎中枢穴下藏，
九椎之下筋缩取，七椎之下乃至阳，
六灵五神三身柱，陶道一椎之下乡，
一椎之上大椎穴，上至发际哑门行，
风府一寸宛中取，脑户二寸枕上方，
发上四寸强间位，五寸五分后顶强，
七寸百会顶中取，耳尖之上发中央，
前顶前行八寸半，前行一尺囟会量，
一尺一寸上星会，入发五分神庭当，
鼻端准头素髎穴，水沟鼻下人中藏，
兑端唇尖端上取，龈交齿上龈缝里。

二、经外奇穴

（一）头颈部穴

四神聪 Sìshéncōng EX-HN1

【出处】《太平圣惠方》。

【别名】神聪。

【定位】在头部，百会前后左右各旁开 1 寸，共 4 个穴位。

【局部解剖】皮肤，皮下组织，帽状腱膜，腱膜下疏松结缔组织。布有枕动、静脉，颞浅动、静脉顶支和眶上动、静脉的吻合网，有枕大神经，耳颞神经及眶上神经的分支。

【功效】宁心安神，明目聪耳。

【主治】头痛，眩晕，失眠，健忘，耳聋，眼疾，癫狂，痫证，中风，偏瘫；脑积水，大脑发育不全，休克，神经衰弱，精神分裂症，神经性头痛，脑卒中引起的偏瘫等。

【操作】平刺 0.5～0.8 寸；可灸。

【文献摘要】

《银海精微》：患眼疾，偏正头痛。

《针灸孔穴及其疗法便览》：四神聪，奇穴。百会穴前后左右各一寸处，计共四穴。针二至三分，灸一至三壮。主治头痛、目眩。

【常用配伍】

①配神门、三阴交，治失眠。

②配太冲、风池，治头痛、头昏。

【现代研究】

①四神聪穴配合体针治疗乙脑后遗症：以四神聪为主加肩髃、曲池等穴，四神聪进针后，针尖向后平刺 0.5～0.8 寸，捻转提插后留针 30 分钟，每日 1 次，10 次为 1 个疗程。结果治疗 135 例，39 例患者智力语言能力有明显恢复，显效 90 例，无效 6 例，总有效率为 95.84%。[龚秀杭．四神聪穴治疗小儿乙脑后遗症．针灸临床杂志，1998，（4）：32]

②针刺四神聪为主配合中药治疗失眠症：取百会、四神聪、三阴交、神门、内关等穴。四神聪透百会，三阴交直刺 1 寸，神门直刺 0.5 寸，内关直刺 0.5～1 寸，均用平补平泻法。得气后，连接电针仪，连续波，频率 2Hz，通电后留针 30 分钟，强度以患者能耐受为度，每日 1 次，10 次为 1 个疗程。针灸治疗期间同时配合辨证论治服用中药。32 例中，痊愈 12 例，有效 18 例，无效 2 例，总有效率 93.75%。[林婉娟，等．针刺配合中药治疗失眠症疗效观察．中国实验方剂学杂志，2008，14（5）：6]

③针刺四神聪治疗女性更年期抑郁症：取四神聪、风池、双侧心俞、肾俞、肝俞。四神聪平刺 0.5 寸，风池向鼻尖斜刺 0.8 寸，心俞、肝俞直刺 0.5 寸，肾俞直刺 0.8 寸，平补平泻。以局部酸胀舒适感为度，留针 25 分钟。共 30 例，痊愈 13 例，好转 11 例，缓解 5 例，无效 1 例。[强宝全．针刺治疗女性更年期抑郁症 30 例．陕西中医，2008，29（7）：871]

当阳 Dāngyáng EX-HN2

【出处】 《备急千金要方》。

【定位】 在头部，瞳孔直上，前发际上 1 寸。

【局部解剖】 皮肤，皮下组织，枕额肌额腹或帽状腱膜，腱膜下疏松结缔组织。布有眶上神经和眶上动、静脉的分支或属支。

【功效】 明目醒神，疏风通络。

【主治】 偏正头痛，头昏目眩，目赤肿痛，鼻塞，卒不识人，感冒，鼻炎，神经性头痛。

【操作】 沿皮刺 0.5～0.8 寸；可灸。

【文献摘要】

《类经图翼》卷十：主治风眩鼻塞，灸三壮。

《针灸孔穴及其疗法便览》：主治风眩眼痛，鼻塞；亦治感冒、头痛、目赤肿及其他眼疾。

鱼腰 Yúyāo EX-HN4

【出处】 《扁鹊神应针灸玉龙经》。

【别名】　光明。

【定位】　在头部，瞳孔直上，眉毛中。

【局部解剖】　皮肤，皮下组织，眼轮匝肌，枕额肌额腹。布有眶上神经外侧支，面神经的分支和眶上动、静脉的外侧支。

【功效】　明目消肿，舒筋活络。

【主治】　目赤肿痛，目翳，眼睑𥆧动，眼睑下垂，口眼㖞斜，眉棱骨痛；急性结膜炎，眶上神经痛，视网膜出血，面神经麻痹等。

【操作】　平刺 0.3～0.5 寸或直刺 0.1～0.2 寸。

【文献摘要】

《奇效良方》：眼睑垂帘，翳膜。

《针灸集成》：主治眼疾。

【现代研究】　鱼腰配太阳点刺出血治疗面瘫：常规消毒后，用 1 寸或半寸毫针快速点刺 2～3 次，令其出血，以 3～4 滴为宜，每日 1 次，3 日后改用地仓透颊车，颊车透颧髎，迎香透巨髎，并取合谷、外关、足三里、太冲，用针刺。配合 TDP 灯照射 30 分钟，7 日为 1 个疗程，治疗 15 例，治愈 13 例，有效 2 例。[包小峰.太阳、鱼腰点刺出血治疗面瘫 15 例的疗效观察.针灸临床杂志，1998（1）：31]

上明 Shàngmíng

【出处】　《常用新医疗法手册》。

【别名】　望北京、上清明、东明三。

【定位】　位于眶上缘下方，从眉弓中点划一垂直线与眶上缘之交点的下方。

【局部解剖】　皮肤，皮下组织，眼轮匝肌。浅层有眶上神经分布；深层有面神经颞支和额动脉分布，进入眶内可刺及额神经干，提上睑肌和上直肌，有动眼神经分布。

【功效】　明目祛翳。

【主治】　屈光不正，视神经萎缩，色盲，白内障，青光眼。

【操作】　沿眶上缘向眶尖方向刺 1～1.5 寸；禁灸。

【文献摘要】

《常用新医疗法手册》：上明穴取法：眉弓中点，眶上缘下。主治屈光不正。针法：沿眶上缘向眶尖刺 1～1.5 寸。

《红医针疗法》：主治白内障、青光眼等各种眼病。

鱼尾 Yúwěi

【出处】　《银海精微》。

【别名】　内瞳子髎。

【定位】　目外眦外方约 0.1 寸处。

【局部解剖】　有眼轮匝肌，深层为颞肌，当颧眶动、静脉分布处，布有颧颞神经、颧面神经和面神经的额颞支。

【功效】　清热明目，活络止痛。

【主治】　头痛，偏头痛，目疾；面神经麻痹。

【操作】　沿皮刺 0.3～0.5 寸；可灸。

【文献摘要】

《针灸孔穴及其疗法便览》：鱼尾，奇穴。目外眦角端，瞳子髎穴稍内方。针二至三分。主治一切目疾，亦治颜面神经痉挛。

《扁鹊神应针灸玉龙经》：赤目。眼睛红肿痛难熬，怕日羞明心自焦，但刺睛明鱼尾穴，太阳出血病全消。

《针灸外穴治疗诀》：鱼尾，在目外眦微上。主治目疾疼痛。宜浅刺，不灸。

太阳 Tàiyáng EX-HN5

【出处】 《备急千金要方》。

【别名】 前关。

【定位】 在头部，当眉梢与目外眦之间，向后约一横指的凹陷处。

【局部解剖】 皮肤，皮下组织，眼轮匝肌，颞筋膜，颞肌。布有颧神经的分支颧面神经，面神经的颧支和颞支，下颌神经的颞神经和颞浅动、静脉的分支或属支。

【功效】 清热消肿，止痛舒络。

【主治】 偏正头痛，目赤肿痛，眩晕，目涩，牙痛，口眼㖞斜，面瘫；急性结膜炎，眼睑炎，视神经萎缩，视网膜出血，麦粒肿，神经血管性头痛，面神经麻痹，三叉神经痛，高血压等。并可应用于多种眼科手术的针刺麻醉。

【操作】 直刺或斜刺 0.3～0.5 寸，或用三棱针点刺出血；可灸。

【文献摘要】

《银海精微》：风牵㖞斜；可灸颊车，耳门穴，开口取之，太阳、人中、承浆，㖞左灸右，㖞右灸左。

《奇效良方》：治眼红肿及头痛。

【常用配伍】

①配太冲、委中、关冲、风池、合谷，治天行赤眼。

②配攒竹、肝俞、太冲、光明、肾俞、照海，治视物易色。

③配头维、率谷、风池，治偏头痛。

【现代研究】

①太阳穴治疗头面疾病：治头痛：取双侧太阳穴三棱针点刺放血，血止加拔火罐，5分钟后起罐，治疗 2 次后，头痛完全控制。治眼病：某患者右眼红肿已 4 日，取右侧太阳穴三棱针点刺放血，血止加拔火罐，5 分钟后起罐，2 日后红肿消退，继刺太阳出血而痊愈。[路玫. 太阳穴刺血在针灸临床的应用. 针灸临床杂志，1998（5）：43]

②太阳穴透刺治疗牙痛：取患侧太阳穴，先垂直刺入约 0.2～0.3 寸，后以痛点定透穴，缓慢捻转进针，透刺下关穴或颊车穴。使患者局部有酸、胀、重感并向痛处放散，行针约 5 分钟，可立即止痛。痛止后留针 5 分钟，出针。缓慢出针，以防出血。共治疗 20例，治愈 15 例，有效 4 例，无效 1 例。[牟惠云，王迪. 太阳穴透刺治疗牙痛 20 例. 长春中医药大学学报，2008，24（4）：460]

耳尖 Ěrjiān EX-HN6

【出处】 《针灸大成》。

【定位】 在耳区，外耳轮的最高点。

【局部解剖】　皮肤，皮下组织，耳廓软骨。布有颞浅动、静脉的耳前支，耳后动、静脉的耳后支，耳颞神经耳前支，枕小神经后支和面神经耳支等。

【功效】　清热消肿，明目利咽。

【主治】　目赤肿痛，目翳，偏正头痛，咽喉肿痛，麦粒肿，喉痹；沙眼，急性结膜炎。

【操作】　直刺0.1～0.2寸；可灸。

【文献摘要】　《针灸孔穴及其疗法便览》：主治沙眼。

【常用配伍】　配攒竹、风池、光明、合谷、委中、关冲、印堂，治急性结膜炎，目赤肿痛，麦粒肿。

【现代研究】

①点刺耳尖穴配合内服中药治疗流行性腮腺炎：对准耳尖穴点刺，后用手挤出少量血液，使耳尖穴处留有少许红肿或瘀斑，辅以中药内服。共治疗178例，治愈151例，有效19例，总有效率为95.6%。总178例中无1例有并发症。[苗艳红，江培忠，宿秀峰．点刺耳尖穴配合内服中药治疗流行性腮腺炎178例疗效观察．社区中医药，2008，24（14）：49]

②点刺耳尖穴治疗麦粒肿初起：快速点刺，深度约1mm，挤鲜血15滴左右，随时以干棉签擦拭，术毕用75%酒精消毒。每日1次，1次未愈者进行2～3次同样的治疗。治疗期间嘱患者每日开水熏患眼1次，每次5～10分钟。共治疗59例，治愈55例，好转4例，总有效率为100%。[邱晓虎，谢晓焜．耳尖穴刺血治疗麦粒肿初起60例．中医外治杂志，2008，17（4）：47]

山根 Shāngēn

【出处】　《中医推拿学讲义》。

【定位】　位于两眼内眦之中点处。

【功效】　醒目止泪，通鼻安神。

【主治】　目赤肿痛，迎风流泪，鼻塞不通。

【操作】　沿皮刺0.3～0.5寸或用指掐10～20次。

【文献摘要】　《中医推拿学讲义》：山根，印堂下，两眼内眦之中点。用拇指掐5～10次。

球后 Qiúhòu EX-HN7

【出处】　《常用腧穴解剖学定位》。

【定位】　在面部，眶下缘外1/4与内3/4交界处。

【局部解剖】　皮肤，皮下组织，眼轮匝肌，眶脂体，下斜肌与眶下壁之间。浅层布有眶下神经，面神经的分支和眶下动、静脉的分支或属支；深层有动眼神经下支，眼动、静脉的分支或属支和眶下动、静脉。

【功效】　明目退翳，通络止痛。

【主治】　视神经炎，视神经萎缩，视网膜色素变性，青光眼，早期白内障，近视等一切目疾。

【操作】　沿眶下缘从外下向内上，向视神经孔方向缓慢进针0.5～0.7寸，不提插；可灸。

听穴 Tīngxué

【出处】 《常用新医疗法手册》。

【别名】 聋穴、下聋。

【定位】 在面部,耳屏前,耳屏和耳屏间切迹之间点与下颌骨髁状突的后缘间之凹陷处。

【局部解剖】 布有颞浅动、静脉的耳前支,面神经及三叉神经第 3 支的耳颞神经。

【功效】 聪耳止痛。

【主治】 耳聋、耳鸣、聋哑、牙痛、三叉神经痛。

【操作】 微张口,直刺 0.8～1 寸;可灸。

【文献摘要】

《常用新医疗法手册》:取法:听宫与听会连线之中点。主治聋哑。

《工人医生手册》:聋穴,听宫及听会之间,主治耳聋、耳鸣、牙痛、三叉神经痛。

上迎香 Shàngyíngxiāng EX-HN8

【出处】 《银海精微》。

【别名】 鼻通。

【定位】 在面部,鼻翼软骨与鼻甲的交界处,近鼻翼沟上端处。

【局部解剖】 皮肤,皮下组织,提上唇鼻翼肌。布有眶下神经,滑车下神经的分支,面神经的颊支和内眦动、静脉。

【功效】 清热散风,明目通鼻。

【主治】 头额痛,鼻塞,鼻中息肉,暴发火眼,迎风流泪;鼻炎,鼻窦炎,过敏性鼻炎,结膜炎,泪囊炎。

【操作】 沿鼻唇沟向内上方斜刺 0.3～0.5 寸;可灸。

【文献摘要】 《银海精微》:烂弦火眼穴法:鱼尾二穴、睛明二穴,上迎香二穴,攒竹二穴,太阳二穴。

【常用配伍】

①配天府、肝俞,治久流冷泪。

②配印堂、合谷、肺俞,治鼻塞、鼻渊。

内迎香 Nèiyíngxiāng EX-HN9

【出处】 《扁鹊神应针灸玉龙经》。

【定位】 在鼻孔内,鼻翼软骨与鼻甲交界的黏膜处。

【局部解剖】 鼻黏膜,黏膜下疏松结缔组织。布有面动、静脉的鼻背支之动、静脉网和筛前神经的鼻外支。

【功效】 清热明目,通鼻消肿。

【主治】 目赤肿痛,鼻疾,喉痹,热病,中暑,眩晕;急性结膜炎。

【操作】 用三棱针点刺出血。素有出血体质的人禁用。

【文献摘要】

《肘后备急方》卷一:救卒中恶死方,一方取葱黄心刺其鼻,男左女右……若使鼻中出血为佳。

《扁鹊神应针灸玉龙经》：心血炎上两眼红，好将芦叶搐鼻中，若还血出真为美，目内清凉显妙用。

【常用配伍】 配合谷、风池、大椎，用激光照射，治过敏性鼻炎。

聚泉 Jùquán EX-HN10

【出处】 《针灸大成》。

【定位】 在口腔内，舌背正中缝的中点处。

【局部解剖】 舌黏膜，黏膜下疏松结缔组织，舌肌。布有下颌神经的舌神经，舌下神经和鼓索的神经纤维及活动、静脉的动、静脉网。

【功效】 清热散风，祛邪开窍。

【主治】 舌强，舌缓，食不知味，消渴，哮喘，咳嗽；舌肌麻痹，支气管哮喘，味觉减退。

【操作】 直刺 0.1～0.2 寸，或用三棱针点刺出血。

【文献摘要】 《中国针灸学》：聚泉，舌上面中央。针三分出血。主治消渴、舌肌麻痹。

海泉 Hǎiquán EX-HN11

【出处】 《针灸大全》。

【定位】 在口腔内，舌下系带中点处。

【局部解剖】 黏膜，黏膜下组织，舌肌，布有下颌神经的舌神经，舌下神经和面神经鼓索的神经纤维及舌动脉的分支舌深动脉和舌静脉的属支舌深静脉。

【功效】 祛邪开窍，生津止渴。

【主治】 重舌肿胀，舌缓不收，喉痹，呕吐，呃逆，腹泻，消渴。

【操作】 用圆利针或细三棱针点刺出血。

【文献摘要】

《素问·刺禁论》：刺舌下，中脉太过，血出不止，为喑。

《中国针灸学》：主治消渴，呃逆。

金津、玉液 Jīnjīn，Yùyè EX-HN12 EX-HN13

【出处】 《针灸大成》。

【别名】 舌下穴。

【定位】 在口腔内，舌下系带两侧的静脉上。左称金津，右称玉液。

【局部解剖】 黏膜，黏膜下组织，颏舌肌。布有下颌神经的颌神经，舌下神经和面神经鼓索的神经纤维及舌动脉的分支舌深动脉，舌静脉的属支舌深静脉。

【功效】 清热消肿，清心降逆。

【主治】 舌强，舌肿，口疮，喉痹，消渴，黄疸，中暑，呕吐，腹泻，失语，疟疾；急性扁桃体炎，口腔溃疡，舌炎，咽炎。

【操作】 点刺出血，有出血体质的人禁用。

【文献摘要】

《素问·刺疟》：十二疟者……刺舌下两脉出血，不已刺郄中盛经出血，又刺项已下侠脊者必已。

《世医得效方》：治舌强肿起如猪胞，以针刺舌下两边大脉，血出即消，切勿刺著中央脉，令人血不止，则以火烧铜筋烙之，不止则杀人，或以斧下墨醋调敷，舌上下脱去再敷，须臾而消，此患人多不识，失治则死。

【常用配伍】

①配少商，治急性扁桃体炎。

②配廉泉、风府，治中风舌强，语言謇塞。

③配承浆，治消渴。

上廉泉 Shàngliánquán

【出处】《新医疗法手册》。

【定位】 位于颌下部，仰卧位，后颈部垫高时甲状软骨上凹陷直上1寸处。

【局部解剖】 在下颌舌骨肌、颏舌骨肌、舌肌中；有舌动、静脉；布有颈皮神经、面神经颈支和舌下神经。

【功效】 利咽止痛，舒筋活络。

【主治】 流涎，急、慢性咽炎，口腔炎症，舌强，语言不清，哑；舌下神经瘫痪。

【操作】 针尖向舌根斜刺1.5～2寸，也可提针至皮下后，向舌根两侧斜刺，使舌尖、舌根有发麻感；可灸。

【文献摘要】

《新医疗法手册》：上廉泉，廉泉上一寸处，仰头取之。主治哑、舌肌麻痹、扁桃体炎。

《工人医生手册》：上廉泉，下颌骨下一寸处。主治哑，流涎，舌下神经瘫痪。

止呕 Zhǐǒu

【出处】《全国中草药新医疗法展览会技术资料选编》。

【定位】 位于颈前正中线，甲状软骨上切迹上凹陷，与胸骨柄颈上切迹上方凹陷联系之间点。

【功效】 止呕化痰，散结除瘕。

【主治】 晚期食道癌。

【操作】 针尖斜向胸骨柄颈上切迹上方凹陷刺0.5～0.8寸。

【文献摘要】《全国中草药新医疗法展览会技术资料选编》：位于廉泉与天突连线之中点。有止呕、化痰作用，针刺时针尖斜向天突。

翳明 Yìmíng EX-HN14

【出处】《中华医学杂志》。

【定位】 在颈部，翳风后1寸。

【局部解剖】 皮肤，皮下组织，胸锁乳突肌，头夹肌，头最长肌。浅层布有耳大神经的分支；深层有颈深动、静脉。

【功效】　息风宁神，退翳明目。

【主治】　近视、远视、雀目、青盲、早期白内障等一切目疾；头痛，眩晕，耳鸣，失眠；精神病。

【操作】　直刺 0.5～1 寸；可灸。

安眠 Ānmián

【出处】　《常用新医疗法手册》。

【定位】　在翳风穴与风池穴连线之中点处。

【局部解剖】　皮肤，皮下组织，胸锁乳突肌，头夹肌。浅层有耳大神经和枕小神经分布；深层有副神经、颈神经后支和耳后动脉分布；再深层有迷走神经干、副神经干和颈内动、静脉经过。

【功效】　平肝息风，宁神镇痉。

【主治】　失眠，头痛，眩晕，耳鸣，心悸，烦躁，高血压，癫痫。

【操作】　直刺 0.4～0.8 寸；可灸。

【现代研究】　电针安眠治疗失眠：取安眠、神门、三阴交，可配太阳、印堂、百会、四神聪、内关、太冲。刺入穴位得气后，在双侧安眠、神门穴接通电针仪，连续波，刺激强度以患者感觉舒适为度，留针 40 分钟。每日 1 次，10 次为 1 个疗程。共治疗 40 例，治愈 20 例，好转 17 例，无效 3 例，总有效率为 92.5%。[杨立峰，朱月芹. 电针安眠穴为主治疗失眠 40 例. 辽宁中医学院学报，2005，7（6）：613]

兴奋 Xīngfèn

【出处】　《常用新医疗法手册》。

【定位】　乳突后上缘，安眠斜上 0.5 寸。

【功效】　醒脑提神。

【主治】　嗜睡，肢体无力。

【操作】　直刺 1.5～2 寸。

【文献摘要】

《常用新医疗法手册》：兴奋穴取法：乳突后上缘，安眠斜上 0.5 寸。主治嗜睡。

《工人医生手册》：兴奋穴取法：乳突后上缘，主治嗜睡。

《中医临床新编》：兴奋穴取法：乳突后上缘，翳明穴上 0.5 寸，直刺 1.5～2 寸。主治嗜睡，肢体乏力。

新设 Xīnshè

【出处】　《新针灸学》。

【定位】　位于第 3、4 颈椎之间，旁开 1.5 寸。

【局部解剖】　在斜方肌外缘，有颈横动脉分支，布有第 4 颈神经后支。

【功效】　镇痉止痛，舒经活络。

【主治】　颈项强痛，角弓反张，后头痛，肩背酸痛，咽喉疼痛。

【操作】　直刺 0.5～0.8 寸；可灸。

【文献摘要】　《针灸孔穴及其疗法便览》：新设，奇穴。针三至五分。灸三至七壮。主治喘息，咳嗽，淋巴腺肿大，枕神经痛，项肌痉挛及扭伤，颈部及肩胛部疼痛。

颈百劳 Jǐngbǎiláo EX-HN15

【出处】 《针灸资生经》。

【别名】 百劳。

【定位】 在颈部，第 7 颈椎棘突直上 2 寸，后正中线旁开 1 寸。

【局部解剖】 皮肤，皮下组织，斜方肌，上后锯肌，头颈夹肌，头半棘肌，多裂肌。浅层布有第 4、5 颈神经后支的皮支；深层有第 4、5 颈神经后支的分支。

【功效】 化痰消块，止咳平喘。

【主治】 颈项强痛，瘰疬，咳嗽，气喘，骨蒸潮热，盗汗自汗；支气管哮喘，慢性支气管炎，肺结核，百日咳，落枕，颈项部扭挫伤，神经衰弱等。

【操作】 直刺 0.5～1 寸；可灸。

【文献摘要】 《针灸孔穴及其疗法便览》：百劳，奇穴。大椎穴上二寸，外开一寸处。针三至五分。灸三至七壮。主治结核、瘰疬；亦治项肌痉挛或扭伤回顾不能。

崇骨 Chónggǔ

【出处】 《针灸集成》。

【别名】 太祖、椎顶。

【定位】 位于第 6、7 颈椎棘突之间凹陷中。

【局部解剖】 有棘上韧带及棘间韧带，有棘突间皮下静脉丛，布有第 7 颈神经后支及第 1 脑神经后支之内侧支。

【功效】 息风镇痉，截疟止咳。

【主治】 疟疾，感冒，项强；支气管炎，百日咳，肺结核。

【操作】 直刺 0.5～1.0 寸；可灸。

【文献摘要】

《幼幼新书》：羊痫，灸大椎上三壮。

《中国针灸学》：椎顶，又名太祖。针 0.3 寸。灸 7 壮。主治疟疾。

《针灸孔穴及其疗法便览》：崇骨，奇穴。大椎穴上方凹陷中，即第六、七颈椎之间。针 0.3～0.4 寸。灸 3～7 壮。主治感冒、疟疾、肺结核，颈项部痉挛。

（二）胸腹部穴

脐中四边 Qízhōngsìbiān

【出处】 《备急千金要方》。

【定位】 位于脐中及上下左右各开 1 寸处。

【局部解剖】 上下两穴在腹白线上，深部为小肠；左右两穴在腹内外斜肌腱膜，腹横肌腱膜及腹直肌中。有腹壁下动、静脉；布有第 10 肋间神经。

【功效】 健脾和胃，固本镇痉。

【主治】 小儿暴痫，小儿痉挛，腹部疼痛，胃痉挛，水肿，肠鸣，消化不良。

【操作】 直刺 0.5～0.8 寸（脐中不刺）；可灸。

【文献摘要】 《针灸孔穴及其疗法便览》：主治慢性肠炎，小儿一切痉挛；亦治腹部疼痛，胃痉挛，水肿病，肠鸣，疝痛，胃扩张，消化不良。

三角灸 Sānjiǎojiǔ

【出处】 《世医得效方》。

【别名】 疝气灸、脐旁。

【定位】 仰卧，以患者两口角的长度为一边，作一等边三角形。将顶角置于患者脐中央，底边呈水平线，于两底角处取穴。

【局部解剖】 在腹直肌中，有腹壁下动、静脉肌支；布有第 10 肋间神经。

【功效】 理气止痛。

【主治】 疝气奔豚，绕脐疼痛，不孕症。

【操作】 常用灸法。

【文献摘要】

《神应经》：疝气偏坠，以小绳量患人口两角为一分，作三折而三角如"△"样，以一角安脐心，两角在脐下两旁尽处是穴。患左灸右，患右灸左，三七壮立愈。二穴俱灸亦可。

《针灸孔穴及其疗法便览》：主治奔豚上冲，冷疝心痛，亦治腹部疾患。

止泻 Zhǐxiè

【出处】 《中医简易教材》。

【别名】 利尿、血清、关元上。

【定位】 位于下腹部正中线，脐下 2.5 寸处。

【局部解剖】 在腹白线上，深部为小肠，有腹壁浅动、静脉分支及下动、静脉分支，布有第 12 肋间神经前皮支的内侧支。

【功效】 利尿清热，止泻镇痛。

【主治】 腹痛，腹泻，肠炎，急性菌痢，尿潴留，尿血，胃下垂，淋病，肾炎，子宫脱垂。

【操作】 直刺 1～1.5 寸；可灸。

【文献摘要】

《中医简易教材》：止泻穴，脐下 2.5 寸，直刺 1～2 寸。局部胀感向下放散至尿道。主治腹痛，痢疾，肠炎。孕妇禁针。

《红医针疗法》：主治胃下垂，腹泻，痢疾，尿血，淋病，肾炎。

胞门、子户 Bāomén，Zǐhù

【出处】 《脉经》。

【定位】 位于脐下 3 寸（关元）再旁开 2 寸。左称胞门，右称子户。与经穴水道同位。

【局部解剖】 在腹直肌及其鞘处，有第 11 肋动、静脉之支，外侧为腹壁下动、静脉，布有第 12 肋间神经。

【功效】 消积除癥，调经止带。

【主治】 不孕症，胎漏下血，腹痛，难产，白带过多，腹中积聚。

【操作】　直刺 0.5～0.8 寸；可灸。

【文献摘要】

《扁鹊心书》：带下子宫虚寒，浊气凝结下焦，冲任脉不得相容。故腥物时下，以补宫丸、胶艾汤治之。甚者灸胞门、子户穴，各三十壮，不独病愈，而且多子。

《针灸孔穴及其疗法便览》：主治妇人不孕，腹中积聚。另说灸胞门五十壮，治子宫闭塞，妊娠不成或坠胎胞漏。若胞衣不出，子死腹中，腹中积聚，皆针胞门。

提托 Títuō

【出处】　《常用新医疗法手册》。

【别名】　归髎。

【定位】　位于下腹部，脐下 3 寸，左右旁开各 4 寸处。

【局部解剖】　在腹内、外斜肌及腹横肌肌部，有旋髂浅动、静脉，布有髂腹下神经。

【功效】　升提气机，活络止痛。

【主治】　子宫脱垂，痛经，下腹痛，疝痛，腹胀，肾下垂。

【操作】　直刺 0.8～1 寸；可灸。

【文献摘要】

《常用新医疗法手册》：提托取穴法，关元穴旁开 4 寸。主治子宫脱垂，下腹痛，疝痛。

《红医针疗法》：归髎穴取法，关元穴旁开 4 寸。主治子宫下垂，痛经，腹胀，肾下垂。

子宫 Zǐgōng EX-CA1

【出处】　《医学纲目》。

【定位】　在下腹部，脐中下 4 寸，前正中线旁开 3 寸。

【局部解剖】　皮肤，皮下组织，腹外斜肌腱膜，腹内斜肌，主要布有髂腹下神经的外侧皮支和腹壁浅静脉；深层主要有髂腹下神经的分支和腹壁下动、静脉的分支或属支。

【功效】　调经种子，理气止痛。

【主治】　子宫脱垂，痛经，崩漏，不孕，月经不调，疝气腰痛。

【操作】　直刺 0.8～1.2 寸；可灸。

【文献摘要】　《针灸孔穴及其疗法便览》：主治妇人不孕、子宫血肿、子宫内膜炎；亦治肠疝痛、睾丸炎、阑尾炎。

【常用配伍】　配足三里，治子宫脱垂。

（三）背部穴

定喘 Dìngchuǎn EX-B1

【出处】　《常用新医疗法手册》。

【定位】　在脊柱区，横平第 7 颈椎棘突下，后正中线旁开 0.5 寸。

【局部解剖】　皮肤，皮下组织，斜方肌，菱形肌，上后锯肌，颈夹肌，竖脊肌。浅层主要布有第 8 颈神经后支的内侧皮支；深层有颈横动、静脉的分支或属支及第 8 颈神经，第 1 胸神经后支的肌支。

【功效】 止咳定喘，宣通肺气。

【主治】 落枕，肩背痛，上肢疼痛不举，哮喘，咳嗽，荨麻疹；慢性支气管炎，支气管哮喘，肺结核，肩背神经痛。

【操作】 直刺，或偏向内侧斜刺 0.5～1 寸；可灸。

【常用配伍】

①配肺俞、中府，治咳喘。

②配列缺、尺泽、合谷，治哮喘发作期。

外定喘 Wàidìngchuǎn

【出处】 《常用新医疗法手册》。

【定位】 大椎旁开 1.5 寸。

【功效】 止咳平喘。

【主治】 支气管炎，哮喘。

【操作】 斜刺 0.5～1 寸；可灸。

【文献摘要】 《常用新医疗法手册》：外定喘，大椎旁 1.5 寸。主治哮喘，支气管炎。

夹脊 Jiájǐ EX-B2

【出处】 《素问·缪刺论》。

【别名】 华佗夹脊。

【定位】 在脊柱区，第 1 胸椎至第 5 腰椎棘突下两侧，后正中线旁开 0.5 寸，一侧 17 个穴位。

【局部解剖】 因各穴位置不同，其肌肉、血管、神经也各不相同。一般的层次结构是，皮肤，皮下组织，浅肌层（斜方肌、背阔肌、菱形肌、上后锯肌、下后锯肌），深层肌（竖脊肌、横突棘肌）。浅层分别布有第 1 胸神经至第 5 腰神经的内侧皮支和伴行的动、静脉；深层布有第 1 胸神经至第 5 腰神经后支的肌支，肋间后动、静脉或腰动、静脉背侧支的分支或属支。

【功效】 调和五脏，通降腑气。

【主治】 适应范围较广。其中胸椎第 1～4 夹脊穴，主治肺脏疾患及上肢病；胸椎第 4～7 夹脊穴，主治心脏疾患；胸椎第 7～10 夹脊穴，主治肝胆疾病；胸椎第 10～12 夹脊穴，主治脾胃病；腰椎第 1～2 夹脊穴，主治肾脏疾患；腰椎第 3～5 夹脊穴，主治膀胱、大小肠、子宫及下肢疾患。

【操作】 直刺 0.3～0.5 寸，或用梅花针叩刺；可灸。

【文献摘要】 《针灸经外奇穴图谱》：主治腰背酸痛。

【现代研究】 针刺夹脊穴治疗腰椎间盘突出症：在患侧夹脊穴处直刺进针，深度75～90mm，毫针进入一定深度后针尖可触及相应椎体的横突或椎弓根，寻找椎间隙进行深刺。当针尖达椎间孔附近时，行雀啄法刺激神经根，使患者感到腰部麻感并向下肢远端放射时即为针刺成功。得气后接通电针仪，疏密波，频率 10～20Hz，强度以患者能耐受为度，通电 30 分钟，每日 1 次。94 例中，治愈 30 例，显效 43 例，好转 19 例，无效 2 例，总有效率 97.87%。[安富莲. 夹脊电针刺与牵引治疗腰椎间盘突出. 现代中医药，2008，28（5）：72]

胃脘下俞 Wèiwǎnxiàshū EX-B3

【出处】　《备急千金要方》。

【别名】　胃管下俞。

【定位】　在脊柱区，横平第 8 胸椎棘突下，后正中线旁开 1.5 寸。

【局部解剖】　皮肤，皮下组织，斜方肌，背阔肌，竖脊肌。浅层主要分布有第 8 胸神经后支的皮支和伴行的动、静脉；深层有第 8 胸神经后支和第 8 肋间后动、静脉背侧的分支或属支。

【功效】　和胃化痰，理气止痛。

【主治】　胃痛，腹痛，胸胁痛，消渴，咳嗽，咽干；胰腺炎。

【操作】　斜刺 0.3～0.5 寸；可灸。

【文献摘要】　《备急千金要方》卷二十：消渴，咽喉干，灸胃管下输三穴各百壮。

四花 Sìhuā

【出处】　《外台秘要》。

【定位】　其位置约当第 7、10 胸椎棘突下旁开 1.5 寸，亦即膈俞、胆俞两穴。一说以大椎经喉结至鸠尾尖之长为度，由喉结经大椎向下量至脊背正中。其端点上、下、左、右旁开各 0.5 寸处。

【功效】　补肺除瘵，止咳平喘。

【主治】　劳瘵咳嗽，哮喘，虚弱羸瘦。

【操作】　常用灸法。

【文献摘要】　《针灸孔穴及其疗法便览》：四花，奇穴。灸三至七壮主治虚弱羸瘦，肺结核、肺气肿、支气管炎、喘息。

骑竹马 Qízhúmǎ

【出处】　《备急灸法》。

【定位】　位于背部正中线，左右旁开各 1 寸，与第 9、10 胸椎棘突之间点平高。

【功效】　清热解毒，消肿止痛。

【主治】　无名肿毒，发背脑疽，肠痈，牙痛，瘰疬，肿瘤，四肢下部痈疽疮疔。

【操作】　常用灸法。

【文献摘要】

《医经小学》：骑竹马穴骑竹取，痈疽恶疮风证攻。

《中国针灸学》：此穴取法困难，取第十胸椎之两侧各五分即是。灸三十壮。主治痈疔。

痞根 Pǐgēn EX-B4

【出处】　《医学入门》。

【定位】　在腰区，横平第 1 腰椎棘突下，后正中线旁开 3.5 寸。

【局部解剖】　皮肤，皮下组织，背阔肌，下后锯肌，髂肋肌。浅层主要布有第 12 胸神经后支的外侧支和伴行的动、静脉；深层主要有第 12 胸神经后支的肌支。

【功效】 散积消块，导滞化瘀。

【主治】 腰痛，痞块，癥瘕，疝痛，反胃；肝脾肿大。

【操作】 直刺 0.5～1 寸；可灸。

【文献摘要】《医学入门》：专治痞块，十三椎下，各开三寸半。多灸左边，如左右俱有，左右俱灸。

精宫 Jīnggōng

【出处】《医学原始》。

【别名】 命门、志室。

【定位】 位于背部正中线上，左右各旁开 3 寸，与第 2 腰椎棘突平高处。

【局部解剖】 有背阔肌，髂肋肌，第 2 腰动、静脉背侧支，第 12 胸神经后支外侧支及第 1 腰神经后支外侧支。

【功效】 益肾固精。

【主治】 遗精，阳痿，疝痛，腰脊强痛。

【操作】 直刺 0.8～1.5 寸；可灸。

【文献摘要】

《医学入门》：精宫，专主遗精，十四椎下，各旁开三寸，灸七壮效。

《针灸集成》：精宫，专主梦遗。灸七壮。神效。

《中国针灸学》：第 2 腰椎下，旁开 3 寸，主治遗精。

下极俞 Xiàjíshū EX-B5

【出处】《扁鹊针灸经》。

【别名】 十五椎。

【定位】 在腰区，第 3 腰椎棘突下。

【局部解剖】 皮肤，皮下组织，棘上韧带，棘间韧带。浅层有第 4 神经后支的内侧支和伴行的动、静脉；深层有棘突间的椎外静脉丛，第 4 腰神经的后支的分支和第 4 腰动、静脉背侧支的分支和属支。

【功效】 健脾益肾。

【主治】 腰痛，腹痛，腹泻，小便不利，遗尿，下肢酸痛。

【操作】 直刺 0.5～1 寸；可灸。

【文献摘要】《类经图翼》卷十：主腹中疾，腰痛，膀胱寒，饮澼注下，灸随年壮。

腰宜 Yāoyí EX-B6

【出处】《针灸孔穴及其疗法便览》。

【定位】 在腰部，当第 4 腰椎棘突下，后正中线旁开 3 寸处。

【局部解剖】 皮肤，皮下组织，胸腰筋膜浅层和背阔肌腱膜，髂肋肌，胸腰筋膜深层，腰方肌。浅层主要布有臀上皮神经和第 4 腰神经后支的皮支；深层主要布有第 4 腰神经后支的肌支和第 4 腰动、静脉的分支或属支。

【功效】 疏经活络，行气止痛。

【主治】 腰部软组织损伤，腰痛，妇人血崩，竖脊肌痉挛。

【操作】 直刺 0.5～1 寸；艾炷灸 3～7 壮，或温和灸 5～10 分钟。

【常用配伍】

①配次髎、地机、三阴交，治崩漏不止。

②配肾俞、委中、阿是穴，治腰痛。

③配殷门，或委中，治急性腰扭伤。

腰眼 Yāoyǎn EX-B7

【出处】 《肘后备急方》。

【别名】 鬼眼。

【定位】 在腰区，横平第 4 腰椎棘突下，后正中线旁开约 3.5 寸凹陷中。

【局部解剖】 皮肤，皮下组织，胸腰筋膜浅层和背阔肌腱膜，髂肋肌，胸腰筋膜深层，腰方肌。浅层主要布有臀上皮神经和第 4 腰神经后支的皮支；深层主要布有第 4 腰神经后支的肌支和第 4 腰动、静脉的分支或属支。

【功效】 益肾除瘵。

【主治】 痨瘵，肾虚腰痛，尿频，妇科疾患，虚劳羸瘦，消渴。

【操作】 直刺 0.5～1 寸；宜灸 5～15 壮。

【文献摘要】

《肘后备急方》卷四：腰痛，灸腰眼中七壮。

《寿世保元》：灸主传尸。

十七椎 Shíqīzhuī EX-B8

【出处】 《千金翼方》。

【定位】 在腰区，第 5 腰椎棘突下凹陷中。

【局部解剖】 皮肤，皮下组织，棘上韧带，棘间韧带。浅层主要分布有第 5 腰神经后支的皮支和伴行的动、静脉；深层主要有第 5 腰神经后支的分支和棘突间的椎外（后）静脉。

【功效】 益肾利尿。

【主治】 腰骶痛，痛经，崩漏，遗尿，小便不利，转胞，腿痛。

【操作】 直刺 0.5～1 寸；可灸。

【文献摘要】 《针灸孔穴及其疗法便览》：主治转胞。

【现代研究】 十七椎注射治疗痛经：患者俯卧位，取十七椎，常规消毒。用 10ml 一次性注射器抽取复方当归注射液 4ml、维生素 B_{12} 1mg、2% 利多卡因 3ml 配 5 号针头，用快速无痛进针法刺入穴位 3～5cm 后，稍做提插，患者产生酸麻胀重感觉后，回抽无回血，即快速将药液推入穴位中。推注完毕后拔除针头，针眼用无菌干棉球压迫片刻。于月经来潮前 5 日开始，每日 1 次，7 日为 1 个疗程。3 个疗程观察疗效。共治 52 例，总有效率为 96.15%。[王宗江，张秀芝．穴位注射治疗痛经 52 例．上海针灸杂志，2006，25 (4)：24]

腰奇 Yāoqí EX-B9

【出处】 《中医杂志》。

【定位】 在骶区，尾骨端直上2寸，骶角之间凹陷中。

【局部解剖】 皮肤，皮下组织，棘上韧带。布有第2、3骶神经后支的皮支及伴行的动、静脉。

【功效】 镇痉止痛，宁神通便。

【主治】 便秘，头痛，失眠，癫痫。

【操作】 向上平刺1～1.5寸；可灸。

【常用配伍】

①配照海、丰隆，治癫痫。

②配百会，治头痛。

【现代研究】

①腰奇穴按压和骶管注射治疗坐骨神经痛：嘱患者俯卧位，取醋酸氢化可的松混悬液1ml，维生素B_{12}注射液250μg，维生素$B_1$100mg，2%利多卡因2.5ml等混匀。找准腰奇穴，其下投影点即为骶管，在此用大拇指以适当的力度向下按压36次后，再行常规消毒，局部麻醉后顺骶管间隙呈30°进针，待有落空感及回抽无气、无血、无液后缓慢推药，2日1次，5次1个疗程。96例患者中，治愈86例，显效10例，总有效率100%。[王学奎，王磊，王雪，等.腰奇穴按压和骶管注射治疗坐骨神经痛96例.中医外治杂志，2005，14（5）：25]

②针刺腰奇、承山穴治疗痔疮：取腰奇穴及双侧承山穴。患者取俯卧位，选用28号2～3寸毫针。穴位常规消毒后，承山穴进针1.5寸许，用泻法，强刺激捻转，以患者感到酸麻、胀痛为度；腰奇穴宜缓慢进针2寸许，使针尖沿脊柱向下平刺，针达尾骨尖，针感遍及会阴及双下肢内侧为宜。留针30分钟，留针期间，每隔5分钟行针1次。10次为1个疗程，疗程间休息4～5日。治疗26例，痊愈14例，减轻9例，好转3例。[郑淑敏.针刺腰奇、承山穴治疗痔疮.中国针灸，2003，23（10）：602]

（四）上肢部穴

肩前 Jiānqián

【出处】 《中医临床新编》。

【别名】 肩内陵。

【定位】 位于肩前部，腋前皱襞直上1.5寸处。

【局部解剖】 在喙肱肌，有胸肩峰动、静脉，旋肱前、后动、静脉，布有锁骨上神经后支，深部为腋神经。

【功效】 疏通经络。

【主治】 肩臂痛，上肢关节痛，瘫痪。

【操作】 直刺0.5～1寸。

【文献摘要】 《中医临床新编》：肩前穴取法，垂臂，腋前皱襞头上1.5寸。主治肩臂痛，上肢关节痛，麻痹，偏瘫。

举臂 Jǔbì

【出处】 《常用新医疗法手册》。

【定位】 位于肩部前方，肩峰前方直下3.5寸。

【功效】 舒筋活络。

【主治】 小儿麻痹后遗症，上肢瘫痪。

【操作】 直刺0.5～1寸；可灸。

【文献摘要】 《常用新医疗法手册》：举臂穴取法，抬肩穴下2寸。主治小儿麻痹后遗症。

肘尖 Zhǒujiān EX-UE1

【出处】 《千金翼方》。

【定位】 在肘后区，尺骨鹰嘴的尖端。

【局部解剖】 皮肤，皮下组织，鹰嘴皮下囊，肱三头肌腱，布有前臂后皮神经和肘关节周围动、静脉网。

【功效】 化痰消肿，清热解毒。

【主治】 痈疽，疔疮，肠痈，霍乱，瘰疬。

【操作】 灸。

【文献摘要】 《疮疡经验全书》：治瘰疬已成未成，已溃未溃。

【常用配伍】 配风池，治瘰疬，用灸法。

二白 Èrbái EX-UE2

【出处】 《扁鹊神应针灸玉龙经》。

【定位】 在前臂前区，腕掌侧远端横纹上4寸，桡侧腕屈肌腱的两侧，一肢2穴。

【局部解剖】 臂内侧穴：皮肤，皮下组织，掌长肌腱与桡侧腕屈肌之间，指浅屈肌，正中神经，拇长屈肌，前臂骨间膜。浅层布有前臂外侧皮神经和前臂正中静脉的属支；深层布有正中神经，正中动脉。

臂外侧穴：皮肤，皮下组织，桡侧腕屈肌与肱桡肌腱之间，指浅屈肌，拇长屈肌。浅层布有前臂外侧皮神经和头静脉的属支；深层有桡动、静脉。

【功效】 调和气血，提肛消痔。

【主治】 前臂痛，胸胁痛，痔疮，脱肛。

【操作】 直刺0.3～0.5寸；可灸。

【文献摘要】

《医学纲目》：痔漏下血，里急后重，或痒或痛。

《玉龙歌》：痔漏之疾亦可憎，表里急重最难禁。或痛或痒或下血，二白穴在掌后寻。

【常用配伍】

①配承山、长强，治久痔。

②配百会、精宫、长强，治脱肛久痔。

【现代研究】 针刺二白穴治疗痔痛：直刺二白穴1寸，得气后留针，每10分钟行针1次。肠热内盛和湿热下注型用泻法，如透天凉；气血瘀滞型用平补平泻法。得气后留针30分钟，均采用一次性治疗。共治49例，痊愈30例，显效16例，有效3例。[裴穗东.针刺二白穴治疗痔痛49例.四川中医，2003，21（9）：78]

中泉 Zhōngquán EX-UE3

【出处】 《奇效良方》。

【定位】 在前臂后区，腕背侧远端横纹上，指总伸肌腱桡侧的凹陷中。

【局部解剖】 皮肤，皮下组织，指伸肌腱与桡侧腕短伸肌腱之间。布有前臂后皮神经和桡神经浅支的分支，手背静脉网，桡动脉腕背支的分支。

【功效】 止咳平喘，理气止痛。

【主治】 掌中热，腹胀腹痛，胃脘疼痛，胸胁胀满，咳嗽气喘，心痛，唾血，目翳。

【操作】 直刺 0.3～0.5 寸；可灸。

【文献摘要】 《奇效良方》：心痛及腹中诸气痛不可忍。

中魁 Zhōngkuí EX-UE4

【出处】 《扁鹊神应针灸玉龙经》。

【定位】 在手指，中指背侧，近侧指间关节的中点处。

【局部解剖】 皮肤，皮下组织，指背腱膜。布有指背神经，其桡侧支来自桡神经，其尺侧支来自尺神经。血管有来自掌背动脉的指背动脉和掌背静脉网的属支指背静脉。

【功效】 和胃理气，止血降逆。

【主治】 牙痛，鼻出血，噎膈，反胃，呕吐，呃逆，白癜风。

【操作】 灸。

【文献摘要】

《外治寿世方》：鼻血用线扎紧手中指第二骨节弯屈之处即止。左流扎右，右流扎左，双流双扎。

《玉龙赋》：中魁理翻胃而即愈。

【常用配伍】

①配中脘、脾俞、三里，治翻胃吐食。

②配劳宫、中脘、三里、大陵、支沟、上脘，治饮水不能进，为之五噎。

【现代研究】

①针灸中魁穴为主治疗神经性呕吐：选取中魁、中脘、足三里等穴。中魁穴取 28～30 号 1 寸毫针 15°角向上斜刺，其余穴用 1～1.5 寸毫针直刺。进针得气后用艾条灸。留针 20～30 分钟。本组 84 例，治愈 80 例，好转 4 例，总有效率为 100%。[黄殷君，等. 针灸中魁穴为主治疗神经性呕吐 84 例. 针灸临床杂志，2000，16（4）：49]

②针刺中魁穴治疗呃逆：治疗一般取坐位，体虚者取仰卧位，常规消毒后，选 30 号 1 寸不锈钢毫针，直刺左手中魁穴，进针后缓慢提插，到局部有酸胀感，留针 30 分钟，每 10 分钟捻转行针 1 次。本组 42 例中，治愈 40 例，随访 1 周未见复发。[黄金荣. 针刺中魁穴治疗呃逆 42 例. 中医外治杂志，2003，12（4）：46]

③针灸中魁穴治疗顽固性呃逆：让病人屈指，针尖向上平刺双侧中魁穴，并施艾条灸，每穴约 30 分钟，热而不灼，使热量绵绵透里。另取关元穴，直刺 0.8～1.5 寸，艾条灸 10 分钟。效果不明显或复发者 1 天内可再针灸 1 次。结果针灸 1 次呃逆症状消失者 5 例，2 次呃逆停止者 3 例，3 次停止者 1 例。观察月余无一例复发。[王凤荣. 针灸中魁穴治疗顽固性呃逆 9 例. 中国民间疗法，2004，12（3）：15]

大骨空 Dàgǔkōng EX-UE5

【出处】《扁鹊神应针灸玉龙经》。

【定位】 在手指，拇指背侧，指间关节的中点处。

【局部解剖】 皮肤，皮下组织，拇长伸肌腱。布有桡神经的指背神经、指背动脉和指背静脉。

【功效】 退翳明目。

【主治】 目痛，目翳，内障，吐泻，衄血。

【操作】 灸。

【文献摘要】《扁鹊神应针灸玉龙经》：目烂，风眩烂眼可怜人，泪出汪汪实苦辛，大小骨空真妙穴，灸之七壮病除根。

【常用配伍】 配小骨空，治风眩目烂，用灸法。

小骨空 Xiǎogǔkōng EX-UE6

【出处】《扁鹊神应针灸玉龙经》。

【定位】 在手指，小指背侧，指间关节中点处。

【局部解剖】 皮肤，皮下组织，指背腱膜。布有指背动、静脉的分支及属支和尺神经的指背神经的分支。

【功效】 明目聪耳。

【主治】 目赤肿痛，目翳，喉痛，指关节痛。

【操作】 灸。

【文献摘要】

《扁鹊神应针灸玉龙经》：小骨空，在手小指第二节尖上，灸七壮，禁针。

《玉龙歌》：风眩目烂最可怜，泪出汪汪不可言。大小骨空皆妙穴，多加艾火疾应痊。

腰痛点 Yāotòngdiǎn EX-UE7

【出处】《针灸学简编》。

【定位】 在手背，第2、3掌骨间及第4、5掌骨间，腕背侧远端横纹与掌指关节中点处，一手2穴。

【局部解剖】 一穴：皮肤，皮下组织，指伸肌腱和桡侧腕短伸肌腱。另一穴：皮肤，皮下组织，小指伸肌腱与第4指伸肌腱之间。此二穴处布有手背静脉网和掌背动脉，有桡神经的浅支和布有尺神经的手背支。

【功效】 镇痉消肿，舒筋活络。

【主治】 手背红肿疼痛；头痛，卒死，痰壅气促；急性腰扭伤，小儿急慢惊风。

【操作】 直刺0.3～0.5寸；可灸。

【现代研究】

①针刺腰痛穴的镇痛作用：取1寸毫针，与皮肤呈35°～45°角，向上斜刺入指伸肌腱下面0.5～0.8寸，捻针刺激的同时，令患者活动患部，每次刺患侧2穴，腰痛刺双手4穴，留针30～40分钟。对腰痛、腕关节挫伤、脑血管病引起手指功能障碍、落枕、肩周炎有较好疗效。[姚和顺，吴伟，吴材林．腰痛穴的临床应用．针灸临床杂志，1997，13

（18）：39]

②针刺患侧腰痛点治疗急性腰扭伤：选用 0.30mm×40mm 毫针，嘱患者立位面向医者，在腰痛点进针，快速进针后，针尖斜向腕关节方向提插，以患者感酸胀为宜，尤以有麻感为佳，运针时搀扶患者做转腰、下蹲等动作，不宜过快，幅度根据患者缓解情况逐步增大。26 例患者中，痊愈 20 例，好转 5 例，无效 1 例，总有效率 96.15%。[王峰．徐东明，龚岳良．针刺患侧腰痛点治疗急性腰扭伤 26 例．中医外治杂志，2007，16（1）：21]

外劳宫 Wàiláogōng EX-UE8

【出处】《小儿推拿方脉活要秘旨全书》。

【别名】 落枕、项强。

【定位】 在手背、第 2、3 掌骨间，掌指关节后 0.5 寸（指寸）凹陷中。

【局部解剖】 皮肤，皮下组织，第 2 骨间背侧肌，第 1 骨间掌侧肌。布有桡神经浅支的指背神经，手背静脉网和掌背动脉。

【功效】 消肿止痛，健脾消积。

【主治】 手背红肿，手指麻木，五指不能屈伸；落枕，脐风。

【操作】 直刺 0.5～0.8 寸；可灸。

八邪 Bāxié EX-UE9

【出处】《素问·刺疟》。

【别名】 八关。

【定位】 在手背，第 1～5 指间，指蹼缘后方赤白肉际处，左右共 8 穴。

【局部解剖】 皮肤，皮下组织，骨间背侧肌，骨间掌侧肌，蚓状肌。浅层布有掌背动、静脉和指背神经；深层有指掌侧总动、静脉或指掌侧固有动、静脉和指掌侧固有神经。

【功效】 祛邪通络，清热消肿。

【主治】 手背红肿，手指麻木，头项强痛，咽痛，齿痛，目痛，烦热，毒蛇咬伤。

【操作】 向上斜刺 0.5～0.8 寸；或点刺出血；可灸。

【文献摘要】《标幽赋》：拘挛闭塞，遣八邪而去矣。

八关 Bāguān

【出处】《经穴汇解》。

【定位】 位于手背侧，相邻二指之指蹼缘。

【功效】 清热截疟，活络止痛。

【主治】 疟疾，大热，眼痛，指痛。

【操作】 三棱针点刺出血；可灸。

【文献摘要】

《素问·刺疟》：诸疟而脉不见，刺十指间出血，血去必已。

《外台秘要》：唐论，若手指奉节闻疼稍入臂者，宜灸指间疼处七壮。

《景岳全书》：八关大刺，治眼痛欲出不可忍者，须刺十指缝中出血愈。

《保命集》：大烦热，昼夜不息，刺十指间出血，谓之八关大刺。目疾、睛痛欲出，赤，大刺八关。

《针灸孔穴及其疗法便览》：指爪甲基底之内部。刺出血。主治疟疾。

四缝 Sìfèng EX-UE10

【出处】 《奇效良方》。

【定位】 在手指，第 2～5 指掌面的近侧指间关节横纹的中央，一手 4 穴。

【局部解剖】 皮肤，皮下组织，指深屈肌腱。各穴的血管：指掌侧固有动、静脉的分支或属支和指皮下静脉。各穴的神经：食指和中指的四缝穴有正中神经的指掌侧固有神经分布，无名指的四缝穴，桡侧的一支来自正中神经的指掌侧固有神经，尺侧的一支来自尺神经的指掌侧固有神经，小指四缝穴有来自尺神经的指掌侧固有神经分布。

【功效】 健脾消积，祛痰导滞。

【主治】 小儿腹泻，咳嗽气喘，疳积，百日咳，肠虫症。

【操作】 直刺 0.1～0.2 寸，挤出少量黄白色透明样黏液或出血。

【文献摘要】 《中国针灸学》：主治小儿疳积。

【常用配伍】 配足三里、中脘、脾俞、胃俞，有健脾和胃、消积化食的作用，主治小儿疳积。

【现代研究】

①针刺四缝治疗小儿厌食症：常规酒精消毒局部，取一次性采血针，迅速点刺四缝穴，每指缝刺 1～2 针，继以双手挤压四缝穴，此时可见淡黄色液体溢出，再用消毒棉球擦干，视小儿挤出的液体量决定下次就诊时间。液体较多者每周 1 次，稍少者隔周 1 次，共 2～4 次。共治 186 例，痊愈 152 例，好转 30 例，无效 4 例。痊愈率为 81.70%，总有效率为 97.8%。[胡定柱，李晓艳.刺四缝治疗小儿厌食症.湖北中医杂志，2007，29（11）：57]

②点刺四缝加推拿治疗婴幼儿腹泻：患者入院后给予对症常规治疗。然后用点刺四缝加小儿推拿疗法辅助治疗。仰掌伸指，皮肤局部消毒后用三棱针或粗毫针点刺至骨，尽量挤出黄白色透明样黏液或使出血。每日或隔日针刺 1 次，3～5 次为 1 个疗程。共治 48 例，总有效率 93.75%。[曾华.点刺四缝加推拿治疗婴幼儿腹泻 48 例疗效观察.四川中医，2007，25（10）：112]

③自拟疳积散加三棱针点刺四缝穴治疗小儿疳积：患儿坐位，用碘伏消毒双手四缝穴，医者用三棱针，点刺双手四缝穴，进针约 0.5～1 分，出针后挤出黄白色透明液体，用消毒棉球擦干，按压片刻即可。隔日 1 次。以上均为 7 天 1 个疗程，一般治疗 1～2 个疗程。共治 86 例，痊愈 43 例，好转 41 例，无效 2 例，总有效率 98%。[宋秀圣，彭淑兰.自拟疳积散加三棱针点刺四缝穴治疗小儿疳积.辽宁中医药大学学报，2008，10（3）：90]

十宣 Shíxuān EX-UE11

【出处】 《千金要方》。

【别名】 鬼城。

【定位】 在手指，十指尖端，距指甲游离端 0.1 寸（指寸），左右共 10 穴。

【局部解剖】 皮肤，皮下组织。各穴的神经支配，拇指到中指的十宣穴有正中神经分布；无名指的十宣穴有桡侧的正中神经和尺侧的尺神经双重分布；小指的十宣穴有尺神经分布。

【功效】　开窍醒脑，泄热镇痉。

【主治】　指端麻木；咽喉肿痛；昏迷，晕厥，中暑，热病，小儿惊厥。

【操作】　直刺0.1～0.2寸；或用三棱针点刺出血。

【文献摘要】《针灸孔穴及其疗法便览》：主治一切急性病之失神、吐泻、扁桃体炎、高血压；兼针人中、大椎、鸠尾穴治癫狂。

【常用配伍】

①配十二井穴，有开窍醒脑的作用，治中风闭证。

②配曲池，有泻热镇痉的作用，治高热抽搐。

【现代研究】

①十宣穴放血治疗气厥：先在局部揉捏推按，使血液积聚于指端。局部消毒后，术者左手捏紧被刺的手指，右手持细三棱针在病人的十指尖上各点刺1针，分别挤3～5滴黑血，然后用消毒棉球按压针孔。治疗190例均一次治愈。一般针刺后半分钟左右病人即可苏醒，2～5分钟后症状完全消失，功能恢复正常。［邵宝金．十宣穴放血治疗气厥190例．中国针灸，1996（4）：34］

②十宣放血治疗中风后手指功能障碍：将患侧手指用75％医用酒精消毒后，三棱针点刺放血，每个指端放血10～15滴，然后刺双侧内关、三阴交、极泉、尺泽、委中、合谷。治疗组30例中，治愈3例，显效7例，好转13例，无效7例，总有效率77％，疗效明显优于对照组。［张继庆．十宣放血治疗中风后手指功能障碍60例．针灸临床杂志，2007，23（3）：30］

（五）下肢部穴

环中 Huánzhōng

【出处】《中国针灸学》。

【定位】　环跳与腰俞穴连线之中点。

【局部解剖】　在臀大肌、梨状肌下缘，内侧为臀下动、静脉；布有臀下皮神经、臀下神经，深部有坐骨神经。

【功效】　祛风化湿，通经活络。

【主治】　坐骨神经痛，腰痛，腿痛，臀部痛。

【操作】　直刺1～2寸；可灸。

【文献摘要】

《中国针灸学》：环中，环跳与腰俞之中间。针1.5寸，灸15壮。主治坐骨神经痛。

《针灸孔穴及其疗法便览》：主治坐骨神经痛，亦治腰痛，股、膝部疼痛。

【现代研究】　程氏"环中穴"治疗坐骨神经痛的临床体会：穴位常规消毒后，取28～30号3寸毫针，用挟持进针法快速进针，破皮后，缓缓将针垂直刺2.5寸左右，得气后，行"蜻蜓点水术"，使针感向肢端放散并使之维持1～3分钟，提针2～3分，加艾灸3壮。留针20～30分钟。急性发作时，每天针治1次，症状缓解后，隔日1次。［奚向东．程氏"环中穴"治疗坐骨神经痛的临床体会．针灸临床杂志，1997，13（12）：38］

髋骨 Kuāngǔ EX-LE1

【出处】 《扁鹊神应针灸玉龙经》。

【别名】 体骨。

【定位】 在股前区，梁丘两旁各 1.5 寸，一肢 2 穴。

【局部解剖】 外侧髋骨穴：皮肤，皮下组织，股外侧肌。浅层布有股神经前皮支和股外侧皮神经；深层有旋股外侧动、静脉降支的分支或属支。内侧髋骨穴：皮肤，皮下组织，股内侧肌。浅层布有股神经前皮支；深层有股深动脉的肌支。

【功效】 祛湿清热，通利关节。

【主治】 下肢疾患，如腿痛；下肢瘫痪，鹤膝风。

【操作】 直刺 0.5～1 寸；可灸。

鹤顶 Hèdǐng EX-LE2

【出处】 《医学纲目》。

【别名】 膝顶。

【定位】 在膝前区，髌底中点的上方凹陷中。

【局部解剖】 皮肤，皮下组织，股四头肌腱。浅层布有股神经前皮支和大隐静脉的属支；深层有膝关节的动、静脉网。

【功效】 清热化湿，通利关节。

【主治】 膝关节酸痛，腿足无力，鹤膝风，脚气。

【操作】 直刺 0.5～0.8 寸；可灸。

【文献摘要】

《医学纲目》：两足瘫痪，两腿无力。

《外科大成》：鹤膝风。

百虫窝 Bǎichóngwō EX-LE3

【出处】 《针灸大成》。

【别名】 血郄。

【定位】 在股前区，髌底内侧端上 3 寸。

【局部解剖】 皮肤，皮下组织，腹内侧肌。浅层布有股神经的前皮支，大隐静脉的属支；深层有股动、静脉的肌支和股神经的分支。

【功效】 清热凉血，解毒杀虫。

【主治】 皮肤瘙痒，风疹块，下部生疮，蛔虫病。

【操作】 直刺 0.5～1 寸；可灸。

【文献摘要】

《针灸大成》卷六：治下部生疮。

《针灸集成》：主肾脏风疮。

【常用配伍】 配曲池、支沟、阳溪、阳谷、大陵、合谷、后溪、委中、三里、阳辅、昆仑、行间、三阴交，治疥癣疮。

内膝眼 Nèixīyǎn EX-LE4

【出处】 《华佗针灸经》。

【定位】 在膝部，髌韧带内侧凹陷处的中央。

【局部解剖】 皮肤，皮下组织，髌韧带与髌内侧支持带之间，膝关节囊，翼状皱襞。浅层布有隐神经的髌下支和股神经的前皮支；深层有膝关节的动、静脉网。

【功效】 祛湿活络，通利关节。

【主治】 膝关节酸痛，鹤膝风，腿痛及其周围软组织炎。

【操作】 从前内向后外与额状面成45°角斜刺0.5～1寸。

胆囊 Dǎnnáng EX-LE6

【出处】 《中华外科杂志》。

【定位】 在小腿外侧，腓骨小头直下2寸。

【局部解剖】 皮肤，皮下组织，腓骨长肌。浅层有腓肠外侧皮神经；深层布有腓浅神经，腓深神经和胫浅动、静脉。

【功效】 清热利胆，通络止痛。

【主治】 下肢痿痹，胁痛；急慢性胆囊炎，胆石症，胆道蛔虫症，胆绞痛。

【操作】 直刺1～1.5寸；可灸。

【现代研究】

①取双侧胆囊穴电针治疗胆绞痛：毫针1.5寸，28号针直刺1寸，行重捻转提插手法。得气后接电针仪，左右胆囊穴对接，疏密波，重刺激，留针30分钟，每日2次，共针刺3次。治疗44例，显效35例，有效6例，无效3例，总有效率93.5%。[黄志刚，雷振，尤斌.单取胆囊穴电针治疗胆绞痛44例.针灸临床杂志，2004，20（12）：46]

②胆囊穴埋线治疗慢性胆囊炎：用12号腰椎穿刺针，常规消毒，在无菌操作下将1.5cm长的已消毒羊肠线置于腰椎穿刺针前端，后接针芯。对准穴位快速垂直刺入皮肤，进针2～3cm，针刺得气后，提插2～3次，针感强烈后，一边退针，一边用针芯将羊肠线注入穴位内。每月治疗1次，连续治疗6次。15例患者全部有效。[徐海云.胆囊穴埋线治疗慢性胆囊炎.中国针灸，2007，27（8）：628]

阑尾 Lánwěi EX-LE7

【出处】 《新中医药》。

【定位】 在小腿外侧，髌韧带外侧凹陷下5寸，胫骨前嵴外一横指。

【局部解剖】 皮肤，皮下组织，胫骨前肌，小腿骨间膜，胫骨后肌。浅层布有腓肠外侧皮神经和浅静脉；深层有腓深神经和胫前动、静脉。

【功效】 通降腑气，清热止痛。

【主治】 下肢痿痹，胃脘疼痛，纳呆；急、慢性阑尾炎。

【操作】 直刺0.5～1寸；可灸。

【现代研究】

①针刺阑尾穴预防阑尾术中牵拉反应：观察组患者术前30分钟，予地西泮（安定）10mg；阿托品0.5mg肌注，选择T_{11}～T_{12}间隙行硬膜外穿刺，使用利布合剂（1%利多

卡因，0.375％布比卡因）20ml，经测试平面固定在 T_8 以下，麻醉效果满意。然后用 28 号毫针在足三里穴下 2 寸处，定位阑尾穴，常规消毒，与皮肤垂直进针，并反复捻转、提插，针下有得气感。两组患者阑尾术中牵拉反应，观察组无一例出现剧烈呕吐。[林学武，韩丹萍．针刺阑尾穴预防阑尾术中牵拉反应 60 例临床观察．江苏中医，2000，21（7）：26]

②针刺阑尾穴治疗肩关节周围炎：患者坐位，取 30 号 2 寸毫针，上穴局部常规消毒，直刺约 1.8 寸，针感向足背放散或局部胀痛为度。留针 40 分钟，中间嘱患者尽量运动患侧关节，至肩能上抬，疼痛减轻。每日 1 次，10 次为 1 个疗程。本组 50 例中，痊愈 18 例，显效 19 例，好转 9 例，无效 4 例，总有效率为 92％。[张晓东，韩英丽，韩学军，等．针刺阑尾穴治疗肩关节周围炎 50 例．长春中医学院学报，2001，17（4）：31]

③针刺阑尾穴协助诊断慢性阑尾炎：对拟诊患者，全部进行阑尾钡餐造影，并同时针刺患者的双侧"阑尾穴"，在 X 线下观察阑尾的形态、蠕动及排空情况。800 例患者通过上述方法，初步拟诊慢性阑尾炎患者 253 例，确诊慢性阑尾炎患者 217 例。确诊的 217 例患者均经手术治疗。所有患者术后临床症状全部消失，术后病理检查符合率 100％。[张翼翔，任江平．针刺阑尾穴协助诊断慢性阑尾炎 217 例．光明中医，2008，23（4）：439]

迈步 Màibù

【出处】 《常用新医疗法手册》。

【定位】 位于大腿伸侧，髂前上棘与髌骨基底外侧连线上，平臀下皱襞下 2.5 寸处。

【功效】 温经散寒，活络止痛。

【主治】 小儿麻痹后遗症，下肢瘫痪，疼痛。

【操作】 直刺 1～2 寸；可灸。

【文献摘要】

《常用新医疗法手册》：迈步穴取穴法，髀关穴下 2.5 寸。主治小儿麻痹后遗症。

《中医临床新编》：迈步穴取法，髀关穴下 2.5 寸。针法，直刺 2～3 寸。主治下肢瘫痪，麻痹，疼痛。

落地 Luòdì

【出处】 《常用新医疗法手册》。

【别名】 紧跟。

【定位】 位于小腿屈侧正中线，腘窝横纹中点直下 9.5 寸。

【功效】 舒筋活络。

【主治】 小儿麻痹后遗症。

【操作】 直刺 0.5～1 寸；可灸。

【文献摘要】 《常用新医疗法手册》：落地穴，腘窝横纹中央直下 9.5 寸，相当于小腿中、下 1/3 交界处。主治小儿麻痹后遗症。

内踝尖 Nèihuáijiān EX-LE8

【出处】 《备急千金要方》。

【别名】 踝尖。

【定位】 在踝区，内踝的最凸起处。

【局部解剖】 皮肤，皮下组织，内踝。布有隐神经的小腿内侧皮支的分支，胫前动脉的内踝网，内踝前动脉的分支和胫后动脉的内踝支。

【功效】 定痉止痛。

【主治】 乳蛾，牙痛，小儿不语，霍乱转筋。

【操作】 禁刺；可灸。

外踝尖 Wàihuáijiān EX-LE9

【出处】 《备急千金要方》。

【定位】 在踝区，外踝的最凸起处。

【局部解剖】 皮肤，皮下组织，外踝。布有胫前动脉的外踝网，腓动脉的外踝支和腓肠神经及腓浅神经的分支。

【功效】 定痉止痛。

【主治】 十趾拘急，脚外廉转筋，脚气，卒淋，牙痛，小儿重舌，白虎历节风。

【操作】 禁刺；可灸。

四关 Sìguān

【出处】 《针灸大成》。

【定位】 第1、2掌骨骨间隙中点，近第2掌骨桡侧缘处，左右手2穴；足背第1、2跖骨骨间隙之中点，左右足2穴。实为手阳明大肠经"合谷"2穴，与足厥阴肝经"太冲"2穴组成。

【功效】 镇静开窍。

【主治】 四肢寒颤，喑哑，牙关紧闭，眩晕，高血压。

【操作】 直刺0.8～1寸；可灸。

【现代研究】

①针刺四关穴对头痛患者脑血流动力学的影响：用1.5寸毫针，用同一手法，进针深度为0.8～1寸，得气即可，针柄接G6805电针仪，选连续波，强度以病人耐受为度，持续时间为20分钟。结果表明，针刺四关穴通过交感神经调节大脑血管管径的变化，使脑血管扩张，并有可能降低脑血流阻力，改善颅内血液循环，调节经络气血的平衡，从而达到平肝潜阳，疏通经脉，通则不痛之目的。[段方胜，吴钢，郑依勇，等.针刺四关穴对头痛患者脑血流动力学的影响.上海针灸杂志，1996，15（2）：5]

②针刺四关穴治疗头痛：取四关穴，阳明头痛配印堂、攒竹；少阳头痛配太阳、率谷；厥阴头痛配百会；太阳头痛配风池、风府。患者取仰卧位，将穴位常规消毒，取用26号2.0寸长毫针，先快速垂直刺入四关穴皮下，行提插捻转手法，使针感向四周扩散或沿经传导，然后再根据不同穴位，选取26号1～2.5寸长毫针刺配穴，行捻转手法，使局部产生明显的针感，留针25分钟，其间用上述手法行针1次，10次为1个疗程。共治106例，痊愈36例，显效46例，好转21例，无效3例，总有效率97.2%。[罗志青.针刺四关穴治疗头痛106例.医学创新研究，2007，4（11）：11]

八风 Bāfēng EX-LE10

【出处】 《素问·刺疟》。

【别名】 八冲、阴独八穴。

【定位】 在足背，第1~5趾间，趾蹼缘后方赤白肉际处，左右共8穴。

【局部解剖】 蹞趾与第2趾间的八风穴，解剖同行间穴（足厥阴肝经）。第2趾与第3趾间的八风穴，解剖同内庭穴（足阳明胃经）。第四趾与小趾间的八风穴，解剖同侠溪穴（足少阳胆经）。第3趾与第4趾间的八风穴的局部解剖是：皮肤，皮下组织，第3与第4趾的趾长、短伸肌腱之间，第3、4跖骨头之间。浅层布有足背中间皮神经的趾背神经和足背浅静脉网；深层有跖背动脉的分支趾背动脉，跖背静脉的属支趾背静脉。

【功效】 截疟消肿，清热解毒。

【主治】 毒蛇咬伤，足跗肿痛，脚弱无力，足趾青紫症，头痛，牙痛，疟疾。

【操作】 斜刺0.5~0.8寸，或用三棱针点刺出血；可灸。

独阴 Dúyīn EX-LE11

【出处】 《针灸大成》。

【别名】 独会。

【定位】 在足底，第2趾的跖侧远侧趾间关节的中点。

【局部解剖】 皮肤，皮下组织，趾短、趾长屈肌腱。布有趾足底固有神经，趾底固有动、静脉的分支或属支。

【功效】 降逆和胃，调和月经。

【主治】 胸胁痛，呕吐，吐血，死胎，胞衣不下，月经不调，疝气，卒心痛。

【操作】 直刺0.1~0.2寸；可灸。

【文献摘要】 《针灸孔穴及其疗法便览》：主治难产，死胎，月经不调，小肠疝气，胸腹痛，妇人干哕，呕吐。另说可治河豚鱼中毒。

【常用配伍】

①灸关元、间使各三十壮，太冲、太溪、三阴交各三壮，肾俞以年壮，独阴五壮，治脐下结块如盆。

②灸太冲、独阴、三阴交、关元，治阴卵偏大入腹。

气端 Qìduān EX-LE12

【出处】 《备急千金要方》。

【定位】 在足趾，十趾端的中央，距趾甲游离缘0.1寸（指寸），左右共10穴。

【局部解剖】 皮肤，皮下组织。神经支配是：蹞趾和第2趾由来自腓浅神经的趾背神经、腓深神经的趾背神经和胫神经的趾足底固有神经支配；小趾由来自腓肠神经的背神经和胫神经的趾足底固有神经支配。血管供应是来源于足底内、外动脉的趾底固有动脉和足背动脉的趾背动脉。

【功效】 镇痉舒筋。

【主治】 足趾麻木，脚背红肿疼痛，中风急救。

【操作】 直刺0.1~0.2寸；可灸。

【文献摘要】《针灸孔穴及其疗法便览》：主治脚气。

第三节　有关腧穴的现代研究

随着科学技术的不断发展，研究方法和研究手段的不断改进，腧穴的现代研究也日趋深入，为今后在更深层次进行腧穴的研究打下了基础。

一、形态结构及相关物质的研究

（一）穴位组织形态的研究

中医学认为腧穴是人体脏腑经络之气输布于体表的特殊部位，它既是疾病的反应点，又是针灸的施术部位[1]。近几十年来人们对穴位组织形态进行了大量研究，除已知的常见组织形态结构外，尚未发现新的组织结构[2]。

有学者在 15 具成人尸体上，层次解剖穴位密集区的头顶部 19 个穴位，颞区 9 个穴位，胸腹臂前区 55 个穴位，脊柱区 52 个穴位，上肢末端 32 个穴位，下肢末端 38 个穴位。结果发现穴位高密度区均可见厚实、连续的致密结缔组织结构，包括腱膜、增厚的深筋膜，或两者混合体[3]。穴位层次解剖发现，人体 54.8％的穴位位于肌肉群上，肌肉外包裹着深、浅筋膜，针刺必须穿过筋膜到肌肉组织中。在对合谷的研究中发现，合谷穴的肌肉、筋膜均十分丰富，尤以深筋膜集中，认为合谷穴的形态结构产生的功能效应与肌肉、筋膜有着直接的联系[4]。有人自 1995 年以来对穴位结构进行了系统的研究，通过活体针刺留针、CT 扫描摄影，以及尸体针刺留针后解剖，发现胆经、胃经、肺经颈以下的各个穴位的"地"与结缔组织结构密切相关，其中与骨膜相关的占 54.8％，与各种筋膜相关的占 28.8％[5]。1879 年 Ehrlich 首先发现了肥大细胞（Mastcell，MC）MC 是人体疏松结缔组织内的一种常见细胞，有学者认为 MC 与人体穴位结构组成有关。人体一些主要穴位 MC 数量较非穴区多，人体深层经穴 MC 密集成群，数量多，明显高于非穴区[6]。亦有人观察"足三里"穴区肥大细胞的分布和针刺时肥大细胞的变化以探讨穴区的组织结构，结果发现"足三里"穴区肥大细胞是伴随血管分布而来的，针刺可引起肥大细胞的颗粒释放，释放的颗粒散在于皮下组织和肌肉内，多位于小血管旁[7]。近些年来随着计算机技术的发展，穴位结构的研究已由传统的人体层次解剖方法、断面解剖方法、显微和超微解剖方法，推进到计算机三维图像重构对穴位形态学的研究。有人利用三维浏览软件对十四经 361 个穴位在重建的虚拟人体上进行研究，发现穴位区的组织结构可分为真皮层致密结缔组织、皮下疏松结缔组织、肌间隔疏松结缔组织、神经血管束疏松结缔组织、器官门疏松结缔组织 5 种类型[8-9]。另有人从巨微解剖、三维图像重构对神门、足三里、三阴交、内关、合谷等穴进行了穴位与非穴位的对比研究，发现穴位与非穴位未发现除神经、血管、淋巴、筋膜、肌腱、肌肉等组织外的特殊结构，只有人体正常已知组织的不同分布，穴位非由一种组织结构组成，而是由多种组织共同构成的一个立体结构[10-14]。

经穴与血管的关系在中医古代文献中早有相关记载。近代学者从形态学角度进行的研究亦不少见。如有研究认为穴位的血管分布有规律性，约 45.5％的穴位分布在大血管周围，18.6％的穴位在血管上。组织学观察到穴位的小血管和毛细血管网在皮下组织内异常丰富，约占 99.6％[15]。另有学者研究了 309 个经穴与动、静脉的关系，发现有 286 穴正当动脉干处，或旁有动、静脉干，占 91.62％[16]。亦有人对小腿骨间膜的血管分布及其与穴位的关系进行了研究，在 15 例小腿标本及 3 例成人新鲜小腿标本上，使用乳胶及墨汁灌注血管，在小腿骨间膜上用巨微解剖、图像分析等方法观测骨间膜血管的分支分布特点。结果发现小腿骨间膜有胫前动脉特定的呈节段性的骨间膜支分布，骨间膜支多分布于胆经及胃经沿线，在相当于外踝尖 3、4、5、7 寸处的血管密度值明显高于各寸之间区域。提示小腿骨间膜血管主要呈节段性分布，骨间膜胆经及胃经穴位区血管较密集[17]。

有关穴位与神经关系的形态学研究最为多见，早期有学者采用穴位层次大体解剖的方法，发现穴位大多数位于神经干和神经周围。穴位 34.2% 位于大神经干上，90% 的穴位处于神经干周围。组织光镜观察大多数穴位的神经末梢丰富。穴位感受器是神经末梢，既包括神经束、游离神经末梢、神经干支、环层小体，也与肌肉肌梭、血管壁神经等结构有关[18]。对穴位与神经关系的散在报道亦为多见。如有人观察到三阴交穴浅层有小腿内侧皮神经，深层有胫神经主干通过，非穴区未发现有大神经干，此与神门、内关穴相似，考虑其针刺效果主要是通过大神经干起作用[11]。也有人沿针刺作断面解剖观察"手三里"穴进针层次深度及针体周围结构的形态特征，发现针体周围 93% 为含桡神经深支和桡侧返动脉的致密结缔组织[19]。在对 40 具成人尸体、80 例下肢层次解剖阳陵泉穴的观察中，发现阳陵泉穴区可见扇形分布的腓总神经胫骨前肌支和膝关节支，经穴后下方为腓深神经肌腓骨管段和腓浅神经，提示阳陵泉穴与腓总神经分支关系密切[20]。另有研究从穴位注射的安全角度对合谷穴与正中神经返支，足三里穴与胫前动脉、腓深神经及胫神经的定位惯性等进行了研究，为临床提供了安全操作资料[21-22]。除了从穴位与周围神经关系的层次进行人体解剖研究外，有人通过腹腔注射胆碱能 M 受体阻滞剂和交感神经节阻滞剂发现其可明显减弱电针"四白"穴对大鼠胃肌电的增强效应，而腹腔注射肾上腺素能神经阻滞剂后出现胃运动增强效应，从而从针效的角度阐述穴位与神经的关系[23]。还有人通过对大鼠"足三里"穴区一氧化氮合成酶（NOS）阳性神经纤维来源的研究，发现 $L_4 \sim S_1$ 脊神经节内有 NOS 阳性神经元的周围突分布于"足三里"穴区，$L_4 \sim S_1$ 脊髓第 IX 板层有 NOS 阳性神经元投射到"足三里"穴区，说明"足三里"穴区的 NOS 阳性神经纤维联系可能是"足三里"穴针刺效应的重要形态学依据之一[7]。近些年来，人们对神经通过脊髓和大脑作用通路的形态研究逐步深入，尤其是脑干的各种核团和网状结构的形态作用更加受到重视，故穴位与神经关系的形态研究也不单纯局限在穴位局部的周围神经。有人对足阳明胃经脊髓脑干神经网络等研究的结果表明，足阳明胃经解溪穴的传入纤维可投射到 $L_6 \sim S_3$ 的脊髓后角，足三里穴的传入纤维可投射到 $L_4 \sim S_3$ 的脊髓后角，并有可能形成以胶状质为中心的神经网络，两者在 $L_6 \sim S_3$ 的脊髓节段相互重叠和交汇。解溪、足三里的传入纤维不仅可投射到延髓和薄束核，而且还可投射到楔束核和三叉神经脊束核，在一定条件下，刺激解溪和足三里穴，在薄束核中产生兴奋扩散并波及楔束核和三叉神经脊束核，产生由下肢至躯干直达面部的感传[7]。还有研究表明，电针四白、足三里对大鼠胃肌电有明显的兴奋作用，而在电解损毁孤束核（NTS）后，电针四白、足三里穴对大鼠胃肌电的兴奋作用明显减弱，提示 NTS 是足阳明经与胃联系通路中的一个重要初级中枢。在对 c-fos 表达的研究中发现，与针刺四白旁开点、颧髎等比较，电针"四白"穴和胃扩张模型在 NTS 内有大量的 fos 样免疫反应性神经元表达，两者的高表达提示来自电针"四白"穴和胃扩张刺激的感受传入可能会在 NTS 发生汇聚、整合[24]，这从另一角度探讨了穴位与相应中枢核团的关系。

有关穴位与淋巴组织的研究，多散见在穴位与其他组织结构的研究中。有人对 10 例童尸，20个下肢的12个常用穴位的浅表淋巴管的分布进行了观察，除阳陵泉、风市、承扶未注出淋巴管外，其足太阳膀胱经的昆仑、承山及委中穴多数则有1～3条下肢后组的淋巴管通过，同一淋巴管常经过上述的3个或2个穴区。足太阴脾经的三阴交、阴陵泉及血海穴有1～5条前内侧组淋巴管通过，同一淋巴管常过其中的3个或2个穴区。在2侧例的髀关及4侧例的足三里穴见到充色的淋巴管，且是起自穴区的附近或是穴内[25]。

（二）穴位与相关物质及机能调节的研究

穴位与相关物质的研究主要体现在经穴处或针刺时穴位组织中相关离子及其活性物质的变化。有研究采用自行研制的 K^+、Na^+、Ca^{2+}、H^+ 复合式针灸型离子选择性微电极，对针刺同经或异经穴位时足三里穴内的 K^+、Na^+、Ca^{2+}、H^+ 等离子活度进行了检测，观察到在针刺同一穴位时确有 K^+ 的升高，伴有 Na^+ 的同步下降，反之亦有 K^+ 降低，Na^+ 则升高的负相关现象。在同步观察 Ca^{2+}、H^+ 活度变化中，发现 Ca^{2+} 活度在针刺后30分钟，同一穴位点内高于针前值（$P<0.05$），而其他时间内亦偏高于同经异穴或异经异穴，但未达显著性差异。在 H^+ 活度变化中，则见针刺过程中 pH 值显著下降[26]。有人对健康人体经穴处 Ca^{2+} 浓度进行了在体探测，结果在所测的14对测试点中，有9对 Ca^{2+} 浓度明显高于旁开对照的非经非穴处，提示经穴处存在 Ca^{2+} 浓度的富集[27]。还有研究利用针型传感器技术，在人体足阳明胃经循行的腹部、大腿、小腿的部分腧穴的测定中发现，氧分压在足阳明胃经的腹部具有一定特异性，也可能与穴位的能量代谢有关[28]。

在对穴位与相关物质研究的同时，也有许多人针对穴位对机体机能的调节进行了大量研究，为避免针刺腧穴对脏腑功能调节作用的重复阐述，本处只对穴位观察中的相关机能变化予以简单阐述。有研究对20例健康人利用激光多普勒微循环血流测定仪，同步测定穴位和相应对照点血流量、血流速度，结果显示：人体穴位的血流量极显著地高于相应对照点；穴位点血流速度相对较慢；刺激可提高微血管自律运动的振幅，增加穴区的血流量[29]。有的人在胃肠电活动的研究中发现，针刺足三里穴能使紊乱的综合肌电图周期趋于正常，使胃电快波活动增多，有50%以上的胃电节律针刺后好转，波形较前规则整齐[7]。还有人采取针刺手阳明经合谷穴，记录沿经近心端的手三里、臂臑穴的肌电发放，并将针刺过程中出现不同特点的电位分为 A、B、C、D 四型。发现 A、B 两型具有循经的特异性。同时还对针刺诱发的这种肌电信号进行了计算机功率谱的分析，功率谱的大小反映能量的增减，实验发现，最高功率（能量）多集中于经穴，高功率（能量）区多呈纵向循经分布[30-31]。亦有人对126名健康人和病人穴位肌电进行观察表明，穴位肌电是一种以两极及三相电位为主的，低电压、短时限、长持续规律发放的肌电，而且穴位肌电是在肌肉松弛状态下引出的[7]。

随着功能性磁共振成像技术的发展与普及，不少学者从针灸穴位与功能性磁共振成像的相关性开展了研究。有人利用正电子发射断层摄影术（positron emission tomography，PET）和磁共振脑功能成像（functional magnetic resonance imaging，fMRI）技术研究针刺足三里穴脑功能的变化，结果显示：针刺右侧足三里穴引起视丘下部、同侧室旁核和双侧颞叶的葡萄糖代谢和脑血流增加[32]。也有人利用 fMRI 成像原理研究电针右侧曲池穴引起大脑多个区域的激活，包括同侧初级躯体运动区、辅助运动区、双侧感觉区以及这些感觉的高级整合区，同时观察到下丘脑、扣带回、尾核、中脑导水管有明显的信号变化，并且皮层下结构存在复杂的信息整合过程，证明了电针曲池穴通过中枢神经系统激活相应的脑皮层[33]。另有人利用 fMRI 研究治疗临床智能障碍的常用腧穴内关、神门，发现针刺内关主要激活额叶，针刺神门主要激活颞叶，而额、颞叶被认为与智能有关，说明针刺这两个穴位选择性地激活与智能相关的大脑皮质，证明了穴位大脑特殊对应通路的存在[34]。

二、腧穴生物物理特性的研究

（一）腧穴电特性的研究

早在 20 世纪 30 年代，清小芳太郎就采用测量皮肤电阻的原理进行过针灸点电阻抗的测量。20 世纪 50 年代，中谷义雄采用串联式直流测定仪检测穴位电阻，指出了"良导点"、"良导络"现象。进入 20 世纪 80 年代后，随着科学技术的飞速发展，我国许多学者对经穴电阻的研究进入了一个新阶段，大部分研究表明经穴具有低电阻抗特性。有人对家兔"内关"穴区皮肤电阻的测定及其影响因素的观察显示，穴区皮肤电阻明显低于非穴区，麻醉和死亡不改变穴区低电阻特性，穴区局部皮肤状态的变化如温度、湿度和损伤等都可使皮肤电阻有意义地降低[7]。有研究观察了排卵前后三阴交等穴电阻值的变化及雌激素对穴位电阻的影响，发现穴位电阻的增高与排卵活动存在着一定的关系，雌激素可降低穴位电阻[7]。还有人观察了不同疾病患者及妇女月经周期与妇科虚实证经穴阻抗值的变化，结果表明经穴与脏腑、经脉与官窍的相关性，同时还显示了育龄妇女在月经周期的各期中，经前与经后冲、任脉阻抗值有明显差异，在病理状态下，虚证组的阻抗值比正常组高，实证组比正常组低[7]。另有人观察了耳部手术和甲状腺手术中麻醉患者太冲穴与涌泉穴皮肤电流变化，结果显示，麻醉后两个穴位的皮肤电流均有明显下降，其中涌泉穴在耳部手术过程中皮电下降明显低于甲状腺手术患者，太冲则结果相反，说明了经穴与脏腑、器官间的联系[7]。也有人采用自行研制的人体穴位表面电阻测定仪分别于春、夏、秋、冬对 2281 名健康人胃经的五输穴体表阻抗进行测试，结果显示：各季节组胃经五输穴体表阻抗均按足三里、解溪、陷谷、内庭、厉兑呈现明显的顺序规律降低[35]。尽管目前关于经穴电阻抗特性的研究取得了初步成果，但在研究中仍存在一些尚待解决的问题，有人归纳了三方面：其一容易受多种因素影响，其二不能反映深层组织的变化，其三未能分析经穴组织的容性特性[36]。鉴于穴位电特性探测的手段和方法存在一些问题，使探测结果可重复性差，故有人对新探测方法提出了设想，提出"穴位电特性探针"，通过对穴位内各解剖层次的电特性实时、动态的探测，可以较全面地反映穴位电特性全貌，同时由于人体组织内环境的相对稳定，可以避免传统探测方法的影响因素[37]。

近些年来，对穴位伏安特性的研究逐渐增多，有人应用自行研制的穴位伏安特性检测仪测试正常人太渊、冲阳两穴伏安特性，结果显示太渊、冲阳两穴伏安面积反应穴位电阻的高低与对照点比较均无明显差异，而惯性面积则存在显著差异，穴位惯性面积明显小于对照点[38]。还有人对其近 10 年来有关穴位伏安特性的研究工作进行了整理分析。结果发现人体穴位伏安特性曲线具有非线性、惯性两大特征。与对照点比较，穴位低电阻特性并非普遍存在，而低惯性特征则较具有普遍性，体现为穴位惯性面积明显低于对照点。并发现尸体穴位伏安面积和惯性面积均明显小于正常人，正常人穴位所具有的非线性和惯性特征在尸体上消失。这一结果说明，穴位的某些功能仅体现于人体的生命过程中，生命终止后不复存在[39]。

（二）腧穴光特性的研究

在经络腧穴生物物理学早期研究中，有学者认为生物体表均不断地向外发射出微弱的冷光,在用光子计数器对人体体表发光强度测定中发现,腧穴均比非穴位点发光强度高,两者有非常显著的差异,说明穴位具有显著的高发光特性。近些年来亦有人认为穴位处的发光强度高于周围非穴处的发光强度,某一固定部位,发光强度相对恒定。健康人体左右体表发光强度对称,而病人则可在左右体表测到一个或几个不对称的发光信息点,并在针刺治疗后向对称明显转化[40]。还有人发现正常人体背部腧穴经穴超微发光点对称,而发作期的支气管哮喘和慢性胃炎病人则呈非对称分布[41]。也有人在实验观察中发现体表发光受外界因素影响很大[42]。

有人在对穴位温度与电阻相关关系的研究中发现在 20 例家兔中,右内关穴区平均温度为 (36.41±0.64)℃,穴旁温度为 (35.19±0.72)℃;左内关穴区平均温度为 (36.48±0.54)℃,穴旁温度为 (35.33±0.73)℃;右心俞穴区平均温度为 (36.21±0.40)℃,穴旁为 (35.41±0.36)℃。实验结果显示,穴位区的平均温度均高于非穴区,各穴区温度与旁开温度比较均具有统计学差异[43]。任何温度大于绝对零度的物体都具有向其周围放射红外线的功能,人体同样也是红外源。有研究表明人体红外辐射存在较大的个体差异,但所有光谱的峰值都在 7.5μm 附近,主要辐射光谱的峰值范围在 5~12μm 之间,占总辐射强度的 90% 以上;实验同时检测了内关穴、劳宫穴、合谷穴 35C 黑体辐射的光谱,结果发现:在 2~2.5μm 和 15μm 两个波段上人体有比黑体辐射更强的辐射存在[44]。还有研究发现,隔附子饼灸、隔姜灸和隔蒜灸 3 种传统间接灸与人体红外辐射光谱有惊人的一致性,即上述 3 种传统灸法与穴位之间存在着能量共振[45]。

三、腧穴特异性的研究

腧穴特异性是指腧穴对其相关机能活动所具有的某种特殊性的影响,强调了穴位在治疗疾病中的特殊作用,是腧穴现代临床与实验研究中的重点。限于篇幅又为避免与其他章节内容的重复,故摘其要阐述。有研究将 SD 大鼠随机分为假手术对照组、模型对照组、电针治疗组(取左侧肩髃、外关、髀关、足三里穴)、穴位对照组(取左侧清冷渊、灵道、箕门、漏谷穴)、非穴位对照组(取左侧天泉与曲泽连线中点、曲泽与郄门连线中点、五里与阴包连线中点、膝关与中都连线中点),每组 10 只。阻断大鼠一侧大脑中动脉造成局灶性脑缺血模型(MCAO),观察大鼠神经病学症状、被动性条件反射、血液黏度、血小板聚集和脑梗死面积。结果:与模型对照组比较,电针治疗组能明显改善 MCAO 大鼠神经病学症状,延长被动性条件反射潜伏期,减少错误次数,显著缩小脑梗死面积,疗效明显优于穴位对照组和非穴位对照组。提示针刺对脑缺血的治疗作用具有明显的穴位特异性[46]。有人将 100 名 18~22 岁健康男性随机分成 6 组,即针刺非经穴组(对照组,针刺大腿正中线髌骨上缘上 4 寸处);针刺足三里穴组;针刺关元、气海穴组;针刺委中穴组;针刺阴陵泉穴组;针刺膏肓穴组。以淋巴转化试验、活性玫瑰花环试验、自然杀伤(NK)细胞活性测定作为观察指标,结果足三里组,关元、气海组,膏肓组淋巴细胞转化率明显升高,活性玫瑰花环形成率显著增加,NK 细胞活性呈增强趋势,而非经穴组、委中组、阳陵泉组则针刺前后未见明显变化,从而也显示了腧穴作用的特异性[47]。还有人将 60 只 SD 大鼠随机分为 6 组,即合谷组、偏历组、曲池组、外关组、阳池组、消泺组。缩窄腹主动脉法建立低血压模型,并给予电针治疗 1 次,分别测量各组大鼠造模前及治疗前、后血压。结果显示:合谷、偏历、曲池组大鼠血压均升高,治疗前、后血压比较具有极显著性差异($P<0.01$);外关、阳池、消泺组治疗前、后比较无显著性差异。提

示电针合谷、偏历、曲池穴能改善低血压模型大鼠低血压状态，外关、阳池、消泺穴对低血压状态无明显影响[48]。另有人在心肌缺血再灌注损伤大鼠模型上，分别观察电针内关、神门、合谷对缺血再灌注大鼠心肌能量代谢及组织形态学的影响；并观察其与心肌细胞膜钠泵活性及其基因表达的影响。结果发现电针内关组对心肌缺血再灌注损伤大鼠血清中三磷酸腺苷含量的提高，以及降低血清中二磷酸腺苷、一磷酸腺苷、腺苷含量作用明显，提示电针内关穴对心肌能量代谢起调节作用，作用明显优于电针神门和合谷；电针内关对心肌缺血再灌注损伤大鼠的心肌病理形态学结构亦有良好的促进修复作用，尤以心包经（内关穴）的疗效最为显著，而心经（神门穴）次之，大肠经（合谷穴）影响不明显。在对心肌缺血再灌注损伤大鼠心肌细胞膜钠泵活性及其基因表达影响的观察中，结果亦显示电针"内关"在一定程度上上调钠泵的基因表达，增强其活性，而电针"神门"、"合谷"仅有上调钠泵基因表达、增强其活性的趋势，与模型组比较无显著性差异，体现了穴位对相关功能调节的差异性，其手厥阴心包经内关穴作用优于心经神门穴是否因心包与心主血脉关系密切，心经与心主神明关系密切相关，有待进一步深入研究[49-50]。

经穴特异性研究，是经穴获得效应，以及阐释经脉（穴）与脏腑相关的核心部分。国家科技部高度重视该领域的工作，于2006年专门设立"基于临床的经穴特异性基础研究"国家重点基础研究发展计划（973计划）中医理论专项，接受全国研究单位的申请。科技部共受理38份申请书，经三轮专家评审，最终6个课题通过终审，获准立项[51]。

四、经穴脏腑相关的研究

腧穴是人体脏腑经络之气输注于体表的特殊部位，它既是内脏疾病的反应点，又是体表针灸等治法（刺激）的施术部位。经穴均分别归属于各经脉，经脉又隶属于相应的脏腑，故腧穴—经脉—脏腑间形成了不可分割的联系。本处仅以目前研究较多的手厥阴经穴与心相关，足阳明经穴与胃相关作为重点，简述针灸等刺激体表经穴对相应脏腑的调整作用以证实经穴与脏腑间存在相对的特异性联系。在手厥阴经穴与心相关的研究中，有人通过针刺"内关"、"足三里"穴，发现针刺"内关"穴对早期急性心肌缺血性损伤程度和范围有明显的减轻和缩小效应，对心肌细胞的缺血性损伤有加速恢复的效应。并观察到针刺冠心病患者神门、内关、间使、支正等穴，对血液 5-HT、NE、TXB_2、6-keto-$PGF_{1\alpha}$ 的变化，结果显示，TBX_2、T/P 比值与 5-HT、NE 含量均增高，呈明显正相关[7]。还有人观察到家兔急性心肌缺血区的微血管内皮细胞损伤严重，淤滞肿胀的红细胞形成血栓，造成微血管通路阻塞。经电针"内关"穴后，心肌缺血区开放扩张的微血管数量明显增多，微血管内皮细胞的损伤减轻，红细胞不肿胀粘连，不形成血栓，同时，微血管内皮细胞向心肌输送物质的功能增强[52]。有研究观察到心肌缺血再灌注损伤大鼠的心肌细胞 Ca^{2+} 荧光强度明显高于空白组，造成了钙超负荷，针刺手厥阴"内关"及"郄门"Ca^{2+} 荧光强度明显降低，说明心肌细胞内钙超载的程度得到了抑制，而针刺"支沟"则荧光强度与模型组没有差异，体现了手厥阴"内关"与心的相关性[53]。另有人从分子生物角度观察电针大鼠"内关"穴对心肌缺血再灌注损伤大鼠心肌细胞膜钠泵活性及其基因表达与心肌肌浆网钙泵活性及其基因表达，并与电针"神门"、"合谷"进行比较，结果发现电针"内关"穴，能使钠泵、钙泵活性增强，基因表达上调，作用优于电针"神门"，而电针"合谷"与模型组比较未见明显差异，这一结果亦证实了经穴与脏腑间有着相关的特异性联系，电针心包经"内关"穴对上述活性物质与基因表达作用强于电针心经"神门"穴。明代医家李梴指出，人心有二，一是"血肉之心"，二是"神明之心"。从现代解剖生理学角度看，"血肉之心"似指胸中的心脏，而"神明之心"的功能则与脑的功能相近。结合本实验结果分析心包经和心经的腧穴主治不难发现，心包代心行事，其功能表现在代心主持血液在脉管中运行，因此心包经穴位多用于治疗心主血脉方面的病证，如心痛、胸痹等心血管系统病变；而心经经穴则以主治神志病为主，《灵枢·经脉》中提到手少阴心经有一支脉从心系，上挟咽，系目系，此目系是指眼后与脑相连的组织，故心经经脉与脑联系密切，再加上"神明之心"和"脑为元神之府"之说，故能解释心经穴位多主治有关神智方面的病证，如失眠、多梦、健忘、癫、狂、痫等疾患。故上述结果从另一角度说明经穴对靶器官机制的调节作用与经脉（穴）脏腑间的特异联系是分不开的[50-54]。

在足阳明经穴与胃相关的研究中，有人从临床与实验两方面进行了系列的观察，结果证实针刺足阳明经穴（如足三里、上巨虚、梁门、天枢、四白等穴）对胃窦面积、胃幽门括约肌张力、胃蠕动、胃排空、胃电功率谱、胃压力波、胃肌电、胃黏膜损伤的保护具有一定影响。证实足阳明经穴与胃存在相对特异性联系，并进一步观察了静滴阿托品造成胃运动抑制的情况下，观察针刺足阳明经足三里、天枢、梁门、四白穴对家兔胃窦平滑肌细胞内钙离子浓度的影响，并设针刺足少阳经阳陵泉、带脉、日月、阳白；针刺足太阳经承筋、背下点、背上点、攒竹等作为对照。结果显示：针刺足阳明经穴能使 M 受体阻断后胃运动抑制的胃窦平滑肌细胞内钙离子浓度明显高于其他各组。这一结果不仅提示针刺足阳明经穴对胃运动的促进作用是通过升高胃平滑肌 $[Ca^{2+}]$ 实现的，也显示了经穴与相关脏腑有着相对的特异联系[55]。另有观察显示，电针家兔足阳明经"足三里"、"四白"能上调胃窦组织中胆囊收缩素受体基因（CCKA-R-mRNA）的表达，电针足少阳经"阳陵泉"及足太阳经"承筋"则无此效果，从而亦证实了经穴与脏腑的相关性[56]。还有研究将 SD 大鼠随机分为 6 组，即电针"四白"穴组、电针"四白"穴旁开组、电针"颊车"穴组、电针"颧髎"穴组、胃扩张模型组和空白对照组。采用免疫组织化学方法观察 c-fos 在 NTS 的表达。结果显示电针"四白"穴组和胃扩张模型组 NTS 内均有较多的FOS 样免疫反应（FLI）阳性神经元表达，且主要分布于内侧亚核（mNTS），并以延髓中尾段分布较多，其余亚核内较为稀疏，两组的 FLI 阳性神经元数目在 mNTS 比较，$P>0.05$；电针"颧髎"穴组和电针"颊车"穴组亦有一定数量的 FLI 阳性神经元表达；电针"四白"旁开组有少量 FLI 阳性神经元表达；空白组只有正常状态下的低 FLI 阳性神经元表达。提示电针"四白"穴和胃扩张模型在 mNTS 内大量的 FLI 阳性神经元表达，两者的高表达提示来自电针"四白"穴和胃扩张刺激的感觉传入可能会在 NTS 发生汇聚、整合，从而影响胃的机能状态；同时还提示了穴位作为体内脏腑疾病的反应点和体表针刺治疗的作用点，与非经穴点之间的差别，穴位与内脏间确实存在特异的联系[57]。还有人从脊髓背角神经元对胃扩张及电针猫"足三里"穴的反应，发现电针"足三里"穴能够翻转或拮抗胃扩张所引起的脊髓背角神经元放电的改变。结合针刺"足三里"穴可影响内脏神经节后纤维胃支传出冲动的变化这一现象，似可认为针刺"足三里"穴的电信号能够到达靶器官——胃脏，从而调节其功能活动。并且还观察了"三阴交"穴（脾经）对背角神经元放电活动的影响，结果显示，对针刺"足三里"穴反应的神经元多于对针刺"三阴交"穴反应的神经元，电针"三阴交"穴不能翻转或拮抗胃扩张引起的背角神经元放电的改变。这不仅提示穴位之间存在相对特异性，也提示了经穴与脏腑间的联系也有着相关的特异性[58]。

五、腧穴诊断的研究

由于经穴与脏腑间的有机联系，当脏腑发生病变时往往在体表相应的腧穴有所反应。反之，借助这些病理体征或反映可为疾病的诊断提供参考。如有人对冠心病、高心病气虚证患者心经、心包经原穴导电量进行了测定，发现心气虚证患者两经原穴导电量普遍偏低，与非心气虚证组及正常对照组比较，差异有非常显著性意义；手部六经中，心经、心包经原穴导电量偏低，而其他四经原穴导电量仍在正常范围。结果提示心经、心包经原穴导电量的测定对心气虚证的辨证诊断有着定位、定性、定量的意义[7]。也有人为了进一步观测小儿疳积证诊断指标，分别对 116 例门诊病儿及 58 例健康幼儿进行了针刺四缝穴刺液的观察。结果发现四缝穴刺液的出现与否和体重关系不明显，而与患病引起脏腑功能紊乱有关，当疾病渐趋康复，四缝刺液也明显减少乃至消失[7]。另有人应用穴位诊断法进行肿瘤普查，发现新大郄与新内郄异常者中肿瘤确诊率高达 66%[7]。还有人对人体穴位在生理、病理情况下伏安特性的变化进行了较为系统的研究。结果发现在病理情况下心律失常患者及病毒性心肌炎患者大陵穴失去了正常人穴位所具有的低电阻和低惯性特征。与正常观察对象比较，病毒性心肌炎患者内关、大陵 2 穴伏安面积和惯性面积均明显增大。心律失常患者大陵、内关 2 穴伏安面积明显高于正常人，内关穴惯性面积也明显高于正常人。病毒性心肌炎患者和心律失常患者内关、大陵 2 穴均呈明显的左右失衡状态。另外还观察到胃炎活动期患者所测 8 个穴的惯性面积均明显大于正常人。胃炎稳定期病人除梁丘穴的惯性面积仍明显大于正常人外，其余 7 个穴位惯性面积及所测 8 个穴的伏安面积与正常人比较均无明显差异。胃炎稳定期病人内关、冲阳和足三里的惯性面积明显小于活动期病人，而胃炎稳定期病人所测 8 个穴的伏安面积与活动期病人比较均无明显差异。消化性溃疡患者足三里、梁丘和中脘 3 个穴位的惯性面积和伏安面积均明显大于正常人，冲阳穴的惯性面积明显大于正常人，公孙穴的伏安面积也明显大于正常人。胃下垂患者冲阳、阴陵泉和足三里穴的惯性面积均明显大于正常人，梁丘穴的惯性面积和伏安面积均明显大于正常人。[39]。

还有人对人体十二经脉井穴电阻比值与疾病相关性进行了研究，即应用电阻比值测定仪对 60 例健康受试者的十二经脉井穴电阻比值进行测定，以其作为标准与 20 例病人及 3 例更年期患者的测定结果进行了比较，结果发现健康人十二经脉各经井穴电阻比值呈四步变化趋势，其平均测量值范围为 1.15～0.77 均值为 0.961；30 例病人十二经脉井穴电阻比值整体均值为 0.873，二者呈显著差异。认为经络诊断方法在临床上存在一定意义[59]。除此以外还有人从经穴的压痛，以及相关经穴或部位所出现的条索状以及各种不同形状的硬结、结节等阳性反应物来诊察相关疾病，但毕竟由于各种诊察手段的影响因素较多，故结果只能为临床诊断提供参考。

六、腧穴配伍及拮抗作用的研究

近些年来针灸工作者开始注重腧穴配伍的协同效应及穴位中相互间是否存在拮抗作用，以期寻求最佳的穴位配伍，摒弃不必要的穴位搭配，提高临床疗效。特别是穴位拮抗效应的研究起步较晚，有待进一步深入研究。

(一) 腧穴配伍作用的研究

腧穴配伍，是指两个或两个以上的腧穴配合应用，以加强穴位之间的协同效应，提高临床疗效，是针灸治疗中不可缺少的重要环节。古今医家对此均十分重视，并总结了许多确有成效的配穴方法，如按部位配穴的远近配穴、上下配穴、前后配穴、左右配穴；按经配穴的本经配穴、表里经配穴、同名经配穴、子母经配穴等[60]。近代的许多针灸工作者根据疾病的具体情况及个人的经验等开展了多方面的研究。在临床观察中，有人以 30 例慢性支气管炎、支气管哮喘患者为观察对象，分别观察针刺肺俞、中府、肺俞配中府 3 种不同穴组对肺功能的影响。发现针刺肺俞配中府对肺功能的改善最明显，针刺肺俞穴的改善作用较弱，而针刺中府穴后，肺功能没有产生显著性变化。提示俞募配穴法选择的肺俞配中府能产生协同作用[61]。还有人采取单独针刺内关、太冲和同时针刺内关、太冲观察原发性高血压患者的降压效果。结果显示，三组穴位均能不同程度地降低收缩压，其中以内关、太冲配伍效果最为明显[62]。有研究采用电刺激正常人下肢胫后神经获得痛相关成分 P_{250}-N_{350} 复合波作为反映疼痛的客观指标，观察到针刺秩边、次髎组与针刺合谷、三阴交组都具有镇痛作用，但对于产妇产程缓慢、子宫收缩无力者，应优先选择合谷、三阴交组；以疼痛为主的产妇，应优先选择秩边、次髎组以有效地抑制疼痛[63]。另有人在临床治疗中对穴位配伍积累了一定经验，认为醒脑开窍宜选膻中、内关；清热肃肺宜选鱼际、太溪；行气导滞、调和胃肠宜选下脘、陷谷；舒筋活络、祛风止痛宜选后溪、束骨[64]。也有人对 20 例椎-基底动脉供血不足的患者分 3 次分别观察针刺经穴组（风池、天柱）、夹脊组（C_4～C_6）及配伍组（同时针刺两组穴位）经颅多普勒超声对椎-基底动脉收缩期血液速度（vsys）进行检测。结果显示：3 组针刺后椎-基底动脉的 vsys 均较针前显著提高，从即刻效应看，未见两组配合的协同作用[65]。在实验观察中，有人对胃黏膜损伤大鼠按析因设计随机分为 8 组，即模型组、足三里组、中脘组、内关组、足三里＋中脘组、足三里＋内关组、中脘＋内关组、足三里＋中脘＋内关组。采用无水乙醇灌胃法制作急性胃黏膜损伤模型。除模型组外，其他组大鼠在相应穴位施以电针。电针治疗结束 1 小时后，取大鼠的胃黏膜组织，分别进行胃溃疡指数的计算、组织学观察，并运用透射电镜进行超微结构观察。结果显示：7 个电针组与模型组相比，胃黏膜损伤指数和病理损伤积分显著降低（$P<0.05$）。足三里＋中脘＋内关组与其他 6 个电针组相比，两项指标降低更显著（$P<0.05$）。超微结构观察见模型组胃黏膜壁细胞、主细胞内线粒体肿胀，嵴排列紊乱、断裂，甚至溶解；各电针组胃黏膜细胞损伤程度减轻，足三里＋中脘＋内关组更为明显。提示"足三里"与"内关"和"中脘"配伍对大鼠胃黏膜损伤的保护具有协同作用，而"中脘"与"内关"配伍的协同作用似乎不明显，但如果将 3 个穴位配合起来，则效应大大加强，说明"足三里"＋"内关"＋"中脘"具有较好的协同作用[66]。还有人将 32 只 Wistar 大鼠随机分为 4 组：空白组、模型组、天枢上巨虚组、天枢大肠俞组，对其结肠组织肠损伤进行评分，检测其血清 NO、MDA 含量的变化。结果显示：模型组与空白组比较，NO、MDA 含量明显升高；模型组与各治疗组比较，各治疗组 NO、MDA 含量明显降低；天枢上巨虚组与天枢大肠俞组比较，又见天枢上巨虚组血清 NO、MDA 的含量降低明显。提示俞募配穴与合募配穴对大肠腑病均有较好的治疗作用，但以合募配穴效应较佳[67]。另有研究对比了足三里、命门、大椎单穴针刺以及不同穴位的两两合用，对荷瘤 CTX 化疗大鼠抗氧化作用的影响，发现穴位合用对小鼠抗氧化的作用优于穴位独用，而三穴的合用效果更好[68]。以上研究证实了腧穴配伍恰当可起到协同作用，增强疗效。

（二）腧穴拮抗作用的研究

药物有拮抗作用，腧穴间是否也存在着拮抗作用，以往鲜有研究，近年来有关腧穴的拮抗作用渐有报道。如有人采用电针对正常小鼠胃肠推进功能与油脂减弱小鼠胃肠推进功能以及电针对小鼠耗氧速率影响的腧穴拮抗效应进行了实验观察。结果显示：电针足三里、内关配脾俞、内关配足三里均能明显促进正常小鼠胃肠推进功能，而足三里配脾俞及内关、脾俞、足三里三穴配伍，其效应均明显减弱，提示这两种配伍可能存在拮抗效应；灌注油脂后，小鼠胃肠推进功能极显著减低，电针"内关"配"脾俞"有显著的促进作用，呈协同效应，但加配"足三里"后，电针效应反不明显，说明"内关"、"脾俞"、"足三里"三穴配伍呈拮抗效应；电针小鼠"脾俞"与"脾俞"配"足三里"可使其耗氧速率显著降低，而电针"内关"配"脾俞"及"内关"、"足三里"、"脾俞" 3 个配穴则呈现拮抗效应[69,70,71]。也有人选用乌头碱诱发家兔室性心律失常，观察其心律失常持续时间，结果显示分别电针"内关"、"神门"、"心俞"均有显著疗效，而 3 穴合用则效果无显著提高甚或下降[72]。而有人以椎-基底动脉收缩期血液速度（vsys）为指标，分别针刺风池、天柱、$C_4 \sim C_8$ 颈夹脊以及经穴夹脊同刺，观察椎-基底动脉供血不足患者 vsys 的变化，结果未显示出两者之间的拮抗作用[65]。

腧穴配伍是临床常用的选穴治疗方法，其目的是想通过腧穴的协同作用增强其临床效应，而腧穴的配伍中是否也与药物一样会呈现拮抗效应？此方面研究可杜绝临床选穴的随意性以及不必要的多针刺，并能从中提炼腧穴配伍的规律。由于该研究起步较晚，尚有待进一步广泛化与深化。

七、腧穴标准化的研究

为了促进国际针灸学术交流，加速国际针灸发展，需要制定一套国际通用的标准化穴名。1958 年，我国针灸学者就开始了针灸穴名国际标准化的工作，决定采用汉语拼音穴名作为国际标准化穴名方案基础。1980 年，中国针灸学会成立了穴位研究委员会，于1982 年公布了"中医针灸穴名国际化方案"。世界卫生组织（WHO）西太平洋区于 1981年 12 月经过协商制订了十四经穴名标准化方案。该方案包括三个要素，即由经穴名的英文字母和数字编号、汉语拼音穴名和汉字组成。在标准化穴名中，穴名的字母数字编号居左，汉语拼音名居中，繁体字和简化字（圆括弧内的）居右。同时建议收集、整理和制定经外穴名、耳穴名和头针穴名标准化方案。中国针灸学会为此召开专门会议，讨论制订了"经外穴名国际化标准方案"、"头针穴名国际化标准方案"、"耳针穴名国际化标准方案"。1985 年 7 月，WHO 西太平洋区召开了第三次针灸穴名标准化会议，并通过经外穴（增补的）和新穴名称标准化方案，修订了头针穴名标准化方案。

1989 年 10 月，世界卫生组织总部在日内瓦召开了全球性的国际标准针灸穴名科学组会议，审议和采纳了 WHO 西太平洋区推荐的"标准十四经穴名（361）"、"标准经外穴名（48）"、"标准头针穴名"、"标准耳穴名（79）"和"标准奇经八脉名"等为国际标准针灸穴名方案。

1990 年 6 月中华人民共和国国家技术监督局发布了由国家中医药管理局提出的《中华人民共和国国家标准·经穴部位》（GB12346-90），并于 1991 年 1 月 1 日起实施。该标准规定了人体腧穴定位方法和 361 个经穴、48 个经外穴的标准定位，是一部具有国家法律效力，在针灸教学、科研、医疗和国内外学术交流方面必须贯彻执行的标准化文件[7]。

2006 年 6 月中华人民共和国国家质量监督检验检疫总局、国家标准化管理委员会发布了《腧穴名称与定位》国家标准，该标准代替 GB12346-90《经穴部位》，将三焦经、督脉、任脉三条经脉的经穴代码分别改为"TE"、"GV"、"CV"，与国际标准针灸穴名命名法相一致；将"骨度"折量寸表作了以下调整：删去"眉间→大椎 18 寸"、"第 7 颈椎棘突下（大椎）→后发际正中三寸"、"腋窝顶点→第 11 肋游离端（章门）12 寸"、"肩峰缘→后正中线 8 寸"四项，增加"两肩胛骨喙突内侧缘之间 12 寸"、"内踝尖→足底 3 寸"、"髌尖（膝中）→内踝尖 15 寸"、"髌尖→髌底 2 寸"四项，将原"耻骨联合上缘→股骨内上髁上缘"改为"耻骨联合上缘→髌底"；腧穴定位的标准体位及方位术语改为现代解剖学体位和方位术语；新增了 22 个确定腧穴定位的"基准点"；将腧穴定位的文本中属于取穴法的内容析出，同时定位文本中需要说明的部分，都归于新设的"注"下；统一了腧穴定位描述的体例，更正了陷谷、风市、中渎 3 穴的定位错误以及部分腧穴的表述不规范、不一致、不准确等问题；删去了经外奇穴中的"膝眼"条；印堂穴由经外奇穴归至督脉；将原"经穴定位依据"、"经穴定位方法"中的部分内容调整后，作为"附录 A 常用定穴解剖部位及方位术语对应词"。

2009 年获国家科技部社会公益专项（经穴主治国家标准研究）开始，经穴主治标准化研究正式启动，之后又先后列入国家中医药管理局重大项目和标准化项目[73]。2003 年国家中医药管理局又设立以单穴为研究对象的大规模单穴主治临床研究，此为 2003 年国家中医药管理局设立的《中华人民共和国针灸穴典》（简称《穴典》）专项研究的一部分。该项临床研究包括 59 项子课题，其中采用多中心、随机、对照设计的研究有 52 项。此 52 项研究由启动到验收完成历经 4 年之久，有 19 个省、直辖市及自治区的 540 名针灸医师及相关人员参加，在 116 家医院展开。通过临床研究，对单穴主治作用进行科学的验证，为《穴典》中腧穴主治作用的确定提供临床依据[74]。2005 年 1 月国家科技公益性工作专项项目"经穴主治规律和经穴主治国家标准研究"课题在北京通过专家验收[75]。

主要参考文献

[1] 孙国杰. 针灸学［M］. 上海：上海科学技术出版社，1997：23.

[2] 王海生，严振国. 穴位形态学研究近况［J］. 浙江中医杂志，2006，41（6）：364-365.

[3] 楼新法，蒋松鹤，徐向党，穴位高密集区的解剖学研究［J］. 针灸临床杂志，2003，19（6）：5-6.

[4] 余安胜，赵英侠，严振国，等. 合谷穴大体空间形态学观察［J］. 中医研究，1996，9（2）：12-15.

[5] 陈尔瑜，党瑞山，承焕生，等. 穴位结构研究的小结和设想［J］. 现代康复，2000，4（10）：1528-1529.

[6] 张迪，顶关宏，沈雪勇，等. 经络穴位与肥大细胞相关性研究进展［J］. 针刺研究，2005，30（2）：115-119.

[7] 孙国杰. 针灸学［M］. 北京：人民卫生出版社，2000：482-501.

[8] 原林，焦培生，唐雷，等. 中医经络理论的物质基础——结缔组织、筋膜和自体监控系统［J］. 中医基础医学，2005，7（3）：44-47.

[9] 余安胜，赵英侠，严振国，等. 神门穴巨微解剖结构形态观察［J］. 陕西中医，1999，20（12）：560-561.

[10] 余安胜，赵英侠，严振国，等. 神门穴大体空间形态学观察［J］. 长春中医学院学报，1996，12（2）：44-45.

[11] 余安胜，赵英侠，严振国，等，三阴交穴显微结构的观察［J］. 针刺研究，1996，21（2）：36-37.

[12] 余安胜，赵英侠，严振国，等．合谷穴大体空间形态学观察［J］．中医研究，1996，9（2）：12-15.

[13] 余安胜，赵英侠，李西林，等．内关穴的三维图像重构形态学研究［J］．上海针灸杂志，1996，15（1）：30-31.

[14] 余安胜，赵英侠，严振国，等．穴位解剖与计算机三维重构的研究进展［J］．中医研究，1999，12（1）：47-49.

[15] 西安医学院穴位针感形态协作组．穴位针感形态结构形态学观察［J］．针刺研究，1983（4）：59-61.

[16] 王海生，严振国．穴位形态学研究近况［J］．浙江中医杂志，2006，41（6）：364-365.

[17] 刘芳，陈尔瑜，党瑞山，等．小腿骨间膜前面的血管分布及其与穴位的关系［J］．上海中医药杂志，2000，34（12）：40-41.

[18] 余安胜，赵英侠，严振国，等．21世纪"穴位"的形态研究展望［J］．上海针灸杂志，2000，19（增刊）：1-2.

[19] 徐向党，崔怀瑞，楼新法，等．手三里穴和桡血管神经关系［J］．针灸临床杂志，2004，20（7）：47-48.

[20] 楼新法，陈忠孝，蒋松鹤，等．阳陵泉穴的局部解剖特征及其临床意义［J］．中华实用中西医杂志，2006，19（7）：848-849.

[21] 楼新法，邵华信，戴开宇，等．合谷穴与正中神经返支的定位关系［J］．针灸临床杂志，1999，15（4）：56-57.

[22] 楼新法，邵华信，林鲁飞，等．足三里穴与胫前动脉、腓深神经及胫神经的定位关系［J］．针灸临床杂志，1999，15（7）：36-37.

[23] 赵艳玲，常小荣，严洁，等．针刺足阳明经穴对大鼠胃肌电穴位特异性及胃电传出途径的实验研究［J］．中医药学刊，2005，23（10）：1788-1790.

[24] 何军锋，严浇，刘健华，等．胃扩张和针刺大鼠四白传入信息对孤束核神经元放电整合的影响［J］．中华神经医学杂志，2005，4（4）：330-333.

[25] 赵启超．下肢十二个穴位浅淋巴管的观察［J］．中医药学报，2000，28（2）：56-57.

[26] 成柏华，李忠华．针刺不同经络对穴位内 K^+、Na^+、Ca^{2+}、H^+ 的动态变化观察［J］．上海针灸杂志，1994，13（2）：80-82.

[27] 郭义，陈爽白，张春煦，等．健康人体经穴 Ca^{2+} 浓度分布特异性的观察［J］．上海针灸杂志，2002，21（1）：37-38.

[28] 尹飞，高建平，郭义，等．复合式氧传感器的研制及腧穴氧分压测定研究［J］．天津中医药，2005，22（6）：504-506.

[29] 穆祥，段惠琴，陈武，等．腧穴实质与微血管相关的生理学研究［J］．中国中医基础医学杂志，2001，7（12）：47-52.

[30] 严洁，易受乡，李化伦，等．循经感传现象的肌电观察［J］．湖南中医医学院学报，1983，1（3）：36-38.

[31] 严洁，易受乡，王履华，等．"经络感传"肌电信号的功率谱分析［J］．湖南中医杂志，1985，12（2）：36-38.

[32] 尹岭，金香兰，石现，等．针刺足三里穴 PET 和 fMRI 脑功能成像的初步探讨［J］．中国康复理论与实践，2002，8（9）：523-524.

[33] 闫立平，孙忠人，谢兵，等．电针曲池穴脑功能性磁共振成像的表现［J］．针灸临床杂志，2005，21（3）：61-63.

[34] 付平，贾建平，王葳，等．电针内关和神门穴对脑功能成像不同影响的观察［J］．中国针灸，2005，25（1）：61-63.

[35] 徐冬梅，谢玉华，余乃登，等．健康人胃经五输穴体表阻抗的规律性研究［J］．贵阳医学院学报，

2005, 30 (6): 523-524.

[36] 霍旭阳, 牟子义, 王维纲, 等. 经穴电阻抗特性的研究进展 [J]. 中医外治杂志, 2008, 17 (6): 45-47.

[37] 刘堂义, 杨华元, 蒯乐, 等. 穴位电特性探测存在的问题及新探穴方法的设想 [J]. 中国针灸, 2007, 27 (1): 23-25.

[38] 魏建子, 周钰, 沈雪勇, 等. 伏安特性与穴位功能特异性 [J]. 上海针灸杂志, 2003, 22 (9): 18-20.

[39] 沈雪勇, 魏建子, 张一和, 等. 人体穴位伏安特性研究 [J]. 中国针灸, 2006, 26 (4): 267-271.

[40] 金炳旭, 赖新生, 唐纯志. 腧穴特异性研究进展 [J]. 针刺研究, 2008, 33 (2): 135-138.

[41] 魏育林, 屠亦文. 经络及腧穴的生物物理学特性的研究进展 [J]. 中国针灸, 2005, 25 (11): 817-819.

[42] 庞大本, 池旭生, 李玉梅, 等. 人左、右中冲穴与其周围部位超微弱可见光发射的差异 [J]. 中国中医基础医学杂志, 1998, 4 (12): 44-47.

[43] 王淑友, 张栋, 朱元根, 等. 穴位温度与电阻相关关系的研究 [J]. 辽宁中医杂志, 2007, 34 (1): 5-6.

[44] 丁光宏, 姚伟, 褚君浩, 等. 人体手臂部几个穴位与非穴位区红外辐射光谱特征 [J]. 科学通报, 2000, 45 (23): 2530-2535.

[45] 邓海平, 沈雪勇, 丁光宏, 等. 艾灸与经络穴位红外辐射特性 [J]. 中国针灸, 2004, 24 (2): 105-107.

[46] 范军铭, 王军, 贾士奇, 等. 电针抗大鼠局灶性脑缺血的穴位特异性研究 [J]. 中医研究, 2008, 21 (11): 9-11.

[47] 胡丽娜, 陈汉平, 李文. 针刺对人体免疫机能影响的腧穴特异性研究 [J]. 江苏中医, 1990, 11 (2): 20-22.

[48] 谢霞, 陈邦国, 钱春艳, 等. 电针不同穴位对低血压模型大鼠血压的影响 [J]. 湖北中医学院学报, 2008, 10 (2): 11-12.

[49] 严洁, 刁利红, 易受乡, 等. 电针内关穴对心肌缺血再灌注损伤大鼠心肌能量代谢及组织形态学的影响 [J]. 中国组织工程研究与临床康复, 2007, 11 (47): 9443-9447.

[50] 严洁, 杨孝芳, 易受乡, 等. 电针 "内关" 对心肌缺血再灌注损伤大鼠心肌细胞膜钠泵活性及其基因表达的影响 [J]. 针刺研究, 2007, 32 (5): 296-300.

[51] 梁繁荣. 国家重点基础研究发展计划 ("973" 计划) "基于临床的经穴特异性基础研究" [J]. 成都中医药大学学报, 2007, 30 (2): 1-2.

[52] 罗明富, 曹庆淑, 刘俊岭, 等. 电针 "内关" 穴对家兔急性心肌缺血区微血管作用的透射电镜观察 [J]. 针刺研究, 1995, 20 (4): 11-14.

[53] 田岳凤, 吴富东, 乔海法, 等. 针刺手厥阴心包经穴对心肌缺血再灌注损伤心肌细胞钙超载的影响 [J]. 针刺研究, 2005, 30 (3): 161-163.

[54] 杨孝芳, 王超, 严洁, 等. 电针内关对缺血再灌注损伤大鼠心肌肌浆网钙泵活性及 mRNA 表达的影响 [J]. 中华中医药杂志, 2007, 22 (6): 345-348.

[55] 邓元江, 易受乡, 林亚平, 等. 针刺足阳明经穴对家兔胃窦平滑肌细胞内钙离子浓度的影响 [J]. 中医杂志, 2004, 45 (8): 587-589.

[56] 张泓, 严洁, 易受乡, 等. 电针组足阳明胃经穴对胃窦胆囊收缩素受体基因表达的影响 [J]. 中国针灸, 2004, 24 (10): 717-719.

[57] 何军锋, 刘健华, 严洁, 等. 大鼠头面部腧穴和胃扩张传入信息在孤束核的汇聚 c-fos 表达的研究 [J]. 中国中医药信息杂志, 2005, 12 (2): 30-32.

[58] 张建梁, 晋志高, 逯波, 等. 脊髓背角神经元对胃扩张及电针 "足三里" 穴的反应 [J]. 针刺研

究，2001，26（4）：268-273.

[59] 杨玥，周桂桐，汤德安，等．人体十二经脉井穴电阻比值与疾病相关性研究［J］．针灸临床杂志，2009，25（5）：3-5.

[60] 梁繁荣．针灸学［M］．上海：上海科学技术出版社，2006：195-196.

[61] 孔素平，单秋华，董安梅，等．肺俞募配穴对肺功能的协同或拮抗作用的观察［J］．中国针灸，2004，24（12）：840-842.

[62] 周华．针刺内关、太冲穴治疗原发性高血压病的临床观察［J］．上海针灸杂志，1997，16（4）：10.

[63] 张露芬，刘建桥，邓建铭，等．针刺不同穴组对胫后神经 SEPS 痛成分的影响［J］．中国针灸，2003，23（7）：402-404.

[64] 胡晓靖．浅谈几组穴位配伍经验［J］．中医杂志，2004，45（4）：264-265.

[65] 孙健，单秋华，陈新勇．不同穴组对椎-基底动脉供血不足的协同或拮抗作用研究［J］．中国针灸，2005，25（9）：633-635.

[66] 冀来喜，闫丽萍，王海军，等．电针保护大鼠急性胃黏膜损伤基本腧穴配伍"胃病方"的筛选［J］．针刺研究，2008，33（5）：296-325.

[67] 陈楚淘，严杰，田浩梅，等．电针天枢配大肠俞、天枢配上巨虚对溃疡性结肠炎模型大鼠血清 NO、MDA 影响的比较研究［J］．中医药导报，2008，14（12）：1-2.

[68] 查炜，尚明华，孙亦农．不同配穴针灸对荷瘤 CTX 化疗小鼠抗氧化系统的影响［J］．南京中医药大学学报，2001，17（5）：312-314.

[69] 徐放明，陈日新．腧穴拮抗效应的实验研究——电针对正常小鼠胃肠推进功能的影响［J］．天津中医，2002，19（3）：28-29.

[70] 徐放明，陈日新．电针对油脂减弱小鼠胃肠推进功能的腧穴拮抗效应观察［J］．河南中医，2000，20（2）：19-20.

[71] 徐放明，陈日新．电针对小鼠耗氧速率影响的腧穴拮抗效应观察［J］．江西中医学院学报，2001，13（2）：60-61.

[72] 李学惠．"内关"、"神门"、"心俞"间协同作用与拮抗作用实验研究［J］．中国针灸，2002，22（12）：819-821.

[73] 黄龙祥．腧穴主治标准化研究的关键问题［J］．中国针灸，2007，27（12）：931-934.

[74] 郑媛媛，马增斌，马良宵，等．33 个单穴主治的临床研究［J］．中国针灸，2008，28（6）：417-422.

[75] 马兰．"经穴主治规律和经穴主治国家标准研究"通过验收［J］．中国针灸，2005，25（4）：268.

第三章

刺 法 灸 法

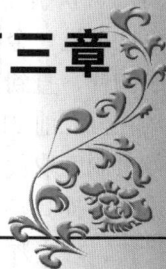

第一节 刺 法 概 论

一、刺法的起源

考古学证明，距今 170 万年前，我们的祖先就已在祖国的土地上生存着。1965 年在云南省元谋县境内发现了我国最早的原始人类——元谋猿人，他们凭着一些打制的简陋石器和原始群团的活动，在与自然界和猛兽的长期斗争中，求得了生存，逐步积累了一些治病知识。距今约 50 万年前，"北京人"（"中国猿人北京种"之俗称）已会制作具有棱角的石片；距今约 20～50 万年前的"河套人"时代，人类已学会把石片加工成尖状或斧状的工具，为后来用砭石治病提供了条件。距今 10～20 万年前的"山顶洞人"时代，人类已学会制作较为精细的石器和骨器，如制作带孔的骨针，用石珠、兽齿做成穿戴的装饰品等，针术亦随之萌芽，即从类人猿进化为人类时，针法也就随之开始产生了。

随着石器的出现，以尖锐的石器进行治病的方法也出现了，这种石器称为砭石。《说文解字》记载："砭，以石刺病也"；《山海经·东山经》记载："高氏之山，其上多玉，其下多箴石"，郭璞注曰："可为砥（砭）针治痈肿者"，是说高氏山下多产可用来作砭针治痈肿的箴石；《素问·异法方宜论》曰："东方之域，……其病皆为痈疡，其治宜砭石"，唐代王冰注："砭石谓以石为针也"，南北朝金元起注："砭石者，是古外治之法，有三名，一针石、二砭石、三镵石，其实一也。古代未能铸铁，故用石为针"；《灵枢·玉版》曰："故其已成脓者，其唯砭石铍锋之所取也"，《礼记·内则》注："古者，以石为箴，所以刺病"。说明砭石起源于新石器时代，最初是用来划破痈肿、排脓、放血的工具，后来用途逐渐拓展，砭石的形状亦渐趋多样化，或者有锋，或者有刃，故又称针石或镵石。

随着生产力的发展，古代的针具除砭石外，还产生了骨针、竹针。据考，大约在山顶洞人文化时期，古人类已能用石刀等工具制造比较粗糙的骨针。在距今 6000～7000 年前的新石器时代遗址中，发现了不少各种形式的骨针，有的一端有尖，另一端无尖，有的两端都磨尖。这样的骨针，很可能被当作医用工具。从古代"箴"字的字形推求，在某一时期，一定有竹制的针具存在。约在公元前 3000 年左右的仰韶文化时代，亦即历史上传说的伏羲、神农、黄帝、尧、舜等原始氏族公社时期，人类已经学会了饲养家畜和种植农作物，生产活动已是以畜牧业和农业为主，石器和骨器的制作更加精细，针刺也趋多样化。晋·皇甫谧在《帝王世纪》卷首论述古代文化发展时说："伏羲氏仰观象于天，俯视法于地……造书契以代结绳之政，画八卦以通神明之德，以类万物之情，所以六气六府、五藏五行、阴阳四时、水火升降、得以有象，百病之理得以有类，乃尝味百药而制九针，以拯夭枉焉"。"伏羲制九针"的传说，反映了医学的产生同原始人的生活与生产活动密切相关，由此可见，金属九针是砭石发展的产物。仰韶文化时期，黄河流域发展出彩陶文化，出现了陶针，直到目前广西壮族（旧称僮族）尚保存着这种针具，可能是古代的遗风。

约在公元前21世纪至公元前475年的青铜器时代，即夏、商、西周、春秋这几个朝代，奴隶制度取代了原始公社制度，人们发明了冶金术，生产工具由石器进化为青铜器，冶铜术日益提高，还出现了皮革、酿酒、织帛等多种新兴行业，天文、历法等自然科学亦随之产生。许多疗法都在这一时期初具雏形。如1978年在内蒙古达拉特旗树林召公社出土的一批古铜器中发现一枚"青铜砭针"，其形状、大小酷似1963年在内蒙古多伦旗头道洼新石器遗址中出土的一根磨制的石针。此针长4.6cm，一端扁平，有半圆形刃，可切开脓肿而施行手术疗法；另一端呈锥形，可作针刺之用。这表明随着当时青铜器的广泛应用，产生了青铜针、金属针。《内经》中记述的"九针"就是萌芽于这个时期。但由于当时生产力的限制，出现九针之后，大多还沿用原有的石针。《素问·异法方宜论》载："九针者，亦从南方来"，似指我国南方地区多从事金属针具的制造，反映当时有各种针具的史实，所以《内经》中九针与砭石并提。春秋时代出现了铁器，冶铁术又有了进一步的发展与提高，战国到秦汉时期，砭石才逐渐被九针取代。

针刺的工具由"制砭石大小"的砭石发展到九针，标志着针法的形成，在《内经》中多篇涉及九针的应用及其所形成的理论。九针各有其不同的形状、用途、治疗范围和操作方法。随着针灸事业的发展，针刺器具和针刺方法不断改进和提高，现代有学者在古代九针的基础上发明了"新九针"。

二、刺法的发展

刺法的发展和针具分不开，砭石刺病的方法是针刺疗法的前身。《说文解字》曰："砭，以石刺病也。"砭石有不同形状，但刺法较简单，只是用于排脓、放血。针法的丰富与发展，有赖于针具的改进。但是真正为刺法起到奠基作用的是《黄帝内经》，在漫长的岁月中，从砭石发展到金属针具，在质材上从青铜针发展到金、银针以及其后的铁制针具，促进了刺法的改进、创新。

《内经》"九针"的出现，大大丰富了操作技法。在刺法方面提到九刺、十二刺和五刺等；在补泻手法方面提到徐疾、呼吸、捻转、迎随、提插和开阖补泻等，为后世的针刺方法奠定了基础。继而，《难经》又有所阐发，并强调指出了针刺时双手协作的重要性，对后世影响极大。晋唐至宋代在针刺手法方面一直是阐述《内经》、《难经》之说，到了金元时代又提出了子午流注按时取穴的时间针法学说。窦汉卿的《针经指南》创造了"针刺十四法"，大部分至今仍有实用价值。明初陈会的《神应经》提出了"催气手法"，现仍适用于临床。徐凤的《金针赋》又提出了一整套的复式手法，对"烧山火"、"透天凉"也作了系统论述。其后，高武的《针灸聚英》、汪机的《针灸问对》记载的针刺手法，都是在《金针赋》基础上发挥撰成。杨继洲的《针灸大成》又采集明代以前有关针灸手法的精华，提出"刺有大小"，有"大补、大泻"、"平补"、"平泻"、"下针十二法"和"八法"，临床上较为多用。清代中叶以后，针灸医学渐趋衰落，针刺手法亦无进展。

20世纪50年代后，针灸学术有了很大的发展，针刺手法的研究也步入了一个新的历史时期，从文献考察到临床观察，从实验研究到规律性的探索均作了大量工作。目前传统针刺方法越来越受到重视，因其与针刺疗效有直接关系，对阐明经络理论和针麻原理颇有裨益。此外，针法在与物理疗法、药物注射等法结合后，也获得了新的发展。应用较广泛的有针刺与电相结合的电针、电热针、穴位电兴奋、微波针灸；与光相结合的红外线照射、激光针；与声相结合的声波电针；与磁相结合的磁疗仪、电磁针；另外还有穴位注射、穴位埋线、结扎、割治等。一些以一定部位为选穴范围的针法也有所发展，应用较广泛的有耳针、头针、腕踝针，其他如面针、鼻针、手针等。这些方法不仅扩大了针刺治疗的范围，而且推动了针灸医学的发展。

三、针刺操作规程

1. 依中医基础理论和经络诊察，明确病变及其所属脏腑、经络，确诊疾病、证型，确立治则、处方、手法。
2. 明了腧穴解剖知识，以及所刺腧穴角度、方向、深度和针刺强度。
3. 严格执行消毒制度，做好针具、医者、腧穴部位及环境的消毒工作。
4. 根据病情选定进针、行针及补泻手法，确定留针、出针的时间和方法，严格按要求操作。
5. 针刺完成后，仔细查看针孔有无出血及询问针刺部位有无不适感，核查针数以判断出针有无遗漏，注意患者有无晕针、延迟反应及针刺异常情况。若出现异常，随时采用相应措施以解救。

四、针刺异常情况的处理及预防

针刺是一种比较安全、有效的治疗方法，但是，如果没有掌握好针刺的操作技术，或由于病人体位不当、精神紧张等原因，或因针具质量不好，未经认真检查等缘故，有时会导致一些异常情况发生，如晕针、滞针、弯针、断针、血肿等，必须立即进行有效的处理。

(一) 晕针
晕针是在针刺过程中病人发生的晕厥现象。
1. 现象 轻度晕针，患者突然出现精神疲倦，头晕目眩，恶心欲吐；重度晕针，表现为心慌气短，面色苍白，多汗，四肢发冷，脉象沉细，甚则神志昏迷，唇甲青紫，血压下降，二便失禁，脉微欲绝等症状。
2. 原因 多见于初次接受针刺治疗的患者因精神紧张所致，或患者体质虚弱、劳累过度、饥饿、大汗、大泻、大出血后等，或体位不当，或医者在针刺时手法过重以及治疗室内空气闷热或寒冷等。
3. 处理 立即停止针刺，将针全部起出。扶持患者平卧，头部放低，松解衣带，注意保暖。轻者仰卧片刻，给饮温开水或糖水，即可恢复正常。重者在上述处理基础上，可刺人中、素髎、合谷、内关、足三里、涌泉、中冲等，也可灸百会、气海、关元、神阙等，必要时应配合其他急救措施。
4. 预防 对于晕针应重视预防。首先应注意患者的体质、神志以及对针刺反应的耐受性；对于初次接受针刺者，要做好解释工作，消除顾虑和恐惧心理；同时选用舒适持久的体位，尽量采取卧位；选穴宜少，手法要轻；若患者饥饿、疲劳、大渴，应令进食、休息、饮水后再予针刺。针刺过程中，要随时注意观察患者的神态，询问其感觉，一有不适等晕针先兆，及早采取处理措施，防患于未然。

（二）滞针

滞针是指在行针时或留针后医者感觉针下涩滞，捻转、提插、出针均感困难，而病人则感觉剧痛的现象。

1. 现象　针在体内，运针时捻转不动，提插、出针均感困难，勉强提插、捻转时，病人感到疼痛。

2. 原因　患者精神紧张，当针刺入腧穴后，病人局部肌肉强烈收缩；或行针时单向捻转太过，以致肌纤维缠绕针身而成滞针；若留针时间过长，有时也可出现滞针。

3. 处理　嘱患者消除紧张，使局部肌肉放松；或延长留针时间，或于滞针穴附近行循、摄、按、弹等手法，或在附近再刺一针以缓解肌肉紧张；若因单向捻针致滞针者，可以反向将针捻回。

4. 预防　对精神紧张者，应先作好解释，消除顾虑。注意行针手法，避免连续单向捻针。

（三）弯针

弯针是指进针时或将针刺入腧穴后，针身在体内形成弯曲的现象。

1. 现象　针身改变了进针或刺入留针时的方向和角度，提插、捻转及出针均感困难，而患者感到疼痛。

2. 原因　术者进针手法不熟练，用力过猛、过速，以致针尖碰到坚硬组织器官；或病人在针刺或留针时移动体位；或因针柄受到某种外力压迫、碰击等。

3. 处理　出现弯针后，即不可再行提插、捻转等手法。如针身轻微弯曲，应慢慢将针起出；若弯曲角度过大，则顺着弯曲方向将针起出。若由病人移动体位所致，则应使患者慢慢恢复原来体位，使局部肌肉放松，再将针缓缓起出。遇弯针时，切忌强行拔针以免将针断留体内。

4. 预防　术者进针手法要熟练，指力要轻巧均匀，避免进针过猛、过速。患者体位要适当，在留针期间不要随意更动体位；注意保护针刺部位，针柄不能受外力碰撞或压迫。

（四）断针

断针又称折针，是指针体折断在人体内。

1. 现象　行针或出针后出现针身折断，其断端部分针身尚露于皮肤外，或断端全部没入皮肤之下。

2. 原因　针具质量欠佳，针身或针根有损伤剥蚀；针刺时将针身全部刺入腧穴内；行针时强力捻转、提插，致局部肌肉猛烈收缩；留针时患者变更体位，或弯针、滞针未能及时进行正确处理等。

3. 处理　嘱患者不要紧张，切勿移动原有体位，以防断针陷入深层肌肉。如残端显露，可用手指或镊子将针取出；若断端与皮肤相平或稍凹陷于体内者，可用手指挤压针孔两旁，使断针暴露体外，用镊子取出；如断针完全没入皮下或肌肉深层时，应在X线下定位，手术取出。

4. 预防　应仔细检查针具质量，不合要求者应剔除不用；进针、行针时要轻巧，不可强力猛刺；针刺入穴位后，嘱患者不要随意移动体位；针刺时不宜将针身全部刺入腧穴；进针按顺序，不可随意调动；若遇滞针、弯针时应及时正确处理，不可强行硬拔。

（五）血肿

血肿是指针刺部位皮下出血而引起的肿痛。

1. 现象　出针后，针刺部位肿胀疼痛，继而皮肤呈青紫色。

2. 原因　针尖弯曲带钩，使皮肤受损，或刺伤小血管。

3. 处理　若为微量的皮下出血或针孔局部小块青紫，一般不必处理，可自行消退。若局部青紫痛剧或活动受限，须先冷敷，再作热敷，或在局部轻轻揉按，以促使局部瘀肿消散。

4. 预防　仔细检查针具，熟悉解剖部位，避免刺中血管；针刺手法要轻巧，眼区穴位更须注意；出针时立即用消毒干棉球揉按压迫针孔。

（六）创伤性气胸

胸背部及锁骨附近针刺过深，会刺伤肺脏，使空气进入胸膜腔，发生创伤性气胸。

1. 症状　患者突感胸痛、胸闷、惊慌、呼吸不畅，严重者出现呼吸困难、心跳加快、紫绀、冷汗、血压下降等休克现象。体检时，肋间隙变宽、外胀，叩诊呈鼓音，听诊肺呼吸音减弱或消失，气管可向健侧移位。X 线胸透可见肺组织被压缩现象。有的病例，针刺当时并无明显异常表现，而过了几小时后，才渐渐出现胸痛、呼吸困难等症状。

2. 原因　针刺胸背部和锁骨附近的穴位过深，刺穿了胸腔和肺组织，气体积聚于胸腔所致。

3. 处理　发生气胸后，应立即起针，使患者半卧位休息，嘱其切勿恐惧或翻转体位，一般少量气体能自行吸收。医者要密切观察，随时对症处理，如予镇咳、消炎类药物，以防止肺组织因咳嗽扩大创口，加重漏气和感染。对严重病例须及时组织抢救，如胸腔穿抽气减压、吸氧、抗休克治疗等。

4. 预防　针刺时应根据患者体形肥瘦，选择适当体位，掌握进针深度，施行提插手法的幅度不宜过大。胸背部腧穴应斜刺、横刺，不宜长时间留针。

（七）刺伤重要脏器

针刺某些部位时，医者因对进针、行针角度、方向和深度掌握不适当，会误伤一些重要脏器，可引起严重后果。

1. 刺伤内脏

（1）症状：刺伤肝、脾，可引起内出血、肝区或脾区疼痛，有的可向背部放射。如出血不止，腹腔积血过多，会出现腹痛、腹肌紧张，并有压痛及反跳痛等急腹症症状。刺伤心脏时，轻者可出现强烈刺痛；重者有剧烈撕裂痛，引起心外射血，即刻导致休克等危急情况。刺伤肾脏，可出现腰痛、肾区叩击痛、血尿，严重时血压下降、休克。刺伤胆囊、膀胱、胃、肠等空腔脏器时，可引起疼痛、腹膜刺激征或急腹症等症状。

（2）原因：主要是由于施术者缺乏解剖学知识，加之针刺过深，或提插幅度过大，造成相应内脏受伤。

（3）处理：损伤内脏，轻者一般卧床休息后能自愈，如果有出血征象，则应加强观察，加用止血药或局部作冷敷止血，并密切注意病情及血压的变化。如果损伤严重并休克时，必须迅速急救处理。

（4）预防：术者必须学好解剖学，明了腧穴下的脏器组织，针刺胸腹、腰背部的腧穴时，应控制针刺深度，行针幅度不宜过大。其他脏器如胆、膀胱、肠胃等在某些病态的情况下，如胆囊肿大、尿潴留、肠粘连时，也有刺伤的可能，应予注意。刺伤大的血管时可引起大出血，也须注意防止。

2. 刺伤脑脊髓

（1）症状：误伤延髓时，可出现头痛、恶心、呕吐、呼吸困难、休克和神志昏迷等。刺伤脊髓，可出现触电样感觉向四肢放射，甚至可引起暂时性肢体瘫痪，或危及生命。

（2）原因：脑脊髓是中枢神经统师周身各种组织的枢纽，它的表层分布有督脉、华佗夹脊等一些重要腧穴，如风府、哑门、大椎、风池以及背部正中线第1腰椎以上棘突间的腧穴。若针刺过深，或针刺方向、角度不当或刺激太强，均可伤及脊髓，造成严重后果。

（3）处理：应立即出针。轻者安静休息，可渐恢复；重者应及时抢救。

（4）预防：凡针刺12胸椎以上督脉穴位及华佗夹脊穴，必须严格按所规定的深度、方向和角度操作。如针刺风府、哑门穴，针尖方向不可上斜，不可过深；悬枢穴以上督脉诸穴及华佗夹脊穴，均不可深刺。上述腧穴在行针时只宜施捻转手法，避免施提插手法，禁用捣针手法。

五、针刺注意事项

应用针法治病时，要考虑施术部位、病人体质、病情性质、针刺时间等因素，有宜有忌。应从患者实际情况出发，避免发生不良后果。具体应用时，必须注意以下几个方面：

1. 患者过于饥饿、疲劳、精神紧张时，不宜立即针刺。体质瘦弱、气血虚亏者，针刺手法不宜过强，并尽量选取卧位。

2. 妇女怀孕3个月以内者，不宜针刺小腹部的腧穴；怀孕3个月以上者，腹部、腰骶部腧穴也不宜针刺。三阴交、合谷、昆仑、至阴等通经活血的腧穴，在怀孕期间亦予禁刺。

3. 小儿囟门未合时，头顶部的腧穴不宜针刺。

4. 有自发性出血或损伤后出血不止者，不宜针刺。

5. 皮肤有感染、溃疡、瘢痕，或肿瘤的部位，不宜针刺。

6. 眼区和项部的风府、哑门等穴及脊椎部腧穴，针刺时须注意掌握一定的角度，更不宜大幅度地提插、捻转和长时间留针，以免伤及重要组织器官，产生严重的不良后果。

7. 对胸、背、腰、胁、腹部脏腑所居之处的腧穴，不宜直刺、深刺，须严格掌握进针的深度、角度和方向，以防刺伤内脏。

8. 针刺腹部腧穴时，须注意是否有胆囊肿大、尿潴留、肠粘连等病变情况，采取适当的针刺方向、角度和深度，以免误伤。

第二节 毫针刺法

毫针为古代"九针"之一。因其针体微细，故又称"微针"、"小针"，是临床应用最为广泛的一种针具，适用于全身穴位。毫针刺法，是包括持针法、进针法、行针法、补泻法、留针法、出针法等一系列的针刺方法。它的每一种刺法，都有严格的操作规程和目的要求，是针灸临床所必须掌握的基本技术。

一、毫针的构造、规格、保养

（一）毫针的构造

1. 制针材料　目前临床上使用的毫针，虽效法于古代的毫针，但无论在制针的原料、针身的粗细、长短及工艺等方面都与古代毫针有较大的差异。现今的毫针多是选用不锈钢为制针的原料，其具有较高的强度、韧性，能耐高热、防锈，不易被化学物品等腐蚀，故目前被临床广泛采用。金针、银针的传热性、导电性虽优于不锈钢针，但针体较粗，强度、韧性远不如不锈钢针，加之价格昂贵，一般临床很少应用。普通钢针、铜针、铁针，容易锈蚀，弹性、韧性、牢固度较差，除偶用磁针疗法外，临床已不采用。现代以不锈钢为材料制成的针具占绝大部分，对金针、银针或其他新型制针材料的研究较少。有研究资料表明金针、银针及不锈钢针刺入组织有不同的电位变化和疗效上的差异。如何利用这些差异？能否找到更好的合金材料？这有待深入探索，研制出更适宜的毫针，以满足临床需要。

2. 毫针结构　毫针的结构分为五个部分：

（1）针尖：为针的尖端锋锐部分，亦称针芒，状似松针，是刺入机体腧穴的前锋。

（2）针身：为针尖与针柄之间的部分，又称针体，是刺入腧穴内相应深度的部分。

（3）针根：为针身与针柄的连接处，是观察针身刺入穴位深度和提插幅度的外部标志。

（4）针柄：为针根至针尾的部分，其以铜丝或铅丝等金属丝紧密缠绕呈螺旋状，是医者持针着力的部位，也是温针装置艾绒之处。

（5）针尾：为针柄的末端，亦称针顶。

（二）毫针的规格

毫针的规格，是以针身的直径（粗细）和长度（长短）来区分的。

1. 毫针的粗细规格　见表3-1。

表3-1　毫针粗细规格表

号数	26	27	28	29	30	31	32	34
直径（mm）	0.45	0.42	0.38	0.34	0.32	0.30	0.28	0.23

2. 毫针的长短表格　见表3-2。

临床上以粗细为28～32号（0.28～0.38mm）、长短为1～3寸（25～75mm）的毫针最为常用。短针用于耳针和浅刺；中、长针多用于肌肉丰厚部位的深刺。

表3-2　毫针的长短规格表

新规格 ＼ 旧规格		0.5	1	1.5	2	2.5	3	4	5	6
针身长度		15	25	40	50	65	75	100	125	150
针柄长度	长柄	25	35	40	40	40	40	55	55	55
	中柄	—	30	35	35	—	—	—	—	—
	短柄	20	25	25	30	30	30	40	40	40

注：新规格的单位为毫米（mm），（旧规格的单位为英寸）

二、针刺前的准备

(一) 针刺练习

针刺练习,主要是指对指力和手法按进针、行针等各种针法进行锻炼,是初学针刺者重要的基本技能训练。由于毫针针身细软,若无一定指力,很难顺利进针和进行各种手法操作,因而指力是掌握针法的基础,必须反复练习;同时还须练习手法,手法操作熟练者,进针快而无痛或少痛,行针自如,容易得气,获得满意的针感,患者乐于接受,临床疗效也高。因此,熟练的手法,是针刺疗法的必备条件。练针法一般分三步进行。

1. 纸垫、棉团练针法

(1) 纸垫练针法:用质地比较柔软的纸,折叠成约 5cm×8cm 大小,厚约 2cm 的纸块,用线扎紧。练习时以左手持纸块,右手持针,先用短针、粗针,后用长针、细针,反复进行捻进捻出的练习,直到针身可以垂直刺入纸垫,并能保持针身不弯、不摇摆,进退浅深自如时,说明指力基本达到要求。同时还应进行双手练习,以适应临床的需要。

(2) 棉团练针法:用棉花制成一个直径约 6cm 的圆球,外用一层白布包扎,内松外紧。练习时,左手执棉球,右手持针,将毫针在棉球上捻转、提插,并按各种针刺手法的具体要求反复练习,直到提插幅度上下一致,捻转角度来回一致,操作频率快慢一致的程度。此法主要以练习各种手法为目的。

2. 自身练习针法 通过以上两种方法的练习,练习者在具备一定的指力和掌握了基本针刺手法后,可在自己身上试针,以便深刻地体会进针、运针过程的针感变化、得气的感觉及其与手法之间的关系等情况,直到能做到进针无痛或微痛,针身挺直不弯,刺入顺利,提插捻转自如,指力均匀,手法熟练,以利于临床针术的熟练掌握和提高。

3. 相互练针法 在自身练习较成熟的基础上,两人交叉进行试针练习,要从实际出发,按照操作要求进行练习,练习的内容同"自身练习针法"。通过反复练习,做到临床针刺时心中有数,不断提高毫针刺法的技能。

(二) 选择针具

《灵枢·官针》指出"九针之宜,各有所为,长短大小,各有所施也。不得其用,病弗能移",说明不同针具有其各自的特点和作用。因此,临床上应根据病人的性别、年龄的长幼、形体的肥瘦、体质的强弱、病情的虚实、病变部位的深浅和腧穴所在部位,选择长短、粗细适宜的针具。

毫针的质量,主要视制针的材料及针的形状、造型而定。根据中华人民共和国国家标准 GB2024-87《针灸针》规定:不锈钢针,以 GB1220-75《不锈耐酸钢技术条件》中指定的 Cr18Nig 或 Ocr18Nig 之不锈钢制成者为优。毫针在使用前必须认真检查,如发现损坏或不符合要求者,必须剔除或待修复后使用。

(三) 选择体位

病人在治疗时所处的体位是否合适,对于正确取穴和顺利进针、行针等操作有一定影响。体虚、病重或精神紧张者,尽量采用卧位,以免引起疼痛或弯针、断针等事故。因此选择体位须以医者能正确取穴,施术方便,患者舒适安稳,并能持久留针为原则。

临床常用体位有以下几种,一般以卧位和倚靠坐位为主。

1. 仰卧位 适用于前身部腧穴。

2. 俯卧位 适用于后身部腧穴。

3. 侧卧位　适用于侧身部腧穴。

4. 仰靠坐位　适用于头面、前颈、上胸和肩臂、腿膝、足踝等部腧穴。

5. 俯伏坐位　适用于顶枕、后项和肩背部腧穴。

6. 侧伏坐位　适用于侧头、面颊、耳部的腧穴。

（四）消毒

应用针刺治疗前，必须严格注意消毒灭菌。针刺前的消毒灭菌包括：针具器械、医生的手指、病人的施针部位和治疗室用具等。已消毒的毫针，应用时只能一穴一针，不能一针数穴重复施针，以免感染。

1. 针具器械消毒　针具器械消毒方法很多，应尽量采用高压蒸气灭菌法。

高压蒸气灭菌法：将毫针等针具用布包好，放在密闭的高压蒸气锅内灭菌。一般在 $1.0\sim1.4kgf/cm^2$ 的压力，$115\sim123℃$ 的高温下保持 30 分钟以上，可达到消毒灭菌的要求。

药液浸泡消毒法：将针具放入 75％乙醇内浸泡 $30\sim60$ 分钟，取出用消毒巾或消毒棉球擦干后使用。也可置于一般器械消毒液内浸泡（如 0.1％新洁尔灭加 0.5％亚硝酸钠），按规定时间浸泡消毒。

直接与毫针接触的针盘、针管、针盒、镊子等，可用 2％来苏尔溶液或 1：1000 升汞溶液浸泡 $1\sim2$ 小时以达到消毒目的。经消毒的毫针，必须放在消毒过的针盘内，外用消毒巾或纱布遮盖。

2. 在施术前，医生的手要用肥皂水洗刷干净，待干后再用 75％乙醇棉球擦拭，然后方可持针操作。

3. 施术部位的消毒　在所需针刺腧穴部位上用 75％乙醇棉球拭擦即可；或先用 2％碘酊涂擦，稍干后再用 75％乙醇棉球擦拭脱碘。在擦时应从腧穴部位的中心向四周绕圈擦拭。腧穴消毒后，切忌接触污物，以免重新污染。

4. 治疗室内消毒　包括治疗床上的床垫、枕巾、毛毯等物品，要按时换洗晾晒；治疗室应定期消毒净化，保持空气流通，环境卫生洁净。

三、针刺方法

（一）进针法

进针法又称刺针法、下针法、入针法、纳针法，是指毫针在两手的密切配合下，运用各种手法将针刺入腧穴的方法。临床上一般将医者持针的右手称为"刺手"，按压局部的左手称为"押手"（或"压手"）。毫针进针方法的分类方式较多——有的按针体在穴位内的运动形式来分，有的按针刺操作的复杂程度来分，有的按各种刺法的作用来分等等。本书是按刺手、押手在进针时的姿势以及进针器的使用来分类，具体如下。

1. 单手进针法　用刺手的拇食指持针，中指端紧靠穴位，指腹抵住针身下段，当拇食指向下用力按压时，中指随之屈曲，将针刺入，直刺至要求的深度。此法多用于较短的毫针。

2. 双手进针法

（1）指切进针法：又称爪切进针法。用左手拇指或食指端切按在腧穴位置的旁边，右手持针，紧靠左手指甲而将针刺入腧穴。此法适用于短针进针。

（2）夹持进针法：又称骈指进针法。用左手拇、食二指持捏消毒干棉球，夹住针身下段，将针尖固定在所刺腧穴表面，右手捻动针柄，将针刺入腧穴。此法适用于 3 寸以上的长针进针。

（3）舒张进针法：用左手拇、食二指将所刺腧穴部位的皮肤向两侧撑开，使皮肤绷紧，右手持针，使针从左手拇、食二指之间刺入。此法主要用于皮肤松弛部位的腧穴。

（4）提捏进针法：用左手拇、食二指将针刺腧穴部位的皮肤捏起，右手持针，从捏起的上端将针刺入。此法主要用于皮肉浅薄部位的腧穴，如印堂穴等。

3. 器具进针法

（1）管针进针法：用金属管或特制的进针器代替押手，选用平柄或管柄的毫针，从管中拍入或弹入穴位内，进针后将套管或进针器抽去。

（2）进针器进针法：用特制的圆珠笔或玩具手枪式进针器，将长短合适的平柄或管柄毫针装入进针器内，下口置于腧穴皮肤上，用手指拉扣弹簧，将针尖弹入皮下，然后将进针器抽去。

（二）针刺的角度、深度、方向

在针刺操作过程中，正确的腧穴定位必须与正确的针刺角度、方向、深度结合起来，才能增强针感，提高疗效，防止针刺意外事故的发生。

1. 针刺的角度　针刺的角度是指进针时针身与皮肤表面所形成的夹角，是根据腧穴所在位置与针刺要求所达深度相结合而定的。一般分直刺、斜刺和横刺三种角度。

直刺：针身与皮肤表面约呈 90° 角垂直刺入。适用于人体大部分腧穴。

斜刺：针身与皮肤表面约呈 45° 角刺入。适用于不能深刺及不宜深刺的腧穴。

横刺：又称平刺、沿皮刺。针身与皮肤表面约呈 15°～25° 角刺入。适用于皮薄肉少处的腧穴，如头部的腧穴等，有时行透穴刺法也用之。

2. 针刺的深度　针刺的深度指针身刺入腧穴内的深浅程度。针刺深度是以既有针感而又不伤及重要脏器为原则。尤其是在局部、邻近取穴时，必需严格掌握深浅，才能既取得疗效，又能最大限度地减少对机体的损伤。一般说来临证操作时，必须根据病人的病情、年龄、体质、经脉循行深浅、时令等诸多因素灵活掌握针刺的深度。

3. 针刺的方向　针刺的方向，是指进针时和进针后针尖所朝的方向。一般是根据经脉循行方向、腧穴分布部位和所要求达到的组织结构等情况而定。有时为了使针感到达病所，也可将针尖对向病痛部位。

针刺方向与进针角度密切相关，如头面部腧穴多用横刺，颈项、咽喉部腧穴多用斜刺，腹部腧穴多用直刺，四肢部腧穴多用直刺。

（三）针刺的基本手法

针刺的基本手法，是指毫针刺入腧穴后，使针体在穴位中运动的最简单的手法。古今临床最常用的主要有提插法和捻转法，两种基本手法既可单独使用，又可配合使用。

1. 提插法　提插法指将针刺入腧穴一定深度后，施上提下插动作的操作方法。使针由浅层入深层的操作称为插，从深层退至浅层的操作称为提，如此反复纵向运动的手法，即为提插法。提插的幅度、频率需视病情和腧穴而定，但不宜过大、过快。提插幅度大、频率快，刺激量就大，反之，则小。

2. 捻转法　捻转法指将毫针刺入腧穴一定深度后，施向前向后捻转动作的操作方法。捻转的角度、频率也需视病情和腧穴而定。捻转角度大、频率快，刺激量就大，反之，则小。捻转的幅度一般在 180°～360°。另外，要注意捻转时不能单向转动，否则针身容易牵缠肌纤维，使病人局部疼痛，并造成出针困难。

（四）针刺的辅助手法

针刺的辅助手法是指在针刺基本手法的基础上，为了促使得气和加强针感而施行的操作方法。常用辅助手法有以下几种：

1. 循法　用手指顺着经脉的循行路线，在腧穴的上下部位轻揉地循按。此法能推动气血运行，激发经气，促使针后易于得气。

2. 弹法　用手指轻弹针尾，使针身微微振动。此法可加强针感，助气运行，有催气、行气的作用。

3. 刮法　用拇指抵住针尾，以拇指或中指的指甲轻刮针柄。此法可激发经气，促使得气，加强针感并使针感扩散传导。

4. 摇法　轻轻摇动针柄针身。直立针身而摇，可以加强针感促使得气；卧倒针身而摇，可使针感向一定方向传导。

5. 飞法　用右手拇食二指执持针柄，将针作大幅度捻转，然后拇食二指张开，一捻一放，反复数次，状如飞鸟展翅。此法可催气，并使针感增强。

6. 震颤法　右手持针柄，施以小幅度、快频率的提插、捻转手法，使针身轻微震颤。此法可促使针下得气，增强针感。

针刺的基本手法和辅助手法的目的，主要是促使针后得气并加强针刺感应，以疏通经络，调和气血，防治疾病。

四、针刺方法与疗效

针刺方法是产生补泻作用，促使人体机能恢复正常、健旺的主要手段。针刺疗效的产生有赖于机体的功能状态、腧穴的特性、针刺的手法等方面；因此，在实施针刺操作时，针者必须高度重视行针与得气、治神与守神以及留针与出针的整个过程和环节。

（一）行针与得气

行针，是指毫针刺入腧穴后，医者将针体在腧穴内进行上下左右前后等空间各方向运动的操作方法。行针手法包括针刺的基本手法、辅助手法以及各种补泻手法。行针的目的在于促使针感产生，使易于得气，或进一步调整针感经气的强弱和传导、扩散，从而达到气至病所，治疗疾病的目的。

得气是指在针刺入腧穴时或行针、留针过程中，患者感到针刺部位产生凉、热、痒、蚁行以及酸麻、重胀等感觉，而医者的刺手有针下沉紧、涩滞或针体颤动等感觉。这些感觉称为得气，又称"气至"，或称为"针感"。若患者无上述各种感觉或无任何特殊反应，医者刺手有针下空松、虚滑感时，则称为未得气，或"气未至"。得气的目的在于帮助医者正确判断患者经气的盛衰、病情的预后、穴位的确定、行气手法的选取以及针刺疗效的预期等。得气是针刺产生治疗作用的主要环节。

针刺的根本作用机理是通过针刺腧穴，以激发经气，调整阴阳，补虚泻实，达到治病的目的。针刺与疗效的关系是"气至而有效"，"气速至而速效"，"气不至而不治"。所以历代医家都十分重视行针与得气。行针是得气的前提，得气是补虚泻实、调整经气的基础，是达到疗效的重要环节。

针下得气，是人体正气在腧穴受刺时应有的反应，表明经气通畅、气血调和，病候趋于好转。若针下未得气，或气至不够理想，则可能与患者精神状态的抑郁、淡漠，体质的虚弱有关；或与环境因素有关，如在晴天、气候温暖时针刺容易得气，在阴天、气候寒冷时针刺得气较慢或不得气；针刺环境的空气、光线、湿度、海拔高度、电磁、音响等也会直接、间接地影响得气的产生；或与医者取穴不准，未能掌握正确的针刺角度、方向、深度，患者体位及行针手法的选用不恰当有关。

对于不得气的患者，必须认真分析原因，如属于医者的原因，则必须找准穴位，掌握好正确的针刺的角度、方向、深度，选用适当的行针手法；如属环境因素影响，则须候时而刺，或使环境保持安静、舒适、干湿适宜。如因患者体质虚衰则可采用留针候气法，即将针留置穴内，以待气至，或可施以提插捻转、循弹刮摇等手法激发经气；或采用补益精气法，即在其他已得气的腧穴上加强补的手法，或在未得气的腧穴上施以温灸，或加服药物辅助，使机体正气渐复，经气充实，促使得气。

（二）治神与守神

治神，又称调神、定神，不是一种手法，但属于毫针刺法范畴。治神是指医生在针刺过程中，全神贯注，细心观察病人之神态和体会针下的感应；同时通过语言或其他方法使病人宁神定志，解除顾虑及紧张的心情，集中注意针感和病所的感应。

守神，又称守气，是指在行针得气、施行各种补泻手法过程中，医者全神贯注，注意患者眼神，体会并保持一定强度的针下得气感应，同时患者聚精会神，体会针感和病所，并使之保留一定时间。

治神是守神的前提条件，守神是治神过程中的一个重要环节。治神与守神密切相关，贯穿于整个针刺治疗的全过程，是针刺治疗中独具特色的一种整体调整方法，也是施行针刺手法和提高疗效的首要措施。因而历代医家都高度重视治神和守神。《素问·宝命全形论》曰："凡刺之真，必先治神"；《灵枢·九针十二原》云："神在秋毫，属意病者，审视血脉，刺之无殆"；《素问·针解》："必正其神，欲瞻病人目，制其神，令气易行也。"以上均强调了治神的重要性。《素问·宝命全形论》又说："经气已至，慎守勿失"；《灵枢·九针十二原》说"粗守形，上守神"，皆表明守气的重要意义。

（三）留针与出针

留针，是指进针或得气后，将针留置穴位内一定的时间。在留针过程中，还可作间歇行针，以使得气或加强针感及针刺的持续作用，这即是留针的目的。

留针与否及留针时间的长短，视病情而定。一般病证，可留置 10～20 分钟，或只要针下得气，施术完毕后即可出针。但对一些慢性、顽固性、痉挛性疾病，可适当延长留针时间。某些急腹症、破伤风、角弓反张者，必要时可留针数小时。而对老人、小儿及昏厥、休克、虚脱患者，不宜久留针，以免贻误病情。

出针，又称起针、退针，是指将毫针拔出所刺腧穴的操作方法，是整个毫针刺法过程中的最后一个操作程序，在施行针刺手法或留针达到预定目的和治疗要求后，即可出针。

出针的方法，是以消毒干棉球轻压于针刺部位，右手持针作轻微的小幅度捻转，并随势将针缓缓提至皮下，静留片刻，然后拔离。

出针时，依补泻的不同要求，分别采取"疾出"或"徐出"及"疾按针孔"或"摇大针孔"的方法出针。出针后，除特殊需要外，都要用消毒干棉球轻压针孔片刻，以防出血或针孔疼痛。

当完成出针后，须仔细查看针孔是否出血，询问针刺部位有无不适，检查核对针数是否遗漏，还应注意有无晕针延迟反应征象。

五、针刺补泻

（一）针刺补泻手法

《内经》说："百病之生，皆有虚实，而补泻行焉"，"凡用针者，虚则实之，满则泻之，宛陈则除之，邪盛则虚之"。可见，掌握针刺补泻法，是针刺治病的关键。

1. 针刺补泻原则 针刺补泻，是根据《灵枢·经脉》所载"盛则泻之，虚则补之，热则疾之，寒则留之，陷下则灸之，不盛不虚以经取之"的原则而确立的，以补虚泻实为目的的两类不同针灸法。其中所说的补、泻是针对虚、实，即不足、有余的不同病证施以相应的治则和方法，后世在临床上则是指具体的操作手法。

2. 针刺补泻概念 《内经》曰："补者若有所得，泻者若有所失。"针刺补泻中，凡是能使机体低下的功能状态恢复正常的针刺手法，称为补法。凡是能使机体亢盛的功能状态恢复正常的针刺手法，称为泻法。补法在于顺其气，或将气向内推送，使正气有所补益；泻法则是逆其气，折其病势，将气向外引伸，使邪气有所散逸。总之，针刺补泻，就是通过针刺腧穴，采用与机体状态和疾病性质相适应的术式和手法，以激发经气，起到疏导经络，调和气血，补虚泻实的作用。

3. 针刺补泻效果的决定因素

（1）机体的功能状态：在人体不同的功能状态下，针刺可以产生不同的作用，并产生或补或泻的不同效果。当机体处于虚弱、功能低下的状态时，针刺可以起到兴奋、扶正的治疗作用；当机体处于邪盛而出现烦热、闭结的实证表现时，针刺则可以起到清热启闭、祛邪泻实的治疗作用。例如：胃肠痉挛、疼痛时，针刺可以镇痉而使疼痛缓解；胃肠蠕动缓慢而弛缓时，针刺可以增强胃肠蠕动而使其功能恢复正常。这种针刺的补虚泻实的调节作用，和机体的正气盛虚有密切关系，如机体的正气旺盛，则经气易行；若机体的正气不足，则经气不易激发，或数刺乃知。

（2）腧穴的功能特性：腧穴的主治功用，不仅具有普遍性（共性），而且还具有相对特异性（个性）。人体有些腧穴功擅补虚，如：关元、气海、足三里、命门、肾俞等穴，具有强壮作用，能鼓舞人体正气，促进功能旺盛。而有些腧穴却长于泻实，如十二井穴、委中、人中等穴，皆具有泻热祛邪作用，多用于疏泄病邪，抑制亢进的功能状态。另外，临床上还将特定穴的五行属性与补泻法结合起来，形成针灸学上的"子母补泻"及"泻南补北"法。

（3）针刺的手法质量：针刺手法，是产生补泻作用，促使机体内在因素转化的主要手段。临床上，为了使针刺产生补泻作用，历代针灸家在长期的医疗实践过程中，创造和总结出多种针刺补泻手法，为临床治疗所采用。

（二）单式补泻手法

针刺补泻一般根据手法简繁的不同，分为单式补泻和复式补泻。其中单式补泻法即基本补泻法又可分为捻转补泻、提插补泻、开阖补泻、迎随补泻、疾徐补泻、呼吸补泻及平补平泻法。

1. 捻转补泻法 捻转补泻法是指在针下气至基础上，以大指和食指末节的指腹部来回转针，有进有退，从用力轻重、角度大小、速度快慢、左捻或右捻为主的不同来区分补泻。《灵枢·官能》中，补法用"微旋而徐推之"，泻法用"切而转之，其气乃行"。即指针下得气后，捻转角度小，用力轻，频率慢，感应较为轻微者为捻转补法；捻转角度大，用力重，频率快，感应较为显著者为捻转泻法。后世则宗《针灸大成》中提出的"补针左转大指努出，泻针右转大指收入"的方法，捻针时以左转、右转来区分补泻。左转，是指捻针时以大指向前、食指向后的顺转为主，属补法；右转，是指捻针时以食指向前、大指向后的逆转为主，属泻法。

2. 提插补泻法　提插二字，《内经》中没有直接提出，但在《灵枢·官能》中"泻必用员……伸而迎之……补必用方……微旋而徐推之"中所说的"伸"就是提的意思，"推"就是插的意思。《难经·七十八难》有进一步的阐述："得气，因推而内之，是谓补；动而伸之，是谓泻。"明代李梴《医学入门》中明确提出："凡提插，急提慢按如冰冷，泻也；慢提紧按火烧身，补也。"临床操作，在得气基础上将针反复重插轻提为补；相反，反复重提轻插为泻。即补法以向内按纳为主，泻法以向外提引为主。提插法结合浅深分层以及徐疾等法可综合成多种复杂补泻手法，治疗一些顽固疼痛、麻痹、瘫痪等症。

3. 开阖补泻法　此手法是指针刺补泻过程中，以出针时按不按针孔来区分补法或泻法的操作术式。《灵枢·官能》说："泻必……摇大其孔，气出乃疾；补必……气下而疾出之，推其皮，盖其外门，真气乃存"。《灵枢·终始》："一方实，深刺之，稀按其痏，以极出其邪气；一方虚，浅刺之，以养其脉，疾按其痏，无使邪气得入"。《素问·刺志论》："入实者，左手开针空也；入虚者，左手闭针空也"。这些都是说在出针后速按针孔为补，出针时摇大针孔不加按压为泻。至于《素问·针解》所提的"补泻之时者，与气开阖相合也"则是指营卫气血流注的盛衰而言，后世发展为子午流注针法中的"纳支法"。

4. 迎随补泻法　迎随补泻首见于《内经》，迎随意指逆顺，这是补泻法的总则，又可概称各种泻法为迎随。《灵枢·九针十二原》指出："逆（迎）而夺之，恶得无虚，追（随）而济之，恶得无实，迎之随之，以意和之，针道毕矣"；《灵枢·终始》也说："泻者迎之，补者随之，知迎知随，气可令和"。这是说，泻实要用逆其经气的方法，补虚要用顺其经气的方法。这样，应用补泻法必须审查经气的盛衰和顺逆。如针刺手三阴经穴，由于手三阴经脉从胸走手，故在得气后将针尖顺着经脉走行（向着手的方向）施行手法者有补益经气的作用；反之，将针尖逆着经脉走行（向着胸的方向）施行手法者有疏泄病气的作用。

5. 疾徐补泻法　疾徐补泻是通过掌握毫针进针、出针以及行针的快慢以区分补泻的针刺手法。《灵枢·九针十二原》指出"徐而疾则实，疾而徐则虚"，《灵枢·小针解》释为"徐而疾则实者，言徐内而疾出也；疾而徐则虚者，言疾内而徐出也"。说明缓慢地进针，快速地出针，为补法；反之，快速地进针，缓慢地出针，为泻法。操作时，对于虚证，先在浅部候气，得气后将针缓慢向内推进到一定深度，退针时快速提至皮下，这种徐进疾退手法，是引导阳气由浅入深、由表及里，故为补法。对于实证，进针要快，一次就应刺到应刺深度候气，气至后，引气往外，出针时要缓慢，使邪气由深出浅，由里达表，故为泻法。

关于疾徐法，《灵枢》和《素问》有不同的记载。《针灸大成·三衢杨氏补泻》解释说："疾徐二字，一作缓急之义，一解作久速之义"。缓急就是快慢，这一解释即上文所说的以进出针过程的快慢区分补泻；久速是指留针时间的长短，并结合按闭穴的快慢来区分补泻。

6. 呼吸补泻法　呼吸补泻是指在用针刺手法时，配合患者的呼吸以区分补泻的方法。《素问·离合真邪论》曰："吸则内针，无令气忤，静以久留，无令邪布，吸则转针，以得气为故，候呼引针，呼尽乃去，大气皆出，故命曰泻"，"呼尽内针，静以久留，以气至为故……候吸引针，气不得出，各在其处，推阖其门，令神气存，大气留止，故命曰补"。这是说病人吸气时进针、转针，呼气时退针，为泻法；相反，当呼气时进针、转针，吸气时退针，为补法。针刺全过程还与留针和出针时开阖等方法相结合。元、明针灸家则以呼吸配合提插和左右转针，如左转配合呼气，右转配合吸气等。呼吸用于配合补泻之外，还用于配合候气和催气，如缓急而深沉的腹式呼吸，有助于针感的传导。在进针、出针时配合呼吸，还可减轻针刺的痛感。

7. 平补平泻法　除补法、泻法之外，又有不补不泻而求达到得气为主的刺法，具体是指针刺入一定深度得气后，缓慢均匀地行提插、捻转后出针，称平补平泻法。主要适用于临床虚实不明显的一般病证。这种平补平泻法与《内经》的"导气"法、《神应经》的"平补平泻"（先泻后补）法和《针灸大成》的"平补平泻"（小补小泻）法有所不同，是近代医家临床惯用的针刺补泻手法之一。

（三）复式补泻手法

以上各种基本补泻法又可组合应用，称复式补泻法。临床上应用最多的是徐氏《金针赋》治病八法中的烧山火、透天凉、阳中隐阴、阴中隐阳。

1. 烧山火　又称热补法。《金针赋》："烧山火，治顽麻冷痹。先浅后深，用九阳而三进三退，慢提紧按，热至紧闭插针，除寒气有准"。《针灸大成·三衢杨氏补泻》："烧山火能除寒，三进一退热涌涌……凡用针之时，须拈运入五分之中，行九阳之数……渐渐运入一寸之内，三出三入，慢提紧按。若觉针头沉紧，其针插之时，热气复生，冷气自除。未效，依前法再施。"具体操作是：将针刺入腧穴应刺深度的上 1/3（天部），得气后，施以提插或捻转补法 9 次（阳数），再将针刺入中 1/3（人部），得气后，施提插或捻转补法 9 次，然后将针刺入下 1/3（地部），得气后，仍行提插或捻转补法 9 次，再慢慢地将针提到上 1/3 的天部，如此反复操作 3 次，然后将针紧按至下 1/3 的地部留针，使针下能引起热感。在操作过程中，可配合呼吸补泻的补法。本法为多种补泻法的综合应用，通过手法使阳气入内，可致病人在局部出现温热感。临床多用于治疗顽麻冷痹、虚寒性疾病。

2. 透天凉　又称凉泻法。《金针赋》："透天凉，治肌热骨蒸。先深后浅，用六阴而三出三入，紧提慢按，徐徐举针，退热之可凭"。《针灸问对》："一次疾插入地，三慢按至天，故曰疾按慢提"。《针灸大成·三衢杨氏补泻》："透天凉能除热，三退一进冷冰冰……凡用针时，进一寸内，行六阴之数……若得气，便退而伸之，退至五分之中，三入三出，紧提慢按，觉针头沉紧，徐徐举之，则凉气自生，热病自除。如不效，依前法再施"。具体操作是：将针刺入腧穴应刺深度的下 1/3（地部），得气后，施以提插或捻转泻法 6 次（阴数），再将针紧提至中 1/3（人部），得气后，仍行提插或捻转泻法 6 次，然后将针紧提至上 1/3（天部），得气后再行提插或捻转泻法 6 次，将针缓慢地按至下 1/3 的地部，如此反复操作三次，将针紧提至上 1/3 的天部留针，使针下能引起凉感。在操作过程中，可配合呼吸补泻的泻法。本法亦为多种针刺泻法的综合应用。通过手法使阴气向内，可使病人在针刺局部出现凉感。临床适用于热痹、急性痈肿等实热性疾病，也用于肌肉骨蒸等虚热证。

"烧山火"和"透天凉"的具体操作各家略有不同，但其基本原则都是遵循《金针赋》所说。临床应用时，以选肌肉比较丰厚的腧穴为宜，当得气感应强时，手法不宜太重，重复次数不要太多，要尽量取得病人合作。

3. 阳中隐阴　阳中隐阴为先补后泻法。《金针赋》："阳中之阴，先寒后热。浅而深，以九六之法，则先补后泻也"。《针灸大成·三衢杨氏补泻》："凡用针之时，先运入五分，乃行九阳之数，如觉微热，便运一寸之内，却行六阴之数，以得气，此乃阳中隐阴，乃行可治先寒后热之证，先补后泻也"。具体操作是：视穴位的可刺深度，分浅（五分）、深（一寸）两层操作。先在浅层行补法——紧按慢提九数，再进入深层行泻法——紧提慢按六数。适应证：疟疾之先寒后热者，以及内热表寒、内实表虚、虚实夹杂的疾病。

4. 阴中隐阳　为先泻后补法。《金针赋》："阴中之阳，先热后寒。深而浅，以六九之方，则先泻后补也"。《针灸大成·三衢杨氏补泻》："凡用针之时，先运一寸，乃行六阴之数，如觉病微凉，即退至五分之中，却行九阳之数，以得气，此乃阴中隐阳，可治先热后寒之证，先泻后补也"。操作顺序与阳中隐阴相反，进针后先在深层行泻法——紧提慢按六数，再退到浅层行补法——紧按慢提九数。适应证：疟疾之先热后寒者，以及表热内寒、表实内虚、虚实夹杂的疾病。

六、古代刺法概述

针灸从以石为针过渡到金属针具，从以痛为腧的感性认识上升至循经论治的理性认识，经历了新石器时代、夏、商、周、春秋及战国时期的漫长时间。此为针灸学之萌芽阶段，其主要标志为《经脉》篇的出现。战国至东汉时期为针灸学的迅速成长时期，《内经》、《难经》相继问世，对针灸学具有划时代意义的贡献，成为后世各家针法的基础。晋代皇甫谧曾将《内经》、《难经》和《明堂孔穴针灸治要》的有关内容编集成《针灸甲乙经》，成为针灸学的重要专著；明代高武又将《内经》、《难经》编成《针灸素难要旨》一书，表明了《内经》、《难经》对针灸治疗的重要指导作用。

（一）《内经》论刺法

《内经》包括《灵枢》和《素问》两部分，各八十一篇。《内经》中关于针灸的理论与方法的论述占有很大比例，尤以《灵枢》更为突出，故其又有《针经》之称。《内经》中关于针法的论述涉及针刺的器具、持针的法则、刺法的种类、补泻手法的区分、针刺刺激量的掌握、针刺的宜忌、针灸医师的应备条件以及某些疾病的针刺方法。其中最重要的是刺法和补泻法。如《灵枢·官能》中阐述了"九刺"、"十二刺"、"五刺"和病不同针、针不同法的意义。其内容不但丰富，而且在今天的临床上仍有十分重要的实用意义。兹将九刺、十二刺及五刺的方法，介绍如下。

1. 九刺　《灵枢·官针》："凡刺有九，以应九变。"所谓变者，是指不同性质的病变，故九刺的主要内容就是讨论九类不同性质的病变，应用九种不同的刺法。

（1）输刺："输刺者，刺诸经荥输脏输也"，这是一种五脏有病时的针治方法。如脏腑疾病，可取有关经脉的肘膝关节以下的荥穴和输穴，以及背部相关的五脏俞（如肺俞、心俞、肝俞、脾俞、肾俞）。《灵枢·寿夭刚柔》说："病在阴中之阴者，取阴之荥输"，即取四肢荥、输穴以治五脏病。《素问·咳论》中所记载的"治脏者，治其俞"，也属于这种刺法的范围。由于它突出针刺荥输穴和背俞穴的作用，故称为输刺。

（2）远道刺："远道刺者，病在上，取之下，刺腑输也"。由于上病取下，所针之穴距离病位较远，故称远道刺。临床上常取百会治疗脱肛，足三里治疗胃病，委中治疗腰痛……腑输原指六腑在足三阳经上的下合穴，一般适宜于治疗六腑的疾病。六腑之合均在足三阳经，内腑有病而取合穴施治，故曰："病在上，取之下"。另因足三阳经脉从头走足相隔已远，故称远道刺法。临床上常将其推广到广义来看，即凡头面、躯干、脏腑的病证，刺四肢肘膝关节以下的穴位都可以称远道刺。

（3）经刺："经刺者，刺大经之结络经分也。"由于系针刺经脉所过部位，气血瘀滞结聚不通之处，故称经刺。临床上这种针法，是在患者的本经脉循行线上，循摩压按，发现压痛、硬结、条索等闭结不通之处，用针刺之，以通其经气，治疗经络瘀滞、气血不足所致之局部红肿、疼痛和经络、脏腑的其他病证。

（4）络刺："络刺者，刺小络之血脉也"。此即为《素问·调经论》说的"病在血，调之络"的刺法。因浅刺小络出血，故称络刺，亦称刺络。目前临床上应用的各种浅刺放血法，如三棱针（古称锋针）点刺出血法、皮肤针或滚筒针重刺出血法等均属于本法范围。"刺络拔罐法"，就是在本法基础上再结合使用拔罐的一种方法。

（5）分刺："分刺者，刺分肉之间也。"是指针刺直达肌肉部的一种刺法。分肉指附着于骨骼部的肌肉；由于针刺分肉之间的缝隙，故称分刺。《素问·调经论》说的"病在肉，调之分肉"，就属此法。临床上常用这种针法，治疗肌肉松软、麻痹、萎缩、痉挛、震颤和酸痛等证。

（6）大写刺："大写刺者，刺大脓以铍针也"。由于用铍针切开脓疡，排脓放血，以祛邪外出，故称大写刺。"写"通"泻"，故又称"大泻刺"。临床上常用三棱针，刺破患处皮肤，放出黏液，治疗腱鞘囊肿。

（7）毛刺："毛刺者，刺浮痹于皮肤也"。这是《素问·刺要论》说的"刺毫毛腠理无伤皮"的刺法。由于针刺浅浮的毫毛腠理，故称毛刺。临床上常用各种皮肤针、梅花针轻叩，不仅治疗皮肤麻木不仁的浮痹、皮肤病，还可治疗脏腑病。

（8）巨刺："巨刺者，左取右，右取左"。这是一种左病取右，右病取左，左右交替取穴施治的方法。《素问·调经论》："身形有痛，九候莫病，则缪刺之；痛在于左而右脉病者，巨刺之"。《素问·缪刺论》："邪客于经，左盛则右病，右盛则左病，亦有移易者，左痛未已而右脉先病，如此者，必巨刺之，必中其经，非络脉也。故络病者，其痛与经脉缪处，故名缪刺。"即为左病取右，右病取左，深刺经脉为巨刺，浅刺络脉为缪刺。临床上常取左合谷治疗病在阳明的右侧龈肿牙痛，取右偏历治疗风寒袭络的左侧面瘫。

（9）焠刺："焠刺者，刺燔针则取痹也"。由于将针烧红而刺，故称焠刺。《灵枢·经筋》曰："焠刺者，刺寒急也；热则筋纵不收，无用燔针"，就是焠刺的适应证。临床上是将烧红的针，对准病变的局部，迅速刺入一定的深度后，当即迅速将针拔出，常用于治疗寒痹、瘰疬等证。《灵枢·经筋》治筋痹，多用"燔针劫刺，以知为度，以痛为腧"。

2. 十二刺　《灵枢·官针》："凡刺有十二节，以应十二经。"指由于刺法中有十二节要，所以能应合于十二经的病证，又称"十二节刺"。

（1）偶刺："偶刺者，以手直心若背，直痛所，一刺前，一刺后，以治心痹。刺此者，傍针之也。"此法以一手按前心，相当于胸部募穴等处，一手按其后背，相当于相应的背俞处，当前后有压痛处进针。这种一前一后，阴阳对偶的针法，称为偶刺，又称"阴阳刺"。临床用于治疗脏腑病的俞募配穴法，即属本法。

（2）报刺："报刺者，刺痛无常处也。上下行者，直内无拔针，以左手随病所按之，乃出针复刺之也。"此为治疗游走性疼痛的有效刺法，在刺前找到压痛点，直刺在压痛点上，使针感在局部扩散，不立即出针，再用手随着痛处找第二压痛点，找到后拔针，再刺入第二压痛点。此种刺法止痛效果好。

（3）恢刺："恢刺者，直刺傍之，举之，前后恢筋急，以治筋痹也。"恢，有恢复其原来功能的意思。这种刺法，是专对筋肉拘急痹痛部位的四周针刺。先从傍刺入，得气后，令病人作关节功能活动，不断更换针刺方向，以疏通经气，舒缓筋急。临床多用来治疗拘急、痉挛、疼痛、腰肌劳损等证。

（4）齐刺："齐刺者，直入一，傍入二，以治寒气小深者。或曰三刺，三刺者，治痹气小深者也。"其方法是在患处中央一针，两旁两针，三针齐下，以治疗寒痹之小且深者，如面瘫患者额纹浅或消失可在阳白穴上用齐刺法，中风失语针百会用齐刺法等。

（5）扬刺："扬刺者，正内（纳）一，傍内（纳）四而浮之，以治寒气之博大者也。"由于五针齐下，浅刺速出，部位分散，轻而扬之，故称扬刺。适宜治疗寒气浅而面积较大的痹证，治疗腱鞘炎效果尤佳。

（6）直针刺："直针刺者，引皮乃刺之，以治寒气之浅也。"即先挟持捏起穴位处的皮肤，然后将针沿皮下刺入。直是直对病所的意思。近代多称作沿皮刺或横刺。临床常取瞳子髎透颧髎、地仓透颊车，用以治疗风寒客邪侵入较浅的面神经麻痹、拘急、抽搐等症。

（7）输刺："输刺者，直入直出，稀发针而深之，以治气盛而热者也。"输有疏通的含义，直入直出，能疏泄热邪，故称输刺。刺法是垂直进针，得气后垂直退出，取穴少，刺入较深，为用泻法治疗气盛有热的病证。临床上常用提插补泻中的泻法，深刺天枢、丰隆、支沟等穴治疗气盛有热的大便秘结。

（8）短刺："短刺者，刺骨痹，稍摇而深之，致针骨所，以上下摩骨也。"其法是慢慢进针，并稍摇动针身而深入，在近骨之处将针上下轻轻捻转。短是接近的意思，故称短刺，常治疗关节炎、骨痹等深部症证。

（9）浮刺："浮刺者，傍入而浮之，以治肌急而寒者也。"此是斜刺浅刺的一种方法，浅刺勿深以治肌肉寒急。近代应用的皮内针法，就是本法的演变。多治肌肉痉挛，如面肌痉挛针颧髎透迎香，中风时挛缩针曲池透手三里或曲池透尺泽，用浮刺法较一般直刺法效果好。

（10）阴刺："阴刺者，左右率刺之，以治寒厥，中寒厥，足踝后少阴也。"阴刺是左右两侧穴位同用的刺法。临床上常取双侧太溪穴治疗足心冷痛，取十二原穴治疗四肢厥冷和疼痛等证。

（11）傍针刺："傍针刺者，直刺、傍刺各一，以治留痹久居者也。"这种刺法多应用在压痛明显，而且固定不移，久久不愈的痹证，由于先直刺一针，再在近傍斜向加刺一针，正傍配合，故称"傍针刺"。

（12）赞刺："赞刺者，直入直出，数发针而浅之出血，是谓治痈肿也。"本法直入直出，刺入浅而出针快，是连续分散浅刺出血的刺法，用治痈肿、丹毒等证。

3. 五刺 《灵枢·官针》："凡刺有五，以应五藏"。这是从五藏应合五体（皮、脉、筋、肉、骨）的关系分成五种刺法，故又称"五脏刺"。

（1）半刺："半刺者，浅内而疾发针，无针伤肉，如拔毛状，以取皮气，此肺之应也。"这种方法是浅刺于皮肤，刺得浅，出针快，好像拔去毫毛一样。因其刺入极浅，不是全刺，所以称半刺。因为肺主皮毛，刺皮可消散肺邪，所以和肺脏相应。这种针法比毛刺略深，临床上常用各种皮肤针、梅花针叩打、皮内埋针，宣泄表邪，用于治疗风寒束表、发热咳喘及某些皮肤病证等。这种刺法与九刺中的毛刺相类似，而此法刺得略深。

（2）豹文刺："豹文刺者，左右、前后针之，中脉为故，以取经络之血者，此心之应也。"由于在经络处散刺多针，出血点似豹皮的斑纹，故称豹文刺。因为心主血脉，所以此法和心脏相应。临床上常用这种针法，在病痛的局部前后、左右散刺多针，或用梅花针重叩，使之出血，以消散经络中的瘀滞，治疗局部血肿、静脉曲张、静脉炎和热邪亢盛的结膜炎等红肿热痛类病证。

（3）关刺："关刺者，直刺左右，尽筋上，以取筋痹，慎无出血，此肝之应也，或曰渊刺，一曰岂刺。"这种刺法多在关节附近的肌腱上进行针刺，因为筋会于节，四肢筋肉的尽端都在关节附近，故名关刺，可治关节炎，筋肉拘急等筋痹症。由于肝主筋，所以与肝脏相应。因针刺较深，故必须注意避免伤脉出血。

（4）合谷刺："合谷刺者，左右鸡足，针于分肉之间，以取肌痹，此脾之应也。"这种刺法是在肌肉丰厚处，进针后先直刺，有针感后再将针提到皮下，向左向右分别斜刺。例如治疗颈椎病或肩周炎，刺大椎，使针感向下或向上方传导后，再向左和右方向斜刺，使针感传到左、右肩或臂。治疗吞咽困难，声带麻痹，可在廉泉穴用合谷刺法等。

（5）输刺："输刺者，直入直出，深内之至骨，以取骨痹，此肾之应也。"输有内外疏通的含义，由于直进直出，深刺至骨，疏泄深居骨节间的病邪，故称输刺。因为肾主骨，所以和肾脏相应。临床上常用这种针法，治疗肩、肘、膝关节炎和骨痹等深部病证。

（二）《难经》论刺法

《难经》全书以质疑问难的形式辑成"八十一难"，是一部专门阐述《内经》中有关脉学、经络、脏腑、腧穴、针法等问题的医学经典著作，其中第六十九难至八十一难主要论述了针刺及其补泻法的运用，进一步丰富了《内经》中的针灸理论，对汉代之后针灸学术发展有着重要影响。

1. 强调押手的作用　押手的正确运用是针灸施术成败的关键因素之一，历来为众多医家所重视，正如《灵枢·九针十二原》所云"右主推之，左持而御之"。而在《难经》中对此则有进一步的强调，《七十八难》："知为针者信其左，不知为针者信其右。当刺之时，必先以左手压按所针荥俞之处，弹而努之，爪而下之，其气之来，如动脉之状，顺针而刺之"。即指懂得针灸的人是非常注重左手（押手）的作用的，而不懂得针灸的人却只信赖右手（刺手）的作用，当进针的时候，一定要先用左手按压所选的穴位片刻，使用弹爪等手法来宣导气行，然后右手所持之针方可顺利刺入。临床实践表明，在针灸施术过程中应充分运用押手，其可以发挥一系列作用，如查明穴位的所在，促使经气的聚散，感知局部的皮肉筋脉骨分布和气血循行等情况，减轻或免除针刺时的不适感，稳定腧穴部位和针身以便施术等。

2. 刺法结合腧穴特性　针刺补泻的施行与腧穴的选用密切相关，《难经》中主要介绍了五输穴，依据五行生克的关系，通过配穴创立了"补母泻子法"和"泻南补北法"并介绍了"泻井刺荥法"。

（1）补母泻子法：《六十四难》根据《灵枢·本输》及阴阳刚柔相济的原理，以五输穴配五行：阴经为井木、荥火、输土、经金、合水；阳经为井金、荥水、输木、经火、合土。配十天干则肺属辛金，大肠属庚金；脾属己土，胃属戊土；心、心包属丁火，小肠、三焦属丙火；肾属癸水，膀胱属壬水；肝属乙木，胆属甲木。按照五行相生关系，每条经各有一个"母穴"和一个"子穴"。"母能令子虚，子能令母实"，故《六十九难》提出了"虚者补其母，实则泻其子"的补泻方法。如胃属土，胃虚可补其母穴——经（火）穴解溪；胃实者可泻其子穴——井（金）穴厉兑。《七十九难》也举例："迎而夺之者，泻其子也；随而济之者，补其母也。假令心病，泻手心主俞，是谓迎而夺之者也；补手心主井，是谓随而济之者也"，即泻可取心包经的输（土）穴大陵，补可取心包经的井（木）穴中冲。此外，补母泻子法还可以应用于相关经脉上的穴位，如肺虚可补脾经输（土）穴太白；肺实可泻肾经合（水）穴阴谷。

（2）泻南补北法：《七十五难》根据五行生克关系，指出对肝实肺虚之证，要用泻心火、补肾水的方法治疗，总纲为"东方实，西方虚，泻南方，补北方"。东方属木代表肝，西方属金代表肺，南方属火代表心，北方属水代表肾。东方实，西方虚，即肝木实，肺金虚，是一种"木实侮金"的反克表现。补北泻南即补肾泻心，就是益水制火，火（心）为木（肝）之子，泻火能抑木，可夺肝（母）之实，又能减少其克金（肺）之力；水（肾）为金（肺）之子，补水可以制火（心），使火不能刑金，又能济金以资肺（母）之虚，使金实得以制木。泻南补北法可以说是对"虚者补其母，实者泻其子"的补充。

（3）泻井刺荥法：当实热证需泻井时，《难经》认为可以荥穴来代替井穴。《七十三难》："诸井者，肌肉浅薄，气少不足使之，刺之奈何？然：诸井者木也，荥者火也，火者木之子。当刺井者，以荥泻之。"因井穴在手足指（趾）处，该处皮肉浅薄，气行较微小（因气藏于皮肉之间），且针灸易致疼痛，不便使用手法，故说"气少不足使也"。例如上述之胃经实证，治当泻其井穴厉兑，可改用其荥穴内庭。

3. 刺法结合四时　《难经》论刺法结合四时，主要指依四时确定针刺深浅。针刺深浅除了视针刺部位、病情需要、针感程度等因素决定外，还必须考虑季节。《七十难》："春夏者，阳气在上，人气亦在上，故当浅取之；秋冬者，阳气在下，人气亦在下，故当深取之。"即表明人的气血活动与季节有关，在春夏季人体的阳气随向上的自然界阳气趋于体表，此时当浅刺；在秋冬季人体的阳气随向下的自然界阳气趋于体内，此时当深刺。

同时，《难经》还提出因四时不同，取穴针刺亦有差异。《七十四难》："春刺井者，邪在肝；夏刺荥者，邪在心；季夏刺腧者，邪在脾；秋刺经者，邪在肺；冬刺合者，邪在肾……四时有数，而并系于春夏秋冬者也。针之要妙，在于秋毫也。"即将五输穴分四时而刺，是与五输而本身的特性有关。《六十五难》："然：所出为井，井者东方春也，万物之始生……合者北方冬也"。《六十八难》："井主心下满（肝主满），荥主身热（心主热），输主体重节痛（脾主重），经主喘咳寒热（肺主咳喘），合主逆气而泄（肾主泄）"。这种将五输穴分四时而刺的主张，对后世学者影响很大。

4. 补泻结合营卫　营卫之气的运行，卫气为阳而行于体表，先充络脉，散布在浅表，营血属阴而行于经隧，处于深里。施行补泻手法时要注意结合营卫之气血运行。正如《七十六难》所说"当补之时，从卫取气；当泻之时，从荥置气……荥卫通行，此其要也"。至于具体手法操作，《七十八难》有云："得气，因推而内之，是谓补；动而伸之，是谓泻。"就是说，补法是进针浅层得气后，将针推进下插，引卫分阳气深入以纳之；泻法是进针深层得气后，将针动而上提，引荥血从阴分向外散之。《难经》这里所说的"推而内之"（以按为主）和"动而伸之"（以提为主），是对《灵枢》补泻法的推衍。

此外，《七十八难》还提到："不得气，乃与男外女内；不得气，是谓十死不治也。"这就是指假如针刺时未能得气，男子可用浅提法候气于卫外，女子可用深插法候气于营内。如果久求而不得气，说明营卫之气已衰竭，病情极为危重，可对病情转归做出预测。

（三）《金针赋》论刺法

明代针灸学家徐凤所著的《金针赋》，是一篇专论针刺手法的著作，简明扼要，便于记诵，对后人影响极大，其主要内容有三个方面。

1. 下针十四法 《金针赋》对当时各种流传的针刺手法进行总结归纳，编成十四法："爪而切之，下针之法；摇而退之，出针之法；动而进之，催针之法；循而摄之，行气之法；搓而去病，弹则补虚，肚腹盘旋，扪为穴闭。重沉豆许曰按，轻浮豆许曰提。一十四法，针要所备"。现结合《针灸问对》等书的有关记载进行整理，详见表3-3：

表 3-3　下针十四法

应用	手法	操 作	备 注
下针	爪	用指甲按掐穴位	《难经·七十八难》："当刺之时……爪而下之"。《针灸问对》："爪者掐也，用左手大指甲着力掐穴，右手持针插穴有准，此下针之法也。"
	切	用指甲侧向作掐按动作	《素问·离合真邪论》："切而散之"。《针灸问对》："凡欲下针之时，用两手大指甲于穴旁上下左右四周掐而动之，如刀切割之状，令气血宣散。"
出针	摇	摇摆针体	《灵枢·官能》："摇大其穴。"《针灸问对》："凡退针出穴之时，必须摇撼而出之"。
	退	将针由深出浅	《针灸大成》："欲退之际，一部一部以针缓缓而退也"。
催气	动	活动其针	《难经·七十八难》："动而伸之"。《针灸问对》："下针之时，如气不行，将针摇之，如摇铃之状，动而振之"。
	进	将针由浅入深	《针灸问对》："下针后气不至，男左女右转而进之"。
行气	循	沿经络抚摩穴位上下	《素问·离合真邪论》："扪而循之"。《针灸问对》："上下往来抚摩，使气血循经而来"。
	摄	随经络按掐穴位上下	《针灸问对》："用大指、食指、中指三指甲，于所属经分来往摄之，使气血流行，故曰摄以行气"。
泄气	搓	将针单向捻转	《针灸问对》："将针或内或外，如搓线之状，勿转太紧，令人肥肉缠针，难以进退"。《针灸大成》："搓针泄气最为奇"。
补气	弹	弹动其针	《针经指南》："凡补时，可用大指甲轻弹针，使气疾行也"。《针灸问对》："将针轻轻弹之"。
用于肚腹	盘	将针作圆周形盘旋	《针经指南》："如针腹部，于穴内轻盘摇转而已"。《针灸问对》："如针腹部软肉去处，只用盘法……其盘法如循环之状"。
闭穴	扪	出针后按压针孔	《针灸问对》："补时出针用手指掩闭其穴，无令气泄"。《经针指南》："凡补时，用手扪闭其穴是也"。
添气	按	下插其针（重沉豆许）	《医学入门》："按者，插也"。《针灸问对》："欲补之时，用手紧捻其针按之……按以添气。添，助其气也。"
抽气	提	升提其针（轻浮豆许）	《针灸问对》："欲泻之时，以手捻针，慢慢升提豆许，无得转动……其法提则气往，故曰提以抽气。"

2. 飞经走气四法 《金针赋》提到"若关节阻涩，气不过者"，"若夫过关过节催运

气，以飞经走气，其法有四"，即是青龙摆尾、白虎摇头、苍龟探穴、赤凤迎源四法。

（1）青龙摆尾：《金针赋》："青龙摆尾，如扶船舵，不进不退，一左一右，慢慢拨动"。其法是将针斜向浅刺，或先深后浅，针尖刺向病所，得气后再将针柄缓缓摆动，好像手扶船舵或左或右以正航向一样，可推动经气的运行。

（2）白虎摇头：《金针赋》："白虎摇头，似手摇铃，退方进圆，兼之左右，摇而振之"。方，是指插；圆，指捻转。其法是将针直刺捻入，直达深层，得气后用中指拨动针体使之左右摇动，如手摇铃一样，边摇边提针，可以推动经气。

（3）苍龟探穴：《金针赋》："苍龟探穴，如入土之象，一退三进，钻剔四方"。其法是将针刺入穴后，先退至浅层，然后更改针尖方向，前后左右多向透刺，浅、中、深三层逐渐加深，如龟入土探穴四方钻剔，有通行经气的作用。

（4）赤凤迎源：《金针赋》："赤凤迎源，展翅之仪，入针至地，提针至天，候针自摇，复进其原（指人部中层），上下左右，四周飞旋"。其法是先针刺入深层，得气后再上提至浅层，候针自摇，再插入中层，然后用提插捻转，结合一捻一放，形如赤凤展翅飞旋，有通行经气的作用。

3. 治病八法 《金针赋》提出烧山火、透天凉、阳中隐阴、阴中隐阳、子午捣臼、进气与龙虎交战、留气、抽添等复式针刺补泻手法，称为治病八法，成为后世补泻手法中的主要内容。由于这些手法的操作步骤较多，故对其中一些动作规范化，定出了一定的次数，即分别以九或六作为基数。一般补法用九阳数，泻法用六阴数。如补法用三九二十七，或七七四十九（少阳），或九九八十一（老阳）；泻法用三六一十八，或六六三十六（少阴），或八八六十四（老阴）。"指下玄微，胸中活法，一有未应，反复再施"。在介绍复式补泻法时，前四法已作介绍，现将后四法介绍如下。

（1）子午捣臼法：子午，意指左右捻转；捣臼，意指上下提插。《金针赋》："子午捣臼，水蛊膈气，落穴之后，调气均匀，针行上下，九入六出，左右转之，千遭自平"。其法是进针得气后，先紧按慢提九数，再紧提慢按六数，同时结合左右捻转，反复施行。本法是一种捻转、提插相结合的针刺手法，可导引阴阳之气，补泻兼施，又有消肿利水作用，可用治水肿、气胀等证。

（2）龙虎交战法：龙，意指左转；虎，意指右转；左转右转两法反复交替进行，称为交战。《金针赋》："龙虎交战，左捻九而右捻六，是亦住痛之针"。其法是进针得气后，先以左转为主，即大指向前用力捻转九数，再以右转为主，即大指向后用力捻转六数。如此反复施行多次，也可分浅、中、深三层重复进行。本法主要是通过左右反复交替捻转来达到镇痛目的。

综合来看，子午捣臼法和龙虎交战两法均以捻转为主，左转为"子"，为"龙"，而用九阳数，右转为"午"，为"虎"，而用六阴数。《医学入门》："从子至午，左行为补；从午至子，右行为泻"。

（3）进气与留气法：《金针赋》："进气之诀，腰背肘膝痛，浑身走注疼，刺九分，行九补，卧针五七吸，待气上下"。其法是进针后刺入深层（九分），得气后施行补法，如紧按慢提九数，然后将针卧倒，针尖向心，让针下感应上行，属补法。

《金针赋》："留气之诀，痃癖癥瘕，刺七分，用纯阳，然后乃直插针，气来深刺，提针乃停"。其法是进针后刺入中层（七分），得气旋行补法，如紧按慢提九数，然后将针直插至深层，再提针回原处，使气留针下而消积聚。本法由徐疾法和提插法组合而成，可用治癥瘕、痞块等疾。

(4) 抽添法：抽，意指上提；添，意指按纳。《金针赋》："抽添之诀，瘫痪疮癫，取其要穴，使九阳得气，提按搜寻，大要运气周遍，扶针直插，复向下纳，回阳倒阴"。其法是进针后，先提插或捻转九数以促使得气，再向周围作多向提插，然后再向下直刺按纳。本法操作时，要浅深、上下提插搜寻，一提再提，一按再按。

(四)《针灸大成》论刺法

明代针灸学家杨继洲，在继承前人针法的基础上，对补泻手法进行了总结，并有所发挥，编著有《卫生针灸玄机秘要》，后该书经扩充辑录为《针灸大成》十卷，书中引载各家针法，内容甚为丰富、全面，其中以杨氏针法的内容尤为详备，现将要点简述于下。

1. 十二字分次第手法及下手八法 《针灸大成·三衢杨氏补泻》："针法玄机口诀多，手法虽多亦不过，切穴持针温口内，进针循摄退针搓，指捻泻气针留豆，摇令穴大拔如梭"。杨氏将针刺法的基本操作步骤总结归纳为十二种(十二字分次第手法)，即爪切、指持、口温、进针、指循、爪摄、针退、指搓、指捻、指留、针摇、指拔。同时，杨氏又将进针时的一些基本操作归纳为"下手八法"，即揣、爪、搓、弹、摇、扪、循、捻八种。详见表3-4、表3-5。

表3-4 杨氏十二字手法

手法	操　作	作　用
爪切	左手大指爪甲重切其针之穴	令气血宣散，免针伤营卫
指持	右手持针于穴上着力旋插直至腠理	(准备进针)
口温	针入口中使温热	(此法今已不用)
进针	神定、息匀，审定在何部分，重切经络，少待方可下手	(将针刺入)
指循	用指于所属部分经络之路，上下左右循之	使气血往来，上下均匀，易气至
爪摄	随经络上下，用大指爪甲切之	针下邪气滞涩，其气自通行
针退	分明三部，一部一部缓缓而退	(由深出浅)
指搓	转针如搓线之状，勿转太紧	泄气
指捻	治上大指向外捻，治下大指向内捻。如出至人部，内捻者为之补，转针头向病所，令取真气以至病所，令挟邪气退至针下出也	行气，内外转移行上下
指留	出针至天部时，在皮肤间稍停留，少时方出	令营卫纵横散
针摇	以指捻针如扶人头摇之状	使针孔开大，邪气出如飞(泻法)
指拔	待针下气缓不沉紧，用指捻针，如拔虎尾。	(起针)

表3-5 下针八法

手法	作　用	方　法
揣	取准孔穴	凡点穴，以手揣摸其处，以法取之，按而正之，以大指爪切掐穴，于中庶得，进退方有准
爪	免伤营卫	刺荣掐按其穴，以针而刺；刺卫撮起其穴，卧针刺之
	宣散气血 欲使不痛	爪而下之，左手重而切按，右手轻而徐入

手法	作用	方法
搓	补泻	搓而转者，如搓线之貌，勿转太紧，左补右泻
弹	补	先弹针头，待气至，却退一豆许，先浅后深，自外推内
摇	泻	先摇动针头，待气至，却退一豆许，乃先深后浅，自内引外
扪	补	欲补时，出针，闭其穴
循	令气血宣散，邪气散泄	凡泻针，必以手指于穴上四旁循之
捻	（行气）	治上，大指向外捻；治下，大指向内捻。如出针，内捻令气行至病所，外捻令邪气至针下出也

在上述两类操作手法中，十二字手法之爪切、指搓、针摇、指循、指捻五法，分别与下手八法之爪、搓、摇、循、捻相同。

2. 补泻的大小之分 杨氏认为"刺有大小"，既有手法较轻的平补（小补）、平泻（小泻），又有手法较重的大补、大泻。《针灸大成·经络迎随设为问答》："问：刺有大小。答曰：有平补、平泻，谓其阴阳不平而后平也。阳下之曰补，阴上之曰泻。但得内外之气调则已。有大补、大泻，惟其阴阳俱有盛衰，内针于天地部内，俱补俱泻，必使经气内外相通，上下相接，盛气乃衰，此名'调阴换阳'，一名'接气通经'，一名'从本引末'。审按其道以予之，徐往徐来以去之，其实一义也。"所称"平补、平泻"，是指手法较轻、刺激量较小的补泻手法，而"大补、大泻"则是手法较重、刺激量较大的补泻手法。一般而言，平补、平泻只用轻慢柔和、由浅而深（补）或由深而浅（泻）的捻转和提插法，使内外（深浅）之气调和即可；大补、大泻则要分别在天部、地部（或分天、人、地三部）每一部都施行补泻手法，以达到经气内外相通，上下相接，如烧山火、透天凉之类。

由此可以看出：补法有属于弱刺激的，也有属于强刺激的；泻法也是如此。也就是说，有属于弱刺激的平（小）补平（小）泻，也有属于强刺激的大补大泻。

3. 透穴刺法的作用 透穴刺法是一种采用不同的方向、角度和深度以同一针作用于两个穴位来增加针刺强度的方法，既有四肢内外侧或前后侧相对穴位的直透法，又有各部上下方或前后方邻近穴位之间的横透法。此种刺法开始于元代，明代杨继洲甚擅该法。

透穴针法的特点是，刺针少而刺激穴位多，这样一方面可减轻针刺的痛苦，另一方面还可做到取穴少，利用多个穴位的协同作用达到治疗的目的。本法的作用根据透刺方式的不同而不同：一是透刺同一经脉穴位，如地仓透颊车、列缺透太渊等，可增强疏通本经经气的作用，从而提高对经脉疾病的疗效；二是向邻近经脉透刺（同一平面的），如风池透风府、印堂透攒竹等，可增强疏通局部经气的作用，从而明显改善局部症状；三是向表里阴阳经脉相互透刺，如阳陵泉透阴陵泉、内关透外关、合谷透劳宫等，可加大刺法的刺激量，调和表里，调和阴阳，对于改善全身症状和远端病证效果佳。

杨氏在其著作《针灸大成·玉龙歌》中，补充了许多有效的透穴运用实例，如合谷透劳宫治疗偏头痛，印堂透攒竹治疗小儿惊风，瞳子髎透鱼腰治疗目红肿痛，地仓透颊车治疗口眼㖞斜，间使透支沟治疗疟疾，膝关透膝眼治疗膝肿痛，液门透阳池治疗手臂肿痛，列缺透太渊治疗风寒咳嗽等，从而使透穴针法成为毫针刺法的一种新的特殊方法。

第三节 灸 法

一、灸法概述

(一) 灸法的起源与发展

灸法是我国传统医学中针灸学的重要组成部分,是我国古代劳动人民长期与疾病作斗争的产物。灸疗起源,是在人类学会用火以后。距今 50 万年以前的北京猿人,已经开始使用火。木石磨擦、钻木取火约发生在旧石器时代晚期。取火方法的掌握,为灸疗创造了必要的条件,原始社会,人们在烘烤食物和取暖中,可能因偶尔不慎被火烧灼,而减轻或治愈了某些病痛;或烤灼腹部,缓解了腹部的寒痛及胀满等症状,于是便主动用火烧灼治疗更多的病痛,随之产生了灸疗。《说文解字》曰"灸,灼也",说明灸疗就是烧灼的意思。灸疗所用的原料,最初很可能为可以作为燃料的树枝等。灸疗的出现和艾的应用,经历了一个漫长的历史过程。《素问·汤液醪醴论》"镵石针艾治其外"。《说文解字》云:"镵,锐也"。镵石即尖锐的石针,艾即指艾灸疗法。隋代全元起说:"砭石者,是古外治之法,有三名:一针石,二砭石,三镵石,其实一也。古来未能铸铁,故用石为针。"砭石,特别是"镵石",使用这些磨制石器,是新石器时代的特点,我国内蒙古多伦县和山东日照县两个新石器时代遗址就发现过砭石。艾灸和砭石并论作为外治法,说明在新石器时代艾灸疗法已经成为重要的医疗方法。

1973 年长沙市马王堆三号汉墓出土的帛书中有两种古代经脉著作,医学界公认它是早于《黄帝内经》的医籍。其中《足臂十一脉灸经》和《阴阳十一脉灸经》指出经脉循行部位、所主疾病及其灸治所宜等,在同时出土的《五十二病方》中,在配合药物治疗法的同时,还使用了灸法、角法、浴法、熏蒸法、熨法等,说明在《黄帝内经》成书以前,灸法不但有了较为完整的基础理论,而且也有了极其丰富的临床实践内容。

约成书于战国时代的《黄帝内经》是对我国医学的一次大总结,从灸疗的起源到各种灸法及其适应证,书中记载颇多。如《素问·异法方宜论》说:"北方者,天地所闭藏之域也,其地高陵居,风寒冰冽,其民乐野处而乳食,脏寒生满病,其治宜灸焫。故灸焫者,亦从北方来"。说明灸疗的产生与我国北方人民的生活习惯及发病特点有着密切的关系。《灵枢·经脉》指出:"陷下则灸之"。《灵枢·官能》指出:"针所不为,灸之所宜","阴阳皆虚,火自当之"。说明灸法的适应证很广,甚至有些疾病用针刺治疗效果不显,改用灸疗则可见效。如《素问·骨空论》曰:"灸寒热之法,先灸项大椎","大风汗出,灸谚谚","失枕……灸脊中"。《灵枢·癫狂》曰:"治癫疾者……灸穷骨二十壮。"对临床上治疗内脏疾患并有成效的背腧穴,《灵枢·背腧》中强调:"灸之则可,刺之则不可。气盛则泻之,虚则补之"。《素问·血气形志》曰:"形乐志苦,病生于脉,治之灸刺"。《灵枢·经水》曰:"其治以针艾"。这种将"针艾"并提,将"艾"作为"灸疗"的代名词在《黄帝内经》中并不罕见,说明在《黄帝内经》成书前,针石和艾灸结合应用治疗多种疾病已经盛行,甚至在历史传记中也有灸疗的记载。如《左传》载:"成公"十年(公元前581 年)晋景公病,延秦国太医医缓来诊。医缓说:"疾不可为也,病在肓之上,膏之下,攻之不可,达之不及,药不至焉"。这里的"攻"即指灸法。在非医家的著作中也可窥见艾灸之痕迹,如《孟子·离娄上》中就有"今人欲王者,犹七年之病,求三年之艾也"的记载，足见灸疗影响的深远。

汉代张仲景的《伤寒论》，虽以方脉见长，但对许多病证都有"可火"，"不可火"，"不可以火攻之"的记载，说明灸疗已有了适应证与禁忌证。在治疗少阴病方面，仲景十分重视灸治，如在《伤寒论》中说："少阴病，下利，脉微涩，呕而汗出，必数更衣，反少者，当温其上，灸之"（325 条）。"少阴病，吐利……脉不至者，灸少阴七壮"（292条）等。

三国曹操之孙曹翕专研究灸法，撰集的《曹氏灸方》七卷，为最早的灸疗专著。

西晋皇甫谧编纂的《针灸甲乙经》是我国现存最早的针灸专著，它汇集了《素问》、《针经》、《明堂孔穴针灸治要》等三部书的内容，详尽地论述了脏腑经络、脉诊理论、腧穴部位、针灸手法及禁忌、病因病理及各类疾病的证候、针灸取穴，把针灸专门化、系统化，对针灸学的发展起到了重要的推动作用。晋代葛洪著《肘后备急方》，文中对霍乱吐利，以及急症等亦注重灸疗。

南北朝时，灸法盛行，有人从北方学来火灸法，"贵贱争取之，多得其验。二十余日，都下大盛，咸云圣火，诏禁之不止，火灸至七炷而疾愈"（见《南史·齐本纪第四》）。由此可见，当时灸疗在民间已盛行。

西晋、南北朝时期，还出现了《偃侧图》、《明堂图》等针灸腧穴图，使灸疗的腧穴更加直观。同时还有其他灸经、针灸经及孔穴书卷传世。

唐代，据《旧唐书·职官志》记载："太医令掌医疗之法，丞为之贰。其属有四，曰医师、针师、按摩师、咒禁师，皆有博士以教之。"又《新唐书·百官志》记载："针博士一人，从八品上"。唐朝建有医科学校，并设灸科，由针博士教授，唐太宗又命甄权等人校订《明堂》，做《明堂人形图》，足见唐朝对针灸的重视。

孙思邈撰集的《备急千金要方》、《千金翼方》，大力提倡针灸并用，特别是他识真胆雄，注重灸量，施灸的壮数多至上百壮。他还绘制了历史上最早的彩色经络腧穴图——《明堂三人图》，"其十二经脉五色作之，奇经八脉以绿色为之"。他还将艾灸和药物结合运用于临床，在《千金方》中就有记载，如隔蒜灸、豆豉灸、黄蜡灸、隔盐灸、黄土灸等等。《备急千金要方·七窍病下》中还有用竹筒（箭竿）及苇筒塞入耳中，在筒口施灸以治耳病的"筒灸"，这是灸疗利用器械的鼻祖。

在唐朝与孙思邈有同等功绩的是王焘，他的《外台秘要·中风及诸风方一十四首》倍加注重灸疗的应用。他指出："圣人以为风是百病之长，深为可忧，故避风如避矢。是以御风邪以汤药、针灸、蒸熨，随用一法，皆能愈疾。至于火艾，特有奇能，虽曰针、汤、散，皆所不及，灸为其最要"，并提出灸为"医之大术，宜深体之，要中之要，无过此术"。此外，崔知悌的《骨蒸病灸方》是专门介绍灸疗治痨病的，而《新集备急灸经》则是灸疗治急症的专论。值得一提的是唐朝已有了"灸师"这一专业职称，这些都说明在盛唐时期，我国灸疗学已正式发展成为一门独立的科学。

宋代更加重视针灸在医学中的作用，并将针灸列为十三科之一，使针灸学有了进一步的发展。宋代著名针灸学家王惟一撰集的《铜人腧穴针灸图经》在刊印流传的同时，还刻印于石碑上，不但便于抄咏，而且可防刊行之误，其设计制造的铜人模型两具，外刻经络腧穴，内置脏腑，对孔穴的统一起了很大的作用，实属针灸史上的一项重要成就。王执中的《针灸资生经》以及与之同期的《小儿明堂针灸经》、《灸膏肓腧穴法》、《西方子明堂灸经》以及《明堂经》、《针灸经》等，在理论和实践操作上，形成了不同的针灸流派，丰富了灸疗学的内容。

此外，宋代的针灸书籍中还有所谓"天灸"或"自灸"的记载，这是利用某些刺激性药物如毛茛叶、芥子泥、旱莲草、斑蝥等贴敷在有关部位上，使之发泡的方法，它是不同于温热刺激的另一类施灸方法。

宋代的《太平圣惠方》、《普济本事方》以及《圣济总录》等医方书中亦收集了大量的灸疗内容。宋代窦材的《扁鹊心书》是记载以灸法治疗各种疾病的专著，书中还记载有"睡圣散"，使病人昏睡后施灸，这是灸法结合应用麻醉的最早记载，并指出常灸关元、气海、中脘诸穴，"虽未得长生，亦可保百余年长寿"（《扁鹊心书·须识扶阳》）。

明代是我国针灸发展的全盛时期，其间针灸学家倍出，其中杨继洲的《针灸大成》对针灸学有着承上启下的作用，是颇有影响于后世的针灸学专著。与之同期的还有徐凤的《针灸大全》、高武的《针灸聚英》、张介宾的《类经图翼》、汪机的《针灸问对》等，都对针灸学的发展作出了巨大的贡献。

在明代，参照古代树枝灸方法，又有"桑枝灸"及"神针火灸"（用特制的桃木棍蘸麻油点火后吹灭，趁热垫棉纸熨灸）。这种方法以后发展为用药末与艾绒混合制成艾卷熏熨的"雷火针灸"及"太乙针灸"，以及近代应用的艾条灸及药艾条灸，这些均可以认为是灸法和古代熨法的综合运用。明代还有灯火灸的记载，这是一种用灯草蘸油点火在病人皮肤上直接烧灼的灸法；也有利用铜镜集聚日光，作为施灸热源的所谓"阳燧灸"，近代则改为用透镜集聚日光施灸的"日光灸"。

清代，吴谦等人撰集的《医宗金鉴·刺灸心法要诀》在总结前人刺灸经验的基础上，用歌诀的形式表达刺灸的各种内容，便于初学和记诵。清代的《神灸经纶》是我国历史上又一部灸疗学专著，它标志着我国灸疗学发展到了一个新的高度。清朝末年，帝国主义的入侵虽使灸疗学陷入了灾难，但广大人民需要灸疗，灸法治疗各种病痛在民间仍广为流传，并因其简、便、验、廉的特点而扎根于民众之中。

建国以后，作为针灸重要组成部分的灸法随着针灸医学的发展得到了很大的重视和发展，学界对灸法的作用原理、临床治疗效果、适应证、禁忌证及灸法的补泻、灸治的方法等方面都进行了广泛而深入的研究。随着针灸医学对世界医学影响的深入，灸法亦受到国外重视，如日本等国也进行了灸法的实验研究并编纂了灸法的专门书籍。

（二）灸法的材料

灸法所用的材料，最初可能是采用一般的树枝柴草取火来烧灼、烫、熨，以消除病痛，之后才专门选用艾草作为主要灸料。艾草性味苦、辛、温，我国各地均有生长，以蕲州产者为佳，故有蕲艾之说。关于艾的性能，《本草纲目》载："艾叶能灸百病"。《本草纲目》说："艾叶苦辛，性温，熟热，纯阳之性，能回垂绝之阳，通十二经，走三阴，理气血，逐寒湿，暖子宫，止诸血，温中开郁，调经安胎……以之灸火，能透诸经而除百病"。说明用艾叶作施灸材料，有通经活络、祛除阴寒、回阳救逆等作用。艾叶经过加工，制成细软的艾绒，更有其独到的优点：第一，便于搓捏成大小不同的艾炷，易于燃烧，气味芳香；第二，燃烧时热力温和，能窜透皮肤，直达深部。现代研究证实艾叶中 66.85% 是纤维质，11.31% 是蛋白质，水分仅占 8.98%，其他还有挥发油占 4.42% 和离子成分（包括钾、钠、钙、铝、镁）占 8.44%。因其含纤维质多，水分少，又有许多可燃的有机物，故是理想的灸疗原料。

艾绒的制作：每年五月采集新鲜肥厚的艾叶，放置阳光下曝晒干，然后放入石臼或其他器械中捣碎，筛去杂梗和泥沙，再晒再捣再筛，如是反复多次，即成淡黄色洁净细软如绵的艾绒。艾绒质量的好坏，对施灸效果有影响，质量好、无杂质、干燥及存放久的效力大，疗效好，反之则差。按照加工（捣筛）程度的不同，分粗细几种等级，一般可根据治疗的需要选用。如直接灸要用细艾绒，间接灸可用粗艾绒。劣质的艾绒生硬而不易团聚，燃烧时常易爆开散落而灼伤皮肤，须加注意。

艾以陈久者为好，《本草纲目》说："凡用艾叶，须用陈久者，制令细软，谓之熟艾；若生艾灸之，则易伤人肌脉。"艾绒存放时间愈长则灸力愈柔和，故制成后的艾绒可放于干燥容器内，防止潮湿、霉烂，每年当天气晴朗时要重复曝晒几次。

灸法除以艾叶作为主要材料外，尚有用硫黄、黄蜡、灯心草、桑枝、桃枝、毛茛、斑蝥、白芥子等作为灸疗材料的灸法。

（三）灸法的操作规程

1. 辨证施灸　灸法与针刺同样都是通过刺激穴位、激发经气，调整阴阳，恢复机体各器官组织功能的失调而达到治病目的。灸法种类繁多，操作方法多种多样，绝大多数灸法各有专治，所以在使用灸法时，必须严格按照中医基础理论和经络腧穴理论及针灸治疗的基本规律选取不同的部位、经络、穴位、时间及补泻方法辨证施灸。如在睡眠前半小时艾条温和灸涌泉穴可引火归原，镇静安神，用于治疗失眠。而灸百会可治胃下垂、子宫脱出、脱肛，起到补气固脱、升阳举陷的作用。用吴茱萸敷于脐周能温中止痛、降逆止呕而治脘腹冷痛及虚寒久泻；敷于涌泉则平肝潜阳治疗高血压。

2. 选择体位　病人的体位是否合适，对于正确取穴和进行灸疗操作有一定的影响。对于部分重症和体力衰弱的病人，体位的选择更为重要。体质虚弱或精神紧张者应采用卧位。如采用不舒服的体位，操作期间往往可因移动肢体而引起意外。总之，选择体位以医者能正确取穴，操作方便，病人肢体舒适，并能持久为原则。

3. 点穴　施灸时必须取准穴位，还须嘱咐病人不可移动体位，以保持穴位的准确。此外还须使施灸的部位平直，一方面以便艾炷能平放，防止施灸时艾炷滚下，烫伤皮肤；另一方面，使艾条灸及温针灸时能火力集中，热力深透肌肤。

4. 置炷与点火　点穴后，不同的灸法有不同的置炷要求，如艾炷灸，可先用甘油湿润穴位或涂些大蒜液、凡士林，然后将艾炷粘贴其上；温针灸则在针刺入穴位后，将艾绒捏在针柄上或在针柄上套置一段约1～2cm的艾条施灸，置炷完毕，可用线香点燃艾绒。艾炷灸燃烧从尖端开始，烧近皮肤时，若病人感到灼痛，可在穴位周围用手拍打以减轻痛感，灸完一壮后，以纱布蘸冷开水抹净所灸穴位，再依前法续灸，一般可灸7～9壮。温针灸从底部开始点燃，直到艾绒燃尽为止。

（四）灸法的作用与适应范围

灸法应用范围较广，早在《内经》中即有较多论述，如《灵枢·官能》云："针所不为，灸之所宜"，"阴阳皆虚，火自当之……经陷下者，火则当之。结络坚紧，火所治之。"《素问·异法方宜论》记载了："脏寒生满病，其治宜灸焫"。灸法的作用和适应证与针刺、药物一样都是十分广泛的，内、外、妇、儿各科急、慢性病，不论寒热、虚寒、表里、阴阳都有灸法的适应证，目前临床上以治疗寒证、慢性病及一切阳虚久病者为多，归纳起来有以下几个方面。

1. 温经散寒，活血通痹　用于治疗寒凝血滞、经络痹阻引起的各种病证，如风寒湿痹、痛经、经闭、寒疝腹痛等证。

2. 疏风解表，温中散寒　用于治疗感受外邪表证及中焦虚寒性呕吐、腹痛、泻痢等证。

3. 温阳补虚，回阳固脱　用于治疗脾肾阳虚、元阳暴脱之证，如久泄、久痢、遗尿、遗精、阳痿、早泄、虚脱、休克等。

4. 补中益气，升阳举陷　用于治疗气虚下陷、脏器下垂之证，如胃下垂、肾下垂、子宫脱垂、脱肛以及崩漏日久不愈等证。

5. 消瘀散结，拔毒泄热　用于治疗外科疮疡初起，以及瘰疬等证。用于疮疡溃久不愈，有促进愈合、生肌长肉的作用。

6. 降逆下气，通畅气机　用于治疗气逆上冲的病证，如脚气冲心、肝阳上升之证可灸涌泉治之。

7. 防病保健，延年益寿　灸法用于防病保健，在我国有悠久的历史。无病自灸，可以激发人体正气，增强抗病力，使人精力充沛，长寿不衰。如《扁鹊心书·须识扶阳》说："人于无病时，常灸关元、气海、命门、中脘，虽未得长生，亦可保百余年寿矣"。又说："人至三十，可三年一灸脐下三百壮；五十，可两年一灸脐下三百壮；六十，可一年一灸脐下三百壮"。灸法还可预防疾病的发生，《针灸大成》记载灸足三里、绝骨穴可预防中风。《备急千金要方》说："凡入吴蜀地游宦，体上常须三两处灸之，勿令疮暂瘥，则瘴疠温疟毒气不能著人也。"这种以灸法预防疾病，延年益寿的方法称为"保健灸"。

（五）灸法的补泻

灸法的补泻，根据辨证施治的原则，大体分为三种。

1. 灸法方法的补泻　临床有多种灸治方法，其方法本身即有偏补偏泻的区别。如慢性病多用温和灸和温针灸等，而急性病则多用瘢痕灸、雀啄灸等。另外，隔物灸和敷灸中所用的药物，皆按药物的性味、功能、主治等予以选用，如甘遂灸多用于逐水泻水而偏泻，附子饼灸则多用于补虚助阳而偏补。

2. 施灸部位、穴位、时间的补泻　根据八纲、脏腑、经络、六经、三焦及卫气营血辨证，按针灸治疗的基本规律，选用不同的部位、经络、穴位、时间等，以达到补虚泻实、调和气血的目的。如温和灸或蓖麻仁敷灸百会穴，治疗胃下垂、子宫脱垂、脱肛等，皆能起到补气固脱的作用。如雀啄灸或蒜泥敷灸涌泉穴，治疗鼻衄、咯血等，则为起到滋阴泻火的作用。

3. 艾灸的补泻　对于艾灸的补泻，《灵枢·背腧》记载："以火补者，毋吹其火，须自灭也。以火泻者，疾吹其火，传其艾，须其火灭也"。在《针灸大成》中也有类似的论述，"以火补者，毋吹其火，须待自灭，即按其穴；以火泻者，速吹其火，开其穴也"。即艾灸补法为：点燃艾炷后，不吹其艾火，等待它慢慢徐燃自灭，火力微而温和，且时间宜长，灸毕以手按其穴，以使真气聚而不散。艾灸泻法为：点燃艾炷后，以口速吹艾火，促其快燃，其火力较猛。熄灭亦快，灸治时间较短，灸毕不按穴，此所谓开其穴而邪气可散。目前临床上也不必拘泥于此，可根据患者的具体情况，结合腧穴性能，酌情运用。

（六）灸法的注意事项

灸法虽然易于掌握，但在临床具体应用时，如不加注意，就有发生事故的可能性，故在施灸时必须注意以下几点。

1. 根据患者的体质和病情，选用合适的灸法，并耐心解释，以取得患者的合作。如瘢痕灸法，必须取得病人的同意才可施用。

2. 施灸时患者的体位要平整和舒适，并便于术者操作。一般空腹、过饱、极度疲劳以及惧灸者不宜施灸。对于体弱患者，灸治时艾炷不可过大，刺激量不可过强，如果发生"晕灸"现象，要及时处理。温针灸时要注意防止艾炷靠皮肤太近，烧灼皮肤和避免碰撞动摇施灸部位及针具，以免艾火脱落引起烧伤甚至烧坏衣物、被褥。

3. 施灸时，无论采用哪种灸法，都必须注意防止艾炷滚翻，艾火脱落，以免引起烧伤。施灸完毕，必须把艾卷或艾炷彻底熄灭，以免引起火灾。对于昏迷、肢体麻木不仁及感觉迟钝的患者，注意勿灸过量，并避免烧伤。

4. 施灸的程序，一般是先上部，后下部，先背部，后腹部，先头部，后四肢，先灸阳经，后灸阴经，施灸壮数先少后多。特殊情况，灵活掌握。

5. 灸后处理，施灸后，皮肤多有红晕灼热感，不需处理，即可消失。如灸后皮肤起泡，小者可自行吸收，大者可用消毒针头穿破，放出液体，然后涂擦紫药水，敷以消毒纱布固定即可。应用敷液出现药物过敏者，要及时处理，对症治疗。施用瘢痕灸法，在灸疮化脓期间不宜作重体力劳动。灸疮污染局部发炎时，可用消炎膏或玉红膏涂敷。

6. 施灸的禁忌　目前灸法的禁忌主要考虑病情和部位两方面。

（1）病情禁忌：灸能益阳，也能伤阴，所以对阴虚阳亢及邪热内炽的病人，一般不宜用灸或慎用，如阴虚痨瘵、咯血吐血、肝阳头痛、中风闭证、高热神昏、抽风，或极度衰竭呈恶病质状态之人，均应慎用灸法。《伤寒论·辨太阳病脉证并治》中说"微数之脉慎不可灸……火气虽微，内攻有力，焦骨伤筋，血难复也"，说明灸法如使用不当，也可产生不良后果。

（2）部位禁忌：面部穴位不宜直接灸，以免烫伤形成瘢痕；关节活动处不宜化脓灸，以免化脓溃烂，不易愈合；重要脏器部位、乳头、大血管处、肌腱浅在部位，不宜直接灸；妊娠期少腹部及腰骶部不宜施灸。

二、艾灸法

（一）艾炷灸

古代针灸著作中的灸法大多是指艾炷灸。所谓艾炷灸就是将艾绒制成大小不等的圆锥形艾炷，置于穴位上点燃施灸。制作艾炷的方法，一般用手捻。将艾绒搓紧，捻成上尖下大的圆锥状。如搓成像蚕豆大者为大艾炷，常用于隔物灸；如黄豆大或杏核大者为中炷，常用于无瘢痕灸；如麦粒大者为小炷，常用于瘢痕灸。

1. 瘢痕灸　又叫"化脓灸"，即将艾炷直接放在穴位上施灸，使局部组织烫伤后产生无菌性化脓现象，从而改善体质，增强机体的抗病能力，起到治疗和保健作用。《针灸资生经》中曾说："凡着艾得灸疮，所患即瘥，若不发，其病不愈"。说明古代灸法，一般要求达到化脓灸，即所谓"灸疮"，而且把灸疮的发或不发看成是取得疗效的关键。目前临床上对哮喘、慢性胃肠病、体质虚弱、发育障碍等证多采用本法。施灸时多用小艾炷，一般每穴3～6壮，小儿1～3壮。具体操作方法是：摆正体位，选好穴位，以75％酒精消毒，而后于穴位上涂敷大蒜液或凡士林，将艾炷粘附于皮肤之上，用线香从艾炷顶尖轻轻接触点燃，使之均匀向下燃烧，直至艾炷全部烧尽，艾火自熄，除去艾灰，再易炷施灸，直到预定壮数灸完。一般每灸完一次，即涂蒜液一次，施灸时艾火烧灼皮肤，病人感到灼痛时，医者可用手在穴位四周轻轻拍打，以缓解疼痛。灸后施灸部位往往被烧坏，甚至呈焦黑色，可用一般药膏贴于创面，嘱患者多食营养较丰富的食物，促使灸疮的正常透发，有利于提高疗效。一般一周左右疮面即可化脓，化脓时可每天更换膏药一次，灸疮约 45 天愈合，疮痂脱落，遗留永久性瘢痕。

临床上，有采用麦粒大艾炷放在穴位上施灸，并直接灸到皮肤，称为麦粒灸。其方法，先在穴位上涂些凡士林，使麦粒大艾炷能粘附皮肤不致掉下，点火后，可依前法于穴位周围轻轻拍打以减轻灼痛感觉。因其艾炷小，灼痛时间很短，约 20 秒钟左右，故病人易于接受。一般可灸 3～7 壮，灸后不用膏药贴敷。常用于气血虚弱、眩晕及皮疣等。

2. 无瘢痕灸　又称"非化脓灸"，是灸法的近代应用，以达到温烫为目的，不必透发成灸疮。其方法采用中、小艾炷放在穴位上，点火后，不等艾火烧到皮肤，当病人感到烫时即用镊子将艾炷夹去或压灭。连续灸 3～7 壮，以局部发生红晕而不起泡为度。有时灸后起小水泡，但不化脓，不需处理，灸后不留疤痕。无瘢痕灸的适应证较广，凡是灸法之适应证均可用此法施灸，因其不留疤痕，易为病人所接受。

3. 三角灸　因灸法取穴形似三角形而得名，此法首见《神应经》。操作方法：先用细线量取患者两口角长度，以此长度作等边三角形，顶角置脐中，底边呈水平位，灸时取两底角放置艾炷点燃施灸，病人感到灼热时除去更换一炷。临床有温补元气作用，多用于下元虚寒之疝气，奔豚上冲，妇女宫寒及腹部疾患。

4. 隔物灸　又称为"间接灸"，就是用药物将艾炷与施灸腧穴部位的皮肤隔开，根据所间隔的药物不同而有多种灸法。现将常用的几种介绍如下。

（1）隔姜灸：切取厚约 2 分许的鲜生姜片，用针穿刺数小孔，上置艾炷，放在穴位上施灸，一般灸至病人觉热，局部皮肤红晕汗湿为度。如病人感觉灼热不可忍受时，可将姜片向上提起，衬一些纸片或干棉花，放下再灸，可以根据病情反复施灸。隔姜灸具有温中散寒、宣散发表、通经活络的作用。临床多用于虚寒性腹痛、泄泻、寒湿痹痛、面瘫及外感表证等。

（2）隔蒜灸：用独头大蒜切成 1 分厚的薄片，用针穿刺数孔，放在穴位或肿块及未溃破化脓的脓头上，上置艾炷点燃施灸，每灸 4～5 壮，换去蒜片，一般每穴可灸 5～7 壮。也可将蒜捣成泥状，敷于局部，在蒜泥上置艾炷施灸。因大蒜液对皮肤有刺激性，灸后容易起泡。隔蒜灸具有消肿化结、拔毒止痛、杀虫的作用。这种灸法可治瘰疬、痈疽疮毒未溃之时、肺痨、腹中积块等。根据古人经验，治疗痈疽疮毒时，"痛者灸至不痛，不痛者灸至痛时方住"，每日 1～2 次，初发可使之消散，对化脓未溃者可加快化脓速度，缩小范围。

（3）隔葱灸：是用葱作间隔物而施灸的一种灸法。葱白：味辛，性温，入肺、胃经，有发汗解表、散寒通阳之功。取适量葱白捣烂如泥，或把葱白切成分许厚的数片平敷于肚脐周围及患处，上置灸炷施灸，以内部感到温热舒适，不觉灼痛为度，一般 5～10 壮。隔葱灸主要用于治疗虚脱、肠胀气、尿闭、乳腺炎等。

（4）隔附子灸：可用附子片作间隔，用法同隔姜灸。亦可用附子饼作间隔，即将附子面加面粉少许（以增加其粘力），用水或黄酒调和，做成 2～3 分厚的附子饼，用针在其上穿数孔，置于穴位上，再放上艾炷施灸。隔附子饼灸具有温肾壮阳、消坚破结的作用，故用来治疗各种阳虚之证，如遗精、阳痿、早泄等。外科中的疮毒久不收口、阴疽既不化脓又有消散者，可在患处选取适当部位施灸，灸至皮肤出现红晕为止。近人有以附子及其他一些温热芳香药物制成药饼作间隔灸，灸时在药饼下衬垫纱布，以免烫伤，药饼灸后可反复使用。

（5）隔盐灸：用于脐窝部施灸。操作时可先将纸浸湿，铺脐窝中，上用细食盐填平，再放上艾炷施灸。也可在食盐上放上姜片，再置艾炷灸，这样可避免食盐受火起爆，造成烫伤。灸至觉痛时换炷再灸，不拘壮数。隔盐灸具有回阳救逆、温中散寒的作用。可用于治疗急性腹痛吐泻、痢疾、四肢厥冷、虚脱、中风等证。

（6）隔胡椒灸：以白胡椒研末，调面粉作饼，约 1 分厚，中央按成凹陷，内置药末（丁香、肉桂、麝香等），上置艾炷灸之，可治风湿痹痛及局部麻木不仁等病。

（7）炼脐法：炼脐法又称熏脐法或蒸脐法。见于明代李梃《医学入门》，是将药物末敷在脐部，上置艾炷施灸的一种方法。根据病情不同选用药物各有差异。临床多用于劳伤、失血、气虚体弱、阳痿遗精、妇人带下、痛经、虚寒、积滞等证。

（二）艾条灸

取纯净细软的艾绒 24g，平铺在 26cm 长、20cm 宽的细划纸上，卷成直径约 1.5cm 的圆柱形艾卷，越紧越好，外裹以质地柔软疏松而又坚韧的桑皮纸，用胶水或浆糊封口而成。也有在艾绒中掺入肉桂、丁香、独活、细辛、白芷、雄黄、苍术、没药、乳香、川椒各等分的细末 6g，即成为药艾条。艾条灸的操作方法分温和灸、雀啄灸两种。

1. 温和灸　将艾条一端点燃，对准施灸部位，约距 2～3cm 处进行熏灸，使患者局部有温热感而无灼痛，一般每穴灸 5～10 分钟，至皮肤稍呈红晕为度，对于昏厥、或局部知觉减退的患者和小儿，医者可将食、中两指，置于施灸部位两侧，这样可以通过医生手指的感觉来测知患者局部受热程度，以便随时调节施灸距离，掌握施灸时间，防止烫伤。

2. 回旋灸　将艾条燃着端悬于施灸部位上距皮肤 2～3cm 处，平行往复回旋熏灸，使皮肤有温热感而不至于灼痛者为回旋灸。

3. 雀啄灸　施灸时，艾条点燃的一端与施灸部位的皮肤相距 2～3cm，对准穴位，上下移动，使之像鸟雀啄食一样，一起一落，忽远忽近地施灸。

温和灸和雀啄灸对一般灸法的适应证均可采用。但一般来说温和灸较多用于灸治慢性病，雀啄灸较多用于灸治急性病。

（三）太乙针灸

太乙针灸又称太乙针、太乙神针、太乙灸，在明代李时珍的《本草纲目》中就有记载。其制法是用纯净细软的艾绒 150g 平铺在 40cm 见方的桑皮纸上，将人参 125g、穿山甲 250g、山羊血 90g、千年健 500g、钻地风 300g、肉桂 500g、小茴香 500g、苍术 500g、甘草 1000g、防风 2000g、麝香少许，共为细末，取药末 24g 掺入艾绒内，紧卷成爆竹状，外用鸡蛋清封固，阴干后备用。施灸时，一种方法是将太乙针的一端烧着，用粗布包裹数层，立即紧按于应灸的穴位或患处，进行灸熨，冷则再燃再熨，每次每穴反复灸熨 7～10 次为度。灸时若患者感觉太烫，则可稍提艾条，待热力略减再灸。另一种方法是在施灸穴位上，覆盖十层棉纸或数层粗布，将两支艾条点燃，每次用一支按于穴位或患部，一按即起，起来再按，几次后火力减弱再换另一支，交替按压。一般每穴按灸 10 次左右。反复数次后，穴位上即出现大面积温热红润，热力深入，久久不消。此法多用于治疗风寒湿痹、各种痛证、顽麻、痿弱无力、半身不遂等证。

（四）雷火针灸

雷火针灸又称雷火神针、雷火针、雷火灸，首见于《本草纲目》。其制作方法与"太乙针"相同，只是药物处方不同。根据《针灸大成》记载，其处方为沉香、木香、乳香、茵陈、羌活、干姜、穿山甲各 9g，共为细末，麝香少许，与蕲艾 60g 铺于绵纸上，将药末掺入，卷极紧，备用。施灸方法与"太乙针"相同，适应证据《针灸大成》记载为"治闪挫诸骨间痛，及寒湿气痛而畏刺者"。除此之外，大体与太乙神针的主治相同。

（五）温针灸

温针灸是针刺与艾灸相结合的一种方法，在《备急千金要方》中称为烧针尾。适用于既需要留针，又需施灸的疾病。操作方法是：在针刺得气后，将毫针留在适当的深度，将2～3g艾绒包裹于毫针针柄顶端捏紧成团状，或在针柄上穿置一段长约1～3cm的艾条施灸，直到艾绒或艾条烧完为止，使热力通过针身传入体内，达到治疗目的。

温针灸在临床上应用极为广泛，但在使用时应注意防止艾绒脱落烧伤皮肤或烧坏衣物床单等，灸时嘱患者不要移动体位，如觉太热可随时调整针刺的深度或在皮肤上垫以纸片。

（六）温灸器灸

温灸器灸是借助器具施灸的一种灸法。温灸器又叫"灸疗器"，其形式多种多样，一般底部均有数十小孔，内有小筒一个，可以装置艾绒和药物。较常用的是一种用金属特制成的圆筒灸具，称温筒灸。施灸时，将艾绒及药末放入温灸器的小筒内，点燃后待其烧旺时将盖扣好，然后在拟灸的部位或穴位来回熨烫，直到局部红晕为度。本法其实是一种熨法，患者乐于接受，可用于妇人、小儿及畏灸患者。一般需要灸治的病证均可采用。此法目前应用较广。

另一种常用的灸器是用木制的方盒，内部中层为石棉网，灸时将艾绒或被截成4～5cm长的数段艾条置于网上，点燃施灸，其热力面积较大，可用于腹部及腰背部面积较大部位的施灸。

（七）保健灸法

用灸法防病保健，延年益寿的方法称为"保健灸"。由于保健灸法操作方便，如晋代名医陈延之所说"夫针术需师乃行，其灸则凡人便施"，且老少适宜，无副作用，效果良好，目前逐渐被人们重视和采用。现今大量的临床观察和实验研究证明，保健灸法具有调整和提高机体免疫机能，增强其抗病能力的作用。下面介绍几种常用的保健灸法。

1. 足三里灸　足三里为防病治病的要穴，有补益脾胃，调和气血，扶正培元，祛邪防病之功效。经常施灸足三里能预防中风，祛病延年。古人把三里灸称为长寿灸法。《针灸大成·〈千金〉灸法》中载有："若要安，三里常不干"。由于施灸方法不同，分为足三里温和灸和足三里瘢痕灸。

（1）足三里温和灸：用温和灸灸足三里，每次灸10～15分钟，以灸至局部稍红为度，隔日施灸1次，每月灸10次。

（2）足三里瘢痕灸：在足三里穴施艾炷瘢痕灸（化脓灸）。可3年1次，每次各灸3～5壮，艾炷如麦粒、黄豆或半个枣核大。具体操作方法可见"瘢痕灸"项。

2. 神阙灸　神阙属任脉，有温补元阳，健运脾胃，复苏固脱之效。在此施灸可益气延年、强健脾胃。常用的有神阙隔姜灸、神阙隔盐灸等。

（1）神阙隔姜灸：在神阙穴上施隔姜灸。隔日1次，每月灸10次，最好每晚9点钟施灸。每次以灸至局部温热舒适，灸处红晕为度。

（2）神阙隔盐灸：在神阙穴上施隔盐灸。《类经图翼》卷八载有"若灸至三五百壮，不惟愈疾，亦且延年"。所灸壮数、时间及感觉与神阙隔姜灸相同，两法亦可配合使用。注意防止烫伤。

3. 气海灸 《针灸资生经》说："……以为元气之海，则气海者，盖人元气所生也"。常灸此穴有培补元气、益肾固精之作用。常用的方法有气海温和灸、气海隔姜灸和气海附子饼灸。

(1) 气海温和灸：参照足三里温和灸法操作。

(2) 气海隔姜灸：隔姜灸气海穴，具体操作参照"隔姜灸"项。每日或隔日，或 3 日施灸 1 次，每月施灸 10～15 次。

(3) 气海附子饼灸：以附子饼灸气海穴，操作方法参见"附子饼灸"项。每次灸 3～5 壮，隔日 1 次，每月 10 次。

4. 关元灸 关元为任脉穴位，亦称丹田，灸之有温肾固精、补气回阳、通调冲任、理气活血之功效，为老年保健灸的要穴。此法孕妇不宜采用。常用的有关元温和灸、关元隔姜灸和关元附子饼灸。具体操作同气海灸。

5. 大椎灸 大椎，为手足三阳与督脉之会，有解表通阳、疏风散寒、清脑宁神之功效，为保健要穴。常用的有大椎温和灸。

6. 身柱灸 身柱穴属督脉穴，有通阳理气、祛风退热、清心宁神、降逆止咳之功效。对小儿有强身保健作用，为小儿保健灸要穴，常用温和灸。每次用艾条温和灸灸身柱 5～10 分钟即可，隔日 1 次，每月最多灸 10 次。

7. 涌泉灸 涌泉为足少阴肾经的井穴，有宁神开窍、补肾益精、舒调肝气之作用。常灸之有保健益寿之功，是老年保健灸之要穴。常用的有涌泉隔姜灸和涌泉无瘢痕灸。

(1) 涌泉隔姜灸：取俯卧位，在涌泉穴上施隔姜灸，具体操作方法参见"隔姜灸"项。隔日施灸 1 次，10 次为 1 个疗程。

(2) 涌泉无瘢痕灸：取俯卧位，按艾炷无瘢痕灸法操作。每穴每次施灸 3～5 壮，艾炷如麦粒或小莲子大，灸至灼痛则迅速更换艾炷，谨防起泡，防止感染。

此外，还有风门灸、膏肓灸、中脘灸、三阴交灸、命门灸、肾俞灸、曲池灸、阳陵泉灸及专在夏季伏天施灸的"伏天灸"等，多为人们所采用。

值得注意的是，保健灸法男女老幼皆可应用，且方便易学，但一定要坚持，"功到自然成"，只有长期坚持，才能取得好的效果。

三、其他灸法

(一) 灯草灸

灯草灸又名灯火灸、灯草焠等，江浙一带称为"打灯火"，是用多年生草本植物灯心草蘸油（香油、麻油、苏子油均可）点燃后快速按在穴位上进行焠烫的方法，在土家族民间较为普遍。其中直接以"灯火"灸于穴位者，土家人称为"烧明灯火"；点燃即灸于穴位者，土家人叫"烧阴灯火"。《本草纲目》卷六载："灯火，主治小儿惊风、昏迷、搐搦、窜视诸病，又治头风胀痛，视头额太阳络脉盛处，以灯心蘸麻油点灯，焠之良。外痔肿痛者亦焠之。"该书又引《小儿惊风秘诀》说："小儿诸惊，仰向后者，灯火焠其囟门、两眉际之上下；眼翻不下者，焠其脐之上下；不省人事者，焠其手足心；手拳不开，目往上者，焠其顶心，两手心；撮口出白沫者，焠其口上下，手足心"。清代陈复正《幼幼集成》对此种灸法评价颇高，认为是"幼科第一捷法"，有"疏风散表、行气利痰、解郁开胸、醒昏定搐"之功。本法主治小儿惊厥、小儿消化不良、疟疾、流行性腮腺炎、胃痛、腹痛、呃逆等病证。

具体操作方法可分为以下三步。

1. 点穴　根据疾病选定穴位后，在穴位上作一标记。

2. 施灸　取蘸有麻油的灯心草约 3～4cm 长，点燃后，慢慢移向施灸穴位，稍停待火焰略大，立即垂直接触已标记的穴位（勿触之太重或离穴过远，做到似触非触），随即听到清脆的"啪啪"声，火亦随之熄灭。灼灸次数，可依病情需要灵活掌握。一般急症、痛证，灼灸次数较少；慢性顽固性疾病，可适当增加灼灸次数。

3. 术后保养　灸后局部应保持清洁，防止感染。

（二）桑枝灸

桑枝灸又名桑柴火、桑枝针。《外科正宗》载："用新桑木，长七寸，劈指大，一头燃着向患处灸之，火尽再换，每次灸木五六条，肉腐为度"。本法具有解毒止痛、消肿散瘀、助阳生肌之功效。主治一切疮疡肿毒、瘰疬、流注、臁疮、顽疮。对于疮疡未溃者，可以拔毒止痛；已溃的可以补接阳气，去腐生肌。明代李梴《医学入门》载："桑枝灸法，治发背不起，发不腐。桑枝燃着，吹息火焰，以火头灸患处。日三五次，每次片时，取瘀肉腐动为度。若腐肉已去新肉生迟，宜灸四周"。

（三）桃枝灸

桃枝灸又名神火灸。《本草纲目》称之为"神针火"，取桃枝削为木针，如鸡子大，长五六寸，干之。用时，以绵纸三五层衬于患处，将针蘸麻油点着，吹灭，乘热针之。其用法与"雷火神针"相似，用桃枝蘸麻油点燃后吹灭，乘热垫绵纸三五层熨灸患处。主治风寒湿痹、心腹疼痛、骨结核等。

（四）黄蜡灸

黄蜡灸是将黄蜡烤热熔化，用以施灸的方法。本法最早见于《肘后备急方》卷七，治狂犬咬伤，"以火灸蜡，以灌疮中"。取适量面粉加水和成面团，围于疮口四周，使高出皮肤 3cm 左右，置黄蜡于其中，用炭火灸至黄蜡熔化，随化随添，灸至皮肤热痛而止。洒清水于黄蜡上，候冷去蜡及面团。此法有拔毒消肿的作用，用于痈疽、疔疮外证，关节酸痛等症亦适用。

（五）黄土灸

黄土灸是以黄色泥土做成泥饼，其上用针扎孔，贴于疮上，上置艾炷灸之。《针灸资生经》记载："凡发背……其候率多于背两胛间，起初如粟米大，或痛或痒……急取净土水和为泥，捻作饼子，厚二分，阔一寸半，贴疮上，以大艾炷安饼上灸之，一炷一易饼子。若粟米大时，可灸七饼子即差……"。此法对湿疹、白癣及其他因湿毒而致的皮肤病都有效，盖取之于土能胜水燥湿之意。施灸时须使温热感觉直透皮肤，否则无效。

（六）竹茹灸

竹茹灸是用竹茹作炷施灸的方法，有解毒消肿止痛作用，主治蛇咬伤、痈肿疔毒等。如《千金翼方》说："刮竹箭上取茹作炷，灸上二七壮，即消矣"。

（七）毛茛灸

毛茛，又名鹤膝草，味辛，性温，有毒。本法操作时取其鲜叶捣烂，敷贴于穴位或患部，初有热辣感，继而所敷皮肤发红、充血，稍时即起水泡。发泡后，局部有色素沉着，以后可自行消退。敷灸时间约为 1～2 小时。《本草纲目》卷十七"毛茛"条载有："山人截疟，采叶贴寸口，一夜作泡如火燎"。如敷于经渠或内关、大椎穴，可治疗疟疾；治疗寒痹可敷于患处；还可治疗瘰疬、鹤膝风、黄疸、哮喘及一切痈疽、肿毒、疮疗未溃者。

孕妇及虚弱者禁用。

(八) 斑蝥灸

斑蝥，辛温有毒，入肝、肾经，一般为外用药，有破瘀散结、攻毒蚀疮及抗肿瘤作用。《外台秘要》记载斑蝥用水调涂可治恶疮。具体操作为用芫青科昆虫南方大斑蝥或黄黑小斑蝥的干燥全虫研末，与醋或甘油、酒精等调和。使用时先取胶布一块，中间剪一小孔，如黄豆大，贴在施灸穴位上，以暴露穴位并保护周围皮肤，将斑蝥粉少许置于孔中，上面再贴一胶布固定即可。灸时以局部起泡为度，10 天后擦抹患处。也有用本品制成斑蝥膏者，斑蝥膏中含有斑蝥素，为难溶于水的白色结晶，其对皮肤有引赤发泡作用。临床因敷药后起泡部位不同而可治疗不同的疾病。斑蝥素可以由皮肤吸收，并经过肾脏排泄，对肾脏有强烈的刺激作用，肾脏病患者应禁用。病人不宜久用及过量使用。临床多用于治疗牛皮癣和多种顽癣，疗效明显。此外也应用于神经性皮炎、关节疼痛、黄疸、胃痛等。本品对皮肤粘膜有强烈刺激性，能引起充血和发泡，使用时要慎重，严重皮肤过敏者及孕妇忌用。

(九) 白芥子灸

白芥子，味辛，性温，入肺、胃经。有利气豁痰、除腹中寒、散肿止痛之功效。白芥子含白芥子苷及白芥子酶等。白芥子本身无刺激作用，遇水后经白芥子酶的作用生成挥发性油（白芥子油），具有刺激作用。将白芥子研末，水调成糊膏状，敷于应涂的腧穴或患处，利用其较强的刺激作用，促使发泡，借以达到治疗的目的。敷灸时间约为 2～4 小时，以局部充血潮红，或皮肤起泡为度。该法主治风寒湿痹痛、阴疽、痰核、哮喘、口眼喎斜等证。

(十) 旱莲草灸

旱莲草，性寒，味甘、酸。内服养阴益肾，凉血止血，外用具有收敛、止血及发泡作用。用新鲜旱莲草捣烂如泥膏状，敷于腧穴或患处，以局部充血潮红起泡为度。《备急千金要方》用此外敷发泡治疟疾。

(十一) 大蒜灸

大蒜灸又称蒜泥灸，是在《寿世保元》卷十用围蒜灸治疗疔疮的基础上发展起来的。大蒜，性辛、温，入脾、胃、肺经，其挥发成分中含大蒜素，为抗菌的有效成分。可将大蒜（最好用紫皮蒜）捣成泥状，取 3～5g 贴敷在穴上，敷灸时间为 1～3 小时，以局部皮肤发痒发赤起泡为度。敷涌泉穴可治疗咯血、衄血；敷合谷穴治疗扁桃体炎；敷鱼际穴治疗喉痹；敷患处可治神经性皮炎等。

(十二) 南星灸

天南星，味苦、辛，性温，有毒，入肺、肝、脾经。有燥湿化痰，消肿散结等作用。取天南星适量，研为细末，用生姜汁调如糊膏状，敷于穴位上，外覆油纸，胶布固定。敷于颊车、颧髎穴可治疗面神经麻痹。

(十三) 威灵仙灸

威灵仙，味辛、咸，性温，有毒，入膀胱经。有祛风通络、消痰散积之功效。取威灵仙叶（以嫩为主）捣成糊状，加入少量红糖搅拌均匀，敷贴于穴位上，局部出现蚁行感后，最多不超过 5 分钟，应将药去掉，以起泡为度，避免刺激过强。贴于足三里可治痔疮下血；贴太阳治疗急性结膜炎；贴身柱治疗百日咳；贴天容治疗扁桃体炎等。

（十四）蓖麻仁灸

蓖麻子，味甘、辛，性平，有毒。有消肿拔毒、泻下通滞之功效。取蓖麻仁适量，去壳，捣如泥膏状，敷于穴位上，胶布固定。敷涌泉穴可治疗滞产；敷百会穴治疗子宫脱垂、脱肛、胃下垂等。

主要参考文献

[1] 麻仲学. 中国医学疗法大全. 山东：山东科学技术出版社，1990.
[2] 张晟星. 针灸源于中华. 中国针灸，1984（3）：1.
[3] 范文澜. 中国通史简编（修订本）. 北京：人民出版社，1964：81.
[4] 杨兆民. 刺法灸法学. 上海：上海科学技术出版社，1996.
[5] 袁珂. 山海经校注. 上海：上海古籍出版社，1980.
[6] 中医研究院. 针灸研究进展. 北京：人民卫生出版社，1981.
[7] 张慰丰. 医药的起源//博维康，等. 医药史话. 上海：上海科学技术出版社，1982：1.
[8] 章炳炜. 浅谈古今针具与针术之关系. 中国针灸，1996（7）：35.
[9] 邓春雷. 针具演变对针灸学术发展的影响. 中医药研究，1989（4）：4.

第四节 拔 罐 法

拔罐法，古称角法或角吸法，又称吸筒法、火罐气，民间俗称拔火罐。这是一种以罐作工具，借助热力排除其中的空气，造成负压，使之吸附于腧穴或应拔部位的体表，产生刺激，使局部皮肤充血、瘀血，以达到防治疾病目的的疗法。

一、拔罐法的起源和发展

拔罐法的起源可以追溯到原始社会，最早的记载首推马王堆汉墓出土的帛书《五十二病方》，其中记述了有关角法治病的内容。其后晋代葛洪著的《肘后备急方》有用角法治疗疮疡脓肿的记载。隋唐时期开始应用加工竹罐代替牛角。唐代王焘著的《外台秘要》对此法有具体描述，如"患殃殛（肺痨病之类）等病……即以墨点上记之，取三指大青竹筒，长寸半，一头留节，无节头削令薄如剑，煮此筒子数沸，及热出筒，笼墨点处按之良久……数数以此角之，令恶物出尽，乃即除，当目明身轻也。"宋金元时期竹罐普遍应用，称之为"吸筒法"，用配有药物的水煮竹罐，吸敷于穴位。明代用拔罐吸脓血治痈肿。《外科正宗》中有用竹筒拔脓的记载。清代赵学敏《本草纲目拾遗》对本法的工具制造、适应证及穴位选择、操作过程等均有详细论述，如："小纸烧见焰，投入罐中，即将罐合于患处。……罐得火气合于肉，即牢不可脱，须待其自落。患者但觉有一股暖气，从毛孔透入，少顷火力尽则自落。肉上起红晕，罐中有气水出，风寒尽出，不必服药。"《古今录验方》、《证类本草》、《济急仙方》、《医宗金鉴》等书也有记载本法，据文献记载，早期的角法多用于外科疮疡脓肿，其后经过历代医家的发挥，将此法扩大应用于其他病证。清代吴师机的外治专著《理瀹骈文》即用本法治疗黄疸和风疾，《本草纲目拾遗》也将此法用于风寒、头痛、眩晕、风痹、腹痛等病，而且当时的火罐已是专门烧制的特定的医疗器具，足可证明当时的拔罐在医界和民间的普及已达到相当的程度。

近代拔罐法在民间使用较多。建国后，拔罐疗法获得了蓬勃发展，在全国范围得到广泛的普及。尤其近年来，随着药物的毒副作用越来越多地被人们所认识，穴位拔罐这种无需内服又无痛苦而且疗效确切的疗法日益引起人们的重视。大量的临床报道散见于各地医药报刊中，随着临床实践与理论研究相互促进，拔罐疗法的应用范围不断扩大，疗效也日渐提高。现代科技工作者根据传统火罐的治疗原理，运用现代物理科学技术，对传统火罐进行了大胆改造，创造出新一代电、真空、磁、红外线拔罐器具。如上海针灸研究所制成了"经穴电动拔罐治疗仪"，可控制负压，可根据不同的病情和部位深浅进行调节，不会损伤皮肤。江西研制的"多用拔罐机"与传统火罐相比，不仅吸附力强，负压大小可调，还同时兼有磁疗、红外线照射等一罐多用的显著效果。

总之，拔罐法不仅罐的质料不断地改进，拔罐的方法也有很大的发展，而且治疗的范围也逐渐扩大，并经常和针刺配合使用，成为了针灸治疗中的一个重要方法。兹按照其排气方法、拔罐形式和综合运用等情况将拔罐法进行分类，见图 3-1。

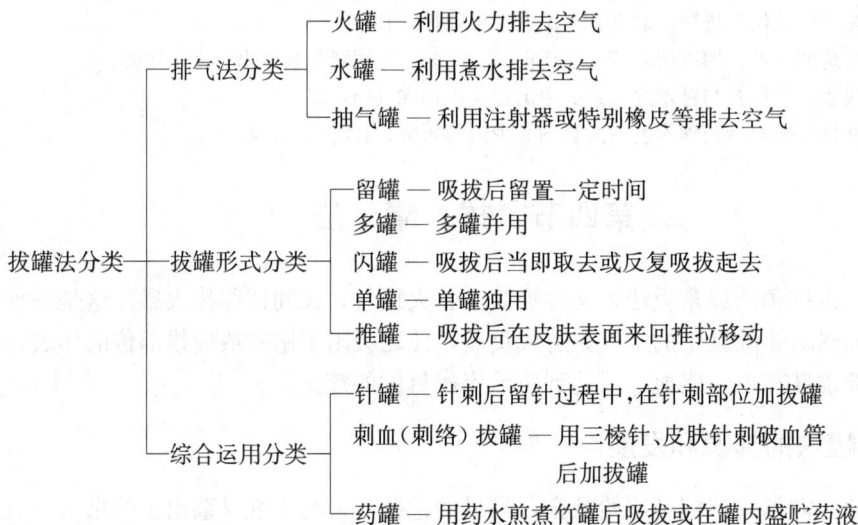

```
                            ┌─ 火罐 ─ 利用火力排去空气
              ┌─ 排气法分类 ─┼─ 水罐 ─ 利用煮水排去空气
              │             └─ 抽气罐 ─ 利用注射器或特别橡皮等排去空气
              │
              │             ┌─ 留罐 ─ 吸拔后留置一定时间
              │             ├─ 多罐 ─ 多罐并用
拔罐法分类 ─┼─ 拔罐形式分类 ─┼─ 闪罐 ─ 吸拔后当即取去或反复吸拔起去
              │             ├─ 单罐 ─ 单罐独用
              │             └─ 推罐 ─ 吸拔后在皮肤表面来回推拉移动
              │
              │             ┌─ 针罐 ─ 针刺后留针过程中，在针刺部位加拔罐
              └─ 综合运用分类 ─┼─ 刺血（刺络）拔罐 ─ 用三棱针、皮肤针刺破血管
                            │                后加拔罐
                            └─ 药罐 ─ 用药水煎煮竹罐后吸拔或在罐内盛贮药液
```

图 3-1　拔罐法分类图

二、罐子的种类

罐子的种类很多，目前临床常用的有竹罐、陶罐、玻璃罐、金属罐、抽气罐等。

（一）竹罐

竹罐用坚固的细毛竹截制而成，分大、中、小三型，长约 6～9cm，呈腰鼓状圆筒，一端留节为底，一端为罐口，口径 3cm、4.5cm、6cm 不等，中段略粗，两端略细，管壁厚约 0.6～0.9cm。这种罐的优点是取材容易，制作简单，轻巧价廉，且不容易损坏，适于煎煮，临床上多有采用。缺点是易爆裂漏气。

（二）陶罐

陶罐由陶土烧制而成，罐的两端较小，中间略向外展，状如瓷鼓，底平，口径大小不一，口径小者略短，口径大者略长。这种罐的特点是吸力大，但质地较重，容易摔碎损坏。

（三）玻璃罐

玻璃罐系用玻璃制成，形如球状，肚大口小，口边外翻，有大、中、小三种。其优点是质地透明，使用时可直接窥视罐内局部皮肤的变化，便于掌握时间，临床应用较普遍，其缺点也是容易破碎。

（四）金属罐

金属罐系用铜或铁皮制成，形状如竹罐，口径大小不一，优点是不易破碎，缺点是传导太快，容易烫伤病人的皮肤，目前应用已较少。

（五）抽气罐

抽气罐的材料以前用青、链霉素药瓶或类似的小药瓶，将瓶底切去磨平，保证切口光滑，瓶口的橡胶塞保留完整，以便于抽气时使用。这种罐也易破碎。近年又有用透明塑料制成的罐，上面加置活塞，便于抽气。也有用特制的橡皮囊排气罐，其规格大小不同。新型的抽气罐使用方便，吸着力强，且较安全，又不易破碎，是现代应用较多的拔罐工具。

三、吸罐的方法

拔罐的方法有多种，可依其排除罐内空气的方式，分为火罐法、水罐法、抽气罐法。

（一）火罐法

此法又称拔火罐，利用燃烧时火焰的热力排出罐内的空气，形成负压，将罐吸在皮肤上。具体操作有以下几种。

1. 闪火法　用止血钳或镊子夹住 95％的乙醇棉球，一手握罐体、罐口朝下，将棉球点燃后立即伸入罐内摇晃数圈，随即退出，速将罐扣于应拔部位。这种方法比较安全，是常用的拔罐方法。但须注意的是切勿用点燃的酒精棉球将罐口烧热以免烫伤皮肤。

2. 投火法　将易燃软质纸片（卷）或 95％乙醇棉球点燃后投入罐内，乘火最旺时，迅速将火罐叩在应拔的部位上即可吸住。这种方法吸附力强，但由于罐内有燃烧物质，火球落下很容易烫伤皮肤，故宜在侧面横拔。

3. 贴棉法　将直径 1～2cm 的 95％乙醇棉片压平贴在罐内壁中、下段或罐底，用火柴点燃后，将罐子迅速叩在选定的部位上即可拔住。这种方法须注意棉花浸酒精量不宜过多，否则燃烧的酒精滴下时，容易烫伤皮肤。

4. 架火法　用一不易燃烧的物体，直径约 2～3cm，放在应拔的部位上，上置小块酒精棉球，点燃后将罐子叩上，这种方法的吸附力也较强。

5. 滴酒法　在火罐内滴入酒精 1～3 滴，翻倒使酒精均匀地布于罐壁，然后点火燃着，迅速将罐子罩在应拔的部位上。这种方法须注意滴入酒精要适量，如过少不易燃着，过多往往滴下灼伤皮肤。

（二）水罐法

水罐法一般选用竹罐，也称竹罐疗法。即将竹罐倒置在沸水或药液之中，煮沸 1～3 分钟，然后用镊子夹住罐底，颠倒提出液面，甩去水液，趁热按在皮肤上，即能吸住。这种方法所用的药液，可根据病情决定，因此也可称煮药拔罐法。

（三）抽气法

此法先将青、链霉素药瓶磨制成抽气罐，将罐紧叩在穴位上，用注射器从橡皮塞刺入瓶内，抽出瓶内的空气，使产生负压，即可吸住。或用抽气筒套在塑料杯罐活塞上，将空气抽出，使之吸拔在选定的部位上。如应用橡皮囊排气罐，只要将罐安放在需要吸拔的部位上，并用手握紧装置在罐子上的橡皮囊，排出囊内空气，然后放松握手，使罐内空气吸入囊内，即能将罐子拔住。

（四）留罐时间及起罐方法

1. 留罐时间　可根据患者年龄、病情、体质等情况而定。一般留罐时间为5～20分钟，若肌肤反应明显、皮肤薄弱、年老与儿童则留罐时间不宜过长。若罐大而吸拔力强时，可适当缩短留罐时间，以免起泡。

2. 起罐方法　起罐时一手握住罐体腰底部稍倾斜，另一手拇指或食指按压罐口边缘的皮肤，使罐口与皮肤之间产生空隙，空气进入罐内，即可将罐取下。起罐时的手法一定要轻缓。罐吸附力过强时，切不可硬行上提或旋转生拔，以免损伤皮肤。

四、各种拔罐法的运用

临床拔罐时，可根据不同的病情，选用不同的拔罐法，常用的有留罐、多罐、闪罐、单罐、推罐、针罐、刺血（刺络）拔罐和药罐等。

（一）留罐

留罐法又称坐罐，即将吸拔在皮肤上的罐具留置一定时间，使局部皮肤潮红，甚或皮下瘀血呈紫黑色后再将罐具取下。此法是一种常用的方法，一般疾病均可应用，而且单罐、多罐皆可应用。

（二）多罐

多罐法适用于病变范围比较广泛的疾病。可根据病情、病位，酌量吸拔数个乃至十几个火罐。若沿某一经脉或某一肌束的体表位置顺序成行排列吸拔多个罐具，又称排罐法。如在背部背俞穴，常以排罐法吸拔。临床也有按肌肉或脏器的解剖位置，在相应体表部位纵横并列吸拔几个罐子。

（三）闪罐

闪罐法是用闪火法将罐吸拔于应拔部位，随即取下，再吸拔，再取下，反复吸拔至局部皮肤潮红，或罐体底部发热为度。动作要迅速而准确。必要时也可在闪罐后留罐。这种方法多用于皮肤麻木、疼痛或功能减退等疾病。

（四）单罐

单罐法用于病变范围较小的疾病。可按病变部位的大小，选用适当口径的火罐。如胃脘痛可在中脘穴处拔罐，臂痛可在痛点处拔罐。也就是单独取一处拔罐的方法。

（五）推罐

推罐又称为走罐，一般用于面积较大，肌肉丰厚的部位，如腰背部、大腿部等。可选用口径较大的罐，最好用玻璃罐，罐口要平滑。先在罐口或施罐部位涂一些润滑油或凡士林等，再用罐吸拔后，一手握住罐体，略用力将罐沿着一定路线反复推拉。向前推动时，罐口后半边着力，前半边略抬起；向后推动时则前半边着力，后半边略抬起。左手辅助按压于罐子后边皮肤上。这样在皮肤表面来回地推动数次，至走罐部位皮肤紫红为度。

（六）针罐

针罐法是将针刺与拔罐相结合的一种方法，又称留针拔罐。即先在一定部位上，用毫针针刺，待得气后将针留置于原处，再以针为中心点，将火罐拔上，留置10～15分钟，然后起罐起针。

（七）刺血（刺络）拔罐

刺血（刺络）拔罐是一种将针刺和拔罐相结合的方法。即在拔罐部位的皮肤消毒后，先用三棱针点刺出血或用皮肤针叩刺，然后将点燃的火罐吸拔于点刺的部位上，使之出血，以加强刺血（刺络）治疗的作用。刺血的器具亦可用陶瓷片、粗毫针、小针刀、滚刺筒等，依病变部位的大小和出血要求施术。一般针后拔罐留置 10～15 分钟，亦可稍长，然后将罐起下，擦净血迹。

（八）药罐

药罐法是先在抽气罐内盛贮一些药液，约为罐子容积的 1/3～1/2，常用的如生姜液、辣椒液、两面针酊、风湿酒等，或根据需要配制，然后按抽气罐操作法，抽去空气，使罐吸附在皮肤上。另一种是将配制成的药料装入布袋内，扎紧袋口，放入清水煮至适当浓度，再把竹罐投入药液内煮 15 分钟，使用时按水罐法吸拔在需要的部位上，此法又称煮药拔罐。常用的药物处方：麻黄、羌活、独活、蕲艾、防风、秦艽、木瓜、川椒、生乌头、曼陀罗花、刘寄奴、乳香、没药各 6g。

五、拔罐的作用

拔罐的作用可以概分为负压作用、温热作用、调节作用，其治疗机理离不开中医的脏腑经络理论。此外拔罐的作用还随其使用的不同拔罐法而有所侧重和区别。

（一）负压作用

拔罐法能使罐内空气因热膨胀而逸出，当罐紧贴于皮肤时，由于罐内空气稀薄，产生负压，吸力较强，皮肤因被吸拔而隆起，使毛细血管扩张，局部充血，促进人体的气血流通，并且可以开泄腠理将汗毛孔吸开，使体内的病邪从毛孔被吸出体外，使经络气血得以疏通，达到治病的目的。

（二）温热作用

拔罐法需借助于火的燃烧，以排除罐内的空气，使罐体吸拔于皮肤穴位上。由于火的燃烧必然产生热的刺激，这种温热性的刺激，可以温通经络，温养阳气，温散寒邪，回阳救逆，即通过温热的作用，可以振奋机体的调整功能，使阳气来复，散去寒邪。因此，凡机体阳气不足或感受寒邪，及机体机能衰减所表现的病证，均可采用此法。

（三）调节作用

拔罐法通过负压和温热的刺激，可引起局部反应，进而作用于全身，调整机体的功能，消除病理因素，以达到治病的目的。人体患病在外为风、寒、湿、热等邪气侵入机体，在内为脏腑、气血、阴阳失调为病，其病理产物无非是瘀血、滞气、痰湿、宿食、邪火、水浊等。这些病理因素通过经络走窜、逆乱、充斥、滞留、瘀阻，从而出现种种疾病见症。拔罐法通过负压和温热的刺激作用，不仅使外邪得泄，阳气得以温养，而且可以作用于腧穴、经络，使气血得以疏通，还可以藉经络的传导作用于患病的脏腑、组织、器官，振奋其机能，扶正祛邪，补虚纠偏，起到相应的调整作用。

（四）不同拔罐法的不同作用

拔罐法的作用还随使用的拔罐法不同而有所侧重和区别。如留罐主治阴寒痼冷，闪罐主祛风疏筋，推罐主宣卫祛邪，通络活血，多罐适用于病变范围较大的病证，单罐则适用于病变范围较小的病证，排罐法有泻实的作用。若拔罐法与针刺放血相结合，其临床作用和治疗效果相当于相加。临床观察许多患者在应用闪罐、推罐后有全身发热、汗出、皮肤潮红等反应，表明上述拔罐法作用于皮肤穴位后，不仅可以促使表皮气血循环，清除皮肤衰老的上皮细胞，而且有利于汗腺和皮脂腺的分泌。有关实验还证明用投火法和闪火法拔罐，无论陶罐或玻璃罐，无论大号罐或小号罐，都能获得近似的负压强极限值，其值高达

380mmHg（≈50.6kPa）。就吸拔力而言，大口罐大于小口罐。临床上实际应用的负压值为320mmHg，30分钟内负压值基本不变。这样大的负压吸拔力能引起皮肤发红、瘀紫，使毛细血管扩张充血，甚至破裂，红细胞破坏，产生自我溶血现象，使部分细胞蛋白质分解，产生组织胺或类组织胺物质，并使局部皮肤营养得以改善，促进神经兴奋或抑制，刺激神经末梢感觉传导，提高肌肉工作能力与耐力，加速血液及淋巴循环，促进胃肠蠕动，改善消化功能，促进和加快肌肉和脏腑对代谢产物的清除和排泄。总之，拔罐法的作用机理是一个复杂的综合过程，目前的研究还不够深入和全面，需要进一步研究和探索。

六、拔罐法的适应范围

拔罐法的适应范围较为广泛，一般适用于风湿痹痛、各种神经麻痹，以及一些急慢性痛，如腹痛、背腰痛、痛经、头痛等均可应用，还可用于感冒、咳嗽、哮喘、消化不良、胃脘痛、眩晕等脏腑功能紊乱方面的病证。此外，丹毒、红丝疔、毒蛇咬伤、疮疡初起未溃等外科疾病亦可用拔罐法。

七、拔罐法的注意事项

1. 拔罐时应选择适当的体位，拔罐过程中不宜移动体位，以免火罐脱落。

2. 拔罐时宜选择肌肉丰厚的部位，骨骼凹凸不平，毛发较多的部位不宜拔罐。

3. 拔罐时要根据病情及所拔部位的面积大小决定采用的拔罐方法以及适宜的罐具大小。

4. 用火罐应注意勿灼伤或烫伤皮肤。若烫伤或留罐时间过长引起皮肤起泡时，小泡无需处理，仅敷以消毒纱布，防止擦破即可；水泡较大时，用消毒针将水放出，涂以龙胆紫药水，或用消毒纱布包敷，以防感染。

5. 皮肤有过敏、溃疡、水肿及大血管分布部位，不宜拔罐。高热抽搐者和孕妇腹部、腰骶部，也不宜拔罐。

6. 不同拔罐法的注意点　闪火法拔罐时，棉棒蘸的酒精不宜太多，以防燃烧的酒精滴下烫伤皮肤；用投火法拔罐时，火焰须旺，动作要快，避免火源掉下烫伤皮肤；用贴棉法时，须防止燃着的棉花脱落；用架火法时，叩罩要准，不要把燃着的火架撞翻；在应用多罐时，火罐排列的距离不宜太近，以免皮肤被火罐牵拉产生疼痛；用煮水罐时，宜甩净热水以免烫伤皮肤；应用刺血拔罐时，出血量应适当，每次总量（成人）以不超过10ml为宜；应用针罐时，须避免将针撞压入深处或碰弯，以防造成损伤，尤其在胸背部要谨慎。

7. 在拔罐过程中，一旦出现晕厥的所谓晕罐现象，应立即起罐，并及时妥善处理。

第五节　特殊部位针刺法

一、眼针疗法

眼针疗法是根据眼球结膜上血管形色的变化，判断疾病的性质与位置，然后辨证针刺眼周特定穴位，用以治疗疾病的一种方法，是辽宁中医学院彭静山先生根据中医经络理论、五轮八廓学说和后汉华佗"观眼识病"的方法提出来的。目前，"眼针"不但在国内得到推广，并且已经走向世界，其临床适应证达四十余种。

（一）眼与脏腑经络的关系

眼主视觉，为五官之一，在人类生命过程中具有重要作用。眼为心灵之窗，望眼之神态，能知人之"聪愚狡直，柔刚寿夭"，从而对某些疾病的诊断能起到"见微知著"的作用。眼是经络的聚散之地，内与脏腑器官相通，外与体表四肢相连，所以针刺眼周穴位能起到治疗疾病的目的。

明代王肯堂所著《证治准绳》中的一段话，对研究眼针疗法起了很重要的启示作用。如该书《目门》载有："华元化云：目形类丸，瞳神居中而前，如日月之丽东南而晚西北也。内有大络六，谓心、肺、脾、肝、肾、命门，各主其一；中络八，谓胆、胃、大小肠、三焦、膀胱，各主其一。外有旁支细络，莫知其数，皆悬贯于脑，下连脏腑，通畅气血，往过以滋于目，故凡病发，则有形色经络显见，而可验内之何脏腑受病也"。

眼针疗法治病有效的基础是经络学说，对此早在《黄帝内经》就有精辟论述。如《灵枢·邪气脏腑病形》说："十二经脉，三百六十五络，其血气皆上于面而走空窍，其精阳之气上于目而为精"，《素问·五脏生成》说："诸脉皆属于目"。这些论述概括地说明了眼与人体周身脉络相连。

由于脏腑、经络相通且经络具有表里关系，使十二经脉都与眼睛有着直接或间接的联系，其中多数经脉都是以眼部为起止点或为经过之处。如《灵枢·经脉》说："胆足少阳之脉，起于目锐眦……其支者……至目锐眦后"，"膀胱足太阳之脉，起于目内眦……"，"小肠手太阳之脉，……至目锐眦。""三焦手少阳之脉……其支者……至目锐眦"，"心手少阴之脉……其支者……系目系"，"肝足厥阴之脉……连目系……其支者，从目系下颊里……"。而手太阴肺经、足太阴脾经、足少阴肾经、手厥阴心包经则是通过与其相表里的经脉、经别或络脉，也间接与眼发生联系。《灵枢·大惑论》说："五脏六腑之精气，皆上注于目而为之精。精之窠为眼，骨之精为瞳子，筋之精为黑眼，血之精为络，其窠气之精为白眼。肌肉之精为约束，裹撷筋骨血气之精而与脉并为系，上属于脑，后出于项中……目者，五脏六腑之精也，营卫魂魄之所常营也，神气之所生也。"说明目是五脏六腑精气之所注也，是人体营卫、气血、精神、魂魄之所藏，而精气则是由经脉转输于目的。后世"五轮八廓"之说亦本于此。故在眼眶周围施针，可以达到疏通经络，化瘀止痛，安神定志等作用。

（二）眼部经区的定位

根据五轮八廓学说，把眼球由外向内分为5个部分，分别属于五脏。轮如车轮圆转，运动之意。八廓应八脉，脉络终于脑，贯通脏腑，以达气血。廓如城郭，各有行路往来。八卦古时用于卜筮，原代表3种自然现象，由"--"（阴）、"—"（阳）两种符号变化而成，序列为乾、坎、艮、震、巽、离、坤、兑。明代傅仁宇在《审视瑶函》中最早画出左右两眼上下胞中的8个卦名，对八廓做了定位。20世纪70年代初，彭静山先生在研究观眼识病时，将白睛也采用八卦划区，以容纳脏腑，用数字1~8代表八卦，划分眼睛八区。人仰卧头向北，左眼的西北方为乾，正北为坎，东北为艮，正东为震，东南为巽，正南为离，西南为坤，正西为兑。乾属金，肺与大肠属金；金生水，坎为水，肾、膀胱属水；水生木，正东方肝、胆属木；木生火，正南方心、小肠属火；火生土，西南方坤为地，脾、胃属土。东北艮为山，山是高峰，划为上焦；东南巽为风，划为中焦；正西兑为泽，划为下焦。再把左眼图纸水平翻转，可作为右眼的划区定穴方案（图3-2）。

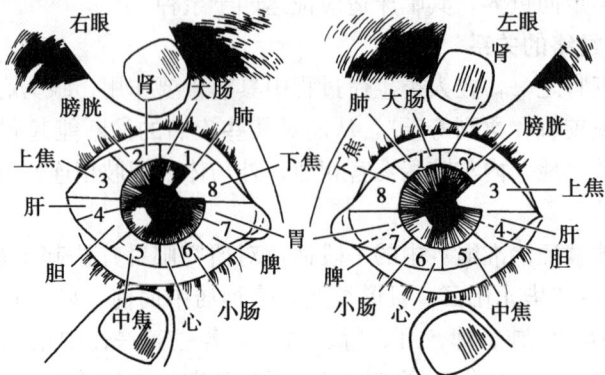

图 3-2　眼针划区方案

　　眼睛八区与脏腑的关系，可用口诀描述：乾一肺大肠，坎二肾膀胱，艮三属上焦，震四肝胆藏，巽五中焦属，离六心小肠，坤七脾和胃，兑八下焦乡。

（三）操作方法

　　眼针疗法操作分为观眼识病操作和针刺操作两部分。

　　1. 观眼识病方法　　本法在掌握眼周分区定穴的基础上进行。先看左眼，后看右眼。先让病人放松眼皮，医生用拇食两指将上下眼睑扒开，或用拇指将上眼睑扒开，观察后将下眼睑扒开，让病人眼珠向要观察部位相反的方向转动，如欲观察 1～2 区，则使眼球向下转动，如欲观察 3～4 区，则使眼球向鼻根方向转动，如欲观察 5～6 区，则使眼球向上方转动，如欲观察 7～8 区，则使眼球向外方转动。对于有改变的眼区，要注意仔细察看。除了记住眼区外，还要记住络脉改变的形状和颜色。对于记忆眼区不熟练者或者不深入研究其规律者，可以提前准备一张"观眼识病记录图"，随看随记录画在图上，便于分析。一般两眼看完不用 1 分钟，不增加病人任何痛苦，医生操作也颇方便。

　　2. 针刺方法

　　（1）针具的选择：眼睛周围血管丰富，针法不当容易引起出血，所以在针具的选择上应选用较细较短的不锈钢针，以长 16mm，直径 0.28mm 的针具最为合适。此外，在针刺前还应该注意针尖是否有钝挫带钩现象，以免损伤毛细血管而引起皮下出血或瘀血。

　　（2）进针与行气：眼针进针要稳、准、快。一手持针，另一手按住眼睑，把眼睑紧压在手指下面，右手拇食二指持针迅速准确刺入，再慢慢推进到应达到的深度即可。进针深度一般为 10mm 左右。眶外的穴位均距离眼眶 2mm，眶上四穴在眉毛下际，眶下四穴与眼睑相接，如不把眼睑按在手指下边并且按紧就有皮下出血的可能。

　　眼针进针后，一般不作任何捻转提插手法，有得气感即可。刺入以后病人感到有酸麻胀痛或温热、清凉等感觉直达病所，是得气的现象。如未得气，可以把针提出 1/3 改换一个方向再刺入，或用手刮针柄，或用双刺法。有的人无论怎样都不得气，或因经络麻痹，或因病程较久，病势较重，多针几次，亦可生效。

　　常用的眼针手法有点刺法、沿皮横刺法、眶内刺法、双刺法、表里合刺法、压穴法、眼区埋针法、电针法、缪刺法等。具体介绍如下。

　　点刺法：在选好的穴位上，一手按住眼睑，病人自然闭眼，在穴区轻轻点刺 5～7 次，以不出血为度。

眶内刺法：在眶内紧靠眼眶眼区中心刺入，眶内针刺是无痛的，但要求手法熟练，刺入准确。眶内都用直刺，针尖向眼眶方向刺入，进针 0.5 寸。手法不熟时，切勿轻试。

沿皮横刺法：应用在眶外，找准经区界限，向应刺的方向沿皮刺入，可刺入真皮达到皮下组织中，不可再深。眶外穴距眼眶边缘 2mm。每区两穴，不可超越界限。

双刺法：不论直刺、横刺，刺入一针之后可在针旁向同一方向再刺入一针，能够加强疗效。

表里配合刺法：也叫内外配合刺法，即在选好的眼穴上，眶内、眶外各刺一针，效果更好。

压穴法：在选好的区穴，用手指压迫，病人感到酸麻为度。有的医生用火柴棒、点眼棒、三棱针柄代替，效果相同。针刺的效果是有时间性的，病人如患疼痛证，在医院针刺已止痛，夜间在家又发生疼痛，这时可嘱其于疼痛发作时，手压医生针过的地方，效果亦佳。儿童、畏针的病人、路远不能常来的病人都可以使用压穴法。

眼区埋针法：对疗效不巩固的病人，在眼区穴埋王不留行、皮内针均可。

电针法：不得气的患者及经用眼针后 5 分钟还不生效的病人，可在针柄上通电流以加强刺激，方法和一般电针一样。

缪刺法：一侧有病，针患侧无效时，可在对侧眼区同名穴针刺之。

配合其他疗法：眼针可以单独使用，也可以配合其他疗法使用。如体针、头针、梅花针、耳针、皮内针、按摩、气功、药物、水疗、蜡疗及各种体疗。

（3）起针：学习眼针应先学起针，后学扎针。起针时用右手二指捏住针柄活动几下，缓缓拔出 1/2，稍停几秒钟再慢慢提出，用消毒干棉球压迫针孔片刻，或交给病人自己按压一会儿。

（四）临床应用

1. 取穴原则　一般针灸取穴比较复杂。眼针疗法取穴只有以下三种方法。

（1）循经取穴：眼针循经取穴，即确诊病属于哪一经即取哪一经区穴位，或同时对症取几个经区。

（2）看眼取穴：据观眼识病判断哪个经区络脉的形状、颜色最明显即取该经区穴。

（3）病位取穴：按上、中、下三焦划分的界限，病在哪里即针所属上、中、下哪个区。例如头痛项强、不能举臂、胸痛等均针上焦区；胃痛、胀满、胁痛等针中焦区；脐水平以下、小腹、腰臀及下肢、生殖、泌尿系统疾病均针下焦区。

2. 眼针适应证及配穴治疗

中风偏瘫：上焦区。

急性扭伤：下焦区。

落枕：双上焦区。

降血压：双肝区。

痛经：双下焦区。

遗尿或尿频：下焦区、肝区、肾区。

心律不齐：双心区。

膈肌痉挛：中焦区。

胃痉挛：中焦区。

头痛：上焦区，偏头痛配胆区，后头痛配膀胱区。

目赤痛：肝区。

近视：肝区配内睛明。

眼睑下垂：脾区、上焦区。

针眼：脾区。

电光性眼炎：上焦区、肝区。

鼻炎：上焦区、肺区。

音哑：肺区、上焦区。

喉痛：肺区、上焦区。

舌痛：心区。

牙痛：上焦区、患侧翳风（龋齿无效）。

耳聋、耳鸣：肝区、上焦区。

三叉神经痛：上焦区。第一支痛配瞳子髎；第二支痛配四白；第三支痛配颊车。

面肌痉挛：上焦区、脾区。

面瘫：双上焦区。

项强：双上焦区、膀胱区。

肩周炎：双上焦区、大肠区。

上肢不能举：上焦区。

老年慢性气管炎：肺区、定喘（大椎两旁5分，向大椎斜刺5分深，不留针）。

胸痛：上焦区、心区。

背痛：上焦区、膀胱区。

腰痛：下焦区、肾区。

尿路结石腰痛：下焦区、肾区。

腰胁痛：中焦区、肝区。

坐骨神经痛：下焦区、患侧胆区。

胃痛：中焦区、胃区。

胆囊炎：胆区。

胆道蛔虫：肝区、胆区。

胰腺炎：中焦区、脾区。

呕吐：中焦区、胃区。

厌食症：胃区配四缝。

便溏：大肠区。

痢疾：下焦区、大肠区。

便秘：大肠区、左腹结皮内针。

膝关节痛：下焦区、膝眼。

下肢痿软：下焦区、肾区。

足跟痛：下焦区、胆区。

神经衰弱：上焦区、肾区、心区。

月经不调：下焦区、肝区、肾区。

阳痿：下焦区、大赫。

（五）注意事项

1. 在眼眶内刺时，注意用另一手保护眼球，即将眼球轻轻推向针刺的对侧，以免刺伤眼球。进针时针尖应对向眶缘，不可向内。

2. 眼针疗法针刺部位特殊，穴位处皮下组织疏松，血管丰富，神经敏感，临证选针不当，如针体较粗，针尖带钩，在出针时容易划破血管引起皮下出血。如针柄过长，针体过短，针刺后针柄由于重量关系而下垂，针尖移位也易划破毛细血管引起出血。

3. 针刺时宜快速进针，不作反复提插捻转，对于针刺不得气者，可将针轻轻提出，再改变方向刺入，否则也易引起皮下出血。

4. 眼针不宜留针过久，至少5分钟，最长不可超过20分钟，一般15分钟左右为宜。在留针期间嘱病人不要互相说话，因眼周肌肉属于表情肌，在说话过程中常因肌肉运动而使针体移位，甚至针尖划破毛细血管而引起出血。

5. 起针时首先做到顺针体方向向外拔针，不可向上拔针，在起针时应先将消毒干棉球压迫于被针部位，然后慢慢出针，再继续压迫棉球片刻。其后拿起棉球，确信没有皮下出血后方可撤掉棉球，如还有出血，应延长压迫时间。

6. 中风病情稳定后，应用眼针时期越早，疗效越明显，特别表现在即刻抬臂效应、直腿抬高效应，及下床步行效应。

7. 对于中风偏瘫日久者，无论病程长短，凡筋骨肌肉尚正常者，眼针对其仍然有效。如果因病久发生肌肉萎缩，骨骼变形，肘屈而不伸或伸而不屈，手不能握或握固难开，下肢伸展不利，内、外翻足，脑软化，脑萎缩者，效果多不理想。

8. 初期偏瘫，让病人仰卧伸腿，将患侧屈膝，令足心踏床面，稳固不动者必有效，如果患足踏床面时左右摇摆不定或不能踏者，则均无效或其效甚微。

9. 病势垂危、抢救期间，气血虚脱已见绝脉者，不可用之。

10. 对震颤不止、躁动不安、眼睑肥厚（俗名肉眼胞）者应慎用。

11. 有出血倾向病人应慎用之。

二、面针疗法

面针疗法是针刺面部的特定穴位，治疗疾病的一种方法。本疗法是在古代从面部皮肤色泽变化诊察疾病的基础上发展起来的。

人们在长期的医疗实践中发现，面部的一定部位与脏腑、组织、器官及肢体有直接的关系，因此，当某脏腑、组织、器官或肢体发生病变时，在面部的相应部位可出现相应的反应或色泽上的改变，这些变化可作为诊断疾病的参考，是"视其外应，以知其内脏"的内容之一，也可作为治疗疾病的基础。

（一）面部与经络脏腑的关系

头面在全身处于首要地位，为经络聚会之处，是全身脏腑、经络、肢节的反映中心。《灵枢·邪气脏腑病形》说："十二经脉，三百六十五络，其血气皆上于面而走空窍……其气之津液，皆上熏于面"。明代张介宾在《类经》中指出："头面为人之首，凡周身阴阳经络无所不聚"。通过经络气血的传注，使面部与全身各部联系为有机的整体，故脏腑肢节的病理变化能在面部反映出来。同理，针刺这些部位的穴位，就能起到"通经脉，调气血"的作用，恢复机体阴阳平衡，而治疗相应脏腑、器官、肢体的病证。

（二）面针穴位

现代医家依据《灵枢·五色》中有关面部望诊分区的记载，参照历代医家的各种注解、说明进行针刺治疗，取得了较好的疗效，并确定了面针的 24 个穴位。其具体位置（图 3-3）、取穴方法如下。

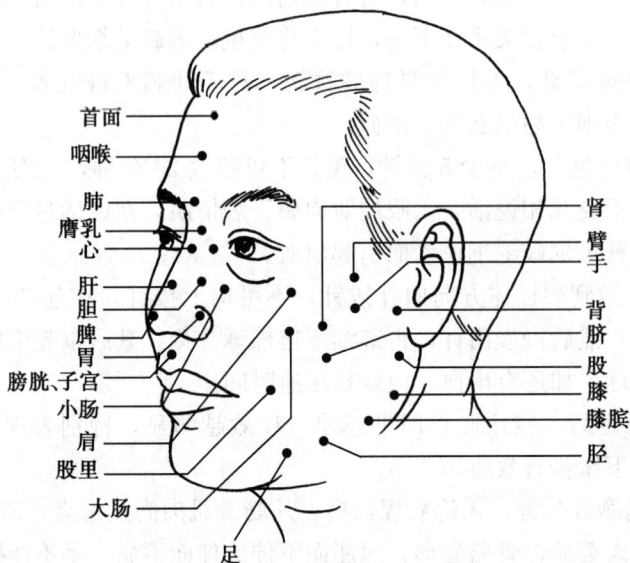

图 3-3　面针穴位分布图

1. 额区

（1）首面

定位：位于额正中部，当眉间至前发际正中线的上、中三分之一交界处。

主治：头痛、头晕。

（2）咽喉

定位：当眉心至前发际正中连线的中、下三分之一交界处，即首面穴与肺穴连线之中点。

主治：咽喉肿痛及其他咽喉部疾患。

（3）肺

定位：当两眉内侧连线的中点，与印堂穴位置相同。

主治：哮喘、喘息。

2. 鼻部

（4）心（又名山根）

定位：位于鼻梁骨最低处，正当两眼内眦连线的中点。

主治：心悸、胸痛。

（5）肝

定位：在鼻梁骨最高点之下方，当鼻正中线与两颧连线之交叉点，即心穴与脾穴连线之中点。

主治：胁肋疼痛、肝病。

（6）脾

定位：在鼻尖上方，当鼻端准头上缘正中处。

主治：食呆纳差、消化不良。

（7）胆

定位：在鼻梁骨外缘偏下方，当肝点的两旁，目内眦直下，鼻梁骨下缘处。

主治：胁痛、恶心、呕吐。

（8）胃

定位：在鼻翼中央偏上方，当脾点的两旁，胆点直下，两线交叉处。

主治：胃脘胀闷、疼痛。

（9）膺乳

定位：在目内眦稍上方，鼻梁外缘凹陷处。

主治：产后缺乳，胸胁疼痛。

3. 口区

（10）子宫、膀胱

定位：在人中沟上，当人中沟的上、中三分之一交界处。其位置与人中（水沟）穴同。

主治：痛经、尿潴留。

（11）股里

定位：在口角旁5分，当上、下唇吻合处。

主治：股及大腿内侧疼痛与活动不便。

（12）背

定位：在耳屏前方，当耳屏内侧与下颌关节之间。

主治：腰背疼痛。

4. 颧部

（13）小肠

定位：在颧骨内侧缘，位于肝、胆穴之同一水平线上。

主治：肠鸣泄泻、口舌生疮。

（14）大肠

定位：在颧面部，当目外眦直下方，颧骨下缘处。

主治：便秘、腹痛、泄泻。

（15）肩

定位：在颧部，当目外眦直下方，颧骨上缘处。

主治：肩臂疼痛，伸屈不利。

（16）臂

定位：在颧骨后上方，当肩穴之后方，颧弓上缘处。

主治：肩臂肿痛，活动不便。

（17）手

定位：在颧骨后下方，当臂穴之下方，颧弓下缘处。

主治：手部肿痛，活动不利。

5. 颊区

（18）股

定位：当耳垂与下颌角连线的上、中三分之一交界处。

主治：腰腿疼痛，伸屈不利。

（19）膝

定位：当耳垂与下颌角连线的中、下三分之一交界处。

主治：膝部肿痛，活动不便。

（20）膝髌

定位：位于下颌角上方凹陷处，相当于颊车穴。

主治：膝部损伤疼痛。

（21）胫

定位：下颌角之前方，下颌骨上缘处。

主治：踝部肿痛、腓肠肌痉挛。

（22）足

定位：在胫穴前方，目外眦直下，下颌骨上缘处。

主治：足部肿痛，活动不利。

（23）肾

定位：在颊部，当鼻翼的水平线与太阳穴直下垂线的交叉处。

主治：腰痛、尿频尿痛。

（24）脐

定位：在颊部，当肾穴下方约 7 分处。

主治：腹部疼痛不适、泄泻。

（三）取穴配方

1. 取穴　面针疗法取穴以中医脏腑学说指导为主，亦常结合西医之生理解剖知识。一般有以下四种取穴法。

（1）按疾病的相应部位选穴：即依据病损脏器或部位，选取相应的面穴。如：心悸取心，肩周炎选肩，遗尿取膀胱穴，咽喉肿痛取咽喉穴，膝关节痛取膝髌。

（2）按藏象学说选穴：根据脏腑表里关系和五脏应五窍等中医理论选穴，往往可增加疗效。如"肺主皮毛"，皮肤病或手术切皮时选用肺穴作为治疗或针刺麻醉穴位。"腰为肾之府"，腰痛可取肾穴。肝病选肝区和胆区，鼻病选肺区。

（3）按中医五行生克关系选穴：如眩晕，属肝阳偏亢者，除取肝穴外，可加选肾穴，以肾水滋养肝木；肺虚咳嗽除取肺区穴外，可加取脾穴，取"补土生金"之意。

（4）敏感点取穴法：此法实际上是在上述两法的基础上进行的。具体方法是，用经穴探测仪或探棒在按上面方法选好的穴区或其周围进行探查，所查到的敏感点或压痛点即为针刺之处。如胃痛在胃穴，高血压病在肝穴之穴区内或附近探寻，所发现的敏感点即为针刺的部位。

2. 配方　面针疗法配方，一般采用以下二法：

（1）结合配方法：即按相对应部位取穴和中医理论取穴后，进行互相结合配方。如神经性头痛，可取首面穴和心穴。

（2）辨证配方法：即对疾病作辨证分析后加以组方。如高血压病，多因肾水不足、肝阳上亢所致，可取肝、肾二穴。

（四）操作方法

1. 针具　一般采用 30～32 号 0.5～1 寸长之毫针。

2. 进针法　面部针刺时较痛，宜以右手持针，左手作押手配合，双手同时用力，快速刺入皮下。然后再依据部位和病情需要，分别作直刺、横刺或斜刺。一般而言，额、鼻、口旁的穴位宜用横刺或斜刺，颊部或颧部穴位可采取直刺法。尚可根据需要作透穴针刺。

3. 留针法　面针于得气（其得气感觉同体针）后，留针 10～30 分钟。每隔 5～10 分钟运针 1 次，运针手法多为提插结合捻转法。面针麻醉，留针时间可据手术要求延长，直至手术结束，并须持续捻针或加用脉冲电，频率 180～200 次/分，强度以患者可耐受为度。面针疗法每日或隔日 1 次，10 次为 1 个疗程，疗程间隔 1 周左右。

（五）注意事项

1. 针刺操作要注意严格消毒，以防面部感染。

2. 面部血管丰富，运针时切忌猛插乱捣，出针后应立即按压针孔，以防出血。如刺破血管引起皮下出血，常可触及一鼓起之小包，宜反复揉压使之消散。

3. 有瘢痕或病灶之处，不宜针刺。

4. 体质虚弱或恐惧者应采取卧位，以防晕针。

5. 应用按压法探测敏感点，用力均匀，并注意患者是否患有牙痛、鼻窦炎等炎症，避免因上述病痛而致探测失误。

（六）适应证

面针疗法应用颇广，近年来用于各种痛证、胃肠疾患、肛裂及产后缺乳等病。

另外，面针还被用于多种外科手术的针刺麻醉。

三、鼻针疗法

鼻针疗法是在鼻部范围特定的穴位上进行针刺，利用鼻部与内脏经络的联系，治疗各种病证的一种针刺疗法。

鼻针疗法主要以祖国医学对鼻部"色诊"的理论为基础，通过鼻部皮肤色泽变化来诊治相应疾病。鼻居面部正中，古称"明堂"。《灵枢·五色》说："明堂（鼻）骨高以起，平以直。五脏次于中央，六腑挟其两侧……"。鼻针的穴位即由此依据而定位。中医学认为鼻为肺之外窍、气体出入的门户，协助肺进行呼吸，主嗅觉。《灵枢·脉度》指出"肺气通于鼻，肺和则知臭香矣"，并认为脏腑功能正常，气血充沛，则肺之窍鼻也健旺，其色润泽明朗，如脏腑功能失常，不仅鼻窍可发生病变，脏腑病变也会在鼻部反映出来。经临床观察肝炎、肺结核、阑尾炎病人，用皮肤电阻探测仪可测到鼻部与脏腑相应有关的区域，如肝点、肺点、大肠点导电量明显增高。尤其肝炎病人，鼻部阳性反应率达 90%，这种内脏病变与鼻部相关的探索结果，对解释临床鼻针治病的机理提供了客观的依据。

（一）主要刺激区

鼻穴均位于鼻部三条线上，分述如下，具体分布见图 3-4。

1. 第一穴线　亦称鼻正中线。起于前额正中，止于鼻尖端。共分布 10 个穴位，除卵巢穴为双侧穴外，皆为单穴。

（1）头面：或称头脑、首面、上焦。

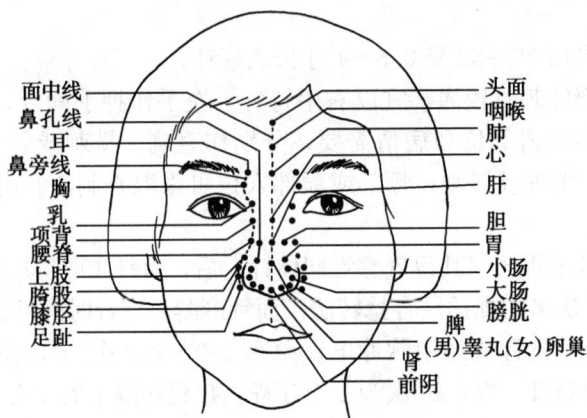

图 3-4　鼻针穴位分布图

定位：额部正中，即眉间正中至前发际正中连线的中点。

（2）咽喉

定位：头面穴和肺穴连线的中点。

（3）肺

定位：两眉内侧端连线的中点。

（4）心

定位：两目内眦连线的中点。

（5）肝

定位：鼻梁最高点的下方，两颧连线与鼻正中线的交叉点，即心穴与脾穴连线的中点。

（6）脾

定位：当鼻端准头上缘正中线上，心穴与外生殖器穴连线的中点。

（7）肾

定位：脾穴与外生殖器穴连线的中点。

（8）外生殖器

定位：在鼻尖端上，相当于素髎穴。

（9）睾丸或卵巢

定位：鼻尖两侧，鼻翼内缘。

2. 第二穴线　起于与肝穴相平处，紧靠鼻梁骨两侧，止于鼻翼下端尽处。左右各一条，每条5个穴位，两侧共10穴。

（1）胆

定位：目内眦下方，肝穴的外侧。

（2）胃

定位：胆穴的下方，脾穴之外侧。

（3）小肠

定位：鼻翼的上三分之一处，胃穴的下方。

（4）大肠

定位：鼻翼的正中处，小肠穴的下方。

（5）膀胱

定位：鼻翼壁尽处，大肠穴的下方。

3. 第三穴线　起于眉内侧端，下行于第二条穴线外方 1～2 分处，至鼻尽处为止。左右呈对称性各一条，每条线上 9 个穴位，两侧共 18 穴。

（1）耳

定位：眉的内侧端。

（2）胸

定位：眉棱骨之下方，目窝内。

（3）乳

定位：目内眦的内侧上方，胸穴的下方。

（4）项背

定位：目内眦的内侧下方，乳穴的下方。

（5）腰脊

定位：颧骨的内侧，与肝点平齐。

（6）上肢

定位：在鼻端准头上缘水平，与脾穴平齐，在腰脊穴的下方。

（7）胯股

定位：鼻翼上缘，上肢穴的下方。

（8）膝胫

定位：鼻翼中点外侧，鼻唇沟上，胯股穴的下方。

（9）足趾

定位：膝胫穴的下方，与膀胱穴平齐。

鼻穴是按人体的脏腑、器官或部位命名的。鼻穴主要治疗相应脏器部位的病损，故每一鼻穴的主治，均可从穴名中推演出，这里不再赘述。

（二）新鼻穴（见图 3-5、图 3-6、图 3-7）

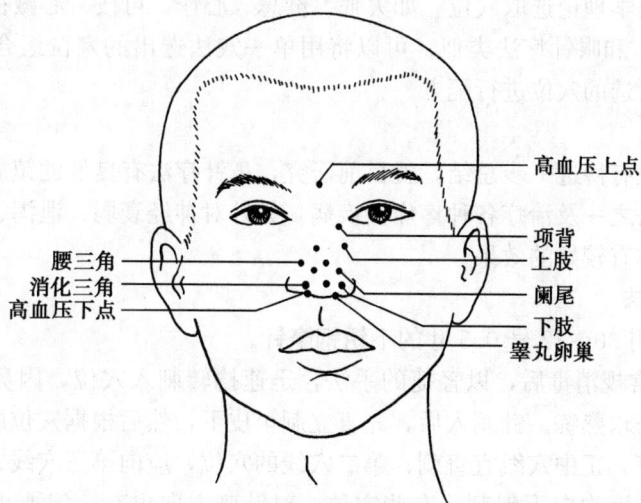

图 3-5　鼻针新穴（一）

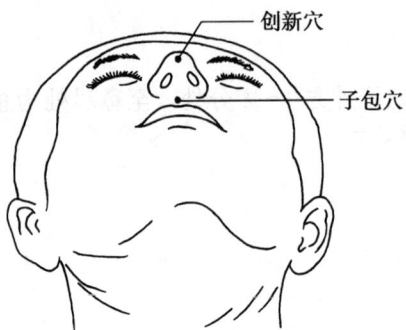

图 3-6　鼻针新穴（二）

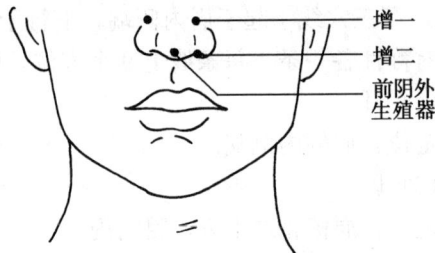

图 3-7　鼻针新穴（三）

1. 高血压上点　两眉正中点即印堂穴。主治高血压。

2. 腰三角　正中点在心穴下方，鼻骨下缘，两侧点在正中点外下方。主治腰痛。

3. 消化三角　正中点在腰三角中点的正下方，两侧点在其外下方，即鼻尖处的小等腰三角形。主治消化性病证。

4. 高血压下点　鼻尖稍下方。主治高血压。

5. 上肢穴　项背下穴。主治上肢病证。

6. 阑尾穴　位于鼻翼外上部。主治阑尾炎。

7. 下肢穴　即胫穴。

8. 创新穴　两鼻孔上沿连线与鼻正中线交点处。主治鼻病、昏厥。

9. 增一穴　两鼻翼内沿（缘）凹陷处。主治脾胃病证。

10. 增二穴　从增一起沿鼻翼内纹连线延至鼻孔上缘处。主治肾、膀胱病证。

11. 子包穴　鼻中隔稍下，人中穴上方。主治痛经、附件炎。

（三）取穴配方

1. 取穴法　鼻针取穴法有两种。

（1）根据受病的脏腑器官选取相应的穴位。如肝病取肝穴，腰扭伤取腰脊穴等。

（2）依照中医学理论选取穴位。如失眠、健忘、心悸，可按"心藏神"学说取心穴。

2. 配穴方法　和眼针疗法类似，可以将用单一穴法选出的穴位组合成方；亦可把用上述二种取穴法所选的穴位进行配方。

（四）适应证

鼻针的适应证有待进一步总结，就目前研究，鼻针疗法有良好的镇痛作用，故用以作为针刺麻醉的方法之一及治疗各种疼痛性疾病。另外对神经衰弱、泄泻、呃逆、胃神经官能症、遗尿等，亦有较好的效果。

（五）操作方法

1. 针具　多用 30～32 号 0.5 寸的不锈钢毫针。

2. 进针法　常规消毒后，以轻捷的手法，迅速捻转刺入穴位。因鼻穴针刺时较易引起疼痛，故手法务求熟练。针刺入后，先直立刺至皮下，然后根据穴位所在位置进行斜刺或透刺。一般而言，正中穴线宜直刺；第二穴线的穴位，应向第三穴线方向斜刺；第三穴线的穴位，须沿鼻唇沟向下斜刺。有些穴位，对针刺方向也有一定要求，如睾丸（或卵巢）穴，应向膀胱穴方向刺；耳穴，宜向心穴方向刺；胸穴，须向乳穴方向刺等。值得一提的是，鼻部肌肉菲薄，感觉敏锐，进针后容易出现针感，所以不要刺之过深，以不刺及软骨为标准。

3. 行针法　鼻针行针手法以捻转法为主，分轻、重两种。轻者，捻至患者有轻度的酸胀感即可；重者，病人往往有强烈的酸、麻、胀、痛、流泪、打喷嚏等现象。应据病情和病人体质而选择施行。

4. 留针法　鼻针每次留针 10～20 分钟，每隔 5～10 分钟行捻转手法运针 1 次。

鼻针法可每日或隔日 1 次，10 次为 1 个疗程，疗程间歇 1 周左右。

(六) 注意事项

1. 鼻针刺激较强烈，应预先作好解释，对初诊或惧针的患者，宜采用卧位，以防晕针。

2. 鼻部肌肉较薄，选用针具不宜过长。

3. 应注意严格消毒，防止感染。鼻部有瘢痕或病灶时，应尽量避开，或改用其他穴位针刺。

四、口针疗法

口针疗法，是用针刺口腔黏膜上的穴位，以治疗全身疾病的一种方法。此方法简单易学，疗效良好，对常见病、多发病均有一定疗效。

脏腑通过口脉与口联系；足阳明经"环唇"，足厥阴经"环唇内"，手阳明经"挟口"，足阳明"还出挟口"，足阳明经别"出于口"，冲任之脉"络唇口"，督任二脉会于口。因此五脏六腑之病变可通过口腔反映出来，针刺口腔黏膜上特定穴位，可以治疗脏腑疾病。口针对于各种原因引起的疼痛性疾患如痹证、腰扭伤等及痿证如小儿麻痹后遗症有较好疗效，对面瘫也有一定效果。

(一) 口针穴位

1. 上肢区域

定位：上颌侧切牙到第二磨牙及口腔前庭黏膜处。

主治：上肢关节痛、扭伤、脑血管意外引起的偏瘫。

(1) 上臂穴

定位：上颌左侧第二前磨牙与第一磨牙之间口腔黏膜。

主治：肩臂疼痛。

(2) 前臂穴

定位：上颌左侧与第一前磨牙之间口腔前庭黏膜处取穴。

主治：前臂肿痛。

2. 下肢区域

定位：下颌下切牙到第三磨牙及口腔前庭黏膜处。

主治：下肢关节疼痛、扭伤、坐骨神经痛、小儿麻痹后遗症、脑血管意外引起的后遗症。

(1) 坐骨神经穴

定位：下颌左侧第一磨牙与第二磨牙之间，牙龈下方黏膜处。

主治：坐骨神经痛。

(2) 大腿穴

定位：下颌左侧第二前磨牙与第一磨牙之间齿龈下方口腔前庭黏膜处。

主治：腿冷痛、胀痛。

（3）膝关节穴

定位：下颌左侧第一、二尖牙之间齿龈下方口腔前庭黏膜处。

主治：关节痛。

（4）小腿穴

定位：在下颌左侧尖牙与第一前磨牙之间齿龈下方口腔前庭黏膜处。

主治：腓肠肌痉挛。

上述两区域的穴位分布左右对称。

3. 神经区

定位：上颌中切牙间齿龈上方口腔前庭黏膜处。

主治：三叉神经痛、落枕、面神经麻痹。

4. 头部区

定位：下颌中切牙齿龈下方口腔前庭黏膜处。

主治：神经性头痛、落枕。

5. 泌尿区

定位：上颌中切牙齿龈上方口腔前庭黏膜处。

主治：尿频、尿痛、遗精、遗尿、痛经、阳痿。

6. 消化区

定位：下颌左侧尖牙齿龈下方固有口腔黏膜处。

主治：消化系统疾病，如急性肠胃炎、消化不良、腹泻、腹痛。

7. 五脏区

定位：下颌左侧侧切牙齿龈下方固有口腔黏膜处。

主治：咳嗽、哮喘、心悸。

8. 眼及降压区

定位：上颌左侧侧切牙齿龈上方口腔前庭黏膜处。

主治：眼部疾患、高血压。

9. 腰部区域

定位：上颌左侧侧切牙齿龈上方口腔前庭黏膜处。

主治：腰部损伤、腰肌劳损。

10. 皮肤区

定位：下颌左侧第一磨牙齿龈下方口腔前庭黏膜处。

主治：皮肤瘙痒、神经麻痹。

（二）操作方法

先在口唇及口腔黏膜上进行严格消毒，然后选 30 号 15～40mm 毫针，让患者正坐，半张口，术者用纱布垫在患者上、下唇部，以手指将两唇拉开，一般针尖与口腔黏膜呈 15°～30°斜刺或平刺入口针穴位。得气后留针 30 分钟。拔针时，一手用纱布裹住唇部，另一手拔出针，以防疼痛、出血。

（三）适应范围

口针疗法应用病证较广。特别是对各种原因引起的疼痛疾患，如坐骨神经痛、急性腰扭伤等以及对于痿证，如小儿麻痹后遗症和面神经麻痹等均有较好疗效。本节仅就临床常见病证例举如下。

目疾、高血压：取眼及降压区。

心肺病：取五脏区。

胃肠病：取消化区。

神经性头痛：取头部区。

三叉神经痛：取神经区。

落枕：取神经区、头部区。

上肢病：取上肢区域、上臂穴、前臂穴。

腰痛、腰扭伤：取腰部区域。

下肢病：取下肢区域、坐骨神经穴、大腿穴、小腿穴、膝关节穴。

神经麻痹：取上肢区域、下肢区域、皮肤区。

皮肤瘙痒：取皮肤区。

（四）注意事项

针刺口针穴位，务必严格消毒，防止口腔黏膜感染。取穴要准，进针动作要轻缓，防止出血。

五、舌针疗法

舌针疗法，是通过针刺舌体上一些特定的穴位，以治疗疾病的一种方法。

（一）舌针与脏腑经络的关系

舌为心之苗，脾之外候。舌与脏腑经络的关系，在《内经》中有很多记载，如《素问·阴阳应象大论》说："心主舌……在窍为舌。"《灵枢·脉度》说："心气通于舌，心和则舌能知五味矣。"另外，《灵枢·五阅五使》也有"舌者，心之官也"的记载。《灵枢·经脉》说："唇舌者，肌肉之本也。"即脏腑气血上营于舌，而舌与脏腑的联系是通过经脉实现的。《灵枢·经脉》又说："手少阴之别……系舌本"，"肝者，筋之合也，筋者聚于阴器，而脉络于舌本也。"还有足太阴之脉"连舌本，散舌下"，足少阴之脉"挟舌本"的论述。此外，《灵枢·经别》说：足太阴经别"贯舌中"，足少阴经别"直者系舌本"。《灵枢·经筋》篇中提到手少阳经筋"入系舌本"，足太阳经筋"支者结于舌本"。以上记载表明脏腑气血与舌的关系十分密切，因此脏腑经脉的病变可以从舌反映出来，通过针刺舌上的穴位，可以治疗全身疾病。早在《内经》中就有舌针的记载，《灵枢·终始》谓："重舌，刺舌柱以铍针也"。《素问·刺禁论》说："刺舌下中脉太过，血出不止为喑。"可见古代医家在舌针治疗上积累了一定的临床经验。今人在历代医家的基础上，通过临床实践，又发现了一些舌针新穴。

（二）舌穴定位

1. 常用舌穴

（1）心穴

定位：位于舌尖部。

主治：心经相应疾病。

（2）肺穴

定位：位于心穴两旁 0.3 寸。

主治：肺经相应疾病。

（3）胃穴

定位：位于舌面中央。心穴后1寸。

主治：胃经相应疾病。

（4）脾穴

定位：位于胃穴旁0.4寸。

主治：脾经相应疾病。

（5）胆穴

定位：位于胃穴旁开0.8寸。

主治：胆经相应疾病。

（6）肝穴

定位：位于胆穴后0.5寸。

主治：肝经相应疾病。

（7）小肠穴

定位：位于胃穴后0.3寸。

主治：小肠经相应疾病。

（8）膀胱穴

定位：位于小肠穴后0.3寸。

主治：膀胱经相应疾病。

（9）肾穴

定位：位于膀胱穴旁开0.4寸。

主治：肾经相应疾病。

（10）大肠穴

定位：位于膀胱穴后0.2寸。

主治：大肠经相应疾病。

（11）阴穴

定位：位于大肠穴后0.2寸，舌根部。

主治：前后阴疾病。

（12）聚泉

定位：位于舌面中央，胃穴前0.4寸。

主治：消渴、舌强等。

（13）上肢穴

定位：位于肺穴与胆穴之间，舌边缘。

主治：上肢疾患。

（14）下肢穴

定位：位于阴穴旁开1寸，近舌边缘。

主治：瘫痪。

（15）三焦穴

定位：从聚泉穴引一横线，舌尖部分统称上焦穴。通过小肠穴引第二条横线，一、二横线之间为中焦穴。通过大肠穴引第三条横线，小肠穴与大肠穴横线之间为下焦穴。

主治：三穴分别主治上、中、下焦相应疾病。

（16）额穴

定位：将舌向上卷起，舌尖顶上门齿，舌尖正下 0.3 寸。

主治：头痛、眩晕。

（17）目穴

定位：位于额穴斜下 0.3 寸。

主治：目赤肿痛。

（18）鼻穴

定位：位于舌边缘与舌下静脉之间，目穴下 0.2 寸。

主治：鼻塞、鼻渊。

（19）耳穴

定位：位于鼻穴斜下 0.2 寸。

主治：耳鸣、耳聋。

（20）咽喉穴

定位：位于耳穴正下 0.2 寸。

主治：咽喉肿痛。

（21）海泉

定位：将舌卷起，位于舌下中央系带上。

主治：呃逆、消渴。

（22）金津、玉液

定位：舌尖向上反卷，上下门齿夹住后，使舌固定，舌下系带两侧静脉上，左名金津，右名玉液。

主治：口疮、舌炎、喉痹、呕吐、漏经。

（23）舌柱

定位：舌上举，在舌下之筋如柱上。

主治：重舌、舌肿。

（24）中矩

定位：舌上举，在于舌底与齿龈交界处。

主治：舌燥、中风、舌强不语。

2. 舌针新穴

（1）神根穴

定位：舌底舌下系带根部凹陷中。

主治：高血压、脑血栓。

（2）佐泉穴

定位：舌底舌下系带两侧内阜近舌下腺导管开口处。

主治：中风后遗症。

（3）液旁穴

定位：在左右舌下静脉内侧距舌根部 1/3 处。

主治：高血压、脑血管病后遗症。

（4）支脉穴

定位：在左右舌下静脉外侧距舌根部分处。

主治：高血压、脑血管病后遗症。

(三) 操作方法

消毒：舌针前一般给予患者3%过氧化氢或1/5000高锰酸钾液漱口，以清洁口腔。

进针准备：针舌面穴时，患者自然伸舌于口外；针舌底穴时，患者将舌卷起，舌尖抵住上门齿，将舌固定；舌尖向上反卷，用上下门齿夹住舌，使舌固定，亦可由医者左手垫纱布敷料，固定舌体于口外，进行针刺。

进针法：针刺时采用快速进针，斜刺进针25mm左右，手法可采用捻转与提插相结合的方法，留针5分钟。

针刺补法：选用30号25mm或40mm针，在选定穴位上，拇指向前小弧度捻转5～10次，稍停片刻，为一度补法，一般行三度补法或九度补法，不留针，在捻转时，进针15～25mm，勿令太深。补法好似"蜻蜓点水"。

针刺泻法：选用28号25mm或40mm针，在选定穴位上，进针20～30mm，拇指向后大弧度捻转6次，稍停片刻，为一度泻法，一般行六度或八度泻法，不留针。由于进针稍深，捻转幅度稍大，个别穴位可能会出血。泻法如同"蚊喙着体"。

舌穴刺法：一般采用26号40mm毫针，在选定的穴位上，快速浅刺放血。

(四) 适应范围

舌针适用于舌体及肢体运动功能障碍的有关病证，如舌麻、舌体喎斜、木舌、重舌、口内异味感和肢体瘫痪、麻木、咽痛等，以及脏腑经络病证，如高血压、肩周炎、心血管病等。下面仅就常见的临床应用例举如下。

中风后遗症：可取神根穴、佐泉穴、液旁穴、支脉穴，补泻兼施，采用提插捻转相结合的方法，留针3～5分钟，隔日1次，5～7次为1个疗程，休息5天后，再行第2个疗程。

舌麻、舌体喎斜：取心穴、脾穴、神根穴、佐泉穴。实证用泻法，进针20～30mm，大拇指向后大幅度捻转6次。虚证用补法，大拇指向前小幅度旋转5～10次，行九度补法，不留针。补法、泻法皆为隔日1次，7次为1个疗程。休息1周后再行第2个疗程。

舌强不语：中矩配廉泉，采用快速进针法，斜刺进针25mm左右。手法以提插捻转相结合的方法，留针5分钟，一般隔日1次，5～10次为1个疗程。

口舌糜烂：取心穴、脾穴、金津、玉液，针刺用泻法进针20～30mm，拇指向后大幅度捻转6次。行八度泻法，不留针，隔日1次，5～7次为1个疗程。或在选用穴位上进行快速浅刺放血法。

重舌、舌肿：取舌柱、聚泉、心穴，针刺深度为25mm，拇指向后大幅度捻转6次，行六度泻法，不留针。每日或隔日1次，5次为1个疗程。

肩周炎：取健侧上肢穴、脾穴，配患侧外关、肩髃、合谷，针刺时采用快速点刺进针法，斜刺25mm左右，手法采用提插捻转相结合的方法。留针5分钟，隔日1次，10次为1个疗程，休息1周后，行第2个疗程。

高血压：可取神根穴、液旁穴、支脉穴、心穴，虚证采用补法，拇指向前小弧度捻转3～7次，行三度补法，不留针，捻转时，进针15～25mm，不宜太深，隔日1次，10次为1个疗程。实证用泻法，在选定穴位上进针20～30mm，拇指向后做大弧度捻转6～9次，行八度泻法，不留针，隔日1次，7次为1个疗程。

心血管病：取心穴、上焦穴，针刺时采用快速点刺进针法，斜刺25mm左右，手法采用捻转与提插相结合的方法，留针 3～5 分钟，隔日 1 次，10～15 次为 1 个疗程。

消渴：取聚泉、海泉。斜刺 25～30mm，采用提插与捻转相结合的方法，留针 3～5 分钟，每日 1 次，10 次为 1 个疗程。

头痛、眩晕：取额穴、神根穴、液旁穴、支脉穴等，针刺深度 25～30mm，采用提插捻转相结合的方法，不留针，每日或隔日 1 次，5～7 次为 1 个疗程。

呕吐、口疮、喉痹：取金津、玉液，采用 26 号 40mm 长的毫针，在以上穴位做快速浅刺放血，一般每日 1 次，2～3 次为 1 个疗程。

耳鸣、耳聋：取耳穴，针刺深度 10～15mm，不提插捻转，不留针，隔日 1 次，10 次为 1 个疗程。

漏经：取金津、玉液，针刺深度 10～15mm，不提插捻转，不留针，隔日 1 次，7 次为 1 个疗程。

目赤肿痛：取目穴、肝穴，斜刺 10mm 左右，不留针，不提插，每日 1 次，3～5 次为 1 个疗程。

前后阴疾患：取阴穴，直刺 10mm 左右，不留针，不提插捻转，隔日 1 次，7 次为 1 个疗程。

（五）注意事项

严格消毒，避免口腔感染。注意针刺深度与手法。舌穴刺血，应严格掌握"针不宜过粗，刺不宜过深，血不宜过多"的原则。体弱、重病患者禁用舌针疗法，以防意外。有自发性出血或凝血机能较差的患者亦不宜应用本法。

六、腕踝针疗法

腕踝针法是在手腕或足踝部的相应进针点，用毫针进行皮下针刺以治疗疾病的方法。

（一）身体分区（见图 3-8、图 3-9、图 3-10）

身体分区分两部分：躯体和肢体。躯体包括头、颈和躯干；肢体包括上肢和下肢。划臂干线和股干线为躯干与上下肢的分界。臂干线环绕肩部三角肌附着缘至腋窝；股干线自前面的腹股沟至后面的髂骨嵴。

1. 躯体分区　在身体的前后面中央各划一条前中线和后中线，中线将身体分为两侧，每侧由前向后分六个纵区，用数字 1～6 编号，其中 1、2、3 区在前面，4、5、6 区在后面。

1 区：前中线两侧。头面部在前中线至眼眶外缘为垂直线之间的区域，包括前额、眼、鼻、唇、前牙、舌、咽喉、扁桃体、颏；颈部沿气管、食管；胸部自前中线至胸骨缘，包括胸肋关节、气管、食管、乳房近胸骨缘、心前区（左侧）；腹部自前中线至腹直肌区域，包括胃、胆囊、脐部、下腹之膀胱、子宫、会阴部。

2 区：前面两旁。头颈部包括颞前部、面颊、后牙、颌下、甲状腺；胸部沿锁骨中线向下区域，包括锁骨上窝、上胸部、乳中部、前胸、肺、肝（右侧）、侧腹部。

3 区：前面外缘。包括沿耳廓前缘、腮腺、腋前缘垂直向下的狭窄区域、乳房近腋前缘部分。

4 区：前后面交界。包括自头顶经耳向下至颈，肩部沿斜方肌缘，胸腹部自腋窝至髂前上棘的胸侧壁及腹侧部区域。

5 区：后面两旁，与前面的 2 区相对。包括颞后部、颈后外侧靠斜方肌缘、肩胛冈上

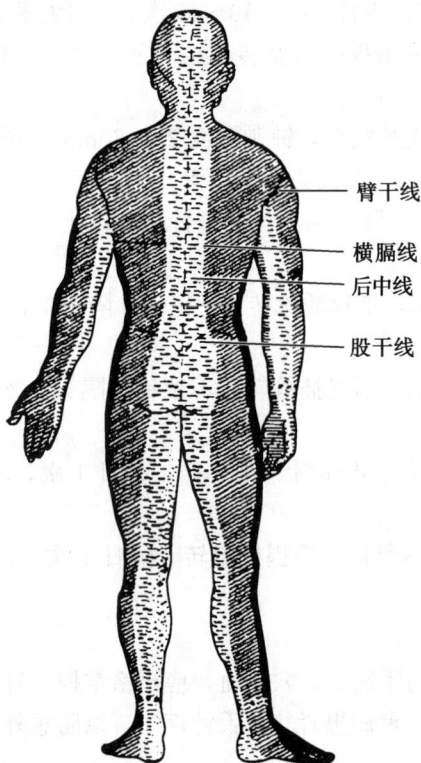

图 3-8 腕踝针分区（背面）

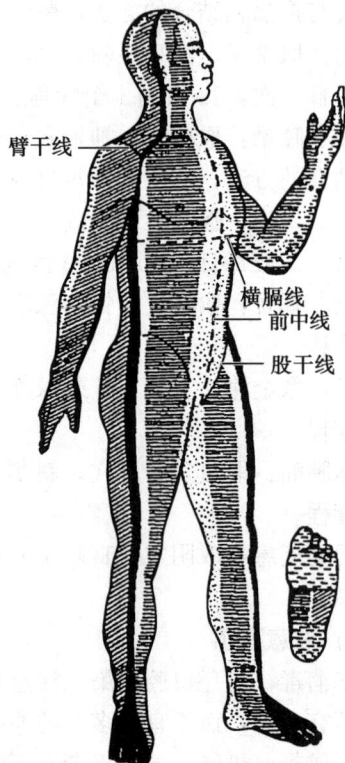

图 3-9 腕踝针分区（侧面）

窝及肩胛中线垂直向下区域的背和腰。

6区：后中线两侧，与前面的1区相对。包括枕、颈后部、颈椎棘突至斜方肌缘、胸椎棘突至肩胛骨内缘、腰椎与骶正中嵴至尾骨两侧、肛门。

2. 肢体分区　以臂干线和股干线为四肢和躯干的分界。臂干线（环绕肩部三角肌附着缘至腋窝）作为上肢与躯干的分界，股干线（腹股沟至髂嵴）为下肢与躯干的分界。当两侧的上下肢处于内侧面向前的外旋位置，也就是使四肢的阴阳面和躯干的阴阳面处在同一方向并互相靠拢时，以靠拢处出现的缘为分界，在前面的相当于前中线，在后面的相当于后中线，这样四肢的分区就可按躯干的分区类推。

上肢六区：将上肢纵向6等分，从上肢内侧尺骨缘开始，右侧顺时针、左侧逆时针，依次分为1区、2区、3区、4区、5区、6区，左右对称。

下肢六区：将下肢纵向6等分，从下肢内侧跟腱缘开始，右侧顺时针、左侧逆时针，依次分为1区、2区、3区、4区、5区、6区，左右对称。

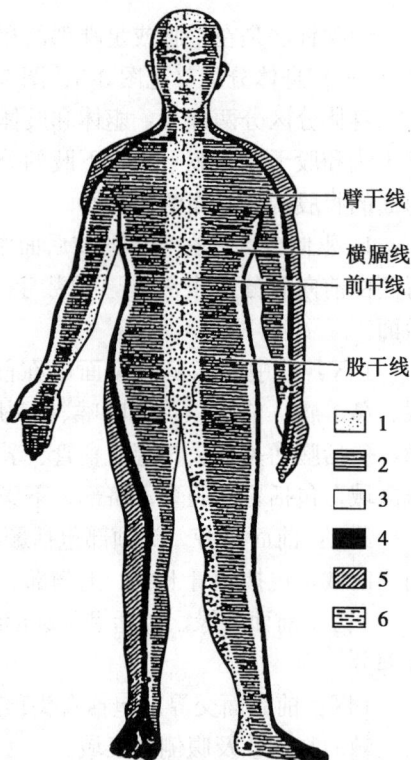

图 3-10 腕踝针分区（正面）

3. 上下两段　以胸骨下端的剑突和两侧肋缘形成的三角顶为基准，划一条环绕躯干的横线，相当于横膈，将身体两侧的 6 个纵区划分成上下两半，横线以上各区分别记作：上 1 区、上 2 区、上 3 区、上 4 区、上 5 区、上 6 区；横线以下各区分别记作：下 1 区、下 2 区、下 3 区、下 4 区、下 5 区、下 6 区。

（二）腕踝针进针点（图 3-11、图 3-12）

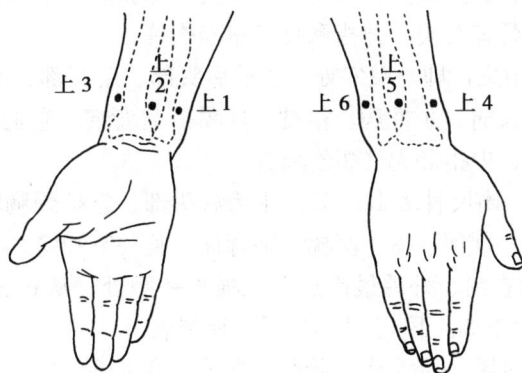

图 3-11　腕踝针进针点（1）

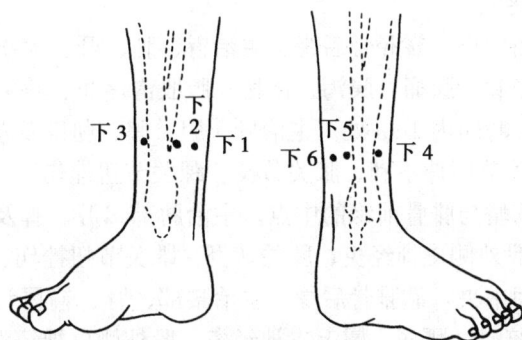

图 3-12　腕踝针进针点（2）

进针点就是针尖刺入皮肤的位置。腕与踝部各有 6 对进针点，分别代表身体上下 6 个区，并且也用数字标明，以和四肢各区的编号相一致。

1. 腕部进针点　约在腕横纹上二横指一圈处，从掌间尺侧至桡侧，再从腕背桡侧至尺侧，依次称作上 1、上 2、上 3、上 4、上 5、上 6 针刺点。

上 1：位置在小指侧的尺骨线与尺侧腕屈肌腱之间。主治前额、眼、鼻、口、门齿、舌、咽喉、胸骨、气管、食管及左上肢、右上肢 1 区内的病证。如前额痛、目赤肿痛、近视、鼻炎、牙痛、口疮、咽喉肿痛、失音、胸痛、呃逆、咳嗽、腕关节痛、小指疼痛麻木、荨麻疹、高血压病、失眠、更年期综合征、糖尿病等。

上 2：位置在腕掌侧面中央，掌长肌腱与桡侧腕屈肌腱之间，相当于内关穴处。主治额角、眼、后齿、肺、乳房、心（左上 2 区）及左上肢、右上肢 2 区内的病证。如眼睑下垂、目赤肿痛、近视、眶下疼痛、副鼻窦炎、牙痛、颈痛、胸痛、胁痛、乳腺增生、乳房胀痛、缺乳、回乳、心悸、心律不齐、冠心病、心绞痛、腕关节屈伸不利、腕关节扭挫伤、中指和无名指扭挫伤等。

上 3：位置在桡动脉与桡骨缘之间。主治面颊、侧胸及左上肢、右上肢 3 区内的病证。如偏头痛、急性腮腺炎、牙痛、耳鸣、中耳炎、侧胸痛、腋臭、腋窝多汗症、肩关节疼痛、桡骨茎突炎、拇指和食指扭挫伤等。

上 4：位置在拇指侧的桡骨内外缘之间。主治颞、耳、侧胸及左上肢、右上肢 4 区内的病证。如耳后痛、胸锁乳突肌炎、耳鸣、中耳炎、侧胸痛、腋臭、腋窝多汗症、肩关节疼痛、腕关节疼痛、桡骨茎突炎、拇指和食指扭挫伤等。

上 5：位置在腕背中央，即外关穴处。主治后头部、后背部、心、肺及左上肢、右上肢 5 区内的病证。如后头痛、颈椎病、落枕、眩晕、肩背痛、冠心病、腕关节屈伸不利、腕关节肿痛、手背疼痛、中指和无名指疼痛等。

上 6：位置在距小指侧尺骨缘 1cm 处。主治后头部、脊柱颈胸段及左上肢、右上肢 6 区内的病证。如后头痛、颈项强痛、落枕、胸背痛、腕关节肿痛、小指麻木不仁等。

2. 踝部进针点　约在内、外踝最高点上三横指一圈处，从跟腱内侧起向前转到外侧跟腱依次为下 1、下 2、下 3、下 4、下 5、下 6 针刺点。

下 1：位置靠跟腱内缘。主治胃、膀胱、子宫、前阴及左下肢、右下肢 1 区内的病证。如胃痛、恶心呕吐、食欲不振、脐周痛、淋证、泌尿系感染、月经不调、痛经、盆腔炎、阴道炎、阳痿、遗尿、遗精、早泄、睾丸肿胀、外阴胀痛瘙痒、腹股沟疼痛、膝关节肿痛、跟腱疼痛、足跟疼痛。

下 2：位置在内侧面中央，靠胫骨后缘。主治胃、脾、肝、大小肠及左下肢、右下肢 2 区内的病证。如胸胁胀满、腹痛、腹泻、便秘、腹股沟疼痛、膝关节炎、内踝扭挫伤。

下 3：位置在胫骨前嵴向内 1cm 处。主治肝、胆、脾、胁部及左下肢、右下肢 3 区内的病证。主治胁痛、髋关节屈伸不利、膝关节炎、踝关节扭挫伤。

下 4：位置在胫骨前嵴与腓骨前缘的中点。主治胁部、肝、脾及左下肢、右下肢 4 区内的病证。如侧腰痛、股外侧皮神经炎、膝关节炎、踝关节扭挫伤、坐骨神经痛。

下 5：位置在外侧面中央，靠腓骨后缘。主治腰部、肾、输尿管、臀及左下肢、右下肢 5 区内的病证。如肾绞痛、腰痛、臀上皮神经炎、股外侧皮神经炎、坐骨神经痛、膝关节屈伸不利或疼痛、外踝扭挫伤。

下 6：位置靠跟腱外缘。主治脊柱腰骶部、肛门及左下肢、右下肢 6 区内的病证。如腰痛、急性腰扭伤、痔疮、肛门周围湿疹、尾骨疼痛、坐骨神经痛。

（三）腕踝针操作技术

1. 进针　通常选已消毒的 28～30 号 1.5 寸不锈钢毫针。选定进针点后，皮肤常规消毒，医者以押手固定在进针点的下部，并且拉紧皮肤，刺手拇指在下，食指、中指在上夹持针柄，针与皮肤呈 15°～30°角，快速刺入皮下，然后将针平放，使针身呈水平位沿真皮下进入约 1.2～1.4 寸，以针下有松软感为宜，不捻针。患者针下无任何不适感觉，但患者的主要症状会得到改善或消失。

2. 调针　如患者有酸、麻、胀、重等感觉，说明针刺入到筋膜下层，进针过深，须将针退至皮下，重新沿真皮下刺入。

3. 留针　一般情况下留针 20～30 分钟。若病情较重或病程较长者，可适当延长留针时间 1 至数小时，但最长不超过 24 小时。留针期间不行针。

4. 疗程　一般情况下隔日 1 次，急性病证可每日针 1～2 次，10 次为 1 个疗程。

（四）腕踝针临床应用

1. 适应范围 在腕踝针疗法中，每个区所治疗的病证大致包括两方面，其一是同名区域内所属脏腑、组织、器官等所引起的各种病证；其二，主要症状能反映在同名区域内的各种病证。总体来说，本法适应范围广、见效快。

2. 选点原则

（1）上病取上、下病取下：这一原则是针对上、下两段而言的。如前额部疼痛，因前额的体表区域属上段，所以选区以上 1 为主。再如急性腰扭伤，其主要症状表现在腰部，而腰部的体表区域属下段，所以选区以下 5 和下 6 为主。

（2）左病取左、右病取右：这是针对左、右对称的 6 个体表区域而言的。如左侧乳痈，其主要症状表现在左侧乳房，而左乳房的体表区域为左上 2 区，所以选取左上 2 为进针点，反之，右侧乳痈选取右上 2 为进针点。

（3）区域不明者选双上 1：临床上有些疾病是无法确定其体表区域的，如失眠、高血压病、全身瘙痒症、多汗或无汗、寒颤、高热、癫痫、精神分裂症、更年期综合征、小儿舞蹈症、小儿多动症、乏力等。对于这些疾病，以及那些病因复杂难以明确判断其体表区域的疾病均可取双上 1 进行治疗。

（4）上下同取：这是指患者主要症状表现位置靠近横膈线上下时，不仅要取上部的进针点，还要取与之相对应的下部进针点。如胃脘痛，按体表区域的划分，胃脘部大致属于双下 1 区和右下 2 区，在临床治疗时不仅要取双下 1、右下 2，而且还要根据患者的具体病证加取双上 1 和右上 2。

（5）左右共针：这是指患者的主要症状即使靠近一侧，取穴时也左右对称进针。如病症表现在躯干部的 1 区，临床治疗时应取双上 1 或双下 1。同样，如患者的主要症状表现在躯干部的 6 区，临床治疗时应取双上 6 或双下 6。如脐周痛，其主要症状表现在肚脐周围，属下 1 区，所以临床治疗取左下 1 与右下 1。但临床治疗中，还常会遇到右上腹疼痛针右下 2 效果不好的现象，此时须针左下 2 以加强疗效。

3. 处方示例

感冒：上 1，配上 2、上 5、上 4。

胁痛：下 2，配下 1、下 3 或上 2。

眩晕：上 1，配上 3。

腹痛：下 1、下 2，配下 3。

呃逆：下 1，配上 1。

痛经：下 1，配下 2。

带下病：下 1，配下 2。

肩周炎：上 4、上 5，配上 6。

荨麻疹：上 1。

肾绞痛：下 5、下 2，配下 6。

4. 注意事项

（1）腕踝针法进针一般不痛不胀不麻，如出现上述症状，说明进针过深，须调针至不痛不胀为宜。

（2）把握准确的针刺方向。即病症表现在进针点上部者，针尖须向心而刺；反之，病症表现在进针点下部者，针尖须离心而刺。

（3）有几种症状同时存在时，要分析症状的主次，如症状中有痛的感觉，首先按疼痛所在区选点。

（4）出现晕针、滞针、血肿等现象者，按毫针刺法中的异常情况的处理方法进行处理。

第六节 其他疗法

一、三棱针法

三棱针法，是用三棱针刺破血络或腧穴，放出适量血液，或挤出少量液体，或挑断皮下纤维组织，以治疗疾病的方法。古人称之为"刺血络"或"刺络"，现代称为"放血疗法"。三棱针古称"锋针"，是一种常用的放血工具（图3-13），由不锈钢材料制成，针长约6cm，针柄稍粗呈圆柱体，针身呈三棱状，尖端三面有刃，针尖锋利。

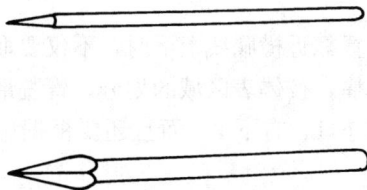

图 3-13 三棱针

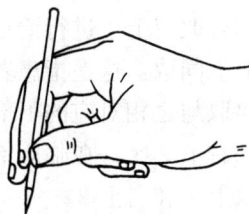

图 3-14 三棱针持针式

（一）操作方法

三棱针的针刺方法一般分为点刺法、散刺法、刺络法、挑刺法4种。

1. 点刺法　是点刺腧穴浅表部位后快速出针，并放出少量血液或挤出少量液体的方法。针刺前，在点刺穴位的上下用手指向点刺处推按，使血液积聚于点刺部位，继而用2％碘酒棉球消毒，再用75％酒精棉球脱碘，左手拇、食、中三指固定点刺部位，右手持针（图3-14），用拇、食两指捏住针柄，中指指腹紧靠针身下端，针尖露出3～5mm，对准已消毒的部位，快速刺入，随即将针迅速退出，轻轻挤压针孔周围，使出血少许（图3-15），然后用消毒棉球按压针孔（图3-15）。此法多用于四肢末端的十宣、十二井穴和耳尖及头面部的赞竹、上星、太阳、印堂等穴。

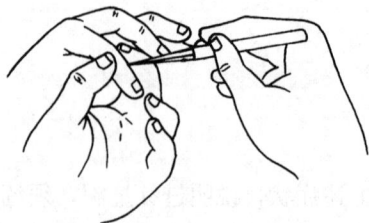

图 3-15 点刺法

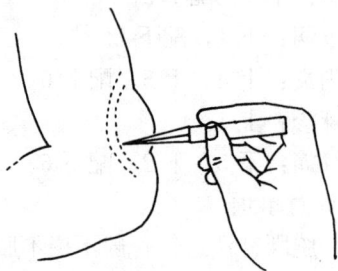

图 3-16 散刺法

2. 散刺法　又叫豹纹刺，是在病变局部及其周围进行多点点刺以治疗疾病的方法。

操作时，根据病变部位大小的不同，可刺10～20针，由病变外缘呈环形向中心点刺（图3-16），以促使瘀血或水肿得以排除，达到祛瘀生新、通经活络的目的。此法多用于局部瘀血、血肿或水肿、顽癣等。

3. 刺络法　是刺入人体特定部位的浅表血络或静脉放出适量血液的方法。操作时，可先用松紧带或橡皮管，结扎在针刺部位上端（近心端），然后常规消毒。针刺时，左手拇指压在被针刺部位下端，右手持三棱针对准针刺部位的静脉，刺入脉中2～3mm，立即将针退出，使其流出少量血液，松开松紧带或橡皮管。出血停止后，再用消毒棉球按压针孔。当出血时，也可轻轻按压静脉上端，以助瘀血排出、毒邪得泄（图3-17）。此法多用于曲泽、委中等穴，治疗急性吐泻、中暑、发热等。

4. 挑刺法　是用三棱针刺入人体特定部位，挑破皮肤或挑断皮下纤维组织以治疗疾病的方法。操作时，用左手按压施术部位两侧，或捏起皮肤，使皮肤固定，右手持针迅速刺入皮肤1～2mm，随即将针身倾斜挑破皮肤，使之出少量血液或黏液。也有再刺入5mm左右深，将针身倾斜并使针尖轻轻挑起，挑断皮下部分白色纤维组织，然后出针，覆盖敷料。此法常用于治疗肩周炎、胃痛、颈椎病、失眠、支气管哮喘、血管神经性头痛等。

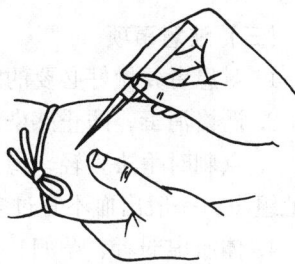

图 3-17　刺络法

（二）适应范围

三棱针放血疗法具有通经活络、开窍泻热、调和气血、消肿止痛等作用，其适应范围较为广泛，凡各种实证、热证、瘀血、疼痛等均可应用。较常用于某些急症和慢性病，如昏厥、高热、中暑、中风闭证、咽喉肿痛、目赤肿痛、顽癣，痈疖初起、扭挫伤、疝疾、痔疾、顽痹、头痛、丹毒、指（趾）麻木等。三棱针刺法常见症证举例如下（见表3-6）。

表 3-6　三棱针刺法常见病证

常见病证	针刺部位	方法
高血压	耳尖	点刺
发热	耳尖	点刺
中暑	曲泽、委中	刺络
昏迷、昏厥	十宣、十二井	点刺
高热抽搐	十宣、十二井	点刺
头痛	太阳、印堂	点刺
目赤肿痛	太阳、耳尖	点刺
口眼㖞斜	耳背静脉	刺络
咽喉肿痛	少商	点刺
中风失语	金津、玉液	点刺
瘿气	颈项部阿是穴	挑刺
瘰疬	颈项部	挑刺
肩周炎	肩部阿是穴	挑刺
关节肿痛	关节周围	散刺

续表

常 见 病 证	针 刺 部 位	方 法
急性腰扭伤	委中、腰部阿是穴	刺络
前列腺炎	八髎、腰骶部	挑刺
男性不育症	八髎、腰骶部	挑刺
痔疮	八髎、腰骶部	挑刺
顽癣	病位周围	散刺
疳疾	四缝	点刺
消化不良	四缝	点刺

（三）注意事项

1. 对患者要做好必要的解释工作，以消除思想上的顾虑。

2. 严格消毒，防止感染。

3. 点刺时手法宜轻、稳、准、快，不可用力过猛，防止刺入过深，创伤过大，损害其他组织。一般出血不宜过多，切勿伤及大动脉。

4. 体质虚弱者、孕妇、产后及有自发性出血倾向者，均不宜使用本法。

5. 三棱针刺激较强，治疗过程中须注意患者体位要舒适，谨防晕针。

6. 每日或隔日治疗 1 次，1～3 次为 1 个疗程，出血量多者，每周 1～2 次。一般每次出血量以数滴至 3～5ml 为宜。

二、皮肤针法

运用皮肤针叩刺人体一定部位或穴位，激发经络功能，调整脏腑气血，以达到防病治病目的的方法，叫皮肤针法。

皮肤针，又有"梅花针"、"七星针"、"罗汉针"之分，是以多支不锈钢短针集成一束，或均匀镶嵌在如莲蓬形的针盘上，固定在针柄的一端而成的针具。

皮肤针的针头呈小锤形，针柄一般长 15～19cm。根据所嵌不锈钢短针的数目不同，可分别称为梅花针（5 支针）、七星针（7 支针）、罗汉针（18 支针）等。皮肤针针尖呈松针形，不宜太锐，针柄要坚固具有弹性，全束针平齐，防止偏斜、钩曲、锈蚀和缺损。现代又发明了一种滚刺筒，是用金属制成的筒状皮肤针，具有刺激面广、刺激量均匀、使用简便等优点。

（一）操作方法

1. 叩刺部位　皮肤针的叩刺部位，一般可分循经叩刺、穴位叩刺、局部叩刺 3 种。

（1）循经叩刺：是指沿着与疾病有关的经脉进行叩刺的一种方法，主要常用于项背腰骶部的督脉和足太阳膀胱经。督脉为阳脉之海，能调节一身之阳气；五脏六腑之背俞穴，皆分布于膀胱经，故其治疗范围广泛；其次是四肢肘膝以下经络，因其分布着各经原穴、络穴、郄穴等，可治疗各相应脏腑经络的疾病。

（2）穴位叩刺：是指在与疾病有关的穴位上进行叩刺的一种方法，主要是根据穴位的主治作用，选择适当的穴位予以叩刺治疗。临床常用的是各种特定穴、华佗夹脊穴、阿是穴和阳性反应点等。

（3）局部叩刺：是指在患部进行叩刺的一种方法，如扭伤后局部的瘀肿疼痛、顽癣等，可在局部进行围刺或散刺。

2. 刺激强度与疗程 刺激的强度，是根据刺激的部位、患者的体质和病情的不同而决定的，一般分弱刺激、中等刺激、强刺激。

（1）弱刺激：用较轻的腕力叩刺，局部皮肤略见潮红，患者稍有疼痛感觉。适用于头面部、老弱妇女患者，以及病属虚证、久病者。

（2）强刺激：用较重的腕力叩刺，局部皮肤可见出血，患者有明显疼痛感觉。适用于压痛点、背部、臀部、年轻体壮患者，以及病属实证、新病者。

（3）中等刺激：叩刺的腕力介于弱、强刺激之间，局部皮肤明显潮红，但无出血，患者有疼痛感。适用于一般部位，以及一般患者。

叩刺治疗，一般每日或隔日1次，10次为1个疗程，疗程间可间隔3～5日。

3. 操作 针具和叩刺部位用75％酒精消毒后，以右手拇指、中指、无名指握住针柄，食指伸直按住针柄中段，针头对准皮肤叩击，运用灵活的腕力垂直叩刺，使针尖垂直叩刺皮肤后，立即弹起，如此反复叩击。叩刺要准确，强度要均匀，可根据病情选择不同的刺激部位或刺激强度（图3-18）。

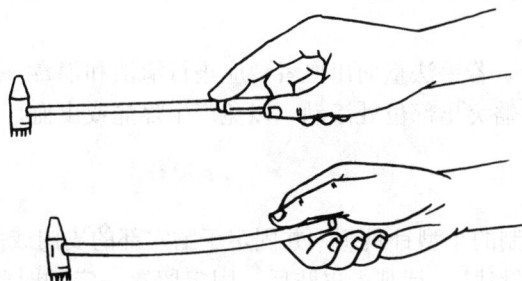

图3-18 皮肤针持针法

（二）适应范围

皮肤针的适应范围很广，临床各种病证均可应用，如近视、视神经萎缩、急性扁桃体炎、感冒、咳嗽、慢性肠胃病、便秘、头痛、失眠、腰痛、皮神经炎、斑秃、痛经、儿童弱智等。皮肤针刺法常见病证举例如下（见表3-7）。

表3-7 皮肤针刺法常见病证

常 见 病 证	叩 刺 部 位	刺 激 强 度
头痛、偏头痛	头项部、侧头部、有关循行经脉	弱～中
失眠、多梦	头项部、夹脊、印堂、太阳、百会	弱～中
口眼㖞斜	患侧颜面部、手阳明大肠经	中
目疾	眼周	弱
鼻疾	鼻周	弱
眩晕	头项部、夹脊、印堂、太阳	中
胃痛、呕吐	上腹部、背俞穴、足阳明胃经	中
呃逆	上腹部、背俞穴、足阳明胃经	中
腹痛	腹部、背俞穴、足阳明胃经	中
阳痿、遗精、遗尿	下腹部、腰骶部、足三阴经脉	中

续表

常见病证	叩刺部位	刺激强度
痛经	下腹部、腰骶部、足三阴经脉	中
肩周炎	肩部、先叩刺再拔火罐	中~强
痿证、痹证	局部取穴、有关经脉	中~强
急性腰扭伤	脊柱两侧、阿是穴、先叩刺再拔火罐	强
肌肤麻木	局部叩刺加悬灸	中~强
牛皮癣	局部叩刺加悬灸	中~强
斑秃	电皮肤针局部叩刺、背俞穴	中
儿童精神发育迟滞	头、颈、项部、华佗夹脊	弱~中

(三) 注意事项

1. 针具要经常检查，注意针尖有无毛钩，针面是否平齐、滚刺筒转动是否灵活。

2. 叩刺时动作要轻捷，垂直无偏斜，以免造成患者疼痛。

3. 局部如有溃疡或损伤者不宜使用本法，急性传染性疾病、凝血功能障碍性疾病和急腹症也不宜使用本法。

4. 叩刺局部和穴位，若手法重而出血者，应进行清洁和消毒，注意防止感染。

5. 滚刺筒不要在骨骼突出部位处滚动，以免产生疼痛或出血。

三、皮内针法

皮内针法，是将特制的小型针具刺入并固定于腧穴部的皮内或皮下，作较长时间留针的一种方法，又称"埋针法"。针刺入皮肤后，固定留置一定的时间，给腧穴以弱而长时间的刺激，可调整经络脏腑功能，达到防治疾病的目的。

皮内针的针具有两种（图3-19）。一种呈颗粒型，或称麦粒型，一般长1cm，针尾呈椭圆颗粒状；一种呈揿钉型，或称图钉型，长约0.2~0.3cm，针尾呈环形。前一种针身与针尾呈一直线，而后一种针身与针尾呈垂直状。

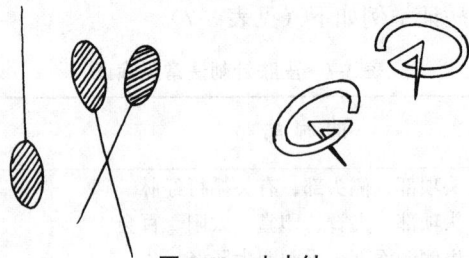

图3-19　皮内针

针刺部位多以不妨碍正常活动的腧穴为主，一般多采用背俞穴、四肢穴和耳穴等。

(一) 操作方法

皮内针、镊子和埋针部皮肤严格消毒后，即可进行针刺。

1. 颗粒型皮内针　用镊子夹持针尾，对准腧穴，沿皮下横向刺入皮内，针身可刺入0.5~0.8cm，针尾留于皮外，然后用脱敏胶布从针尾沿针身向刺入的方向覆盖、粘贴固定。

2. 揿钉型皮内针　用镊子夹持针尾，对准腧穴，直刺入腧穴皮内，然后用脱敏胶布覆盖针尾、粘贴固定。也可将针尾贴在小块胶布上，手执胶布直压揿入所刺穴位。

皮内针可根据病情决定其留针时间的长短，一般为 2～3 日，可根据气候、温度、湿度不同，适当调整。在留针期间，可每隔 4 小时用手按压埋针处 1～2 分钟，以加强刺激，提高疗效。同一埋针部位出针 3 天后可再次埋针。

（二）适应范围

皮内针法临床多用于某些需要久留针的疼痛性疾病和久治不愈的慢性病证，如神经性头痛、面神经麻痹、胆绞痛、腰痛、痹证、神经衰弱、高血压、哮喘、小儿遗尿、痛经、产后宫缩疼痛等。

（三）注意事项

1. 关节附近不可埋针，因活动时会疼痛。胸腹部因呼吸时会活动，亦不宜埋针。

2. 埋针后，如患者感觉疼痛或妨碍肢体活动时，应将针取出，改选穴位重埋。

3. 埋针期间，针处不可着水，避免感染。热天出汗较多，埋针时间勿过长，避免感染。

附：皮下留针法

皮下留针法，是以普通 30～32 号韧性强、不易折断的毫针，刺入选定的腧穴，施行手法后将针提至皮下，再沿皮刺入，最后用胶布固定贴牢，使针不易脱落，一般可留针 1～3 日。应用此法，所选毫针均不宜过长。

四、芒针法

芒针法是用芒针针刺穴位以治疗疾病的方法。芒针由九针之一的长针发展而来，用不锈钢丝制成，因其针身细长如麦芒，故名。常用芒针的长度为 5～8 寸。

芒针刺法有别于其他刺法，操作手法较为复杂，施术者必须练好基本功，掌握穴位局部解剖，操作时双手协同，准确地把握针刺的角度和深度。

本法一般适用于普通毫针难以取得显著疗效，必须用长针深刺的疾病。

（一）针具

芒针针体采用不锈钢制成，光滑坚韧，富于弹性，不易生锈。芒针的结构与毫针一样，分为五个部分，即针尖、针体、针根、针柄和针尾。

目前临床使用的芒针有 5 寸、6 寸、7 寸、8 寸、10 寸、15 寸等数种，以长度 5～8 寸、粗细 26～28 号的针具最为常用。

针具使用前必须灭菌，或用 75％乙醇浸泡 30 分钟后方可使用。

（二）操作方法

芒针的操作方法应强调双手协同，灵巧配合。针刺的基本步骤如下。

1. 进针　进针采用夹持进针法。应避免或减少疼痛，施术时，一方面要分散病人的注意力，消除恐惧心理，另一方面技术必须熟练，以减少患者疼痛。

针刺前穴位局部皮肤常规消毒后，刺手持针柄的下段，押手拇食二指用消毒干棉球捏住针体下段，露出针尖，并将针尖对准穴位。当针尖贴近穴位皮肤时，双手配合，压捻结合，迅速刺透表皮，并缓慢将针刺至所需深度。

2. 手法　芒针的行针多采用捻转法，捻转的角度不宜过大，一般在 180°～360°，行针不可单向捻转，否则针体容易缠绕肌纤维和皮肤，产生疼痛。

在运用芒针刺法时，还可采用多向刺法，即芒针针刺到一定深度后，变换针刺的角度和方向。在运用多向刺法时，可根据穴位局部解剖的不同，用押手的动作改变针刺的角度和方向，以增加刺激强度，提高治疗效果。

3. 出针　施术完毕，即可退针。出针的动作应轻柔、缓慢。方法是提捻结合，将针尖缓慢地提至皮下，再轻轻抽出，边退针，边揉按针刺的相应部位，以防出血，并减轻疼痛。如出针后血从针孔溢出，应迅速以干棉球按压针孔，直至出血停止。

进针、出针是芒针刺法的主要过程。进针采用夹持进针法，要求压捻结合，做到灵巧、无痛或微痛。而出针应当提捻交替，以轻柔、缓慢为宜。在整个操作过程中，注意双手的协同，灵活地运用指力和腕力，针体始终处于捻转的状态，以减轻疼痛。

（三）临床应用

1. 适应范围　本法的适应范围与毫针刺法一样，范围较广。又因为芒针体长，刺入较深，所以特别适用于毫针刺法难以取效，必须用长针深刺才能见效的疾病。临床常用于血管性头痛、脑血管病、支气管哮喘、溃疡病、胃下垂、关节炎、多发性神经炎、急性脊髓炎、重症肌无力、三叉神经痛、坐骨神经痛、肩周炎、外伤性截瘫、癫痫等。

2. 处方示例

（1）原发性坐骨神经痛：取志室、命门、秩边、环跳、承山、足三里。志室透命门 2.5~3 寸，以感应从局部放射到下肢为佳。直刺秩边 3~5 寸，获取向下肢足跟放射的感应。直刺环跳 3~4 寸，以感应向下肢足趾放射为佳。承山透足三里 3~4 寸，获取向足趾放射的针感。

（2）偏瘫痉挛：上肢屈肌痉挛：天泉透尺泽，臂中透外关，合谷透后溪。下肢伸肌痉挛：伏兔透梁丘，承山透下巨虚。足内翻：三阴交透太溪。

（3）癫痫：大椎透至阳，百会透后顶。

（4）胃下垂：取中脘、关元、足三里、下巨虚。中脘、关元均垂直进针 3~5 寸，足三里透下巨虚 3~4 寸。

3. 注意事项

（1）对初次接受芒针治疗的病人，应做好解释工作，消除恐惧心理。

（2）对惧针患者，应注意针刺顺序，可先针其不易看到的穴位，后针易见的穴位。

（3）选穴宜少，手法宜轻，双手协同。

（4）针刺时动作必须缓慢，切忌快速提插，以免造成血管、神经或内脏等损伤。

（5）由于芒针针体长，刺入深，进针后嘱患者不可移动体位，以免滞针、弯针或断针。

（6）过饥、过饱、过劳、醉酒、年老体弱、孕妇儿童，以及某些难以配合治疗的患者忌针。

（7）医者态度要严肃认真，不可马虎轻率，以免针刺事故的发生。

五、火针法

火针法是将特制的金属针烧红，迅速刺入一定部位，并快速退出以治疗疾病的方法。火针古称"燔针"，火针刺法称为"焠刺"。《灵枢·官针》曰："焠刺者，刺燔针则取痹也。"张仲景在《伤寒论》中论述了火针的适应证和不宜用火针治疗的病证。唐代孙思邈《千金翼方》有"外疖痈疽，针惟令极热"的记载。明代高武在《针灸聚英》中总结了明代以前用火针治疗疾病的经验，他不仅详细论述了火针刺法的针具选材、制作、加热方法、刺法、注意事项及其适应证、禁忌证，而且还阐述了火针刺法的功效机理等内容。《针灸大成》的"烧令通红，用方有功，若不红，不能去病，反损于人"的论述，至今仍有重要的指导意义。

本法具有温经散寒、通经活络、祛腐生新的作用，临床常用于治疗风寒湿痹、痈疽、瘰疬、痣疣等疾病。

（一）针具

针具多选用能耐高温的钨合金材料制作，针柄以耐热的非金属材料制成。针体较粗，针头较钝。常用的有单头火针、三头火针。单头火针又有粗细不同，可分为细火针（针头直径约 0.5mm）和粗火针（针头直径约 1.2mm）。作为针具，以高温下针体硬度高、针柄不易导热为优。

（二）操作方法

1. 选穴与消毒

（1）选穴：与毫针刺法基本相同，但选穴宜少，多以局部穴位为主。

（2）消毒：针刺前穴位局部皮肤应严格消毒，可先用碘酒消毒，再以酒精脱碘。

2. 烧针与针刺

（1）烧针：是使用火针的关键步骤。在使用火针前必须将针烧红，可先烧针身，后烧针尖。火针烧灼的程度有三种，根据治疗需要，可将针烧至白亮、通红或微红。若针刺较深，需烧至白亮，否则不易刺入，也不易拔出，而且剧痛。若针刺较浅，可烧至通红。若针刺表浅，烧至微红便可。

（2）针刺：可用左手拿点燃的酒精灯，右手持针，尽量靠近施治部位，烧针后对准穴位垂直点刺，速进速退，用无菌棉球按压针孔，以减少疼痛并防止出血。

3. 针刺的深度 应根据病情、体质、年龄和针刺部位的肌肉厚薄、血管深浅、神经分布而定。《针灸大成·火针》说："切忌太深，恐伤经络，太浅不能去病，惟消息取中耳。"一般而言，四肢、腰腹部针刺稍深，可刺 2～5 分深；胸背部针刺宜浅，可刺 1～2 分深；至于痣疣的针刺深度以其基底的深度为宜。

（三）临床应用

1. 适应范围 本法主要用于痹证、慢性结肠炎、阳痿、痛经、痈疽、痔疮、瘰疬、网球肘、腱鞘囊肿、腋臭、象皮腿、疳积和疣、痣等。

2. 处方示例

（1）痹证

①膝部：取膝眼、鹤顶。以细火针点刺，每穴点刺 5 分深。

②肩部：取阿是穴、肩髃、肩髎。以细火针点刺，每穴点刺 5 分深。

（2）瘰疬：以粗火针点刺核上 3 针（核上部、中央部和下部），深至核中心部分。

（3）慢性结肠炎：取水分、中脘、天枢、阴陵泉、命门。以细火针点刺，每穴点刺 5 分深。

（4）网球肘：以粗火针浅刺肘部阿是穴 2～3 针。

（5）腋臭：取腋部阿是穴（大汗腺口）。患者仰卧，患侧上肢外展 90°，充分暴露腋窝，首先仔细寻找大汗腺（大汗腺多有棕纹毛孔，或孔口色暗，其口有黄色汗液）。将大号火针烧通红后，直刺大汗腺毛孔中，深达其根基部，深约 1.5～2 寸，再于大汗腺的上下左右 1 寸处选 2～4 个点，用烧红的火针斜刺向大汗腺的根基部。刺后用干棉球按压片刻，针后保持局部皮肤干燥，3 日后可再针 1 次。

（6）色素痣：取阿是穴（痣区）。烧三头火针至白亮，迅速刺入痣中心。所刺深度由痣的大小而定，与皮肤相平的痣，进针不宜深过皮下；高出皮肤的痣，进针可稍深，由痣的中心逐渐向边缘点刺，但不要刺着正常皮肤。

3. 注意事项

（1）除治疗痣、疣外，面部禁用火针。

（2）有大血管、神经干的部位禁用火针。

（3）血友病和有出血倾向的患者禁用火针。

（4）针刺后局部呈现红晕或红肿，应避免洗浴；局部发痒，不宜搔抓，以防感染。

（5）对初次接受火针治疗的患者，应作好解释工作，消除恐惧心理，以防晕针。

六、挑刺疗法

挑刺疗法又名针挑疗法、截根疗法，是在古代"九针"中的"毛刺"、"扬刺"、"浮刺"、"半刺"以及"络刺"的基础上演变而来的。如《灵枢·官针》曰："毛刺者，刺浮痹皮肤也"，"扬刺者，正内一，傍内四而浮之，以治寒气之博大者也"，"半刺者，浅内而疾发针，无针伤肉，如拔毛状"，"络刺者，刺小络之血脉也"。

挑刺疗法，在民间流传应用较广，如在中国的北方有挑羊毛疗、挑痧、挑斑；在南方有挑疳、挑积、挑目疾、挑背筋，以及挑瘰疬、挑痔疮、挑疔疮、划喘、划癣等疗法都是挑刺疗法治病的不同形式。

（一）挑刺用具

1. 针具　三棱针、圆利针、大号注射针头或牙科用的器械均可改制成锋利的三棱针样长约 10cm 的挑治针，还可用眼科"角膜钩"改制成"钩状挑治针"。

2. 消毒用品　75％乙醇、2％碘酒溶液、红药水、消毒棉球、纱布、胶布、龙胆紫等。

3. 其他备用器具　电针机（或经络测定仪）、火罐、小镊子、剪刀、小手术刀、1ml 注射器、3％普鲁卡因、痛点弹丸探测棒。

（二）操作方法

1. 挑刺操作要领

（1）选择体位：按选穴配方嘱病人选择适当体位，以能平稳持久、舒适安全、利于取穴、便于刺针挑治的操作为原则。如体位不当，勉强支持，病人易感疲劳，影响疗效。若体位移动易使针挑部错位或加重痛觉而引起晕针。

（2）消毒：对必要的器械消毒。医生对自己手指进行消毒。对患者被挑刺的穴点进行常规消毒，即先用碘酒，再施酒精棉球消毒，待酒精挥发后开始挑刺。

（3）进针：医者右手拇食指持针或拇食中三指持针，做好挑刺准备，左手拇指按压被挑的局部周围，使其皮肤固定，右手持针对准穴点，轻轻将针刺入皮肤约 1 分左右，使针尖与皮肤保持垂直。注意进针时不宜过猛过急，尽量做到无痛进针。

（4）挑刺法：在上述进针方法的基础上，根据治疗病证的不同和挑刺部位的特点，常施以不同的手法，从而产生不同的挑刺式。其具体动作概括起来有刺入、摇摆、捻转三种。刺入即进针或使针入后产生得气感，摇摆是为了拔出局部的纤维，捻转是把所拔出的纤维缠在针体上。常用的挑刺术式有挑点法、挑筋法、挑血法、挑液法、挑痕法和挑罐法，详见后面挑刺疗法分类。

在挑刺中，除以上所述操作要领和具体动作外，左手还要有机配合，即所谓的压力动作，如用左手局部循、按，以减少疼痛或使反应显示出来，以利准确挑刺。

2. 挑刺后处理

（1）挑刺术对于一个技巧熟练的医生来说一般不会造成疼痛。但个别病例在治疗中不疼痛，而在治疗结束时出现疼痛感觉，此时医生可滴点 3% 普鲁卡因于被挑部位，即可止痛，或用纱布敷盖后，加压胶布固定也能减轻疼痛。

（2）有些患者在针挑过程中出现晕针，也有个别挑后出现晕针者，因此医生施完挑术后要注意患者的脸色变化，有晕针倾向者应早期处理，如取卧位，喝热水或糖水等。

（3）挑刺后仍需局部做消毒处理，但不能用碘酒、酒精类，可选用红汞涂于挑点。挑刺创面较大或出血者，可盖以无菌纱布、橡皮膏固定，用拔罐法起泡者可涂龙胆紫，外用纱布胶布固定。

3. 挑刺穴位的数量和次数

每次挑刺部位可视病情而定，少者一、二穴，多者可数十穴，一般排挑者挑点多、挑反应物者挑的部位少。急性病变可连日挑，慢性病隔日隔周挑。一般挑至病情好转，痊愈为止。

（三）挑刺疗法分类

挑刺疗法可按挑刺部位分类，也可按挑刺方法分类。

1. 按挑刺部位分类　根据临床挑刺部位的不同，分为反应点挑刺、痛点挑刺、穴位挑刺、分区挑刺。

（1）反应点挑刺：指选用某些疾病在体表有关部位上出现的疹点进行挑刺，是挑刺疗法中较常用且疗效较好的方法之一。临床应用时须对反应点的好发部位，不同病证反应点的特征有所掌握才能保证挑刺的疗效。疹点最常出现的区域是背部从第 7 颈椎到第 5 腰椎两侧直至腋后皱襞的范围内，但其他部位也可看到。各种疾病出现疹点的部位也不一致，如痔疮点常见于腰骶部及上唇系带处；麦粒肿点多在肩胛区内；颈淋巴结结核常在两肩胛下角以上脊柱两侧，且常与病位交叉出现；食道静脉曲张的疹点除在背两侧外，还可在胸部找到。

（2）痛点挑刺：当机体有病变时，除了体表有异常形态反应外，还多在病变体表局部区域内相应的经络穴位处出现痛觉异常反应，即可找到较明显的压痛点。在痛点上挑刺也是临床挑刺较常选用的部位，具有见效快，疗效可靠等特点。例如肩痛多在肩胛冈上的表面和三角肌的前缘等处找到痛点，腿痛多在腰骶关节表面找到痛点，即可在该痛点处进行挑刺治疗。

（3）穴位挑刺：穴位挑刺也叫定点挑刺。在找不到反应点时可按照经络辨证、循经取穴原则，选择与疾病有关的经络穴位进行挑刺。多用于一些慢性疾病反应点不明显或急性病变体表尚未出现反应时，或有反应者的反应点多次挑刺后，或同时配合该法选择应用。被选部位常有一定规律性，例如痔疮可选大肠俞、小肠俞、命门、长强、八髎等穴；急性结膜炎可选取大椎；麦粒肿可选取大椎旁开 0.6 寸处；前列腺炎可选取膀胱俞等。

（4）分区挑刺：分区挑刺多是根据前人临床经验（多在民间应用），选取与疾病有关的部位、区域来进行挑刺，属于病变局部选区，或按经络分布选区的方法，具体应用例举如下。

在颞额部颞浅动脉额支处的胆经、胃经分布区挑刺治疗偏正头痛、感冒、眩晕、神经衰弱、结膜炎、一切热性疾病。

在耳前直上发际，当颞动脉顶支处即三焦经分布区挑刺治疗头痛、头晕、脑胀、热性病等。

在眉头直上发际，额上动脉处的胃经分布区挑刺治疗偏头痛、感冒、目疾、热证等。

在枕骨下际，当枕动脉处即胆经分布区挑刺治疗后头痛、头晕、目眩、高血压、神经衰弱症等。

在前额发际与两眉平行线之中间横线处即胃经、督脉、膀胱经分布区挑刺治疗前额头痛、感冒、目眶痛、近视、痛经等。

在头顶百会穴旁直径一寸的圆形区域（属督脉和膀胱经分布区）挑刺治疗头痛、头晕目眩、癫狂惊痫、脱肛阴挺、中风卒倒等。

在两眉间处督脉分布区挑刺治疗头痛、目疾、发热、小儿惊风等。

在喉结上凹陷中，天突穴及人迎穴处即任脉、胃经分布区挑刺治疗急慢性喉炎、咽炎、扁桃体炎、咳嗽、喘息、甲状腺肿大等。

在耳垂后凹陷，相当于翳风穴处三焦经区挑刺治疗目疾、耳聋耳鸣、中耳炎、热性头痛等。

在胸骨柄上即从天突到剑突一线旁开 2 寸、4 寸处，共成五条直线，即任脉、胃经、脾经的经线上挑刺治疗胃痛、反胃、呕哕、积聚、胃及十二指肠溃疡、胃痉挛、急慢性肠炎、胆囊炎、胰腺炎、膀胱炎、月经不调、赤白带下、痛经、附件炎等。

在腰部正中线上即督脉分布区挑刺治疗腰背痛、内脏疾病、脑功能性病变、眼病、颈部淋巴结结核、癫痫、小儿高热、惊厥、疔疖疮痈、面部痤疮等。

在背部膀胱经第一、二侧线挑刺治疗眼病、颈淋巴结结核、内脏功能紊乱失调、体表疮疡、疖肿、面部痤疮、中风半身不遂、赤白带下、腰肌劳损疼痛、遗精、遗尿、阳痿、痔疮、脱肛等。

在上肢手六经经线上或下肢足六经经线上挑刺治疗相应部位的神经痛、风湿痛、肌肉麻痹、关节疼痛等。

2. 按挑刺方法分类　按挑刺方法可分为挑点法、挑筋法、挑血法、挑液法、挑痕法、挑罐法六种。

（1）挑点法：本法是手持针体，将针尖留出 1 分左右，对准皮肤、经穴，快速点刺，有如蜻蜓点水一样，一触即离，再触再离。本法手法轻弱、冲力小，多用于小儿、妇女和久病体弱或对针刺极度恐惧者，有激发经气，平衡阴阳的作用。

（2）挑筋法：本法是将针体刺入穴位一定深度以后，再将针体轻慢上提，随提插做左右摇摆的动作，然后再将针向一个方向捻转，使肌纤维尽量缠在针体上，同时将针体向外拔拉，纤维组织也随之被拉出体外，可用手术刀将其切断。一般多随针体的外出而自行拉断，针口处只有血珠流出体表。本法手法较重，且有肌纤维拔出，所以临床常用于一些身体较强壮的患各种急、慢性病的人。本法主要有通经活络、解除筋缩的作用。

（3）挑血法：本法是用针尖挑破欲挑的反应点、痛点、经穴或这些部位周围的静脉、动脉，然后用拇食指挤压数次，使之出血的一种方法。常用于热证、痛证及实证患者。

（4）挑液法：本法是用三棱针或较短毫针对于关节处穴位如四缝等快速刺破，然后用拇食指挤压数次，使局部挤出一些无色或黄色透明液体的方法。常用于小儿疳积、虫痛及消化不良等疾患，有缓解虫痛、通畅气血、理脾健胃之功。

（5）挑痕法：本法是用针在选好的穴位或反应点上轻轻划刺表皮，使之排出少许血液，并留有针挑痕迹的一种挑刺方法。多用于皮癣、面瘫等症。有止痒散风、清热解毒的作用。

（6）挑罐法：本法是在挑点、挑血的基础上在刺破的点或穴位上用火罐拔，使出血量加大的一种方法。多用于痹证疼痛、胃寒腹痛、跌打损伤、癌肿、疔疮等病证。有疏通经络、祛风散寒、活血祛瘀、拔毒排脓等作用。

（四）临床应用

1. 适应范围　本法可治多种疾病，对发热、偏正头痛、感冒、喉痹、咳嗽、喘息、胸胁痛、失眠、多梦、心悸、惊恐、癫狂、眩晕、中风偏瘫、口眼㖞斜、面肌痉挛、痹证、痔疮、肛门脱出、乳少、乳痈、痛经、月经不调、白带过多、盆腔炎、遗精、遗尿、暴发火眼、麦粒肿、耳聋、耳鸣、疔疮、瘰疬、痤疮、皮癣、食管静脉曲张、肩周炎、前列腺炎、高血压、甲状腺肿大、小儿缺钙、贫血等疗效颇佳。

2. 部位选择　挑刺法必须寻找到合适的反应点、痛点，或按照辨证施治的原则选取相应的穴位和部位，或按病证进行分区挑刺。以下介绍几种常用的部位选择原则。

（1）以背俞穴、夹脊穴为主作定点挑刺：背俞穴是脏腑经气输注于背部的腧穴。《灵枢·背腧》认为背俞穴可以主治五脏疾病，还提出了背俞穴定位时所出现的"按其处，应在中而痛解"的阳性反应现象。临床可通过观察背俞穴处的皮下组织有无隆起、凹陷、松弛和皮肤温度的变异等反应现象，以此分析、判断疾病属于哪一经，也可以以有关穴位邻近的阳性反应点取穴。如在治疗头面、颊、颈项部疾病时，常选颈1至颈7椎旁的夹脊穴及背俞穴；胸腔内脏及上肢疾病时选取颈3至胸7椎旁的夹脊穴及背俞穴；上腹部内脏疾患，取胸8至胸12椎夹脊穴；治疗腰部和下腹部内脏疾患，取胸10至腰2椎夹脊穴；肛门部和下肢部疾患，取腰2至骶4椎夹脊穴等。

（2）以痛为腧找痛点行挑刺：在病变体表局部区域内，找到最明显的压痛点进行挑刺，如肩痛多在肩胛冈上的表面和三角肌的前缘等处找痛点；腿痛多在腰骶关节表面找痛点，继而在该痛点处挑治。

（3）以脊髓神经节段分布选点挑刺：这是将"脊髓神经节段性分布"的理论应用于挑刺疗法中的一种方法。

3. 寻找挑刺反应点的具体方法　常见的反应种类有压痛、硬结、酸困、麻木、过敏、瘀点、颗粒、颜色变化、肌肉跳动和皮肤电变化等，寻找方法主要有以下六种。

（1）皮肤痛点手指按压法：先暴露欲检查部位，医生以右手拇指沿着与疾病有关联的经络和穴位，有顺序地由上向下或由下向上逐一压迫经络线或穴位，注意每次按压力量应均衡，同时属患者注意各被按压穴位的痛觉是否一致，如有异常痛点，当即声明，并记录在册或记在心中。除靠患者报告声明外，也可观察患者在被按压时的蹙眉、眨眼等表情肌的变化反应，医生主观确定被按压点是否可作为反应点来应用。此法简单、方便、易行，最为临床所常用。

（2）皮肤痛点弹丸探压棒寻找法：本法是利用圆头的金属弹头，或火柴头等，在所选的一定经穴或部位上，以适当的压力轻按，并嘱患者在感到最强疼痛点时，当即告之，其痛点即为挑刺施术的中心点。在检查时要注意所给压力的强弱、时间必须保持一致。

有的患者在解除压迫的瞬间常同时出现反射疼痛，即患者有蹙眉眨眼等反应。此时所压迫穴点作为挑刺点更为确切。在找准反应点后，即将探压用具在局部稍加压力，停留数秒钟，使局部出现凹陷痕迹，以便挑刺。

（3）皮肤痛点电针器寻找法：选用普通针灸医疗用的电针器。治疗用导线一端令患者握住，另一端连接弹丸探针由医生持拿，在选定的经络穴位处循按，当出现疼痛时，局部会发生麻木、灼痛的感觉，即为针挑的施术点。在应用此法寻找疼痛点时，要注意根据患者对电刺激的耐受程度随时调节电压，不可过强，以免给患者带来痛苦，也不可过弱，以免探测阳性率过低。此外还要注意所给压力、按压时间等因素保持一致。

（4）体表形色特异点寻找法：①直视寻找法：医生通过自己的主观视觉来寻找欲挑刺的穴位、点，观察其周围有无皮肤异常变化如或红或白、或紫或黑、或凸或凹等。如发现异常的上述变化，即可在此进行挑刺治疗疾病。②摩擦寻找法：当通过直视法不能发现异常皮表形色变化时，还可以用酒精棉球轻轻摩擦所选择的部位，或经验判断应该有反应的部位，使局部稍有充血，即可发现或红或白、或紫或黑、或凸或凹的异常变化点。

（5）仪器测定法：根据人体是一个良导体，在这个良导体上有无数个良导点，当疾病发生时，良导体上的某些良导点出现皮肤电阻低和导电量增大等特点，应用经络穴位测定仪器进行人体体表穴位测量，常能发现异常的良导点（穴位）。

经络测定仪是最常用的测定仪器，市场上种类较多，但基本原理和操作方法多大同小异。目前较常用的测定仪是京-1 型或 402 型经络测定仪，操作时仪表指针控制在 400mA。患者手握铜质圆筒或指环套于手上，打开机器开关，调节电流表指针到满度。医生手握探测极的探测笔，在选定的穴位上仔细、匀称地慢慢移动，当探测笔尖端接触到反应点时，电流表数值急剧增加，有音鸣装置的仪器同时还能发出风鸣音以示遇到反应点，此点即是本法要寻找的反应点即挑刺点。

在测定时，要注意皮肤干燥，室温应保持在 18℃左右，探测电极接触皮肤时所给压力、时间必须保持一致，切忌在同一部位反复接触摩擦，以防出现假阳性反应。

（6）其他感觉寻找法：其他感觉如酸困、麻木等反应多在应用上述反应寻找方法的过程中被发现。而跳动是病人的一种自我感觉，也可在病人的指点示意下被医生观察到。过敏反应是指当病人体表局部受到轻微刺激时，立即会在被刺激点出现充血、发红、浮肿、划痕持久不退的现象，在这些过敏反应的中心点进行挑刺也能收到明显的效果。寻找过敏现象的方法，一般常用手指甲，或针灸针柄轻轻划试皮肤即可见到过敏反应现象。

4. 常见疾病穴位反应的特征及部位

（1）心病变，常在心俞、督俞出现硬结，或在巨阙、心俞、内关、郄门等穴出现压痛。心悸者可在膏肓穴出现过敏现象。

（2）肝病变，常在肝俞、肝热穴（第 5 胸椎棘突下）、筋缩（第 9 胸椎棘突下）出现条索状硬结，或在期门、日月、肝俞、胆俞、阳陵泉等穴出现压痛。肝阳上亢者在百会、天柱穴处有压痛。

（3）脾病变，常在脾俞、脾热穴（第 6 胸椎棘突下）、中枢穴出现硬结。

（4）肺病变，常在肺俞、身柱穴处出现硬结，如慢性咳嗽多为扁平形，肺结核多为圆形。喘息多在胸区、项区、背区及中府、上脘、膻中等穴处出现压痛，或在肺俞周围出现瘀点，或在肺俞、膏肓穴出现颗粒。

（5）肾病变，常在肾俞、志室穴处出现扁平形硬结。如腰痛常在肾俞、腰阳关穴出现压痛，或在疼痛局部出现硬结。腰部闪挫常在龈交处出现米粒大的白色颗粒。遗精可在少腹部出现过敏反应。耳聋耳鸣在肾俞处出现椭圆形硬结。痛经者可在气海、肾俞、腰阳关等穴处出现压痛。月经不调者可在腰髋部出现酸困感觉，或在臀部发生麻木。白带多者在尾骶部出现瘀点。

（6）胃病变，在上腹部、中脘、中枢穴、胃俞穴处有压痛，或在胃俞、胃仓穴附近出现圆形或扁平形硬结。胃液不足者常在背上两侧肩胛骨之间有麻感。胃病还可在胃俞穴周围出现瘀点，或出现颗粒，或在鸠尾、巨阙穴出现硬结。吐泻者常在鸠尾、大椎穴周围出现瘀点。吞酸者在背部夹脊有酸重困懒的反应。

（7）小肠病变，常在小肠俞出现硬结。小肠疝气者在小肠俞、关元俞出现圆形硬结，或在归来、中极穴出现硬结。小肠病变还可在下巨虚、小肠俞有压痛。

（8）大肠病变，常在大肠俞、上巨虚穴出现压痛。肠痈者在腹结、鸠尾、八髎穴出现压痛，在大肠俞、上巨虚也可出现压痛。痔疮之人常在间上穴（在尾骨尖端直上一中指处一穴，此穴左右旁开1/2中指长度处各一穴，共3穴）、痔疮穴（命门穴下1寸）、大肠俞、关元俞处有扁平形结节，或在骶部、痔疮穴、间上穴出现瘀点。便血者常在长强穴处出现过敏现象。

（9）膀胱病变，常在膀胱俞出现硬结、或压痛、或瘀点，在曲骨、委中穴有压痛。

（10）偏头痛在颞额部、顶背部、率谷、天柱、中渚穴出现压痛，或在两侧或一侧风池、天柱穴附近出现圆形硬结。

（11）痹痛之人常在疼痛部位出现硬结，或在委中、承山周围出现瘀点。

（12）失眠者常在项背部出现过敏，或在心俞、膏肓穴出现瘀点。

（13）癫痫之人常在背部出现瘀点、压痛，或常在肛门周围出现颗粒。抽风之人还可在肝俞、筋缩穴处出现颗粒。

以上是常见疾病的穴位反应特征及部位。对某种反应来说，也常具有特征性。如疼痛反应：气分为病时，多反应在阳经；血分为病时多反应在阴经。酸困反应常与全身乏力同时出现，但比乏力更疲劳，且稍加压力则酸困更甚，并有部分病人不愿触及酸困之处。硬结多数隐藏在脊柱两侧的皮下组织内，多伴有压痛，推压时有移动感，其硬结呈圆形、菱形、扁平形，或柱形、椭圆形以及条索状的疙瘩状物，大小不等。麻木多是一种烦痒性的知觉不灵，且此烦痒常时隐时现，需耐心询问才能得知。过敏反应多在局部受到轻微刺激即出现，其过敏特征是充血、发红、浮肿、划痕持久不退。瘀点常发于胸背部，形如小米粒状，有的隐约在皮间，有的凸出在皮外，有的瘀点周围常有线状青筋脉络，有如小虫，其颜色有红、蓝、白、黑、紫的不同。

（五）注意事项

1. 对孕妇，严重心脏病和身体虚弱者，贫血患者，有出血倾向如血友病、血小板减少等患者，不宜采用挑刺疗法。

2. 糖尿病并发感染或易并发感染者不宜用挑刺疗法。如病情需要用此法者，一定要在严格消毒情况下施术。

3. 挑刺前要认真检查病人，找出明显反应点和确定拟挑刺的穴点。

4. 要认真做好对患者施行本法的解释工作，如本法的特点、过程、有无疼痛和危险，以消除患者对本法的恐惧感。病人在施术过程中如有头晕、恶心呕吐、心慌等感觉，应及时采取防治晕针的措施。为防意外，病人应尽量取卧位。

5. 挑刺中务必注意严格消毒，医生操作切忌粗鲁，尽量做到轻刺轻挑以减轻疼痛。

6. 挑刺过的部位涂以红汞水即可，挑刺局部创伤较大者宜盖以橡皮膏。行挑罐法后，如起泡、烧伤，可涂龙胆紫，外用纱布盖好，胶布固定，以防感染化脓。

7. 如挑后有化脓者，应及时处理。

8. 挑刺后当日应尽量避免重体力劳动，不吃刺激性食物。

七、穴位注射法

穴位注射法，又称水针，是选用某些中西药物注射液注入人体有关穴位，以防治疾病的方法。

穴位注射法是在针刺疗法和现代医学封闭疗法相结合的基础之上，根据经络理论和药物治疗原理发展起来的一种治疗方法。它将针刺与药物对穴位的双重刺激作用有机地结合起来，发挥其综合效能，以提高疗效。本法具有操作简便、用药量小、适应证广、作用迅速等优点，因此临床应用逐年增多。

（一）操作方法

1. 针具　使用消毒的注射器和针头，现在临床使用一次性注射器。根据使用药物的剂量大小及针刺的深浅，选用不同规格的注射器和针头，一般可使用 1ml、2ml、5ml 注射器，肌肉肥厚部位可使用 10ml、20ml 注射器。针头可选用 5～7 号普通注射针头、牙科用 5 号长针头，以及封闭用的长针头等。

2. 选穴处方　一般可根据针灸治疗时的处方原则辨证取穴。临床常常结合经络、经穴触诊法选取阳性反应点进行治疗。其触诊检查的部位一般是背腰部的背俞穴、胸腹部的募穴和四肢部的某些特定穴。在压痛等阳性反应点进行穴位注射，往往效果较好。处方选穴宜少而精，以 1～2 个腧穴为妥，最多不超过 4 个腧穴，一般选取肌肉较为丰满的部位进行穴位注射。

3. 注射剂量　穴位注射的用药剂量差异较大，取决于注射部位、药物的性质和浓度。一般耳穴每穴注射 0.1～0.2ml，面部每穴注射 0.1～0.5ml，四肢部每穴注射 1～2ml，胸背部每穴注射 0.5～1ml，腰臀部每穴注射 2～5ml。5%～10% 葡萄糖注射液每次可注射 10～20ml，而刺激性较大的药物（如乙醇）和特异性药物（如抗生素、激素、阿托品等）一般用量较小，每次用量多为常规的 1/10～1/3。中药注射液的穴位注射常规剂量为 1～4ml。

4. 操作　首先使患者取舒适体位，选择适宜的消毒注射器和针头，抽取适量的药液，在穴位局部消毒后，右手持注射器对准穴位或阳性反应点，快速刺入皮下，然后将针缓慢推进，达一定深度后产生得气感应，如无回血，便可将药液注入。急性病、体强壮者可用较强刺激，推液可快；慢性病、体弱者，宜用较轻刺激，推液可慢；一般疾病，则用中等刺激，推液也宜中等速度。如所用药液较多时，可由深至浅，边推药液边退针，或向几个方向注射药液。

5. 疗程　每日或隔日注射 1 次，治疗后反应强烈的也可以间隔 2～3 日注射 1 次。所选腧穴可交替使用。10 次为 1 个疗程，休息 5～7 天后再进行下一个疗程的治疗。

（二）常用药物

穴位注射法的常用药液有三类。

1. 中草药制剂　如复方当归注射液、丹参注射液、川芎嗪注射液、鱼腥草注射液、银黄注射液、柴胡注射液、板蓝根注射液、威灵仙注射液、徐长卿注射液、清开灵注射液等。

2. 维生素类制剂 如维生素 B_1、维生素 B_6、维生素 B_{12} 注射液，维生素 C 注射液，维丁胶性钙注射液。

3. 其他常用药物 5％～10％葡萄糖、生理盐水、注射用水、三磷酸腺苷、辅酶 A、神经生长因子、胎盘组织液、硫酸阿托品、山莨菪碱、加兰他敏、强的松龙、盐酸普鲁卡因、利多卡因、氯丙嗪等。

（三）适应范围

穴位注射法的适应范围非常广泛，凡是针灸的适应证大部分可以用本法治疗。在临床上可应用于运动系统疾病，如肩周炎、关节炎、腰肌劳损、骨质增生、关节扭挫伤等；神经精神系统疾病，如三叉神经痛、面神经麻痹、坐骨神经痛、多发性神经炎、精神分裂症、癫痫、神经衰弱等；消化系统疾病，如胃下垂、胃肠神经官能症、腹泻、痢疾等；呼吸系统疾病，如急慢性支气管炎、上呼吸道感染、支气管哮喘、肺结核等；心血管疾病，如高血压、冠心病、心绞痛等；皮肤疾病，如荨麻疹、痤疮、神经性皮炎等。

（四）注意事项

1. 治疗时应对患者说明治疗特点和注射后的正常反应，如注射后局部可能有酸胀感，4～8 小时内局部有轻度不适，有时持续时间较长，但一般不超过 1 日。

2. 严格无菌操作，防止感染。如因消毒不严而引起局部红肿、发热等，应及时处理。

3. 注意药物的性能、药理作用、剂量、配伍禁忌、副作用、过敏反应、药物的有效期、药液有无沉淀变质等情况，凡能引起过敏反应的药物，如青霉素、链霉素、普鲁卡因等，必须先做皮试，阳性反应者不可应用。副作用较强的药物，使用亦当谨慎。

4. 一般药液不宜注入关节腔、脊髓腔和血管内，否则会导致不良后果。此外，应注意避开神经干，以免损伤神经。

5. 孕妇的下腹部，腰骶部和三阴交、合谷穴等不宜用穴位注射法，以免引起流产。年老、体弱者，选穴宜少，药液剂量应酌减。

八、穴位敷贴法

腧穴敷贴法是指在某些穴位上敷贴药物，通过药物和腧穴的共同作用以治疗疾病的一种方法。其中某些带有刺激性的药物（如毛茛、斑蝥、白芥子、甘遂、蓖麻子等）捣烂或研末，敷贴穴位，可以引起局部发泡化脓如"灸疮"，则又称为"天灸"或"自灸"，现代也称发泡疗法。若将药物贴敷于脐部，通过脐部吸收或刺激脐部以治疗疾病时，又称敷脐疗法或脐疗。若将药物贴敷于涌泉穴，通过足部吸收或刺激足部以治疗疾病时，又称足心疗法或脚心疗法、涌泉疗法。

腧穴敷贴法既有穴位刺激作用，又通过皮肤组织对药物有效成分的吸收，发挥明显的药理效应，因而具有双重治疗作用。药物经皮肤吸收，极少通过肝脏，也不经过消化道，可避免肝脏及各种消化酶、消化液对药物成分的分解破坏，从而使药物保持更多的有效成分，更好地发挥治疗作用；另一方面也避免了因药物对胃肠的刺激而产生的一些不良反应。因此，本法可以弥补药物内治的不足。除极少的有毒药物外，本法一般无危险性和毒副作用，较为安全、简便，对于衰老稚弱者、药入即吐者尤宜。腧穴敷贴法与现代医学的"透皮给药系统"有许多相似之处，随着现代医学"透皮给药系统"研究的不断深入，中药透皮治疗与经络腧穴相结合将为中医外治法开拓广阔的前景。

（一）敷贴药物

1. **药物的选择**　凡是临床上有效的汤剂、丸剂，一般都可以熬膏或研末用作腧穴敷贴。吴师机在《理瀹骈文》中指出："外治之理即内治之理，外治之药亦即内治之药，所异者，法耳"。说明外治与内治仅方法不同，而治疗原则是一致的。但与内服药物相比，敷贴用药又有以下特点。

（1）应有通经走窜、开窍活络之品。《理瀹骈文》说："膏中用药，必得通经走络、开窍透骨、拔毒外出之品为引，如姜、葱、白芥子、花椒等之类，要不可少，不独冰麝也。"现在常用的这类药物有冰片、麝香、丁香、花椒、白芥子、姜、葱、蒜、肉桂、细辛、白芷、皂角、穿山甲等。

（2）多选气味俱厚之品，有时甚至选用力猛有毒的药物，如生南星、生半夏、川乌、草乌、巴豆、斑蝥、附子、大戟等。

（3）选择适当溶剂调和敷贴药物或熬膏，以达药力专、吸收快、收效速的目的。醋调敷贴药，可起解毒、化瘀、敛疮等作用，虽用药猛，可缓其性；酒调敷贴药，则有行气、通络、消肿、止痛作用，虽用药缓，可激其性；油调敷贴药，又可润肤生肌。常用溶剂有水、白酒或黄酒、醋、姜汁、蜂蜜、蛋清、凡士林等。此外，还可针对病情应用药物的浸剂作溶剂。

2. **药物的制作**

（1）丸剂：将药物研成细末，用水或蜜或药汁等拌和均匀，制成圆形大小不一的药丸，贮存备用。

（2）散剂：将药物研成细末，填放脐部进行治疗。

（3）糊剂：将药物研成细末，酌情使用水、醋、酒、鸡蛋清或姜汁等，调成糊状，摊敷腧穴，外盖纱布，胶布固定。

（4）膏剂：将所选药物制成外贴膏药或软膏。

（5）饼剂：将药物研成细末，加适量的水调拌均匀，制成大小不等的药饼，敷贴病变局部或腧穴，外用纱布覆盖，胶布固定，或将新鲜的植物的根茎、茎叶等捣碎，制成药饼，烘热后敷贴腧穴。

（二）操作方法

1. **选穴处方**　腧穴敷贴法是以脏腑经络学说为基础，通过辨证选取敷贴的腧穴。腧穴力求少而精。此外，还应结合以下原则选穴。

（1）选择病变局部的腧穴敷贴药物。

（2）选用阿是穴敷贴药物。

（3）选用经验穴敷贴药物，如吴茱萸敷贴涌泉穴治疗小儿流涎，威灵仙敷贴身柱穴治疗百日咳等。

（4）神阙穴和涌泉穴为常用腧穴。

2. **敷贴方法**　根据所选穴位，采取适当体位，使药物能敷贴稳妥。敷贴药物之前，定准穴位，用温水将局部洗净，或用乙醇棉球擦净，然后敷药。也有使用助渗透剂者，在敷药前先在穴位上涂以助渗剂或将助渗透剂与药物调和后再用。对于所敷之药，无论是糊剂、膏剂或捣烂的鲜品，均应将其很好地固定，以免移动或脱落，可直接用胶布固定，也可先将纱布或油纸覆盖其上，再用胶布固定。目前有专供敷贴穴位的特制敷料，使用固定都非常方便。

如需换药，可用消毒干棉球蘸温水或各种植物油，或石蜡油轻轻揩去粘在皮肤上的药物，擦干后再敷药。一般情况下，刺激性小的药物，每隔1~3天换药1次；不需溶剂调和的药物，还可适当延长到5~7天换药1次；刺激性大的药物，应视患者的反应和发泡程度确定敷贴时间，数分钟至数小时不等，如需再敷贴，应待局部皮肤基本恢复正常后再敷药。

（三）临床应用

1. 适应范围　本法适应范围相当广泛，既可治疗某些慢性病，又可治疗一些急性病证。治疗病证主要有：感冒、急慢性支气管炎、支气管哮喘、风湿性关节炎、三叉神经痛、面神经麻痹、神经衰弱、胃下垂、胃肠神经官能症、腹泻、冠心病心绞痛、糖尿病、遗精、阳痿、月经不调、痛经、子宫脱垂、牙痛、口疮、小儿夜啼、厌食、遗尿、流涎等。此外，还可用于防病保健。

2. 处方示例

（1）面神经麻痹

取穴：病变局部穴位，如下关、颊车等。

用法：将新鲜马钱子用清水浸泡3~5天待用。使用时将马钱子外衣剥去，并用手术刀片将其切成0.1cm厚的薄片，放在风湿膏或普通胶布上，敷贴在患侧下关、颊车等穴位处。6~7天更换1次，一般敷贴4~5次可治愈。临床上也可将马钱子研为细末敷贴穴位。一般取药粉0.2g（每穴用量），撒于消炎镇痛膏或胶布中央，敷于面部患侧穴位上，每次敷贴5天，至痊愈。

（2）咯血

取穴：双侧涌泉。

药物：独头蒜1头，硫黄末6g，肉桂末3g，冰片3g。

用法：将大蒜去皮洗净，捣烂成泥膏状，再加入上药末调匀。敷贴时每次用10g，分别贴于双侧涌泉穴，用胶布固定。为防止局部起泡，可先在穴位处涂擦植物油少许。每次敷贴3~5小时，每日1次，连续3天为1个疗程。

（3）支气管哮喘

取穴：肺俞、心俞、膈俞（皆双侧）。

药物：炙白芥子21g，玄胡索21g，甘遂12g，细辛12g。

用法：将上药共研细末，制成散剂，装塑料袋中备用。以上为1人3次用药量，在夏季三伏天使用。使用时每次用1/3的药面，加生姜汁调成糊状，并加麝香少许，分别摊在6块直径约5cm的油纸（或塑料布）上，贴敷于肺俞、心俞、膈俞处，最后用胶布固定。一般贴敷4~6小时，如果敷后局部有烧灼疼痛难忍感，可提前取下。如果局部只有发痒、发热等感觉，可多敷贴几个小时，或等药物干燥后再取下。每隔10天敷贴1次，即初伏、中伏、末伏各1次，1年共敷贴3次。一般连续敷贴3年。

（4）口疮

取穴：涌泉（双侧）。

用法：将吴茱萸研为细末，贮瓶备用。敷贴时取药末10g，加入鸡蛋清或醋适量，调如糊膏状，分别敷于双侧涌泉穴，包扎固定即可。每次敷贴12~24小时，每日1次。亦可将吴茱萸末用鸡蛋清调和为丸如蚕豆大，分贴于双侧涌泉穴，胶布固定即可。每穴每次贴药1丸，每2天敷贴1次。

（四）注意事项

1. 凡用溶剂调敷药物，需随调配随敷贴，以防蒸发。

2. 若用膏药敷贴，在温化膏药时应掌握好温度，不应超过 45℃，以免烫伤或贴不住。

3. 对胶布过敏者，可改用无纺布制品或用绷带固定敷贴药物。

4. 对刺激性强、毒性大的药物，敷贴穴位不宜过多，敷贴面积不宜过大，敷贴时间不宜过长，以免发泡过大或发生药物中毒。

5. 对久病体弱消瘦以及有严重心脏病、肝脏病等的患者，使用药量不宜过大，敷贴时间不宜过久，并在敷贴期间注意病情变化和有无不良反应。

6. 对于孕妇、幼儿，应避免敷贴刺激性强、毒性大的药物。

7. 对于残留在皮肤上的药膏等，不可用汽油或肥皂等有刺激性的用品擦洗。

九、穴位按压疗法

穴位按压又称指针疗法，古称指针术，是用手指代替针，在人体的某些穴位或特定部位上，根据不同的病情，施以各种不同的手法来治疗疾病的方法。

本法是针灸疗法的一部分，但起源远早于其他疗法，可以说穴位按压是针灸的启蒙阶段。当时人类在与大自然斗争中发生疾病或外伤，常用手指按压某处以减轻痛苦，久而久之，人们积累了在不同部位用手指按压解除不同疾病的经验，从而形成了穴位按压疗法。在以后历代的医学文献中对本疗法的论述颇多。如《素问·举痛论》中说"寒气客于肠胃之间，膜原之下，血不得散，小络急引故痛，按之则血气散，故按之痛止"等。此后晋代葛洪《肘后备急方》中多处载有以指针救急的方法。明代杨继洲《针灸大成》中也有对于惧针者以按压穴位取得疗效的记载。到了清代穴位按压疗法应用更为普遍。之后，由于当时政府的腐败，特别是歧视中医、废除中医的政策，使这一疗法不能登"大雅之堂"而被埋没，流散于民间。建国后，国家重视中医的发掘、整理和研究，从而使这一疗法得以推广运用。随着传统中医的科学化与现代化，以及推拿学在针灸医学的不断渗透，穴位按压与现代针灸理论的有机结合，使得该疗法更为完善，成为一种有特色的疗法。

（一）作用原理

穴位按压疗法通过对局部刺激，引起酸、麻、胀、痛感，皮肤发红，局部出汗皮温升高。具有消肿、解痉、止痛效果。从而使经络通畅，痉挛缓解或消失，肌肉、肌腱弹力恢复，达到消肿止痛目的；并通过调节脏腑气血，使气血调和，肌体活力增强。现代研究证明，穴位按压疗法可促进血液循环，改变血液的高凝、黏、浓、聚状态，具有活血化瘀效用；还有改善大脑、心血管微循环，促进新陈代谢，增强肌体免疫力等作用。

（二）操作方法

1. 针具 术者手指，多用拇、食、中指，其他手指使用较少。

2. 基本操作手法

（1）揉法：用手指的尖端或末节指腹，轻按选定的穴位做环形（顺时针为补，逆时针为泻）平揉，临床常用中指或拇指揉法。揉动时手指尖端或指腹应保持固定，不能离开所接触的皮肤。手指连同其所接触的皮肤及皮下组织，以穴位为中心，做小圆形转动，不要使手指与皮肤滑动摩擦。揉法动作要连续，着力由小逐渐增大，再由大逐渐减小，均匀持续而轻柔地旋转回环。每揉一小圆周为 1 次，每穴一般以 120～180 次为宜（约 2～3 分钟）。次数的多少视病情的轻重深浅而定。本法常与按法配合使用。治疗脘腹胀痛、胸胁胀闷、便秘泄泻、外伤所致肿痛。

（2）按法：以单手或双手的手指指腹或指节着力于施术部位或穴位上，逐渐加深施力，按而留之。常用的有拇指按法和屈指按法。施按法时，着力施治部位，集中而不揉动，外静内动，由浅入深，持续施力，先轻后重，而后又轻。轻按为补，重按为泻。此法作用甚广，操作时离穴不离经，即宁失其穴，不失其经。一般每穴按压约3分钟，注意屈指按法偏于泻，故年老体弱者慎用，小儿禁用。本法治疗肌肉酸痛、脘腹痛、急慢惊风。

（3）掐法：用指端（多以拇指端）甲缘重按穴位而不刺破皮肤。施术时以单指或双指甲缘，将力贯注于着力的指端，在选定的穴位上重按而掐之，或双手指同时用力抠掐之，持续着力以不刺破皮肤为度，该手法属重刺激手法之一，偏于泻，临床常用于甲掐代针，久病者先掐人中，急病者掐大筋、跟腱，掐之有声者易治，无声者难治。本法主治头晕、昏迷不醒、中风失语、搐病。

（4）点法：也叫点穴，用拇指或食、中指点在痛点或穴位上，先轻后重，逐渐深透。本法常用于肩部、背部、臀部和大腿等部位的穴位。本法依选择部位治疗不同病证。如点肾俞补肾气利筋骨可治腰腿痛，点合谷治疗牙痛。

（5）捏法：用两个手指对称捏压穴位。可用拇、食二指或拇、中二指或与其他各指在上下方或左右方对称地相向用力，捏压在两个穴位或一个穴位上。如果捏压一个穴位，拇指在这个穴位上，另一指或其他各指则在对称一侧。此法常用于四肢、肩颈等部位的穴位，用于脊背部的双手捏法又称为捏脊法。本法治疗肢体麻木、肌肉萎缩无力、腰腿痛、肩背痛、局部劳损。

（6）拿法：以单手或双手的拇指与其余四指对合成钳形，施以夹力提拿施治部位，常用的还有三指拿法和五指拿法。施术时拇指与其余指应对合成钳形，施力时一紧一松，一提一放。对合施力时应对称，由轻而重，重而不滞，边提拿边连续地旋转移动，或上或下，或前或后，将拿于手指中的肌肉逐渐挤捏松脱。注意拿法的着力点在指腹。本法可用于治疗胃肠功能紊乱、神经衰弱、腰腿痛 肌肉酸痛、风湿痹痛。

（三）适应范围

本法适用于老人、妇女、儿童及惧针的患者，或遇到急性病而无针具的情况。临床中可用于治疗各种病证，如小儿惊风、癫痫、中暑、更年期综合征、失眠、感冒、头痛、牙痛、咳喘、胃痛、泄泻、呃逆、落枕、肋间神经痛、腰痛、坐骨神经痛、网球肘、腕痛、小儿遗尿等。

（四）注意事项

1. 原因不明的高热、急性传染病、皮肤病、肿瘤、腹痛拒按者，禁用穴位按压疗法。小儿头部，孕妇的某些穴位如三阴交、合谷、昆仑及少腹部禁用按压疗法。

2. 过饥、过饱、醉酒、过劳时不宜使用穴位按压治疗。

3. 施术者要常剪指甲，以免损伤病人皮肤，手指要注意消毒，以免交叉感染。

4. 夏天在施术前应在施术部位撒些滑石粉，以免擦伤皮肤。

5. 根据病情需要，适当控制指力的强度及持续时间，不要突然用力或用指甲强力切压，以免给患者造成长时间的不适。

6. 年老体弱及精神紧张者指力要轻，如发生晕针现象可按常规处理。

7. 如治疗后穴位处遗留疼痛感，可轻揉几下使之消失。

十、穴位冷疗法

穴位冷疗法是一种冷冻针灸疗法，是用现代的冷冻技术使穴位致冷，通过穴位、经络对机体产生滋阴降火，协调阴阳作用的外治方法。包括冷针和冷灸疗法。冷针、冷灸属于寒凉针灸法，冷针是在针刺中使针体低温或达冻结温度；冷灸是使穴位皮肤表面温度降低或达冻结。临床中为加强疗效并方便治疗，可针灸并施。

冷灸疗法和其他科学技术一样，是一定历史发展阶段的产物。早期在祖国医学中有"白针"、"天灸"的记载。最早是用冷水为主，如南北朝时宗懔撰著的《荆楚岁时记》中记载"八月十四日，民以露水点儿头额，名为天灸"即用露水调朱砂蘸小指点额去病。从此，天灸的名称延续了下来。现代由于冷冻技术的发展和冷冻方法的应用，给冷针冷灸创造了条件，冷冻技术与传统针灸结合起来，成为了现在的一种独特疗法。

（一）作用原理

穴位冷疗是利用冷刺激作用于穴位，是根据中医"热则寒之"、"滋阴降火"的治疗原则，有质有量地通过经络调整脏腑气血功能（清热泻火或滋阴降火），达到治疗疾病的目的。现代研究认为，冷疗使中脑释放了人体自身镇痛物质——内啡呔和脑啡呔。具有调整、诱导、反射、防御作用。

（二）操作方法

无论是施冷针术还是冷灸术都要首先根据病的性质和治则选择不同的温度。对于阳热炽盛的火热证用泻法，其针灸温度低，留针或灸疗的时间不宜过长，一般在 15 分钟左右。属于阴虚火旺的虚证其温度以 0～10℃ 为宜，留针与灸疗的时间要长，一般可在 30～40分钟左右。

1. 冷针法

（1）针具：一般使用圆利针或 26～28 号毫针，根据取穴部位与针刺深度的不同而选择。同时应注意根部有否生锈，防止折针。

（2）施针：针前同一般针刺法，常规消毒后刺入。进针时边刺边根据疾患的性质运用手法，"得气"为佳。致冷前使针柄根部接触皮肤，然后致冷留针。

（3）留针：留针时间根据补泻的要求，泻法一般留针 10～15 分钟，补法 30～40分钟。

（4）起针：取针时先除掉致冷源，然后根据疾病的性质仍可运用补泻手法，起针法同毫针。

（5）温度：针的温度应在施术前根据疾病性质辨证确定。常规的补法温度在 0～10℃，泻法在 -30～-10℃；亦可根据病情不同选择不同穴位温度。

2. 冷灸法 冷灸法按灸的形式可分为直接灸（压力灸、滑动灸）与间接灸。按灸后皮肤变化可分为发泡灸与不发泡灸。

（1）直接灸：致冷物质直接作用于皮肤表面，使皮肤温度下降，其中可分为压力灸与滑动灸。

①压力灸：在致冷体的灸柄上给予一定的压力，使局部组织轻度缺血，灸后多起疱。②滑动灸：灸柄（头）在穴位上作圆形转动，灸后皮肤产生红晕。

（2）间接灸：灸前在皮肤表面涂以防冻药膏或隔以纱布、金属片等物质，然后致冷，使致冷物质不直接接触皮肤表面。

（3）发泡灸：多采用直接灸法，温度在−15℃以下，灸后使穴位皮肤表面发白冻僵，灸后起泡，以泻为主，适用于实热阳证。

（4）不发泡灸：致冷源温度在−10℃以下，灸后穴位皮肤发红，时间可长，适用于阴虚证，重在扶正。

3. 冷针冷灸的常用致冷源　冷针冷灸是依靠某种致冷物质为致冷源来实现的，可简可繁，随时随地可用。

（1）冷水敷：用10℃以下的水（或水中放冰块）敷于穴位，以局部穴位发红略痛为度。

（2）冰块冷敷法：取冰块用纱布包好，手持纱布结，将冰块尖部置于穴位上。轻压左右作圆形运动，使穴位皮肤发红略痛为宜。

（3）管状冷灸：用轻而易握的不易传热材料制成带金属尖的圆筒，按冰3水1的比例放入筒中根部，待金属尖端冷却带霜后即可使用。

（4）电冷灸：即半导体致冷。

（5）电子冷热针灸治疗仪：该仪器根据中医临床、科研工作的需要，具有冷针和热针两种功能，有测量和显示装置表示温度；针体的温度可调，而且在治疗过程中能保持恒定。此外，针灸治疗有时间要求，故仪器设有定时、报时装置。

（6）半导体冷灸（针）治疗仪：半导体冷冻针灸仪是利用半导体的温度差电效应，用冷冻方法治疗疾病的简便针灸医疗仪器。

（三）适应范围

穴位冷疗是现代冷冻技术在针灸医学中的具体运用，因而具有冷冻疗法与针灸疗法的综合作用，目前临床上主要用于阴虚火旺、阳热炽盛所引起各种的病证，从现代医学来讲，适用于火症、变态反应性疾病、出血性疾病等。

（四）注意事项

1. 一般可针灸并用，对于畏针者、小儿、肌肉不丰满的部位或宜斜刺的部位可单纯用冷灸法。如果单施冷针，其冷冻头表面或穴位皮肤表面上宜覆盖纱布（或敷防冻油）。

2. 低温或冷灸时，为了防止起泡，可用手心敷按穴位1分钟左右。

3. 灸后起泡时，注意事项与艾灸相同，注意防止感染，泡吸收后一般不留瘢痕，但皮肤着色，无不适感觉，其色可逐渐消失。

4. 冷针或冷灸温度不宜太低，太低会造成深部冻伤，选穴宜尽量在躯干或四肢部位，特别是对于青少年。

5. 皮肤过敏反应　在临床中有的患者针后出现皮肤瘙痒或出现如风疹样的小疱疮，一般是在多次针后出现，占0.1%～0.3%，停针后即消失。如果严重可外敷止痒膏。配方：10%葡萄糖注射液500ml，0.5%可的松40ml，红霉素0.9ml混合。

6. 冷针冷灸法取穴少，因此辨证一定要准确，选穴配方要精，取穴正确无误。这是取效的关键。

十一、穴位埋植疗法

穴位埋植疗法是将特定的异物埋植于人体穴位内，用以治疗疾病的一种特殊的针灸疗法。临床实践证明，本法为一种行之有效的针灸疗法，其具有广泛的适用性，目前已被应用于内、外、妇、儿、五官等科，并收到很好的疗效。

（一）作用原理

穴位埋植疗法是以针灸理论为根据，在留针和埋针的基础上发展而来的。此法将多种异物（包括针、线、异性蛋白等）刺激融合为一体，对人体穴位起长时间的良性刺激，经临床实验研究证明具有增强刺激的作用，且疗效持久。

（二）操作方法

临床上根据所埋异物的种类不同，可以将埋植疗法分为埋线疗法、埋组织疗法和埋鬃疗法。

1. 埋线疗法　本疗法是在选定的穴位内埋入医用羊肠线，以治疗疾病的方法。埋入的羊肠线，最初起到刺激穴位的作用，这种作用是机械性的，之后肠线液化，吸收过程产生化学刺激，此作用持久而温和，兼有穴位刺激疗法和组织疗法的共同作用。

（1）操作器材：皮肤消毒用品、洞巾、注射器、镊子、埋线针或经改制的12号腰椎穿刺针（将针芯前端磨平）或三角缝针、持针器、0～1号医用羊肠线、0.5%～1%盐酸普鲁卡因、剪刀或手术刀片、手术刀柄、无菌纱布、医用胶布。

（2）操作方法：将选定的穴位用甲紫作标记，按照无菌操作进行常规消毒，术者需戴手套、铺洞巾，在穿刺埋线的穴位上用1%盐酸普鲁卡因进行皮丘麻醉。临床上根据具体情况可以选用下列各种不同的埋线方法。

①穿刺针埋线法：常规消毒皮肤后，镊取一段约1～2cm长已消毒好的羊肠线，放置在腰椎穿刺针管前端后接针芯，左手拇指食指绷紧或捏起进针部位皮肤，右手持针，刺入到所需深度；当出现针感后，边推针芯，边退针管，将羊肠线埋植在穴位皮下组织或肌层内，针孔处覆盖消毒纱布。

②三角缝针埋线法：在穴位两侧或上、下两端1.5cm处，用甲紫作进出针点标记。皮肤常规消毒后，在标记处用0.5%～1%盐酸普鲁卡因作皮内麻醉，用持针器夹住带羊肠线的皮肤缝合针，从一侧局麻点刺入，穿过穴位下方的皮下组织或肌层，从对侧局麻点穿出，捏起两端肠线来回牵拉，使穴位处产生酸、麻、胀感后，将肠线贴皮剪断，提起两针孔间皮肤，使线头缩入皮内，用无菌纱布包扎5～7天。

③钩针埋线法：皮肤常规消毒后，以0.5%～1%盐酸普鲁卡因作浸润麻醉，剪取一根2～4cm长的羊肠线，置于埋线针的缺口上，使针尖向下以15°～40°方向刺入，直至两线头完全进入皮内，再刺入0.5cm即可。退针后用无菌纱布压迫针孔片刻，再用纱布覆盖保护创口3～5天。

④切开埋线法：在选定的穴位上用0.5%～1%盐酸普鲁卡因作浸润麻醉，用手术刀尖顺经络走行纵行切开皮肤0.5～1cm，然后用止血钳钝性剥离皮下组织至肌层，并按摩数秒钟，使产生酸、麻、胀感，再将羊肠线埋入切口内，要保证埋入的是肌层，然后将切口处用丝线缝合，盖上无菌纱布，5～7天拆去丝线。

⑤切开结扎埋线法：用手术刀在局麻皮丘处切开皮肤0.2～0.5cm，将弯止血钳插入穴位深处按摩，弹拨数秒钟，使产生感、麻、胀感，然后将穿有羊肠线的缝合针从切口刺入，经过穴位深层从另一处穿出浅层，再从穿出处进入，经穴位浅层至切口处出针，将两线头适当拉紧打结，并将结头埋入切口深处，包扎伤口5～7天。此法对穴位刺激最强，常用于肌肉松弛的患者，如脊髓灰质炎后遗症病人。

2. 埋组织疗法　本法为选用某些动物的体内组织，如猪、羊、马的肾上腺、狗的脾脏以及兔的脑垂体等埋入穴位内治疗疾病的穴位埋藏疗法。临床上多采用兔脑埋穴，兔脑垂体作为一种异体蛋白,在人体穴位内可以产生一种持久的生物源刺激,有利于治疗疾病。

(1)操作器材:健康、清洁的短毛家兔(体重在 1.5kg 以上)、兔手术台、手术器械一套、乙醚麻醉剂、注射器针头、试管、骨钳、手术刀片、0.5%~1%盐酸普鲁卡因、无菌纱布、龙胆紫溶液、生理盐水。

(2)操作方法

①将家兔麻醉,固定于兔手术台上,开颅取脑垂体,用生理盐水制成悬浊液,置于消毒的试管内备用。

②选定的穴位用龙胆紫标记,常规消毒后用 1%盐酸普鲁卡因在标记穴位处作皮丘麻醉,然后用注射器取兔脑垂体悬浊液 0.5~1ml,注入穴位皮下 1.5cm,退针后用无菌纱布覆盖并轻轻按摩 3~5 分钟,再贴上医用胶布以防针孔感染。

3. 埋鬃疗法 临床中根据所选穴位的不同,选用不同长度的野猪鬃,埋入穴位内的治疗法称为埋鬃疗法。本疗法选材独特,由于野猪鬃质地柔韧而有弹性,因此将其埋于人体穴位内,既可以产生类似毫针的针感,又可以长时间埋于体内而不影响机体活动。

(1)操作器材:野猪鬃、75%酒精溶液、12 号注射针头、注射器、28 号 50mm 长毫针(针尖剪平)、龙胆紫溶液、0.5%~1%盐酸普鲁卡因注射液。

(2)操作方法

①选质地柔韧、有光泽的野猪鬃,洗净后切成 3~5cm 长度不等的鬃段,采用高压消毒后浸于 75%酒精溶液中备用。

②选定的穴位用龙胆紫标记,1%普鲁卡因在标记处作皮下浸润麻醉,然后将鬃段放入 12 号针头内,接上注射器刺入穴位,拔掉注射器后用毫针推鬃段,边推边退针头,如此将鬃段留于皮外 0.5~1cm 即可。

③用医用胶布将露于外面的鬃段缠绕两层,根据所埋鬃段的长短不同,可以进行捻转或提插手法,即短的采用捻转,长的采用提插。待出现针感后,便可以用胶布将皮外的鬃段贴于皮肤上,再用大块胶布覆盖。

(三)适应范围

穴位埋植疗法适应证较广泛,可用于内、外、妇、儿等各科疾患,如慢性支气管炎、支气管哮喘、慢性胃炎、胃及十二指肠溃疡、慢性肠炎、慢性肝炎、脊髓灰质炎后遗症、中风后遗症、面瘫、面肌痉挛、遗尿、遗精、阳痿、痛经、近视、视神经萎缩、中心性视网膜炎、腰背肌肉劳损、神经性皮炎、慢性荨麻疹、斑秃等。

(四)注意事项

1. 埋线手术后,由于损伤的刺激及羊肠线异性蛋白的刺激,一般在 1~5 天内,局部可出现红肿、热痛等无菌性炎症反应,或有少量白色液体自创口流出,均属正常现象,一般不需处理。若渗出液较多,突出于皮肤表面,可将白色液体挤出,用 75%酒精棉球擦去,覆盖消毒纱布。施术后患肢局部温度也会升高,可持续 3~7 天。少数病人可有全身反应,即埋线后 2~24 小时内体温升高,一般约 38℃,局部无感染现象,持续 2~4 天后体温恢复正常。如果病人的治疗部位在 3~4 天内发生红肿,疼痛加剧,高烧持续不退,或是全身瘙痒以及肢体皮肤感觉和肌肉运动失常,均为异常反应,或因消毒不严格,或因患者对羊肠线过敏,也可由于手术中损伤血管和神经所致,结扎埋线法尤其易发生此类现象。

2. 严格消毒，防止感染。三角针埋线时动作宜轻巧、准确，以防断针。根据埋线部位的不同可以掌握埋线的深度，勿伤及内脏、大的血管和神经干，采用切开结扎埋线法时更应慎重。皮肤有局部感染或溃疡时，不宜采用埋线疗法，肺结核、骨结核、严重的心脏病或妊娠期患者均不宜用本法治疗。

3. 埋组织疗法治疗时，所选兔子必须是健康活兔。兔脑垂体的取得必须严格遵循无菌操作规则。制成的兔脑垂体悬液不宜久置，一般不可超过 12 小时，冰箱储存不超过 24 小时，最好是每次治疗前，新制兔脑垂体悬浊液。兔脑垂体埋藏后 3 天内不宜洗澡，以防针孔感染。

4. 高血压、糖尿病、消化性溃疡、结核活动期、甲状腺功能亢进、严重心脏病及过敏体质的患者均不宜采用埋组织疗法。

5. 严格挑选鬃段，所选鬃段一定保证柔韧有光泽。家猪鬃毛细短易折，不宜采用。鬃段高压消毒时勿加高温，否则鬃段会因受热变干而易折。作埋鬃治疗时皮肤消毒要严格，尤其包扎前还应对穴位皮肤消毒，防止感染。埋鬃期间不宜到浴池洗澡，对于面部埋鬃的患者，洗脸时勿弄湿包扎穴位，以免造成感染。皮肤有溃疡的不宜用埋鬃法，小儿因易动一般不宜用埋鬃疗法。

6. 发现感染立即给予抗炎治疗。

十二、割治疗法

割治疗法又称割脂疗法。本法是在人体一定的部位或穴位处，用手术刀切开皮肤，取出少量皮下脂肪组织，或对局部给予适当刺激，以促进机体的抗病能力，从而起到治疗疾病目的的一种治疗方法。

此法在民间流传很广，有着悠久的历史，是在古代铍针应用的基础上发展起来的。《内经》曰："铍针者，末如剑锋，以取大脓。"本法亦称铍针疗法。随着历史的发展，作为医疗用具的各种针具也发生了变革，现代已用手术刀代替了铍针。

(一) 作用原理

割治疗法属于一种创伤性外治法，刺激性强，临床疗效显著。由于本法需要切开皮肤，且要割取一定量的脂肪组织或结缔组织，所以认为本法属于泻法的范畴，有泻邪气以平阴阳，祛瘀血以通经络，强机体以抗疾病的作用。

(二) 操作方法

1. 割治常用的工具　手术刀、血管钳、注射器、1‰盐酸普鲁卡因、消毒用品如碘酒棉球、酒精棉球（75％）、红汞棉球、消毒纱布、绷带、胶布等。

2. 割治部位选择　割治部位可分为手掌割治、脚掌割治、穴位割治、反应物割治和口腔黏膜割治。

(1) 手掌割治：主要是以手掌特定的几个部位为割治点，不同部位有不同的适应证。手掌割治常用的部位和适应证如下。

掌 1：在食指第一指节掌面正中。主要用于治疗支气管哮喘。

掌 2：在第二、三掌骨间隙掌侧、食指与中指根部联合下约 0.5cm 处（向腕部方向切口长约 1cm）。主要用于治疗支气管哮喘、支气管炎、神经衰弱、偏头痛、胃肠疾患。

掌 3：在第三、四掌骨间隙掌侧、中指与无名指根部联合下约 0.5cm 处（向腕部方向切口长约 1cm）。主要用于治疗支气管哮喘、支气管炎。

掌4：在第四、五掌骨间隙掌侧、无名指与小指根部联合下约0.5cm处（向腕部方向切口长约1cm）。主要用于治疗神经衰弱、神经性头痛、偏头痛、胃肠疾患。

掌5：掌面大鱼际尺侧边缘与沿并拢的食指、中指间引线的交点上，即鱼际穴处。主要用于治疗支气管哮喘、小儿疳积。

掌6：在大陵穴向掌心方向1.5cm（向掌心方向切口长约1cm）。主要适用于慢性胃炎、胃肠神经官能症、消化不良、胃溃疡、肠炎等。

掌7：在神门穴向无名指小指间隔方向1.5cm处（向掌4方向切口长约1cm）。主要适用于胃肠神经官能症、胃溃疡。

（2）脚掌割治：主要是割治脚掌部几个特定的部位，用来治疗不同器官的肿瘤。

癌根1：在第一跗跖关节向内过赤白肉际一横指，屈拇肌腱的外侧。主要适应证是脐以上至剑突下的内脏肿瘤如胃、贲门、食道下段肿瘤。

癌根2：在第一跗趾关节向后、向内过赤白肉际各一横指，在涌泉穴内下方。主要适用于脐部以下肿瘤及淋巴结转移瘤。

癌根3：直对距跗关节向内过赤白肉际一横指。主要适用于剑突以上肿瘤，如食道上中段、肺、颈、鼻咽部等处肿瘤。

再生：由足内、外踝后缘引垂直线水平交于足底正中处，大约相当于脚底后1/4与前3/4交界处之正中。用于脑部肿瘤。

痞根：在第一、二腰椎棘突间旁开3.5cm处。用于肝癌、食道癌等。

（3）穴位割治：主要根据辨证和循经取穴的原则选择十二经脉穴位或疗效特殊的经外奇穴进行割治，治疗一些顽固性难治病变。所选择穴位根据穴位属性和治疗作用进行配伍。如割治劳宫治疗慢性胃炎、消化不良；割治膻中、大椎治疗支气管炎、支气管哮喘等。

（4）反应物割治：指根据某些疾病过程在身体的相关部位出现的一些异于正常的反应变化进行割治的方法。如肛门疾病常在上唇系带出现唇系带增生、变厚，甚至有滤泡生出，用割治方法将其增生部分割掉，即能起到治疗的作用。

（5）口腔黏膜割治：利用手术刀在口眼歪斜病人的口腔内黏膜（面颊部口腔内黏膜）上轻轻划割，使口腔黏膜出现刀划性创伤，并有血液流出，然后用白砂糖、棉球压迫止血。此方法可治疗久治不愈的面瘫。

3. 基本操作手法

（1）穴位常规消毒后，局部麻醉，以左手拇指紧压割治穴位下方，用手术刀纵行切开皮肤（不宜过深，切开皮层即可），切口长约0.5～1cm左右（儿童则短些）。

（2）用止血钳分离切口，暴露脂肪组织，摘取出黄豆或蚕豆大小的脂肪组织。

（3）将血管钳深入皮下，沿切口左右上下几个方向进行按摩，使出现酸、麻、胀感觉，并且向四周扩散。也可用血管钳轻夹数次皮下组织或附近组织，或用刀柄在骨膜上滑动（割治膻中穴），使病人产生强烈的酸、麻、胀感觉并向一定方向传导。

（4）覆盖消毒纱布，包扎固定。

（5）两次割治间须休息7～10天，可在原割治穴上或另选一穴行第二次割治。

（三）适应范围

本法常用于一些顽固性疾病和难治性病证的治疗，如哮喘、慢性支气管炎、消化不良、溃疡病、小儿疳积、神经衰弱、肿瘤等。

（四）注意事项

1. 对有严重心脏病、出血倾向、过敏体质的病人不宜割治。持续性高热、全身性皮肤病，局部有水肿或感染者，以及过度疲劳或饥饿等情况下，暂不宜割治。

2. 局部麻醉时要先做普鲁卡因过敏试验，确认无过敏者方可进行麻醉。麻醉药的用量不宜过多，注射不宜过深。

3. 术中注意无菌操作和止血，取脂肪及作局部刺激时，慎防伤及血管、神经和韧带；术后一周内割治过的部位不宜着水浸湿，以免发生感染。

4. 术中要严密注意病人有无不良反应，如有头晕、恶心等晕针前兆感觉时应暂停操作，让病人平卧休息，并嘱病人或饮热水。

5. 对于年老体弱，病情较严重者要慎用，或操作刺激要轻一些。

6. 术后病人常有不同程度的全身不适症状，如食欲减退、乏力、关节疼痛、局部不适或疼痛等反应。一般这种反应发生在术后 3 天以内，可持续 1～2 天；足底割治反应多发生在术后 2 周内，也有发生在半个月至 1 个月时的，持续约 1～6 天。这些反应一般在几天内即可自行消失。

7. 对于身体经常暴露部位，或生活中运动的部位，最好不作割治，以免影响容颜和肢体活动。

8. 割治后，特别是手掌和脚掌割治以后要适当休息，并注意饮食清淡、冷暖适调。

十三、刮痧疗法

刮痧是在中医经络腧穴理论指导下，用边缘钝滑的器具如铜钱、瓷匙、水牛角、檀香木板等，蘸上水或香油、润滑剂之类，在人体某一部位的皮肤上进行刮摩，使局部皮肤出现痧斑或痧痕，达到适血化瘀、解毒透痧，以治疗疾病的一种外治法。

刮痧疗法，历史悠久，源远流长。其确切的发明年代及发明人，目前已难考证。较早记载这一疗法的，是元代医家危亦林撰写的《世医得效方》。"痧"字从"沙"衍变而来。最早"沙"是指一种病证。痧指痧气，或痧胀。"痧胀"是指夏秋之间，因感受风寒暑湿之气，或感受疫气，秽浊之邪，突然引起身体寒热、头晕头痛、胸腹胀闷疼痛、肢体疲乏，或壮热烦躁、喉痛、口渴引饮，或腰如束带、上吐下泻，或欲吐不吐、欲泻不泻，甚或神昏卒倒、四肢挛急、唇甲青紫等的一类病证。民间通称"发痧"。夏秋季节所出现的各种病证都可用刮痧治疗。

刮痧使体内的痧毒，即体内的病理产物得以外排，从而达到治愈痧证的目的。因很多病证经刮拭的皮肤表面会出现红色、紫红色或暗青色的类似"沙"样的斑点，人们逐渐将这种疗法称为"刮痧疗法"。

（一）操作方法

1. 工具选择　刮痧的工具很多，过去民间有用光滑的铜钱、硬币、铜勺柄、瓷汤匙等进行刮痧，现多用由水牛角制成的专门的刮痧板，其形状为长方形，边缘钝圆。另外，需准备刮痧油或按摩油，或准备小碗或酒壶一只，内盛少许植物油或清水。

2. 刮治部位

（1）背部：为最主要和常用的刮痧部位。取侧卧或俯卧位，或伏坐于椅背上，先从第七颈椎起，沿督脉由上而下刮至第五腰椎，然后从第一胸椎开始沿肋间向外斜刮。

（2）头部：眉心、太阳穴。

（3）颈部：颈部两侧，双肩板筋部（胸锁乳突肌），喉头两侧。

（4）胸部：取第二、三、四肋间，从胸骨向外侧刮。乳房禁刮。

（5）四肢：臂弯、膝弯。

3. 刮痧的方法和要求

（1）暴露施治部位，用热毛巾、一次性纸巾、75％酒精棉球或生理盐水棉球进行清洁与消毒。

（2）刮治手法：在施治部位上用牛角刮痧板（或汤匙、铜钱、硬币）蘸上麻油（或菜油、葱汁、姜汁、清水等）自上而下或由内向外反复单向刮动，直至皮肤呈现深红色斑条或皮下瘀血为止。在穴位上刮治时，应选用铜钱或硬币进行，手法宜轻快，直至皮下出现瘀血为止。

（3）刮治顺序：①颈项部；②脊柱两侧部；③胸部及四肢部位。

（4）时间：20分钟左右，或以病人能耐受为度。

（5）刮治完毕后，将皮肤清拭干净，然后蘸清水轻拍几下。

刮痧时红斑颜色的深浅通常是病证轻重的反映。较重的病，“痧”就出得多，颜色也深，如果病情较轻，则“痧”出得少些，颜色也较浅。一般情况下，皮肤上的“瘀血”会在3～5天内逐渐消退，迟一些也不超过1周就恢复正常，不仅不会损害皮肤，而且由于这种方法活血化瘀，加强了局部的血液循环，会使皮肤变得比原来更健康、美丽。

（二）作用和适应证

刮痧疗法的基本原理是基于人体的脏腑、营卫、经络、腧穴的学说，通过运用一定的工具刮摩人体皮肤，作用于某些腧穴（即刮痧的经穴部位）上，产生一定的刺激作用，一方面可疏通腠理，使脏腑秽浊之气通达于外，促使周身气血流畅，逐邪外出，达到治病的目的；另一方面疏通经络，通调营卫，和谐脏腑。脏腑协调，营卫通利，经络顺畅，腧穴透达，则人之生命活动正常，人体健康，疾病无由发生，从而达到保健的目的。

临床上适用于感冒、发烧、中暑、头痛、肠胃病、落枕、肩周炎、腰肌劳损、肌肉痉挛、风湿性关节炎等病证。

现代医学认为刮痧是用刮具直接刺激皮肤内的神经末梢及毛细血管，通过神经传递，使一种特异的神经冲动传入大脑并产生相应的调节作用，从而达到治疗效果。同时由于在刮痧过程中，一些毛细血管被刮破，其中瘀积的血液得到宣泄，加之对血管有直接刺激，二者共同促进血液循环，调动了机体的抗病能力，激发了诸器官的生理机能，使疾病很快痊愈。

（三）注意事项

1. 刮痧治疗时应注意室内保暖，尤其是在冬季应避开寒冷与风口。夏季刮痧时，应避免风扇直接吹刮拭部位。

2. 刮痧时用力要均匀，手法由轻到重，以患者能承受为度，刮至局部潮红或出现瘀斑、痧点为止。

3. 对一些不出痧或者出痧较少的患者，不可强求出痧。

4. 前一次刮痧部位的痧斑未退之前，不宜在原处进行再次刮拭出痧。再次刮痧时间需间隔3～6天，以皮肤上痧退为标准。

5. 刮痧前若为饥饿状态应先进食后刮痧；刮痧过程中应多饮白开水，加强刮痧效果；刮痧后不宜即刻食用生冷食物，出痧后30分钟内忌凉水澡。

6. 刮痧用具应严格消毒，以防感染。

7. 年迈体弱、儿童、对疼痛较敏感的患者宜用轻刮法刮拭。

8. 下肢静脉曲张或下肢易肿胀者，宜采用逆刮法，由下向上刮拭。

9. 对严重心脏病、肾病水肿及有出血倾向的疾病禁用本法治疗。

第七节 有关针法灸法的现代研究

一、针法研究

针刺手法是通过各种不同的针刺术式，达到疏通经络，扶正祛邪，调和阴阳的目的，是影响针灸疗效的关键因素，是针灸临床治疗中必须掌握的一种技能。近年来，随着针刺手法研究的不断深入，已在临床和实验研究方面取得了很大的进展。

(一) 补泻手法的临床和实验研究

1. 临床方面 赵氏[1]提出提插补泻的操作精髓是"紧按慢提"及"紧提慢按"，并且"紧"应理解为医者"针下发紧"之意。如果用"重插轻提"或"轻插重提"来解释提插补泻，则"重"与"轻"应理解为"重视"及"看轻"，或者指医者手感的"沉重"与"轻滑"。如果轻、重是指用力轻重则提插补泻与徐疾补泻的矛盾不可避免。魏氏[2]认为捻转补泻法的运动形式属于螺旋运动，"捻转"中有"提插"，无论左手持针、右手持针，当以大指向前弩出为主、大指后退为辅时为补法；反之以大指后退为主、向前为辅时为泻法。高氏[3]认为补泻作用产生的关键不是针刺补泻手法的本身，而是患者在针刺时机体的机能状况。补泻效果的产生需要具备一定的条件，不是任何条件下都有补泻效果，即对虚证病人可以产生补的作用，对实证病人可以产生泻的作用。补法和泻法对虚实病证均有治疗作用，但对虚证要首选补法，对实证要首选泻法。米氏等[4]认为在临床上补泻的效果取决于患者的机体状态、针刺手法、腧穴特性及处方配伍。在不同的病理状态下，针刺可以产生不同的补泻效果。机体状态是产生针刺补泻效果的主要因素，而针刺手法则是促使体内虚实状态转化的重要条件。

2. 实验研究

(1) 对体温的影响：皮肤温度的改变，是反映针刺补泻的一种客观指标。实验表明用烧山火手法，一般能使健康人或病人肢体末梢血管容积增加，皮肤温度升高，针下出现温热感；而透天凉手法则相反。应用疾徐补泻手法治疗外科术后吸收热属实热证的病人，泻法有明显的即时性退热效应，而补法则不明显，体温的恢复也是泻法优于补法。有人用烧山火及温针治疗痹证 140 例，烧山火手法的有效率及治愈率均高于温针组，并且发现在烧山火手法施行 15～30 分钟后，针刺侧皮肤温度可明显升高，并且对侧皮肤温度也升高。

有人观察提插补泻手法对穴位温度的影响，发现补法组 94.29% 穴位皮温上升 0.4～3.5℃，出针后能维持数分钟甚至 10 分钟以上；泻法组 84% 穴位皮温下降 0.3～1.5℃，一般维持 2～4 分钟。有人对虚寒型胃脘痛病人的足三里穴施行烧山火手法，皮肤出现温热感，印堂、中脘、足三里皮温均有不同程度的升高。

有报道，取一侧合谷穴施行烧山火手法出现热感后，针刺局部的皮肤温度可见升高，观察的 41 例中，同侧商阳穴升高 1℃ 以上者有 36 例，占 87.7%，最多者升高 4.9℃；对侧商阳穴皮肤温度升高 1℃ 以上者 33 例，占 80%，升高最多者达 5.3℃；针刺部位的邻近皮肤温度升高 1℃ 以下者 33 例，占 80%，升高最多者达 5.1℃。皮温升高时间以施行手法后 15～30 分钟最为明显，隔日观测其皮肤温度仍较高。施用透天凉手法出现凉感后，针刺局部的皮肤温度有下降趋势。观察的 41 例中同侧商阳穴下降 1℃ 以上者 36 例，占 87.7%，下降最多者达 5℃；对侧商阳穴皮肤温度下降 1℃ 以上者 35 例，占 85%，下降最多者达 5.5℃；针刺邻近部位的皮肤温度下降 1℃ 以上者 33 例，占 80%，最多者达 3.4℃。皮温下降多在针刺即刻就出现明显反应。

（2）对血管运动的影响：不同的针刺补泻手法，可对血管舒缩产生不同的影响，主要可从肢体容积曲线和血管容积波的变化等方面表现出来。

研究者在按照疾病证候虚实和机体体质选用相关穴位，施以相应补泻手法，观察肢体容积曲线变化时发现，烧山火手法针下出现温热感时，肢体容积曲线可上升，显示肢体末梢血管呈舒张反应；透天凉针下出现寒凉感时，可规律地引起肢体容积曲线下降，提示末梢血管呈收缩反应。进一步的观察显示上述肢体容积曲线的规律变化，不仅发生在病人身上，而且也可表现在健康人的特定单穴针刺后，并更为明显。若在同一实验过程中转换补泻手法，肢体容积曲线的变化更可显示出特征性。在烧山火出现肢体容积曲线上升的基础上，转施透天凉手法，可使曲线下降至原水平以下；反之，在透天凉手法出现曲线下降基础上，转施烧山火手法，可使曲线上升至原水平以上。给病人足三里穴施行温补和凉泻手法时，也同样出现不同的效应，温补手法可使绝大多数受试者肢体容积曲线上升，凉泻手法则使全部受试者出现曲线下降。同样针刺合谷穴，温补手法可引起末梢血管舒张，凉泻可引起末梢血管收缩，两者之间有非常显著的统计学差异（$P < 0.001$）。温补、凉泻与平补平泻手法比较，也有非常显著的差异（$P < 0.001$）。除温补和凉泻可引起肢体容积曲线改变外，捻转、提插等补泻手法也可引起同样的规律性肢体容积曲线反应。

有人还观察到虽然施热补手法时血管容积波多数表现上升，凉泻手法时血管容积波多数下降，但不同刺激可以引起不同的反应，并由于机体的机能状态不同，对相同的刺激可以产生不同的反应。一般女性比男性反应灵敏，老年较青年反应迟缓，阳虚者反应迟缓、阴虚者反应灵敏。这些变化提示我们在临床上应根据患者的具体状态使用补泻手法，以免犯"虚虚实实"之戒，影响疗效甚至导致病情加重。

（3）对血液成分的影响：张氏等[5]发现肾阳虚家兔的血清 SOD 含量下降，血清 MDA 含量上升，其后分别施以电针、提插补法、提插泻法治疗。观察发现，治疗后 SOD 含量均有提高，MDA 含量均降低，并可清除体内自由基，减少其对机体的损伤；同时还发现，提插补法提高 SOD 含量，降低 MDA 含量的作用，优于电针及提插泻法。

孟氏等[6]以一侧大脑中动脉阻断大鼠（MCAO）为脑梗死实验模型，采用放免分析法检测 4 个时相大鼠脑心组织及血液中三磷酸腺苷（ATP）、二磷酸腺苷（ADP）、一磷酸腺苷（AMP）含量并计算能荷水平。针刺组在动物阻断血管后 60min 针刺"人中"和"内关"穴，使用泻法。与模型组比较，大鼠心脑组织及血液中 ATP、ADP、能荷显著上升，AMP 显著下降（$P < 0.05$ 或 $P < 0.01$），接近正常组。

（4）对血液流变学的影响：张氏等[7]将 112 例血液流变学异常偏头痛患者辨证分为 5 型取穴，采取不同的补泻手法治疗。在针刺治疗前后都进行了血液流变学指标测定，并进行比较。结果 112 例针刺治疗前后血液流变学指标（全血高切黏度、全血低切黏度、血浆黏度、血浆纤维蛋白原）治疗后均比治疗前明显降低（$P < 0.05$ 或 $P < 0.01$）。

（5）针刺补泻手法的红外线图像：应用热像仪进行红外线摄影，观察针刺左侧合谷穴对红外图像的影响。结果显示：补法组 10 例次，在针刺过程中拍摄热像图 40 幅，与针前相比，手部图像变亮或有亮有暗者 34 幅（占 85%）。泻法组 10 例次所拍摄的热像图 40 幅中，变暗者 26 幅（占 65%）。空白对照组 19 例次所拍摄的热像图 40 幅中，无变化者 32 幅（占 80%）。经统计学处理，差异非常显著（$P<0.001$）。补法组手部热像图变亮以针刺局部为主，泻法以降温为主，降温涉及面较大，在针刺局部则略见升温，呈反相性变化。

有研究应用烧山火、透天凉手法比较手法补泻性质与图像变化的关系，通过红外线热象仪（定性）的显示方法观察"气"的动态活动。结果显示：施透天凉手法可出现较基础亮度低的阴暗条束图像，条束状阴影延伸的方向与针下凉感传导方向一致，当主观凉感消失后，在红外线图像上，阴暗的条束图像尚能保持一段时间，再逐渐模糊消失，消失时向着传导的方向逐渐缩短。施烧山火手法则出现亮度较高的条束图像并沿着热感传导方向延伸，在主观热感消失之后，红外线图像尚能保持一段时间。反映出补泻手法可导出不同亮暗的红外线图像，图像呈现的条束状与热凉感觉方向完全一致，这可能是针下之气动态活动的反映。

（6）对环核苷酸的影响：有学者从平衡阴阳和补虚泻实理论出发，采用血浆环核苷酸作为客观指标研究复式补泻手法。对常态下家兔针百会穴，血浆 cAMP、cGMP 均呈调节性双向改变，前者以下降为主，后者以升高为主，补泻间只表现出量的差异，泻法组变化似更大。当家兔处于惊恐状态而阴阳不平衡时，血浆 cAMP、cGMP 均大幅上升；一次针百会穴，不论补或泻，都使两指标在 30~60 分钟内明显下降而趋向常值。一组 18 名健康高中三年级学生，血浆 cAMP、cGMP 略高于一般常值，其均数分别为 24.38 和 8.88PM/ml，二者比值平均为 3.64。在常态下一次针百会穴所得结果与上述家兔情况基本一致。当学生处于模拟考试状态，血浆中 cAMP 有下降趋势；一次针百会可制止 cAMP 下降，使之维持常值水平。补泻区别主要表现在 cAMP、cGMP 两者的比值上，泻法组 cGMP 明显高于对照组，补法组可使比值明显升高。阳虚病人血浆 cAMP、cGMP 均偏高，后者尤为突出，呈成倍增高，cAMP/cGMP 偏低，为 2.90。一次针百会 60 分钟后，血浆 cAMP 补法组下降趋向常值，泻法组则呈上升趋势；cGMP 补泻组均下降趋向常值；两者比值均上升。阴虚病人血浆 cAMP 偏低，而 cGMP 明显偏高，两者比值明显下降。一次针百会 60 分钟后，cAMP 补泻都升高，补法组尤为明显；cGMP 补泻均下降，泻法尤为突出，两者比值明显上升，泻法大于补法。由上述可见，针刺对生物机体的影响，调节阴阳平衡是最基础的，不论机体状态如何不同，反映的效应如何多变，而平衡总是稳定的。补泻手法的生理效应表现多为量的差异，其实质应是平衡阴阳。因而从环核苷酸的变化入手，研究补泻手法及其作用机理是一个重要方法。

针刺治疗甲状腺机能亢进的临床研究中观察到，使用提插补泻法，可使阴虚火旺（手法用泻）和气阴两虚（手法用补）组的基础代谢率（BMR）、血浆环磷酸腺苷（cAMP）含量、尿 17—羟类固醇（17—OHCS）含量等得到调整。针刺补泻不仅可降低 BMR、改善临床症状，而且可促进甲状腺机能恢复正常，血清 T3、T4 含量下降，血浆 cAMP、尿 17—OHCS 和植物神经平衡参数趋向正常。

近年来，在此方面的研究呈上升态势，但关于针刺补泻手法的观点仍然存在较大分歧，没有公认的标准。不同文献报道的补泻效果差距较大，甚至有人根据多年经验认为补泻手法并不重要。出现这么多矛盾，与每一位实验者、临床医师采用的方法不同有很大关系。探讨客观的针刺补泻手法、提出客观的补泻疗效评价标准将成为今后针灸界努力的方向之一。

（二）针刺手法的刺激量研究

随着针刺手法研究的不断深入，对针刺手法刺激量的研究越来越受到重视。针刺治病应用各种不同的针刺手法，要使针刺手法产生治病效应，须在得气的基础上达到一定的刺激量。刺激量是针刺手法的重要组成部分，掌握最佳刺激量，是提高临床疗效，防止不良反应的重要措施。

有人认为针刺的刺激强度与刺激量有关，刺激强度指单位时间内刺激量的多少。因此，刺激量为刺激强度与其持续时间的乘积，即针刺刺激量＝针刺强度×刺激时间。实验研究表明，刺激量大，可起镇静、解痉、止痛、抑制作用；刺激量小，可促进机体解除过度抑制，引起正常兴奋。刺激量大小的不同还可使人体产生多种反应，一般有正向反应、负向反应、正弦曲线反应以及不定形反应等。究竟机体对刺激量的反应是兴奋还是抑制，一般来说取决于机体当时所处的功能状态，并与刺激的质和量有关。有人提出捻转补泻的若干刺激量学要素，即针刺时力的作用、大小、方向、时间的最佳参数和针刺后效应维持时间的最佳参数，以制定针法的量学规范，并用于临床观察。结果表明，规范者在改善中风病人的血液流变学、血脂指标方面，比非规范者有显著差异。还有人通过临床实践证明，施以同样的手法，由于针体粗细的不同，所产生的补泻刺激量是截然不同的。还有些医家认为，机体对刺激的反应性是衡量刺激量大小的主要标准。也有些医家是从分析刺激量三要素角度出发来考虑其衡量标准的。如胡氏等[8]认为衡量针灸刺激量的标准应从时间、强度、坡度（即变化率）三要素出发，其中判定刺激量"强弱"的标准，则应以量级的均值为中心。许氏[9]提出不论何种刺激，要引起脏腑的反应，必须在刺激强度、刺激持续时间和刺激强度对时间的变化率上达到某个最小值。

1. **轻重刺激对皮肤温度的影响** 王氏等[10]研究发现三种不同刺激量（小刺激量：捻转幅度90°，频率60次/min，时间2min；中刺激量：捻转幅度360°，频率120次/min，时间2min；大刺激量：捻转幅度720°，频率180次/min，时间2min）的捻转手法对健康人皮肤温度的影响为：在捻针期间以降温为主，留针期间呈升温趋势；起针后，小刺激量皮温延续上升趋势，而中刺激量皮温曲线有所降低，大刺激量升降变化不明显。总体以中、小刺激量的升温稍为明显，最高可升温0.18℃。

2. **轻重刺激对血流量的影响** 有人通过观察穴位的血流量变化探讨有效刺激量问题，以30名腰痛患者为观察对象，取穴气海俞，结果发现针刺得气后，气海俞皮肤血流量明显上升，而后留针过程中逐渐下降。留针5分钟时，平均下降14.24％，15～20分钟左右回复到针前水平。作者观察到在得气后的留针过程中，予以重复行针1分钟，会再次引起血流量的大幅度升高，患者也随行针再次出现得气感，故考虑采用留针，间隔5分钟左右予以重复行针一定时间，是维持针刺有效刺激量的方法之一。

3. **轻重刺激对神经的影响** 在研究[11]表明，在改善面神经炎患者临床症状方面，轻刺激量的针刺治疗能增加面神经的兴奋，有利于减轻面神经变性，预防产生后遗症。也有研究结果表明，针刺手法瞬间的镇痛作用明显，在针刺的深度（在安全条件下）方面，针刺较深的效果优于较浅的效果，特别是针尖所达的位置，明显影响着近期与远期的治疗效果。

4. **轻重刺激对血液的影响** 睢氏等[12]将70只wistar大鼠采用断尾放血法造成血虚

证模型，随机分为 7 个组（A、B、C、D、E、F、G 组），每组 10 只，A、B 组为对照组，C、D、E、F、G 组分别采用不同捻转参数（捻转幅度、频率和时间）的捻转补泻手法针刺血虚证大鼠的"足三里"穴，观察其对红细胞计数的影响。结果：当捻转刺激量≤2 圈/次、60 次/min、2min 操作时间时，呈现补法效应，红细胞计数增加；当捻转刺激量大于此时，呈现泻法效应，红细胞计数减少。有研究[13]认为"颞三针"针法是治疗脑缺血的有效针刺方法，在一定的时间内提高每日的针刺量，延长针刺治疗的疗程能明显提高疗效。

（三）针刺手法与循经感传关系的研究

1. 针刺手法与激发效果的关系　循经感传现象是我国古代医家最早发现，并应用于针灸临床的。早在《内经》中就有"中气穴则针游于巷"和"见其乌乌，见其稷稷，从见其飞，不知其谁"等关于循经感传的记载。而且古人还认识到循经感传与针刺疗效之间的密切关系。20 世纪 70 年代以来，大量资料证明了循经感传现象具有普遍性、潜在性、趋向性、效应性、可激性、可控性、循经性、变异性等客观规律。循经感传研究证实了十四经体表循行的客观存在，是针刺手法和灸法激发经气的现代科学实践，具有重要的临床指导意义。

陈氏等[14]采用自身对照、单盲法按随机原则分别将 40 例患者左右风池穴配对分为两组，再相应地分别给予慢速捻转进针法和快速进针法，观察两组出现的针刺感传。结果慢速捻转组的显著感传为 20.0%，有效感传为 57.5%，无效感传为 22.5%，而快速进针组分别为 5.0%、30.0%、65.0%。两组比较差异有显著性意义（P<0.01）；可见慢速捻转进针法所致感传明显优于快速进针法。

孙氏[15]针刺中渚穴使气至病所治疗突发性耳鸣耳聋 50 例，刺入穴位后催气至患者有酸麻重胀等得气感觉，然后调整针尖向心顺经脉方向斜刺 45°，予提插捻转法行气，配合按压穴位远心端，辅以循法、摇法，使出现向心性循经感传，直至气达病所，然后持续施提插捻转泻法 3min，留针 30min，每日 1 次，10 次为 1 个疗程。治疗 3 个疗程后，痊愈 28 例，其中 1 个疗程完毕时治愈 16 例，好转 14 例，无效 8 例，总有效率为 84%。

有人在实验中发现局麻后，头皮针"气至病所"感传现象立即消失，待麻醉作用消失后，具感传又立即恢复。因此，认为针刺神经干和提插针刺神经纤维，均可激发出明显针感，感传迅速达到病所，从而得到确切的疗效。根据这一理论，采用针刺神经纤维，治疗头面部顽固性疼痛、痉挛病证，取得了较好的效果。如传统针刺法治疗面肌痉挛的较好近期控制率为 25.8%，三叉神经痛则为 54%。而使用上述感传针法治疗面肌痉挛 49 例、三叉神经痛 18 例，颞颌关节紊乱综合征 8 例，均取得了立即止痛和止痉的效果，明显优于一般针刺法的疗效。

杨氏等[16]观察青少年循经感传现象的影响因素。选择 97 例近视患者，以四肢远部取穴为主，采用针刺激发循经感传，结果发现：①感传显著程度随着激发次数的增加而增加，如针刺 1 次，感传率 62.89%，显著感传率 11.34%，针刺 10 次，感传率 95.87%，显著感传率 37.11%，针刺 30 次，感传率达到 100%，显著感传率 67.65%；②受试者低年龄段（6～12 岁）的感传效果优于高年龄段（13～22 岁），如低年龄段感传率 98.25%，显著感传率 47.37%，高年龄段感传率 92.50%，显著感传率 22.50%；③单纯"麻"的针感比"酸、麻、胀、痛"的复合针感感传效果佳，如经过 10～30 次的针刺，针感为单纯麻感的受试者产生 61.11% 的显著感传、而针感为酸、麻、胀、痛的 2 种或多种的复合针感的受试者仅产生 41.86％的显著感传，差异具有显著性；④远部加局部取穴的感传显著程度优于单纯远部取穴，如针刺四肢远部穴位的同时，针刺病灶周围的局部穴位，其 I 级率高达 61.54％，而单纯针刺四肢远部穴位其 I 级率仅为 28.17％。杨氏等认为青少年循经感传显著程度与针刺激发次数、年龄、针感性质、远近配穴因素密切相关，但与性别、病情轻重、病程长短关系不明显（$P > 0.05$）。

2. 激发次数与激发效果的关系　诱发循经感传的观察表明，感传的出现率和感传的显著程度随针刺次数的增加而提高，这说明针刺效应有一个积累过程。但针刺效应的积累增强又是有一定限度的。如针刺大白鼠的"大椎"、"肾俞"（1 次/日，连续 9 次），动物白细胞数、血清总补体含量和血清免疫球蛋白 G 于针刺后逐日升高，第 5 天达到高峰，随后逐渐下降。

有人发现反复轻捻针，结合小幅度提插，经 30～40 次激发操作后，约有 85％的病员可激发出感传，感传出现率及"气至病所"率随激发次数的增加而增加。

（四）留针的研究

留针或行针时间的最佳值因生理指标或病情而异。如基底动脉供血不足、无脉症、支气管哮喘等，行针 1～3 分钟即可见效，而皮肤痛阈提高时则需诱导 10～30 分钟。针刺抗休克的动物实验表明，留针时间长，并在留针期间用持续或间断捻转手法行针，针刺的升压效果好，血压回升后也较稳定，针刺次数或疗程长短对针刺效应也有一定影响。有人为了研究留针时间长短与临床效应的关系，作了针刺升温作用与热像图的观察，结果发现，留针时间短或不留针，针刺的升温作用较弱，但可产生后效应，持续时间较长；留针时间长于 30 分钟者，针刺的升温作用较强，但消失也较快。因此，留针 20 分钟似为较佳留针时间。

多数医家认为头针久留是取得头针疗效的一个不可缺少的因素。王氏等发现[17]百会穴久留针治疗椎动脉型颈椎病有较好疗效。治疗组和对照组均以局部穴位电针疗法为基础，治疗组采用百会穴久留针 8 小时，疗效明显高于百会穴留针 30 分钟的对照组。也有研究表明，治疗失眠，长时间（头针留 3 小时，体针留 30 分钟）留针的显效率 78.13％，对照组舒乐安定的显效率 70.83％，二者疗效没有显著差异。林氏[18]研究发现在头针加体针治疗三叉神经痛中，长时间（2～3 小时）留针的愈显率 95.16％，镇痛效果明显优于一般留针（20～30 分钟）的愈显率 62.90％。何氏等[19]研究表明，不同留针时间治疗缺血性中风，60min、40min 和 20min 3 组间疗效比较存在差异，以 60min 组最佳，提示针刺治疗缺血性中风的留针时间与疗效存在一定时效关系。王氏等[20]研究表明，治疗脑性瘫痪，头针留针 1 小时对于脑瘫患儿是适宜的，其效果明显优于留针 30min 组。许氏等[21]在研究不同留针时间对踝关节软组织损伤的疗效观察中发现，在急性损伤中，以留针 30分钟疗效最佳，慢性损伤中，以留针 60 分钟疗效最佳。

综上可以发现一个规律，椎动脉型颈椎病、失眠、三叉神经痛、缺血性中风、脑性瘫痪、慢性软组织损伤等都是久病，留针时间都在 1 小时以上，时间较长才能取得较好疗效。这与病邪侵犯已久，入里较深，需较长时间针刺才能祛邪外出的医理一致。而急性软组织损伤的留针时间以 30 分钟为佳，此因病邪初犯，祛邪较易。

总而言之，留针要考虑到患者的体质、年龄等因素，特别是病情。

（五）针刺手法的临床实验研究

1. 针刺手法对呼吸功能的影响　针刺具有平喘、消炎作用，故可用于治疗支气管哮喘、慢性支气管炎、感冒等，有较好的疗效。有人在辨证的基础上，运用补泻手法治疗哮喘病143例，补泻手法分别针对虚、实之证，而虚实夹杂、寒热夹杂的则施以补泻兼施之法，结果显效87例（60.8%），好转43例（30.1%），无效13例（9.1%），故认为补泻应以病证虚实为依据。有研究表明，对轻型或中度支气管哮喘患者，针刺合谷、大杼、定喘等穴位可使通气量降低，症状迅速好转。针刺效应虽不及异丙基肾上腺素喷雾，但能部分缓解乙酰胆碱、甲基胆碱引起的气管痉挛。因此，这种平喘作用与针刺对植物神经功能、血中乙酰胆碱、组织胺和肾上腺水平的调整有关，从而有利于细支气管痉挛的解除，使支气管黏膜血管收缩、水肿减轻、通气功能改善。实践观察还说明，采用不同的针刺手法对肺通气、换气有影响。其不仅调整了呼吸运动，而且也调整了呼吸通道的阻力和黏膜的通透性。

2. 针刺手法对消化功能的影响　许多研究表明针刺手法可以影响消化系统的功能。有人对针刺提插补法、提插泻法、留针对照3种方法对胃、十二指肠病患者（脾虚肝郁型）胃电频谱的影响进行观察，发现留针组、泻法组使胃电的频率略为升高或变化不大，但幅值明显升高，提示胃运动明显增强；补法使胃电频率、幅值明显降低，提示胃运动明显抑制。补法和泻法对这类病人在针刺中、针刺后对胃运动的影响有显著差异。有人以霍尔原理观察小肠运动，观察到重捻转以引起小肠运动减弱为主，轻捻转或留针不捻转则以增强小肠运动为主。有研究表明，热补手法降低溃疡指数及升高血清胃泌素的作用优于捻转补法。还有人临床观察发现治疗胃脘痛补泻手法优于电针。

针刺可改变大便中水的含量，既可使便秘患者干燥的粪便变软，又可使因菌痢、肠炎等病而腹泻患者的大便性质恢复正常。有人用苍龟探穴法针刺承山穴治疗腰椎源性便秘，发现出现"气至病所"和针感传导的患者中90%在起针后1小时内排便。有人观察透天凉手法与平补平泻手法治疗急性痢疾的临床疗效，结果透天凉组32例中治愈率达81.3%，总有效率96.9%，平补平泻组31例治愈率为54.8%，总有效率77.4%，两者比较有显著性差异。

3. 针刺手法对血液循环机能的影响　针刺对血管的舒缩活动以及毛细血管的通透性均有调节作用。据临床观察，针刺手法不同，效果也不同。如弱刺激健康人足三里、曲池、合谷可引起血管的收缩反应，而且有较长时间的后续作用；强刺激则多引起血管扩张反应。但也有报道表示，针刺健康人双足三里，可引起血管先收缩后扩张的双相反应。对于高血压病人，强刺激能引起血管明显收缩，中等强度刺激可引起血管轻度收缩，弱刺激能引起血管先轻度收缩后扩张。应用补法针刺足三里，多数出现血管扩张反应，而泻法则多数出现血管收缩反应。因此针刺手法和刺激强度不同，所出现的针刺效应也不同。

针刺对血压具有明显的调整作用。有人观察烧山火手法对失血性休克家兔血压、温度的影响，发现本手法针刺后1分钟温度、血压的改善明显优于一般针刺组。

应用针刺补泻手法治疗不同年龄组高血压病，观察其临床效果，年老者重于补法，年轻者重于泻法，结果发现疗效与年龄、针刺补泻及治疗次数均相关。因此，认为采用针刺手法治疗高血压病，补法与泻法均应在辨证前提下合理使用。

应用针刺手法治疗冠心病的观察证明针刺对心脏有调节作用。有人以冠心病患者的心电图变化为观察对象，研究平补平泻与徐疾补法的临床效应，结果发现两者均能改善患者心肌缺血状态，使ST—T改善，双向调整心率，但两者存在显著性差异，即徐疾补法疗效优于平补平泻手法，因此认为针刺补泻应以临床辨证为基础。也有人观察了徐疾补法、徐疾泻法、平补平泻法三种手法对冠心病患者心功能的影响，结果表明：三种手法均能加强心脏功能，但以徐疾补法为著，平补平泻法次之，徐疾泻法居后。

此外，不同手法和刺激方法，对针刺效果也有影响，实验观察补法多能引起心率减慢，而泻法多能引起心率加快。

有人采用温通针刺法研究对实验性家兔血瘀证的影响，与平补平泻法进行比较，结果发现：两种手法均能增加家兔的毛细血管开放数目，扩张微血管，温通针法明显优于平补平泻法；在血液流变学方面，两种手法均能降低全血黏度及红细胞电泳时间，温通针法亦明显优于平补平泻法，而温通针法还能降低血浆黏度。平补平泻法可能对血管的舒缩影响不明显。该研究还发现针刺泻法使猴体全血 CHE（胆碱酯酶）活力、血清 T-SH（巯基）的总量下降（补法虽亦下降，但无统计学意义），停针 3 天后则其活力恢复正常，而平补平泻法则出现与针刺泻法相反的效应。

4. 手法对内分泌及代谢功能的影响　针刺对甲状腺功能的影响，表现为一种良性调节作用。针刺既可以治疗甲状腺功能亢进，又可治疗甲状腺功能低下。如采用手法针刺天突、廉泉、合谷等穴位可使甲状腺功能亢进患者的甲状腺缩小，症状消失，基础代谢明显降低。另据报道，针刺休克患者的素髎穴后 20 分钟可使血糖升高 42%；针刺糖尿病患者的足三里等穴，可使血糖明显下降。

据报道用捻转补法和平补平泻法针刺健康和类脾虚模型兔的足三里穴，观察针刺前后血糖、血脂的水平，结果显示针刺能使健康和类脾虚模型兔的血糖升高，两种手法无显著性差异，而对高甘油三酯的类脾虚模型兔的降脂作用，捻转补法优于平补平泻法。有人用捻转手法及平补平泻法针刺健康兔"足三里"穴，两种手法均使血糖明显增高，针刺前后比较有显著性差异，但补法与平补平泻法之间比较无统计学意义。有人观察到提插补法和泻法均能提高健康兔及类脾虚模型兔的血清胃动素和胃泌素含量。

实验观察三种热感手法（提插补法、捻转补法、烧山火）对阳虚大鼠血浆睾酮的影响，结果发现三种手法均对雄性大鼠的下丘脑—垂体—睾丸性腺轴有良性的调节作用，而提插补法与捻转补法的作用效果相近，烧山火手法的效果则明显好于前两者。实验中还观察到三种手法对阳虚大鼠肾上腺皮质束状带细胞的数量有一定的恢复作用，以烧山火手法最佳。

通过实验证明针刺补法能使 D-半乳糖所致衰老模型小鼠老化代谢产物脑组织过氧化脂质、脂褐质降低，B 型单胺氧化酶减少，免疫器官重量指数升高。

5. 针刺手法对免疫功能的影响　大量研究资料表明，针刺有调整和增强机体免疫功能的作用。经实验表明，采用手法针刺正常人的足三里、合谷等穴，可使白细胞对金黄色葡萄球菌的吞噬指数明显增高，有的可增高 1～2 倍。一般针后 30 分钟开始上升，24 小时达到高峰，48 小时回降，72 小时恢复。动物实验也得到类似的结果。同时针刺对白细胞的吞噬作用影响也表现出一种调整作用。实验表明，当白细胞吞噬机能处于低下状态时，针刺可以促使其吞噬作用增强；当白细胞吞噬机能处于活跃状态时，针刺可以促使其吞噬作用指数下降。有人比较多种热补手法（提插补法、捻转补法、烧山火、努运手法）对阳虚小鼠免疫功能的影响，结果发现：四种手法均能刺激红细胞免疫系统的功能增强，而提插补法与捻转补法效果接近，烧山火手法较好，努运手法最佳；四种手法均使巨噬细胞 C_3b 受体活性、脾细胞增殖反应增强，在增强程度上努运＞烧山火＞提插和捻转，故认为努运手法在提高小鼠免疫功能方面作用最佳。

对于一些与免疫有关的疾病，应用针刺的方法也取得了较好的疗效，如支气管哮喘病人针刺后血清 IgG 明显增高，又如针刺足三里穴不但能升高白细胞减少症患者外周血中白细胞的含量，而且能显著提高血清中 IgA、IgM 的量（$P<0.01$、$P<0.01$、$P<0.05$），从而显著提高患者的免疫力。有人比较烧山火与平补平泻法对家兔实验性类风湿关节炎的临床疗效及其作用机能，结果表明：烧山火手法组 T 淋巴细胞百分率明显低于平补平泻组，血液流变指标也明显低于平补平泻组，膝踝关节周径明显小于平补平泻组。有人用烧山火手法治疗局限性硬皮病 30 例，使局部产生温热感，经过 1～6 个疗程治疗，全部治愈，从而认为针刺可增强机体免疫力，改善局部血液循环，促进组织修复而达到治疗目的。

实验观察，针刺与肿瘤免疫反应亦有密切的关系。有人用提插捻转补泻法为主，配合疾徐补泻法，观察到补、泻法均可增强肿瘤病人免疫监视功能，增强细胞免疫，改善 T 细胞亚群比例失衡状态等，在 NK 活性调节方面补法优于泻法，在升 T_H 及 T_1 数量方面，补法优于泻法。

6. 手法对镇痛作用的影响　针刺镇痛在中医临床的应用已有数千年历史。早在《内经》中就有用针灸治疗头痛、牙痛、腰痛、腹痛、关节肌肉痛等的记载。说明古人早已掌握了治疗各种痛证的技术和方法，并积累了丰富的经验。现代针灸临床研究的大量资料也进一步证明，针刺对全身各部位不同病因病理变化所引起的各种痛证均有止痛效果。采用各种不同针刺手法治疗三叉神经痛、肋间神经痛和坐骨神经痛均有较好的疗效。有人针刺治疗三叉神经痛 380 例，总有效率为 97.6%，其中完全止痛者 52.9%，经半年随访证实疗效巩固，而复发者再次针刺治疗仍有效。有人用龙虎交战法（捻转补法与捻转泻法组成的复式手法）治疗坐骨神经痛 221 例，一般针刺手法 52 例，结果龙虎交战组有效率99.4%，一般针刺组有效率为 84.6%。又有人针刺治疗肋间神经痛 44 例，结果治愈 33例，显效 7 例，总有效率为 91%。除上述外，针刺对血管神经性疼痛如偏头痛、雷诺症、脑震荡后遗症均有较好的疗效。

有人观察不同针刺手法对痹证的疗效，痛痹、着痹用烧山火手法，风湿热痹用透天凉手法，共治疗 24 例痹证患者，有效率达 95.83%，因而认为临床应注意辨证运用针刺手法，才能取得较好临床疗效。

有人比较苍龟探穴后法与一般提插捻转手法对腰痛的治疗效果，结果发现：苍龟探穴组疗效明显高于一般针刺组。实验还发现苍龟探穴手法治疗腰痛与病程长短关系不甚明显，年龄越大近期痊愈率及显效率越低，但未与一般针刺组作比较研究。

实验研究也进一步证实了针刺止痛的效果。有实验在家兔"足三里"穴行针刺补泻，以外围伤害性疼痛及皮层和海马脑电频谱变化为指标。结果显示，针刺补泻、电针"足三里"穴均能提高家兔痛阈，此作用可被普鲁卡因局部封闭所阻滞，提示其作用于神经中枢水平（包括大脑皮层和海马），起到镇痛效应。静脉注射纳酪酮可降低针刺补法及电针的镇痛作用，说明二者可通过激活内啡肽系统起作用；而对针刺泻法的镇痛效应影响不大，提示针刺补泻的作用机制存在差异。另有实验表明：针刺补泻法都能提高家兔的痛阈，以即刻效应为最明显，有效时间随着时间推迟递减，一般在 10 分钟以内。

二、灸法研究

(一) 灸法的作用机理研究

艾灸法是针灸学的一个重要组成部分，在我国古代颇为盛行，其起源可能先于针、药，具有针、药所不具备的独特作用。早在《灵枢·官能》就有"针所不为，灸之所宜"的记载。在《医学入门》中明确指出："凡病药之不及，针之不到，必须灸之。"基于艾灸疗法的显著临床疗效，一度重针轻灸的观念有所改变。近年来国内外学者对其作用机理进行了大量有益的探索。

1. 艾灸的物理特性研究　艾灸的效应包括艾灸的药物作用及非药物作用，其中非药物作用应该包括艾灸的温热作用、艾灸的光谱效应、艾灸的壮数及时间等。了解艾灸的物理特性，有助于对艾灸作用机理的研究，改进艾灸技术，提高艾灸的临床疗效。

(1) 温度：艾燃烧的温度变化与其测定部位有一定的关系，另外，皮下和肌层的温度变化与表皮不同，这说明灸刺激不仅涉及浅层，也涉及深层。从温度效应而言，灸刺激有累积作用的可能。艾灸的温热传递深度是有一定限度的。用热电偶测定表面温度的变化曲线和热渗透的深度，平均感热时间为 11 秒钟，表面温度的变化曲线的特点是，上升开始时缓慢而后急剧，下降时开始急剧而后缓慢，艾灸的热渗透特性与红外线的穿透性相类似。

隔药灸的温度曲线较直接灸温度上升得慢，但下降得更慢，呈缓升缓降型。隔盐灸、隔附子饼灸、隔姜灸具有较类似特点的温度曲线。在相同体积的隔物间接灸中，以食盐透热最快，峰值温度高，附子饼灸次之，隔姜灸透热最慢，温度最低。一般透热快的隔物灸其温度恢复也快，透热慢的隔物灸其温度恢复也慢，这与所隔之物本身的导热性能有关。

若艾炷和皮肤之间保持一定的距离，那么皮肤表面和皮下的温度则出现另一特点——温度保持稳定。另外，艾炷的重量和两个温度值几乎呈直线关系，即艾炷越大，温度相应也较高。但是，艾炷和皮肤间的距离对皮温的影响比艾炷重量对皮温的影响要明显。因此，在临床上有必要综合两者对机体的作用，选择合理的治疗方案。

(2) 光谱：艾叶燃烧时发热所产生的光谱，其波长范围在 $0.8\sim5.8\mu m$ 之间，但波峰大多数集中在 $1.5\mu m$ 附近，这属于光学中的近红外线波段，说明艾灸时不仅有远红外线辐射即热辐射，还有近红外线辐射即光辐射。鉴于艾灸的光谱中近红外线占主要成分，且峰值在 $1.5\mu m$ 附近，因此，仅用热辐射或温热刺激来讨论艾灸疗法的生物物理机制是不够的。相反，光辐射可能占有较重要的地位。就生物效应而言，近红外辐射远比远红外辐射波长短，穿透力也强，可以渗透到表皮、结缔组织、血管、神经系统，并为活组织所吸收，起到治疗作用。

基于艾灸燃烧的能谱主要在近红外波段，其能穿透皮肤至深层组织，使局部各种分子的平均动能增加，因而具有疏经活络、化瘀止痛的疗效。频谱治疗仪和仿灸治疗仪都是利用这个原理开发的。应用远红外技术研制出的红外线灸疗仪、TDP 治疗仪，它们不仅具有热效应，而且还具有红外辐射效应，特别对于风寒湿痹具有显著疗效。

(3) 灸量：灸量与施灸的壮数和时间有关，艾炷有大小之分，壮数有多少之异。施灸的壮数与灸的疗效有一定的相关性。有实验表明，艾灸的壮数增多在一定程度上可以延长艾灸的最高温度持续时间，而对温度恢复时间及最高温度没有明显影响。而且，温度是随着测定部位不同而具有一定的变化特点，皮下和肌层的温度变化与表皮温度也不同。这说明灸刺激不仅涉及浅层，也涉及深层。

灸量与疗效有关。灸的作用强度如同药物一样，在一定的范围内其随着灸量的增加而增加。在灸法所致的循经感传实验中，当艾灸的壮数到一定量时，就呈现出循经感传现象，在879穴次的实验统计中，用底面积$6mm^2$、高8mm的艾炷施灸，在平均19.6壮时感传出现，随着壮数的增加，感传由线状逐渐加宽呈带状，速度逐渐加快。但灸量与灸效的关系，并非都是灸量越大越好。观察艾灸至阴穴纠正胎位不正的临床效果，一般都以第一、第二次灸疗效果较明显，而第三次以后效果则较差。因此，在针灸临床上必须根据具体情况采用不同的灸量。

2. 艾灸的化学特性研究

（1）艾的有机成分：艾灸的疗效与艾的成分密切相关。把艾浸入同氯仿-甲醇-水（5：5：1）组成的混合溶媒中，在室温下静置7日后，液体出现分层。分别将各层溶媒蒸馏后，提取的物质用核磁共振波谱、薄层色谱和紫外光谱等方法鉴定。结果为，从氯仿层提取的物质为庚三十烷，由甲醇-水层提取的物质为儿茶酚胺系缩合型鞣酸，并且各种艾质中庚三十烷的含量几乎没有变化，而鞣酸在优质艾中的含量甚少，在劣质艾叶中含量较多。实验发现艾叶中除了主要成分庚三十烷和鞣酸外，还有少量的焦油、奎尼酸、桉油醇、侧柏酮和黄酮类化合物，并且认为这些都是清除过氧化物自由基的基本物质。隔物灸的有机成分与所隔药物有关，有人对隔姜灸和隔蒜灸也进行了相关的研究，在蒸发器上施隔姜灸和隔蒜灸，使姜、蒜受热洗出，制作洗出物的甲醇浸出物，用薄层色谱法确认其有效成分，结果是，姜洗出的有效成分为姜辣素，蒜洗出的有效成分是大蒜素，证实了隔物灸中，除了艾的作用之外，也有所隔药物的药物作用。

艾叶的有机成分对艾灸温度曲线的影响只是在燃烧的时间上。有人比较了经过提取和未经处理两种艾的燃烧温度-时间曲线，未见两者燃烧过程中的最高温度有显著差异，但提取处理后的艾，从点燃后起至温度上升到最高温度点所需要的时间显著延长。结果提示，如果没有庚三十烷，艾的燃烧会存在困难。

（2）艾灸有效成分：艾灸不但具有温热作用还具有一定的药理作用，把艾叶放在玻璃板上燃烧，在玻璃板上可得到焦油样物质（艾的燃烧生成物）。把这种生成物放入甲醇内作悬浮液，提取其可溶部分，用色谱法分带，再用重量法测定各带的抗氧化作用，发现其中一带有较强的抗氧化作用，说明这一物质有抗氧化作用。另外再将这种焦油涂在刺伤的皮肤上，与未涂焦油的皮肤相比，局部皮肤的过氧化脂质量前者比后者明显减少；在皮肤组织的匀浆中加入焦油，然后检测其过氧化脂质的量，发现有明显的降低。这说明艾灸抗氧化作用是焦油作用的结果。有人在临床上发现在有艾卷烟熏的病房中，部分病人的感冒不治自愈，某些皮肤局部的感染有"自愈"倾向，因此有人开展了艾卷的烟熏对各种细菌的抑制作用的实验研究。将各种细菌的培养皿的表面与艾卷的"烟"接触（避开温热因素），实验过程中，净化台内温度测试为27℃，该温度对细菌无抑制或杀灭作用，在20分钟以后各种细菌未见生长。说明艾卷的"烟"是抑制或杀灭细菌的唯一因素，同时"烟熏"的作用与时间长短有关，时间长则抑（杀）菌作用也强，故延长艾灸时间对抑（杀）细菌有着重要意义。所用的细菌菌种有：大肠杆菌、绿脓杆菌、金黄色葡萄球菌、伤寒杆菌、甲型链球菌、枯草杆菌、嗜酸乳杆菌、金黄色奈瑟氏菌。为临床上常见的化脓性炎症、外伤感染、皮肤细菌损害、带状疱疹、上呼吸道感染等的艾灸治疗效果提供了理论依据，由此可见，艾灸的作用是多个方面共同作用的结果。

（二）艾灸的临床和实验研究

1. 临床研究

（1）灸治心脑血管疾病：姜氏[22]采用艾灸足三里、关元穴的方法，观察灸法对老年脑血管疾病患者血液流变学的影响。结果表明，灸后其全血比黏度、血浆比黏度、红细胞聚集指数等项指标均有明显改善（$P<0.01$），提示用艾灸疗法可有效改善血液流变性，对老年脑血管疾病有较好的预防治疗作用。张氏等[23]艾灸 30 例健康人八邪及三阴交穴后，血液流变学各指标有明显变化。经统计学处理，全血低切相对黏度、全血低切还原黏度、红细胞刚性指数、红细胞聚集指数及纤维蛋白原均有显著性差异（$P<0.01$），全血高切相对黏度有显著性差异（$P<0.05$）。可见艾灸八邪及三阴交穴可降低血液黏度，改善红细胞聚集性。

（2）灸治免疫性疾病：田氏等将慢性疲劳结合征（CFS）患者 62 例随机分为对照组和治疗组，治疗组予艾灸气海、关元、足三里和肾俞、命门、足三里，对照组给予 ATP 口服治疗，观察两组治疗后的免疫功能。CFS 患者的 NK 细胞活性、IL-2 含量较低。治疗后艾灸组 NK 细胞活性、IL-2 含量显著升高，说明艾灸强壮穴能有效提高 CFS 患者免疫功能。沈氏等[24]对正在接受放射治疗的宫颈癌患者施灸可明显提高 RBC—CbR 花环形成率，增强其免疫黏附肿瘤细胞，增加清除的功能。马氏等[25]针对老年人免疫功能下降同时红细胞免疫功能也受到影响，取膻中、中脘、神阙、关元、足三里、大椎、脾俞、肾俞，用黄芪、当归按 5：1 比例研成细末，黄酒调匀制成药饼。施灸后，RBC—C3 花环率明显增高，血清中 RFER 亦升高。说明隔药饼灸能纠正红细胞免疫调控失衡状态，有利于红细胞的运送和免疫复合物的清除。

（3）灸法的抗休克作用：郑氏用艾炷灸关元治疗中度出血性休克，30 分钟后，四肢渐温，意识渐清，又灸 7 壮，脉搏有力，神志清醒。艾炷灸关元治疗过敏性休克，20 分钟后，患者四肢转温，出汗减少，尿量增加，面有起色，继灸 6 壮，血压升至 90/60mmHg，休克症状明显解除。

（4）灸的抗感染作用：宋氏等[26]采用灸法配合抗生素治疗创面长期不愈及化脓性感染 36 例，其中痊愈 28 例占 77.8%，好转 7 例占 19.4%，无效 1 例占 2.5%，效果满意。谢氏等[27]采用代温灸膏天灸治疗小儿反复呼吸道感染 40 例，在农历三伏、三九天贴敷定喘、肺俞、脾俞、肾俞 4 对穴位，治疗 2、3 年后治疗组呼吸道感染次数逐步下降，与不作天灸治疗相比，差异非常显著。可见，代温灸膏天灸对小儿反复呼吸道感染有良好疗效，能显著降低呼吸道感染次数，缩短呼吸道感染总病程，且依从性好，无副作用，起效缓慢而持久。

（5）灸的抗癌作用：徐氏等[28]观察艾灸疗法对食道癌放疗患者免疫调节因子白细胞介素-2（IL-2）及白细胞的影响，取穴：神阙、足三里、中脘。结果发现艾灸能明显提高食道癌放疗患者 IL-2 水平，减轻放疗对白细胞的损伤，可作为食道癌（肿瘤）放疗的辅助疗法。徐氏等[29]观察艾灸对宫颈癌放疗患者免疫功能的影响，取穴：①神阙、三阴交（双侧）；②神阙、足三里（注：气虚型用②组穴，其余证型均用①组穴）。发现艾灸不仅能提高宫颈癌放疗患者血清 IL-2、IL-6、IL-8 的含量，具有调节提高机体免疫功能，抗肿瘤免疫作用，而且能减轻放疗对血液系统的损伤，维持白细胞、红细胞及血小板的数量，有效地缓解宫颈癌放疗患者的不良反应，对宫颈癌放疗患者的良好预后有促进作用，可作为宫颈癌（肿瘤）放疗的辅助疗法。

（6）临床观察：张氏[30]采用艾条悬灸治疗 UC 患者 55 例，以天枢为主穴，配穴随证加减，10 次为 1 个疗程，连续 3～5 个疗程，结果总有效率为 98.2％。杨氏等[31]采用隔蒜灸法治疗急性乳腺炎 42 例。选穴：病人患侧局部、乳中穴。每日 1 次，3 次为 1 个疗程。经治疗 1～2 个疗程后，总有效率为 97.62％，其中 1 个疗程治愈者 37 例（88.09％）。张氏[32]等用艾条雀啄灸翳风穴治疗青少年面瘫，灸治 1 个月后机体 CD3 及 CD4 明显升高，CD4/CD3 比值明显改善。刘氏[33]采用隔蒜围灸治疗带状疱疹 36 例，5 日为 1 个疗程，经 2 个疗程治疗，总有效率 97.2％。马氏等[34]采用隔药饼灸的方法观察延缓衰老的临床疗效，发现灸治后可以纠正性激素的比例失调，而且 RBC-C3b 花环率明显增高，血清中 RFER 升高，血清 LPO 含量显著下降，血清 SOD 活性明显升高，说明隔药饼灸能减少免疫复合物在血中的数量，增强血清 SOD 活性，有效地增强机体清除自由基能力，起到延缓衰老的作用。王氏[35]研究表明隔药饼灸能有效纠正慢性淋巴细胞性甲状腺炎患者甲状腺功能和免疫功能（$P<0.01$）。

2. 实验研究

（1）艾灸对免疫系统的影响：研究证实，艾灸能纠正老年机体细胞免疫功能的异常，改善、稳定和协调免疫系统，起到延年益寿的作用。中老年人免疫功能的减退主要表现为细胞免疫功能的降低。如 CD_2^+、CD_4^+ 减少，CD_4^+/CD_8^+ 比值减低，而 CD_8^+ 不变。艾灸神阙穴后，T 细胞及其亚群的含量均有明显升高，并可刺激 B 细胞产生抗体，提高机体偏低的 IgA、IgG，从而起到防治疾病、增强体质的作用。有报道，艾灸老龄小鼠和老年人关元穴、大椎穴，能提高 T 淋巴细胞的转化率和自身花环率，T_H/T_S 升高，且与健康成人相近。艾灸也能提高机体的抗病能力。实验表明，艾灸能够提高老年人或动物自然杀伤细胞的活性，提高 B 淋巴细胞对葡萄球菌 A 蛋白刺激的有丝分裂活性。减低老年人 CIC 的阳性率，对免疫球蛋白和补体的影响呈良性调节作用。用温和灸老年人神阙、足三里穴，发现艾灸能促进血清中上皮生长因子的合成和释放，继而刺激体内多种类型组织细胞的分裂和增殖，达到延缓细胞衰老的作用。艾灸佐剂性关节炎大鼠的"肾俞"穴，发现大鼠 ConA 和 IL-2 诱导的脾细胞增殖反应明显升高。表明灸法有较好的抗炎免疫作用，也说明灸疗作用的特点之一是在抗炎的同时，又影响机体的免疫状态，增强或调整机体的免疫功能。艾灸荷瘤鼠"中脘"穴发现，艾灸能抑制瘤体的增大，免疫学指标如 NK 细胞的活性、DHA 入诱导淋转、cAMP/cGMP 的比值等有明显升高，并且发现艾灸对免疫功能的调节可能是通过中枢儿茶酚胺神经元的作用来实现的。朱氏等[36]研究发现艾灸"大椎"穴对免疫功能低下小鼠的巨噬细胞吞噬功能有显著的增强作用，能提高小鼠的非特异性免疫功能。这些说明灸疗可通过免疫调节使机体处于高抵抗力状态，免受细菌、病毒等的侵害。

隔物灸的效应与改善免疫系统功能有关。研究表明隔姜灸神阙穴治疗支气管哮喘，CD_3^+、CD_4^+ 及 CD_4^+/CD_8^+ 比值均明显升高，NK 细胞活性增强。可以认为，CD_3^+、CD_4^+、CD_4^+/CD_8^+ 及 NK 细胞活性的低下是机体"阳虚生寒"的物质基础，T 淋巴细胞亚群含量的升高是艾灸温补阳气的具体体现。化脓灸治疗支气管哮喘的实验研究表明，发作期和缓解期灸治其临床症状和血清中总 IgE 的含量有显著区别，且缓解期治疗疗效佳，提示支气管哮喘应注重缓解期治疗，也说明艾灸疗法有一定的时相性。隔药饼灸治疗溃疡性结肠炎的实验研究发现，治疗后血浆内 β-内啡肽含量明显升高，脾淋巴细胞的转化功能恢复正常，表明了艾灸治疗该病的可能机理。

有人以补肾药制成药饼，对肾虚型的老年人施隔药饼灸，结果显示灸后老年人外周 T 淋巴细胞及其亚群的百分率均有变化，其中 CD_3^+ 细胞的百分率和 CD_4^+/CD_8^+ 比值较灸前有显著升高，说明隔药饼灸能同时发挥灸和药的双重作用，改善老年人的细胞免疫功能。

（2）艾灸对血液系统的影响：有人用清艾条温和灸健康老年人神阙穴、足三里穴，发现红细胞膜 $Na^+—K^+—ATP$ 酶、$Ca^{2+}—ATP$ 酶的活性比灸前明显升高。ATP 酶活性是红细胞功能最基本的能量基础，故红细胞膜 ATP 酶的活性可作为人体生理老化的指标之一，说明艾灸可以延缓红细胞的衰老。以附子饼灸老年人足三里、气海、命门穴，研究其对红细胞免疫功能的影响，发现灸后红细胞 C3b 受体花环率增高。有人用补肾健脾、活血化瘀的中药粉制成药饼，艾灸老年人保健穴（肾俞、脾俞、足三里等），发现红细胞的变形能力增强。提示艾灸可提高红细胞的效力和利用率。有报道艾灸可以提高"阳虚"小鼠外周血液中白细胞的总数目，也可以提高骨髓白细胞数目，提示艾灸有对抗药物对小鼠骨髓造血功能的抑制作用，保护骨髓的造血功能，从而提高外周血液中白细胞的数目。艾灸后也可能使白细胞在体内重新分布，如黏附于血管壁和贮存于血库的白细胞进入血液循环，补充外周白细胞的数目。有人观察到艾灸大椎、足三里穴，能提高化疗后白细胞的数目，且比药物对照组效佳，其机理有待于进一步探讨。

有人艾灸哮喘患者肺俞、定喘等穴，观察到灸后甲皱微循环微血管的管径增大、血流速度加快、呼吸减缓、症状缓解。用补肾健脾、活血化瘀中药做成药饼，隔药饼灸肾俞、足三里等穴，观察老年人心血管功能，发现灸后血管的外周阻力减低，血黏度下降，提示艾灸可改善心血管功能。有研究者对正常人曲池穴艾灸后，发现其对肱动脉收缩压及舒张压、心率、每搏输出量、每分钟输出量、血管总外周阻力、血管弹性扩张系数等血流动力学参数均呈良性调节作用。有人艾灸老年大鼠观察到全血黏度、血浆黏度、红细胞压积、红细胞膜渗透脆性等明显降低，而红细胞膜 $Na^+—K^+—ATP$ 酶活性及其变形能力增强，提示艾灸延缓衰老是通过影响血液流变性来实现的。微循环的改善保证了机体的气血运行通畅，是艾灸活血化瘀、温通经络的基础。

（3）艾灸对内分泌生殖泌尿系统的影响：有人观察艾灸后睾丸的形态学变化，发现构成睾丸的曲细精管和间质细胞皆有形态上的改变。曲细精管的直径明显大于空白对照组。曲细精管上的生殖细胞、支持细胞和间质细胞的数目和功能有增加和改善，维持了生精的分泌功能。这为艾灸对生殖内分泌系统的作用提供了形态学依据。艾灸老年大鼠关元穴的实验结果表明，与青年组比较，老年大鼠大脑皮层 NE、下丘脑 TRH、血清 T3、T4、FT3、FT4 明显下降，垂体 TSH 有降低趋势，血清 TRH 和 TSH 则显著升高。灸后这些老年性变化有不同程度的改善，其中尤以 NE、TRH 和 T4 为明显，说明艾灸关元穴的补肾固本作用与改善机体下丘脑—垂体—甲状腺轴的功能密切相关。有实验观察到艾灸前后老年人血液中的肌酐和尿素氮的含量变化。尿素氮灸后有下降的趋势，但无统计学差异；血清中肌酐的含量灸后与灸前及对照组比较，有非常显著性和显著性差异（$P<0.001$ 及 $P<0.05$）。肌酐和尿素氮是反映肾脏清除代谢废物能力的重要指标。所以，结果表明艾灸可使肾脏功能恢复，对延缓肾脏衰老起重要作用。

（4）艾灸对代谢系统的影响：有人报道，老年前期和老年期血浆中总胆固醇和甘油三酯都比正常成人高，艾灸其神阙、足三里穴后，总胆固醇和甘油三酯均有明显改善，且老年组改善较老年前期组为显著，艾灸能明显地降低胆固醇、甘油三酯的含量，显示艾灸对于调整脂质代谢有良好的作用。

自由基学说是目前较为公认的导致衰老的机制之一。有人艾灸正常老年人神阙、足三里穴研究其对自由基代谢的影响，结果表明，脂质过氧化物（LPO）的代谢产物丙二醛（MDA）的含量明显减少，过氧化物歧化酶（SOD）含量（活性）增加，都有统计学意义。提示艾灸能够提高 SOD 的活性从而清除体内过多的自由基和抑制自由基反应，防止其产生毒性作用，保持细胞的生物活力，也可能是艾灸能抑制 MDA 的生成使其含量减少，从而达到延缓衰老的作用。亦有人发现艾灸能使局部皮肤组织中脂质过氧化物和超氧化物歧化酶的含量发生明显的变化，即前者降低后者升高，且艾灸组的变化比热刺激组和对照组显著，提示艾灸除了热效应外还应包含有艾燃烧生成物渗入皮肤组织所产生的效应。有人用环磷酰胺（CTX）减低小鼠的抗氧化能力，引起脂质过氧化损伤，分别在化疗开始时和化疗结束后施灸，发现同时施灸组抗氧化能力和 SOD 的含量都升高，比化疗后灸组明显优越，提示艾灸有较好地保护、拮抗 CTX 毒副作用的效果，为临床化疗防治肿瘤、防止副作用提供了实验依据。艾灸急性脑缺血再灌注损伤大鼠的"大椎"、"百会穴"，测得 LPO 降低，SOD 升高，证明艾灸抗氧化作用的显著性和广泛性。

D—半乳糖制造衰老模型的小鼠海马突触蛋白下降，艾灸其"大椎"、"百会"可使突触蛋白明显升高，而突触蛋白是呈增龄性降低。提示艾灸提高临床疗效和抗衰老有其一定的中枢机制。在间接灸的实验研究中，诱发出三种热休克蛋白（hsp70. hsp85. hsp100），并且认为热休克蛋白在施灸后几分钟内出现，又在 24 小时内消失，所产生的这些热休克蛋白正是艾灸的主要作用机制。这提示艾灸治疗要考虑时效关系。

一般认为人体中必需的微量元素随年龄的增加而减少，有害元素随年龄增加而增加。艾灸健康老人神阙、足三里穴，发现艾灸前后老年人头发中微量元素含量有变化。灸后锰的增加有非常显著性差异（$P<0.01$），锌、钙的增加有显著差异，铜、铁虽有增加，但差别并不明显。艾灸使人体必需微量元素增加可能是由于改善了机体整体的生理功能，加强了机体对微量元素的吸收。研究结果为艾灸治疗微量元素缺乏症提供了可靠的实验依据。

（5）艾灸对消化系统的影响：有报道，麻醉的家兔胃壁血流量明显减少，这是由于交感神经恢复，血管收缩引起的。施灸家兔后肢前缘（相当于胃经部位），能使胃壁血管扩张，血流量增加，提示艾灸治疗消化系统疾患的可能机制之一是改善胃壁的血流量。有人用乙醇灌胃，使小鼠胃黏膜损伤，艾灸其足三里穴发现胃黏膜血流量（GMBF）增加、黏膜电位差（PD）增加、胃黏膜损伤指数（LI）降低，并认为艾灸对胃黏膜的保护作用主要是使黏膜血流量增加，且激活了内皮衍生物舒张因子 NO 通路，增强其作用。有人观察了熏脐灸对脾虚患者胃电的即时效应及治疗前后的变化，熏脐灸对胃电频率无明显影响，对胃电幅值呈调整作用，灸后胃窦、体部低幅波升高，高幅波减低，提示熏脐灸的健脾和胃作用与胃电的良性调整作用有关。有人给家兔注射垂体后叶素使回肠、结肠肌肉收缩，出现快波，并以快波的发生率和每丛快波数为指标，观察灸足三里对其的影响。发现艾灸对其有明显的抑制作用，提示可用艾灸足三里的方法来防止垂体后叶素引起的胃肠道副作用。

3. 灸法的研究

（1）热证可灸：自《伤寒论》提出"脉浮热甚，而反灸之，此为实。实以虚治，因火而动，必咽燥吐血"，后人多认为热证不可灸。然而，《素问·六元正纪大论篇》提出的

"火郁发之"给后人"热证可灸"的启示。孙思邈在《备急千金要方》中就提出了热证可灸。《医学入门》云："寒者灸之，使其气复温也，热者灸之，引郁热之气外发，火就燥之义也"。《太平圣惠方》云："小儿热毒风盛，眼睛痛，灸手中指本节头三壮，各拳尖也"。《针灸聚英》也提到"热病汗不出，灸孔最三壮"。《红炉点雪》云："热病得火而解者，犹暑极反凉，犹火郁发之之义也"。《理瀹骈文》云："若夫热病可以用热者，一则得热则行也。一则以热能引热，使热外出也，即从治之法"。以上记述说明邪热偏盛时，施灸法可以引热邪从里透达肌表而散之，或引热邪从小便而解。而且灸法可以产生灸疮，使邪从灸处而出，达到泄邪气的目的。田氏[37]在临床治疗带状疱疹（以灼热、红肿、疼痛、脉浮数为症状特点，证属实热证）中，采用米粒大的艾炷直接灸法，点燃后急吹其火，以泻火邪。结果95％的病人灸1次后，症状当天控制，2～3次后痊愈。

（2）灸法的补泻：《灵枢·背腧》云："气盛则泻之，虚则补之。以火补者，毋吹其火，须自灭也，以火泻者，疾吹其火，传其艾，须其火灭也"。这是关于灸法补泻最早的记载，一般认为灸法的温热作用偏补，临床应用也多有验证。而喉痹鼻衄灸少商，外感发热灸大椎，肝阳上亢灸涌泉，皆是实证、热证使用灸法的常见事实，说明灸法亦有泻的作用存在。鞠氏等[38]认为艾条温和灸偏于扶正而为补，而雀啄灸偏于祛邪而为泻。影响艾灸补泻效果产生的因素，首先决定于机体当时所处的虚实状态，再按病情的虚实选择恰当的腧穴，施以艾灸补泻时，可以产生补和泻所特有的规律性效应，并且可取得明显的疗效。

（3）灸治方法：灸法除了传统的着肤灸、艾条灸、隔物灸、灯火灸、棉花灸、蜡灸、天灸、温灸器灸等之外，还有火柴灸、线灸以及伴随科技的发展陆续发明的红外线灸、激光灸、仿灸仪等现代仪器。这些方法都在临床上得到了不同程度的应用，也得到了很好的疗效。它们不断充实灸法的内容，扩大灸疗的范围，为灸法的发展做出了重要贡献。

主要参考文献

[1] 赵永海. 重插轻提及轻插重提的思考 [J]. 中国针灸，2004，24（5）：335-337.

[2] 魏连海. 重新认识捻转补泻针刺法 [J]. 上海针灸杂志，2004，23（4）：13.

[3] 高希言. 论针刺补泻的相对特异性 [J]. 中国针灸，2002，22（9）：607-610.

[4] 米德萍，罗莎. 针刺补泻的溯源及临床应用 [J]. 浙江中医杂志，2006，41（4）：222-223.

[5] 张轶，姜云武，汤晓云. 针刺提插补泻对肾阳虚家兔血清SOD、MDA的影响 [J]. 云南中医中药杂志，2005，26（3）：41-42.

[6] 孟智宏，杜元灏. 针刺对脑梗死鼠脑心组织及血液ATP、ADP、AMP及能荷的影响 [J]. 天津中医药，2005，22（3）：233-235.

[7] 张敬文，李梅，袁军. 针刺对于偏头痛患者血液流变学的影响 [J]. 中华实用中西医杂志，2004，4（19）：2963-2964.

[8] 胡燕燕，邵洪琪，李秀昌. 针灸刺激量的衡量及其主客观因素 [J]. 山东医科大学学报：社会科学版，1999（1）：47-48.

[9] 许佳年. 关于提高针灸疗效的若干因素 [J]. 上海针灸杂志，2001，20（4）：1-2.

[10] 王彩虹，王银平，许建敏. 不同刺激量的捻转手法对健康人皮肤温度的影响 [J]. 上海针灸杂志，2007，26（7）：33-35.

[11] 王梅康，曾宪峰，郝晋东. 针刺时机、针法、刺激量对针刺治疗面神经炎疗效的影响 [J]. 中国

临床康复, 2005, 9 (33): 100-101.

[12] 睢明河, 周宇妹, 马文珠. 大小刺激量捻转补泻法对血虚证大鼠红细胞计数的影响 [J]. 针刺研究, 2004, 29 (3): 213-216.

[13] 徐振华, 许能贵, 符文彬. 不同刺激量针刺对脑缺血后功能恢复影响的临床研究 [J]. 江苏中医药, 2006, 27 (8): 38-40.

[14] 陈尚杰, 陈文, 帅记焱. 不同进针法所致感传的临床研究 [J]. 中国针灸, 2004, 24 (4): 255-256.

[15] 孙阁. 循经感传治疗突发性耳鸣耳聋 50 例 [J]. 上海针灸杂志, 2006, 25 (3): 31.

[16] 杨广印, 徐维, 张冬梅, 等. 青少年循经感传现象影响因素的探讨 [J]. 福建中医学院学报, 2003, 13 (5): 41-43.

[17] 王希琳, 黄海燕. 百会穴久留针治疗椎动脉型颈椎病疗效观察 [J]. 中国针灸, 2007, 27 (6): 415-416.

[18] 林文坚. 长时间留针法治疗三叉神经痛 62 例疗效观察 [J]. 针灸临床杂志, 2002, 18 (12): 36-37.

[19] 何扬子, 韩冰, 郑仕富. 不同留针时间针刺对缺血性中风患者血液流变学的影响 [J]. 针刺研究, 2007, 32 (5): 338-341.

[20] 王琴玉, 袁青, 张壮涛. "靳三针"不同留针时间治疗脑性瘫痪的疗效对比 [J]. 中国临床康复, 2005, 9 (11): 156-157.

[21] 许云祥, 陈贵珍. 不同留针时间对踝关节软组织损伤的疗效观察 [J]. 中国针灸, 2001, 21 (10): 607-608.

[22] 姜小英. 艾灸足三里、关元穴对血液流变性的影响 [J]. 四川中医, 2001, 19 (3): 75.

[23] 张周良, 李斌, 刘树林, 等. 艾灸对血液流变性影响的研究 [J]. 中国血液流变学杂志, 2004, 14 (4): 554-555.

[24] 沈梅红, 徐兰凤, 詹臻, 等. 艾灸对放疗宫颈癌患者的红细胞免疫黏附功能和 TNF 的影响 [J]. 安徽中医临床杂志, 2002, 14 (5): 352-353.

[25] 马德香, 王晓燕. 隔药饼灸延缓衰老的临床观察 [J]. 中国老年学杂志, 2006, 26 (10): 1433-1434.

[26] 宋秀兰, 王桂珍. 灸法配合抗生素治疗创面长期不愈和脓性感染 36 例及其护理 [J]. 医学理论与实践, 2001, 14 (5): 463-464.

[27] 谢学田, 邓丽莎, 刘翠瑛. 代温灸膏天灸治疗小儿反复呼吸道感染 40 例疗效观察 [J]. 新中医, 2007, 39 (9): 42-44.

[28] 徐兰凤, 喻志冲, 沈梅红, 等. 艾灸对 60 例食道癌放疗患者免疫功能的影响 [J]. 南京中医药大学学报, 2008, 24 (1): 12-14.

[29] 徐兰凤, 喻志冲, 詹臻. 艾灸对宫颈癌放疗患者免疫调节因子的影响 [J]. 中国针灸, 2003, 23 (1): 41-43.

[30] 张新唯. 艾灸治疗溃疡性结肠炎 55 例 [J]. 中国针灸, 2001, 21 (4): 189.

[31] 杨继军, 董进洲, 梁焕书. 隔蒜灸治疗急性乳腺炎 42 例临床观察 [J]. 中华实用中西医杂志, 2002, 2 (15): 1603-1604.

[32] 张彤. 重灸翳风穴治疗青少年面瘫及其对细胞免疫功能的影响 [J]. 中国针灸, 2000, 20 (10): 587.

[33] 刘晓琴, 齐淑兰. 隔蒜围灸治疗带状疱疹 [J]. 中国针灸, 2000 (3): 190.

[34] 马德香, 王晓燕. 隔药饼灸延缓衰老的临床观察 [J]. 中国老年学杂志, 2006, 26 (10): 1433-1434.

[35] 王晓燕. 隔药饼灸治疗慢性淋巴细胞性甲状腺炎 [J]. 中国针灸, 2003, 23 (1): 6.

［36］朱文莲，刘仁权．艾灸大椎穴对免疫低下小鼠巨噬细胞吞噬功能的影响［J］．北京中医药大学学报，2005，28（1）：89-90.

［37］田元生．论灸法之补泻［J］．中医研究，2002，15（4）：52-53.

［38］鞠传军，谢卫．试论艾灸补泻［J］．南京中医药大学学报，2003，19（1）：47-50.

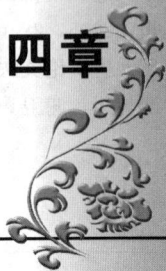

第四章

耳针、头针

第一节　耳　针

耳针，是指运用针刺或其他的方法刺激耳穴，以诊断、防治疾病的一种方法。其是针灸学的一个重要组成部分。耳郭不只是一个孤立的听觉器官，其与脏腑、经络有着密切的内在联系，通过观察、触摸、探测耳郭可对某些疾病进行诊断，还可通过刺激耳郭上的穴位来防治疾病。50 年代由法国人诺基尔（P·Nogier）提出的形如胚胎倒影的耳穴图，促进了耳穴疗法的发展。近几十年来，我国医学工作者在继承前人运用耳郭诊治疾病的基础上，又进行了大量的临床和实验研究，使耳针研究应用的广度、深度均有长足的进步。到目前为止，这一疗法我国一直处于世界领先地位。

一、耳针的起源与发展

耳针疗法的起源，可追溯到 2000 多年前。当时中医学就已发现了耳郭与人体的内在联系。长沙马王堆汉墓出土的《帛书》中就记载了与上肢、咽喉、面颊、眼等相联系的"耳脉"；《内经》则对耳与脏腑、经络等的联系进行了比较详细的论述，并将"耳脉"发展成为手少阳三焦经脉，且有多处应用耳穴诊治疾病的记载。如《灵枢·邪气藏府病形》认为："十二经脉，三百六十五络，其气血皆上于目而走空窍，其精阳之气上走于目而为睛，而别气走于耳而为听"。《灵枢·脉度》说："耳者，肾之官也"。《素问·脏器法时论》则认为："肝病者，……虚则耳无所闻，……气逆则头痛耳聋不聪"，说明《内经》从生理、病理等几方面把耳与整个人体有机地联系起来。继《内经》之后，历代于耳郭的运用方面，亦颇多论述。如晋代葛洪之《肘后备急方》载："耳卒痛，盐蒸熨之。痛不可忍，求死者，菖蒲、附子各一分半，和乌麻油，炼，点耳中，则立止之"。唐代孙思邈《备急千金要方》记载："艾灸耳后阳维穴，治疗风聋雷鸣"。《世医得效方》载："蓖麻子、大枣肉、人乳，和作枣核大，棉裹塞耳，以治全身气血衰弱，耳聋鸣"。《针灸大成》则认为："艾灸耳尖穴，治疗眼生翳膜"。《理瀹骈文》介绍用半夏、蝉蜕塞耳治少阳疟疾，并指出"手摩耳轮，不拘遍数……治不睡"。《望诊遵经》还指出："耳后红筋痘必轻，紫筋起处痘沉沉，兼青带黑尤难治，十个难求三五生"。《东医宝鉴》中则引用我国道家的方法："以手摩耳轮，不拘遍数，所谓修其城郭以补肾气，以防聋聩也"。从这些记载不难看出，古人运用耳郭诊治疾病的种类繁多，如耳鸣、耳聋、失眠、耳痛、痘疹、眼生翳膜、鼻衄、面瘫、疟疾、尸厥等；方法多样，如针刺、灸、熨、按摩、放血、吹耳、塞耳、滴耳等；还发现了多个耳穴，如耳中、耳尖、阳维、珠顶（耳屏尖）等。所有这些都充分说明了古代医家已认识到耳郭在临床诊断、治疗、预防疾病中的重要作用，为后世耳针疗法的发展奠定了较为扎实的理论基础。

新中国成立后，祖国医学宝库得到了充分的发掘、发展和推广。耳针疗法在基础理论、临床运用及实验研究等方面也得到了长足的发展。1956 年山东莱西发表了用耳针治疗急性扁桃体炎的文章。说明耳针当时在基层已得到使用。1958 年 12 月，叶肖麟在《上海医药杂志》摘译介绍了法国医学博士诺基尔（P•Nogier）提出的 42 个耳穴点和形如胚胎倒影的耳穴图，对我国医务工作者启发颇大，推动了耳针疗法在我国的普及和发展。医务工作者们参考法国耳穴图，利用传统中医理论结合临床实践，提出了许多新的耳穴。如 1960 年，北京《科学小报》发表了许作霖使用的 15 个耳针刺激点，其中有天癸、神、气、精、肝阳等穴名，这些根据中医理论命名的耳穴在当时和后来都产生了较大的影响。

20 世纪 60～70 年代，耳针疗法得到了普遍的推广运用，耳穴的数量在验证、筛选诺基尔耳穴的基础上得到了大量的发掘与充实。至 70 年代末，耳穴数目已近 300 个。大量耳穴的出现，说明了耳针研究在不断向纵深发展。但由于人们对耳穴作用的认识各异，对其作用机制尚未完全明了，对耳穴的概念和命名缺乏统一标准，造成了耳穴命名的混乱现象，如一穴多名和一名多穴、穴名繁杂等，给国内及国际间的学术交流、研究带来了一定的困难。为解决这个问题，世界卫生组织西太区办事处委托中国针灸学会归纳总结了几十年来国内外耳穴研究成果，去粗取精，并广泛征求各方面的意见，选取了临床常用的、疗效好的、不能被其他穴位所代替的耳穴，于 1987 年制定公布了"耳穴标准化方案"，初步统一了相当数量的耳穴名称和定位，并于 1987 年 6 月在韩国汉城举行的"国际穴名标准化"工作会议上基本通过。至此，耳穴经历了一个由少到多，又由博返约的发展过程。该"方案"的通过将作为第一个耳穴国际标准化方案载入史册，且标志着目前中国的耳针研究水平居于世界领先地位。

国内对于耳穴的基础研究，一是着重于揭示耳穴与整体的关系、耳穴的定位及分布规律、耳穴的功能等方面。实践中不仅验证了部分国内外已形成的耳穴，而且对"倒置胎儿投影"学说及"肝开窍于目"、"心与小肠相表里"、"肺主皮毛"等中医脏腑经络学说在耳针学术研究中的意义作了有益的探讨，从而初步形成了应用中、西两套理论指导，具有较高实用价值的中国耳针研究模式；二是在耳郭形态学研究、耳郭解剖结构研究、耳郭胚胎学研究等领域作了大量工作。其中耳穴组织结构作为一个新的分支得到了迅速发展。中国中医研究院等科研单位通过对耳郭痛点形成和刺激耳郭特定点镇痛机制的研究，进一步从现代科学的角度探讨了耳与内脏、躯体的相关性及其规律；三是肯定了耳穴疗法的镇痛、抗炎、调节躯体内脏功能、免疫及内分泌等作用，为耳穴临床应用打下了坚实基础。总体而言，80 年代以来，耳针研究进入了一个稳步发展的新时期。

随着耳针基础研究的深入，耳穴诊治法逐渐广泛地运用于临床。在诊断方面，包括望诊、触诊及耳穴探测仪诊查法。除传统的望耳诊断法日益受到重视并得以发扬外又创新和发展了耳穴压痛法、耳穴划痕法、耳穴电探法、耳穴触摸法、耳穴染色法及耳穴光谱分析法等多种方法。在此基础上，又形成了综合耳穴诊断法，从而有效地提高了耳穴诊断的准确性。在治疗方面，迄今为止，用耳针治疗的疾病已达 200 余种，病种遍及内、外、妇、儿、五官、骨伤、皮肤等各科。不仅用于治疗某些功能性病变，对许多器质性病变、病毒及细菌等所致的疾病，而且对某些疑难杂症也有较好的疗效。如在治疗闭塞性脉管炎、流感、传染性结膜炎、腮腺炎等病证均获得了较为成熟的经验。所治病种中，显效率达 90％以上者有 40 余种。治疗方法在传统的毫针、艾灸、放血、吹耳、按摩的基础上，又增添了电针、埋针、梅花针、耳穴穴位注射、割治、压丸、药线灸、磁疗、贴膏、激光、耳夹等近二十种疗法。

耳针源于传统的针灸学，又融合了现代的解剖学、生理学于一炉，其既与祖国医学的脏腑经络学说有着密切的联系，又与现代的解剖学、生理学不可分割。1987年耳穴国际标准化方案的通过，标志着现代耳针学的形成。由于耳穴具有适应范围广、疗效较好、简便易行、安全可靠和诊、治、防三位一体的特点，因此在全世界范围内研究耳针、应用耳针的热潮正在兴起。在我国，近年来耳针工作人员日益增加，治疗方法、手段越来越多，适应范围不断扩大，并于1987年成立了全国耳针专业学会——全国耳穴研究会。耳针学在我国正得以迅速发展，并始终处于世界领先地位。

国际上，耳针疗法的运用亦有较悠远的历史。古希腊、埃及就有过借耳诊治疾病的经验。如希波克拉底就曾用割断耳后血管的方法治疗男性不育、阳痿等症，他还发现了外耳的形态与情绪的变化有关系等[1]。

近代国际上对耳针疗法的研究与运用亦得到了迅猛发展。如日本于1956年就发表了和田秀"针刺耳垂治疗泪囊炎"的文章。1972年岸勤和藤田六郎经实验观察到十二经络全部和听宫穴相联系，每条经络在耳郭上都有特异的循行路线[1]。1977年北出利胜对耳穴麻醉和镇痛进行了实验观察，指出许多耳穴对某些疾病具有特殊的效果[1]。

此外前苏联、美国、西班牙等国亦开始了有关耳针的研究。至目前为止已有法国、日本、德国、美国、意大利、韩国、土耳其等几十个国家和地区将耳针应用于临床治疗、麻醉和保健等，尤以日本、法国等在耳针的研究和应用方面取得了较为突出的成果。

总之，耳针疗法具有适应证广、疗效迅捷、操作简便、安全可靠、经济价廉，不受场地、条件限制等特点，深受广大群众的欢迎。当然，现代耳针学的发展时间还不长，尚缺乏过硬的生理、病理学依据，许多基础理论和临床问题还有待于深入探讨，在未来的医疗实践中，耳穴诊治法这一极具发展潜力的分支学科必将成为一个系统，完整的医学分支体系而为人类的卫生保健事业做出更多、更大的贡献。

二、耳郭的形态和结构

耳是位听器官，分为外耳、中耳、内耳三个部分。耳郭为外耳的一部分，附着在头的一个侧面，位于下颌窝和颞骨乳突之间，上端正好与眉梢和枕外粗隆的连线相切，表面凹凸不平，凹面向前、凸面向后，左右对称。

解剖学认为，耳郭仅有收集声音、辨别音源、方位和保护外耳道的作用。随着耳针研究的深入开展和大量临床实践的证明，耳郭的作用决不仅只有保护、辨声等作用，而是和机体各组织器官之间有着广泛密切的联系。对于耳郭的形态结构分述如下。

（一）耳郭的形态

1. 耳郭正面的形态　耳郭正面的形态，由耳轮、对耳轮、耳舟、三角窝、耳屏、屏上切迹、对耳屏、轮屏切迹、屏间切迹、耳垂、耳甲艇、耳甲腔、外耳门等构成，各部位的形态特点如下。

（1）耳轮：是耳郭外侧边缘的卷曲部分。其深入至耳甲的横行突起部分叫"耳轮脚"；耳轮外上方的膨大部分叫"耳轮结节"；耳轮向下移行于耳垂的部分叫"耳轮尾"。

（2）对耳轮：与耳轮相对呈"丫"字形的隆起部，由对耳轮体、对耳轮上脚和对耳轮下脚三部分组成。对耳轮下部呈上下走向的主体部分叫对耳轮体。对耳轮向上分支的部分叫对耳轮上脚。对耳轮向前分支的部分叫对耳轮下脚。

（3）三角窝：对耳轮上、下脚与相应耳轮之间的三角形凹窝。

（4）耳舟：耳轮与对耳轮之间的凹沟。又称舟状窝。

（5）耳屏：耳郭前方呈瓣状的隆起。又叫耳珠。

（6）屏上切迹：耳屏与耳轮之间的凹陷处。

（7）对耳屏：耳垂上方，与耳屏相对的瓣状隆起。

（8）轮屏切迹：对耳轮与对耳屏之间的凹陷处。

（9）屏间切迹：耳屏和对耳屏之间的凹陷处。

（10）耳垂：耳郭下部，无软骨的部分。

（11）耳甲艇：耳轮脚以上的耳甲部。

（12）耳甲腔：耳轮脚以下的耳甲部。

（13）外耳门：耳甲腔前方的孔窍。

2. 耳郭背面的形态 耳郭背面的形态由三个面（即耳轮背面、耳轮尾背面、耳垂背面）、五个沟（即对耳轮沟、对耳轮上脚沟、对耳轮下脚沟、耳轮脚沟、对耳屏沟）、四个隆起（即耳舟隆起、三角窝隆起、耳甲艇隆起、耳甲腔隆起）构成，具体形态特点如下。

（1）耳轮背面：耳轮背部的平坦部分，因耳轮是向前卷曲的，故此面多向前方。

（2）耳轮尾背面：耳轮尾背部的平坦部分。

（3）耳垂背面：耳垂背面的平坦部分。

（4）对耳轮沟：对耳轮体在耳背呈现的凹沟。

（5）对耳轮上脚沟：对耳轮上脚在耳背呈现的凹沟。

（6）对耳轮下脚沟：对耳轮下脚在耳背呈现的凹沟。从内上略向外下走行的凹沟，又称耳后上沟。

（7）耳轮脚沟：耳轮脚在耳背呈现的凹沟。此沟向内上方延伸并分为上下两支，多数人这一结构不明显。

（8）对耳屏沟：对耳屏在耳背呈现的凹沟。

（9）耳舟隆起：耳舟在耳背呈现的隆起。

（10）三角窝隆起：三角窝在耳背呈现的隆起。

（11）耳甲艇隆起：耳甲艇在耳背呈现的隆起。

（12）耳甲腔隆起：耳甲腔在耳背呈现的隆起。

（二）耳郭的结构

耳郭的结构主要包括皮肤、软骨、肌肉、韧带、脂肪、血管、神经、淋巴管等部分。总体而言，耳郭外被皮肤，内由形状较为复杂的弹性软骨作支架，附以韧带、脂肪、结缔组织及退化了的耳内肌、耳外肌等。皮下分布着丰富的神经、血管和淋巴管。整个耳郭的上 3/4～4/5 的部分基础为弹性软骨，下 1/4～1/5 的部分是富含脂肪与结缔组织的耳垂。

皮肤包括表皮与真皮。表皮由生长层、颗粒层、透明层及角质层组成；真皮较厚，是致密的结缔组织，其中分布有毛囊、汗腺、皮脂腺、血管、神经和淋巴管，还有一些散在的脂肪组织，汗毛和皮脂腺多分布于靠外耳道口，其他部位则较少。

软骨起支撑作用，整个耳郭除耳垂外的其余部分均为软骨支撑。

耳郭的肌肉包括耳内肌和耳外肌。耳内肌有耳轮大肌、耳轮小肌、耳屏肌、对耳屏肌、耳横肌和耳郭斜肌等，耳外肌有耳上肌。耳后部及外耳道口的神经干较粗，在耳轮附近软骨边缘的皮下组织中，神经环绕着软骨边缘而分布。在耳郭皮肤中，分布着游离丛状感觉神经末梢、毛囊感觉神经末梢及环层小体。在耳郭软骨中，分布着单纯型和复杂型丛状感觉神经末梢及环层小体。在耳肌及肌腱中存在有单纯型和复杂型丛状感觉神经末梢、高尔基腱器官、露霏尼（Ruffini）样末梢及肌梭。

耳郭的淋巴管较为丰富，多呈网状，根据其流向分为前、后、下三组。前组为耳郭前面及耳道上壁的淋巴汇流入耳前淋巴结和腮腺淋巴结；后组为耳郭后面的淋巴汇流入耳后淋巴结和乳突淋巴结；下组则为耳垂及外耳道下壁的淋巴液汇入耳下淋巴结。

三、耳与脏腑、经络的关系

（一）耳与脏腑的关系

耳与脏腑有着极为密切的生理、病理关系，如《素问·金匮真言论》曰："南方赤色，入通于心，开窍于耳，藏精于心。"《素问·脏器法时论》说："肝病者……虚则目䀮䀮，无所见，耳无所闻……气逆则头痛，耳聋不聪。""肺病者……虚则少气不能以息，耳聋嗌干。"《素问·玉机真脏论》则认为："夫子言脾为孤脏……其不及则令人九窍不通"。《灵枢·海论》说："髓海不足，则脑转耳鸣。"《素问·通评虚实论》说："头痛、耳鸣、九窍不利、肠胃之所生也。"《灵枢·脉度》说："肾气通于耳，肾和则耳能闻五音矣。"《难经·四十难》记："肺主声，令耳闻声。"

孙思邈《备急千金要方》进一步指出："神者，心之脏，舌者，心之官，故心气通于舌，舌和则能审五味矣。心在窍为耳……心气通于舌，非窍也，其通于窍者，寄见于耳，荣华于耳。"《证治准绳》则认为："肾为耳窍之主，心为耳窍之客。"沈金鳌在《杂病源流犀烛》则强调指出："耳属足少阴，肾之奇窍也。耳所致者精，精气调和，肾气充足，则耳聪。若劳伤气血，风邪乘虚，使精脱肾惫，则耳聋，是肾为耳聋之原也。然肾窍于耳，所以聪听，实因水生于金，盖肺主气，一身之气贯于耳。"清代《厘正按摩要术》则进一步将耳分为心、肝、脾、肺、肾五部，云"耳珠属肾，耳轮属脾，耳上轮属心，耳皮内属肺，耳背玉楼属肝。"

从以上论述我们不难发现，耳与心、肝、脾、肺、肾均有联系，在生理、病理方面息息相应，体现了中医学中整体与局部密切相关的特点，为后世耳穴诊断和治疗提供了理论依据，因此为历代医家所重视，且至今仍有很重要的现实意义。

（二）耳与经络的关系

耳与经络的关系最早见于《阴阳十一脉灸经》中关于与上肢、眼、颊、咽喉等相系的"耳脉"。《内经》则对耳与经脉、经别、经筋的关系都作了比较详细的记述。如《灵枢·经脉》记载："小肠手太阳之脉……其支者，却入耳中。""三焦手少阳之脉……其支者……系耳后，直上出耳上角……其支者，从耳后入耳中出走耳前。""胆足少阳之脉……其支者，从耳后入耳中，出走耳前。""手阳明之别……入耳，合于宗脉。""胃足阳明之脉……上耳前。""膀胱足太阳之脉……其支者，从巅至耳上角。"《灵枢·经筋》还提到了足阳明、手太阳、手少阳经筋均与耳有联系。从以上记载不难发现，六阳经中手太阳小肠经、手少阳三焦经、足少阳胆经、手阳明大肠经的支脉、经别均直接进入耳中，足阳明胃经、足太阳膀胱经分别上耳前、至耳上角。六阴经虽不直接与耳发生联系，但均通过其经别与阳经相合而间接上达于耳。故《灵枢·口问》曰："耳者，宗脉之所聚也。"

耳与经络的关系在《内经》时代奠定了基础，后世医家在继承的基础上，多有发挥和提高。如宋代杨士瀛认为："十二经脉，上终于耳，其阴阳诸经适有交并。"金元时期，四大家及其弟子对其进行发挥并颇有心得：刘完素在《六书·耳鸣》提到"盖耳为肾之窍，交合手太阳、少阳、足厥阴、少阴、少阳之经"；《东垣十书·耳箫声》指出："胆与三焦之经同出于耳"，罗天益在《卫生宝鉴》中则记载"五脏六腑，十二经脉有络于耳者"，"夫耳者宗脉之所聚，肾气之所道，足少阴之经也"；朱丹溪于《丹溪心法》中强调："十二经脉，上络于耳"，"耳为诸宗脉之所附"；还有滑伯仁在《十四经发挥》中详细地说明了手少阳、足少阳经脉进入耳中的具体位置："手少阳……从耳后翳风穴入耳中"，"足少阳……从耳后颞颥间过翳风之分入耳中。"

明清时期，耳与经络关系的研究进一步深入。李时珍在《奇经八脉考》中论述了奇经八脉与耳的联系，如阳跷脉循行"入耳后"，阳维脉"循头入耳"。王肯堂则认为："耳属足少阴肾经，又属手少阴心经，又属手太阴肺经，又属足厥阴肝经，又属手少阳三焦经、手太阳小肠经之会，又属于手足阳明大肠胃经，又属足太阳膀胱经，又属手足少阴心肾、太阴肺脾、足阳明胃经之络"。正如张介宾《类经》所言："手足三阴三阳皆入耳中"。

从这些论述可以发现，耳与十二经络关系最为密切，是十二经脉、奇经八脉等诸经通过、终止、会合的处所，其为近代耳针疗法的研究与发展奠定了理论基础。

近代研究中，国内外有关耳与经络关系的实验报道相当多，国内较有代表性的当是尉迟静在《简明耳针学》所记述的"耳郭微经络系统"，认为在耳正面、背面均有十二经络等的完整、有序的循行分布规律[2]。国外则有"耳脉反射"、"德尔他反射"以及"速听经"等理论学说问世。

四、耳穴的名称、部位和主治

耳穴是指分布在耳郭上的腧穴，是耳郭表面与人体脏腑经络组织器官、四肢百骸相互沟通的部位，因此是人体各部分生理、病理变化在耳郭上的反应点，也是耳郭诊断疾病和治疗疾病的特定点。当人体某处患有疾病时，便会在耳郭相应的穴位上产生阳性反应。常见的阳性反应有：压痛、变色、变形、脱屑、丘疹结节、水痘、低电阻点、敏感点、着色点，这些阳性反应点是治疗疾病时的刺激点。

耳穴在耳郭的分布有一定的规律，犹如一个倒置在子宫内的胎儿，头部朝下、臀部朝上。其分布的规律是：与面颊相应的穴位在耳垂；与上肢相应的穴位在耳舟；与躯干相应的穴位在耳轮体部；与下肢相应的穴位在对耳轮上、下脚；与腹腔脏器等相应的穴位在耳甲艇；与胸腔脏器等相应的穴位在耳甲腔；与消化道器官相应的穴位在耳轮脚周围等。

按 2008 年国家中医药管理局提出，由国家技术监督局和国家标准化管理委员会发布的中华人民共和国国家标准《耳穴名称与定位》，耳郭上共有 93 个穴位。

（一）耳轮穴位

1. 耳中 HX_1

【部位】 在耳轮脚处，即耳轮 1 区。

【主治】 呃逆，荨麻疹，皮肤瘙痒，小儿遗尿症，咯血。

2. 直肠 HX_2

【部位】 在耳轮脚棘前上方的耳轮处，即耳轮 2 区。

【主治】 便秘，腹泻，脱肛，痔疮。

3. 尿道 HX_3

【部位】 在直肠上方的耳轮处，即耳轮 3 区。

【主治】　尿频，尿急，尿痛，尿潴留。

4. 外生殖器 HX_4

【部位】　在对耳轮下脚前方的耳轮处，即耳轮 4 区。

【主治】　睾丸炎，附睾炎，外阴瘙痒。

5. 肛门 HX_5

【部位】　在三角窝前方的耳轮处，即耳轮 5 区。

【主治】　痔核，肛裂。

6. 耳尖前 HX_6

【部位】　在耳郭向前对折的上部尖端的前部，即耳轮 6 区。

7. 耳尖 $HX_{6,7i}$

【部位】　在耳郭向前对折的上部尖端处，即耳轮 6、7 区交界处。

【主治】　发热，高血压，急性结膜炎，麦粒肿，牙痛。

8. 耳尖后 HX_7

【部位】　在耳郭向前对折的上部尖端的后部，即耳轮 7 区。

9. 结节 HX_8

【部位】　在耳轮结节处，即耳轮 8 区。

【主治】　头晕，头痛，高血压。

10. 轮 1 HX_9

【部位】　在耳轮结节下方的耳轮处，即耳轮 9 区。

【主治】　扁桃体炎，上呼吸道感染，发热。

11. 轮 2 HX_{10}

【部位】　在轮 1 区下方的耳轮处，即耳轮 10 区。

【主治】　扁桃体炎，上呼吸道感染，发热。

12. 轮 3 HX_{11}

【部位】　在轮 2 区下方的耳轮处，即耳轮 11 区。

【主治】　扁桃体炎，上呼吸道感染，发热。

13. 轮 4 HX_{12}

【部位】　在轮 3 区下方的耳轮处，即耳轮 12 区。

【主治】　扁桃体炎，上呼吸道感染，发热。

（二）耳舟穴位

1. 指 SF_1

【部位】　在耳舟上方处，即耳舟 1 区。

【主治】　甲沟炎，手指疼痛和麻木。

2. 腕 SF_2

【部位】　在指区的下方处，即耳舟 2 区。

【主治】　腕部疼痛。

3. 风溪 $SF_{1,2i}$

【部位】　在耳轮结节前方，指区与腕区之间，即耳舟 1、2 区交界处。

【主治】　荨麻疹，皮肤瘙痒，过敏性鼻炎。

4. 肘 SF_3

【部位】　在腕区的下方处，即耳舟 3 区。

【主治】　肱骨外上髁炎，肘部疼痛。

5. 肩 $SF_{4,5}$

【部位】　在肘区的下方处，即耳舟 4、5 区。

【主治】　肩关节周围炎，肩部疼痛。

6. 锁骨 SF_6

【部位】　在肩区的下方处，即耳舟 6 区。

【主治】　肩关节周围炎。

（三）对耳轮穴位

1. 跟 AH_1

【部位】　在对耳轮上脚前上部，即对耳轮 1 区。

【主治】　足跟痛。

2. 趾 AH_2

【部位】　在耳尖下方的对耳轮上脚后上部，即对耳轮 2 区。

【主治】　甲沟炎，趾部疼痛。

3. 踝 AH_3

【部位】　在趾、跟区下方处，即对耳轮 3 区。

【主治】　踝关节扭伤。

4. 膝 AH_4

【部位】　在对耳轮上脚中 1/3 处，即对耳轮 4 区。

【主治】　膝关节肿痛，坐骨神经痛。

5. 髋 AH_5

【部位】　在对耳轮上脚的下 1/3 处，即对耳轮 5 区。

【主治】　髋关节疼痛，坐骨神经痛，腰骶部疼痛。

6. 坐骨神经 AH_6

【部位】　在对耳轮下脚的前 2/3 处，即对耳轮 6 区。

【主治】　坐骨神经痛，下肢瘫痪。

7. 交感 AH_{6a}

【部位】　在对耳轮下脚前端与耳轮内缘交界处，即对耳轮 6 区前端。

【主治】　胃肠痉挛，心绞痛，胆绞痛，输尿管结石，植物神经功能紊乱。

8. 臀 AH_7

【部位】　在对耳轮下脚的后 1/3 处，即对耳轮 7 区。

【主治】　坐骨神经痛，臀筋膜炎。

9. 腹 AH_8

【部位】　在对耳轮体前部上 2/5 处，即对耳轮 8 区。

【主治】　腹痛，腹胀，腹泻，急性腰扭伤，痛经，产后腹痛。

10. 腰骶椎 AH_9

【部位】　在腹区后方，即对耳轮 9 区。

【主治】　腰骶部疼痛。

11. 胸 AH_{10}

【部位】　在对耳轮体前部中 2/5 处，即对耳轮 10 区。

【主治】　胸胁疼痛，胸闷，乳腺炎，肋间神经痛。

12. 胸椎 AH_{11}

【部位】　在胸区后方，即对耳轮 11 区。

【主治】　胸胁疼痛，经前乳房胀痛，乳腺炎，产后泌乳不足。

13. 颈 AH_{12}

【部位】　在对耳轮体前部下 1/5 处，即对耳轮 12 区。

【主治】　落枕，颈项肿痛。

14. 颈椎 AH_{13}

【部位】　在颈区后方，即对耳轮 13 区。

【主治】　落枕，颈椎综合征。

（四）三角窝穴位

1. 角窝上 TF_1

【部位】　在三角窝前 1/3 的上部，即三角窝 1 区。

【主治】　高血压。

2. 内生殖器 TF_2

【部位】　在三角窝前 1/3 的下部，即三角窝 2 区。

【主治】　痛经，月经不调，白带过多，功能性子宫出血，遗精，早泄。

3. 角窝中 TF_3

【部位】　在三角窝中 1/3 处，即三角窝 3 区。

【主治】　哮喘。

4. 神门 TF_4

【部位】　在三角窝后 1/3 的上部，即三角窝 4 区。

【主治】　失眠，多梦，痛证，戒断综合征，神经衰弱，高血压。

5. 盆腔 TF_5

【部位】　在三角窝后 1/3 的下部，即三角窝 5 区。

【主治】　盆腔炎，附件炎。

（五）耳屏穴位

1. 上屏 TG_1

【部位】　在耳屏外侧面上 1/2 处，即耳屏 1 区。

【主治】　咽炎，鼻炎。

2. 下屏 TG_2

【部位】　在耳屏外侧面下 1/2 处，即耳屏 2 区。

【主治】　鼻炎，鼻塞。

3. 外耳 TG_{1u}

【部位】　在屏上切迹前方近耳轮部，即耳屏 1 区上缘处。

【主治】　外耳道炎，中耳炎，耳鸣。

4. 屏尖 TG_{1p}

【部位】　在耳屏游离缘上部尖端，即耳屏 1 区后缘处。

【主治】　发热，牙痛。

5. 外鼻 $TG_{1,2i}$

【部位】 在耳屏外侧面中部，即耳屏 1、2 区之间。

【主治】 鼻前庭炎，鼻炎。

6. 肾上腺 TG_{2p}

【部位】 在耳屏游离缘下部尖端，即耳屏 2 区后缘处。

【主治】 低血压，风湿性关节炎，腮腺炎，间日疟，链霉素中毒性眩晕，眩晕，休克。

7. 咽喉 TG_3

【部位】 在耳屏内侧面上 1/2 处，即耳屏 3 区。

【主治】 声音嘶哑，咽喉炎，扁桃体炎，失语，哮喘。

8. 内鼻 TG_4

【部位】 在耳屏内侧面下 1/2 处，即耳屏 4 区。

【主治】 鼻炎，副鼻窦炎，鼻衄。

9. 屏间前 TG_{2i}

【部位】 在屏间切迹前方耳屏最下部，即耳屏 2 区下缘处。

【主治】 口腔炎，上颌炎，鼻咽炎。

（六）对耳屏穴位

1. 额 AT_1

【部位】 在对耳屏外侧面的前部，即对耳屏 1 区。

【主治】 头痛，头晕，失眠，多梦。

2. 屏间后 AT_{1i}

【部位】 在屏间切迹后方对耳屏前下部，即对耳屏 1 区下缘处。

【主治】 额窦炎。

3. 颞 AT_2

【部位】 在对耳屏外侧面的中部，即对耳屏 2 区。

【主治】 偏头痛。

4. 枕 AT_3

【部位】 在对耳屏外侧面的后部，即对耳屏 3 区。

【主治】 头痛，头晕，哮喘，癫痫，神经衰弱。

5. 皮质下 AT_4

【部位】 在对耳屏内侧面，即对耳屏 4 区。

【主治】 痛证，间日疟，神经衰弱，假性近视，失眠。

6. 对屏尖 $AT_{1,2,4i}$

【部位】 在对耳屏游离缘的尖端，即对耳屏 1、2、4 区交点处。

【主治】 哮喘，腮腺炎，皮肤瘙痒，睾丸炎，附睾炎。

7. 缘中 $AT_{2,3,4i}$

【部位】 在对耳屏游离缘上，对屏尖与轮屏切迹之中点处，即对耳屏 2、3、4 区交点处。

【主治】 遗尿，内耳眩晕症，尿崩症，功能性子宫出血。

8. 脑干 $AT_{3,4i}$

【部位】 在轮屏切迹处，即对耳屏 3、4 区之间。

【主治】 后头痛，眩晕，假性近视。

（七）耳甲穴位

1. 口 CO_1

【部位】 在耳轮脚下方前 1/3 处，即耳甲 1 区。

【主治】 面瘫，口腔炎，胆囊炎，胆石症，戒断综合征，牙周炎，舌炎。

2. 食道 CO_2

【部位】 在耳轮脚下方前 1/3 处，即耳甲 2 区。

【主治】 食道炎，食道痉挛。

3. 贲门 CO_3

【部位】 在耳轮脚下方后 1/3 处，即耳甲 3 区。

【主治】 贲门痉挛，神经性呕吐。

4. 胃 CO_4

【部位】 在耳轮脚消失处，即耳甲 4 区。

【主治】 胃痉挛，胃炎，胃溃疡，失眠，牙痛，消化不良，前额痛。

5. 十二指肠 CO_5

【部位】 在耳轮脚及部分耳轮与 AB 线之间的后 1/3 处，即耳甲 5 区。

【主治】 十二指肠溃疡，胆囊炎，胆石症，幽门痉挛，腹胀，腹泻，腹痛。

6. 小肠 CO_6

【部位】 在耳轮脚及部分耳轮与 AB 线之间的中 1/3 处，即耳甲 6 区。

【主治】 消化不良，腹痛，心动过速，心律不齐。

7. 大肠 CO_7

【部位】 在耳轮脚及部分耳轮与 AB 线之间的前 1/3 处，即耳甲 7 区。

【主治】 腹泻，便秘，咳嗽，痤疮，牙痛。

8. 阑尾 $CO_{6,7i}$

【部位】 在小肠区与大肠区之间，即耳甲 6、7 区交界处。

【主治】 单纯性阑尾炎，腹泻。

9. 艇角 CO_8

【部位】 在对耳轮下脚下方前部，即耳甲 8 区。

【主治】 前列腺炎，尿道炎。

10. 膀胱 CO_9

【部位】 在对耳轮下脚下方中部，即耳甲 9 区。

【主治】 膀胱炎，遗尿症，尿潴留，腰痛，坐骨神经痛，后头痛。

11. 肾 CO_{10}

【部位】 在对耳轮下脚下方后部，即耳甲 10 区。

【主治】 腰痛，耳鸣，神经衰弱，肾盂肾炎，哮喘，遗尿症，月经不调，遗精，早泄。

12. 输尿管 $CO_{9,10i}$

【部位】 在肾区与膀胱区之间，即耳甲 9、10 区交界处。

【主治】 输尿管结石绞痛。

13. 胰胆 CO_{11}

【部位】 在耳甲艇的后上部，即耳甲 11 区。

【主治】 胆囊炎，胆石症，胆道蛔虫症，偏头痛，带状疱疹，中耳炎，耳鸣，听力减退，急性胰腺炎。

14. 肝 CO_{12}

【部位】 在耳甲艇的后下部，即耳甲 12 区。

【主治】 胁痛，眩晕，经前期紧张症，月经不调，更年期综合征，高血压，假性近视，单纯性青光眼。

15. 艇中 $CO_{6,10i}$

【部位】 在小肠区与肾区之间，即耳甲 6、10 区交界处。

【主治】 腹痛，腹胀，胆道蛔虫症。

16. 脾 CO_{13}

【部位】 在 BD 线下方，耳甲腔的后上部，即耳甲 13 区。

【主治】 腹胀，腹泻，便秘，食欲不振，功能性子宫出血，白带过多，内耳眩晕症。

17. 心 CO_{15}

【部位】 在耳甲腔正中凹陷处，即耳甲 15 区。

【主治】 心动过速，心律不齐，心绞痛，无脉症，神经衰弱，癔病，口舌生疮。

18. 气管 CO_{16}

【部位】 在心区与外耳门之间，即耳甲 16 区。

【主治】 咳喘，支气管炎。

19. 肺 CO_{14}

【部位】 在心、气管区周围处，即耳甲 14 区。

【主治】 咳喘，胸闷，声音嘶哑，痤疮，皮肤瘙痒，荨麻疹，扁平疣，便秘，戒断综合征。

20. 三焦 CO_{17}

【部位】 在外耳门后下，肺与内分泌区之间，即耳甲 17 区。

【主治】 便秘，腹胀，上肢外侧疼痛。

21. 内分泌 CO_{18}

【部位】 在屏间切迹内，耳甲腔的底部，即耳甲 18 区。

【主治】 痛经，月经不调，更年期综合征，痤疮，间日疟，甲状腺功能减退或亢进症。

(八) 耳垂穴位

1. 牙 LO_1

【部位】 在耳垂正面前上部，即耳垂 1 区。

【主治】 牙痛，牙周炎，低血压。

2. 舌 LO_2

【部位】 在耳垂正面中上部，即耳垂 2 区。

【主治】 舌炎，口腔炎。

3. 颌 LO_3

【部位】 在耳垂正面后上部，即耳垂 3 区。

【主治】 牙痛，颞颌关节功能紊乱。

4. 垂前 LO_4

【部位】 在耳垂正面前中部，即耳垂 4 区。

【主治】 神经衰弱，牙痛。

5. 眼 LO_5

【部位】 在耳垂正面中央部，即耳垂 5 区。

【主治】 假性近视，急性结膜炎，电光性眼炎，麦粒肿。

6. 内耳 LO_6

【部位】 在耳垂正面后中部，即耳垂 6 区。

【主治】 内耳眩晕症，耳鸣，听力减退，中耳炎。

7. 面颊 $LO_{5,6i}$

【部位】 在耳垂正面眼区与内耳区之间，即耳垂 5、6 区交界处。

【主治】 周围性面瘫，三叉神经痛，痤疮，扁平疣，面肌痉挛，腮腺炎。

8. 扁桃体 $LO_{7,8,9}$

【部位】 在耳垂正面下部，即耳垂 7、8、9 区。

【主治】 扁桃体炎，咽炎。

（九）耳背穴位

1. 耳背心 P_1

【部位】 在耳背上部，即耳背 1 区。

【主治】 心悸，失眠，多梦。

2. 耳背肺 P_2

【部位】 在耳背中内部，即耳背 2 区。

【主治】 咳喘，皮肤瘙痒。

3. 耳背脾 P_3

【部位】 在耳背中央部，即耳背 3 区。

【主治】 胃痛，消化不良，食欲不振。

4. 耳背肝 P_4

【部位】 在耳背中外部，即耳背 4 区。

【主治】 胆囊炎，胆石症，胁痛。

5. 耳背肾 P_5

【部位】 在耳背下部，即耳背 5 区。

【主治】 头痛，头晕，神经衰弱。

6. 耳背沟 P_S

【部位】 在对耳轮沟和对耳轮上、下脚沟处。

【主治】 高血压，皮肤瘙痒。

（十）耳根穴位

1. 上耳根 R_1

【部位】 在耳郭与头部相连的最上处。

【主治】 鼻衄。

2. 耳迷根 R_2

【部位】 在耳轮脚后沟的耳根处。

【主治】 胆囊炎，胆石症，胆道蛔虫症，鼻塞，心动过速，腹痛，腹泻。

3. 下耳根 R_3

【部位】 在耳郭与头部相连的最下处。

【主治】 低血压，下肢瘫痪，小儿麻痹后遗症。

五、耳郭诊断法

望耳诊病在我国已有悠久的历史，它是中医望诊中不可缺少的重要组成部分。尤其是近几十年来，我国在深入挖掘、全面整理近代耳诊经验的基础上，吸收借鉴国外一些耳诊研究成果，逐步形成了具有中国特色的耳诊学术体系，对世界耳诊学术的发展产生了十分积极的影响。耳郭是人体的一个重要组成部分，其被认为是一个能反映整体生理、病理状态的独特微观世界。生物全息学说认为，生物的任一部分均包含有整体各部分的全部信息，耳郭作为人体的一部分，同样具备着这一特点。当人体脏腑、组织器官、四肢百骸发生疾病时，在耳郭相应的部位上会呈现各种不同的阳性反应，如相关部位的耳穴电阻值下降、痛阈值下降、变色、变形、脱屑、丘疹、血管充盈等。这些阳性反应可出现在疾病未显露之前，作为早期发现疾病的重要手段，也可在疾病痊愈之后在耳郭上留下永久的痕迹。耳穴的阳性反应点是随着疾病的发生、发展、转归的不同阶段发生改变的，因此耳郭是反映人体疾病的一个重要窗口。一般而言，急性病症时相关耳穴多以痛阈和电阻值的改变为主，而慢性病症时相关耳穴则多以形态改变为主。

常用的耳郭诊断方法包括：耳郭视诊、耳郭触诊、耳穴电探测诊断以及耳穴染色诊断等方法。

（一）耳郭视诊

1. 视诊方法

（1）视诊时，医者两眼平视，以拇食二指捏住耳郭，对准光线，由上而下，由内而外地顺着解剖部位仔细观察。

（2）发现有可疑阳性反应物时，宜用手指从耳背顶起，使阳性反应物处先绷紧，再慢慢放松，然后再慢慢绷紧，再放松，以仔细观察其位置、大小、色泽、硬度等。

（3）当发现一侧耳郭有阳性反应点时，必须与对侧耳郭的同一部位进行对比观察，以鉴别其真伪和性质。

（4）发现隆起、结节及条索状等一类反应物时，应确定反应物的形状、大小、硬度、活动度等，还应观察其是否存在压痛、边缘是否整齐等。

（5）在三角窝、耳甲（耳甲艇及耳甲腔）等部位视诊时，要用探棒或火柴棍等扩开，以充分暴露视诊部位。

2. 视诊阳性反应点的特征及临床意义

（1）变色

红色：有淡红、鲜红、黯红、红绛之分。淡红、黯红色说明疾病初起或已进入恢复期或病史较长；鲜红说明为急性病证、疼痛病证，具有继续发展趋势；红绛则说明邪毒较重，且深入体内，血络受伤。从形态看又可呈点状、片状及从中心向周围红等不同形状。一般而言，点状者病情较轻，片状者病情较重，中心白周围红则多为慢性病急性发作。

白色：有苍白、灰白、中心白外周红之分。总体上，白色多为虚证、寒证、慢性病。

苍白示气血虚弱、感受寒邪；灰白则示气血枯竭、阳气衰微，病情严重，预后不良。白色亦可以是点状、片状或不规则状。

灰色：有淡灰、深灰和灰黑之分。灰色提示多为慢性病，或为肿瘤病变。

青紫色：多见于惊证和瘀证。青紫固定不移，久不变化，则为肿瘤或其他器质性病变。如冠心病即可在心穴上观察到青紫色。

（2）变形

隆起：常见为结节状隆起，或小如芝麻，或大如黄豆，高起于皮肤，亦可见链珠状、条索状隆起，隆起变形多为头痛、关节疼痛、肥大性脊柱炎、肩周炎、消化道疾患等所致。

凹陷：包括点状、片状、线状凹陷，多为慢性病，如胃、十二指肠溃疡、冠心病、耳鸣耳聋等。

观察变形反应物时还应结合颜色及大小、润枯等，以判断疾病的发生、发展过程及预后转归。一般而言，形大者病变范围亦大，形小者病变范围亦小，润泽为病轻浅津未伤，干枯为病将重津已伤，色红为病初起或为活动期，色淡者病情较稳定或发展很缓慢，色白者则多为虚衰、病之后期等。

另外耳穴皮肤粗糙不平，增厚或似皱褶时，亦属变形范围，常见于皮肤病。

（3）丘疹：常见的为点状丘疹或水泡样丘疹，高于周围皮肤。颜色上有红色、白色、灰色之分。多见于急慢性器质性疾病、过敏性疾病、皮肤病等。

（4）脱屑：脱屑一般为白色糠皮样或鳞片状，不易擦去，又分为干燥性脱屑和脂溢性脱屑。干燥性脱屑多为津枯血燥，阴虚火旺等，脂溢性脱屑则多为痰湿阻滞或湿热蕴结。如风溪、肺区等脂溢性脱屑，则多为皮肤病，三角窝内脱屑则明显为经带病之反应。

（5）血管反应：耳穴血管反应常见为血管扩张、充盈、中断、扭曲呈圆圈状或条索状等，色鲜红或黯红。血管变化常见于心、脑血管疾病、急性炎症和出血性疾病。如：血管扩张常见于上消化道出血、支气管扩张、关节痛、腰腿痛等；血管中断常见于心肌梗死；血管扭曲多见于溃疡病、冠心病、肿瘤等。色泽鲜红时多为急性病、疼痛性疾病；色泽黯红呈紫色则多为疾病后期、恢复期等。

3. 阳性反应物类型与疾病反应规律　总体而言，视诊所见阳性反应以变色所占的比重最大，约占一半以上，变形约占二成，丘疹、脱屑、血管变化各约占一成左右。耳穴视诊的阳性反应类型与疾病反应规律总结如下。

急性炎症：多见片状充血红润，有的中间发白边缘红润，毛细血管扩张，色泽鲜红，有脂溢性光泽。

慢性器质性疾患：变色多为白、灰色，变形则多为隆起或凹陷，或见肿胀，以点、片状白色隆起或凹陷为最常见，一般无脂溢及光泽。

皮肤病：糠皮样脱屑、丘疹，皮肤增厚、粗糙。

肿瘤疾患：结节状隆起或点、片状黯灰色，无光泽。

外伤瘢痕或手术后：线条状或半月形的白色或灰黯色瘢痕改变。

4. 视诊注意事项

（1）注意个体差异，要注意男女老幼及不同时期的耳郭反应，区分耳郭解剖上的畸形。如老人和从事野外、露天作业的人，耳郭皮肤的色素沉着及角化都比较明显，而婴幼儿的耳郭血管清晰，很少有色素沉着、隆起、凹陷等现象。

（2）注意季节不同而致的耳郭变化。如夏秋之时，耳郭皮肤较为湿润，充血较明显；而冬春之季相对干燥，颜色多苍白，脱屑亦较多等。

（3）视诊时光线要充足，以自然光线为主。若遇夜间或危重病人不能配合者，可用手电筒在耳郭背部作透光诊视，但必须双耳对照。

（4）视诊前不宜擦洗、揉按耳郭，以免皮肤充血、变色等。如遇凹陷部位不净有污垢时，宜用干棉球沿同一方向拭净，以免消除阳性反应物，影响视诊准确性。

（5）力求排除假象，如色素痣、白色小结、小脓疱、冻疮等，可结合其他耳郭诊断方法鉴别。

（6）注意鉴别耳郭正常分布的血管与异常血管的充盈及走向。

（7）视诊法要结合其他耳郭诊断法同时进行，以提高诊断的准确性。

（8）视诊所发现的阳性反应物要结合耳针自身的理论体系及中西医理论进行综合分析。

（二）耳郭触诊

耳郭触诊法是根据人体患病时，与疾病相关部位的耳穴出现痛阈降低及形态改变，而通过用探棒和探笔等探触穴位，寻找压痛敏感点及有无压痕和形态改变进行疾病诊断的一种方法。耳郭触诊法可分为耳穴压痛法和耳穴探触法。

1. 耳穴压痛法

（1）方法：医者用左手轻扶耳背，右手持探棒、毫针针柄等尖端钝圆、直径为 2mm 左右的棒状物，以 50～100g 的均匀压力按压耳郭各穴，观察病人的痛觉反应，比较各穴、区、点触压疼痛敏感的程度。

用压痛法普查耳轮脚周围、肿瘤特异区和三角窝探查点时，还可运用划法，即用上述压力，均匀地在被测部位滑动，并观察患者的反应。

（2）压痛敏感程度的分级标准：按照病人对触压的呼痛、眨眼、皱眉、躲闪、拒按等表现来分级。

①正负法：无疼痛反应为"－"，有疼痛反应为"＋"，眨眼为"＋"，皱眉为"＋＋"，躲闪为"＋＋＋"，呼痛难忍、拒按为"＋＋＋＋"。

②分度法：呼痛而能忍者为Ⅰ度，呼痛而眨眼、皱眉为Ⅱ度，呼痛而躲闪、拒按为Ⅲ度。

在进行定位鉴别诊断时，还须在与疾病相关的邻近的脏腑耳穴进行触压，同时嘱患者比较疼痛的敏感程度。

（3）压痛敏感点的分析

①在确定敏感点时，往往可以在多处发现压痛点，但"＋＋＋"以上的压痛点较少。这些点通常出现在与病变位置相对应的代表区。症状发作时较明显，与患病脏器同侧的相应耳穴反应尤其明显。一般而言，压痛部位愈敏感，病变程度愈重。在一定程度上，压痛点反映了机体某部位的机能改变和病理变化。

②同时存在多种疾病时，"＋＋＋"以上的压痛点多出现在当前为主的疾病的相应区域，随着主要疾病的改变，反应点的位置亦改变。这在临床上对病证的定位诊断和鉴别诊断上，具有重要的意义。

③反应点的敏感程度还与病程有关，病程短者，压痛反应较明显，随着病程的延长，敏感性越来越低。

④人体生理变化，特别是某些激素的变动也能引起耳穴痛阈的下降，使痛觉敏感度增高，但其敏感程度较疾病引起的敏感性低，一般为Ⅱ度以下。

⑤耳穴的痛觉与情绪有关。心情不舒畅，或过于激动时，痛觉敏感度亦下降，个别敏感体质人的敏感度会上升，但只要用力均匀，仔细比较，都能找到敏感度相对高的耳穴。

（4）压痛法注意事项

①应用点压法时，在耳郭各相应部位逐一压迫检查，避免遗漏阳性反应点。

②点压耳穴时，密切观察病人表情及对疼痛耐受的程度，有无耳穴触压异常感觉，有无酸、麻、胀等反应。

③点压各耳穴，用力要均匀，停留时间要一致，避免出现假阳性或假阴性反应。

④探笔或探棒头部应圆钝，避免因其过于尖锐而造成人为的痛点。

⑤点压到可疑的阳性痛点时，对邻近的穴位进行反复按压比较，切忌过度用力。

⑥结合其他临床诊断，有重点地点压相应穴区。

2. 耳穴探触法　此法是用探笔、探棒或手指的指腹进行探触、探压、触摸耳穴的形态改变，以诊断疾病的方法。适于单纯检查身体各部位有无病变，或各种疾病的定位和定性诊断，尤其是慢性病。

（1）观察内容：通过探触法观察与疾病相关的耳穴形态改变，如隆起、凹陷、水肿、压痕等。

（2）探触方法

①医者左手轻扶耳郭，右手拇指腹放在被测耳穴上，食指衬于耳背相对部位，两指腹互相配合，进行触摸。

②利用耳穴电测仪的探笔或压痛棒等在探测耳穴时稍用力，并在划动中注意观察和感知耳穴形态的改变。可以感触到与疾病相应的耳穴隆起变形的变化，以及耳穴凹陷、水肿等变化。

③按先上后下、先内后外、先右后左的顺序，以耳郭解剖部位进行探触。在系统探触耳郭各部位的基础上，右耳以探触肝、胆、胃、十二指肠、阑尾穴为主；左耳以探触心、肺、胰腺、小肠、大肠穴为主。

（3）阳性改变与疾病的规律

①隆起：隆起有各种不同形态，提示不同类型的疾病。包括以下几种。

点状隆起：多见于头痛、气管炎等。

片状隆起：多见于腰腿痛、腰肌劳损、慢性胃炎、慢性阑尾炎、偏正头痛、肠功能紊乱等。

条片状隆起：多见于肌纤维组织炎、腰肌劳损、慢性胆囊炎、附件炎、便秘等。

条索：多见于子宫肌瘤、消化性溃疡、肝肿大、冠心病、心动过速、痔疮、气管炎、脊椎增生、外伤性关节炎等。

圆形结节：见于多种肿瘤疾患。

软骨增生：多见于肝肿大、脊椎增生和神经衰弱等。

②凹陷：与疾病相关的耳穴可出现点状、片状、线状等不规则的凹陷。具体意义列举于下。

点状凹陷：多见于十二指肠溃疡、肠炎、散光、缺齿等。

片状凹陷：多见于慢性结肠炎、溃疡病、头目眩晕等。

线状凹陷：又称耳折征，多见于耳鸣、龋齿、冠心病等。

③压痕：压痕有深浅、色泽改变和压痛恢复时间的不同，以此来辨别虚证和实证。压痕浅，色白，平坦，恢复慢者多为虚证，常见于贫血、缺氧、水肿、酸中毒、过敏性疾病、胃下垂、重症肌无力等；压痕深，色红平坦，恢复快者多为实证，常见于高血压、肝炎、胆系感染、阑尾炎、泌尿系感染、肺炎、胃肠炎等。

④水肿：可见凹陷性水肿和水纹波动感。

凹陷性水肿：多见于慢性肾炎、肝硬化腹水、各种原因引起的水肿、内分泌功能紊乱、下肢静脉回流障碍等。

水纹波动感：见于冠心病、心律不齐等。

（4）注意事项

①用手指触摸时，须将指腹紧贴耳软骨面，以适宜的压力，上下左右捻动，仔细体会阳性反应物的边缘、界限、光滑度、移动度等。

②用探笔等进行划动探触时，须稍用力，并按解剖部位进行，以免遗漏反应点。

（三）耳穴电探测诊断

耳穴电测法是测定耳穴的皮肤电阻，并以电阻降低的部位作为躯体内脏疾病诊断参考及治疗时取穴依据的方法。耳穴电阻降低的部位，皮肤的导电量明显增高，故电阻降低的部位又称良导点。用于测定耳穴皮肤电阻的仪器多称为耳穴探测仪。通常耳穴探测仪采用音响式（亦可为光、数字显示等），根据音响出现的速度、强弱及音调等进行分析判断阳性反应点，以区分正常生理耳穴和敏感点。

1. 良导点判断标准 人体是非常复杂的电解质导体，有电阻、电容、导电量等方面的变化。耳郭是人体信息最集中的地方，它具有反映人体全部信息的功能。当机体组织器官脏腑患病时，耳郭相应部位的阻抗明显降低，包括电阻的减小或电容的增大。耳郭皮肤电阻范围大约在 100～5000 千欧姆，电容值在 0.001～1 微法，而当人体躯体、内脏组织器官患病时，与病变部位相关的耳穴上电阻值明显降低大约 10～15 倍，电阻范围大约在 20～500 千欧姆，与疾病相关的耳穴良导点和正常部位有明显的差别。良导点显示电阻低、电容值增大。

由于疾病在机体内病理演变过程不同，所以不同病种良导点分布也不同。如功能性疾病和器质性疾病，急性病和慢性病，现在史和既往史等的良导点反应程度都不一样，不同年龄组的良导点反应也不同。同时良导点又受环境、气候、温度、精神状态等的影响，所以耳穴电测时，良导点显示音响不同，可能有多个穴位发生音响改变，也很可能只有一个或 2～3 个穴位发生音响改变。一般来说，急性病、多病种、年老体弱者耳穴电测中可能听到多个穴位发生音响改变，而功能性疾病、单一病种、年幼体健者，耳穴电测时音响变化就很少。由于穴位音响改变揭示机体病变所在部位，并作为躯体内脏、组织器官疾病的诊断参考。因此，如何分辨良导点与正常穴位，对耳穴诊断有重要意义。

良导点判断方法见下。

（1）正常穴位与阳性良导点的区分：正常穴位是指与疾病无关的耳穴，在电测时不发生音响或发生极微弱的音响，音调或频率很低，同时不伴有压痛及耳穴形态改变。

阳性良导点是以声响改变作为判断疾病的依据，从音响出现的时间、反应强弱及音调改变三个方面判断音响的改变情况。并以音响改变的穴位是否伴有压痛、刺痛、变形、脱屑、丘疹、变色、血管充盈等作为参考，将阳性良导点分为三种类型。

①弱阳性：音响出现速度慢、声响弱、音调低、频率低，不伴刺痛，以（±）表示。

②阳性：音响出现速度快、声响强、音调仍低、不伴频率改变。伴有压痛，以（＋）表示。

③强阳性：音响出现速度快、声响强、有音调改变，从低音到高音或伴有刺痛，以（＋＋）表示。

（2）区分生理良导点与阳性良导点：经调查正常耳郭表面电阻在1～4兆欧姆，而与疾病相关的敏感点电阻在20～30千欧姆。由于耳郭形态弯曲低凹不平，其导电性能亦有差别。低凹处电阻偏低，隆起处电阻偏高。资料报道耳舟部位的锁骨、肩关节、肩、肘、腕、指；三角窝部位的子宫、神门；耳轮脚下缘的口、食道穴；耳甲艇部位的大肠、膀胱，屏间切迹部位的内分泌等穴，及耳甲腔的心、肺、三焦等，探测时多呈现弱阳性，但并不意味着机体有病。人们对健康人、运动员、飞行员的耳穴探测时也常观察到上述耳穴出现良导点，但在病史、体征、实验室检查等方面均找不到相应部位的异常证据，这些点称为生理良导点，又称正常敏感点或假阳性点。在临床耳穴诊断中正常人或病人都会有一些生理良导点，这些生理良导点与耳穴的局部解剖结构和机体的功能状态有关。因此，对上述各部位耳穴探测时应仔细分辨，分辨方法是在音响强弱音调高低改变的基础上，查看是否伴有压痛、刺痛以及变形、变色、脱屑、血管充盈等。探测穴位音响出现速度快、音响强、音调由低到高的改变或全呈高音调或伴有压痛、刺痛，则认为此穴为强阳性良导点，并作为定位、定性诊断的参考依据。

2. 良导点在诊断中的意义

弱阳性良导点：提示机体相应部位病变初起或痊愈，亦可反映既往病史。慢性病、器质性疾病痊愈后常在耳穴上留下永久性反应性痕迹，声响反应很微弱。因此，对弱阳性点仅作参考或疑诊，应做随诊观察，不作为主要诊断依据。

阳性良导点：提示机体疾病的主要部位，亦是疾病在体内病理改变最重要的部位，在耳穴诊断中为特定参考穴，应作重点分析，有定位、定性诊断的价值。

3. 耳穴良导点反应的规律

（1）一种疾病的反应点并不固定于一点，多数为几个良导点同时出现。良导点与各种病证的病理过程、病变部位、临床表现的各种症状有关。如慢性肝炎，除肝穴、肝炎点为强阳性良导点外，内分泌、皮质下、三焦、艇中等穴亦出现阳性良导反应。神经衰弱可在神门、心、皮质下、神经衰弱区等穴区呈现多处阳性良导点。

（2）一种疾病虽可出现几个良导点，但以与疾病部位相应的耳穴区、点的导电量最高。如肾盂肾炎，虽然肾、内分泌、尿道等穴均为良导点，但肾穴导电量最高，声响最强，音调高，电测时伴有刺痛。所以比较各良导点导电量的高低，找出导电量最高的区点，对疾病的诊断有重要意义。一般情况下，耳穴导电量最高的区、点，均为疾病的相应部位。

（3）两侧耳郭相同的穴位导电量不平衡，对推断疾病的病变部位有一定意义。据资料报道，耳穴以反映同侧机体相应部位的病变为主，双耳交叉反应者很少。因此在电测中必须检查双侧耳穴良导点，并把得到的良导点进行比较分析，从而准确地确定病变部位。

（4）良导反应的临床意义

①急性病或慢性病发作期，症状明显，病理改变较大，反应剧烈，耳穴导电量高，电测时相应部位呈现强阳性反应。

②慢性病或急性病恢复期，耳郭相应部位导电量较低，反应不明显，耳穴电测时相应部位呈阳性良导反应或弱阳性良导反应。如肝硬化、肝功能已严重损害者，耳穴肝区的导电量反而较低。

③病愈者，耳区导电量无明显反应，有些慢性器质性病变，往往病愈之后在耳穴相应部位上遗留下永久性痕迹，在应用耳穴触诊时有一定参考价值。

（5）患者耳郭背面导电电量的变化：据有关资料表明，耳穴的生理、病理反应点，在耳郭前面和耳郭后面的分布具有对应性，良导点的改变是相互一致的。这为利用耳背穴进行诊断和治疗提供了一定的依据。

4. 耳穴探测仪的种类　目前国内各类耳穴探测仪达数十种。从刺激电流和显示方式上大体可分为两类。

（1）直流电测定法和交流电测定法：几乎所有耳穴探测仪的设计都必须给予耳穴皮肤一定的电流刺激，并依照欧姆定律的原则，测得皮肤电阻值或通过皮肤的电流强度值。按刺激电流的性质，可分为直流电测量法和交流电测量法。一般认为，直流电刺激测量到的是皮肤阻抗，但容易引起测量部位的极化，影响测量效果，也可能发生击穿，造成组织损伤。交流高频电刺激虽能基本上克服以上两个缺点，但很难排除容抗的影响，这种方法测出的敏感点比直流测量法要多一些。

（2）按仪器显示系统方式分类，常见的有以下几种。

音响式：把流过人体和耳郭的微弱的交流讯号，经过晶体管放大器放大，使喇叭或耳机发出响声，用来区别敏感点和正常穴位。

仪表指示式：利用电表、数码管、自动记录等装置，测量耳郭各穴位的电阻值，其值较精确。

氖灯指示式：利用低电阻点电阻小，流过的电流较非电阻点大的特点，引起氖灯发光指示的方式。

5. 耳穴探测仪的使用方法

（1）作耳穴电测定，首先要熟悉所选用的穴位和探测仪的性能，并严格按照产品说明书规范操作。

（2）耳郭皮肤清洁，宜先用36℃肥皂水和消毒水轻轻洗净耳郭，然后用干棉球吸干，10分钟后测定。

（3）将探测插头插入探测插孔内，检查者手持探测电极，病人手持手握电极。打开开关，先将手握电极与探测电极短路，这时耳穴电测仪发出高音调强音响，表示仪器工作正常。

（4）调整基础电阻：探测耳穴前，必须调整仪器的灵敏度，使与被测者的基础电阻相符。确定基础电阻很关键，定高了则几乎到处都响，容易产生假阳性点，定低了则有的敏感点可能测不出来，造成诊断上的误差。测定基础电阻通常以上耳根穴为基准。

（5）调整方法：打开电位器开关，把探测电极置于上耳根穴上，慢慢地调整电位器，使探测仪产生一定强度的声响反应，此时电阻值称该病人的基础电阻。以此为标准探测耳穴，反应强于此标准的敏感点为病理性良导点。基础电阻随人而异，每个人都要调整，甚至同一个人的左右耳也需调整。

（6）探测方法

①全身探测法：此法用于初诊普查，系统检查各部位病变的发生、存在情况，并了解

既往史。探测顺序由上及下，由内及外。

按解剖部位探测：三角窝→耳甲艇→耳轮脚周围→耳甲腔→对耳屏→屏间切迹→耳屏→耳垂→对耳轮→对耳轮上脚→对耳轮下脚→耳舟→耳轮→耳背。

按疾病系统探测：血压→妇科病证→泌尿生殖系统疾病→肝胆系统疾病→胃肠系统疾病→心血管、呼吸系统疾病→神经系统疾病→颜面及五官、鼻、咽部疾病→运动系统疾病。

两侧耳郭分别探测，先右耳后左耳，通常按人体解剖部位，脏器分布有所侧重。

②重点探测法：此法多用于复诊病人、临床鉴别诊断及治疗前的定位取穴。

检测方法：当探测到某一敏感点时，要把这个敏感点相关的可诊断疾病的相应反应点全部检测一下。此法要求检查者对各种疾病在耳穴上的反应规律很熟悉，以便较快地做出诊断和鉴别诊断。

上述两法在耳穴探测中不是截然分开的，即使对于初诊病人及普查，两法亦常结合应用。

（7）探测手法：探测的敏感点是否正确与操作手法关系很大。

①探测时压力要求均匀适中，不宜过重或过轻，过重则易出现假阳性敏感点，过轻则易遗漏敏感点。

②探测各穴停留的时间要一致，避免多次刺激同一穴位，出现假阳性点。

③探测速度不宜太快或太慢，太快易遗漏敏感点。

（8）记录：探测的同时要作好记录，正常穴位记"－"，弱阳性穴位记"±"，阳性穴位记"＋"，强阳性穴位记"＋＋"。

（9）仪器使用完毕后拔出探笔插头，关闭电源。

6.耳穴电测注意事项　由于影响耳郭阳性反应的因素很多，耳穴电测准确与否，除与机体的电特性和操作手法有密切关系外，还与机体体质的胖瘦、运动状态、精神因素、耳郭温度等因素有关。因此探测前要注意避免各种因素的干扰。

①检查前不要反复擦洗耳郭，以免耳郭充血发热，导电量普遍增加，假阳性增多。如患者油脂分泌过多，或运动后出汗，则应用肥皂水轻轻洗拭，洗后休息10～20分钟，使耳郭恢复常态后方可进行探测。

②冬季从室外刚进室内，或活动后或情绪激动者，亦需休息一会，以免因耳郭血管收缩或扩张，或耳郭温度过高或偏低，造成良导点误差。

③从事露天作业者或某些老年人，耳郭皮肤角化明显，或因个体差异，皮肤电阻值大，检查前可用75％酒精棉球擦洗耳郭，休息片刻后探测。如灵敏度仍低，可将手握电极和患者手接触的部位用酒精或生理盐水涂擦，以提高灵敏度。

④婴幼儿、儿童耳郭皮肤细嫩，平均电阻值比成人小，而且神经系统发育不健全，对疼痛耐受性相对差，良导点较少。故一般出现良导点均应在诊断上给予重视。

⑤探测前可调节好仪器灵敏度，找准耳穴基础电阻值，电位器应从小调到适中的灵敏度，避免过高或过低。

⑥探测时要注意探头的大小、方向、压力轻重及探笔接触穴位时间的长短。探测极笔头直径一般以1.5～2mm为宜，过于细小，则单位面积导电量大，刺激性强，易出现假阳性。探测方向与穴位特异性有关，探测电极朝某一个方向测量时显示良导，而稍改变方向就显示不良导，因此探测时对诊断可疑的耳穴、良导不佳的耳穴，要随时调整探笔方

向，以便找到最佳导点。

⑦注意生理敏感点和病理良导点的鉴别，尤其在探测三角窝、耳甲艇、耳舟、屏间切迹部位时，手法可稍放轻，同时注意观察这些部位的穴位在音响强弱、音调改变的基础上，有无压痛和形态改变，经综合分析，判断出病理良导点，方可进行诊断。

（四）耳穴染色诊断

耳穴染色法是使用染色液和相应的活体染色技术，使患病部位的相应耳穴着色的一种直观耳诊法。

1. 耳穴染色液配方　依来格黑 T0.2g，95％酒精 98ml，混合搅拌使之溶解，加龙胆紫 1g，搅拌溶解，加苯胺 2ml，充分搅匀。

2. 耳穴染色步骤

（1）5％的碳酸氢钠液洗去耳郭的皮脂。

（2）0.25％高锰酸钾液清洗耳郭，以氧化去污。

（3）5％草酸液清洗耳郭，还原去污。

（4）蒸馏水蘸饱染色液，在耳郭上均匀涂染二三遍，约 10 秒钟。

（5）立即用 95％的酒精分化（即棉球蘸酒精轻轻冲洗），冲洗二三遍，以大部分皮肤出现本色为度。

（6）干棉球擦干。

通过以上操作，与患病部位相关的耳穴着为紫色，其余部分则不着色。

3. 耳穴染色注意事项

（1）用清洁液去污必须彻底。尤其注意三角窝、耳甲腔、耳甲艇这些凹陷部位的清洗，用 5％草酸液清洗时，以白净为度。

（2）掌握好分化程度。分化不足则全耳呈紫色；分化不匀则易造成假染色区、点；分化太过，把应染色的穴位色除去，出现假阳性不染色。分化的时机也要掌握好，若染色时间过长，或染色液干后再分化，则出现假阳性，反之则敏感点得不到充分染色。

（3）染色时，用棉球蘸染色液，均匀连续地把耳郭涂抹两遍后，立即进行分化，其染色时间从开始涂抹染色液至开始分化约 30 秒钟。染色从内而外，即耳甲腔→耳甲艇→三角窝→耳舟→对耳轮→耳轮→耳垂的顺序。

（4）分化时，不可用酒精棉球硬擦，而是用蘸饱酒精的棉球在轻压时所流下的酒精冲洗。分化程度以绝大部分皮肤显现本色为度。

（五）耳郭诊断遵循的原则

经过耳郭视诊、触诊、电测定、染色等方法获得大量的资料之后，还应该对其进行综合归纳并进行分析、判断，进而对疾病做出正确的诊断，即临床运用耳郭诊断法时还应遵循以下原则。

1. 相应部位分析　相应部位的阳性反应提示病变部位，对定位诊断及鉴别诊断提出依据。

2. 根据阳性反应点变化规律分析　一种疾病可能有几个阳性反应点，一个阳性反应点可能为某一种疾病所特有，亦可能为多种病所共有。阳性点又可能随着疾病的不同过程而演变，因此分析时，要全面考虑。

（1）一种疾病可能有数个反应点。如慢性肝炎可见到如下反应点：肝、肝炎点、艇中、胆、脾、肾、皮质下等。

（2）一个阳性反应点可能为某一种疾病所特有。如过敏区只反映过敏性疾病，结核点只反映结核病，痔点只反映痔疮。

（3）一个阳性反应点可能为多种疾病所共有。如肾穴阳性反应点在下列疾病均有可能出现：肾小球肾炎、肾盂肾炎、前列腺炎、骨质增生、肝炎、神经衰弱、脱发、牙髓炎、耳鸣、耳聋等。

3. 根据脏象经络学说进行分析　藏象学说是中国传统医学整体观思想的一个重要部分，是研究人体生理病理变化及其相互关系的理论基础。肾开窍于耳，耳本身就是藏象学说的一部分。耳针的作用原理在很大程度上是对藏象学说的进一步加深和应用。临床实践也已证实耳穴反应点与藏象经络理论有着密切的联系。所以对于反应点特别是多个反应点的出现，要用藏象经络学说去分析。如肾穴这一个反应点为多种疾病所有，根据藏象学说肾藏精、主水、主纳气、主生殖、主骨、生髓、通于脑，其华在发、开窍于耳及二阴，所以凡与藏精生殖、水液代谢、骨髓脑髓、头发、耳及二便等涉及呼吸、消化、泌尿、生殖系统等有关的疾病，均可能在肾穴出现阳性反应。再如头痛有前头痛、偏头痛和后头痛之分，根据所属经络不同，前头痛病在阳明胃经，故可在胃区出现阳性反应，偏头痛属少阳胆经，故可在胆区出现阳性反应，后头痛属太阳膀胱经，故可在膀胱区出现阳性反应。

4. 根据西医学理论分析　疾病的发生发展和转归是复杂的，疾病是整个机体对致病因素作用的反应，常以某一局部或某一系统的变化为主，而这一变化又会涉及邻近的组织器官，甚至影响整个机体的机能代谢活动，从而表现出复杂的临床症状。许多阳性反应点如内分泌、交感、皮质下、溃疡点、肾上腺、坐骨神经等都是在西医学理论指导下发现的，所以对耳穴所探测出的多种阳性反应点必须从西医学理论进行分析。如胃及十二指肠溃疡时，交感、皮质下、胃及十二指肠均可见阳性反应。西医学认为溃疡病的发生与皮层内脏相关学说有关，因高级神经活动影响内脏的功能变化，而不良的精神刺激易造成大脑皮层的功能障碍，从而导致皮层下中枢植物神经系统对胃液分泌、胃的吸收、消化和胃壁营养的调节紊乱，最后导致溃疡病的形成。所以胃及十二指肠溃疡病患者耳穴阳性反应以交感、皮质下、胃和十二指肠为主。

5. 注意耳穴诊断的相对性　欲求诊断准确，必须四诊合参。疾病在耳穴上的反应仅是全身反应的一小部分，耳穴诊断也只是全身诊断的一小部分，是众多诊断法之一，而不能完全代替其他诊法。另外，耳穴诊断历史较短，尚不完善，加之众多因素的干扰，有许多假象难以排除，有一些需靠经验来识别，所以初学者在运用耳穴诊断疾病时尤应慎重。

六、耳穴治疗法

（一）耳穴疗法的特点

几十年来，耳穴之所以能日益引起医学界的关注，广泛运用于临床并得以迅速发展，这是由耳针疗法的功效和特点所决定的，可以概括为以下几项：

1. 适应证广　耳穴治疗具有疏通经络，调理脏腑，理气活血，强身健体以及调节神经、内分泌平衡，镇静止痛、抗菌消炎、脱敏止痒等功能，因而被广泛用于内、外、妇、儿、神经、五官、皮肤等各科疾病。对功能性和器质性疾病，以及病毒、细菌、原虫所致的一些疾病均有治疗作用。据统计耳针可治疗 200 余种病证，有效率大多在 80%～90%，对于一些急性扭伤、痛证等病例可收到立竿见影之效。

2. 防治兼备　耳针既可以治病，又可以防病。实践证明耳针可以提高机体免疫力，增强抗病能力，并能弥补体针等其他治疗方法之不足。

3. 安全可靠 耳针是一种较为安全的治疗方法，其无刺伤内脏之虞，也不易发生滞针、折针现象，作为一种非药物疗法，不存在毒、副作用，能避免药源性疾病的发生。

4. 简便经济 耳穴的分布有一定的规律性，易学易记，操作简便，随时随地都可应用。尤其像耳郭毫针法、放血法、压丸法、点压法、按摩法等无需特殊设备，费用低廉，非常适于基层普及。

（二）耳穴疗法的适应证

1. 各种疼痛性疾病

（1）外伤性疼痛：扭伤、挫伤、骨折、落枕、烫伤等疼痛。

（2）手术后疼痛：五官、脑外、胸、腹、四肢等各种手术后所产生的疼痛。

（3）炎症性疼痛：如扁桃体炎、咽炎、乳腺炎、胆囊炎、盆腔炎、附件炎、前列腺炎、膀胱炎、风湿性关节炎等所致的疼痛。

（4）神经性疼痛：头痛、三叉神经痛，肋间神经痛、坐骨神经痛等。

（5）肿瘤性疼痛：可用耳穴药物注射法，或耳根环形注射法，以缓解肿瘤引起的疼痛。

2. 各种炎症性疾病 急慢性眼结膜炎、角膜炎、牙周炎、牙髓炎、中耳炎、咽喉炎、扁桃体炎、肺炎、胸膜炎、气管炎、胃炎、肠炎、阑尾炎、胆囊炎、附件炎、盆腔炎、睾丸炎、末梢神经炎等。

3. 变态反应性疾病及胶原组织疾病 过敏性鼻炎、过敏性哮喘、过敏性紫癜、过敏性结肠炎、结节性红斑、风湿热、荨麻疹、药物疹等。耳针可以提高内源性肾上腺皮质激素含量，故有脱敏消炎、提高机体免疫功能等作用。

4. 内分泌代谢性疾病 单纯性甲状腺肿、急性甲状腺炎、甲状腺功能亢进症、糖尿病、肥胖病、尿崩症、垂体瘤等，耳针有调节及改善症状，减少药量等辅助作用。

5. 功能紊乱性疾病 内耳眩晕症、心律不齐、高血压、多汗症、性功能障碍、眼肌痉挛、神经衰弱、自主神经功能紊乱、月经不调、内分泌紊乱、功能性子宫出血等。

6. 各种慢性疾病 腰腿痛、颈椎、腰椎等退行性病变，近视眼、肩周炎、迁延性肝炎、脑震荡、脑外伤后遗症、肢体麻木、慢性胃炎、消化性溃疡病等。

7. 传染性疾病 流行性感冒、百日咳、猩红热、疟疾、肺结核、细菌性痢疾、传染性肝炎、扁平疣、腮腺炎等。

8. 其他 耳针除上述适应证外，尚有催产、催乳、戒烟、解毒、解酒、美容、减肥、治疗食物中毒、预防输液反应、排石等作用。

耳针的适应证很广泛，其中有许多疾病既可单独运用本法，又能以此作为辅助治疗。

（三）常用耳穴治疗法

耳穴的刺激方法，随着现代科学技术的发展日益增多，本章节仅介绍较为常用的一些方法。操作时首先要定准耳穴。根据处方所列耳穴，在穴区内探寻阳性反应点，作好标记，作为施治的刺激点；要求严格消毒。耳郭组织结构特殊，使用耳针法时，必须实施两次消毒法，即除了针具与医者手指消毒外，耳穴皮肤应先用2%碘酊消毒，再用75%乙醇消毒并脱碘。治疗应正确选用刺激方法。耳穴的刺激方法较多，应根据患者病情、穴位、时令等具体情况灵活选用。

1. 耳穴针刺法 即用毫针刺激耳穴以治疗疾病的方法。进针时，医生用左手拇食两指固定耳郭，中指托着针刺部位的耳背，这样既可掌握针刺的深度，又可减轻针刺时的疼痛，用右手持针，在选定的反应点或耳穴处进针。进针的方法有捻入法和插入法两种。针刺的深度应视耳郭局部的厚薄、穴位的位置而定，一般刺入2～3分深即可达软骨，其深度以毫针能稳定而不摇摆为宜，但不可刺透耳郭背面皮肤。刺激强度应根据患者的病情、体质、耐痛度而灵活掌握。针刺手法以小幅度捻转为主，若局部感应强烈，可不行针。留针时间一般是20～30分钟，慢性病、疼痛性疾病可适当延长、小儿、老年人不宜多留。起针时，左手托住耳背，右手起针，并用消毒干棉球压迫针孔，以防出血，必要时再用2%碘酒棉球涂擦1次。一般来说，急性病证，两侧耳穴同用；慢性病证，每次用一侧耳郭，两耳交替针刺，7～10次为1个疗程，疗程间歇2～3天。耳针疗效的高低与取穴的准确有关，为提高疗效，特别是对疼痛一类的急性病，可采用一穴多针法。

2. 耳穴电刺激法　指将传统的毫针法与脉冲电流刺激相结合的一种方法。利用不同波形的脉冲电刺激，强化针刺耳穴的刺激作用，从而达到增强疗效的目的。凡适合耳针治疗的疾病均可采用。具体方法是将毫针分别刺入所选定的耳穴后，把性能良好的电针仪的电流输出调节旋钮拨至"0"位，然后将一对输出导线之正负极分别连接在两根毫针柄上，选择好所需的波形和频率，再打开电针仪的开关，慢慢调节电流输出旋钮，使电流强度逐渐增大至所需的刺激量。治疗完毕后可先将旋钮拨回"0"位，再关闭电源开关，撤去导线，最后起针。一般每次通电时间以10～20分钟为宜，疗程与毫针法相同。

3. 耳穴埋针法　指将皮内针埋于耳穴内，作为一种微弱而持久的刺激，以达到治疗目的的方法。具有持续刺激、巩固疗效等作用，适用于一些疼痛性疾病、慢性病，或因故不能每天接受治疗的患者，也可用于巩固某些疾病治疗后的疗效。操作方法是严格消毒局部皮肤，医者左手固定耳郭，绷紧耳针处的皮肤，右手用镊子夹住消毒的皮内针柄，轻轻刺入所选耳穴内。一般刺入针体的2/3，再用胶布固定。若用揿针时，因针环不易拿取，可直接将针环贴于预先剪好的小块胶布上，再按揿在耳穴内。一般仅埋患侧单耳，每次埋针3～5次，每日自行按压3～5次，留针3～5天。必要时也可埋两耳。若埋针处痛甚，可适当调整针尖方向和深浅度，埋针处不要淋湿浸泡，夏季埋针时间不宜过长；若埋针后耳郭局部跳痛不适，须及时检查埋针处有无感染；若有感染现象，起针后针眼处红肿或有脓点，当立即采取相应措施。

4. 药物穴位注射法　是用微量药物注入耳穴，通过注射针对耳穴的刺激及注入药物的药理作用达到治疗疾病目的的方法。根据病情选用相应的注射药液，所用针具为1ml注射器和26号注射针头。将抽取的药液缓慢地注入耳穴的皮下，每次1～3穴，每穴注入0.1ml，隔日1次，7～10次为1个疗程。使用本法应注意严格消毒，做到无菌操作；凡能导致过敏反应的药物，如青霉素、普鲁卡因，须先作皮肤过敏试验，阴性者方可使用。要了解所选药物的药理作用、禁忌证、有效期，对有较大副作用和刺激性及超过有效期的药物都不使用。

5. 耳穴磁疗法　是用磁场作用于耳穴治疗疾病的方法，具有镇痛、止痒、催眠、平喘和调整自主神经功能等作用，适用于各类痛证、哮喘、皮肤病、神经衰弱、高血压等。如用直接贴敷法，即把磁珠放置在胶布中央直接贴于耳穴上（类似压籽法），或用磁珠或磁片正负极在耳郭前后相对贴，可使磁力线集中穿透穴位，更好地发挥作用。间接贴敷法则是用纱布或薄层脱脂棉把磁珠（片）包起来，再固定在耳穴上，这样可减少磁珠（片）直接接触皮肤而产生的某些副作用。埋针加磁法是把针埋好后，在针柄上加敷一粒磁珠，用胶布固定，使磁场通过针体导入患者体内，给予较长时间的刺激。

磁疗时，采用的磁体不宜过多过大，磁场强度不宜过强，约有 5%～10% 的患者在行磁疗时出现头晕、恶心、乏力、局部灼热或刺痒等不良反应。若持续数分钟不消失时，可将磁体取下，即可缓解。

6. 耳穴放血法　用三棱针在耳郭皮肤上刺出血的治疗方法，有镇静开窍、泄热解毒、消肿止痛、去瘀生新等作用，用于实热、阳闭、瘀血、热毒等多种病证。操作方法是先按摩耳郭使其充血，常规消毒后，手持针具用点刺法在耳穴处放血 3～5 滴，然后用消毒干棉球擦拭，按压止血。一般隔日 1 次，急性病可 1 天 2 次。孕妇、出血性疾病和凝血功能障碍者忌用，体质虚弱者慎用。

7. 耳穴灸法　指用温热作用刺激耳郭以治疗疾病的方法，有温经散寒、疏通经络的功效，多用于虚证、寒证、痹证等，温灸的材料可用艾条、艾绒、灯心草、线香等。

艾条灸可温灸整个耳郭或较集中的部分耳穴。艾炷灸时，先用大蒜汁涂在选好的耳穴上，然后将麦粒大小的艾炷黏附其上，用线香点燃施灸，当皮肤感到灼热即换炷再灸。一般每次灸 1～3 穴，每穴灸 3～9 壮。此法适用于面瘫、腰腿痛、疟腮、缠腰火丹、痹证等。灯心草灸，即将灯心草的一端浸蘸香油后，用火柴点燃，对准耳穴迅速点灸。每次 1～2 穴，两耳交替，适用于疟腮、目赤肿痛、缠腰火丹等，亦可直接用火柴对准耳穴施灸。若需对单个耳穴施灸时，可将卫生线香点燃后，对准选好的耳穴施灸，香火距皮肤约 1cm，以局部有温热感为度，线穴灸 3～5 分钟，适用于腰腿痛、落枕、肩周炎等。

8. 耳穴压籽法　指选用质硬而光滑的小粒药物种子或药丸等贴压耳穴以防治疾病的方法，又称压豆法、压丸法，是在耳毫针、埋针治病的基础上产生的一种简易方法。其不仅能收到与毫针、埋针同样的疗效，而且安全、无创、无痛，且能起到持续刺激的作用，易被患者接受。此法适用于耳针治疗的各种病证，特别适宜于老人、儿童、惧痛的患者和需长期进行耳穴刺激的患者。

压籽法所用材料可因地制宜，植物种子、药物种子、药丸等，凡是表面光滑，质硬无副作用，适合贴压穴位面积大小的物质均可选用，如王不留行籽、油菜籽、莱菔子、六神丸、喉症丸、绿豆、小米等。操作方法是先在耳郭局部消毒，将材料粘附在 0.5cm×0.5cm 大小的胶布中央，然后贴敷于耳穴上，并给予适当按压，使耳郭有发热、胀痛感（即"得气"）。一般每次贴压一侧耳穴，两耳轮流，3 天 1 换，也可两耳同时贴压。在耳穴贴压期间，应嘱患者每日自行按压数次，每次每穴 1～2 分钟。使用此法时，应防止胶布潮湿或污染；耳郭局部有炎症、冻疮时不宜贴压；对胶布过敏者，可缩短贴的时间并加压肾上腺、风溪穴，或改用毫针法；按压时，切勿揉搓，以免搓破皮肤，造成感染。临床应用中，也有根据病情需要选用一些药液将王不留行籽或其他压耳的种子浸泡，可起到压耳与药物的共同治疗作用以提高疗效。

9. 耳穴割治敷药法　是用手术刀片等在耳郭上划破皮肤后敷药的一种方法。此法是在割耳疗法的基础上发展而来，属强刺激疗法。本法具有割耳放血和药物刺激的双重作用。功擅镇静、止痛、脱敏，对神经性皮炎、皮肤瘙痒症、牛皮癣、过敏性皮炎、胃、十二指肠溃疡等具有一定疗效。

割治工具：手术刀片或其他刀片、碎瓷片等，75% 酒精、棉球、胶布、血管钳等。

药物配制：①胡蒜泥剂：去皮紫皮蒜 2 份，胡椒粉 1 份，将蒜捣为泥状，加入胡椒粉搅匀即成，装消毒瓶中盖紧备用；②胡姜泥剂：用鲜姜 4 份，胡椒粉 1 份，研磨为泥状，装消毒瓶中盖紧备用。

操作方法是双耳郭进行严格消毒（尤其是双耳背和一侧耳轮脚），然后在双耳背静脉由远心端开始，用三棱针点刺放血少许，然后在耳轮脚凹陷处用手术刀片等轻轻地划破皮肤，长约 2～3mm，不宜过深，以出血为度。再选取上述药物涂敷于划破伤面上，范围稍大于伤面即可，然后用胶布固定。每 4 天治疗 1 次，5～10 天为 1 个疗程，疗程间隔 7～10 天。

使用本法时要注意无菌操作。术后避免浸湿局部，割敷期间不洗头，以防感染。术时划痕不宜过深，以破皮为限。蒜泥以新配制的为好。若不进行药敷，单纯进行割治亦可收效。孕妇禁用此法，其他注意事项同毫针治法。

10. 耳穴贴膏法 是用有刺激性的药膏贴在耳穴上的一种方法。适用于副鼻窦炎、咽喉炎、气管炎、胃痛、头痛、哮喘、冠心病、腰腿痛、高血压病等病证。选用的膏药种类有消炎解毒膏、香桂活血膏、活血镇痛膏、伤湿止痛膏等，根据说明书选用即可，亦可自制膏药。使用时先清洁耳郭，以便药力更好地渗透皮下，发挥作用。然后将选好的膏药剪成 0.6cm×0.6cm 的小块，贴敷在选好的耳穴上即可。既可只贴一耳，也可双耳同贴。

11. 耳穴按摩法 是在耳郭不同部位用手进行按摩、提捏、点掐以防治疾病的方法。常用的方法有自身耳郭按摩法和耳郭穴位按摩法。前者包括全耳按摩、手摩耳轮和提捏耳垂。全耳按摩，是用两手掌心依次按摩耳郭腹背两侧至耳郭充血发热为止；手摩耳轮，是两手握空拳，以拇食两指沿着外耳轮上下来回按摩至耳轮充血发热为止；提捏耳垂，是用两手由轻到重提捏耳垂 3～5 分钟。以上方法可用于多种疾病的辅助治疗和养生保健。耳郭穴位按摩法是医生用压力棒点压或揉按耳穴，也可将拇指对准耳穴，食指对准与耳穴相对应的耳背侧，拇食两指同时掐按。此法可用于耳针疗法的各种适应证。

12. 耳穴激光照射法 是用对人体组织有刺激作用和热作用的激光照射耳穴以治疗疾病的方法，是古老的耳针和现代激光技术相结合的一种新疗法。此法无痛无创伤，简便易行，适应证广，特别适宜于治疗高血压、哮喘、心律不齐、痛经、过敏性鼻炎、复发性口疮等。目前临床常用的是氦-氖激光治疗仪。使用时，应调节电压至红色激光束稳定输出，即可顺序照射耳穴。每次照 1～3 穴，每穴照 3～5 分钟，10 次为 1 个疗程。切忌眼睛直视激光束，以免损伤，必要时可戴防护镜。

（四）刺激耳穴时常见的反应

耳郭是经络、神经汇集之所，在耳郭上予以不同刺激方法，均可导致全身或局部各种不同反应的出现。这些反应的产生常与患者经络感传的敏感性、机体的反应性有密切的关系。常见的耳针反应有下述几种。

1. 耳郭反应 针刺耳郭时，多数耳穴有剧痛感，少数有酸、麻、胀、凉等感觉。当刺激耳郭局部或整个耳郭后，见到耳郭充血、发热，属于耳针得气的反应，多数得气后疗效较好。

2. 患部反应 当耳针刺激耳穴相应部位后，机体的相应患部或内脏可出现热流、舒适之感觉，有的患部肌肉可出现不自主的跳动。如面瘫患者耳针时或耳针后，可看到面部的肌肉、眼轮匝肌和额肌的颤动或跳动；胃肠疾病时，针刺会感到胃肠蠕动活跃。

临床上对于一些直肠松弛、子宫脱垂患者，当刺激耳郭时，常可明显感觉到患部有向上提拉紧缩样的感觉。

3. 经络反应 刺激耳穴后，部分病例呈现与体表十二经络相同的放射循行路线，沿着经络方向有酸、麻、蚁行感等，有的患者甚至可出现电击样反应。经络反应的出现常与手法的强弱有较为密切的关系，强刺激手法出现率较高。耳穴埋针法、耳穴压丸法均有经络放射反应。这反映了耳针与体针的相应关系，及耳针对机体整体性的反映。凡出现经络反应的患者，治疗效果多较好。

4. 全身反应　接受耳针治疗的患者，均会表现精力旺盛，抵抗力增加，即达到了调整"精、气、神"的作用。全身反应的表现是多方面的，胃肠疾患患者，可出现胃肠蠕动增加，有饥饿感。皮肤病患者可感到一种热乎乎、凉嗖嗖的感觉。大多数病员感到有思睡之意。

5. "闪电"反应　刺激某一耳穴时，患部或内脏某一症状即刻获得缓解甚至消失，称为"闪电"反应。常见于头痛、牙痛、内脏痉挛痛等一些疼痛性疾患。

6. 连锁反应　指用耳针治疗患者某一病证时，往往使其他一些病证同时获得痊愈或缓解。

7. 延缓反应　指针刺即时或疗程结束时，临床疗效不佳或无效。在停针期内，却见症状逐渐好转或显著改善的现象。

8. 适应反应　指部分患者长期耳针治疗，开始效果较好，之后因逐渐对针刺产生了适应性，疗效停滞不前的现象。此时需继续治疗，达到一定强度时才会出现好转。

9. 迟钝反应　指少数病员耳郭的病理性敏感点匮乏或无反应，针刺亦无得气感。这类病员治疗效果差，不宜用耳针治疗。垂危病人亦出现这种现象，双耳用耳穴探测仪检查时毫无反应，针刺感应迟钝或缺失。

（五）异常情况的预防和处理

1. 耳针注意事项

（1）严格消毒，防止感染。耳郭暴露在外，结构特殊，血液循环较差，容易感染且感染后易波及软骨，严重者可致软骨坏死、萎缩而导致耳郭畸变，故应重视预防。一旦感染，应立即采取相应措施，如局部红肿疼痛较轻，可涂 2.5% 碘酒。每日 2~3 次；重者局部涂擦四黄膏或抗生素类的软膏，并口服抗生素。如局部化脓，恶寒发热，白细胞增高，发生软骨膜炎，当选用相应抗生素注射，并用 0.1%~0.2% 的庆大霉素冲洗患处，也可配合内服清热解毒剂，外敷中草药及外用艾条灸之。

（2）耳郭上有湿疹、溃疡、冻疮破溃等，不宜用耳穴治疗。

（3）有习惯性流产的孕妇禁用耳针治疗；妇女怀孕期间也应慎用，尤其不宜用子宫、卵巢、内分泌、肾等穴。月经期慎用针刺法。

（4）对年老体弱者、有严重器质性疾病者、高血压病者，治疗前应适当休息，治疗时手法要轻柔，刺激量不宜过大，以防意外。

（5）严重心脏病患者，慎用耳针；高度贫血、血友病者不宜针刺。

（6）耳针法亦可能发生晕针，应注意预防并及时处理。

（7）对肢体活动障碍及扭伤的患者，在耳针留针期间，应配合适量的肢体活动和功能锻炼，有助于提高疗效。

2. 异常情况的处理　晕针的处理与预防参考毫针刺法之晕针的处理。耳郭感染常因针具和耳郭皮肤针刺消毒不严所致。其他耳穴治疗方法损伤皮肤也可以引起耳郭感染。由于耳郭血液循环较差，一旦感染易波及软骨，使较难治疗，严重者可导致耳郭肿胀、软骨坏死萎缩使耳郭畸形，故应特别注意。平时只要注意针具和耳郭的消毒，耳郭感染一般是不会发生的。如消毒不严、埋针时间过长、按压过重，针眼处局部皮肤可有红肿，表面破损，周围皮肤充血伴有少量渗出液等炎症现象。处理方法如下：①耳针后局部有显著的红肿、疼痛和发炎趋势，局部涂擦 2.5% 的碘酒，每日 3 次，同时配合耳针针刺肾上腺、神门、肺、外耳等穴，每日 1 次。②重时涂擦连翘膏、抗生素软膏。③局部处理方法包括：紫外线、超短波或氦-氖激光，每日 1 次，每次 3～5 分钟。一般激光有消炎止痛作用，能增加吞噬细胞的功能，从而促使炎症吸收。一般上述措施后 1～3 天炎症即可控制。皮肤感染未及时治疗，进而可波及软骨，亦可由于针刺或浆液性软骨膜炎，反复抽液继发感染而致。局部有红、肿、热、痛，伴有全身恶寒发热。处理方法如下：①抗生素治疗：根据炎症感染时间、病菌类型和药物敏感试验，选用抗生素。常用抗生素包括庆大霉素、青霉素、链霉素等。若系绿脓杆菌感染最好用庆大霉素、青霉素、链霉素三种联合使用，同时用 0.1%～0.2% 庆大霉素或链霉素冲洗溃疡处。②艾灸疗法：用点燃的艾条直接烘烤炎症病灶，以患者能耐受为度。每次 15～20 分钟，一般每日 2～3 次，直至病灶液体吸收，炎症消失为止。如已化脓则须扩创，将脓液全部排出后，再进行灸治。如积液多者适当行穿刺抽液，如经上法治疗不愈可进行外科处理。

（六）治疗取穴原则和配方

1. 耳穴治疗取穴原则　耳穴治疗的原则，即取穴的依据。当疾病确诊后，用哪些耳穴进行治疗，根据什么原则选择穴位，与所得到的效果紧密相关。耳针治疗取穴原则有以下五个方面。

（1）按相应部位取穴：按相应部位取穴是根据人体患病部位，在耳郭上相应部位取穴。当机体某个器官、某个脏腑、某个肢体部位患病时，在耳郭的相应部位上会出现阳性反应点，如低电阻、疼痛、变色、变形、脱屑、丘疹等。因此，能准确地选择出疾病在相应部位上的阳性反应点，是治疗中取得满意效果的关键。相应部位穴位是耳针治疗中的首选穴位，如心脏疾病要取心穴，妇科疾病取盆腔、子宫，腰椎疾病取腰穴，损伤性疾病取相应部位的耳穴，以此为主穴，再配合其他相关穴位的协助作用，就能提高治疗效果。

（2）按脏腑辨证取穴：脏腑辨证取穴是根据中医藏象学说的理论，按照各脏腑的生理功能和病理表现进行辨证取穴的方法。脏腑辨证是耳穴治疗的特点。如脱发，藏象学说认为，"肾其华在发"，故取肾穴来治疗；皮肤病，藏象学说认为"肺主皮毛"，故取"肺"；神经衰弱时表现心烦不安、失眠、多梦，在治疗时，根据脏象学说"心主神明"，因"神不守舍"可导致失眠、多梦，故治疗神经衰弱时，要取心穴，以起到宁心安神作用。

（3）按经络学说取穴：这包含两层意思。一是经络取穴，即根据经络循行部位取穴。如坐骨神经痛，可选膀胱、胰胆穴，因病变区域为足太阳膀胱经和足少阳胆经所属。二是按经络病候取穴，即根据经络所主疾病来取穴。如手阳明大肠经病有齿痛，故齿痛可选大肠穴。

（4）按现代医学理论取穴：耳穴有一些穴位如内分泌、肾上腺、皮质下、交感等均是根据西医学理论来命名的，这些穴位的功能基本上与西医学理论一致。因此临床上选穴时，可改变这一类穴位的功用。如炎性疾病的可取"肾上腺"穴，糖尿病、甲状腺病均属于内分泌功能紊乱，可取内分泌穴。胃痛、胆绞痛、肾绞痛可选交感等。

（5）按临床经验选穴：人们在长期的临床实践中，发现了某一穴位对某些病证有效，甚至有较特殊的疗效，此后就单取该穴或配合其他穴位治疗那些病证。如取生殖器治疗腰腿痛，耳尖放血治疗肝昏迷，枕穴治疗老花眼，耳背沟治疗高血压等均属于临床经验选穴。此外还要注意穴位间及与某些疾病的配伍禁忌，以提高疗效。如神门和枕二穴都具有镇静、镇痛和安眠作用，对于一些精神兴奋的如心烦、急躁、失眠之类的疾病用之适宜，但对于精神不振、情志抑郁、脘闷纳呆的病人则不适用，用之则对精神及胃肠功能起抑制作用，加重病情。

以上五种取穴方法既可以单独运用，又可以联合运用，临床上不可拘泥于某种取穴方法而忽略其他取穴方法。应全面考虑，合理选穴。

2. 常见疾病的选穴配方　参见治疗各论。

（七）提高耳针疗效的几个基本因素

提高耳针疗效，取决于诊断明确、配方合理、取穴准确、手法得当四个方面的因素。

1. 诊断明确　临床上，对于疾病诊断的正确与否，直接关系到治疗效果的好坏。当对某一患者所患疾病诊断明确时，就可以根据需要而选择各种不同的治疗方法，或中或西，或针或药。因此在对疾病进行诊断时，必须通过各种方法全面收集患者表现出的各种反应。运用耳诊时还必须结合其他各种诊断方法，以使诊断明确。在诊断明确以后，再根据需要选用不同的耳穴治疗，这样才会获得较满意的疗效。

2. 配方合理　要达到配方合理，必须熟练掌握耳穴的功效及特点，巧妙地运用各种取穴原则，或一穴或多穴，且须取穴对症，配方周密，才能取得满意的疗效。

3. 取穴准确　取穴准确的关键是刺激敏感点。敏感点常常不是一个区，而是一个点。要想取穴准确，必须在熟悉耳穴定位的基础上，用视、触、电测等法反复检查，仔细比较。

4. 手法得当　手法包括针刺方向、针感和刺激量。

（1）针刺方向：必须根据不同病种和不同穴位选择不同的针刺方向。如针刺胃穴时，为了止吐，针尖应朝贲门方向；为了治疗十二指肠溃疡，则针尖应朝十二指肠方向。

（2）针感：耳穴刺激要求有一定的感觉，如酸、麻、胀、痛等感觉，有些病证还要求针感直达病所。如治疗肩周炎时，针感到达肩部者效佳，反之则效差。如针感差时，可调整方向或更换穴位，以取得较强的针感。

（3）刺激量：临床对某种疾病诊断辨证后，要正确决定刺激量，适合的刺激量，才能取得较好的疗效。

临床实践证明，诊断明确、配方合理、取穴准确、手法恰当是提高耳针疗效的四个基本因素。当疗效不佳时，要认真从这四方面找原因。

七、耳穴的现代研究概况

耳针作为针灸学的分支学科，已形成了独立的诊断和治疗体系。世界卫生组织已正式把耳针归属于"微针刺系统"，并形成耳医学。耳穴为什么能诊断治疗疾病？机理是什么？人们一直在不懈地研究和探讨这个问题，并做了大量有益的工作，并形成了各种学说，但迄今为止尚无一明确统一的认识。因此本书只能将以往的工作略作总结，简述如下。

（一）从耳穴与经络的关系探讨耳穴诊治疾病的原理

耳与经络的关系，古代文献记载颇多（前文中已有详细的说明），故有"耳为宗脉之所聚"的说法。为了验证中医理论，许多人从经络感传与耳穴的关系方面进行了探讨。上海市耳针协作小组[1]观察 200 名病人中有 59 例出现耳穴循经感传（29.5%）。刺激耳穴皮质下、坐骨神经等，感传线循行膀胱经者 27 例。天津市耳针研究小组[1]也观察 200 例患者，其耳穴感传率达 35%（$n=70$），其中 37 例循阳经感传。陈乃明等[1]普查不同民族、不同职业 505 人，有耳穴循经感传者 10 人，刺激耳穴内脏点可诱发相应经脉感传，同时也可诱发其他经脉感传。黄丽春[3]对经络敏感人耳穴肝、胆、心、胃、膀胱、肺等穴位用耳穴探测仪测定时，均发现经络感传，感传自耳郭开始，沿一定的路线，传向相应的经脉的起—止穴，然后再沿该经脉的走向循行，终其全程。且发现刺激耳郭非穴位时，无经络感传诱发，认为穴位定位有相对特异性，耳穴与机体有特定的相关性联系。广西中医学院针麻经络研究室[1]在 104 次的测试中，90 次所诱发的感传的循行路线与耳郭刺激互有特异性的对应关系，约占 86.5%，其余 14 次感传系沿着同名经、表里经或其他无关经脉的路线循行。尉迟静[2]则认为，不但人的躯体分布着十二经脉与奇经八脉，而且耳郭上同样分布着这些经脉，不但耳正面有，而且耳背面也有，且均与躯体经络有联系。刘维洲[1]等用双盲法对 12 名循经感传显著者诱发耳穴感传，发现同一个耳穴可以诱发全身十四经每一条经的感传，许多耳穴也能诱发同一条经脉感传。蔡宗敏[4]为了证实耳穴感传的主要特征及其与疗效的关系，对 2180 例黑种人耳穴治疗者进行全面检测与治疗，证明黑种人患者的耳穴感传出现率较高，占 12.20%，耳体穴交接现象在 5%，且与性别、年龄及疗效有密切联系。国外在这方面也有研究，日本岸勤[1]认为：各经络到达听会后，再从听会穴开始，向耳郭上循行，各自又发生特异性的耳郭经络路线的现象，而且口上的十二经络循行是环形的。北处利胜[1]也发现：某些经络敏感人，在接受耳穴刺激时，针感可以向四肢、躯干等部位传导。

这些研究都表明：耳与经络的联系是客观存在的。由于经络是气血运行的通道，内属于脏腑，外络于肢节，沟通内外，宣上达下，所以当针刺耳郭上的穴位时，就能调整某条经脉及其所属脏腑的阴阳协调与平衡，从而起到治病的作用。另外，经络还有反映病候和传注病邪的作用，所以当某条经脉或某个脏腑有病时，通过经络又会反映到耳郭上而出现阳性反应点，根据这些阳性点就可以诊断相关经脉脏腑的病变。

（二）从耳穴与脏腑的关系探讨耳穴诊治疾病的原理

许多现象证明，耳郭与脏腑有着密切的联系。这种联系着重表现在耳穴对脏腑病变的反应和通过耳穴进行诊断上。有人[1]用耳穴示波观察 591 例 1182 只耳郭，其中妇科疾病诊断符合率为 88.3%，肝病诊断符合率为 88%，肠胃病为 56%，肾脏病为 72.4%，心血管病为 52.9%，肺疾病为 47.5%，肿瘤为 53%。而心脏病诊断方面，探测符合率为 92%，其中冠心病 92%，肺心病 100%，高心病 93%，风心病 83%。在耳穴压痛方面，邵文斌[1]曾对各系统疾病患者进行了耳郭压痛检查，结果示：心血管病人耳心穴压痛阳性率是 85.35%；泌尿系病人，耳肾穴压痛阳性率是 80%；其他各病相应耳穴压痛率分别为呼吸系统病人耳肺穴 50%（非结核），肺结核病人 68.75%，消化系统病人 84.4%，各种病人平均压痛阳性率为 78.36%。Gaillermo LM[1]通过对 3500 名病人耳郭广泛触诊，结果同临床化验、心电图、血压、血液生化、肝功能等项检查进行对照，误差率仅有 2.3%，绝大多数都互相吻合。町田道夫[1]用一种尖端为小圆球的触压棒触压胃溃疡患者耳胃点，有特异阳性者达 85%。

现代大量的研究资料和实验也证明，耳穴与各脏腑之间，不仅存在着相关性，而且具有相对特异性。

在心脏血管疾病方面，高昕妍[5]等用 22 只正常 SD 大鼠和 15 只自发高血压大鼠，氨基甲酸乙酯腹腔注射麻醉（1.0g/kg），观察迷走神经完整和颈部切断迷走神经干后耳甲区电针（75～100Hz，疏密波）和手针（约 2 次/s）刺激对动脉血压和心率的影响，同时记录左侧迷走神经和交感神经放电的变化。选取"内关"穴作对照，记录血压和心率及神经放电指标。结果发现对自发高血压大鼠和正常大鼠，电针和手针刺激耳甲区能有效降低动脉压（$P<0.001$），抑制心率（$P<0.001$），同时在个例动物观察到迷走神经放电增加而交感神经放电抑制。平补平泻手法针刺"内关"穴也有降压效果（$P<0.05$），但与耳甲区针刺结果相比有显著性差异（$P<0.001$）。李岳峰[6]在临床观察冠心病 30 例，用氦-氖激光照射耳穴治疗，经激光治疗后，显效 21 例，有效 7 例，无效 2 例，总有效率为93%。治疗前后 TG $P<0.01$，余均 $P<0.05$，GH、TG、S-HT、S-HIAA 均降低。天津[1]对美国 Sterntieb 等发现的冠心病人耳折征作进一步验证，共普查 1619 名正常人，有耳折者 90 名（5.6%），可疑者 79 名（4.9%），而 100 名冠心病人有耳折者为 62 名，可疑者 14 名，同时还发现耳折征发生率随年龄增长而升高。

在神经及神经系统疾病方面，景莉玲[7]等采用多导睡眠监测仪进行规范检测，比较失眠患者耳穴贴压法治疗前后慢波睡眠结构的差异，并以正常人为对照进行比较。结果经过耳穴贴压治疗后，失眠患者慢波睡眠中Ⅰ期、Ⅱ期睡眠较治疗前明显减少，而Ⅲ期、Ⅳ期较治疗前明显增加，失眠患者的慢波睡眠结构治疗前后相比有显著性差异（$P<0.05$）。其睡眠结构与对照组相比无显著性差异（$P>0.05$）。

在呼吸系统疾病方面，有实验[1]对耳穴贴压预防组 32 例和空白对照组 37 例小儿进行感染发病情况的比较观察，发现预防组的发病人数及发作持续时间均明显低于对照组，提示耳穴贴压可能是通过增强细胞免疫功能及调整 CD4/CD8 比值而起到预防小儿上呼吸道感染作用的。贺玉英[8]等取肺（选两个敏感点）、大肠、感冒点（对耳轮上脚所指的耳轮处）治疗感冒；风寒感冒加内鼻、外鼻，风热感冒加热点、扁桃体，治疗 45 例，治愈（症状消失）36 例，其中治疗 1 次而愈者 12 例，好转（治疗 3 次后发热消退，临床症状明显减轻）8 例，无效（临床症状无改善或加重）1 例，总有效率 97.8%。蔡红[9]等观察不同耳穴对慢性阻塞性肺病患者肺功能的影响，将 32 例 COPD 患者随机分为两组，其中观察组用耳穴肺、气管、对屏尖，对照组用胃、腰椎、指。结果表明观察组治疗前后肺功能指标 PEE、PEv-1、Pvc3 等均有显著性变化（$P<0.01$），对照组无显著变化（$P>0.05$）。两组对照肺功能变化有显著差异，证明耳针对肺功能改善有一定作用。

在消化系统方面，植兰英[10]让 170 例患者自行揉按胃穴，在 X 钱钡餐透视下发现132 例出现效应，原来蠕动波少的促使增加，多的可产生抑制使之减少；原来蠕动波多、单蠕动能力弱者，还出现波数减少，蠕动力增强的效应。在 B 超观察下，以耳穴胰胆组合耳迷根穴进行刺激，出现胆囊收缩力增强；以胰胆组合交感穴进行刺激，反使胆囊收缩力减弱。许东平[1]等通过对已知病例耳郭的普查发现，肝癌患者耳肝区局部有梅花样排列之环形凹陷，呈土黄色，有压痛。在此基础上又对疑似肝癌患者 636 人在门诊或手术前进行双耳视诊、扪诊和探棒压迫找压痛点等检查，然后与病史、化验或手术结果相对照。发现其中 95 例病理证实肝癌，耳诊符合率 73.8%，甲胎蛋白阳性者 281 例，耳诊符合率83.2%。另外，曾立昆[1]根据耳背血络在肝炎时颜色有鲜红、深红、青紫等的不同来分辨肝炎的轻、中、重型。上海[1]则发现肝病患者往往在肝穴区出现结节，呈圆形、椭圆形或长条状白色隆起，周围有褐色沉着或充血，结节最小者如米粒，最大者 $1.3cm \times 0.8cm$。

在泌尿生殖系统方面，张杏艳[11]等将新西兰兔 17 只随机分为空白对照组、模型（肾阳虚衰老模型）组、耳针组和中药组。采用羟基脲灌胃造肾阳虚衰老模型。对耳针组每天电针双侧"艇角"耳穴，中药组每天灌服补肾中药。观察血清睾酮（T）、雌二醇/睾酮（E2/T）浓度，并观察睾丸、肾光镜下的病理改变。结果：模型组睾丸、肾出现了明显的退行性变化，其体内 T、E2/T 的变化都向着衰老方向发展；电针"艇角"穴可改善或预防造模药物造成的 T 下降、E2/T 上升，并可显著改善睾丸的生精功能。其效果优于补肾中药组。结论：针刺艇角穴可使肾阳虚衰老模型动物 T 升高、E2/T 下降，并可显著改善睾丸的生精功能，从而发挥其治疗肾虚和抗衰老的作用。

大量的资料和实验结果证明，耳郭与脏腑有着密切的联系。耳穴与各内脏之间，不仅存在着相关性，而且具有相对特异性。因此，利用耳穴可以诊断、治疗相关脏腑病。

（三）从耳穴与神经的关系探讨耳穴诊治疾病的原理

耳郭的神经很丰富。从西医学的观点来看，神经是耳郭与内脏联系的主要途径。从神经解剖上发现，耳郭有来自脊神经颈丛的耳大神经和枕小神经，也有来自脑神经的耳颞神经、面神经、舌咽神经、迷走神经的分支以及随着颈外动脉而来的交感神经。分布在耳郭上的四对脑神经及两对脊神经和中枢神经系统均有联系，如分布在耳郭的耳颞神经属三叉神经下颌支的分支，除司咀嚼运动和头面感觉外，还与脊髓发生联系；面神经除司面部表情肌运动外，还管理一部分腺体。延髓发出的迷走神经和舌咽神经对呼吸中枢、心脏调节中枢、血管运动中枢、唾液分泌中枢（呕吐、咳嗽中枢）等都有明显的调节作用。来自脊神经的耳大神经、枕小神经除管理躯干、四肢、骨关节肌肉运动以外，还支配五脏六腑的运动。由脑、脊髓部发出的副交感神经和脊髓胸、腰部发出的交感神经（分布在耳郭上的迷走神经属副交感神经；交感神经在耳郭上伴动脉分布）所组成的内脏神经，对全身的脏器几乎有双重支配作用，两者互相抵抗，而又协调共同维持全身脏腑和躯干四肢的正常运动。

从耳郭神经分布可以发现，耳郭与全身有着密切联系。显微观察，耳郭皮肤中，布有各种神经感受器：游离丛状感觉神经末梢、单纯型和复杂型丛状感觉神经末梢、毛囊神经末梢、环层小体、高尔基型腱器官、露菲尼样末梢及肌梭。在耳针[12]治疗中运用多种刺激方法出现的"得气"可能是兴奋了多种感受器，尤其是痛觉感受器，接受和传递各种感觉冲动汇集到三叉神经脊束核。然后，由该核传递冲动到脑干的网状结构，而网状结构被认为是耳针作用的高级神经部位。

研究发现，人体内脏在耳郭的反应区——耳甲区，恰好是迷走神经耳支在耳郭的分布区，这也是迷走神经在体表的唯一分布区，这就为针刺耳郭的穴位对治疗迷走神经支配的内脏器官疾病奠定了解剖学基础。中国科学院[13]通过对耳郭的神经解剖以及各部的 26 个穴位的显微观察，注意到所有的耳穴都有一定的神经供给，只是分布的数量不等，神经来源也存在差异。有人曾观测了三叉神经切断术后患者耳郭痛觉消失部位，其范围大致在耳尖穴至屏上切迹及耳屏前区域内。

张启兵[14]等采用 HRP 神经示踪法，利用 HRP 颗粒在神经轴浆内的逆行运输，以寻找耳穴与内脏之间的神经联系，从而揭示耳针调节内脏功能的作用机制。他们采用辣根过氧化物酶（HRP）分别在 SD 大鼠耳郭不同穴位点行皮下注射，于脑、脊神经节内观察酶标细胞的数量、形态和分布，结果在迷走神经下节和交感干神经节上发现 HRP 酶标细胞。揭示在耳甲（耳内脏穴分布的区域）和支配内脏的交感神经节之间可能存在一条神经通路。

人体某处患病时，在相应耳穴上出现导电量增高的良导点，如注射抑制交感神经的药物后，导电量则降低，如注入抑制副交感神经的药物后，交感神经相对兴奋，导电量又增高。对切断颈交感神经的家兔观察耳穴低电阻点的形成，并没有显示出明显的、直接的效果。可见，针刺耳穴所产生的效应与自主神经系统的调节是分不开的，并具有超节段性的特点。观察猴子在实验前后病理反应点的变化，发现人为造成的腓骨折断及辣椒油棉球包围坐骨神经，所产生的压痛反应点大都集中在三角窝和对耳屏下的沟中。当切除猴子的大脑皮层后，其压痛反应仍存在，但反应程度有所减轻，这种刺激的冲动都汇集在三叉神经脊束核，由该核传递冲动至脑干的"网状结构"。可见，该结构是耳针作用的高级神经部位。张雪朝等[15]发现：①耳针改善细胞膜功能，缓解细胞内钙离子超载；②耳针促进脑组织乳酸堆积的清除，抑制自由基反应，从而调节脑内兴奋性氨基酸递质代谢，减轻神经元细胞损伤；③耳针避免脑缺血后神经元死亡。

潘娅[16]等用四血管阻塞改良法建立 VD 大鼠模型，造模后针刺"肾"、"心"耳穴，用 Morris 水迷宫检测大鼠平均逃避潜伏期、第Ⅲ象限活动时间和穿越站台次数，免疫组织化学 SABC 法检测大鼠海马 Caspase-3 免疫反应阳性细胞表达。结果：针刺耳穴后，VD 大鼠学习记忆能力明显提高（$P<0.01$ 或 $P<0.05$），海马 Caspase-3 免疫反应阳性神经元明显减少（$P<0.05$）。结论：针刺"肾"、"心"耳穴可改善 VD 大鼠学习记忆能力，其机制可能与 Caspase-3 表达减少、抑制缺血海马神经细胞的凋亡有关。卢雨微等[17]采用4-血管阻断（4-VO）的方法，复制大鼠血管性痴呆模型，采用 Y-型迷宫进行行为学检测，定量测定其学习记忆成绩，用免疫组化法检测脑内 NMDAR1 表达水平的变化。结果：正常对照组脑组织有少量的 NMDAR1 免疫阳性神经细胞分布，VD 模型组 NMDAR1 免疫阳性细胞数较正常对照组显著增多，平均光密度显著降低（$P<0.05$）；耳针治疗组"脑"、"肾"两耳穴交替治疗3周，脑组织 NMDAR1 免疫阳性神经细胞数显著减少，平均光密度值增高（$P<0.05$）。结论：耳针对脑缺血性神经元损伤的保护作用可能是通过抑制 NMDAR1 的过度表达、下调 NMDAR1 的数量而实现的，从而改善 VD 大鼠学习记忆障碍。徐占英等[18]用耳针配合穴位注射治疗顽固性呃逆，认为按压耳部相关穴位可刺激大脑皮层，通过反射弧使迷走神经抑制，膈肌痉挛缓解而达到呃逆即止的目的。郑子萍等[19]观察耳穴贴压对胆囊收缩功能调整的超声变化，发现耳针通过交感神经及迷走神经，可增加胆汁分泌，促进胆囊收缩。牟淑兰[20]采用耳压针药结合治疗更年期综合征，认为耳针刺激耳壳迷走神经，调整垂体功能，纠正了下丘脑-垂体-卵巢环路的失调。姜文等[21]发现耳压治疗对交感神经机能偏亢或副交感神经机能偏亢均可发挥良性调节作用。

西医认为，神经是耳郭与内脏联系的主要途径，通过刺激耳郭上的神经，耳针可发挥双向调节作用，纠正机体失衡状态，达到防治疾病的目的。

（四）从耳穴与神经体液的关系探讨耳穴诊治疾病的原理

除了用上述因素对耳穴诊治疾病的原理进行探讨以外，人们还认识到体液因素也参与到全过程，因为即使在耳郭的全部神经切除后，耳郭的电阻点也并未完全消除。

耳穴的良性刺激对全身各组织器官所起的效应，在相当程度上是通过神经和体液的综合调节作用实现的。有人将两只动物以橡皮管接通颈动脉和颈静脉，使两者的血液产生交叉循环，此时，动物各自的神经和经络皆不影响对方，只有体液联系着这两只动物。当针刺其中一只动物的耳穴，另一只动物也可产生相应的反应。也有实验把两只动物建立血流循环关系，然后将甲动物处于针麻状态，不久另一只动物也可产生相应的反应。这些试验都证明针刺及耳穴刺激是可以通过体液传递并调动体内的抗痛能力的。

杨佃会[22]等对 32 例缓解期偏头痛患者采用耳穴综合疗法（耳背放血，自血穴位注射风池、阳陵泉，耳穴点刺颞、胰胆、神门等），1 个疗程结束后进行临床疗效评价，治疗前后检测舒血管因子降钙素基因相关肽（CGRP）和缩血管因子血浆内皮素（ET），并与 22 例正常人的 CGRP、ET 值进行比较。有效率 78.1%，治疗前后比较差异有极显著性意义（$P < 0.001$），CGRP 和 ET 含量与治疗前相比，差异有非常显著性意义（$P < 0.01$），二者呈负相关关系（$P < 0.05$）。由此可看出耳穴综合疗法可以调节缓解期普通偏头痛患者血浆 CGRP、ET 的平衡，改善脑血管舒缩功能障碍和内皮功能的异常，起到止痛作用。单秋华等[23]认为耳穴可有效地提高血清中 β-内啡肽含量，调节中枢神经递质的分泌；提高卵巢功能，延缓衰退，提高 E2 水平，并认为耳穴贴压直接调节下丘脑的功能，或间接通过提高雌激素的含量来影响下丘脑对 β-内啡肽的分泌。从兔耳缘静脉注射葡萄糖，观察到家兔耳针组血清胰岛素呈现与血糖相反的变化，说明耳针具有降血糖、促进胰岛素分泌的作用。他同时还观察 31 例已绝经的更年期综合征患者耳穴贴压治疗前后促卵泡生长激素（FSH）、促黄体生成激素（LH）、雌二醇（E2）、睾酮（T）、β-内啡肽（β-EP）变化。结果，治疗后 FSH、E2 及 β-EP 与治疗前比较，差异均有显著性意义，而 LH 与 T 治疗前后变化差异无显著性意义。结论，耳穴贴压治疗能明显降低女性更年期综合征患者血清中 FSH 的含量，升高血清中 E2 和 β-EP 的含量。李芳莉等[24]认为耳穴贴压疗法可明显地降低血清睾酮水平。电耳针刺激耳穴心、肝、脾，血流变的指标均有明显改善（血沉除外），提示耳针刺激有改善血液黏稠度的作用。王援朝等[25]观察耳针对缺血性中风的影响，通过耳针治疗，血液流变学检查结果显示，耳针组和模型组皆较正常组的全血粘度高，耳针组更为明显。杨海燕[26]选取耳眼、目 1、目 2、肝、脾、肾等治疗视神经萎缩，认为耳郭通过神经体液途径与机体发生联系，改善器官功能。段晓华、叶里红等[27-28]认为耳穴良性刺激传至相应的神经元后，神经体液发生了改变。

以上研究说明，现代医学认为耳针通过神经和神经体液途径，调节机体内分泌系统、免疫系统。

（五）有关耳针作用原理的学说

1. 生物电学说　国内外很多实验研究及临床实践证明，当人体患病时，耳郭一定部位（耳穴）会产生电阻降低等电学变化，并有一定规律性，因此，患病的相应耳穴电阻降低的原理可应用于诊断和治疗疾病。

耳穴的电阻降低，可由细胞膜的电阻改变而获得解释。1950 年以后西方几个大学的研究工作证实中枢神经内所有神经细胞具有约 80 毫伏的膜电位。如之所以冠心病时耳穴"心"产生电阻降低和痛觉敏感，是由于冠心病造成的冠状动脉硬化，引起心肌缺血，使心脏某些神经细胞和神经纤维的膜电位改变，这些动作电位以不同频率循一定的通道传到中枢，引起中枢某些神经元的膜电位改变；耳穴"心"有许多神经纤维参与，这些纤维被来自中枢某些神经元的刺激所兴奋，从而造成"心"穴电位和电阻的降低，由于"心"穴处神经的兴奋，所以痛觉敏感。

生物电轴学说认为，机体各组织器官均系具有磁化特性的蛋白质和细胞所组成。在生命活动中，由于新陈代谢的不断进行，从而产生生物电如心电、脑电、肌电、神经纤维的动作电位等，这种生物电在体内借助组织及含有电解质的体液，呈容积导电形式投射到皮肤表面，皮肤上具有各器官电力线的交叉点——穴位。这种生物系统认为，当组织或器官有病时，其异常生物电沿经络这个通道反应到耳穴（或体穴）上来，表现为某耳穴电阻降低。针刺这些穴位，所产生的电位差和创伤电流又沿经络这个电轴传至组织或器官，起到治病作用，机体内的生物电及皮肤电的活动和变化都有神经系统的参与，特别是植物神经系统的参与调节。

2. 生物控制论学说 指用生物控制论的观点解释耳针作用原理，具体论述如下。

（1）扰动补偿：是开环控制的基本原理，即利用控制信息，如针刺耳穴产生的输出反应，抵消、削弱或改变由扰动信息，如疾病、手术创伤等产生的输出反应。例如心绞痛所产生的扰动信息，其输出反应通过经络这个"扰动通道"，反应为心前区及左肩和左上臂的疼痛，在耳穴心、胸、左肩等部位产生阳性反应点，可作为诊断心绞痛的依据。并可以利用心、胸、左肩等穴位，给予针刺或贴压等方法产生的控制信息，在耳穴上施用一定手法，产生"得气"。通过经络这个"补偿通道"到达心前区、左肩臂等部位，从而抵消、削弱或改变因心绞痛所产生的扰动信息，使输出反应产生改变，从而使疼痛等症状减轻或消失。实现扰动补偿有两种情况，即完全补偿和部分补偿。

（2）阈值控制：从控制论观点，探讨针麻原理与经络实质时提出所谓阈值控制，即用控制信息去改变"扰动通道"的传递特性。比如，改变"扰动通道"的动作"门限"，改变其"通频带"或"放大倍数"及至阻断扰动信息通道（即开关控制）。

阈值控制又包括"门限控制"、"开关控制"和反馈适应等。

生物控制论在研究和阐述耳穴诊治原理及其它医学重大问题的时候，不但不排斥神经、体液、经络、藏象等学说的理论及实验，且在这些学说的基础上，把这些学说加以科学地概括，再用生物控制论的方法加以实验证实，从而为进一步开展耳针治法的研究开辟了新的途径。

3. 生物全息律学说 20世纪50年代法国诺基尔提出"倒置胎儿"的耳穴分布规律。人体的五脏六腑、四肢百骸、五官九窍，甚至更小的部位，在耳郭上都有其相对应的部位。耳穴的分布完全与生物全息律相一致，因此生物全息律为耳穴分布犹如一个"倒置胎儿"的理论找到了归宿。

根据生物全息律，耳郭这个独立部分是人体整体的缩影，耳郭包含了人体各部分的信息。因此近年有人对耳穴信息的传递原理提出了全息反射机制。这个反射机制，就是由脑内全息联系的神经元作为反射中枢而形成的全息反射路。脑内神经元的全息联系，是指机体的任一相对独立部分的每一位区在中枢内投射，都与其所对应的整体部位在中枢内的投射存在着双向突触联系。耳穴与其对应整体部位之间的信息传递就是通过这种联系进行的。全息反射中枢所存在的基本部位是在脑干，从脑干到大脑皮层的各级中枢，都有神经细胞参与了这一反射过程的控制。

一种疾病可在耳穴产生多个阳性反应点，按生物全息律分析，一个阳性反应区可与病灶直接联系，其他耳穴的反应是间接联系。因为人体是一个统一的整体，各器官协调地进行活动。所以，当某一器官发生了疾病，常常影响到与其相关的器官活动。因此，耳穴不但产生相对应部位的阳性反应，而且与其相关的对应部位也出现阳性反应，即一种疾病产生多个耳穴的阳性反应。这种脏腑与耳穴相关的现象称为"相关群"现象。耳穴"相关群"学说已从多方面找到规律。以下几方面均表现出躯体与耳穴间的"相关群"现象。

（1）激发耳穴循经感传中可见躯体与耳穴间"相关群"现象。

（2）耳穴压痛点可见躯体、内脏与耳穴间"相关群"现象。

（3）耳穴低电阻点的躯体、内脏与耳穴间"相关群"现象。

（4）耳穴染色法显示内脏与耳穴间"相关群"现象。

（5）耳穴酚酞-氯化钾电化学反应显示内脏与耳穴间"相关群"现象。

（6）耳郭视诊显示内脏与耳穴"相关群"现象。

"相关群"现象的主要特点为：①呈现形式多样性，包括痛阈变化、电学特性变化、穴位皮肤颜色、形态改变及局部组织化学改变等；②病情与病程呈一定规律变化，疼痛的程度轻、中、重不同，耳穴导电量不同，不同时期内生殖器穴的颜色、电阻、压痛变化不同，其变化与月经周期有关；③排列组合上有相对特异性及个体差异性。

4. 闸门控制学说　根据闸门学说，耳针镇痛是由于耳针刺激（机械的或化学的）粗神经纤维，并使其兴奋，冲动传入脊髓后，先使 T 细胞（脊髓后角中的第一级中枢传递细胞）进入活动状态。当 T 细胞的活动持续到一定时间之后便作用到 SG 细胞（脊髓后角中的胶质细胞），而 SG 细胞反过来对 T 细胞起抑制作用，即关闭闸门。这时病痛及手术创伤痛的冲动便不能进入 T 细胞处，因而也就不感觉疼痛。

5. 免疫学说　免疫学是研究机体免疫系统和免疫反应规律的一门科学，近二三十年大量研究表明，针刺（耳针和体针）可以调整人体的免疫系统，增强人体的免疫力，从而能够治疗疾病。

实验证明，耳穴诊治疾病的原理是调动人体免疫功能。耳穴既能增强体液免疫功能，又能提高细胞免疫功能；既能调节和增强人体特异性免疫，又能调节和增强人体非特异性免疫。

此外，还有德尔他反射学说等。

在耳穴诊治的原理方面，研究者从不同的途径，用不同的方法进行研究，做了大量工作，已取得一定进展。但由于耳郭与机体联系极其复杂，是多层次、多途径的，涉及生理、生化和电子学等许多应用学科，因此，未来仍需临床诊疗和基础实验继续探讨，以揭示耳穴的本质。

主要参考文献

[1] 孙国杰. 针灸学 [M]. 北京：人民卫生出版社，2000：610-652.

[2] 尉迟静. 简明耳针学 [M]. 合肥：安徽科学技术出版社，1987：8.

[3] 黄丽春. 耳穴治疗学 [M]. 北京：科学技术文献出版社，2000：18.

[4] 蔡宗敏. 黑种人患者耳穴感传现象的观察 [J]. 福建中医学院学报，1997，7（4）：25-27.

[5] 高昕妍，李艳华，朱兵，等. 针刺耳甲区对自发性高血压及正常大鼠血压的影响及其机理探讨 [J]. 针刺研究，2006，31（2）：90-95.

[6] 李岳峰. 氦氖激光照射耳穴治疗冠心病30例 [J]. 社区医学杂志，2004，2（1）：89.

[7] 景莉玲，陈更业，陈东毅. 失眠患者耳穴贴压治疗后的慢波睡眠结构分析与疗效观察 [J]. 宁夏医学杂志，2007，29（1）：53-54.

[8] 贺玉英，张玉玲. 耳穴贴压治疗感冒 [J]. 中国针灸，2000，（2）：63.

[9] 蔡红，胡智慧，傅完珍. 不同耳穴对慢性阻塞性肺病患者肺功能影响的观察 [J]. 上海针灸杂志，1998，17（1）：7.

[10] 植兰英. 耳穴疗法 [M]. 南宁：广西科学技术出版社，2003：7.

[11] 张杏艳，张书征，曾强. 针刺"艇角"耳穴对肾阳虚衰老兔性激素的影响 [J]. 针灸临床杂志，2007，23（5）：50-52.

[12] 中国科学院动物研究所针麻组. 针刺麻醉原理的探讨 [M]. 北京：人民卫生出版社，1974：41.

[13]《耳穴诊断学》编委会.耳穴诊断学［M］.北京：人民卫生出版社，1990：232.

[14]张启兵，张诗兴.耳针调节内脏功能的作用机制研究［J］.广东药学院学报，2005，21（3）：330-331.

[15]张雪朝，吕明庄，蒋乃昌，等.耳针对血管性痴呆大鼠记忆及海马凋亡相关蛋白表达的影响［J］.中国针灸，2001，21（8）：500.

[16]潘娅，戴桃李，杨琼，等.针刺耳穴对血管性痴呆大鼠海马Caspase-3表达的影响［J］.四川中医，2008，26（8）：17-18.

[17]卢雨微，吕明庄，贺志光.耳针对血管性痴呆大鼠学习记忆障碍及NMDAR1的影响［J］.中华中医药杂志，2008，23（2）：168-170.

[18]徐占英，徐世芬.耳针配合穴位注射治疗顽固性呃逆［J］.中国针灸，2002（增刊）：196.

[19]郑子萍，吕明庄.耳穴贴压对胆囊收缩功能调整的超声观察［J］.中国针灸，2001，21（5）：304.

[20]牟淑兰.耳压针药结合治疗更年期综合征［J］.中国针灸，2002（增刊）：129.

[21]姜文，李勇，孙军，等.耳穴贴压治疗经前期紧张综合征临床研究［J］.中国针灸，2002，22（3）：167.

[22]杨佃会，韩晶，单秋华.耳穴综合疗法治疗缓解期普通偏头痛疗效观察及对患者血浆CGRP、ET的影响［J］.中国针灸，2007（8）：569-571.

[23]单秋华，孙冬梅，吴富东.耳穴贴压对女性更年期综合征患者血清内分泌素及β-内啡肽的影响［J］.中国针灸，2003，23（11）：677.

[24]李芳莉，吴昊，王晓翠，等.围刺结合耳穴贴压疗法对寻常痤疮主要发病因素的影响［J］.中国针灸，2002，22（3）：164.

[25]王援朝，徐青燕，戴惠婷，等.耳针治疗大鼠实验性缺血性中风症的研究［J］.中国针灸，2001，21（4）：235.

[26]杨海燕.耳穴贴压配合丹栀逍遥散治疗视神经萎缩［J］.中国针灸，2002，22（2）：98.

[27]段晓华，王慧明.耳穴贴压法在人工流产术中应用的疗效观察［J］.针灸临床杂志，2003，19（1）：27.

[28]叶里红，李红，麦念斯.耳穴贴压法在人工流产术中的应用［J］.中国针灸，1998，18（10）：591-592.

第二节　头　针

头针，又称头皮针，是在头部特定的穴、线进行针刺以防治疾病的一种方法。头针的理论依据主要有二：一是根据传统的脏腑经络理论，二是根据大脑皮层的功能定位在头皮的投影，选取相应的头穴线。

一、头针的起源与发展

头针疗法是在传统的针灸学及现代解剖学、生理学的基础上融合而产生的一种治疗方法。利用头部穴位治疗各种疾病，在《内经》中已有记载。《素问·骨空论》指出："头痛、身重、恶寒，治在风府"。《灵枢·五乱》中则载："气乱于头则为厥逆，头重眩仆……取之天柱"。至《针灸甲乙经》问世，利用头穴或加配躯体穴位治疗疾病的记载就更多了，治疗范围更趋广泛，既用于治疗头面五官疾患，又用于治疗全身性疾病；既用于治疗各种内脏病，又用于治疗各种肢体疾病。如"青盲，远视不明，承光主之"，"耳鸣，百会……主之"，"痉，背强，反折，瘛疭……五处主之"，"头痛身热喘息不利，烦满汗不出，曲差主之"，"小便赤黄，完骨主之"，"足不仁，刺风府"，"痈疽，窍阴主之"等。后世医家在继承前人经验的基础上，对其发扬广大。如《铜人腧穴针灸图经》载：曲差治"心中烦满"，承光疗"呕吐心烦"；《席弘赋》曰"风府、风池寻得到，伤寒百病一时消"等都说明头部腧穴能够治疗全身性疾病。至清代，由于针灸学受到排挤，因此用头穴治疗疾病未能得到发展。即使是在新中国成立后至60年代末期，头穴治疗疾病的有关报道也很少见，运用头部腧穴来治疗疾病未能得到应有的重视。虽然利用头部穴位治疗各种疾病历史较为悠久，但还不能把当时的头穴治疗简单地与今天的头针等同起来。

头针疗法作为一种专门疗法产生，是在20世纪70年代初，1971年山西《头针疗法》问世，浙江、陕西、上海、北京等地的一些针灸工作者相继对头皮的腧穴和穴区进行探索，使头针疗法很快在全国推广运用，并传播到国外。其适应证不断扩大，除治疗脑源性疾病以外，在内科、眼科、妇科及传染病等方面，也取得了较好的效果，并开始用于针刺麻醉。在理论体系上，较有代表性的一是山西焦顺发根据大脑皮层功能定位在头皮的投影，在头皮上确定了16个刺激区（后被广泛采纳的为13个区）；一是陕西方云鹏提出的伏脏伏象学说，其根据大脑的生理、解剖，将头部分成7个穴区和21个穴位。其他体系还有"朱氏头针"、"经络头针"、"汤氏头针"以及"兰田头针"等。在针刺手法方面，有捻转法、抽气法、电针法及迎随补泻法等。

经过几十年的发展，头针疗法的各个学术流派在我国已形成了百花齐放的局面，在国际上也有很大的影响。根据世界卫生组织西太区的建议和要求，中国针灸学会于1983年主持召开了从事头皮针工作的专家会议，共同拟定了《头皮针穴名标准化国际方案》，并于1984年6月在日本东京召开的世界卫生组织西太区会议上正式通过，使头针疗法走入了规范化与标准化的发展轨道。当然，制订标准化方案并不妨碍各个学派的进一步研究与发展。

目前，头针疗法不仅在我国被广泛运用，自1973年以后，日本等国家的医学杂志也先后刊载了介绍头针疗法的文章，并且应用于针灸临床。关于头针的作用原理，至今仍在探讨之中，归纳起来主要有二种学说：①大脑皮层功能定位在头部的投影区，可直接对相应的大脑皮层起调节作用而达到治疗目的；②经络脏腑综合调节学说，即人的头部为十四经循行交会、汇聚之处，刺激头部穴区，可以调节脏腑经络气血，平衡阴阳以达到防病治病的目的。这些学说目前均处于探索阶段，头针的作用机理还有待于进一步研究。

总体而言，头针作为一种微针刺系统，具有操作简便、易于掌握、疗效较好、副作用少等优点，尤其不受场地、条件、设备等的限制，应广泛推广。

二、头与脏腑经络的关系

头针疗法的作用机理不仅以西医学理论为基础，更主要的是与中医学的脏腑经络理论有着密切关系。

《素问·脉要精微论》指出"头者，精明之府"，《灵枢·大惑论》认为"五脏六腑之精气……上属于脑"，说明了头与人体各脏腑器官的功能有着密切的关系，其生理上息息相关，病理上密不可分，所以头部也是调整全身气血的重要部位。头为诸阳之会，手足六阳经皆上循于头面，六阴经中手少阴和足厥阴经直接循行于头面部，所有的阴经经别和阳经相合后上达于头面。奇经八脉中督脉"入属于脑，上巅"，阳跷脉绕头，"在项中两筋间入脑"，阳维脉"会哑门、风府，复入风池"，亦通脑。因此人体的经气通过经脉、经别、经筋等都直接或间接地与脑有联系。在标本根结气街学说中，"标"部、"结"部均与头有密切关系，四气街中，头气街列于首位，其原因也在于此。所以，针刺头部刺激区，可以疏通气血，调理阴阳，治疗全身经络脏腑病变。

三、刺激区的定位与主治

(一) 以头颅解剖部位定位为主

1. 额中线

【定位】 在额部正中，前发际上下各 0.5 寸，即自神庭穴（DU_{24}）向下针 1 寸，属督脉。

【主治】 头痛、强笑、自哭、失眠、健忘、多梦、癫狂痫、鼻病等。

2. 额旁 1 线

【定位】 在额部，额中线外侧直对目内眦角，发际上下各半寸，即自眉冲穴（BL_2）沿经向下刺 1 寸，属足太阳膀胱经。

【主治】 冠心病、心绞痛、支气管哮喘、支气管炎、失眠等上焦病证。

3. 额旁 2 线

【定位】 在额部，额旁 1 线的外侧，直对瞳孔，发际上下各半寸，即自头临泣（GB_{15}）向下针 1 寸，属足少阳胆经。

【主治】 急慢性胃炎、胃十二指肠溃疡、肝胆疾病等中焦病证。

4. 额旁 3 线

【定位】 在额部，额旁 2 线的外侧，自头维穴（ST_8）的内侧 0.75 寸处，发际上下各 0.5 寸，共 1 寸，属足少阳胆经与足阳明胃经之间。

【主治】 功能性子宫出血、阳痿、遗精、子宫脱垂、尿频、尿急等下焦病证。

5. 顶中线

【定位】 在头顶正中线上，自百会穴（DU_{20}）向前 1.5 寸至前顶穴（DU_{21}），属督脉。

【主治】 腰腿足病证，如瘫痪、麻木、疼痛、皮层性多尿、小儿夜尿、脱肛、胃下垂、子宫脱垂、高血压、头顶痛等。

6. 顶颞前斜线

【定位】 在头部侧面，从前顶穴（DU_{21}）至悬厘穴（GB_6）的连线，此线斜穿足太阳膀胱经、足少阳胆经。

【主治】 对侧肢体中枢性运动功能障碍。将全线分 5 等分，上 1/5 治疗对侧下肢中枢性瘫痪；中 2/5 治疗对侧上肢中枢性瘫痪；下 2/5 治疗对侧中枢性面瘫、运动性失语、流涎、脑动脉硬化等。

7. 顶颞后斜线

【定位】 在头部侧面，从百会穴（DU_{20}）至曲鬓穴（GB_7）的连线。此线斜穿督脉、足太阳膀胱经和足少阳胆经。

【主治】 对侧肢体中枢性感觉障碍。将全线分成 5 等分，上 1/5 治疗对侧下肢感觉异常；中 2/5 治疗对侧上肢感觉异常；下 2/5 治疗对侧头面部感觉异常。

8. 顶旁 1 线

【定位】 在头顶部，顶中线左右各旁开 1.5 寸的两条平行线，自承光穴（BL$_6$）起向后针 1.5 寸，属足太阳膀胱经。

【主治】 腰腿足病证，如瘫痪、麻木、疼痛等。

9. 顶旁 2 线

【定位】 在头顶部，顶旁 1 线的外侧，两线相距 0.75 寸，距正中线 2.25 寸，自正营穴（GB$_{17}$）起沿经线向后针 1.5 寸，属足少阳胆经。

【主治】 肩、臂、手病证，如瘫痪、麻木、疼痛等。

10. 颞前线

【定位】 在头部侧面，颞部两鬓内，从额角下部向前发际处额厌穴（GB$_4$）到悬厘穴（GB$_7$），属足少阳胆经。

【主治】 偏头痛、运动性失语、周围性面神经麻痹及口腔疾病等。

11. 颞后线

【定位】 在头部侧面，颞部耳上方，耳尖直上自率谷穴（GB$_8$）到曲鬓穴（GB$_7$），属足少阳胆经。

【主治】 偏头痛、眩晕、耳聋、耳鸣等。

12. 枕上正中线

【定位】 在枕部，枕外粗隆上方正中的垂直线。自强间穴（DU$_{18}$）至脑户穴（DU$_{17}$），属督脉。

【主治】 眼病。

13. 枕上旁线

【定位】 在枕部，枕上正中线平行向外 0.5 寸。

【主治】 皮层性视力障碍、白内障、近视眼、目赤肿痛等眼病。

14. 枕下旁线

【定位】 在枕部，从膀胱经玉枕穴（BL$_9$），向下引一直线，长 2 寸，属足太阳膀胱经。

【主治】 小脑疾病引起的平衡障碍、后头痛、腰背两侧痛。

（二）以大脑皮层的功能定位为主

1. 划分刺激区的两条标准定位线

（1）前后正中线：是从两眉之间至枕外粗隆尖端下缘的头部正中线。

（2）眉枕线：是从眉上缘中点至枕外粗隆尖端的头侧面连线。

2. 刺激区的定位和主治

（1）运动区

【部位】 上点：在前后正中线中点向后移 0.5cm 处；下点：在眉枕线和鬓角发际前缘相交处。上下两点连线即为运动区。运动区上 1/5 是下肢、躯干运动区；中间 2/5 是上肢运动区；下 2/5 是头面运动区，也称语言 I 区。

【主治】 运动区上 1/5，治疗对侧下肢及躯干部瘫痪；运动区中 2/5，治疗对侧上肢瘫痪；运动区下 2/5，治疗对侧中枢性面神经瘫痪，运动性失语、流涎、发音障碍等。

（2）感觉区

【部位】 在运动区向后移 1.5cm 的平行线上，上 1/5 是下肢、头、躯干感觉区；中 2/5 是上肢感觉区；下 2/5 是面感觉区。

【主治】 感觉区上 1/5，治疗对侧腰腿痛、麻木、感觉异常，及后头部、项部疼痛和耳鸣；感觉区中 2/5，治疗对侧上肢疼痛、麻木、感觉异常；感觉区下 2/5，治疗对侧面部麻木、偏头痛、颞颌关节炎等。感觉区配合内脏区（胸区、胃区、生殖区）可以用于有关部位外科手术的头针麻醉。

（3）舞蹈震颤控制区

【部位】 在运动区向前移 1.5cm 的平行线。

【主治】 舞蹈病、震颤麻痹（一侧的病变针对侧，两侧都有病变针双侧）。

（4）晕听区

【部位】 从耳尖直上 1.5cm 处，向前及向后各引长 2cm 的水平线。

【主治】 耳鸣、听力减退、眩晕等症。

（5）语言二区

【部位】 从顶骨结节向后下方 2cm 引一平行于前后正中线的直线，向下取 3cm 长的直线。

【主治】 命名性失语。

（6）语言三区

【部位】 晕听区中点向后引 4cm 长的水平线。

【主治】 感觉性失语。

（7）运用区

【部位】 从顶骨结节起分别引一垂直线和与该线夹角为 40 度的前后两线，长度均为 3cm。

【主治】 失用症。

（8）足运感区

【部位】 在前后正中线的中点左右旁开各 1cm，向后引 3cm 长的水平线。

【主治】 对侧下肢疼痛、麻木、瘫痪、急性腰扭伤、皮层性多尿、夜尿、子宫脱垂。

（9）视区

【部位】 在枕外粗隆水平线上，前后正中线旁开 1cm，向上引平行于前后正中线 4cm 长的直线。

【主治】 皮层性视力障碍。

（10）平衡区

【部位】 在枕外粗隆水平线上，前后正中线旁开 3.5cm，向下引平行于前后正中线的 4cm 长的直线。

【主治】 小脑疾患引起的平衡障碍。

（11）胃区

【部位】 从瞳孔直上的发际处为起点，向上取平行于前后正中线 2cm 长的直线。

【主治】 胃痛及胃部不适等。

（12）胸腔区

【部位】 在胃区和前后正中线之间，发际上下各引 2cm 长的直线。

【主治】 支气管哮喘、胸部不适等症。

（13）生殖区

【部位】 从额角处向上引平行于前后正中线的 2cm 长的直线。

【主治】　功能性子宫出血。配足运感区治疗子宫脱垂等。

（三）以伏脏伏象定位为主

1. 刺激区与主治　本分类法共包括 7 个刺激区和 21 个穴位。

（1）伏象穴区（总运动区，简称总运）

①部位与命名：在人体的颅外软组织内，沿着额骨、枕骨、顶骨交界处，对称地分布在颅骨骨缝两侧。在这个穴区内，有规律地分布着全身各部位相应的刺激点，将这些刺激点连接起来，形成一个伏于冠状、矢状和人字缝上的人体缩影。

②定位：冠状缝：相当于左右上肢；矢状缝：相当于躯干；人字缝：相当于左右下肢；冠矢点：为颈椎与胸椎交界处，前为头颈部；人字缝尖：为尾骶尖部。

③作用与功能：伏象为"总中枢"的一个重要核心部分，亦称为"总运动中枢"或"总经络中枢"。是人体神经机能的集中反应区，它支配着全身运动神经机能。如果人体某部位发生异常变化，在伏象中枢的相应部位多会出现一定的异常现象。反之，伏象内某部位发生异常变化，人体被其所支配的相应部位亦有所反应。因此针刺头部伏象穴区的各个部位，可以用来治疗全身各个相应部位的疾病（同侧）。特别是对于神经系统、血管系统、运动系统的疗效尤为显著。

伏象是人体经络系统中，机能联系的"总中枢"。它总督了一身之阳经，亦称为阳经之府。它统管和调节全身经气活动，保证气血的运行，使全身各个器官功能的活动得到维持和正常地工作。所以，针刺伏象、伏脏总经络中枢，可以直接起到在中枢管理下调和阴阳、疏通气血的作用，达到调节人体生理功能、消除疾病的目的。

④主治：主要治疗神经系统、血管系统、运动系统疾病。例如：神经性头痛、偏头痛、多梦、耳鸣、耳聋、三叉神经痛、肋间神经痛、坐骨神经痛、周围神经炎、脑炎后遗症、脑震荡、神经衰弱、癔病、癫痫、失语症、植物神经紊乱、脑血管意外（偏瘫）、高血压、低血压、冠心病、心律紊乱、脉管炎、淋巴管炎、贫血、截瘫、急慢性腰扭伤、腰肌劳损、风湿性关节炎、手术后遗症、腰间盘突出症、小儿麻痹、落枕、牙痛、腰背痛、尿潴留、大小便失禁、腱鞘囊肿、乳腺炎及眩晕症等。

（2）伏脏穴区（总感觉中枢、简称总感）

①部位与命名：从额正中线分别至左右两侧额角处，此区分布全身各部位的特异刺激点，连接起两侧分别构成与人体左右相应的两侧人体内脏、皮肤缩影图。头向额正中，足向额角，横伏于发际的部位。担负着调节和控制"总中枢"中的全身总感觉机能的重要任务，附属于"总运动中枢"伏象穴区的皮肤系统、内脏系统，故称为"伏脏穴区"。

②定位：从额中线到额角总长约为 6.5cm，分上、中、下三焦，上焦 3.0cm，中焦为 1.5cm，下焦为 2.0cm。上焦：主膈以上胸部内脏，胸以上及上肢的皮肤感觉和大脑思维；中焦：主脐以上、膈以下的内脏和皮肤感觉；下焦：主脐以下腹部内脏（包括泌尿、生殖系统）及脐以下、下肢的皮肤感觉。

③作用和功能：伏脏是全身感觉机能的集中反应区，尤其是对全身皮肤之痛、触、温、麻、痒等不适之感，有着明显的统管调节作用。伏脏穴区又为伏象之内脏机能部分，代表了全身内脏的各种情况。特别对人的精神、智能、情绪、记忆、思维等活动有着密切的联系和调节功能。故针刺伏脏穴区可起到平阴阳、调虚实、治疗全身皮肤感觉病及内脏疾患，改善人体机能状态，使之趋于正常的作用和功能。

④主治：主要用来治疗内脏和皮肤感觉异常疾病。如：胃痉挛、胆囊炎、腹泻、痛

经、肠绞痛、月经不调、十二指肠溃疡、肝炎、痢疾、腹膜炎、肺炎、胸痛、三叉神经痛、龋齿、自汗、感冒、心悸、冠心病、心脏官能症、高血压、头昏、泌尿系结石、肾炎、膀胱炎、尿失禁、尿潴留、浮肿、植物神经紊乱、内分泌紊乱、子宫脱垂、皮肤瘙痒症、荨麻疹、神经性皮炎、酒渣鼻、湿疹、牛皮癣、鹅口疮、过敏性鼻炎等病证。对全身皮肤的痛、触、冷、热、麻、痒、紧束之类不适之感的疗效尤为显著。

（3）倒象、倒脏穴区

①部位和命名：倒象和倒脏穴区，实际上就是运动中枢和感觉中枢在头皮上的投影。倒象穴区，即运动中枢，共有两区，分别位于左右两侧中央前回部位，以管理四肢、躯干运动机能为主。倒脏穴区即感觉中枢，也有两个区，分别位于左右两侧中央后回部位，以管理四肢、躯干皮肤感觉和内脏机能为主。穴区内所有的刺激点，基本上按照人身体位上、下倒置，不规则地排列。

②定位

中央沟在头皮上的位置　眉顶枕线中点向后 1.25cm 为 A 点。眉耳线中点向前 1.25cm 处，再向上垂直 4cm 为 B 点。A、B 两点之间为中央沟的位置。

中央沟前的 1.5cm 为中央前回的位置，即倒象穴区。中央沟后的 1.5cm 为中央后回的位置，即倒脏穴区。其长度，从眉枕线向左右旁开 1cm 开始，约 9cm。

倒象上部（下 1/3）为头颈部器官；中部（中 1/3）为上肢；下部（上 1/3）为躯干、下肢、肛门等器官。倒脏上焦（下 1/3）包括腹内消化道和头面部及其皮肤感觉器官；中焦（中 1/3）为上肢部位和皮肤感觉器官；下焦（上 1/3）为后头、颈、躯干、腹腔、生殖、泌尿系统和下肢部位及皮肤感觉器官。

③作用和功能

倒象：主要管理对侧各部器官和肢体的运动功能。

倒脏：主要管理对侧各部的内脏及皮肤感觉功能。

主治：倒象与伏象基本相同，主要用于对侧躯干、四肢的运动机能障碍或异常。倒脏和伏脏基本相同，主要用于对侧半身的感觉机能障碍或异常。

（4）其他中枢：大脑皮层除运动、感觉中枢之外，还有很多机能中枢，分布在皮层各部。根据各中枢的功能，定出 21 个刺激点。

①思维：在额骨隆突之间，眉间棘上 3cm。

主治：智力减退、呆滞、癔病、幻听、精神分裂症、神经性头痛、高血压、共济失调、神志不清、神经官能症、胃溃疡等。

②说话：眉中与耳尖连线的中点。

主治：运动性失语、发音困难、口吃、舌肌麻痹、假性球麻痹、唇肌麻痹、大脑发育迟缓、舌颤等。

③书写：冠矢点外后方（与矢状缝呈 45°角）3cm 处。

主治：舞蹈病、震颤麻痹、失语、失写症、高血压、低血压、肺气肿及皮层性浮肿等。

④记忆：人字缝尖前外方（与矢状缝呈 60°角）7cm 处。

主治：失读症，记忆力减退、头痛、耳鸣、心悸、腰酸腿痛、遗精、失眠、头晕、浮肿、气短、大脑发育迟缓、脑炎后遗症等。

⑤信号：耳尖与枕骨粗隆上 3cm 连线三折之前点。

主治：感觉性失语、癫痫、失眠、神经性头痛、癔病、精神病、理解能力减退、健忘性失语、大脑发育迟缓等。

⑥运平：人字缝尖前外方（与人字缝呈30°角）5cm处，即顶骨隆突上方。

主治：失用症、末梢神经炎、震颤性麻痹、脑血管意外（偏瘫）、共济失调、手指认识不能、肢端红痛症、风湿性关节炎等。

⑦视觉：枕外隆突上2cm，旁开1cm。

主治：视觉障碍、幻视、视网膜炎、角膜斑翳、青光眼、视神经乳头炎、玻璃体混浊、急慢性结膜炎、白内障、眼睑痉挛、头痛、头昏、头晕、黑蒙等眼科病及鼻衄等。

⑧平衡：枕外隆突下2cm，旁开3.5cm。

主治：偏瘫、眩晕症、小脑共济失调、眼球震颤、帕金森病、言语障碍等。

⑨呼循：枕外隆突下5cm，旁开4cm。

主治：由心肺机能异常引起的咳嗽、哮喘、心慌、气短、呼吸困难以及心动过速、心律不齐、风湿性心脏病、高血压、冠心病、肺气肿等。

⑩听觉：耳尖上1.5cm处。

主治：神经性耳聋、耳鸣、眩晕、癫痫、幻听、同侧偏盲、高血压、目痛、癔病、腹内胀满等。

⑪嗅味：耳尖前3cm处。

主治：嗅味觉迟钝、嗅味觉障碍或丧失、急慢性鼻炎、癫痫、记忆力减退、头晕、偏头痛、鼻窦炎、鼻衄、流涎、感冒、舌质炎、湿疹、牛皮癣、记忆丧失等。

2. 取穴与配穴方法

（1）取穴方法

①相应取穴法：某一部位有病，可在"伏象""伏脏""倒象""倒脏"的相应部位取穴。

②仿体针取穴法：根据病情，需要体针的某穴，可在"伏象""伏脏"的腧穴部位取穴，如：内关取穴于手腕部位，环跳取穴于髋部。

③特定取穴法：根据病情，选用其中枢相应部位的穴位。如：语言运动障碍，选说话、书写。

④米字取穴法：左右肢体对称取穴；上下肢体重叠取穴；左上、右下，左下、右上交叉取穴；躯体折叠取穴。

（2）配穴方法

①"伏象"与"伏脏"配合。

②"倒象"与"倒脏"配合。

③"伏象"与"倒象"配合。

④"伏脏"与"倒脏"配合。

⑤"伏象"与"伏脏"配合及与其他中枢配合。

⑥与头部其他经穴、经外奇穴及体穴配合。

⑦与耳针、手针、足针等其他针法配合。

3. 进针与手法

（1）进针：按进针角度可分为直刺法与斜刺法；从进针速度可分为快针（飞针）与慢针（缓刺）。

（2）行针手法

①提插手法：用于斜刺，可直接提插针体。也可不直接提插针体，按针刺方向磨动头皮。

②捣啄手法：可用于斜刺，也可用于直刺，动作要准确有力，幅度小而快速。

③捻转手法：要轻慢捻转，可与提插手法结合。

四、操作方法

（一）体位

根据病情，明确诊断，选定头穴线或刺激区。取得患者合作后，取坐位或卧位，局部常规消毒。

（二）进针法

一般选用 28～30 号长 1.5～3 寸的毫针，针与头皮呈 30°夹角快速刺入头皮下，当针尖达到帽状腱膜下层时，指下感到阻力减小，然后使针与头皮平行继续捻转进针。根据不同穴区可刺入 0.5～3 寸。

（三）行针法

一般以拇指掌面和食指桡侧面夹持针柄，以食指的掌指关节快速连续屈伸，使针身左右旋转，捻转速度每分钟 200 次左右。进针后持续捻转 2～3 分钟，留针 20～30 分钟，留针期间反复操作 2～3 次即可起针。按病情需要可适当延长留针时间，偏瘫患者留针期间嘱其活动肢体（重症患者可作被动活动），有助于提高疗效。一般经 3～5 分钟刺激后，部分患者在病变部位会出现热、麻、胀、抽动等感应。也可使用电针代替手捻针治疗。

（四）出针

刺手夹持针柄轻轻捻转松动针身，押手固定穴区周围头皮，如针下无紧涩感，可快速抽拔出针，也可缓慢出针。出针后需用消毒干棉球按压针孔片刻，以防出血。

（五）疗程

每日或隔日 1 次，10 次为 1 个疗程，休息 1～3 天再开始新的疗程。

五、适应范围

头针主要用于治疗脑源性疾病，如中风偏瘫、肢体麻木、失语、皮层性多尿、眩晕、耳鸣、舞蹈病、癫痫、脑瘫、小儿弱智、震颤麻痹、假性球麻痹等。此外，也可治疗头痛、脱发、脊髓性截瘫、高血压病、精神病、失眠、眼病、鼻病、肩周炎、腰腿痛、各种疼痛性疾病等常见病和多发病。随着头针在临床上的广泛应用和头穴作用机制的进一步研究，其适应范围将更加广泛。

六、注意事项

1. 因为头部有毛发，故必须严格消毒，以防感染。

2. 由于头针的刺激较强，刺激时间较长，医者必须注意观查患者表情，以防晕针。

3. 婴儿由于颅骨缝骨化不完全，不宜采用头针治疗。

4. 中风患者，急性期如因脑溢血引起昏迷、血压过高时，暂不宜用头针治疗，须待血压和病情稳定后方可行头针治疗。如因脑血栓形成引起偏瘫者，宜及早采用头针治疗。凡有高热、急性炎症和心力衰竭等症时，一般慎用头针治疗。

5. 由于头皮血管丰富，容易出血，故出针时必须用干棉球按压针孔 1～2 分钟。

七、头针的现代研究概况

近年来头针治疗疾病的临床研究工作取得了一定的成绩，尤其是在神经精神系统疾病方面，疗效显著。头针治疗疾病的有关作用机理研究，不仅证实了头针疗法的有效性，尤其重要的是为头针疗法的临床运用提供了科学依据，也为进一步优化头针疗法组方提供了启示性资料。现将近 10 年来头针临床应用及机理研究的相关报道综述如下。

（一）临床应用

1. 中枢神经系统疾病

（1）中风偏瘫

①头针为主：原明[1]将 218 例中风半身不遂患者随机分为治疗组和对照组，治疗组在常规活血化瘀、辨证治疗的基础上加用头针治疗。而对照组除不用头针治疗外，其余方法同治疗组。结果治疗组的有效率为 97.27%，对照组有效率为 71.30%，治疗组效果明显优于对照组。谢天亮[2]以头针为主治疗中风偏瘫 100 例，总有效率为 96%。

②头针结合体针：齐晓静[3]等采用头针联合体针治疗卒中偏瘫 60 例，头针取穴：下肢偏瘫取对侧运动区上 1/5，上肢偏瘫取对侧运动区中 2/5，面瘫取对侧运动区下 2/5；下肢麻木、感觉异常取对侧感觉区上 1/5，上肢麻木、感觉异常取对侧感觉区中 2/5，面部感觉异常取对侧感觉区下 2/5；运动性失语取左侧运动区下 2/5，感觉性失语取左侧言语 3 区，命名性失语取左侧言语 2 区；平衡感觉障碍取双侧平衡区。体针取穴以手足阳明经为主，辅以少阳和太阳经穴，针刺瘫侧。结果基本痊愈 7 例，显效 28 例，有效 21 例，无效 4 例，有效率 93.3%。苏永亮[4]采用头针配合体针治疗中风偏瘫 105 例，并与单用体针治疗的 102 例作对比，结果治疗组总有效率为 92.4%，对照组总有效率为 76.4%，两组比较，$P<0.01$，治疗组疗效明显优于对照组。王萍[5]等以头针与体针透刺治疗脑卒中早期 384 例为观察组，同时以一般腧穴针刺治疗 120 例为对照组，结果观察组愈显率为 74%，对照组愈显率为 49%，观察组较对照组有极显著差异。李娟[6]采用本法治疗中风 95 例，总有效率达 98%。

③头针结合康复治疗：黄国付[7]将 90 例脑血栓形成恢复期偏瘫患者随机分为 A、B、C 三组：A 组采用头针治疗，穴取健侧顶颞前斜线、顶颞后斜线；B 组采用现代康复医学疗法，进行肢体功能治疗；C 组采用 A 组和 B 组疗法相结合治疗。观察患者的神经功能缺省和日常生活能力（ADL）改善情况及临床疗效。结果：C 组治疗后神经功能缺损评分（6.14±0.36）显著低于 A 组（8.94±0.56）和 B 组（8.64±0.49）（$P<0.05$），且 C 组 ADL 能力评分（88.39±10.02）和临床疗效（90.0%）均显著高于 A 组（74.19±12.12，76.7%）和 B 组（72.29±11.52，73.3%）（均 $P<0.05$）。赵庆平[8]采用头针加电配合康复训练治疗中风偏瘫 80 例，结果总有效率为 97.5%。原永康[9]等将急性脑卒中患者 60 例随机分为康复组和对照组各 30 例，均给予常规药物治疗，康复组患者同时配合康复训练及头针治疗。结果：治疗 3 个月后，2 组患者运动功能（FMA）、ADL（BI）及认知功能（MMSE）评分与治疗前比较均有显著提高（$P<0.01$）；与对照组比较，康复组提高更明显（$P<0.05$）。李宁[10]等用此法治疗 48 例，结果基本痊愈 23 例，显效 17 例，有效 7 例，无效 1 例。

④头针滞针法：黄国明[11]等将 100 例中风偏瘫的患者随机分为治疗组 50 例，采用头

针滞针法治疗，对照组 50 例，采用常规头针法治疗。结果治疗组治愈率为 84.0%，总有效率为 94.0%；对照组治愈率为 56.0%，总有效率为 86.0%。2 组总有效率、治愈率有显著差异（$P<0.05$），治疗组的疗效明显优于对照组。

（2）小儿脑瘫

①头针治疗：康轶鑫[12]对 46 例 1～6 岁脑瘫患儿采用头针治疗。主穴为颞 3 针、额 5 针及运动前区 3 针。结果显示：显效 14 例（30.4%），有效 23 例（50%），无效 9 例（19.6%），总有效率 80.4%。吴瑾[13]采用头针配合生命信息治疗仪治疗 20 例脑瘫患儿，总有效率达 85%。

②头针结合穴住注射康复训练：陈春梅[14]将 80 例小儿脑瘫患儿随机分为治疗组和对照组各 40 例，采用头针结合穴位注射治疗，治疗组采用康复训练＋头针＋穴位注射方法。头针：主穴采用靳氏头针，选用四神针、脑三针、颞三针、运动区为主。配穴：智力障碍配智三针，语言障碍配语言 1、2、3 区。对照组只采用康复训练。治疗组显效率、总有效率明显优于对照组，经统计学处理，两组差异有显著性（$P<0.05$）。季宇宏[15]等将 80 例患儿随机分为头针合运动组和运动组，每组 40 例。头针合运动组采用头针配合运动疗法，头针取穴以运动区、平衡区、感觉区、震颤控制区、足运感区、语言 2 区、语言 3 区及百会、四神聪为主，予针刺治疗并配合运动疗法；运动组只采用运动疗法。两组治疗后比较，头针合运动组优于运动组（$P<0.05$）；头针合运动组总有效率为 92.5%，优于运动组的 72.5%（$P<0.05$）。幸小玲[16]将 84 例患者随机分为治疗组 42 例，用头针联合穴位注射鼠神经生长因子治疗，对照组 42 例用胞二磷胆碱穴位注射、脑活素静脉给药治疗。结果治疗组总有效率 90.48%，对照组 73.81%（$P<0.05$）。

③头针结合高压氧：何敏华[17]将 68 例患儿随机分成治疗组和对照组，在支持营养治疗和头针治疗基础上，治疗组加用高压氧治疗。治疗组 38 例，显效 18 例（47.37%），有效 16 例（42.11%），无效 4 例（10.52%），总有效率 89.48%；对照组 30 例，显效 8 例（26.67%），有效 12 例（40.00%），无效 10 例（33.33%），总有效率 66.67%。两组比较，治疗组疗效优于对照组（$P<0.05$）。

（3）假性球麻痹：高小爱[18]将 60 例假性球麻痹患者随机分为头电针治疗组和对照组各 30 例，治疗组采用头针配体针，头针加电针。对照组采用单纯体针。结果治疗组愈显率 86.66%，对照组愈显率 76.66%，两组间愈显率有显著性差异（$P<0.01$），表明治疗组疗效优于对照组，头针加体针优于单纯体针治疗。刘书鹏[19]将 60 例患者随机分为两组，治疗组 30 例，采用头针配合体针治疗，对照组 30 例，采用单纯体针治疗，结果治疗组总有效率 93.3%，对照组总有效率 63.3%，两组间总有效率差异有显著性意义（$P<0.01$）。

2. 疼痛　头针疗法和其他针灸疗法一样，止痛效果显著。临床可用于各种急慢性疼痛，如头痛、三叉神经痛、颈项痛、肩痛、腰背痛、关节痛，其中对于颈、肩、腰部软组织损伤所致的疼痛，常有立竿见影的止痛效果，并能同时改善其运动功能。此外，头针疗法还适于冠心病心绞痛、胆绞痛、胃痛、痛经等内脏痛，曾有人应用头针进行胃大部切除手术的麻醉，这些都说明其止痛效果明显。

（1）三叉神经痛：边慧敏[20]用头针治疗三叉神经痛 43 例，总有效率为 90.70%。金翅思[21]将 79 例原发性三叉神经痛病人分为 3 组，西药组：口服卡马西平；针刺组：主要刺激患侧的受累支；针刺加头针组：在一般针刺的基础上针刺头部感觉区的下 2/5，即面感觉区，得气后接通 G6805—Ⅱ型电针治疗仪，采用频率为 300～500 次/分，使患者局部头皮出现微痉挛状态，有麻木感，强度以患者可忍受为度。每次通电 30～40min，每日 1 次，15 天为 1 个疗程，应用 Riddit 分析，R（针）＝0.36，R（西）＝0.36，R（头）＝0.50。由于标准组 R 值的计算表中疗效是按无效到治愈顺序排列，所以 R 值越大，表示疗效越好。R（头）＞R（针）＞R（西），故可以认为针刺加头针对三叉神经痛的疗效最好。

(2) 带状疱疹：李建武[22]报道 191 例中，头针治疗 148 例，对照组 43 例，头针组不加用任何药物，根据疱疹及疼痛部位选择相对应的感觉区和运动区。在头面部取感觉区和运动区的下 2/5，胸胁及上肢取中 2/5，腰骶及下肢取上 1/5。每日针刺 1～2 次。对照组由协作单位随机选择，用维生素 B_1 等常规治疗，结果头针组痊愈 10 例、显效 35 例、进步 37 例；对照组痊愈无，显效 2 例，进步 37 例，无效 4 例。

(3) 分娩镇痛：薄其秀[23]等将 70 例足月、单胎、初产妇随机分为头针组（针刺头部生殖区）和对照组（未做任何处理），通过前瞻性临床随机对照研究发现，头针组疼痛程度显著减轻，1～2 级的疼痛程度与对照组相比，差异有非常显著性意义，（$P < 0.01$）。头针组活跃期和第 2 产程均短于对照组，差异有显著性意义。

(4) 超前镇痛：贺必梅[24]等选择需做肠癌根治术的患者 60 例，随机分为两组，头针加硬膜外组（头针组）30 例和硬膜外组 30 例。头针组患者在手术开始前 20min 即行头针刺激，持续刺激至手术结束，手术结束时给予硬膜外镇痛。硬膜外组只在手术结束时给予硬膜外镇痛。结果：头针组 VAS 评分在 6h、12h、24h、48h 4 个时间点均较硬膜外组低，6h、12h 两组间 VAS 评分比较差异具有显著性意义（$P < 0.05$）。两组 BCS 评分在 4 个时间点比较，头针组均较硬膜外组低，差异均具有显著性意义（均（$P < 0.05$））。两组患者术后肠鸣音恢复时间以头针组为快，组间差异有非常显著性意义（$P < 0.01$）；两组患者术后肛门排气恢复时间也以头针组为快，差异有非常显著性意义（$P < 0.01$）。

(5) 偏头痛：赵云燕[25]等采用头针透穴治疗偏头痛 28 例为治疗组，同时用西药常规治疗作对照组。结果治疗组 28 例总有效率为 92.86%，对照组 28 例总有效率为 67.86%，两组疗效比较经统计学处理（$P < 0.01$），发现有非常显著差异，治疗组疗效明显优于对照组。

3. 皮质内脏功能失调 纪艳华[26]用焦氏头针针刺胃区（在瞳孔直上的发际处向上引平行于前后正中线的 2cm 长的直线）治疗中枢性呃逆 32 例：治疗 5 天后观察疗效，治愈计 26 例，占 81.3%；显效计 4 例，占 12.5%；无效计 2 例，占 6.2%。总有效率为 93.8%。刘路然[27]等用头针治疗患者 30 例，总有效率达 90.00%。

4. 其他

(1) 椎-基底动脉供血不足：孙晓合[28]等将 62 例患者随机分为治疗组 32 例，采用头针配合静脉点滴脉络宁注射液及口服西比灵；对照组 30 例，静脉点滴脉络宁和口服西比灵，观察 2 周。结果治愈率治疗组 69.0%，对照组 36.7%；总有效率治疗组 91.0%，对照组 73.3%。

(2) 失眠：曾伶[29]用头针治疗 48 例失眠患者，经最长不超过 3 个疗程的治疗后，痊愈 42 例，好转 5 例，无效 1 例，总有效率达 97.91%。

(3) 血管性痴呆：牛文民[30]将 60 例血管性痴呆患者随机分为两组。观察组用头针久留针法，对照组用药物疗法。观察组总有效率为 86.77%，对照组总有效率为 80.00%，两组疗效比较差异有统计学意义（$P<0.05$）。

（二）作用机理的研究

近年来头针作用机理实验研究的专门报道主要集中在其治疗中风的机理研究，主要有对分子生物机制的影响、对局部脑血流量的影响、对免疫功能的影响和对生化指标的影响等。现将其综述如下。

（1）对分子生物机制的影响

①对细胞凋亡的影响：杨敏[31]等的实验表明，头针可减轻急性脑缺血再灌注大鼠缺血侧脑组织的细胞凋亡，并能明显降低脑缺血再灌注大鼠脑组织凋亡细胞的含量，提示头针可通过下调脑组织凋亡细胞的含量以减缓其介导的凋亡反应进程，减缓由凋亡反应造成的脑损伤。这也在理论上进一步证明了头针可以通过减缓脑缺血再灌注后细胞凋亡达到神经功能重建的目的。

②对环核苷酸类信号传导系统的影响：张红星[32]等采用氢清除法测定患侧大脑皮层和海马区的血流量，放射免疫分析测定血浆环磷酸腺苷 cAMP 和环磷酸鸟苷 cGMP 以观察头针对急性局灶性脑缺血再灌注损伤大鼠脑血流量和环核苷酸的影响。发现头针治疗能增加脑缺血局部血流量，升高血浆 cAMP 含量，对急性局灶性脑缺血再灌注损伤大鼠有明显的治疗和预防作用。

③对 TGF-β1mRNA 表达的调节：TGF-β 是脑缺血时的一种重要的抗炎因子，TGF-β 基因的表达可能起保护作用。裴海涛[33]等的实验结果表明针刺在使缺血再灌注 24h 脑组织内 TGF-β1 增加的同时，脑梗死体积明显缩小，表明针刺可有效地通过升高脑内 TGF-β1 mRNA 的含量，对脑组织神经元起保护作用。

④对炎性细胞因子基因的影响：TNF-α 是一种具有广泛生物学活性的细胞因子，是神经-内分泌-免疫调节系统中的关键介质，不仅参与和维持正常生理功能，还可在多种病理过程中异常表达，导致机体产生损伤反应。郭壮丽[34]等的研究表明针刺可明显抑制皮层、纹状体内 TNF-αmRNA 的表达（$P<0.05$），其神经组织变性、坏死及血管炎性反应也明显减轻。

（2）对免疫功能的影响：姜淑云[35]等对头穴针刺和药物治疗急性脑卒中病人的 CD3、CD4、CD8 以及 CD4/CD8 进行了治疗前后的临床对比研究。实验结果证实，急性脑卒中病人的 CD3、CD4/CD8 低于正常人平均水平，差别具有显著性。CD8 高于正常人水平，差别具有显著性。说明了脑卒中病人的细胞免疫状态严重低下，免疫功能处于极度紊乱状态。结果提示：头穴针刺能明显地改善病人的免疫功能，提高机体的免疫水平。

（3）对生化的影响

①对神经肽的影响：在神经肽的基础和临床研究中，人们发现 β-EP 在缺血性脑血管疾病的发生发展中起了重要作用。吴绪平[36]等的实验结果表明，急性脑梗塞时，其血浆中 β-EP 含量显著升高，头穴透刺后，可使病理性异常升高的 β-EP 含量降低，且逐步降至正常值水平。

②血清中可溶性细胞间黏附分子-1（sICAM-1）的影响：鲍春龄[37]等的实验采用双抗体酶联免疫吸附法，结果证实头穴透刺针法对急性脑梗死患者血清中异常升高的 sICAM-1 有明显的降低作用，其疗效优于单纯西药组，差异显著（$P<0.05$）。

③对脑组织中 Tubulin（海马区微管蛋白）的影响：Tubulin 是细胞生发的标志蛋白，是构成微管的重要成分。α-Tubulin、β-Tubulin 的表达减少，可造成微管发育异常。Tubulin 参与了脑组织缺血后损伤与恢复的过程。梁军[38]等的实验证明头穴丛刺能促进脑梗死大鼠海马区细胞表达较高水平的 Tubulin。

④对血浆内皮素的影响：张红星[39]等采用头针顶颞前斜线、顶颞后斜线治疗 30 例中风患者，分别于治疗前后检测血浆内皮素的含量。结果示显效率为 70.0%，总有效率为 90.0%，头针治疗能显著降低血浆内皮素含量，治疗前后比较差异有非常显著性意义（$P < 0.01$）。

（4）对血流量方面的影响：从纪晓军[40]实验结果可以看出，头针治疗脑出血可能是通过修复 BBB（血脑屏障），降低 BBB 损伤后的神经元损害而起作用的。卜彦青[41]等应用激光多普勒微循环血流计观察头电针、体电针以及头体结合电针在不同时间内对脑缺血大鼠软脑膜微循环血流量的影响。结果显示头电针从针刺 1min 至起针后 20min 微循环血流量均有显著性增加（$P < 0.05 \sim 0.01$）；头体结合电针则从针刺 1min 至起针后 100min 均有显著性增加（$P < 0.05 \sim 0.001$）。头电针、体电针、头体结合电针均能显著改善大鼠软脑膜微循环，但以头体结合电针作用时间最长。

主要参考文献

[1] 原民，卫晶仙. 头针治疗中风半身不遂的应用研究 [J]. 实用医技杂志，2005，12（06B）：1677-1678.

[2] 谢天亮. 以头针为主治疗偏瘫 100 例临床体会 [J]. 基层医学论坛，2008，12（34）：1140.

[3] 齐晓静，修培. 头针联合体针治疗卒中偏瘫 60 例 [J]. 临床军医杂志，2008，36（1）：143-144.

[4] 苏尔亮. 头针为主治疗中风偏瘫 105 例疗效观察 [J]. 湖南中医杂志，2003，19（3）：27-28.

[5] 王萍，左尚宝. 头针与体针透刺对 384 例中风偏瘫的早期治疗观察 [J]. 针灸临床杂志，2002，18（7）：11-12.

[6] 李娟. 头针配合体针治疗中风 95 例疗效观察 [J]. 中国社区医师，2008，24（11）：43.

[7] 黄国付，张红星，张唐法. 头针结合康复治疗对脑血栓形成恢复期偏瘫患者运动功能的影响 [J]. 中国针灸，2008，28（8）：573-575.

[8] 赵庆平. 头针加电配合康复训练治疗中风偏瘫疗效观察 [J]. 中国厂矿医学，2007，20（3）：284-285.

[9] 原永康，侯克祥，胡建春，等. 康复训练与头针治疗对脑卒中患者运动及认知功能的影响 [J]. 中国康复，2008，23（3）：185.

[10] 李宁，闻锐. 头体针配合康复治疗中风偏瘫 48 例 [J]. 辽宁中医杂志，2003，30（5）：400.

[11] 黄国明，陈燕萍，熊同学，等. 头针滞针法治疗中风偏瘫临床研究 [J]. 甘肃中医，2007，20（7）：75-76.

[12] 康轶鑫. 头针恢复小儿脑瘫运动功能的疗效观察 [J]. 中国中医药现代远程教育，2005，3（7）：53.

[13] 吴瑾，王雪峰（指导）. 头针治疗小儿脑性瘫痪疗效观察 [J]. 辽宁中医杂志，2007，34（6）：825.

[14] 陈春梅. 头针合穴位注射治疗小儿脑瘫临床疗效观察 [J]. 中国社区医师，2008，14（1）：45-46.

[15] 季宇宏，孙宝东，张茹，等. 头针配合运动疗法治疗痉挛型脑性瘫痪的疗效观察 [J]. 中国康复理论与实践，2008，14（9）：856-857.

[16] 幸小玲. 头针联合穴位注射治疗小儿脑瘫 42 例 [J]. 陕西中医，2008，29（7）：880-881.

[17] 何敏华，叶钦琳，周蕾. 高压氧配合头针治疗小儿脑瘫临床体会 [J]. 中国中医急症，2006，15（5）：549.

[18] 高小爱. 头针配合体针治疗脑卒中假性球麻痹 30 例 [J]. 中国民间疗法, 2007, 15 (10): 10-11.

[19] 刘书鹏, 刘华. 头针体针治疗脑卒中后假性球麻痹 30 例 [J]. 中国民间疗法, 2006, 14 (5): 17-18.

[20] 边慧敏, 魏彩莲. 头针治疗三叉神经痛 43 例 [J]. 中国中医急症, 2004, 13 (5): 302.

[21] 金翊思, 赵宇辉, 卫彦. 头针加体针治疗原发性三叉神经痛 79 例 [J]. 中医药信息, 2005, 22 (3): 40.

[22] 李建武. 头针治疗带状疱疹临床观察 [J]. 针灸临床杂志, 2006, 22 (1): 32-33.

[23] 薄其秀, 张金学. 头针用于分娩镇痛的作用观察 [J]. 中国针灸, 2006, 26 (9): 659-661.

[24] 贺必梅, 李万山, 李万瑶. 头针超前镇痛对肠癌患者术后硬膜外吗啡镇痛的影响 [J]. 中国针灸, 2007, 27 (5): 369-371.

[25] 赵云燕, 刘丕珊, 何成华, 等. 头针透穴治疗偏头痛 28 例临床观察 [J]. 中国中医药科技, 2007, 14 (4): 258.

[26] 纪艳华. 头针胃区治疗中枢性呃逆 [J]. 中国针灸, 2008, 28 (11): 847.

[27] 刘路然, 李海霞, 马艳春, 等. 头针治疗中枢性呃逆 30 例 [J]. 中国中医急症, 2008, 17 (11): 1611.

[28] 孙晓合, 姚宏军. 头针治疗椎-基底动脉供血不足临床观察 [J]. 中外健康文摘: 医药月刊, 2007, 4 (10): 61-63.

[29] 曾伶. 头针为主治疗少寐 48 例 [J]. 针灸临床杂志, 2005, 21 (8): 17.

[30] 牛文民, 刘海洋. 头针治疗血管性痴呆的临床研究 [J]. 上海针灸杂志, 2007, 26 (10): 4-5.

[31] 杨敏, 张红星, 周利, 等. 头针对急性脑缺血再灌注大鼠细胞凋亡的影响 [J]. 中国中医急症, 2008, 17 (12): 1722-1724.

[32] 张红星, 周利. 头针对急性局灶性脑缺血再灌注损伤大鼠脑血流量和环核苷酸的影响 [J]. 中国中医急症, 2005, 14 (12): 1204-1205.

[33] 裴海涛, 郭壮丽. 头穴针刺对局灶性脑缺血再灌注大鼠脑内 TGF-β 1mRNA 表达的调节 [J]. 中国针灸, 2003, 23 (12): 739-741.

[34] 郭壮丽, 裴海涛. 头针对急性脑缺血再灌注大鼠脑内肿瘤坏死因子 α 表达影响的实验研究 [J]. 针刺研究, 2004, 29 (2): 94-97.

[35] 姜淑云, 东贵荣. 头穴针刺治疗急性脑卒中的临床免疫学研究 [J]. 黑龙江中医药, 2001 (1): 53-54.

[36] 吴绪平, 韩肖华, 王亚文, 等. 头穴透刺对急性脑梗塞大鼠脑组织中 β-EP 与 cAMP 含量的相关性研究 [J]. 中国中医基础医学杂志, 2003, 9 (1): 47-49.

[37] 鲍春龄, 黄秀君, 张丽荣, 等. 头穴透刺对急性脑梗死患者血清中 sICAM-1 的影响 [J]. 上海针灸杂志, 2006, 25 (1): 5-6.

[38] 梁军, 孙忠人, 孟辉, 等. 头穴丛刺对脑梗死大鼠海马区微管蛋白表达的影响 [J]. 中医药信息, 2008, 25 (3): 49-50.

[39] 张红星, 张唐法. 头针对中风病人血浆内皮素含量的影响 [J]. 针刺研究, 2002, 27 (3): 228-229, 223.

[40] 纪晓军, 何宏, 温兆霞, 等. 头穴针刺对大鼠急性脑出血血脑屏障影响的实验研究 [J]. 中国急救医学, 2001, 21 (11): 624-625.

[41] 卜彦青, 杜广中. 头体针对脑缺血大鼠脑循环时效关系的实验研究 [J]. 中医药学报, 2004, 32 (2): 26-27.

第五章

针 灸 治 疗

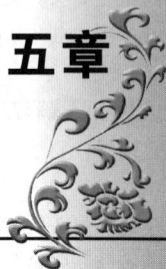

第一节　治 疗 总 论

　　针灸治疗学是将中医基础理论、经络、腧穴、刺法灸法等基本理论、基本知识、基本技术综合应用于临床，以防病治病的一门学科。

　　针灸治疗学是针灸学的重要内容，针灸学是中医学的重要组成部分。中医的基本特色是辨证论治，所以针灸治疗也必须辨证论治。所谓"辨证"就是在中医基本理论指导下，把四诊（望、闻、问、切）所收集到的有关疾病的各种资料，通过"八纲"加以分析、综合、归纳，以判断疾病的性质（属寒还是属热，属虚还是属实）；判定疾病的位置（在表还是在里，在经还是在络，在脏还是在腑）；确定其证候名称的诊断思维过程。"论治"又称"施治"，就是根据辨证的结果，制定相应的治疗大法，确定相应的处方和刺灸术，或针或灸，或补或泻。概括起来，辨证论治包括了理、法、经、穴、术5项内容。

　　针灸医生必须在中医基本理论的指导下，按照辨证论治的原则进行处方、施术，才能取得较好的临床疗效。为了达到这个目的，在总论中分别就针灸治病的作用原理、施治原则、辨证论治、针灸处方、特定穴的临床应用五部分进行论述，以使学习者掌握针灸辨证论治的方法，为针灸临床实践奠定基础。

一、针灸治病的作用原理

　　针灸治病是在中医基本理论指导下，依据脏腑、经络、阴阳、五行、病因病机、诊断治则等进行辨证论治的。所以针灸与中医方药的运用基本相同，只不过所采用的具体方法不同而已。针灸治病是运用针或灸两种方法作用在人体的腧穴上，通过经络的作用，从而达到治疗疾病的目的。针灸在临床上的应用范围极其广泛，包括内、外、妇、儿、五官等各科多种疾病。据统计针灸对300多种疾病有效，对其中100多种疾病有较好的效果。针灸之所以有这样广的适应证，又有如此好的效果，是因为针灸具有扶正祛邪、调和阴阳、疏通经络、调整脏腑功能等作用。

（一）扶正祛邪

　　所谓扶正，即是扶助正气，以增强体质，提高机体抗邪能力。扶正适用于以正气虚为主要矛盾，邪气已不太盛的各种虚损病证，如精、气、血、津液等不足的病证。

　　所谓祛邪，即是祛除病邪，使邪去正安。祛邪适用于邪气实为主要矛盾，正气未虚的各种实证，如外感表证、食滞、瘀血等实性病证。

　　针灸具有扶正祛邪的作用。

　　1. 疾病的发生、转归与正邪相争　疾病的发生，取决于人体正气和致病因素（邪气）

两个方面。所谓正气，即指人体的机能活动和其抗病能力；所谓邪气，是与正气相对而言，即泛指对人体有害的各种致病因素，如外感六淫、痰饮、瘀血和食积等，中医学认为，任何疾病的发生，都是在一定条件下正邪相争的具体反应。也就是说，只有当人体的正气不足以抵御外邪，或病邪侵袭人体的力量超过了人体的正气时，即可发生疾病。

正邪双方在斗争中有消长的变化。一般地说，正气增长则邪气消退，而病向愈；若邪气增长则正气衰退，而病转恶化。随着邪正双方的变化，疾病表现出两种不同的病机和证候，即《素问·通评虚实论》所说"邪气盛则实，精气夺则虚"。

2. 扶正祛邪是临床治疗的重要法则　疾病的过程，是邪正相争的过程，治疗疾病就是要扶助正气，祛除邪气，改变正邪双方的力量对比，使之有利于向痊愈方面转化，所以，扶正祛邪是临床治疗的重要法则。

补虚泻实，是扶正祛邪这一法则的具体应用。在邪正双方斗争中，二者盛衰的程度不同，其病证也不相同。故治疗时，对实证应予以泻法，对虚证应予以补法。在临床应用时，要根据正邪在病程中所占的地位，决定扶正与祛邪的主次与先后。扶正适用于正虚而邪不盛的病证；祛邪适用于邪实而正未伤的病证；扶正与祛邪同时应用，适用于正虚邪实的病证，但应分清主次，正虚较重者，则扶正兼祛邪，邪实较重者，则祛邪兼扶正。当病邪较重，但正气虚弱不耐攻伐时，应先扶正后祛邪；当病邪甚盛，正气虽虚，尚可攻伐时，宜先祛邪后扶正。

3. 针灸具有扶正祛邪的作用　补虚泻实是扶正祛邪法则的具体应用，而针灸的补虚与泻实，主要是通过针灸手法和腧穴的配伍两个方面实现的。在刺灸法方面，凡针刺补法和艾灸属补法范畴，具有扶正的作用；针刺泻法和放血属泻法范畴，具有祛邪的作用。如虚脱症，症见面色苍白，大汗淋漓，四肢厥冷，脉微，治宜回阳固脱，急取关元、神阙，大艾炷灸之，并取足三里，针刺补法。再如外感温热邪气，高热神昏，烦躁口渴，脉洪大而数，治宜泻热开窍，取十二井穴，用三棱针点刺出血，再取大椎、曲池，针刺泻法，二者相配可达泻热、启闭、开窍之功。在腧穴配伍方面，膏肓、气海、关元、足三里、命门等穴，有补的作用，多在扶正时应用；而十宣、中极、水沟，有泻的作用，多在祛邪时应用。

4. 临床和实验研究证明针灸具有扶正祛邪的作用　大量的临床实践和实验研究证明针灸能够增强机体的免疫功能，防御和抵抗各种致病因素的侵袭，从而体现出针灸的"扶正祛邪"作用。

针灸对免疫功能的影响主要表现在白细胞的吞噬能力和抗体的形成方面。有人在针刺家兔一侧"足三里"的研究中发现，在针刺后2～3个小时，白细胞总数增加者达60%，24小时后恢复正常。有人曾以100名健康人为实验对象，针刺足三里、合谷穴，观察到其白细胞对金黄色葡萄球菌的吞噬能力，由48.16%上升至71.25%，而对照组则无明显改变，表明针刺后白细胞的吞噬能力增强。针刺能使网状内皮系统的吞噬功能增强，有人针刺大白鼠"大椎"、"命门"等穴的研究发现，针刺使肝脏网状内皮系统的吞噬活动显著增强，其吞噬能力最高可达56.8%。

针刺可增强人体的免疫功能。血清调理素是人体非特异性免疫因素之一，当针刺家兔的"足三里"、"大椎"后，可使血中调理素明显增加，大大促进了吞噬细胞的吞噬作用，因而增强了机体的免疫能力。

针刺可促进抗体的形成。有人对针刺治疗急性阑尾炎患者作了电泳分析，发现针后

α、β 和 γ 球蛋白都有明显增高，且针刺组较中药组高 1～3 倍。一般认为 α 和 β 球蛋白可提高白细胞吞噬能力，而 γ 球蛋白则有利于抗体的形成，所以球蛋白的增加无疑代表着机体免疫能力的增强。有人以伤寒疫苗注射家兔皮下作基础免疫，然后再穴注"足三里"发现，穴位注射组的浆细胞数目及血清效价均较对照组明显增多。一般认为浆细胞是产生抗体的主要成分。针刺促进浆细胞的生成，有助于抗体的产生，对增强机体的防御免疫作用有一定意义。

（二）调和阴阳

阴阳学说在中医学中的应用非常广泛。从经络脏腑到病因病机乃至于辨证论治，均包涵着阴阳对立统一的规律。中医用阴阳学说说明人体的组织结构、生理功能、疾病的发展规律，并指导临床诊断疾病和治疗疾病。

针灸具有调和阴阳的作用。

1. 阴阳失调是疾病产生的根本原因　正常情况下，人体中阴阳两方面处于相对平衡状态，保持人体中各组织、器官、脏腑的正常生理功能，身体健康。若人体的阴阳失去平衡，发生偏盛偏衰，就会发生疾病，进而阴阳分离，人的生命也就停止了。所以《素问·生气通天论》云"阴平阳秘，精神乃治"。

2. 调和阴阳是临床治疗的基本原则　阴阳失调是疾病产生发展的根本原因，因此调和阴阳，使失调的阴阳向着协调方面转化，以恢复阴阳的相对平衡，是中医临床治疗的基本原则。故《素问·至真要大论》说："谨察阴阳所在而调之，以平为期。"

阴阳偏盛：即阴盛或阳盛，是阴或阳任何一方高于正常水平的病变。若阳邪致病，可导致阳盛而阴伤，表现为热证；阴邪致病，可导致阴盛而阳伤，表现为寒证。本着阴平阳秘协调阴阳的治疗原则，应采用盛则泻之、寒者热之、热者寒之的治疗法则。

阴阳偏衰：阴阳失去平衡后，除了阴阳发生偏盛之外，还往往发生阴阳偏衰现象，或为阴虚或为阳虚，是阴或阳任何一方低于正常水平的病变，阴虚则不能制阳，常表现为阴虚阳亢的虚热证；阳虚则不能制阴，多表现为阳虚阴盛的虚寒证。《素问·阴阳应象大论》之"阳病治阴，阴病治阳"，是说明虚导致阳亢者，应补阴以制阳；阳虚而导致阴寒者，应补阳以制阴。此外还有阴阳两虚，因为阴阳是相互制约相互依存的，阴阳一方虚损到一定程度，常导致对方的不足，此即"阳损及阴"、"阴损及阳"，最后导致阴阳两虚。阴阳两虚多见于慢性病，治应阴阳双补。

总之，调和阴阳的基本原则是泻其有余，补其不足，使阴阳之偏盛偏衰得以纠正，使之在新的基础上达到新的阴阳平衡。

3. 针灸具有调和阴阳的作用　针灸的治疗作用在于调和阴阳，正如《灵枢·根结》云："用针之要，在于知调阴与阳。调阴与阳，精气乃光，合形与气，使神内藏"，阐明了针灸治病的关键在于调节阴阳的偏盛与偏衰，使机体阴阳和调，保持精气充沛，形气相合，神气内存。针灸调和阴阳的作用，基本上是通过经络、腧穴配伍和针刺手法来实现的。如胃火炽盛引起的牙痛，属阳热偏盛，治宜清泻胃火，取足阳明胃经穴内庭，针用泻法，以清泻胃热。寒邪伤胃引起的胃痛，属阴邪偏盛，治宜温中散寒，取足阳明胃经穴足三里和胃之募穴中脘，针用泻法并灸，以温散寒邪。肾阴不足，肝阳上亢引起的眩晕，属阴虚阳亢证，根据"阳病治阴，阴病治阳"的原则，治宜育阴潜阳，取足少阴经穴太溪补之；取足厥阴经穴行间泻之，以协调阴阳。

此外，由于阴阳之间可相互化生，相互影响，故治阴应顾及阳，治阳应顾及阴，所以又有"从阴引阳，从阳引阴"等方法，这些方法的核心仍是调和阴阳。

（三）疏通经络

经络是五脏六腑与体表肌肤、四肢、五官七窍相互联系的通道，经络具有运行气血，沟通机体表里上下，调节脏腑组织功能活动的作用。经络通过运行气血，调和阴阳，使人体的功能活动维持相对的协调平衡，身体保持健康。

针灸具有疏通经络的作用。

1. 经络气血失调是疾病产生的重要病理变化　正常情况下，经络"内溉脏腑，外濡腠理"，维持着人体正常的生理功能，使人体成为一个完整的有机体。一旦经络气血功能失调，破坏了人体的正常生理功能，就会引起种种病变。

经络气血的偏盛和偏衰：经络气血偏盛可引起有关脏腑、器官、循行部位的功能亢盛。如足阳明气血偏盛可见消谷善饥，大便干，口渴，齿龈肿痛，颈肿，喉痹，身以前皆热等。经络气血偏衰可引起有关脏腑、器官、经络的功能减退性疾病。如足阳明经气不足，可见胃痛、胃寒、腹胀、身以前寒栗等症。

经络气血逆乱：气血逆乱，气盛有余，气血并走于上；或夹痰浊壅滞于上，清窍为之蒙蔽；也有气血两虚，气血运行不佳，更因于劳倦、饥饿、情志刺激，使气血运行失调，以致气虚下陷，血不上承，清窍失养，均可发昏厥。气血不能达于四肢则为厥证。经络气血逆乱又可导致气机升降失常，如清气不升，下为泄泻；浊气不降，上逆为呕；清浊混淆，则呕吐、泄泻并见，发为霍乱。

经络气血阻滞：经络气血运行阻滞，可引起疼痛，即"不通则痛"；气血运行受阻，经脉失于荣养，又可造成麻木；由于人体局部经脉气血壅阻，流行不畅，气血凝滞，又可造成局部组织肿胀疼痛等。

2. 疏通经络、调理气血是临床治疗的重要大法　疏通经络就是调理经气，经气包括了人体的元气、谷气、宗气等，疏通经络对协调阴阳，抗御病邪，维持人体的正常生理功能有重要作用。各种原因导致的经络气血失调，致使经络气血偏盛偏衰，经络气血逆乱，经络气血阻滞，而引起的种种病变，治疗理应疏通经络，调理气血。经络气血虚衰，脏腑功能减退者，属虚证，治宜补法；经络气血偏盛，脏腑功能亢进，属实证，治宜泻法，经络气血逆乱者，或属于气血虚衰，或属于脏腑功能失调，均可据其虚实而调之。

3. 针灸具有疏通经络、调理气血的作用　针灸治病是采用针法和灸法，作用于腧穴、经络，通过经气的作用，调阴阳，补虚泻实，扶正祛邪，通其瘀滞，理其气血，从而排除致病因素，治愈疾病。如阳明经气偏盛引起的身热、口渴，可取阳明经内庭、曲池泻热止渴；阳明经气偏衰引起的身寒，可取阳明经足三里、合谷温补之。再如足阳明胃经浊气上逆，引起呕吐，足阳明胃经清气不升引起的腹泻、腹胀等症，均可取足阳明胃经穴足三里治之。以上均为通过疏理阳明经气，调理气血，而达到治疗疾病的目的。

4. 针灸具有止痛作用　中医学认为，疼痛是由于经络闭阻、气血阻滞所致，即"不通则痛"。风、寒、暑、湿、火以及痰浊、瘀血阻滞，或肝郁气滞、气滞血瘀，或气血虚弱、筋脉失养，均可致经络闭阻而引起疼痛。针灸可通过经络腧穴的作用，使经络通畅，气血调和，而达止痛效果。

大量的临床资料和实验结果证实，针刺有良好的止痛效果。如对常见的疼痛证：头痛、牙痛、三叉神经痛（面痛）、坐骨神经痛（腰腿痛）、肋间神经痛（胁痛）、胃痛、胆绞痛、心绞痛、痛经、产后宫缩痛、四肢关节痛、手术后疼痛等，都有明显止痛作用。针灸对消除炎症肿胀性疼痛也有明显作用。此外，针刺麻醉的成功，也证明了针灸的镇痛作用。

二、施治原则

施治原则，即针灸治疗疾病时所依据的准则，它对于针灸处方选穴，以及操作方法的运用等都具有重要的指导意义。

古人对针灸施治原则早有明确论述，如《灵枢·九针十二原》云："凡用针者，虚则实之，满则泄之，宛陈则除之，邪胜则虚之。"《灵枢·经脉》云："盛则泻之，虚则补之，热则疾之，寒则留之，陷下则灸之，不盛不虚，以经取之。"据此归纳，有补法、泻法、清法、温法、调法5种。

临床疾病的症候表现多种多样，病理变化错综复杂，疾病除有虚实寒热之外，病情有标本缓急，病人体质有弱有强，地区气候也不尽相同，所以针灸治疗时，还应分清主次，区别缓急，同病异治和异病同治，以及因人、因时、因地制宜的原则，才能取得较好的治疗效果。

（一）补虚与泻实

1. 补虚与泻实的基本概念 "虚"是指人体的正气虚弱，"实"是指邪气偏盛。补虚就是扶助人体的正气，增强脏腑器官的功能，补益人体的阴阳气血以抗御疾病。泻实就是驱除邪气，以利于正气的恢复。针灸的"补虚"与"泻实"，是通过针和灸的方法激发机体本身的调节功能，从而产生补泻的作用，达到扶正祛邪的目的。

2. 补虚与泻实的临床应用

（1）补法："虚则补之"，出自《灵枢·经脉》。在邪正斗争中，如果正气不足，并为矛盾的主要方面时，其症状多表现为虚证。如大病久病，消耗精气，或大汗、吐利、大出血损伤阳气、阴液，均会导致正气虚弱，机能减退，表现为面色苍白或萎黄，精神委靡，身疲乏力，心悸气短，形寒肢冷，或五心烦热，自汗盗汗，大便滑脱，小便失禁，舌上少苔或无苔，脉弱无力等。其中阳虚、气虚者，毫针刺用补法，并灸，以振奋阳气，阴虚者，毫针刺用补法，以养其阴。

"陷下则灸之"，出自《灵枢·经脉》。"陷下"有两种含义，一是指中气下陷，失于固摄；一是指脉象沉下，王冰在《灵枢·经脉》注之曰："脉虚气少，故陷下也"，所以陷下有沉脉之意。脉沉无力者多属气虚证或阳气虚脱，对气虚证、阳虚证，应该用灸法进行治疗；如阳气暴脱，汗出不止，肢冷脉微者，应取神阙、关元、气海等穴，用大艾炷重灸，以回阳固脱；对脱肛、子宫脱垂等中气下陷证，应当艾灸百会、气海等穴，以升举下陷之气。

"虚则实之"意同"虚则补之"。

正确运用针灸补法，还要讲究腧穴的配伍，才能取得较好的疗效。

临床常用的补法：

1）补益肾气法：用于肾气虚弱证，穴取肾俞、命门、关元、太溪，针刺补法，并灸。

2）补中益气法：用于脾胃气虚证，穴取脾俞、胃俞、中脘、气海、足三里，针刺补法，并灸。

3）补益肺气法：用于肺气虚证，穴取太渊、肺俞、足三里、太白，针刺补法，并灸。

4）补益心脾法：用于心脾两虚证，穴取心俞、脾俞、神门、三阴交，针刺补法，并灸。

5）补益气血法：用于气血两虚证，穴取脾俞、胃俞、足三里、三阴交，针刺补法，并灸。

6）补益肾阴法：用于肾阴虚证，穴取关元、肾俞、照海，针刺补法。

7）升阳益气法：用于清阳不升，中气下陷证，穴取百会、中脘、气海、足三里，针刺补法，并灸。

（2）泻法："盛则泻之"，出自《灵枢·经脉》。"盛"是指邪气亢盛，"泻"是指祛邪之治疗方法。疾病的发生、发展和转归过程，就是邪与正斗争的过程。在邪正相争过程中，如邪气亢盛，并成为矛盾的主要方面时，其证候表现为实证。如发热、腹胀痛拒按、胸闷、烦躁、甚至神昏谵语、呼吸气粗、痰涎壅盛、大便秘结，小便不利，舌苔厚腻，脉实有力。治疗应该用泻法，或用毫针泻之，或用三棱针放血，或用梅花针重叩出血，以祛除病邪，邪去正安，疾病才能向愈。

"满则泄之"，出自《灵枢·九针十二原》。"满"是指邪气盛满，"泄"与"泻"同，即邪气盛满的实证，应该用泻法进行治疗，以祛除邪气，促进疾病向愈。

"宛陈则除之"，出自《灵枢·经脉》。"宛"通于郁，即气血郁滞，或邪气郁结不散，"陈"即陈久或陈旧之意，故宛陈是指气血郁积已久，"除"者，去也，是指治疗方法。所以本句是说气血郁久，积瘀经络，治应祛除瘀滞，用刺血的方法，以活血除瘀通络。如外伤扭挫或气滞血瘀形成的肿痛，或邪入营血，郁结不解和久痛入络等，宜用三棱针点刺十二井穴及其局部络脉出血，也可取阿是穴用刺络拔罐法以散瘀通络。

"血实者决之"，出自《素问·阴阳应象大论》。"实"者，邪气实也，即血中邪气亢盛，或为邪毒壅于血分之血热证，或瘀血痹阻的瘀血证，"决"者，泻也，有破血之意，可用刺血的方法治疗。如邪毒壅滞血分，引起高热，烦躁不安，甚则神昏谵语，急取曲泽、委中、十二井穴，三棱针点刺出血，以清泻血分热毒。

泻法的临床应用，应包括经穴配伍和刺法两个方面。临床常用泻法有：

1）疏风解表法：用于表实证，穴取风池、合谷、列缺，针刺泻法。

2）泻热通便法：用于里实证，穴取天枢、曲池、上巨虚，针刺泻法。

3）理气豁痰法：用于痰实证，穴取天突、膻中、合谷、丰隆，针刺泻法。

4）活血化瘀法：用于血瘀证，穴取曲泽、委中、十二井穴、膈俞，针刺泻法，或用刺络拔罐法。

在临床治疗中，有关补泻的内容非常丰富，除上述单纯补泻外，还有补泻兼施、先补后泻、先泻后补、上补下泻、上泻下补、左补右泻、右补左泻等。例如：胆虚而肝实的患者，既有易惊失眠，又兼有两胁胀痛，治疗宜先取丘墟、胆俞以补胆之虚，再取行间以泻肝之实，治疗有序，其效必著。再如《类经图翼》中的"腕骨，凡心与小肠，火盛者，当泻之，浑身热盛，先补后泻，肩背冷痛，先泻后补"等，都是补泻兼施的例证。

另外，针灸的补泻不是直接补人体的不足，或泻人体的有余，而是使用一定的针法灸法施术于腧穴，通过经络的调整作用，间接地产生补泻效果的。故针灸补泻作用的产生包括人体的机能状态、经络、腧穴、处方、刺灸法等内容。所以，临证时只有认真辨证，全面分析，施术得当才能收到好的效果。

（二）清热与温寒

1. 清热与温寒的基本概念　寒与热是表示疾病性质的两个纲领。寒证是机体阳气不足或感受寒邪，机体功能衰减所表现的证候；热证是机体阳气偏盛或感受热邪，机体功能亢盛所表现的证候。

温寒即温法，是用针灸温通经络，温养阳气，温中散寒，回阳救逆的一种方法，用于寒证的治疗。

清热即清法，是用针法疏风散热，清热解毒，泻热开窍的一种治法，用于热证的治疗。

2. 清热与温寒的理论根据　寒与热是表示疾病性质的两条纲领，在任何疾病过程中都会出现寒热的变化。外来之邪或属寒或属热，侵入人体后或从热化或从寒化，而人体的功能状态或表现为亢盛，或表现为不足，亢进则热，不足则寒，所以清热温寒是治疗中的根本大法之一。它适用于疾病的征象（症状和体征）与疾病的本质相一致的病证，是针对疾病的本质所设的，均是逆其病证性质而治的正治法，是治病求本的具体运用。

有关针灸清热温寒的记载，早见于《内经》。如《素问·至真要大论》"温者清之"，《灵枢·经脉》"热者疾之"等都是清热法的应用原则。再如《素问·至真要大论》"寒者温之"，《灵枢·经脉》"寒者留之"，《灵枢·官能》"经络坚紧，火所治之"，《灵枢·阴阳二十五人》"凝涩者，致气以温之"，《灵枢·禁服》"血寒，故宜灸之"等，都是温寒法的运用原则。以上这些清热、温寒的原则，在临床实践中仍有着极大的现实意义。

3. 清热与温寒的临床应用

（1）清热法："热则疾之"，出自《灵枢·经脉》。"热"是指邪热亢盛，或为外感风热引起的表热证；或为五脏六腑有热的里热证；或为气血壅盛于经络局部的局部热证。"疾"是快速的意思，这里是指治疗方法，即疾刺快出针。《灵枢·九针十二原》"刺诸热者，如以手探汤"，与此同义，如点刺出血，以泄其邪热。如表热证用毫针浅刺曲池、合谷、大椎等穴，并疾出其针，以宣散热邪。五脏热者，选择相应的腧穴而刺之，如心热者，取中冲、少冲，点刺出血，以泄其热；热在经络局部者，用毫针散刺，或三棱针点刺，或皮肤针叩刺局部出血，以疏散邪热。"疾"也有快速运针的意思，即快速提插，快速捻转，相当于泻法，多用于实热证。

"温者清之"，出自《素问·至真要大论》。"温"是热的意思，即病性属热证，"清"是治疗大法，即热证应用清热的方法。

临床常用的清法有：

1）清解表热法：适用于表热证，穴取大椎、曲池、合谷，针刺泻法。

2）清热解毒法：用于温毒热证，穴取委中、曲泽、十宣、阿是穴，点刺出血。

3）清热开窍法：用于热闭神昏证，穴取水沟、十二井穴、劳宫，针刺泻法，或点刺出血。

4）清泻脏腑法：适用于脏腑热证；穴取所属脏腑的荥穴和相应的经穴，如心热证，取少府、劳宫，肝热证取行间、阳辅等；针刺泻法。

（2）温寒法："寒者热之"，出自《素问·至真要大论》。"寒"是指疾病的性质属寒，或为外感寒邪引起的表寒证；或为寒湿痹阻经脉的寒痹证；或为阳气不足引起的脏寒证。"热"是指治疗的方法，如艾灸法，可温散寒邪，温通经络，益阳祛寒；或用针刺热补法，以益阳温经散寒。如表寒证可温灸肺俞、大椎等穴，以温散表邪；寒痹证，可用隔附子灸，或温针灸，以温经散寒；脏寒证可取相应的腧穴，以温灸之。

"寒者留之"，出自《灵枢·经脉》。是说寒证应当用久留针的方法进行治疗。以激发其经气，使阳气来复，散其寒邪。如外受寒湿邪气引起的寒痹，关节剧痛，应深刺久留针，以激发阳气，祛除寒邪。阳气不足引起的内寒证，应针刺补法久留针，以激发阳气，此法常配用灸法以提高疗效。此外，"留"还有暂停之意，并不是停止之意，而是与热者疾之相对而言，有慢速运针之意。如《灵枢·九针十二原》："刺寒清者，如人不欲行"。

"血寒者灸之"，是寒证用灸法的一种，出自《灵枢·禁服》。血寒是指血脉中阴寒盛，或为寒邪袭于血分，或为阳气不足，阴寒内盛，可致血脉凝滞，变生诸病。依"寒者热之"大法，治用灸法，以扶阳祛寒，温通经脉。如血寒导致血脉凝滞引起的脱骨疽，或血寒经血闭阻引起的痛经，均可采用温通的方法进行治疗。

临床常用的温法有：

1）温通经络法：用于寒凝经络证；穴取阿是穴，或根据病变部位循经取穴；治用灸法，或留针法，或温针灸。

2）温中散寒法：用于胃寒证；穴取中脘、气海、足三里；留针补法，并灸。

3）回阳救逆法：用于阳气衰微，四肢厥冷证；穴取关元、神阙；重用灸法，或神阙用隔盐灸法。

总之，热证和寒证在临床上的表现往往错综复杂，变化多端，有表热还有里热，有里寒还有表寒，有上热下寒，还有真寒假热和假寒真热，所以清热温寒的运用也应灵活机变。假如热邪入里，即"阴有阳疾"，亦可采用深刺久留针的方法，直到热退为止。如热未退，还可反复施术。假令寒邪在表，亦可用浅刺不留针的方法，或用点刺法治疗。假如上热下寒，如咽干而痛，心烦，兼见便溏肢冷，脉沉弱者，是下焦虚寒，阳不入宅，戴阳于上，治宜温补下元，引火入宅。真寒假热者，可在温寒的基础上佐以清热；真热假寒者，可在清热的基础上，佐以温寒。

（三）调法

1. 调法的概念　调法是一种调和的方法，有调和阴阳，解除寒热，及调整脏腑偏盛偏衰的作用。

调和法原是治疗少阳病的方法。少阳病邪在半表半里，非发汗、清热、泻下等方法所能解决，只宜"随其所而调之"。后世医家引申其义，把能调整脏腑偏盛偏衰的方法，如调和胆胃、调和肠胃、调和肝胃等，也属于调法，这就大大丰富了调法的内容。

"不盛不虚，以经取之"，出自《灵枢·经脉》，主要阐明调法在针灸临床上的应用，不盛不虚，不是因气血盛衰而发病，也不是由邪气所致病，而是由于脏气或经气失和而发病，或者是虚实不明显的病证，就应采用平补平泻方法，以调和之。

2. 临床常用的调法

（1）和解少阳法：用于邪在半表半里，症见寒热往来，心烦喜呕；穴取外关、足临泣等。

（2）调和胆胃法：用于胆气犯胃，胃失和降，症见胸胁胀满，恶心欲吐，心下痞闷；穴取日月、阳陵泉、足三里、支沟等。

（3）调和肝脾法：用于肝气郁结，横逆犯脾，症见胸胁胀痛，厌食倦怠，腹痛或大便泄泻，妇女还可用于乳胀胁痛，月经不调；穴取期门、太冲、三阴交。

（4）调和肠胃法：用于肠胃失调，症见腹痛、腹胀、时欲呕吐，心下痞满等；穴取中脘、天枢、气海、足三里、内关等。

（四）治标与治本

1. 标本的概念 "标"和"本"的含义十分广泛，从邪正关系上看，正气是本，邪气是标；从疾病的发生上看，病因是本，症状是标；从病变的部位上看，内脏是本，体表为标；从发病的先后看，先病是本，后病是标。所以，"标本"是一对相对的概念，中医学通过这一概念来说明疾病过程中，病症的主次和轻重缓急，以及疾病的现象和本质。

2. 标本的临床应用 标本在临床上的应用就是要抓住疾病的本质，给予适当的治疗。在针灸治疗上也只有正确地掌握标本缓急，才能做到"用之不殆"。标本在临床上运用的一般原则是："治病必求其本"，"急则治其标，缓则治其本"和"标本俱急，标本同治"。

（1）治病必求其本：治病求本是根本大法，就是说临床治病需分辨疾病的本质而进行治疗。任何疾病的发生、发展，总是要通过若干症状而显示出来，但这些症状只是疾病的现象，而不是疾病的本质。只有运用四诊收集病史和病症，亦通过综合分析，才能透过现象看到疾病的本质，找出疾病的症结，进行适当的治疗，才可收到针到病除的效果。如头痛一症，可由外感、血虚、痰阻、瘀血、肝阳上亢等多种原因引起，治疗时就不能单纯地采用对症治疗而选用太阳、合谷等穴，而应该通过全面地综合分析，找出致病的原因和病变的部位（太阳经、阳明经、少阳经），选用相应经络的穴位，并分别用以解表、养血、化痰、活血、平肝潜阳等方法进行治疗，才能收到满意的效果。

（2）急则治其标，缓则治其本：在一般情况下，治病求本是一个根本法则，但在某些情况下，标病处于危急时，如不及时处理，可能危及生命或影响本病的治疗时，应按"急则治其标，缓则治其本"的原则，先治其标病，在标病缓解之后，再治本病。如针灸治疗头痛时，在针刺合谷后，病人突然发生晕针现象，面色苍白，汗出，四肢厥冷，心中烦乱，此时应采取紧急措施，先治晕针，待晕针解除后，再治头痛。再如某些慢性病患者，原有宿疾未愈，又复患外感，恶寒发热，头痛鼻塞，亦当先治外感，以治其标，待新病痊愈后，再治宿疾以治其本。

总之，治标只是在应急情况下的权宜之计，而治本才是治病的根本目的。急则治标缓解了病情，解除了新病，就给治本创造了更有利的条件，其目的仍是为了更好地治本。所以说，标本缓急是从属于治病求本这一根本法则的，并与之相辅相成，临床上要灵活应用。

（3）标本俱急，标本同治：病有标本缓急，所以治有先后。若标本并重，则应标本兼顾，标本同治。这类病证在针灸临床上并不少见，此时在病情上已经不允许单独治标，或单独治本，必须标本兼顾，标本同治。如热病中症见高热，神志昏迷，而兼见小腹胀满，小便壅闭时，应标本同治，既要泻热开窍，又要通利小便，才能标本双解，解除疾病。再如气虚感冒，按照中医的标本概念，气虚是本，感冒是标。治疗时如单纯祛邪则伤正，邪气也不能祛尽，单纯扶正，又易恋邪，所以只有标本同治，扶正以祛邪，才能祛邪而不伤正。

标病与本病处于俱缓状态时，也可采用标本兼治法。如肝病引起的脾胃不和，可在治肝的同时兼调脾胃。又如，正虚邪实的臌胀病，单纯扶正或单纯祛邪都是片面的，唯有攻补兼施，才有可能获得比较理想的疗效。

在临床上，标本的关系是十分复杂的，而不是固定不变的，标本在一定条件下可以相互转化。所以临证时，要注意掌握标本转化的规律，以便始终抓住疾病的主要矛盾，做到治病求本。

（五）同病异治与异病同治

1. 同病异治与异病同治的概念　同病异治，是指同一疾病用不同的方法治疗。异病同治，是指不同的疾病，用相同的方法治疗。

同病异治与异病同治这一原则的运用，是以病机的异同为依据的，即《素问·至真要大论》所谓"谨守病机，各司其属"之意。

2. 同病异治与异病同治的临床应用

（1）同病异治：同一种疾病，由于病人的病因不同，病人的体质不同，疾病的发展阶段不同，其病机病证也不同，所以其治病方法也不同。例如：同是胃痛病，有因肝气横逆犯胃引起者，治宜疏肝和胃，行气止痛，取足厥阴、阳明经穴为主，穴取太冲、足三里、梁门，针刺泻法；有因脾胃虚寒引起者，治宜补脾健胃，温中散寒，穴取脾俞、胃俞、足三里、三阴交等穴，针刺补法，并灸。

（2）异病同治：许多疾病，虽然其受病部位和症状不同，但其主要的病机相同，就可采用相同的方法进行治疗。如胃下垂和子宫脱垂，尽管它们的发病部位和具体症状迥然不同，但它们的病机相同，均属气虚下陷证，治宜益气升陷，取百会、气海等穴，针刺补法并灸，可收异病同治之效。

（六）因时、因地、因人制宜

1. 因时制宜　因时制宜，是根据不同的气候与时间特点，来考虑制定适宜的治疗方法。四时气候的变化，对人体的生理功能、病理变化均可产生一定的影响，《灵枢·终始》云："春气在毛，夏气在皮肤，秋气在分肉，冬气在筋骨，刺此病者，各以其时为齐"。一般春夏之季，气候由温渐热，阳气升发，此时人体气血趋向浅表，针刺宜浅，少用灸法。秋冬季节，气候由凉变寒，阴盛阳衰，人体气血敛藏于内，针刺宜深，可用灸法。此外，在针灸临床上还应注意针刺的时机问题，如治疗疟疾宜在发作前2~3小时进行针治，痛经一般宜在月经来潮前开始治疗，才能取得好的效果。

因时制宜除以上情况外，还有时间针法。时间针法是古代医家观察到自然界的日月、星辰、四时、时辰的变化与人体十二经脉气血的流注有密切的关系，因此而创立的按时间取穴治疗的子午流注针法和灵龟八法、飞腾八法。这是"因时制宜"治疗原则的具体运用。

2. 因地制宜　因地制宜，是根据不同的地理环境特点制定适宜的治疗方法。由于不同的地理环境、不同的气候条件和生活习惯，人的生理活动和病理特点也不尽相同，所以治疗方法也不尽相同。

3. 因人制宜　因人制宜，是根据人的年龄、性别、体质等不同特点，制定适宜的治疗方法。例如，男女性别不同，各有其生理特点，尤其是妇女患者有月经、怀孕、产后等情况，治疗时应予注意。年龄不同，生理机能及病理特点亦不相同，治疗时应予区别，如老年人气血衰少，生机减退，不宜用强刺激；小儿生机旺盛，但气血未充，脏腑娇嫩，针刺宜浅刺不宜留针。在人的体质上，有强弱、寒热及对针刺的耐受性不同，所以在针刺时也应有所区别。

三、辨证论治

辨证论治是中医认识疾病和治疗疾病的基本原则，也是中医学的基本特点之一。所谓辨证，就是将四诊所收集的有关疾病的各种现象和体征，进行分析、综合，来辨清疾病的原因、性质和部位，概括、判断为某种性质的证候。所谓论治，就是根据辨证的结果，确定相应的治疗方法。

中医的辨证方法内容十分丰富，大体来讲，有八纲辨证、脏腑辨证、经络辨证、气血辨证、六经辨证、卫气营血辨证、三焦辨证、病因辨证等几种。这些辨证方法，各有其特点和侧重，但在临床实践中是互相联系互相补充的。其中八纲辨证是辨证的总纲，也可以说是从各种辨证方法的个性中概括出来的共性；脏腑经络辨证是各种辨证的基础；气血辨证是与脏腑经络辨证互相联系、互相补充的辨证方法；六经、卫气营血、三焦辨证，主要是针对外感热性病的辨证方法；病因辨证则是探求发病原因的辨证方法。掌握这些辨证方法，最终的目的是要判明疾病的病因、病位、病情和病势，以便有的放矢地订出相应的治疗方案。

中医的治疗法则，内容也很丰富，大体来讲，有治病求本、扶正祛邪、标本缓急、补虚泻实、清热、温补、调和、正治反治、同病异治、异病同治以及因时、因地、因人制宜等内容。针灸治病的具体方法虽然很多，但总的来说都离不开上述原则的指导。

为了密切联系针灸临床的实际，我们将把辨证和论治的内容结合起来讨论，重点介绍八纲证治、脏腑证治、经络证治、气血证治、风火湿痰证治。并希望通过学习讨论，掌握针灸临床辨证和治疗疾病的基本方法。

（一）八纲证治

八纲，就是表、里、寒、热、虚、实、阴、阳。它是中医学辨证的基本方法。

疾病的证候表现是极其复杂的，如何从复杂的变化过程中，对各个症状作全面的了解、归纳和分析，找出疾病变化的规律性，确定其类型、病位、病性，预测其趋势，从而为治疗指出方向，这就需要运用八纲辨证来加以归纳。

疾病的表现尽管极其复杂，但其病位的深浅，不在于表，便在于里；疾病的性质，不是属热，便是属寒；邪正的斗争情况，不是正虚，便是邪实；疾病的类别，不是阴证，便是阳证。因此，八纲是把人体的证候，分为表证或里证、热证或寒证、虚证或实证、阴证或阳证四个对立面，成为四对纲领，用以指导临床治疗。八纲之中的阴阳两纲，又可以概括其他六纲，即表、热、实证为阳，里、寒、虚证为阴，所以阴阳又是八纲中的总纲。

八纲辨证，并不等于把疾病划分为八个孤立的类型，而是相互联系不可分割的。如表证又有表寒、表热、表虚、表实之分，还有表实里虚、表热里寒、表虚里实、表寒里热等。其他如里证、寒证、热证等，也是如此。

1. 表里

（1）表里的概念：表里是表示病邪侵犯人体的部位和病势深浅的两个辨证纲领。一般地说，病邪侵犯肌表而病位浅者属表，病在脏腑而病位深者属里。

（2）表证与里证

表证：病位在肌表，是指外邪致病的初起阶段，是六淫从皮毛、口鼻侵入机体后产生的一系列症状的综合。因此，表证往往具有起病急、病程短、病位浅的特点。临床表现以发热、恶风寒、舌苔薄白、脉浮等症状为主，以及头身疼痛、鼻塞、咳喘等症。

里证：是与表证相对而言的，表示病变部位在脏腑，病势较深。因此，里证所包括的证候范围极大。这里着重介绍里证的基本特点。

里证的发生大致有三种情况：

一是由于表邪不解，内传入里，侵犯脏腑而成。如外感表邪不解，病情发展，出现高热、口渴喜冷饮、烦躁、谵语、舌红苔黄，大便秘结、小便黄赤等症时，说明邪已内传于里，形成了肠胃实热的里证。

二是外邪直接侵犯脏腑而发病。如腹部受冷，或过食生冷，以致寒湿邪气内伤脾胃，发生腹痛、吐泻等，形成了里寒证。

三是由于情志内伤、饮食、劳倦等因素，使脏腑气血的功能失调。如郁怒伤肝，使肝郁气滞，两胁胀满；思虑过度，劳伤心脾，可见食欲不振、气短、乏力、失眠、健忘等症。

看来里证的临床表现多种多样，但概括起来，是以脏腑的证候为主。具体内容将在脏腑辨证中介绍。

（3）表证与里证的鉴别要点：辨别热性病的表证和里证，要辨清发热是否伴有恶寒，舌苔是白是黄，脉象是浮是沉。一般以发热恶寒、苔薄白、脉浮属表证；发热不恶寒、苔黄、脉数或沉滑，属里证。

（4）表证与里证的治法：表证多选取督脉、手太阴、手阳明和足太阳经穴，宜用浅刺法。表热证不留针，表寒证配以灸法。里证多取脏腑所属经脉腧穴，一般宜深刺。里寒证宜留针，并用灸法；里热者针刺用泻法。

2. 寒热

（1）寒热的概念：寒热是辨别疾病性质的两个纲领，并用以概括机体的阴阳偏盛与偏衰，所谓"阴盛则寒"、"阳盛则热"，"阳虚生寒"、"阴虚生热"，即是此意。一般来讲，寒证是感受寒邪或机体的机能活动衰弱所表现的证候；热证是感受热邪或机体的机能活动亢盛的反映。

（2）寒证与热证

寒证：常见恶寒喜暖，口淡不渴，面色苍白，手足厥冷，小便清长，大便溏泄，舌淡苔白而润滑，脉迟等一派阴盛症状。

热证：多见发热喜冷，口渴饮冷，面红目赤，小便短赤，大便燥结，舌红苔黄而干燥，脉数等一派阳盛症状。

（3）寒证与热证的鉴别要点：寒和热的鉴别，应从口渴、面色、四肢、二便、舌苔、脉象等几方面辨认。即恶寒喜热为有寒；恶热喜冷为有热；不渴为有寒；口渴为有热；面白为寒；面赤为热；手足厥冷为寒；手足热为热；小便清长、大便溏薄为寒；小便短赤、大便燥结或里急后重便脓血为热；脉沉迟为寒；脉滑数为热等。

（4）寒证与热证的治法：寒证用温热法，多取任脉及三阴经穴，针刺宜留针并用灸法。热证用清法，多取督脉和三阳经穴，针刺或补或泻或补泻兼施，不留针，或点刺出血。

3. 虚实

（1）虚实的概念：虚实是辨别人体正气强弱和病邪盛衰的两个纲领。一般而言，虚证是指正气虚弱不足的证候，多见于慢性病；而实证是指邪气亢盛有余的证候，多见于急性病。若从正邪消长来看，临床上形成虚证时，虽主要是正气不足，但邪气亦不盛；形成实证时，虽主要是邪气有余，但正气亦未衰。否则，常会形成虚中夹实或实中夹虚等虚实错杂的证候。

（2）虚证与实证

虚证：虚证形成有先天、后天两方面的原因。但大部分的虚证是后天失调所致，如缺乏锻炼、消化吸收不好、年老体弱、妇女生育过多，或大病、久病之后，正气为邪气所伤，或患病过程中失治、误治等因素，均能使阴精阳气受损而致虚。虚证的临床表现，由于有阴虚、阳虚、气虚、血虚等不同，故各有其证候特点，将分别在后面阴阳两纲及脏腑辨证中介绍。一般虚证常见的症状是：精神委靡，面色㿠白，身倦无力，或五心烦热，形体消瘦，心悸气短，自汗盗汗，以及大便溏泄，小便频数或不禁，舌质淡，舌面光净无苔，脉象细弱等。

实证：实证形成也有两方面原因。一方面是感受外邪；另一方面则是由于内脏功能活动失调，代谢障碍，以致痰饮、水湿、瘀血等病理产物停留体内所致，实证的临床表现，范围很广，如邪闭经络或内结脏腑，或气滞血瘀，或痰、水、虫积等都属实证范围，故各有其证候特点。一般实证的常见症状是：呼吸气粗、烦躁、胸胁脘腹胀满、疼痛拒按、大便秘结、或热痢下重、小便不通或淋沥涩痛、舌苔厚腻、脉实有力等。

（3）虚实证的鉴别要点：一般地说，外感初病，证多属实；内伤久病，证多属虚。临床症状表现为有余、亢盛的，属实；表现为不足、衰弱的，属虚。其中，声音气息的强弱，痛处的喜按与拒按，舌质的苍老与胖嫩，脉象的有力与无力等几个方面，对虚实证的鉴别，都有重要的临床意义。如病程短，声高气粗，痛处拒按，舌质苍老，脉实有力的，属实证；病程长，声低气短，痛处喜按，舌质胖嫩，脉虚无力的，属虚证。

（4）治法：虚证取任脉、三阴经穴和背俞穴，针刺补法，并用灸法。实证多取督脉及三阳经穴，针刺泻法。

4. 阴阳

（1）阴阳的概念：阴阳代表着事物相互对立又相互联系的两个方面，而不局限于某一特定事物。一般地说，凡是活动的、上升的、兴奋的、进行性的、机能亢进的、热性的，都属于阳；而沉静的、下降的、抑制的、退行性的、机能衰减的、寒性的，都属于阴。

（2）阴证与阳证

阴证：其形成多由于年老体衰，或内伤久病，或外邪内传五脏以致阳虚阴盛，机能衰减，脏腑功能降低。每多见于里证的虚寒证。一般阴证常见有：面色苍白，恶寒，四肢厥冷，声音低微，身体沉重，精神不振，口不渴，下利清谷，爪甲色青，舌质淡，苔白，脉沉微等。

阳证：其形成多由于邪气盛而正气未衰，正邪斗争处于亢奋阶段，常见于里证的实热证。一般阳证常见有：颜面潮红，身热，恶热不恶寒，心烦口渴，躁动不安，气高声粗，呼吸急促，小便红赤，大便秘结，舌质红绛，脉滑数有力等。

（3）阴证与阳证的鉴别：一般地说，阳证必见热象，以身热、恶热、烦渴、脉数为准；阴证必见寒象，以身寒肢冷、无热恶寒、精神委靡、脉沉微无力为凭。但临床也有阳极似阴、阴极似阳的问题，值得我们注意和详辨。

（4）阴证与阳证的治法：阴证治宜温阳散寒，多取任脉经穴，宜深刺，久留针，并用灸法。阳证治宜清泻实热，多取督脉和三阳经穴，宜浅刺，疾出针或点刺出血，少灸或不灸。

总之，临床疾病证候的反映，往往不是单纯的、典型的，而是错综复杂的，表里、寒热、虚实证常常交织在一起混同出现。因此，在辨证过程中，八纲虽有各自不同见证，但它们之间又是相互联系而不可分割的。如辨别表里必须与寒热虚实相联系，辨别虚实又必须与表里寒热相联系，辨别寒热又必须与虚实表里相联系。因为表证有表寒、表热、表虚、表实之分；而里证也有里寒、里热、里虚、里实之别；还有表热里寒、表寒里热、表虚里实、表实里虚等错综复杂的变化。表证如此，其他里证、寒证、热证、虚证、实证也是如此。并在一定条件下，这四对矛盾的双方可以向对方转化，如由表入里，由里出表，寒证化热，热证化寒，虚证转实，实证转虚等。有的病情发展到严重阶段，病势趋于寒极和热极的时候，往往出现与疾病本质相反的假象，即所谓真寒假热、真热假寒等。疾病是千变万化的，所以八纲证治也必须灵活运用。

（二）脏腑证治

脏腑证治，是根据病人临床症状和体征，辨别疾病属于何脏何腑，属虚属实，属寒属热，并据此制定出相应的治疗大法。

1. 肺

（1）概说：肺司呼吸，主一身之气，外合皮毛，上与喉鼻相通。肺为娇脏，既恶寒又畏热，故外邪由皮毛或口鼻入侵于人体，多首先犯肺。肺主治节，朝百脉，与五脏六腑的关系最为密切，故肺病日久可影响到其他脏腑，其他脏腑的病变亦可影响到肺，尤以脾、肾与肺的关系最为密切，与肝也有一定的联系。在经络联系上，肺脏主要和四条经脉相联系，其中手太阴肺经属于肺，手阳明大肠经络于肺，足少阴肾经从肾上贯肝膈上入肺，足厥阴肝经从肝别贯膈上注肺。肺病的病理变化，主要是肺气宣降失常，表现为咳嗽、哮喘、咳血、胸闷、胸痛、鼻塞、流涕、鼻衄、咽喉肿痛、失音等。如肺病影响到大肠，会引起便秘或泄泻。

总的来说，肺之病变虽然较多，而究其大要不外虚实两端：凡外邪客表，肺气不能宣畅，或邪热壅肺，湿痰内阻，影响肺之宣降的，多属实证，如因脾不养肺，或肾虚影响到肺的，多属虚证。

（2）证治

1）外感风寒：风寒袭于肺卫，肺气失宣，遂致恶寒发热，头痛，骨节酸楚，无汗，鼻塞流涕，咳嗽而痰涎稀薄，口不渴，脉象浮紧，舌苔薄白等。治疗宜取手太阴、手阳明经穴为主，以针泻之，并可施灸。

2）邪热蕴肺：邪热犯肺，蕴遏不解，而致肺失清肃。证见咳嗽，痰黏色黄，气息喘促，胸痛胸闷，身热口渴，或鼻流黄涕，鼻衄，咽喉肿痛，舌干而红，脉数。治疗应取手太阴与阳明经穴为主，毫针泻之，或用三棱针放血，禁灸。

3）痰浊阻肺：因痰湿内阻，而影响肺气的清肃，则可致咳嗽气喘，喉中痰鸣，痰稠量多，胸胁支满疼痛，倚息不得安卧。治疗可取手太阴与手阳明经穴为主，以针泻之。如反复发作，而正气不足的，亦可取足太阴与足阳明经穴，用补法，针灸并用，补益正气，健脾化痰。

4）肺阴虚：干咳少痰，咳唾不爽，痰中带血，午后潮热，两颧泛红，盗汗骨蒸，口干咽燥，音哑，舌红少苔，脉象细数。治疗可取手太阴、足少阴经穴和背俞穴为主，针刺补法，不灸。

5）肺气虚：咳而无力，声息微弱，气短，痰液清稀，形寒自汗，倦怠懒言，面色㿠白，舌淡苔白，脉细弱。治疗宜取手、足太阴经穴及背俞穴为主，针补并灸。借以恢复肺脾的功能，而达到补益肺气的功能。

2. 大肠

（1）概说：大肠为传导之官，职司传导糟粕。因其经脉上络于肺，又因脾胃为受纳、运化水谷的脏腑，故它在生理病理上与肺脾胃的关系最为密切。大肠的病变，主要是传导功能失常，其证候表现为便秘、泄泻、里急后重、便血、肠痈、脱肛等。

（2）证治

1）大肠寒证：多因外受寒邪或内伤生冷，而致传导失常，其证多见腹痛肠鸣，大便泄泻，舌苔白滑，脉象沉迟等。治疗可取本腑募穴及下合穴为主，针灸并用，以散寒止泻。

2）大肠热证：邪热候于大肠，血气壅滞，其证见肛门灼热，便泻黄糜，臭秽异常，腹痛胀急，甚则里急后重，痢下赤白，身热口渴。如热结血腐而为肠痈，则腹痛拒按，脚屈不能伸展，舌苔黄，脉多滑数。治疗可取本腑募穴、下合穴及手足阳明经穴为主，针泻不灸，使邪热外泄。

3）大肠虚证：多因久泻不止，或下痢久延，而致大便不禁，肛门滑脱，舌淡苔薄，脉细弱。如此皆气虚下陷之故。治疗应取足太阴、足阳明及任脉经穴为主，针补重灸，以补益大肠之气。

4）大肠实证：多因积滞内停，邪壅大肠所致。其证多见大便秘结，或下痢不爽，腹痛拒按，苔厚，脉沉实有力。治疗可取手、足阳明经穴为主，针泻不灸，行气通腑而排出积滞。

3. 脾

（1）概说：脾司运化，以升为顺，并主四肢肌肉，在经脉联系上，足太阴经入腹属脾络胃，足阳明经脉属胃络脾。故脾的病证常见运化失常，肿胀及肢体消瘦，腹胀，腹泻，便溏，倦怠，浮肿等。脾又能统血，如脾虚统摄无权，则可见便血，女子崩漏等。

脾和胃由于生理上和经络上的联系，所以在病理上也常相互影响。脾的症证，从属性上说，有虚实寒热的不同，从治疗上说，多取俞穴、募穴和足太阴、足阳明经穴。

（2）证治

1）脾虚证：脾虚则运化失常，致使水谷精微无以输布全身，临床证候则为面色萎黄，少气懒言，倦怠无力，肌肉消瘦。如因脾虚而致阳气不振，则有腹满便溏，四肢欠温，足跗浮肿，舌淡苔白，脉濡弱。治宜取本脏俞穴、募穴与足太阴、足阳明经穴为主，针补重灸。

2）脾实证：仅是与脾虚相对而言。其病多系湿滞交阻，饮食停滞，证见大腹胀满或有疼痛；或湿热蕴结，证见肤黄溺赤；或由湿阻而脾阳不运，证见脘闷而腹满，大小便不利，甚至形成肿胀。治宜取足太阴、足阳明经穴为主，针刺泻法。

3）脾寒证：有因脾阳衰微，水湿不化，以致阴寒偏胜者；亦有由于过食生冷，脾阳因而不振者。在证候上都可有腹痛隐隐，泄泻，腹胀，甚至完谷不化，小便清长，四肢清冷，舌淡苔白，脉沉迟。治宜取本脏俞穴、募穴与足太阴、阳明经穴为主，针补重灸。

4）脾热证：脾为湿土，如受热邪，湿热互蒸，症见脘痞不舒，身重困倦，肌肤发黄；口腻而黏，不思饮食；亦有口腻而甜，口糜流涎，头重如裹，身热不扬，便溏黏稠，小溲短黄，渴不多饮，舌苔厚腻而黄，脉濡数。治宜取足太阴、足阳明经穴为主，针刺泻法，不灸。

4. 胃

（1）概说：胃主受纳和腐熟水谷，为水谷之海，以降为和，和脾相表里。在经络联系上，足阳明经属于胃，足太阴经脉络于胃，足厥阴经脉夹胃而上行，手少阳经脉下膈循属三焦。故凡饥饱失宜、寒热不当、辛辣不节、情志不畅、气机阻滞，都能影响胃的和降功能，可见脘腹疼痛，呃逆，呕吐，食少纳呆，嗳腐吞酸，热则消谷善饥，口渴引饮等症。

脾胃病常互相影响，胃病长久不愈，往往影响到脾。胃病在属性上有虚实寒热的不同，在治疗上有温、清、补、泻的区别，在选穴上多取募穴、俞穴和足阳明、足太阴经穴，也可酌情选用足厥阴经穴。

（2）证治

1）胃寒证：系胃阳不足，寒邪偏盛。其证为胃脘绞痛，泛吐清涎，喜热饮，四肢厥冷，或伴呕吐，呃逆，舌苔白滑，脉沉迟或弦紧。治宜取俞穴募穴与手、足阳明经穴，针灸并用，酌情补泻。

2）胃热证：系热蕴于胃，胃阳亢盛。证见身热，喜冷恶热，口渴引饮，善饥嘈杂。热邪导致胃气上逆，可见食入即吐，呃逆不已。胃热下移大肠，消铄津液，则为大便燥结，舌苔黄或黄厚而燥，脉洪数。治宜取手、足阳明经穴为主，针泻不灸。

3）胃实证：有两种情况。一系胃火炽盛，证见消谷善饥，口渴欲饮；一系饮食阻滞，证见脘腹胀闷，甚至疼痛拒按，舌红苔黄，脉滑实。治宜取足阳明经穴和本腑募穴为主，针刺泻法。

4）胃虚证：胃病日久，胃气虚弱。常见胃脘隐隐作痛，痛而喜按，得食痛减，噫气不除，气馁少力，面色少华，唇舌淡红，脉缓软弱。治宜取本腑俞穴、募穴及足阳明经穴为主，针用补法多灸。

5. 心

（1）概说：心主血脉，主神明、故临床上所见的血脉病变或神志病变，都属于心病的范畴。血脉病主要有胸痛、心悸、吐血、衄血、斑疹以及血液运行失调等。神志病主要表现为健忘、失眠、昏迷、谵语、癫狂等。在经络联系上，手少阴心经属于心，足太阴脾经注心中，足少阴肾经从肺出络于心，此外足三阳经经别均上通于心。

心病在属性上有虚实之别，治疗上有补泻之异，在选取穴位上当以本经经穴和背俞穴为主。又由于手厥阴心包为心之宫城，为神明出入之处，以及足太阴经、足少阴经和足三阳经经别在经脉上的联系，故可酌情选用这些经的腧穴。

（2）证治

1）心阳不足：多因心气久虚，损及心阳所致。证见心悸不宁，怔忡恐惧，气短，气喘，舌质淡或夹瘀点、瘀斑，脉微弱或兼歇止，甚至口唇指甲青紫，系心阳不振、血运不畅之象。治宜取本脏背俞穴和手少阴经、督脉经穴为主，针灸并用，施以补法，旨在益气助阳，温经复脉。

2）心阴亏虚：证见心悸而频，虚烦不安，少寐多梦，掌心发热，健忘盗汗，舌尖淡红或干红，少苔，脉细数等，系阴虚内热之象。治宜取背俞穴与手少阴、手厥阴经穴为主，配以足少阴经穴，针用补法不灸。

3）心火上炎：证见心烦失眠，口舌生疮，木舌重舌，咽痛口苦，口渴嗌干，小便赤少，甚至吐血、衄血，舌赤苔黄，脉数，系心火上炎迫血妄行所致。治宜取手之少阴、厥阴、太阳经穴为主，兼取手阳明经穴为辅，针用泻法。

4）痰火蒙心：凡外感邪热内蕴，或五志之火过极，都能导致痰火蒙蔽神明。常见神昏谵语，惊狂，不寐，壮热面赤，舌干色绛，苔黄厚腻，脉滑洪数等症。治宜取手少阴、手厥阴经穴，甚者并用手、足阳明经和督脉经穴及十二井穴，毫针泻法，或用三棱针点刺放血。

6. 小肠

（1）概说：小肠为"受盛之官"，职司分别清浊。其病理变化主要是分别清浊的功能失常，肠中水液不能充分泌渗吸收，以致水谷不分，清浊混淆。其症状表现主要是大小便失调。又因小肠与心的经脉互为表里，在生理上有着密切的联系，因此在病理上亦可相互影响。如心热可下移于小肠，而为尿血，小肠有热也可上逆于心而为口舌生疮。

小肠腑证在性质上有寒热之分，在治法上有清温之别，在取穴上多用俞穴、募穴和下合穴，由于大肠小肠皆属于胃，因之小肠病也可取足阳明经穴。

（2）证治

1）小肠寒证：多因饮食不节，生冷伤及中阳所致。常见肠鸣泄泻、小便短少、腹痛喜按、苔白、脉迟等症，这是中焦虚寒，水谷不化，泌别失职之象。治宜取俞穴、募穴、下合穴为主，兼取足阳明经穴为辅，针灸并用。

2）小肠热证：若心火下移，则见小便热赤涩痛，心烦口渴，小便带血，甚至尿血，脉沉数等症，系心火下迫其腑，或火盛迫血妄行。若小肠邪热上侵，则见口舌生疮、溃疡及口臭等症。治宜取手少阴、手太阳经穴为主，针用泻法。

7. 肾

（1）概说：肾主水，藏精，内寄命火，故称为水火之脏，为先天之本。其功能一是统摄一身之水和封藏精液，一为元气之根和命火之源。由于它生理上有这两种不同的功能，故当外感病邪或房事过度内伤时，都可影响肾的功能，引起病变，出现水肿、消渴、遗精、阳痿、气喘、五更泄、腰痛等症。肾与膀胱在经络上相互络属，生理病理上有着密切的联系。因此，如肾气不化，则水液不能输入膀胱，小便短少，甚至无尿；膀胱不利，则尿液潴留，水无出路，每致水毒上凌于心。

肾病在性质上多属虚证，或为阳虚，或为气虚，或为阴虚，治疗多用补法，培其不足。选穴多取督脉、任脉、足少阴经穴和背俞穴。气海、关元位于下焦，为元气根聚之处，通常可用以扶助肾气；阴虚每每导致阳旺，如仅用补法尚不能制其偏亢之阳，又当补肾泻肝，使其阴阳平衡，阴复亢平，其病可愈。

（2）证治

1）肾阳不足：每见阳痿、早泄，溲多遗溺，腰脊瘦楚，足膝无力，头昏耳鸣，面白畏寒，舌淡，脉弱等症，系阳虚不能温摄下元之象。治宜取背俞穴及任脉、督脉经穴，以灸为主，针补为辅。

2）肾不纳气：证见气短喘逆，呼吸不续，动则尤甚，自汗，懒言，头晕，畏寒，两足逆冷，舌淡，脉弱或浮而无力等。系气浮于上，不能摄纳归根之象。治宜取背俞穴及任、督经穴为主，针补多灸。

3）阳虚水泛：证见周身浮肿，下肢尤甚，按之陷而不起，肢冷，大便溏泄，舌苔润滑，脉沉迟无力等。系肾阳衰惫，气不化水之象。治宜取背俞穴及任脉、足少阴、足太阴经穴，针用补法，重灸。

4）肾阴亏虚：常见形体瘦弱，头昏耳鸣，少寐健忘，多梦遗精，口干咽燥，或有潮热，腰膝酸软，或见咳嗽，痰中带血，舌红少苔，脉多细数等症。系肾精不足，阴虚火旺之象。治宜取背俞、足少阴经穴为主，兼取足厥阴、手太阴经穴，针用补法，不灸，以益阴降火。

8. 膀胱

（1）概说：膀胱为津液之腑，取司小便。因此，其病理变化主要为膀胱启闭失常。如膀胱不约，则溲数、遗尿；膀胱不利，则癃闭、淋沥。膀胱与肾在生理上相为表里，在经脉上相互属络，关系极为密切，所以在病理上常互相影响，肾气不化，则膀胱不利，小便不通，则水无去路，泛滥为肿。临床上膀胱的虚寒证，多与肾气或肾阳不足有关，治疗宜兼补其肾；实热证，多与其他脏腑影响有关，宜根据病情灵活施治。

（2）证治

1）膀胱虚寒：证见小便频数，或遗尿，舌淡苔白，脉沉迟等症，系下焦虚寒，膀胱不约之象。治宜取本腑俞穴、募穴及有关背俞穴、任脉穴为主，针补并灸，以振奋膀胱和肾的机能，使肾气得固，膀胱得约，其病可愈。

2）膀胱实热：证见小便短涩不利，黄赤混浊，甚或闭而不通，或淋沥不畅，兼夹脓血砂石，茎中热痛，少腹急胀，舌赤苔黄，脉多见数实等症，系湿热内壅，气机阻滞之象。治宜取本腑俞穴、募穴及任脉、足三阴经穴，针泻不灸。

9. 心包

（1）概说：心包为心之宫城，有护卫心脏的作用。故凡病邪内传入心，诸如温邪逆传，痰火内闭等，多是心包代受其邪。邪入心包主要表现在神志方面，临床以神昏谵语、癫狂躁扰等神志失常为其主症。

（2）证治：心包病变的具体证治与心略同，不再重复。

10. 三焦

（1）概说：三焦是六腑之一，职司一身之气化。大凡人体内脏的功能活动，诸如气血津液的运行布化，水谷的消化吸收，水分的代谢等，都赖气化的作用而维持正常的活动。所以三焦的气化功能，是概括了人体上、中、下三个部分所属脏器的整个气化作用。故当其发生病变，影响的范围也就必然广泛。但就其病理机制而言，关键在于气化功能失司，水道通调不利，以致水湿潴留体内，泛滥为患，故临床上以肌肤肿胀、腹满、小便不利等为其主症。

由于三焦联系脏腑，所以其病变又每与肺、脾、肾、膀胱等脏腑有着密切的联系。例如三焦气化失司，可影响到肺气的宣降；三焦不利，可导致脾胃的升降功能失常；三焦化气行水功能失职，亦使肾和膀胱温化水液的功能受到影响。由此可知，三焦的病变，与人体各脏腑的功能活动失常有密切关系。

三焦腑证在临床上有虚实之分，虚证多健脾补肾，实证多行气利湿。选穴多以俞穴、募穴和下合穴为主，酌情兼取任脉及足太阳经穴。

（2）证治

1）三焦虚证：多因肾气不足而导致三焦气化不行，水湿内停所致。证见肌肤肿胀，腹中胀满，气逆腹冷，或遗尿，苔多白滑，脉沉细。治宜取俞穴、募穴及下合穴为主，兼取任脉经穴，针灸并用，以温通经气，扶助肾阳。

2）三焦实证：多由实热蕴结于里，致三焦气化行水的职能失常，水液潴留体内所引起。临床多见身热气逆，肌肤肿胀，小便不通，舌红苔黄，脉多滑数等症。治宜取俞穴、募穴及下合穴为主，兼取足太阴经穴，用泻法，但针不灸，以使经气疏通，湿热外泄而化气行水的功能得以恢复正常。

11. 肝

（1）概说：肝为风木之脏，内寄相火，主疏泄，性喜条达，并且具有储藏血液的功能，故其病变机理一般较为复杂，但主要亦不外肝气郁结、肝火亢盛、肝阳上扰以及肝风内动等。此外，由于肝开窍于目，又主一身之筋，所以目疾与筋病，又每与肝脏有关。又由于肝为藏血之脏，所以妇女经漏等病亦与肝有着一定的关联。

在经脉联系上，足厥阴经属肝络胆，足少阳经络于肝，足少阴经从肾上贯肝膈，可见肝与肾关系密切。

肝脏病变从病机性质而论，可分为虚实两大类。实证中包括肝气郁结、肝火亢盛以及肝风内动等类型；肝虚证主要包括肝阴亏虚、肝阳上扰。在治疗上实则泻上，虚则补之。但肝虚证，往往虚实并存，本虚标实，治疗又应补虚泻实、标本同治。由于肝肾同源，肾为肝之母，治应肝肾兼顾，故肝虚证，多选取足厥阴、少阴经穴为主；如肝木侮土而致脾虚者，治应于泻肝的同时，兼以调补脾土。

（2）证治

1）肝气郁结：多因情志抑郁而致。证见胁肋疼痛或走窜不定，胸闷不舒，气逆干呕或吐酸水，或腹痛泄泻，苔薄脉弦。系肝气横逆走窜经络，侮土犯胃所致。治疗以取本经腧穴为主，兼取足之少阳、太阴、阳明经穴。针刺平补平泻法，通经气而疏肝木，兼以调和脾胃。

2）肝火亢盛：每因气郁化火而成。证见头目胀痛，或巅顶痛，眩晕，或目赤肿痛，心烦不寐，舌红苔黄，脉弦有力。治宜取本经腧穴为主，针泻不灸，以泻肝经之火。

3）肝风内动：多见猝然昏倒，不省人事，四肢抽搐，角弓反张或口喝，半身不遂，语言謇涩，苔腻，脉洪弦。此证系肝阳妄动，化火生风，气血并走于上或经络受阻所致。治宜取足厥阴、督脉及十二井穴为主，毫针泻之，或用三棱针点刺出血。

4）肝阴亏虚：证见头目昏眩，两目干涩或雀目，耳鸣但声响低弱且按之减轻，肢体麻木或振摇瞤动，亦或出现烘热、咽干、少寐多梦，舌红少津，脉多弦细或数。系肝阴不足，肝阳上扰，本虚标实之象。肝阴不足，多由肾阴亏乏，水不涵木所致。治宜取足厥阴、足少阴经穴，但针不灸，补肝之阴而潜虚阳。

12. 胆

（1）概说：胆附于肝而互为表里，在经络上互为络属，生理上的关联至为密切，在病理上亦多相互影响。例如肝郁可引起胆汁的疏泄不畅，而胆汁淤结亦可导致肝失条达。故胆病多由肝火旺盛所致。其证多见口苦、胁痛、头痛、目眩等。由于胆主决断，其性刚强，故胆气虚弱之体，必见胆怯之象。

胆腑病证有虚实之分，实证的多见胆火亢盛，治以泻法；虚证的多属胆气虚怯，治以补法。均以俞穴、募穴和肝、胆经穴为主。

（2）证治

1）胆火亢盛：多见头痛目赤，口苦，耳聋，耳鸣，胁痛，呕吐苦水，舌红起刺，脉弦数。此系肝胆火旺，走窜经络，上冲头目之故。治疗当取足少阳、足厥阴经穴为主，针泻不灸。

2）胆气虚怯：证见胆怯，易惊易恐，或夜寐不安，视物模糊，苔白而滑，脉细弱。系人体气血不足而致胆气虚弱的表现。治宜取本腑背俞穴和足少阳、手少阴经穴为主，针补并灸，以宁心壮胆。

（三）经络证治

经络在生理上可运行气血，协调阴阳，抗御病邪，保卫机体；在病理上可传注病邪，反映病候；在诊断上可辨别病证的部位和虚实；在治疗上可依据病证部位定经选取穴位。这就是经络证治的基础。

所谓经络证治，就是根据经络的分布规律、脏腑器官联系、功能特性及经络异常反应，辨别疾病的部位和性质，并以此制订相应的治疗方法。经络证治在针灸临床上占有重要地位，现将常用方法介绍如下。

1. 十二经脉证治

（1）手太阴肺经：本经病变一般是由经脉痹阻，或肺脏邪热上扰所致。

1）外邪痹阻：多由风寒湿邪痹阻经脉，可见臑臂部内侧前廉疲重疼痛，拘急，痿软无力，麻木，肩臂痛。治宜取本经及邻近腧穴，毫针泻之，或用艾灸，以祛除邪气，温通经脉。

2）邪热上扰：证见咽喉红肿作痛、鼻渊、鼻衄、缺盆中痛等。治宜取手太阴、手阳明经穴，毫针泻之，或三棱针点刺出血，禁灸。

（2）手阳明大肠经：本经病变多由风寒湿邪痹阻或大肠邪热随经上冲所致。

1）邪阻经脉：证见上肢外侧前缘痛，肩臂痛不能举，大指次指不用，痿痹、麻木等。治宜取本经腧穴，针刺泻法，或艾灸，以疏通经络，温经散寒。

2）邪热上冲：齿痛，颈肿，目黄口干，喉痹，鼻衄，鼻不闻香臭。治宜取手足阳明经穴为主，针刺泻法，或点刺出血，不灸，以清泻邪热。

（3）足阳明胃经

1）外邪痹阻：洒洒振寒，缺盆中痛，膺乳痛，髀股前廉痛，膝膑肿痛，胫外侧及足背痛。治宜取本经腧穴，针刺泻法，并灸，以疏通经络，温经散寒。

2）胃热上冲：证见身热汗出，口渴唇干，颈肿，喉痹，齿龈肿痛，身前热，苔黄，脉洪数。治宜取手、足阳明经穴，针刺泻法，不灸，以清泻阳明蕴热。

（4）足太阴脾经

1）外邪痹阻：风寒湿邪痹阻，则见膝股内侧肿痛，屈伸不利，足跗肿痛，足大趾引内踝痛，或运动障碍。治宜取本经及邻近部位经穴，针刺泻法，并灸，以疏通经络，温经散寒。

2）邪热上扰：若脾经蕴热随经上扰，则见舌强、舌痛等症。治宜取足太阴、足阳明经穴，针刺泻法，不灸，以清泻脾经蕴热。

（5）手少阴心经

1）外邪痹阻：若风寒湿邪痹阻心经，可见肩背痛，臑臂内后廉痛厥等。治宜取本经及邻近部位经穴，针刺泻法，或艾灸，以疏散外邪，温通经脉。

2）邪热上扰：心经热邪随经上扰，证见嗌干目黄，口舌糜烂，重舌，木舌，疮疡等。治宜取手之少阴、厥阴、太阳经穴为主，针刺泻法，或用三棱针点刺出血，以清泻邪热。

（6）手太阳小肠经

1）外邪痹阻：风寒湿邪痹阻小肠经脉，证见头项强痛，臂痛不举，痛引肩胛，沿上肢外侧痛。治宜取本经及邻近部位经穴，针刺泻法，并灸，以温经祛邪，通痹止痛。

2）邪热上扰：邪热壅滞，随经上扰，则见目赤、咽痛、颌肿、耳鸣耳聋等症。治宜取手太阳、手少阴经穴，针刺泻法，或三棱针点刺出血，以清泻邪热。

（7）足太阳膀胱经

1）外邪痹阻：风寒湿邪阻于经脉，则见头项强痛，不可转侧，腰痛似折，髀股痛不能曲，腘腨胀痛，本经循行部位疼痛，足小趾不用。治宜取本经及邻近部位的经穴，针用泻法，并灸，以温经祛邪，疏通经络。

2）邪热壅滞：若膀胱蕴热，随经上扰，则见鼻衄、头痛、目胀痛似脱等症。若邪热壅滞经脉，可见痔疾等症。治宜取足太阳、足少阴经穴，针刺泻法、不灸，以疏导经气，清利蕴热。

（8）足少阴肾经：本经病证主要由风寒湿邪痹阻经脉所致。证见腰痛膝软，股内后廉痛，痿厥，足冷不能立地等。治宜取本经及邻近部位经穴，针灸并施，以温经散寒，调理经脉。

（9）手厥阴心包经：本经病证，有因风寒湿邪痹阻经脉，证见上肢痿痹，臑臂内侧痛；有因热蕴经脉，证见腋肿、手掌发热等；有因肝气郁结，证见胸痛连及胁腋，手臂颤动等。治宜取手厥阴及邻近部位经穴。

（10）手少阳三焦经

1）外邪痹阻：风寒湿邪痹阻经脉，则见肩臂外侧痛，臂痛无力不能举，肘臂不得屈伸，小指次指不用等。治宜取本经及邻近部位经穴，针用泻法，并灸，以疏通经络，温经散寒。

2）邪热上扰：外感风热或内热循经上扰，证见耳聋，耳鸣，目眩，耳后痛，目锐眦痛，颊肿喉痛，瘰疬，腋肿。治宜取手、足少阳经穴，针用泻法或点刺出血，不灸，以疏导经气，清泻邪热。

（11）足少阳胆经

1）外邪痹阻：外邪阻滞经络，则见胸胁及髀股外侧痛，腿不能转动，膝外侧及腓骨痛，小趾次趾不用。治宜取本经及邻近部位经穴，针刺泻法，并灸，以温通经脉。

2）邪热上冲：胆热随经上扰，则见耳聋、耳鸣、耳痛，偏头痛，耳后痛，目外眦痛，口苦等症。治宜取本经及足厥阴经穴，针刺泻法，不灸，或三棱针点刺出血，以疏导经气，清泻邪热。

（12）足厥阴肝经

1）外邪痹阻：外邪痹阻经脉，证见少腹冷痛，疝气，睾丸偏坠胀痛，痛引少腹，遇寒则痛加剧。治宜取本经及任脉经穴，针刺泻法，并灸，以疏导经气，温经散寒止痛。

2）风火上扰：肝风或肝热随经上扰，则证见头目眩晕，眼面肌肉瞤动，口喎，吞咽不利，饮水即呛。治宜取本经及手厥阴经穴，针刺泻法，以平肝息风，清泻肝火。

以上是从纵的角度介绍了十二经脉病证的辨证方法和治疗原则。如果从横的方面加以比较和归纳，可分为依部辨经法和依证辨经法。

依部辨经法是根据病证出现的部位，按照经络理论辨别病变属于何经的方法。如肩痛一症，若痛在肩的前面，上肢后伸时疼痛明显，此属手太阴经；疼痛位于肩的前外侧，上肢高举时痛重者，此属手阳明经；疼痛位于肩的外侧部，上肢外展时疼痛明显，此属手少阳经；疼痛位于肩的后部，上肢内收疼痛明显，此属手太阳经，可选取所属经脉的腧穴进行治疗。依证辨经法是根据疾病出现的症状，来辨别病变在何经的方法。如咽痛一症，疼痛剧烈者，时间短，多在手太阴肺经；而疼痛比较轻，且时间长者，则多在足少阴经，治应选取所属经脉的穴位。

2. 腧穴压诊　针灸的辨证治疗历来很重视腧穴的压诊检查，如《灵枢·官能》云："察其所痛，左右上下，知其寒温，何经所在。"腧穴压诊就是用切按和循掐的方法，在经络和腧穴上寻找异常变化，如压痛、结节、皮疹等，来诊断疾病和治疗疾病。

（1）检查方法：用拇指指腹沿经脉路线轻轻滑动，或揉动，以探索异常反应。检查时用力要均匀，并左右对比。一般先检查腰背部，然后再检查胸腹及四肢。

（2）检查内容

1）脊柱：脊柱的棘突有无突起和凹陷，上下棘突之间的距离有无增大或缩小，脊柱有无偏移等。

2）阳性反应：有无压痛、麻木、皮下结节、条索状物。

3）腧穴：背俞穴、募穴和四肢部经穴的检查。

（3）临床意义：腧穴压诊有利于疾病诊断。如肺、支气管病，可在肺俞、中府有压痛；心胸疾病，可在巨阙、郄门出现压痛；胃痛，可在巨阙、中脘、不容、梁门、梁丘、足三里出现压痛；肝胆疾病，则在期门、日月有压痛；脾的疾病，可在章门、肓门有压痛；肾的疾病，可在京门、志室出现压痛；大肠疾病，可在天枢、大横、腹结、上巨虚有压痛；膀胱及生殖系统疾病，则在关元、中极、三阴交、筑宾出现阳性反应。

盖国才著《穴位诊断法》中介绍，采用穴位压诊法，对住院确定诊断的 35 种疾病，计 2085 例患者进行验证，穴位诊断与临床诊断的总符合率为 96.64%，可见穴位压诊法在临床上有一定意义。

3. 经穴电测定法　近代从皮肤电现象的研究中，发现穴位部的皮肤电阻一般较低。利用经穴测定仪可测定穴位的导电量。分析各经代表性穴位的导电量高低，可以推断各经气血的盛衰。其代表性穴位，一般采用原穴，此外为井穴、郄穴及背俞穴。皮肤电测定法还可用于耳穴的探查。

分析左右两侧测定的数字结果之高低和差数：

（1）高数和最高数：所谓高数的标准，一般是比其他数字高 1/3 者。如果出现几个高数，还可以在高数中选出最高数，最高数表示病情属实。但相差不到 1/3 的，并不能说完全没有问题，只不过没有相差高于 1/3 的容易判断，所以还需根据具体情况决定。

（2）低数和最低数：低数的标准是比其他数字低 1/3 者，如果出现几个低数，可以在其中选出最低数。低数表示病情属虚。

（3）左右差数：即指同一经左右侧的相差数。如左右相差数在一倍以上者，即表示该经有病变。这种差数有时也用于没有高数和低数的情况。

通过上述测定法的观察分析，查得某一经（或数经）异常后，仍应参合其他辨证方法进行综合分析，才能得出较为正确的结论。

4. 知热感度测定法　知热感度测定法，也是以经络理论为根据的一种诊断方法，由日本赤羽幸兵卫开始应用。这是以线香点火烘烤两侧十二井穴或背俞穴，测定其对热的敏感度，并比较左右的差别。从而分析各经的虚实和左右不平衡现象。其测定方法如下：

（1）测定时使用的热源，一般采用特定的线香，也有改用其他电热器的，要求热度稳定，不要过高过低。

（2）患者先露出手足，严寒时须等手足温暖后再行测定。十二井穴一般都位于指（趾）甲角的内外侧，足少阴肾经涌泉不便测定，改测足小趾甲的内侧，称为"内至阴"穴，赤羽幸兵卫又以手中指指甲角尺侧为"中泽"（桡侧为中冲）与膈俞相应；足中趾趾甲角外侧为"中厉兑",与"胃管下俞"（日本称"八俞"）相应。

（3）线香燃着后一上一下烘烤各经井穴，速度要匀，每一上下约为 0.5 秒，并要记清烘烤次数，当患者感到烫时即止，即以其计数为该穴知热感度的读数。或以热源烘烤井穴，掌握一定的距离，不上下提放，而以感到烫的时间（秒）为计数。

（4）同一经井穴，一左一右，先手后足，依次测定。井穴不便测定时，可改测背俞穴。如因火星误烫或因其他情况而中止时，应重新开始测定。

从左右两侧的差数，分析各经虚实。数字高者一般为虚的现象，数字低者为实的现象。或两侧均高，或两侧均低，则为左右经俱虚或俱实。

四、针灸处方

针灸处方，是以阴阳、脏腑、经络等学说为依据，在辨证立法的基础上，选择适当的腧穴加以配伍，并附以刺灸方法而成。所以可以说，针灸处方是针灸临床治疗的实施方案，直接关系着治疗效果的好坏，历来为医家所重视，如《千金翼方·取孔穴法第一》中说："良医之道，必先诊脉处方，次即针灸。"

针灸处方的内容包括腧穴、治疗方法、操作手法、时间四个要素。四者均不可偏废，只有恰当地选择和组合这四要素，才能最大限度地发挥针灸的作用。有关治疗原则和方法已在前面有关章节中讲述，这里重点介绍一下腧穴的选择和配伍。

（一）选穴原则

腧穴，是针灸处方的主要内容。《席弘赋》有"凡欲行针须审穴"，《百症赋》有"百症俞穴，再三用心"。均强调了临证选穴的重要性。欲选好腧穴，首先应了解腧穴的作用。人体 360 多个经穴，各有不同的作用，但归纳起来可分为两个方面，即局部作用和远端作用。凡腧穴都可治疗其所在部位的病症，谓局部作用；凡人体肘膝以下的腧穴不但可以治疗经穴所在部位的病变，还可治疗远离局部而又属于本经循行部位的病症，谓远端作用，即本经经穴都有治疗本经所属脏腑及其联络部位的病症的作用。据此，脏腑病和经络病均可取其所属经脉上的经穴进行治疗。所以说选穴的基本原则是"循经取穴"，这是根据"经脉所通，主治所及"的原理而来的。《灵枢·终始》的"从腰以上者，手太阴、阳明皆主之；从腰以下者，足太阴、阳明皆主之"，及《四总穴歌》的"肚腹三里留，腰背委中求，头项寻列缺，面口合谷收"，都阐明了针灸处方选穴的基本法则是循经取穴。

在循经取穴原则的指导下，常用的选穴原则有近部取穴、远道取穴、对症取穴。

1. 近部取穴　是指在病症或病变的局部或邻近部位选取穴位，又称"局部取穴"。近部选穴的应用非常广泛，很早以前就有记载，例如《素问·骨空论》说："从风憎风，刺眉头。……腰痛不可以转摇，急引阴卵，刺八髎与痛上。"《灵枢·周痹》说："众痹……各在其处，更发更止，更居更起，以右应左，以左应右，……刺此者，痛虽已止，必刺其处，勿令复起。"其中"刺八髎与痛上"和"必刺其处"都是在病变部位选取腧穴的。此外，《素问·缪刺论》的"凡痹往来，行无常处者，在分肉间痛而刺之"，《灵枢·厥病》的"头痛……有所击坠，恶血在于内，若肉伤，痛未已，可则刺，不可远取也。……耳聋无闻，取耳中。耳鸣，取耳前动脉"，均为近部选穴的记载。

下列近部取穴法，都是历经实践证实确属有效的。

眼病：取睛明、瞳子髎、球后、攒竹、风池；

鼻病：取迎香、巨髎、上星、通天；

耳病：取耳门、翳风、风池；

口齿痛：取大迎、承浆、颊车、下关；

肩痛：取肩髃、肩髎、臑俞、天宗；

膝痛：取梁丘、膝眼、阳陵泉；

胃痛：取中脘、梁门、章门；

肾病：取肾俞、志室。

此外，多数压痛点选穴也属近部取穴。所谓压痛点选穴，即是以压痛点作为取穴和施术的部位，此即《灵枢·经筋》治疗痹痛之"以痛为输"的方法。应用时又分穴位压痛选穴和非穴位压痛选穴。

穴位压痛：穴位压痛既可用于疾病的诊断，又可用于疾病的治疗，常用的有募穴、背俞穴、四肢部的腧穴等。

非穴位压痛：非穴位压痛也称"阿是穴"。"阿是穴"之名始于唐代《备急千金要方》。之后历代文献均有记载，如元·王国瑞撰《玉龙歌》云："浑身疼痛疾非常，不定穴中细审详，有筋有骨须浅刺，灼艾临时要度量"，明·楼英之《医学纲目》云："浑身疼痛，但于痛处针，不怕经穴，须避筋骨，穴名天应穴。"临床上选用非穴位压痛点进行治疗的情况很常见，多用于跌仆、扭伤、痹病等的治疗。

2. 远道取穴　是在离病变较远的部位选取腧穴，通常以肘膝以下的穴位为主，所以又称"远部取穴"，其根据是腧穴的远端作用。这是针灸处方选穴的基本方法，体现了针灸辨证论治的思想。在这方面古代医家积累了丰富的经验，如《灵枢·终始》云："病在上者，下取之；病在下者，高取之；病在头者，取之足，病在足者，取之腘"，《素问·五常政大论》云："病在上，取之下；病在下，取之上；病在中，傍取之"，就是远道取穴的原则性记载，并得到后世医家的广泛应用。

远道取穴在具体应用时，根据病症的不同，又可分为本经循经取穴、异经取穴、（左右）交叉取穴、同名经取穴等方法。

（1）本经循经取穴：凡是经脉循行的部位（包括脏腑、器官和体表诸部位）发生疾病，就可在其经脉上选取穴位进行治疗，又称之为"本经取穴"。古代文献在这方面有很多记载，如《灵枢·五乱》云："气在于心者，取之手少阴、心主之输"，《灵枢·厥病》云："厥心痛，卧若徒居，心痛间，动作痛益甚，色不变，肺心痛也，取之鱼际、太渊"，以及《素问·刺腰痛》："腰痛侠脊而痛至头，几几然，目䀮䀮欲僵仆，刺足太阳郄中出血"、"少阳令人腰痛，如以针刺其皮中，循循然不可以俯仰，不可以顾，刺少阳成骨之端出血。成骨在膝外廉之骨独起者"等。后世的记载更多，这在《玉龙歌》、《玉龙赋》、《马丹阳天星十二穴治杂病歌》等歌赋中均有体现。

下面以头痛、腰腿痛为例说明本经取穴的具体应用。

1）头痛：头为诸阳之会，诸阳经均循行到头，但在头部的分布却不同。临床要根据疼痛的部位，确定属于何经病变，然后再选取穴位。如阳明经脉循发际至额颅，故前头痛为"阳明头痛"，治取头维、合谷、解溪等穴；少阳经脉布于头之两侧，故偏头痛为"少阳头痛"，治取率谷、中渚、侠溪等穴；太阳经脉循行于头枕部，故后头痛为"太阳头痛"，治取天柱、申脉、后溪等穴；足厥阴经脉与督脉会于巅，故头顶痛为"厥阴头痛"，治取百会、太冲等穴；肾主骨生髓，通于脑，故脑内痛为"少阴头痛"，治取涌泉、太溪等穴。

2）腰腿痛：足三阳经均分布于下肢，临床可根据经络的分布和病变的部位，选取穴位。如足太阳经分布于腰部和下肢后面，若见腰尻疼痛，并沿股后、腘、腨、足外踝后放射者，属"足太阳腰腿痛"，治取秩边、承扶、殷门、委中、承山、飞扬、昆仑等穴；若见腰痛连及髋部，沿股外侧、小腿外侧、外踝部放散者，属"太阳少阳腰腿痛"，治取环跳、风市、阳陵泉、悬钟、丘墟等穴；若腰痛连及腹股沟，沿大腿前外侧、胫骨前缘、足背放射者，为"太阳阳明腰腿痛"，治取大肠俞、气冲、伏兔、足三里、解溪等穴。

本经选穴的规律是："越远越远，越近越近"。以足太阳经病变为例，太阳头痛多选用金门、申脉；头项部痛多选用昆仑；背部痛多选用昆仑、承山；腰痛多选用委中；腰骶痛多选用殷门。再如足少阳经病证，头晕失眠取足窍阴，目赤肿痛取侠溪，耳聋耳鸣取足临泣，颈部痛取悬钟，胁肋痛取阳陵泉，胯痛取风市等。以上举例可以看出，一条经脉的病变部位和取穴之间的关系，是由两头向中间靠拢，或者是由中间向两头扩展。

（2）异经取穴：异经取穴包括表里经取穴和按病因病机取穴。

某经或其所属的脏腑器官发生病变，取其相表里经上的腧穴进行治疗，称为表里经取穴。如《素问·缪刺论》云："邪客于手阳明之络，令人气满胸中，喘息而支胠，胸中热，刺手大指次指爪甲上，去端如韭叶"，《灵枢·厥病》"厥心痛，腹胀胸满，心尤痛甚，胃心痛也，取之大都、太白"，《素问·藏气法时论》："肝病者，两胁下痛引少腹，令人善怒。虚则目䀮䀮无所见，耳无所闻，善恐如人将捕之。取其经，厥阴与少阳"。以上都是关于表里经取穴的记载。后世医家遵《内经》之意，一般多采用本经循经取穴和表里经配合应用。如鼻病属于手阳明经病，常选取本经腧穴合谷，配手太阴经穴列缺；喉病属手太阴经病，常选取本经经穴少商，配手阳明经穴合谷；胃痛属足阳明经病变，常选取本经穴足三里，配足太阴经穴公孙；腹胀属足太阴经病症，常选取本经穴太白、公孙，配足阳明经穴足三里。

病位确定之后，再结合病因病机选取穴位，称之为按病因病机取穴。《灵枢·杂病》云："心痛，腹胀，啬啬然，大便不利，取足太阴"，《灵枢·四时气》云："小腹控睾，引腰脊，上冲心，邪在小肠者，连睾系，属于脊，贯肝肺，络心系。气盛则厥逆，上冲肠胃，熏肝，散于肓，结于脐，故取之肓原以散之，刺太阴以予之，取厥阴以下之，取巨虚下廉以去之"，都是按病因病机取穴的具体应用。这种取穴方法在临床上应用也很广，如胃痛属胃腑病变，治疗应取足阳明经穴足三里，若因肝气郁结横逆犯胃所致者，则同时应取足厥阴经穴太冲疏肝解郁，使胃不受侮，而胃痛可止。

（3）同名经取穴：某脏腑或某经络发生病变，在治疗时除取本经腧穴外，还可取与其经络名称相同的手或足经络脉的经穴。其原理为名称相同的经络相互沟通、交会，如名称相同的手、足阳经交会于头面部，名称相同的手、足阴经均交会于胸部。对此，早在《内经》中就有明确记载。如《灵枢·热病》"热病而汗且出，及脉顺可汗者，取之鱼际、太渊、大都、太白，泻之则热去，补之则汗出，汗出太甚，取内踝上横脉以止之"，《素问·刺疟》"疟方欲寒，刺手阳明太阴、足阳明太阴"，《灵枢·厥病》"厥头痛，贞贞头重而痛，泻头上五行，行五，先取手少阴，后取足少阴"，都是同名经取穴。这种方法现在也广泛应用着，如头项痛，背痛，既可选取昆仑、申脉，又可取后溪；前头痛，目赤肿痛，既可取内庭、解溪，又可取合谷；胃痛、胃脘胀满，既可取足三里，又可取合谷；胁肋部疼痛，既可取阳陵泉，又可取支沟等。

（4）交叉取穴：即左右交叉取穴，也就是说肢体左侧经络及其循行部位有病，取肢体右侧经络的腧穴进行治疗；右侧经络及其循行部位有病，取肢体左侧经络的腧穴进行治疗，是循经取穴的一种变法。此法基于《内经》中的"巨刺"和"缪刺"法，其中，刺经者为"巨刺"，刺络者为"缪刺"《灵枢·官针》说："巨刺者，左取右，右取左"。《素问·缪刺论》："邪客于经，左盛则右病，右盛则左病，亦有移易者，左痛未已而右脉先病。如此者，必巨刺之，必中其经，非络脉也。故络病者，其痛与经脉缪处，故命曰缪刺。"由于经络气血流注全身，贯通左右，所以病邪侵袭经络，既可影响全身，又可波及左右，所以在治疗上左侧有经络病，可取右侧经络上的腧穴进行治疗，反之，则取左侧经络腧穴进行治疗。

左右交叉取穴在临床上应用时可分为两个方面：

1）按经取穴：选取病变经脉对侧经脉上的经穴。如：左侧牙痛，取右侧合谷；左侧面瘫，取右侧合谷、外关；左侧偏头痛，取右侧四渎；左侧肩痛，取右侧尺泽、合谷、外关、后溪等；左侧髋痛取右侧阳陵泉；右腹股沟痛，取左侧三阴交等。

2）取与病变部位相对应的腧穴：如左肩髃处痛，取右侧肩髃治之；左手三里处痛，取右手三里治之；右丘墟处疼痛，取左丘墟治之；左商丘处疼痛，取右商丘治之。如疼痛部位不在腧穴上，可按阿是穴，取与其相对应的部位治疗。本法的要点是治疗时选取的经络和腧穴，要与患部所属的经络和腧穴左右对应。

总之，病变属于一条经脉者，在一条经上选取腧穴；属于多经病变者，要多经取穴，交叉取穴与一般循经取穴的不同点，只是左病刺右、右病刺左而已。（表5-1）

表5-1 循经取穴举例表

部位	局部与邻近部	远部
前额	印堂、阳白、上星、头维	合谷、内庭
颞部	太阳、颔厌、率谷、风池	外关、足临泣
后头部	玉枕、后顶、风池	养老、金门、至阴
鼻	迎香、印堂、上星	合谷、列缺
齿	下关、颊车、太阳	合谷、内庭
耳	耳门、听宫、听会、翳风	中渚、足临泣、太溪
舌	廉泉、哑门	通里、大陵、照海、商丘
咽喉	天容	列缺、照海、内庭
胸部	膻中、肺俞、中府	尺泽、内关
上腹部	中脘、梁门、胃俞	足三里、公孙
脐腹部	天枢、气海、大肠俞	上巨虚、足三里
小腹部	关元、中极、气海	三阴交
胁肋部	期门、日月、肝俞	支沟、内关、阳陵泉、太冲
生殖器	中极、关元	大敦、太冲、太溪
肛门	长强、白环俞	承山、束骨、百会

（5）同经相应取穴法：同经即手足名称相同的经脉。如手太阴经和足太阴经、手厥阴经与足厥阴经、手少阴经与足少阴经、手太阳经与足太阳经等，这样十二经脉可分为名称相同的六组经脉。相应，指部位相对应或相似，如手指与足趾，手腕与足踝，肘关节与膝关节，肩关节与髋关节，相互对应，也称相应。所以同经相应取穴法，即手足名称相同的经络，相对应的部位，可相互为用，选取穴位，治疗疾病。但是在应用时，要上下左右同时相对应，如左上肢与右下肢，左肘关节与右膝关节等，余此类推。这样同经相应取穴法，就包括了五部分内容，即手与足，上与下，左与右，相应经络，相应腧穴。以左侧手

太阴经和右侧足太阴经、左侧手阳明经与右侧足阳明经为例说明之，少商与隐白、鱼际与太白、太渊与商丘、列缺与三阴交、孔最与地机、尺泽与阴陵泉、侠白与箕门等穴相对应；商阳与厉兑、二间与内庭、合谷与陷谷、阳溪与解溪、手三里与足三里、曲池与犊鼻、肘髎与梁丘、臂臑与伏兔等穴相对应，余可类推。

同经相应取穴法来源于《内经》中的"缪刺"和"巨刺"法，两种方法都属于左右交叉取穴，所不同的是同经相应取穴法采用上肢与下肢左右交叉取穴。经络系统在人体联系内外、贯穿上下，使人成为一个有机的整体。其中手足名称相同的经络，相互衔接，相互贯通，相互影响，相互调节。如手阳明经与足阳明经在鼻旁相衔接，手阳明经因外邪侵袭或其他原因导致阴阳失调，气血壅盛，局部肿痛时，可针刺足阳明经腧穴内庭，通过经络的传导和调整作用，使其肿痛消失，使手阳明经恢复正常的生理功能。这与"气之盛衰，左右倾移，以上调下，以左调右"和"病在上者，下取之；病在下者，高取之"的治疗原则相一致。

本法可用于扭伤或其他原因引起的四肢部位局限性疼痛症，诸如肌肉的扭伤，经筋的损伤，痹病性疼痛，炎症性疼痛等均可，效果良好。

3. 对症取穴　症状是疾病的病理反应，而不是疾病的本质，一种疾病可以出现多种症状，一个症状也可以在多种疾病中出现，所以对错综复杂的症状应加以分析，在明确辨证中，为解除病人疾苦，针对某些症状选择有效的腧穴进行治疗，称之为对症选穴。对症取穴属治标范畴，但个别症状的解除可以为治本创造有利条件。应用时根据病情的标本缓急，适当地采用对症选穴法，也是针灸处方中不可忽视的环节。（表 5-2）

表 5-2　常见症状对症取穴举例表

症状	选穴	症状	选穴
发热	大椎、曲池、合谷	噎症	天突、内关
昏迷	水沟、十宣	胸闷	中脘、内关
虚脱	灸关元、神阙，针足三里	胸痛	膻中、内关
多汗	合谷、复溜	恶心呕吐	内关、足三里
盗汗	后溪、阴郄	呃逆	膈俞、内关、劳宫
失眠	神门、三阴交	腹胀	天枢、气海、内关、足三里
多梦	心俞、神门、窍阴	胁肋痛	支沟、阳陵泉
失音	扶突、合谷、间使	消化不良	足三里、公孙
牙关紧闭	下关、颊车、合谷	尿闭	三阴交、阴陵泉
舌强	哑门、廉泉、通里	遗精	关元、三阴交
喉痹	合谷、少商	阳痿	关元、三阴交
流涎	水沟、颊车、合谷	早泄	关元、三阴交
心悸	内关、郄门	尿失禁	曲骨、三阴交
咳嗽	天突、列缺	便秘	天枢、支沟
疳积	四缝	脱肛	长强、承山
乳汁不足	少泽	腨部扭筋	承山、阳陵泉
高血压	人迎	皮肤瘙痒	曲池、血海、三阴交
崩漏	隐白	虚弱	足三里
阴痒	蠡沟		

（二）配穴方法

配穴方法：是在选穴原则的基础上，根据不同病证的治疗需要，选择具有协调作用的两个以上的穴位配伍应用的方法。配穴是否恰当，直接影响治疗效果。所以，临床配穴时，一定从整体出发，根据患者的具体情况，全面考虑，以法统方，做到处方严谨，腧穴主次分明；切忌单纯从局部着眼，孤立地认识病证，力戒头痛治头、脚痛治脚式的缺乏整体性的治疗处方。历来配穴方法很多，现将常用的五种配穴方法介绍如下。

1. 远近配穴法　远近配穴法是近部选穴和远端选穴相配合使用的一种配穴法，为临床医生所常用。使用这种配穴方法的根据是腧穴的局部作用和远端作用。配穴的原则是根据病性病位循经取穴和辨证取穴。由于这种配穴方法中，局部选穴多位于头胸腹背的躯干部，远端取穴多位于四肢肘膝以下部位，所以，也符合《内经》中的标本根结理论，故也可以说是标本根结理论的具体应用。（表5-3）

表5-3　各部病证远近配穴表

部位	近部配穴	远部配穴
前额部	印堂、阳白	合谷、内庭
颞部	太阳、率谷	中渚、足临泣
后头部	风池、天柱	后溪、束骨
头顶部	百会	太冲
眼部	睛明、承泣、风池	合谷
鼻部	印堂、迎香	合谷
口齿部	颊车、下关、地仓	合谷
耳部	翳风、听宫、听会	中渚、外关
舌部	廉泉	劳宫
咽喉部	天容	合谷
肺	肺俞、膻中、天突	列缺、尺泽
心	心俞、厥阴俞、膻中	内关、神门、间使、郄门
胃	胃俞、中脘	内关、足三里
肝	肝俞	太冲
胆	胆俞	阳陵泉
肠	大肠俞、小肠俞、天枢、关元	上巨虚、足三里、下巨虚
肾	肾俞、志室	太溪
膀胱	次髎、中极	三阴交
肛门	长强、秩边	承山
上肢	肩髎、曲池、合谷	夹脊（颈$_1$～胸$_1$）
下肢	环跳、委中、阳陵泉、悬钟	夹脊（腰$_3$～骶$_1$）

远近配穴法实际上包括了近部取穴、远部取穴和辨证取穴三部分，只有把三者有机地配合成方，才能获得良好效果。本法广泛应用于临床，为历代医家所重视，例如《灵枢·四时气》："腹中常鸣，气上冲胸，喘不能久立，邪在大肠，刺肓之原，巨虚上廉、三里"。"肓之原"即气海穴，属局部取穴范畴，也是辨证取穴，因气海是调气治喘的要穴。上巨虚是大肠的下合穴，"合治内腑"，足三里是胃的下合穴，《灵枢·本输》："大肠小肠，皆属于胃"，而上巨虚、足三里均属于足阳明经，所以二穴既是循经远端取穴，又是辨证取穴。这种配穴方法在后世的歌赋中更是屡见不鲜，《百症赋》："强间、丰隆之际，头痛难

禁"，《席弘赋》："睛明治眼未效时，合谷光明安可缺"，《杂病穴法歌》："牙风面肿颊车寻，合谷、临泣泻不数"等，都是近部取穴、远端取穴、辨证取穴相互配合的有效处方。

2.表里配穴法　表里配穴法是以脏腑经络的阴阳表里关系为配穴依据，即阴经病变，可同时在其相表里的阳经取穴，阳经的病变，可同时在其相表里的阴经取穴。如《灵枢·口问》："寒气克于胃，厥逆从下上散，复出于胃，故为噫。补足太阴、阳明。"《灵枢·五邪》："邪在肾，则病骨痛阴痹。阴痹者，按之而不得，腹胀腰痛，大便难，肩背颈项痛，时眩。取之涌泉、昆仑。"以上经文，均系根据脏腑经脉的表里关系进行配合取穴的。这种配穴方法对于一般常见病证均可采用。

3.前后配穴法　前后配穴法亦名腹背阴阳配穴法。前指胸腹为阴，后指脊背为阳，即选取前后部位的腧穴配伍成处方的配穴法。《灵枢·官针》所指"偶刺法"及"募穴配俞法"等均属于本法范畴。凡脏腑有病均可采用前后配穴法治疗。临床医生通常采用俞募配穴法。

俞募配穴法是指胸腹部的募穴和腰背部的俞穴相配合应用。

俞募配穴法的应用根据有二点：一是俞穴和募穴都是脏腑之气输注或汇聚之处，与脏腑关系极为密切，既可反映脏腑的疾病，又可调节脏腑功能治疗脏腑病。如《难经·六十七难》说："阴病行阳，阳病行阴，故令募在阴，俞在阳。"意思是说功能失调属阴的脏病，常在属阳的腰背部俞穴出现压痛、敏感区和硬结等异常现象。二是遵照《素问·阴阳应象大论》所说："故善用针者，从阴引阳，从阳引阴。"可见俞穴和募穴可调节脏腑之阴阳，所谓从阴引阳，即属于阳腑病的病气，常表现有阴分的募穴异常，故多用其募穴来治疗属阳的腑病。所谓从阳引阴，即属于五脏病的病气，常反应于阳分的背俞穴，可用其背俞穴来治疗属阴的脏病。临床上病变是复杂的，往往脏病及腑，腑病及脏，或虚实并见，寒热错杂，故可俞募同用，以加强调节脏腑的功能。

俞募配穴法的基本原则是"从阳引阴，从阴引阳"，所以在临床上应用时，不可局限于俞穴、募穴，其他经穴亦可采用。如胃痛，背部取胃仓，腹部取梁门，这种方法为前后配穴法，在《灵枢·官针》中称为"偶刺"。应用时先以手在胸腹部探明痛点，然后向背腰部划一平行弧线直对痛点，前后各斜刺一针。前指胸腹，后指腰背。此法多用于胸腹疼痛疾患。俞募配穴，见表5-4。

表5-4　俞募配穴表

脏腑	俞穴	募穴	脏腑	俞穴	募穴
肺	肺俞	中府	大肠	大肠俞	天枢
心包	厥阴俞	膻中	三焦	三焦俞	石门
心	心俞	巨阙	小肠	小肠俞	关元
脾	脾俞	章门	胃	胃俞	中脘
肝	肝俞	期门	胆	胆俞	日月
肾	肾俞	京门	膀胱	膀胱俞	中极

4.上下配穴法　上下配穴法泛指人身上部腧穴与下部腧穴配合应用。上，指上肢和腰部以上；下，指下肢和腰部以下。上下配穴法在临床上应用最广。例如胃痛，上肢取内关，下肢取足三里；咽喉痛、牙痛，上肢取合谷，下肢取内庭。

5.左右配穴法　左右配穴法是根据病邪所犯经络的不同部位，以经络循行交叉特点为取穴依据，在《内经》"缪刺"和"巨刺"的原则下配穴组方的方法。它既可左右双穴同取，也可左病取右，右病取左，既可取经穴，又可取络穴，随病而取。例如：左侧面瘫取右侧合谷，右侧面瘫选左侧合谷；左侧头角痛取右侧阳陵泉、侠溪，右侧头角痛取左侧阳陵泉、侠溪。又因经络的分布是对称的，所以临床对于内脏病的取穴，一般均可左右同用，以加强其协调作用。例如胃病取两侧的胃俞、足三里。

五、特定穴的临床应用

特定穴是指十四经穴中具有某种特殊作用的腧穴，由于其内容系统、形式固定、作用各异，故有不同的含义和名称，临床应用时，根据中医基础理论和腧穴的特殊作用选择穴位，故又称为"辨证取穴"，是针灸选穴中的重要内容。

"近部选穴"和"远部选穴"都是以病变的部位为依据。但疾病的发生单用部位并不能完全概括，如发热、自汗、盗汗、虚脱等，均属于全身症状，对此就不能单用"近部"或"远部"选取穴位法，而应结合病情的变化，按照中医的基本理论，参照腧穴的特性，选取腧穴以辨证施治。如气机不利引起的胸闷、气促，取膻中、合谷以理气；血病中的血虚、慢性出血性疾患，可取膈俞、三阴交以调血养血；阴虚火旺之不寐，取神门、大陵、太溪以滋阴降火，使心肾相交则自寐，都属于特定穴的应用。特定穴常用的有五输穴、原穴、络穴、背俞穴、募穴、郄穴、八会穴、八脉交会穴、下合穴、交会穴，详见前腧穴学篇。现就其应用方法分别予以介绍。

（一）五输穴的运用

五输穴主要用于脏腑经络病的治疗。由于十二经气在每个部位出入的情况（如部位的深浅、经气的盛弱等）不同，所以井、荥、输、经、合的功能各不相同，临床应用也各有特点。

1. 按五输穴主病应用 五输穴的主病，在《难经·六十八难》中明确指出："井主心下满，荥主身热，俞主体重节痛，经主喘咳寒热，合主逆气而泄。"临床可根据病的主症，选取适当的五输穴治疗。

2. 按照补母泻子的方法应用 五输穴在临床上的应用，还可根据五输穴与五行的配属关系，按照"补母泻子"的方法取穴，其原则是《难经·六十九难》之"虚者补其母，实者泻其子"。应用时，一般分下述两法：

（1）本经补泻法：选取病变经脉上的五输穴进行补泻。如足厥阴肝经配五行属"木"，肝之实证、热证，宗"实者泻其子"的原则，可取本经行间泻之，因行间为荥火，是木之子穴。肝之虚证，宗"虚者补其母"的原则，可取本经曲泉补之，因曲泉为合水，是木之母穴。再如手太阴肺经配五行属"金"，肺之实证、热证，可取本经尺泽泻之，因为尺泽为合水，是金之子穴；肺之虚证，可取本经太渊补之，因太渊为输土，是金之母穴。余者以此类推。

（2）异经补泻法：系按十二经脉配合五行的关系，选取病变经脉的母经母穴或子经子穴进行治疗的方法。如手太阴肺经配五行属"金"，肺之实证，可取足少阴肾经的合穴阴谷泻之，因足少阴肾经属水，其合穴阴谷亦属水；肺之虚证，可选取足太阴脾经的输土穴太白，因足太阴经属土，土能生金，太白属输土，故可用其补肺。另外，也可用相表里经的子母穴进行补泻。如肺实证，取手阳明经的子穴二间，因二间属荥水，泻之可用于肺实证；肺虚证，取手阳明经的母穴曲池，因曲池属合土，补之可用于肺虚证。

以上两法常同时应用，以加强疗效。

此外，《难经·七十五难》还提出"东方实，西方虚，泻南方，补北方"的治疗方法，并举例作了说明。"东方肝也，则知肝实；西方肺也，则知肺虚。泻南方火，补北方水。南方火，火者，木之子也；北方水，水者，木之母也。"东方属木，在五脏为肝，故东方实即肝实证；西方属金，在五脏为肺，故西方虚即肺虚证。采用"泻南方，补北方"的治疗原则，即是泻心火和补肾火。《难经》并对这种治疗方法的原理作了分析，曰："水胜火，子能令母实，母能令子虚，故泻火补水，欲令金得平木也。《经》曰'不能治其虚，何问其余'，此之谓也。"木火土金水五行之间存在着相互制约的关系，如一行偏胜，则另一行必来克制，这样才能保持相互间的平衡。今"东方实，西方虚"，即肝木实，肺金虚，若西方不虚，何以致东方过实耶？治应折其实而济其虚，亦即泻火补水。泻火则夺其（木）子之气，令子（火）盗母（木）气，以致木虚而火衰，火衰则金不受刑，而金气可复。水为金之子，补水者，益其（金）子气，使子（水）不食母（金），则金气当胜。且补水可制火之亢，而火当衰，则金当益胜，金胜则能制木，而木何实之有？此即"令金得平木也"，盖水为木之母、金之子，所以说"水胜火，子（水）能令母实，母（水）能令子（木）虚"。其关键在于治金，使其不虚，故云"不能治其虚，何问其余"。

这种取穴方法正符合"损有余，益不足"的治疗原则，是对"虚者补其母，实者泻其子"的补充。现据其原理列五脏虚实治法于下，以供参考。

肝（木）实肺（金）虚：泻心（火），取手少阴经穴（少府）；补肾（水），取足少阴经穴（阴谷）。

心（火）实肾（水）虚：泻脾（土），取足太阴经穴（太白）；补肝（木），取足厥阴经穴（大敦）。

脾（土）实肝（木）虚：泻肺（金），取手太阴经穴（经渠）；补心（火），取手少阴经穴（少府）。

肺（金）实心（火）虚：泻肾（水），取足少阴经穴（阴谷）；补脾（土），取足太阴经穴（太白）。

肾（水）实脾（土）虚：泻肝（木），取足厥阴经穴（大敦）；补肺（金），取手太阴经穴（经渠）。

（二）原、络穴的运用

1. 原穴的运用

（1）用于脏腑病的治疗：脏腑病，尤其是五脏病可取其原穴治疗。《灵枢·九针十二原》说："凡此十二原者，主治五藏六府之有疾者也。"

（2）用于脏腑病的诊断：临床上可根据十二原穴脉气的盛衰诊断疾病。《灵枢·九针十二原》说："五藏有疾也，应出十二原，而原各有所出，明知其原，睹其应，而知五藏之害矣。"据此，临床常用经络测定仪测定原穴的电位差，以此确定脏腑经络的虚实，并可取其原穴进行治疗。

2. 络穴的运用　络穴的主要作用是联系和调解表里经，所以络穴主要应用于表里经病证的治疗。如列缺是手太阴肺经的络穴，既可用于手太阴经病证，咳嗽、胸痛、喉痛等的治疗，又可用于面瘫、鼻塞、头痛等手阳明大肠经病证的治疗。丰隆是足阳明胃经络穴，既可治疗喉痹、癫狂、胃痛、呕吐等胃经病证，又可治疗胸闷、心悸、四肢肿等足太阴脾经病证。

此外，由于任脉络散布于腹部，故胸腹部疾患可取鸠尾；督脉络从脊柱两旁上行散布于头，故头部和腰背部疼痛可取长强；脾之大络散布于胸胁，网罗周身气血，故可用于全身疼痛和关节松弛的治疗。

（三）俞、募穴的运用

1. 俞穴的运用

（1）诊察疾病：当内脏有病时，在相应的背俞穴处可出现阳性反应区、反应点及反应物，可以其诊断或治疗疾病。正如《灵枢·背腧》所说："欲得而验之，按其处，应在中而痛解。"

（2）治疗疾病：背俞穴是脏腑之气输注的穴位，遵《素问·阴阳应象大论》"故善用针者，从阴引阳，从阳引阴"的治疗原则，背俞穴多用于内脏病的治疗。如肺俞可治肺病，心俞可治心病，肝俞可治肝病，胃俞可治胃病，以此类推。在临床上对失眠、头晕、心悸、神疲乏力等症，选取心俞、膈俞、胆俞、肝俞、脾俞、肾俞等穴治疗，常可获得满意效果。

此外，背俞穴还可治疗与内脏有关的疾病。由于背俞穴可调节内脏的功能，所以通过这一作用，还可治疗与内脏有关的部位、器官之疾病。如肝开窍于目，取肝俞可治疗目疾；肾开窍于耳，取肾俞可治疗耳聋、耳鸣；脾主四肢，取脾俞可治疗四肢乏力、肿胀等。

2. 募穴的运用

（1）诊察疾病：内脏有病往往在募穴处有反应点，如胃痛在中脘处常有压痛，泄泻、痢疾常在天枢处有压痛，尿失禁、癃闭在中极处有压痛等。

（2）治疗内脏病：募穴多用于内脏病的治疗。如胃脘痛取中脘，泄泻取天枢，癃闭取中极。

俞穴与募穴的区别：

俞穴是脏腑之气转输之处，分布在腰背部足太阳经上，根据"阴病行阳"的原则，俞穴多用于五脏病的治疗。

募穴是脏腑之气汇聚的穴位，分布在胸腹部的多条经脉上，根据"阳病行阴"的原则，募穴多用于六腑病的治疗。

（四）郄穴的运用

1. 诊察疾病　由于许多疾病可在郄穴上有反应点，故可以此诊察疾病。如胃的急性疼痛，在中脘、梁丘有压痛；胆病可在胆俞、外丘有压痛；心悸常在郄门、神堂有压痛；痔疮在大肠俞、孔最可见压痛；胃穿孔在中脘、温溜可见压痛等。

2. 治疗疾病　多用于脏腑和经络的急性疼痛。如急性胃痛取梁丘，急性胸痛取郄门，急性肩背痛取养老。郄穴还可用于出血证的治疗，如咯血取孔最，呕血取郄门，便血、崩漏取地机等。

（五）八会穴的运用

凡脏、腑、气、血、筋、脉、骨、髓的病变，都可取其各自精气相会聚的会穴进行治疗。如脏病取章门，腑病取中脘，气病取膻中等。

1. 脏会章门　章门是足厥阴肝经腧穴，是肝经与胆经交会穴，又是脾之募穴。脾之募穴可以调节脾的功能。足太阴脾经上注于心，心主血，脾为生血之源，又为后天之本，故章门与心、脾关系甚为密切。章门位于横膈之下，上临于肺，下居肝肾，故上可治肺之痰饮，下可医肾之水肿、肝之郁结。脾胃为升降之枢纽，肝胆主升，肺主降，升降适宜，气血条达，五脏之疾可愈。诸如肝之郁结引起的胸胁胀满，脾胃虚弱所致的腹胀、泄泻、水肿，肾虚导致的腰背痛、水肿、泄泻，以及心脾两虚和肺之痰饮等，均可取章门穴治疗，故称之为脏会章门。

2. 腑会中脘　中脘是足阳明胃经、手太阳小肠经、手少阳三焦经的交会穴，说明中脘与胃、小肠、三焦有密切关系。中脘为胃之募穴，又正当胃的部位，所以称中脘为腑之会穴。此外，中脘位于躯体之正中，正当胃脘部，有调节脾胃功能的作用。六腑以通降为顺，针刺中脘可升清降浊，使六腑得以通降，保持六腑的正常功能。

3. 气会膻中　膻中称为气海可从四个方面理解。其一，膻中属任脉，位于胸部正中，属肺之范围，肺主一身之气，故凡咳嗽喘逆、胸闷、胸痛等肺气不宣或肺气不降之证，均可取膻中治疗。其二，肺主气而朝百脉，膻中为心包之募穴，可调气以活血，益气以通脉，所以可治心痛。其三，三焦与心包相表里，三焦行一身之气化，故凡肺气上逆之咳喘，胃气上逆之恶心、呕吐、呃逆，水气凌心之心悸、胸闷，均可取膻中治疗。其四，足厥阴肝经布于胸，《灵枢·经脉》："肝足厥阴之脉……其支者，复从肝别贯膈，上注肺"，《灵枢·根结》："厥阴根于大敦，结于玉英，络于膻中。"故凡肝气郁结引起的胸痛、胸闷均可取膻中治疗。总之，膻中调理肺气、心气、肝气、胃气，并有调气活血、益气通脉的作用，故称之为气会膻中。

4. 血会膈俞　膈俞位于膈部，上有心肺，下有肝脾。心居上焦而主血，肺位胸中而朝百脉，脾胃位于中焦为后天之本、生化之源，脾统血，肝藏血，故从位置可知膈俞与心、肺、脾、肝关系密切，此其一。另外，膈俞可用于血证疾病的治疗，诸如咯血、吐血、尿血、便血、崩漏、肌衄等病证，以及瘀血痹阻经络和内脏病证的治疗，此其二也。所以称膈俞为血之会穴。

5. 筋会阳陵泉　阳陵泉之所以称为筋会，一是因为阳陵泉是胆经腧穴，又为胆腑的下合穴，主治腑病，而肝与胆相表里，肝主筋，故阳陵泉与筋有密切关系。二是阳陵泉位于膝部，是足三阳经筋和足三阴经筋结聚之处。三是阳陵泉主治筋病，诸如半身不遂，下肢痿痹，腰痛，筋脉拘紧，抽搐，腓肠肌痉挛等，均可取阳陵泉治疗。

6. 脉会太渊　太渊之所以称为脉会，一是因为太渊是手太阴肺经腧穴，肺朝百脉而主治节，太渊为手太阴肺经的原穴，是肺经原气输注的部位，能反映肺之状态和调节肺之功能；二是太渊主治血脉病证，如血脉痹阻引起的无脉症、臂内廉痛，血脉失于固摄引起的咳血、呕血等；三是太渊位于寸口动脉处，《难经·一难》："寸口者，脉之大会，手太阴之脉动也。"

7. 骨会大杼　大杼位于第一胸椎棘突下旁开1.5寸处，《孔穴命名的浅说》曰："第一椎之骨称'杼骨'，穴当杼骨旁边而得名"，而杼骨为人体之支柱，正如《针灸大成》所说："肩能负重，以骨会大杼也。"大杼可用于骨病的治疗，诸如上肢瘫痪、颈项强、腰脊痛、膝痛不可屈伸等。

8. 髓会绝骨　绝骨是足少阳胆经穴，少阳经"主骨所生病"，骨与髓同源，骨赖髓以滋养。另外，绝骨可用于骨髓病的治疗，诸如髓海空虚引起的头晕、失眠、记忆力减退、耳聋耳鸣，以及半身不遂、下肢瘫痪、痿躄等。

（六）八脉交会穴的运用

八脉交会穴之八穴可单独应用，如督脉病证取后溪，冲脉病证取公孙，阴跷脉病证取照海等；也可配合应用，在大多数情况下，以上下肢配合应用较好。配合的方法是：公孙与内关，足临泣与外关，后溪与申脉，列缺与照海。

1. 内关与公孙　内关是手厥阴心包经穴，又是其络穴，通于阴维脉。手厥阴经循行于胸胁，和心包、三焦相联系。阴维脉循行于腹部、胁肋、胸膈和咽喉部，是三阴经之"纲维"，有调节三阴经的作用。因此内关可维系三阴经，主治肝、脾、心等内脏病证。

公孙是足太阴脾经穴，又是该经络穴，通于冲脉。足太阴脾经循行于胸、腹、咽喉等部位，属脾络胃，和心、肠相联系。冲脉循行于腹、胸、咽喉等部，和胞宫、足阳明、足少阴等相联系，称为"十二经之海"。所以公孙可用于脾、胃、心、肝病证。

根据"经脉所通，主治所及"的原理，内关与公孙相配在治疗上有协同作用，可用于心、肝、脾、胃病证的治疗。

2. 足临泣与外关　足临泣是足少阳胆经穴，通于带脉。足少阳胆经循行于偏头部、胸胁、少腹和下肢外侧面，属胆络肝。带脉起于季胁，绕身一周，约束诸脉，在十四椎与肾相联系。因此，足临泣可治疗筋脉弛缓证、筋脉拘紧证、胁肋胀痛和风邪引起的诸种病证。

外关属于手少阳经，又是该经络穴，通于阳维脉。手少阳经循行于上肢外侧、偏头部和胸部，属于三焦络于心包，和眼耳相联系。阳维脉循行于下肢外侧、胁肋部、头部，与少阳经、太阳经、督脉相联系。所以阳维外关主治外感风邪、外感风热引起的诸种病证。

足临泣与外关相配，同属少阳经，有协同作用，主治肝、胆、肾、经筋和外感风邪引起的诸种病证。

3. 后溪与申脉　后溪属手太阳经，是该经输穴，通于督脉。手太阳经循行于头项、肩胛和上肢后外侧，属小肠络于心，与眼、耳相联系。督脉循行于腰背部和头项部正中线，与肾、脑、足厥阴肝经及诸阳经相联系。因此，后溪主治心、肝、肾之病证，诸如抽搐、神昏、腰膝酸痛及感受风寒湿邪引起的痹证。

申脉属足太阳经，通于阳跷脉。足太阳经循行于头项腰背部，属膀胱络于肾，与心、脑、眼相联系。阳跷脉行于下肢外侧，胁肋部、目内眦，入络于脑，与足少阳脉、阴跷脉相联系。所以申脉主治心、脑、肝之病证，如抽搐、癫痫、阴缓而阳急、失眠、头痛头晕，以及感受外邪引起的病证。

后溪与申脉相配，同属太阳经，有协同作用，主治心、肝、脑和太阳经病证。

4. 列缺与照海　列缺属手太阴肺经，为其络穴，通于任脉。手太阴肺经循行于上肢内侧、胸部、腹部，属肺络于大肠，和咽喉相联系。任脉起于胞宫，循行于胸腹部正中、咽喉部，与诸阴经相联系。因此，列缺主肺、肾、肝、肠之病证，如胸、腹、咽喉、子宫等部位的多种病证。

照海属足少阴肾经，通于阴跷脉。足少阴肾经循行于下肢内侧，入腹，达胸部，属肾络于膀胱，和心、肝、肺、脊髓、喉咙、舌相联系。阴跷脉为少阴之别，循行于下肢内侧，经腹、胸、咽喉，会于目内眦。所以，照海主治肝、肾、肺、心、肠之病证，如咽喉病、胸痛、腹痛、泄泻、便秘、失眠、抽搐等。

列缺与照海相配，因其联系部位基本相同，故有协同作用，主治肾、肺、肝、心、肠之诸种病证。

（七）下合穴的运用

下合穴，又称六腑下合穴、六合穴，是六腑之气汇注的腧穴，所以主要用于六腑病的治疗。正如《素问·咳论》："治藏者治其俞，治府者治其合"，《灵枢·邪气脏腑病形》："荥输治外经，合治内府。"如胃痛取足三里，痢疾、肠痈取上巨虚，胁痛、口苦取阳陵泉，癃闭取委中等，均属于腑病选取下合穴进行治疗。

临床常根据腹部疼痛的位置选取六合穴，如胃合足三里，用于以中脘为中心的胃区疼痛；大肠合于上巨虚，用于以天枢为中心的大肠腑病；胆合于阳陵泉，用于以胁肋痛为主的疼痛；小肠合于下巨虚，用于以脐为中心的疼痛；膀胱合于委中，用于膀胱区和来自膀胱的疼痛；三焦合于委阳，用于腹痛无定处、窜行无常者。

(八) 交会穴的运用

交会穴可用于本经和与其交会的经脉及其所属脏腑病的治疗。如中极、关元属任脉，又是与足三阴经的交会穴，故除了可治疗任脉病证外，还可治疗足三阴经及其脏腑病证；三阴交属足太阴脾经，又是与其他足阴经的交会穴，故既可治疗足太阴脾经和脾脏病证，又可治疗足三阴经及其脏腑的病证；百会属督脉，又是与足厥阴肝经、足少阳胆经、手少阳三焦经、足太阳膀胱经的交会穴，所以可以治疗这些经脉所引起的头痛、头晕；风池属足少阳胆经，又是阳维脉的交会穴，所以既可治疗外风病证，又可治疗内风病证；大椎是诸阳经的交会穴，故可泻诸阳经之热；中脘属任脉，又是足阳明经脉的交会穴，下脘属任脉，是与足太阴脾经的交会穴，所以二者都可治脾胃病，但前者偏于胃，后者偏于脾。

六、逢时辨证选穴法

逢时辨证选穴法，又称时间配穴法，包括子午流注、灵龟八法和飞腾八法。子午流注针法是以五输穴为基础，以时间为条件的一种配穴方法。灵龟八法与飞腾八法则是以八脉交会穴为基础，以时间为条件的一种配穴方法。它们都是以时间为配穴的主要条件，故称逢时辨证选穴法。

1. 子午流注针法的基本内容　广义的子午流注针法应当包括两项内容，即十二经纳干支法及奇经纳卦法。十二经纳干支法分为十二经纳干法（一般也称为纳甲法）与十二经纳支法（也称为纳子法），也就是一般狭义的子午流注针法。奇经纳卦法也分为两种，一是奇经纳干支法，名为灵龟八法；一为奇经纳干法，名为飞腾八法。而以灵龟八法为多用，又名为八法神针、八法流注、阴四针阳四针、窦文真公八法流注等。

2. 时间干支　古代纪年、月、日、时的是用天干、地支来计算的。天干的符号是从甲至癸十个数，即甲乙丙丁戊己庚辛壬癸；地支的符号是从子至亥十二个数，即子丑寅卯辰巳午未申酉戌亥。这些符号之由来是古人观察万物随时间条件从种子开始萌发、生长、成熟、收藏之过程，以象形文字之法拟成的。《素问·六微旨大论》："天气始于甲，地气治于子，子甲相合，命曰岁立，谨候其时，气可与期"，这便是"首甲而定运"的原则。所以，天干第一数甲与地支第一数子相配则是岁运之开始，于是顺其序继之则为乙丑、丙寅、丁卯、戊辰、己巳……任戌、癸亥。由于天干为十数，地支为十二数，因此，天干六轮，地支五回，便成六十周，方能再轮回至甲子。所以称六十环周为一花甲。即周期循环之义。凡纪年、纪月、纪日、纪时均是干支相配。干支相配六十环周见表5-5。

就因为有此六十环周之规律，那么一年之内则有六个环周。故《素问·六节藏象论》说："天以六六为节，地以九九制会，天有十日，日六竟而周甲，甲六复而终岁，三百六十日法也。"

表 5-5　干支相配六十环周表

甲子（1）	乙丑	丙寅	丁卯	戊辰	己巳	庚午	辛未	壬申	癸酉
甲戌（11）	乙亥	丙子	丁丑	戊寅	己卯	庚辰	辛巳	壬午	癸未
甲申（21）	乙酉	丙戌	丁亥	戊子	己丑	庚寅	辛卯	壬辰	癸巳
甲午（31）	乙未	丙申	丁酉	戊戌	己亥	庚子	辛丑	壬寅	癸卯
甲辰（41）	乙巳	丙午	丁未	戊申	己酉	庚戌	辛亥	壬子	癸丑
甲寅（51）	乙卯	丙辰	丁巳	戊午	己未	庚申	辛酉	壬戌	癸亥

3. 干支的阴阳代数　按天干与地支的顺序以数字代之，则以奇偶数分为阴阳。凡奇数 1、3、5、7、9 为阳，偶数 2、4、6、8、10 则为阴。见表 5-6。

表 5-6　干支序数表

阴阳	阳	阴	阳	阴	阳	阴	阳	阴	阳	阴	阳	阴
代数	1	2	3	4	5	6	7	8	9	10	11	12
天干	甲	乙	丙	丁	戊	己	庚	辛	壬	癸	甲	乙
地支	子	丑	寅	卯	辰	巳	午	未	申	酉	戌	亥

表 5-6 中所示干支之代数及其阴阳属性是十分重要的，在子午流注针法的计算时间及选择穴位时要经常用到。

4. 干支的五行属性及其合化

（1）天干的五行属性：天干的五行属性之由来与其四时方位有关。《素问·脏气法时论》说："肝主春，足厥阴少阳主治，其曰甲乙，……心主夏，手少阴太阳主治，其曰丙丁，……脾主长夏，足太阴阳明主治，其曰戊己，……肺主秋，手太阴阳明主治，其曰庚辛，……肾主冬，足少阴太阳主治，其曰壬癸。"故曰"合人形以法四时五行而治"。所以，东方甲乙木，南方丙丁火，中央戊己土，西方庚辛金，北方壬癸水。这是正常四时方位天干之五行。五运中之合化过程，在《素问·五运行大论》中有所载："土主甲己，金主乙庚，水主丙辛，木主丁壬，火主戊癸。"这在子午流注针法的临床应用中是十分重要的。其关系如下：

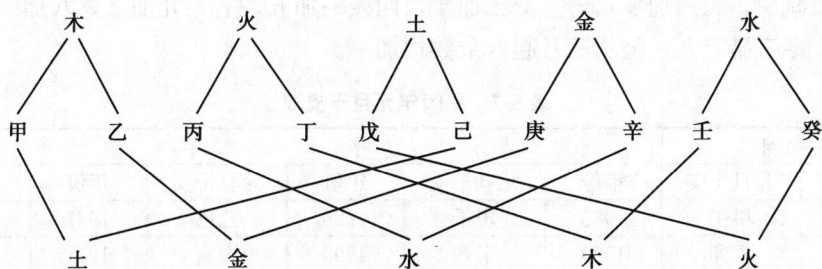

（2）地支的五行属性：地支的五行属性也与四时方位有关，其关系如下：

	东方春		南方夏		中央长夏		西方秋		北方冬	
	寅	卯	巳	午	辰戌	丑未	申	酉	亥	子
		木		火		土		金		水

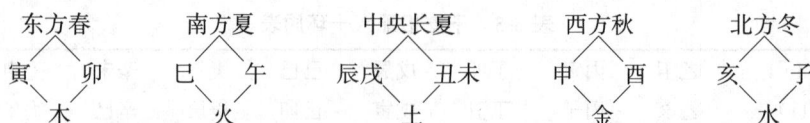

这是地支的五行，依逢六必冲原则而来，在八法流注中临时干支代数上用此规律。

5. 时辰的时间分配 一日有十二个时辰，与现代一日以 24 小时计算不同。所以需要将十二时辰的时间分配清楚。子时为夜半 23～1 时，依其顺序，丑时为 1～3 时，寅时为 3～5 时，卯时为 5～7 时，辰时为 7～9 时，巳时为 9～11 时，午时为 11～13 时，未时为 13～15 时，申时为 15～17 时，酉时为 17～19 时，戌时为 19～21 时，亥时为 21～23 时。然后重由子时开始。

6. 年、月、日、时的干支推算法 子午流注针法即是按时取穴法，所以患者来诊后对日时干支必须推算出来方能取穴。日时干支之推算又自年月干支而来。因此，年月之干支亦当推算而得。

(1) 年干支推算法：只要掌握"干支配合六十环周表"按其顺序即可推出。如 1985 年为乙丑年，那么 1986 年就是丙寅年，1987 年则是丁卯年。如果不知年干支数而欲求任何一年的干支，可以将所求公元纪年的年份数减 3 再除 60 周转数，则商的余数可由表 5-6 中求出。之所以要减 3，是因为甲子干支纪年据说是从黄帝登基的年份开始的，即在公元前 2697 年，故此六十周数多出 3 年。如求 1990 年的干支，(1990－3)÷60＝33 余 7，故为庚午年。余皆类推。

(2) 月干支推算法：农历正月皆为寅月是不变的，欲求其天干配数则要记住"五虎建元歌"。"甲己之年丙寅首，乙庚之岁戊寅头，丙辛之年庚寅始，丁壬壬寅顺行求，戊癸甲寅定时候，六十首法助医流。"

(3) 日干支推算法：农历月份日数不等，闰月亦不固定，较难推算，故今皆以阳历计算了。要计算每来诊之日的干支数需要四个条件：①当年元旦干支代数；②当日数；③逐月干支加减数；④闰年三月起增加 1。其中元旦干支数是个难点，必须牢记上一年之元旦干支，根据平年是 365 日、闰年多 1 日的规则可知下一年度元旦干支数，是"平年加五闰加六"。如 1985 年元旦是庚子，1986 年是平年则各加 5 个干支数，就是乙巳了。若是闰年如 1984 年，元旦干支是甲午，那么 1985 年元旦则要加 6 个干支数，则是庚子了。另外，逐月干支加减数是根据日数与六十环周的关系推算而来，固定不变，故歌诀是：

一五双减一，二六加零六，三减二加十，四减一加五，七零九加二，八加一七走，十上加二八，冬三腊三九，闰从三月起，余数均加一。

表 5-7 平闰年元旦干支表

闰	年	平				年	
年份	元旦干支	年份	元旦干支	年份	元旦干支	年份	元旦干支
1984	甲午	1985	庚子	1986	乙巳	1987	庚戌
1988	乙卯	1989	辛酉	1990	丙寅	1991	辛未
1992	丙子	1993	壬午	1994	丁亥	1995	壬辰
1996	丁酉	1997	癸卯	1998	戊申	1999	癸丑
2000	戊午	2001	甲子	2002	己巳	2003	甲戌
2004	己卯	2005	乙酉	2006	庚寅	2007	乙未
2008	庚子	2009	丙午	2010	辛亥	2011	丙辰

闰 年		平 年					
年份	元旦干支	年份	元旦干支	年份	元旦干支	年份	元旦干支
2012	辛酉	2013	丁卯	2014	壬申	2015	丁丑
2016	壬午	2017	戊子	2018	癸巳	2019	戊戌
2020	癸卯	2021	己酉	2022	甲寅	2023	己未
2024	甲子	2025	庚午	2026	乙亥	2027	庚辰
2028	丙戌	2029	辛卯	2030	丙申	2031	辛丑
2032	丁未	2033	壬子	2034	丁巳	2035	壬戌
2036	戊辰	2037	癸酉	2038	戊寅	2039	癸未

求日干支的公式：

日干：（元旦天干＋所求日期＋逐月干支加减数）÷10＝商……余数

日支：（元旦地支＋所求日期＋逐月干支加减数）÷12＝商……余数

闰年三月后均加 1。

例：1987 年（平年）元旦干支是庚戌。若求 12 月 20 日的干支

天干（7＋20＋3）÷10＝3……0（癸）

地支（11＋20＋9）÷12＝3……6（巳）

（4）时干支推算法：一日十二时辰，地支不变，求其天干配数，与十二月建寅意同。但因时辰起子时，与月建起正月不同，其歌诀是五子建辰歌：

甲己甲子起，乙庚丙子出，丙辛起戊子，

丁壬庚子居，戊癸推壬子，时元定不虚。

甲日己日子时天干为甲；乙日庚日子时天干起丙；丙日辛日子时天干起戊；丁日壬日子时天干起庚；戊日癸日子时天干起壬。

（一）子午流注纳甲法

纳甲法也叫纳干法，是十二经脉纳入于天干之法。

1. 十二经纳干歌

甲胆乙肝丙小肠，丁心戊胃己脾乡，

庚属大肠辛属肺，壬属膀胱癸肾藏，

三焦亦向壬中寄，包络同归入癸方。

明代张景岳将后两句改为"三焦阳府须归丙，包络从阴丁火旁"。近代承淡安等著《子午流注针法》从其说。根据《灵枢·本输》："少阳属肾，肾上连肺，故将两藏。三焦者，中渎之府也，水道出焉，属膀胱。"故三焦应为壬。又三焦、包络同属相火，以为表里，故包络应归癸。所以其原义更较合理。见表 5-8。

表 5-8 经脉纳干表

天干	甲	乙	丙	丁	戊	己	庚	辛	壬		癸	
脏腑	胆	肝	小肠	心	胃	脾	大肠	肺	膀胱	三焦	肾	包络

2. 五输穴配合阴阳五行 纳干法依各经纳天干之阴阳五行而定，然后再依五输穴之

阴阳五行属性而进行流注，故应明确五输穴的五行属性。《难经·六十四难》："阴井木，阳井金，阴荥火，阳荥水，阴输土，阳输木，阴经金，阳经火，阴合水，阳合土。"见表5-9。

3. 纳干常规开穴法　在临床上运用纳干法开穴，除了掌握日时干支及十二经纳干歌之外，尚有几个原则：

（1）阳进阴退井穴为始：十二经脉气血流注皆始于井穴，而开井穴的时干支则有阳进阴退的规律，这里的阳是指天干，阴是指地支，由表5-10中明显看出天干依序而进，地支依序而退。

表5-9　五输穴与脏腑阴阳五行归属表

阳经六输 经别＼穴名	井（金）	荥（水）	输（木）	原	经（火）	合（土）	阴经五输 经别＼穴名	井（木）	荥（火）	输原（土）	经（金）	合（水）
胆（木）	足窍阴	侠溪	足临泣	丘墟	阳辅	阳陵泉	肝（木）	大敦	行间	太冲	中封	曲泉
小肠（火）	少泽	前谷	后溪	腕骨	阳谷	小海	心（火）	少冲	少府	神门	灵道	少海
胃（土）	厉兑	内庭	陷谷	冲阳	解溪	足三里	脾（土）	隐白	大都	太白	商丘	阴陵泉
大肠（金）	商阳	二间	三间	合谷	阳溪	曲池	肺（金）	少商	鱼际	太渊	经渠	尺泽
膀胱（水）	至阴	通谷	束骨	京骨	昆仑	委中	肾（水）	涌泉	然谷	太溪	复溜	阴谷
三焦	关冲	液门	中渚	阳池	支沟	天井	心包	中冲	劳宫	大陵	间使	曲泽

表5-10　纳干法十二经井穴开时表

日干	甲	乙	丙	丁	戊	己	庚	辛	壬	癸
时辰	甲→戌→	乙→酉	丙→申	丁→未	戊→午	己→巳	庚→辰	辛→卯	壬→寅	癸亥
经脉	胆	肝	小肠	心	胃	脾	大肠	肺	膀胱	肾
井穴	窍阴	大敦	少泽	少冲	厉兑	隐白	商阳	少商	至阴	涌泉

注：→阳进，→阴退

（2）经生经、穴生穴：在开出井穴之后，则按十二经脉及五输穴的五行相生规律，以经生经、穴生穴依次开出。如甲日戌时开足窍阴穴之后，甲为胆经为阳木，应生阳火为丙小肠，井足窍阴穴属金，应生小肠荥水穴前谷。继而小肠火生阳土为戊胃，荥水穴后应生输木穴胃经陷谷。戊胃土应生阳金为庚大肠，输木穴后应生经火穴即大肠经阳溪穴。庚大肠金应生阳水为壬膀胱，经火穴应生阳土合穴为膀胱合穴委中。余经皆仿此。

（3）阳日阳时开阳穴，阴日阴时开阴穴：阳日阳时指天干属阳干者，即甲、丙、戊、庚、壬日；阴日阴时指天干属阴干者，即乙、丁、己、辛、癸日。然而并非阳日只开阳时穴、阴日只开阴时穴，而是"时上有穴，穴上有时"，以时为主。所以并不存在甲日需到乙日取穴，乙日需到丙日取穴的说法。比如甲日戌时，实际"甲日"是由胆经开穴过原、纳三焦府的符号，并非在环周图上只开甲日穴的符号。甲日之戌时是甲戌时，以时为主。所以甲日从子时到亥时皆存干支配数，则皆有穴可开，即为"时上有穴"。五输穴开任何一穴皆有干支配数，则为"穴上有时"。进而阳日阳时阳穴偏盛、阴日阴时阴穴偏盛这是合理的。

（4）返本还原，阳经遇输过原，阴经以输代原：阳经各有单独之原穴，阴经输穴即原穴，每遇当开输穴之时则同时过原，即同时开出当日本经的原穴。如甲日遇开输穴是胃经陷谷，同时过原开胆经原穴丘墟。乙日遇开输穴是脾经太白，同时过原开肝经原穴太冲，即是肝经输穴，故言代原。余皆类推。

（5）日干重见，阳经气纳三焦它生我，阴经血归包络我生它："我"指本日经五行属性而言，"它"指三焦经、包络经之五输穴五行属性而言。如甲日胆经为本日是甲木为我。当日干重见时，实际是时干重见时，即甲戌时到甲申时，则气纳于三焦经，由三焦经之阳水穴来生甲木，即三焦荥水液门穴开，则为它生我。又如乙日肝经为本日是乙木为我。当日时干重见时，即乙酉时至乙未时，则血归于包络经，由肝经乙木来生包络之阴火穴，即包络荥火劳营穴开，则为我生它。余皆类推。

按以上诸项规律，徐凤氏在《针灸大全》中编成歌诀，即"子午流注逐日按时定穴诀"，现录于下：

子午流注逐日按时定穴诀

甲日戌时胆窍阴，丙子时中前谷荥，
戊寅陷谷阳明俞，返本丘墟木在寅。
庚辰经注阳溪穴，壬午膀胱委中寻，
甲申时纳三焦水，荥合天干取液门。
乙日酉时肝大敦，丁亥时荥少府心，
己丑太白太冲穴，辛卯经渠是肺经，
癸巳肾宫阴谷合，乙未劳宫火穴荥。
丙日申时少泽当，戊戌内庭治胀康，
庚子时在三间俞，本原腕骨可祛黄，
壬寅经火昆仑上，甲辰阳陵泉合长，
丙午时受三焦木，中渚之中仔细详。
丁日未时心少冲，己酉大都脾土逢，
辛亥太渊神门穴，癸丑复溜肾经通，
乙卯肝经曲泉合，丁巳包络大陵中。
戊日午时厉兑先，庚申荥穴二间迁，
壬戌膀胱寻束骨，冲阳土穴必还原，
甲子胆经阳辅是，丙寅小海穴安然，
戊辰气纳三焦脉，经穴支沟刺必痊。
己日巳时隐白始，辛未时中鱼际取，
癸酉太溪太白原，乙亥中封内踝比，

丁丑时合少海心，己卯间使包络止。
庚日辰时商阳居，壬午膀胱通谷之，
甲申临泣为俞木，合谷金原返本归，
丙戌小肠阳谷火，戊子时居三里宜，
庚寅气纳三焦合，天井之中不用疑。
辛日卯时少商本，癸巳然谷何须忖，
乙未太冲原太渊，丁酉心经灵道引，
己亥脾合阴陵泉，辛丑曲泽包络准。

（二）子午流注纳子法

1. 纳子法　也叫纳支法，是十二经脉纳于地支之法。经脉纳支表见表5-11。

十二经纳支歌

肺寅大卯胃辰宫，脾巳心午小未中。
申胱酉肾心包戌，亥焦子胆丑肝通。

表5-11　经脉纳支表

地支	寅	卯	辰	巳	午	未	申	酉	戌	亥	子	丑
经脉	肺	大肠	胃	脾	心	小肠	膀胱	肾	心包	三焦	胆	肝

2. 纳支法的气血流注　地支属阴，主静。一日十二辰，皆是依地支命名，恒静不移。故自子时起，至丑，至寅，至卯，……至亥，然后重起于子。人体内气血流注于一日之内循环往复，周而复始，恒静不移的是营血行于脉中者。《灵枢·营气》："营气之道，内谷为宝。谷入于胃，乃传之肺，流溢于中，布散于外，精专者行于经隧，常营无已，终而复始，是谓天地之纪。故气从太阴出，注手阳明，上行注足阳明，……合足厥阴，上行至肝，从肝上注肺"，这正是从肺经至肝经行于脉中而循环一周的过程。实际气血循环本无端，是古人人为地从肺经开始记述这一循环过程而已，其根据在于水谷之入于胃，在胃腐熟化生精微，而精微之气则是上注于肺，经肺朝百脉方能流注循环的。故水谷之精气化生之营血行于脉中，则可认为从手太阴肺经开始。《灵枢·邪客》："营气者，泌其津液，注之于脉，化以为血，以荣四末，内注五脏六腑，以应刻数焉。"即是说营血行脉中是随时间顺序而相应流注的。肺经之盛何以起于寅时？这是因为胸为阳，腹为阴，心乃阳中之阳，肺为阳中之阴，而子时为阴中之阳，故当属腹内主阳腑，丑为阴中之阴故当属腹内之阴脏。寅时恰为阳中之阴，阳是言寅为阳时，阴是言寅时当夜阴未尽。故肺起寅时为合理。顺其序则大肠为卯时，胃续为辰时，脾为巳时，心为午时，小肠为未时，膀胱为申时，肾为酉时，心包为戌时，三焦为亥时，胆为子时，肝为丑时，如此营气则循环一周。

3. 纳支开穴法　由于纳支法是定时不移的，故也被称作定时取穴法。此法之开穴有四种方法。

（1）补母泻子法：是根据十二经脉所纳入的地支时辰顺序，依十二经及五输穴的五行属性，按生克制化关系，遵照"虚则补其母，实则泻其子"的原则来取穴治疗的。尤其重要的是必须分经辨证并辨明虚实方可待时取穴而治。如以肺经为例，证见肺实喘咳、胸痛、肺胀满、脉来洪大有力或浮数有力者，即可定于寅时取肺经合穴尺泽泻之。因为肺经气血于寅时正旺，肺属金，金生水，肺经合穴尺泽属水，故为本经子穴。所以肺之实证定于寅时泻其合穴尺泽属"迎而夺之"之意，则为实则泻其子。余经实证皆依此类推。若证见肺虚咳喘，畏寒怕冷，面色苍白，汗出气微，脉缓或微而无力者，则当依虚则补其母原则，在卯时，开肺经的输穴太渊补之。因卯时气血始流注过肺经，当此之时肺气方衰，肺属金，太渊输穴属土，土生金，故为肺经之母穴。所以肺虚之证在卯时补太渊，则属"随而济之"。余经虚证皆依此类推。

若遇补泻时辰已过，或遇各经不虚不实之证，亦可选取与本经同一属性之经穴，或为本穴，或为原穴，均可。如肺经病可取经渠或太渊，大肠经病可取商阳与合谷，胃经病可取足三里与冲阳等。

（2）主客开穴法：根据十二经脉有阴阳表里相合之关系，在《素问·脏气法时论》中载有："肝主春，足厥阴、少阳主治，其日甲乙，……心主夏，手太阴、太阳主治，其日丙丁，……脾主长夏，足太阴、阳明主治，其日戊己，……肺主秋，手太阴、阳明主治，其日庚辛，……肾主冬，足少阴、太阳主治，其日壬癸"，接其后又有："肝病者，两胁下痛引少腹，令人善怒，虚则目无所见，耳无所闻，善恐如人将捕之，取其经，厥阴与少阳"，余脏皆有如此之载述。因此，除在纳干法中"取其经"针治外，在纳支法中既要选其日又要定其时而取穴针治，并将原络主客配穴法用于此。

如以肺经为例，其日庚辛，那么在庚辛之日选定寅时取原穴太渊为主，配大肠经络穴偏历为客，或于卯时补太渊时配以偏历，皆为上法，余经类推。

（3）一日六十六穴法：纳支法的灵活运用，古来就很重视。金代窦汉卿在《标幽赋》里所说："一日取六十六穴之法，方见幽微"，即是纳支法的扩展用法。就是说按十二经纳支之时辰，阳时取阳经五输穴及原穴为六穴，阴时取阴经五输穴为五穴，十二时辰过程中则十二经六十六穴全取，此法则为一日六十六穴法。此法亦要根据辨证之需要，按时辰之进展先后顺序，灵活选取阴阳经脉之井荥输原经合各穴针治。更可按照《难经》五输穴主治证，即"井主心下满，荥主身热，俞（输）主体重节痛，经主喘咳寒热，合主逆气而泄"来灵活选用五输穴。纳支法补母泻子取穴见表5-12。

表5-12 纳支法补母泻子取穴表

经别	五行	流注时间	病候举例	补法		泻法		本穴	原穴
				母穴	时间	子穴	时间		
肺	辛金	寅	咳喘、心烦、胸满	太渊	卯	尺泽	寅	经渠	太渊
大肠	庚金	卯	齿痛、咽喉及口鼻疾	曲池	辰	二间	卯	商阳	合谷
胃	戊土	辰	腹胀、烦满、脚气	解溪	巳	厉兑	辰	三里	冲阳
脾	己土	巳	舌本强、腹胀满、体重、黄疸	大都	午	商丘	巳	太白	太白
心	丁火	午	咽干、舌痛、掌热	少冲	未	神门	午	少府	神门
小肠	丙火	未	项强、颔肿、肩痛	后溪	申	小海	未	阳谷	腕骨
膀胱	壬水	申	头项腰背腘腨痛、癫疾	至阴	酉	束骨	申	通谷	京骨
肾	癸水	酉	心悸、腰痛、少气	复溜	戌	涌泉	酉	阴谷	太溪
心包	丁火	戌	痉挛、心烦、胁痛、妄笑	中冲	亥	大陵	戌	劳宫	大陵
三焦	丙火	亥	耳聋、目痛、喉痹、癃闭	中渚	子	天井	亥	支沟	阳池
胆	甲木	子	头痛、胁痛、疟疾	侠溪	丑	阳辅	子	临泣	丘墟
肝	乙木	丑	胁痛、疝气、呕逆	曲泉	寅	行间	丑	大敦	太冲

（4）循经开穴法：根据十二经脉纳支之时辰，按照病情之需要，分经辨证之后，定时

选取值时之经脉中适应的腧穴进行治疗的方法，则为循经开穴法。即寅时取肺经中之经穴，卯时取大肠经之腧穴，辰时取胃经之腧穴，……余皆类推，并不固定于五输穴及原穴。所以此法运用起来更加灵活。

（三）灵龟八法

灵龟八法又名"奇经纳卦法"、"奇经纳干支法"，即是将奇经八脉交会十二正经之八穴纳于干支之代数而按时取穴的方法。它是运用古代哲学的八封九宫学说，结合人体奇经八脉气血的会合，取其与奇经八脉相通的八个经穴，按照日时干支的推演数字变化，采用相加、相除的方法，作出按时取穴的一种针刺方法。人体奇经八脉的气血流注受着自然气候条件变化之影响，表现在八脉交会穴上为随时间之推移而有盛有衰、有开有阖的变化规律。灵龟八法最早始于金代窦汉卿在《针经指南》中所倡导的八脉八穴，故称"窦文真公八法流注"，明代徐凤《针灸大全》才提出"灵龟八法"之名。"灵龟"二字取自古代神龟负图而有八卦之传说。

1. 八脉交会八穴　见表 5-13。

表 5-13　八脉交会八穴表

八脉	八脉交会穴	相互关系	交 会 部 位
冲脉	公孙	父	心、胸、胃
阴维	内关	母	
督脉	后溪	夫	目内眦、颈项、耳、肩胛、小肠、膀胱
阳跷	申脉	妻	
带脉	足临泣	男	目锐眦、耳后、颊、颈、肩
阳维	外关	女	
任脉	列缺	主	肺系、咽喉、胸膈
阴跷	照海	客	

八脉所指即奇经：督、任、冲、带、阳跷、阴跷、阳维、阴维八脉。交会是指两条经脉相交而会合之意，在这里是指奇经八脉交会于十二正经，所以奇经具有调整十二经脉气血盈虚的作用。奇经与十二正经交会的部位在八个特定腧穴部位。这八个腧穴在四肢腕踝关节上下，成为左右上下相互呼应的部位。脾经公孙通冲脉；心包经内关通阴维脉，胆经足临泣通带脉，三焦经外关通阳维脉；小肠经后溪通督脉，膀胱经申脉通阳跷脉，手太阴肺经列缺通任脉；肾经照海穴通阴跷脉，根据上下经脉相通的道理，公孙、内关组成一对，主治胃、心、胸间病证；后溪、申脉组成一对，主治目内眦、颈项、耳、肩胛、小肠、膀胱病证。外关、临泣组成一对，主治目锐眦、耳后、颈项、肩部病证；列缺、照海组成一对，主治肺系、咽喉及胸膈等部病证。因此将这互相结合关系的四对名为"父母"、"夫妻"、"男女"、"主客"。八脉交会八穴见表 5-13。

八脉交会八穴歌

公孙冲脉胃心胸，内关阴维下总同，

临泣胆经连带脉，阳维目锐外关逢。

后溪督脉内眦颈，申脉阳跷络亦通，

列缺任脉行肺系，阴跷照海膈喉咙。

2. 九宫八卦　八卦是古人对自然界阴阳之象的观察方法，取天、地、水、火、风、雷、山、泽八种自然景物作为象征而拟成的，乾为天作☰形，坤为地作☷形，坎为水☵形，离为火作☲形，巽为风作☴形，震为雷作☳形，艮为山作☶形，兑为泽作☱形。将八卦名称图像结合九畴方位，成为九宫。即戴九履一，左三右七，二四为肩，八六为足，五十居中，寄于坤局。再将奇经八脉及其所交会的八穴纳入其中，则成为下面的奇经纳卦歌：

坎一联申脉，照海坤二五，
震三属外关，巽四临泣数，
乾六是公孙，兑七后溪府，
艮八系内关，离九列缺主。

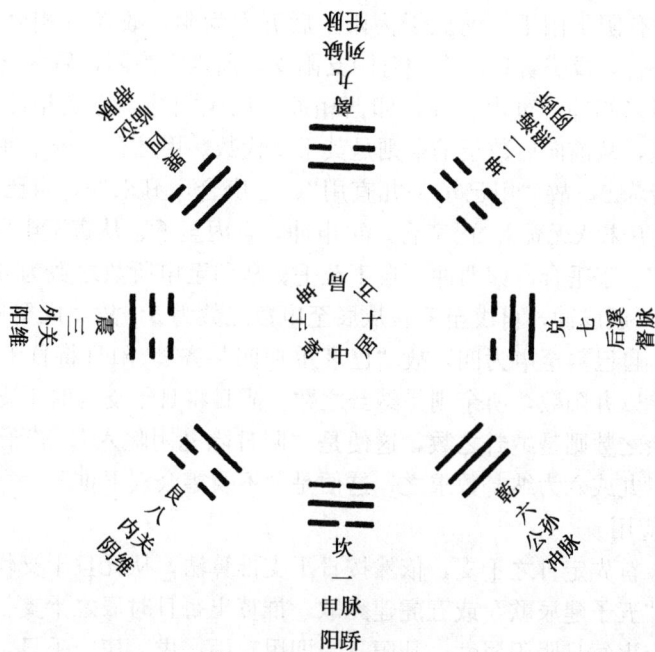

九宫八卦八穴图

3. 八法干支代数　灵龟八法除组成八脉、八穴、八卦外，尚有日时的干支数字作为取穴的依据。八法干支代数是根据五行生成数与干支顺序的阴阳序数而定出的，是演算灵龟八法穴位的基本数字。

八法逐日干支歌

甲己辰戌丑未十，乙庚申酉九为期，
丁壬寅卯八成数，戊癸巳午七相宜，
丙辛亥子亦七数，逐日干支即得知。

五行的生数是水一、火二、木三、金四、土五，五行的成数是：水六、火七、木八、金九、土十。日天干之数所用是五行成数。地支所用是原属五行之数。依天干合化之五行属注而定，甲己合化为土，地支辰戌丑未为土，居中央数十，乙庚合化为金，申酉属西方金位，其数九；丁壬合化为木，寅卯属东方木位，其数八，戊癸合化为火，巳午属南方火位，其数七；丙辛合化为水，亥子亦属北方水位，其数本应为六，但八卦中水火为先天成物之源，北方水位是离卦，中虚为阳中育阴之意，依离卦之本义为火中藏真水，故使丙辛亥子不用水六之数而归用火七之数。同时表示了阴阳既济之意。

4. 临时干支代数　每日时辰的干支，亦各有一个代数，这个代数与逐日干支的代数有着同样的意义。根据时辰干支序数奇偶而分阴阳定出每日时辰干支之代数。

八法临时干支歌

甲己子午九宜用，乙庚丑未八无疑，

丙辛寅申七作数，丁壬卯酉六须知；

戊癸辰戌各有五，巳亥单加四共齐，

阳日除九阴除六，不及零余穴下推。

奇数为阳，1、3、5、7、9为阳数，以9为终故为老阳数，天干序数壬为9；地支序数申为9，天干中有阴干阳干，前五干为阳，后五干为阴，故逢五相合，甲己合，乙庚合，丙辛合，丁壬合，戊癸合；地支中有阴支阳支，前六支为阳，后六支为阴，故逢六必冲，子午相冲，丑未相冲，寅申相冲，卯酉相冲，辰戌相冲，巳亥相冲。这样以老阳为基，即以壬申为基，从前向后数至壬申则是其干支代数。甲己合，子午冲，自甲至壬，从子至申所数之数皆为9，故"甲己子午九宜用"。乙庚合，丑未冲，自己至壬、从丑至申数为8，故"乙庚丑未八无疑"。丙辛合，寅申冲，自丙至壬、从寅至申所数之数为7，故"丙辛寅申七作数"。丁壬合，卯酉冲，自丁至壬、从卯至申所数之数为6，故"丁壬卯酉六须知"。戊癸合，辰戌冲，自戊至壬、从辰至申数之数为5，故"戊癸辰戌各有五"。最后只余巳亥相冲，自巳数至申为四，故"巳亥单加四共齐"。阳日将日干支代数与时干支代数相加之总和除以九阳数，所余则是纳卦之数。阴日将日干支与时干支代数相加之总和除以六阴数，所余之数则是纳卦之数，这便是"阳日除九阴除六"。若干支总和数被九或六除尽无余，则以九或六为纳卦数求之，这便是"不及零余穴下推"。

5. 八法临床应用

(1) 开穴法：首先定日之干支，依然按日干支推算法，从元旦干支代入公式推出。推出日干支后则按"五子建辰歌"或五虎建元歌，推算出每日时辰之干支。按奇偶序数将天干分出阴阳，则定出每日阴阳属性。凡阳日，即甲、丙、戊、庚、壬日，不管是阳时或阴时，将日干支代数与时干支代数，四数相加之总和以九数除之。凡阴日，即乙、丁、己、辛、癸日，不管是阴时或阳时，也将日干支代数与时干支代数四数相加之总和以六数除之，求出其余数。开穴法公式是：

$$（日干＋日支＋时干＋时支）÷9（或6）=商……（余数）$$

然后将所余之数，纳入九宫八卦后与奇经八脉所纳之数相和者则有穴开出。

例1：阳日阳时，甲子日甲子时，日甲为10，子为7，和为17；时甲为9，子为9，和为18；17加18为35，以9除之，商3余8，艮卦为八，当取内关穴。

例2：阳日阴时，甲子日乙丑时，代入公式：

$$（10＋7＋8＋8）÷9=3……余6（乾六取公孙）$$

例3：阴日阴时，乙酉日乙酉时，代入公式：

$$(9＋9＋8＋6) \div 6 = 5 \cdots\cdots 余 2 \,（坤二取照海）$$

例4：阴日阳时，乙丑日戊寅时，代入公式：

$$(9＋10＋5＋7) \div 6 = 5 \cdots\cdots 余 1 \,（坎一取申脉）$$

如果遇阳日除尽无余数时则以九为数，开离卦列缺穴。如遇阴日除尽无余数时则以六为数，开乾卦公孙穴。

例1：子日戊辰时，代入公式：

$$(10＋7＋5＋5) \div 9 = 3 \,（无余数，取离九列缺）$$

例2：乙丑日辛巳时，代入公式：

$$(9＋10＋7＋4) \div 6 = 5 \,（无余数，取乾六公孙）$$

根据八脉交会歌，可用父母、夫妻、男女、主客相应之法，取内关可配公孙，取公孙则可配内关，余皆类推，临泣配外关，申脉配后溪，列缺配照海。

由于此种推算法固定不移，故可定出八法逐日开穴定型表，详见表5-14。

表5-14　灵龟八法逐日取穴表

时\日	甲子	乙丑	丙寅	丁卯	戊辰	己巳	庚午	辛未	壬申	癸酉	甲戌	乙亥	丙子	丁丑	戊寅	己卯	庚辰	辛巳	壬午	癸未	甲申	乙酉	丙戌	丁亥	戊子	己丑	庚寅	辛卯	壬辰	癸巳
寅(3—5)	4	1	3	5	6	1	1	2	3	2	7	4	2	1	4	2	4	5	1	3	6	6	5	4	3	4	2	6	4	6
卯(5—7)	2	4	1	3	4	5	4	6	1	6	5	1	9	5	2	6	7	3	8	1	4	3	3	2	1	2	5	4	2	4
辰(7—9)	9	2	8	6	2	2	4	4	3	5	2	6	5	1	2	5	1	1	5	8	6	3	2	5	2	1	1	8	5	2
巳(9—11)	3	6	6	4	3	2	2	6	4	7	1	3	6	4	7	3	6	2	5	1	3	5	1	3	6	3	2	5	2	1
午(11—13)	7	4	2	4	5	4	6	1	6	6	3	7	4	5	2	9	5	3	8	1	1	1	5	3	8	1	1	5	3	7
未(13—15)	5	2	1	6	4	5	4	2	1	6	1	6	4	3	2	7	1	6	4	4	3	5	4	4	2	3	5	3	1	5
申(15—17)	3	5	2	4	5	6	1	2	6	1	4	1	6	4	3	5	4	4	2	3	6	6	5	5	2	6	5	5	3	4
酉(17—19)	1	3	9	1	3	4	3	4	5	6	2	6	9	2	6	6	4	1	3	3	6	3	2	6	9	4	3	3	6	3
戌(19—21)	4	1	7	5	1	1	3	3	6	5	4	4	1	9	3	4	7	4	2	1	4	1	7	5	1	1	3	4	2	1
亥(21—23)	2	5	1	6	2	4	6	5	2	3	1	1	1	2	6	4	4	1	5	3	5	2	1	6	2	4	6	5	2	3
子(23—1)	8	5	2	5	2	7	5	2	5	2	7	6	9	4	2	7	6	6	4	2	8	5	2	5	2	7	6	9	3	2
丑(1—3)	6	6	5	1	3	9	1	3	5	1	7	9	6	4	2	2	4	6	9	1	7	6	6	5	3	9	1	7	6	3

时\日	甲午	乙未	丙申	丁酉	戊戌	己亥	庚子	辛丑	壬寅	癸卯	甲辰	乙巳	丙午	丁未	戊申	己酉	庚戌	辛亥	壬子	癸丑	甲寅	乙卯	丙辰	丁巳	戊午	己未	庚申	辛酉	壬戌	癸亥
寅(3—5)	4	1	4	6	1	1	2	3	2	6	1	2	4	2	4	5	4	3	6	6	5	4	3	4	5	4	1	3	4	6
卯(5—7)	2	4	2	4	4	5	4	6	1	5	1	9	2	6	7	3	8	1	3	3	2	1	2	3	4	2	4	2	2	4
辰(7—9)	9	2	9	1	2	2	4	4	3	2	6	5	1	5	1	1	5	7	3	2	5	2	1	1	8	6	2	9	5	2
巳(9—11)	3	6	4	3	2	2	6	4	7	1	6	4	7	3	6	2	1	3	5	1	3	6	3	2	5	2	1	3	6	6
午(11—13)	7	4	4	5	4	6	1	6	6	3	7	4	2	9	5	3	1	1	1	5	3	8	1	1	5	3	7	7	4	4
未(13—15)	5	2	6	4	5	4	2	1	6	1	6	4	2	7	1	6	4	4	3	5	4	4	2	3	5	3	1	5	5	2
申(15—17)	3	5	4	5	6	1	2	6	1	4	1	6	3	5	4	4	2	3	6	6	5	5	2	6	5	5	3	3	5	4
酉(17—19)	1	3	1	3	4	3	4	5	6	2	6	9	6	6	4	1	3	3	6	3	2	6	9	4	3	3	6	1	3	9
戌(19—21)	4	1	8	1	1	3	3	6	5	4	1	9	3	4	7	4	2	1	4	1	9	3	4	7	4	2	1	4	2	1
亥(21—23)	2	5	1	2	4	6	5	2	3	1	1	2	6	4	4	1	5	3	5	2	1	6	2	4	6	5	2	1	5	2
子(23—1)	8	5	4	2	7	5	2	5	2	7	6	9	2	7	6	6	4	2	8	5	2	5	2	7	6	9	3	8	5	2
丑(1—3)	6	3	6	2	1	1	3	5	1	7	9	6	4	2	2	4	6	9	1	7	6	6	5	3	9	1	7	6	6	3

（2）定时取穴法：是根据病情选取相应的八法流注穴位，定时开出时穴进行治疗的方法。如为胃、心、胸部诸疾，则选公孙或内关的开穴时间，如为头面诸疾，则选后溪、申脉或临泣、外关的开穴时间。此法适用于慢性疾患。

（3）按时配病穴法：为了简便取穴，可以先按患者来诊时间开出可用的八法穴，然后选用与病情相适应的病穴1~2个进行治疗。如厥心痛患者在丙戌日甲辰时来诊，则开内关穴，配以公孙穴，再相应地选厥阴俞治之。如头项痛患者在癸未日己未时来诊，则开临泣穴，配以外关穴，再相应地选风府治之。此法灵活方便并能提高疗效。

（4）八法纳干联合开穴法：明代李梴说："周身三百六十穴，统于手足六十六穴，六十六穴又统于八穴。"所以八法四对穴位主治全身疾患，每对穴治疗范围颇广，另一方面，也说明了八法穴与五输穴纳支配穴的重要意义。根据病情之需要，在临床治疗中常先开八法时穴，然后配合应用纳干法所开时穴，组成按时取穴配方，再以补泻手法进行治疗，以取得更好的疗效。

例1：如患者之病证表现为口苦、咽干、目眩，并有往来寒热、胸胁苦满、心烦喜呕，默默不欲饮食等症，辨为伤寒少阳病。正值甲戌日甲戌时则先开八法后溪、申脉二穴夫妻相应，然后再点刺胆井足窍阴穴。

例2：如患者病证表现为先厥而后热，下利必自止，而反汗出，咽中痛，其喉为痹；或发热无汗而利必自止，若不止，必便脓血，便脓血者，其喉不痹等，辨为伤寒厥阴病。在乙酉日乙酉时则先开八法照海、列缺二穴主客相应，然后再取肝井大敦穴刺之。

除以上按时取开穴之法外，根据病情需要，还可配用原穴治疗。如上两例，少阳病不取胆经井穴而取原穴丘墟即是，厥阴病之例，不取肝经井穴而取原穴太冲即是。还可依据五输穴主治病证任选。如井主心下满，荥主身热，输主体重节痛，经主喘咳寒热，合主逆气而泄。

例如：甲戌日甲戌时先开八法后溪、申脉二穴，以治脉浮、喘嗽、洒淅寒热，脐下有动气，按之牢痛等肺经证候。如果兼见心下满，则配用手太阴经井穴少商与足太阴井穴隐白；如兼见身热，则取手、足太阴经之荥穴鱼际、大都相配；如兼见体重节痛，则取手、足太阴经的输穴太渊、太白相配；如兼见喘咳寒热，则取手、足太阴经经穴经渠、商丘相配；如兼见逆气而泄，则取手、足太阴经的合穴尺泽、阴陵泉相配。余经皆如此。

除此以外，八法与纳干联合应用中还可选纳穴，同样也要根据病情需要而定。其他合日互用、刚柔相济、表里相合等纳干辨证取穴各法均可视病情需要灵活配用。

八法纳支联合开穴法：本法与上法之义相同。根据病情需要，先开八法穴后，再配合纳支开穴法。一般多以补母泻子法配合，也可用表里原经配穴法。

例1：如遇《灵枢·经脉》所载大肠经病候，遇到甲子日丁卯时，宜先开八法照海、列缺二穴主客相应，戊辰时宜开列缺、照海主客相应，然后于卯时泻大肠经荥穴二间穴，辰时补大肠经合穴曲池穴。

例2：如遇《灵枢·经脉》所载肺经病候，正值甲子日丙寅时。宜先开八法足临泣、外关二穴主客相应，再以寅时泻尺泽，卯时补太渊。

（四）飞腾八法

飞腾八法也可称作"奇经纳干法"。同样是以八脉交会穴为基础按时开穴的一种方法。它的取穴比灵龟八法更为简便。只要将每日时干推出，则可将纳入卦上之八穴找出了。所以只要牢记五子建辰歌（或五虎建元歌）及飞腾八法歌，就能很快学通。

飞腾八法歌

　　壬甲公孙即是乾，丙居艮上内关然，

　　戊为临泣生坎水，庚属外关震相连；

　　辛上后溪装巽卦，乙癸申脉到坤传，

　　己上列缺南离上，丁居照海兑金全。

　　例如本日天干是甲或是己，那么按"五子建辰歌"则"甲己还甲子"即子时上起甲，丑时上起乙，……若在昼间上午9时半来诊者，则当巳时起己，那么"己上列缺南离上"则开列缺配照海即是。下一时辰为午时，则起庚，"庚属外关震相连"，即取外关与足临泣。

第二节 治疗各论

一、辨证治疗

中　风

　　【概述】　本病患者多在中年以上。因其发病骤然，变证多端，犹如风之善行而数变，又如石矢之中的，若暴风之急速，故类比而名"中风"，又称"卒中"。

　　本病常有头晕、肢麻、疲乏、急躁等先兆症状。发病时以半身不遂、口㖞、舌强，语言謇涩，甚则突然昏仆，不省人事为主症。

　　脑出血、脑血栓形成、脑栓塞、脑血管痉挛等病及其后遗症，均可参照本病以下的治疗。

　　【病因病机】　人至中年，由壮渐老。或因房室不节，劳累太过，肾阴不足，肝阳偏亢；或因形体肥胖，恣食甘腻，湿盛生痰，痰郁生热，这是致病的基本因素。更兼忧思、恼怒、嗜酒等诱因，均可导致脏腑经络功能失常，阴阳偏颇，气血逆乱，而发生中风。

　　如属肝风内动，痰浊瘀血阻滞经络，病位较浅，病情较轻，则仅见肢体麻木不遂、口㖞语謇等经络证候，故称"中经络"。

　　如属风阳暴升，与痰火相夹，迫使血气并走于上，阴阳平衡严重失调，痰热蒙蔽心窍，病位较深，病情较重，则呈现肢体瘫痪、神昏、失语等脏腑证候，故称"中脏腑"。

　　中经络者，如反复发作，病情由轻转重，亦可出现中脏腑证候。中脏腑者，救治脱险，病情由重转轻，但多后遗经络证候。

　　【辨证论治】

　　（1）临床表现

　　1）中经络：病情轻缓，证见半身不遂，麻木不仁，口眼㖞斜，舌强语謇，神志尚清，多愁善怒，舌苔黄腻，脉象弦劲或缓滑。

　　2）中脏腑：病情重急，证见突然昏仆，神志不清，半身瘫痪，口㖞流涎，舌强失语。根据病因病机不同，又可分为闭证和脱证。闭证：多因气火冲逆，血宛于上，肝风鸱张，痰浊壅盛，证见神志不清，牙关紧闭，两手握固，面赤，气粗，喉中痰鸣，声如曳锯，大便秘结，脉象滑数或弦滑。脱证：由于真气衰微、元阳暴脱所致，证见昏沉不醒，目合，口张，手撒，遗尿，鼻鼾，息微，四肢逆冷，脉细弱或沉伏；如见冷汗如油，面赤如妆，脉微欲绝或浮大无根，是真阳外越之象，为危候。

（2）治疗

1）中经络

①半身不遂

治法：疏通经络，调和气血。取手、足阳明经穴为主，辅以太阳、少阳经穴。初病可单刺患侧，病久则刺灸双侧，新病宜泻，久病宜补。

处方：肩髃　曲池　合谷　外关　环跳　阳陵泉　足三里　解溪　昆仑

方义：阳主动，肢体运动障碍，其病在阳，故本方取手、足三阳经的腧穴。阳明为多气多血之经，阳明经气血通畅，正气旺盛，则运动功能易于恢复，故在三阳经中又以阳明为主。半身不遂迁延日久，患肢往往发生广泛性的筋肉萎缩或强直拘挛。故根据上下肢经脉循行路线，分别选用手、足三阳经的要穴，目的在于疏通经脉，调和气血，促进康复。

随症选穴：上肢还可轮取肩髃、阳池、后溪等穴；下肢轮取风市、阴市、悬钟等穴。病程日久，上肢宜配取大椎、肩外俞；下肢宜配取腰阳关、白环俞；肘部拘挛加曲泽；腕部拘挛加大陵；膝部拘挛加曲泉；踝部拘挛加太溪；手指拘挛加八邪；足趾拘挛加八风；语言謇涩加廉泉、通里；肌肤不仁可用皮肤针轻叩患部。

②口眼㖞斜

治法：取手足阳明、太阳经穴，初起单取患侧，久病可取双侧，先针后灸。

处方：地仓　颊车　合谷　内庭　承泣　阳白　攒竹　昆仑　养老

方义：口面部是手足阳明经脉的分野，足太阳经筋为目上网，足阳明经筋为目下网。口眼㖞斜是经脉瘀滞，筋肉失养所致。故近取地仓、颊车、攒竹、阳白、承泣，直达病所，以舒筋活络；远取合谷、内庭、养老、昆仑，以疏导本经经气，使气血调和，筋肉得以濡养，则病可向愈。

随症配穴：本病尚可轮取迎香、颧髎、瞳子髎、下关等穴。流涎加承浆；善怒加太冲；多愁加内关。

2）中脏腑

①闭证

治法：启闭开窍，取督脉、十二井穴为主，辅以手、足厥阴及足阳明经穴。用毫针泻法及三棱针点刺井穴出血。

处方：人中　十二井　太冲　丰隆　劳宫

方义：本方功能平肝息风，降火豁痰，启闭开窍。闭证的病机，乃肝阳化风，心火暴盛，血随气升，上犯脑髓，痰浊瘀血，壅闭经隧，蒙蔽神明，故速取十二井穴放血，以决壅开闭，接通三阴三阳经气，协调阴阳使之平衡，此即《内经》所谓"血实者决之"的意思。督脉连贯脑髓，人中是督脉的要穴，泻之能改善督脉气血的运行，可收启闭开窍之效。肝脉上达巅顶，泻肝经的原穴太冲，以镇肝降逆，潜阳息风。"荥主身热"，泻手厥阴的荥穴劳宫，降心火而安神。痰浊内生，咎在中焦运化输布失职，故取足阳明经的络穴丰隆，振奋脾胃气机，蠲浊化痰。

随症选穴：神志渐醒，则减十二井、人中，以免损伤气血，酌加百会、印堂、风市、三阴交等穴，相机图治。牙关紧闭加地仓、颊车；失语加通里、哑门；吞咽困难加照海、天突。

②脱证

治法：回阳固脱。取任脉经穴。用大艾炷灸之，壮数宜多。

处方：关元　神阙（隔盐灸）

方义：任脉为阴脉之海，根据阴阳互根的原理，如元阳外脱，必从阴以救阳。关元为任脉与足三阴的会穴，为三焦元气所出，联系命门真阳，是阴中有阳的穴位。脐为生命之根蒂，神阙位于脐中，为真气所系，故用大艾炷同时重灸二穴，以挽回将绝之阳气，而救虚脱。

随症选穴：虚汗不尽，加阴郄；鼾睡不醒，加申脉；小便不禁加水道、三阴交、足三里；虚阳浮越，可重灸命门、气海俞、肾俞、涌泉等穴，补益肾阴，摄纳浮阳。

【文献摘要】

《针灸聚英·杂病歌》："半身不遂患偏风，肩髃曲池列缺同，阳陵泉兮手三里，合谷绝骨丘墟中，环跳昆仑照海穴，风市三里委中攻。"

《玉龙经》："中风半身不遂，先于无病手足针，宜补不宜泻，次针其有病手足，宜泻不宜补。合谷、手三里、曲池、肩井、环跳、血海、阴陵泉、阳陵泉、足三里、绝骨、昆仑。"

【按语】　中风初起，病情危重者，应尽量在原地抢救，避免搬动颠簸，以防引起恶化。

中风重症，常常遗留半身不遂、言语不利、口眼㖞斜等症，可参考中经络的证候诊治，并应指导病员及时进行肢体功能锻炼和语言练习。

凡老年形盛气虚，或肝阳亢逆，自觉头晕指麻，偶有语謇者，可能是中风的预兆。宜保持情志平静，饮食清淡，起居有常，并针灸风市、足三里等穴可预防中风。

头　痛

【概述】　头痛是指头部有发部位或额部以疼痛为主要表现的病证，它也是临床上常见的一个症状，发生于多种急慢性疾病，其病因病机极为复杂。本文讨论的内容以病史较长，反复发作的慢性头痛为限。至于急性温热病所引起的头痛，不在此类。

【病因病机】

风湿头痛：感受风寒湿邪，留滞于头部经络，气血痹阻，遂致头痛。若风寒得解，则其痛停止，但因湿邪内伏，每遇阴雨风寒天气则复发，故俗称"头风"。

肝阳头痛：情志郁怒，气郁化火，肝阳偏亢；或肾阴素亏，水不涵木，肝阳上僭，风阳上扰而头痛。

痰浊头痛：素来肥胖，偏嗜甘肥，湿盛生痰，痰浊阻遏经隧，清阳不展而致头痛。

血虚头痛：久病体虚或失血之后，血虚不能上荣脑髓，络脉空虚而为头痛。

瘀血头痛：头痛日久，久病入络，络脉瘀滞，或因跌仆损伤，脑髓受损，气血运行不畅，均可形成瘀血头痛。

【辨证论治】

（1）临床表现

1）风湿头痛：头痛遇风寒而诱发，痛多偏于一侧，或左右交替发作，或全头皆痛，呈胀痛、刺痛或搏动性疼痛，痛处头皮偶见肿块，鼻塞流涕，苔白，脉弦紧。重症伴有恶心、呕吐、眩晕、冷汗、面色苍白等。

2）肝阳头痛：头角抽搐，多偏于一侧，眩晕，面部烘热，多烦善怒，目赤口苦，舌质红，脉弦，常因精神紧张而发病。

3）痰浊头痛：头额昏痛如裹，胸脘痞闷，恶心，呕吐痰涎，便溏，舌苔白腻，脉滑。

4）血虚头痛：头昏而痛，痛势绵绵，休息痛减，神疲，心悸，面色少华，有久病及失血病史，舌质淡，脉细。

5）瘀血头痛：头痛如刺，经久不愈，痛处固定不移，视物花黑，记忆减退，舌微紫，脉细或涩。

（2）治疗

1）风湿头痛

治法：祛风散寒，化湿通络。取手、足少阳及阳明经穴为主，针宜泻法。

处方：风池 头维 通天 合谷 三阳络

方义：本方以近部取穴为主，远部取穴为辅。通天疏散太阳，风池和解少阳，头维、合谷清泄阳明，三阳络协调诸阳经，共收疏风散寒化湿之效。本方通调三阳经气，使络脉通畅，血气和顺，则头痛可止。

随症选穴：前头痛加上星、阳白；头顶痛加百会、前顶；后头痛加天柱、后顶；侧头痛加率谷、太阳。

2）肝阳头痛

治法：平肝降逆，息风潜阳。取足少阳、足厥阴、足少阴经穴。针宜泻法。

处方：悬颅 颔厌 太冲 太溪

方义：肝阳上亢，多夹少阳风热循经上犯，故头痛偏于额角。本方近部取悬颅、颔厌，使针感直达病所，有清热、息风、镇痛作用；远部取太冲平肝，太溪补肾，意在育阴潜阳。

随症选穴：目赤加关冲放血；面觉烘热加内庭。

3）痰浊头痛

治法：化痰降浊，通络止痛。取任脉、督脉、足阳明经穴。针宜泻法。

处方：中脘 丰隆 百会 印堂

方义：中脘配丰隆，健运脾胃，降浊化痰以治其本；百会配印堂，善于宣发清阳，通络止痛以治其标。

随症选穴：呕吐加内关；便溏加天枢。

4）血虚头痛

治法：益气养血，和络止痛。取督脉、足阳明、足太阴经穴。针宜补法。

处方：上星 血海 足三里 三阴交

方义：督脉并于脊里，入脑。本方取上星疏导督脉，和络止痛；足三里、血海、三阴交补脾健胃，益气养血，使气血充沛，则髓海得以濡养而头痛可臟。

随症选穴：头痛缓解后，酌灸肝俞、脾俞、肾俞、气海等穴。

5）瘀血头痛

治法：活血化瘀，行气定痛。取阿是穴及手阳明、足太阴经穴。补泻兼施。

处方：阿是穴 合谷 三阴交

方义：瘀血头痛多由外伤或久痛络脉蓄血所致，故随痛处进针，出针后不按孔穴，任其流出恶血，即"以痛为俞"、"血实者决之"的意思。同时补合谷以行气，泻三阴交以活血，以希化瘀定痛。

随症选穴：眉棱痛加攒竹；侧头痛加太阳；后头痛加瘈脉；头顶痛加四神聪。

【文献摘要】

《灵枢·厥病》："厥头痛，面若肿起而烦心，取之足阳明、太阴。……厥头痛，意善忘，按之不得，取头面左右动脉，后取足太阴。厥头痛，项先痛，腰脊为应，先取天柱，后取太阳。厥头痛，头痛甚，耳前后脉涌有热，泻出其血，后取足少阳。……头半寒痛，先取手少阳、阳明，后取足少阳、阳明。"

《类经图翼·针灸要览》："头风头痛：百会、上星（三壮）、囟会、神庭（三壮）、曲差、后顶、率谷、风池、天柱（上穴择灸一处即可）。"

【按语】 针灸治疗头痛有较好的疗效，不仅对于慢性头痛，对于外感头痛、神经官能症头痛及血管神经性头痛等，如明辨经络，区别其病理性质，常可有迅速的止痛效果。但应注意与颅脑实质性病变作鉴别，以便及时治疗原发病。

眩 晕

【概述】 眩晕是指病人自觉头昏眼花，甚则视物旋转翻覆而不能坐立，常伴有恶心、呕吐、出汗等症。

眩晕可见于高血压、动脉硬化、内耳性眩晕、贫血、神经衰弱等症。

【病因病机】

虚证：素来体质虚弱，复因思虑过度，心脾两虚，气血生化之源不足，不能上荣头目；或因房室不节，肾阴暗耗，不能生精补益脑髓，髓海空虚，皆可导致眩晕。

实证：多因情志失调，郁怒动肝，肝阳偏亢，风阳内动；或形体丰腴，嗜食甘肥，湿盛生痰，风阳夹痰浊上扰清空，遂致眩晕。

【辨证论治】

（1）临床表现

1）虚证：头晕目眩，但视物无旋转翻覆之感，劳累易于复发或症状加重，面色少华，神情疲倦，心悸，少寐，腰酸，时有耳鸣，舌质淡，脉细。

2）实证：眩晕呈阵发性。视物旋转翻覆，头胀痛或昏重如裹，多烦易怒，胸胁胀闷，恶心，呕吐痰涎，不思饮食，舌质偏红，舌苔厚腻或兼浮黄，脉象弦劲或滑数。

（2）治疗

1）虚证

治法：培补气血。取背俞穴及督脉、足少阳、足阳明经穴。针宜补法，可灸。

处方：百会 风池 膈俞 肾俞 脾俞 足三里

方义：本方灸百会以升清阳；针风池以息内风；膈俞、肾俞补血生精；脾俞、足三里补中益气。使元气精血充盛，则髓海得以荣养，而眩晕可平。

随症选穴：心悸加内关；少寐加神门；耳鸣加听宫。

2）实证

治法：平肝潜阳，和胃化痰。取任脉、督脉和足三阴经穴。针宜泻法，不灸。

处方：中脘 阴陵泉 行间 水泉 印堂

方义："诸风掉眩，皆属于肝"，故取行间平肝降逆；水泉滋阴潜阳；印堂善清头目而止眩晕。又取胃之募穴中脘和中止呕；脾之合穴阴陵泉健脾化湿，使湿除则痰自化，无痰则不作眩。凡肝阳夹痰浊上僭而致眩晕者，本方较为合拍。

随证选穴：胁胀加阳陵泉；头重如裹加头维。

【文献摘要】

《玉龙经》："旋晕呕吐者，针风府；头眩善呕烦满者，取神庭、承光；头旋耳鸣取络却；头晕面赤不欲言，泻攒竹、三里、合谷、风池。"

《针灸资生经·风眩》："完骨疗风眩项痛，头强寒热。……后顶、玉枕、颔厌疗风眩，阳谷主风眩惊手卷，泄风汗出腰项急，承光治风眩头痛呕吐心烦，申脉治坐如在舟车中……"

【按语】 针灸对于眩晕有着较好的疗效，对耳源性眩晕、贫血性眩晕、高血压性眩晕、神经症性眩晕均有不同程度的疗效。对于癫痫发作性眩晕、心源性眩晕，及某些感染性疾病、变态反应性疾病等引起的眩晕，应注意积极处理原发疾病。

不　寐

【概述】 不寐，通称失眠。轻症不易入睡，或入睡不难但易醒。重症通宵达旦不能成寐，以致变证丛生。

有因一时情绪紧张或因环境吵闹、卧榻不适等而引起失眠者，不属病理范围，只要解除有关因素即可恢复正常。因发热、咳喘、疼痛等疾患引起的失眠，则应着重处理原发病。

神经衰弱、贫血等引起的失眠，也可参照本文辨治。

【病因病机】 本病多因思虑忧愁，操劳太过，损伤心脾，气血虚弱，心神失养；或因房劳伤肾，肾阴亏耗，阴虚火旺，心肾不交；或因饮食所伤，脾胃不和，湿盛生痰，痰郁生热，痰热上扰心神；或因抑郁恼怒，肝火上扰，心神不宁等。

【辨证论治】

（1）临床表现

1）心脾两虚证：夜来不易入寐，寐则多梦易醒，心悸，健忘，容易出汗，面色少华，神疲，脘痞，便溏，舌质淡，苔薄白，脉细弱。

2）阴虚火旺证：虚烦不寐，或稍寐即醒，手足心热，惊悸，出汗，口干咽燥，头晕耳鸣，健忘，遗精，腰酸，舌质红，脉细数。

3）胃腑不和证：睡眠不实，心中懊忱，脘痞，嗳气，头晕目眩，甚则呕哕痰涎，舌苔黄腻，脉滑或弦。

4）肝火上扰证：头晕而痛，不能入眠，多烦易怒，目赤耳鸣，或伴有胁痛、口苦，舌苔薄黄，脉弦数。

（2）治疗

1）心脾两虚证

治法：补气养血。取手少阴、足太阳经穴和背俞穴。针宜补法，针灸并用。

处方：脾俞　心俞　神门　三阴交

方义：脾俞、三阴交健脾益气养血，心俞、神门养心安神定悸，使气能化血，血能养心，心能藏神，则睡眠可佳。

随症选穴：多梦加神门、魄户；健忘灸志室、百会。

2）阴虚火旺证

治法：滋阴降火。取手、足少阴及足厥阴经穴。针宜补泻兼施。

处方：大陵　太溪　神门　太冲

方义：大陵降心火，太溪滋肾阴，太冲平肝潜阳，神门镇心安神。

随症选穴：眩晕加风池；耳鸣加听宫；遗精加志室。

3）胃腑不和证

治法：化痰和胃。取任脉、足阳明、足太阴经穴。针宜泻法。

处方：中脘　丰隆　厉兑　隐白

方义：胃不和则寐不安，故本方取胃之募穴中脘和络穴丰隆，以和胃化痰。阳明根于厉兑，太阴根于隐白，二穴同用，主治多梦失眠。

随症选穴：懊恢、呕恶加内关；头晕加印堂、合谷。

4）肝火上扰证

治法：平肝降火。取足少阳、足厥阴、手少阴经穴。针用泻法。

处方：行间　足窍阴　风池　神门

方义：行间平肝阳以制怒，足窍阴降胆火而除烦，风池主治头痛头晕，神门功能宁心安神。

随症选穴：耳鸣加翳风、中渚；目赤加太阳、阳溪。

【文献摘要】

《针灸大成·心脾胃门》："烦闷不卧：太渊、公孙、隐白、膈俞、阴陵泉、三阴交。"

《拦江赋》："心胸之病内关担。"

【按语】　针灸治疗失眠具有较好疗效，一般要求在睡前针灸，最好安排在下午治疗，留针时间稍长。此外，帮助病人排解烦恼，配合适当的体育活动，对本病的恢复有帮助。老年人睡眠时间逐渐缩短而容易醒觉，如无明显症状，则属生理现象。

感　冒

【概述】　感冒一年四季都可发生，但以秋冬发病率为高。俗称病情轻者为"伤风"，重者为"重伤风"。若同时在某些区域范围内发病众多，"病无长少，率相近似"，则称为"时行感冒"。

本病以鼻塞、流涕、咳嗽、头痛、恶寒、发热为主症。病程一般5～10天，轻者不治自愈，重者多需治疗。感冒的轻重与邪气的强弱及受邪的深浅有关，卫气较强受邪浅者则病轻，卫气较弱受邪深者则病重，故凡婴幼老人及体质虚弱者多患重症；有时可出现传变而类似温病的证候。

【病因病机】　感冒的病因是感受风邪。但风邪多与寒、热、暑湿之邪夹杂为患，秋冬多感风寒，春夏多感风热，长夏多夹暑湿。肺司呼吸，外合皮毛，开窍于鼻。感冒风邪自口鼻而入，故呈现一系列的肺卫症状。

由于外邪有偏寒、偏热和夹湿的不同，因此，其病机亦随之而异。偏寒则寒邪束表，毛窍闭塞，肺气不宣；偏热则热邪犯肺，肺失清肃，腠理疏泄不畅；夹湿则阻遏清阳，留连难解。素来阳气虚弱的患者，汗解后卫阳不固，每多反复感冒。阴虚血少的患者，因津液亏乏，不能作汗而解，故往往变证丛生。小儿体质娇嫩，传变尤速，常可出现高热神昏、抽搐等症，宜与其他热病加以鉴别。

【辨证论治】

（1）临床表现

1）风寒证：风寒束表，肺气不宣。证见鼻塞流涕，咽喉微痒，喷嚏，咳嗽，咯痰清稀，恶寒重发热轻，无汗，周身酸楚，头痛，舌苔薄白，脉象浮紧。

2）风热证：风热犯肺，肺失清肃。证见鼻塞而干，少涕，咽喉肿痛，口渴，咳嗽，痰黄稠，恶寒轻发热重，有汗不解，头痛，目赤，舌苔薄黄，脉象浮数。

3）暑湿证：暑湿伤表，肺卫不和。证见头重如裹，肢体关节酸困重痛，身热不扬，恶寒少汗，咳嗽不甚，痰白而黏，胸闷，脘痞，呕恶，甚则腹胀，便溏，小便短黄，口中淡腻不渴，或渴喜热饮，舌苔厚腻或黄腻，脉象缓或浮数。

凡感冒兼气虚则肢体倦怠，气短懒言，舌质淡嫩，脉浮无力；兼阳虚则四肢欠温，面白形寒，舌质淡胖，脉沉无力；兼血虚则面色少华，唇爪色淡，头晕，心悸，舌淡苔白，脉细；兼阴虚则心烦，口渴，咽干，手足心热，舌红，脉细数。辨证宜审慎，治疗需兼顾。

（2）治疗

1）风寒证

治法：祛风散寒，解表宣肺。取手太阴、阳明和足太阳经穴为主。针用泻法，并可加灸。

处方：列缺　迎香　支正　风门　风池　合谷

方义：寒邪外束，毛窍闭塞，肺气失宣，故取手太阴络穴列缺配迎香，宣肺利窍，以治鼻塞、喉痒、咳嗽等症。太阳主表，为一身之藩篱，外感风寒先犯太阳，故取手太阳络穴支正配风门祛风散寒，以治恶寒、发热、头痛等症。更用风池祛风，合谷疏利阳明，既可增强祛风散寒、解表宣肺的作用，又可防止外邪向少阳、阳明传变。

随证选穴：头痛加印堂、太阳；背痛酸楚加肺俞拔火罐，或用推罐法，平大椎向下推至腰部，再向上推，最后可停留在肺俞部，10～20分钟取下。

2）风热证

治法：疏散风热，清利肺气。取手之太阴、阳明、少阳经穴。针用泻法，或用三棱针点刺放血。

处方：尺泽　鱼际　曲池　内庭　大椎　外关

方义：风热上扰，首先犯肺，肺受热灼，清肃失司，故取手太阴荥穴鱼际，配手太阳合穴尺泽清泄肺热，以化痰止咳而利咽喉。寒轻热重，有汗不解，显然邪热入里。太阴之里，即是阳明，故取手阳明经合穴曲池，配荥穴内庭，清热保津以治鼻干、口渴。督脉为阳脉之海，大椎是督脉的要穴，与少阳之外关同用，可以疏散高热，解除头痛、目赤。

随证选穴：咽喉肿痛加少商，用三棱针点刺出血；小儿高热惊厥加人中，十宣，毫针浅刺疾出，不按孔穴，并可挤出血珠。

3）暑湿证

治法：清暑化湿，疏表和里。取手太阴、足阳明、手少阳经穴。针用泻法。

处方：孔最　合谷　中脘　足三里　支沟

方义：暑湿伤表，肺卫不和，故取孔最、合谷宣肺解表，清暑化湿，以治头重、肢困、咳嗽、寒热等症。暑湿内蕴，升降失职，故取中脘、足三里和中健胃，化湿降浊，以治脘痞、呕恶、口中淡腻等症。又取手少阳经穴支沟，通调三焦气化，配合诸穴以收祛暑化湿之效。

随症选穴：热重加大椎；湿重加阴陵泉；腹胀便溏加天枢。阳虚、气虚加灸足三里、膏肓。阴虚、血虚加肺俞、血海、复溜，针用补法。

【文献摘要】

《素问·骨空论》："风从外入，令人振寒，汗出头痛，身重恶寒，治在风府，调其阴阳。不足则补，有余则泻。"

《伤寒论·辨太阳病脉证并治上》："太阳病，初服桂枝汤，反烦不解者，先刺风池、风府。"

【按语】 秋感燥邪，证候有偏寒偏热之分，可从本文之风寒、风热证施治。

预防方法：每天自我用手指按摩迎香、合谷2～3次，每穴3～5分钟，以局部有酸胀感、皮肤微红为度。亦可用艾炷灸足三里3～5壮。平时常使室内通风，坚持室外活动和体育锻炼，以增强防御外邪的能力。

咳　嗽

【概述】 咳嗽是肺脏疾患的主要症状之一。咳指肺气上逆作声，嗽指咯吐痰液。有声有痰为咳嗽，有声无痰为咳逆。本病证有急性和慢性之分，前者为外感，后者属内伤。外感咳嗽调治失当，可转为慢性咳嗽。内伤咳嗽感受外邪，亦可急性发作。慢性咳嗽迁延日久，或年老体弱，脏气大伤，则可并发喘息，成为"咳喘"。

急慢性气管炎、支气管扩张、上呼吸道感染，均可参考本文之论治。

【病因病机】 外感咳嗽，多因气候冷热急剧变化，人体卫外功能不强，风寒、风热之邪乘虚侵袭肺卫，以致肺气不宣，清肃失常而成咳嗽。

内伤咳嗽，多因咳嗽反复发作，肺气久伤，肺虚及脾，脾虚生湿，湿盛生痰，湿痰上渍于肺，肺气不降。或因情志刺激，肝失条达，气郁化火，上逆于肺，肺受火灼，均能导致咳嗽反复发作。

咳嗽，凡外感新病多属实证，内伤久病多属虚证，但亦有虚实夹杂者，施治当分标本缓急。

【辨证论治】

（1）临床表现

1）外感咳嗽

风寒证：风寒袭肺，肺气失宣。证见咳嗽有力，喉痒，痰液稀白，咯吐不畅，伴有恶寒发热，无汗，肢体酸楚，头痛，鼻塞流涕，舌苔薄白，脉浮或紧。

风热证：风热犯肺，肺失清肃。证见咳嗽频剧，气粗，咽痛口干，咯痰不爽，痰黄质黏，头痛，身热恶风，有汗不畅，口渴，舌苔薄黄，脉象浮数。

2）内伤咳嗽

湿痰证：脾失健运，湿痰侵肺。证见晨起咳嗽较著，咳声重浊，痰多黏稠，痰色稀白或灰白，初发时痰不易出，缓解时咯吐滑利，伴有胸闷、脘痞、食少、疲倦，舌苔白腻，脉濡或滑。

肝火证：肝失条达，气郁化火，上逆灼肺。证见咳嗽阵作，痰少质黏，气逆作咳，咳时胸胁引痛，面颊略红，咽喉干痒，口苦，舌尖偏红，舌苔薄黄，脉象弦数。

（2）治疗

1）外感咳嗽

①风寒证

治法：疏风散寒，宣肺化痰。取手之太阴、阳明经穴为主。针用泻法，并可加灸。

处方：列缺　合谷　肺俞　外关

方义：列缺是手太阴络穴，配肺俞宣通肺气；合谷是手阳明原穴，配外关发汗解表。四穴同用，可收疏风散寒，宁肺镇咳之效。

随症选穴：头痛加风池、上星；肢体痛楚加昆仑、温溜。

②风热证

治法：疏风清热，肃肺化痰。取手之太阴、阳明及督脉经穴。针用泻法，并可放血。

处方：尺泽　肺俞　曲池　大椎

方义：尺泽是手太阴五输穴中的水穴，配肺俞泻肺化痰；大椎是督脉要穴，通阳解表，配曲池疏风清热，使风热外解，痰火得降，则肺气平顺而咳嗽可止。

随症选穴：咽喉干痛，加少商点刺出血；汗出不畅加合谷以助发汗；多汗而热不退，加陷谷、复溜滋阴清热。

2）内伤咳嗽

①湿痰侵肺

治法：健脾化湿，调补肺气。取手足太阴、阳明经穴。针用补法或用灸法。

处方：肺俞　脾俞　太渊　太白　丰隆　合谷

方义：脾为生痰之源，肺为贮痰之器。原穴为本脏真气所注，故取肺原太渊，配肺俞、脾俞，以健脾化湿，补益肺气，乃标本同治之意。又取足阳明络穴丰隆和手阳明原穴合谷，以和胃气，使气行津布，则痰浊自化，而肺脏自安。

随症选穴：咳嗽兼喘加定喘穴；胸脘痞闷加足三里、内关。

②肝火灼肺

治法：平肝降火，清肺化痰。取手太阴、足厥阴经穴。针用泻法。

处方：肺俞　肝俞　经渠　太冲

方义：太冲为肝之原穴，配肝俞平肝降火；经渠为肺之经穴，配肺俞清肺化痰。无火不生痰，无痰不作咳，痰火既清，则咳嗽可平。

随症选穴：咽喉干痒加照海；咳逆咯血加孔最。

【文献摘要】

《针灸大成·痰喘咳嗽门》："咳嗽：列缺、经渠、尺泽、鱼际、少泽、前谷、足三里、解溪、昆仑、肺俞（百壮）、膻中（七壮）。"

《玉龙赋》："咳嗽风痰，太渊、列缺宜刺。"

【按语】　针灸对咳嗽有一定的控制作用。一般来说，针灸对急性呼吸道感染性咳嗽效果更佳。急、慢性咳嗽，常与气候、饮食、情志有关，故治疗只是一个方面，护理也是不可忽视的。故宜注意保暖，忌食辛辣厚味，远烦戒怒，戒烟或少吸烟，对本病有一定的预防意义。

哮　喘

【概述】　哮指喉中有痰鸣音，喘指呼吸困难而急促，两者相兼，名为"哮喘"。

哮喘的基本原因是痰饮内伏。凡有"伏饮"素质的人，遇到气候、饮食失宜，或情志、劳累过度，均可发生哮喘。

急慢性支气管炎、支气管哮喘、肺间质炎症、肺气肿、尘肺、慢性肺源性心脏病、心源性哮喘、癔病等出现的哮喘均可按本文辨治。

【病因病机】　凡感受风寒风热，嗅吸花粉、烟尘、漆气、异味，影响肺气宣肃；津液凝聚，酿为痰饮，阻遏气道，而成哮喘。或饮食不当，贪食生冷、酸寒、鱼虾、甘肥等食物，以致脾失健运，痰浊内生，上干于肺，壅遏肺气，气道不畅，而发生哮喘。此外，久病体弱，情绪激动，劳累过度，亦能引起哮喘。

哮喘初病多属实证，如反复发作，则转为虚证。肺虚则呼吸少气，自汗形寒，脾虚则中气不足，胸痞便溏；肾虚则摄纳无权，动则喘甚，累及心脏，则心阳不振，出现神昏、烦躁、紫绀肢冷等危象，虚证在急性发作时，可出现气郁痰壅阻塞气道之本虚标实证候。

【辨证论治】

（1）临床表现

1）实证

感受风寒，寒饮伏肺，阻遏气道。证见呼吸困难，喉中有痰鸣音，咳逆痰少，质稀色白，或带泡沫，咯吐不易，形寒无汗，或兼头痛身痛，多在冬季或受寒发作，舌苔白滑，脉紧或浮紧。

感受风热，热饮伏肺，肺失清肃。证见咳喘气粗，面红，发热有汗，痰黄质稠，咯痰不爽，口渴，烦躁，咳引胸痛，舌苔黄腻，脉象浮洪或滑数。

2）虚证

肺虚则兼见面色苍白，自汗恶风，息短少气，语言无力，鼻塞，喷嚏，疲乏，舌质淡红，脉细数无力。脾虚则兼见面色少华，食少，脘痞，痰多，倦怠，大便溏薄，或泄泻，舌胖嫩，苔厚腻，脉缓滑或濡缓。肾虚则兼见面色黧黑，气急息促，动则更剧，心慌，头晕，耳鸣，腰酸，下肢清冷，舌淡有皱纹，脉沉细无力。若心气虚弱，心阳不振，则兼见心悸，多汗，神昏，口唇指甲青紫，四肢欠温，舌有紫点，脉象微细或有歇止。

（2）治疗

1）实证

①寒饮伏肺

治法：散寒宣肺平喘。取手太阴、足太阳经穴。针用泻法，背部穴位可加灸或拔火罐。

处方：列缺　尺泽　风门　肺俞

方义：列缺、尺泽宣肃手太阴经气，肺俞、风门宣发足太阳经气。诸穴同用，有解表散寒，宣肺平喘的作用，使寒饮得蠲，则哮喘可平。

随症选穴：鼻塞流涕加巨髎；头痛、肩背酸痛加温溜；寒热加支正。

②痰热遏肺

治法：清热肃肺平喘。取太阴、阳明为主。针用泻法。

处方：合谷 大椎 丰隆 膻中 中府 孔最

方义，本方用合谷、大椎疏表散热，中府、孔最肃肺平喘，丰隆化痰，膻中降气。痰热遏肺的哮喘，宜用本方治之。

随症选穴，喘甚者加肺俞、云门等穴拔火罐。

2）虚证

治法：扶正培本，化痰平喘，取手太阴经穴及背俞为主。针宜补法，或补泻兼施，或用灸法。

处方：定喘 膏肓 肺俞 太渊

方义：定喘是止喘的经验穴，能缓解症状。膏肓主治虚劳咳嗽气喘，多用于慢性哮喘，太渊是手太阴经的土穴，配肺俞补土生金，本方适用于慢性哮喘反复发作者。

随症选穴：肺脾两虚加脾俞、足三里，健脾和胃，以扶后天之本。肺肾两虚加肾俞、太溪，补肾纳气，以培先天之本。若肺气心阳俱虚，出现虚脱倾向，加内关、神门强心，灸气海、关元、命门以防脱。虚喘兼外感者，参考实喘证治。

【文献摘要】

《针灸大成·痰喘咳嗽门》："上喘：曲泽、大陵、神门、鱼际、三间、商阳、解溪、昆仑、膻中、肺俞。"

《针灸大成·诸般积聚门》："灸哮法：天突、尾闾骨尖。"

《玉龙赋》："乳根、俞府，疗气嗽痰哮。"

【按语】 哮喘发作缓解后，应积极治疗引起它的原发病。此外，哮喘持续状态应配合药物治疗，单纯针灸不能控制。为防止发作，要注意保暖，防止感冒，忌食诱发哮喘的食物，避免接触诱发因素。戒烟是减少发作和防止病情加重的措施之一。

呕　　吐

【概述】 呕吐是临床上常见的症状，可见于多种疾病。有声无物为呕，有物无声为吐，因两者常同时出现，故称"呕吐"。

本文讨论的重点是急慢性胃炎、胃扩张、贲门痉挛、幽门痉挛、胃神经症引发的呕吐。

【病因病机】 胃主受纳腐熟水谷，胃气以和降为顺。凡外感内伤之邪侵犯胃腑，和降失常，即可引起呕吐。

饮食所伤：恣食生冷甘肥以及误食腐败食物，食积不化，胃气不降而成呕吐。

痰饮内扰：素来脾胃不健，运化失常，津液不能四布，酿生痰饮，积于中脘发为呕吐。

肝气犯胃：抑郁暴怒，肝气横逆犯胃，胃受其侮，饮食随气上逆而呕吐。

【辨证论治】

（1）临床表现

1）伤食呕吐：呕吐物多为未经消化的食物，吐后轻快，嗳气食臭，恶进饮食，脘腹胀满或疼痛，食入更甚，便秘转矢气，舌苔厚腻，脉滑实。

2）痰饮呕吐：多见于脾胃虚弱的患者，面色少华，胸脘痞闷，呕吐物中痰涎多于食物，吐后喜得热饮，饮入则肠鸣辘辘有声，伴有心悸、头晕等症，舌淡苔白，脉滑或濡。

3）肝气呕吐：呕吐多在食后精神受刺激时发作，往往以吐尽为快，轻症吐后无任何不适，但易于发作。病情典型者，平时性情多烦善怒，易于激动，脘胁胀痛无定处，恶心、干呕、泛酸，舌苔薄白，脉弦。

4）外感呕吐：多见于伤寒、温病。偏寒则呕吐暴急，吐出多为清水稀涎，胸脘懊恼，伴有恶寒发热、头痛、苔白、脉浮等症。偏热则呕吐频繁，饮水进食即吐，吐出酸苦胆汁，口渴欲得冷饮，伴有头痛发热、舌红、脉数等。

（2）治疗

1）伤食呕吐

治法：行气导滞。取任脉、足阳明经穴。针用泻法。

处方：下脘　璇玑　足三里　腹结

方义：下脘、璇玑行气导滞而清宿食，足三里和胃止呕，两者相配消食而止痛。腹结除脘腹膨胀，亦治便秘。

随症选穴：腹胀加气海。

2）痰饮呕吐

治法：蠲饮化痰。取足太阴、足阳明经穴为主，针灸并用。

处方：章门　公孙　中脘　丰隆

方义：脾募章门，配公孙健脾蠲饮，胃募中脘，配丰隆和胃化痰。痰饮既除，则胃气和降而呕吐可止。

随症选穴：肠鸣加脾俞、大肠俞。

3）肝气呕吐

治法：疏肝和胃。取足之厥阴、少阳、阳明经穴为主。针用泻法。

处方：上脘　阳陵泉　太冲　梁丘　神门

方义：上脘宽胸膈，配梁丘平胃止呕；太冲降肝火，配阳陵泉疏肝解郁。本病发作与情志有关，故取神门宁心定志。

随症选穴：泛酸干呕加内关、公孙。

4）外感呕吐

治法：解表和中。偏热取少阳、阳明为主，多用针法；偏寒取太阴、厥阴为主，多用灸法。

处方：大椎、外关、合谷、内庭；中脘、三阴交、太冲。

方义：外感病初期发生呕吐多属实热，故取大椎和解少阳，合谷、内庭清泄阳明。外感病后期发生呕吐多属虚寒，故取中脘以安胃，三阴交以补脾，太冲以平肝，共收扶土抑木安胃止呕之效。

随症选穴：干呕灸间使七壮；眩晕针风池；呕吐黄水加丘墟。

【文献摘要】

《针灸大成·痰喘咳嗽门》："呕吐：曲泽、通里、劳宫、阳陵、太溪、照海、太冲、大都、隐白、通谷、胃俞、肺俞。"

《针灸聚英·席弘赋》:"呕吐还须上脘疗。"

【按语】 针灸治疗呕吐有一定的疗效,因妊娠或药物反应引起的呕吐,亦可参照本文治疗。但上消化道严重梗阻、癌肿引起的呕吐以及中枢性呕吐,有时只能作对症处理,应重视原发病的治疗。

呃 逆

【概述】 呃逆为自觉胸膈气逆,抽搐时喉间发生呃忒声,声短而频,难以自忍,甚则妨碍谈话、咀嚼、呼吸、睡眠。若因腹部手术后而发生呃逆者,则增加创口疼痛,影响愈合。

呃逆可单独发生,其证轻微,持续数分钟至数小时后不治自愈;亦可续发于其他急慢性疾病的过程中,其症多重,可昼夜不停,或间歇发作,迁延数日至数月不愈。

【病因病机】 呃逆主要由胃气上逆所致。胃处中焦,胃气以通降为顺。若因饮食不节,过食生冷则胃寒,过食辛辣则胃热;或情志郁怒,久则化火动肝,肝气上逆则犯胃;或久病脾阳衰惫,痰浊中阻;或热病胃阴被灼,虚火上逆等等,均足以导致胃气不降,上逆胸膈,气机逆乱而为呃逆。

呃逆初起,呃声响亮有力,形神未衰,多属实证;呃逆日久,气怯声低无力,神疲形枯,多属虚证。

【辨证论治】

(1) 临床表现

1) 实证:胃寒者呃逆声音沉缓有力,喜得热饮,中脘冷胀,手足欠温,饮食减少,小便清长,大便溏薄,舌苔白润,脉迟缓。胃火上冲者,呃逆声音响亮,连续有力,喜得冷饮,口臭,烦渴,面赤,大便秘结,小便黄赤,舌苔黄,脉滑数。肝气犯胃者,呃逆常因情志波动而发作,睡眠时停止,醒觉时呃逆又作,伴有嗳气、胸闷、脘痞胁痛,舌苔薄白,脉弦。

2) 虚证:脾胃阳虚者,呃逆声音低弱,气不持续,形体羸瘦,面色少华,手足欠温,食少困倦,纳后腹胀,或泛吐痰涎,舌质淡胖,脉细或濡。胃阴亏耗,则虚火上逆,症见呃声断续而急促,口咽干燥,烦渴,不安,消瘦,颧红,自汗,舌绛少苔,脉细而数。

(2) 治疗

治法:和胃降逆为主。寒证多用灸以温阳,热证多用针以清热,气滞者疏肝理气。

处方:中脘 内关 足三里 膈俞

方义:中脘是胃的募穴,足三里是胃的合穴,两穴同用,泻之能清热降气,补之能益气温中;膈俞利膈镇逆,内关和中解郁,阳虚者灸之,阴虚者针之。本方通治呃逆。

随症选穴:胃寒加灸梁门;胃热针泻陷谷;阳虚加灸气海;阴虚针补太溪;肝气横逆针泻期门、太冲。

【文献摘要】

《灵枢·杂病》:"哕,以草刺鼻,嚏,嚏而已,无息而疾迎引之,立已;大惊之,亦可已。"

《针灸大成·伤寒门》："呕哕：百会、曲泽、间使、劳宫、商丘。"

【按语】 呃逆是多种原因引起的症状，是膈神经受刺激而引起的膈肌痉挛。针灸对于病程短的实证疗效较好，病程长的虚证，疗效较差。如呃逆见于危重病后期，正气虚败，呃逆不止，饮食不进，出现虚脱倾向者，预后不良。

健康之人，偶因进食吞咽过猛，阻滞食管，刺激胸膈，而发生呃逆，可用纸捻触鼻引嚏，或用语言猝然使患者精神转移，一般亦可使呃逆停止。

胃　痛

【概述】 胃痛，又称"胃脘痛"，疼痛在上腹心窝处及其附近部位，所以古代统称"心痛"，但与"真心痛"有显著区别。

胃痛常见于急、慢性胃炎，胃或十二指肠溃疡及胃神经官能症等。急性胃炎起病较急，疼痛剧烈。慢性胃炎起病较慢，疼痛隐隐。溃疡病疼痛有节律性。胃溃疡疼痛多在食后半至一小时出现，痛位多在剑突下或稍偏左处。十二指肠溃疡疼痛多在食后三小时发作，痛位多在上腹部偏右处，进食后可获暂时缓解。胃神经官能症多在精神受刺激时发病，痛连膺胁，无固定痛点。慢性胃炎和溃疡病有出血倾向。

【病因病机】 外受寒邪，邪犯于胃，或过食生冷，寒积于中；或偏嗜辛辣甘肥，湿热内郁；或忧思恼怒，气郁伤肝，气机阻滞，横逆犯胃；或劳倦过度，脾胃虚弱，中焦虚寒，皆可导致胃痛。

胃痛初起，多因气机阻滞，不通则痛，气滞日久，由气滞导致血瘀，如络脉受损，亦可出现吐血、便血。

【辨证论治】

（1）临床表现

寒邪犯胃者，胃脘疼痛暴作，畏寒喜暖，温熨脘部可使痛减，口不渴，或渴喜热饮，苔白，脉弦紧。湿热内郁者，胃脘胀满，疼痛，嗳腐吞酸，苔厚腻，脉滑。肝气犯胃者，胃脘作痛，痛连膺胁，嗳气频繁，大便不爽，每因情志因素而作痛，苔多薄白，脉弦。脾胃虚寒者，胃痛隐隐，泛吐清水，喜暖喜按，纳食减少，神疲乏力，甚至手足欠温，大便溏薄，舌质淡，脉软弱。

胃痛日久，郁热伤阴，胃阴不足，则胃痛有灼热感，口苦干渴不多饮，舌红少苔，舌质多皱纹。气滞血瘀，胃络受损，则疼痛固定不移，痛如针刺，甚则吐血如咖啡，便血如柏油，舌有紫点或瘀斑，脉细涩。

（2）治疗

1）实证

治法：温中散寒，解郁泄热，疏肝理气。取胃之募穴、合穴，手足厥阴和足太阴经穴。均用泻法，寒证加灸。

处方：中脘　足三里　内关　公孙　行间

方义：中脘是胃的募穴，配胃的合穴足三里，可疏通胃气导滞止痛；内关、公孙是八脉交会配穴法，能宽胸解郁，善治胸胃疼痛；行间疏肝理气。本方适用于寒邪、郁热、肝气上逆的胃痛者，每收速效。

随症选穴：痛甚加梁丘；胁痛加阳陵泉。

2）虚证

治法：补脾健胃，阳虚者温中散寒，阴虚者益胃养阴。取脾与胃的俞穴、募穴，及足之太阴、阳明经穴为主。针用补法：

处方：脾俞 胃俞 中脘 章门 足三里 内关 三阴交

方义：本方用脾胃的俞穴、募穴配足三里、内关、三阴交，灸之可温中散寒，补脾和胃。针用补法，可补益胃气，濡养胃络，故适用于胃痛虚证。

随症选穴，口苦舌红加少府；胃中有灼热感加太溪；便血加血海；吐血加膈俞。

【文献摘要】

《针灸大成·心脾胃门》："胃脘痛：太渊、鱼际、三里、两乳下（各一寸，各三十壮）、膈俞、胃俞、肾俞（随年壮）。"

《针灸大成·心脾胃门》："心痛食不化：中脘。"

《医宗金鉴·卷八十六》："足三里穴歌：能除心胁痛，腹胀胃中寒，肠鸣并泄泻。"

【按语】 针灸治疗胃痛具有明显的镇痛效果。如坚持治疗，亦能取得较好的远期疗效，并可促进溃疡的愈合。

胃痛患者应注意饮食调养，保持精神乐观，如能远劳怒、戒烟酒、饮食定时、少量多餐等，对减少复发促进康复有重要的意义。

腹 痛

【概述】 腹痛，是指胃脘以下、耻骨毛际以上发生的疼痛。根据疼痛的发作部位不同，又可分为大腹痛、小腹痛、脐腹痛、少腹痛等。是由多种腹部脏器疾病所引起的临床症状。

本文仅就急慢性肠炎、肠痉挛、肠神经症等所引起的腹痛介绍其治疗。

【病因病机】 寒邪内积：平时过食生冷，寒凝气滞，或脐腹暴受外寒，寒性收引，以致气机痹阻，不通则痛。

饮食停滞：暴饮暴食，食进厚味辛辣或不洁之物，食积化热，壅滞肠间，腑气通降不利，遂成腹痛。

肝郁气滞：情志不遂，肝气郁结，机枢失于条达，以致气滞腹痛。

脏腑阳虚：脾肾阳虚，脾阳虚则运化无权，气血生化之源不足，肾阳虚则命门火衰，不能温煦脏腑经脉，而成虚性腹痛。

【辨证论治】

（1）临床表现

1）寒邪腹痛：痛势急迫，腹部喜温怕冷，大便溏薄或泄泻，腹中雷鸣，小便清白，口不渴，四肢欠温，舌苔白腻，脉沉紧。寒凝气滞者，则便秘，腹胀拒按。表寒甚者，则兼恶寒发热。

2）食滞腹痛：脘腹胀满，痛处拒按，痛则欲泻，泻后痛减，恶食，时时嗳腐吞酸，苔腻，脉滑。食积化热则便泻不爽，口渴，舌苔黄腻，脉滑数。

3）肝郁腹痛：腹痛连胁，痛无定处，嗳气频频，常在情志拂郁时发病，多烦善怒，口苦，舌苔薄白，脉弦。

4）阳虚腹痛：腹痛隐隐，时作时止，痛时腹部喜按，大便溏泄，面色少华，精神疲乏，腰膝酸沉怯寒，舌质淡胖，边缘有齿印，苔白，脉沉细而迟。

（2）治疗

1）寒邪腹痛

治法：散寒理气。取手、足阳明及足太阴经穴为主。针用泻法，加灸。

处方：中脘 足三里 大横 公孙 合谷

方义：本方用中脘、足三里温中理气，大横、公孙健脾导滞，佐以手阳明经的原穴合谷，既可发汗解表，又可调整传导功能，针灸兼施，可收散寒止痛之效。

随症选穴：泄泻、肢冷加神阙隔盐艾炷灸。

2）食滞腹痛

治法：化食导滞。取任脉及手、足阳明经穴。针用泻法。

处方：下脘 梁门 天枢 曲池

方义：下脘、梁门健胃化食，善治脘腹胀痛；天枢、曲池清泄阳明，功能导滞止泻。

随症选穴：口渴加内庭；吞酸加阳陵泉。

3）肝郁腹痛

治法：疏肝理气。取手、足厥阴及任脉经穴为主。多用针法。

处方：膻中 太冲 内关 阳陵泉

方义：气会膻中配太冲可疏肝理气；内关配阳陵泉能解郁除烦，使肝气和畅，情志怡悦，则腹痛自可缓解。

随症选穴：胁痛加期门；上腹痛加中脘；脐腹痛加气海、下脘。

4）阳虚腹痛

治法：补脾温肾。取脾之俞穴、募穴及任脉经穴为主，多用灸法。

处方：脾俞 肾俞 章门 关元

方义：本方为俞募配穴法。脾俞、章门健脾补气以生血；肾俞、关元益肾壮阳以祛寒。血主濡之，气主煦之，经脉通利，脏腑得以温养，则虚痛可除。

随症选穴：便溏加足三里、三阴交。

【文献摘要】

《针灸大成·腹前胀满门》："腹痛：四关、三里、阴谷、阴陵、复溜、太溪、昆仑、陷谷、行间、太白、中脘、气海、膈俞、脾俞、肾俞。"

《针灸聚英·通玄指要赋》："连脐腹痛，泻少阴之水。"

【按语】 针灸治疗腹痛不仅有明显的止痛效果，而且能治疗原发病，如急慢性肠炎、急性阑尾炎、溃疡病等。但对癌瘤、结石等病的腹痛，针灸有时只能起缓解疼痛的作用，需要配合其他疗法。

泄 泻

【概述】 泄泻为大便次数增多，粪质稀薄如糜，甚至如浆水样。

本病证分急性和慢性两类。急性泄泻迁延失治，可转为慢性者。慢性泄泻每因感染而急性发作，成为虚实夹杂的证候。

凡急慢性肠炎、肠结核、肠功能紊乱、结肠过敏等病均可参照本文论治。

【病因病机】 急性泄泻多由饮食生冷不洁之物，或兼受寒湿暑热之邪，外邪食滞扰于肠胃，以致运化、受盛和传导功能失常，水谷相混，清浊不分而成泄泻。

慢性泄泻，多由思虑伤脾，脾胃素虚，或由以实证居多。或由肾阳不振，命门火衰。脾气虚不能消磨水谷，宿食内停，则"水反为湿，谷反为滞"；肾阳虚不能助脾腐熟水谷，完谷不化，则水湿积滞泛溢肠间，均能导致泄泻。

【辨证论治】

(1) 临床表现

1) 急性泄泻发病紧急，大便次数显著增多，小便减少。感受寒湿则粪便清稀，水谷相杂，肠鸣腹痛拒按，口不渴或渴喜热饮，身寒喜温，舌苔白腻，脉濡缓。甚则腹泻无度，四肢逆冷，脉象沉细或沉伏，感受湿热则便泻稀黄夹有黏液，肛门灼热，小便短赤，身热，口渴喜冷饮，烦躁，舌苔黄腻或黄燥，脉濡数。小儿热泻可出现惊厥、露睛等症。

2) 慢性泄泻多由急性泄泻演变而来，便泻次数较少，病程较长。脾虚则大便溏薄，粪内夹有不消化食物，腹满肠鸣，面色萎黄，食减，神疲，舌苔白腻，脉象濡缓。脾肾阳虚则泄泻在黎明之时，腹部隐隐胀痛，肠鸣辘辘，腹泻如注，完谷不化，腰膝酸软怕冷，面色消瘦黧黑，舌淡苔白，脉沉细。

(2) 治疗

1) 急性泄泻

治法：调整肠胃气机。取手、足阳明经穴为主。针用泻法，寒证加灸，热证可放血。

处方：天枢　合谷　阴陵泉　上巨虚　下巨虚

方义：天枢是大肠之募，合谷是大肠之原，上巨虚是大肠的下合穴，下巨虚是小肠的下合穴，阴陵泉健脾利湿，数穴同用，能调整胃肠功能，可达止泻止痛的目的。

随症选穴：热甚加内庭、商阳、少泽点刺放血；肢冷脉伏加神阙隔姜灸。

2) 慢性泄泻

治法：健脾、疏肝、温肾。取任脉、足阳明经穴及背部俞穴。针用补法，并可加灸。

处方：中脘、天枢、足三里。脾虚配脾俞、关元俞；肝郁配肝俞、行间；肾虚配肾俞、命门。

方义：中脘、天枢、足三里调整肠胃功能，制泻止痛消胀；脾俞、关元俞健脾益气；肝俞、行间疏肝解郁；肾俞、命门温肾壮阳。均属标本兼顾之法。

随症选穴：脘痞加公孙；胁痛加阳陵泉；短气如喘加气海。

【文献摘要】

《针灸大成·心脾胃门》："脾病溏泄：三阴交。"

《针灸大成·肠痔大便门》："肠鸣而泻：神阙、水分、三间；食泄：上廉、下廉；暴泄：隐白；洞泄：肾俞；泄不止：神阙；出泄不觉：中脘。"

【按语】 针灸治疗急慢性泄泻均有较好的疗效，上述处方止泻作用明显。治疗时应注意控制饮食，但对于急性泄泻导致的严重失水，应积极补充水分和电解质。由恶性病变所引起的腹泻，则当采用综合疗法。

便　　秘

【概述】　便秘是指大便秘结不通而言。患者粪质干燥、坚硬，排便艰涩难下，常数日一行，甚至不用泻药、栓剂或灌肠不能排出。

本文论述范围以热秘、气秘、虚秘、寒秘为限，单纯性便秘（习惯性便秘）亦可参照本文论治。

【病因病机】　素来体质阳盛，嗜食辛辣香燥，少食蔬菜，阳明积热，津液受灼，大便干燥而腑气不通，遂成"热秘"。

情志不畅，肝胆气机郁滞，疏泄失职，以致肠腑传导不利而成"气秘"。

病后、产后气血未复，气虚则转运无力，血虚则肠失润下而为"虚秘"。

老年下焦阳气虚惫，温煦无权，阴寒凝结，不能化气布津，排便艰难，是为"冷秘"。

【辨证论治】

（1）临床表现

1）热秘：大便干结不通，腹部痞满，按之有块作痛，矢气频转，终难排出，烦热口渴，面赤，或伴有头痛，小便短黄，口臭，舌苔黄燥，脉滑实。

2）气秘：大便秘而不甚干结，腹部胀痛连及两胁，口苦，目眩，噫气，舌质偏红或微紫，舌苔薄白，脉弦。

3）虚秘：腹无胀痛，但觉小腹不舒，有便意而努责乏力，多汗，短气，疲惫，面色少华，心悸，头晕眼花，无力排出大便，粪质松散如糟粕，舌淡白，脉细弱无力。

4）冷秘：大便艰涩不易排出，甚则脱肛，腹中或有冷痛，面色白，小便清白频数，四肢欠温，腰冷酸软，舌淡苔白，脉沉迟。

（2）治疗

1）热秘

治法：清热保津。取阳明经穴为主。针用泻法。

处方：合谷　曲池　腹结　上巨虚

方义：合谷、曲池泻阳明之热，清热即所以保津。上巨虚是大肠的下合穴，配腹结行津液以疏通大肠腑气，此是增水行舟之法。

随症选穴：烦热口渴加少府、廉泉；头痛加印堂；口臭加承浆。

2）气秘

治法：疏肝理气。取任脉、足厥阴经穴为主，针用泻法。

处方：中脘　阳陵泉　气海　行间

方义：腑会中脘，配气海以疏通腑气。足厥阴与足少阳为表里，行间配阳陵泉疏肝理气，解郁利胆，使疏泄有常，腑气通降，则便秘可通。

随症选穴：胁痛甚者加期门、日月；腹胀甚者加大横。

3）虚秘

治法：补气养血。取足阳明、太阴为主，任脉及背俞穴为辅。针用补法，并可加灸。

处方：脾俞 胃俞 大肠俞、三阴交 足三里 关元

方义：脾俞、三阴交配胃俞、足三里，为脏腑经络表里配穴法，目的在于鼓舞中气，培生化之源，中焦健旺，自能生气化血。再取关元补下焦元气，配大肠俞，以助排便传送之力。

随症选穴：多汗加阴郄；心悸加内关。

4）冷秘

治法：补肾助阳。取任脉、足少阴经穴为主，背俞穴为辅。针用补法，并可加灸。

处方：气海 照海 石关 肾俞 关元俞

方义：气海、关元俞助阳逐冷，温煦下焦以散凝结。照海、石关、肾俞补益肾气，使肾气复振，能司二便之权，则尿频可止，便秘可通。

随症选穴：脱肛加长强、百会；腰痛加委中。

【文献摘要】

《针灸大成·肠痔大便门》："大便不通：承山、太溪、照海、太冲、小肠俞、太白、章门、膀胱俞。"

《针灸聚英·席弘赋》："大便闭涩大敦烧。"

【按语】 针灸治疗单纯性便秘效果较好。但应注意经多次针灸治疗无效者，须查明原因。在治疗过程中，患者应注意改变偏食习惯，多吃蔬菜水果，进行适当的体育锻炼，养成定时排便习惯。

脱 肛

【概述】 脱肛又名"直肠脱垂"，是指肛管、直肠下端甚至乙状结肠脱出肛门之外。本病常见于老人、小儿和多产妇女。

【病因病机】 脱肛的成因，多由久痢、久泻，以及妇女生育过多，体质虚弱，中气下陷，收摄无权所致。亦有因便秘、痔疮等病，湿热郁于直肠，局部肿胀，里急后重，排便时过度努责，约束受损，而致脱肛者。

【辨证论治】

（1）临床表现

虚证：发病缓慢，初起仅在大便时感觉肛门坠胀，肠端轻度脱垂，便后能自行回纳。迁延失治则稍有劳累即发，直肠脱垂程度日趋严重，不能自行回缩，必须推托方能复位。面色萎黄，神疲乏力，心悸，头晕，舌苔薄白，脉象濡细。

实证：多见于痢疾急性期和痔疮发炎时，便前自觉肛门坠胀，便意频急，以求通便为快，于是努责不遗余力，迫使直肠脱垂，伴有局部红肿、灼热、痛痒等症。

（2）治疗

治法：虚证益气升提，实证清泄实热。取督脉、足太阳经穴。虚证用补法，实证用泻法。

处方：百会 长强 大肠俞 承山

方义：足太阳经脉循尾骶，取承山配大肠俞可促进直肠回收；长强为督脉之别络，位近肛门，针刺可调节肛肌的约束；百会是督脉与三阳经气的交会穴，气为阳，统于督脉，

故灸之阳气旺盛有升提收摄之功。数穴同用，则陷者能举，脱肛自收。

随症选穴：虚证加气海、足三里、脾俞；实证加曲池、阴陵泉。

【文献摘要】

《针灸大成·肠痔大便门》："脱肛：百会、尾闾（七壮）、脐中（随年壮）。"

《针灸聚英·杂病歌》："肠痈痛治太白中。陷谷大肠俞与同，乃若脱肛治百会，灸至七壮是尾穷；此疾须用治三穴，随年壮兮灸脐中。"

【按语】 针灸对脱肛具有较好的治疗作用，对轻症患者，可迅速升提脱出的肠管；对体质虚弱，脱肛反复发作，也有一定效果，最好同时配合内服药物，则效果更为明显。局部感染溃疡者，可配合洗药敷药治疗。

腰　痛

【概述】 腰痛又称"腰脊痛"，是指患者背部以下、臀部以上部位的疼痛病证。疼痛的部位或在脊中，或在一侧，或两侧俱痛。

本病证多见于腰部软组织损伤、肌肉风湿及脊柱病变等。本文重点叙述寒湿腰痛、劳损腰痛和肾虚腰痛的论治。

【病因病机】 寒湿腰痛：多因劳力汗出之后，衣着湿冷，当风受寒，或久卧湿地，遭雨涉水，寒湿之邪客于经络，气血阻滞而成腰痛。

劳损腰痛：每因负重闪挫，跌仆撞击，经络受损，气滞血瘀，或弯腰劳作过累，气血运行不利，遂致腰痛。

肾虚腰痛：老年肾气虚惫，或久病肾亏，或劳欲过度，精血不足，筋骨缺乏充分的濡养，以致筋骨衰退而作痛。

腰为肾之府，督脉并于脊里，肾附其两旁，膀胱经夹脊络肾，故腰痛与肾经、督脉和膀胱经的关系最为密切。

【辨证论治】

（1）临床表现

1）寒湿腰痛：腰部重痛酸麻，或拘急强直不可俯仰，或痛连骶、臀、股、腘。疼痛时轻时重，患部恶冷，天气寒冷阴雨则发作，舌苔白腻，脉沉。

2）劳损腰痛：多有陈伤宿疾，劳累时加剧，腰部强直疼痛，其痛固定不移，转侧俯仰不利，腘中常有络脉瘀血，苔脉多无变化。

3）肾虚腰痛：起病缓慢，隐隐作痛，绵绵不已。如神倦、肢冷、滑精、舌淡、脉细者为肾阳虚；伴有虚烦、溲黄、舌红、脉数者属肾阴虚。

（2）治疗

寒湿腰痛

治法：取足之太阳、少阳、少阴及督脉经穴为主。针灸并用，或加拔火罐。

处方：肾俞　委中　阳陵泉　阿是穴　腰阳关　志室　三阴交　太溪　命门

方义：每次取3～5个穴针灸之，委中疏通足太阳经气为治腰背疼痛的要穴；腰阳关助阳散寒化湿；阳陵泉舒筋；三阴交活血；志室、太溪补肾；命门、肾俞治腰肌强直。

随症选穴：急性腰扭伤疼痛剧烈，可针人中，用泻法；腘中络脉瘀胀者，可用三棱针点刺放血。

【文献摘要】

《针灸大成·手足腰腋门》："腰痛：肩井、环跳、阴市、足三里、委中、承山、阳辅、昆仑、腰俞、肾俞。……腰脊强痛：腰俞、委中、涌泉、小肠俞、膀胱俞。"

《针灸聚英·席弘赋》："委中专治腰间痛"。

【按语】 针灸治疗腰痛在《素问·刺腰痛》中有专门论述，其分经论治、刺血止痛的方法，可供临床参考。针刺对腰痛有迅速的疗效，尤其对于急性扭挫伤的效果更为迅捷。但脊椎结核、肿瘤等浸润所致的腰痛，则不属针灸的治疗范围。另外，腰痛可因许多内科病证所引起，临床尤其应注意鉴别。

癃　　闭

【概述】 癃闭，又称小便不通。癃，指尿液潴留膀胱，小腹充盈隆起；闭，指膀胱气机闭塞，难以尿出。

本文以各种原因引起的尿潴留为范围。至于因肾脏实质性病变而引起的无尿症，是水液不能下输膀胱，水泉枯涸，与有尿不能排出的癃闭截然不同，自当分别论治。

【病因病机】 本病多由老年肾气虚惫，命门火衰，不能鼓舞膀胱气化；或因中气不足，膀胱传送无力，均能导致小便潴留而成癃闭，此属虚证。若因中焦湿热移注膀胱，阻遏膀胱气化；或因跌仆损伤，以及下腹部手术引起的筋脉瘀滞，均能影响膀胱气化而致小便不通，则属实证。

【辨证论治】

（1）临床表现

1）虚证：小便淋沥不爽，排出无力，甚则点滴不通，小腹膨隆，面色㿠白，神气怯弱，腰膝酸软，少气，语言乏力，大便不坚，时觉肛坠，舌淡，苔微腻，脉细无力或细缓。

2）实证：小便阻塞不通，努责无效，少腹胀急而痛，烦躁口渴，舌质红，苔黄腻，脉数。若因湿毒上犯，可见喘息、心烦、神昏等症，因外伤或手术引起者，有病史可查。

（2）治疗

1）虚证

治法：温补脾肾，益气启闭。取足少阴、足太阳、背俞穴和任脉经穴。针用补法，或灸。

处方：阴谷　肾俞　三焦俞　气海　委阳　脾俞

方义：命门火衰，中气不足，治疗当以温补脾肾为主，所以取肾经合穴阴谷，配肾俞、脾俞以振奋脾肾气机。又因脾肾不足导致三焦决渎无力，故取三焦俞及其下合穴委阳以通调三焦气机。复灸任脉经穴气海温补下焦元气，以希鼓舞膀胱气化而达启闭通尿的功效。

随症选穴：肛门作坠加次髎；心烦加内关。

2）实证

治法：清热利湿，行气活血。取足太阴、足太阳、任脉经穴为主。针用泻法，不灸。

处方：三阴交　阴陵泉　膀胱俞　中极

方义：本证由湿热下注或因外伤气血阻滞所致，所以取三阴交、阴陵泉疏通足三阴的气血，清利脾经湿热。又取膀胱俞、中极为俞募相配，疏通膀胱的气化而通小便。

随症配穴：湿毒上犯喘息加尺泽、少商放血；心烦加内关；神昏加人中、中冲放血。

【文献摘要】

《针灸大成·阴疝小便门》："淋癃：曲泉、然谷、阴陵、行间、大敦、小肠俞、涌泉、气门（百壮）。"

《针灸聚英·天元太乙歌》："气海偏能治五淋，若补三里效若神，冷热两般皆治得，便癃痼疾可除根。"

【按语】　尿潴留致膀胱过度充盈时，对下腹部腧穴宜浅刺、斜刺，忌深刺、直刺。对属机械性梗阻或神经损伤引起尿潴留者，则应明确发病原因，采取相应的措施。

水　肿

【概述】　水肿又名"水气"，指人体水液潴留，泛溢肌肤，引起头面、目窠、四肢、腹部甚至全身水肿。

本病证可根据临床表现概分为"阳水"、"阴水"两类。阳水发病较急，多从头面部先肿，肿势以腰部以上为著。阴水发病较缓，多从足跗先肿，肿势以腰部以下为剧。

水肿可见于多种疾病，如心性水肿、肾性水肿、营养性水肿等，均可参考本文诊治。

【病因病机】　阳水：多因冒雨涉水，浴后当风；或肌肤疮疖，热毒内陷，以致肺失通调，胆失输布，水湿内停，泛溢肌肤，而成水肿。

阴水：多因饥饱失宜，脾气虚弱；或劳倦纵欲，伤及肾气。脾虚则运化无权，水湿内潴，肾虚则气化失职，开阖不利，导致水邪泛溢，而成水肿。

阳水多属实证；阴水多属虚证；阳水迁延不愈，正气渐伤，则可转为阴水；阴水患者复感外邪，肿势增剧，亦可出现阳水证候。

水肿重证，水邪上泛高原，可出现水毒凌心犯肺的危象。

【辨证论治】

（1）临床表现

1）阳水：头面先肿，渐及全身，腰部以上肿甚，按之凹陷恢复较快，皮肤光泽，小便短少，伴有恶寒发热，肢体酸痛，咳嗽气粗。偏于风寒者，形寒无汗，舌苔白滑，脉象浮紧；偏于风热者，咽喉肿痛，舌苔薄黄，脉象浮数。

2）阴水：足跗先肿，渐及周身，腰部以下肿甚，按之凹陷恢复较慢，皮肤晦黯，小便短少。兼脘痞，便溏，四肢倦怠，舌苔白腻，脉象濡缓，属脾虚；兼腰痛腿酸，肢冷，神疲，舌淡苔白，脉沉细弱，属肾虚。

水肿晚期，可出现小便极少，腹大胸满，喘咳，心慌，甚至尿闭，恶心，呕吐，口有秽味，齿鼻衄血，神昏，谵语，瘛疭等症。此属水毒凌心犯肺的危候。

（2）治疗

1）阳水

治法：疏风利水，清热散寒。取手、足太阴及手阳明经穴为主，背俞穴为辅。针用泻法。

处方：肺俞 三焦俞 偏历 阴陵泉 合谷 外关

方义：上部肿甚，治宜发散。本方取肺俞配偏历宣肺散寒，外关配合谷发汗清热，使在表的风湿得从汗解。佐以三焦俞通调水道，阴陵泉健脾利水，使在里的水邪下输膀胱。表里分消，可收疏风消肿之效。

随症选穴：咽痛加少商（点刺出血）；面部肿甚加水沟。

2）阴水

治法：健脾温肾，助阳利水。取任脉、足阳明、足少阴经穴及背俞穴。针用泻法并灸。

处方：脾俞 肾俞 水分 气海 太溪 足三里

方义：下部肿甚，治宜分利。故本方取脾俞配足三里健脾化湿；肾俞配太溪温补肾阳；重灸气海助阳化气，水分分利水邪，气行则水行，水行则肿消。

随症选穴：脘痞加中脘；便溏加天枢。

【文献摘要】

《针灸大成·肿胀门》："浑身浮肿：曲池、合谷、三里、内庭、行间、三阴交。……水肿：列缺、腕骨、合谷、间使、阳陵、阴谷、三里、曲泉、解溪、陷谷、复溜、公孙、厉兑、冲阳、阴陵、胃俞、水分、神阙。"

《针灸聚英·灵光赋》："劳宫医得身劳倦，水肿水分灸即安。"

【按语】 针灸对水肿有一定的退肿作用，治疗同时须查明发病原因，必要时可采用药物作针对性治疗。对于肾病水肿，应注意卧床休息、保暖、忌盐等。水肿病后期，出现水毒凌心犯肺证候，可针内关、神门、尺泽、中脘、气海、十宣、人中、血海、太冲等穴急救，并须立即采取综合治疗措施。

遗 精

【概述】 遗精有梦遗、滑精之分。因梦而泄称遗精，无梦而泄称滑精。青壮年偶有遗精，过后无其他症状者，多属"精满自溢"的生理现象，不需治疗。

本病以遗精频繁，排精量较多为主症，并伴有头痛、失眠、疲乏、腰酸等症，则属病态。

神经衰弱、精囊炎及睾丸炎等引起的遗精，可参考本文施治。

【病因病机】 劳神太过，思慕不已，心火亢盛，肾阴暗耗，引动相火，扰动精室；或因嗜食甘肥辛辣，湿生热，湿热下移，淫邪发梦，精室不宁，均可导致遗精；如因恋情纵欲，房室无度，或梦遗日久，或频犯手淫，以致肾气虚怠。阴虚则虚火妄动精室受扰，阳虚则封藏失职，精关不固，均可发生滑精。

【辨证论治】

（1）临床表现

1）梦遗：梦境纷纭，阳事易举，遗精有一夜数次，或数夜一次，或兼早泄，头晕，心烦少寐，腰酸耳鸣，小便黄，舌质偏红，脉细数。

2）滑精：无梦而遗，甚则见色流精，滑泄频仍，腰部酸冷，面色㿠白，神倦乏力，或兼阳痿自汗，短气，舌淡苔白，脉细或细数。

（2）治疗

1）梦遗

治法：清心降火，滋阴涩精。取背俞穴、任脉、足厥阴经穴。针宜泻法。

处方：心俞　肾俞　关元　中封

方义：心为君火，肾为相火。心有所感则君火动于上，夜有所梦则相火应于下，遂致精室动摇，精液自泄。本方取心俞清心宁志；肾俞补肾滋阴；关元为足三阴与任脉之会，用以补摄下焦元气；配足厥阴经穴中封，降肝火而止梦遗。

随症选穴：失眠加神门、厉兑；头昏加百会。

2）滑精

治法：补益肾气，固涩精关。取任脉、背俞穴、足太阴经穴。针用补法，并灸。

处方：气海　三阴交　志室　肾俞

方义：三阴交是贯通肝脾肾三经的要穴，用它来主治滑精，可以补益三阴的虚损，清泄虚火；配用气海、志室、肾俞三穴，尤能益气固精，治下元的虚衰，而有相得益彰的妙用。但滑精多为无梦而遗，动念即泄，或经年不愈者，均以灸治为主。

随症选穴：自汗加阴郄、足三里；少气加灸肺俞。

【文献摘要】

《针灸大成·阴疝小便门》："遗精白浊：肾俞、关元、三阴交。……梦遗失精：曲泉（百壮）、中封、太冲、至阴、膈俞、脾俞、三阴交、肾俞、关元、三焦俞。"

《针灸聚英·伤寒》："梦遗：专主湿热相火，灸中极、曲骨、膏肓、肾俞。"

【按语】　本病证在针灸治疗的同时，应指导患者消除疑虑心理，克服诱发遗精的因素，讲究精神卫生，建立良好的生活习惯，坚持适当的体育锻炼，以利于提高疗效。

阳　痿

【概述】　阳痿，又称阴痿，是指男子未届性功能衰退年龄出现阴茎不能勃起或勃起不坚，不能行房事。

【病因病机】　本病多由纵欲过度，久犯手淫，损伤肾气，以致命门火衰，精气亏乏所致，或因思虑过度，惊恐伤肾，也可致阳痿；亦有因湿热下注宗筋弛纵者，但为数较少。

【辨证论治】

（1）临床表现

本病以阳事痿弱不举，不能进行正常的性生活为主症。

虚证：阴茎勃起困难，时时滑精，精薄清冷，头晕，耳鸣，心悸短气，面色㿠白，精神不振，腰膝酸软，畏寒肢冷，舌淡白，脉细弱。

实证：阴茎虽能勃起，但时间短暂，每多早泄，阴囊潮湿，臊臭，下肢酸重，小便黄赤，舌苔黄腻，脉象濡数。

（2）治疗

治法：以温补肾阳为主，兼清湿热为辅。针用补法或针灸并用。

处方：肾俞 关元 阴陵泉 足三里 八髎 百会

方义：本病为肾气虚衰，故取肾俞、关元、足三里以培补肾气，振奋肾经功能；此外关元为元气之所存之处，用补法可使真元得复，恢复肾气作强之功。用百会以宁神，升提；八髎可清利下焦，引起相火，以助其举勃之功。

【文献摘要】

《针灸大成·阴疝小便门》："阴痿丸骞：阴谷、阴交、然谷、中封、大敦。"

《类经图翼·卷十一》："阳不起：命门、肾俞、气海、然谷。"

【按语】 本病多属功能性者，因此在治疗的同时，须做好患者的思想工作。如属器质性者，则应以治疗原发病为主。治疗期间，应暂停性行为，以蓄积精气。

血 证

【概述】 凡血液不循常道，上溢于口鼻诸窍，下出于二阴，或渗于肌肉皮肤，统称"血证"。可见于各器官多种疾病。

血证的范围相当广泛，本文概分为咳血、衄血、吐血、便血、尿血等。

【病因病机】 血与气相互依赖，循环运行于脉中，周流不息，濡润全身，和调于五脏，洒陈于六腑。如果阴阳偏盛，气血失调，阳盛则热，迫血妄行，或气虚不能摄血，均可损伤脉络，导致血证。

血证有虚实之分，实证多由胃热肺燥，心肝火旺，迫血妄行，渗溢络外；虚证多为肺肾阴虚，虚火妄动，络伤血溢，或由脾胃气虚，气失统摄所致。

【辨证论治】

（1）临床表现

1）咳血：咳血是肺络受伤所引起的病证。症见咳嗽，痰中带血，或大口咯血，血色鲜红或紫黯，或胸胁掣痛、烦躁易怒，小便短赤，口苦，脉象弦数者，是肝火犯肺；咳嗽少痰，痰中带血，血色鲜红，潮热盗汗，口干咽燥，颧部红艳，形体消瘦，舌红苔少，脉细数者，为阴虚火旺。

2）鼻衄：兼见鼻燥咽干，或身热咳嗽，舌红脉数者，为肺热；兼见血色鲜红，口渴引饮，胸闷烦躁，口臭便秘，舌红苔黄，脉数有力者，为胃热；兼见头痛眩晕，目赤，口苦，烦躁易怒，舌红苔黄，脉弦数者，为肝火。

3）吐血：其血出自胃腑，从口而出。若血随呕吐而出者，称作呕血。吐血鲜红或紫黯，夹有食物残渣，脘腹胀痛，口臭，便秘或大便色黑，舌质红苔黄腻，脉滑数者，为胃中积热；吐血鲜红或紫黯，口苦胁痛，烦躁易怒，舌质红绛，脉弦数者，为肝火犯胃；吐血较多，血色紫黯，兼见面色㿠白，气怯神疲，饮食减少，舌淡苔白，脉沉细者，为脾气虚弱。

4）便血：凡血从大便而下，或在大便前后下血，或单纯下血者，统称为便血，先便后血，血色黯黑，腹痛隐隐，面色不华；神倦懒言，饮食减少，舌淡脉弱者，为脾气虚弱；先血后便，血色鲜红，肛门灼痛，舌苔黄腻，脉数者，为大肠湿热。

5）尿血：是指小便中混有血液或夹杂血块而言。尿血与血淋相似，其区别点为：尿道中无明显疼痛者，为尿血；便时尿道涩痛难忍者为血淋。尿血，小便短赤，头晕耳鸣，潮热盗汗，腰腿酸软，舌红苔少，脉细数者，为阴虚火旺；尿血鲜红，小便热赤，心烦口渴，口舌生疮，舌尖红，脉数者，为心火亢盛。

（2）治疗

1）咳血

①肝火犯肺

治法：泻肝清肺，和络止血。取足厥阴、手太阴经穴为主。针刺泻法。

处方：肺俞、鱼际　劳宫　行间

方义：肺俞与鱼际相配，可泻肺热以止血；行间可泻肝火降逆气使血有所藏；劳宫可清血热以止血妄行。

②阴虚火旺

治法：益阴养肺，清热止血。取手太阴、足少阴经穴为主。针刺补泻兼施。

处方：尺泽　鱼际　孔最　百劳　然谷

方义：补尺泽泻鱼际以益肺阴清肺热；肺经郄穴孔最和经外奇穴百劳可益肺止血；然谷为肾经荥穴，可益阴清热。

2）鼻衄

①肺热

治法：清泻肺热，凉血止血。取督脉、手太阴经穴为主。针刺泻法。

处方：神庭　天府　合谷　风府

方义：神庭、风府为督脉经穴，有泻热止衄的功能；天府为肺经穴，合谷为大肠经穴，二经相为表里，大肠经又上达于鼻，故二穴相配可达泻热止血之目的。

②胃热

治法：清泻胃热，泻火止血。取督脉、手足阳明经穴为主。针刺泻法。

处方：上星　二间　中脘　厉兑　隐白

方义：上星属督脉经穴，有清热止衄的功能；二间为阳明经荥穴，其经上达于鼻，有清阳明止衄血的作用；中脘、厉兑和隐白清泻胃火，导热下行。

③肝火

治法：清泻肝热，泻火止血。取督脉、足厥阴、足少阴经穴为主。针刺泻法。

处方：兑端　曲泉　委中　行间　涌泉

方义：兑端属督脉经穴，邻近鼻部，可泻热止衄；曲泉、行间均属肝经，可益肝阴泻肝火；委中为血之郄穴，可泻血热以止血，有止衄的作用；涌泉可导热下行。

3）吐血

①胃中积热

治法：清泻胃热，降逆止血。取任脉、足阳明经穴为主。针刺泻法。

处方：上脘　郄门　内庭

方义：上脘为任脉经穴，位于胃之上口，可降逆止血；郄门为心包经郄穴，有止血的功能，合胃经荥穴内庭，清泻胃热，降逆止血。

②肝火犯胃

治法：清肝和胃，泻火止血。取足阳明、厥阴经穴为主。针刺泻法。

处方：不容 劳宫 梁丘 太冲 地五会

方义：不容与梁丘二穴相配，有和胃止血的作用；劳宫为心包经荥穴，可清血热以止血；太冲、地五会有清肝泻火、降逆止血的功效。

③脾胃虚弱

治法：益气摄血。取足太阴、阳明经穴为主。针灸并用。

处方：中脘 脾俞 足三里 隐白

方义：方中用中脘、脾俞、足三里补益中气以摄血；隐白是足太阴的井穴，用小艾炷灸之，有健脾统血之功。

4）便血

①脾气虚弱

治法：健脾统血。取足太阴、足阳明、任脉经穴为主。针刺补法，并灸。

处方：关元 足三里 太白 会阳

方义：关元益气摄血，足三里、太白健脾统血；会阳邻近肛门，善治便血，是局部取穴法。

②大肠湿热

治法：清热利湿，和营止血。取督脉、足太阳经穴为主。针刺泻法。

处方：长强 次髎 上巨虚 承山

方义：长强为督脉经穴，善治肠风下血；次髎有清利下焦湿热的作用；承山属膀胱经，其经别别入肛中，是治疗肛门疾患的要穴；上巨虚为大肠的下合穴，泻之可清泻大肠湿热。

5）尿血

①阴虚火旺

治法：养阴清热，降火止血。取任脉、足厥阴、足少阴经穴。针宜补泻兼施。

处方：关元 阴谷 太溪 大敦

方义：关元是任脉和足三阴经的交会穴，有补阴清热的作用；阴谷、太溪益阴泻火，更助以大敦调肝藏血。诸穴相配可达养阴清热，泻火止血的功效。

②心火亢盛

治法：清营血，泻心火。取任脉、手厥阴、足少阴经穴。针刺泻法。

处方：关元 劳宫 然谷

方义：关元为小肠募穴，泻之，可清小肠腑热；劳宫为心包经荥穴，有泻心火清血热的作用；然谷为肾经荥穴；有益阴清热的作用。

【文献摘要】

《针灸大成·痰喘咳嗽门》："咳血：列缺、三里、肺俞、百劳、乳根、风门、肝俞。……呕血：曲泽、神门、鱼际。"

《针灸大成·肠痔大便门》："便血：承山、复溜、太冲、太白。"

《针灸大成·口鼻门》："衄血：风府、风池、合谷、三间、二间、后溪、前谷、委中、昆仑、厉兑、上星、隐白。"

【按语】 针灸对出血症有一定作用，不同部位的出血，常伴有不同脏腑的病理变化，如能对各种出血进行脏腑经络辨治，一般都会有较好的止血效果。但对各种出血，均应及时查明原因，以采取针对性的治疗。如出血量多，表现出早期休克症状时（汗出、肢冷、血压下降等），应迅速采取抢救措施。

郁 证

【概述】 "郁"乃滞而不通，涩而不畅，塞而不流，不得发越之意。有广义和狭义之分。从广义而论，凡因郁引起的诸般病证均称为郁证；狭义而论，是指情志不畅，气机郁滞所引起的一类病证。本文所论郁证为狭义郁证，本文主要讨论"梅核气"、"脏躁"两个病证。

因郁证引起的头痛、失眠、心悸、遗精等，可参考本文施治。

【病因病机】 郁证的成因，多因郁怒伤肝，思虑伤脾所致，肝气郁结则化火，脾气郁滞则生湿，湿火相兼，炼而成痰，痰气结于咽喉，自觉有异物感，如有梅核梗阻之状，则称为"梅核气"。

郁证日久，心情抑郁，饮食减少，气血生化之源不足，可引起脾气虚弱或肾阴亏耗等病理变化。脾气虚则不能为胃行其津液，肾阴虚则不能上济心火，虚火妄动，以致心神不宁，而成悲怒无常的"脏躁"证。

【辨证论治】

（1）临床表现

1）梅核气：情绪抑郁，胸闷，噫气，咽中不适如有物阻，吞之不下，咯之不出，但饮食吞咽并不困难，多疑虑，善太息，苔薄白腻，脉弦或滑。

2）脏躁：精神恍惚不宁，情感失常。时时悲泣，喜怒无常，每因精神激惹而发作，苔薄脉细。如兼脘痞食少，心悸，不寐，面色少华，舌质淡，脉细缓，为心脾两虚。如兼眩晕耳鸣，面色泛红，手足心热多汗，腰酸，健忘，虚烦不寐，舌质红少苔，脉细数，为心肾阴虚。

（2）治疗

1）梅核气

治法：疏肝解郁，清火化痰。取任脉、足之厥阴和阳明、手之太阴和少阴经穴。针宜补泻兼施。

处方：太冲 膻中 丰隆 鱼际 神门

方义：本证由肝气郁结导致火郁痰郁而成，故以太冲、膻中疏肝理气为主，鱼际；丰隆清火化痰。又因情志之郁总由心，故取心经原穴神门宁心安神。

随症选穴：咽喉干痛加天鼎、商阳；失眠加灸厉兑。

2）脏躁

治法：滋阴益气，养心安神。取背俞穴、手厥阴、足太阴经穴。针宜补法。

处方：膈俞 肾俞 心俞 内关 三阴交

方义：心藏神，心怵惕思虑则伤神，神气不足则悲，血不足则恐。故本方取膈俞、心俞、内关补养气血，宁心安神；脾气虚则津液失布，故取三阴交心脾同治；肾阴虚则不制心火，虚火妄动，故取肾俞心肾同治。

随症选穴：神志朦胧加人中、中冲；四肢震颤加太冲、阳陵泉；木僵加百会、大陵；口噤加合谷、颊车；呃逆加中脘、足三里；失语加通里；耳聋加听会、中渚。

【文献摘要】

《针灸大成·心邪癫狂门》："喜哭：水沟、列缺、阳溪、大陵……喜笑：百会、水沟。"

《针灸大成·咽喉门》："咽中如梗：间使、三间。"

《针灸聚英·伤寒》："诸气：怒则气上，惊则气乱，恐则气下，劳则气散，悲则气消，喜则气缓，思则气结，针以导气。"

【按语】 梅核气和脏躁类似西医学中的一种心因性的情志病。在患者意识清楚的情况下，治疗时不能忽视语言的暗示作用，应该恰如其分地解除病员的思想顾虑，树立战胜疾病的信心，这样可以提高疗效。

郁病应与器质性脑病如脑肿瘤、脑动脉硬化、脑外伤等所产生的精神症状作鉴别。胸闷作痛，吞咽不利者，宜与食管疾病作鉴别。

胁　痛

【概述】 胁痛为一侧或两侧的胁肋部疼痛。

肝与胆为表里，肝脉布胁肋，胆脉循胁里，过季胁，故胁痛与肝胆的关系甚为密切。本病证可见于肝、胆囊、胸膜等的急慢性疾患以及肋间神经痛等。

【病因病机】 肝胆位于胁部，其脉分布两胁。情志不遂，肝气郁结，失于条达，或伤于酒食，积湿生热，移于肝胆；或外感湿热，郁于少阳，枢机不利；或跌仆闪挫，胁肋络脉损伤，停瘀不化，均可导致肝胆疏泄功能失职，经脉气机阻滞，血运不畅而发生胁痛。

此外，久病精血亏损，肝络失养；或因湿热久羁，郁火伤阴，络脉失濡，亦可发生胁痛。

【辨证论治】

（1）临床表现

1）肝郁胁痛：胁肋作痛或左或右，痛无定处，常因情志波动时发作，伴有胸闷、噫气泛酸、善怒少寐等症，舌苔薄白，脉象弦劲。

2）湿热胁痛：胁痛偏于右侧，如刺如灼，急性发作时伴有恶寒发热、口苦、心烦、恶心呕吐、畏进油腻饮食，舌苔厚腻或黄腻，脉象弦数。

3）瘀血胁痛：胁痛固定不移，持续不断，有慢性胁痛或跌仆损伤病史，胁下胀痛拒按，或有痞块，舌质偶见瘀点、瘀斑，脉弦或细涩。

4）阴虚胁痛：胁痛隐隐，痛无定处，无肿胀重着感，劳累和体位变动时疼痛明显，面色少华，颧红，低热，自汗，头晕目眩，心悸，舌质偏红少苔，脉象细数。

（2）治疗

1）肝郁胁痛

治法：疏肝解郁。取足之厥阴、少阳经穴为主，任脉及背俞穴为辅。针宜泻法。

处方：中庭　肝俞　期门　侠溪

方义：期门为肝之募穴，配肝俞为俞募配穴法，功能疏肝理气；侠溪为胆之荥穴，配中庭善解少阳之郁火，止胸胁疼痛。

随症选穴：泛酸加胃俞；少寐加神门。

2）湿热胁痛

治法：清热化湿，疏肝利胆。取足厥阴及手、足少阳经穴为主。针用泻法。

处方：期门　日月　支沟　阳陵泉　太冲

方义：期门、日月是肝胆之气募集之处，泻之能疏利肝胆的气血；支沟、阳陵泉是治疗胁痛的成方，泻之能和解少阳而清热化湿。治疗胁痛诸穴有协同作用。

随症选穴：热重加大椎；呕恶、腹胀加中脘、足三里；心烦加郄门。

3）瘀血胁痛

治法：活血通络，行气止痛。取足之厥阴、少阳经穴为主，足太阴和背俞穴为辅。针用泻法。

处方：大包　京门　行间　膈俞　三阴交

方义：膈俞为血会，配三阴交以活血；大包是脾之大络，配京门以通络；行间疏肝行气，气行则血行，血行则络通，而胁痛可止。

随症选穴：跌仆损伤，可结合疼痛局部取穴。

4）阴虚胁痛

治法：滋阴养血，和络定痛。取足太阴、足阳明及手少阴经穴为主。针用补法。

处方：阴郄　心俞　血海　三阴交

方义：汗为心之液，阴郄配心俞敛汗以养阴血；血为阴之类，血海配三阴交补阴以养血，使阴血充沛，络脉得其濡养则虚性胁痛可平。本方为开源节流的治法。

随症选穴：潮热加膏肓；头晕加百会隔布灸。

【文献摘要】

《针灸聚英·伤寒》："胁痛：肝火盛，木气实，有气血，痰注，肝急，针丘墟、中渎。"

《针灸大成·胸背胁门》："胸胁痛：天井、支沟、间使、大陵、三里、太白、丘墟、阳辅。"

【按语】　急慢性肝炎、胆囊炎、胆石症、胸膜炎及其后遗症所引起的胁痛，以及闪挫胁痛、肋间神经痛、肋软骨炎等病证，均可参考本文施治。

黄　疸

【概述】　黄疸以目黄、肤黄、尿黄为主要症状，其中尤以目睛黄染为重要特征。

黄疸可见于多种疾病。临床上常见的急慢性肝炎、胰腺炎、胆囊炎、胆石症、肝硬化等伴有黄疸者，可参照本文辨证论治。

【病因病机】　阳黄，多因外感湿热之邪，内蕴于肝胆，湿郁热蒸，以致疏泄功能阻滞，胆液横溢而成阳黄。若感受疫毒，则病势更为暴急。

阴黄：多因酒食不节，饥饱失宜，或思虑劳倦过度，均能损伤脾胃，健运失常，湿郁气滞，以致肝胆淤积，胆汁排出不畅，外溢肌肤而渐成阴黄。

黄疸的病机总是胆液不循常道，上泛于目则目似淡金；外溢于肌肤则肤黄如染；渗于膀胱则尿黄短涩。阳黄多属外感，病程较短，实证为多。阴黄多属内伤，病程较长，虚证或虚实夹杂为多。但阳黄迁延日久，亦可能转为阴黄；阴黄患者复感外邪，亦可出现阳黄。

【辨证论治】

（1）临床表现

1）阳黄：目肤色黄，鲜明如橘，发热，口干苦，渴喜冷饮，腹部胀满，胸中懊侬，小便短黄，大便秘结，舌苔黄腻，脉象弦数。若热毒内陷，可见神昏、发斑、出血等重症；若湿重于热，则黄疸略欠鲜明，发热较轻，脘痞，便溏，口渴不甚，苔腻微黄，脉象濡数。

2）阴黄：目肤俱黄，其色晦黯，或如烟熏，神疲，畏寒，纳少，脘痞，大便不实，口淡不渴，舌质淡苔腻，脉濡缓或沉迟。若胁下癥积胀痛，腹胀形瘦，饮食锐减，舌质微紫，或有瘀斑，舌苔剥蚀，脉象细涩，多为瘀血证候，或有恶性病变可能。

（2）治疗

1）阳黄

治法：疏肝利胆，清热化湿。取督脉、足厥阴、足少阳经穴为主。毫针泻法。

处方：至阳　腕骨　阳陵泉　太冲

方义：阳黄的病机偏于湿热。故取至阳宣发督脉经气，配合腕骨疏泄太阳，清化在表之湿热；阳陵泉为足少阳的合穴，太冲为肝的原穴，泻之疏肝利胆，清化在里之湿热，使热退湿除，肝疏胆利，胆汁循于常道，则黄疸可退。

随症选穴：热重加大椎；神昏加人中、中冲、太冲（放血）；湿重加阴陵泉；脘痞便溏加足三里。

2）阴黄

治法：健脾利胆，温化寒湿。取足阳明、足太阴经穴及背俞穴为主。平补平泻，并用灸法。

处方：脾俞　足三里　胆俞　阳陵泉　三阴交　气海

方义：阴黄的病机偏于寒湿，灸脾俞、足三里温运脾胃而化寒湿。针阳陵泉、胆俞利胆以退黄。阴黄日久，每因气滞血瘀，导致胁肋胀痛，甚至形成癥积，可取三阴交、气海行气活血，这是寓泻于补的治法。

随症选穴：神疲畏寒加命门、关元，大便溏薄加天枢。

【文献摘要】

《针灸大成·肿胀门》："黄疸：百劳、腕骨、三里、涌泉、中脘、膏肓、大陵、劳宫、太溪、中封、然谷、太冲、复溜、脾俞。"

《针灸聚英·通玄指要赋》："胸结身黄，取涌泉而即可。"

【按语】　针灸治疗急性黄疸性肝炎有显著效果，其中对急性肝炎的胁肋痛的改善效果很显著，但治疗时需严格执行消毒隔离制度。其他疾病引起的黄疸，如急腹症黄疸，在明确诊断而没有手术指征前提下，亦可参照本文配合治疗。

惊悸、怔忡

【概述】　惊悸，又名心悸、怔忡，以心中悸动、脾闷心慌、善惊易恐为主症。惊悸常因突然受惊而发作；怔忡常因劳累而发作，与惊恐无关。鉴于二者在病因病机和针灸治疗方面均较为相似，故合并叙述。

风湿性心脏病、冠状动脉硬化性心脏病、肺源性心脏病以及神经症等出现心悸，均可参考本文论治。

【病因病机】 平素心气怯弱，或久病心血不足，骤遇惊恐，则"心无所依，神无所归"，心神不宁而为心惊。

饮食伤脾，湿盛生痰，思虑烦劳，气郁化火，以致痰火内扰，使"心脏之气不得其正"，遂成心悸。

久患痹病，风寒湿热之邪内侵于心，心脉痹阻，气滞血瘀，而成怔忡，甚至损及心阳，出现衰竭危象。

【辨证论治】

（1）临床表现

1）气虚心悸：心脏悸动不宁，难以自主，善惊易恐，短气，手心多汗，神倦，不易入睡，静卧休息后，症状可自动减轻，舌苔薄白，脉细数。

2）血虚心悸：心悸不宁，思虑、劳累后尤甚，面色少华，头晕目眩，短气，舌质淡红，脉细数。若心中烦热，少寐多梦，口干，耳鸣，面赤升火，舌尖深红，脉细数，则为阴虚火旺。

3）痰火心悸：心悸时发时止，烦躁不宁，胸闷，头晕，失眠多梦，容易惊醒，口苦，咳嗽咯痰稠黏，小便黄，大便不爽，舌苔黄腻，脉滑数。

4）血瘀心悸：心悸持续多年，日渐加重，动则气喘，或有阵发性胸痛，面色黄瘦，唇舌紫黯，脉象细涩结代。甚至心阳不振，怔忡不已，形寒肢冷，咳喘不能平卧，冷汗，浮肿，脉微欲绝。

（2）治疗

1）气虚心悸

治法：益气安神。取手少阴、手厥阴经穴及俞募穴。针宜补法。

处方：心俞　巨阙　间使　神门

方义：心俞　巨阙为俞募配穴法，功能调补心气；间使、神门宁心安神，主治心悸、心痛。

随症选穴：善惊加大陵；多汗加膏肓俞。

2）血虚心悸

治法：养血定悸。取手少阴、足阳明经穴及背俞穴。针宜补法，加灸。

处方：膈俞　脾俞　通里　神堂　足三里

方义：血会膈俞，配神堂补血养心，配通里安神定悸。血液的生成，赖水谷精微所化，故取脾俞、足三里健运中焦以助生血之源。

随症选穴：烦热加劳宫；耳鸣加中渚；虚火面赤加太溪。

3）痰火心悸

治法：清火化痰。取手三阴经穴及足阳明经穴。针宜泻法。

处方：灵道　郄门　肺俞　尺泽　丰隆

方义：灵道、郄门安神止悸，尺泽、肺俞泻肺清火，丰隆和中化痰，痰火既除，则咳喘心悸可平。

随症选穴：失眠加厉兑；便秘加大肠俞。

4）血瘀心悸

治法：活血强心。取手少阴、手厥阴、足太阴、任脉经穴。针宜平补平泻，加灸。

处方：曲泽 少海 气海 血海

方义：心包是心的宫城，故取心经和心包经的合穴曲泽和少海，强心定悸止痛以治其标。心气虚弱则血运不畅以致心脉瘀阻，心阳不振，故灸气海助阳益气，针血海活血化瘀，以治其本。

随症选穴：脉微欲绝加内关、太渊；浮肿加灸水分。

【文献摘要】

《针灸大成·心脾胃门》："心烦，怔忡：鱼际。……心悸恐：曲泽、天井、灵道、神门、大陵、鱼际、二间、液门、少冲、百会、厉兑、通谷、巨阙、章门。"

《针灸聚英·玉龙赋》："通里疗心惊而即瘥"。

《针灸聚英·拦江赋》："心胸之病四关担"。

【按语】 针灸治疗心悸不仅能控制症状，而且对疾病的本身也有调整和治疗作用。但在器质性心脏病出现心衰倾向时，则应针对病情的轻重缓急，及时采用综合治疗措施。

痹 证

【概述】 痹，有闭阻不通的意义。凡外邪侵入肢体的经络、肌肉、关节，气血运行不畅，引起疼痛、肿大、重胀或麻木等症，甚至影响肢体运动功能者，总称痹病。

本证可包括风湿热、风湿性关节炎、肌纤维组织炎以及坐骨神经痛等。

【病因病机】 痹证的成因，多由卫气不固，腠理空疏，或劳累之后，汗出当风，涉水冒寒，久卧湿地等，以致风寒湿邪乘虚侵入，经络痹阻，发为风寒湿痹。《素问·痹论》说："风寒湿三气杂至，合而为痹也。"

由于感受的风寒湿三气各有偏胜，故以风气胜者为行痹，寒气胜者为痛痹，湿气胜者为着痹。如素有蓄热，复感风寒湿邪，寒从热化，则为风湿热痹。

痹证受病有浅深轻重的不同，大抵皮肤、肌肉受病者，其病浅而轻，筋脉、骨节受病者，其病深而重。

痹证迁延日久，正气虚惫，风寒湿热之邪，亦可内传于脏腑。《素问·痹论》说："心痹者，脉不通，烦则心下鼓，暴上气而喘，嗌干，善噫，厥气上则恐。"这是类似风湿性心脏病的记载。

【辨证论治】

（1）临床表现

行痹：风邪偏胜。证见肢体关节走窜疼痛，痛无定处；或在一处作痛，向远处放射，牵掣麻木，如风行之速，以致患肢屈曲不敢伸，伸则痛麻难忍。有时兼有寒热，舌苔薄白或淡黄，脉象浮弦。

痛痹：寒邪偏胜。证见肌肉关节疼痛，痛势较剧，痛处有冷感，得热痛减，遇寒则甚，常喜按揉击拍以求缓解，舌苔薄白，脉象浮紧。

着痹：湿邪偏胜。证见肢体关节酸痛沉重，肌肤微肿不红，痛有定处，阴雨风冷天气每易发作，舌苔白腻，脉濡。

热痹：风湿化热。证见四肢关节酸痛肿大，痛不可近，活动受限，伴有咽痛，发热，多汗而热不退，小便短赤，舌苔厚腻而黄，脉象濡数。

（2）治疗

治法：以近部与循经取穴为主，辅以阿是穴。病在皮肤、肌肉宜浅刺，或用皮肤针叩击；病在筋骨宜深刺留针；病在血脉可放血。

处方：肩部：肩髃　肩髎　臑俞

　　　　肘部：曲池　合谷　天井　外关　尺泽

　　　　腕部：阳池　外关　阳溪　腕骨

　　　　背脊：水沟　身柱　腰阳关

　　　　骶部：环跳　居髎　悬钟

　　　　股部：秩边　承扶　阴陵泉

　　　　膝部：犊鼻　梁丘　阳陵泉　膝阳关

　　　　踝部：申脉　照海　昆仑　丘墟

方义：以上各部处方，可针对具体病情灵活运用，大抵风寒湿痹宜针灸并用，热痹单针不灸，并可放血。总以疏风散寒化湿清热为目的，使筋脉通畅，气血调和，则痹痛可蠲。

随症选穴：行痹：加风门、膈俞、肝俞；

　　　　　　痛痹：加肾俞、关元；

　　　　　　着痹：加脾俞、足三里、阴陵泉；

　　　　　　热痹：加大椎、曲池。

【文献摘要】

《针灸大成·痹厥门》："风痹：尺泽、阳辅。"

《针灸聚英·肘后歌》："鹤膝肿劳难移步，尺泽能舒筋骨疼。更有一穴曲池妙，根寻源流可调停。其患若要便安愈，加以风府可用针。更有手臂拘挛急，尺泽深刺去不仁。腰背若患挛急风，曲池一寸一分攻……"

【按语】　有关痹病的病因病机和辨证治疗，在《内经》中有系统的详细的论述，尤其在刺法方面内容丰富多彩，形式多种多样，例如，用"半刺"治皮痹，"豹文刺"治脉痹，"关刺"治筋痹，"合谷刺"治肌痹，"输刺"治骨痹等等，颇有实用意义。

痿　证

【概述】　痿证是指肢体筋脉弛缓，萎弱无力，或不能随意运动，伴有麻木、肌肉萎缩，甚至运动功能丧失而成瘫痪之类的病证。因其多见于下肢，故又称"痿躄"。

本病证常见于多发性神经炎、小儿麻痹后遗症、急性脊髓炎、重症肌无力、癔病性瘫痪以及周期性瘫痪等。

【病因病机】　肺胃热盛：感受温邪热毒，肺受热灼，津液耗伤，不能输精于皮毛，筋肉失于濡润；或因嗜食辛辣甘肥，脾胃积热，津液亏耗，筋肉失却滋养，遂皮痿证。

湿热浸淫：久卧湿地，涉水淋雨，感受湿邪，湿留不去，郁而化热，蕴蒸阳明，以致宗筋弛缓而成痿证。

肝肾阴虚：老年肝肾不足，或因久病阴虚不复，或房劳伤肾，阴精虚乏，筋脉失其营养，亦可渐成痿证。

【辨证论治】

（1）临床表现

痿证以患肢筋肉弛缓、萎缩、运动无力甚至瘫痪为主症。四肢均可罹患，但以下肢为多见，一侧或两侧同病。轻证运动功能减弱，重证完全不能动弹，渐至肌肉萎缩软瘫。

痿证初期，属于肺胃热盛者，兼有发热、咳嗽、烦心、口渴、小便短赤、舌红苔黄，脉象洪数。属于湿热浸淫者，兼见肢体酸重，发热多汗，胸闷，患肢恶热，得冷则舒，小便混浊，舌苔黄腻，脉濡数。属于肝肾阴亏者，发病缓慢，痿势逐渐加重，无发热等表证。

痿证后期，若迟迟不能康复，则成痼疾。肝肾不足，则面色少华，腰脊酸软，头晕目眩，心悸自汗，舌红少苔，脉象细弱。如脾胃虚弱，则面色萎黄，短气，自汗，食少，便清，患肢萎细而浮肿，舌淡苔白，脉象濡缓。

（2）治疗

治法：取手、足阳明及足太阴经穴为主，兼取足之少阴、厥阴经穴。针用泻法。

处方：肩髃 曲池 合谷 阳溪 髀关 梁丘 足三里 解溪

肺热配尺泽、肺俞；胃热配内庭、中脘、湿热配阴陵泉、脾俞、肝肾阴虚配肝俞、肾俞、悬钟、阳陵泉。

方义：本方根据《内经》"治痿独取阳明"的治疗原则，取手足阳明经穴轮换使用，以清其热。阳明与太阴为表里，肺主治节，脾主运化，故取肺俞、尺泽清肺热以生津液；脾俞、阴陵泉化湿热以健中州。肝肾两虚，当取肝俞、肾俞调补二脏精气；肝主筋，故取筋会阳陵泉；肾主骨髓，故取髓会悬钟。后四穴相配，有强筋骨的功效。胃热盛者，泻中脘、内庭。

随症选穴：发热加大椎；多汗加太溪、阴郄。

【文献摘要】

《针灸甲乙经·热在五脏发痿》："口缓不收，不能言语，手足痿躄不能行，地仓主之。痿不相知（一云身重骨痿不相知），太白主之。痿厥身体不仁，手足偏小，先取京骨，后取中封、绝骨，皆泻之。痿厥寒，足腕不收，躄，坐不起，髀枢脚痛，丘墟主之。虚则痿躄，坐不能起；实则厥，胫热膝痛，身体不仁，手足偏小，善啮颊，光明主之。"

《针灸聚英·伤寒》："痿：有湿热，有痰，有无血而虚，有气弱，有瘀血，针中渎、环跳，灸足三里、肺俞。"

【按语】 针灸治疗多种原因引起的痿证具有一定的疗效。其中对小儿麻痹后遗症，如能早期治疗，并结合功能锻炼，则效果更佳。

足 跟 痛

【概述】 足跟痛是指足跟一侧或两侧疼痛，不红不肿，行走不便等。其常见的疼痛部位与足太阳膀胱经、足少阴肾经关系密切。本病多见于中老年人。

引起足跟痛的原因，一般认为与肾气不足有关。除此之外，不少疾病引起的慢性劳损、运动创伤、畸形以及络伤，也可引起足跟痛。

【病因病机】

寒湿入络：多由冒雨跋涉，久处湿地，寒湿侵袭络脉，气血阻滞作痛。日久湿邪化热，兼见足跟重着作肿。

肾气亏虚：阳虚或年老体衰，精血不足，血不养筋，可引起足跟痛。

外伤劳损：长途跋涉，负重久行，或长久站立，局部挫伤，致使局部气滞血瘀，筋脉失养，发为足跟痛。

【辨证论治】

（1）临床表现

寒湿侵络证：足跟酸痛作肿，畏寒肢冷，肢体困乏沉重，头重如裹，小便混浊，舌苔白腻，脉紧滑或沉迟。

肾气亏虚证：足跟痛，腰膝酸软，神疲，健忘，耳聋耳鸣，小便频数，形寒肢冷，面色无华，舌淡，苔白，脉细弱无力。

外伤劳损证：跟部有损伤史，跟腱部疼痛时轻时重，活动时开始疼痛加重，随后痛减，跑、跳、上下楼或负重行走时疼痛加重，舌脉如常。

（2）治疗

1）寒湿侵络证

治法：祛寒利湿，通络止痛。以取足太阳、足太阴经穴为主，针刺用泻法。

处方：昆仑　仆参　三阴交　委中

方义：昆仑为足太阳经之原穴，仆参为太阳经与阳跷脉的交会穴，两者相配可解表散寒，除足跟之肿痛；三阴交可健脾除湿；委中是足太阳经之合穴，可解表利水，湿去则肿自消。

随症配穴：畏寒肢冷灸关元、足三里；肢体沉重加足三里、阴陵泉；小便不利加次髎，水分。

2）肾气亏虚证

治法：温补肾阳。以取足太阳、足少阴经穴为主。针用补法。

处方：太溪　仆参　照海　大钟　肾俞

方义：太溪为足少阴经之原穴，可温补肾气；照海、大钟、仆参均有局部治疗作用，其中大钟为足少阴肾经之络穴，一络两通，可强腰膝，主治足跟痛。肾俞可调补肾气，主腰、足疼痛。诸穴相配共奏温肾阳、行气血，止足痛之效。

随症配穴：小便频数，灸关元，针百会；精神不振加命门、关元；健忘加百会、风池、心俞；耳聋耳鸣加百会、风市、中渚。

3）外伤劳损证

治法：活血祛瘀，理筋通络。以局部取穴为主。针刺平补平泻。

处方：太溪　照海　大钟　然谷　金门　仆参　悬钟　阳陵泉

方义：太溪、照海、大钟、然谷为局部治疗作用，直接疏通局部气血，消肿散瘀止痛。阳陵泉为筋之会，刺之有舒筋镇痉止痛之效。悬钟为髓会，可益肾止痛。诸穴相配，可祛瘀活血理筋止痛。

随症配穴：跟痛胫肿加阴陵泉、三阴交；不能长久站立加足三里，筑宾。

【文献摘要】

《灵光赋》："后跟痛在仆参求"。

《胜玉歌》："踝跟骨痛灸昆仑"。

【按语】　足跟痛相当于西医学的跟骨骨刺、跟骨下滑囊炎、跖腱膜炎、跟骨下脂肪垫炎、跟骨皮下滑囊炎等，这些病多由劳损或运动创伤所引起，临床可根据疼痛部位参照本文治疗。

月 经 不 调

【概述】 凡月经周期、经量、经色出现异常，并伴有其他症状者，总称"月经不调"。临床上称月经先期为"经早"，月经后期为"经迟"，月经先后不定期为"经乱"。由明显的环境、气候和情绪等原因引起的短暂月经不调，不作病态。

本病可见于各种生殖器官炎症、发育异常、肿瘤、脑垂体前叶病变及卵巢功能异常等疾病。

【病因病机】

经早：素体阳盛，嗜食辛辣之品，助阳生热；或情志抑郁，肝郁化火，热蕴胞宫，血热妄行；或久病之后损气伤阴，阴虚内热，冲任不固，均可导致月经先期而至。

经迟：素体阳虚，寒邪内生；或行经之际，淋雨涉水，贪食生冷，寒邪搏于冲任，血为寒凝，经行受阻；或肝气不流，气滞血运不畅，胞脉受阻；或病后失调，产孕过多，营血亏损；或饮食劳倦，脾胃两虚，生化之源不足，气衰血少。以上原因均可引起月经后期而至。

经乱：多因肝郁、肾虚所致。肝藏血而主疏泄，若郁怒伤肝，肝气疏泄太过则月经偏于先期，疏泄不及则月经偏于后期。肾主封藏而司生育，若素体肾气不足，或房室不节，或孕育过多，肾失封藏，损伤冲任，血海溢蓄失调，致使月经周期错乱。

【辨证论治】

（1）临床表现

1）经早：指月经周期提前六天以上，甚至一月两次。月经量多，色深红或紫红，经血黏稠，兼见心胸烦热，面赤口干，小便黄，大便干，舌红苔黄，脉滑数者，为实热证。月经量少色红，经血黏稠，潮热盗汗，手足心热，腰膝酸软，舌红苔少，脉细数者，为虚热证。经量或多或少，经色紫红，或来有瘀块，经行不畅，或胸胁及乳房作胀，小腹胀痛，心烦易怒，口苦咽干，舌苔薄白，脉弦数者，为郁热证。月经量多色淡，质地清稀，神倦肢疲，心悸气短，纳少便溏，小腹下坠，舌淡苔薄，脉弱无力者，为气虚证。

2）经迟：指月经周期推迟七天以上，甚至四、五十天一潮。经期延后，月经色黯而量少，小腹冷痛，得热则减，或畏寒肢冷，面色苍白，舌苔薄白，脉沉紧者，为寒实证。月经色淡而量少，经质清稀，小腹隐隐作痛，喜热喜按，小便清长，大便溏薄，舌质淡，苔薄白，脉沉迟者，为虚寒证。月经量少色淡，经质清稀，面色苍白，头晕目眩，心悸少寐，舌淡苔少，脉细弱者，为血虚证。月经错后，经量少，经色黯红，夹有瘀块，小腹胀痛，胸胁乳房作胀，舌苔薄白，脉弦者，为气滞证。

3）经乱：月经不能按周期来潮，或提前或延后，经量或多或少，经色紫黯，经行不畅，胸胁乳房胀痛，嗳气不舒，喜叹息，苔薄白，脉弦者，为肝郁证。经来先后不定，量少色淡，腰膝酸软，头晕耳鸣，舌淡苔白，脉象沉弱者，为肾虚证。

（2）治疗

1）经早

治法：清热调经。取任脉和足三阴经穴为主。实证用泻法，虚证用补法，气虚者针灸并用。

处方：关元、血海。实热配太冲、曲池；虚热配三阴交、然谷；郁热配行间、地机；

气虚配足三里、脾俞。

方义：关元属任脉经穴，又是足三阴经的交会穴，"冲脉起于关元"，故关元是调理冲任的要穴；合血海以调血。冲任调和，经血则按时而行。实热者配曲池、太冲以清解血分之热。虚热者配三阴交、然谷以益阴清热。郁热者配行间、地机以疏肝解郁，清泻血分之热。气虚者配足三里、脾俞以益气摄血。

随症选穴：心烦加间使；盗汗加阴郄、后溪；腰酸痛加肾俞、腰眼；胸胁胀痛加内关、期门；腹胀痛加气海、气穴；瘀血加中极、四满；月经过多加隐白。

2）经迟

治法：温经和血。取任脉和足三阴经穴为主。针灸并施。

处方：气海、气穴、三阴交。寒实配归来、天枢；虚寒配命门、太溪；血虚配足三里、脾俞、膈俞；气滞配蠡沟。

方义：肾气旺盛，月经才能应时来潮。气海是任脉经穴，气穴是肾经和冲脉之会，二穴相配有调和冲任的作用；三阴交为足三阴经之会，功能益肾调血，补养冲任。寒实者灸天枢、归来以温通胞脉，活血通经；虚寒者加灸命门、太溪温肾壮阳以消阴翳；血虚者加足三里、脾俞、膈俞，调补脾胃以益生血之源；气滞者取蠡沟疏肝解郁，理气行血。

随症选穴：小腹冷痛加关元；心悸失眠加神门；腹胀痛，经血有块，加中极、四满。

3）经乱

治法：调补肝肾。取任脉和足三阴经穴为主。酌情补泻。

处方：关元、三阴交。肝郁配太冲、肝俞、期门；肾虚配肾俞、太溪、水泉。

方义：关元与三阴交相配可和肝补肾，调理冲任，冲任调和经血才能应时来潮。配太冲、肝俞、期门以疏肝解郁；肾俞、太溪、水泉调补肾气以益封藏，则血海蓄溢有时，经血可调。

随症选穴：经行不畅加蠡沟；胸胁胀痛加支沟、太冲；腰脊酸软加肾俞、曲泉。

【文献摘要】

《针灸甲乙经·妇人杂病》："经闭不通，小便不利，中极主之……妇人漏下，若血闭不通，逆气胀，血海主之。"

《针灸大成·妇人门》："月经不调：气海、中极、带脉（一壮）、肾俞、三阴交。"

【按语】 月经病患者，日常应注意生活调养和经期卫生，如精神舒畅，调节温寒，适当休息，戒食生冷及辛辣食物等。

带 下

【概述】 带下以带下量多，或色、质、气味发生异常为主要表现的妇科常见病证。

阴道炎、宫颈炎、盆腔炎等均可引起带下，可参照本文进行辨证论治。

【病因病机】 带下多由脾虚运化失常，水湿内停，郁久而化热，湿热下注；或肾气不足，下元亏损，任带失于固约；或经行产后，胞脉空虚，湿毒秽浊之气乘虚而入，损伤冲任而致。临床上以脾虚、肾虚和湿毒下注引起的较多。

【辨证论治】

（1）临床表现

1）脾虚：带下色白或淡黄，无臭味，质黏稠，连绵不绝，面色萎黄，纳少便清，精神疲倦，四肢倦怠，舌质淡苔白腻，脉缓而弱。

2）肾虚：带下色白，量多，质清稀，连绵不断，小腹发凉，腰部酸痛，小便频数而清长，夜间尤甚，大便溏薄，舌质淡苔薄白，脉沉迟。

3）湿毒：带下状如米泔，或黄绿如脓，或夹有血液，量多而臭，阴中瘙痒，口苦咽干，小腹作痛，小便短赤，舌红苔黄，脉滑数。

（2）治疗

1）脾虚

治法：健脾益气，利湿止带。取任脉、带脉、足太阴经穴为主。针宜补法，并灸。

处方：气海　带脉　白环俞　三阴交　足三里

方义：取带脉穴以固摄带脉经气；取气海调理任脉，理气化湿；取白环俞助膀胱之气化，利下焦之湿邪；取足三里、三阴交健脾利湿。脾健湿除，带脉固摄，则带下自除。

随症选穴：带下连绵不绝加冲门、气冲、中极；纳少便溏加中脘、天枢。

2）肾虚

治法：温补肾阳，固摄任带。取任脉、带脉、足少阴经穴为主。针宜补法，重用艾灸。

处方：关元　带脉　肾俞　次髎　照海

方义：本方取关元、肾俞、照海，重用灸法，有补益肾气，温暖下焦，固摄带脉的作用。带脉、次髎施以艾灸，为治疗带下病的有效穴位。

随症选穴：带下量多加大赫、气穴；腰部酸痛加腰眼、小肠俞。

3）湿毒

治法：清热解毒，利湿祛邪。取任脉、带脉和足太阴经穴为主，辅以足厥阴经穴。针宜泻法。

处方：带脉　中极　阴陵泉　下髎　行间

方义：取带脉、中极清泻下焦湿热，调理任带以行约束之权；下髎为治疗湿热的有效穴位；阴陵泉可清热解毒，利湿止带。

随症选穴：阴中痒痛加蠡沟、太冲、独阴（在足第二趾的跖侧远端趾间关节的中点）；带下色红加间使。

【文献摘要】

《针灸甲乙经·妇人杂病》："女子赤淫时白，气癃，月事少，中髎主之。女子下苍汁不禁，赤沥，阴中痒痛，引少腹控胁，不可俯仰，下髎主之。"

《针灸大成·妇人们》："赤白带下：带脉、关元、气海、三阴交、白环俞、间使（三十壮）。"

【按语】　针灸治疗带下有一定的疗效，但应查明原因，明确诊断，再予治疗。如病人年龄在40岁以上，带下赤黄，应排除妇科癌症的可能性。平时应节制房事，注意经期卫生，保持外阴清洁。

疝 气

【概述】　疝气，泛指睾丸、阴囊、少腹肿大疼痛而言。本病以腹痛控睾，形寒肢冷，痛甚欲厥为寒疝；睾丸肿大，硬痛积液，阴囊红肿热痛为湿热疝；小肠脱入阴囊（类于腹股沟疝）为狐疝。

肠套叠、肠嵌顿、精索扭转和丝虫病发作引起的阴囊睾丸红肿热痛，均可参照本文论治。

【病因病机】

寒疝：坐卧湿地或经受雨淋风冷，寒湿循任脉与足厥阴经凝滞于少腹、睾丸、阴囊等部，血气痹阻，遂成寒疝。

热疝：寒湿之邪蕴结化热，或肝脾二经湿热下注，以致睾丸肿大积水，阴囊红肿热痛，而成热疝。

狐疝：强力负重，劳累过度，络脉损伤，气虚下陷，以到小肠脱入阴囊或坠痛时作时止，成为狐疝。

【辨证论治】

（1）临床表现

1）寒疝：少腹睾丸牵掣绞痛，甚则上攻胸胁，痛甚欲绝，茎缩囊冷，形寒，手足欠温，面色苍白，苔白舌淡，脉象弦紧或沉伏。

2）热疝：睾丸胀痛，阴囊红肿灼热，患部拒按，伴有恶寒发热头痛肢酸，小便短赤，口中黏腻，舌苔腐厚黄腻，脉象濡数，若热退湿留，每因睾丸积液，而形成偏坠。

3）狐疝：少腹部与阴囊牵连坠胀疼痛，甚则控引睾丸，立则下坠，卧则入腹，重症非以手推托不能使坠物回收入腹。常因反复发作，久延失治，而兼见食少、短气、疲乏等症。

（2）治疗

1）寒疝

治法：温化寒湿，疏通经脉。取任脉、足厥阴经穴。针用泻法，并灸。

处方：期门　大敦　气海

方义：疝气多属任脉、足厥阴病变。任脉为病，内结七疝。足厥阴经脉过阴器抵小腹，其病则七疝、少腹肿。本方气海疏通任脉气血，温化寒湿。期门是肝经募穴，大敦是肝经井穴，二穴上下呼应，用来治疗疝气，可收疏肝行气，散结止痛之效。

随症选穴：厥逆加灸神阙、足三里。

2）热疝

治法：清热化湿，消肿散结。取足三阴经穴。针用泻法，不灸。

处方：大敦　照海　阴陵泉

方义：大敦是治疗疝气的要穴，配阴陵泉可清泄肝脾二经湿热。疝气与肾经的关系至为密切，所以针泻八脉交会穴照海，可以疏通足少阴经的气血，散结止痛。

随症选穴：少腹痛胀加大巨、关元；恶寒身热加合谷、外关。

3）狐疝

治法：补气升陷，止痛。取任脉、足阳明经穴为主。针用补法，并灸。

处方：归来　关元　三角灸

方义："小肠气痛归来治"。归来之所以能治小肠气痛，是因为它是足阳明经的要穴，阳明多气多血，合于宗筋。配关元能补气升陷止痛。三角灸是治疗疝气的成方，频频灸之，有防止复发的作用。

【文献摘要】

《针灸聚英·百证赋》:"大敦、照海,患寒疝而善蠲。"

《针灸大成·胜玉歌》:"小肠气痛归来治。"

《针灸大成·阴疝小便门》:"阴疝:太冲、大敦。"

【按语】 狐疝和小肠坠入阴囊不能回收,甚至发生嵌顿,以及睾丸积水久久不能吸收的病例,应采用手术治疗。

急 惊 风

【概述】 惊风,是以四肢抽搐、口噤不开、角弓反张和意识不清为特征的一种病证,又称"惊厥"。其中发病迅速,症情急暴者,称为急惊风。

本病证在很多疾病中均可出现,常见于5岁以下的儿童,年龄越小发病率越高,7岁以后逐渐减少。

小儿高热、急性上呼吸道感染、肺炎、急性菌痢、流行性脑膜炎、流行性脑炎、癫痫以及大脑发育不全的病证中见到急惊风,均可参照本文治疗。

【病因病机】

外感时邪:小儿肌肤薄弱,腠理不密,极易感受时邪,化火生风,内陷厥阴,而致神昏抽搐。

痰火积滞:饮食不节,积滞胃肠,痰浊内生,气机壅阻,郁而化热,热极生风,亦可酿成本病。

暴受惊恐:小儿神气怯弱,元气未充,如乍见异物,乍闻怪声,或不慎跌仆等,暴受惊恐。恐则气下,惊则气乱,神无所依,亦可引起惊厥。

【辨证论治】

(1)临床表现

本病来势急骤,发作前常有壮热面赤,烦躁不宁,摇头弄舌,咬牙龄齿,睡中易惊,或昏沉嗜睡等先兆,但为时短暂,很快即出现急惊风的症状,神志昏迷,两目上视,牙关紧闭,颈项强直,角弓反张,四肢抽搐,关纹青紫。

1)外感惊风:兼见发热,头痛,咳嗽,咽红,或恶心呕吐,或口渴烦躁。

2)痰热惊风:兼见发热,腹胀腹痛,呕吐,喉间痰鸣,便秘,或大便腥臭夹有脓血。

3)惊恐惊风:不发热,四肢欠温,夜卧不宁,或昏睡不醒,醒后哭啼易惊。

(2)治疗

1)外感惊风

治法:清热祛邪,开窍息风。取督脉、十二井穴为主。针用泻法。

处方:大椎 合谷 太冲 阳陵泉 十二井穴

方义:本方取大椎清泻热邪;刺十二井穴出血,既可泄热,又有开窍醒神之效;取太冲配合谷以平肝息风;取筋会阳陵泉以舒筋止痉。

随证选穴:热重加曲池;呕吐加中脘、内关。

2)痰热惊风

治法:清热豁痰,开窍息风。取任督脉、足阳明、足厥阴经穴为主。针用泻法。

处方:水沟 颅息 中脘 丰隆 神门 太冲

方义：水沟属督脉通于脑，有醒神开窍的功效；颅息泻三焦之火以止痉；中脘、丰隆导滞化痰；神门属心经原穴，太冲属肝经原穴，二穴相配可清心泻肝，镇惊息风。

随症选穴：目上视加神庭、囟会、筋缩；牙关紧闭加颊车、合谷；腹胀加天枢、气海。

3) 惊恐惊风

治法：镇惊安神。取督脉、手足少阴经穴为主。针用泻法。

处方：前顶 印堂 神门 涌泉

方义：前顶、印堂属督脉，均有镇惊作用，善治惊风；神门为心经原穴，有宁心安神的作用；肾经井穴涌泉可息风止痉。

随症选穴：惊风不止加颅息、囟会；昏睡不醒加人中。

【文献摘要】

《针灸大成·小儿门》："惊风：腕骨。……摇头张口，反折：金门……角弓反张：百会。"

《医学入门·杂病穴法歌》："小儿惊风少商穴，人中、涌泉泻莫深。"

【按语】 针灸治疗急惊风可镇惊止痉以救其急，痉止之后，必须查明原因，采用相应的治疗措施。

疳 积

【概述】 疳积，是以面黄肌瘦，毛发焦枯，饮食反常，腹部膨胀，精神委靡为特征的一种慢性病证。"疳"字的含义有二，一是"疳"者"甘"也，指发病原因，小儿恣食肥甘，损伤脾胃，积滞中焦，日久形成疳证；二是"疳"者"干"也，是指病机和病症，如气阴耗伤过重，形体干瘦而成疳证。

本病多见于5岁以下的儿童。若本病久延失治，往往影响小儿的生长发育。

本病证可见于小儿喂养不足、饮食失调、慢性腹泻、肠寄生虫病、结核病等。

【病因病机】 小儿乳贵有时，食贵有节，若乳食无度，或恣食肥甘生冷，壅滞中焦，损伤脾胃，运化失常，形成积滞，积滞日久，纳运无权，乳食精微无从运化，以致脏腑肢体缺乏濡养，渐至身体羸瘦，气阴亏损，终成疳证。或饮食不洁，感染虫疾，耗夺血气，不能濡养脏腑筋肉，日久成疳。

【辨证论治】

(1) 临床表现

不论何种原因引起的疳积，均可见形体干枯羸瘦，精神疲惫，面色萎黄，头发稀疏，肌肤甲错等症。

1) 因于脾胃虚弱者，兼见大便溏泄，完谷不化，腹部凹陷如舟，四肢不温，睡卧不宁且露睛，甚则伴有发育障碍，唇舌色淡，脉细无力。

2) 因于虫疾者，兼见食欲异常，或嗜食无度，不知饥饱，或嗜食异物，脘腹胀大，青筋暴露，经常腹痛，睡中咬牙，舌质淡，脉细弦。

(2) 治疗

1) 脾胃虚弱证

治法：调理脾胃，培中化滞。取俞募穴、足太阴、足阳明经穴为主。毫针浅刺，补法。

处方：中脘　章门　脾俞　胃俞　足三里　公孙　四缝

方义：本方用中脘、章门、脾俞、胃俞，是俞募配穴法；配足三里、公孙以调补脾胃，消食导滞。四缝用三棱针刺出少量黄水，为治疗疳积的要穴。

随症选穴：积滞加建里；腹胀、便溏加下脘、天枢、气海；四肢不温加气海；睡卧不宁加间使。

2）感染虫疾

治法：消积驱虫。取任脉、足阳明经穴为主。针刺先泻后补。

处方：巨阙　中脘　天枢　百虫窝　足三里

方义：巨阙行气降逆，配中脘、天枢疏通胃肠积滞，百虫窝为经外奇穴，是驱虫的要穴。

随症选穴：脘腹胀大加章门、气海；睛生云翳加行间、阳陵泉。

【文献摘要】

《针灸聚英·玉机微义针灸证治》："小儿疳瘦脱肛，体瘦渴饮，形容瘦瘁，诸方不瘥，灸尾翠骨上三寸陷中三壮。……小儿身羸瘦，贲豚腹胀，四肢懈惰，肩背不举，灸章门。"

【按语】　小儿饮食须定食定量，不宜过饥过饱或过食油腻，在治疗过程中可配合捏脊疗法，以提高疗效。婴儿断乳时，应给予适量的营养。因肠寄生虫或肠结核引起的小儿疳积，应积极治疗原发病。

风　疹

【概述】　风疹，即荨麻疹，又有"瘾疹"、"风疹块"等名称。其特征是皮肤上出现鲜红色或苍白色的瘙痒性风团。急性者短期发作后多可痊愈，慢性者常反复发作，可历数月或经久难愈。

【病因病机】　本病多由腠理不固，为风邪侵袭，遏于肌肤而成；或因体质因素，不耐鱼虾荤腥等食物，或患肠道寄生虫病，导致胃肠积热，郁于肌表而发风疹。

【辨证论治】

（1）临床表现

皮肤突然出现疹块，此起彼伏，疏密不一；疹块颜色或红或白，瘙痒异常；其发病颇为迅速，但消退亦快，也可一天发作数次；风疹发于咽喉部者，可引起呼吸困难，甚至造成窒息。

若病起急骤，身热，口渴，或兼咳嗽，肢体酸楚，苔薄白，脉濡数，系为风邪外袭；若发疹时伴有脘腹疼痛，神疲纳呆，大便秘结或泄泻，苔黄腻，脉滑数，证属肠胃积热。

（2）治疗

1）外感风邪

治法：疏风和营。取督脉、手阳明经穴为主。毫针用泻法，也可用皮肤针叩刺。

处方：肩髃　阳溪　大椎　鱼际　三阴交

方义："肩髃、阳溪，消瘾风之热极"，配大椎以增强疏散风热的作用。又取鱼际清宣肺卫，三阴交调脾和营，使风热得解，营卫调和，则风疹可消。

随症配穴：咽痛加少商，用三棱针点刺放血。

2）胃肠积热

治法：清热和营。取阳明、太阴经穴。针用泻法。

处方：曲池　足三里　血海　列缺

方义：取曲池、足三里清泄阳明积热，列缺宣肺透表，血海理血和营。

随症配穴：腹痛加建里；腹泻加天枢；喘息加尺泽、膻中。

【文献摘要】

《针灸大成·小儿门》："热风瘾疹：肩髃、曲池、曲泽、环跳、合谷、涌泉。"

《医宗金鉴·刺灸心法要诀》："阳溪主治诸热证，瘾疹痂疥亦当针。"

【按语】　针灸治疗风疹效果良好。对慢性者，应尽可能查明原因，找出致敏源，针对病因进行治疗。治疗时，忌食鱼腥发物，保持大便通畅。部分患者在月经前几天出现风疹，并随着月经的干净而消失，但在下次月经来潮时又发作，可伴有痛经或月经不调。

扭　伤

【概述】　扭伤是指四肢关节或躯体的软组织损伤，如肌肉、肌腱、韧带、血管等扭伤，而无骨折、脱臼、皮肉破损的病证。临床主要表现为受伤部肿胀疼痛，关节活动障碍等。

【病因病机】　多由剧烈运动、负重不当、跌仆、牵拉及过度扭转等原因，引起筋脉及关节损伤，气血壅滞局部而成。

【辨证论治】

（1）临床表现

扭伤部因瘀阻而肿胀疼痛，伤处肌肤出现青紫。新伤局部有微肿，按压疼痛，表示伤势较轻；如红肿高大，关节屈伸不利，表示伤势较重；陈伤一般肿胀不明显，常因风寒湿邪侵袭而复发疼痛。扭伤部位常发生于颈、肩、肘、腕、腰、髀、膝、踝等处。

（2）治疗

治法：以受伤局部取穴为主，毫针用泻法。陈伤留针加灸，或用温针。

处方：肩：肩髃　肩髎　肩贞

　　　肘：曲池　小海　天井

　　　腕：阳池　阳溪　阳谷

　　　腰：肾俞　腰阳关　委中

　　　髀：环跳　秩边　承扶

　　　膝：膝眼　梁丘　阳关

　　　踝：解溪　昆仑　丘墟

　　　颈：风池　天柱　大杼　后溪

方义：扭伤取穴，一般是根据损伤部近取法的原则，以达到行气血、通经络的目的，使受伤组织功能恢复正常。伤势较重的，亦应采用循经近刺与远刺相结合的方法。

随症选穴：除局部取穴与远端循经取穴外，还可采用对应取穴法、同经相应取穴法、及左右交叉取穴法等方法，可迅速缓解局部的疼痛和肿胀。

【文献摘要】

《针灸大成·手足腰腋门》："挫闪腰痛，胁肋痛：尺泽、曲池、合谷、手三里、阴陵泉、阴交、行间、足三里。"

《医宗金鉴·刺灸心法要诀》："肩井一穴治仆伤，肘臂不举浅刺良。"

【按语】 针灸治疗急性扭伤，进针后频频捻转，令患者作肢体运动，对止痛和恢复正常体位有显著效果，但必须排除骨折、脱臼、韧带断裂等疾病。慢性扭伤可配合推拿、药物进行治疗，也参考痹病的治法。

目 赤 肿 痛

【概述】 目赤肿痛，俗称"红眼"或"火眼"。根据其临床症状，有"风热眼"、"天行赤眼"等名称。

本病证常见于急性结膜炎、假膜性结膜炎以及流行性角结膜炎等疾病。

【病因病机】 本病证多因外感风热之邪，致经气阻滞，火郁不宣，风热相搏，交攻于目而猝然起病；或因肝胆火盛，循经上扰，以致经脉闭阻，血壅气滞而成。

【辨证论治】

（1）临床表现

目睛红赤、畏光、流泪、目涩难开。初起时仅一目，渐及两侧。如兼头痛、发热、恶风、脉浮数等，为外感风热；如兼有口苦、烦热、舌边尖红、脉弦数等，为肝胆火盛。

（2）治疗

治法：清泄风热，消肿定痛。取手阳明、足太阳穴为主。针用泻法。

处方：合谷　太冲　睛明　太阳

外感风热配少商、上星；肝胆火盛配行间、侠溪。

方义：目为肝窍，阳明、太阳、少阳的经脉均循行于目部，故取手阳明经合谷以调阳明经气，疏泄风热；太冲以导厥阴经气而降肝火；睛明为足太阳、足阳明之交会穴，能宣泄患部之郁热，有通络明目作用；太阳为经外奇穴，点刺出血以泄热消肿定痛。外感风热配手太阴井穴少商、督脉穴上星，以疏风清热；肝胆火盛配足厥阴荥穴行间、足少阳荥穴侠溪，以泻肝胆之火。

随症选穴：头痛加印堂；烦热加关冲。

【文献摘要】

《针灸聚英·玉龙赋》："大小骨空治眼烂冷泪，左右太阳医目疼善除血翳。"

《针灸大成·头面门》："脑昏目赤：攒竹。"

【按语】 本病证为眼科常见的急性传染病，常可引起流行，好发于春秋季节。患本病后，应注意眼的卫生，睡眠要足，减少用药活动，戒怒戒房劳，勿食辛辣之物。针刺治疗目赤肿痛取眼眶内穴位时，进出针须缓慢，轻捻转不宜提插，以防出血。

耳聋、耳鸣

【概述】 耳鸣、耳聋，都属听觉的异常。耳鸣是指自觉耳内鸣响，耳聋是指听力减退或听觉丧失。耳鸣常常是耳聋的先兆。两者在病因及治疗方面大致相同，故合并论述。

耳聋、耳鸣可见于西医学的许多疾病。外耳道病、鼓膜病、中耳病以及部分中枢神经系统病变、药物中毒等均可引起耳聋。此外，先天性耳聋、暴震外伤所致的耳聋亦可参照本文治疗。

【病因病机】 本证可分虚实两类。如因暴怒惊恐，肝胆火旺，以致少阳经气闭阻；或痰热郁结，壅遏清窍者，属实证。如因肾精亏耗，精气不能上达于耳者，属虚证。外因每为风邪侵袭，壅遏清窍，亦有因突然暴响震伤耳窍引起者。

【辨证论治】

（1）临床表现

1）实证：暴病耳聋，或耳中闷胀，鸣声不断，声响如蝉鸣或海潮声，按之不减。肝胆火旺者，多见面赤，口干，烦躁善怒，脉弦。痰热郁结者，多见胸闷痰多，脉滑数。

2）虚证：久病耳聋，或耳鸣时作时止，声细调低，操劳则加剧，按之鸣声减弱。多兼有头晕、腰酸、遗精、带下、脉虚细等症。

（2）治疗

1）实证

治法：清肝泻火，豁痰通窍。取手足少阳、足阳明经穴为主。针用泻法。

处方：翳风、听会、中渚、侠溪。肝胆火旺配太冲、丘墟；痰热郁结配丰隆、劳宫。

方义：手足少阳经脉均绕行于耳之前后，因此取手少阳之中渚、翳风，足少阳之听会、侠溪，疏导少阳经气。本方由近部与远部取穴组合而成，通上达下。肝胆火盛，配肝经原穴太冲、胆经原穴丘墟，清泄肝胆之火，乃取"病在上，取之下"和"盛则泻之"之意。痰热郁结，取丰隆、劳宫，以泄热豁痰而通清窍。

随症选穴：热病耳聋加偏历。

2）虚证

治法：补益肾精。取手足少阳、足少阴经穴为主。针用补法，并可用小艾炷灸患部腧穴。

处方：翳风 听会 肾俞 关元 太溪

方义：肾开窍于耳，虚证其治在肾，肾虚则精气不能上注于耳，故取肾俞、关元、太溪以培肾固本，调补肾气；配手少阳之翳风、足少阳之听会，以疏导少阳经气。共使精气上输耳窍，共奏止鸣复聪之效。

随症选穴：肾虚耳鸣加足三里、地五会。

【文献摘要】

《针灸聚英·灵光赋》："耳聋气否听会问。"

《针灸大成·耳目门》："耳鸣：百会、听宫、耳门、络却、阳溪、阳谷、前谷、后溪、腕骨、中渚、液门、商阳、肾俞。"

【按语】 耳聋、耳鸣的发生，原因很多，针灸对神经性耳聋、耳鸣效果较好。治疗时还可结合自我按摩疗法。患者以两手掌紧按外耳道口，同时以四指反复敲击枕部或乳突部，继而手掌起伏使外耳道口有规律地开合。坚持每天早晚各做数分钟。另外，日常生活中还应做到适劳逸，慎喜怒，避房劳，注意摄生调养。

失　音

【概述】 失音是指讲话声音嘶哑，甚至不能发声而言。根据病情可分为"暴喑"和"久喑"。

失音可见于多种疾病，最常见的为急慢性喉炎、癔症性失音等。急性喉炎多见于小儿，癔症性失音多见于更年期女性或青壮年人。慢性喉炎主要由经常遭受有害气体、粉尘刺激或用嗓过度等造成。

【病因病机】 喉连肺系，为声音之门户，而肺气根于肾，喉与肺病变可引起发声不畅，为喑。

声带劳损：言语过多，高声唱歌，久之声带劳损而发病；

情志忧患：久思久怒，情志郁结，气郁而化火，灼及喉咙，声门不利而发病；

感受外邪：人体正气不足，而感受风寒或风热之邪，邪遏喉咙，气机不利，致嘶哑或失音；

肾阴不足：素体阴虚，肾阴不足，以致燥伤肺络，喉失滋润。

此外，还可因气滞、血瘀、痰凝结于喉间，喉咙脉络不利而发生失音。

【辨证论治】

（1）临床表现

1）实证：突然声音嘶哑，喉痒咳嗽。若鼻塞流涕，痰稀，口不渴，舌苔白，脉浮紧，为风寒束表证；若见咽痛，鼻干，咳嗽痰黄，口渴，苔薄黄，脉浮数，为风热犯肺。

2）虚证：声音嘶哑由轻转重，咽干口燥，潮热盗汗，干咳无痰，甚则心悸，耳鸣。舌质红，苔少，脉细数。

（2）治疗

1）实证

治法：宣肺解表利咽。取手太阴、阳明经穴。针用泻法。

处方：鱼际 尺泽 廉泉 合谷

方义：鱼际为手太阴荥穴，泻之可调肺气利咽，配合尺泽可解表清利咽喉。廉泉为任脉与阴维脉的交会穴，位在结喉上方，可主暴喑。合谷用以解表清咽喉。

随症配穴：风寒束表加支沟、曲池；风热袭表加二间、肺俞、丰隆；易怒加太冲。

2）虚证

治法：滋阴清热利咽。以足手太阴、足少阴经穴为主。针用补法。

处方：鱼际 扶突 太溪 照海

方义：鱼际可调肺利咽喉；扶突位近咽喉，可疏通局部经气，消肿散结，清热生津；太溪补肾滋阴降火；照海为八脉交会穴，通阴跷脉，刺之可滋阴而利咽喉。

随症配穴：潮热盗汗加合谷、复溜；干咳加肺俞。

【文献摘要】

《灵枢·寒热》："暴喑，取扶突与舌本出血。"

《针灸大成·咽喉门》："咽肿：中渚、太溪。"

【按语】 针灸治疗失音具有一定的疗效，尤其对于用嗓过度引起的急性失音，效果较好。对慢性失音也具有一定的症状治疗作用，但必须做好喉咙保护，远离粉尘及有害气体环境，配合药物治疗，效果将更满意。

牙　痛

【概述】 牙痛有虚实之分，实痛多因胃火、风火引起，虚痛多由肾阴不足所致。

本病常见于西医学的龋齿、牙周炎、冠周炎等。

【病因病机】 手足阳明脉分别入上下齿，大肠、胃腑有热，或风邪外袭经络，郁于阳明而化火，火郁循经上炎而引起牙痛。肾主骨，齿为骨之余，肾阴不足，虚火上炎亦可引起牙痛。亦有多食甘酸、口腔不洁、垢秽蚀齿而作痛的。

【辨证论治】

（1）临床表现

风火牙痛：牙痛甚而龈肿，兼形寒身热，舌苔薄白，脉浮数。

实火牙痛：牙痛甚剧，兼有口臭、口渴、便秘、舌苔黄、脉弦。

虚火牙痛：牙痛隐隐时作时止，牙齿浮动，口不臭，舌尖红，脉细。

（2）治疗

治法：清热止痛。取手足阳明经穴为主。酌情补泻。

处方：合谷、下关、颊车。风火牙痛配外关、风池；实火牙痛配内庭、劳宫；虚火牙痛配太溪、行间。

方义：手阳明之脉入下齿中，足阳明之脉入上齿中，故本方取合谷、下关、颊车等阳明经穴为主。风池、外关疏风解表；内庭泻胃火，劳宫清心火；太溪滋肾阴，行间降肝火。

随症选穴：龋齿痛加二间、阳谷；龈肿加角孙、小海；头痛加太阳。

【文献摘要】

《针灸大成·口鼻门》："牙疼：曲池、少海、阳谷、阳溪、二间、液门、颊车、内庭、吕细（在内踝尖上，灸二七壮）……上牙疼：人中、太渊、吕细，灸臂上起肉中，五壮。……下牙疼：龙玄（在侧腕交叉脉）、承浆、合谷、腕上五寸两筋中间，灸五壮。"

《针灸聚英·杂病》："牙痛：主血热，胃口有热，风寒湿热，虫蚀：合谷、内庭、浮白、阳白、三间。"

【按语】 针灸对一般牙痛均具有止痛效果。对龋齿的止痛则属于暂时性止痛。对炎性牙痛尚具有一定的消炎作用。凡急性牙髓炎、冠周炎、牙周炎、急性根尖周围炎、牙本质过敏等引起的牙痛，均可参照本文诊治。但本病应注意与三叉神经痛相鉴别。

咽 喉 肿 痛

【概述】 咽喉肿痛属于"喉痹"、"乳蛾"范畴，是咽喉疾患中常见的病证之一。

本病证可包括西医学急性扁桃体炎、急性咽炎、单纯性喉炎及扁桃体周围脓肿等疾病。

【病因病机】 咽接食管而通于胃，喉连气管而通于肺。如因风热犯肺，热邪熏灼肺系，或因过食辛辣煎炒，引动胃火上蒸，津液受灼，煎炼成痰，痰火蕴结，皆可导致咽喉肿痛。肾阴亏耗，阴液不能上润咽喉，虚火上炎，灼于咽喉，亦可引起本症。

【辨证论治】

（1）临床表现

1）风热证：咽喉红肿疼痛，恶寒发热，咳嗽声嘶，痰多稠黏，喉间如有物梗阻，吞咽不利，苔薄，脉浮数。

2）实热证：咽喉肿痛，高热，口渴引饮，头痛，口臭，痰稠黄，大黄结，小便黄，苔黄厚，脉洪数。

3）虚热证：咽喉稍见红肿，疼痛较轻，口干舌燥，颊赤唇红，手足心热，舌质红，脉细数。

（2）治疗

1）风热证

治法：疏风清肺利咽。取手太阴、手阳明经穴为主。针用泻法。

处方：少商 尺泽 合谷 曲池

方义：少商系手太阴经的井穴，点刺出血，可清泄肺热，为治喉证的主穴。配手太阴经合穴尺泽，取实则泻其子之意。取手阳明经原穴合谷、合穴曲池，有疏风解表，清咽喉的功能。

随症选穴：声音嘶哑加列缺、扶突。

2）实热证

治法：清胃热，利咽喉。取手足阳明经穴为主。针用泻法。

处方：商阳　内庭　天突　丰隆

方义：取手阳明经井穴商阳点刺出血，配足阳明经荥穴内庭，可清泄阳明之郁热。天突系阴维、任脉之交会穴，可清利咽喉。丰隆为足阳明经的络穴，有清热、涤痰、利窍之功。

随症选穴：便秘加上巨虚。

3）虚热证

治法：滋阴降火。取手太阴、足少阴经穴为主。针用平补平泻。

处方：太溪　照海　鱼际

方义：太溪是足少阴经原穴，照海通于阴跷，二穴能滋阴降火，导虚火下行，为治虚热咽痛的效穴。鱼际为手太阴经荥穴，可清肺热，利咽喉。

随症选穴：咽干加廉泉；手足心热加少府。

【文献摘要】

《针灸甲乙经·手足阳明少阳脉动发喉痹咽痛》："喉痹：完骨及天容、气舍、天鼎、尺泽、合谷、商阳、阳溪、中渚、前谷、商丘、然谷、阳交悉主之。"

《针灸大成·咽喉门》："双蛾：玉液、金津、少商；单蛾：少商、合谷、廉泉。"

【按语】　针灸治疗咽喉肿痛效果较好，大指、食指、中指甲旁的刺血方法，对于咽喉肿痛具有迅速的消肿止痛作用，治疗中不宜食用刺激性食物。此外，如为扁桃体周围脓肿，患者不能进食，或喉肿较甚，影响呼吸者，应积极转科处理。

高　热

【概述】　发热是临床上的一个常见症状，在许多疾病中都可看到。引起发热的原因也很多，本文主要指感受外邪所引起的体温超过 39℃ 的高热。

【病因病机】　引起高热的原因常见的有外感风热，风热从口鼻或皮毛侵袭人体。肺失清肃，卫失宣降，则可见发热恶寒等症；或温邪在表不解，内入气分，或内陷营血，亦可引起高热；或外感暑热，内犯心包，可见壮热神昏；或外受疫毒郁于肌肤，内陷脏腑，也可引起壮热之症。

【辨证论治】

（1）临床表现

1）风热犯肺：发热咳嗽，微恶风寒，汗出头痛，咽喉肿痛，口干而渴，或吐黄色黏痰，舌苔薄黄，脉浮数。

2）温邪内陷：温邪内陷有邪入气分或邪入营血之分。如邪在气分者症见高热，不恶寒反恶热，面目红赤，口渴饮冷，咳嗽胸痛，或大便秘结，腹部胀痛拒按，舌苔黄燥，脉洪数。如邪在营血者症见高热夜甚，烦躁不安，甚至神昏谵语，口燥而不甚渴，或斑疹隐隐，或见衄血、吐血、便血，舌红降而干，脉细数。

3）暑热蒙心：证见壮热，心烦不安，口渴引饮，口唇干燥，肌肤灼热，时有谵语，甚则神昏痉厥，舌红绛而干，脉洪数。

4）疫毒熏蒸，证见壮热，头面红肿热痛，咽喉肿痛，烦躁不安，或见丹痧密布肌肤，咽峡腐烂作痛，舌红苔黄，脉数。

（2）治法

1）风热犯肺

治法：宣散风热，清肃肺气。取手太阴、手阳明经穴为主。针用泻法。

处方：大椎　曲池　合谷　鱼际　外关

方义：大椎为督脉经穴，又是诸阳之会，故可散阳邪以解热；大肠与肺互为表里，针刺合谷能清肺退热；鱼际为肺经荥穴，用以泻肺热利咽喉；外关为手少阳之络，通于阳维，可疏散在表之邪以解热。诸穴合用，可收解表清肺退热之功。

随症选穴：咽喉肿痛加少商，用三棱针点刺出血；咳嗽加列缺。

2）温邪内陷

①气分证

治法：清热祛邪。取督脉和手足阳明经穴为主。针用泻法。

处方：大椎　曲池　商阳　内庭　关冲

方义：取诸阳之会大椎，手阳明经之合穴曲池，祛邪清热；合手阳明经井穴商阳，足阳明荥穴内庭，以泄经腑之热；关冲为三焦经井穴，三焦主气，刺之可清泄气分之热。

随症选穴：高热不解加十宣；咳嗽胸痛加中府、尺泽、少商；口渴引饮加尺泽，三棱针点刺出血；便秘、腹痛加合谷、天枢、上巨虚。

②血分证

治法：清泄营血。取手少阴、手厥阴经穴为主。针用泻法。

处方：曲泽　中冲、少冲、委中　曲池

方义：心主血，邪入血分，故治以手少阴、厥阴经穴为主。曲泽为手厥阴经的合穴，委中为足太阳经之合，取浮络刺血，可清泄血分之热；中冲为手厥阴经井穴，少冲为心经井穴，刺之出血，可泄心火，清心热；曲池为手阳明经合穴，阳明多气多血，病在气分者，可调气以退热，病在血分者，可清血以退热。诸穴相合可达清泄营血以退热的目的。

随症选穴：神昏谵语加十宣、人中；斑疹加血海。

3）暑热蒙心

治法：清泄暑热，开窍启闭。取督脉、手厥阴经穴为主。针用泻法。

处方：大椎　曲池　曲泽　十二井穴

方义：大椎、曲池可清泄暑热；曲泽为手厥阴之合穴，刺浮络出血，可清血热，开心窍；十二井穴通于三阴三阳，具有调节阴阳，清热启闭的作用。

随症选穴，神志昏迷加人中、百会；口渴引饮加金津、玉液。

4）疫毒熏蒸

治法：清热解毒。取阳明经穴为主。针用泻法。

处方：曲池　合谷　外关　委中　陷谷

方义：曲池、合谷、陷谷同属阳明，有疏解肌肤热邪的作用；外关属三焦经，又是阳维脉的交会穴，可宣达三焦气机，有疏风散热，清热消肿的作用；委中为血郄，有清血热的作用。

随症选穴：咽喉肿痛加天容、少商；烦躁不安加曲泽；丹痧加曲泽、委中、血海。

【文献摘要】

《针灸聚英·发热》："身热恶寒后溪；身热汗出足冷取大都；身热头痛食不下取三焦俞；汗不出取合谷、后溪、阳池、厉兑、解溪、风池；身热而喘取三间。"

《针灸大成·伤寒门》："身热：陷谷、吕细（足寒至膝，乃出针）、三里、复溜、侠溪、公孙、太白、委中、涌泉。"

【按语】 针灸对高热有一定疗效，可以作为处理高热的措施之一。但一定要查明原因，针对病原采用相应的措施。对于退热不显著者，应结合其他方法。

晕 厥

【概述】 厥证，是以突然昏倒，不省人事，四肢厥冷为主症的一种病证。一般昏厥时间较短，醒后无后遗症，但也有一厥不复而导致死亡者。

西医学上所说的休克、虚脱、昏厥、低血糖昏迷以及癔症性昏迷等，均可参照本文辨证治疗。

【病因病机】 厥证主要是由于阴阳失调，气机逆乱所引起。

气厥：恼怒惊骇，以致气机逆乱，壅阻清窍，而致昏仆；或由于元气素弱，偶因过劳，或遇悲恐，气虚下陷，清阳不升，突然昏厥。

血厥：肝阳素旺，复加暴怒，气血并走于上，闭阻清窍，突然昏倒；或因失血过多，气随血脱，亦能发生晕厥。

寒厥：元阳亏损，不能温行经络，寒邪直中于里，发为寒厥。

热厥：邪热过盛，阳郁于里不能外达，发为热厥。

痰厥：素体肥胖，嗜食肥甘，运化失常，聚湿生痰，又逢恼怒气逆，痰随气升，上蒙清窍，突然昏倒而厥。

【辨证论治】

(1) 临床表现

气厥：有虚实之分。患者素体健壮，偶因恼怒，突然昏倒，口噤握拳，呼吸急粗，四肢厥冷，舌苔薄白，脉沉弦者，为实证；素体虚弱，疲劳惊恐，而致眩晕昏仆，面色苍白，呼吸微弱，汗出肢冷，舌质淡，脉象沉微者，为虚证。

血厥：有虚实之分。病起暴怒之后，突然昏仆，不省人事，牙关紧闭，面赤唇紫，舌红，脉沉弦者，为实证；病起失血过多，突然昏厥，面色苍白，口唇无华，四肢震颤，目陷口张，自汗肤冷，呼吸微弱，舌质淡，脉细数无力者，为虚证。

寒厥：面青身冷，口不干不渴，下利清谷，四肢厥逆，意识蒙眬，苔薄白，脉沉细。

热厥：初病身热头痛，胸腹灼热，渴欲饮水，便秘尿赤，烦躁不安，继则神志昏愦，手足厥冷，脉沉伏，按之数。

痰厥：突然昏厥，喉中痰鸣，或呕吐涎沫，呼吸气粗，舌苔白腻，脉象沉滑。

(2) 治疗

1) 实证

治法：苏厥开窍以救其急。取督脉、厥阴经穴为主。针用泻法。

处方：水沟、内关。气厥配太冲；血厥配行间、涌泉；热厥配十二井穴；痰厥配巨阙、丰隆。

方义：水沟为督脉经穴，督脉入络于脑，又总督诸阳，故针刺水沟既有醒脑开窍之功，又有泻热启闭之效；内关为心包经络穴，可醒神宁心，二穴相配有苏厥开窍的作用。气厥配太冲以疏肝理气，调整气机；血厥配行间以降肝火，配涌泉导血下行；痰厥配巨阙、丰隆以开窍豁痰；热厥配十二井穴以调节阴阳，泄热启闭。

随症选穴：牙关紧闭加颊车、合谷；抽搐加合谷、侠溪；喉中痰鸣加天突；身热加大椎、曲池。

2）虚证

治法：回阳救逆。取任脉和督脉穴为主。针灸并用或单用灸法。

处方：百会、气海。气厥配足三里；寒厥配神阙；血厥配关元。

方义：百会为督脉穴，气海为任脉穴，督脉总督一身之阳，任脉总任一身之阴，故二穴相配有调节阴阳的作用；又百会能醒神升阳，气海能回阳固脱，二穴相配可达回阳救逆的目的。气厥配足三里以益气升阳；寒厥灸神阙以温阳散寒；血厥配关元以益阴固脱。

随症选穴：下利清谷加天枢；多汗加复溜。

【文献摘要】

《针灸大成·瘈厥门》："尸厥：列缺、中冲、金门、大都、内庭、厉兑、隐白、大敦。四支厥：尺泽、小海、支沟、前谷、三里、三阴交、曲泉、照海、太溪、内庭、行间、大都。"

《针灸聚英·百证赋》："厥寒厥热涌泉清。"

【按语】 厥证是临床常见的危急重症，多为疾病发展到严重阶段的一种表现，针灸对于癔症性厥证、情绪激动引起的晕厥、剧烈疼痛性晕厥具有良好的疗效，但对其他原因引起者，只有作为治疗措施之一，在急救的同时必须注意原发病的诊治。

中 暑

【概述】 中暑古称"中暍"，俗称"发痧"。盛夏季节，天气炎热，在高温环境中劳作或烈日下远行，或在车船、剧院等公共场所人群拥挤，缺乏必要的防暑降温措施，遇体质虚弱及过度劳累，往往发生中暑。仅见头晕、头痛、懊侬、呕恶者称"伤暑"；猝然昏倒者称"暑厥"；兼见抽搐者称"暑风"。

【病因病机】 本病的发生，多因体质虚弱，感受暑热、湿浊。轻则暑邪郁于肌表，汗出不畅，热不外泄，出现头晕、头痛、身热、少汗、懊侬、呕吐。重则暑热炽盛，内犯心包，出现汗闭、高热、神昏、抽搐、瘈疭。暑热盛而致气阴两竭，出现汗出如珠，呼吸短促，四肢逆冷，脉微欲绝等虚脱症状，是为危候。

中暑时突然昏倒，类似中风。但无口眼㖞斜，半身不遂，宜加鉴别。重证脱险后，亦有后遗四肢瘫痪者，但多为对称性，此由暑热消耗津液，筋脉失养所致，其病机亦与中风有别。

【辨证论治】

（1）临床表现

1）轻症：暑热夹湿，郁于肌表。症见头晕，头痛，身热，少汗，懊侬，呕吐，烦渴，倦怠思睡，舌苔白腻，脉象濡数。

2）重症：暑热燔灼，蒙蔽心包。症见壮热无汗，肌肤灼热，面红目赤，口唇干燥，烦渴多饮，神志昏迷，烦躁不安，抽搐，瘈疭，舌红少津，苔黄，脉象洪数。甚则热盛而气阴两伤：汗出如珠，面色苍白，呼吸浅促，四肢逆冷，昏迷深沉，舌绛少苔，脉细数无力。

（2）治疗

1）轻证

治法：解表清暑，和中化湿。取督脉、手足阳明、手厥阴经穴。针用泻法。

处方：大椎 合谷 陷谷 内关 足三里

方义：大椎属督脉经穴，为诸阳之会，配合谷、陷谷疏泄阳明，有解暑清热之功。内关通于阴维之脉，行于腹里，分布胃、心、胸之间，配以足三里，则不仅能和中化湿，而且有益气扶正，防止暑邪内犯的作用。

随症选穴：头痛加头维；呕吐加中脘。

2）重证

治法：清泄暑热，宁心开窍。取督脉、足太阳、手厥阴经穴。针用泻法，并可放血。

处方：百会 人中 十宣 曲泽 委中 曲池

方义：暑为阳邪，易犯心包，以致清窍闭塞，神志昏迷。取百会、人中清热开窍醒脑，曲池、十宣苏厥止痉，曲泽为手厥阴的合穴，委中为足太阳的合穴，用三棱针点刺浮络出血以泻营血暑热。

随症选穴：抽搐瘛疭加阳陵泉；汗出肢冷，脉微欲绝，加关元、气海、太渊、阴郄。

【文献摘要】

《痧胀玉衡·刺腿弯痧筋法》："腿弯下有细筋，深青色，或紫色，或深红色，即是痧筋，刺之方有紫黑毒血，……唯取挑破，略见微血，似泄痧毒之气而已，不可直刺。若一应针法，不过针锋微微入肉，不必深刺。"

【按语】 中暑发病骤急，必须及时将患者移到阴凉通风的地方，施以针灸、刮痧等法。对危重病例，应严密观察病情变化，采取综合治疗措施。对高热无汗者，可用30%乙醇擦身；对面色苍白肢冷者，应用温水擦身，用热毛巾敷关元、气海。

二、辨病治疗

（一）传染性疾病

流行性腮腺炎

【概述】 流行性腮腺炎是一种以腮腺非化脓性肿胀、疼痛为主症的急性病毒性传染病。以儿童为多发，一般预后良好。成人亦有发病，且病情多较严重，由于该病毒血清型较为单一，故患本病后，可获得终身免疫。全年皆可发病，冬春两季多见，腮腺炎病毒很少变异，对物理化学因素的作用很敏感，极易被稍高的温度或来苏尔、新洁尔灭等药物杀死。因此，只有在人群密集处暴发流行。

中医称本病为"痄腮"、"蛤蟆瘟"、"含腮疮"等，认为是时行温病之一，气候失常导致疾病流行。外受风温毒邪，内有积热相煽为本病的病机。风温邪毒外袭，与内热相引，流窜于少阳、阳明经络，致经气痹阻，气血留滞，郁结不散，则可导致颊腮的肿胀和疼痛，若热毒炽盛可见壮热、神昏、惊厥。少阳移热于足厥阴，则可引起睾丸炎和卵巢炎等殖系病变。

西医学认为，本病是由腮腺炎病毒感染所引起的，该病毒是一种核糖核酸（RNA）型副黏病毒，通过病人的唾液、鼻咽分泌物与污染的食物食具侵入人的口鼻黏膜进入机体，到达腮腺及其他器官。该病毒含有神经氨酸核苷酶，对腮腺有特别的亲和力，因此，首先表现为腮腺发炎，也有人认为病毒侵入口鼻黏膜后，造成两次病毒血症，所以临床上可以看到在腮腺未肿大之前，有脑膜脑炎或睾丸炎的发生。主要病变为腮腺体及其组织充血水肿，腺管周围及间质中结缔组织增生、大量炎症细胞渗出，腺管水肿并有上皮细胞坏死脱落，使唾液不易排出。

【临床表现】 潜伏期 2～4 周，多数无前驱症状，少数可有疲倦、食少纳差、呕吐、低热等前驱症状。

本病起病多急，一般腮肿出现最早，并见头疼咽疼，食欲不振，发热，体温一般在 37～39℃之间，偶可达到 40℃以上和有脑膜刺激征，成人症状较小儿重。腮腺肿大初起多为一侧，1～3 日可达高峰，可波及对侧。肿胀以腮腺为中心，肿大的腮腺边缘不清，有弹性感，轻度触痛，表面皮肤发亮，发热但不红，不化脓，周围蜂窝组织可呈水肿，腮腺因被上举而使患者呈特殊面容，腮腺管肿胀影响了唾液排出，食酸甜食物或张口时疼痛加重。腮腺管口（口内第二臼齿边）红肿，挤压无脓性分泌物。部分病人可伴舌下腺、颌下腺与淋巴腺发炎肿大。腮腺肿持续 4～5 日后，逐渐消退。全程 1～2 周。颌下腺也可增大，如肿大过甚可压迫下面的淋巴管而致胸前水肿，舌下腺受累肿大时可见舌肿、颈肿致吞咽困难因而病程相应延长。不典型的病例仅见颌下腺肿，舌下腺肿或单纯睾丸炎、脑膜脑炎而无腮腺肿大。

腮腺肿大 3～4 天，突然上腹剧痛和触压痛，伴呕吐、发热、腹胀、腹泻或便秘，常有胰腺炎的可能。在肿大腮腺开始消退时，又突然寒战高热，睾丸胀坠压疼质硬、阴囊水肿，需考虑睾丸炎的发生，约占患者的 14％～15％。若腮腺肿伴有头痛、嗜睡、呕吐、脑膜刺激征阳性，脑脊液压力增高，其中细胞数轻度增加，则为脑膜脑炎。

【诊断要点】 根据其临床表现特征，如以耳垂为中心的腮腺肿大，漫肿不红，边缘不清，触诊有弹性、压痛等，再结合季节、年龄和病程等以及有关实验室检查，即可作出诊断。

1. 临床上见有在冬春两季出现的脑膜脑炎，虽不能找出病原体，也应考虑有本病的并发症的可能。临床上见有不明原因的睾丸炎、卵巢炎及胰腺炎等病例，也需考虑本病发生的可能。

2. 注意发热的热型变化及伴见症状，若发热持续，伴见上腹痛，应急查血中胰脂肪酶（血中胰淀粉酶价值不大），以防治胰腺炎；若高热寒战，少腹痛者，又需注意睾丸炎的发生；高热伴剧烈的头痛，则可能是脑膜脑炎的初发症状。

3. 鉴别诊断上应与化脓性腮腺炎相鉴别，后者多发于热性病后，且均为一侧，没有传染性，病情较重。

【治疗】
治法：疏风泄毒，散结消肿。
1. 针刺
处方：大椎、曲池、合谷、中渚、足临泣、颊车、翳风。
配穴：咽喉肿痛加少商、扶突；头痛甚加风池、头维；火郁肝经，睾丸作痛者，取大敦以黄豆大艾炷直接灸 5～7 壮，再针足临泣、曲泉、归来；若邪毒内陷，神昏抽搐者，可加劳宫、百会、人中、十宣放血，以清心开窍，息风止痉。
操作：主方各穴均用提插捻转泻法，使针感向四周放散；颊车、翳风两穴进皮后，针尖斜向病所，深约 1.5 寸，使局部出现较强的酸胀感。留针 30 分钟，每日针刺 1~2 次。少商、十宣点刺放血不留针。

2. 灸法

处方：角孙。

方法：行灯心灸法。用灯心 1 根，蘸麻油点燃后，对准病侧角孙穴迅速点灸皮肤，一点即起，灸时可听到一声清脆的爆竹声即可。本法疗效肯定，一般轻证治疗 1 次即可消肿，如未全消，次日可重复 1 次。也有人以灯心灸手虎口略下的手背微窝处，左病治右，右病治左。

3. 电针

处方：双侧合谷、角孙，患侧腮腺刺激点。

方法：针患侧腮腺时，由肿大的患部上缘取 45°角刺入组织深部约 1~1.5 寸。进针得气后通电，频率为 100~120 次/分，留针 10~15 分钟。电流强度以患者能耐受为度。起针后，再取双侧少商穴点刺放血 3~5 滴，每日放 1~2 次。

4. 耳针

处方：面颊、交感、神门。

方法：直刺或斜刺，强刺激，间歇行针，每日 1 次。

5. 氦-氖激光针

处方：涌泉。

方法：以波长 6328Å，功率 40W，电流 15mV，直接照射涌泉穴。每次 20 分钟，每日 2 次，照射次数双侧各 12 次。

【文献摘要】

1. 周俊英等用中药配合灯火灸治疗流行性腮腺炎 878 例，取得满意疗效。临床表现主要为腮部肿胀疼痛，一侧或双侧，咀嚼则疼痛加剧；伴发热者 322 例，颌下腺炎者 78 例，舌下腺炎 26 例。血常规检查白细胞计数正常 614 例，231 例偏低，33 例偏高。痄腮合剂：银花 12g，连翘、牛蒡子、黄芩、薄荷、浙贝各 9g，板蓝根 15g，僵蚕、柴胡各 6g，甘草 3g。以自动煎药机加工成每袋 150ml。3 岁以下患儿每次 20ml，3~6 岁每次 40ml，6~10 岁每次 50ml，10~14 岁每次 75ml，14 岁以上每次 100ml，每日服 3 次，连服 3~7 天。体温 38.5℃以上者口服布洛芬退烧，出现并发症者，采取相应治疗措施。灯火灸：取灯心草一段，蘸芝麻油少许点燃后对准耳尖部角孙穴迅速灼灸。在触及患者皮肤时，可听到"啪"声，患者并不感到灼痛。灸后局部保持干燥清洁，灸治 1 次即可，5 天左右灸处结痂并脱落。嘱患者注意休息，避免剧烈活动，忌食酸、冷、硬及辛辣油腻饮食。痊愈 685 例，好转 137 例。出现并发症 56 例，总有效率 93.6%。疗程最短 3 天，最长 7 天，平均 4 天。

［周俊英，杨微微. 中药配合灯火灸治疗流行性腮腺炎 878 例. 实用中医药杂志，2004，20（9）：494.］

2. 王利红等围刺为主治疗流行性腮腺炎。取穴：颊车、翳风、痄腮穴（耳垂下 3 分处），配双侧合谷。针刺方向均朝向腮肿。在耳垂后下方（即肿大的腮腺上方）处再取一针将肿块四面围起，有痛胀感时停针，再针双侧合谷，得气后留针 20 分钟。出针时不按压针眼，若有出血擦去即可。起针后取双侧少商穴，消毒后用 0.5 寸毫针点刺少商穴，放血挤压 3~4 次，直到血尽。3 天为 1 个疗程。本组 15 例患者治疗 1 次后均感到疼痛减轻，肿块缩小。其中 3 次治愈 10 例，5 例病人疼痛消失，肿块明显缩小。

[王利红，郭秋芳．围刺为主治疗流行性腮腺炎 15 例．针灸临床杂志，2004，20（3）：45.]

3. 耿万苍等以角孙、耳尖放血治疗流行性腮腺炎。取患侧耳尖、角孙穴，常规消毒，用三棱针或 1 寸针灸针点刺，轻挤出血，隔日 1 次。经治 1～2 次，患者耳下逐渐消肿，无压痛 48 例，占 55.8%；治疗 3～4 次 35 例，占 40.7%；有 3 例患者效果不佳改用其他方法治疗，占 3.5%。总有效率为 96.5%。

[耿万苍，李林，张秋萍，郑丹红．角孙、耳尖放血治疗流行性腮腺炎 86 例．宁夏医学杂志，2005，27（11）：773.]

4. 朱寅圣用"火柴灸"治疗流行性腮腺炎。取患侧角孙穴，以火柴 1 根划燃，待火柴头烧至通红时疾吹其火，趁火柴头火热时，对准穴位，迅速点灸，然后再快速离开穴位，此时可听到一声清脆的爆破声（无爆破声同样有效），即表示灸治疗成功，施灸 7 根/次。一般不需要处理，如有轻度感染涂以甲紫即可。336 例患者均用火柴灸治疗，施灸 1 次。疗效最快 5 小时，最慢 48 小时，疗效 100%。经治 5～48 小时后，全部热退肿消痊愈；有些患者先用西药治疗疗效不显或症状未减，个别病例发热增高，肿胀加剧，而后改用火柴灸治，亦全部治愈。

[朱寅圣．"火柴灸"治疗流行性腮腺炎 336 例．时珍国医国药，2006，17（10）：2027.]

【按语】　针灸治疗本病，古书中未有完整的记载，其中有关针灸治疗"颌肿"、"颊车痛"的记载可作为针灸治疗本病的参考。

本病预后一般较好，《疡科心得集》谓"过一候自然消散"，其自然病程为 2 周。而患者经针刺或灸灼后，耳下疼痛及咀嚼困难可以很快缓解；刺血疗法也有较好的退热效果，治疗得法，大多患者翌日病情有望明显改善，可见针灸确实大大缩短了病程，对控制症状，减轻病理损害，早期防止并发症，具有较肯定的疗效，并具有一定的优越性。

本病用针灸法来治疗，其尚久远，目前常用的方法是灯火灸法和刺络放血。前者乃古来之法，临床屡试不爽，颇受推崇，甚至长年流传于市井之间。近年来，刺络放血的方法较多用治本病，从理论上看，此法可清泄热毒，使邪有出路；临床上，该法也确有明显的退热消肿之功，故越来越受到人们的青睐。此外，穴位注射疗法，梅花针的叩打，局部微波的照射等对本病局部炎症的吸收均是有益的。总体看来，针灸对本病的消肿止痛，泄火退热的疗效较好。

值得注意的是，部分病例并发症发病隐袭，危害很大，一些病人成年之后才发现已患不育症，胰腺炎可能在退烧以后数日再死灰复燃，所以，本病在早期治疗，控制病情的同时，还应认真观察病情，积极处理并发症于萌芽之中，乃本病治疗的重点。

病毒性肝炎

【概述】　病毒性肝炎是由多种肝炎病毒感染引起的传染病，具有传染性强、传播途径复杂、流行面广和发病率高等特点。临床特点是乏力、食欲减退、恶心、呕吐、肝肿大及肝功能障碍，部分病人有黄疸和发热。病毒性肝炎分甲型、乙型、丙型、丁型和戊型肝炎五种。急性肝炎大多在 6 个月内恢复，乙型、丙型和丁型肝炎易变为慢性，少数可发展为肝硬化，极少数呈重症。慢性乙型肝炎与原发性肝癌有密切关系。

中医按症状表现，将有黄疸的肝炎归于"黄疸"病的范围，而无黄疸的肝炎则归在"胁痛"、"癥积"、"肝胀"的范围，对于重症肝炎，命之曰："急黄"、"瘟黄"。本病的主要病机是湿热内蕴中焦，脾胃运化阻滞，湿热之邪既可得之酒食过度，饮食不节，或情志不调，也可因于外受"热毒"、"天行疫毒"、和"时行疫邪"。

现代研究证实，肝炎病毒各以其不同的途径感染人体，导致肝细胞的病变。甲型肝炎病毒（HAV）是一种微小的核糖核酸（RNA）病毒，从肠道排出，经口传染；乙型肝炎病毒（HBV）为 DNA 病毒，常是通过输血、血液制品及污染的治疗器具传染；丙型肝炎病毒（HCV）为一具有脂质外壳的单链 DNA，主要通过输血传染；丁型肝炎病毒（HDV）为一种缺陷性的 RNA 病毒，与乙型肝炎病毒具有相同的外壳，主要传播途径与乙型肝炎病毒相同；戊型肝炎病毒（HEV）为一圆形颗粒，无外壳，病毒基组为正链单股 RNA，主要通过被污染水源经粪-口途径而感染。

目前认为，各型肝炎病毒是通过机体的免疫机制，即激活了特异和非特异性免疫系统，引起了肝细胞的损伤。各型肝炎的病理变化可按病情轻重及病程分为急性、慢性和重症肝炎三大类。急性肝炎的肝细胞混浊肿胀，呈水肿样变或气球样变，小叶内有炎症细胞浸润，还可见枯否细胞增生。黄疸性肝炎可见毛细胆管淤胆现象；慢性肝炎在病理上与急性肝炎类似，不同点在于，不仅是点状的肝细胞变性坏死，还可见灶性坏死甚至是灶性融合性坏死，既可发生于肝小叶，也见于管汇区，肝细胞坏死范围进一步扩大，有肝硬化者在肝细胞坏死及炎症细胞浸润的同时，还可见明显的纤维间隔；重症肝炎，肝实质损坏严重，可见肝内大块或亚大块坏死。由于肝细胞大量丧失和自溶，肝脏体积明显缩小，伴肝细胞淤胆和血窦扩张，肝小叶内有大量炎症细胞浸润，枯否细胞增生。不同病毒型的肝炎在病变部位和病理形式上各有侧重。

【临床表现】 各型肝炎均可有以下的临床表现形式，只是有所侧重而已。

甲型肝炎的潜伏期为 2～6 周，平均 1 个月左右，乙型肝炎为 6 周～6 个月。丙型肝炎的潜伏期为 2～26 周，平均 7.4 周。

1. 急性肝炎 病程为 2～3 个月，以甲型肝炎为多，根据有无黄疸的出现分为急性黄疸型肝炎和急性无黄疸型肝炎两型，临床以后者居多。起病大多缓慢，主要症状为乏力、食欲减退、恶心、呕吐、肝区胀痛、腹胀、便秘或腹泻等。部分病人可有发热和上呼吸道症状，类似感冒。多数病人肝大并有压痛、叩击痛，偶有脾大。肝功能检查有明显异常，HBV 标志阳性。恢复期精神食欲好转，肝脾逐渐回缩，肝功能渐趋正常，有些病人有口苦、肝区痛、腰背酸困、腹胀等症状，可迁延日久。有黄疸者在发病 1 周前后巩膜和皮肤出现黄染，并逐渐加深，尿色黄如深茶色，甚则大便呈灰白色，2～6 周后逐渐消退。

2. 慢性肝炎 慢性肝炎大体可分为慢性迁延性肝炎和慢性活动性肝炎 2 种。

慢性迁延性肝炎多为急性肝炎迁延不愈，病程超过半年，有乏力、食欲不振、肝区隐痛、腹胀等症状，肝功能轻度异常，或反复波动，其病程可为数年甚至数十年。

慢性活动性肝炎是指上述症状和体征持续 1 年以上，同时出现肝外多脏器损害的症状，如关节炎、肾炎、结肠炎、甲状腺炎、心肌炎、胸膜炎及干燥综合征等。肝脾肿大，常有压痛和质地改变，肝功能持续异常。一般丙型肝炎病理改变较重，但临床症状不明显，而乙型和丁型肝炎引起的慢性活动性肝炎其临床表现典型而又严重。

3. 重症肝炎 以急性肝炎起病，10 天内病情迅速恶化，出现下列症状：①黄疸迅速加深；②明显的出血倾向；③肝萎缩，有肝臭；④神经系统障碍，如烦躁、谵妄、定向和计算力障碍，甚则嗜睡、昏迷，多数病人有脑水肿；⑤肝肾综合征，尿少、尿闭及氮质血症。肝功能损害严重，血清胆红素在 10mg％ 以上，血清胆脂酶、胆固醇及胆固醇脂均降低，常死于伴发消化道出血、脑水肿、感染及急性肾衰，病程一般不超过 14 天。亚急性重症肝炎，病程可超过 14 天，病情较前者为轻，死亡率相对较低。

【诊断要点】

1. 各型病毒性肝炎的确诊主要靠抗原、抗体测定。HBV 标志（二对半）对判断有无乙型肝炎感染有重大意义，丙型、丁型及戊型肝炎均有赖血清。HCV-IgM、HDV-IgM 和 HEV-IgM 的阳性，方能诊断。多聚酶链反应（PCR）是目前特异性、灵敏度均较高的检测肝炎病毒的方法，多用于乙肝和丙肝的检测。

2. 肝炎的临床诊断还须依据流行病学资料、症状、体征、病程和实验室检查加以综合分析，血清谷丙转氨酶（ALT）和谷草转氨酶（AST）的增高及变化情况，对肝炎的发展变化情况的判断很有意义，肝穿刺做病理检查是临床鉴别慢性活动性肝炎与慢性迁延性肝炎最权威的方法。

3. 在急性肝炎流行区，初见感冒症状者，应考虑到肝炎初期的可能；急性肝炎后，出现关节痛、蛋白尿、心悸、期前收缩和甲状腺肿大者就考虑到慢性活动性肝炎的可能。

4. 本病应与中毒性肝炎、胆囊炎、传染性单核细胞增多症、钩端螺旋体病、流行性出血热、脂肪肝、阿米巴肝病等疾病引起的血清转氨酶增高相鉴别；黄疸型肝炎应与肝外梗阻性黄疸（如胰头癌、胆石症等）相鉴别。

【治疗】

治法：急性肝炎宜疏肝解郁，清利湿热；慢性肝炎宜除湿开郁，健脾补肾。

1. 针刺

处方：肝俞、期门、脾俞、章门、大椎、至阳、膻中。

其中湿热蕴结针阴陵泉、三阴交、丘墟；肝郁脾虚针阳陵泉、行间、足三里；气滞血瘀针气海、膈俞、大肠俞；肝肾阴亏针肾俞、关元、中脘。

配穴：黄疸明显，加腕骨、阳纲；肝区疼痛加支沟、大肠俞；脘痞纳呆，加内关、中脘；神昏、谵妄者，加中冲、水沟、十二井。

操作：主方各穴均宜采用提插结合捻转泻法，反复行针，然后留针。热重时，应用紧提慢按法。湿重时，可用平补平泻法。期门应斜刺，均行捻转泻法。对于肝肾阴亏的虚证则宜用补法。肝肿硬者，章门、痞根亦可用泻法，以消肿胀。

2. 灸法

（1）急性

处方：内关、石头子穴（太渊上 3 寸）。

方法：用中药毛茛嫩叶捣烂敷之，发泡后，用针挑破，流尽黄水，再敷以消炎膏。

（2）慢性

处方：膈俞、肝俞、脾俞、右期门、足三里、天枢、承满。

方法：每次取 2～3 个穴，每 2 日 1 次，艾如米粒大，每穴灸 5 壮。

3. 穴位注射

处方：肝俞、胆俞、期门、中都、日月。

方法：急性肝炎：先用维生素 B_1，待黄疸消退后，改用板蓝根；慢性肝炎用葡醛内酯。每日 1 次，每穴 1ml，10～15 次为 1 个疗程。还可用茵陈甘草注射液每日 1 次，每穴 1ml，3 周为 1 个疗程，也可用当归注射液 0.5～1ml，每日 1 次，10～15 次为 1 个疗程。

4. 耳针

处方：肝炎点、肝、三焦、交感、胆、肝阳。

操作：均用王不留行籽贴压，两耳交替，每周 2 次，5 次为 1 个疗程。

5. 穴位埋线

处方：三阴交（右）、期门（右）。

操作：用无菌操作法，局麻后，把 0 号医用羊肠线埋于穴位下，深约 1cm，羊肠线长约 1～1.5cm。本法主要用于慢性肝炎。

【文献摘要】

1. 刘文涛等针灸联合中药复方治疗慢性乙型肝炎。75 例患者随机分为治疗组和对照组。治疗组在常规护肝治疗的基础上针灸治疗，取足三里、三阴交、右肝俞穴、阳陵泉、行间，每月针灸治疗 20 天，中药每日 1 剂，均 3 个月为 1 个疗程。对照组在常规护肝治疗的基础上用中药，每日 1 剂，3 个月为 1 个疗程。中药基本方为：当归、党参、黄芪、白术、茯苓、虎杖、山豆根各 10g，丹参、赤芍、半枝莲各 15g。随证加减：湿热疫毒盛者加茵陈、大黄；肝郁气滞者加柴胡、木香；肝阴亏虚者加枸杞、熟地；脾阳不足者加仙灵脾、菟丝子；胁痛者加白芍、元胡；肝脾肿大者加桃仁、鳖甲。结果疗程结束时，治疗组和对照组的总有效率分别为 94.74% 和 78.38%，差异有显著意义（$P < 0.05$）；治疗组乏力、纳差、腹胀、肝区痛、肝、脾肿大等主要症状及体征的改善效果优于对照组，差异有显著意义（$P < 0.05$）；治疗组 ALT，AST，A/G 及复常率高于对照组，差异有显著意义（$P < 0.05$）；治疗组与对照组相对比，HBeAg，HBV-DNA 阴转率则无显著差异（$P > 0.05$）。

[刘文涛，陈海燕. 复方治疗慢性乙型肝炎临床观察. 时珍国医国药，2006，17（8）：1532.]

2. 王志宏等针刺联合 α-干扰素治疗慢性乙型肝炎。将 58 例慢性乙型肝炎患者随机分为两组，一组为针刺与 α-干扰素联合治疗组（观察组），另一组为单用 α-干扰素组（对照组）。观察组给予针刺，每天 1 次，每次行针 1 小时，每周停 1 天，共 2 个月。选穴以百会、大椎、肝俞、肾俞、足三里、阳陵泉、三阴交、太冲为主穴。不同患者可随症加减。联合干扰素 IFN-α 2b，500 万 U，最初 2 周每日 1 次肌注，以后每周 3 次肌注共半年；对照组单选 IFN-α 2b 剂量用法同上。两组患者均同时静滴维生素 C 等基础护肝药。结果观察组 HBV-DNA 阴转率、HBeAg 阴转率和 ALT 复常率于治疗后不同时段均显著高于对照组（$P < 0.01$），观察组不良反应发生率明显低于对照组。针刺与干扰素联合治疗慢乙肝可有效提高 HBeAg 阴转率和 ALT 复常率，并大大降低由单用 α-干扰素治疗带来的不良反应，扩大了干扰素的适用范围，为中西医结合治疗肝病开创一条新路。

[王志宏，岳蓓，林兰意，等. 针刺联合 α-干扰素治疗慢性乙型肝炎临床研究. 临床肝胆病杂志，2002，18（3）：187.]

【按语】 病毒性肝炎是目前临床较为常见的疾病，近年来，由于西医缺乏有效的治疗方法，不少人尝试以针灸对本病进行治疗。针灸治疗肝炎早在古代就有不少记载。

急性病毒性肝炎病程短，预后好。在临床证候表现上以实证居多。一般为中焦湿盛，运化不健，脾胃升降失常，肝胆失于疏泄。取肝、胆、脾、胃四经腧穴，化湿运脾，舒肝理气，往往可有较好的症状改善作用，尤其对急性期的胁痛、恶心、呕吐、腹胀腹泻，针灸均有较好的症状改善效果。据全国各地的临床观察发现，大量用针灸治疗的病例，其临床症状消失和肝功能恢复正常的时间，较单纯西药对照组有缩短，有理由认为，在急性期采用针灸治疗应是一种积极的治疗方法。

慢性病毒性肝炎的针灸治疗，存在着不少临床难点，首先病势缠绵，迁延难愈，且症情多易反复，患者难以坚持治疗；其二，肝脏已发生了很严重的组织学上的改变，临床上症情的逆转有一定的难度；其三，此期变症尤多，并发症也多，病情非常复杂，某些并发症甚至因其严重程度而成为首要病症变为治疗的重点。针对慢性肝炎的这些特点。在治法上，要着眼整体，分别标本，或急治其标，或标本兼顾，或全力培本，捭阖运筹，消息斟酌。在用穴上，力求精简，病情重者取双侧穴，轻者取单侧穴，左右交替。手法上，多用补法，给予较轻的刺激，使病人乐于接受，能较长时间的坚持治疗。疗程安排上，针灸每日 1 次，病情轻者可隔日 1 次，一般治疗 3 个月。临床观察发现，针灸对慢性肝炎亦有较好的改善症状和帮助肝功能恢复的作用。

由于免疫学诊断技术的开展，对本病的诊断进入亚临床阶段，本病的痊愈已不仅是临床症状和肝功能的改善，而是血中病毒的清除。目前出现了摸索针灸治疗病毒性肝炎携带者的报道，由于这些病人并无自觉症状，临床无证可辨，治疗颇为棘手。根据中医"邪之所凑，其气必虚"的观点，考虑肝炎病毒长期存在于人体中，必因于机体防卫功能的低下，故选择了一些有全身强壮作用的穴位，进行治疗观察，初步看来有一定的效果。有进一步深入研究的必要。初步研究认为，针灸对于病毒性肝炎的临床疗效的作用环节，并不在于其有杀灭病毒的作用，而是对机体免疫功能的良性调整作用。

对于针灸治疗本病的临床运用问题，不少西方学者把它看做病毒性肝炎的传染途径之一，将针灸用作本病的治疗视为畏途，这实在是因噎废食。考虑本病乙型、丙型和丁型肝炎的传染途径问题，用一次性针具即可解决这一矛盾。而针灸作为一种自然疗法，非药物疗法，对病毒性肝炎的治疗具有特殊的意义，即针灸不会增加肝脏的解毒负担，针灸对肝病的症状改善效应和整体的免疫调节作用，都是其他疗法所不可替代的，针灸对本病的治疗确有其广阔的前景。

细菌性痢疾

【概述】 细菌性痢疾简称"菌痢"，系由痢疾杆菌所致的肠道传染病，主要病理改变是结肠弥散性炎症。是夏秋季节常见传染病，以发热，腹痛，里急后重和排脓血样粪便为特征。临床上可分为急性期和慢性期。本病的传染源为病人与带菌者，传播方式主要是由食物和饮水等由口摄入而感染。

本病在中医属于"痢疾"的范畴。认为多由饮食不洁，湿热内蕴，大肠传导失司，气血凝滞，络脉受损，以致痢下赤白脓血。以病邪在血分或在气分，则有"赤痢"和"白痢"之分。发病急骤，病势较重者称"疫毒痢"；胃气受伤，不思饮食者称"噤口痢"；若正气已伤，病邪毒未除，反复发作，迁延不愈者称"休息痢"。

本病主要因于痢疾杆菌在肠黏膜上皮的繁殖。在细菌的侵入过程中，肠壁发生严重的炎症反应，首先是上皮细胞坏死，并形成肠壁的溃疡；肠黏膜分泌大量的黏液，局部可出现微小脓肿；肠蠕动失调，产生痉挛。此外，细菌内毒素的释放，可以引起各种全身中毒症状。

【临床表现】 潜伏期为数小时至 1 周，大多数 1～2 天。根据痢疾的发病特点和临床表现，通常可分为急性与慢性两期。

1. **急性菌痢** 根据全身中毒症状的严重程度可分为以下四种类型。

(1) 轻型：全身症状轻微，多无全身中毒症状。或有低热，有急性发作的腹泻，每天3～5次，左下腹压痛，里急后重无脓血，多为稀便或稍带白色黏液，病程持续3～8天，有可能自愈。

(2) 普通型：起病急，早期可有中等度全身中毒症状、畏寒、发热，体温可达39℃，头痛，乏力，食欲不振，恶心，呕吐，继之阵发性腹痛腹泻，脓血便，里急后重。左下腹压痛等肠道症状。脓血便每天可到数十次，严重者可引起脱水，致中毒和电解质紊乱，儿童可发生惊厥。病程持续10～15天后，有可能变为慢性菌痢。

(3) 重型：起病急骤，早期可有严重的中毒症状，体温升高，恶心、呕吐，大便次数频频，以至失禁，带脓血黏液便，里急后重显著，腹痛剧烈，全腹压痛，尤以左下腹为重，病人极度衰竭，四肢厥冷，意识模糊，谵语或惊厥，血压下降以至周围循环衰竭，危及生命。

(4) 急性中毒型：大多发生在2～7岁体质较好的儿童，成人偶可发生。起病急骤。可在腹痛、腹泻尚未出现之前即有高热，可达40℃以上。以精神委靡、惊厥、昏迷、嗜睡、谵语、四肢冷等神经精神症状开始。临床上可分以下三型：

休克型（循环衰竭型）：以感染性休克为主要临床表现，面色青灰，四肢末端发凉，口唇及甲床发绀，尿量减少，脉压差减少，脉搏快，昏迷，嗜睡，至晚期血压可测不出，脉搏细弱或摸不到。

脑水肿型（呼吸衰竭型）：以中枢神经系统的症状为主要临床表现，伴有脑水肿，颅内高压，脑疝与呼吸衰竭，早期常有反复惊厥，面色苍白，肌张力增强，血压正常或偏高，呼吸加快，至晚期神志不清，频繁或持续地惊厥，瞳孔大小不等，对光反射消失，呼吸节律不齐，出现叹息样呼吸，呼吸减慢，最后呼吸停止。

混合型循环衰竭、呼吸衰竭的临床症状兼而有之，预后极差。

2. **慢性菌痢** 病程在2个月以上，菌痢反复发作或迁延不愈者，都列为慢性期，称为慢性菌痢。临床上可分为以下三型。

(1) 慢性迁延型：既往有菌痢病史，常有不同程度的腹痛、腹胀，便秘与腹泻交替或经常腹泻。大便间歇或经常带有黏液或脓血便，腹部有压痛。乙状结肠触诊明显柔韧感（粗厚或可触及）。

(2) 慢性隐伏型：有菌痢病史，临床症状消失已有2个月以上，但粪便培养有痢疾杆菌及黏液病变，临床不易发现。

(3) 慢性菌痢急性发作型：半年内有菌痢史，常由饮食不洁或生冷食物为诱因激起急性发作，腹痛、腹泻、发热、大便频繁、呈脓血便。一般病情较轻，恢复多不彻底。

各型菌痢经做大便培养和大便常规都可资诊断。

【诊断要点】

1. 根据发热、腹痛、下痢脓血便、里急后重等典型症状，不难诊断。结合大便常规找到吞噬细胞，大便细菌培养阳性，可以确诊。

2. 从发病时间的长短来区别急性或慢性菌痢，一般急性菌痢经久迁延不愈或反复发作者常转为慢性菌痢，慢性期应对其各型加以区别。

3. 急性期高热，下痢频繁，呕吐烦躁，甚则出现昏迷，痉厥等，或并不出现下痢而见上述症状者，为中毒型菌痢，应严密观察。如出现面色苍白，四肢厥冷、血压下降等，则为危候。中毒性菌痢无明显下痢症状时，应行直肠指检，掏出少许内容物，做镜检或培养，以明确诊断。

4. 中医注重观察病人的大便和有关兼症，如大便色为赤多白少，为湿热盛，伤及血分；若痢下白多赤少，为寒湿盛，伤及气分；若痢下赤白，饮食不思，为"噤口痢"，表示胃气已伤，病势较重。

5. 本病应与急性血吸虫感染、急性胃肠炎、过敏性结肠炎、肠结核等相区别，通过大便常规、孵化、培养、X线钡灌肠、肠镜检等以求确诊。

【治疗】

治疗原则：清热化湿，通调肠腑，行气和血，取手、足阳明经穴。对于湿热痢，宜清热利湿，佐以足太阴、少阳经穴；疫毒痢，宜泄热解毒，急取大椎、十宣等放血；噤口痢宜和胃温中；寒湿痢宜祛寒化湿；休息痢宜温补脾肾，多选用肝、脾、肾、任脉各经经穴。

1. 针刺

处方：天枢、巨虚、曲池、气海。

配穴：其中湿热痢加大椎、足三里；寒湿痢加阴陵泉、隐白；疫毒痢加十宣、人中、神阙、神门；噤口痢加中脘、内关；休息痢加脾俞、肾俞、三阴交；里急后重甚者加中膂俞；脘闷者加中脘；恶心呕逆者加内关、内庭；夹有食积者加璇玑、公孙；大便滑脱不禁者加长强、百会。

操作：急性痢疾多为实证，故宜针泻之，根据病深针宜深的原则，对腹部各穴应刺1.5寸以上四肢各穴亦宜深刺，并行提插捻转泻法。要求提插幅度要大一些，捻转频率要快一些，使腹部穴位的针感向四周放散，然后再留针1～2小时。也可使用电针，行中度刺激。久痢属虚，治宜补法。对于寒湿痢，寒则温之，非灸不可，腹部各穴均宜用灸法。疫毒痢属邪毒内闭者，可于十宣放血，以泄邪气；神昏者加人中深刺强刺激，醒脑开窍；有脱象者神阙重灸以回阳固脱。

2. 灸法

处方：神阙、关元、足三里、大肠俞、气海。

操作：每次选择2～3穴，小艾炷灸7～10壮。神阙穴用隔盐灸，其他穴均可用隔姜灸或隔蒜灸，每日1～2次。亦可用艾卷灸，每穴5～10分钟。

3. 耳针

处方：大肠、小肠、皮质下、神门、交感。

方法：每日1次，中强刺激，留针20分钟。症状严重者，每日2～3次。症状缓解后，每日1次。

4. 刺血疗法

处方：曲池、内庭、人中。

配穴：二间、上巨虚。

方法：以三棱针点刺出血，出黑血3～5滴，或血色变淡为度。对于疫毒痢邪热鸱张高热不解者，还应于十二井穴点刺放血，热甚极者，在尺泽、委中处找静脉放血。

5. 穴位注射

处方：天枢、止泻、关元。

方法：用 0.25%～0.5% 普鲁卡因，每穴 3ml，每天 1 次，疗程 3～7 天为 1 个疗程。亦可用阿托品 1 支（0.5mg），加盐酸小檗碱（黄连素）1 支（2ml），在天枢、止泻穴注射，每穴注射 0.5ml，每日 1 次，3～7 天为 1 个疗程。

【文献摘要】

1. 傅桂苓等针灸配合穴位注射治疗菌痢。体针：主取腹哀（双）、天枢、三阴交（双）、肠炎有效穴（双）、止泻穴。湿热痢配合谷穴、阴陵泉穴；寒湿痢配足三里、气海穴；疫毒痢配尺泽、人中、十二井穴；阴虚痢配间使、太溪穴；虚寒痢配脾俞、肾俞、关元穴；休息痢配足三里、关元穴。穴位注射：取上巨虚（双）。艾灸：取神阙穴。操作方法：患者取仰卧位，先取体针穴，手法宗实则泻之，虚则补之的原则，用提插捻转补泻法，留针 30 分钟，留针期间取神阙穴隔盐灸，艾炷做成麦粒大小，灸 10～15 壮。起针、灸毕后取上巨虚穴，注射维生素 B_{12} 500mg，进针后提插泻法，强刺激，待酸胀强烈后快速推药。每日 1 次。10 次为 1 个疗程。69 例全部治愈，5 次内治愈者 42 例，10 次内治愈者 27 例。

［傅桂苓，何桂枝．针灸配合穴位注射治疗菌痢 69 例疗效观察．甘肃中医，2000，13（1）：42.］

2. 余成勇以针灸配合马齿苋治疗菌痢。94 例中急性普通型菌痢 68 例，慢性菌痢 26 例。①针刺双侧天枢穴，提插捻转以得气为度，成人留针 30 分钟，小孩不留针。②以中药马齿苋生品 30～60g（干品 3～15g）煎服，普通急性菌痢疗程为 5～7 天，慢性菌痢 1 个月为 1 个疗程。显效（腹痛腹泻症状消失，大便化验转阴）81 例，有效（腹泻黏液脓血便减轻）8 例，无效（腹泻黏液脓血便未缓解，上症有加重趋势）5 例，总有效率 94.68%。

［余成勇．针灸配合马齿苋治疗菌痢 94 例．江西中医药，2008，39（310）：71.］

【按语】 针灸治疗痢疾，《针灸甲乙经》就记载有肠澼便脓血的针灸治疗方法，其后的《备急千金要方》、《针灸资生经》和《针灸大成》亦有不少治疗经验的记载，为后世对本病的治疗提供了很好的借鉴。

临床表明，针灸治疗急性细菌性痢疾，2～3 天可控制临床症状，3～5 天内大便常规可转阴。不仅能迅速有效的控制高热、腹痛、下痢等症状，而且大便培养亦随之转阴，其疗效是较为肯定的。临床观察发现，针灸治疗本病必须掌握两个关键：一是穴位选择，二是针刺手法。大肠募及下合穴的相互配合的临床效果经观察对比明显优于其他穴位。而本病更强调强刺激所产生的带有放散性的针感，尤其是腹部的天枢、气海。针灸对于休息痢一般疗程较长，见有严重的脾肾阳虚，出现大便滑脱者，针刺则应从扶正着眼，攻补兼施，缓缓调治，不可冀望毕功于一役。总的看来，本病湿热证者，病情虽急，见效却迅速，较之其他型的痢疾易于恢复。临床发现，病发于晚秋者，不仅是针灸疗法，药物的疗效亦较差，这一点目前尚无法解释。

湿热并重的噤口痢和疫毒痢，有必要进行综合治疗，对针灸治疗疗效不显著且症情继续发展者，应做进一步检查，以明确诊断。

流行性乙型脑炎

【概述】 流行性乙型脑炎简称乙脑，是由蚊子传播乙脑病毒所引起的以中枢神经系统病变为主症的急性传染病。10 岁以下儿童易感染，流行于夏秋季节。临床以突然起病、高热、头痛、呕吐、嗜睡，或昏迷、惊厥和出现颅内压增高及脑膜刺激征为特征。重型患者病后往往留有后遗症。乙脑除人患病外，家畜和家禽都可隐性感染，其中猪、马是主要的传染源，传播媒介主要是蚊子。

本病相当于中医温病中的"暑温"以及暑证中的"暑厥"、"暑痉"和"暑风"等证系感染暑温邪毒引起的一种热性病。多因暑湿交蒸，腠理不固，外邪乘隙而入体虚感邪而发病。暑火同性，故本症传变迅速，多见"气营两燔"或"营血俱耗"，甚则"逆传心包"的急性证候。后期风痰流窜于经隧、脑窍，留而不去，则可遗留瘫痪、失语和痴呆等症。

本病的发病由乙脑病毒进入人体，在单核-吞噬细胞内繁殖，继而进入血液循环引起病毒血症，若不侵入脑实质则呈隐性感染或轻型病例，当机体防御功能低下时，病毒通过血脑屏障进入中枢神经系统并增殖，从而引起乙脑重症表现。本病主要有两种基本病理变化：①病毒感染神经细胞和胶质细胞导致损伤和组织坏死；②免疫细胞包括淋巴细胞、小胶质细胞和吞噬细胞集聚在血管周围，脑组织呈炎症反应。

【临床表现】 本病潜伏期 10～15 天，典型的病程可分为四个阶段。

1. 初期 起病急，体温急骤上升至 39～40℃，伴头痛，恶心和呕吐，部分病人有嗜睡或精神倦怠，并有颈项轻度强直，病程 1～3 天。

2. 极期 体温持续上升，可达 40℃以上，初期症状逐渐加重，意识明显障碍，由嗜睡昏睡乃至昏迷，昏迷越深，持续时间越长，病情越严重。此外，可见全身抽搐，强直性痉挛或强直性瘫痪。病程可达 4～10 天。严重患者可因脑实质内炎症、缺氧、脑水肿、脑疝等病变而出现中枢性呼吸衰竭。体检可发现脑膜刺激征，瞳孔对光反应迟钝，或瞳孔散大，腹壁及提睾反射消失，深反射亢进，病理反射阳性。

3. 恢复期 体温逐渐下降，精神及神经系统症状逐日好转。但可有低热，多汗，失语或语言障碍，吞咽困难，肢体麻痛，不能自主运动，痴呆等表现。偶见震颤，肢体挛缩，扭转痉挛及精神异常等。

4. 后遗症期 发病半年后仍留有精神、神经系统症状者，称为后遗症。约 5%～20% 患者留有后遗症，均见于高热、昏迷、抽搐等重症患者。后遗症以失语、瘫痪和精神失常为最常见。若坚持治疗，部分患者仍有恢复的希望。

临床常根据病情的轻重，将乙脑分为 4 型。其一为轻型，神志清醒，无抽搐，体温在 39℃左右，1 周内恢复。其二为普通型，有浅昏迷，可有短暂抽搐，体温在 40℃左右，约 10 天内恢复，一般无后遗症。其三为重型，体温持续在 40℃以上，神志昏迷，并伴有反复或持续的抽搐，病理反射存在，常有明显的神经系统的定位症状，易出现颅内压增高或脑疝，及中枢性呼吸衰竭。病程常在 2 周以上，恢复期常有不同程度的精神异常和瘫痪等后遗症。其四为暴发型，1～2 日内出现深昏迷，体温迅速升高，很快出现脑疝和中枢性呼吸衰竭表现，幸存者多有严重后遗症。

【诊断要点】

1. 发病于夏秋季，临床出现乙脑初期的临床表现者，应首先考虑本病的可能，以便及早诊断。

2. 实验室检查，外周血白细胞总数增高，其中中性粒细胞达 80%以上，脑脊液常规检查，压力轻度增高，白细胞增加，糖偏高，蛋白及氯化物正常者，可作为临床诊断依据，有条件者，可做血清免疫学检测，诊断更为可靠。

3. 本病急性期变化迅速，尤其是在极期，应密切注意患者的神志、呼吸和体温的变化情况，对病情由闭证转为脱证，应及早防范。

4. 对恢复期的各种症状，应结合全身情况与体征作详细分析，以区别虚实的不同证型，在治疗上分别处理。

5. 对失明、耳聋等后遗症，应经有关专科检查，明确其损伤部位和程度，有利于治疗和推断其预后。

【治疗】

治法：清暑泄热为基本治法，初期重在清宣透发；极期偏于清营凉血，豁痰开窍；恢复期和后遗症期宜调补精气，蠲痰通络。

1. 针刺

（1）初期

处方：风池、曲池、合谷。

配穴：夹湿者，加足三里、阴陵泉、内关；偏热者，加大椎、外关、委中。

操作：各主穴均宜用提插法紧提慢按，反复行针，加强针感，各穴一律行提插捻转泻法，留针20分钟，每日2次。曲池、委中、大椎可针后放血。

（2）极期

处方：大椎、曲池、曲泽、委中、十二井穴。

配穴：神志昏迷加人中、百会；颈项强硬加风池；四肢抽搐加阳陵泉、曲池；口噤加颊车。

操作：各穴均强刺激，适当深刺，反复行针，留针30分钟或1小时，根据病情每日针2～3次。人中穴向上斜刺，深入1寸左右，反复行针，加强刺激，颈项强直取风池穴应行平补平泻法；抽搐刺曲池、阳陵泉应行捻转泻法。委中处找静脉放血，泻出黑血，色变为度。

（3）恢复期及后遗症期

处方：吞咽困难：天突、廉泉、合谷、人迎。

面瘫：地仓、颊车、阳白、鱼腰、合谷。

呕吐：内关、中脘、足三里。

失语：哑门、廉泉、通里、合谷。

震颤：手三里、间使、合谷、阳陵泉。

尿潴留：中极、曲骨、阴陵泉、三阴交。

肢体瘫痪：上肢取肩髃、曲池、外关、合谷；下肢取环跳、伏兔、足三里、绝骨、太冲。

失明：睛明、攒竹、丝竹空、鱼腰、风池、合谷。

操作：恢复期，以正虚为主者，手法操作应注意浅刺，行补法；若后期正虚不著，以上各穴，可酌用泻法。廉泉、通里用平补平泻法；面部取穴，要求针感向四周放散；震颤取穴施以平补平泻法，留针；尿潴留选穴应诱导手法为主，注意行针节律和强度，尤其应消除患者的紧张，温和操作，针后加灸，留针；肢体瘫痪所选穴一般均用平补平泻法，如拘挛疼痛者，可适当行捻转泻法，此外，瘫痪治疗要求得气感要强，能上下传导者疗效较为可靠，对于弛缓性瘫者，应采用补法为主，并可适当加灸，隔姜灸、艾条灸均可，每日1次，对于拘挛性瘫痪则应用针刺泻法，以缓解局部经筋拘急状况。

2. 穴位注射

处方：哑门、肾俞；风池、足三里、大椎、内关、次髎、阳陵泉。

方法：每次选用 2 个穴，四组交替，用乙酰谷酰胺、胎盘组织液、大脑组织液、红当归注射液、盐酸呋喃硫胺、维生素 B_{12} 等，根据用药部位，症状选择注射药物，每穴注射 0.5～2ml，隔日 1 次，10 次为 1 个疗程。

3. 头针疗法

处方：瘫痪选对侧运动区、感觉区、足运感区；失语取言语一区、言语二区、面运区；失聪用晕听区、肝胆区；失明针视区。

方法：本法适用于乙脑的恢复期和后遗症期的治疗，可单纯针刺，以平补平泻法，得气后留针 2～4 小时，亦可加电刺激，或在对应刺激区注射药物。

4. 耳针

处方：神门、皮质下、肾上腺、枕额。

配穴：心、肝、肾、屏尖。

方法：耳针常规方法，每次 4～5 个穴位，留针 30 分钟，隔日 1 次，10 次为 1 个疗程。屏尖以三棱针点刺放血。

【文献摘要】

1. 黄莉莉等针灸治疗小儿病毒性脑炎后遗症 63 例，取得满意疗效。共计 107 例，分为针灸治疗组（针灸治疗时除需紧急对症处理用药外，一般少用药物），单纯药物治疗组。治疗组以体针为主，配合头皮针、耳针，体针以手足阳明经穴位及醒脑开窍的穴位为主，头皮针选穴参照《中国头皮针穴名国际标准化方案》中的 14 条治疗线为主，取患侧肢体对侧头皮治疗线。囟门未闭患儿不用头皮针。体针每次取 5～10 穴，选用 1～1.5 寸毫针，采用捻转进针法，针时用艾条温灸至起针。留针 30 分钟。耳针采用耳针针至耳软骨以不透过对侧皮肤为度，留针 3～4 小时。每日 1 次，10 次为 1 个疗程，疗程间休息 3 天，3 个疗程后观察疗效。针灸组 63 例，治愈 16 例，显效 28 例，进步 7 例，无效 12 例，有效率 81％；对照组 44 例，治愈 2 例，显效 7 例，进步 11 例，无效 24 例，有效率 45.4％。

[黄莉莉，李锡榕. 针灸治疗小儿病毒性脑炎后遗症 63 例. 福建中医药，2000，31（1）：44.]

2. 闫海飞等以调督脉法针刺治疗脑炎后遗症 12 例。主穴：水沟、上星（或百会）、风府（或哑门）、大椎、至阳、筋缩、命门、长强、涌泉。配穴：语言障碍加金津、玉液放血，通里、廉泉；智力障碍加神庭、内关、丰隆；抽搐加合谷、血海；面瘫加下关、颧髎。选取 28 号 1.5 寸毫针，依据腧穴所处的不同位置，采用平刺、直刺或斜刺等方法，进针 0.8～1.2 寸，采用捻转补泻法，大指向前、食指向后为补法，反之为泻。主穴均采用补法，得气后留针 20～40 分钟，留针期间行针 2～3 次，每日 1 次，12 次为 1 个疗程，疗程间隔 2～3 天。12 例经 12～54 次治疗，临床治愈 8 例，显效 4 例。其中 12～36 次治愈 6 例。

[闫海飞，王莉，李春林. 调督脉法针刺治疗脑炎后遗症. 针灸临床杂志，2003，19（1）：9.]

3. 朱喜增等以高压氧联合针刺治疗流行性乙型脑炎神经系统后遗症。治疗组采用柳州产 2.6A 型多人空气加压舱治疗。压力设定为 0.2MPa，用活瓣式面罩间歇两次吸入纯氧各 30 分钟，中间休息 10 分钟，再经 30 分钟减压出舱。每天一次，10 次 1 个疗程，间隔 5 天开始下一疗程，共 3 个疗程。随后加用针刺治疗：于头部取四神聪、额三针、颞三针、颞前斜线、语言2区、语言3区；言语障碍取哑门、下哑门、大椎、百会、廉泉、通里、神门；下肢瘫痪主穴取风池、印堂、上星、百会、三阴交，加血海、梁丘、阳陵泉、足三里、丰隆、解溪、太冲、环跳、髀枢、居髎、伏兔、涌泉、夹脊穴，采用平补平泻手法，留针30分钟。其间接电针仪，电流强度以患儿能耐受为宜，每天一次，10天为1个疗程，疗程间休息2天，共5个疗程。并选同期未做高压氧治疗者22例为对照，其病情、神经症状、体征及治疗时间与高压氧治疗组比较有可比性。常规给予甘露醇、脑细胞活化剂、脑活素、镇静剂等内科治疗。100例流行性乙型脑炎住院患儿，治疗组78例，基本治愈31例，显效23例，有效21例，无效3例，总有效率96.2%；对照组22例，基本治愈2例，显效5例，有效6例，无效9例，总有效率42.1%。

[朱喜增，裴旭东，张怀宏．高压氧联合针刺治疗流行性乙型脑炎神经系统后遗症的疗效观察．中国康复医学杂志，2007，22（10）：937.]

【按语】 中医并无乙脑的病名，但其中的高热、痉厥、昏迷等表现，在《内经》及其以后的针灸专著中不乏其症状治疗记述，尤其是高热，在《灵枢·热病》和《素问·刺热》中作了比较详细的介绍，总结出了一套针灸治疗经验。其他如瘫痪、失音、失明、痴呆等，除《内经》外，历代针灸著作都有介绍，为后世提供了较为丰富的临床经验，它们在乙脑的针灸治疗中是颇为有益的借鉴。

实践证明，除重型乙脑需中西医结合进行抢救外，一般较轻型症状单用针灸即可治愈，在急性期采取针灸治疗，可显著减少后遗症。急性期，针灸疗法亦可很好地控制惊厥，缓解症状。尤其是对于后遗症，针灸治疗具有更好的效果，而且应提倡早期针灸治疗。如后遗症虽经较长时间仍无改善者，应劝导患者耐心调治，一般都会收到一定的疗效。

不仅对于乙脑的轻证型，在急性期，针灸也常显示其治疗效果，以下五大重症配合针灸治疗，往往对病情恢复有明显的促进作用。①高热：重症型乙脑，高热可达41℃以上，常须采取综合性降温措施，而针灸能起到辅助退热作用，常用穴为大椎、劳宫、涌泉、尺泽、委中、十二井等，采用提插泻法，反复行针，委中、尺泽、十二井等，可点刺出血，本法可起到及时降温的效果。②昏迷：针刺不仅可用于轻症型乙脑的嗜睡、意识模糊或浅昏迷，对重症深昏迷者，配合针灸治疗也有一定的醒脑开窍的作用，常用穴为人中、中冲、百会、风府、劳宫、涌泉等。③反张抽搐：重症乙脑在高热的同时，并见颈项强直，甚则角弓反张、四肢抽搐等症状，角弓反张与足太阳经及督脉有关，治取天柱、大杼、肝俞、大椎、至阳；四肢抽搐与肝热风动有关，可取曲池、阳陵泉、行间、太冲等，以平厥阴少阳之风。④呼吸困难：呼吸困难是乙脑的危候之一，综合治疗均采用兴奋呼吸中枢，针灸治疗，常取穴中府、膻中、合谷等，兴奋募穴，以鼓动心肺。还可单刺会阴一穴，行强烈的提插捻转手法，往往也能取得较好的疗效。如因痰浊阻滞气道，影响呼吸者，可尝试用内关、天突、尺泽以宣展气机，开闭祛痰。⑤肠麻痹：因高热或毒血症状而引起的中毒性肠麻痹也是乙脑的常见并发症，患者腹部胀气，不能排气，应用针刺多能迅速改善症状，取穴天枢、气海、上巨虚、下巨虚等，针刺应较深，反复行针，或腹部穴位加用艾条灸，以通畅气机，促进肠功能的恢复。

流行性脑脊髓膜炎

【概述】 流行性脑脊髓膜炎（简称流脑）是由脑膜炎双球菌引起的化脓性脑膜炎。15

岁以下的儿童发病率最高。冬春季节易流行，人是本病唯一的传染源，病原菌存在于病人与带菌者的鼻咽部，致病菌借空气和飞沫传播，由上呼吸道侵入人体。

根据其症状特点及其好发季节，本病可归于中医"痉病"、"惊风"和温病的"春温"的范畴。其发病因于正气虚弱。复感春季或冬春之季温热毒疫之邪，温热毒邪上犯肺卫、化热化火，传及气分，燎及营血，甚则"逆传心包"，动风生惊，若邪毒鸱张，还可迫血妄行，耗竭阴津，阴损及阳，形成阳气外越的脱证。

西医认为，病原菌经鼻咽部侵入人体，当人体免病力下降或病原菌毒力较强时，则病即可由鼻咽部进入血液，发展为败血症，继而累及脑脊髓膜，形成化脓性脑脊髓膜炎。在败血症期，细菌常侵袭皮肤血管内壁，引起栓塞、坏死、出血和细胞浸润，从而出现瘀点和瘀斑。暴发型败血症期，脑膜炎双球菌的脂多糖内毒素引起微循环障碍和内毒素性休克，继而引起播散性血管内凝血（DIC），称为华-佛综合征。暴发性脑膜脑炎迅速出现脑实质损害，可能与细菌内毒素引发循环障碍以及Ⅲ型变态反应有关。

【临床表现】 潜伏期为1~7天，流脑的症情复杂多变，轻重不一，典型的病程可分为以下三个阶段。

1. 初发期 大多无症状，或类似感冒症状。

2. 败血症期 突发高热，寒战并头痛，神志淡漠，婴幼儿可有吵闹，烦躁或惊厥。病后2天左右，可见全身皮肤黏膜出现大小约1~2mm的瘀斑，严重者瘀斑迅速扩大，其中央因血栓形成而见皮肤溃破。部分病人有脾肿大，多数人2日内发展为脑膜炎。

3. 脑膜炎期 高热及毒血症状持续存在，但中枢神经系统症状加重。因颅内压增高，病人出现剧烈的头痛，喷射性呕吐，颈项强直，血压增高而脉搏下降，甚则狂躁或惊厥，病理反射阳性。1~2日后，病人进入昏迷谵妄状态，极易出现中枢性呼吸衰竭。婴儿发作多不典型，除高热、哭闹、惊厥外，前囟未闭者大多突出，对诊断较有帮助。

根据病情的轻重，临床还将本病分为普通型、暴发型和慢性败血症型三种类型。前者一般为典型发作，暴发型起病急骤，发作凶险，若不及时抢救，常于24小时内死亡，慢性败血症型多见于成人发病，临床较少见，病程常迁延数月之久，诊断主要靠血培养，常需多次检查才能获阳性。

【诊断要点】

1. 凡在流行季节突起高热、头痛，伴神志改变，皮肤黏膜有瘀点，脑膜刺激征阳性者，临床诊断即可初步确立。确诊有赖于脑脊液检查及病原菌的发现，免疫学检查有利于及早确立诊断。

2. 典型的脑脊液表现在脑膜炎期对快速诊断很有帮助，此期，脑脊液压力增高，可达1.96kPa，脑脊液滴速加快。外观混浊，脑脊液常规表现，白细胞数显著增高，蛋白含量明显增高，而糖及氯化物明显减少，甚则测不出。当然脑脊液改变晚于临床症状，一般在发病24小时后才会出现，抗菌治疗对其有很大影响。

3. 由于本病里热较盛，传变较快，卫分征象有时不太明显，常在发病后很快出现气分甚则气血两燔的征候，故诊查时以当前症状为主要判别依据，起病时间只供参考。

4. 斑疹为病邪入里，内传营血所致，疹色红活荣润，疹形松浮者为病邪轻浅，是顺证；若斑疹色紫，属热毒亢盛；一旦斑色紫黑，稠密，紧束有根，乃邪毒深陷正气不支之象，是逆候。有此表现，虽身热不高，亦应特别注意病情变化。

5. 本病应与其他化脓性脑膜炎、流行性乙脑和其他脑膜炎相鉴别。

【治疗】

治法：气营两清，镇静息风。

针刺：

（1）初发期

处方：大椎、风门、合谷、曲池。

配穴：头痛，加印堂、太阳；恶心，加内关、足三里；咽痛少商点刺放血。

操作：大椎直刺，风门斜刺，各穴得气后行提插捻转泻法，使局部有较强的针感，曲池以出现向上下传达的针感为好，合谷的针感应达指尖。诸穴合用，共奏疏散外邪的疗效。留针30分钟，每日1次或2次。

（2）败血症期

处方：太冲、劳宫、人中、涌泉、十二井。

配穴：高热不退者，加委中、尺泽放血；瘀斑及皮肤黏膜出血者，加血海、太溪；神昏者加素髎、丰隆以化痰开窍。

操作：以上各穴均行提插捻转泻法，太冲、营宫，适当深刺，人中向上斜刺，深约1寸，反复行针，加强刺激，留针20分钟，间歇行针。每日针1～2次，儿童留针不便者，可强刺激，不留针，以达清营凉血之效。涌泉、十二井、委中、尺泽，均用刺血法，后二穴亦可不拘穴位所在，而在肘、腘窝附近找大静脉泻出其血，如此均有较好的清泄热毒的作用。

（3）脑膜炎期

处方：人中、劳宫、行间、长强、筋缩、阴陵泉。

配穴：高热动风，取百会、涌泉、尺泽、风池；闭证取印堂、丰隆、十二井；邪陷正脱者，加涌泉、关元、气海、足三里。

操作：人中、劳宫，行提插捻转泻法，行间、长强也行泻法，刺激要强，每5分钟行针1次，以上穴位原则上用提插捻转泻法，留针30分钟，如患者抽搐较重，可强刺激不留针。对于邪陷正脱的脱证，急在关元、气海、涌泉以艾条悬灸或神阙艾炷直接灸，以患者面色转红为度。

（4）后遗症期

处方：失明：睛明、光明。

　　　聋哑：听宫、翳风、合谷、哑门、廉泉、百会、外关。

　　　四肢不用：肩髃、曲池、外关、合谷、环跳、阳陵泉、足三里、绝骨。

　　　神志呆迟：四神聪、风府、神门、大陵、太冲、合谷。

　　　舌强：下关、颊车、廉泉、合谷、天突、人迎。

以上穴位根据其症状表现不同，任取一组穴位，行平补平泻，留针30～40分钟，20次为1个疗程。疗程间休息1周。后遗症期的处理可参照乙型脑炎的方法。

【文献摘要】

1. 于庆春等用针刺华佗夹脊穴治疗结核性脑膜炎后肢体瘫痪。上肢瘫痪治疗主穴：大椎穴旁开0.5寸夹脊穴。配穴：肩髃、曲池、外关、合谷。操作：局部常规消毒，用2寸毫针，直刺夹脊穴1.5～2寸，得气后用强提插、捻转行针数次，以患者有放射性酸麻胀感觉并沿上肢外侧至指端为度，留针20分钟，每间隔5分钟行针1次。配穴的各穴位尽量深刺，行平补平泻手法，得气后加多功能电针治疗仪治疗，留针20分钟。每天针刺

1次，15次为1个疗程。下肢瘫痪治疗主穴：腰阳关穴旁开0.5寸夹脊穴。配穴：环跳、足三里、伏兔、上巨虚、委中、承山、昆仑、阳陵泉、绝骨、三阴交等穴交替针刺。操作：局部常规消毒，用3寸毫针，向内呈80°角进针2～2.5寸，得气后用强提插、捻转行针数次，以患者有放射性酸胀感觉并沿下肢外侧至趾端为度，留针20分钟，每间隔5分钟行针1次。配穴的各穴位尽量深刺，行平补平泻手法，得气后加多功能电针治疗仪治疗，留针20分钟。每天针刺1次，15次为1个疗程。治愈9例，显效12例，好转2例。总有效率为93.10%。

［于庆春，仇永全，陈东．针刺华佗夹脊穴治疗结核性脑膜炎后肢体瘫痪29例疗效观察．新中医，2003，35（11）：49.］

2. 张有年用针刺加中药治疗化脓性脑膜炎后遗症。治疗组采用针刺配合中药治疗，针刺头针取：百会，四神聪，运动一、二区，风池（双）、哑门、颌三针等；体针：大椎，华佗夹脊一、二、三、四穴，承扶，承山，太溪，涌泉，内关，曲池，合谷等穴。头穴采用一穴四针法，体针采用一穴一针法，头针手法：采用飞针进针，不提插，体针采用泻法，每天1次，星期天休息。每个患儿均服中药，每天早晨服中药后1h左右针刺，中药由西洋参、炙黄芪、白术、鹿角胶、抱茯神、益智仁、僵蚕、麦冬、京菖蒲、钩藤、胆南星、连翘、大青叶、二花、地丁、大黄等组成，采用上述药物煎成膏剂，每次2汤匙，内含中药5～6g左右，每日早晚各1次，30天为1个疗程。对照组单纯采用同治疗组针刺方法。治疗组82例，痊愈34例，显效43例，有效4例，无效1例，总有效率98.78%；对照组80例，痊愈10例，显效23例，有效45例，无效2例，总有效率97.50%。

［张有年．针刺加中药治疗化脓性脑膜炎后遗症82例临床观察．中国中医药科技，2003，10（3）：192.］

3. 张波用针刺配合抗结核药物治疗结核性脑膜炎后遗症。治疗方法：①面神经麻痹针刺选穴：地仓、颊车、下关、牵正、合谷、迎香，每次6～8个穴位，面部穴浅刺，留针30分钟。②斜视、复视、上睑下垂针刺选穴：攒竹、阳白、鱼腰、睛明、太阳、丝竹空、足三里、三阴交，每次6～9个穴位，面部穴浅刺，留针10分钟。③偏瘫针刺选穴：上肢选肩髃、大杼、曲池、手三里、外关、合谷、曲泽、内关、大陵；下肢选环跳、风市、髀关、伏兔、阳陵泉、足三里、悬钟、丘墟、三阴交、委中、肾俞。每次6～8个穴位，留针30分钟。智障针刺选穴：百会、大椎、四神聪、风府、风池、内关、命门、肾俞、足三里、太溪、悬钟。每次6～9个穴位，留针30分钟。痊愈19例，占86.36%；显效3例，占13.64%。总有效率100%。

［张波．针刺配合抗结核药物治疗结核性脑膜炎后遗症疗效观察．新疆中医药，2006，24（2）：29.］

【按语】 本病与乙脑都属于神经系统的感染，起病危急，还可见神经系统的定位症状，发病后可留有不同程度的后遗症，故在治疗上也存在一定的相似性。但本病特点在于：迅速出现热入营血的证候。病候演变更快，脑膜刺激征和早期出现严重的颅内高压症状，使本病的病势表现的较为急重。

针灸对流脑病人的普通型和轻型具有一定的疗效。对于本病，针灸的优势表现在：①降低颅内高压，有人观察发现，行间强刺激并配合阴陵泉利水，对人和大鼠的颅内高压有一定的降低作用，临床上能够很快缓解头痛、呕吐、项强等症状；②退热抗感染。针刺曲池、大椎可退热，在本病的败血症期和脑膜炎期，针灸通过清泄热毒，而达到很好的症状控制作用，这一效应实际上反映了针灸具有一定的抗感染作用；③镇静定搐，"风痉身反，先取足太阳腘中及络出血"（《灵枢·热病》），说明在《内经》时代，刺络放血就是息风定痉的方法之一。在本病，热毒内盛，热极生风，用放血疗法是清泄邪热，釜底抽薪，消弱风热的重要环节，与平肝息风、宁心镇静的穴位配合，可取息风镇静之效。

上述作用对本病而言，是相辅相成的，抗感染和降低颅内压是改善本病的关键。当然，针灸对本病的治疗还是应该采取慎重的态度，因为本病具有传变迅速的特点，对于重症更是病情急骤，故早期采用中西医结合的方法是必要的。

百 日 咳

【概述】 百日咳是小儿常见的急性呼吸道传染病，百日咳杆菌是本病的致病菌，传染性强，冬春季多见，其他月份也可见流行。其特征为阵发性痉挛咳嗽，咳嗽末伴有特殊的吸气吼声，病程较长，可达数周甚至3个月左右。幼婴患本病时易有窒息、肺炎、脑病等并发症，病死率高。近年来幼婴及成人发病有增多趋势。

本病属于中医"顿咳"的范畴，部分医籍称之为"疫咳"或"天哮"。认为本病因于外感时邪，内有伏痰而致。时邪袭表，引动伏痰，内外相引，肺失清肃为本病的主要病机。小儿脏腑娇嫩，易虚易实，更易生变症，邪热内盛，常内伤肺脾，甚则可邪热内陷，引动肝风，使病情更为复杂。

病菌黏附在呼吸道黏膜，并繁殖产生毒素，导致支气管黏膜广泛炎症，黏液分泌增多，纤毛损害，支气管黏液刺激感觉神经末梢，反射性的引起剧烈的连续咳嗽。也有人认为痉咳是咳嗽中枢对杆菌毒素过敏所致。细菌产生的多种产物如组胺致敏因子（HSF）、促淋巴细胞增生因子（LPF）、胰岛活性蛋白（IAP）等均可加重支气管内皮细胞的坏死，并加重全身症状。病理表现多见支气管周围炎症浸润及间质性肺炎。如痰液堵塞支气管，可见局部的肺不张。

【临床表现】 潜伏期一般为7～10天，临床上可分三期。

1. 卡他期　症状类似感冒，咳嗽、流涕，轻度发热，当其他症状逐渐消失时，咳嗽反而加重，日轻夜重，渐成痉咳状。

2. 痉咳期　阵发性、痉挛性咳嗽为本期的特点。发作时频频出现不间断的短咳或数十声呼气状咳，最后深长吸气，因喉部呈痉挛状态，故伴有高音调的鸡鸣样吼声。咳嗽剧烈时，可有大、小便失禁，涕泪交流、面红耳赤、口唇发绀等，甚至引发鼻衄、眼结膜出血，表情极为痛苦，最后以呕吐而告结束。此期，肺部如无继发感染，可无阳性体征。日发数次至数十次，日轻夜重，奔跑、进食、受凉、烟熏等均可诱发。一般可持续2～6周。呼吸道继发感染、窒息、惊厥为此期的主要并发症。血象表现白细胞可升至 $2 \times 10^4 / mm^3$ 以上，其中淋巴细胞占 60%～80%，伴发其他感染时，淋巴细胞可降低。

3. 恢复期　咳嗽减轻，精神好转，病情稳定。如伴有并发症，则病程将延长。

【诊断要点】

1. 当地有百日咳流行，患儿有与百日咳病人的接触史，咳嗽日轻夜重，而且越来越重时，且无并发感染时，肺部多无干湿性啰音，肺部体征与症状不相称，应怀疑本病，并培养百日咳杆菌，以求确诊。

2. 根据其典型的痉咳特点，血象检查白细胞总数增高至 $2 \times 10^4 / mm^3$ 以上，并以淋巴细胞增高为主，即可作出临床诊断。鼻咽部细胞培养和特异的血清学检查可以确诊本病。

3. 要掌握病情的虚实，初病多实，应注意风寒、风热，以及痰热内蕴等的区别，久病多虚，应注意脾肺气虚和肺脾阴虚等不同证型。

4. 本病应与急性支气管炎、气管支气管异物及由肺部衣原体和其他呼吸道病毒感染引起的"百日咳综合征"疾病相鉴别。

5. 若患儿持续哭闹，躁扰不宁，幼儿诉下腹痛者，应注意脐疝及腹股沟斜疝的可能；若患儿高热、嗜睡、意识不清，应考虑神经系统并发症的可能。

【治疗】

治法：清热化痰，肃肺降逆。

1. 针刺

处方：风门、肺俞、尺泽、孔最、足三里、丰隆。

配穴：外邪束表，加合谷、外关；胸胁痛者，支沟、期门；舌系带溃烂，加金津、玉液；痰中带血，加鱼际、膈俞；鼻出血者，加上星、迎香。肺脾二虚者，可加脾俞、肺俞，行捻转补法，轻刺即出针。

操作：风门、肺俞浅刺，用捻转泻法，上下肢各穴可行提插泻法，婴幼儿浅刺即出针，稍大儿童能配合者，可留针5～10分钟，每日1次。加减用穴中期门应斜刺，迎香向鼻翼斜刺，上星向下沿皮斜刺，其余各穴均用浅刺疾出法。金津、玉液两穴局部肿起溃破，可用三棱针点刺出血。

2. 耳针

处方：肺、支气管、平喘、神门、交感。

方法：每次选取2～3个穴，短针刺入耳穴，行浅刺法，捻转后即出针或留针30分钟，两耳交替使用，每日1次。亦可用王不留行籽贴于耳穴，每日按压3～5次，3天后更换。

3. 三棱针点刺

处方：四缝。

方法：以三棱针点刺四个穴点，刺入0.1～0.2寸，挤出少量黄白色透明黏液或出血少许，以酒精棉球按压针孔，每日或隔日1次，每次1侧。两侧交替使用，3次为1个疗程。可用于百日咳的痉咳期。

4. 梅花针

处方：发病初期取后颈部、骶部、气管两侧。

配穴：太渊、天突；发病中期或恢复期取后颈部、胸椎1～8两侧、大椎、中脘、内关、太渊、剑突下。

方法：用梅花针在各穴及各经线上叩打，反复几遍，使局部潮红为度，每日1次。

5. 拔罐疗法

处方：风门、肺俞、脾俞、胃俞、中府、膻中。

方法：用小火罐吸拔，背胸部交替使用，每日1次，适宜于轻症。亦可配合针刺治疗，针后拔罐，以提高疗效。

6. 挑针

处方：身柱。

方法：局部常规消毒后，用三棱针挑刺局部出血，并用口径小的火罐拔5～10分钟，隔日治疗 1 次。

【文献摘要】

1. 范建场以针刺治疗百日咳。治疗方法：取少商，商阳。局部常规消毒后，用三棱针点刺出血，如粟米大即可。每隔 5 日针刺 1 次，一般 1～3 次。1 次治愈者 17 例，占 56.7%；2 次治愈者 11 例，占 36.6%；3 次治愈者 2 例，占 6.7%；总有效率 100%。

[范建场．针刺治疗百日咳 30 例．实用中医药杂志，2007，23（8）：520．]

2. 王会来等以针刺后拔水罐治疗百日咳。取穴：肺热型主穴取大椎、肺俞，配合肝俞、丰隆；肺寒型主穴取肺俞、脾俞，配合足三里、太渊。针刺：用直径 0.25mm、长 25～40mm 毫针，肺热型用捻转泻法，肺寒型用捻转补法，均不留针。针刺后将维生素 K$_1$ 注射液 0.5ml（5mg）装入小罐内，扣放在针刺后的主穴上，再用注射器经胶皮盖抽出小罐内空气，使罐内形成负压，留罐 15～20 分钟（把注射用青霉素小瓶的底磨掉制成小罐，起罐时用注射器向罐内注入少许空气即可）。治疗每天 1 次，5 次为 1 个疗程。痉咳剧烈，有青紫、窒息、呼吸困难者辅以镇静、吸氧、人工呼吸和呼吸兴奋剂等治疗，未用抗生素。31 例中治愈 25 例，占 80.6%，其中肺热型 20 例，肺寒型 5 例；显效 4 例，占 12.9%，其中肺热型 1 例，肺寒型 3 例；好转 2 例，占 6.5%，均为肺热型；未有无效者。治疗次数短者 7 次，长者 15 次。

[王会来，付淑文．针刺后拔水罐治疗百日咳 31 例．中国针灸，2004，24（7）：518．]

3. 王轶等以川贝内金散配合针刺治疗百日咳。治疗方法：川贝内金散，每包 3g，每次 1 包，每天 3 次，白糖水送下（协议处方：川贝、鸡内金等量混合，研细末，分包，每包 3g）。针刺：少商穴，拇指内侧，爪甲角一分取之。针尖略向上方，速刺半分，出血而终。四缝穴，手部食、中、环、小四指掌面每一指节与第二指节横纹缝中取之。刺出黄白色之透明浆液为度。两手均刺，隔日 1 次。40 例患儿中痊愈 29 例，占 72.5%，显效 9 例，占 22.5%，无效 2 例，占 0.5%，总有效率 95.0%。本法治愈率较高，可能与未选择 3 岁以下婴儿有关。显效与无效病患均经辅助或改用西医疗法而治愈，无死亡病例。

[王轶，何颖，王永山．川贝内金散配合针刺治疗百日咳 40 例．上海针灸杂志，2007，26（4）：34．]

【按语】 临床上本病在痉咳期来诊者较多，此期多表现痰热内盛的症状，应用清泄肺热的方法，大多能很快的缓解症状。目前对于本病的主症痉咳，尚无特异性的药物治疗方法，而痉咳又是多种临床并发症的引发因素，及早控制痉咳，是缩短病程，减少合并症，顺利地恢复健康的关键。由于本病多为儿童，甚至是婴幼儿，所以本病在针刺手法上应注意浅刺、轻刺，宜多用梅花针治疗，如留针不便，可用浅刺疾出的方法，咳嗽剧烈者，可每日行 2 次以上的治疗，或多种针灸疗法结合，以期早日控制咳嗽。

本病传染性强，多发于儿童，危害亦较大。由于预防接种工作的开展，本病已较少见，多为散发，偶可在集体儿童机构出现流行。本病在 5 个月以内的婴儿中病死率极高，主要因于少有典型表现、病情进展快，又易于发生窒息的缘故，早期给氧，积极进行辅助性人工呼吸可能会有所帮助。此外，如患儿出现意识障碍、惊厥，应考虑到百日咳性脑病的可能；若出现严重的腹痛，则尤需注意脐疝和腹股沟疝的可能。积极预防和处理并发症，是减少病死率的有益的方法。在这种情况下，应积极进行中西医结合治疗，针灸仅作为辅助性的措施。

肺 结 核

【概述】 肺结核是由结核分枝杆菌引起的肺部感染性疾病。可分为原发型和继发型两种，前者多见于儿童，全身反应较强，后者是再次感染患病，多见于成年人和青年人，局部反应较强，开放性肺结核患者为本病的主要传染源。

本病属于中医"虚劳"、"虚损"、"痨瘵"、"骨蒸"、"传尸"等病证的范畴。发病主要是因正气虚弱，外感痨虫，侵入肺脏，居肺间，蚀肺系，肺阴受损，清肃失职。全部病程以肺为主，与脾肾有关。素体阴火盛者，发病后以阴虚为主；阴寒内盛者，发病以阳虚为特征。总之，一脏发病，酿及多脏亏损，尤其是肺脾肾三脏，交互虚损，致病势绵绵，终至阴损及阳，元气耗损而病情加重。

西医认为本病是由结核菌感染后引起体内免疫反应所致。其主要病变形式有三种：①当菌量多，毒力强，免疫反应剧烈时，病灶局部出现渗出性病变；②病菌少，而致敏淋巴细胞多，则表现增生性病变，产生结核结节或结核性肉芽肿；③当病菌毒力较强，免疫力弱时，呈现恶化性病变，感染灶出现干酪样坏死。其病理机转有二，其一是好转痊愈，病灶吸收消散，或纤维化，或钙化和骨化，亦可形成空洞，病灶局限；其二是恶化进展，病灶进一步坏死或液化，病菌通过淋巴结-支气管，或淋巴结-血行等途径播散，引起更严重的结核感染或全身性感染。

【临床表现】 肺结核病有三个临床类型，临床除有结核病的共同症状外，还表现各自的症状特点。

1. 原发型肺结核　是初次感染后发病的肺结核，典型病变包括肺部原发病灶，引流淋巴管以及肺门或纵隔淋巴结的结核性炎症，三者合而称为原发综合征，多见于儿童，偶可见于未受过感染的成年人。

2. 血行播散型肺结核　大多跟随于原发性结核，儿童较多见，本型多发生于免疫功能低下者，诱因包括麻疹、百日咳、糖尿病以及体内的免疫抑制状态，临床症状复杂多变，常伴有结核性脑膜炎和其他脏器的结核感染。

3. 继发型肺结核　本型是成人肺结核的常见类型，好发于两肺上叶尖后段或下叶尖段。肺门淋巴结少有肿大，但易有干酪样坏死和空洞形成，或结核球，排菌较多，具有明显的传染性，因而有着很大的流行病学意义。

肺结核病的共有症状可表现在如下几个方面：

（1）全身症状：发热，多为长期低热，每于午后或傍晚开始，翌晨降为正常，可伴有倦怠、乏力、夜间盗汗、自汗、食欲减退、体重减轻、心悸、面色潮红及其他自主神经紊乱的症状。

（2）肺部症状：咳嗽，咯痰，干咳少痰，空洞形成时痰量增加，伴感染时可咳嗽加重，痰多，喘息；咯血或痰中带血，若结核空洞壁动脉瘤破裂则可引起大咯血，结核伴支气管扩张，也可间接性的引起咯血；胸痛，或为部位不定的隐痛，或为固定性针刺样痛，疼痛可放射至肩或上腹部；本病伴发肺气肿或肺组织广泛破坏时，可出现气急症状。

（3）基本体征：病灶以渗出性病变为主时或干酪性肺炎时，叩诊浊音，肺部可闻及支气管呼吸音和细湿啰音。继发肺结核好发于上叶尖后段，听诊肩胛区啰音有较大诊断价值。结核空洞时体征有胸廓塌陷、气管和纵隔移位，叩诊浊音，呼吸音降低间可闻及湿啰音，并可见肺气肿征象。

（4）其他：本病还可出现类风湿热症，表现四肢大关节肿痛，低热，但用水杨酸制剂无效。结核病还可引起贫血、粒细胞减少、类白血病反应和肝功能损害等表现，在免疫力极度低下的病例还可引起持续高热，骨髓抑制为主要表现的结核性败血症。

【诊断要点】

1. 本病初期往往没有明显的临床症状，仅在 X 线检查时发现，即使有症状出现，也大多缺乏特异性。下列情况应高度怀疑肺结核病的可能：反复迁延不愈的咳嗽，经 3～4 周治疗仍无效者，痰中带血或咯血，不明原因的长期低热或所谓"发热待查"者；体检肩胛区有湿罗音或年轻患者出现局限性哮鸣音者；长期淋巴结肿大及有开放性结核接触史者。

2. 痰液检查发现结核杆菌，对诊断本病意义重大，也是本病最特异的诊断方法，涂片抗酸染色镜检快速简便，抗酸杆菌阳性肺结核诊断即可成立。直接厚涂片为目前较为常用的方法。沉淀或飘浮法集菌涂片可以提高阳性率。以上检查最好在抗结核治疗前进行。

3. X 线检查为诊断结核病所必备，为观察本病病理变化的重要依据，对确定病变部位、范围、性质，了解其演变及选择治疗具有重要价值。

4. 判定结核的活动程度的基本依据是临床症状、X 线表现和痰菌检查结果。后二者是最主要的判别依据。血沉和结核菌素试验对本病的活动性的判别具有一定的参考价值。

5. 原发性肺结核应与肺脓肿、结节病、淋巴瘤、转移性恶性肿瘤和其他各类纵隔肿瘤相鉴别；血行播散性肺结核应与非结核性肺部感染、支气管肺泡细胞癌、弥散性肺间质纤维化等病相鉴别；继发性肺结核当与肺脓肿与肺癌相鉴别。

6. 注意分析临床主要症状，分别主次，以及掌握有否累及脾、肾等脏器的情况，作出针对病情的治疗。

【治疗】

治法：清肺养阴，滋阴降火。

1. 针刺

处方：尺泽、肺俞、膏肓俞、大椎、三阴交、太溪、百劳。

配穴：阴虚潮热，加鱼际、劳宫；盗汗，加阴郄、复溜；咯血，加中府、孔最、膈俞；音哑，加太渊、照海；遗精，加志室、关元、三阴交；经闭，加血海、地机；阳虚者加脾俞、肾俞、关元、中脘。

操作：肺痨属虚证，以上各穴原则上均用提插捻转补法，偏阳虚者，针后加灸，留针10～30 分钟。但如咳嗽较重，尺泽可酌用泻法以止咳，燥热重者，大椎行提插法，先泻而后补之。加减穴位中，鱼际穴进针后，应反复行针，使针感向上下传导，效果较好。阴郄、复溜用平补平泻法以清热敛汗；太渊、照海以平补平泻法以通行经气，能开肺窍。主穴和配穴交替使用，每次取 3～4 个穴，每日或间日 1 次，连续治疗方能奏效。

2. 灸法

处方：膏肓俞、肺俞、膈俞、胆俞。

配穴：足三里、三阴交、大椎、身柱。

方法：以上穴位每次选取 2～3 个穴行艾炷直接灸或隔姜灸，每穴灸 3～10 壮，配穴用艾条悬灸。也可根据病情，在配穴先行针刺，针后加灸。每周 2～3 次，连续治疗 10次，3 个月为 1 个疗程。

3. 耳针

处方：肺区敏感点、肾、心、脾、内分泌、神门、大肠。

方法：一般可用毫针法、电针法，隔日1次，10次为1个疗程。也可在耳穴注射药物，可用0.25％普鲁卡因0.1ml加链霉素0.01～0.05g，或0.25％普鲁卡因0.1ml加异烟肼5～10mg。将药物注射入敏感区内，局部隆起黄豆大药物肿泡，两耳或单耳注射，每日1次，每次注射2～3穴，2周为1个疗程。

4. 穴位注射

处方：百劳、中府、肺俞、膈俞、膏肓俞、曲池、足三里、膻中。

方法：所用药物为0.25％普鲁卡因0.1ml加链霉素0.01～0.05g，或0.25％普鲁卡因0.1ml加异烟肼5～10mg，最好在胸部取穴附近找出压痛点，或直接在上述穴位注入药液，局部隆起黄豆大药物肿泡，两侧或单侧注射，每日1次，2周为1个疗程，休息1周后继续治疗。

【文献摘要】　周陈德以针刺督脉穴为主治疗肺结核。于督脉压痛点胸2棘突下、身柱及两侧夹脊进针，起针后再针胸部压痛点华盖、膻中、气户、俞府。针背部穴取俯卧位，用50mm毫针，督脉穴针尖略向上，从椎间隙刺入，可达1寸深，针感直透前胸，夹脊穴直刺可达棘椎横突，针感随肋骨方向绕达前胸或侧胸。胸部穴位取仰卧位，俞府、气户用40mm针直刺，针感内传或向经脉上下传导，华盖、膻中用25mm毫针斜刺，针感向体内上下传导。1个疗程（7次）后症状明显减轻，5个疗程后，自我感觉良好，经X线摄片复查，右肺阴影消失，左肺仍有残留，令常给病人看病处方的医师惊讶。又续针3个疗程，再次摄片检查，阴影全部消失，停针后随夫外出经商。

［周陈德.针刺督脉穴为主治疗肺结核.上海针灸杂志，2002，21（5）：52.］

【按语】　肺结核古称"肺痨"或"痨病"，古代针灸医籍记载了不少治疗方法。而唐代崔知悌发明的灸法，因对本病疗效卓著，一直流传至今。四花灸法，以及其他灸痨疗法等，均为治疗本病而设，足资今天临床的参考。目前的临床研究发现，针灸治疗本病临床疗效肯定，尤其是对于浸润型肺结核疗效最好。

针灸对本病的疗效从症状表现上看，具有良好的镇咳和止咯血的作用。咳嗽是本病主症之一，反复咳嗽，可咳伤血络而致咯血，还可恶化病情，故镇咳对肺结核病很重要。笔者体会，凡咳嗽不畅，胸闷痰多的咳嗽，应取尺泽、太渊宣展肺气，而对咳逆上气、气急的咳嗽，则应取天突、膻中、气海、足三里等以肃降肺气。对咯血，应泻鱼际、孔最穴，背俞穴艾灸亦有明显的止血作用。一般地说，针灸对本病的新鲜病灶而可复原者疗效较好，如对渗出性病变、新近扩散病灶及结核性肺炎等疗效好，其次为较新的干酪性病灶或组织破坏不重者，对陈旧性病灶疗效不佳。对于日出血量少于50ml的咯血，针灸可迅速控制咯血，而大咯血，则需结合其他疗法综合治疗。可见体内正气强者疗效明显优于正气弱者。

此外，针灸治疗本病虽有一定的疗效，彻底治愈尚有赖抗结核药物，针灸疗法和抗结核药物结合而产生的穴位注射疗法，临床疗效较好，值得推广。在治疗本病的过程中，应注意按结核病的隔离和护理常规操作，防止传染。

疟　疾

【概述】　疟疾是疟原虫所引起的传染病，临床上以间歇性寒战、高热、出汗和脾脏肿大、贫血为特征，恶性疟疾有侵犯内脏引起凶险发作的倾向。疟疾患者或疟原虫携带者是疟疾的传染源，传播媒介是雌性按蚊。发病多在夏季，按感染的疟原虫不同，有间日疟、三日疟和恶性疟之分。

中医学认为本病是感受"疟邪"所致，由风寒暑湿、饮食内伤体虚劳损等原因而诱发。疟邪客于半表半里之间，发作时邪正交争，阴阳相移，如疟久不愈，耗伤气血可致虚劳；如痰湿郁结，气滞血瘀，痞结成块可形成"疟母"。

疟疾的发作是由疟原虫在红细胞内裂体增殖所引起，裂殖体发育成熟破裂，其代谢产物进入血液，则可引起典型的寒战、高热；由于红细胞的大量破坏，故病程中可有进行性的贫血，脾肿大。疟疾的病理改变随疟原虫的种类、感染时间而异，其主要病理改变是脾肿大、肝肿大，脑型疟有脑部的病理改变，可见脑白质内有弥漫的小出血点，脑内毛细血管内充满疟色素和疟原虫。如疟原虫及组织碎片不断流入血循环，形成抗原抗体复合物，并沉积于肾小球基底膜，还可引起肾病综合征。

【临床表现】 蚊传疟疾的潜伏期，间日疟为10~20天，三日疟为20~28天，恶性疟为10~14天，多数疟疾起病急骤，临床以间日疟和三日疟为多见，初发者可有低热、疲劳、头痛、倦怠、食欲减退等前驱症状。疟疾的典型发作可分为三期：①发冷期：有寒战、脸色苍白、唇甲发绀、肢体厥冷，可持续10分钟至1小时之久，继而体温迅速上升。②发热期：寒战停止后继以高热和面色潮红，体温可达39~40℃，伴头痛、口渴、脉数、息粗，一般持续4~8小时。高热期常伴全身乏力，全身肌肉关节痛，但无毒血症表现。发作过后唇鼻部可出现疱疹，多次反复发作后，脾脏明显肿大，质硬，伴有压痛。③出汗期：高热后，病人突发全身大汗，体温骤然下降，感疲劳，全身轻松感，常安然入睡。

间日疟与三日疟被称为良性疟疾，但二者也有明显不同。间日疟初发多有先兆，起病缓慢，最初为弛张热型，后转为间日发作的间歇热型；三日疟见于晚秋及初冬，起病也较缓慢，但热型一开始即为间歇型，且发作周期也保持不变，较少有二重及三重感染，脾肿大与贫血不显著。近年来三日疟已较少见。

恶性疟疾的临床表现较为复杂，热型不规则，发热前寒战少，发热后汗出也少，血中疟原虫数多，虽然临床症状较重，但有自限倾向，自然病程在6周左右。

凶险发作是指疟原虫所引起的危险的临床表现。其中主要有脑型疟、肺型疟和胃肠型疟三种。谵妄和昏迷为脑型疟的主要症状，常伴有高热或过高热、剧烈头痛、烦躁不安、抽搐，还可见脑膜刺激征、失语、瘫痪。肺型疟通常见于恶性疟的第5天，表现为急性肺水肿，导致急性呼吸衰竭。胃肠型疟表现类似急性胃肠炎，腹泻可达数十次，以致造成脱水，或剧烈腹痛，抗疟治疗后症状可明显改善。

疟疾经多次反复后，可形成慢性疟疾，表现为消瘦、贫血、脾脏肿硬和脾功能亢进。

【诊断要点】

1. 根据疟疾的典型发作症状，结合发病季节，可作症状诊断，血涂片找到疟原虫即可确诊，三日疟在寒战第1天即可找到疟原虫，间日疟在寒战后6小时内，血中疟原虫较多，容易找到。

2. 辨别寒热虚实，一般疟疾发作时寒多热少，或但寒不热者，多偏于寒盛。如热多寒少。或但热不寒者，为偏于热盛。初期寒热俱盛者，多属实证，疟久寒热不盛，面黄乏力者，多属虚证。

3. 疟疾发作时出现神昏谵语、四肢抽搐或呕吐、腹泻、腹中绞痛者，则为疟邪传入脾、胃、心、肝之危候，应慎防内闭外脱。

4. 下列疾病亦可出现类似疟疾的间日发热热型，临床应与疟疾相鉴别，它们是急性血吸虫病、伤寒、副伤寒、钩端螺旋体病。

【治疗】

治法：疏导督脉，和解少阳，祛邪截疟。

1. 针刺

处方：第一组，大椎、曲池、间使、后溪、阴陵泉、胸3～12夹脊穴。

第二组，陶道、内关、血海、三阴交、复溜、胸3～12夹脊穴。

发作期用第一组，间歇期用第二组。

配穴：热甚，刺十二井穴出血；脾肿大，加章门、痞根、太冲、丰隆；头痛，加风池、太阳；痉厥加内关、水沟。

操作：首先，应掌握好针刺的时机，以疟发前1～2小时针刺为最佳。疟止后，须连续治疗，直至疟原虫三次检查为阴性为止。大椎一般宜提插泻法，紧提慢按，加强针感，使之向下传导，能到达胸椎第4～5椎以下者，可以确保疗效。间使亦应用泻法，以感应向上传导为合适。曲池也应加强针感，使之向上下传导，以达到清热的目的。基本操作原则是强刺激，每5～10分钟间歇行针，留针30分钟。

2. 灸法

处方：大椎、内关、神阙、完骨、陶道、章门、身柱、间使。

方法：每次选用2～4个穴，以艾条悬灸，每穴每次灸10～15分钟，以局部皮色充血发红为度。或以艾炷隔姜灸，每穴5～7壮，每日1次，于发作前1～2小时施灸。

3. 耳针疗法

处方：肾上腺、皮质下、内分泌、神门、脾、肝。

方法：取双侧，发作前1～2小时针刺，留针1小时，连续针刺3天，平时可用压丸法作预防性治疗。

4. 穴位注射

处方：大椎、陶道、间使、中脘、膏肓、足三里。

方法：每次选取2～3个穴，每穴注入复方奎宁0.2ml或常山注射液0.25ml，于发作前1小时注射。隔日1次。

5. 梅花针疗法

处方：大椎、陶道、风府、身柱、间使、太溪、合谷、太冲、大杼、胸5～骶6夹脊穴。

方法：先叩背部俞穴，大椎、大杼和陶道宜重叩出血，脊椎两侧以叩至潮红为度。在疟疾发作以前反复叩击为佳。

【文献摘要】

1. 钱宝延以针灸治疗疟疾致痛。治疗组主穴：大椎、间使透外关。配穴：头痛取风池、太阳、列缺；关节痛：上肢取曲池、天宗，下肢取阳陵泉、血海；胸胁痛取日月、肝俞、胆俞；背痛取陶道、厥阴俞、后溪、委中。每日1次，7次为1个疗程。每次服氯喹片0.2g，去痛片0.3g，每日3次，口服，7天为1个疗程。治疗结果：治疗组56例，临床治愈26例，显效24例，有效5例，无效1例，愈显率89.3%；对照组50例，临床治愈15例，显效21例，有效8例，无效6例，愈显率72.0%。

[钱宝延. 针灸治疗疟疾致痛56例. 中国针灸，2003，23（12）：724.]

2. 汪亮以针灸治疗非洲疟疾，以清热解毒、疏通阳气为主。取大椎、间使为主穴。感冒型配风池、曲池、合谷；非典型型配阿是穴及局部取穴；胃肠型配中脘、天枢、合谷、足三里；脑型配人中、内关、三阴交。如高热不退，可选择十宣穴放血治疗。所有穴位除单穴外，均取双侧，用泻法。大椎穴轻症用针刺加灸，重者或发热明显者可用刺络拔罐法（1 例）；间使采用透支沟的刺法，可加灸（26 例）。治疗 8 次为 1 个疗程。感冒型 33 例，痊愈 22 例，痊愈率 66.7%，好转 11 例；非感冒型 32 例，痊愈 26 例，痊愈率 81.2%，好转 6 例；胃肠型 18 例，痊愈 10 例，痊愈率 55.6%，好转 6 例，无效 2 例；脑型 6 例，痊愈 1 例，痊愈率 16.7%，好转 5 例。

［汪亮．针灸治疗非洲疟疾 89 例．四川中医，2006，24（4）：104.］

3. 张弘等以针刺治疗非洲胃肠型疟疾。方法：首先进行耳尖穴点刺放血和大椎穴刺血拔罐，然后针刺中脘、天枢、气海、足三里、内关穴，留针 20 分钟，加脉冲电刺激。每日治疗 1 次，5 次为 1 个疗程。结果：46 例病人，痊愈 33 例，好转 13 例，总有效率 100%。结论：针刺治疗胃肠型疟疾是一种有效的方法。

［张弘，任琳．针刺治疗非洲胃肠型疟疾 46 例．中国针灸，2003，23（8）：483.］

【按语】 近代也有不少针刺治疗疟疾效果良好的报道，一般认为，针刺治疗对疟区病例疗效好，而对外地去疟区的初发者疗效差，对成人发作的疗效好，而对孩童的疗效差。间日疟的疗效优于恶性疟，定时发作者优于非定时发作者，可见其与病人体内免疫能力的强弱有很大关系。

关于刺疟的时机，传统认为，在疟发前 1～2 小时（食顷）针刺，这在《内经》中已有说明，不少医家遵此古训，不越雷池。从红内期疟原虫数目高者效果较好来看，亦验证了此时间针刺是正确的。发作前 2 小时为裂殖子活跃之时，此时裂殖子抗力较低，易于被杀死或抑制，故在发作前 2 小时针刺效果较好。但这也不是绝对的。现今的不少报道指出在发作开始时治疗，迎其锐锋，折而击之，亦捷亦效，可明显缩短发作持续时间，其治疗作用也是不可忽视的。

针灸抗疟机理的研究，早在 20 世纪 60 年代，邱茂良就先行认为针灸可提高患者体内的免疫力，并可使疟原虫转阴。现代研究还发现，针刺对疟疾的疗效与血清补体值有一定的关系，针后 72 小时，血清补体值即明显升高。但如临床上针灸治疗 5 天以上，仍不能控制症状者，可考虑加抗疟药物治疗，或穴位注射抗疟药。由于西医学的发展，今天的针灸文献中少有针灸治疗疟疾的报道。

（二）内科疾病

1. 呼吸系统疾病

急性支气管炎

【概述】 急性支气管炎是一种由细菌和病毒感染或物理、化学因素的刺激，引起的气管和支气管的急性炎症。它是一种常见病、多发病，多发生于冬春二季，任何年龄均可发病。现代病理学认为，急性支气管炎主要上支气管黏膜充血水肿，纤毛上皮细胞毁损、脱落，痊愈后病变消退，黏膜恢复正常。本病的发生与气候变化有关，故在临床上根据感受不同的邪气，而分风寒袭肺、风热犯肺、风燥伤肺三型。

中医学按症状表现，把急性支气管炎归属于"咳嗽"、"感冒"范围，《素问·咳论》曰："皮毛者，肺之合也，皮毛先受邪气，邪气以从其合也。"肺气外合皮毛，上通口鼻，如外邪袭肺，肺气失宣，痰湿壅肺，出现咳嗽、感冒之症。

西医认为，受凉或过度疲乏可削弱上呼吸道的生理防御功能，而发生呼吸道的感染。健康成年人多由腺病毒或流感病毒引起，儿童多由副流感病毒或合孢病毒引起。病毒感染使肺泡巨噬细胞的吞噬和纤毛细胞的活力降低，使呼吸道其他细菌有入侵的机会，此外，对细胞、蛋白、寒冷空气过敏也可发病。

【临床表现】 本病初期先有上呼吸道感染症状，如鼻塞、喷嚏、喉痒、咽痛等症状，亦可伴有发热、恶寒头痛、四肢酸楚等全身症状。本病主要症状为咳嗽，初时痰不易咳出，1～2天咳痰松动，有少量黏痰或稀薄痰，继而转为黄脓痰或白黏痰。如咳嗽剧烈，可引起恶心、呕吐及胸部疼痛。本病一般呈自限性，发热和全身不适可在3～5天后消退，咳嗽有时延长数周方愈。

黏液分泌物在较大支气管时，可有粗的干性啰音，咳嗽后消失，水样分泌物留在小支气管时，则在肺底部听到湿性啰音。

胸部X线检查无阳性体征，血白细胞计数多为正常。

【诊断要点】

1. 一般初期仅见畏寒发热、鼻塞、咽痛等上呼吸道感染症状，易与流行性感冒相混淆，后者全身症状如发热、头痛和全身酸痛等较为明显，白细胞数也减少。

2. 咳嗽为本病的主要症状，可为干咳或咳而有黄白色痰，少有咳痰带血，体检肺部仅有少量湿啰音，可随咳嗽或体位改变而消失；X线下少有阳性体征，基本病程多在1～3周左右。

3. 本病病程较短，表证居多，根据临床表现可区别其病机性质，咳嗽多痰，痰色白清稀者为风寒袭肺；咳嗽咯吐黄痰者，多为风热犯肺；干咳、呛咳、痰少者多为风燥伤肺。

4. 多种疾病如肺结核、肺癌、支原体肺炎、肺脓肿、麻疹、百日咳、急性扁桃体炎等，在发病时常伴急性支气管炎，宜深入检查，详加区别。

【治疗】

治法：宣肺止咳祛痰。

1. 针刺

取穴：大椎、风门、肺俞、足三里。

配穴：风寒袭肺者，加风池、尺泽、合谷；风热犯肺取鱼际、曲池、丰隆；风燥伤肺用孔最、阴陵泉、照海。

操作：主穴每次取1～2个，结合辨证选穴，每日1次，治疗5次后，改为隔日1次。以上诸穴，均用强刺激，留针。风寒束肺者，风门、肺俞二穴可加隔姜片灸或艾条灸，取寒则留之，寒则温之之意。四肢腧穴宜泻，背部腧穴宜平补平泻。

2. 耳针

取穴：肺、气管、神门、平喘、肾上腺、枕、耳迷根。

配穴：高热者，可在耳尖放血。

方法：可用半寸毫针针刺，或用王不留行籽耳穴按压。

3. 头皮针

取穴：双侧胸腔区。

方法：按头针常规方法操作，每次留针30分钟，急性支气管炎留针时间可相对延长。

隔日1次，5次为1个疗程。

4. 梅花针

取穴：后颈、胸背腰脊部、气管两侧。

方法：重点叩刺颈椎5～7两侧，气管两侧；发热，痰多咳嗽，可重刺胸椎1～5两侧。叩至局部充血为度。

5. 拔火罐

取穴：背部自第1～2胸椎两侧足太阳膀胱经背部第一侧线上或听诊有干湿性啰音的局部。

方法：两侧各拔火罐5～6只，至皮肤瘀血为度，2～3日操作1次。

【文献摘要】

1. 陈冰泽用维生素K_3穴位注射治疗婴幼儿急性毛细支气管炎，将112例急性毛细支气管炎患儿随机分为治疗组与对照组，在相同的基础治疗条件下，治疗组应用维生素K_3穴位注射1岁以内4mg/次，1～2岁8mg/次，每日1次，重者每日2次。穴位选择肺俞，位于背部第3胸椎棘突旁开1.5寸处。选准穴位常规消毒，用5号针头吸取维生素K_3液体，向脊柱方向刺入穴位0.5～1寸，回抽无回血后注入药液，1岁以内者4mg/次，1～2岁8mg/次，拔针后压迫穴位片刻，每日1次，重者2次，疗程1周。注意观察患者发热、咳喘、发绀、呼吸困难、音消失等症状、体征的改善情况。结果：治疗组痊愈41例（73%），好转10例（18%），无效5例（9%），总有效率91%；对照组痊愈34例（61%），好转8例（14%），无效14例（25%），总有效率75%。2组总有效率比较有显著性差异（$P<0.05$）。

[陈冰泽．维生素K_3穴位注射治疗婴幼儿急性毛细支气管炎疗效观察．现代中西医结合杂志，2007，16（6）：741.]

2. 冯宜霞用止喘灵注射液穴位注射治疗慢性支气管炎急性发作，以止喘灵注射液穴位注射治疗的288例慢性支气管炎急性发作期患者为治疗组，设单纯肌注止喘灵注射液（肌注组）及单纯针刺（针刺组）治疗各100例为对照组，3组均以5日为1个疗程。治疗组应用止喘灵注射液2ml，选择定喘、肺俞二穴行穴位注射。每日2次，2个穴位交替进行；肌注组单纯肌注止喘灵2ml，每日2次；针刺组采用针刺肺俞和定喘穴，每日1次。感染明显者适当配合抗生素治疗。观察期间3组均不使用其他解痉平喘药。结果：治疗组有效率为99.3%，明显优于肌注组（75.0%）及针刺组（67.0%），$P<0.01$。治疗组在治疗过程中有26例发生一过性口干、头晕，停药后症状消失。所有患者肝功能、肾功能检测未见异常。

[冯宜霞．止喘灵注射液穴位注射治疗慢性支气管炎急性发作288例观察．安徽中医临床杂志，2002，14（1）：10.]

【按语】 急性支气管炎以咳嗽为主要症状，古代针灸医籍中"咳嗽"一门中对本病的针灸治疗方法颇多记载，足资后世借鉴。结合本病的具体情况，病程短，初发多兼有表证的临床表现，治疗应注重疏解风邪，既可解表又可镇咳的四肢末端手阳明、手太阴经穴位，对本病具有良好的止咳效果。

针刺不失为是临床镇咳的良好的方法，临床应早期使用，做到及时治疗，彻底治愈，以防转成慢性。

慢性支气管炎

【概述】 慢性支气管炎是由急性支气管炎转化而来，也可因支气管哮喘、支气管扩张等疾病，使支气管分泌物引流不畅，血液循环供给不充分或支气管周围组织纤维增生而形成。通常分为单纯型和喘息型两种，前者表现为反复咳嗽、咯痰；后者还可有明显的哮喘。它是一种常见病、多发病，秋冬季节容易发病，我国北方较南方多见，农村较城市发病率稍高。多发生在中年以上，本病的发病率与年龄成正比。

中医学按其症状表现，将本病归于"咳嗽"、"痰饮"、"喘证"范围，认为本病发生和发展，与外邪的侵袭以及与肺、脾、肾三脏功能失调有关，可因脾虚失运、痰湿逗留，上凌于肺而致，或因久咳伤肺，肾不纳气，肺失肃降，而缓慢发病。

西医病理学认为，慢性支气管炎反复发作，可引起黏膜上皮的局灶性增生和鳞状上皮化，少数有萎缩性改变。病变的支气管壁多有充血、水肿及炎症细胞浸润。支气管黏液细胞明显增多，腺体小叶和腺管厚度均增加，腺管扩张。

本病如治疗不及时，可并发肺气肿，肺源性心脏病，严重影响劳动力甚至危及生命。

【临床表现】 本病的病程经过可分为三期。

1. 急性发作期 起病前常有急性支气管炎、流感或肺炎等急性呼吸道感染史。多在寒冷季节发病，出现咳嗽，咯痰，尤以晨起为著，痰呈白色黏液泡沫状，黏稠不易咳出。在急性呼吸道感染时，症状迅速加重，痰量增多，黏稠度增加或为黄色脓性痰，偶有痰中带血。症状可持续1周。

2. 慢性迁延期 此期表现持续而严重的咳嗽，咳嗽早晚加重。大量咯痰，痰多白色稀薄或呈黏液性，如继发感染时可见痰量增多，咳吐黄色脓痰，还可伴发发热、恶寒、头痛等全身症状。慢性支气管炎反复发作后，支气管黏膜的迷走神经感受器反应性增高，副交感神经功能亢进，可出现过敏现象而发生喘息。呈现明显的"咳"、"痰"、"喘"症状，这三大症状轻重不等，反复发作，多迁延至1个月以上。随着病情的发展，终年咳嗽，咳痰不停，冬秋加剧。在症状加剧或继发感染时，常有哮喘样发作，气急不能平卧，并发肺气肿后，呼吸困难则更加严重。

3. 临床缓解期 经治疗或自然缓解，症状基本消失或仅有轻微咳嗽或少量咯痰。该症状可保持2个月以上。

本病早期无体征，有时肺底部可闻及干、湿性啰音。喘息型支气管炎在咳嗽或深吸气后，肺部可闻及哮鸣音，发作时，则可有广泛的哮鸣音。长期发作的病例可见有肺气肿的体征。X线下，本病可仅见两肺下部纹理增粗，或呈条索状，这是支气管壁纤维组织增生变厚的征象。

【诊断要点】

1. 本病发病缓慢，病程冗长。症状逐渐加重，诊断主要依靠病史和症状。在排除其他心肺疾病后，临床上凡有慢性或反复咳嗽、咯痰或伴喘息，每年发病至少持续3个月，并连续2年或以上者，诊断即可成立。

2. 本病有明显的缓解与复发交替过程，在缓解期常易伴发下呼吸道的继发感染，表现恶寒发热、咳嗽加重，痰呈脓性，甚则气喘，导致病情的迁延。部分病例由于反复的继发感染而引起肺气肿、支气管扩张甚则肺源性心脏病。

3. 本病的咳嗽应与肺结核、支气管哮喘、支气管扩张、心脏病所致肺瘀血的咳嗽等相鉴别。

4. 根据咳嗽与咯痰的情况可以辨别本病的病机性质。咳声重浊,痰多质稀易咯出者多为痰湿阻肺;咳声洪亮,痰多色黄质黏甚则腥臭者,多为痰热阻肺;咳嗽声音低怯,气短,痰液清稀者常为脾肾阳虚之象。

【治疗】

治法:宣肺化痰,标本兼治。

1. 针刺法

取穴:膻中、肺俞、身柱、璇玑、膏肓俞。

配穴:痰湿犯肺,加中府、丰隆、阴陵泉、公孙;痰热郁肺,加鱼际、三阴交、太溪;脾肾阳虚者加大椎、脾俞、肾俞。

此外,咳引胸痛加膻中,痰中带血配尺泽,呼吸气短灸气海、膏肓俞,胸闷心悸,唇甲发绀加心俞、内关。

操作:以上诸穴施以平补平泻手法,证候偏实者,泻多于补,偏虚者则补多泻少。痰湿阻肺者,泻丰隆,补肺俞,其他诸穴针灸并施;痰热郁肺者,宜用泻法,强刺激,间歇留针 15～20 分钟。脾肾阳虚者宜把穴位分组交替使用,诸穴均用补法,并酌加用灸法。

2. 灸法

取穴:大椎、身柱、肺俞、肾俞、膏肓俞。

方法:可用艾条行温和灸,每次灸 20 分钟,以局部潮红为度。亦可用艾炷灸或隔药灸(如生姜、白芥子泥等),每次每穴可灸 7 壮,火到去艾,不使艾火灼伤皮肤,每周 3次,每 10 次为 1 个疗程。亦可用神阙隔药灸(白芥子、半夏、公丁香、麻黄、细辛、麝香少许,诸药成粉),取药粉填满肚脐,将鲜姜 1 片盖于药粉上,上置大艾炷施灸。每日灸 1 次,每次灸 3～5 壮,每 10 次为 1 个疗程。

3. 穴位注射

取穴:肺俞、天突、兼气喘者加定喘穴。

方法:急性发作者可选用供肌注的抗生素,如青霉素、链霉素、盐酸林可霉素(洁霉素)、庆大霉素等,小剂量应用。或用中草药制剂如鱼腥草注射液、板蓝根注射液等,慢性支气管炎可用胎盘注射液或 0.5% 的普鲁卡因注射液、654-2 注射液等。选用 5ml 注射器,皮试针头。按常规皮肤消毒后,将针刺入穴内,肺俞直刺,天突针尖向下斜刺做小幅提插,得气后,抽无回血,再将药物注入,每穴 0.5ml。

4. 耳针

取穴:肺、气管、神门、平喘、大肠、脾、肾。

方法:每次选 3～4 个穴,可用揿针留针 2 天,或用王不留行籽压贴一侧耳穴,嘱患者不时用手按压所贴穴位以加强刺激,3 天后除去,改贴另一侧耳穴。

5. 电针

取穴:合谷、肺俞、风门、大椎。

配穴:喘加孔最、定喘、鱼际、内关;咳剧加丰隆、肺热穴(第 3～4 胸椎间旁开 5分)、止咳穴(鱼际穴上方 5 分)、呼吸点(胸锁乳突肌后缘下 1/3);体弱加足三里。

方法:每次选 2～4 个穴,各穴交替使用。先采用密波,5 分钟后改疏密波,10 分钟后,弱刺激量改至中刺激量。每日 1 次,10 次为 1 个疗程。

【文献摘要】

1. 王又平等以针灸治疗哮喘，主穴：肺俞（双）、大椎、风门（双）。配穴：咳嗽配尺泽、太渊；痰多配中脘、足三里；肾虚配肾俞、关元、太溪。操作：肺俞、风门直刺5～8分；大椎直刺1～1.3寸，留针20分钟左右，行针2～3次，施以提插捻转、平补平泻手法，虚寒者配以艾条温和灸，虚热或合并肺热较甚者，可针后拔火罐于大椎、肺俞之间，发作期每日针灸一次，喘平后，听诊哮鸣音消失，可改为隔日针灸一次，10次为1个疗程，休息一周，继续针灸1～2个疗程。为了防止哮喘的反复，次年夏季，不论发作与否，可再针灸1～2个疗程，以巩固远期效果。50例患者，针灸治疗1～5个疗程，显效者22例，占43.2%，有效者26例，占55%，无效两例，占1.8%。总有效率占98.2%。

［王又平，高丽华.针灸治疗哮喘50例临床观察.光明中医，2008，23（1）：23.］

2. 鲍玉芳用针灸配合穴位敷贴治疗慢性支气管炎，治疗组用麻黄3g，椒目、丁香、细辛各1.5g，甘遂、白芥子各9g，柴胡4.5g。以上各药研末备用。用时取粉末2小匙加生姜汁或黄酒调成糊状，置于自制直径约4cm的黑膏药上。敷贴前先针刺定喘、肺俞穴，得气后不留针，加用火罐并留置5分钟。取罐后将调制烘热后的膏药敷于所选穴位，穴位选择为双侧肺俞、定喘及天突穴，保留时间为3～5小时，每周2次，10次为1个疗程。可连续治疗3～5个疗程或更长，对稳定期病人可适当减少至隔周1次直至中止。但到夏季三伏天应增加至隔日1次。连续治疗2年。根据病情，必要时加服中药。对照组辨证施治服用中药，不予上述针灸、穴位敷贴等治疗。两组病人在治疗观察期间均未用西药抗炎解痉之剂。治疗组153例，显效24例，有效120例，无效9例，总有效率94.1%；对照组75例，显效7例，有效52例，无效16例，总有效率78.7%。

［鲍玉芳.针灸配合穴位敷贴治疗慢性支气管炎.湖北中医杂志，2001，23（3）：47.］

3. 房玉芬等用背俞穴针灸与贴药联合治疗慢性支气管炎，方药：半夏100g、细辛100g、沉香100g、川芎100g、白芥子300g共研细末，姜水调和制成每粒3g大小药饼，以供敷用。取穴：双侧定喘穴、肺俞穴、心俞穴。操作方法：常规消毒局部，取双侧定喘穴、肺俞穴、心俞穴，斜刺平补平泻法针刺，行针1分钟后加艾卷温和灸15分钟，直至局部潮红之后起针，将药饼敷于针灸穴位，用胶布固定，贴24小时取掉。如贴药期间有痛痒难忍者，可在24小时内取掉，不影响疗效。贴药后皮肤稍有发热、轻度发痒或起皮为正常反应。治疗时间：分别于每年夏季的一、二、三伏的第一天，冬季一、二、三九的第一天，6次为1个疗程。连续治疗2年即2个疗程以判定疗效。治疗结果560例患者经2个疗程治疗后，痊愈300例，显效180例，有效60例，无效20例，总有效率为96.4%。

［房玉芬，李东林，吴风华，等.背俞穴针灸与贴药联合治疗慢性支气管炎560例.针灸临床杂志，2003，19（6）：51.］

【按语】 慢性支气管炎，病程缠绵反复，长期不愈，难于根治。根据中医文献记载和大量慢性支气管炎的病例分析，其发展规律可分为：①早期为病在肺，表现咳嗽，痰多，胸闷等肺脏症状；②慢性迁延期则为脾肺同病，患者除肺脏症状外还可见食欲不振，胸腹满闷，大便不调等脾胃症状；③后期多为肺肾同病，除肺部症状外，并有喘息气逆，动则更甚，腰酸腿软，面浮肢肿等肾虚症状，最后导致喘息气促，心悸怔忡，面色㿠白，或青紫等肺、心、肾互虚症状，成为危候。在整个过程中，病情的演变虽错综复杂，但其总的发展过程，一般不出上述传变规律。

根据慢性支气管炎的发展规律，其治疗大法不外：①治肺：即宣肺，利气，化痰止咳等法，针灸取穴如风门、肺俞、天突、尺泽、太渊、丰隆等；②肺脾同治：根据肺脾症状表现的轻重，或侧重治肺，或侧重治脾，或两者兼顾。针灸治肺穴如上述，治脾如脾俞、中脘、足三里、阴陵泉等，均可选用。③肺肾同治：一般常用宣上纳下的治法，宣上，即展肺气，包括宣肺利气化痰等，纳下即摄纳肾气，肾虚不能纳气以致喘息时用之。用穴如肾俞、气海、关元、太溪等。至于肺、心、肾互虚时，则三脏同治，而重点在心肾，如取心俞、厥阴俞、内关、关元、气海等，均属必要。但病至此时，则非单独针灸所能有功了。

值得一提的是灸疗法，除冬病夏治的伏灸疗法外，我们对一些慢性支气管炎患者，嘱其每晚临睡前，用艾条灸风门、肺俞、气海、足三里等穴，灸至皮肤灼热潮红为度，长期不断。不仅支气管炎可不发或少发，而且体质也由弱转强。此法方便易行，值得推广。此外，由于本病病程长，易复发，故穴位帖敷、穴位埋线、针挑等方法更能显示出其作用持久的优点。

支气管哮喘

【概述】 支气管哮喘是一种常见的，发作性的肺部过敏性疾病。是在支气管高反应状态下，由于变应原或其他因素引起的广泛的气道狭窄的疾病。其临床特征是发作性胸闷、咳嗽、大多带有哮鸣音的呼气性呼吸困难，可自行或经治疗后缓解。好发于冬季，夏季缓解。任何年龄均可起病，以12岁以前始发为多，儿科患者则多以3岁前起病为多。本病反复发作，病情严重者，可并发阻塞性肺气肿、肺不张或气胸。

支气管哮喘俗称"气喘病"或"吼病"。中医按其临床表现归属于"喘证"、"哮证"、"饮证"的范围。认为其发作与肺、脾、肾三脏有关，多因痰饮内伏，风寒袭肺，痰湿壅阻，肺失宣降所致。由于肺气根于肾，哮喘日久，肾气虚衰，可出现肾不纳气，或上实下虚的表现。

本病的病因较为复杂，大多认为是一种多基因遗传病，受遗传因素和环境因素的双重影响。吸入花粉、尘螨及化工药物，食入致敏发物，精神紧张，气候改变，妊娠、月经等生理变化，感染以及药物等，均为其发作的激发因素。从机体本身来看，患者多呈气道高反应性，即气管及支气管树，对不引起刺激的非抗原性刺激物产生了过度的气道收缩反应，它的出现与遗传有关，也与气道长期的慢性炎症刺激有关。研究认为肺的自主神经支配系统参与了其发病过程，其中的非肾上腺素能非胆碱能（NANC）的自主神经系统可能是引起平滑肌痉挛的重要因素。当然，引起本病的最主要的病理机制仍是支气管的Ⅰ型变态反应。总之，支气管哮喘乃为多种因素相互作用的结果。

【临床表现】 典型的支气管哮喘，发作前有先兆症状如喷嚏、流涕、咳嗽、胸闷等，如不及时处理，可因支气管阻塞加重而出现哮喘。发作多在夜间，常感突然胸闷，气促，呼吸困难，患者被迫采取坐位或呈端坐呼吸，张口抬肩，吸气短促，呼气延长，精神烦躁，汗出，严重时可出现发绀等。发作停止前开始咳嗽，咳出大量泡沫样痰液后感到松快。一般可自行缓解，某些患者在缓解数小时后可再次复发，甚至导致哮喘持续状态。发作时，胸廓饱满，呈吸气状。叩诊为过清音，心浊音界缩小，呼气期可闻及哮鸣音，而呼吸困难加重时哮鸣音反而减低。X 线下，发作期肺脏过度充气，透明度增高；并发慢性支气管炎者肺纹理增多。血中嗜酸性粒细胞以及血清中 IgE 增高，痰中有嗜酸性粒细胞膜蛋白所组成的晶体和黏液栓。

【诊断要点】

1. 根据其典型的临床症状、病史、诱发因素及实验室检查结果即可对本病作出诊断。若哮喘时心率明显加快，出现发绀，提示病情较重；若哮喘时间持续 24 小时以上。一般处理不能缓解，则应高度重视，按哮喘持续状态处理。

2. 临床还应区别外源性哮喘和内源性哮喘。外源性哮喘多见于青少年，发病急，有明显的季节性，卡他症状明显，痰中有多量嗜酸性粒细胞，少有肺气肿或并发哮喘持续状态；内源性哮喘则多发于中年，起病缓慢，常年发作，易发哮喘持续状态，抗过敏治疗无效，易伴发肺部继发感染，多并发肺气肿。

3. 本病应与慢性喘息性支气管炎、阻塞性肺气肿、心源性哮喘相鉴别。尤其应与具有哮喘症状的肺嗜酸性粒细胞浸润症（主要有热带嗜酸性粒细胞增多症、哮喘性和暴发性嗜酸性粒细胞增多症等）相鉴别。

4. 哮喘的临床辨证要点 发病急骤，咯痰量多稀薄，兼见流涕、喷嚏者多为风寒外袭之表证；咳喘多痰，喉中痰鸣息涌，大量咯痰者，为痰湿内盛；发病急促，喘声响亮者多实，病情持续，喘而气促者为虚。

【治疗】

治法：平喘降逆，宣肺化痰。

1. 针刺法

（1）发作期

取穴：定喘、肺俞、尺泽、列缺、丰隆、天突。

配穴：风寒犯肺者，配大椎、风门；流涕用巨髎；痰热壅肺加鱼际、合谷；鼻塞、喷嚏用攒竹。

操作：以上诸穴均用泻法留针，因于风寒者，胸背部腧穴可酌加隔姜灸或艾条灸；风门、肺俞两穴针灸后，再加拔火罐。针天突时，病人采用平卧位，头向后仰，在天突穴处先进针 2 分，然后针柄靠喉结，针尖紧沿胸骨柄后面刺入 1 寸。因于风热者，强刺激间歇留针，每隔 5 分钟行针 1 次，约 30 分钟，待喘促稍平后再出针。

（2）缓解期

取穴：定喘、膏肓俞、肺俞、太渊、关元。

配穴：脾肺气虚加脾俞、足三里；脾肾阳虚加肾俞、太溪。

操作：以上诸穴针用补法，刺激宜轻，取穴宜少，以上取穴选穴较多者可采用分组交替轮用的方法。可久留针，还可在背部腧穴上拔火罐。脾肾阳虚者应配合灸法，可参见灸法部分。

2. 灸法

取穴：大椎、肺俞、风门、膏肓俞、天突。

方法：艾炷如枣核大，可直接灸 5～7 壮，也可用隔药饼灸每穴 3～5 壮，以皮肤微红为度。化脓灸，传统上在小暑至白露施治。用细艾绒经压碾制成艾炷，直接置于穴位上灸治，每穴 5～9 壮，灸后敷以膏药，保持疮口清洁，并有 20～30 天的化脓期，间日灸治 1 穴，每疗程取 3～4 穴。每夏作 1 个疗程。也可用天灸法，取穴同上，以斑蝥、全虫去翅足。捣烂敷于穴位上，约 12 小时，使局部发泡，待自然愈合，保持局部清洁。灸法多用于缓解期。

3. 耳针

取穴：平喘、肾上腺、肺、支气管、皮质下、神门、内分泌、交感。

方法：以半寸毫针刺耳穴，每次 2～3 个穴，留针 5～10 分钟，或用埋针、埋药法，留针 24 小时，每次选穴 3～5 个，两耳交替使用。缓解期可用压丸法，以王不留行籽耳穴按压，以巩固疗效。

4. 穴位注射

（1）自家血穴位注射

取穴：定喘、肺俞。

方法：取患者本人静脉血 3ml，加入维生素 C 100mg（2ml）混匀后穴位注射，每次取 1 穴（双侧），每穴注入 2.5ml。每周注射 2 次，两穴交替使用。本法一般无不良反应，定喘穴可深 1 寸，肺俞穴深度相近，但应向脊柱方向斜刺。

（2）扑尔敏穴位注射

取穴：定喘、肺俞、天突、膻中、中府、孔最、丰隆、身柱。

方法：用扑尔敏注射液 2ml 加注射用水至 5ml，取背部 1 穴配孔最，或取胸部 1 穴配丰隆，两组交替。每穴 1ml，每日 1 次，10 次为 1 个疗程。

（3）胎盘注射液注射

取穴：足三里、定喘。

方法：用胎盘注射液、黄芪注射液等，每次取 1～2 个穴，每穴注射 0.5～1ml，逐日更换。本法适用于缓解期。

5. 手针

取穴：咳喘点。

方法：用半寸毫针刺入手穴 2～3 分，强刺激 2 分钟，留针 5 分钟或不留针，以控制哮喘的急性发作。

6. 激光针

取穴：定喘、肺俞、膻中、肾俞、丰隆、足三里。

方法：应用小功率的 He-Ne 激光针照射，也可用光导纤维对准穴位照射。照射距离一般为 30～50cm，可根据具体情况选择。每日照射 1 次，每次取 2～4 个穴，每穴照射 2～5 分钟，10～15 次为 1 个疗程，每疗程间隔 7～10 天。也可在耳穴照射，取穴平喘、肺、内分泌、肾上腺等。

7. 穴位埋线

取穴：大椎、肺俞、膻中。

方法：在选定穴上，皮肤作常规消毒，局部麻醉后，用缝皮针将"0"号羊肠线埋于穴位下肌肉层内，一般选用 3～4 个穴，大部分用胸背部穴位，适用于哮喘的缓解期。

8. 梅花针

取穴：发作期治标，以胸腰部、前后肋间为主，配肘窝、大、小鱼际、剑突下、气管两侧、大椎、内关、足三里、孔最。缓解期治本，以肺经症状为主者，刺激胸部、前后肋间、中府、俞府、太渊、膻中为主，配刺气管两侧、后颈、胸腰部及上腹部；以脾经症状为主者，刺激胸腰上腹部为主，叩刺气管两侧及颈、胸椎 1～5、俞府、气海、膻中、中府。除上述外，凡有阳性反应物发现处（条索、结节囊肿等），及异常反应区亦为重点刺激部位。

方法：发作期，每日治疗 2～3 次，用重刺激。缓解期，每日治疗 1 次，7 次为 1 小疗程。以后隔日 1 次，21 次为 1 大疗程。均用中等刺激。

【文献摘要】

1. 杨丽华等以针灸拔罐治疗哮喘，主穴：肺俞（双），大椎，定喘（双），中府（双），风门（双）。配穴：咳嗽配尺泽、太渊；痰多配中脘、足三甲、丰隆；肾虚配肾俞、关元、太溪。操作：上述穴位局部常规消毒。肺俞、风门用 1.5 寸毫针先直刺 5～8 分，得气后将针提至皮下，再向脊柱方向斜刺 1～1.3 寸，至针下有沉紧感，患者有憋气感，即出针。大椎直刺 1～1.5 寸，患者感觉针感沿脊柱向下传即出针；定喘沿隆椎方向刺至针下有沉紧感，患者有憋气感即出针；中府沿皮向外平刺，针用平补平泻法，五组穴位均不留针。虚寒者配以艾条温和灸，虚热者或合并肺热较甚者针后将火罐拔于大椎定喘处一个火罐，肺俞、中府穴处左右各一个火罐，每日针灸拔罐一次，10 次为 1 个疗程，间隔 7 天，连续 1～2 个疗程。为了预防哮喘的复发，次年夏季，不论发作与否，可再针灸 1～2 个疗程，以巩固远期效果。318 例患者，针灸拔罐治疗 1～5 个疗程，痊愈者 136 例，占 42.7%；显效 173 例，占 54.4%；无效 9 例，占 2.83%。总有效率 97.2%。

［杨丽华，高永香，蔡桂玲．针灸拔罐治疗哮喘．临床肺科杂志，2006，11（5）：643.］

2. 洪建云化脓灸治疗支气管哮喘，将 96 例缓解期支气管哮喘患者随机分为两组。治疗组 50 例，用化脓灸治疗；对照组 46 例，采用中药辨证分型治疗。取穴：①大椎、肺俞、脾俞。②定喘、膻中、肾俞。方法：于初伏行三伏天化脓灸，每年 1 次，共 2 次。第 1 次选前一组穴，第 2 次选后一组穴。用艾绒做成直径约 0.7cm，高 1cm 的圆锥体，每穴灸 5 壮，化脓膏剪成直径为 1cm 的圆形，贴于灸后穴位上，外用无菌纱布覆盖，医用胶布固定，待化脓后，每日换膏药 1 次，需无菌操作，直至脓尽、结痂，留下瘢痕，时间约 4～6 周。结果：治疗组治愈率为 30%，总有效率为 96%；对照组治愈率为 17.39%，总有效率为 79.23%。两组治愈率、总有效率比较差异有显著性意义（$P < 0.05$）。

［洪建云．化脓灸治疗支气管哮喘临床研究．针灸临床杂志，2005，21（8）：35.］

3. 徐斯伟背俞穴为主治疗哮喘，治疗方法：①背俞穴组：患者先俯卧位，取大椎、肺俞、心俞、肝俞、脾俞、肾俞，针尖略向脊柱刺入 1～1.5 寸，在得气的基础上稍作提插捻转 15 秒后出针。然后仰卧位取天突、膻中、足三里，天突穴先直刺 0.5 寸，然后针尖沿胸骨柄进针 1 寸左右；膻中穴向下斜刺 1 寸左右；足三里直刺 1 寸左右，得气为度。然后接 G-6805 电针仪，选连续波，频率 2Hz，留针 30 分钟。注意诊室保暖。②背俞穴加艾灸组：取穴及针刺方法同背俞穴组，另嘱患者在家里用艾条回旋温灸膻中、气海、关元，每日 1 次，每穴 10 分钟。③常规针刺对照组：只取天突、膻中、肺俞、足三里、大椎，针刺方法同背俞穴组。三组均每星期治疗 2 次，10 次为 1 个疗程，疗程间休息 2 星期。治疗结果：背俞穴组 29 例，临床控制 6 例，显效 12 例，好转 8 例，无效 3 例，控显率 62.1%；背俞穴加艾灸组 16 例，临床控制 4 例，显效 7 例，好转 4 例，无效 1 例，控显率 68.8%；常规针刺对照组 16 例，临床控制 2 例，显效 3 例，好转 7 例，无效 4 例，控显率 31.3%。

［徐斯伟．背俞穴为主治疗哮喘的疗效观察．上海针灸杂志，2007，26（10）：9.］

【按语】 对于哮喘病，急性期应以控制症状为主，发作间歇期以扶助正气为主。就控制发作而言，近年来的报道均认为，针刺方法在哮喘发作时具有明显的控制作用。一般说来，针刺用治哮喘的急性发作较艾灸为多。在发作间歇期，以灸法为佳，取风门、肺俞、气海、足三里等穴，每天临卧前，嘱家人用艾条温灸，以皮色潮红为度，不要间断，连续灸治数月，常能得到良好的疗效。伏令期间进行艾灸，可以起到预防和治疗作用。不少人认为发作间期，化脓灸法和发泡灸法是颇为有效的方法，但因痛苦较大，且易感染，不便于临床的普遍开展。近年来发展起来的穴位埋线、穴位磁贴和割治等方法，由于可以对穴位进行持久刺激，而且具有较好的临床作用，正逐渐被临床所采纳，是治疗哮喘较有苗头的方法。

总地来说，针灸治疗哮喘对急性期的控制具有较好的作用，然断根极为不易，因而，近年来多倡导冬病夏治的方法，采用夏季伏针或伏灸，可以减少本病在秋冬季的发作，并减轻症状，使病情逐渐改善。此外，临床上部分顽固的哮喘并非单纯针灸所能控制，临床应不拘于针灸一法，采用温针、火针、面针、全息针法、隔物灸法及超声波疗法等，对伴见严重并发症或年老体弱，针灸治疗效果不佳时，更应采取综合性治疗措施。

支气管扩张

【概述】 支气管扩张指支气管及其周围组织的慢性炎症损坏管壁，以致支气管扩张变形。多见于儿童和青年。临床症状有慢性咳嗽、咳大量脓痰和反复咯血。本病过去颇为常见，在呼吸系统疾病中，其发病率仅次于肺结核。

中医按其症状表现，将其归于"咳嗽"、"咳血"的范围。认为本病的发病多因久病伤肺，正气受损，外邪夹痰，乘虚袭肺所致。肺阴不足，加之感受风热之邪，或肝火犯肺，肺失清肃，致肺络受伤，络伤血溢。

西医认为本病的主要发病因素为支气管-肺脏的感染和支气管阻塞，两者相互影响导致支气管扩张。镜下所见，支气管弹力组织、肌层以及软骨等陆续遭受破坏，由纤维组织所代替，管腔乃逐渐扩张。按其形态可分柱状和囊状，并常混合存在。柱状扩张的管壁破坏较轻，随着病变的发展，破坏严重乃出现囊状扩张。管壁黏膜的纤毛上皮细胞被破坏，反复出现慢性或急性炎症，黏膜有炎性细胞浸润和溃疡形成。支气管动脉和肺动脉的终末支常有扩张和吻合，有的毛细血管扩张形成血管瘤，以致病人时常有咳血。囊状支气管扩张一般较为广泛，且常有痰液潴留和继发感染，炎症消失后，引起肺纤维化和阻塞性肺气肿，并可加重支气管扩张。

【临床表现】 支气管扩张患者多伴有明显的反复的呼吸系统感染史，如麻疹、百日咳、支气管肺炎或慢性支气管炎等，可追溯到童年时代。典型的临床症状为慢性咳嗽、咳大量脓痰和反复咳血。痰量在体位改变时，如起床时或就寝后最多，每日可达 $100 \sim 400ml$，咳痰通畅时患者自感轻松，若痰咳不畅，则感胸闷不适，全身症状即趋明显。痰液为黄绿色脓样，若有厌氧菌混合感染，则有臭味。置全日痰液于玻璃瓶中数小时，后可分离为四层：上层为泡沫，下悬脓性成分，中为混浊黏液，下层为坏死组织沉淀物。若反复继发感染，可引起周身毒性症状，如发热、盗汗、令人食欲减退、消瘦、贫血等，还有一种"干性支气管扩张"，仅表现为反复大量咳血，平时咳嗽但痰不明显，无毒血症状。当支气管扩张并发阻塞性肺气肿时，可见气急、发绀。早期一般无异常体征，病变严重或继发感染时，常在病变部位特别是下胸部及背部听到局部性湿啰音，长期反复感染者，可出现杵状指（趾）。X 线检查：一般后前位常无特殊发现，或仅见肺纹理增深。后期，X 线片显示不规则环状透光阴影或呈蜂窝状（所谓卷发影），甚则有液平面，说明囊状支气管扩张的存在。

【诊断要点】

1. 根据病史、临床症状和痰液情况可考虑本病的可能。

2. X 线检查对本病的确诊有着重要的意义，疾病后期，X 线片显示不规则环状透光阴影或呈蜂窝状，甚至有液平面，这是囊状支气管扩张的典型特征。有时伴见肺段或肺的不张。CT 可发现不张肺内的支气管扩张，而且对囊性扩张的评价较为可靠，对造影剂过敏者，可做 CT 检查。

3. 支气管造影术可确诊本病，并且可明确支气管扩张的部位、性质和范围，为考虑手术切除提供重要资料。

4. 痰培养并加药敏试验，对区别感染病原菌，指导抗菌药物的选择，提高疗效具有意义。对本病的咯血应与肺结核、肺脓疡以及肺癌等疾病相鉴别。

【治疗】

治法：止咳化痰，和络宁血。

1. 针刺法

取穴：尺泽、鱼际、肺俞、孔最。

配穴：痰热郁肺者，加少商、曲池、丰隆；阴虚肺热者加太渊、太溪；肝火犯肺者加行间、肝俞。

操作：每次选取 2～3 对穴，针刺得气后，行提插捻转泻法，用中强刺激，留针 20～30 分钟，留针期间每隔 5 分钟行针 1 次。每日或隔日治疗 1 次，10 次为 1 个疗程。如出现急性咯血，则取孔最，施以泻法，强刺激，根据病情需要，每日可酌行 2～3 次针刺治疗。

2. 穴位注射

取穴：孔最、尺泽。

方法：以脑垂体后叶素注射液 1～2U，取上穴，每穴注入 0.2ml，每日注射 1 次。或以维生素 K_3 注射液，每穴 0.1ml，每日 1 次，用于反复咳血者。

3. 耳针疗法

取穴：肺、气管、肾上腺、皮质下。

方法：每次取 2～3 个穴，留针 10～20 分钟，每日 1 次，10 次为 1 个疗程。或用王不留行籽耳穴贴压。

4. 穴位贴敷

取穴：肺俞、天突、膺窗、膻中、华盖。

方法：上穴每次选取 3～5 个穴，用消喘膏（白芥子 21g，元胡 21g，细辛 15g，甘遂 12g，共研末，用姜汁调成糊状）敷之，3 日一换。

【文献摘要】

1. 周佐涛等穴位注射治疗支气管扩张咯血 98 例疗效观察，鱼腥草穴注组：采用鱼腥草注射液穴位注射治疗。选穴：双侧孔最穴。操作：用 10ml 注射器，抽取鱼腥草注射液 8ml，穴位常规皮肤消毒后，快速垂直刺入穴位 0.8～1.2cm，待局部出现酸胀感，抽无回血，缓缓注入药液。双侧穴位等量注入鱼腥草注射液各 4ml，每天 1 次，连续 7 天。酚磺乙胺（止血敏）穴注组：采用止血敏穴位注射治疗。止血敏用量为 8ml，选穴、操作方法及治疗时间同鱼腥草穴注组。鱼腥草穴注组临床治愈 38 例，好转 8 例，无效 3 例，总有效率 93.88%，临床治愈率 77.55%。止血敏穴注组临床治愈 36 例，好转 11 例，无效 2 例，总有效率 95.92%，临床治愈率 73.47%。两组总有效率、临床治愈率比较，差异均无显著性意义（$P > 0.05$），提示两组疗效相当。

［周佐涛，林晓山．穴位注射治疗支气管扩张咯血 98 例疗效观察．新中医，2006，38（3）：63.］

2. 王伟等用穴位注射结合中药治疗顽固性支气管扩张咯血　①穴位注射：穴位选用双侧孔最、血海与肺俞穴，穴位常规皮肤消毒，用 5ml 的一次性注射器，抽取鱼腥草注射液 4ml，快速垂直刺入穴位约 0.5cm，然后再缓慢向深部刺入约 1cm，局部出现酸胀感，抽无回血，注入鱼腥草注射液（其中肺俞穴刺入的深度不能超过 1cm），每穴注入 2ml，1 天 1 次，咯血停止后，巩固治疗 3 天，之后改为隔天 1 次，每周穴位注射 3 次，继续巩固治疗 4 周左右。②中药用自拟宽胸活血汤。方药组成：当归 12g，冬瓜仁 30g，赤芍 12g，红花 3g，桃仁 10g，鱼腥草 30g，黄芩 15g，浙贝 15g，连翘 30g，全瓜蒌 15g。阴虚火旺者加用鲜石斛 60g，生地 15g，丹皮 12g，淡竹叶 12g；痰多者加用远志 6g、银花 30g。1 天 1 剂，血止后继服 10～20 剂。128 例患者，临床治愈为治疗 1 个月内咯血停止，咳痰显著减少或消除，1 个月后随访无复发，计 97 例，占 75.8%；好转为治疗 1 个月，咯血量减少，咳痰减少，计 20 例，占 15.6%；无效为治疗 1 个月，咯血无改善，计 11 例，占 8.6%。有效率为 91.4%。76 例伴胸痛的患者，有 72 例胸痛消失或减轻，4 例无明显改善。在治愈的 97 例中，治疗 1 天止血者 26 例，3 天止血者 36 例，4～7 天止血者 11 例，8～15 天止血者 24 例。治愈后 6 个月内复发者 7 例。

［王伟，刘海静，孙占玲，等．穴位注射结合中药治疗顽固性支气管扩张咯血 128 例．中国针灸，2003，23（4）：230.］

3. 陈军红用针灸治疗支气管扩张咯血，治疗方法：常规治疗组予以常规治疗：用酚磺乙胺（止血敏）、血番酸及根据有无高血压、血管疾病选择垂体后叶素或酚妥拉明治疗止血。联合针灸治疗组除了以上的常规治疗外，还予以穴位针灸治疗，具体操作：取孔最穴，以鱼腥草 3ml 直刺 0.5～0.8 寸注射，2 次/日，3～5 日为 1 个疗程。联合针灸治疗组病人总咯血量、咯血天数、住院天数均较常规治疗组减少，差异有非常显著性（$P < 0.01$）。

［陈军红．针灸治疗支气管扩张咯血（附 53 例报告）．浙江临床医学，2006，8（6）：594.］

【按语】　对于本病的治疗作用，主要体现在控制支气管及肺部的感染和制止咯血两个方面，针灸的控制呼吸道感染作用可参照"急慢性支气管炎"部分的有关内容，目前，人们更注重针灸对支气管扩张的大咯血的止血作用。

然而，对于支气管扩张，针灸只是一种辅助治疗方法。一些较严重的大出血，则非针灸所能胜任。笔者认为，针灸治疗支气管扩张，不应把眼光局限在止血上，而应在其静止期，通过药物和针灸积极控制支气管炎症，特别是应发挥针灸的排痰、止咳、抑制炎性分泌等的积极作用，减少继发感染，保持呼吸道通畅，防止病情的进一步发展，这对本病的治疗有着积极的意义。本病病情顽固，发作无时，若针灸治疗无效，保守治疗失败，应考虑手术治疗或用放射介入疗法，以图根除病灶。

肺 炎

【概述】 肺炎是肺实质的急性炎症，为临床最常见的感染性疾病。其种类很多，按解剖部位分，有大叶性肺炎、肺段性肺炎和间质性肺炎；为便于治疗，目前诊断多按病因分类，分为细菌性、病毒性、支原体性、真菌性、立克次体性、衣原体性和原虫性等感染性肺炎，其中细菌性肺炎占80%以上。自抗生素应用以来，本病的预后虽有明显改观，但在婴幼儿、老年人和免疫受抑者中发病率仍较高。现临床仍以大叶性肺炎为多，故本篇以讨论该病为主。本病一年四季均可发病，尤以冬春季为多，发病一般较急，临床上以突发寒战、高热、胸痛和吐铁锈色痰为特征。

肺炎按其症状表现，相当于中医学的"肺热病"、"风温"。本病常因劳倦过度，寒温不适，导致人体正气不足，肺卫不固，复感风热之邪，或风寒之邪化热入里，卫气被郁，肺失宣降，痰热郁阻所致。

肺炎球菌致病，主要在于它对组织的侵袭力。侵入肺泡的细菌生长繁殖，引起肺毛细血管扩张、充血，肺泡内水肿和浆液渗出，出现早期实变。若有大量红细胞渗出，为红色肝变期；实变加重，并有大量白细胞渗出，称为灰色肝变期，为炎症发展的最高峰，此后，炎症即开始消散，进而肺泡通气功能改善。

【临床表现】 常有受寒、淋雨、疲劳等诱因，约半数有上呼吸道感染的先兆症状。发病骤急，有寒战、高热，体温在数小时内上升至 $39\sim40℃$。呈稽留热，伴头痛、衰弱、全身肌肉酸痛。呼吸急促，心率快，常有发绀。炎症常波及胸膜，引起刺痛，随呼吸和咳嗽加重。开始痰为黏液性，以后呈脓性，也可带血或呈铁锈色。肺炎发生于下叶者，炎症波及膈肌，疼痛可放射至上腹部，类似急腹症。严重肺炎可能有神经系统症状如神志模糊、烦躁不安、嗜睡、谵妄和昏迷等。

患者气促显著、鼻翼扇动、皮肤干燥、面色微绀，部分患者口唇和鼻周有疱疹，早期肺部体征不明显，仅有轻度的浊音、呼吸音减低和胸膜摩擦音。实变期有典型体征。如叩诊浊音、语颤增强和支气管呼吸音。到消散期可听到湿性啰音，继而病变痊愈，体征恢复正常。球菌性肺炎可通过人体抗体形成，发病5～10日后体温逐步下降，在有效的抗菌药物治疗下，体温可在24小时内或2～3日内恢复正常，一般症状迅速改善。

【诊断要点】

1. 具有典型起病、症状和体征的肺炎，诊断并不困难。X线摄片、血象及血或痰培养，对本病具有较好的诊断作用。

2. 本病具有末梢循环衰竭的并发症，尤其是小儿发病应密切注意肺炎休克的发生，同时，老年人可因发生阻塞性肺病和心脏病，而导致休克，临床应密切注意病人的血压、脉搏和体温，防止休克的发生。

3. 严重胸痛，呈逐渐加重趋势者，应考虑并发浆液性蛋白性胸膜炎的可能。中毒症状严重时，应注意观察心电图情况，早期发现心肌病变，以防心律失常的发生。

4. 本病在临床上应与肺结核、其他病原菌引起的肺炎、支气管肺癌、肺梗死等病相鉴别。

【治疗】

治法：散风清热，清肺化痰。

1. 针刺法

取穴：大椎、身柱、肺俞、心俞、膻中。

配穴：风邪犯肺加鱼际、曲池、内庭；痰热壅肺加尺泽、合谷、丰隆；热入心包加内关、后溪、中冲刺出血；正虚欲脱，神阙隔盐灸、人中、素髎、内关。

操作：本病属实证，一般施以提插捻转泻法或透天凉手法，强刺激间歇行针，留针20～30分钟。根据情况，1日可针灸1～2次。

2. 穴位注射

取穴：肺俞、胸3夹脊、曲池、丰隆。

方法：以青霉素40万U（2ml），链霉素0.125g（2ml），两药充分混合后待用，亦可用其他以供肌肉注射用的抗生素或其他中草药注射液。先做药敏试验，若结果阴性，可按穴位注射操作常规，得气后每穴各注0.5ml，根据病情轻重，每日1～2次。

3. 耳针

取穴：肾上腺、肺、皮质下。

配穴：为支气管、交感、平喘、内分泌、胸。

方法：每次选4～6个穴；中等刺激，留针30分钟，每日1次，两耳交替针刺，如高热不退，还可在耳尖放血。

4. 拔罐

取穴：风门、肺俞、膏肓、体表肺部有湿啰音处。

方法：以闪火法操作，每日或隔日1次，亦可1日数次，拔至局部皮肤潮红，发热为度，治疗至患者症状缓解为止。

【文献摘要】

1. 郁燕等用穴位贴敷疗法配合高氧雾化吸入治疗婴幼儿肺炎，依据小儿肺炎治疗原则，两组患儿均在抗炎、平喘、止咳、化痰等药物及常规护理的基础上进行治疗。对照组治疗方法：超声雾化吸入疗法：生理盐水20ml＋糜蛋白酶＋地塞米松＋庆大霉素。依据患儿年龄、体重，遵医嘱用药，严格按照超声雾化吸入程序进行操作和护理，时间约20分钟。观察组应用穴位贴敷疗法＋高氧雾化吸入疗法：自制（遵医嘱）具有疏通经络、化痰平喘、强身健体的小儿定喘膏，选择肺俞、膻中穴将膏药贴敷在小儿穴位上。高氧雾化是以氧气作为动力进行雾化吸入，将药液稀释至5ml加入带氧雾化器内，接氧气瓶或中心管道给氧接口，以高氧流量氧气（5～6L/min）作动力，将药液雾化后把面罩放在小儿面部，罩住口鼻，使药液通过小儿呼吸进入肺部，时间5～8分钟。观察组气急缓解时间为（3.42±1.25）天，肺部啰音消失时间为（4.04±1.25）天；对照组分别为（6.15±1.5）天、（7.05±1.23）天，两组比较差异显著（$P<0.01$）。观察组治愈50例，有效8例，无效2例，总有效率96.7%；对照组治愈40例，有效14例，无效6例，总有效率90.0%。两组总有效率比较差异显著（$P<0.01$）。

[郁燕，王艳辉. 穴位贴敷疗法配合高氧雾化吸入治疗婴幼儿肺炎. 中国民间疗法，2008，（7）：25.]

2. 张艳平用穴位贴敷治疗小儿肺炎，所有患儿均采用咳喘膏穴位贴敷疗法。药物组成：白芥子、细辛、甘遂、延胡索等。将前药研成细末，治疗前用生姜汁调匀，成1cm×1cm×0.5cm大小膏状，放入2cm×2cm纱布块上，贴于相应穴位，透气胶布固定。取穴：肺俞、脾俞、膈俞、天突、膻中，喘者加定喘穴，发热流涕加风门穴，背部穴位均取双侧。贴敷时间依据不同年龄及耐受程度，每次0.5～3小时即可。隔日1次，3次为1

个疗程，1个疗程后观察疗效。治愈14例，占46.67％；好转15例，占50％；无效1例，占3.33％。总有效率96.67％。

[张艳平. 穴位贴敷治疗小儿肺炎30例临床观察. 吉林中医药，2006，26（11）：57.]

3. 江慧红等用毛冬青注射液穴位注射治疗小儿肺炎，门诊及住院病人共80例，随机分为2组，治疗组及对照组各40人。对照组：头孢噻肟钠100～150mg/kg·d，分2次加入5％葡萄糖注射液中静滴，病毒唑10～15mg/kg·d加入5％葡萄糖注射液中静滴，每日1次，喘促者加氨茶碱3mg/kg，重者酌情加用地塞米松，并给予相应对症处理。治疗组：毛冬青注射液2ml分别穴位注射肺俞穴、脾俞穴，喘促甚者加用定喘穴，病程长，反复发作者加用肾俞穴，每天选2穴，每穴注射1ml，每天1次，有发热者予以退热对症处理。治疗组复发率22.5％，对照组46％，两组疗效进行统计学处理，$P<0.05$，治疗组优于对照组，差异有显著性意义。

[江慧红，邵瑛. 毛冬青注射液穴位注射治疗小儿肺炎疗效观察. 针灸临床杂志，2002，18（1）：28.]

【按语】 本病发病急，症状重，传变快，并发症多，类似于"风温"病。在老人，它可引起阻塞性肺病、并发休克、急性胸膜炎，而在儿童则可出现高热昏迷、呼吸窘迫、心肌损害及急性心衰，其对人体的危害很大。所以在治疗上应争分夺秒，争取在24小时以内控制症状。在典型发作的症状是高热、咳嗽和胸痛。中医辨证一般多属邪热壅肺证，清泄肺热是本病治疗主要方法，肺俞是治疗本病的主穴。临床发现，针刺大杼、风门也具有与肺俞相近的疗效，可能是由于风门为"热府"，擅泄胸中之热的缘故。如病灶在肺下叶，可酌取同侧章门、丘墟，则取效更佳。在手法上，若单纯针刺治疗，多强调强刺激，留针时间应长，间歇行针，保持针感，但不应使病人疲倦，一般在30～40分钟即可，病情重者每日可针多次，并配合在病灶局部拔罐、耳针、手针、面针等，若穴位注射则按常规操作即可。一般来说，本病若早期诊断，发现较早，症状又典型，单用针灸即可治愈，为了更快起效，近年来，更常用中西合璧之法，以小剂量青、链霉素于肺俞穴作穴位注射，该法常可收到相当大剂量青霉素静脉给药的疗效。

由于西医学的发展，抗生素的广泛运用，今天的人们不必再揣不测变证之虞，全赖指下毫针来愈疾，药物治疗可迅速控制病情，缩短病程，而且一旦见有休克、脓胸、化脓性心包炎、脑膜炎及心衰等并发症时，便能立即抢救。针灸对于本病的治疗已退居辅助的地位，但少量抗生素穴位注射即可出现较强的抑菌消炎作用，使医学界产生了浓厚的兴趣，穴位治疗的魅力使针灸疗法的有效性被再认识，针灸治疗本病的研究步入了新的阶段。

胸 膜 炎

【概述】 胸膜炎是指壁层胸膜与脏层胸膜的炎症。胸膜为中胚层的浆膜，含有单层间皮细胞，被覆在胸膜和肺表面，内含极丰富的血管和淋巴管网，许多胸部病变均可引起胸膜炎。胸膜炎是一个笼统的名字，其种类很多，按病因分可分为感染性的，如结核、化脓性细菌、真菌、寄生虫等的感染；肿瘤性的如支气管癌胸膜炎转移、淋巴瘤、胸膜间皮瘤等；变态反应性的如系统性红斑狼疮、类风湿关节炎等；化学性如尿毒症等，物理性的如创伤等，均可引起胸腔积液。本病极为常见，诊断并不困难，但临床明确病因较为复杂。临床上以结核性胸膜炎为多见，本篇也以讨论结核性胸膜炎为主。

中医将本病归于"胁痛"、"悬饮"的范畴。是由于正气不足，外邪侵袭，致痰热蕴结，闭阻胸胁所致，或因久病，或劳倦内伤，脾肾不足，胸阳不振，水湿停留胸胁，潴留而成饮。

西医认为，本病的炎症有干性和渗出性两种。干性胸膜炎见胸膜表面少量纤维蛋白渗出，致使胸膜腔增厚粗糙，愈合后形成粘连，或不留痕迹；渗出性胸膜炎，人体对结核处于变态反应状态，除纤维蛋白渗出外，还可见从毛细血管渗出的血浆积聚于胸腔中，量可达数升。若治疗及时，可不引起胸膜增厚，否则大量纤维蛋白沉着于胸腔，可引起包裹性或广泛性胸膜增厚。

【临床表现】

1. 结核性干性胸膜炎 起病往往较急，症状轻重不等，起病时常有畏寒，轻中度的发热，干咳。主要症状为胸痛，由于壁层胸膜和脏层胸膜摩擦所引起。胸痛多发生在胸廓扩张度最大的部位，如胸侧腋下部。如病变在膈肌的中心部，可放射至同侧肩部；如在膈肌的周缘部，可放射至上腹壁和心窝部，疼痛性质为剧烈尖锐的针刺样痛，深呼吸及咳嗽时更甚。大多患者因胸痛而不敢深吸气，多为浅促呼吸，平卧或侧卧于患侧，胸廓扩张度低，胸痛可减轻。基本体征为呼吸运动受限，局部压痛，呼吸音减低，胸侧腋下部常有局限的胸膜摩擦音，咳嗽后不消失。胸膜炎线下仅见膈肌运动受限。

2. 结核性渗出性胸膜炎 既可急性发病，也可缓发，有结核中毒症状者可有中、高度的发热，可持续数日至数周之久。有时有畏寒、出汗、虚弱、全身不适等症状。初起胸液不多，故胸痛明显，待胸液增多，将壁层和脏层胸膜分开，胸痛即消失。大量胸液压迫肺、心和血管，使呼吸面积和心输出量减低，患者可出现气急。积液愈多，发生愈快，症状也愈剧烈。急性大量积液渗出时，可有端坐呼吸，并有发绀。如胸液逐渐形成，气急可不显著，仅感胸闷。胸液刺激胸膜还可引起反射性的干咳。基本体征，积液少时可无明显体征，积液多时，胸廓饱满，下部较为明显，肋间隙消失，呼吸运动减弱。纵隔包括气管、心脏向健侧移位，触诊语颤减弱，叩诊呈实音，听诊呼吸音减低或消失。积液吸收后，若有胸膜粘连或增厚，则患侧胸廓塌陷，呼吸运动受限制，触诊语颤增强，叩诊轻度浊音，听诊呼吸音减弱。实验室检查，胸水多呈草黄色，透明，但亦可为淡红色或血性，含大量纤维蛋白，放置后呈胶冻样凝块。胸液离心沉淀后做涂片检查偶有结核菌，但多通过细菌培养检出结核菌。胸液中腺苷酸脱氨酶值高于其他原因的胸膜炎。溶菌酶测定也明显增高，若胸液/血浆溶菌酶比值＞1.0，多为结核性胸膜炎。胸膜炎线对积液的多少、部位有着重要的显示作用，少量积液肋膈角变钝，仰卧透视观察，液体散开，肋膈角恢复锐利。中等积液时肺野下部密度增加，膈影被遮，阴影上缘由腋部向下呈弧形。大量积液时肺野大部呈浓密均匀阴影，纵隔被推向对侧。包裹性积液，多局限于一处。形成大小不等的圆形、卵圆形或半月形的密度增高影，凸面向肺内，与肺野有明显的分界。其他如叶间积液、肺底积液等，均有其特征的胸膜炎线表现。超声波也是较灵敏的胸液探测方法，100ml左右的胸液即能发现，并可准确定位和引导胸腔穿刺，对少量积液或包裹性积液更为有用。

【诊断要点】

1. 根据其起病、胸痛或胸腔积液等临床特征以及伴有结核中毒症状，一般即可作出诊断。

2. 干性结核性胸膜炎应与带状疱疹、流行性胸膜痛、支气管肺癌伴胸膜转移以及大叶性肺炎等病相鉴别。

3. 结核性渗出性胸膜炎应与肺炎球菌引起的胸膜积液、恶性肿瘤并发胸腔积液相鉴别，此外，还应与乳糜胸液相鉴别，这些均需通过胸液检查得以确诊。

【治疗】

治法：干性胸膜炎乃是痰热蕴结，闭阻胸胁，治宜清热化痰，理气和络；湿性胸膜炎则为胸阳不振，饮停胸胁，治宜温阳逐水。

1. 针刺法

取穴：

干性胸膜炎，取尺泽、鱼际、支沟、阳陵泉、蠡沟。

渗出性胸膜炎，取膻中、肺俞、章门、阴陵泉、丰隆、足三里。

操作：干性胸膜炎以邪实为主，宜用提插捻转泻法，予强刺激，并反复行针，以保持针感，可留针 30 分钟；渗出性胸膜炎则应以补法为主，可行灸法或温针。针刺宜浅，弱刺激，久留针，可留针 50～60 分钟，并辅以艾条悬灸，膻中一穴，为宗气之会，最宜灸之，以振胸阳，可为针刺治疗之补充。

2. 灸法

取穴：肺俞、膏肓俞、脾俞、足三里。

方法：艾炷灸，每穴 3～5 壮，为无瘢痕灸，每日 1 次，5 次为 1 个疗程。亦可在上穴行艾条温和灸法，灸至局部皮肤潮红为度，在胸壁寻找病灶反应点艾灸效果更好，每日 1 次，15 次为 1 个疗程。艾盒灸法亦可选用。本法更适用于渗出性胸膜炎。

3. 耳针

取穴：胸、肺、神门、交感。

方法：每次选用 3～4 个穴，毫针刺入得气后，行中强刺激，每穴捻转 1～2 分钟，留针 15～20 分钟，每日 1 次，15 次为 1 个疗程。或加用电针以加强刺激，亦可用耳穴埋针法。

【文献摘要】　王省等用刺血配合穴位注射治疗胸膜炎，患者仰卧，首先在左侧少商、商阳用采血针点刺，挤出血液 20 滴，用长 25mm 毫针快速刺入右侧合谷、曲池，持续捻针 2 分钟，不留针，腹中用皮肤针重叩 30 次，拔中号火罐 5 分钟。然后令俯卧位，在大椎、肺俞穴用三棱针每穴点刺三下，拔中号火罐，留罐 3 分钟，取罐、擦净血迹，用 5ml 一次性注射器抽取鱼腥草注射液 6ml，常规消毒肺俞、定喘，斜刺法注入穴位，每穴 2ml，每日 1 次，3 次为 1 个疗程。第四日来诊，诉胸痛、咳嗽、气促均较前减轻，骑车五里路亦不作喘。继用上法治疗 6 次，患者一切症状消失。

[王省，张西安，杨艳. 刺血配合穴位注射治疗胸膜炎案. 上海针灸杂志，2005，24（12）：45.]

【按语】　针灸对于上述病证均有一定的疗效，一般干性胸膜炎以针刺为主，治疗胸痛，可取丘墟、章门、膈俞；胁痛取飞虎（支沟）、阳陵泉；而湿性胸膜炎则针灸结合，悬饮取阴陵泉、足三里，针刺，行弱刺激，另灸水分，以枣子大艾炷隔姜灸 15 壮。每日 1 次。还应取肺俞、脾俞、肾俞施灸，可用艾盒灸或隔姜灸，以和脏腑，通水道。有人认为，本病的治疗，单纯针灸是远不够的，应结合抗痨治疗，针灸抗结核可在以上治疗的基础上加灸膏肓、四花穴（参照肺结核病篇），亦可用链霉素在肺俞、膏肓穴作穴位注射，或直接用口服抗结核药配合治疗。

本病是一个慢性过程，迁延难愈，治无近功，故切不可浅尝辄止，应坚持长时间治疗，一般首次治疗时间不应少于 6 个月。从临床观察来看，针灸对于本病有一定的疗效，但力度稍逊，且需作持久战，因很难仅靠针灸以断根，故结合抗结核治疗十分必要。但针灸疗法也有其独到的优点，与长疗程抗结核治疗比较，它无任何副作用，治疗过程痛苦小，症状改善明显，病人体质恢复快。考虑到本病正气衰弱的一面，临床针刺取穴应少而精，灸疗当从扶正、抗痨的角度，施熟灸法。治疗过程中，如疗效不佳。虚弱表现日甚一日，可做进一步检查，以排除白血病、纵隔肿瘤引起的胸腔积液，以求不延误病情。

2. 消化系统

急 性 胃 炎

【概述】　急性胃炎是一种胃黏膜急性、可逆性的病变。病程短，预后好，病变在24～48 小时减轻或停止发展。常因明显的物理或化学刺激因素如药物、过冷或过烫食品、刺激性食物、污染食品等引起发病，严重创伤，大手术，肝、肾功能衰竭等应激反应也是本病的病因之一。

本病在中医属于"胃脘痛"、"呕吐"、"腹泻"和"霍乱"等病的范畴。其主要病因是饮食不节，或不洁，内伤胃腑，致使脾胃气机阻滞，升降失司 ，化物传导不行，而见胃脘疼痛、呕吐、腹泻等症状。

西医对急性胃炎的发病机理尚不十分清楚，目前认为是外在刺激破坏了胃的黏膜屏障，胃壁上皮合成硫糖蛋白减少，胃内黏液不足，脂蛋白膜的保护作用削弱，引起胃内氢离子逆扩散，使黏膜固有肥大细胞释放组织胺，最终导致胃黏膜的充血、水肿、糜烂、急性溃疡和出血。此类患者的前列腺素的合成受到影响，胃黏膜的前列素含量均降低。

【临床表现】　急性胃炎的临床表现常因病因不同而不一致，由于酗酒、刺激性食物或药物引起者，多有上腹部不适、疼痛、食欲减退、恶心、呕吐等，一般不很严重。食物中毒所致的急性胃肠炎症状轻重很不一致，一般在食后数小时至 24 小时发病，大多有中上腹部的不适、疼痛，甚至剧烈腹绞痛、食欲减退、恶心、呕吐等，伴有急性水样腹泻，严重者可有发热、失水、酸中毒、休克等症状。体检发现中上腹部及脐周有轻压痛，肠鸣音亢进。一般病程短暂，1～2 天后即好转自愈。由解热镇痛药或机体应激状态引起的急性胃炎常以上消化道出血为主要表现，病人多有呕血与黑便，大量出血者可伴有休克，伴见食欲不振、腹痛、头昏、软弱等，体检可无特殊体征，病因去除后，短期内可以痊愈。

【诊断要点】

1. 大多数急性胃炎根据病前的服药史、饮食史、严重的应激状态，加之胃脘痛、食欲不振、恶心、呕吐等症状，诊断并不困难。

2. 本病应与急性腐蚀性胃炎相区别，后者多有明显的强酸、强碱等强腐蚀性化学物质的吞服史，症状为自口腔到胃内的烧灼样疼痛，并迅速出现食管、胃穿孔、消化道大出血或休克等表现；本病也应与急性化脓性胃炎相鉴别，后者腹痛剧烈，伴严重的寒战、高热及其他全身毒血症状，极易引起腹膜炎、胃穿孔、血栓性门静脉炎、肝脓肿等。

3. 本病由应激引起者，常引起胃内出血，当症状不典型者，应按急性上消化道大出血处理。必要时做胃检查以明确诊断。

【治疗】

治法：升清降浊，理气止痛。

1. 针刺

取穴：足三里、内关、上巨虚、中脘、天枢。

配穴：寒湿犯胃，加阴陵泉、公孙；食滞伤胃者，加璇玑、梁门、下脘；肝气犯胃加阳陵；肝胃湿热加合谷、内庭。

操作：根据症状的严重程度，每次可选用 2～4 对穴位，多以泻法为主。寒症加灸。亦可上述选加接电针，以连续波，调至适当的频率和强度，留针 30 分钟，每日治疗 1～2次，5 次为 1 个疗程。症状缓解后还宜继续治疗以巩固疗效。

2. 穴位注射

取穴：足三里、内关。

方法：用 0.5%～1.0% 的普鲁卡因或生理盐水，亦可用阿托品注射液，每次选取 1对穴位，针刺入行针得气后，每穴注入药液 3～5ml，每日 1 次，3 次为 1 个疗程。

3. 耳针

取穴：脾、胃、交感、神门、腹、内分泌。

方法：每次选取 4～6 穴，中等刺激，留针 20 分钟，每日 1 次，两耳交替针刺。若疼痛持续者，针刺后可用王不留行籽按压，随时按压刺激，2～3 日后换取 1 次。

4. 头针

取穴：双侧胃区。

方法：按头针常规方法操作，针刺入后，行中强刺激，使胃痛能获一定程度的缓解，然后留针 30 分钟，每日 1 次，疼痛控制后结束疗程。

【文献摘要】

1. 邵明月针灸治疗胃痛 348 例，取穴：寒邪犯胃取足三里、中脘、内关。配梁丘、上脘（不针）悬灸、合谷。饮食停滞去梁丘、上脘、合谷，加下脘、建里、内庭。肝气犯胃，配太冲、阳陵泉、章门、肝俞、气海、公孙、膈俞。针后温针灸中脘、气海、足三里、太冲。脾胃虚弱去内关加脾俞、三阴交、阴陵泉、地机、下脘、关元、气海。胃阴不足，中气下陷，引起胃下垂者，取足三里、三阴交、中脘、胃俞、章门（不灸），配下巨虚、梁丘、陷谷、公孙、内庭。悬灸百会、神阙 20 分钟。治疗结果：治疗组 348 例，显效 325 例，好转 16 例，无效 7 例，总有效率 97.99%。

［邵明月．针灸治疗胃痛 348 例临床观察．针灸临床杂志，2000，16（8）：7.］

2. 王莲英等用针刺治疗胃痛，将 82 例胃痛病例随机分为两组。治疗组 45 例，针刺中脘、内关、足三里、公孙、天枢、太冲、脾俞、胃俞等穴；对照组 37 例，遵医嘱给予654-2、甲氧氯普胺（胃复安）治疗。结果两组患者临床症状均有改善，胃痛消失或减轻，两组疗效无显著差异，但对照组副作用发病率高；治疗组安全、方便、经济，患者易于接受。

［王莲英，孙宝毅．针刺治疗胃痛 45 例疗效观察与护理．中医药学刊，2002，20（4）：525.］

【按语】 对于急性胃炎，针灸有见效快，疗效确切，操作简便的优点，可以作为首选的治疗方法。病变初期，急则治标，以治疗胃痛为首务。初期应先足三里等远道穴，再取疼痛附近穴位，待疼痛缓解后，遂究其发病原因，别其属木郁、痰结、血滞、食积、寒湿潴留、湿热内盛抑或诸因夹杂，随证调治，治病求本。针刺手法，当以毫针强刺激，如疼痛、呕吐仍不止，可加用电针，或用阿托品作穴位注射。

针灸治疗本病应注意以下二点：①取穴宜多，手法宜重，行针时间应长，并产生牵及胃部的针感；②注意饮食有节，避免辛辣刺激食物，保持心情平静，注意休息，以防病情反复。

慢 性 胃 炎

【概述】 慢性胃炎是一种常见病，其发病率在各种胃病中居于首位，年龄越大发病率越高，本病可由急性胃炎转化而来，亦可因长期服用胃刺激物或因胃炎致病菌的接触而发病。目前，按胃镜下所见和组织病理发现，将本病分为如下四型：慢性浅表性胃炎、慢性萎缩性胃炎和胃萎缩、慢性糜烂性胃炎以及慢性肥厚性胃炎。

本病在中医属于"胃脘痛"的范畴。导致本病的病因虽多，但不外外感和内伤两大类。外有感受外邪、饮食不节或不洁，内因多为七情内伤，脾胃虚弱。邪结中焦，致脾胃升降失职，或肝失疏泄，横逆克脾犯胃，或脾胃虚弱，中州濡养无权，而致邪气内阻，中土失运，气机失常之变。

西医对本病的病因目前尚不清楚，下列因素可能与病情的进展有一定关系：急性胃炎失治误治、长期服用胃刺激物、十二指肠液反流、胃酸缺乏、营养不良、心力衰竭，长期胃部瘀血、免疫因素以及幽门螺杆菌等。其病理实质是，胃黏膜上皮遭受反复损害后，由于黏膜的再生能力被破坏，以及黏膜发生改建，最终导致胃黏膜固有腺体不可逆的萎缩，甚至消失。

【临床表现】 慢性胃炎缺乏特异性的症状，且症状的轻重与黏膜的病变程度往往不一致。病程进展缓慢，常反复发作。大多数的病人常毫无症状，若有症状发生，多为消化不良症状，如饭后饱胀、嗳气等。少数可由食欲减退、恶心。胆汁反流性胃炎常见明显而持久的上腹部不适，或疼痛，尤以进餐后为甚，可伴有恶心，胆汁性呕吐，萎缩性胃炎患者有时表现为贫血、消瘦、舌炎和腹泻等。肥厚性胃炎多表现为顽固性饭后疼痛，食物或碱性药物可使疼痛缓解，其疼痛无节律性，伴有饥饿感和呕酸。

【诊断要点】

1. 对本病的诊断主要依赖于胃镜检查和直视下胃黏膜活组织检查所见。可参考有关病史、习惯和兼有病症如贫血、幽门括约肌失调、胆囊炎胆石症等，在治疗上，去除各种致病因素也是颇为重要的。

2. 按 Strickland 的意见，将萎缩性胃炎分为 A 型胃炎和 B 型胃炎，前者病位在胃体，胃酸分泌缺乏，血中胃泌素增高，壁细胞抗体常呈阳性，后者病在胃窦，胃酸缺乏不明显，血中胃泌素正常，血中壁细胞抗体阴性，内因子抗体亦为阴性。不仅是病变部位的差别，两者的发病机制和预后各不相同。

3. 胃镜下见有皱襞粗大，应注意与以下疾病鉴别：十二指肠球部溃疡活动期，胃泌素瘤；胃巨皱襞症以及 Borrmann Ⅳ型胃癌等；胃黏膜糜烂应与息肉、Ⅱa＋Ⅱc 型早期胃癌相鉴别。

【治疗】

治法：运脾和胃，调气止痛。

1. 针刺

取穴：脾俞、胃俞、中脘、章门、气海、足三里。

配穴：肝胃不和，加肝俞、太冲、行间；瘀血内阻者，加血海、膈俞、三阴交；胃热夹滞者，加下脘、天枢、内庭；胃阴不足，加三阴交、太溪；脾胃阳虚，加脾俞、气海、三阴交。

操作：证候以实证为主者，用提插捻转泻法，而偏于虚证者，则用提插捻转补法。虚实夹杂者，用平补平泻法。以上穴每次选取3～5对穴，针刺得气后，留针30分钟。亦可加用电针，针刺后接G-6805电针治疗仪，调至适当的频率和波形，强度不必太强，亦可留针30分钟，每日1次，15次为1个疗程。休息5天左右，再继续下1个疗程。

2. 艾灸法

取穴：中脘、气海、关元、天枢、内关。

方法：常用艾条悬灸，每穴灸5～10分钟，或用隔物灸法，每穴行隔附子片灸5～7壮，或用隔药饼灸（内含健脾温阳的中药粉末），每日1次，10次为1个疗程。此外，在腹部穴位行艾盒灸，此法热力颇足，艾灸范围大，灸后使腹内有明显的温热感，可每日施灸1次。此法对虚寒症状明显者，尤为适宜。

3. 穴位注射

取穴：足三里、脾俞、胃俞、肝俞。

方法：常用徐长卿注射液、黄芪注射液、复方当归注射液、胎盘组织液以及维生素类注射液等药物。按水针治疗常规，针刺得气后，每穴注入药液2～5ml，每日或隔日1次，30次为1个疗程。

4. 耳针

取穴：胃、神门、脾、皮质下、神门、下脚端。

方法：每次选用3～6个穴，针刺后，行中强刺激，留针20分钟，每日1次，两耳交替。亦可耳穴加用电针以加强刺激，或在以上耳穴贴压王不留行籽，2日更换1次。

5. 埋线

取穴：梁门透关门、上脘透中脘、脾俞透胃俞。

方法：按埋线法的操作常规，三组穴位轮流使用。每次治疗间隔20～30天。

【文献摘要】

1. 张建功等用附子理中丸配针灸治疗慢性胃炎，内服附子理中丸，针灸治疗取中脘、章门、关元、足三里等穴针灸，隔日1次，7次为1个疗程，连续针灸2～5个疗程。75例中痊愈35例，显效20例，有效15例，无效5例，总有效率为93.33％。

[张建功，王兴凯．附子理中丸配针灸治疗慢性胃炎75例临床观察．国医论坛，2005，20（3）：10.]

2. 宁秀丽用黄芪建中汤配合针灸治疗慢性胃炎，黄芪建中汤药用黄芪、饴糖、白芍、桂枝、生姜、炙甘草、大枣。如寒盛者可加附子、干姜，若脾虚湿盛者可加半夏、橘皮、茯苓。针灸治疗：主穴取足三里、内关、中脘，寒邪犯胃者配胃俞，饮食停滞者配下脘、梁门，肝气犯胃者配丰隆、太冲，气滞血瘀者配膈俞，脾胃虚寒者配气海、关元、脾俞，胃阴不足者配三阴交、内庭、辄鼻。足三里用平补平泻法，疼痛发作时，持续行针1～3分钟，直到痛止或缓解。内关、中脘均为泻法，配穴按虚补实泻法操作。寒气凝滞、脾胃虚寒者，可用灸法。治愈59例，好转7例，无效4例。治疗最长7个疗程，最短1个疗程。无效4例中有2例因合并胃穿孔转至外科手术治疗，另2例用药1～2个疗程后仍无效，自动放弃治疗。

[宁秀丽．黄芪建中汤配合针灸治疗慢性胃炎70例．实用中医药杂志，2006，22

(6)：341.]

3. 赵珩等用附子理中丸合针灸治疗慢性胃炎，采用附子理中丸内服结合穴位针灸，取穴中脘、章门、关元、足三里等穴。隔日一次，7 次为 1 个疗程，连续针灸 2～5 个疗程。结果：75 例慢性胃炎患者治愈 35 例，显效 20 例，好转 15 例，无效 5 例，有效率 93％。

〔赵珩，张建功．附子理中丸合针灸治疗慢性胃炎 75 例分析．中国误诊学杂志，2007，7 (23)：5666.〕

【按语】 慢性胃炎属于现代医学的病名，就其症状来看，当属中医"九种心痛"中的"胃心痛"。本病的发病率极高，常言道"十人九胃"，但目前由于对其病机不甚了解，也缺乏特异性的治疗方法，针灸治疗不仅可以控制本病的临床症状，而且还可以逆转本病的病理改变，无明显的副作用，可作为本病的主要治疗方法之一。

慢性胃炎属慢性过程，需坚持治疗，方可以获得满意的效果。胃痛急性发作时，当迅速缓解胃脘痛，痛缓后，可结合其临床类型，调治其本。由于病程冗长，可用体针治疗和微针治疗结合的方法。同时，还应注意饮食不节和情绪变化对本病的影响，以防病情复发。

消化性溃疡

【概述】 消化性溃疡主要指发生于胃和十二指肠的慢性溃疡，是一多发病、常见病。据统计，本病的发病率为 10％左右，男性多见，男女之比为 5：1，本病可见于任何年龄，以青壮年发病者居多。本病的形成有多种因素，其中胃酸-胃蛋白酶对黏膜的消化作用是基本原因，并因此而得名。胃溃疡和十二指肠溃疡在发病情况、发病机理、临床表现和药物治疗等许多方面均存在着不同，但二者均属于消化性溃疡，本篇中将二者一并叙述。

根据其症状，本病应属于中医"胃脘痛"证的范畴，由于疼痛部位近心，故又有称为"心痛"者。其基本病因为饮食不节，或饥饱过度，导致胃失和降；或肝木失于疏泄，横逆犯胃；或饥饱失常，劳倦过度，引起中焦虚损而发病。

本病的病因至今未明，遗传、精神因素、饮食不调、药物等因素可能与本病的发病有关。胃酸-胃蛋白酶在消化性溃疡的形成中起决定性作用。分泌胃酸的壁细胞总数的增多，神经内分泌功能紊乱所致胃酸和胃蛋白酶分泌的增加，胃排空过快，则是十二指肠溃疡形成的基础；胃黏膜屏障的破坏、胃幽门运动功能的减弱、十二指肠液的反流乃是胃溃疡形成的条件。上述各种因素相互结合，构成了消化性溃疡发病过程的各个环节。其主要病理为胃及十二指肠壁的黏膜和肌层有溃疡形成。

【临床表现】 上腹疼痛为消化性溃疡的主要症状。表现为上腹部剑突下的长期疼痛，疼痛部位，胃溃疡多在上腹正中或剑突下，或稍偏左；而十二指肠溃疡多在脐上或上腹偏右；后壁溃疡疼痛可放射到脊柱两侧相应部位，前壁溃疡可放射到同侧胸骨附近。在发作期，上腹可有局限性疼痛，压痛部位多与溃疡部位基本一致。疼痛可为压迫感、膨胀感，或为钝痛、灼痛、锥痛或剧痛，疼痛有节律性，胃溃疡一般在餐后 1 小时左右发生，十二指肠溃疡在餐后 3 小时左右或后半夜疼痛，进食后往往可以缓解，常有嗳气反酸，有时也可出现恶心、呕吐。检查见上腹部压痛，X 线钡餐造影有壁龛，是溃疡存在的直接征象，胃溃疡龛影多在胃小弯，十二指肠溃疡多见于球部，胃镜检查可见到溃疡。消化性溃疡的主要并发症是大出血、急性穿孔、幽门梗阻、中年以上患者出现的胃溃疡易导致癌变，部分消化性溃疡经内科治疗不能痊愈，可发展为难治性溃疡。

【诊断要点】

1. 根据慢性、周期性反复发作的病程，节律性的上腹部疼痛，多可作出临床诊断。半夜痛清晨止，也是本病的特殊表现，在诊断上有重要意义。若伴有或曾有上消化道大量出血，则可明确诊断。

2. 对于症状不典型者，X 线和纤维胃镜检查则有助于确诊。钡餐造影下的龛影是较明显的溃疡征象，胃镜下的溃疡所见更为直观，它还可取活组织进行病理分析，对良性溃疡和恶性溃疡的鉴别诊断有着重大意义。

3. 大便隐血阳性对早期发现本病有帮助，同时它也说明本病正处于活动期。

4. 胃液分析对本病无直接的诊断作用，但也是确诊本病的一个重要方法，如胃壁在五肽胃泌素刺激下仍无胃酸分泌，则可排除本病，如五肽胃泌素过高，则应考虑胃泌素瘤的可能。

5. 本病应与胃癌、十二指肠炎、慢性胃炎、胃下垂、胃神经官能症、胆囊炎胆石症及肠道钩虫病等相鉴别。

【治疗】

治法：行气活血，运脾和胃，培补中气。

1. 针刺

取穴：肝俞、胃俞、中脘、章门、足三里、内关。

配穴：肝气犯胃者，加阳陵泉、太冲；肝胃郁热者，加行间、内庭；气滞血瘀者，加膈俞、三阴交、公孙；脾胃虚寒者，加关元、气海。

操作：实证应施以较强刺激，施以提插捻转泻法，脾胃虚寒者，手法宜轻，施以提插捻转补法，并加用温针灸法，针后拔罐，留针 20～30 分钟，留针期间间歇行针，视病情轻重，可每日治疗 2～3 次，亦可隔日 1 次。6 周为 1 个疗程。疗程间隔 1 周左右。

2. 灸法

取穴：脾俞、胃俞、中脘、梁门、足三里。

方法：用艾条熏灸以上穴位，每穴熏灸 5～10 分钟，以使局部和胃脘部发热为佳。亦可用艾炷灸，每穴灸 7～9 壮。在灸背部或腹部穴位时，灸穴周围最好有湿面环绕阻挡，不使热量走散，以利局部发热。每日 1～2 次，6 周为 1 个疗程。

3. 穴位注射

取穴：脾俞、胃俞、胸 8～12 夹脊、中脘、内关、足三里。

方法：常用 0.5%～1.0% 的普鲁卡因、0.5mg 硫酸阿托品注射液、维生素 B_1 100mg、复方当归注射液以及 10% 葡萄糖注射液等，任取一种，每次选用 1～2 对穴位，针刺得气后，每穴注入药液 3～5ml，每日或隔日治疗 1 次，10 次为 1 个疗程。

4. 穴位埋线

取穴：胃俞透脾俞，中脘透上脘，胃仓透意舍、梁门，溃疡点透胸 8～12 夹脊穴。

方法：以上穴组任选一组或两组穴位，用适当长度的羊肠线植入，视效果情况不同，可在 2 周或 4 周时间内选择另外两对穴位行第 2 次埋线。

5. 耳针

取穴：胃区、脾区、肝区、十二指肠区、下脚端、神门、脑。

配穴：腹胀加三焦、脾、腹；呃逆、泛酸加肝、脾。

方法：每次选用 4～6 个穴，耳针常规操作，捻转以加强刺激，或用电针。急性期每日 1 次。留针 30～60 分钟，亦可采用埋针的方法。缓解期每 2～3 日 1 次，针刺方法同上。亦可用王不留行籽贴压，每日按压 3～5 次，两耳交替针治，每 10 次为 1 个疗程。

6. 头皮针

取穴：双侧胃区。

方法：用头皮针常规操作方法，斜刺留针 30 分钟，或用电针以加强刺激，急性期每日 1 次，缓解期刺激宜轻，隔 1～2 日 1 次，10 次为 1 个疗程。

【文献摘要】

1. 李敏推拿配合针灸治疗消化性溃疡 150 例，取穴：①本法主要推揉中脘、上脘、脾俞（双）、胃俞（双）、足三里（双）；②根据中医辨证取穴，辅取肝俞、太冲、内庭、三阴交、章门、太溪、建里等穴，配合针灸治疗。经过 3 个疗程的治疗，150 例中，痊愈 102 例占 68.04％；好转 44 例，占 29.33％；无效 4 例，占 2.67％。总有效率 97.33％。

［李敏．推拿配合针灸治疗消化性溃疡．中医外治杂志，2004，13（3）：33.］

2. 任国平针灸治疗消化性溃疡，选用特定穴天枢（双）、下脘、关元、足三里、神阙，用针刺及艾炷隔盐灸，实证采用泻法或平补平泻手法，虚证采用补法。结果治愈 12 例，显效 18 例，有效 4 例，无效 2 例，总有效率达 94.4％。

［任国平．针灸治疗消化性溃疡 36 例．甘肃中医学院学报，2007，24（4）：44.］

【按语】 消化性溃疡病以其主要症状是胃脘痛，仍属于中医"胃脘痛"的范畴。一般认为，本病是针灸的适应证，针灸对本病见效快，疗效可靠，除有严重并发病，可单独用针灸治疗。针灸对本病不仅具有一定的近期疗效，还具有一定的远期疗效。江苏省中医院针灸科曾对几家邻近工厂的 100 例溃疡病患者门诊观察，针灸治疗 2 个月后，不仅胃脘疼痛、呕恶、泛酸等症状改善，大便隐血亦阴转，X 线钡餐，部分患者的溃疡龛影亦消失。可见针灸的疗效不仅在于症状改善，而且还促进了病灶局部黏膜的病理改善。

针灸治疗本病的方法是按慢性胃脘痛的治疗方法处理，以毫针为主，一般为俞募配穴，加下合穴、八脉交会穴及胃经郄穴等，还结合穴位注射、电针、梅花针、神经干刺激方法等。

笔者的临床体会是，治疗本病应有三点要求：①胃脘痛这一症状是本病处于活动期的外在表现，通过针灸治疗迅速止痛为当务之急，也是通过治疗使病情走向改善的第一步；而欲有稳定的疗效，则应调理中焦，运其脾胃，长期多疗程的针灸治疗，即可获此效，而见胃痛发作频率减少，发作期病情严重程度减轻，渐至完全改善。②为了保证长时间治疗，建议多种针灸选穴方案和刺激方法轮流使用，以防止穴位疲劳，加强针灸疗效。③精神因素和胃肠道刺激因素是引起本病的重要病因，故治疗期间患者应保持心绪稳定，慎喜怒，饮食上应忌辛辣、酸甜、海腥发物及不易消化之物。

胃 下 垂

【概述】 胃下垂是指因胃膈韧带与胃肝韧带松弛无力、胃张力减退，胃小弯角切迹低于髂嵴连线水平而言。本病多由腹壁紧张度减低，腹壁脂肪缺乏和肌肉松弛以及腹压下降所引起。胃下垂多见于体质瘦弱或突然消瘦，胸廓狭长者，妇女多育也易罹患本病，其症状轻重表现与病人神经敏感性有明显关系。

中医无"胃下垂"的病名，可归于中医"虚劳"、"胃缓"和"胃下"的范畴。认为本病多由先天禀赋不足，久病多产，或病后失调，饮食不节，损伤脾胃，以致脾胃虚弱，中气下陷，升举无力，因而发生下坠。

西医对本病的发生，分为先天性和后天性两种，先天性胃下垂，大多是内脏全部下垂的一种，主要是由于腹内脏器支持韧带的松弛所致。后天性的胃下垂，可能是因严重的消瘦、或腹肌张力消失后继发的，其结果是胃不能固定在原有的位置上，以致直立时下垂。下垂的胃排空困难，常导致食物发酵和继发性胃炎。

【临床表现】 表现慢性上腹疼痛，但无周期性，无明显的节律性，疼痛性质和程度常有变化。疼痛之轻重与进食量的多少有关，进食和直立时症状加重，平卧则减轻，同时可伴有头晕乏力，食欲不振，脘闷不舒，呕吐嗳气，便秘或腹泻。轻度胃下垂可无症状。检查，脐下可有振水音，食后叩诊，胃下极可移至骨盆，上腹部可扪及强烈主动脉搏动。X线钡餐造影显示胃小弯弧线低于髂嵴连线下，排空迟缓。

【诊断要点】

1. 根据典型症状，时时胃部有过水声，瘦长型体型等特征，可以考虑本病的可能。

2. 体格检查，空腹时胃部有振水声由腹可扪及腹主动脉搏动。可同时伴有肝、脾、肾脏下垂的体征。

3. X线胃肠钡餐检查，是本病确诊的重要依据，可见胃呈鱼钩形，站立时位置下降，紧张力减退，小弯在髂嵴连线以下，或胃下缘在髂嵴连线以下大于5cm，胃内常有较多量的潴留液，排空迟缓。

【治疗】

治法：升举中气，健脾和胃。

1. 针刺

取穴：提胃（脐上1寸，旁开3～4寸）或胃上（脐上2寸，旁开1寸）、中脘、梁门、关元、气海、足三里。

配穴：嗳气，加内关；泛酸，加梁丘；腹胀，加气海；胃肠停饮，肠鸣有声者，加幽门、阴陵泉、肓俞。

操作：先取3～8寸毫针，从提胃或胃上穴进针，向中脘透刺，慢慢施以捻转补法，再针中脘，深刺，慢慢施以捻转补法，行针3～5分钟后起针，接下来针补足三里，平卧留针20分钟，其他穴位均采用提插捻转的平补平泻手法，留针20分钟。以上穴位亦可加接电针，以加强刺激。每日或隔日1次，15次为1个疗程，休息3～5天再行第2个疗程。

2. 穴位注射

取穴：中脘、足三里、下脘。

方法：每次选用2穴，以加兰他敏0.5mg，或用ATP注射液0.8ml作穴位注射。前者治疗每日1次，后者可每周治疗2次，20次为1个疗程。

3. 粗长针

取穴：升胃主穴（剑突下1.5寸，右旁开5分）、升胃1穴（即肓俞穴）、升胃2、3、4穴（以上升胃四穴分别在脐左旁开5分，1寸、1.5寸、2寸）、升胃5穴（胃下极下1.5cm）。

配穴：神经衰弱加内关、足三里；年老体弱加关元。

方法：根据胃下垂的程度分别选用12寸、11寸、10寸、9寸等几种长度，直径在0.8～1.3mm粗的不锈钢针，常规消毒后，在升胃主穴进针，与腹壁呈35°快速刺入皮下

3 分，然后针体沿皮下进针，通过中脘穴透向升胃 1 穴、或 2、3、4 穴，把针送到胃下极下 1.5cm 处，根据患者体质强弱或对针的耐受程度，施以轻、中、强刺激，然后留针 30 分钟，每日或隔日 1 次，10 次为 1 个疗程。

4. 灸法

取穴：百会、足三里、关元、脾俞、胃俞、中脘。

方法：每次选取 3～5 穴，多取俞募穴，以艾盒灸，每穴灸治 10 分钟。百会可用艾条悬灸，热力要大，以局部皮肤发红并有灼热感为度，亦可用桐籽大小艾炷行无瘢痕灸，每穴中灸 7～9 壮。以上治疗，隔 1～2 日 1 次，10 次为 1 个疗程。

5. 耳针

取穴：脾、胃、肺、交感、三焦、肝、大肠。

方法：每次选用 3～5 穴，耳针常规方法操作，留针 30 分钟，每日或隔日 1 次，10 次为 1 个疗程，两耳交替。亦可用王不留行籽作耳穴贴压。

【文献摘要】

1. 麻春丽感应电配合针灸治疗胃下垂，电针疗法：操作：①感应电一极置鸠尾穴，另一极分别置中脘、天枢、胃下垂穴，各通电 1～3 分钟；②2 极分置双胃俞穴，左侧胃俞穴一极不动，另一极由右胃俞移置中脘穴各通电 1～3 分钟；③双极分别置双侧足三里穴通电 1 分钟。针灸取穴：百会、中脘、天枢、足三里、胃下垂穴（位于上腹部，脐上 3 寸，旁开 3 寸）。操作：穴位常规消毒后，胃下垂穴针尖斜向脐部透至 3～4 寸，针感以全腹有向上抽动感为宜；百会穴，沿皮向前刺，待捻转得气后留针，同时以艾条灸之；中脘、天枢、足三里穴施以平补平泻手法。每穴留针 30 分钟。针刺电疗 10 次为 1 疗程，休息 1 周进行下 1 个疗程，最多 3 个疗程。56 例患者中痊愈 37 例，占 66.1%；显效 7 例，占 12.5%；好转 8 例，占 14.3%；无效 4 例，占 7.1%。总有效率 92.9%。

[麻春丽. 感应电配合针灸治疗胃下垂 56 例. 河北中医，2000，22（1）：63.]

2. 王峰温针灸治疗胃下垂，取穴：主穴：中脘、天枢（双）、关元、胃俞（双）、肾俞（双）。配穴：内关（双）、足三里（双）、三阴交（双）。患者先取仰卧位，穴位常规消毒，先针刺中脘、天枢（双）、关元穴，进针 1～1.5 寸，得气后，针柄上套 2.5cm 长艾炷点燃，行温针灸，每次每穴温针灸 3 壮。伴发胃炎、胃及十二指肠溃疡、神经衰弱者可配内关（双）、足三里（双）、三阴交（双），针刺得气后，针柄上套 2.5cm 长艾炷点燃，每次每穴温针 3 壮。患者再俯卧位，穴位常规消毒，针刺胃俞（双）、肾俞（双），进针直刺 0.6～1.2 寸，得气后针柄上套 2.5cm 长艾炷点燃行温针灸，每次每穴针灸 3 壮。平均治愈率 77.6%，有效率 98.3%，治愈率高，疗效好。

[王峰. 温针灸治疗胃下垂 58 例. 针灸临床杂志，2008，24（10）：31.]

【按语】 西医学认为本病为肝胃韧带和肝膈韧带及腹肌的松弛，不能固托胃体于原位所致，亦缺乏有效的治疗方法。自 20 世纪 60 年代用针灸提胃疗法治疗本病的报道出现以后，针灸治疗胃下垂的临床报道日益增多，体针、电针、穴位注射等都有应用。

最初的提胃疗法方法有二，其一是用 7 寸长针从巨阙穴进针刺入皮下后平刺，在腹肌层中移行使针尖抵达脐旁，连续搓针，使针身与腹肌固定，再将针向上提，不松手针亦不脱出。持续 40～50 分钟，针后病人卧床休息 3 天，10 天后复查。一般只针 1 次，故称"1 针 1 次提胃法"。另一法是取双侧梁门穴，用 4 寸长针进针后沿腹肌向下 3 寸许，行针得气后将两侧的针同时徐徐上提，边提边退针，经 2～3 分钟退出。用以上二法，针后即临床症状消失，食欲改善，精神好转，约50％的病例胃的位置有不同程度的上升。近年来的报道则选用不少提胃、升胃的新穴，针具则用芒针或粗长针等，但总不离提升胃气这一思路。

应该看到，本病的根本是"胃下不坚"，脾胃功能虚弱。针灸治疗上的提胃方法虽是临床行之有效的治疗途径，但并非唯一途径，有人发现，单纯艾灸上、中、下三脘，梁门、气海、足三里隔姜灸，每穴5～7壮，每日1次，连续治疗1～3个月。也有一定的升提胃体的作用，且疗效较巩固。总的看来，提胃虽能改善症状，提升胃体，但仅是治标之法，如不积极调补脾胃，疗效并不持久。近年的报道多采用提胃、艾灸补脾胃、中药补中益气以及结合耳针、穴位注射、体针调理消化道慢性病证的综合疗法。

急、慢性肠炎

【概述】 肠炎是肠道炎症的泛称。根据发病的特点可分为急、慢性两类。急性肠炎，是一种肠道黏膜急性卡他性病变；慢性肠炎，是肠壁黏膜炎症病变过程极为缓慢且反复发作、缠绵不愈的一种疾病，它由急性肠炎转化而来。腹泻为其主要症状。

中医将其归于泄泻，常称为"霍乱"、"飧泄"、"暑泄"、"伤食泄"等，慢性肠炎常称为"湿泄"、"寒泄"、"五更泄"等。认为本病因于感受风、寒、暑、湿邪气，饮食不节、情志失调、脾胃虚弱、脾肾阳虚等致病因素，而其中又以湿邪为首。脾虚湿盛是本病的发病的主要机理，其病理变化还与肝、肾等脏腑有关。

西医认为腹泻可见于很多疾病，有感染性、非感染性、肿瘤、胃源性、消化不良、吸收障碍、肠变态反应、功能性腹泻及药物性腹泻等多种。以感染性腹泻最为常见。包括病毒感染、细菌感染、真菌感染及肠道寄生虫感染等多种感染性疾病；此外，还有炎症性肠病等多种非感染因素引起的腹泻。一般认为，任何原因引起的肠道急慢性炎性病变，均可引起肠道渗出增加、水分分泌增多、腹壁通透性增大、肠道吸收不良及胃肠蠕动加速等病理变化，从而导致腹泻症状。

【临床表现】

1. 急性肠炎 起病急，于进食数小时或一天后发病。腹痛腹泻，甚者每日可达数十次。黄水样便，夹泡沫或少量黏液，脐周腹痛及压痛，伴恶心、呕吐、食欲不振，还可见发热、头痛及脱水症象，重者可出现休克。实验室检查：白细胞轻度增加，大便常规镜下少量黏液及红、白细胞。

2. 慢性肠炎 有持久的腹泻，每日腹泻2～5次，可持续数日或数月不愈，腹部压痛。病久者可伴见明显的营养不良。大便常规：镜下可见白细胞、红细胞与少量脓细胞，病情不明确者可做结肠镜检查，以排除其他特异性肠炎。

【诊断要点】

1. 根据本病的病史、病程及腹痛、腹泻等症状及肠鸣音亢进等体征，可初步考虑本病的诊断。急性肠炎多有明显的外感史或饮食不洁史，还可伴见明显的全身症状；慢性肠炎则以起病缓慢，缓解期和发作期交替出现，伴有食欲减退、消瘦、贫血等全身耗竭症状为特征。

2. 实验室检查，急性肠炎多见有血中粒细胞增多现象，大便中有脓细胞、红细胞，无特异性肠炎的病原体发现；慢性肠炎因见于多种肠道病变，故实验室检查应初步区分感染性或非感染性肠炎。感染性肠炎常包括金黄色葡萄球菌及沙门菌属感染、幽门弯曲菌性肠炎、结核性肠炎、肠念珠菌病以及由急性肠炎延误治疗或迁延发展而致，可根据临床表现进行相应的病原体检测；非感染性肠炎应根据临床需要做胃液分析、小肠吸收功能试验、消化酶检测、肠道 X 线检查及肠道内窥镜检查，必要时应做组织活检，以明确肠炎的性质。

3. 肠炎病人应密切注意患者的全身症状；腹泻伴有发热者，应首先考虑感染因素，但也应排除溃疡性结肠炎、克隆病及晚期肠道癌肿；患者有显著的消瘦及营养良，常见于小肠性腹泻，但更应注意晚期结肠癌的恶病质；肠道激惹综合征的腹泻常伴有失眠、健忘、注意力不集中等，且症状常随情绪的波动而变化。

4. 腹部体征对本病的诊断有很重要的参考价值，慢性腹泻病人，腹部有块，常被认为是肿瘤或炎性疾病。如块在左下腹，应想到左侧结肠癌、乙状结肠憩室炎；如块在右下腹，应想到右侧结肠癌、阿米巴或血吸虫性肉芽肿、肠结核、克隆病与肠放线菌病；结肠炎和结肠周围炎形成的块质软且压痛明显；腹部压痛明显者，应考虑克隆病和结肠憩室炎。

【治疗】

治法：运脾理肠，化湿止泻。

1. 针刺

取穴：①急性肠炎，上巨虚、下巨虚、梁丘、天枢、阴陵泉。

②慢性肠炎，中脘、关元、天枢、足三里。

配穴：寒湿泄泻，神阙、梁门、关门，加温灸；湿热泄泻，曲池、大椎、内庭。热甚可商阳点刺放血；食滞肠胃泄泻，上廉、下廉、中脘；肝气乘脾泄泻，肝俞、行间、阳陵泉；脾胃虚弱泄泻，脾俞、胃俞、公孙。

操作：以上穴位，可结合肠炎的证候类型选穴，每次用穴 5~10 穴，急性肠炎，用提插捻转泻法，寒湿型可配合温针灸或灸法，每日治疗 1~2 次，留针 30 分钟，留针期间可捻转行针 3~4 次，以加强针感。慢性肠炎则可行提插捻转补法，或烧山火法，肝气乘脾者可用平补平泻法，治疗隔日 1 次，10 次为 1 个疗程。

2. 灸法

取穴：天枢、关元、神阙。

方法：用直接灸法，以桐籽大艾炷，每穴灸 5~7 壮，每日或隔日 1 次，10 次为 1 个疗程。天枢和关元可交替作用，或在针刺后加灸亦可，如灸神阙须用隔盐灸或隔姜灸。本法对寒湿型肠炎或脾胃虚弱型肠炎具有较好的疗效。此外，急性肠炎，还可用艾条作双侧外踝尖悬灸，灸至局部皮肤灼热、潮红，可持续熏灸 10~20 分钟。

3. 穴位注射

取穴：天枢、足三里、上巨虚。

方法：每次取 1~2 对穴位，用维生素 B_1 0.3~0.5ml，或用蒸馏水 3~5ml，针刺得气后，作穴位内注射，可连续注射 3~5 天。

4. 耳针

取穴：小肠、大肠、胃、脾、肝、肾、交感、神门。

方法：每次取 3~5 穴，急性肠炎留针 15 分钟，每日 1~2 次；慢性肠炎留针 30 分钟，隔日 1 次，10 次为 1 个疗程。亦可在耳穴用王不留行籽贴压，每日按压 5~10 次，2 天后更换耳穴，双耳交替。

5. 刺血疗法

取穴：足三里、公孙、内庭、厉兑。

方法：每次选用2～3穴，用三棱针迅速刺入皮下，深约1分许，再迅速拔出，手法要轻捷，快速无痛，针出后出血5～15ml不等，以血色转红为佳，出血不畅者，可于针后拔罐，以出尽恶血。

6. 埋线

取穴：天枢、大肠俞、关元。

方法：每次选用2穴，按埋线法操作常规，穴内埋入羊肠线2cm，术后局部敷以消毒纱布，以防感染，20～30天治疗1次。

【文献摘要】

1. 刘月振埋针法配合温针灸治疗慢性泄泻，温针灸取穴：脾俞、章门、肾俞、中脘、天枢、足三里、上巨虚。耳穴埋针：第1次温针灸治疗完毕，随即作第1次耳穴埋针。耳穴：神门、交感、大肠、小肠、直肠下段、脾、胃皮质下。本组51例患者，经温针灸2个疗程，配合耳穴埋针4次之后，痊愈37例，好转14例，有效率100%。

［刘月振. 埋针法配合温针灸治疗慢性泄泻51例. 中国中医药信息杂志，2002，9（4）：74.］

2. 董瑞采用温针灸、温和灸结合耳穴埋皮内针法治疗慢性泄泻36例，脾胃虚弱型：采用温和灸，灸神阙；中脘、关元、天枢、足三里四穴采用温针灸，6次为1个疗程。耳针：脾、胃、小肠、大肠、神门，均用图钉型皮内针，6天为1个疗程。脾肾阳虚：采用温和灸，灸神阙；关元、天枢、足三里、肾俞、命门五穴用温针灸，6次为1个疗程；耳针：脾、肾、小肠、大肠、内分泌，均用图钉型皮内针，6天为1个疗程。痊愈28例，有效7例，无效1例，治愈率达77.8%，总有效率达97.2%。

［董瑞. 针灸治疗慢性泄泻36例. 甘肃中医学院学报，2006，23（4）：36.］

3. 王松用快速针刺治疗小儿急性轻型腹泻，取穴合谷、足三里，食滞腹胀明显者加点刺四缝；呕吐加内关；大便每天超过6次者加长强。每日1次，3次为1个疗程。53例中治愈40例，好转8例，无效5例，有效率为90.6%。

［王松. 快速针刺治疗小儿急性轻型腹泻53例. 上海针灸杂志，2008，27（8）：28.］

4. 白伟华刮痧配合针挑疗法治疗急性腹泻，取穴：①在背正中线两侧，距中线1.5寸，从第一颈椎与背中线平行垂直于尾骨尖旁，共分为29点。②在背中线旁开3寸适在肩胛骨内侧缘与第一侧线平行垂直，上点平第一胸椎棘突，下点平尾骨尖，共22点。③与胸腹正中线旁开2寸（即正中线与乳中线之间）垂直平行从锁骨下缘至腹股沟共折成9等份，连起点共10点。经过1～3次治疗，痊愈25例，占83.37%；显效5例，占16.7%。总有效率为100%。

［白伟华. 刮痧配合针挑疗法治疗急性腹泻30例. 新疆中医药，2008，26（4）：43.］

【按语】 针灸治疗急性肠炎效果较好，治疗时一般采用天枢、气海、足三里穴。呕吐加内关；发热加曲池、合谷，针刺刺激宜强，并反复行针以加强针感，留针20分钟。根据病情轻重每日治疗1次或2次。除对吐泻过多失水较重者给予输液外，概不用抗生素等药物，效果均较满意。

慢性肠炎病程长，反复发作，治疗较难，必须作较长时间的治疗方能奏效。针灸治疗的优势表现在，其具有肠道消炎作用、缓解肠痉挛作用，促进肠道水分吸收的综合作用，通过俞募配穴、下合穴及原穴的应用，即可收到上述效果，这已被众多的临床报道所证实。本病由于久病长期不愈，消化吸收不良，贫血消瘦明显，体质多虚，如能注意补脾益气，以充化源，则对病情的恢复更有助益。另外，由于中气不足，更易遭寒湿、湿热、食积、肝郁之邪侵袭，形成正邪交结的虚实夹杂之证，这往往是病情缠绵难愈的重要原因，临床应把握证候，随证调治，往往可获意想不到的疗效。但是，应该说明，针灸作用也有一定的限度，如病情严重，伴低蛋白血症，应通过静脉给予营养，或少量多次输新鲜血、氨基酸注射液等，同时还应注意劳逸结合，忌食生冷、油腻及刺激性食物，加强肠道护理。

急、慢性胆囊炎

【概述】 胆囊炎有急性和慢性之分。急性胆囊炎是指由细菌感染、高度浓缩的胆汁或反流入胆囊的胰液的化学刺激所引起的急性胆囊炎性疾病。临床特征是发热、右上腹痛和压痛、呕吐，白细胞增高等。慢性胆囊炎系胆囊慢性炎症性病变，多与胆石症同时存在，少数为非结石性胆囊炎，有时可为急性胆囊炎的后遗病证。本病患者女性多见，尤其是中年、肥胖者。

本病属于中医的"结胸发黄"、"黄疸"和"胁痛"的范畴。本病发病多因于外邪入侵，尤其是湿热毒邪内犯，加之情志抑郁，肝胆失于调达，或饮食不节，痰湿内生，终致肝胆疏泄不利，气阻络瘀，胆道不利，而致胁痛、黄疸之候。

西医认为，引起胆囊炎的主要原因是胆石、胆道痉挛水肿及寄生虫阻塞等原因引起胆道梗阻；血源性、肝肠源性及手术、创伤等原因所致的胆道感染；其他如雌激素、交感神经亢进及迷走神经阻断等化学因素，以及某些血管因素可影响胆囊的排空等。其病理变化主要是胆囊的充血、水肿、炎性浸润，严重者也可呈现化脓性感染，见出血、坏死，甚至导致胆囊穿孔。

【临床表现】

1. 急性胆囊炎 右上腹或中上腹痛，进而局限于右肋下胆囊区，右肩胛下亦可有放射性疼痛。腹痛常呈持续性、膨胀性疼痛，如有胆囊梗阻，则有间断性的胆囊绞痛。疼痛常发生于夜间，饱餐或脂餐很易诱发。同时可有恶心、呕吐，半数为反射性呕吐，呕出胆汁，并可导致脱水。患者多有中度发热，当发生胆囊化脓时，可有寒战、高热、谵妄等，严重者可见感染性休克。查体，患者多呈急性病容，呼吸浅表，明显黄疸，上腹部稍膨胀，腹式呼吸受限，右肋下腹肌紧张，压痛、反跳痛，墨菲（Murphy）征阳性。经积极治疗，一般于12～24小时症状改善，可在3～7日内痊愈。

2. 慢性胆囊炎 许多病人可持续多年而无症状，主要表现为反复发作性上腹部疼痛，腹痛多在右上腹或中上腹部，并向右侧肩胛下放射。腹痛常发作于晚上或饱餐后，常呈持续性腹痛，当胆囊管或胆总管发生结石嵌顿时，可发生胆绞痛，疼痛一般经过1～6小时可自行缓解，伴见呕吐、恶心等，发热黄疸少见，未发作时，可有右上腹胀痛不适，或胃灼热感、嗳气、反酸等胃肠道症状。症情缠绵，进油腻饮食后加重。体检有右上腹压痛，墨菲征阳性，当胆囊膨大时，右上腹部可扪及包块。

【诊断要点】

1. 根据典型的临床表现、体征、年龄、病史，再结合有关理化检查，诊断本病并不困难。B超可测定胆囊的大小、囊壁厚度，尤其检测胆石，正确可靠对急慢性胆囊炎的诊断均有重要价值；急性胆囊炎血清胆红素、转氨酶、碱性磷酸酶、γ-谷氨酰转肽酶均明显升高；急性胆囊炎或慢性胆囊炎急性发作时，血白细胞总数均可明显升高，中性粒细胞增高最明显。

2. 老年人因对疼痛的敏感性降低，即使在急性期，或出现了胆道梗阻，亦不一定出现剧烈疼痛，甚至亦无腹痛，发病后，可迅速出现休克或循环衰竭，临床上对老年病例，应有高度警惕。

3. 对一些难以确诊的证候，应考虑做胆系造影、十二指肠引流液检查，或放射性核素胆系扫描等，以进一步明确诊断。

4. 鉴别诊断对本病尤为重要，首先应确定本病是原发性还是继发性的；急性右上腹疼痛应与急性病毒性肝炎、急性胰腺炎、急性阑尾炎、消化性溃疡急性穿孔及右心衰竭等病相鉴别；慢性胆囊炎则应与上述疾病的慢性病证及慢性泌尿系感染等相鉴别；患者若为青年女性，应与急性输卵管炎伴发的肝周围炎相鉴别。

【治疗】

治法：疏肝利胆，理气止痛。

1. 针刺

取穴：胆囊穴、三阴交、肝俞、胆俞、至阳。

配穴：气郁，加行间；湿热内盛，加足三里、阴陵泉；发热，加大椎、曲池、合谷；胆绞痛，加期门、章门、阴陵泉；胸满，加膈俞、内关。

操作：急性胆囊炎，根据不同证候类型，每次选取 3～5 对穴位，针刺得气后，反复提插捻转，行强刺激，或加电针，以加强刺激，频率 120～240 次/分，强度宜由弱而强，以患者能耐受为度。留针 30～40 分钟，间歇行针，每隔 5～10 分钟行针 1 次。每日 1～2 次，7 次为 1 个疗程。慢性胆囊炎，一般先针远道穴位，再针腹部穴位，针刺得气后，行提插捻转补法，手法宜轻，隔日针灸 1 次，15 次为 1 个疗程。

2. 穴位注射

取穴：胆俞、足三里、中脘、胆囊穴。

方法：所用药物为红当川注射液或 10% 葡萄糖注射液，每次选取 2～3 对穴，针刺得气后，每穴注入药液 3～5ml，以上治疗主要用于急性胆囊炎，每日 1～2 次，7～10 次为 1 个疗程。

3. 耳针

取穴：神门、胰、胆、肝、肩、交感、内分泌、十二指肠、脾。

方法：选择 2～4 个反应较敏感的穴位，用针刺治疗。急性发病，则用强刺激，留针 30～60 分钟，留针期间间断行针，以加强刺激；如为慢性发作，则行中低强度刺激，留针 15～20 分钟。每日治疗 1～2 次，7～10 次为 1 个疗程，两耳交替使用。亦可用王不留行籽作耳穴贴压，嘱患者每日按压 3～5 次，2～3 天更换 1 次。

4. 激光针

取穴：日月、期门、阳陵泉、胆俞。

方法：用于急性胆囊炎以胸腹部穴位为主，慢性胆囊炎胸腹部穴和远道穴位配合使用。用氦-氖激光器直接照射所选穴位，波长为 6328Å，光斑直径 3cm，每穴照射 5 分钟（慢性）或 10 分钟（急性），每日治疗 1～2 次，7～10 次为 1 个疗程。

【文献摘要】

1. 沈麒根等针灸治疗胆囊炎，针刺主穴：阳陵泉、太冲；配穴：胃脘疼痛不适者加中脘、足三里、内关；湿热蕴结加曲池、阴陵泉；伴有结石者加足临泣、胆俞。针刺手法采用毫针泻法，留针 30～60 分钟，每日 1 次，10 次为 1 个疗程，休息 1～2 天，再作下 1 疗程。耳针取穴：肝、胆、心、神门、内分泌，采用中药王不留行用胶布贴压，每日按贴一耳，吩咐患者自行按压数次。经过针刺及贴压耳穴治疗后，治愈 52 例，有效 44 例，无效 4 例。

[沈麒根，黄德仙．针灸治疗胆囊炎 100 例疗效观察．针灸临床杂志，2003，19（5）：14.]

2. 黄东源健脾利胆汤配合针灸治疗慢性胆囊炎，健脾利胆汤药物组成：白术 30g，白芍 30g，山药 30g，葛根 30g，黄连 3g，木香 10g，郁金 10g，丹参 15g，乌梅 10g，甘草 3g。体针：①阳陵泉、丘墟、太冲、胆囊穴。②足三里、阴陵泉、上巨虚、关元、脾俞。每次取 1 组，2 组穴交替使用。针刺手法①组用泻法，②组用温针、补法。治愈 12 例，好转 23 例，无效 7 例，有效率为 83.3%。

[黄东源．健脾利胆汤配合针灸治疗慢性胆囊炎 42 例．中医药临床杂志，2005，17（5）：481.]

3. 卢建华等针灸治疗慢性胆囊炎致腰痛 20 例，对照组：采用口服胆宁片每次 3 片，每日 3 次，胆舒胶囊每次 2 片，每日 3 次。局部贴敷"麝香镇痛膏"。治疗组：口服药物同对照组，并采用针灸治疗。取穴：胆囊穴（为经外奇穴，在阳陵泉下 1 寸左右之压痛点处）、胆俞穴（位于第十胸椎脊突下，督脉旁开 1.5 寸处）、天应穴（即压痛点、多在腰骶部）。治疗组 20 例，临床治愈 8 例，显效 8 例，好转 4 例，总有效率 100%；对照组 25 例，临床治愈 4 例，显效 7 例，好转 10 例，无效 4 例，总有效率 84%。

[卢建华，李灵峰．针灸治疗慢性胆囊炎致腰痛 20 例．浙江中医杂志，2008，43（8）：472.]

【按语】 针灸治疗急慢性胆囊炎的报道始于 20 世纪 50 年代，针灸对急性胆囊炎疗效较好，一般针后 20～40 分钟，腹痛即可减轻，体温亦随之下降，经 3～5 次治疗后，病情可明显改善。针灸对慢性胆囊炎有明显效果，因其常反复发作，治疗需有耐心，以少阳、阳明、太阴经经穴，作少穴位、久留针、长疗程的毫针刺激，对缓解慢性胁痛、减少发作，消除胆囊壁水肿均有一定的作用，尤其耳穴按压疗法，较为普及。从 40 年的临床观察来看，针灸主要适用于慢性胆囊炎和急性单纯性胆囊炎，而慢性胆囊炎症出现胆囊收缩功能丧失，或见急性胆囊梗阻、嵌顿、化脓、胆囊壁穿孔，或伴有其他严重的并发症，均非针灸的适应范围。重症胆囊炎，如脓毒型胆囊炎，针灸只能作为中西医结合治疗的辅助手段。

近年来在治疗方法上有很大进展，从原来单一的针刺艾灸疗法发展为电针、穴位注射、激光针、腕踝针，乃至经络动磁疗法等，综合针灸疗法的应用，对于急性胆囊炎发作，或慢性胆囊炎缓解期以及慢性胆囊炎急性发作等均有一定的疗效。从目前报道的情况来看，各种疗法的有效率大致相近，综合疗法的效果优于单一的方法。

机理研究表明，针刺不仅有增加机体抵御能力的作用，而且对胆囊的生理功能亦具有调节作用。B 超下观察发现，针刺阳陵泉、压迫耳穴，均可明显促进胆囊收缩，加快胆汁排泄。此外，针刺可以缓解胆管痉挛，亦为不少研究所证实。

食 管 炎

【概述】 食管炎，多指胃和十二指肠内容物反流入食管，引起食管黏膜炎症而致的疾病。其临床特征是胸骨后烧灼样或刀刺样疼痛，间歇性咽下困难，胸部窒闷感。本病多见于成年人，发病常与情绪波动有关，大多预后良好。

本病可归于中医"噎膈"、"呃逆"和"胸痛"等病的范畴。其主要病因是忧思伤脾，郁怒伤肝，或偏嗜烟酒辛热，导致痰气交阻，热盛津亏，久之瘀血内结，阻滞谷道，而致饮食不下。

对于本病的病理，目前尚未明确。一般认为，本病是反流胆汁和胃酸共同作用的结果，而在胆汁引起食管损伤之前，必先存在幽门和食管下端括约肌的功能失调，同时，食管炎患者多伴有胃炎。各种原因引起的食管下端括约肌弛缓，食管廓清功能障碍和食管黏膜上皮细胞增生和修复能力的削弱而致食管抗反流屏障功能的损害，都是导致本病的主要原因，而慢性胃炎、胃酸分泌过多和十二指肠胃反流则是本病的促发因素。肥胖、大量腹水、妊娠后期、胃内压增高等，均可诱发本病。

【临床表现】 胸骨后烧灼感或疼痛，大多在食后1小时左右出现，半卧位、身体前屈或剧烈运动可诱发，服用制酸药后可缓解。患者于餐后、身体前屈或夜间卧床时，有酸性液体或食物从胃、食管反流至咽部或口腔，此症状多在胸骨后烧灼感前发生。本病初期可继发食管痉挛而出现间歇性咽下困难，本病后期，胸骨后烧灼感逐渐减轻，而代之以永久性的咽下困难，主要由食管炎症后形成瘢痕性狭窄所致。严重的食管炎患者可出现食管糜烂而致出血，多为慢性少量出血，长期或大量出血均可导致贫血。X线钡餐和食管镜检查，可见食管黏膜充血、水肿、糜烂和溃疡。

本病常有较多的并发症，除可致食管狭窄、出血、溃疡外，反流的胃液尚可侵蚀咽部，引起慢性咽炎、慢性声带炎和气管炎，甚至反流液吸入呼吸道引起吸入性肺炎。

【诊断要点】

1. 根据本病的胸骨后烧灼痛、吞咽困难等特殊症状，可以考虑本病的诊断，但必须明确有否胃食管反流现象。

2. 胃-食管闪烁显像检查，无明显痛苦，对观察有无胃食管反流现象有重要作用，正确率较高，食管吞钡X线检查，假阳性较多。

3. 通过内窥镜及活组织检查，可以确定有无胆汁反流性食管炎的病理改变，以及有无胆汁反流性食管炎的存在，对诊断和估计本病的严重程度有重要价值。

4. 临床上，本病应注意与心源性疼痛、消化性溃疡、食管癌、食管真菌感染症等疾病相鉴别。

【治疗】

治法：调胃气，开胸膈。

1. 针刺

取穴：肺俞、膈俞、颈4～6夹脊、内关、公孙、丰隆。

配穴：前胸灼热疼痛，加照海、天突；气短、胸闷，灸气海，刺行间。

操作：以上穴位，胸背部穴位平补平泻法，其中胸4～6夹脊得气后行针，使针感向前达前胸部为佳，针后拔罐。四肢穴可用泻法。留针30分钟，间歇行针，每日1次，10次为1个疗程。亦可加电针，以加强刺激。

2. 灸法

取穴：膻中、膈俞、大杼、大椎。

方法：每次选2~4个穴，其中双大杼和大椎为一组穴。穴上敷以凡士林，以蚕豆大艾炷置其上灸之，有烫感即更换艾炷，勿使烫伤。每穴10~15壮，隔日治疗1次，10次为1个疗程。

3. 耳针

取穴：胃、神门、食道、膈、脾。

方法：每次取4~5个穴，毫针刺，行中强刺激，或加电针，以增加刺激。每日1次，10次为1个疗程。亦可用王不留行籽作耳穴埋贴。两耳穴位交替使用。

4. 穴位注射

取穴：足三里、内关。

方法：所用药物为生理盐水、维生素 B_6 注射液，针刺后，行针得气，每穴注入药液2ml，每日1次，10次为1个疗程。

【文献摘要】

1. 王永泉推拿针刺治疗食管贲门失弛缓症32例，推拿①患者仰卧位，术者用指推法由膻中至鸠尾操作1分钟，再按揉上脘、中脘、下脘共5分钟，顺时针方向摩腹5分钟。痰气郁结型加点揉天突、乳旁、乳根，梳理胁肋；脾胃虚弱型加揉脐，拿捏腹肌及按揉足三里、上巨虚。②患者俯卧位，术者掌揉其背部3~5遍，再指揉第5~12胸椎棘突两侧，后用虚掌轻叩该处3~6次。痰气郁结型加点揉双侧章门、期门；脾胃虚弱型加揉脾俞、胃俞，横擦腰部并捏脊。③患者坐位，术者用拇指按揉其双侧内关3分钟，揉缺盆1分钟并予以弹拨2~3次，最后拿肩井，搓摩胁肋。取双侧内关、足三里，常规消毒后进针，中强度刺激，得气后5分钟出针。痰气郁结型加丰隆；脾胃虚弱型加上巨虚。治愈24例，占75%；好转5例，占15.6%；无效3例，占9.4%。总有效率90.6%。其中1个疗程治愈12例，2~3个疗程治愈或好转16例，4个疗程好转1例。

［王永泉. 推拿针刺治疗食管贲门失弛缓症32例. 中国中医药信息杂志，2001，8(9)：83.］

2. 庞勇针刺治疗食管贲门失弛缓症1例，取双侧膈俞、肝俞、胆俞、脾俞、胃俞、巨阙，快速进针，得气后守气，力求气达病所，留针30分钟，每间隔5分钟行针1次。起针后单刺天突穴，得气后即出针。针刺后患者即感胸腹胀满减轻，可缓慢饮入温开水约200ml，当晚可进食米汤400ml。后2日继守前法治疗，每日针刺1次。3日后患者自觉吞咽通畅，胸腹胀满缓解，可进食面条、稀饭。再取中脘、足三里、内关、公孙，针刺行平补平泻手法，留针30分钟，每日1次，连续3日，患者恢复正常，随访1年10个月，未见复发。

［庞勇. 针刺治疗食管贲门失弛缓症1例. 河北中医，2002，24（2）：129.］

【按语】 针灸不仅对食管炎引起的吞咽困难、食管阻塞感、胸痛胸闷有效，而且对食管炎引起的食管狭窄也有一定的治疗作用。目前临床报道的针灸方法，主要有局部针刺，如天突、膻中，食管相应节段的夹脊穴针刺；局部艾灸，如膻中、膈俞的灸法；远道针刺，内关、公孙等针刺。一般最常用的方法是远道取穴与近取结合的方法。临床观察发现，局部针刺可缓解胸痛，灸法不仅可以改善症状，而且可以减少发作。此外，颈部梅花针叩刺、耳针、手针、足针等其他微针疗法也可迅速减轻或控制症状，可作为一种很好的辅助疗法。

本病绝大多数患者预后良好。由于其发病的关键是食管括约肌松弛和胃液反流，故治食管炎勿忘调理脾胃，中脘、鸠尾配用绝不是画蛇添足。本病治疗期间，切记注意情绪稳定，应食用软食，饭菜应温和不烫，不应过度劳作。

慢性非特异性溃疡性结肠炎

【概述】 慢性非特异性溃疡性结肠炎是一种原因不明的慢性结肠炎，病变主要局限于结肠黏膜，且以溃疡为主，多累及直肠和远端结肠，可遍及整个结肠。临床特征有腹泻脓血便，腹痛、里急后重。病程漫长，轻重不一，常反复发作。本病可见于任何年龄，以青壮年男性为多，近年来发病率有上升趋势。

本病应归于中医"肠风"、"肠癖"和"痢疾"的范畴。病因于感受湿热外邪或饮食不节、情志失调，导致湿热内侵，损伤脾胃，蕴结大肠，腑气不利，肠络受损，久则脾病及肾，瘀阻肠间，而致虚实夹杂之患。

本病的病因不明，根据近来的研究，认为本病可能与免疫、遗传、感染、精神神经等因素有关。其中遗传为其发病背景，自身免疫为主要机制，感染及精神刺激为诱发因素。病理观察发现，本病炎证主要位于黏膜层，并可累及黏膜下层，很少深达肌层。表现结肠黏膜脆弱、充血、水肿、产生溃疡、炎性浸润。在修复中，有肉芽增生，纤维瘢痕形成，致结肠缩短和狭窄。后期可有假性息肉，甚至癌变。

【临床表现】 一般起病缓慢，临床常见四种发病类型，慢性复发型，慢性持续型，急性暴发型以及初发型。其中以慢性复发型最多见。大便中含有大量脓血和黏液，较轻者每日 2～4 次，粪软或呈糊状，混有血和黏液，严重者每日腹泻 10～30 次，泻出血水样便，伴有左下腹或下腹部阵发性痉挛性疼痛，腹痛即泻，泻后痛减，常见明显的里急后重，平时腹部常呈间歇性隐痛或持续钝痛。急性期多见发热，很快出现失水征，厌食，体力减退，体重下降。查体，左下腹或全腹压痛，伴肠鸣音亢进，可触及硬管状的降结肠和乙状结肠，直肠指检肛门括约肌常痉挛，急性中毒病情较重的患者可松弛。

本病的并发症较多，其局部并发症有急性结肠扩张、结肠和肛周化脓性感染、结肠狭窄和肠梗阻、结肠癌；全身并发症可有皮肤溃疡与感染，眼部球睑结膜、虹膜炎症，关节痛，肝病，缺铁性、贫血性贫血，血小板增多，凝血异常、肾脏疾病等。

【诊断要点】

1. 根据病史、症状、体征和实验室结果，一般不难对本病作出诊断。但需排除其他结肠疾病，方可确诊本病。

2. 实验室检查结果，贫血、高凝血状态、多次粪便检查未发现病原菌，均为确诊本病的有力依据。血清蛋白电泳对判断、预测病情较为重要，严重发病时，血清蛋白常严重降低，而 α_1、α_2 球蛋白增高，在缓解期，如 α_2 球蛋白增加，常为复发的信号，本病发作时，γ 球蛋白下降，提示预后不良。

3. 内镜检查对本病确诊有重要价值，但在急性期不能进行，以防穿孔的发生。直肠和乙状结肠镜可以直视肠壁的充血、水肿、溃疡及渗出等，并对组织做病理检查。纤维结肠镜检查主要在于确定病变的范围和通过镜腔摘除较大的假性息肉。

4. 本病应与慢性细菌性痢疾、慢性阿米巴肠病、血吸虫病、结肠癌、肠道激惹综合征、克隆病、放射性结肠炎等病相鉴别。

【治疗】

治法：温补脾肾，清肠化湿。

1. 针刺

取穴：上巨虚、天枢、关元、气海、足三里。

配穴：腹泻严重者，加长强、止泻（屈膝 90°，穴在膝内侧胫骨小头凹陷处，曲泉上2.5cm）；乙状结肠炎，加气冲；降结肠炎，加天枢；升结肠炎，加关元、公孙；全结肠炎，加中脘、神阙。

操作：根据临床特点，每次选用 5～7 穴，针刺得气后，适当行针，针尖朝向病变部位，使针感走窜腹内，趋向病所。长强穴直刺，沿骶骨前向上透刺直肠，产生较强的重胀感，然后留针。其他腹部取穴行中等强度刺激。留针 30 分钟，每日 1 次，15 次为 1 个疗程。

2. 穴位注射

取穴：中脘、气海、天枢、大肠俞、上巨虚、足三里。

方法：所用药物为胎盘注射液 2ml、亮菌甲素注射液 0.2g、当归注射液 4ml、黄芪注射液 4ml 和维生素 B_{12} 100mg 等，将上述药物混合，每次 2～3 对穴，每穴注药 2ml，隔日治疗 1 次，10 次为 1 个疗程。以上穴位交替应用，每疗程间休息 1 周。

3. 灸法

（1）温灸

取穴：神阙、中脘、气海、天枢、大肠俞、上巨虚、足三里。

方法：以上穴位以蚕豆大艾炷，行直接灸，或隔药饼灸，局部发烫即更换艾炷，每穴灸 5～7 壮，治疗每日 1 次，10 次为 1 个疗程。亦可每次选 3～5 穴，行艾条悬灸，灸至局部皮肤潮红，腹中肠鸣辘辘有声为度。

（2）化脓灸

取穴：上巨虚、足三里。

方法：患者取仰卧位，以上穴位局部消毒，红紫药水作好标记，以黄豆大艾炷直接灸。燃尽艾为止，灼痛时轻拍附近皮肤以减痛，灸完 7～9 壮后，艾穴贴敷小膏药，以发灸疮，不数日，艾灸部位即发出灸疮。

4. 耳针

取穴：大肠、小肠、直肠下段、三焦、胃、脾、交感、皮质下、神门。

方法：以上穴位每次选取 5～7 穴，行中等强度刺激，留针 30 分钟，每日 1 次，15次为 1 个疗程。亦可用王不留行籽贴压。两耳交替。

5. 穴位埋线

取穴：天枢、大肠俞。

方法：穴位局部严格消毒，用 2% 利多卡因 2ml 行局部麻醉，然后埋入 2cm 长的羊肠线。每埋 1 次即为 1 个疗程，疗程间休息 1 个月，一般应治疗 2～3 次。

【文献摘要】

1. 年云娜针刺董氏奇穴合拔罐治疗慢性非特异性溃疡性结肠炎，治疗组针刺取董氏奇穴：肝门（支正穴后一寸），肠门（在支正与养老的中点），四花下穴（足三里穴下八寸贴胫骨外），腑肠（四花下穴直上一寸半），均取双侧；拔罐取肝俞、脾俞、胃俞、大肠俞。治疗组 61 例，痊愈 45 例，显效 14 例，无效 2 例，总有效率 96.7%；对照组 25 例，痊愈 12 例,显效 10 例,无效 3 例,总有效率 88.0%。

[年云娜.针刺董氏奇穴合拔罐治疗慢性非特异性溃疡性结肠炎 86 例.广西中医药,2004,27(4):26.]

2. 陈杰用特定穴埋线治疗慢性非特异性溃疡性结肠炎,将符合慢性溃疡性结肠炎诊断的病人随机分为两组,治疗组穴位埋线,对照组口服西药柳氮磺胺吡啶片。本组共 130 例,按随机原则分为埋线治疗组 100 例,西药对照组 30 例。治疗组:①取穴:大肠俞(双)、天枢(双)、足三里(双)。②操作:将市售 2 号、3 号铬制羊肠线剪成 2～3cm 长的小段,分别浸泡于 75% 的酒精内备用,临用前再以生理盐水浸泡至软,以利吸收。除特别瘦弱者用 2 号线外,其他患者一律用 3 号羊肠线埋植。对照组:上海第二制药厂生产的柳氮磺胺吡啶片(SASP),每次 0.5g,每日口服 4 次。饮食宜忌同上。治疗组 100 例,治愈 52 例,好转 39 例,无效 9 例,总有效率 91.0%;对照组 30 例,治愈 10 例,好转 12 例,无效 8 例,总有效率 73.3%。

[陈杰.特定穴埋线治疗慢性非特异性溃疡性结肠炎临床观察.四川中医,2004,22(5):89.]

3. 李东冰等穴位强化埋线疗法治疗慢性非特异性溃疡性结肠炎,选穴:大肠俞(双)、天枢(双)、足三里(双)、下脘透建里透中脘、中极透气海。32 例患者痊愈 25 例,治愈率 78.1%;好转 7 例,有效率 100%。

[李东冰,谢振年,苗春红,等.穴位强化埋线疗法治疗慢性非特异性溃疡性结肠炎.中国临床医生杂志,2008,36(2):43.]

【按语】 本病的发现时间较短,临床表现颇类似于痢疾,但发病机理与病程进展天悬地隔,治疗上有不小的难度。国内外对针灸治疗本病的临床研究时间并不长,治疗选穴上以手足阳明经为主,针灸方法上,灸法对本病的作用较被看好,尤其是本病见有气血不足或阳虚征象者更佳。本病由于病因未明,发病机理不甚清楚,临床多为对症治疗,上述资料表明,针灸治疗本病方法多样,是目前治疗本病疗效较好的一种方法,但临床治愈可能还需进一步的探索和研究。研究表明,针灸尤其是灸法,可以改善患者微循环状态,改善肠黏膜的瘀血状态,同时还可降低血管内膜的通透性,减轻炎症渗出,促进肠道水分的吸收。还有研究表明,针灸还可调节机体的细胞免疫功能,对病情的改善有着积极的意义。

目前,针灸对本病的研究表现为前瞻性的、探索性研究,前人并无现成的经验供我们继承,有效处方的发现和治疗规律的认识尚刚刚起步,研究深度和广度还不够,今后应注意以下几点:严格诊断标准;筛选最佳处方和参数;设计科学的实验模型,从整体角度探讨本病的治疗机理。

3. 心血管系统疾病

心 律 失 常

【概述】 心脏收缩的频率或心脏节律的异常,统称为心律失常。心律失常可见于心脏的多种器质性病变或单纯功能障碍。临床常见的有表现冲动起源失常的窦性心律失常和异位心律,以及表现冲动传导异常的心脏传导阻滞和预激症候群。

心律失常可归入中医学"惊悸"的范畴。平素心气怯弱或心虚胆怯之人,骤受惊吓,则心无所依,神无所归,而成心惊;久病心血不足,阴血亏损,以致心失所养,神不能藏,故神不安而志不宁;痰热内蕴,每加郁怒,胃失和降,痰火互结,上扰心神,遂成心悸；久患痹症，心脉阻遏，气滞血瘀，而成怔忡，甚则损及心阳，可出现衰竭危象。

西医认为心律失常的电生理机制主要包括冲动发生的异常及冲动传导的异常两大类。冲动发生异常，常因于正常自律状态的改变、自律细胞因病变膜电位降低而自律性增高以及动作电位后除极触发激动等原因；冲动传导异常，多由心肌细胞膜性能的改变，如动作电位振幅和上升速度降低，应激性下降，细胞间结合减少，所致冲动传导减慢或阻滞。心律失常可见于各种器质性的心脏病，其中以冠状动脉粥样硬化性心脏病、心肌病、心肌炎和风湿性心脏病为多见。

【临床表现】 患者多自觉心悸心慌，心脏搏动多突然加强或突然停顿，难以自制。常同时伴有眩晕，呼吸不畅，胸部有压迫感。严重者可发生心绞痛或晕厥。听诊时，心律、心率可出现各种异常，心电图检查可见程度不同的异常征象。心律失常可包括如下多种类型，临床治疗首先就必须了解心律失常的性质。

窦性心动过速，有心悸，心率超过 100 次/分，心电图表现：窦性 P 波 P-R 间期 $\geq$ 0.12 秒，P-P 间期短于 0.6 秒。

病态窦房结综合征大多 40 岁以上出现症状，常继发于心肌感染，或原因不明。表现轻重不一，间歇性发作，以心律缓慢导致脑、心、肾等脏器供血不足症状为主，见头昏、乏力、尿少、失眠、反应迟钝或易激动。部分患者合并短暂性快速心律失常发作，极易加重原有心脏病症状，引起心力衰竭或心绞痛。

期前收缩又称过早搏动，或早搏，可无症状，或有心跳暂停感，心悸。脉搏触诊可发现间歇脉搏缺如，频发早搏可致心排出量减少，引起乏力、头晕等症状，并可加重原有心脏病。心电图特征为心律提早的一次或多次 P-QRS 波群。

室上性心动过速和室性心动过速，其起止均较突然，情绪激动、饱餐和猛然用力为其诱因，心率为 100～200 次/分不等，大多仅有突发的心悸，或伴恐惧、不安和多尿，持续发作过久者，可引起心脑供血不足，导致血压下降、头晕、黑矇甚则昏厥、抽搐发作，部分病人可发生猝死。

心房颤动，可见心悸或胸闷。发生在心脏有器质性疾病者，可加重病情，导致心衰。此外，房颤还易于导致房内血栓形成，部分血栓脱落可引起体循环动脉栓塞，尤以脑栓塞为常见。心电图特征：P 波消失，代之以形态不一，大小不等的颤动波（f 波），心室律绝对不规则，QRS 波群与窦性心律时相同。

房室传导阻滞，可有心脏停顿和心悸感，心室率缓慢时可有头昏、乏力、易疲倦，活动后气促甚则短暂昏厥。心电图特征：P-R 间期延长，一度以 P-R 间期延长为主，二度则表现 QRS 波群的脱漏，三度为完全型传导阻滞，P 波不能下传，P 波与 QRS 波群无固定关系。

【诊断要点】

1. 发作时心电图记录是确诊心律失常的重要依据，同时应结合病史和体征如发作时的心律、心率、持续和起止时间、是否伴有晕厥、抽搐、心绞痛等以及发作诱因等，才能作出初步诊断。

2. 发作间歇期体检应着重于有无高血压、冠心病、瓣膜病、心肌病、心肌炎等器质性心脏病的检查，常规心电图、超声心动图、心电图负荷试验、放射性核素试验、心血管造影等方法，将有助于确诊和排除器质性心脏病。

3. 心律失常性质的确诊大多要靠心电图。结合临床体检，更有助于对疾病性质的判断。一般对心律失常均应判别其属窦性还是异位的，如是异位的，则应再区别是在心房还是心室，或是房室交界处，有否房颤和室颤、传导阻滞等，这些情况的掌握对治疗具有重要意义。

4. 对发生原发性室颤的高危险患者，应用 24 小时动态心电图监测，或心电图运动负荷试验或临床电生理技术诱发室性快速心律失常，加以识别，并加强治疗和预防措施。

【治疗】

治法：养心安神定悸。

1. 针刺

取穴：内关、神门、心俞、巨阙、足三里。

配穴：心动过速，加间使；心动过缓，加通里；室早，加三阴交、条口、承山、中都；房早，加合谷、曲池；阵发性室上性心动过速，加三阴交、八髎、内关透间使；房颤、房扑，取合谷、曲池、府俞、膻中、乳根、大椎、心俞。

操作：心俞针向棘突进针 2 寸，用雀啄法行针，使针感直达胸内。右侧内关、神门穴用长毫针与皮肤呈 30°进针，然后与皮肤平行缓慢进针，以产生酸、胀、麻、痛为要，进针后有阻力或有上述感觉应调整针刺方向或重新进针。根据证候表现，偏实证者，多用提插捻转泻法。而偏于虚者，多用提插捻转补法，以中强刺激，留针 30 分钟，每日 1 次，10 次为 1 个疗程。每疗程休息 1 周。

2. 耳针

取穴：心、交感、神门、皮质下、小肠、脑点。

方法：每次选 4~5 个穴，轻刺激，留针 30~60 分钟，留针期间，捻针 2~3 次，每日 1 次，10 次为 1 个疗程。两耳交替使用。

3. 腕踝针

取穴：上 1 区（神门穴处）上 2 区（内关穴处）。

方法：每日或隔日 1 次，每次留针 20~30 分钟，10 次为 1 个疗程，间隔 10 天再行第 2 疗程。有人认为，本法对阵发性快速型房颤效果好，而慢性持续型房颤疗效差。对心肌炎及冠心病房颤效果好，对风心病房颤效果差，可作参考。

4. 穴位注射

取穴：心俞、厥阴俞、内关。

方法：将地西泮注射液 2ml 加 5‰葡萄糖 4ml，或中药制剂丹参注射液 2ml，分别注于上述穴位，每次 1~2 个穴，轮流使用，每次每穴注入 0.5ml 药液，每日 1 次，5 次为 1 个疗程。本法对伴有心绞痛发作的患者较为适宜，对自主神经功能失调而引起的心律失常疗效较为满意。

【文献摘要】

1. 孙丽针刺配合中药治疗心律失常，取穴：心俞、内关、神门、膻中。10 天为 1 疗程，休息 1 周后，进行下 1 疗程。中药疗法：黄芪 30g，白参 25g，茯神、丹参、炒枣仁、炙甘草各 15g，桂枝、柏子仁、黄连、苦参各 10g，琥珀粉 3g（冲服），三七末 5g（冲服）。经治疗后，152 例中，痊愈 88 例（57.89%），显效 30 例（19.74%），有效 28 例（18.42%），无效 6 例（3.95%），总有效率是 96.05%。

［孙丽. 针刺配合中药治疗 152 例心律失常临床观察. 针灸临床杂志，2006，22（9）：27.］

2. 王振洲针刺治疗心动过缓性心律失常，取穴：主穴取内关、郄门、神门；配穴：气血亏虚者加足三里、脾俞、膈俞，气滞血瘀者加太冲，寒凝血瘀者加血海，胸痛加心俞、巨阙，脾虚湿盛者加脾俞、胃俞、三焦俞，痰浊壅盛者加肺俞、太白。显效157例，占58.4%；好转77例，占28.6%；无效35例，占13.0%。总有效率为87.0%。

[王振洲. 针刺治疗心动过缓性心律失常269例. 中国针灸，2008，28（7）：525.]

3. 刘立艳等针刺治疗心律失常，主穴：心俞、内关、神门、三阴交。根据辨证酌情配穴：心胆虚怯者，加胆俞；心脾两虚者，加足三里；阴虚火旺者，加太溪；水气凌心者，加气海；心脉瘀阻者，加膈俞；善惊者，加大陵；烦热者，加劳宫。经治疗后，64例中，痊愈33例（51.56%），显效15例（23.44%），有效14例（21.72%），无效2例（3.28%），总有效率是96.87%。治疗期间和治疗后患者均无任何不良反应。

[刘立艳，刘丹娜. 针刺治疗心律失常64例临床观察. 哈尔滨医药，2008，28（6）：45.]

【按语】 针灸治疗心律失常已有较长的历史，《针灸甲乙经》就曾记载有"心澹澹而善惊恐，内关主之"。的文字。现代针灸临床观察表明，针灸确为治疗本病之良法，它不仅有控制症状的作用，而且对引起心律失常的疾病本身亦有一定的治疗作用，可单独使用，也可与其他方法结合使用。从目前有关报道看，针灸对心冲动起源失常者疗效较好，而对冲动传导障碍者疗效较差。其中对心动过速作用尤为满意。针灸治疗心律失常的同时，应密切注意原发病的变化，因为顽固的心律失常往往是心脏疾患出现波动的外在表现，如出现心力衰竭，则急须采取综合措施。

穴位选择上，首选内关穴，为治疗本病的主穴，其次为神门，而心俞、厥阴俞、膻中、足三里、三阴交等对症状控制均有一定作用，常作为三线用穴或配穴。耳针对心律失常的控制作用也受到人们的重视，常用穴：心、神门、交感为主，并配合与解剖结构相对应的耳穴。此外，三棱针、腕踝针等法操作简便，疗效迅速，有人建议应作为室上性心动过速针灸治疗的首选，尤其是腕踝针对快速房颤亦有较好的疗效；耳针及穴位埋藏可用于缓解期，以预防本病的发作；对于心率过慢的病例，如病态窦房结综合征，毫针切勿强刺激，耳针和艾条温和灸是一种较好和长期治疗手段。结合中医辨证，对于提高疗效亦至关重要，一般偏实者宜针刺，偏虚者，宜穴位注射。证属气虚者，可配气海、足三里；血虚，加脾俞、膈俞、太溪、劳宫；痰火，加尺泽、肺俞、丰隆；血瘀，加郄门、血海、膻中。

目前一般认为，本病的针灸治疗机理，主要可能是通过调节神经系统的活动而得以实现的。而针刺改善心功能、增加冠状动脉血流量以及激活垂体-肾上腺皮质系统的体液因子亦可能在一定程度上协同对抗心律失常。针灸疗法用于本病也存在一定的问题，如治疗规律和原理尚不明确，针效的个体差异较大，重复性不够高，针效维持的时间也不够长，这些有待临床进一步研究。

原发性高血压

【概述】 高血压是指在安静状态下动脉血压超过正常范围而言。为常见的慢性病，多见于中年以后。本病临床分为原发性和继发性（即症状性）两种，原发性高血压，一般认为与长期紧张工作、精神刺激及遗传有关；继发性高血压，多见于慢性肾炎、脑外伤及内分泌功能紊乱等疾病。本篇就原发性高血压进行叙述。另外，还可按本病的进展速度，分为缓进型高血压（良性）和急进型高血压（恶性）。其中恶性高血压患者仅占高血压病的6%～9%，其特点是病程短，病情进展快，病势严重，预后多不良。

中医学根据本病前、中、后期的症状表现，分别将其列入头痛、眩晕、惊悸和不寐等证。认为其病理变化主要是肝肾阴阳平衡失调，偏盛偏衰。"肝为刚脏"，赖肾阴以濡养，如肾阴不足，而致肝阳偏亢。又由于阴阳互根，肝阳亢盛可耗损肾阴，二者互为因果，最后导致阴阳两虚证候。若因情志过度而致肝郁化火，则引动肝风，内火相煽，可变生"中经络"、"中脏腑"的危候。

目前对高血压的发病机理尚未完全阐明。研究表明，本病的主要病因可能是遗传、年龄与性别、饮食、职业和环境等因素，其发病机制，当前主要的解释有：①精神神经学说，认为大脑中枢调节血压的整合通路在任何环节病变，均可引起本病；②内分泌学说认为，肾上腺皮质和髓质激素的作用是形成高血压的主要机制；③肾源学说认为，高血压与肾缺血有关，而肾素-血管紧张素-醛固酮系统的平衡失调是高血压的发病机制；④研究表明，高血压为多基因遗传疾病，遗传因素对后天高血压形成的作用已被承认；⑤饮食中钠摄入过多，以及吸烟、过食、肥胖与高血压的形成关系密切。

【临床表现】 高血压病根据起病和病情进展的缓急可分为缓进性高血压和急进性高血压，前者又称良性高血压，后者称恶性高血压。

缓进性高血压多中年后起病，病情发展慢，病程长，病人可有头痛，多发在枕部，尤易发生在睡醒时，尚有头昏、颈部牵拉感、耳鸣、健忘、注意力不集中、失眠、烦闷、肢麻和心悸等表现，部分病人可出现身体不同部位的出血，如鼻衄、球结膜下出血、月经过多或咯血。不少病人无任何临床表现，在发生心脑、肝、肾等器官的并发症时才明确高血压病的诊断。其脑部表现主要是暂时性或持续性头痛、头晕、头胀，但较少伴有眩晕。高血压病常可并发脑血管疾病，导致脑内缺血或出血性疾病；高血压导致的心脏损害主要是因为血压长期升高，增加了左心室的负担，左心室因代偿而肥厚、扩张，形成了高血压性心脏病，症状一般出现在高血压病起病数年到数十年后，除有明显的心悸外，还可导致反复或持续的左心衰竭和全心衰竭。由于高血压可促进动脉粥样硬化，部分病人可合并冠心病；高血压患者一般都有不同程度的肾脏改变，早期可无任何症状，随着病情进展，可出现蛋白尿、血尿，进而发展为肾衰。在缓进性高血压中，病人多在尿毒症前已死于心脑并发症。

急进型高血压发病急骤，多在青年时发病，头痛明显，发展迅速，舒张压多持续在130～140mmHg左右或更高，可很快出现视网膜病变和肾功能衰竭，数月或2年内出现严重的心、脑、肾功能损害。

高血压进展过程中，如全身小血管发生暂时性的强烈痉挛，周围血管阻力明显上升致使血压急骤上升，而出现剧烈头痛、恶心、呕吐、心悸、气急、视力模糊以及出汗、兴奋、皮肤潮红或苍白、手抖等一系列临床症状时，称为高血压危象；在高血压病进展过程中，出现脑部小血管异常收缩与扩张，引起急性脑循环障碍，导致脑水肿和颅内压增高者，出现呼吸困难、黑蒙、意识障碍、抽搐、暂时性偏瘫和偏身感觉障碍者，称为高血压脑病。

【诊断要点】

1. 高血压的诊断应包括如下内容：明确血压确实高于正常；排除症状性高血压；明确高血压的程度，对高血压情况进行分期、分级；明确心、脑、肾等重要脏器的损伤情况。

2. 对高血压患者，均应做尿常规、肾功能、心脏 X 线检查、心电图和眼底检查，以了解重要脏器的功能，不仅有助于估计病情，也有治疗上的参考价值。

3. 高血压与症状性高血压的鉴别 主要通过细问病史、体格检查和实验室检查来排除各种原因引起的症状性高血压，尤其对年轻人的高血压及具有高血压罕见的一些表现的患者，更应注意排除症状性高血压。

4. 高血压病人常伴有冠心病、糖尿病、高血脂、高尿酸疾病等，可加快病情发展并加重重要脏器的损伤，故在诊断高血压时，应明确有无上述疾病并存。

【治疗】

治法：调整阴阳，平肝益肾。

1. 针刺

取穴：风池、曲池、足三里、太冲。

配穴：肝火炽盛，行间、太阳；阴虚阳亢，太溪、三阴交、神门；痰湿内盛，丰隆、内关；阴阳两虚，气海、关元（灸）。

操作：处方各穴除风池外，均用捻转结合提插泻法，间歇行针，针感要求逆以传达，符合"迎而夺之"之法。风池针尖向对侧眼眶进针，使针感上达巅顶，能立解头痛头晕之苦，平补平泻，并可作静止留针。每次留针 20 分钟，每日 1 次。阴虚阳亢者，太溪、三阴交用补法，失眠严重者，神门用泻法；痰湿内盛，胸闷脘痞者，丰隆、内关均用提插捻转泻法，每日 1 次。

2. 耳针疗法

取穴：皮质下、交感、降压沟、肾上腺、额、内分泌、心神门。

方法：每次选用 3～6 个穴，毫针刺入，每穴捻针半分钟，留针 30 分钟，隔 10 分钟行针 1 次，每日 1 次，10 次为 1 个疗程。或揿针埋藏，或用王不留行籽按压，可埋针 1～2 天，两耳交替。或在耳尖放血，每次出血 1～2 滴。

3. 穴位注射

取穴：①足三里、内关。②合谷、三阴交。③太冲、曲池。

方法：三组穴位可交替使用，每穴注射 0.25％盐酸普鲁卡因 1ml，每日 1 次，10 次为 1 个疗程。

4. 梅花针

取穴：脊柱两侧，以腰骶部为重点，并兼叩刺颈椎、前额、后脑及眼区、四肢末端。

方法：采用轻刺激，先自脊椎部叩起，自上而下，先内侧，后外侧，然后再击颈项、头额等，叩击至局部潮红或微出血为度，针后还可在头以外其他叩刺部位拔罐 10 个左右，留针罐时间 15 分钟。

5. 刺络放血

取穴：大椎、曲泽、委中、太阳。

方法：三棱针点刺出血，每次取 1 个穴（双侧），曲泽、委中放血量较多，每次出血 10～20ml，每隔 5～7 天 1 次，5 次为 1 个疗程。

6. 埋线

取穴：①曲池、足三里；②心俞、太冲。

方法：用穿刺针于上述穴位深部埋入羊肠线 2cm，每次埋 1 组，15～50 天治疗 1 次，

6个月为1个疗程，两组穴位交替使用。

【文献摘要】

1. 胡丽华等药物结合穴位针刺及腕踝针治疗高血压，60例老年高血压患者，随机分成治疗组和对照组各30例，治疗组采用口服降压药物氨氯地平加穴位针刺及腕踝针刺治疗，对照组单纯采用口服氨氯地平药物治疗。针刺治疗：选用百会、风池、曲池、三阴交等穴位，肝阳上亢配太冲，肝肾阴虚配太溪，痰湿内阻配丰隆。腕踝针治疗：选用上1、上2、上3区。结果：治疗组降压显效率66.7%，总有效率96.7%。对照组降压显效率53.3%，总有效率80.0%，治疗组总有效率优于对照组（$P<0.05$）。两组患者24小时平均收缩压及舒张压较治疗前均有改善，治疗组改善程度优于对照组（$P<0.05$，$P<0.01$）。

[胡丽华，严伟，周公民，等．药物结合穴位针刺及腕踝针治疗高血压疗效观察．心血管康复医学杂志，2007，16（2）：184.]

2. 王凌云针刺风池治疗不同证型高血压病120例，肝火亢盛型35例，总有效率91.4%；痰湿壅盛型30例，总有效率80.0%；阴虚阳亢型32例，总有效率87.5%；阴阳两虚型23例，总有效率60.9%。

[王凌云．针刺风池治疗不同证型高血压病临床观察．上海针灸杂志，2008，27（2）：26.]

【按语】 高血压病是针灸的适应证，不仅对良性高血压，对高血压脑病、高血压危象、血压急剧上升的病例，毫针、三棱针、水针等方法降压效果也非常理想，不失为一种实用而简便的抢救措施。针灸降高血压的主要特点是：①降压作用快，收缩压和舒张压均呈降低趋势，但以收缩压力主，血压水平愈高，降压作用越明显；②有时间效应，一般每日1次行针刺治疗，1周内有明显效果，以后便不明显，停针后再针，仍可有明显作用；③降压作用缓和，很少发生类似降压药所导致的血压骤降的副作用，对1、2级患者效果较好，三级患者应配合药物治疗。

对于一般的良性高血压，取内关、足三里、太冲、行间等常用穴位，行泻法，具有即时的降低血压的作用，降低幅度在10～30mmHg不等。针刺降压的方法很多，尤其是微针疗法、新的针灸仪器运用以来，治疗手段更为丰富，目前，磁疗、激光针、穴位贴敷、眼针、手针、足针等方法均有不同程度控制血压的效果，是长期治疗的好方法。

低 血 压

【概述】 低血压是指血压降低，导致脑供血不足而出现的头晕、头痛，甚则晕厥等一系列临床表现的疾病。可为心动过缓、失血等多种病症的一个症状，本节所叙述的是一个低血压为主症的疾病，原发性直立性低血压，是自主神经功能障碍而引起的疾病。

本病在中医归于"眩晕"、"晕厥"的范畴。认为本病发于久病体弱，中气不足，清阳不升，或脾虚湿盛，湿浊上扰，蒙蔽清窍，或劳倦伤肾，髓海不足，脑失所养。本症迁延日久，气血益虚，藏血不足，肝木失滋，可引起虚风内动。

西医认为，本病是以进行性自主神经功能衰竭为主要表现的一组原因不明的变性疾病。最突出的病理是取直立体位时血压显著降低，而引起全脑供血不足。病理下，在交感神经节、脊髓侧柱、颅神经核、下丘脑、黑质纹状体系统、桥脑核和蓝斑等部位有变性改变。

【临床表现】 本病男性多于女性，常见于中年以上，初期主要表现阳痿、排尿困难、无汗，几个月或几年后，出现本病的特征性症状，体位性低血压。病人取直立位时头重脚轻，头晕和昏厥。体检时发现，直立时血压在 30/20mmHg 以上，心率并不增快。多伴有吞咽困难、腹泻、便秘或大小便失禁等自主神经功能障碍症状。

病程后期，部分病人出现躯体症状，称为伴多系统萎缩的自主神经功能衰竭。又名 Shy-Drager 病，以动作减少、震颤、肌强直等症状为常见，有的患者出现肌阵挛、步态不稳等症状，也有病人出现腱反射亢进、锥体束征阳性等。

病情若持续发展，通常在起病后 5～15 年内出现严重的残疾或死亡。

【诊断要点】

1. 根据直立位出现晕厥以及其他自主神经功能紊乱病史，并比较测量卧位和立位血压，以及心率无相应加快等表现即可明确诊断。

2. 本病可能以 Shy-Drager 病作为首发表现起病，表现少动、僵直和震颤等，临床上应注意与帕金森病相鉴别。

3. 血容量不足、血管抑制性晕厥、急性心力衰竭、后颅凹占位性病变及部分脑血管病变，亦可引起体位性低血压，但一般没有自主神经症状，而且有继发病证的临床表现，一般不难区别。

4. 服用交感神经节阻断药、吉兰-巴雷综合征、糖尿病性周围神经病、血卟啉病、延脊髓空洞症和脊髓肿瘤等，均可影响或损害自主神经传导通路，而引起包括体位性低血压在内的自律功能不全，但根据各自的病史检查发现当可鉴别。

【治疗】

治法：调补脾肾，益髓升清。

1. 针刺

取穴：百会、风池、曲池、足三里、三阴交、脾俞、肾俞。

配穴：痰湿中阻，加中脘、丰隆、解溪；恶心、呕吐，加内关；阳痿、耳鸣，加灸关元、刺听宫；眼睑下垂，加阳白透鱼腰；晕厥，先强刺人中，不效再刺中冲，并补足三里，灸百会、气海。

操作：以上穴位，头项部穴位应行强刺激，其他部位的穴位则采用中等强度刺激，背俞穴应行提插捻转补法，留针 30 分钟。百会穴可先行灸法，以升清阳，充脑髓，用艾条悬灸，灸至局部有热力顶压感为佳，以上治疗每隔 1 日 1 次，15 次为 1 个疗程。

2. 灸法

取穴：神阙。

方法：隔姜灸或隔盐灸。将细末食盐填于脐孔中，四周敷以湿面，隔住脐盐与孔边缘皮肤，以小枣大艾炷置盐上施灸。每次灸 10～14 壮，隔日 1 次。20 次为 1 个疗程。亦可局部用艾盒灸，每日 1 次。

3. 穴位注射

取穴：风池、翳明、内关。

方法：选用 5%～10% 的葡萄糖溶液或维生素 B_{12} 注射液，针刺得气后，抽无回血，每穴注入药液 3～5ml，隔日治疗 1 次，15 次为 1 个疗程。

4. 耳针

取穴：额、枕、颞、神门、皮质下。

配穴：中气不足，或脾胃湿阻，加脾、胃；肝肾亏损、精髓不充，加肝、肾。

方法：行短促强刺激法，不留针，每日 1 次，10 次为 1 个疗程，两耳交替使用。亦可在耳部作贴压，用单侧穴位，时时按压，至耳红热为度，并至症情缓解，3～5 天后更换穴位。

5. 梅花针

取穴：脊柱两侧（颈、胸、腰、骶）、乳突部、气管两侧、内关、足三里、三阴交。

方法：采用轻度或中度叩刺，不宜过重刺激，叩至局部微红为度。每日治疗 1 次，10 次为 1 个疗程，每疗程间休息 3～5 天。

【文献摘要】

1. 王宗江针刺百会穴治疗原发性低血压，经治疗 1～2 个疗程，痊愈（症状消失，血压恢复正常）15 例，占 78.9%；好转（症状消失，血压升至正常，但不稳定）3 例，占 15.8%；无效 1 例，占 5.3%。

[王宗江. 针刺百会穴治疗原发性低血压 19 例. 上海针灸杂志，2000，19（1）：47.]

2. 袁军等用艾灸耳压治疗原发性低血压，单纯耳压组：选穴为脑、肾、心、屏间、下屏尖。艾灸加耳压组：艾灸取穴为百会、足三里，耳压选穴及治疗方法同单纯耳压组。以上治疗 10 天为 1 个疗程，疗程间休息 2 天，3 个疗程后判定疗效。单纯耳压组 24 例，总有效率 87.5%；艾灸耳压组 28 例，总有效率 92.86%。

[袁军，李梅，张敬文. 艾灸耳压治疗原发性低血压 28 例. 临床荟萃，2003，18（18）：1078.]

【按语】 就低血压而言，可见于多种病证，如有效血循环量不足的低血压状态，休克的血压降低，以及原发性体位性低血压等，主要因于血循环量不足和血管神经调节异常。不论是何种类型的低血压，针灸均具有一定的治疗作用。针灸治疗低血压，多从气血不足或中气虚弱，清阳不升论治。针灸处方以气海、关元、足三里、百会等穴为主，并随症加减。可用艾条灸法，灸至皮色潮红为度，每日 1 次，收效颇明显。血容量不足和休克所致低血压有明显的发病原因，应以补充血容量和抗休克为主，降压作用出现较快；而原发性体位性低血压，是以低血压为主要表现的神经系统变性病，本病病程冗长，一般须长期治疗，针灸对本病的疗效主要体现在改善眩晕或晕厥，降低血压两个方面，有人认为，出现晕厥症状时，当用毫针、梅花针、耳针、头针等，血压低时，可根据证型不同，采用灸法、水针、温针及刺络拔罐等方法。在针法选择上，有人建议 2～3 种方法结合，一方面可以减少穴位的疲劳，其针后效应出现也快。

20 世纪 70 年代初，西安医学院观察了针灸对低血压状态的影响，发现针刺对各种低血压均有升压作用，多数在 4～30 分钟内血压上升。其主要特点是：血压上升比较稳定，下降后重新针刺仍可上升，与升压药有协同作用，且无升压药的副作用。升压作用较强的穴位有素髎、涌泉、人中、十宣、合谷、足三里、百会等。

针灸治疗本病有一定的疗效，但在治疗中亦须注意护理，应加强营养，增加蛋白摄入量，睡眠时头位不宜过低，当治疗过程中，动作应缓慢，切忌过猛起立，要随着疾病的好转，逐渐加快直立速度，这样可以加快本病的恢复。

冠状动脉粥样硬化性心脏病

【概述】 冠状动脉粥样硬化性心脏病简称"冠心病"，是指冠状动脉粥样硬化导致心肌缺血、缺氧而引起的心脏病，为动脉粥样硬化导致器官病变的最常见的类型。临床特征是心绞痛、心律不齐、心力衰竭、心电图可见心肌缺血改变。本病发生在 40 岁以上的人，男性多于女性，且以脑力劳动者为多。

本病属于中医"胸痹"、"真心痛"、"厥心痛"的范畴。认为本病基本病因是年老体衰或久病肾亏，或过食膏粱厚味，损伤脾胃，或情志郁结，气滞血瘀，心脉痹阻，或寒邪侵袭，痹阻胸阳。基本病机是心脉痹阻，心失所养。

西医认为本病是由动脉粥样硬化所致，高脂血症、高血压、糖尿病及吸烟等动脉硬化易患因素亦是本病的危险因素。近年来还发现，血小板功能与本病的发病关系密切。本病病人血小板功能亢进，对各种致聚因素敏感。血小板聚集所释放的儿茶酚胺、组胺、血栓烷 A_2、ADP 等物质，均可加重冠状动脉的损伤。病理上，粥样硬化导致了冠状动脉的狭窄，甚至阻塞，同时冠状动脉的痉挛则可加重心肌供血不足，其后果是引起心肌萎缩、变隆、纤维组织增生，心脏扩大等。

【临床表现】 根据冠状动脉病变的部位、范围、程度和临床特点，可将冠心病分为以下五型。

1. 隐匿型或无症状性冠心病 无症状，在体检时发现心电图有 ST 段降低，T 波倒置等提示心肌缺血的表现，又伴有动脉硬化易患因素，结合心电图检查，大多符合心电图负荷试验心肌缺血标准。

2. 心绞痛 典型心绞痛发作是突然发生的位于胸骨体上段或中段之后的压榨性、闷胀性或窒息性疼痛，亦可波及大部分心前区，可放射至左肩、左上肢前内侧，达无名指和小指，偶可伴有濒死的恐惧感觉，往往迫使病人停止活动，重者还出汗。疼痛历时 1~5 分钟，很少超过 15 分钟，休息或含服硝酸甘油片可缓解。根据世界卫生组织"缺血性心脏病的命名及诊断标准"将心绞痛分为劳累性和自发性两种，前者与心肌耗氧量有关，后者发作与心肌需氧量无明显关系，疼痛持续时间一般较长，程度也较重。

3. 心肌梗死 其先兆是频繁剧烈的心绞痛、或心绞痛发作时伴有恶心、呕吐、大汗、心动过缓、急性心功能不全、严重心律失常、血压有较大波动等。若此时心电图 ST 段一时性抬高或降低，T 波抬高或倒置，更应警惕心肌梗死的可能，其时如积极治疗可避免心肌梗死的发作。最先出现的症状是心区疼痛。常发生于安静或睡眠时，疼痛程度重、范围广、时间久，硝酸甘油不能缓解。病人常有烦躁、出汗、恐惧、濒死感。同时，病人还可伴有发热、心动过速、白细胞增多血沉加快及上腹胀痛、呃逆等胃肠道症状。严重的心律失常也是常见症状，以室性心律失常为多，也可见房颤、室颤及多个部位的传导阻滞。疼痛期常见血压下降，部分病人 1 周甚则数小时后出现休克，一般认为此休克属于心源性，与心壁的广泛坏死有关。心力衰竭可出现在心律衰竭的初期或好转期。基本体征为心尖区第一心音减弱，出现第三心音或第四心音奔马律，部分病例可闻及粗糙的收缩期杂音。

4. 心肌纤维化 长期心肌缺血所导致的心肌逐渐纤维化，表现为心脏增大，心力衰竭和心律失常，近年称之为"缺血性心肌病"。

5. 猝死 突发性心脏骤停而死亡，多为心脏局部发生电生理紊乱，起搏或传导发生障碍，或发生严重的心律失常所致。

【诊断要点】

1. 诊断冠心病可根据临床表现和各项实验室检查资料。最有价值的依据是发现有心肌缺血的检查资料，同时证明病人有动脉粥样硬化性阻塞性病变。

2. 心电图是诊断心肌缺血的有效而无创伤的检查方法。基于早期发现的目的，对一些在静息状态下无明显心肌缺血的病例，可以作 24 小时动态心电图记录或心脏负荷试验，对临床诊断有较大的参考价值，其他如超声心动图、血清心肌酶检查，从不同角度观察心肌的变化，亦有助于本病的诊断。

3. 出于病变准确定位的考虑，冠状动脉造影是显示冠状动脉硬化性病变最有价值的方法，如与 DSA 结合检查，可以显示更小的血管病变。新的显像法有单光子发射计算机断层显像（SPECT）和正电子发射断层显像（PET）不仅可观察血管病变情况，还可检查心肌的异常代谢。

4. 本病临床上应与心脏神经官能症相鉴别，还应与二尖瓣狭窄、风湿热或其他原因引起的冠状动脉炎、肥厚性心肌病等所引起的心绞痛相鉴别，还应与肋间神经痛、食管病变、膈疝、溃疡病等不典型疼痛相鉴别。

【治疗】

治法：宣痹通阳，化瘀止痛。

1. 针刺

取穴：内关、心俞、膻中、通里、厥阴俞、巨阙、足三里。

配穴：心血瘀阻，加膈俞、阴郄；气阴不足，加阴郄、太溪、三阴交；心阳不振，命门（灸）、巨阙；肝气郁结，加太冲、蠡沟；痰浊壅盛，加中脘、丰隆；阳气暴脱，加关元（灸）、气海（灸）。

操作：每次选 4～5 个穴，轮流使用。内关穴应用 1.5 寸毫针向上斜刺，使针感上达前胸，再针心俞或厥阴俞，最好找出最敏感的 1 点，针刺行针，使针感向前胸，巨阙穴宜沿皮刺。心绞痛缓解后，再针其他穴位，留针 30 分钟，或接电针，以连续波，频率 100 次/分，并施以较温和的刺激强度。隔日 1 次，10～15 次为 1 个疗程。疗程间休息 5～7 天。

2. 穴位注射

取穴：心俞、厥阴俞、郄门、内关、闷畅（曲泽前约 2～3 寸处的压痛点）。

方法：所用药物为丹参注射液、灵芝注射液、当归注射液、毛冬青注射液等，任选 1 种，证候偏虚者，最好用灵芝注射液。每次选取 1～2 个穴，按穴位注射操作常规，每穴注入药液 1～2ml，每日或隔日治疗 1 次，10 次为 1 个疗程。

3. 灸法

取穴：膻中、天井、足三里、内关。

方法：用艾条悬灸上穴，每穴 10 分钟左右，灸至局部皮肤微红为度。每日治疗 1 次，10 次为 1 个疗程。本法对心绞痛的预防具有较好的疗效。

4. 耳针

取穴：心、小肠、交感、皮质下、肾、脑点、胸、肝、枕、兴奋点。

方法：每次选取 3～7 个穴，心区可刺 2 根针，其他穴位行中强刺激，留针 30 分钟，每日 1 次，心绞痛发作较频时可每日 1 次，15 次为 1 个疗程。亦可在耳穴行埋压法，或以王不留行籽贴压法。

5. 腕踝针

取穴：双侧上 1 区。

方法：按腕踝针操作常规，无痛进针，透入皮下，局部固定，留针 30 分钟，至心绞痛缓解为度。隔 2 日治疗 1 次，5 次为 1 个疗程，疗程间休息 7 天。

6. 埋线

取穴：心俞、内关。

方法：以埋线常规进行操作，埋入羊肠线，15 天后再次治疗，5 次为 1 个疗程。

【文献摘要】

1. 王曼丽针刺内关穴治疗冠心病心绞痛，30 例冠心病心绞痛患者临床分为三个证型，即：①肾元亏损型；②脾胃虚弱型；③肝郁气滞型，各型患者均以内关穴为主穴。肾元亏损型配肾俞、关元；脾胃虚弱型配脾俞、足三里；肝郁气滞型配肝俞、太冲。观察期间要求患者逐渐减停抗心绞痛药物，心绞痛发作时随时加刺内关穴或舌下含服硝酸甘油。治疗结果：显效 13 例（占 42.5%），好转 17 例（占 53.1%），无效 2 例（占 7.2%），总有效率为 93%。

[王曼丽. 针刺内关穴治疗冠心病心绞痛 30 例. 实用中医内科杂志，2004，18（3）：271.]

2. 于洪涛等用针刺配合矿泉浴康复治疗冠心病 124 例，随机分为两组：康复治疗组 62 例，对照组 62 例，2 组均口服长效硝酸异山梨醇，每次 20mg，每天 2 次，共治疗 8 周。针刺配合矿泉浴组，取穴：内关、心俞、神门、太冲、足三里等。同时，进行兴城泉洗浴浸泡，水温 38～42℃，20～25 分钟为 1 个疗程，2 组患者除心绞痛发作时含服硝酸甘油外，不服用其他任何抗心绞痛的药物。结果：针刺配合矿泉浴组的总有效率 96.8%，对照组总有效率 77.4%，康复治疗组疗效明显优于对照组。

[于洪涛，王成传，陈英梅. 针刺配合矿泉浴康复治疗冠心病的临床观察. 中国疗养医学，2005，14（1）：21.]

3. 于颂华等针灸治疗冠心病心绞痛，针刺加药物组采用 5% 葡萄糖注射液 250ml＋硝酸甘油 5mg 静脉点滴，1 次/日，连续治疗 2 周共 14 日。且配合针灸治疗，主穴：膻中、内关、合谷、心俞、至阳。配穴：血瘀型加膈俞、血海、地机；痰浊型加丰隆；气阳两虚型加气海；血虚阴虚者加三阴交、足三里。药物组用药同上。结果：针刺加药物组 33 例，总有效率 90.9%；药物组 30 例，总有效率 83.3%。

[于颂华，薛莉，吉学群，等. 针灸治疗冠心病心绞痛 33 例临床观察. 天津中医学院学报，2005，24（2）：87.]

【按语】 针刺治疗冠心病目前无论从临床观察上还是从实验研究方面都得到了充分的肯定，是治疗冠心病的一种有价值的方法。本病最突出的临床表现是心绞痛，故一般报道所行的治疗方法，多是针对心绞痛而论，内关穴为治疗本病的常用穴，对心脏及冠状动脉供血功能有明显改善，但临床应用时要注意针刺方向及感应传导，如与心俞、厥阴俞以及巨阙、膻中等穴配合使用，效果更好。从手法上来看，在急性期，针刺手法宜轻，以免病人过度紧张，增加心肌的耗氧量。病情稳定期，可用耳针或羊肠线埋植方法作长期治疗，对减少本病的发作，解除胸闷不适等均有明显的作用。

针灸对本病的机理研究发现，针刺能使冠心病心绞痛病人的射血时间延长，心输出量增加，降低心肌耗氧量，加强心肌收缩，降低前负荷，提高左心室后壁搏幅。但目前的研究多停留在穴位的客观效应的观察上，针刺作用途径的详细机制，还有待深入的探讨。

心脏神经官能症

【概述】 心脏神经官能症是神经官能症的一种特殊类型，以心血管系统功能失常为主要表现，可兼有神经官能症的其他症状，一般并无器质性心脏病的证据，但可与器质性心脏病同时存在，或在后者的基础上发生。在有心血管疾病症状的病人中，心脏神经官能症约占10%，多发生于青壮年，以20～40岁为最多，女性更为多见。

本病属于中医"心悸"、"怔忡"、"心痛"和"郁症"的范畴。认为本病虚多实少，引起本病的主要因素有心胆气虚、心脾两虚、心肾不交、肝气郁结等等，气血不足，神无所附则心悸。平素怯懦，适逢大怒大恐，亦可扰动心神，而致惊悸。

西医认为，心脏神经官能症的病因与其他的神经官能症的病因相似，主要由于中枢神经功能失调，影响自主神经功能，交感和迷走神经的功能活动受到影响，造成心血管功能异常。其发病基础是患者具有神经官能症的易患倾向，此外，研究发现，β-肾上腺素能受体功能亢进，与本病的发生有一定的关系。

【临床表现】 本病症状繁杂，除心血管系统症状外，尚可有神经系统或其他系统的症状。症状常在受惊、情绪激动或久病后首次出现。情绪波动下最易发作，过度劳累或情绪改变可使之加重。心血管系统最常见的症状是心悸、心前区痛，气短或过度换气等。患者能感觉到心脏搏动，心前区不适，心慌，轻度活动可使心率不相称的加快，心前区可有一过性刺痛或持续性隐痛，发作可持续数小时或数天，尤其是劳累、精神疲劳后加重。多数病人还伴有易激动、多汗、颤抖、头晕、失眠、焦虑、多梦、乏力等一般神经官能症症状。

体检可见心率常过速，可达100次/分以上，或有期前收缩出现。心前区有压痛点和皮肤过敏点，有的病人有低热，这种低热多与情绪激动有关。

【诊断要点】

1. 根据病人有心血管系统症状、全身神经官能症症状，且经详细检查排除心血管器质性疾病的证据，应考虑本病的诊断。但某些器质性疾病初期并无客观证据，且本病亦可与器质性疾病同时存在，故诊断时应慎重地全面考虑。

2. 本病的心前区痛、心悸等症状加重不一定在运动时或心脏耗氧量增大的情况下，而且，心率加快程度与活动量不相称，应考虑本病的可能。

3. 普萘洛尔等β-肾上腺素能受体阻滞剂大多能使心率减慢，症状减轻或消失，并可改变心电图轻度的ST-T改变，并使运动负荷试验转为阴性，可支持本病的诊断。

4. 本病应与下列疾病相鉴别：其神经官能症症状应与甲亢、嗜铬细胞瘤等内分泌代谢疾病相鉴别，其心血管系统症状应与冠心病、心肌炎、风湿性心脏病等心脏器质性疾病相鉴别，其自主神经症状应与结核、风湿热等慢性感染相鉴别。

【治疗】

治法：养心宁神。

1. 针刺

取穴：心俞、郄门、内关、神门、天突。

配穴：心胆气虚加胆俞；心脾两虚加脾俞、膈俞、足三里；心肾不交加肾俞、太溪。

操作：以上穴位，配穴部分根据证候特点随症加减，针刺得气后，行提插捻转补法，手法宜轻，安静留针。留针时间为30分钟左右，每日1次，连续治疗10次为1个疗程。

亦可针刺接电针仪，施以电针治疗，波形选择连续波，频率 100～120 次/分，强度应和缓，以病人舒适为度。

2. 耳针

取穴：心、神门、脑点、皮质下、小肠、肝、胆、脾。

方法：每次选取 4～5 个穴，轮流使用，针刺得气后，留针 30 分钟，隔日 1 次，连续 10 次为 1 个疗程。亦可用王不留行籽贴压，时时按压，至耳廓发红发热为度，隔 3～4 天更换 1 次，两耳交替，15 次为 1 个疗程。

3. 穴位注射

取穴：厥阴俞、心俞、肾俞、足三里、三阴交。

方法：所用药物为 5% 当归注射液、10% 丹参注射液、灵芝注射液等，任选 1 种。每次取 2～3 穴，每穴注入药液 0.5～1.0ml，隔日 1 次，10 次为 1 个疗程。

4. 头皮针

取穴：感觉区（以躯干为主）、胸腔区。

方法：毫针常规刺入，留针 30 分钟，留针期间，每隔 5 分钟行针 1 次，捻转手法为主，捻转角度在 180° 以内，频率为每分钟 120 次，每日 1 次，10～15 次为 1 个疗程。疗程间停针 1～2 周。

5. 梅花针

取穴：脊柱两侧、双手掌的大小鱼际、头部、颈部。

方法：一般用轻刺激手法，或由轻刺到重刺，症状基本消失后，再由重刺逐渐变为轻刺，每日 1 次，7 次为 1 个疗程，以后隔日 1 次。

【文献摘要】

1. 董晓瑜等耳穴压豆治疗心脏神经官能症 49 例，取耳穴：神门，交感，皮质下，内分泌，心。辨证加减：若肝瘀化火者加肝，阴虚火旺者加肝、肾，心脾两虚者加脾、肺，心胆气虚者加胆、脾，胃肠湿热者加胃、胆、三焦。本组 49 例病例，治愈 21 例（42.5%），显效 15 例（29.2%），有效 11 例（23.2%），无效 2 例（5%）。总有效率 95%。

［董晓瑜，徐雁苓．耳穴压豆治疗心脏神经官能症 49 例观察．实用中医内科杂志，2006，20（5）：558.］

2. 穆广梅等耳针加体针治疗心脏神经官能症，将 72 例患者随机分为针刺组和药物组，针刺组运用耳针体针相结合的方法进行治疗，耳穴主穴取神门、交感、心、皮质下。配穴：内分泌、肾、肝、缘中。体穴主穴取心俞、神门、内关、大陵。配穴：气血不足配膈俞、足三里、脾俞；失眠多梦配三阴交、安眠穴、通里；头痛眩晕配风池、曲池、太阳、厥阴俞；大便秘结配天枢、大横、支沟。药物组口服美托洛尔（心率慢者禁用）25～50mg，每日 2 次，心率小于 60 次/分者口服阿托品 0.3mg，每日 3 次；谷维素 20mg，每日 3 次；维生素 B_1 10mg，每日 3 次。结果：针刺组治愈率为 77.8%，药物组治愈率为 52.8%，针刺组疗效明显优于药物组。

［穆广梅，陆玉莹．耳针加体针治疗心脏神经官能症疗效观察．中国针灸，2008，28（6）：409.］

【按语】 心脏神经症是一种功能疾病，临床上一般在排除了心脏器质性疾病后，即按心脏神经症治疗。针灸治疗心脏神经症效果较好，其对心悸和心前区疼痛效果尤其明显。

针灸治疗本病与治疗其他器质性心脏病基本相似，据临床观察发现，针刺内关、神门、足三里等穴，对患者的心率有明显的调节作用，其中内关又具有良好的双向调节作用，具有相对的特异性。相对而言，针灸对本病奏效快，疗效高，如能同时配合埋线、磁疗等方法，则症状改善既明显而又持久，已为临床所习用。

尽管针刺对本病有较好的疗效，临床还须注意引起患者的良好情绪，耐心做好患者的思想工作，使之确信自己并无器质性疾病，建立治疗本病的信心。同时应注意调治患者的失眠，避免过劳、环境嘈杂，祛除发病诱因，参加力所能及的体育活动，有助于提高本病的疗效。

肢端动脉痉挛症

【概述】 肢端动脉痉挛症，又称雷诺综合征，是血管神经功能紊乱所引起的肢端小动脉痉挛性疾病。以阵发性四肢端（主要是手指）对称的间歇发白、发绀和潮红为其临床特点，常为情绪激动和受寒冷所诱发。本病较少见，多发于女性，尤其是神经过敏者。发病年龄多在20～30岁之间，在寒冷季节发作较重。

中医将本病归于"痹症"、"寒厥"、"厥逆"和"阴厥"等范畴。认为其发病机理主要为秉赋不足，命门火衰，阳虚不能灌注四末，寒邪乘隙而入。四肢阳气被遏不能通达，致脉道不通，经络痹闭，血气运行受阻，因而出现以指、趾的发冷、麻木、疼痛甚则肿胀等症状。

西医对其病因目前尚未完全明确，一般认为，本病有遗传倾向，与交感神经系统功能亢进、血液循环中的肾上腺素和去甲肾上腺素含量增高、内分泌激素的变化及小血管本身反应性增高等因素有关。在病变后期，可见动脉内膜增生、弹力膜断裂和肌层增厚等变化，使小动脉管腔狭小，血流减少。少数患者最后可有血栓形成，管腔闭塞，伴有局部组织的营养性改变，严重者可发生指（趾）端溃疡，偶有坏死。

【临床表现】 起病缓慢，一般在受寒冷后，尤其是手指接触低温后发作，故冬季多发。发作时手指肤色变白，继而发绀，常先从指尖开始，以后波及整个手指甚至手掌。伴有局部冷、麻、针刺样痛或其他异常感觉，脉搏正常。发作持续数分钟后自行缓解，皮肤转为潮红而伴有烧灼、刺痛样感，然后转为正常色泽。局部加温、揉擦、挥动上肢等可使发作停止，受累手指往往对称，小指和无名指常先受累，拇指因血供较好多不出现症状，下肢发作也较少见。

本病进程缓慢，严重者发作时间可持续1小时以上，需将患肢浸入温水中才能缓解，伴有指（趾）水肿，温暖季节中环境温度的轻微降低，情绪的稍有激动都可引起发作。个别严重患者间歇期几乎消失，发作呈持续状态。有局部组织的营养性变化，如皮肤萎缩或增厚，指（趾）甲弯曲畸形或指尖溃疡，此外，还有可能引起指端坏疽。将患手浸于4℃左右的冷水中1分钟，可诱发上述典型发作。将患手浸于冰水中20秒后，指温平均恢复时间＞20分钟。

【诊断要点】

1. 本病的诊断主要根据典型的临床表现。按Allen和Brown提出的诊断标准：①由寒冷或情绪激动诱发；②两侧对称性发作；③无指（趾）端坏死或只有指（趾）端皮肤坏死；④排除任何器质性疾病所致的"雷诺现象"；⑤症状持续发生两年以上。

2. 甲皱微循环检查，可观察发作期不同阶段的局部血液循环状况，可帮助诊断本病并判断病情的轻重；激发试验可诱发本病的发作，对症状不典型发作的病例，具有一定的参考价值。

3. 本病应结合病史排除各种原因引起的"雷诺现象"，常见的有震动性工具所致有气锤病、颈肋、前斜角肌综合征、颈椎炎、胸廓出口综合征、臂丛及锁骨下动脉的肿瘤压迫、铊、铅、砷或麦角中毒所致的周围神经炎，以及红斑狼疮、硬皮病等。

4. 临床上，还应与手足发绀症、网状青斑、红斑性肢痛症、血栓闭塞性脉管炎等疾病相鉴别。

【治疗】

治法：温经散寒，温补肾阳。

1. 艾灸

（1）艾条熏灸

取穴：

上肢：少泽、前谷、关冲、腕骨、液门、阳池、中冲、劳宫。

下肢：至阴、束骨、足临泣、特别感到麻冷痛的局部（重灸）。

操作：每次任选5个穴，每穴以艾条灸10~15分钟，熏至局部潮红，皮肤发热为度，每日1次，亦可在发作之际施灸。本法可介绍给患者，由其自熏灸，但应注意不可过烫，以防烫伤。

（2）麦粒灸

取穴：命门、肾俞、脾俞。

操作：直接灸于穴位，每穴3~5壮，隔日1次，也可以用隔姜灸法，每穴灸5~7壮，治疗10次后休息1周，再进行下一步治疗。

2. 针刺

取穴：八邪、外关、八风、三阴交。

配穴：畏寒甚，加脾俞、肾俞、足三里；气滞血瘀者，加血海、合谷。

操作：外关、三阴交行紧提慢按法，使针感向下传达；八邪、八风行平补平泻法，用温针法，或针后加灸。疼痛甚者，可延长留针时间至30分钟以上，本病需连续治疗，不可断断续续，否则难有良效。症状严重者，合谷一穴，用长针透刺。刺一穴而作用于五指，可收止痛消肿之效。

3. 耳针

取穴：手指、交感、皮质下、心、三焦、热点或足趾。

方法：针刺得气后，留针1小时，每天或隔天1次，治疗10次后休息1周再进行治疗。以上穴位也可用王不留行籽贴压，每周调换1~2次。贴药期间应每日揉按穴位，每次3~5分钟，以耳壳发红发热为度。

4. 穴位注射

取穴：

上肢选用外关、合谷、中渚。

下肢选用三阴交、行间、足临泣。

操作：用红当川注射液（红花当归川芎注射液）或丹参注射液。按穴位注射常规操作，每穴注入药液1~2ml，隔日1次。

5. 头针

取穴：血管舒缩线（即肿胀线）、运动区上肢部分（若发在足趾，则取下肢部分）。

方法：常规针刺，隔日治疗 1 次，留针 30 分钟，10 次为 1 个疗程。

【文献摘要】 王文琴针灸治疗雷诺氏病 56 例，主穴：极泉、臂中、委中、阳池、三阴交。辅穴：百会、四神聪、风池、合谷、太冲。治愈 38 例，好转 12 例，无效 6 例。

［王文琴．针灸治疗雷诺氏病．吉林中医药，2006，26（2）：47.］

【按语】 雷诺病虽非中医的病名，但早在 20 世纪 50～60 年代即有针灸用于本病的报道，数十年来，针灸治疗本病也积累了丰富的经验，其基本治疗法是沿肢体近心端大血管和神经干的强刺激配合局部的针刺或艾灸，补泻结合，针灸相配，对于本病均有不同程度的改善作用。针刺对血管的收缩和舒张，有良好的调整作用，已为大量的实验资料所证实，而本病的发作，主要是肢端小血管的痉挛所致，给予适当的针刺刺激，当能收到较好的治疗效果。

此外，还应积极防护，减少发作，在冬天，宜注意保暖，防止局部受寒，还应防止情绪激动和精神紧张，不能过度劳累，治疗期间应严格禁止吸烟；在夏天，可以自行用辣椒揉擦患处。

心 肌 炎

【概述】 心肌炎是指心肌中有局限性或弥漫性急性、亚急性或慢性炎性病变。本篇叙述重点为病毒性心肌炎。各种病毒均可引起心肌炎，其中以引起肠道或上呼吸道的各种感染的病毒所引起的心肌炎为多见。轻度心肌炎临床症状较少，诊断较困难。近几年来由于对心肌炎病原学的进一步了解和诊断方法的改进，心肌炎已成为常见的心脏病，日益受到重视。本病可见于任何年龄，尤以年轻人多见。

本病在中医被归于"短气"、"心悸"、"心痛"和"脉来三五不调"等证候的范畴，发病的内因是心脏质禀虚弱，复感外邪，内舍于心而发病，由于邪热传心，化火则致心火炽盛。随着病情的发展，心的气血阴阳被耗，证候由实转虚，出现了心气（阳）虚和心阴（血）虚的证候。

西医认为本病的发病可能与病毒直接感染导致心肌细胞溶解和病毒感染后的机体免疫失控两大因素有关。病毒性心肌炎的早期病变以病毒感染为主，后期以免疫反应为主。组织上可见心肌细胞有变性、溶解或坏死，病毒毒力越强，病变范围越大，病变涉及心包，可引起心包心肌炎，病变涉及心脏起搏与传导系统，则可成为心律失常的发病基础，或引起心律失常。

【临床表现】 轻症可无症状，发病前多有病毒感染的全身症状，并有胸闷、心前区痛、心悸、乏力、恶心、头晕等症状。不少病例以心悸为首发症状，少数病例发热后发生昏厥，甚则发病迅速，早期出现心力衰竭或心源性休克。

体检可发现本病有心脏扩大，心率与体温升高不相称，或心律缓慢，听诊第一心音减低。心尖区可有 2 级左右吹风样杂音，可出现各种心律失常，尤以房性或室性期前收缩为多见，心律失常是造成猝死的原因之一。本病的血清转氨酶、肌酸磷酸激酶增高，心电图可出现 T 波倒置、ST 段轻度移位等心肌缺血性改变，还可出现心律失常，约 2/3 的患者出现室性或房性期前收缩，同时还可见到一至三度的各部位的传导阻滞，各种心律失常亦可合并出现，急性期心律失常较常见，在恢复期可消失，亦可随瘢痕的形成，造成持久的心律失常。

【诊断要点】

1. 凡病毒感染后 1～2 周内或在发热期中，见心律失常或其他心肌炎症状和体征者，甚则出现充血性心力衰竭或阿-斯综合征者，应考虑心肌炎的诊断。

2. 有心脏扩大、心律失常的心力衰竭，而又排除了心瓣膜病、高血压、冠心病、肺心病、心包病及甲状腺病者。

3. 血液中白细胞增高、血沉增快、血清转氨酶、肌酸磷酸激酶增高者，说明本病病变范围广泛。

4. 本病应与冠心病、高血压性心脏病、心脏神经官能症和心包积液等疾病相鉴别。

【治疗】

治法：清泻心火，养心安神。

1. 针刺

取穴：心俞、厥阴俞、内关、神门、三阴交。

配穴：低热盗汗加阴郄；心烦易躁加太冲；心痛明显加郄门。

操作：心俞、厥阴俞中等刺激泻法，进针时用 45°向脊柱斜刺，约进针 1.5～2 寸时，针尖已达横突根部，即可采用行针手法加强针感，并使针感放射至前胸。然后用平补平泻手法，不必留针，要严防刺中胸膜发生外伤性气胸。内关、神门强刺激泻法。间歇留针 20～30 分钟，三阴交中等刺激，平补平泻，亦可间歇行针。

2. 灸法

取穴：心俞、肾俞、足三里、膻中、神阙、气海。

方法：神阙用隔姜灸，每次灸 5～7 壮，或用艾条悬灸每穴操作 3～5 分钟。其他穴可用艾条悬灸，每穴灸 3～5 分钟，以局部皮肤潮红为度。灸法对于心阳不足，鼓动乏力的心悸浮肿，具有较好的益心气，补心阳的效果。

3. 耳针

取穴：心、交感、神门、皮质下、小肠。

方法：每次选取 2～3 个耳穴，轻刺激，留针 20～30 分钟，每日 1 次，15 次为 1 个疗程。亦可用王不留行籽贴压耳穴，必要时可采取埋针，冬季 5～7 天，夏季 2～3 天。

4. 穴位注射

取穴：心俞、厥阴俞、内关、郄门。

方法：药取丹参注射液，每次选取 2～3 对穴位，每穴注入 0.5～1ml，每日或隔日 1 次，10 次为 1 个疗程。

【文献摘要】

1. 王菊光等以穴位注射硫酸镁治疗小儿病毒性心肌炎心律失常 78 例，取患儿内关穴，局部消毒，用 5 号半注射针头进针 0.5mm 左右，回抽无血后，注射硫酸镁 0.2ml，双侧取穴注射，7 天为 1 个疗程，可连续治疗 2 个疗程。治疗结果：穴位注射 7 天后，急性发作患儿心电图约 90.1% 恢复正常或好转，慢性患儿约 54% 恢复正常或好转，且病程缩短；中毒组硫酸镁穴位注射（不停用洋地黄）3 天后，心电图洋地黄中毒表现消失。

［王菊光，李岩. 穴位注射硫酸镁治疗小儿病毒性心肌炎心律失常 78 例. 针灸临床杂志，1997，13（2）：37.］

2. 曹文钟等针灸治疗 66 例慢性心肌炎。针灸方法：主穴：内关、膻中、气海、足三里、胸 4 夹脊、胸 5 夹脊。配穴：劳累、情绪波动加合谷、太冲；月经不调加脾俞、肾俞、次髎、三阴交、天枢；头晕头重、失眠多梦加三阴交、太冲、合谷、神门、天柱、四神聪；咽喉发堵加天突、列缺；自汗、盗汗、易外感、恶风寒加大椎、合谷、复溜；肌肉酸痛加阴陵泉、阳陵泉、大陵；胃肠道不适加中脘、天枢、阴陵泉。背部穴以捻转手法为主，得气后留针15分钟，余穴常规操作，施以补法。留针30分钟，每日1次，10次为1个疗程，疗程间休息3日，于第3个疗程开始隔日治疗1次，共治疗5个疗程进行疗效统计。刺络拔罐法：在毫针刺法基础上对于症状重、兼症多、病程长和中医辨证属血瘀者在胸4、5夹脊或至阳穴处用三棱针点刺3～5次后拔罐至皮肤紫红色。每隔2日刺络1次。一般只在前2个疗程用此法。灸法：对久病、气虚、阳虚者需施以灸法，每日用艾条悬灸气海、足三里、大椎3次，每次30分钟，至少灸1个月。尚需配合刺络拔罐后用5根艾条捆在一起重灸拔罐处，灸至皮肤由紫色变成赤红色。结果：经针灸治疗后总有效率为92.4%，治愈率为60.6%。设对照组即针灸加西药组与单纯针灸治疗组间相比以及不同证型之间相比，治疗结果经统计学处理差异性不大（$P>0.05$）。不同性别、年龄、病程和疗程间患者治愈率相比差异有较大意义（$P<0.01$），总有效率差异性不大（$P>0.05$）。

[曹文钟，曹绪芬．针灸治疗慢性心肌炎66例疗效观察．中国针灸，1999（10）：581.]

【按语】 病毒性心肌炎，常发于感冒等病毒感染性疾病之后，临床表现不外心悸、胸闷等表现。由于本病病情缓慢，发病之后，又难以迅速治愈，且多有疲乏、脱力感等表现，常被认为是心血不足或心阴虚损等虚弱性疾患。故在治疗上一般以调补气血或滋补心阴为治疗原则，以控制心悸、减少期前收缩的出现为治疗着眼点，试图在症状改善的同时，防止心肌的进一步损害，并促进心肌愈合，而进入恢复期。常用治疗方法。宁心以内关、太渊为主穴，或配以膻中、神门、公孙；补益多从健脾起手，以助化源。常用足三里、中脘，或神阙、关元、气海用灸等。虽各家报道所用方法不一，也无原则出入。近年来的微针应用，对本病的症状改善有显著的改善作用，临床上配合应用较多。

本病部分病例起病隐袭，发作则出现心衰，或病情进展过程中突发心衰，如出现心衰，则必须针药合用，采取综合治疗为佳。治疗时注意让病人安心静养，保持体力，还需注意精神平静，心态平和，这对病情的恢复有利。

4. 造血系统疾病

贫　血

【概述】 贫血是指循环血液的红细胞数或血红蛋白量低于正常时称为贫血。本病在世界各地均为血液系统常见病，尤其经济不发达国家发病率很高。近年来对贫血的研究较为深入，发现贫血不再是一个独立的病种，而是因于多种疾病而出现的症状，许多原因不同的贫血具有类似的临床症状，而在针灸治疗上也具有一致性，故列为一病进行叙述。

本症在中医学中属于"血虚"、"虚劳"的范围，可由禀赋不足，生化乏源；失血过多，久病不愈；思虑过度，暗耗阴血；瘀血阻络，新血不生等引起。血虚，肌肤失于濡养，则血色不华；血虚不能荣养五脏六腑，则全身虚弱。

形成贫血的原因主要有三类：①造血不良如再生障碍性贫血、骨髓病性贫血、巨幼红细胞性贫血、缺铁性贫血等；②红细胞过度破坏，如红细胞膜障碍及红细胞代谢酶缺乏所引起的溶血性贫血、脾功能亢进、各种基因异常所致血红蛋白病性贫血等；③其他各种疾病引起的急、慢性失血。贫血的发病机理往往是综合的，由于多种原因导致红细胞再生不能、破坏增加及丧失过度，均可严重减少外周血液的红细胞数及血红蛋白含量，引起贫血。

【临床表现】 本病发生缓慢，儿童及年轻患者由于心血管代偿功能较好，较老年人更耐受贫血的影响。皮肤苍白和面色无华，尤其指甲、口唇和睑结膜苍白很能反映贫血的程度。疲倦、乏力、头晕、耳鸣、记忆力减退、思想不集中等，都是贫血的早期表现。稍有活动即气急，中度贫血患者可闻及心尖区吹风样收缩期杂音，心搏加快，食欲不振，恶心，腹胀，早期多尿，中晚期还可见蛋白尿和轻度氮质血症，月经失调或性欲减退也较常见。

除上述症状外，各类型的贫血有其各自的临床特征及血象、血涂片及骨髓象特征；由各种疾病引起的贫血，还可见有相应原发病的症状。

血红蛋白检查，是确立贫血最可靠的指标，据我国各地调查资料表明，沿海和平原地区诊断贫血的血红蛋白标准为：成人男性低于 12g/L，女性低于 11g/L，孕妇低于 10g/L。

【诊断要点】

1. 根据贫血的症状、体征、结合血象、红细胞指数及标准测定法测定的血红蛋白含量检查，一般不难诊断。

2. 应进一步明确病因，首先应询问病史。从病人的诉说中可获得贫血病因的线索，应重视化学物质接触史、慢性病病史、失血史、饮食营养及家族遗传史，还应做仔细的体检，除贫血一般征象外，更应注意出血倾向、肝脾和淋巴结肿大情况，寻找与病因有关的征象。

3. 实验室检查可以对贫血的程度进行量的估计，并对贫血性质的确立，有重要意义。周围血象和血涂片可提供最基本的资料。对不明性质的贫血，可先从形态分类分析起，然后通过特殊检查，确定临床类型。

4. 查清原发病对本病的治疗和预后的差别均有帮助，故在认定贫血后，初步分析疾病的性质和类型，然后积极寻找可能的原发病，如导致急慢性失血、萎缩性胃炎、胃肠术后、肝炎、肿瘤、白血病、新霉素和秋水仙碱等的服药史及其他免疫缺陷病和遗传病等。

【治疗】

治法：健脾补气，益气生血。常用温补之法。

1. 针刺

取穴：足三里、合谷、膏肓俞、膈俞、悬钟。

操作：采用中等度刺激，留针时间 30～60 分钟，间歇行钋，每日或隔日 1 次。或用温针灸，10 次为 1 个疗程。

2. 灸法

取穴：足三里、合谷、膏肓俞、气海。

操作：每次取 2～3 穴，用艾条每穴灸 5～10 分钟，以局部热、红为度。每日 1 次，10 次为 1 个疗程。

3. 耳针

取穴：脾、胃、肝、心。

方法：取上穴，施以捻转手法，每次 20～30 分钟，每日或隔日 1 次，或用王不留行籽穴位贴压或埋针。

4. 贴敷疗法

取穴：关元、气海、神阙、膏肓俞、膈俞。

方法：以补气补血的中药，打粉末后，用黄酒加饴糖调成糊状，敷于穴位之上，每次选 2～3 穴，敷 3～5 天换 1 次，每天用热水袋或在贴敷穴位上加热，30 天为 1 个疗程。

5. 穴位注射

取穴：足三里、合谷、关元、气海、膏肓俞、膈俞。

方法：用维生素 B_{12}、当归注射液注入以上各穴位，每穴注射 1～2ml，每日或隔日 1 次，10 次为 1 个疗程。

【文献摘要】 程子刚等针刺中药并用治疗贫血 45 例，针刺取穴，主穴：脾俞、肾俞、膈俞、足三里、三阴交。血虚心悸加神门，内关。脾胃虚弱，加中脘、关元、胃俞，血枯经闭，加肝俞、关元、血海；中药协定补血方：炙黄芪 30g、党参、熟地黄各 15g、当归、白术、女贞子、杞子、阿胶珠各 10g、川芎、炙甘草各 6g、鹿茸 3g，每日 1 剂，每日 2 次。结果：针药并用组临床显效率 37.8%，总有效率 93.4%，单用中药组显效率 22.2%，总有效率 68.9%，针药并用组总有效率明显优于单纯中药组。

[程子刚，杨亚平. 针刺中药并用治疗贫血 45 例. 针灸临床杂志，2005，21（3）：15.]

【按语】 贫血是由多种原因引起的综合病症，其实验室依据是外周循环血中有效红细胞数量或血红蛋白的减少，根据其临床表现，多将其归属于虚损性疾病。针灸治疗贫血病的疗效，主要着眼于提高外周血中的红细胞数量，其疗效取决于贫血的类型与原发病的轻重。一般说来，针灸对缺铁性贫血的疗效较好，骨髓抑制性贫血次之，对其他各型的贫血如酶缺陷及其他原因引起的溶血性贫血、骨髓再生缺陷所致贫血等，针灸亦具有一定的症状改善作用。不论何种类型的贫血，其基本治疗方法是健脾益气，调补肝肾，以冀血之所生之源旺盛，所藏之器固摄，行血之脉畅达，而病获愈。同时，由于贫血可继发于多种疾病，如失血过度的贫血应查明失血原因，基因异常和酶缺陷、骨髓抑制等病症，在治疗贫血的同时，必须治疗原发病，才能真正纠正贫血。由于血液系统疾病，病情有轻有重，加之病因复杂，临床中应针、灸、药三者结合使用，以提高本病的治疗效果。

对针灸治疗本病机理研究仅获得初步成果，研究表明，针刺正常人的足三里、合谷，能使红细胞总数一度升高，血红蛋白含量上升，但作用时间较短，且不持久。目前的针灸研究资料尚未涉及调节基因变酶缺陷、抗红细胞膜脆性等的研究，针灸治疗本病的临床规律有待进一步揭示。

本病的治疗过程中，应注意防止滥用对造血系统有抑制作用的药物，以免贫血进一步发展。对于缺铁性贫血，在饮食上，应注意服用含铁量多的食物。

白细胞减少症

【概述】 白细胞减少症是指外周血液中白细胞数持续低于 4×10^9/L 时，统称为白细胞减少症。临床特征以乏力、头晕为主，伴见食欲不振、失眠、心悸、低热等症状。有原发性和继发性两种，后者常继发于其他疾病。本病在发病上无性别差异，任何年龄均可发病，若病情进一步发展。可导致粒细胞的减少或缺乏。

本病属于中医"虚损"、"虚劳"的范畴。认为先天不足、饮食不节、房劳过度、暴病伤损，而耗伤气血。以脾气的亏虚，气血化源不足为主要特征，亦可因禀赋不足，肾精衰少，以致真元不足，脾肾两虚。

导致本病发生的原因很多，如化学药品、细菌病毒感染、放射线、药物损害、饥饿、神经性厌食及免疫异常等。其发病机理目前尚未阐明，近年来的研究认为，血中粒细胞减少，取决于骨髓的生成、释放、血中破坏程度及组织需要量。其病理形式主要有：骨髓粒细胞生成不良伴成熟障碍；粒细胞成熟障碍伴释放减少；血中粒细胞破坏过多或利用增加，骨髓代偿增生活跃；粒细胞分布紊乱；混合型病例的病理特征是既有粒细胞生成干扰，又有感染，以及粒细胞破坏过多的情况。

【临床表现】 原发性白细胞减少症仅有乏力、低热、盗汗、失眠等全身症状，无明显的继发病因，也无严重的感染。继发性白细胞减少症的临床表现，多取决于原发病，可伴有单核细胞的增多，经常感冒、扁桃体肿大、支气管炎、肺炎、中耳炎、咽喉炎、口疮及泌尿道感染等，一旦有感染病灶，往往迁延难愈。

本病的常见并发症是口腔感染、急性肛周脓肿、一些严重的感染常易进展为败血症，故败血症是本病的主要威胁。

实验室检查，周围血白细胞总数大多在 $(2.0\sim4.0)\times10^9/L$ 左右，伴不同程度的中性粒细胞减少，粒细胞胞浆内有毒性颗粒胶空泡等退变，淋巴细胞相对增高，血红蛋白和血小板数大致正常，骨髓象早期正常，或有粒细胞再生低下或成熟障碍。

【诊断要点】

1. 根据外周血象的白细胞计数与分类，骨髓象检查，可以确立本病的诊断。但需明确是原发性的还是继发性的，所以需详细询问病史及工作环境，如毒物苯的接触史、服药史、肝炎病史、家族史等，结合体检，观察有无肝脾肿大、淋巴结肿大、出血和其他感染史。

2. 骨髓粒细胞贮备功能测定，可以了解白细胞的释放功能；肾上腺素试验亦是一种测定白细胞释放能力的检查，是本病的白细胞减少程度的指标。白细胞凝集素试验对本病的诊断有辅助作用。

3. 本病应与下列疾病相鉴别：非白血性白血病、传染性单核细胞增多症、再生障碍性贫血等。

【治疗】

治法：健脾益气。

1. 针刺

取穴：足三里、三阴交、大椎、血海、脾俞、肾俞、膈俞。

操作：得气后，施用提插捻转补法，持续刺激 2～3 分钟，留针 30 分钟，间歇行针2～3次。每日或隔日 1 次，15 次为 1 个疗程。

2. 灸法

取穴：大椎、膈俞、关元、气海。

方法：每次选 2～4 穴，每穴用艾条温灸 15～30 分钟，或用补中益气中药研末制成药饼，以枣子大艾炷隔药饼灸 9～11 壮。每日或隔日 1 次，15 次为 1 个疗程。

3. 耳针

取穴：肝、脾、肾、内分泌、肾上腺、交感等。

方法：每次留针 30～60 分钟，每日 1 次，15 次为 1 个疗程。

【文献摘要】

1. 徐琳针灸配合中药治疗白细胞减少症 46 例，针刺取穴合谷、气海、关元、足三里、三阴交、阴陵泉、绝骨、太溪，且关元、足三里、三阴交三个主穴加用温针灸，每日1次，15日为1个疗程。中药治疗以自裁补血生白汤加减。组方为西洋参6g、黄芪30g、当归9g、山萸肉15g、阿胶6g、鸡血藤15g、砂仁6g。脾胃虚弱型可加白术、陈皮等，肾精亏虚型可加女贞子、枸杞子、牛膝等。结果：46例患者中，治愈31例，好转12例，无效3例，总有效率为93.5％。

［徐琳.针灸配合中药治疗白细胞减少症46例.针灸临床杂志，2003，19（6）：17.］

2. 隋胜莲等针灸治疗白细胞减少症84例，主穴：足三里、三阴交、血海、脾俞、膈俞；配穴：肝俞、肾俞、合谷、内关。每次取主穴1～2对，配穴2～3对，进针1寸后轻捻转，慢慢提插，使出现酸胀感，同时主穴加艾条灸20～30分钟，每日1次，10次为1个疗程。疗效不佳者可配合针刺耳穴，取穴肝、脾、肾、内分泌、肾上腺，留针30～40分钟，每日1次，10次为1个疗程。痊愈67例，好转12例，无效5例。停止治疗6个月后随访，有12例疗效巩固。

［隋胜莲，刘秀珍.针灸治疗白细胞减少症84例.中国民间疗法，2004，12（2）：16.］

【按语】 白细胞减少症，在中医文献中无此病名，目前，其作为肿瘤放、化疗后副作用，临床较为常见，配合以针灸，可以提高人体抵抗力，减少治疗中的副作用，以期提高疗效。针灸对于本病的治疗主要着眼于升高白细胞和改善症状，选穴处方主要包括两个部分，扶正固本的穴位如肾俞、脾俞、胃俞、足三里等和升高白细胞的穴位如大椎、膈俞等。现在有人采用激素或升白细胞药物穴位注射，亦有较好的临床疗效。

研究证实，针灸能提高白细胞减少症的白细胞数量，如刺哑门穴，可肯定地引起白细胞增多，针刺华盖穴，可使白细胞总数和中性白细胞数增高。有人报道，针刺大椎、合谷、足三里治疗因放化疗所致的白细胞减少有显著的疗效。对脾功能亢进所致的白细胞减少也有较好的疗效。大椎针刺可致一叶核增多，而足三里针刺后，可使杆状核增多，其他穴位只有数量上的增多，而无核的变化，可见，针刺对白细胞具有明显的调整作用。

对于继发性白细胞减少症，在接受针灸治疗的同时，应积极治疗原发病，或去除病因，这样才能从根本上治愈本病。对于原因不明的白细胞减少症，应配合补充维生素及营养，同时做好各种预防工作，避免滥用各种可能引起白细胞减少的药物，若必须使用，应注意观察血象或配合针灸治疗，发现白细胞减少时应立即减药或停药。

原发性血小板减少性紫癜

【概述】 血小板减少性紫癜是指外周血中血小板数量减少，皮肤出现瘀点及瘀斑，黏膜及内脏出血这一临床病证。分急性型和慢性型两种，早期很难区别，但两者的病因及转归全然不同。原发性血小板减少性紫癜则是一种与自身免疫功能异常有关的疾病，好发于冬春两季，儿童大多为急性型，而青年和成人多为慢性型，女性多于男性。本病的死亡率为1％。

本病属中医学"血证"的范畴，其皮肤出现瘀点及瘀斑，《医宗金鉴》称之为"肌衄"；又称为"发斑"或"葡萄疫"，黏膜及内脏出血分别称为鼻衄、齿衄、便血、尿血等。究其病因病机，主要为热病阴津伤耗，以致阴虚火旺，迫血妄行；气虚不摄，血溢脉外等。

本病的病因至今不明，人们从免疫、内分泌及血小板功能异常等角度对其发病机理进行了研究，发现本病患者血中存在两种抗血小板抗体，一种是血小板表面抗体，另一种是游离的抗血小板抗体,两个抗体的血内水平与血小板的计数与寿命呈负相关关系。研究还发现,血小板膜蛋白或类脂成分及胞浆内的1种物质,可能与血小板抗体的抗原相关。另外,雌激素可增强自身免疫反应,并可抑制血小板的生成,同时 T_3 的含量与病情的轻重有一定的关系。

【临床表现】

1. 急性型血小板减少性紫癜,一般起病前1~2周常有病毒感染史。起病急骤,可伴发热、畏寒,突然发生广泛严重的皮肤黏膜出血。皮肤出血表现为全身瘀点或瘀斑,密集色红,以四肢及易于碰撞部位多见,严重者可融成片甚至形成血肿,鼻、龈出血也较常见,还可有胃肠道、泌尿系的出血等,颅内、脊髓及脑膜出血较少见,但如见有口腔、舌大片紫斑或血疱,又伴见头痛或呕吐,往往为颅内出血的先兆,要特别提高警惕。一般出血程度与血小板减少程度相一致,其病程多为4~6周,最长半年可自愈。本病肝及淋巴结一般不肿大,10%~20%的患者可有轻度脾肿大。

2. 慢性型血小板减少性紫癜,一般起病隐袭,多数在确诊前数月甚至数年已有易发紫癜,鼻、龈衄,月经过多,小手术或外伤后出血时间延长等病史,出血程度不一,一般较轻,紫癜色淡,多发生在下肢,很少出现血肿或血疱,牙龈渗血多于鼻出血,月经过多者常伴有缺铁性贫血。在本病急性发作期,亦可见消化道、泌尿系出血,甚至颅内出血或失血性休克,其病死率<1%,多因上呼吸道感染或过劳而诱发急性发作,每次发作可延续数周或数月,缓解期出血不明显,仅有血小板计数减少,体征与急性期同。

实验室检查,血小板计数减少,急性型或慢性型急性发作期常在 $20×10^9/L$ 以下,而当血小板计数在 $10×10^9/L$ 以下时可有广泛或自发出血。慢性型一般在 $(30~80)×10^9/L$ 之间,高于 $50×10^9/L$ 者可无症状。骨髓象检查,骨髓增生活跃,粒系无异常。红系可轻度增生,其特征是巨核细胞计数正常或增多,但成熟障碍,以颗粒性巨核细胞和裸核为主,产生血小板的巨核细胞少见或不见,血小板罕见。

【诊断要点】

1. 根据临床上各种出血表现,多次检查外周血小板计数减少,脾脏不增大或轻度增大,骨髓检查巨核细胞正常或增多同时伴有成熟障碍等,即可作出诊断。

2. 血小板抗体检测,各种血小板抗体增高,尤其是 PAIgG 增高明显;用核素法([51]Cr 或 [111]In 标记血小板)检测血小板寿命较正常人缩短;以及泼尼松治疗可有效改善症状等现象均支持本病的诊断。

3. 对于外周白细胞减少或骨髓巨核细胞减少的血小板减少性紫癜患者,即使未找到原发病灶,也不能诊断为原发性血小板减少性紫癜,应定期随访。密切观察病情变化,往往以数年甚至更长才会暴露出原发病灶。

4. 继发性血小板减少性紫癜,常继发于:①血小板生成障碍,如早期再生障碍性贫血、骨髓增生异常综合征、放化疗药物所引起的血小板减少性紫癜等;②其他自身免疫性疾病,如多系统红斑狼疮、类风湿关节炎、伊文综合征、甲亢、慢性肝炎等;③血小板分布异常,如脾功能亢进症、骨髓纤维化、肝硬化及血吸虫病所致脾肿大等。

5. 本病应与过敏性紫癜相鉴别,后者属于变态反应性毛细血管炎,因此,血小板计数正常,而且紫癜一般高出皮肤,并伴明显的瘙痒。

【治疗】

治法:凉血解毒,调气摄血。

1. 针刺

取穴：足三里、血海、三阴交、膈俞。

配穴：血热妄行，取曲池、合谷、大椎、中脘、足三里、血海；阴虚火旺，取太溪、照海、三阴交、血海；气不摄血，取足三里、阴陵泉、膈俞、脾俞、三阴交；热毒内结，曲泽、委中（刺血）；衄不止，上星，天柱、迎香；肠道出血，长强、承山；子宫出血，隐白、大陵、神门、太溪；尿血，血海、中极。

操作：急性型，邪热偏盛者，进针得气后行提插捻转泻法，呈慢性型，病程较长，起病较慢的，多属阴虚火旺或气虚不能摄血，针刺得气后，应施以提插捻转补法，若患者见畏寒，面色苍白，出血清稀的脾肾阳虚寒症，在针刺后，可行温针灸，或直接加灸。本病留针时间宜长，尤其慢性型者更应久留，可长达 40～60 分钟，间歇行针，隔 5 分钟 1 次，针灸每日或隔日 1 次，10 次为 1 个疗程。本病针刺出针时，应扪穴 1 分钟左右，以防出血。

2. 耳针

取穴：脾、肝、肾、胃、三焦、皮质下。

配穴：急性型加胃、心；慢性型加脾、肾。

方法：毫针强刺激，留针 30 分钟，或用王不留行籽贴压于耳穴上，嘱患者每日自行按压 5～10 次，每次 2～3 分钟，隔 3 日更换穴位 1 次，两耳交替使用。

3. 灸法

取穴：腰阳关、八髎。

方法：用小枣大艾炷行隔姜灸，每穴灸 7～9 壮，灸至局部和下腰区有明显的温热感为度，但不可灼伤皮肤。每日 1 次，10 次为 1 个疗程，每疗程间休息 7～10 天。

4. 穴位注射

取穴：膈俞、脾俞、血海。

方法：选用维生素 B_{12} 200～400μg 和辅酶 A 50U，在所选穴位行穴位注射，每隔 3～5 日 1 次，1 个月为 1 个疗程。

【文献摘要】

1. 殷之放针刺为主治疗血小板减少性紫癜，共收集 98 例病人，随机分为三组，针刺组 36 例，针药组 38 例，西药组 24 例。治疗方法针刺组：取大椎、足三里（双侧）、三阴交（双侧）。血小板数低于 80×10^9/L 者，加太溪（双侧）。刺法：大椎穴用拇指后退为主的捻转泻法；足三里、三阴交和太溪穴用拇指前进为主的捻转，结合重按轻提的补法。在下肢两侧同一穴位上施行补泻时，用双手左右对称操作。针药组：按针刺组加西药组方法进行治疗。西药组：茜草双酯 400mg，口服，1 日 2 次。治疗结果：针刺组总有效率 86.1%，针药组总有效率 92.1%，西药组 66.7%。

［殷之放. 针刺为主治疗血小板减少性紫癜 74 例. 四川中医，2000，18（11）：54.］

2. 殷之放等针刺与艾灸治疗血小板减少性紫癜，针刺组取大椎、足三里、三阴交。艾灸组取命门、次髎。患者俯卧，在上述穴位上敷以丁桂散干粉，将直径 3.0cm，厚 1.0cm 的 3 枚附子饼置于干粉上，药饼上放以大艾炷（每炷 1.2g），连灸 5 壮。对照组茜草双酯 400mg，口服，每日 2 次。治疗效果治疗后 3 组临床症状均有改善或消失，针刺组和艾灸组优于对照组。3 组血小板数都有增加，针刺组最明显，艾灸组次之。近期疗效针刺组优于艾灸组和对照组（$P < 0.05$，$P < 0.01$），艾灸组优于对照组（$P < 0.01$），远期

疗效艾灸组优于针刺组和对照组（均$P<0.01$），针刺组优于对照组（$P<0.01$）。

［殷之放，翟道荡．针刺与艾灸治疗血小板减少性紫癜疗效比较．上海针灸杂志，2001，20（4）：14.］

【按语】 历代文献缺少针灸治疗本病的记载，现代文献虽有零星报道，但尚处于临床经验总结和初步观察阶段。据目前报道，针灸主要用于慢性型原发性血小板减少性紫癜，并对改善出血症状，增高血小板计数，均具有一定的作用。急性型血小板减少性紫癜则应针药合用，综合治疗。

针灸治疗本病，多按气虚不能摄血的血证施治。悬钟为髓会，临床亦常用于各种骨髓病变所致的血细胞再生不良，有人认为该穴对本病的症状改善及出血症状亦具有一定的作用，其他如肾俞、肝俞、膈俞、足三里、三阴交、血海、涌泉等，亦为对血小板功能的特异作用的穴位，临证时再兼顾不同的证型，即可起到很好的效果。针灸治疗本病的特点，不仅在于临床症状消失快，而且具有明显的升高血小板计数的作用，其机理尚不清楚。一般地说，针刺疗效优于其他疗法，耳穴等其他微针疗法的治疗作用仅适用于慢性型病例。由于本病易于出血，故在针刺操作上要求手法轻巧，出针时应扪紧针孔，并注意针孔有无出血。

对于继发性血小板减少性紫癜，应积极治疗原发病症，如严重的再生障碍性贫血、骨髓增生异常综合征、多系统红斑狼疮、类风湿关节炎、伊文综合征等，应以药物治疗为主，针灸应属从属地位，如出现病情恶化，应积极组织抢救。对放、化疗药物所引起的血小板轻度减少，可单独用针灸治疗。

5. 泌尿生殖系统疾病

慢性肾小球肾炎

【概述】 慢性肾小球肾炎是一种常见的肾脏疾病。临床表现颇多，病程较长，多为缓慢进行性。尿常规检查有程度不等的蛋白尿、颗粒管型、红白细胞，并有浮肿、高血压等症。同时，可伴有不同程度的肾功能障碍。男性多见，发病年龄大多在青壮年期。部分病例可由急性肾炎转化而来，但在临床上，急性肾炎病史多不能溯及。本病的发生可能是由于各种感染后的变态反应引起，一般认为与人体免疫功能状态有密切的关系。

由于本病的临床表现大多有不同程度的水肿，因此，与中医"水肿"病相类，多属于阴水、虚劳、腰痛的范畴。本病主要病变在肺、脾、肾三脏，以肾为根本。外邪侵袭，内伤脾肾，体内水精失布，气化失常，水液停留而致本病。由于病情缠绵，多属虚证。临床可分肾阴虚、肾阳虚和阴阳两虚三类。

西医认为，慢性肾小球肾炎是各种原发或继发性肾小球肾炎在进入终末期肾衰的进展阶段。由急性损害而产生的有效肾单位的丧失，残余肾单位的高灌注、高过滤状态是一个共同代偿机制，而由此带来的肾小球毛细血管内压的增高，又加速了肾小球结构的损害。此外高蛋白饮食选择性地扩张入球小动脉，也加重了肾单位的破坏。主要病理特征是，肾皮质变薄，肾小球细胞减少，毛细血管球萎缩，呈玻璃样变或纤维化。

【临床表现】 本病的临床表现多种多样，病程长短亦不同，发展迅速者可在数月或在数年内发展成为尿毒症，病情轻者有部分或全部缓解的可能，但大多数病人的病情呈进行性加重。其主要表现是浮肿，高血压，一般呈持续性升高，明显的贫血，不少病人还伴有疲劳、乏力、腰部酸痛、食欲不振等症状。

体格检查，眼底血管痉挛及高血压性眼底变化，贫血者可见眼底苍白，尿检可见明显的蛋白尿，尿中有大量红细胞和白细胞，甚至为肉眼血尿，可见大量颗粒管型和透明管型，肾功能呈现不同程度的减退。

【诊断要点】

1. 目前认为慢性肾小球肾炎不是一个独立的病，只是任何原发或继发性肾小球肾炎进入肾衰前的进展阶段，虽然见有浮肿、蛋白尿、镜下血尿、尿管型、高血压等表现可考虑本病的可能，对本病的诊断可能只能靠肾组织活检来确诊。

2. 急性肾炎与慢性肾炎不应靠时间来判别，一般有蛋白尿、血尿等症状持续 1 年以上者，可考虑慢性肾炎的可能，但有些急性肾炎可能在 2～3 年以上恢复，而有些慢性肾炎切期表现可酷似急性肾炎，见有严重贫血、血浆蛋白减少、肾功能减退和眼底改变有利于慢性肾炎的诊断。

3. 本病尚需与局灶性肾炎，结缔组织疾病如红斑狼疮、结节性多动脉炎、类脂质肾病、高血压、肾盂肾炎、肾结核、体位性蛋白尿等病相鉴别。

【治疗】

治法：调理脾肾，化气行水。

1. 针刺

取穴：肺俞、脾俞、肾俞、志室、太溪、膻中、鸠尾、中脘、气海、足三里、三阴交。

配穴：肾阳虚：大椎、命门、关元（艾灸法）；肾阴虚：京门、膈俞；面浮：人中、阳陵泉、三焦俞；血压偏高：太冲、足三里；失眠：风池、涌泉；肾功能不全：胸椎 5～7 夹脊穴。

操作：按穴位在背腹之不同，将诸多穴位分为两组，每次针背部腧穴和腹部腧穴，轮流使用。手法可采用轻刺激手法，以轻捻浅刺卧针为主，留针 20～30 分钟，每周 2～3 次。留针时可配合艾灸疗法，或温针，对于肾虚者，应加用麦粒灸。

2. 耳针

取穴：肾、膀胱、肾上腺、神门、内分泌、脾、敏感点。

方法：每次选 3～4 个穴，行中等刺激，留针 40～60 分钟，两耳交替，每日 1 次，10 次为 1 个疗程，疗程间可休息 5 天。

3. 梅花针

取穴：腰、骶、下腹部、大腿内侧。

方法：自上而下叩打，以穴区红晕为度，每日 1 次，15 次为 1 个疗程。

4. 穴位注射

取穴：肾俞、三焦俞、京门、膀胱俞。

配穴：水肿严重者加水道、足三里、复溜。

方法：每次取一侧 1～2 个穴，两侧交替使用，用促肾上腺皮质激素 10U，每穴注射 2U，或用 5%的当归注射液，每穴注入 0.5ml，每日 1 次，10 次为 1 个疗程。

5. 埋线疗法

取穴：肾俞。

方法：按常规消毒，在选定穴埋入羊肠线，线端不可露出皮肤，术后用消毒纱布敷于穴位表面，20～30 天治疗 1 次，2～3 次为 1 个疗程。

【文献摘要】

1. 陈继良采用针刺治疗慢性肾小球肾炎，主穴：关元、气海、中脘、百会、足三里、三阴交、肾俞。配穴：内关、复溜、照海、阳陵泉、列缺、中极。对照组口服潘生丁片0.2g，每日3次；雷公藤片5～6片（每片0.2g），每日2次。中药处方：太子参20g、黄芪100g、田七10g、山萸肉15g、茯苓皮15g、姜皮15g、泽泻10g、丹参50g、玉米须20g、白茅根15g、赤芍15g、牛膝15g、厚朴10g、甘草10g，水煎服，每2日一剂，病情变化调整配方或剂量。急性发作期加服抗生素如阿莫西林0.5g，每日3次。针刺组52例；同时设用中西药物治疗的32例为对照组。经一疗程治疗，两组对比结果显示，针刺组治疗效果明显优于对照组（$P<0.05$），肌酐、尿素清除率显著增强，且远期疗效更为明显。

［陈继良.针刺治疗慢性肾小球肾炎疗效观察.中国针灸，2000，(2)：89.］

2. 贺淑文等温针灸治疗慢性肾小球肾炎9例，取穴：百会（针），内关（针），关元（灸），气海（灸），足三里（温针灸），阴陵泉（针），三阴交（针），肾俞（针加灸），肺俞（温针灸），脾俞（温针灸）。完全缓解2例，占22.2%；基本缓解3例，占33.3%；部分缓解3例，占33.3%；无效1例，占11.2%。9例中最少治疗10次，最多治疗190次。

［贺淑文，刘晶岩，常晓强，等.温针灸治疗慢性肾小球肾炎9例.吉林中医药，2003，23（2）：36.］

3. 章颖等针灸治疗慢性肾小球肾炎，主穴：①大椎、肩髃、曲池、合谷、内关、足三星、阴陵泉、肺俞、水分。②合谷、太冲、曲池、血海、三阴交、曲泽、委中、足三里、阴陵泉、脾俞、肾俞。配穴：尿闭者加水道、关元；面肿者加水沟；尿血者加大敦；咳嗽者加尺泽、太渊；腹胀便溏者加天枢；恶心、呕吐者加内关、中脘；心悸失眠加神门、内关。53例中，痊愈47例，占88.7%；显效4例，占7.5%；好转1例，占1.9%；无效1例，占1.9%，总有效率98.1%。其中急性肾小球肾炎大多经1～2个疗程痊愈；慢性肾小球肾炎多需2～10个疗程。

［章颖，李珂.针灸治疗慢性肾小球肾炎53例.新医学学刊，2008，5（8）：1364.］

【按语】 针灸对慢性肾炎具有良好的疗效，具体地说，针灸可以消除水肿，改善贫血症状。慢性肾炎水气停留于分腠，气血不足于脏腑，治疗上，针刺其体表水分停留之所或手足三阳经，满则泄之；灸治取手足三阴经，重在调理脾肾两脏，这对改善症状有明显的效果，特别是对慢性肾炎的浮肿、贫血等症状，应用灸法更为适宜，因慢性肾炎的浮肿大多由脾肾阳虚所致，给予灸疗能振奋脾肾阳气，常能收到满意的疗效。临床上应注意二者有机结合，一般慢性肾炎病人都要针后加灸，或留针时并用灸法，以轻度灸治为宜。

慢性肾炎病情冗长，采用针灸治疗时间一般需要2～3个月以上。在治疗过程中，有时病情会有反复，故要求病人耐心治疗。肾炎病人的蛋白尿、血尿、高血压问题，临床上并未对其作针对性治疗，通过整体辨证治疗。这些症状会随水肿的改善而减轻或消除，若肉眼血尿明显，可参照血淋的治疗方法，予以清利湿热，凉血止血，每可得到控制。本病应注意临床护理，症状明显时应注意休息，水肿明显，血压较高者应限制食盐，平时不宜过度疲劳，参加力所能及的体育锻炼，提高机体防御能力，减少发作及恶化的诱因。

肾 下 垂

【概述】 成人肾脏在深呼吸时，右肾下极可被触及，如移动度增大，吸气时可触及2/3时，称肾下垂。本病80％无症状，仅有20％的病人有腰痛，且于劳累、久行、久立后加重，平卧后减轻。多见20～40岁左右的妇女，男性少见。患者多消瘦，常为坐性职业。

中医学中无"肾下垂"的病名，根据本病的临床症状，主要归属于"腰痛"或"肾虚腰痛"的范畴。导致肾虚腰痛的原因很多，如过度负重或从事力所不能及的劳动，因而损伤肾气；或禀赋不足，房劳不节，妇女生育过多，均可引起肾虚腰痛。

西医学认为，本病多见于生育过多的妇女，或原来肥胖而后变为消瘦，腹壁肌肉松弛、腹内压降低、肾周围脂肪减少、不能维持其正常位置所致。此外，肾蒂过长，肾囊与腹膜间结缔组织松弛，先天性腹壁肌肉发育不良等，亦为其致病原因。

【临床表现】 少数患者可无明显的临床症状，但多数患者可见下列症状。

1. 由于肾脏下垂，牵拉其邻近组织，而出现肾区钝痛或牵涉痛，均在劳累或行走后发生。妇女月经期及大便秘结时加重，平卧后可消失；如肾蒂或输尿管扭转时，可发生肾绞痛；如遭受感染，可出现尿频、尿急及发热等急性炎症症状，甚至可出现血尿。

2. 下垂的肾脏可牵拉十二指肠、结肠和肠系膜，而出现消化不良、腹胀恶心、呕吐、便秘、腹泻等症，也可因肾下垂产生神经反射，刺激十二指肠，而出现各种消化道症状。

此外，还可出现头痛、头晕、心悸、失眠、记忆力减退、易于疲劳等神经衰弱症状。

【诊断要点】

1. 本病可根据病史及临床表现，腹部检查摸到肾脏位置，及移动范围超出正常限度可以诊断，B超或X线检查，肾下缘一般低于第3腰椎。必要时作静脉肾盂造影以明确诊断。

2. 肾下垂程度分级：Ⅰ°：肾盂位置低于第3腰椎水平；Ⅱ°：肾盂位置低于第4腰椎水平；Ⅲ°：肾盂位置低于第5腰椎水平；Ⅳ°：肾盂位置低于第5腰椎以下。

3. 本病尚需与慢性腰肌劳损、泌尿系统感染、盆腔炎等病相鉴别；有明显消化道症状者，还应与慢性胃炎、慢性肠炎以及胃十二指肠溃疡相鉴别；无明显临床症状及仅有轻度不典型症状者，应与神经衰弱、结核病、慢性肝炎等病相鉴别。

【治疗】

治法：补肾益气，升清举陷。

1. 针刺

取穴：肾俞、关元、足三里、百会、脾俞、巨阙。

配穴：消化不良、恶心、呕吐者，加中脘、胃俞；尿频、尿急、尿痛者，加膀胱俞、阴陵泉；肾绞痛，血尿，加京门、筑宾、中极；头痛、失眠、记忆力减退、心悸等，加神门、心俞。

操作：以上穴位，每次选取5～7个穴治疗之。其中肾俞、关元、足三里、百会均用补法，用温针或灸法。每日1次，15次为1个疗程。

2. 电针

取穴：脾俞、胃俞、肾俞、足三里、三阴交、公孙。

方法：将一电极置于一侧肾俞，另一电极置于同侧脾俞、胃俞、足三里、三阴交、公孙穴，通以 3～8V 感应电（以患者能耐受为度）。每次治疗 15～30 秒，反复治疗 3 次。或用直流电，将正极置于命门穴，阴极置于上述各穴，各通以 15～25mA 的电流，快速开关 5～10 次。也可在上穴用脉冲电流治疗，接 G-6805 电针仪。

3. 耳针

取穴：肾、皮质下、脾、腰、三焦。

方法：每次选 2～3 个穴，行轻刺激，留针 20 分钟。以上治疗每日 1 次，10 次为 1 个疗程。两耳穴位隔日交替使用。

4. 穴位注射

取穴：肾俞、脾俞、胃俞、足三里。

方法：所用药物为胎盘组织液或黄芪注射液，每次选取 2～4 个穴，按穴位注射操作常规进行，每穴注入药液 2～5ml，各穴轮流使用。以上治疗每日或隔日 1 次，10 次为 1 个疗程，每疗程间间隔 3～5 天。

5. 提肾法

取穴：三焦俞、肾俞、气海俞。

方法：用 4 寸长针，行透针法，即从三焦俞进针 2～3 分后将针卧倒，针头向下，沿腰肌透过肾俞，抵达气海俞，并将针向一个方向搓 2～3 次，使针下有沉涩感，然后缓慢上提起，经 3～5 分钟出针，隔 1～2 日 1 次，连续 3～5 次。

【文献摘要】 肾下垂多见于老年、体弱、消瘦或瘦长体形者。伴有临床症状及并发症时则需积极治疗。刘桂玲等采用平刺京门透腹结（双侧）加电针治疗肾下垂 26 例。26 例患者中，男性 4 例，女性 22 例；年龄 21～30 岁 4 例，31～40 岁 12 例，41～50 岁 10 例；病程 1～3 年 16 例，3～5 年 8 例，5 年以上 2 例。临床表现为腰部胀痛，尤其是久立、行走、负重后，胀痛更为明显。有时触诊可及下垂的肾脏，B 超显示：双肾活动度大于 3.0cm 以上。取穴：京门透腹结（双侧），阳陵泉（双侧）。病人仰卧位，选用 26 号 7 寸长针，在京门穴进针，针尖刺入皮下后，向腹结穴方向平刺至腹结穴（双侧），然后手持针柄捻转 360°，沿针柄方向上提，待有收缩上提感后接电针治疗机，使用连续波，刺激量一般选在 3～4 挡，使患者肋下及少腹部有收缩感，能耐受为度。留针时间 20～30 分钟，同时针刺双侧阳陵泉，每日 1 次，10 次为 1 个疗程。疗效判定标准：痊愈为症状消失，B 超显示双肾活动度小于 1.0cm；显效为症状消失，B 超显示双肾活动度小于 3.0cm；有效为症状好转，B 超显示双肾活动度仍大于 3.0cm；无效为症状及 B 超结果均无改变。治疗结果在 26 例患者中，经 3 个疗程的治疗，有 4 例完全治愈，约占 15%；显效 14 例，约占 54%；有效 6 例，约占 25%；无效 2 例，约占 6%，总有效率为 94%。

［刘桂玲，相永梅，杜成喜，等．电针治疗肾下垂 26 例临床报道．中国中医药信息杂志，1998，(6)：53．］

【按语】 肾下垂为现代难治疾病之一，药物治疗效果不理想，针灸则为一种比较有效的治疗方法。本病患者，有的可无明显的临床症状，可不需治疗。如临床见有慢性腰痛，伴频繁的尿路感染，则应考虑肾下垂的可能，作腹部触诊及 X 线检查以确诊。针灸治疗，能较快地改善本病的腰痛、神经衰弱症状群，消化道表现以及尿道感染症状，但根治则需要很长的时间。对本病的治疗基本原则仍是匡扶元气，升提举陷并重，扶正是治本，举陷为治标。其正虚主要有中气不足、脾肾阳虚和肝肾阴虚三型，中气下陷多用气海俞、关元俞、脾俞；脾肾阳虚多加灸脾俞、肾俞、至阳；肝肾阴虚常用肝俞、肾俞、三阴交、太溪。治疗时除辨证取穴外，应着重于局部取穴，背俞穴及华佗夹脊穴为治疗本病的有效穴位，针刺时力求得气。本病一般需长期治疗，症情波动，则治其标，平时以治本为主可选用贴敷或耳穴贴压，若配合中药治疗则效果更好。

其合并胃下垂者，可参考胃下垂的针灸治疗方法，合并感染者可参照泌尿道感染的针灸治疗方法，并发肾结石、肾盂积水、肾盂肾炎者，可参考各有关章节进行治疗。症情严重者，应配合其他方法，或转手术治疗。除治疗外，应加强体质锻炼，特别是腹肌锻炼，如仰卧起坐、游泳等，对瘦弱的患者应加强营养，以增强体质。

尿 路 感 染

【概述】 尿路感染是致病细菌，特别是来自肠道的革兰阴性杆菌如大肠杆菌在尿路繁殖，引起下尿道、膀胱、输尿管、肾盂和肾实质感染所致的疾病。其发病率仅次于上呼吸道感染，致病菌侵入途径，主要为上行性感染以及血源性感染及淋巴管感染，临床上以膀胱炎和肾盂肾炎为多见，女性发病率较高。

中医学将其列为"淋病"的范畴，认为感受外邪，湿热蕴于下焦，膀胱气化失常为发病的主要原因。病变部位在肾与膀胱，病程早期为实证，疾病日久不愈，肾阳或肾阳亏虚，则可出现虚实夹杂或肾精衰败之虚损之证。

任何致病菌均可引起泌尿道感染，其中以大肠杆菌最多见。已被证实的细菌侵入尿道的途径主要有以下两条：上行感染，在机体抵抗力降低时，细菌经尿道、膀胱、输尿管至肾盂和肾间质导致感染；另一路径为血行感染，败血症以及各种病灶引起菌血症时，细菌首先经血流侵犯肾皮质，然后到达肾盂产生感染。一般来说，患有尿路梗阻、泌尿系统畸形或功能异常、尿道插管器械检查以及机体抵抗力下降时，即可导致泌尿系统的感染。感染的主要部位有肾盂、肾间质、肾实质、输尿管、膀胱以及尿道，不同部位可见有不同的病理变化。

【临床表现】 急性肾盂肾炎的主要表现是高热、寒战、头痛，短期内出现尿频、尿急、尿痛，感染严重时可见尿血。腰痛，肾区叩击痛，疼痛沿输尿管向下腹部放射。如治疗不及时可引起慢性肾盂肾炎，出现持续低热、腰酸、倦怠、浮肿、蛋白尿、高血压，反复出现尿频、尿急、尿痛及尿混浊。

由血行感染的肾实质炎主要是：肾多发性脓肿，表现剧烈腰痛，腰部明显的肌紧张和压痛，并见高热、衰弱感、脉数、恶心、白细胞计数急剧增高，甚至出现休克；不少病人可同时见有急性膀胱炎的症状。如肾感染直接蔓延，侵入肾组织，可引起肾周围炎，临床如见突然体温升高、局部疼痛加重，腰部肾投射区肌肉痉挛和压痛明显。甚至刺激同侧腰大肌使髋关节屈曲，同侧的膈肌上抬及活动幅度减小。

急性膀胱炎的症状，少腹胀痛，膀胱区有压痛，以及尿频、尿痛、脓尿、血尿等症。尿道炎主要表现尿痛、尿频、尿急现象，耻骨上区及会阴部有疼痛，尿道口红肿。边缘外翻，尿道分泌物较多，如尿道炎造成尿道狭窄，还可导致排尿困难。

【诊断要点】

1. 尿路感染包括以下七类病症，肾盂肾炎、肾多发性脓肿、肾积脓、肾周围炎、膀胱炎、尿道炎以及前列腺炎症。一般均见有明显的尿道刺激征，而且在临床上相互影响，常可多种尿路感染病症并见。故临床上不应满足于发现一处感染病灶。

2. 感染部位的确定对正确的治疗具有重要意义，上尿道感染和下尿道感染在针灸治疗选穴上均有一定的差别。对上尿道感染，临床应密切注意腰部压痛点。另外，尿液细菌检查须结合临床情况作综合分析，尿菌严重且症状重，多为尿液排泄通道的感染；反之，应考虑肾实质及肾周围的感染。

3. 对反复的尿道感染，应注意肾功能的损害情况。早期肾功能损害表现是浮肿、蛋白尿及血压异常，同位素肾图可综合判别肾功能、尿路梗阻及膀胱余尿情况。此外，临床尚需判别病情的属虚属实，发病急骤，高热、腰痛甚、尿道刺激征严重者，多属实证；而表现病情缠绵，低热、腰酸、持续而反复的尿道刺激征者，多属虚证。

4. 本病应与急慢性肾小球肾炎、肾结核相鉴别；其腰痛及腹痛症状应与胆囊炎、阑尾炎、腹膜炎、盆腔炎等疾病相鉴别；同见尿路刺激征，应明确各为何种病症；确诊之后，尚须注意有无其他感染灶，如扁桃体炎、齿龈炎、前列腺炎等。

【治疗】

治法：疏导膀胱气化，清利下焦湿热。

1. 针刺

取穴：肾俞、膀胱俞、中极、关元、三阴交。

配穴：热甚者加合谷、曲池；血尿加血海、地机；排尿无力、淋沥不尽者配关元、气海；小便混浊者加太溪、足三里。

操作：以上穴位，每次选用5～7个穴，其中上尿道感染者，多用肾俞、膀胱俞；下尿道感染者，多用中极、关元。毫针刺，得气后行针，使针感趋于病所为佳，留针20～30分钟，每日治疗1次，中强刺激，可间歇行针，5～10次为1个疗程。也可配合电针疗法。

2. 艾灸

取穴：肾俞、膀胱俞、次髎、中极、关元。

方法：本法较适应于慢性肾盂肾炎、慢性膀胱炎，正气偏虚者疗效好。每穴隔姜灸3～5壮，灸至皮肤潮红，以不灼伤皮肤为度，亦可用艾盒温灸关元、气海。治疗每日1次，10次为1个疗程。也可连续施以温针。

3. 耳针

取穴：肾、膀胱、尿道、皮质下、交感、神门。

方法：毫针刺入，中强刺激，间隔运针，留针30分钟，每日或隔日1次，亦可用贴压法。此法对止痛效果佳。

4. 穴位注射

取穴：中极、次髎、膀胱俞。

方法：以麻醉针头，按水针操作常规，得气后向选定穴内注入药液，每穴注入链霉素0.1g，每次1～2穴。10次为1个疗程。

【文献摘要】

1. 周志勇针刺治疗慢性尿路感染，取穴：太溪、阴陵泉、中极、气海、次髎、肾俞，施提插结合捻转补泻，得气为度。每日1次，5次为1个疗程，3个疗程观察疗效。20例病例中，治愈18例，有效1例，无效1例。治愈率90.0%，有效率95.0%。

［周志勇. 针刺治疗慢性尿路感染. 安徽中医临床杂志，2003，15（4）：322.］

2. 王远华穴位贴药加针刺配合TDP照射治疗泌尿系感染，治疗方法：穴位贴药：药物配制：取樟脑5g，冰片2g，鹅不食草2g，大黄5g，大蒜1个，共捣如泥备用。取穴：

肾俞（双）、中极、三阴交（双）。操作：取药膏一小团敷在穴上，用纱布敷料盖好，再以胶布固定即可，1日换药1次，连用7日为1个疗程。针刺方法：取穴：关元、复溜（双）。腰痛者配肾俞；恶寒发热者加足三里、合谷；尿蛋白增多加太溪。操作：先刺关元，使针感下传至尿道口，刺双侧复溜穴，寻得针感后连续运针3～5分钟，1日1次，7次为1个疗程。TDP照射：以重庆产TDP治疗器照射肾区、膀胱区，间距30～40cm，每次30分钟，1日1次，7日为1个疗程。常规药物治疗：根据患者年龄、病情、尿检情况，酌情选用青霉素、庆大霉素、氟哌酸、维生素C、呋喃妥因等药，连用7日为1个疗程。治疗结果治疗组痊愈38例，显效11例，进步1例，未见无效者，总有效率为100%，2周痊愈率达76%。对照组痊愈21例，显效19例，进步7例，无效3例，总有效率94%，2个疗程痊愈率42%。

　　[王远华．穴位贴药加针刺配合TDP照射治疗泌尿系感染50例．中国民间疗法，2006，14（7）：59.]

　　3. 王慧敏针刺治疗泌尿系感染，取穴：关元、气海、中极、三阴交、阴陵泉。操作：得气后，使关元、气海、中极的针感传至尿道并有欲解小便之感，阴陵泉、三阴交的针感向大腿内侧及会阴传导。每次针刺留针30分钟，每日1次，7次后评估疗效。痊愈30例，占68.2%；好转14例，占31.8%。有效率达100.0%。

　　[王慧敏．针刺治疗泌尿系感染44例．中国针灸，2008，28（8）：588.]

　　【按语】　针灸对尿路感染确有良好的疗效，对于本病的尿频、尿急、尿痛等尿道刺激症状，治疗时多循经取穴和局部取穴相配合，临床常用中极、秩边、归来、三阴交、至阴或内至阴等，施以较强刺激，常可缓解疼痛，改善症状。据观察，针灸疗法对急性尿路刺激症状的改善作用较为明显，针灸治疗易于收效，针刺急性肾盂肾炎，不仅使临床症状迅速消失，而且可使小便细菌培养部分转阴。但在慢性感染阶段，单用针灸疗法则较难控制炎症，常需调治半年左右，单纯针灸治疗可能难有作为，一般多采用综合措施，根据不同的情况选用水针、灸法、淋巴结刺激疗法等，并配合中西药物，以巩固疗效，减少急性发作。

　　尿路感染的原因很多，治疗时除针对原发病因采取措施外，还应着重解决原发病的治疗问题，如单纯针灸力所不逮，可采用中西医结合方法进行治疗，尤其是慢性患者，积极治疗原发病是治疗本病的重要环节。总的说来，初病易治，若转成慢性，调治不易，临床提倡早期治疗，争取在急性期控制病情。慢性期着眼点应在防止或减少复发，治疗和护理并重。饮食上应注意勿食辛辣之品及海腥发物，以免食复之虞。

慢性前列腺炎

　　【概述】　慢性前列腺炎为成年人常见的泌尿系统疾病，其临床特征是会阴部坠胀疼痛，小便不利，尿道口流出乳白色黏液。一般分为慢性细菌性前列腺炎和非细菌性前列腺炎两种，有人将前列腺痛也归于本病中。发病年龄集中在20～50岁之间。

　　中医学无此病名，根据症状归属于"淋浊"、"白浊"、"尿精"、"白淫"等病的范畴，若并发前列腺脓肿，则称为"悬痈"、"穿裆发"。认为本病一般多由于房劳不节，忍精不泄或有手淫恶习，劳伤精气，日久肾阳亏损，命门火衰而不能蒸化，或嗜酒和过食甘肥，致脾虚湿热内蕴，败精壅滞，腐宿凝阻溺窍，终必久瘀化腐而发病。

　　本病可分为细菌性和无菌性前列腺炎两种。细菌性前列腺炎系病原体侵入前列腺引起，主要病原菌为葡萄球菌、链球菌和大肠杆菌等，侵入途径以直接蔓延为主，常由尿道炎、精囊炎或副睾炎引起，慢性前列腺炎常由急性前列腺炎转变而成。无菌性前列腺炎也称前列腺溢液或称慢性前列腺充血，其病因目前尚未完全明了，认为与前列腺经常或连续不断的充血有关。

【临床表现】 慢性前列腺炎症状轻重不一，轻者可无明显症状，但一般有会阴部或直肠的不适感和疼痛，疼痛可放射到腰骶部、耻骨上、睾丸或腹股沟等处，并可有排尿不适、尿频、尿急、排尿有灼热感，有时尿痛严重，尿道口常有白色分泌物，常在大便或小便终末时滴出，有时晨起发现尿道外口为分泌物所粘合。病人可有神疲乏力、头晕、腰背酸痛、性欲减退、遗精、早泄、阳痿等，伴有精囊炎者，还可见血精。有时前列腺炎作为一个病灶可引起肾盂肾炎、关节炎、神经炎、虹膜炎等，直肠指检可扪及前列腺稍大而硬，表面不规则，可有结节，一般无压痛或轻度压痛。前列腺按摩液检查，可见大量脓细胞，每高倍镜视野超过 10 个以上，卵磷脂小体显著减少，细菌培养阳性。

【诊断要点】

1. 根据典型的临床表现，性别特征，直肠指检前列腺的特殊体征，尿液及前列腺液常规检查，结合有急性前列腺炎、尿道炎或其他泌尿系感染的病史，即可考虑本病的诊断；非细菌性前列腺炎者，无尿路感染史，前列腺液中可见大量白细胞和含脂肪颗粒的巨噬细胞；前列腺痛，有排尿不畅，尿路刺激征阳性，但无尿路感染史，前列腺液培养阴性，无炎性细胞。

2. 对于不典型病例，见下尿路反复发作的感染，下尿路细菌培养阳性，找到致病菌，反复培养菌种不变者，或抗菌治疗后尿菌消失而停用抗菌素后尿路再度感染者，应考虑本病的可能性。用呋喃妥因或青霉素，使初尿、膀胱尿标本无菌，再取前列腺按出液（VB_3）细菌培养阳性，可以证实前列腺炎的诊断。

3. 本病应与前列腺肥大相鉴别，还应注意与尿道炎、尿道狭窄、尿道憩室等下尿道疾病相鉴别，对于前列腺痛的病例，应与隐匿性疝、耻骨炎等病相鉴别。

【治疗】

治法：虚证以补肾益气、健脾化湿为主；实者以理气活血、清热化湿为主。

1. 针刺

取穴：气海、关元、太溪、中极、阴陵泉、三阴交、会阴。

配穴：湿热下注，加天枢、阳陵泉；脾虚气陷，加脾俞、气海、关元、胃俞、中脘；下元虚衰，加肾俞、关元、太溪、涌泉；气滞血瘀加四海、行间、太冲。

操作：以上穴位根据证候，每次选取 5～7 个穴，实证用提插捻转泻法，虚证用提插捻转补法，慢性证候虚象较重者，可取关元、气海、中极、肾俞用艾条灸法或隔姜灸法，隔日 1 次，10 次为 1 个疗程。

2. 穴位注射

取穴：大赫、次髎。

方法：所用药物为胎盘注射液或当归注射液，每次选用 2 对穴位，常规针刺后，每穴注入药液 0.5～1ml，每周 3 次，15 次为 1 个疗程。

3. 耳针

取穴：肾、脾、三焦、交感、皮质、外生殖器。

方法：毫针刺入，中强刺激，隔 5 分钟行针 1 次，留针 30 分钟，每日或隔日治疗 1

次，15 次为 1 个疗程。或用王不留行籽耳穴贴压。

4. 刺血疗法

取穴：腰俞、阴陵泉。

方法：用三棱针挑破皮肤出血 1ml 左右，每 1～2 周刺血 1 次，直至症状改善。

5. 磁片疗法

取穴：三阴交、关元、中极。

方法：把磁片置于三阴交（两极）、关元、中极穴，以橡皮膏作外固定，5 天后去除，2 天后再于原穴位安置磁片，治疗 5 天，休息 2 天，3 个月为 1 个疗程。

6. 离子导入疗法

取穴：会阴。

方法：采用 30％的大蒜素或四季青针剂 2ml，用纱布浸湿后，敷于直流理疗器的阳极上，置于会阴部，而阴极（非作用极）浸生理盐水后放在耻骨上，电流强度为 15～25mA，每次 25～30 分钟，每日或隔日 1 次，10 次为 1 个疗程。

【文献摘要】

1. 黄应杰等针刺治疗慢性前列腺炎，针刺处方：气海，关元，中极，秩边，水道，肾俞，膀胱俞、三焦俞，阴陵泉，三阴交，太溪。泰利必妥组：泰利必妥片，0.2g/次，1 日 2 次，2 周为 1 个疗程，一般 1～2 个疗程。经过 1～2 个疗程的治疗，针刺治疗组治愈 21 例（50.0％），好转 18 例（42.9％），无效 3 例（7.1％），总有效率为 92.9％；泰利必妥组治愈 10 例（23.8％），好转 22 例（52.4％），无效 10 例（23.8％），总有效率为 76.2％。

[黄应杰，范小红，杜猛.针刺治疗慢性前列腺炎 42 例.针灸临床杂志，2005，21（4）：9.]

2. 常洪玲等针刺治疗慢性前列腺炎 48 例，以取膀胱经及任脉穴为主，配合脾肾经穴。主穴取小肠俞、膀胱俞、脾俞、次髎、关元、中极。配穴取阴陵泉、三阴交、太溪。实证加曲骨、外关，虚证加肾俞、足三里。48 例经 2～3 个疗程后，治愈 14 例，显效 18 例，好转 12 例，无效 4 例，有效率 91％。对治愈的 14 例进行随访，停止治疗 1.5 年后有 2 例复发，如法治疗 1～2 个疗程后仍获痊愈。

[常洪玲，陈勇.针刺治疗慢性前列腺炎 48 例.广西中医药，2005，28（4）：29.]

3. 杨改琴等针刺配合中药坐浴治疗慢性前列腺炎 57 例，针刺处方：中极、曲骨、横骨（双）、气冲（双）、阴陵泉（双）、三阴交（双）、水泉（双）、足三里（双）。随证选穴：气虚明显者，加百会、气海以升提阳气；湿热较盛者，加丰隆、内庭、复溜以加强清热利湿、化浊通淋之功；瘀血明显者，加血海、阳陵泉以活血祛瘀且疏泄肝经之气滞；肾虚明显者，加命门、太溪、关元以补肾阳、益肾精。坐浴：中药处方：鱼腥草、白花蛇舌草各 30g，丹参、野菊花各 20g，马齿苋、苍术各 15g，赤芍、紫草各 10g。上中药放入搪瓷盆中，加水 2000ml，煎取汁 1500ml，开始水烫时，用蒸汽熏，至水温 40℃左右时（手放入不感到烫）每日坐浴 1～2 次，每次 3 分钟。每剂中药可连续坐浴 3 次，每周坐浴 6 天，连续坐浴 4 周。临床治愈 16 例，显效 22 例，有效 17 例，无效 2 例，总有效率为 96.5％。

[杨改琴，田玉萍，王宏伟.针刺配合中药坐浴治疗慢性前列腺炎 57 例.陕西中医，2007，28（4）：472.]

【按语】 前列腺炎是一种较顽固的疾病，由于其病变部位较特殊，故药物治疗效果不显著。近年来，越来越多的人重视用针灸疗法治疗本病，针灸对本病的效果是肯定的，临床多选用局部取穴，如中极、关元、秩边透水道等。近年的文献资料，取穴也多是病灶的邻近穴位，如会阴、会阳、秩边、曲骨、前列腺穴等。灸对本病虽有明显的效果，但需长期治疗。对于一些顽固病例，临床上治疗较为棘手，单纯针灸治疗难以收效，一般采用中西医结合治疗为主。

在治疗过程中，应强调临床护理，本病患者应注意防寒保暖。不吃刺激性食物，配局部热敷或坐浴，可以缓解症状。临床发现，会阴、关元、足三里、三阴交的艾条悬灸方法，有助于临床症状的改善。

前列腺肥大

【概述】 前列腺肥大，亦称前列腺良性肥大或前列腺增生症。主要特征是尿潴留和排尿困难。为常见的男性老年病之一，大多数发生在50～70岁之间，近年由于我国平均寿命延长，本病的发病率亦随之增加。

本病属于中医"癃闭"的范畴。认为本病因于肾元亏虚，中气不足，津液耗损，浊阴不降，致小便排出困难；也可因肝郁气滞，湿热下注，尿道阻塞等原因，使水道阻塞，排尿不畅，甚至形成尿闭之变。

本病的病因目前尚不清楚，近年来发现其发病与雄激素的代谢异常有着密切的关系。实验表明，睾丸间质产生的双氢睾酮可以诱发前列腺增生，临床也发现，前列腺增生组织中也含有较多的双氢睾酮。Hudon 和 Isaacs 研究指出，本病发生于睾丸功能低下的老年期，可能是前列腺组织内酶系统代谢异常，使前列腺组织内的双氢睾酮降解速度减慢的缘故。

【临床表现】 前列腺增生一般多从40～50岁开始，到55～60岁出现症状，按病情的严重程度可分为三个阶段：①早期：仅见排尿障碍；②中期：有明显的残余尿，但无肾功能损害；③晚期：肾功能明显损害，主要由膀胱颈梗阻所致。

尿频：为早期症状，首先夜尿频频，尤其入睡或失眠时尿频，尿量不多，这是前列腺刺激膀胱颈和三角区夜间较敏感。随病情进展，残余尿增加，膀胱有效容量减少，或合并膀胱结石和膀胱炎，尿频加重，可至尿滴沥、尿失禁。

排尿困难：本病的主要症状就是排尿困难，发展一般较缓慢。排尿开始较慢，欲尿而不能立即排尿，尿后仍有尿不净的感觉，进而尿线无力，排尿时需增加腹压，用力憋气，并出现断续尿。病情继续发展。则不能排空膀胱，有较多的残余尿，膀胱充盈过度，尿不断溢出，引起充盈性尿失禁，平卧或夜间入睡时，则更易出现尿失禁。劳累、膀胱充盈过度，倦怠则逼尿肌收缩减弱，饮酒、寒冷、便秘使膀胱充血，排尿阻力增加，使排尿困难进一步加重。

急性尿潴留：病人突然不能排尿，膀胱充满尿液，胀痛难忍。有时既往无排尿困难史，受凉、饮酒和劳累是常见的发病诱因。除此之外，病人还可出现尿血，并发尿路感染和膀胱结石。一般男性老年人患尿路感染，应首先检查有无前列腺增生症。

肾功能损害：膀胱颈梗阻影响上尿路引流，发生肾功能损害，一般进展缓慢，常无上尿路的自觉症状，晚期方出现多尿、尿比重降低、乏力、食欲减退、贫血、恶心、血压升高等肾功能损害表现。

【诊断要点】

1. 凡年龄在 55 岁以上男性，见有以上典型表现，均应考虑前列腺增生症；老年人有尿路感染、膀胱结石、血尿、肾功能损害，不论有无排尿困难，均应考虑前列腺增生症的可能。

2. 直肠指检是简单而有效的诊断方法，增生的前列腺前后径和横径均明显增大，表面隆起，中等硬度，有弹性，两侧对称，无结节，中央沟变浅或消失。中央沟消失是本病的一个特点。对突入膀胱或尿道的前列腺增生，早期引起排尿困难，也可用直肠指检检查。

3. 经腹壁或直肠超声波检查对诊断很有价值，不仅可准确地测量前列腺前后、左右、上下各径，计算前列腺重量，可以发现无明显体征的前列腺增生症，亦能测定残余尿量，发现膀胱结石和憩室，鉴别前列腺癌，帮助判断梗阻和排尿障碍程度及鉴别诊断。

4. 本病应排除其他引起排尿障碍的疾病。应与膀胱颈纤维化、前列腺癌、神经源性膀胱等疾病相鉴别，前两种疾病亦可与前列腺肥大同时发病，造成更严重的梗阻，肛门指检和 B 超检查有助于鉴别。前列腺增生病偶发于中青年，应与前列腺肉瘤、前列腺结核相鉴别。

【治疗】

治法：补肾固本，消瘀散结。

1. 针刺

取穴：气海、中极、水道、会阴、三阴交、列缺。

配穴：中气不足：加足三里；肝郁气滞：加太冲；湿热下注，加阴陵泉；肾阳亏虚，加肾俞、关元。

操作：前 6 穴每次必用，得气后，行针使针感能行至病所，再行提插捻转泻法，以通瘀散结。属肾阳亏虚者可行补法。亦可在上述穴位上加用电针，采用连续波或断续波，频率为 180 次/分，中强刺激，强度以病人能耐受为度。或在腹部诸穴行温针灸。以上治疗隔日 1 次，10 次为 1 个疗程。

2. 灸法

取穴：会阴、曲骨、曲泉。

方法：以艾条悬灸上述各穴，每穴灸 15 分钟，至局部皮肤潮红灼热，但以不灼伤皮肤为度。灸后，可在会阴和曲骨两穴局部按摩，每穴可按摩 5～10 分钟。以上治疗每日 1 次，10 次为 1 个疗程。病情较重者，艾灸的同时，加针三阴交、太溪，平补平泻。还可在关元、气海、肾俞、脾俞部位行艾盒灸，每日 1 次。

3. 耳针

取穴：肾、三焦、交感、内分泌、神门、外生殖器。

方法：毫针刺入，中强刺激，隔 5 分钟行针 1 次，留针 30 分钟，每日或隔日治疗 1 次，15 次为 1 个疗程。或用王不留行籽耳穴埋压。

4. 刺血疗法

取穴：内至阴（足小趾甲内侧后角去甲 1 分许）、外至阴。

方法：用三棱针点刺，出血 15～20 滴，每日 1 次，左右足交替，10 次为 1 个疗程。

【文献摘要】

1. 胡九凤等针灸治疗前列腺肥大，针刺治疗取穴：气海、关元、曲骨、会阴、三阴交、太溪。灸疗取穴：肾俞、关元俞、膀胱俞，用附子灸。本组 39 例患者中临床治愈 20 例，占 51.28％，显效 14 例，占 35.89％，有效 5 例，占 12.82％。

[胡九凤，王光明. 针灸治疗前列腺肥大. 针灸临床杂志，2000，16（11）：7.]

2. 李淑云等针刺治疗前列腺肥大尿潴留，针刺组：虚寒型取穴：肾俞、命门、关元、足三里、三阴交。湿热型取穴：膀胱俞、中极、阴陵泉、三阴交。气虚型取穴：脾俞、气海、足三里、阴陵泉，手法宜补，每隔 10 分钟行针 1 次，留针 30 分钟。对照组：虚寒型：金匮肾气丸加减；湿热型：八正散加减；气虚型：补中益气丸加减。西药治疗：①口服己烯雌酚，每次 1mg，日服 3 次；②戊酸雌二醇，每次肌肉注射 10mg，每周 2 次，1 个月为 1 个疗程；③口服溴乙酸己烷雌酚，每次 20mg，每日 3 次；④泼尼松 10mg，每日 3 次。因本药为肾上腺皮质激素，服用时间不宜超过 1 周。前列康，每次 0.6g，每日 2 次；氟哌酸，每次顿服 0.6g，治疗结果：针刺组 60 例，痊愈 44 例，总有效率 95.0％；对照组 40 例，痊愈 16 例，总有效率 77.5％。

[李淑云，张扬. 针刺治疗前列腺肥大尿潴留疗效观察. 辽宁中医杂志，2007，34（6）：821.]

【按语】 针灸对于前列腺肥大有一定的疗效，一定疗程的治疗后，可明显改善患者的排尿不畅及尿道刺激症状，但如果要改变前列腺肥大的体积和质地，再现中间沟，则非常困难。有人曾设想针灸对前列腺肥大尿道阻塞患者的利尿作用，是一个功能性调节的结果。针治前列腺肥大的治疗处方一般可用气海、关元、三阴交、阴陵泉、会阴等，针刺手法应由弱到强。从临床辨证的角度来看，前列腺肥大有湿热型和虚寒型两种，前者见小便频数，灼热，排尿不畅，涩痛尿血，苔黄，脉数；后者见排尿无力。面色苍白，腰酸怕冷，舌淡脉弱等。湿热型用穴可参照尿路感染的处方，手法宜针刺或刺血的方法；虚寒型则宜用灸法，会阴、曲骨、关元施灸法及背俞穴的施灸是非常有效的，背俞穴灸治时，患者多诉周身轻松舒展、心境怡和平静，这对神经-内分泌功能紊乱，性激素异常的本病患者无疑是有益的。

如经反复治疗无效，应配合药物治疗，必要时进行前列腺切除术。本病易受精神因素的影响，患者多不耐久劳，故治疗时应注意休息，保持心情平静，对治疗要充满信心，饮食护理上，应注意不食用刺激性食物。

睾 丸 炎

【概述】 睾丸炎是指多种致病因素引起的睾丸炎性病变。临床上常见急性化脓性睾丸炎、梅毒性睾丸炎、外伤性睾丸炎和腮腺炎性睾丸炎等多种。常见于成年男性，儿童亦可发生。一般睾丸本身直接发生感染者很少见，多继发于附睾的感染，因此，常称为附睾-睾丸炎。

本病在中医称为"子痈"，归于"癫疝"、"溃疝"的范畴。其病因常为感受湿热邪气，或饮食不节、恣食甘肥辛辣炙烤之品，或受外伤，血络受损，或因气血亏虚，肝肾不足，痰浊之邪得以乘虚而入，凝滞于睾丸而成本病。以气血不足、肝肾阴虚为本，湿热、痰湿、瘀血为标。

一般认为，本病发自于睾丸的特异性感染，如病毒性睾丸炎，泌尿道感染的上行播散或继发于其他部位的感染也是本病重要的致病因素之一，常见的如化脓性睾丸炎、梅毒性睾丸炎，睾丸的外伤性炎症引起的损伤性睾丸炎也占有相当的比例。其病理表现为局部组织充血水肿，甚至组织坏死、化脓，形成脓肿。若脓肿破裂，可引起脓性鞘膜积液；如病情迁延，失治误治，可引起慢性睾丸炎，血管周围纤维增生，精曲管狭窄，供血不良，使睾丸组织受到破坏，进而导致继发性男性不育。

【临床表现】 本病起病急骤，初期仅感阴囊胀痛或下坠感，不久出现肿胀和剧烈疼痛，并向腹股沟和下腹部放射。一侧阴囊红肿灼热，皮肤光亮紧张，睾丸肿大，质地坚硬，压痛明显；若化脓形成脓肿，溃后流出黄稠黏液，一般收口较快。伴有高热、恶心、呕吐、小便短赤或有刺痛。发病初期能触及附睾。

慢性睾丸炎由急性睾丸炎未能完全治愈而转为慢性病变。起病缓慢，睾丸逐渐增大，可触及硬结，疼痛轻微，偶感酸胀不适。阴囊不红不热，病程常达数月或数年，没有明显的全身症状。

【诊断要点】

1. 根据本病的病史、临床主要症状及体征，急性发病时白细胞增高，尤其是中性粒细胞增高，则应考虑本病的诊断。

2. 本病多由附睾炎的继发感染所引起，有时附睾肿大明显，睾丸被包陷其中，临床上很难区分睾丸肿大还是附睾肿大，一般说来，附睾肿大质地可能较软，局部有液动感，疼痛尤其是有明显的放射性疼痛较重。

3. 本病应注意与其他睾丸病变鉴别诊断。睾丸疼痛应与睾丸扭转相鉴别；睾丸疼痛不明显者应注意与梅毒性睾丸炎、睾丸鞘膜积液、睾丸结核、睾丸肿瘤等相鉴别；本病后期的睾丸萎缩应与 Klinefelter 综合征相鉴别。

【治疗】

治法：清利湿热，化瘀通经。

1. 针刺

取穴：关元、归来、三阴交、太冲、大敦、行间。

配穴：发热加合谷、太冲；睾丸痛甚加蠡沟、中极、中封。

操作：每次选用 3～5 穴，毫针刺，少腹部穴位应适当深刺，使之有向外生殖器放射的针感，进针后行泻法或平补平泻法，或通以脉冲电流。其证候偏于寒者，少腹腧穴加灸，注意切不可灸睾丸；属于热者，刺激应强，间歇行针。留针 20～30 分钟，每日或隔日 1 次，10 次为 1 个疗程。

2. 耳针

取穴：生殖器、角窝、肝、肾。

方法：以短毫针刺，施以强刺激，留针 30～60 分钟，间歇行针，每日治疗 1～2 次，7 天为 1 个疗程。亦可用耳穴贴压法。

3. 灸法

取穴：三角灸、大敦。

方法：先取仰卧位，三角灸，艾炷如豌豆大，隔蒜片灸，灸至蒜片为土黄色为止；大敦灸对侧，灸法同上，灸后若起泡，隔 7～10 天灸第 2 次，若局部无泡，可间日灸，灸 2 次无效者应改用其他方法。

【文献摘要】 孙玉齐针刺治疗睾丸炎，取穴：脐下三角穴（经外奇穴）、关元、水道、三阴交、太冲。三角穴的取穴方法：以无伸缩性绳量取患者口角两端长度，以此长度的 3 倍折成等边三角形，以上角端置脐心，下两角在脐下水平，两旁尽处即是穴位。手法以捻转补泻法为主，针感直达小腹。针关元穴，使针感直达阴茎端；针水道穴，使针感直达肛门周围；针三阴交穴，使针感直达睾丸；针太冲穴，使针感沿腿之内侧上抵小腹。留针30分钟，每日1次，5次为一疗程。本组12例全部有效。其中痊愈者7例，睾丸坠胀、疼痛症状消失，随访3个月无复发；好转者5例，临床症状基本消失，但劳动过度和站立时间过长，睾丸仍有轻微坠胀感。

[孙玉齐．针刺治疗睾丸炎12例．中国针灸，2001，21（4）：200．]

【按语】 本病属中医"疝"的范畴，针灸治疗疝有着千年的经验积累，就本病而言，传统针灸文献对疝的治疗原则和方法足资本病治疗时的借鉴。睾丸与附睾是相通贯的管道，在炎症状态下也会相互影响，附睾炎症常引起睾丸排泄不畅，而出现睾丸肿大，故临床上不少见有睾丸肿大者，实际为附睾炎所致；而附睾炎感染可上行，引起睾丸的炎症。针灸治疗睾丸炎有较好的疗效，尤其对早期的精曲管水肿、梗阻及管腔内压力增高、睾丸肿大等，有明显的作用。本病治疗从经络辨证来看，应根据临床症状酌取足三阴、阳明、冲任、督诸脉，不可拘肝脉绕阴器之说。笔者体会，远道取穴对本病的消肿止痛作用优于近部取穴，若处方中的，病势应指而减，渐渐消肿。针灸疗法虽有速效，但必须在早期治疗，方能迅速消肿止痛，后期炎症局部粘连、变形、机化或坏死，则难以收功，不唯针灸罔效，药物治疗也难见效。故早期治疗是减少更严重损伤的关键，不论用何种方法，早期正确治疗是金。急性期如肿胀厉害时，往往配合外治法，如冷敷、外涂消炎药等，以帮助消肿止痛，如已化脓或溃烂，则应外科处理。儿童由腮腺炎而并发睾丸炎者，多不化脓，应用针灸治疗，多能迅速好转。

男性不育症

【概述】 凡婚后同居3年以上未采取避孕措施，女方生殖功能正常而未能怀孕者称为不育。男子不育症是精子的产生、成熟、运输或射精能力缺陷等因素所引起的女方不能生育的总称，并非一种独立的疾病，是由几种疾病引起的后果。据统计，不育占已婚夫妇总数的15%，而男性不育占40%。

中医称本病为"无嗣"或"断绪"等，认为肾气的盛衰决定生育能力的强弱，肾所藏之精，在不育病症中占有极重要的地位。《养生四要·却疾》说："凡丈夫无子者有二病焉，一曰禀赋不足，二曰色欲太过，所以阳道萎弱精所衰冷"，指出先天肾气不足。后天色欲太过以及夫妻生活不协调，是造成本病的重要原因，病关乎先天，联及后天，波及冲、任、督、带等有关经脉。

西医认为男性不育多因于先天性异常，如性腺发育不全和生殖细胞成熟障碍，遗传性疾病，免疫功能障碍精子抗体形成、内分泌紊乱、生殖道炎症、精索静脉曲张、输精管阻塞、外生殖器畸形以及性功能障碍等因素。其中大多数病人系精子生成障碍，这些病人虽能产生一定数量的精子，但其数量不足（<2000万/mm³），精子质量差，活力低，或液化不能并有畸形精子出现。

【临床表现】 生育年龄一般在16～50岁之间，而23～35岁不育者较具有临床意义。不育症的症状因人而异，有的患者可无明显的临床症状。一般患者可能有睾丸结核、附睾炎、精囊炎、前列腺炎、鞘膜积液、隐睾症和精索静脉曲张等生殖系统疾病史，精液异常是不育症的关键。绝大多数是由于精液异常而不育，主要表现是精子活力及存活率低，畸形精子比例较高。

此外，患者还可出现精神抑郁、记忆力减退、头昏耳鸣，或潮热心烦、失眠多梦、反应迟钝等表现。不少患者可见有性功能减退症状，如性欲减退、遗精、早泄、滑精、阳痿、不射精等性功能减退症状。或见尿频、尿黄、夜尿多或淋沥不爽的泌尿道症状。

【诊断要点】

1. 凡育龄夫妇婚后同居两年以上未孕，女方生殖机能正常，未采用避孕措施，或曾有孕育而两年以上未再孕者，可考虑男性不育症。本病诊断不难，但明确病因较困难，故应全面了解病情，最后才能作出诊断。

体格检查包括全身一般检查、性征观察、生殖器检查，有助于了解有无遗传和内分泌方面的先天性异常，对寻找病因有一定作用，临床不可忽略。

2. 实验室检查是确诊本病和明确本病性质的重要方法，其中精液检查尤为重要，精液常规主要包括精液量、精液色、黏稠度及精液酸碱度等，精液中精子密度和精子计数、精子形态观察、精子活力和存活率等，精液生化检查主要观察精液果糖测定及精液前列腺素测定，如果上述检查仍不能确定病因，可做睾丸活检，以确定是阻塞性无精子证还是功能性无精子症。

临床上男性不育有绝对不育、相对不育、原发性不育和继发性不育四大类型，其中绝对不育多属无精子症，属先天发育障碍，无治疗价值。本病还应与不射精症和逆行射精症相鉴别，不射精症可查睡眠中排出的精液，逆行射精可查性交后小便中有无精子。

【治疗】

治法：补肾益精。

1. 针刺

取穴：①太溪、三阴交、足三里、气海、肾俞；②复溜、公孙、列缺、关元、命门。

配穴：精少者，加大赫、曲骨、中极（灸）；精液不化者，加中极、关元、肾俞；死精，加灸双侧气海、关元、足三里；弱精即精子活力低下者，针补关元、气海、肾俞、命门、中极；肾阴不足者，加太溪、照海、神门；湿热内盛者，加次髎、会阴、阴陵泉、丰隆。

方法：以上两组穴位每日或隔日1次，轮流交替使用。中等刺激，得气后留针20分钟，气海、关元针尖向下，使针感向下达到前阴，即可出针，再用隔姜灸3壮（或用艾条温灸5分钟）。10次为1个疗程。

2. 穴位注射

取穴：足三里、关元、三阴交、肾俞。

方法：以上穴位分组隔天轮流使用，每组穴位用绒毛膜促性腺激素500U，分别注入穴位浅肌层内。

3. 艾灸

取穴：中极、足三里、三阴交。

方法：以上穴位中极以艾盒灸，足三里、三阴交以艾条悬灸，每穴灸10～15分钟，至局部皮肤潮红。隔日艾灸1次，14次为1个疗程，疗程间休息5天，一般治疗5～7个疗程。本法对精子量少有一定的作用。

4. 穴位挑刺

取穴：双侧骶丛神经刺激点（两髂嵴最高点连线与脊柱交点，同尾骨尖连线的中点旁开4横指处，相当于梨状肌下孔）。

配穴：不射精加第 1 腰椎旁点；阳痿加第 7 颈椎旁点、枕孔点、百会。

方法：常规消毒后，用 1%～2% 普鲁卡因在针挑点皮内注射以形成皮丘，用不锈钢质的锐利圆椎形钩状针或中钳，刺入皮丘部位的皮肤、皮下纤维，交替牵拉 30～50 次，5～7 日操作 1 次，一般需治疗 3～5 次，亦即 1 个疗程。

【文献摘要】

1. 余镇北针灸治疗男性不育症 34 例，取穴及操作：①项丛刺：下脑户（位于枕骨正中凹陷中）、风府、哑门，再从下脑户分别至乳突根部（即耳廓后中点）分 6 个等份刺激点，共 15 个刺激点。用 25mm 毫针垂直进针 4～8 分，切忌捻转，只提插行针，得气即可。②骶丛刺：位于八髎穴处，用 40mm 毫针，上髎、次髎针刺深度为 1 寸，中髎、下髎为 1 寸至 5 分，每穴针三针成齐刺状，共 24 针，不作过重手法，不要求刺入骶孔内，也不要求针感向某处放射。③体针：中极、足三里（双）、三阴交（双）、太溪（双）。刺中极时采用烧山火手法，且使针感传至阴茎周围，起针后再灸，余穴视证型而定，实证用泻法，虚证用补法。34 例经治临床痊愈 25 例，占 73.53%；好转 6 例，占 17.65%；无效 3 例，占 8.82%。至今其中 22 例其妻已孕。总有效率达 91.18%。

[余镇北. 针灸治疗男性不育症 34 例. 上海针灸杂志，2000，19（6）：31.]

2. 洪文等针灸治疗肾阳虚型男性不育症 30 例，取穴：①肾俞、秩边、关元、命门、足三里、②脾俞、三阴交、秩边、次髎。以上 2 组穴位双侧取穴，交替使用。30 例患者经过 3 疗程治疗后，痊愈 6 例（20.00%），显效 17 例（56.67%），有效 5 例（16.67%），无效 2 例（6.66%），总有效率 93.34%。

[洪文，李建强，王照浩，等. 针灸治疗肾阳虚型男性不育症 30 例疗效观察. 新中医，2002，34（5）：39.]

3. 龚新彪针灸配合赞育丹治疗男性不育症 120 例，取穴：一组：肾俞、脾俞（加电脉冲）、命门（加灸）、志室、太溪、百会、气海俞；二组：申脉（加电脉冲）、关元（加灸）、气海、足三里、三阴交、精宫。两组穴位交替选用，每日针 1 次，连续针 25 天，休息 3～5 天，继续针灸，3 月为 1 个疗程。采用自拟方赞育丹治疗。处方：熟地黄 20g，赤芍 12g，炮山甲 12g，柴胡 15g，黄精 20g，鹿茸 10g，淫羊藿 15g，菟丝子 10g，覆盆子 15g，金樱子 15g，枸杞子 10g，僵蚕 10g，枳壳 12g。用法：上药诸味，粉碎为末，水泛为丸，每日 6g，分 2 次服，两料为 1 个疗程。120 例中治愈 71 例，占 61.7%；显效 25 例，占 20.8%；好转 3 例，占 2.5%；无效 21 例，占 17.5%；有效率为 82.5%。

[龚新彪. 针灸配合赞育丹治疗男性不育症 120 例. 河南中医，2006，26（11）：60.]

【按语】 男性不育症，是以精子的异常为主的病变，针灸治疗男性不育症，临床疗效是肯定的，取穴多选关元、中极、肾俞、三阴交、足三里等补益先天，培补后天的穴位。艾灸在男性不育症的治疗中有重要作用，有人研究证实，艾灸肾俞、关元能促进大鼠精子在附睾中获得运动功能的成熟过程，说明艾灸对精子的生成及活动力有明显的影响，但在临床上单独运用艾灸的较少。一般地说，针灸对精子少，活力差的患者，治疗效果较好，如完全无精子者，甚至是先天性者，大多无效。

针灸治疗男性不育症的机理，主要与针灸在穴位上施行适宜的刺激，通过神经-体液调节途径，促使下丘脑、垂体、性腺和肾上腺皮质功能的恢复有关。在护理上，应该节制性生活的次数，以保持精液、精子活力的充沛。如有器质性病变时，应由泌尿生殖专科综合治疗。

男性性功能低下

【概述】 男性性功能低下，包括许多病症，其中常见的有遗精、早泄、阳痿、不射精及性欲低下等。遗精，指不性交而精液自出；早泄，指行房时过早射精不能进行正常性交；阳痿，指阴茎不能正常勃起，或勃起不坚，致使不能正常性交。不射精，指性交时未能排出精液，轻者可有少量精流出，重者则无。这些病症，病因有许多共同之处，病机上相互关联，故合为一篇加以叙述。

本病常归于中医"阳痿"、"早泄"、"遗精"等病症的范畴，由于色欲过度，精气空虚，肾气亏耗，或因伤于思虑，神气耗伤，心脾受损；或伤于恐惧，胃气不行，肝气不达；或湿热下注，宗筋弛纵，致肾气不敛，邪扰精室；心脾损抑，命门火衰等病理变化。

所谓男性性功能低下，主要包括阴茎勃起障碍和射精障碍两部分。对于勃起异常，常见的非器质性病因是精神刺激过度、情感异常、心理障碍，器质性病因是脊髓损伤、糖尿病性神经损伤、下丘脑、垂体病变、性腺、肾上腺、甲状腺的病变，其他如利血平、雌激素、抗胆碱能药物等可引起勃起不能；就射精异常而言，目前研究认为其病因主要为精神源性、手淫，还因于中枢神经系统、尿道及生殖器官的器质性损伤，吩噻嗪类药物、抗胆碱类药物、抗精神病药物、酒精等药物性原因，以及先天性泌尿生殖器官发育不良等。

【临床表现】

1. 勃起异常 阳痿主要表现阴茎萎软，不能有效地勃起，或勃起而不坚，时间短暂，不能维持正常的性交，常伴性欲锐减，甚至无性欲，以及精神不振，或心悸易惊，或抑郁寡欢或胆怯多疑性精神症状；阳强是指不伴有性欲和性刺激的情况下，阴茎呈强直性疼痛性的勃起，持续时间可达几小时或几周，精液自出，甚至可引起阴茎水肿或尿潴留；阳缩症表现突然阴茎或阴囊睾丸内缩，伴少腹拘急，疼痛剧烈，甚至四肢厥冷，冷汗出。

2. 射精异常 遗精是指每月遗精超过 4 次以上者，在遗精前常伴有性刺激或性欲意念，或在梦中有性活动，同时伴有神经衰弱、阳痿、腰酸膝软等表现；早泄是指阴茎虽能勃起，性交时间极短即排精，甚至刚接触阴唇即射精，而后阴茎萎软不能正常性交；此外还有不射精症，性交过程中无射精，不能形成性高潮，即进入消退期；部分病例性交后，有性欲，性高潮和射精的感觉，但精液逆流入膀胱，而无精液从尿道口排出，大多数病人阴茎勃起正常，部分可出现性冷淡和阳痿。

3. 性欲低下的症状多表现在心理上，是指在有效的性欲刺激下，没有性交欲望，或厌烦性交，毫无快感，也可伴有阳痿、早泄、遗精等。

【诊断要点】

1. 本病见于多种疾病，根据各自的临床特征，即可作出诊断。但是，应通过病史和体检，首先明确本病是原发性还是继发性疾病。

2. 应通过病史和外生殖器的检查，必要时结合实验室检查，区别属于器质性还是神经精神性疾病。夜间阴茎勃起试验，阴茎肱动脉血压指数测量阴茎生物感觉测定等均为较实用的观察方法，如可能还可通过心理咨询作诊断性治疗。

3. 性激素测定对本病的定性和病因分析具有重要的价值。可对下丘脑-垂体-性腺轴上任何环节所分泌的激素进行观察，可及早发现病因进行针对性的治疗。

4. 本病常见各种病证互见、兼夹，往往以某一症状较为主，临床诊断上应有所侧重。还应注意鉴别诊断，如阳痿应与性欲低下、性窘迫症、不射精症、迟精症、房劳等病相鉴别；阳缩应与睾丸痛、房事痛相鉴别；遗精则应与精浊、膏淋、早泄等相鉴别；不射精症应与假性不射精症、射精管阻塞、逆行射精及其他泌尿系统感染症等病相鉴别；此外，本病尚需与泌尿生殖系统的炎症、肿瘤、结核等相鉴别。

5. 根据临床见症，精液情况、诱发因素、病史等，以区别本病的虚实性质，属于虚者有：肾气不足、命门火衰，或心脾两虚，精血亏耗；属于实者有湿热内阻，内扰精室，或肝胆气结，经脉不和。

【治疗】

治法：温补肾阳，兼治心、肝，清利下焦湿热。

1. 针刺

取穴：关元、肾俞、三阴交、足三里。

配穴：阳痿，加命门、气海、中极、八髎、脾俞、阳痿（肾俞上2.5寸，督脉旁开1寸处）；阳强，加针泻行间、蠡沟，补照海、三阴交；阳缩，泻大敦，补气海、神阙、关元隔姜灸；梦遗，加心俞、中封，滑精加补气海、志室；不射精，加曲骨、中极、会阴、次髎、太冲、气街、会阳；性冷淡，加血海、命门（灸）。

操作：以上穴位根据临床证候，每次选取5~7个穴，属于实者，宜行泻法，刺激宜强，属于虚者，宜行补法，手法应弱，或行诱导的方法。中极、关元穴应深刺，适当行针，使针感直达龟头；气海、命门穴，实则宜针泻，虚者当补，或施以艾灸，或行温针灸，针后拔罐，或行隔物灸。其余穴位均行针刺法。对于湿热内盛之证，可接 G-6805 电针仪，行电针刺激。留针20~30分钟，间歇行针，每5分钟行针1次，每日或隔日治疗1次，10次为1个疗程。

2. 耳针

取穴：肾、内分泌、神门、皮质下。

方法：每次用单侧耳穴，行中强刺激，留针20分钟，每日1次，10次为1个疗程。左右耳穴轮流使用。亦可用王不留行籽作耳穴贴压。

3. 穴位注射

取穴：关元、中极、肾俞。

方法：胎盘注射液、0.5%普鲁卡因、维生素 B_{12} 注射液任选1种，常规针刺得气后，每穴注入药液1~2ml，分别注射于3个穴位，隔日1次，10次为1个疗程。

4. 埋线疗法

取穴：关元、肾俞、三阴交。

方法：用0号羊肠线埋入穴位，每隔5~6周重复埋线1次。

【文献摘要】

1. 焦红波等针灸治疗阳痿，针灸以温补肾阳为主，兼清湿热。常取肾俞、气海、阴陵泉、足三里、八髎、百会、曲骨、中极、三阴交、膈俞、命门等穴针灸治疗，实证用泻法，虚证用补法。针刺后用艾条灸所针腧穴，每日针灸治疗1次，7次为1个疗程。治疗结果：60例阳痿患者，临床治愈45例，治愈率75.00%；显效12例，显效率20.00%；有效2例，有效率3.33%；无效1例，无效率1.67%。总有效率98.33%。

[焦红波，焦念学. 针灸治疗阳痿60例. 中医外治杂志，2005，14（2）：45.]

2. 张发英针灸治疗阳痿43例，取穴：①关元、中极、曲骨、大赫、三阴交。②上髎、次髎、命门、肾俞。病人仰卧后针上加灸针第二组穴位，时间为半小时。43例中，显效 32 例，有效 10 例，无效 1 例，总有效率 97.7%。无效 1 例患者年龄 62 岁，病程 6 年，治疗 5 次后自动放弃。

［张发英．针灸治疗阳痿 43 例．陕西中医，2007，28（8）：1066.］

3. 曹永贺等中药加针灸治疗肾阳虚型阳痿 36 例，治疗组给予中药口服配合针灸治疗。①中药治疗，药物组成：菟丝子 20g，淫羊藿 15g，仙茅 15g，蛤蚧（研末冲服）2g，枸杞子 15g，熟地黄 18g，山药 21g，车前子 12g，人参（另炖）10g，当归 12g，怀牛膝 12g，甘草梢 6g。每日 1 剂，水煎分 2 次服用。②针灸治疗，穴位分为两组：一组：主穴：关元。配穴：足三里（双），三阴交（双）。另一组：主穴：肾俞（双）或命门。配穴：秩边（双），太溪（双）。上述两组穴位交替使用，其中关元、足三里（双）、肾俞（双）或命门均针刺后加艾炷雀啄式灸，每次 15～20 分钟。针刺关元穴时，应使针感放射到会阴和龟头部。每天治疗 1 次，12 次为 1 个疗程，疗程间休息 3～5 日。治疗组总有效率占 94.44%，对照组占 72.22%。

［曹永贺，郭学军，程远钊．中药加针灸治疗肾阳虚型阳痿 36 例．中医研究，2007，20（7）：42.］

【按语】 男性性功能异常是一类以性功能障碍为主症的病证的总称。其中最多的是阳痿、遗精、不射精等，针灸对于功能性者疗效较好，不少病可有立时之效；对器质性者，若其原发病为针灸的适应证，则针灸同样也有明显的疗效。在阳痿病例中，器质性阳痿占 10%～15%，而精神性阳痿占 85%～90%。针灸对精神性阳痿有确定的疗效，从文献报道来看，有效率在 90% 以上，其他性功能障碍病证亦与之相似。各种性功能异常在治疗时需注意以下两点：一是配合心理治疗，在治疗中因人而异地进行心理疏导，解除患者的焦虑情绪，消除恐惧心理，这是治疗成功的前提；二是重视针感传导，在针刺关元、中极、会阴、会阳等穴时，均应重视针刺手法的运用，使针感沿着经脉循行路线达前阴、阴茎、龟头部，这是获得疗效的关键。器质性性功能异常，可由心肺疾病、内分泌异常、神经系统疾病、药物因素等引起，虽然针灸对器质性阳痿的疗效往往不好，但若能同时治疗原发病，则有利于病情的恢复。

在治疗期间，还应该加强护理，应严禁房事，注意摄生。即使恢复后，也要节制性欲，注意保养，否则易于复发。平时应注意营养，加强体育锻炼，保持乐观情绪。这对治疗本病也是十分重要的。

6. 内分泌系统疾病

单纯性甲状腺肿

【概述】 单纯性甲状腺肿是因缺碘致甲状腺肿、致甲状腺肿物质或酶缺陷等原因所致代偿性甲状腺肿大，可分为地方性或散发性两种，一般不伴有甲状腺功能改变。地方性甲状腺肿多发于离海较远，海拔较高的山区，散发性甲状腺肿则多发于青春期、妊娠期、哺乳期和绝经期。

本病可归于中医"气瘿"、"气囊"的范畴，若甲状腺肿大较甚，压迫颈部血管，及毛细血管扩张充盈，则又相当于"筋瘿"、"血瘿"的范畴。本病的主要病因是情志内伤和饮食及水土失宜，致痰气瘀结于颈前则为瘿病，气、痰、瘀三者乃本病的主要病机。

西医认为，本病的病因主要有：①缺碘，由地方性缺碘，或发育、妊娠、哺乳、寒冷、创伤和精神刺激时，碘的需要量增加，导致碘含量的相对不足，均可诱发本病；②萝卜、黄豆、菜中含有一些抑制甲状腺激素合成的物质，土壤中钙、镁、锌的含量过高，以及硫脲类药物、解热镇痛药等，均是致甲状腺肿的物质；③家族性甲状腺肿则是由于遗传性酶的缺陷导致激素合成障碍。以上各种原因都抑制了甲状腺组织合成甲状腺激素，反馈性地引起垂体促甲状腺激素（TSH）的量的增加，从而刺激甲状腺组织增生。病理上主要表现甲状腺呈弥散性肿大，血管增多，腺泡细胞肥大，腺组织不规则增生和再生，逐渐出现结节。

【临床表现】 散发性甲状腺肿常在青春期、妊娠期和哺乳期发生，腺体通常轻度肿大，呈弥散性，质较软，晚期可有结节。

地方性甲状腺肿大小不一，可分为Ⅰ～Ⅴ度：Ⅰ度甲状腺可扪及，直径在 3cm 范围以内；Ⅱ度肿大吞咽时、扪诊时可发现，甚至直视下可见，直径在 3～5cm；Ⅲ度肿大在不吞咽动作时也能发现，直径为 5～7cm；Ⅳ度肿大甚明显，颈部外形已有改变，直径在 7～9cm；Ⅴ度肿大极明显，直径＞9cm。多数伴有结节。早期除腺体肿大外，一般无自觉症状，久病者，腺体肿大明显，可引起压迫症候群，如气管受压，可有喉部紧缩感，慢性刺激性干咳，劳动后气促；喉返神经受压，可引起声音嘶哑。如甲状腺位于胸骨后或胸腔内，可引起上腔静脉压迫综合征。成人在发生多结节甲状腺肿基础上可发生甲状腺功能亢进症，在严重流行区，小儿甲状腺肿常伴有呆小病。

【诊断要点】

1. 见有甲状腺肿，但甲状腺功能基本正常，参照来自甲状腺肿流行地区，或处于青春期、妊娠期、哺乳期及绝经期，即可考虑本病的诊断。

2. 实验室检查结果对本病的确诊有重要意义，本病患者的基础代谢率大多正常，血清蛋白结合碘正常，甲状腺吸^{131}I率，散发性病例正常，地方性病例往往增高，但经甲状腺激素抑制试验鉴别，其吸^{131}I率可明显受到抑制。

3. 本病伴见神经官能症者，应注意伴见甲亢的可能性，后者 T_3 抑制试验呈不可抑制反应，或引起血清 TSH 降低；疑有甲状腺激素合成酶缺陷者，可做氯酸排泌试验；有结节者，应与甲状腺肿瘤、甲状腺炎等疾病相鉴别。

4. 若甲状腺肿、病程不长，质软不痛，常因情志因素而波动者。多属气郁痰阻；若病程持久，质硬有结节，位置固定不移，多属血瘀痰结。

【治疗】

治法：疏经活血，化痰散结。

1. 针刺

取穴：气瘿（在颈前相当于水突部位根据甲状腺肿块大小，可稍有改变。或在肿块上酌情取 5 个穴点）、合谷、丰隆、天突、膻中、足三里。

操作：针气瘿穴时，针体呈 45°自腺体边缘刺向肿块中心，可采用鸡爪刺法，不留针，或用傍针刺法，得气后留针 20 分钟，隔日 1 次，30 次为 1 个疗程。注意，颈部血管神经较多，针前要轻轻揉按穴位，使其避开血管，进针不宜过深，主穴深度以 1.5～2cm 左右为宜，阿是穴应视结节大小进针 1～3cm 为好，不要穿透结节。

2. 电针

取穴：阿是穴、水突。

配穴：合谷、列缺。

方法：阿是穴在前方直刺，以刺入腺体以 1/2 上为宜；水突穴以左右双侧作 45°横斜刺，待刺入腺体 1/2 即止，不宜过深，均作提插捻转手法，配穴合谷、列缺常规刺入即可。有针感后，用 9～12V 电针机，主穴接阳极，配穴接阴极，各穴轮流通电 15 分钟，电流强度由小到大，以患者能耐受为度，每日 1 次，10 次为 1 个疗程。

3. 灸法

取穴：天突、膻中、臂臑、风池、大椎、气舍、臑会、天府、冲阳。

方法：膻中、天突两穴各灸 7 壮，其他穴位各灸 18 壮。艾炷如米粒大，隔日 1 次，30 次为 1 个疗程。亦可在上穴用艾条悬灸，灸至局部皮肤潮红为度。

4. 耳针

取穴：内分泌、皮质下、甲状腺。

方法：每次选用 2～3 个穴，毫针强刺激，留针 30 分钟。隔日治疗 1 次，30 次为 1 个疗程。或用撖针耳穴埋压，每次埋压 1～2 日，休息 3～5 天，再如上法继续治疗。

5. 梅花针

取穴：在颈前部、项部、肩胛部及胸 3～9 背俞穴区。

方法：本法尤适用于颈部皮肤松弛的患者及结节减轻后的患者，可用皮肤针轻轻叩刺，以局部皮肤微红为度，每日 1 次，15 次为 1 个疗程。可配合其他针刺方法一起应用。

【文献摘要】

1. 王晓燕针刺治疗突眼性甲状腺肿临床疗效观察，随机将 67 例患者分为针刺观察组和西药对照组。观察组取穴：风池、阳白、攒竹、丝竹空、足三里、三阴交、关元、内关、神门。西药对照组：他巴唑 10mg，每日 3 次口服，5 周后改为每次 10mg，每日 1 次口服，10 周后进行统计。治疗结果：针刺疗法治疗此病在血清总甲状腺素、三碘甲状腺原氨酸含量下降的同时，突眼症有所好转，同现行的西药疗法相比有一定的优越性，针刺治疗前后血清总甲状腺素、三碘甲状腺原氨酸、促甲状腺素含量对比（$P<0.001$），有明显差异。

［王晓燕．针刺治疗突眼性甲状腺肿临床疗效观察．中国针灸，2002，22（1）：13.］

2. 马朱红针灸治疗毒性弥漫性甲状腺肿所致胫前黏液性水肿 14 例，①针刺：患者俯卧位，先取华佗夹脊穴（T_1～S_2），左右间隔交替针刺（共 19 穴，直刺 0.8～1.2 寸），后取大椎、肾俞、三阴交穴，得气后留针。②将艾盒放置在以肾俞为中心的腰部，上方加盖，温度以病人能耐受舒适为度，至艾条燃尽，去掉灸盒并起针，每次约 30～40 分钟。每日治疗 1 次，5 次为一疗程，疗程间休息 2 天胫前黏液性水肿皮损消失，随访 1 年未复发为临床控制，计 6 例；胫前黏液性水肿皮损较前减轻，但未完全消失，或皮损虽消失，但 1 年内再次复发者为有效，计 7 例；胫前黏液性水肿皮损无改善为无效，计 1 例。总有效率为 92.9%。治疗时间最少 2 个疗程，最长 10 个疗程，平均 5 个疗程。

［马朱红．针灸治疗毒性弥漫性甲状腺肿所致胫前黏液性水肿 14 例．中国针灸，2002，22（11）：752.］

3. 曹仰华等中药配合针灸治疗地方性甲状腺肿 35 例，中药采用化痰软坚治则：海藻汤加减海藻 20g、昆布 15g、夏枯草 12g、当归 9g、熟地 9g、赤芍 10g、川芎 9g、元胡 6g、甘草 3g，水煎服日一剂；针灸治以疏肝理气，调和气血，取穴：合谷、人迎、三阴交、昆仑，双侧取穴，每日一次，每次 30 分钟，间隔 5 分钟行针一次。7 天为 1 个疗程，疗程间休息 3 天。35 例中痊愈 20 例，显效 8 例，有效 5 例，无效 2 例，总有效率为 94.3%。

[曹仰华，崔联民．中药配合针灸治疗地方性甲状腺肿 35 例．菏泽医专学报，2003，15（3）：61．]

【按语】 本病属中医"瘿气"或"瘿瘤"的范围，《针灸甲乙经》中就记载了"瘿瘤气舍主之"的针灸处方，此后，又出现了诸多针治方法，散见于不少医籍之中。针灸疗法取穴少，手法简单，疗效高，是治疗本病很有价值的方法。一般多以局部取穴为主，治疗主穴均在颈部，阿是穴就在结节上，用围刺法，可使甲状腺逐渐缩小，配合局部梅花针叩打更有效，还需结合远道配穴，如天井、肩井、足三里等。久留针，留针期间不行针。由于颈部解剖结构的特殊性，针刺时应注意针刺勿刺伤气管、喉头、大血管，出针后用消毒棉球按压片刻，以防出血形成血肿。若能结合碘剂药物内服则疗效显著。肿块过大，压迫明显，针刺不能迅速取效者，应考虑手术。

本病病因于缺碘，给予补碘无疑是有效的，针刺并无碘的补充，却也产生良好效果，其故何在？有人认为与针刺直接破坏肿大的甲状腺体内的扩张滤泡，抑制甲状腺合成和分泌甲状腺素有关。再者，人迎、水突下分别有甲状腺上动脉、甲状腺上静脉、迷走神经，针刺这两个穴位，调节了血流量，抑制了迷走神经，使垂体前叶分泌的促甲状腺素减少，而使肿大的甲状腺体逐渐缩小。实验观察发现，针刺能促使甲状腺对碘的吸聚和利用，这仅初步揭示了其治疗机理。

甲状腺功能亢进症

【概述】 甲状腺功能亢进症（甲亢）系甲状腺病态分泌过量的甲状腺素所致。其基本特征为甲状腺肿大，基础代谢率增加和自主神经系统的失常。甲亢根据其病因的不同可分为甲状腺性甲亢、垂体性甲亢、异源性甲亢和代谢性甲亢等多种类型，临床上甲状腺性甲亢较为多见，本章以甲状腺性甲亢中的毒性弥漫性甲状腺肿，即 Graves 病作为讨论的重点。

本病患者多伴有程度不同的甲状腺肿，中医学称之为"瘿病"。认为本病与情志失调、肾阴亏虚或劳倦太过等因素有关，其中尤以情志对发病的影响较大。初起多属实证，以气滞、痰凝、血瘀、肝火为主要病机，中期虚实互见，久病则以阴虚为主，其病理变化广泛，可涉及肝、肾、心、肺、脾、胃等多个脏腑。

西医学认为，本病患者血清中存在一种具有能与甲状腺组织起反应或起刺激作用的自身抗体，这一抗体能刺激甲状腺，提高其功能，并引起组织增生。其名称为甲状腺刺激免疫球蛋白（TSI）。当 TSI 与甲状腺细胞结合时，促甲状腺激素（TSH）受体即被激活，以致甲状腺功能受到刺激，从而引起甲状腺功能亢进症和甲状腺肿。此外，本病中针对甲状腺组织的白细胞移动抑制试验呈阳性反应，甲状腺和球后组织均有明显的淋巴细胞浸润，说明本病还有白细胞的介导和参与。精神刺激，如长期悲哀、盛怒等为本病的主要诱因。

【临床表现】 本病多见于女性，男女之比为 1：（4～6），以 20～40 岁最为多见，起病缓慢。典型病例常有如下表现：

1. 高代谢症候群，患者怕热多汗、皮肤红润，手掌、面、颈、腋下多汗，常有低热，甲亢危象时可有高热，患者常有心动过速、心悸、胃纳过多，但体重下降，疲乏无力。同时还兼见易激动、精神过敏、舌和双手平举时有震颤，失眠、烦躁、思想不集中，甚则处于亚躁狂状态。

2. 甲状腺肿，呈弥漫性、对称性肿大，质软，随吞咽而上下移动。由于甲状腺血流量多。故在上下叶外侧可闻及血管杂音和扪及震颤。少数患者肿大不对称，或结节性肿大明显。

3. 突眼症 有良性突眼和恶性突眼二种，前者占大多数。良性突眼主要因交感神经兴奋眼外肌群和上睑肌肌张力过高所致。表现眼裂增宽，眼球内侧聚合不能，上眼皮不能下垂而漏白。一般属对称性。恶性突眼主要由于眼外肌和球后组织体积增加，淋巴细胞浸润和水肿所致。

此外，患者还可伴见性机能障碍、男子乳房发育和生殖系统并发症、贫血，以及皮肤增粗，指甲增厚等表现，部分病人还可见其他内分泌系统的异常。

【诊断要点】

1. 根据病史、体征及心悸、纳亢、消瘦、急躁、怕热、眼突、手抖等典型症状，诊断一般并不困难。轻证患者几乎无症状，老人和儿童常为不典型发病，临床上应予严密切注意。

2. 甲状腺功能试验 ①甲状腺摄^{131}I率增高，3小时大于25%，24小时大于45%，并表现吸碘峰值提前的特点；②血总甲状腺素（总T_4）测定，其数值增高；③血总T_3值>100~150mg/dl，增高幅度常大于总T_4；④反T_3（rT_3）的测定，甲亢时明显升高；⑤促甲状腺素释放激素（TRH）兴奋试验，常不能引起促甲状腺激素（TRH）的兴奋。

3. 本病应与单纯性甲状腺肿相鉴别，后者仅有甲状腺肿而无高代谢症状和眼症状；甲状腺肿大还应与自主性高功能性甲状腺瘤相鉴别。

4. 早期发病见失眠、注意力不集中和烦躁等症状，应与神经官能症相区别；结核和风湿热常有低热、多汗、心动过速等，应与本病相区别；老年甲亢的表现多不典型，常有淡漠、厌食、明显消瘦，容易被误诊为癌症。单侧浸润性突眼需与眶内和颅底肿瘤鉴别。

【治疗】

治法：滋阴清火益气，行瘀消瘿散结。

1. 针刺

处方：内关、间使、神门、足三里、三阴交、太溪、复溜、太冲、照海、关元。

随症配穴：甲状腺肿大，加气瘿穴（相当于水突穴，视甲状腺肿大程度，定位稍有出入，针时应避开血管）、平瘿穴（颈3~5夹脊正中线旁开0.5寸）；眼球突出，加上天柱（天柱穴上0.5寸）、风池。

操作：每次选取一对穴位，**多捻转**；肢体部位穴用提插捻转补泻法，颈部气瘿穴用斜刺泻法，上天柱和风池穴均采用徐入徐出的导气法，使针感达到眼区部位为宜。留针30分钟。隔日针刺1次，3个月为1个疗程。

2. 穴位埋线

处方：腺内穴（喉结与天突穴联线的上1/3处旁开0.1寸）。

方法：用常规无菌操作法，局麻后把0~1号医用羊肠线用埋线针埋于穴位下，深约0.5cm，羊肠线长约4~5cm。2个月埋线1次。对甲状腺肿大特别明显者。可1次一侧埋入2~3根线。

3. 电脉冲疗法

处方：甲状腺局部、太阳、内关、神门。

方法：用输出为 25V 的直流脉冲仪，以电极板代替针刺，将高频与音频的两端置于肿大的甲状腺外侧，强刺激。二组低频输出线，一组置于太阳穴，弱刺激；另一组置于内关，神门穴，中等刺激。每日 1 次，每次 30 分钟，20 次为 1 个疗程。

4. 耳针

处方：内分泌、甲状腺、交感、皮质下、神门。

方法：每次选 2～3 个穴，用王不留行籽贴在相应的穴位上，1 周更换 1 次。

5. 梅花针

处方：颈、甲状腺局部、脊柱两侧、胸及腰骶椎。

操作：用梅花针叩击颈部和甲状腺局部及脊柱两侧的膀胱经，待症状好转，叩击点改为胸椎 8～11 及腰骶椎部两侧，隔日叩击一次，10 次为 1 个疗程。

【文献摘要】

1. 蔡英杰自拟参海连翘汤与针灸疗法治疗甲状腺功能亢进症，治疗方法：自拟参海连翘汤方药组成：柴胡 12g、香附 12g、白芍 10g、夏枯草 10g、海藻 12g、昆布 12g、海蛤壳 20g、浙贝母 10g、玄参 12g、鳖甲 20g（先煎）、牡蛎 30g（先煎）、当归 12g、生黄芪 15g、连翘 10g、丹参 15g。每日一剂，水煎服，早、晚服。10 日为一疗程。针灸疗法取穴：天突穴：用 2 寸毫针，先直刺 0.2 寸，然后将针尖转向下方，紧靠胸骨后方刺入 1～1.5 寸。风池穴（双）：用 1.5 寸毫针，针尖微下，向鼻尖斜刺 0.8～1.2 寸。人迎穴（双）：用 1.2 寸毫针，避开颈总动脉，直刺 0.3～0.8 寸。天鼎穴（双）：用 1.2 寸毫针直刺 0.5～0.8 寸。扶突穴（双）：用 1.2 寸毫针直刺 0.5～0.8 寸。气舍穴（双）：用 1 寸毫针直刺 0.3～0.5 寸。廉泉穴：用 1.2 寸毫针向舌根斜刺 0.5～0.8 寸。根据病位，每日选 5～6 个单穴针刺。结果：12 例甲状腺功能亢进症，治愈 10 例，占 83.3%；好转 2 例，占 16.7%；总有效率 100%。18～38 日治愈 9 例，39～58 日治愈 3 例。

[蔡英杰. 自拟参海连翘汤与针灸疗法治疗甲状腺功能亢进症 12 例临床观察. 内蒙古医学院学报，2004，26（2）：113.]

2. 张秀莲等西药配合针灸治疗甲亢突眼并发眼睑麻痹，所有患者均给予禁碘饮食，1 个月后进食低碘饮食，23 例患者根据甲亢程度给予丙基硫氧嘧啶（PTU）0.1g/次，2～3 次/d，心得安 30～50mg/d，3 例恢复期患者 PTU 50mg/d，突眼眼睑麻痹者给予泼尼松 30mg/d 口服，对 18 例初发及 5 例病程长者，口服强的松 1 周眼睑麻痹无明显好转时联合针灸治疗，每日 1 次，针刺三阴交（双）、风池、头临泣、阳白、太阳、攒竹、合谷，三阴交左右交替施以热补针法，针后加艾条温灸 10 分钟，余穴用补法留针 30 分钟，10 次为 1 个疗程，并给予 $VitB_1$ 60mg/d，$VitB_{12}$ 75μg/d，$VitB_6$ 30mg/d 口服，住院患者同时给予香丹 20ml＋NS 250ml 静滴 10～15 天为 1 个疗程的活血化瘀治疗。泼尼松每 10～15 天据病情减量半片～1 片，疗程 60～70 天。有 3 例病情反复强的松减量后，再次加量，服药 3 个月。有 1 例口服普耐洛尔（心得安）50mg/d 出现气短，减为 30mg/d，症状消失。治疗中注意复查血常规，预防白细胞、血小板减少治疗结果经过上述治疗，甲亢症状明显者逐渐缓解，眼睑麻痹在晨起症状明显缓解，下午有时出现下垂加重，但随着口服泼尼松时间的延长病情逐渐稳定。有 3 例甲亢严重者因不注意休息，饮酒过多，治疗过程泼尼松减量后出现病情反复，眼睑下垂加重，再次增加泼尼松剂量后病情好转。经强的松治疗，突眼明显减轻。

[张秀莲，刘书鹏. 西药配合针灸治疗甲亢突眼并发眼睑麻痹. 辽宁中医杂志，2005，

32（7）：708.]

【按语】　针灸治疗本病主要着眼于甲状腺肿大、突眼和高基础代谢症候群。对于本病引起的心悸、消化道症状、神经衰弱症状等，针灸的对症处理也可发挥良好的作用。经统计发现，治疗甲亢的甲状腺肿大应用最多穴的穴位是腺体局部穴、浮白、平瘿、气瘿也是治疗甲状腺体肿大的经验穴，其次是合谷、内关、曲池、三阴交、心俞、肝俞、脾俞、肾俞、足三里、太冲等。有人认为，上天柱和风池是治疗甲亢性突眼的最佳穴位。在服用抗甲状腺功能亢进药物的同时，配合针灸治疗，可以见效快，又可减少药物的副作用，当临床症状缓解后，继续针灸，逐渐停药，一般能使病变稳定，不致反复。若针灸治疗后，病情无明显改善，并有加重趋势，应考虑甲亢危象的可能，及早采用中西医结合的方法，若已确诊，更应积极抢救。

患者精神状况与病情有着密切的关系，心情乐观舒畅。有助于提高疗效，心率超过100次/分以上者，应全日休息，并给予足够的营养，注意勿刺伤喉头、血管、气管等造成严重损伤。

甲状腺功能减退症

【概述】　甲状腺功能减退症简称"甲减"，是指甲状腺激素合成或分泌不足所引起的疾病。最严重的表现是黏液性水肿。由于甲减起病时的年龄不同，甲状腺机能减退的程度不同，所产生的症状也各异，可分如下三型：①克汀病，又称呆小病，病起于胎儿或新生儿；②幼年甲状腺功能减退症，病起于发育前儿童期；③甲状腺功能减退症，病始于成人期。本节重点叙述成人期的甲状腺功能减退症。

本病在中医应归属于"虚劳"、"水肿"和"肤胀"的范畴。认为本病多因先天不足，或后天摄养失调，以致脾肾素虚；或因手术、药物损伤，元阳受损，致脾肾阳气亏虚而发病。如病情进一步发展，可致心肾阳衰，形成昏迷、木僵、尿闭、肢厥等危候。

西医认为，甲状腺功能减退症可分为甲状腺激素缺乏和 TSH 缺乏两类。前者病变在甲状腺本身，与甲状腺自身免疫损害、甲状腺炎及药物损害了甲状腺，引起甲状腺腺体长期、广泛的病变有关。后者则因于垂体前叶功能减退或下丘脑疾患所致 TSH 分泌不足。病理检查见甲状腺腺体萎缩，腺泡大部分被纤维组织所替代，兼有局部淋巴细胞浸润，残余腺泡的上皮细胞矮小，泡内胶质含量减少。

【临床表现】　成人型甲状腺功能减退症以 40～60 岁之间为多，男女比例为 1：（4～5）。起病隐匿，病程发展缓慢，可长达 10 年之久。主要表现疲乏、行动迟缓、嗜睡、记忆力明显减退，且注意力不集中，异常怕冷、无汗及体温低于正常。典型的黏液性水肿面容，面部表情淡漠、呆板。面颊及眼睑虚肿，呈非凹陷性水肿，垂体性黏液性水肿有时颜面胖圆，犹如满月。面色苍白，贫血，或带黄色或陈旧性象牙色。有时颜面皮肤发绀，眼睑下垂或眼裂狭窄，部分病人有轻度突眼。鼻、唇增厚，舌大而发音不清，言语低嗄。头发干燥稀疏，易断，睫毛和眉毛（尤其是眉梢部位）脱落，阴毛、腋毛脱落，男性胡须生长缓慢，指甲生长缓慢，常有裂纹。贫血貌，皮肤苍白或腊黄，且粗糙无光泽，干燥，发冷而厚，角化严重，有非凹陷性水肿即黏液性水肿，尤以手、臂、大腿为明显。

本病还见有其他多系统损害表现，在神经系统，见精神迟钝、嗜睡、理解力和记忆力均下降，视、听、触、嗅觉迟钝，严重者可有精神失常，呈木僵、痴呆、昏睡，偶有共济失调及轻度的感觉运动障碍；在心血管系统，可出现气促，心动过缓，血压偏低，偶可发生心绞痛、心律不齐，或心力衰竭；在消化系统，可出现厌食、便秘腹胀，甚至发生麻痹性肠梗阻；在肌肉关节系统，主要出现累及肩背部的肌肉酸痛，肌肉无力，肌张力下降，关节疼痛等；在内分泌系统，有性欲减退，男性阳痿，女性月经过多，病久则闭经，肾上腺皮质功能偏低。本病最严重的表现为黏液性水肿性昏迷，表现嗜睡，体温在 35℃ 以下，呼吸浅慢，心动过缓，血压下降，四肢肌肉松弛，反射减退或消失，可伴休克、心肾功能衰竭。常因受寒、感染、创伤、麻醉或镇静剂应用不当而诱发。

【诊断要点】

1. 成人型甲状腺功能减退症当表现典型时，诊断并不困难，但因早期症状多不典型，易于误诊，故对诉有乏力、畏寒、贫血、脱发、食欲减退而体重增加的病人，应怀疑本病。

2. 在甲状腺损伤所致的甲状腺功能减退症，有原发性和继发性之分，继发性患者多有发病前甲状腺手术史或有放射线、抗甲状腺药物的治疗史等，临床应注意追溯病史，寻找病因。

3. 实验室检查是明确诊断、并确定病因，了解疾病性质的主要方法。

本病患者的基础代谢率降低。甲状腺功能检查：血清 T_4 下降，而 T_3 正常，但在重症可降低；血清中 FT_3 和 FT_4 均降低，rT_3 多降低，PBI 降低，甲状腺吸[131]I 率明显降低，而尿中碘排增大。

血清 TSH 测定对甲减的性质鉴别有重要意义，因甲状腺本身病变的甲减，TSH 显著增高，而发生于垂体病变的甲减，又称垂体性甲减，TSH 则显著降低。

TSH 兴奋试验，在原发性甲减无反应，而垂体性甲减甲状腺摄[131]I 率可明显升高。TRH 兴奋试验观察血清 TSH 含量，可鉴别病因在垂体还是在下丘脑。

4. 不典型的黏液性水肿临床上需与贫血、肥胖、水肿、肾病综合征、月经紊乱和垂体前叶功能减退症相鉴别。

【治疗】

治法：益气温阳，扶正培元。

1. 针刺

取穴：大椎、命门、膻中、风池、丰隆、关元、天突。

配穴：精神症状，加百会、四神聪、神门；厌食，肠胀气者，加脾俞、胃俞、中脘；便秘者，加天枢、大肠俞、上巨虚；水肿明显者，加肺俞、脾俞、三焦俞。

操作：以上穴，每次选取 5～7 穴，行提插捻转补法，刺激宜轻，留针时间要长，可安静留针 40～60 分钟，必要时加行温针灸，燃完艾后，再上新的艾绒，每穴可烧 3～5 壮，治疗隔日 1 次，10 次为 1 个疗程。

2. 艾灸

取穴：膻中、中脘、气海、肺俞、脾俞、肾俞、命门。

方法：大艾炷隔附子饼灸，或用温补回阳的中药粉铺在穴位上（约 1cm 厚）施灸，以直径 4cm 的艾炷，温度以病人舒适，或自觉有热气向腹中传导为度。每周灸 3 次，每次 6～8 穴，每穴灸 3～5 壮，4 个月为 1 个疗程。

3. 耳针

取穴：内分泌、皮质下、三焦、甲状腺。

方法：每次取 2～3 穴，毫针刺入后，行平补平泻法，留针 20～30 分钟，隔日 1 次，

30 次为 1 个疗程。亦可用王不留行籽作耳穴按压，选取上述穴位，贴敷后每日按压 3～5 次，以局部发热为佳，3 天后更换，两耳穴交替使用。

【文献摘要】

1. 王秀洁等用针灸参与甲状腺功能减退症昏迷的抢救，方法：使病人平卧，保持呼吸道通畅，即刻刺人中、中冲、合谷、足三里及耳穴（心、脑、下屏尖、神门），人中治昏迷，有升血压的作用，同时，开窍醒神，持久弱刺激，可引起持续性吸气兴奋；中冲多点刺，放血，乃治疗昏迷的要穴，10 例病人中，有昏迷 1 次，有 2 次，最多的为 4 次，均用针灸的方法，促进苏醒，昏迷缓解后，可配合黄芪建中汤口服以巩固疗效。

［王秀洁，赵晓杰．针刺治疗黏液性水肿性昏迷（甲减性昏迷）10 例．针灸临床杂志，1998，14（4）：25.］

2. 赵宇翔等针灸治疗 26 例均已确诊为甲状腺功能减退的患者，其中男 5 例，女 21 例；年龄最小 30 岁，最大 73 岁；病程最长 23 年，最短 1 年；平均病程 5.2 年。26 例患者均有代谢及脏器功能病变表现，如畏寒，少汗，乏力，少言懒动，体温偏低，食欲减退及肌肉关节酸痛等。精神症状方面，20 例患者出现不同程度的记忆力减退，反应迟钝，抑郁；7 例患者有智力低下的表现；5 例患者经常出现嗜睡。14 例有心血管系统病变表现，如心动过缓，心音减弱及心律不齐；16 例女性患者有月经不调，3 例男性患者有阳萎表现；9 位患者还出现不同程度的黏液性水肿。还有部分患者有贫血，肌肉无力，便秘，尿少等表现。主穴取气海、脾俞、肾俞、心俞、足三里。畏寒肢冷，乏力加灸大椎、命门、身柱；水肿，尿少加针刺关元、阴陵泉、丰隆，灸关元、神阙；腹胀，便秘加天枢、上巨虚、大肠俞；反应迟钝，智力低下加百会、四神聪、太溪；心律不齐，心动过缓加内关、神门；肌肉关节疼痛加合谷、阳陵泉、太冲、曲池；月经不调加三阴交、血海；性功能障碍加大敦、秩边、次髎、环跳；食欲减退加公孙、内关、中脘；郁闷，心烦加曲泽、膻中、肝俞；病久阴阳两虚者，加行间、太溪。以上取穴均为双侧，毫针补法为主，足三里穴针刺加灸。留针 30 分钟，每星期针灸 3 次。疗效标准：痊愈：临床症状和体征基本消失，甲状腺功能基本正常。好转：临床症状和体征明显好转，甲状腺功能检查明显好转。无效：临床症状和体征基本无改善。治疗结果：痊愈 4 例，好转 22 例，无效 0 例。最长治疗 52 次，最短治疗 23 次，平均治疗 32 次。

［赵宇翔，王旭，赵晓光．针灸治疗甲状腺功能减退 26 例．上海针灸杂志，2005，24（1）：25.］

3. 赵立明门诊治疗甲状腺功能减退病人 36 例，采用针药、中西医结合治疗，改善了症状与体征。36 例中，男 3 例，女 33 例；年龄最小 24 岁，最大 69 岁，平均 46.5 岁；病程最短 1 年，最长 3 年。病因：来自碘缺乏地区 9 例长期用抗甲状腺药物 9 例；经放射 ^{131}碘治疗后发病 9 例；慢性甲状腺炎 5 例；甲状腺手术后发生 4 例。按患者就诊前后，分为治疗组 23 例，对照组 13 例。两组病情、年龄、性别、生活条件等有一定可比性。中药基本方：黄芪 30g，党参 20g，附子、肉桂各 12g，仙茅 9g，淫羊藿、薏苡仁各 30g，枸杞子 12g。脾虚消化欠佳，加鸡内金 9g，焦山楂、神曲各 12g，陈皮 6g；贫血加当归 9g，红刺 15g；便秘加瓜蒌、火麻仁各 30g；浮肿加泽泻、茯苓、车前子（包）各 15g；甲状腺肿大加鳖甲 15g，龙骨 20g，牡蛎 25g；心率减慢加麻黄 10g，同时配用小剂量甲状腺片 30mg/d。穴位注射治疗：予黄芪注射液（上海福达制药有限公司生产）2ml/4g 加 0.1g 利多卡因 0.2ml。取穴：人迎、大椎、肾俞、脾俞、太溪、足三里、关元、曲池等穴，随症加减：肾阳虚甚加命门、气海穴以温补肾阳；浮肿少尿加阴陵泉、三阴交穴以养心安神；甲状腺肿大加气舍、水突、阿是穴以散结通络消瘿；痴呆加大钟、百分、心俞穴以醒神开窍，养心益智。每次选4个穴，常规消毒，每穴注入0.5ml，待得气后，回抽无血时方可缓慢注入，出针时消毒干棉球压迫针孔，防止出血或药液流出，隔2日1次。对照组，单纯口服中药基本方配小剂量甲状腺片30mg/d（随证加减同治疗组），两组治疗，以2个月为1个疗程，总结疗效。疗效标准：参照辽宁省卫生厅标准，治愈：反应迟钝、嗜睡、纳差、怕冷、少汗、浮肿等临床表现消失，血清：TSH、T_4、T_3恢复正常值；好转：上述临床表现好转，血清TSH、T_4、T_3值上升；无效：临床症状与体征无改善，血清TSH、T_4、T_3值无变化。结果治疗组明显优于对照组，经统计学处理$\chi^2=15.7$，$P<0.01$，有非常显著效果。

[赵立明. 针药结合治疗甲状腺机能减退症疗效观察. 辽宁中医学院学报，2003，5(1)：37.]

【按语】 本病为西医学较为难治的病症，针灸对本病有一定的疗效，尤其是灸法，可有一定的症状改善作用。客观地说，针灸对于本病仅有一定症状调节作用，临床上可作为中西药物治疗的一个辅助方法。对根据本病的临床表现，中医辨证其主要病机是脾肾亏损。症轻者，以脾虚血亏为主，主要表现为头昏神疲，面白肤燥，身倦肢重，纳呆腹胀等。治疗以补中益气，养血润燥为主，可取膈俞、脾俞、胃俞、气海、足三里、三阴交等为主穴，针用补法，多加艾灸。症重者，则以脾肾阳虚为主，除上述诸症外，更有形寒肢冷，全身浮肿，毛发脱落，血压偏低，心率减慢等，治疗重点应温补脾肾，可以百会、脾俞、肾俞、命门、关元、太溪等为主穴。近代研究涉及对甲减临床的各个方面，对黏液性水肿的昏迷，甲减引起的妇科病症及神经科病症等，均取得一定的作用，但少有单纯依靠针灸治疗而有稳定疗效者。临床观察指示，药物结合针刺治疗对本病的症状改善有积极的意义。对缺碘引起的甲状腺功能减退应在针灸治疗的同时补充碘的摄入量。对较严重的甲减病例，应配合中药益肾温阳之剂，有助于病情的改善，补肾壮阳之中药，长期调治，则疗效更好，且较巩固。甲状腺功能减退症患者的皮肤修复功能较差，在温针或灸法时，切记不可烫伤皮肤。

本病的针灸治疗机理目前尚不清楚，有关实验证明，针灸能有效地改善甲状腺功能，并对垂体-甲状腺轴功能亦有良好的双相调节作用，通过针灸既可以调节甲状腺功能，又能影响全身内分泌系统，针灸刺激对于甲减这一以垂体-甲状腺轴为中心，涉及全身多系统异常的病症颇有助益。

慢性胰腺炎

【概述】 慢性胰腺炎又称慢性复发性胰腺炎，是一种反复发作的、渐进性的、广泛胰纤维化病变，其临床特点是反复发作的急性胰腺炎或胰腺功能不足（外、内分泌不足）的征象，患者可有腹痛、腹部包块、脂肪泻、糖尿病等表现。多发生于30～50岁之间，男性发病远多于女性。

根据本病患者的临床表现，应归属于中医的"脾心痛"、"胃脘痛"及"结胸"等病证的范畴。其病因病机主要是由于情志不畅、饮食不节及蛔虫内扰，加之久病脾胃气虚，而导致中焦气机升降失司，脾失健运，肠失化传，继而生瘀化热，酿湿生痰，形成正虚邪滞，虚实夹杂的证候，其中以脾虚为本，气机郁滞，湿浊内蕴为标。

西医认为，本病的主要病因为胆石症和酗酒，其他如腹部外伤、代谢异常、内分泌障碍、营养不良、肝脏疾病、遗传因素及免疫功能异常等也可引起本病。其主要病理是伴随胰实质细胞破坏的不规则的纤维化，且多数出现主胰管及其分支有各种不同程度的狭窄和扩张。当出现钙化时，多沉着在胰管内，出现蛋白栓子，从而阻塞胰管，进而使腺泡萎缩，最后整个胰实质破坏，纤维化及萎缩。

【临床表现】 主要包括胰腺炎急性发作表现，胰腺外、内分泌功能不足的表现以及并发症等三个方面。

1.腹痛是本病最常见的症状，表现上腹部钻痛或钝痛，可放射到左右季胁下或背部，发作次数和疼痛时间不一，病人取坐位屈膝时疼痛可有所缓解，但躺下或进食时疼痛加重。

2.慢性胰腺炎的后期，可出现吸收不良综合征和糖尿病的表现。胰液分泌功能不足者，表现消化不良、食欲减退、厌食油腻、体重减轻或脂肪泻等，并可出现维生素 A、D、E、K 缺乏症，表现夜盲、皮肤粗糙、手足搐搦、肌肉无力和出血倾向，胰腺内分泌功能受影响者，表现糖耐量降低，或出现糖尿病症状。

3.因胰腺管阻塞，伴有假性囊肿形成者，约有 1/3 患者于左上腹或脐部可扪及包块，并伴压痛和腹肌紧张。腹痛发作时，常可伴黄疸和发热。少数病人可出现精神症状，急性发作时可出现胸水和腹水。

一般认为慢性胰腺炎症状繁多而无特异性，典型病例可出现五联征：上腹疼痛、胰腺钙化、胰腺假性囊肿、糖尿病及脂肪泻。但临床上同时具备者并不多，而常以某一类症状为主要特征，故按其临床表现可分为如下八型：①典型；②胃病型；③腹泻型；④黄疸型；⑤结石型；⑥无痛型；⑦糖尿病型；⑧肿块型。

实验室检查，胰泌素直接刺激试验，80 分钟内胰液分泌量＜2ml/kg，碳酸氢钠浓度＜90mmol/L。吸收功能检查，显示吸收功能障碍，维生素 B_{12} 吸收试验，应用 ^{60}Co 维生素 B_{12} 吸收试验显示不正常，而口服苏打和胰酶片后能被纠正，说明这一表现与胰液分泌不足有关。慢性胰腺炎急性发作时，血、尿淀粉酶和 Cam/Ccr 比率可一过性增高，而血清型淀粉酶同工酶（Pam）则明显下降。在慢性胰腺炎病人，血清 CCK 含量明显增高。血浆胰多肽测定明显下降；另外患者呈现明显的胰腺内胰岛素分泌不足和储备不足的征象。

影像检查，X 线腹部平片可观察有无胰腺钙化，并通过十二指肠征象间接考虑本病的可能；胆道造影可排除胆道疾病，但急性发作期不能做此项检查；逆行胰胆管造影（ERCP）对慢性胰腺炎的诊断颇有帮助，可显示主胰管的扩大、串珠样扩张及假性囊肿及钙化，并可同时显示胆管的情况。

【诊断要点】

1.慢性胰腺炎一般都有反复发作的急性胰腺炎史，临床表现变化多端，且无特异性，仅凭临床表现，难以明确诊断。有胆道疾病及长期饮酒史者，出现持续性上腹疼痛、体重减轻，应考虑本病的可能性，同时结合实验室检查及影像学检查以明确诊断。

2.有间歇性上腹部痛、压痛 6 个月以上，同时伴有十二指肠溃疡、胆囊炎、胆石症以及肝硬化，应考虑对病人的吸收功能、胰腺功能及血糖进行测定。有反复急性发作的慢性胰腺炎，血尿淀粉酶可无明显增高，而缺乏特异性。

3.B 超和 CT 检查对本病的诊断有着重要参考意义。胰纤维化萎缩时，胰腺回声增强，胰管不规则扩张及管壁回声增强；有结石及钙化时，可见光团及声影，有囊肿时可见液性暗区。腹部CT可显示胰腺的体积增大或缩小，边缘不清，密度降低及钙化影。如胰腺有低密度光区，则提示有液性暗区存在。

4. 本病应积极地与以下疾病相鉴别：①胰腺癌，两者的临床表现、腺功能检查及影像学检查均十分相似，有时手术探查也难以鉴别，从病史的进行性加重及症状的持续性上，可能表现一定的差别，但最主要的还是通过病理学检查加以区别；②胆道疾病，可结合病史和实验室、影像学检查加以区别；③溃疡病，尤其十二指肠球部后壁穿透性溃疡，与胰腺粘连，引起顽固性疼痛，制酸止痛剂不能控制，可结合有关影像检查加以区别。

【治疗】

治法：调和肝脾，理气止痛。

1. 针刺

取穴：期门、章门、足三里、中脘、脾俞、肾俞。

配穴：腹痛甚，加地机、内庭、梁门；黄疸，加腕骨、至阳、阴陵泉；腹胀，痞满，加璇玑、府舍、内关；腹泻，加天枢、上巨虚。

操作：每次选穴2～4对，腹部穴位宜深刺，所谓"腹深如井"。并行提插捻转手法，使局部产生放射至病所的胀感。背部俞穴宜浅刺，使穴位产生酸胀感为宜，如出现针感直抵前胸的感觉，则效果更好。用中强刺激手法，留针1小时，间歇行针，每5分钟行针1次。

2. 灸法

取穴：足三里、上脘、承满、脾俞、胃俞、肾俞。

配穴：局部包块，加上腹包块点、压痛点；血糖异常，加膈俞、肺俞；脂肪泻，加天枢、关元。

方法：每次选取以上穴位5～7穴，施以艾炷灸，每穴可灸7～14壮，灸局部包块时，在穴位以湿面粉围一周，以不使热量走散，灸至局部有热痛即止，注意不要灼伤皮肤。或用隔姜灸，方法如前。也可用艾条悬灸。每穴熏灸5～10分钟，使局部及胃脘部发热为佳。

3. 水针

取穴：足三里、下巨虚、地机、日月、内关、中脘。

方法：所用药物为10％葡萄糖注射液或注射用水，每次2～4穴，针刺入穴位后，按常规行针，得气后，每穴注入5～10ml。若疼痛明显，可每穴注入阿托品0.5mg。以上治疗，每日1～2次，10次为1个疗程。

4. 耳针

取穴：胰胆、交感、神门、十二指肠、压痛点。

方法：在上穴找敏感点，以较强的刺激捻针2分钟后，留针1小时，间隔5～10分钟行针1次。每日治疗1～2次，7天为1个疗程。亦可在局部用王不留行籽按压。

【文献摘要】

1. 陈勇治疗重症胰腺炎12例，治疗方法：中医：①中药，用柴芩承气汤通腑泻下。清热解毒，行气活血；②用丹参20ml加入糖盐水中静滴；③针刺，如果上述方法治疗后仍无排气排便，腹痛甚，针刺足三里、三阴交，采用强刺激法，如果肠音仍弱，用新斯的明0.5mg双侧足三里穴位注射，以加强肠蠕动；④灌肠，仍不排便者，可用大黄、芒硝煎汤作高位直肠灌肠。西医：禁食，胃肠减压，充分补液，每日补入 2000～3000ml，最多可达 10 000ml，对症处理，加用抗生素，纠正水电解质紊乱。结果：12 例除 1 例因胰腺脓肿过大转外科手术外，11 例全部治愈，11 例肠鸣音恢复时间平均为 12 小时，排气时间为 15 小时，大便通畅时间 17 小时。

[陈勇．动静结合治疗重症胰腺炎的体会．云南中医药杂志，1996，17（6）：64.]

2. 薛有平等为观察"胰腺穴"结合体征诊断治疗慢性胰腺炎的临床效果，将在临床上误诊的 45 例病人，通过自身对照，观察诊断、治疗效果。结果：制定以"胰腺穴"为主，配伍中脘、阳陵泉等针灸标准处方，可以在 2 周内治愈、缓解慢性胰腺炎；痊愈 32 例，显效 6 例，有效 5 例，无效 2 例。认为用胰腺穴结合体征是诊断、治疗慢性胰腺炎的特效穴位。45 例慢性胰腺炎患者，男 14 例，女 31 例，男女比例为 1∶2.21；年龄为 7～84 岁，平均 52.1 岁；病程为 3 个月～14 年，平均 34.3 个月。对 45 例病人全部采用以针灸为主的方法，每天治疗 1 次，每次 40 分钟，6 天为 1 个疗程，以平补平泻为主要手法。慢性胰腺炎的针灸处方为：中脘、上脘、梁门（双侧）、鸠尾、章门（双侧）、下肢阳陵泉（右）、胰腺穴双、足三里双、双侧阴陵泉等穴位。中脘、上脘等穴位在腹部直刺 1～1.5 寸，鸠尾用 2 寸针向上脘穴位平刺。下肢部位穴位用 2 寸针直刺 1.5 寸左右。期间，捻针 2～3 次。肝瘀型加太冲穴；脾虚加气海、太白等；内热加内庭等穴位。如果病人体质瘦弱，腹部的穴位可以用 1～1.5 寸的毫针平刺。病人同时胃肠减压，每天只食用薏米仁粥，或同时喝山楂、炒麦芽茶等。不能食固体食物如米饭、馒头，蔬菜也不能食用。疗效判定标准：分泌功能正常，症状体征消失，随访 1 年不复发者为痊愈；症状体征好转，1 年内复发 1 次者为显效；胰分泌功能改善，症状体征好转，随访 1 年复发 2 次者为有效；胰分泌功能未改善，症状体征未减轻，或胰分泌功能改善，症状体征好转，随访 1 年复发 3 次以上者为无效。治疗结果：痊愈（腹痛、胁痛、腹胀、腹泻等症状消失，在低脂肪饮食下，1 年内没有复发）32 例，占 71.11%；显效 6 例，占 13.3%；有效 5 例（腹痛、胁痛、腹胀、腹泻等症状减轻），占 11.1%；无效（症状不能缓解，并出现慢性胰腺炎反复急生发作或发生胆管、胰管阻塞而需要手术者）2 例，占 4.44%，总有效率占 95.5%。

[薛有平，高天虹，赵耀东，等．"胰腺穴"对慢性胰腺炎临床诊断与治疗分析．辽宁中医杂志，2009，36（1）：110.]

【按语】 针灸治疗胰腺炎，20 世纪 50～60 年代虽然报道不多，但已观察到针灸确有一定的疗效。近十年来，除传统针灸以外，电针、穴位注射、耳针都已用于本病的治疗，尤其毫针刺和穴位按摩收到了较满意的效果。临床观察表明，针灸对本病有明显的止痛消炎、调整肠胃功能、解痉止呕、抗感染等作用。

急性胰腺炎，病情进展迅速，应积极进行抗炎、抗休克等治疗，针灸仅作为辅助手段，一旦有危重状况，则应迅速抢救。对于慢性胰腺炎，一般采用针灸治疗为主。灸法对于吸收不良性腹泻具有较好的疗效。本病用针灸积极治疗原发病及其并发症如胆道感染、结石，以及十二指肠溃疡、机体营养障碍等，对于病情的恢复是有利的。

尿 崩 症

【概述】 尿崩症有两种，一种是因下丘脑-垂体后叶病变使抗利尿激素（ADH）分泌和释放引起的中枢性尿崩症；另一种是因肾小管对 ADH 不起反应而引起的肾性尿崩症。均以烦渴多饮、多尿、尿比重低为特点。本节重点介绍中枢性尿崩症的针灸治疗。根据病情轻重，可分为部分性尿崩症和完全性尿崩症；根据病程长短，又可分为暂时性尿崩症、永久性尿崩症和三相性尿崩症；根据病因还可分原发性尿崩症、继发性尿崩症和遗传性尿崩症。

本病可归于中医"消渴"的范畴。其发病多责之于脏腑柔弱，素体阴虚，加之饮食失调，劳逸不节，七情郁结。生热化火，以致肺燥津枯，津不上承，有开无阖，关门不固，而多尿；肾阴不足，虚火上浮，则口干引饮。此外，还可因手术、外伤等原因，使元神受损，肾气受伤，津液不能气化，固摄无权，发为多尿。

西医认为，产生于下丘脑神经元的 ADH，在邻近的渗透压感受器的调节下，对肾脏远曲小管和集合管的水分吸收产生影响。目前认为，ADH 合成酶的缺陷，渗透压感受器缺陷均可引起本病；垂体病变，如肿瘤、创伤、感染和浸润性疾病等，可影响垂体柄和垂体后叶而引起继发性尿崩症；肾脏损害，使肾小管对 ADH 反应缺陷则可引起肾性尿崩症。

【临床表现】 尿崩症可发于任何年龄，以青年为多见，发病的男女之比为 2：1。发病缓慢，少数发病突然，每昼夜尿量超过 3～4L 或更多，严重时可高达 10～30L，尿色浅淡，比重在 1.001～1.005。限制饮水，尿比重仅能上升 1.010。除多饮、多尿、口干舌燥，影响工作和睡眠外，在不限制饮水的情况下，病人血清钠、氯、钾含量和尿钠、氯、钾排出量均正常，一般健康不受影响。如果限制饮水，仍可出现多尿，病人将极度烦渴不安、头痛、疲乏无力，脉快、体温下降、体重减轻，血清钠上升到 150mmol/L 以上，出现严重的脱水。但如饮量过度，可发生水中毒，致头痛、恶心、呕吐、肌肉运动不协调，体温下降，精神错乱，甚至惊厥、昏迷而死亡。

【诊断要点】 凡有烦渴多饮、多尿（尿量超过 6000ml）、低尿比重（低于 1.006）者，均应考虑尿崩症的可能。但确诊须赖进一步的检查，排除精神性多饮多尿等病证。

1. 本病在临床上尚需与精神性烦渴、糖尿病、肾性尿崩症等疾病相区别。精神性烦渴多见于女性，常有精神因素，尿量不定；肾性尿崩症有先天与后天之分，先天性常于出生后数月发病，病死率较高，后天性继发于药物损害及肾脏疾病与肾肿瘤等，其共同特点是对 ADH 无反应。

2. 垂体后叶功能检查，有利于确诊本病并与其他疾病相鉴别。禁饮试验，尿崩症病人禁饮后，尿量仍多，尿比重多不超过 1.010，尿渗透压一般不超过血浆渗透压；禁饮-血管加压素试验，尿渗透压可明显升高，可较注射前增加 9％以上，ADH 缺乏程度越高，增加的百分比就越多。这一特点与正常人及其他类似病症具有明显的不同。

3. 从鉴别诊断的要求，如系继发性尿崩症，尚需测定视力、视野、蝶鞍摄片、气脑以及头颅 CT 片或头颅磁共振片等，以明确颅内肿瘤、炎症、外伤或血管病变等病因。

【治疗】
治法：滋肾补肺养阴，清热生津润燥。
1. 针刺
取穴：①肺俞、鱼际、风府、风池、足三里；②肾俞、哑门、然谷、水泉；③三焦俞、通里、三阴交、百会。

配穴：口渴多饮者，加少商、尺泽、金津、玉液；尿多者，加太溪、复溜、中极、大赫；畏寒、便溏者，加关元、命门加灸。

操作：以上三组穴位交替使用，每次选取穴位 5～8 个穴，针刺手法以提插捻转泻法为主，少商穴可用三棱针点刺出血；肺俞及上臂穴位可用提插捻转泻法，行强刺激，脾俞、肾俞、太溪、复溜等穴应用提插捻转补法；腹部穴位宜深刺 2 寸左右。并捻转，以使针感直抵小腹，及尿道有胀感或抽动感为佳。其他穴位可用平补平泻法。针刺操作后，留针 30 分钟，隔日 1 次，10 次为 1 个疗程。

2. 灸法

取穴：关元、水道、肾俞、腰眼。

方法：小艾炷直接灸，每次 2 个穴，隔 3～5 天 1 次，灸后使其化脓则疗效更佳。也可用艾条灸 15～30 分钟。

3. 耳针

取穴：脑点、内分泌、交感、神门、肾、膀胱。

方法：每次选取 2～3 个穴，毫针刺入得气后，行中强刺激，留针 30 分钟，每隔 5 分钟间歇行针，隔日治疗 1 次，30 次为 1 个疗程。亦可采用埋针法。

4. 头针

取穴：足运感区、生殖区、胸腔区。

方法：头针可配合耳针同时进行，常规刺法，接上 G-6805 电针仪，选用频率 180 次/分，用连续波或疏密波，刺激强度以病人能耐受为度，刺激 30 分钟，出针后按压针孔。以上治疗隔日 1 次，30 次为 1 个疗程。

【文献摘要】 宫润莲等耳穴按压治疗特发性尿崩症，将 400 例患者随机分为耳穴按压治疗组 200 例和西药治疗对照组 200 例，耳穴按压组：耳穴：主穴为内分泌、遗尿点、膀胱点、交感、神门、渴点和口穴。配穴可根据临床辨证灵活加减应用：如肺肾阴虚型的可酌加肺、肾；胃阴不足可酌加胃、脾；三焦输布失常可酌加三焦；阴津亏损可酌加肺、胃、肾等。西药治疗组：口服醋酸去氨加压素 0.1～1mg，配合服用氢氯噻嗪 25mg，每日 3 次，连续 30 天为 1 个疗程。结果：治疗组较对照组能显著的降低 24 小时尿量、血钠、血浆渗透压，升高尿比重（$P<0.01$）；治疗组总有效率 93.33%，与对照组 66.67% 相比 $P<0.01$，差异具有非常显著性意义。

[宫润莲，毛燕飞，任莉，等. 耳穴按压治疗特发性尿崩症临床研究. 中国社区医师，2008，10（180）：87.]

【按语】 尿崩症是较为顽固的内分泌疾病，针灸治疗本病具有一定的疗效，临床观察发现，针刺对于各型尿崩症的临床症状均有一定的缓解作用，对于永久性尿崩症针刺不能稳定的改善症状，可作为其他治疗方法的参考。针灸对于本病的治疗一般从辨证的角度分别施治，常用所涉脏腑的背俞穴为主穴，加以清热润燥，滋补增液的穴位。近年来有人报道秩边作为常用穴疗效肯定，还有人报道深刺睛明亦可取得较好的效果，它们都有明显的减少尿量的作用，可作临床的参考。

尽管说针灸对本病有一定疗效，但临床上本法仍属辅助性的治疗，临床观察发现，针灸若与激素配合使用，可以明显提高临床疗效，并能减少激素的用量，从而减轻药物的副作用。近年来将耳针、头皮针等微针疗法用于本病的治疗，对本病的激素水平异常有一定的调节作用，对本病的症状改善很有帮助。病情较重者，应早期配合中西药治疗。

一般对于尿崩症，均应积极寻找发病病因，用排除诊断认定原发性尿崩症后，可采用以上治疗方法，若为继发性尿崩症，则应争取运用针灸等各种方法积极进行病因治疗。目前尚缺少针灸治疗本病的机理研究报道。

7. 糖尿病

糖 尿 病

【概述】 糖尿病是一种因糖代谢紊乱为主的慢性内分泌疾病。病因尚不清楚，临床以多饮、多食、多尿、消瘦、高血糖和糖尿为特征，易产生化脓性感染，动脉硬化，神经、肾及眼部病变等并发症，严重时可发生酮症酸中毒。分原发性和继发性两类，前者占绝大多数，有遗传倾向；继发性者又称症状性糖尿病，系继发于拮抗胰岛素的内分泌病或胰切除后。本病的发病男女相等，60 岁以后发病率明显增加，其中脑力劳动者高于体力劳动者。

中医学称本病为"消渴"。基本病因是：五志过极，精神烦劳，气机郁结，心火偏亢，消烁肺胃阴津而发为消渴。病机主要为燥热和阴伤两方面，其阴伤为本，燥热为标。其病变脏腑可涉及肺、脾、肾三脏，遍及上、中、下三焦。消渴日久，阴损及阳，可发展为多种危象。

目前认为可能与遗传、自身免疫、病毒感染、高血糖素过多、化学毒物以及神经因素有关。基本病理生理为绝对或相对的胰岛素分泌不足，引起糖、脂肪、蛋白质、糖基化血红蛋白、维生素等物质的代谢紊乱，进而引起体内的乳酸蓄积，酸碱平衡紊乱、电解质代谢紊乱。在病理解剖上，主要表现胰岛的变性、纤维化和炎性浸润，对肾、血管、肝脏、心脏、神经系统及其他内分泌腺体均有不同程度的病理侵害。

【临床表现】 本病是慢性进行性疾患，其有一段较长时间的无症状期。症状期主要表现多尿、多饮、烦渴、善饥多食、常称为"三多症"。患者常有疲乏感，虚弱无力，形体消瘦，皮肤瘙痒，多见于女阴部，失水后，皮肤干燥，亦可发生全身瘙痒。其他尚见四肢酸痛、麻木，腰痛、性欲减退、阳痿不育、月经失调、便秘、视力障碍等。临床症状表现多与其并发症有关。

基本体征，早期多无明显体征，久病可出现因失水、营养障碍、继发感染、心血管、神经系统、肝腑、肾脏、眼部、肌肉、关节等部位并发病证的体征。

实验室检查，本病血糖 1 型（胰岛素依赖型）中轻型病例空腹血糖可正常，餐后血糖可超过 200mg/dl（11.0mmol/L），重症及 2 型（非胰岛素依赖型）病例则显著增高，常在 200～400mg/dl（11.0～22.0mmol/L）范围内，有时可高达 600mg/dl（33.0mmol/L），血脂、血酮及血尿素氮亦有一定增高。尿糖的含量受肾阈值的影响较大，一般情况下尿糖高度与血糖含量有关。此外还可见蛋白尿、高比重尿、酮尿及镜下血尿等。

【诊断要点】

1. 典型病例有三多症候群，提示本病的可能；轻症无症状则完全依靠化验诊断本病；不少病例以并发症作为首发症状，然后追溯及本病。血糖、尿糖的检查，为确诊本病的依据。并查明其是否伴有各种并发症、病情轻重，类型，发展阶段和各脏器的功能状态等。

2. 对空腹血糖正常或偏高的本病可疑病例，为了明确诊断，必须做葡萄糖耐糖试验，常用的为口服葡萄糖耐量试验（OGTT），口服葡萄糖 2 小时后，血糖仍≥200mg/dl（11.1mmol/L），则应考虑本病的可能。此外对不能口服者，还可进行静脉葡萄糖耐量试验、皮质激素葡萄糖耐量试验等。

3. 对某些影响因素复杂的病例，可对其胰岛 β 细胞功能进行测试，其基本方法有：甲苯磺酰丁脲试验（又称 D860 试验）、空腹血浆胰岛素测定、胰岛素释放试验、C 肽试验及 HbA1C 测定等。

4. 本病应与下列疾病作鉴别诊断，饥饿性糖尿、食后糖尿、肾性糖尿、神经性糖尿等。还应与继发性糖尿病相鉴别，由胰腺炎、癌、胰大部切除等引起者，应结合病史综合考虑；有应激性高血糖或妊娠糖尿病者应予随访加以鉴别。

【治疗】

治法：清热润燥，滋阴生津。

1. 针刺

取穴：胰俞、脾俞、肾俞、足三里、太溪。

配穴：上消口渴多饮：少商、鱼际、膈俞、心俞；中消多食善饥：中脘、胃俞、内庭、三阴交；下消多尿口干：关元、复溜、水泉、命门。

操作：主穴每次必用，临床斟酌加配穴，可分若干组交替使用，每日针刺 1 次，或隔日针刺 1 次，留针 30 分钟，补泻兼施。关元、命门、足三里可用艾条温和灸或艾炷灸，亦可配合使用电针疗法，针刺得气后接上电针仪，通电 20 分钟，隔日治疗 1 次。

2. 耳针

取穴：多饮取内分泌、肺、渴点；多食取内分泌、胃；多尿取内分泌、肾、膀胱。

方法：每次取 2～3 个穴，留针 15 分钟，隔日 1 次，10 次为 1 个疗程。亦可采用皮内埋针法。

3. 梅花针

取穴：脊柱两侧，以胸椎 7～10 为重点。

方法：穴区叩刺，隔日 1 次，或每日 1 次，每次 5～10 分钟，10～30 次为 1 个疗程。

【文献摘要】

1. 朱秀锋针灸治疗糖尿病 396 例，取穴：以足三里（双）、三阴交（双）、曲池（双）、肾俞、气海穴为主，口渴加支沟，善食易饥加中脘、中枢，多尿加关元。治愈 358 例，显效 16 例，好转 22 例。

［朱秀锋．针灸治疗糖尿病 396 例．上海针灸杂志，2004，23（10）：29.］

2. 赵蓉针灸治疗糖尿病 150 例，治以补气益气养阴。主穴取肾俞、关元、太溪、三阴穴。配穴口渴多饮者加肺俞、承浆，多食善饥、消瘦者加中脘、足三里，多尿者加复溜、水泉。肾俞直刺 1 寸，得气后行捻转补法，施术 1 分钟，加灸；太溪、关元、三阴交得气后行提插捻转补法，施术 1 分钟，加灸。配穴均用平补平泻，留针 30 分钟。每日治疗 1 次，30 日为一疗程，治疗 2 个疗程后观察疗效。治疗期间停用与本病有关的任何药物。显效 73 例（48.67%），有效 55 例（36.67%），无效 22 例（14.66%），总有效率 85.34%。

［赵蓉．针灸治疗糖尿病 150 例观察．实用中医药杂志，2006，22（4）：233.］

3. 郑海鹰等针灸治疗 2 型糖尿病 108 例，取穴：大椎、合谷、足三里、三阴交、肾俞、肝俞、脾俞、膈俞、胰俞（第八胸椎棘突下旁开 1.5 寸）、太渊、太溪、中脘。方法：①膈俞穴采用刺血拔罐，每周 1 次，以三棱针点刺 3 下，闪火法拔罐 15 分钟。②胰俞穴针柄上用 1 寸长艾条温针灸。治疗每天 1 次，20 次为 1 个疗程，仰卧位与俯卧位治疗分别隔日 1 次，疗程间隔 3 日。显效 82 例，占 75.9%（轻度 58 例，中度 22 例，重度 2 例）。有效 18 例，占 16.7%（轻度 9 例，中度 7 例，重度 2 例）。无效 8 例，占 7.4%（中度 3 例，重度 5 例）。总有效率 92.6%。

［郑海鹰，马辉，付博．针灸治疗 2 型糖尿病 108 例疗效观察．实用中医内科杂志，2007，21（7）：104.］

【按语】 中医所称"消渴"，可能包括西医学多种病症，糖尿病则为其中之一。针灸治疗消渴，古代文献记载较多，但后世应用较少。近些年来，国内外学者开始对它进行研究，方法有按上、中、下三消分证论治者，有专门从脾胃论治者，有专用协定处方治疗者，有单用针刺者，有单用灸法者，各取得一定的进展。

针灸治疗糖尿病，其疗效是肯定的，对轻型和中型病人疗效较好，同时，针灸对糖尿病的并发症（如脑梗死、心绞痛、肢体疼痛、自主神经功能紊乱等，特别是并发膀胱病变、并发神经病变）亦有很好的疗效。在本病的治疗取穴方面，使用频率高的穴位是足三里、三阴交，其次是脾俞、胰俞、肾俞、肺俞、曲池等穴，常用耳穴依次为内分泌、肾上腺、脾、肾、神门。胰俞（背侧第 8 椎旁开 1.5 寸处）对控制血糖和尿糖均有较好的效果。对胰岛素完全依赖型糖尿病针灸疗效较差，应予药物治疗。针灸可以治疗本病，但其疗效强度有限，目前只作为本病治疗的辅助疗法，须配合内服药物以提高疗效。临床发现，肥胖、中等体型患者较消瘦型为好，针感强烈者较针感迟钝者好，口服降糖药依赖者，针灸作用较差。

近年的临床和实验研究表明，针灸治疗本病的主要机制是对改善症状和调节胰岛素分泌功能有一定的作用，通过针刺使胰岛 β 细胞受体对葡萄糖的敏感性增强，胰岛素分泌增加，加快对葡萄糖的利用和转化，从而控制了血糖的升高。其结论仍然是初步性的，一些使用频率高、疗效可靠的穴位还须进行筛选，如何与中医的辨证有机结合，制定最佳方案，提高临床治疗水平，尚任重而道远。

针灸治疗本病的优点在于可避免导致低血糖等不良反应，但应注意糖尿病患者抗病力差，针灸时必须严格消毒，以免引起感染。重型患者如发生酮症酸中毒，必须立即进行抢救。严格按照食谱进食，限制碳水化合物，增加蔬菜、蛋白质及脂肪类食物的摄入。针灸治疗本病的同时，尚须配合控制饮食，并适当增加运动锻炼。

痛 风

【概述】 痛风是一组嘌呤代谢紊乱所致的疾病，其临床特点是高尿酸血症及由此而引起的痛风性关节炎反复发作、痛风石沉积、痛风石性慢性关节炎和关节畸形，常累及肾脏引起慢性间质性肾炎和尿酸肾结石形成。本病可分为原发性和继发性两大类，原发性除少数由于酶缺陷引起外，大多未阐明，常伴高脂血症、肥胖、糖尿病、高血压病、动脉硬化和冠心病等，属遗传性疾病。继发性者可由肾脏病、血液病及药物等多种原因引起。本篇主要讨论原发性痛风，本病多见于中年男性，可有家族史。

本病属于中医学"痹证"、"历节风"的范畴。根据中医学的观点，本病的发生是由于正气不足，腠理不密，卫外不固，复感风热之邪，或郁久化热，与湿相并，而致风湿热合而为患，日久气血运行不畅，则瘀血痰浊阻滞经络，病邪还可由经络入脏腑，气血耗伤，呈现心、脾、肾同病。

西医认为，本病的病理表现形式主要有高尿酸血症、痛风性关节炎、痛风石和痛风性肾脏病变四种。高尿酸血症是痛风的标志，其形成可能是由磷酸核糖焦磷酸酰胺合成酶活性增加和黄嘌呤-鸟嘌呤磷酸核糖转换酶的缺乏引起的。痛风的急性发作是尿酸钠盐在关节及关节周围组织以结晶形式沉淀引起的急性炎症反应。血中尿酸结晶有白细胞趋化性，可促使更多的白细胞游集至关节及周围组织内，睾酮则对尿酸盐导致的白细胞溶解反应较为敏感。所以，痛风好发于男性和绝经期妇女，下肢关节尤其蹈趾承受压力最大，容易损伤，且局部温度较低，故为痛风性关节炎的好发部位。痛风石是痛风的特征性病变，病理特征是以尿酸盐结晶为核心，周围被以上皮细胞和巨核细胞，及其他白细胞的浸润的结构。如尿酸盐在肾组织内沉积，则可引起痛风性肾病，尿酸盐在肾集合管内沉积，则可引起肾脏的急性梗阻性病变，尿酸性尿路结石的形成使痛风病人的尿路结石的发病率为正常人的 200 倍以上。

【临床表现】 痛风的自然病程及临床表现大致可分为以下四期：①无症状高尿酸血症期；②急性痛风性关节炎发作期；③痛风发作间隙期；④慢性痛风石性关节炎。

1. 无症状性高尿酸血症 男性多在发育年龄后发生，而女性多发生在绝经期后。不少血中高尿酸血的患者可以持续终生不发生症状，称为高尿酸血症，而发生了关节炎症才称为痛风，一般在 40 岁左右，发病率达高峰。

2. 急性痛风性关节炎 是原发性痛风最常见的首发症状，好发于下肢关节，典型发作起病急骤，多于夜间突感蹈趾或脚趾关节剧烈疼痛而惊醒，数小时后发展至高峰，关节及周围软组织出现明显的红肿热痛，痛甚剧烈者甚则不能耐受被褥的覆盖，并或伴有头痛、发热、白细胞增高等全身症状。痛风发作持续数天或数周可自然缓解，关节活动可完全恢复，仅留下炎症区皮肤色泽的改变的痕迹，四季均可发病，但以春秋季节多发，夜半起病者居多，脚扭伤、穿紧鞋、饱餐饮酒、过度疲劳及受寒等，为本病的诱因。初次发作只累及单个关节，反复发作则可影响多个关节，不少人有越发越频的趋势。在未经治疗的人，尿酸盐在关节内沉积过多，炎症反复发作，进入慢性阶段而不能完全消失，引起关节骨质侵蚀缺损及周围组织纤维化，使关节发生僵硬、畸形及活动受限，在慢性病变的基础上仍可有急性炎症的反复发作，使病情越来越重。

3. 痛风性肾病 临床见久病的痛风病人约有 1/3 伴有肾脏损害，主要表现为痛风性肾病，早期可见蛋白尿和镜下血尿，且呈间隙出现，随着病情的进展，蛋白尿转为持续性，肾脏功能受到损害，逐步发展为慢性肾功能衰竭。还可出现急性肾功能衰竭，多由于大量尿酸结晶广泛阻塞于肾小管腔，导致尿流梗阻所致。痛风患者约有 25% 并发尿酸性尿路结石，部分尿路结石的症状甚则早于关节炎的症状，纯尿酸盐结石可被 X 线透过而不显影，临床上易于被忽略。

【诊断要点】

1. 中年以上男子，突然发生蹈趾、跖、踝和膝等处单关节红肿疼痛，伴血尿酸盐增高。即应考虑痛风的可能。男子血尿酸一般在 7mg/dl，女性一般在 1mg/dl 左右，但血中尿酸波动性较大，如取肿胀关节的滑囊液，由旋光显微镜测出其白细胞内的尿酸盐结晶，对本病的诊断较有意义。

2. X 线检查所见，早期急性关节炎除软组织肿胀外，关节显影正常，反复发作后才有骨质改变，首先为关节软骨缘破坏，关节面不规则，关节间隙狭窄。病变进一步发展，则在软骨下骨质及骨髓内均可见痛风石沉积，骨质呈凿孔样缺损，其边缘锐利，缺损呈半圆形或连续弧形的形态，骨质边缘可有增生反应。

3. 若关节疼痛，红肿，局部发热，属于湿热内盛的"热痹"；若关节肿胀、僵硬或畸形，疼痛部位固定，多属痰瘀痹阻的"瘀痹"。

4. 在鉴别诊断方面，本病应与类风湿关节炎、化脓性关节炎、创伤性关节炎、关周围软组织的蜂窝织炎等相区别，多见于老年人的"假性痛风"，一般为关节软骨钙化，以膝关节为多见，症状表现酷似痛风，但血尿酸不高，X线提示软骨钙化。另外，本病还应与红斑狼疮、复发性关节炎、肥大性关节病相鉴别，血尿酸检查有利于鉴别诊断。

【治疗】

治法：舒筋通络。

1. 针刺

取穴：主要是受累关节局部取穴。

跖趾关节，取阿是穴、八风、内庭、太冲。

踝关节：阿是穴、昆仑、丘墟、解溪、太溪。

掌指、指间关节：阿是穴、四缝、八邪、三间。

腕关节：阿是穴、阳池、阳溪、合谷。

膝关节：内外、膝眼、阳陵泉、梁丘、委中、膝阳关、足三里。

配穴：风热湿盛者，加大椎、身柱、曲池；痰瘀痹阻，加膈俞、血海、脾俞、内关、膀胱俞。

操作：大椎、身柱、曲池及诸背俞穴行中强刺激，不留针。再针病变关节处之俞穴，可行齐刺、扬刺、关刺、输刺等方法，以疏通关节的气血瘀滞，针后也可摇大针孔，或用粗针针之，使局部出血。以上治疗每日1次，15次为1个疗程。关节肿痛严重或梭形者，可在局部用三棱针点放血，配以拔罐，拔出瘀血，每隔2～3日复行1次，5次为1个疗程。

2. 穴位注射

取穴：病变相应关节部位及邻近穴位。

方法：每次选取疼痛最严重部位2～3个穴，所用药物是红当川注射液，或威灵仙注射液，每穴注入药液3～5ml不等，隔日治疗1次，15次为1个疗程。

3. 耳针

取穴：取相应病变部位、内分泌、交感、下脚端、神门、肾。

方法：每次选取耳穴3～5个穴，用毫针刺入，留针30分钟，隔日1次，10次为1个疗程。痛甚者亦可日行1～2次，间歇行针，适当久留针。亦可用埋针法。

【文献摘要】

1. 张沁春等针灸治疗急性痛风性关节炎60例，①针刺：取曲池（双）、足三里（双）、大椎、肾俞（双）、膀胱俞（双）、阴陵泉（双）、患处阿是穴及经穴，每日1次，7日为1个疗程。②艾灸：选用药艾条，点燃一端后，将其靠近疼痛部位熏灸30分钟，以病人耐受为度，每日早晚各1次，7日为1个疗程，连续观察2星期。治疗结果：痊愈36例，有效20例，无效4例，总有效率93％。

[张沁春，黄青林，梁雪芳．针灸治疗急性痛风性关节炎60例临床观察．上海针灸杂志，2003，22（6）：36．]

2. 李兰琼中药内服外洗配合针灸治疗痛风性关节炎102例，中药治疗：四妙散加味。基本方：苍术20g，黄柏15g，苡仁30g，川牛膝30g，桃仁10g，土茯苓30g，川草30g，生甘草5g。加减：上肢关节疼痛病变加桑枝20g，羌活12g；下肢关节疼痛病变加鸡血藤30g，独活15g。水煎，1、2煎口服，3煎外洗，日1次。针灸治疗：一般用于急性期，以局部取穴为主：肩痛取肩髃、肩井、肩贞及压痛点；腕痛取阳池、合谷、外关；肘痛取合谷、曲池；膝痛取膝眼、阳陵泉；踝痛取中封、昆仑、解溪等。本组 102 例，痊愈 73 例，好转 29 例，无效 0 例。总有效率 100%。经治疗最少者 1 天，最多者 30 天。

[李兰琼．中药内服外洗配合针灸治疗痛风性关节炎 102 例疗效观察．四川中医，2007，25（6）：74.]

3. 王云松针灸治疗痛风性关节炎 75 例，选择最痛点为中心穴（天应穴），用扬刺法前后左右各刺一针，配足三里、阴陵泉、三阴交穴，常规消毒后，快速进针，捻转泻法，并加艾炷温灸，灸 3 壮，每日 1 次，5 次为 1 个疗程。每次温针灸后，用七星针重叩肿痛处皮肤，并加拔火罐。经治疗 5 次后，显效 66 例，有效 6 例，无效 3 例，总有效率为 96%。

[王云松．针灸治疗痛风性关节炎 75 例．上海针灸杂志，2007，26（8）：2.]

【按语】 痛风的针灸治疗早在 20 世纪 50～60 年代即见于临床报道，其治疗原则与临床选穴均与其他类型的关节痛相似。中医认为痛风患者由于嗜酒肥甘，多为湿热体质，外感风寒湿诸邪容易温化成热，所以其虽属于中医痹证的范畴，临床上以热痹为常见，治疗重点在于清热化湿，通经活络，若久病累及肾脏，则扶正祛邪并重。临床观察发现，针灸疗法对缓解局部关节的红肿热痛，改善全身症状，均有一定的疗效。但对于病情较重者，仍需服用秋水仙碱等抗痛风药物，单纯针灸治疗并不能有效控制病情进展。与药物治疗相同，针灸也不能对本病的磷酸核糖焦磷酸酰胺合成酶活性增加，以及黄嘌呤-鸟嘌呤磷酸核糖转换酶的缺乏起作用，故不能从根本上解决高尿酸血症的问题，针灸治疗对于本病也只是症状治疗而已。

急性期患者，应该注意卧床休息，抬高患肢，一般应休息至关节痛缓解 72 小时后方可恢复活动，平时应注意饮食，防止肥胖，避免高嘌呤食物如肉类、家禽、动物内脏、沙丁鱼、豆类、冬菇等，不宜饮酒、浓茶、咖啡，若有关节活动困难，须配合锻炼。

高脂血症

【概述】 各种原因引起的人体血清胆固醇及甘油三酯等血脂成分高于正常值时，称为高脂血症，又称高脂蛋白血症。持续性高血脂是人体脂质代谢异常的一种生化现象，WHO 将高脂血症分为五种表型。Ⅰ型，为高乳糜微粒血症；Ⅱ型，为高 β 脂蛋白血症，其又可分为仅见高胆固醇的Ⅱa 型和胆固醇、甘油三酯均高的Ⅱb；Ⅲ型，为异常 β 脂蛋白血症；Ⅳ型，为高前 β 脂蛋白血症；Ⅴ型为高前 β 脂蛋白血症及乳糜微粒血症。

此症系西医学病名，但中医学的"虚劳"、"心悸"、"眩晕"、"头痛"、"不寐"及"中风"等篇中散在地包括着本病的论述。病因病机可概括为正虚和邪实两个方面，虚为气血、肝肾亏损，气化无力，或脾失健运，水谷不能化生精微；实为痰饮、浊瘀之邪内蕴，阻遏脉络，蒙闭清窍，故而百病丛生。

西医认为，高脂血症的病因有原发性和继发性两大类，原发性系由于脂质或脂质代谢先天缺陷加之环境等未知因素所致，继发性者主要继发于某种疾病，如糖尿病、肝脏疾病、肾脏疾病、甲状腺疾病等，以及饮酒、肥胖、饮食及生活方式等环境因素的影响。这些因素影响了乳糜微粒、VLDL、LDL 及 HDL 等脂蛋白的代谢途径，引起它们在血中沉积，现已证实，这种脂质代谢异常对人体的动脉硬化等疾病有着密切的关系。

【临床表现】 本病症状表现错综复杂，亦可以毫无任何主诉，临床常表现高血脂的引发病证的症状，以及本病继发病证的症状，如可见动脉硬化、高血压、冠心病、脑卒中，糖尿病、肝肾等各种疾病的不同症状。黄色瘤、老年环和视网膜脂血症亦是本病的常见表现之一。

血脂分析，总胆固醇（TG）＞6.465mmol/L 者，为高胆固醇血症；甘油三酯（TG）＞2.25mmol/L 者，为高甘油三酯血症；高密度脂蛋白胆固醇（HDL-C）不应少于0.905mmol/L，而＞2.069mmol/L 则为偏高。

【诊断要点】

1. 高脂血症的诊断主要靠实验室检查，其中最主要的是测定血胆固醇和甘油三酯，同时参考放置 4℃冰箱过夜的血浆外观，必要时可做蛋白电泳和超速离心分析。

2. 本病还需参照病史、家族史、临床表现及其他实验室检查，如血糖、血清甲状腺、肝肾功能检查等，作为本病诊断的辅助证据。

3. 临床上还必须分清原发性和继发性高脂血症，对继发性者，应针对原发病因进行治疗。

【治疗】

治法：健脾益气，祛痰化浊。

1. 针刺

取穴：中脘、脾俞、气海、内关、丰隆、足三里。

配穴：根据具体主症之不同而定，可参考原发性疾病如高血压、冠心病、动脉硬化、糖尿病等的治疗。

方法：每次选取 3～4 个穴，不宜太多，轮流使用，或用针法或用灸法，缓慢捻针，频率保持平稳，要求针感一般要有酸、麻感，灸法采用温和灸。时间 20～30 分钟，每日或隔日治疗 1 次，10 次为 1 个疗程，停针数日后再行治疗。

2. 耳针

取穴：内分泌、皮质下、神门、交感、心、肝、肾。

方法：每次选 3～4 个穴，用毫针留针 30 分钟，中强刺激，间歇行针，每日 1 次，10 次为 1 个疗程。或用埋针法，每次埋压 2～3 天，两耳交替。

3. 电针

取穴：同针刺疗法。

方法：接通电针仪，频率为 180 次/分，用疏密波，刺激量以病人能耐受为度，留针 30 分钟。以上治疗每日 1 次，10 次为 1 个疗程。

【文献摘要】

1. 周喜燕等针灸治疗痰浊血瘀型高脂血症 50 例，取足三里、丰隆、阴陵泉、三阴交、阳陵泉、内关。50 例中，显效 17 例，有效 12 例，无效 11 例，总有效率为 78.3%。治疗前后血脂变化情况：TC 治疗前（6.98±2.46）mmol/L，治疗后（4.85±1.35）mmol/L；TG 治疗前（2.53±1.16）mmol/L，治疗后（1.41±0.66）mmol/L。

[周喜燕，李滨. 针灸治疗痰浊血瘀型高脂血症 50 例. 吉林中医药，2005，25（6）：39.]

2. 马玉霞降脂汤配合针灸治疗中年高脂血症 68 例，在均衡膳食和有规律的体育锻炼的基础上，口服自拟降脂汤。组成：生黄芪、草决明各 30g，川芎、半夏、地龙、当归各 12g，桃仁 9g，大黄 3g。随症加减。每日 1 剂，煎药汁 200ml，分两次温服，60 天为 1 个疗程。并按子午流注纳子法按时开穴，均于每日辰时（上午 7～9 点）开取足阳明胃经本穴足三里，用 1.5 寸毫针针刺，得气后行平补平泻，留针 15 分钟。15 天为 1 个疗程，间隔 5 天，共 3 个疗程。治疗前和疗程结束后分别检测血脂、肝肾功能及血糖的变化。治疗前后血脂变化比较（mmol/L，$\bar{x}\pm s$）：TC 治疗前 6.48±1.10，治疗后 5.23±1.13；TG 治疗前 2.53±0.45，治疗后 1.45±0.53；LDL-C 治疗前 4.54±1.31，治疗后 3.51±1.11；HDL-C 治疗前 1.22±0.34，治疗后 1.88±0.45。

　　[马玉霞. 降脂汤配合针灸治疗中年高脂血症 68 例临床观察. 浙江中医杂志，2007，42（3）：150.]

【按语】 针灸降低血脂的作用已为大家所公认，本病多无明确的临床症状，其症状常涉及胸痛、惊悸、眩晕、头痛等内容，临床上必须辨证施治，常见证型为痰浊和瘀血内阻，临床选穴以阳明经为主，其中足三里、丰隆、绝骨等穴已被证明有确切的降脂作用。辨证治疗的同时，还应明确是属于哪一类的高脂血症，据报道，针灸有明显的降胆固醇及 β 脂蛋白的作用，多数病人治疗后效果满意，取穴以内关、足三里为主。针灸各法中，温针灸、耳针等法疗效较好。激光一般具有热效应、压力效应、光化学效应电磁效应及局部的刺激作用，也具较好的有降血脂作用。在选择针灸法降血脂的同时，还应积极治疗原发疾病，必要时要服用降血脂药物。此病大都需要较长疗程，同时需要注意治疗继发病，注意调节饮食，多食蔬菜，加强身体锻炼。

　　但其机理还不十分清楚，现阶段主要有以下几种认识：①有人认为针灸降血脂的作用是因于其祛痰浊、化瘀血、泄热通腑的作用；②有人认为针刺的降脂作用主要是升高体内的 HDL-C，降低 LDL-C，通过体内物质的受体作用，从而调节肝脏脂质代谢的合成、释放及血浆脂类廓清速度之间的关系，起到了降脂的作用；③通过增强交感神经功能，从而增加脂肪的分解效应，促进脂肪的消耗；④增强免疫功能。加速体内对沉积脂质的吸收；⑤调节体内多种酶的功能，从而调节血脂的合成、转运、吸收、消除和排泄，因而使增高的血脂得以恢复正常。

　　8. 神经精神系统疾病

三叉神经痛

【概述】 三叉神经痛是指三叉神经分布区内反复发作的、阵发性短暂剧烈的疼痛，不伴三叉神经功能破坏表现，即无感觉缺失等神经功能障碍、病理检查亦无异常的一种病症。常于 40 岁后起病，但很少超过 70 岁，女性较多见。有原发性与继发性的区别，临床上以原发性多见。

　　因本病的疼痛见于面部，故属中医"面痛"范畴。中医根据本病疼痛部位、性质、诱发原因、全身症状和舌苔脉象，认为本病主要与风邪侵袭、阳明火盛、肝阳亢逆、气血运行失于通畅有关，面痛多年，也可致气虚血瘀而面部作痛。其病变部位，在面部经络，与肝脾相关。疼痛发作时多实证，或虚实兼见。

　　现代医学认为原发性三叉神经痛的原因未明，部分患者可能与异常血管、小的脑膜瘤以及狭窄的颅骨孔使三叉神经受压有关，或营养三叉神经的动脉有硬化，或三叉神经节产生异常痫样放电，或三叉神经脊髓核罗氏胶状质内中间神经元变性，破坏了对传入的疼痛刺激的调整作用。对其病理变化的认识还未一致。继发性三叉神经痛可因三叉神经及其通路附近的炎症、血管病、骨质压迫、外伤瘢痕等刺激或压迫三叉神经而引起。本篇主要讨论原发性三叉神经痛，继发性三叉神经痛的针灸治疗也可参照本篇。

【临床表现】 疼痛多局限于三叉神经分布区，可长期固定在三叉神经的某一支，通常多发生于第二、第三支，单发生于第一支者则少见。亦可两支（第二、三支）同时受累，多为单侧，极少双侧。

疼痛以面颊、上颌、下颌或舌部最明显，尤以上唇外侧、鼻翼、颊部、口角、尖牙、舌等处最敏感，稍有触动即可发作，称为"触发点"、"扳机点"。严重者洗脸、刷牙、说话、咀嚼、吞咽、打呵欠等均可诱发。

发作前无先兆，发作呈闪电式，为阵发性剧烈疼痛、如刀割、钻刺、烧灼。发作时病人常紧按病侧面部或用力搓擦面部，以期减轻疼痛。病久局部皮肤粗糙、菲薄、眉毛稀落。发作历时约几秒至十余秒，多不超过1～2分钟，发作间歇期完全正常。发作频率不定，可从一日数次至一分钟数次不等。

发作严重者常伴有同侧面部肌肉反射性抽搐，口角牵向一侧，称痛性抽搐，并伴有面部潮红、目赤流泪或流涎等。

神经系统检查无异常改变。

【诊断要点】

1. 典型的原发性三叉神经痛，根据疼痛发作部位、性质、触发点的存在，检查时无阳性体征，结合年龄，不难作出诊断。

2. 疼痛早期易误诊为牙痛，部分病人在正确诊断前，常已多次拔牙而不能缓解疼痛，才获确诊。必要时可做 X 线检查有无致痛的牙病，或压迫神经的埋伏牙、肿瘤等。牙局部检查和 X 线照片有助鉴别。

3. 继发性三叉神经痛，发作情况可与原发性三叉神经痛相似，但发病年龄常较小，多数有神经系统损害的阳性体征，如鼻咽癌颅底转移，可有展神经麻痹、鼻出血、耳鸣等症状。

4. 对部分病人尚需做葡萄糖耐量试验以排除糖尿病性神经病变的可能。

【治疗】

治法：疏通经络，活血止痛。

1. 针刺

处方：

第 1 支痛：攒竹、鱼腰、丝竹空、阳白、头维。

第 2 支痛：四白、颧髎、下关、迎香。

第 3 支痛：下关、颊车、夹承浆、大迎。

远部可选合谷、中渚、内庭等穴。

配穴：本病可在上述选穴基础上，再根据病因选穴，如因风寒引起者，可配风池、外关；如因风热引起者可配商阳、关冲、曲池；如因阳阴热盛引起者，可配内庭、二间；如因肝火上逆引起者可配行间、侠溪、太冲；如因阴虚火旺引起者，可配复溜、太溪。

操作：局部穴位用平补平泻法，间歇行针。远部各穴用提插捻转法，根据证候的虚实，或用泻法，或用平补平泻法，或用补法。针鱼腰穴用1～1.5寸28号毫针，针尖从鱼腰穴向斜下方刺入0.3～0.5寸，使触电样针感放散到前额部，轻轻提插行针。针四白穴，选1～1.5寸毫针，针尖从四白穴斜向上方刺入约0.5寸，使触电样针感放散到上唇，再轻轻提插。针夹承浆穴针尖宜向内下方刺入，使针感放散到下唇，然后行针。下关穴宜适当深刺，选2寸毫针，从患侧下关穴刺入1.5寸左右。使触电样针感放散到下颌及舌部，轻轻提插，留针 30 分钟，疼痛剧烈者可延长至 1 小时。由于本病为慢性病，常经年不愈，可 2 天或 3 天针灸治疗 1 次。30 次为 1 个疗程。

2. 电针

处方：选穴可参照针刺法。

方法：电极多接于面部穴位，尤其是神经干所通过的有关眶上孔、眶下孔、颏孔，将针体固定好，用疏密波、较快频率如每分钟 300～500 次，强度以病人能耐受为度。每次治疗 30～40 分钟。疗程同针刺法。

3. 穴位注射

处方：第 1 支痛选鱼腰；第 2 支痛选四白；第 3 支痛选下关或夹承浆。或探查三叉神经痛区的阿是穴，即容易诱发疼痛处，一般多在攒竹、巨髎、禾髎、迎香、太阳等处。

方法：用 1% 的普鲁卡因 0.5～1ml，或维生素 B_1 100mg，或维生素 B_{12} 0.1mg，按发病部位注入上述患侧穴位，每隔 2～3 天注射 1 次。

4. 耳针

处方：额、上颌、下颌、神门、交感。

方法：每次选 2～3 个穴，毫针用强刺激，留针 30 分钟，每隔 5 分钟行针 1 次。或用埋针法。

5. 穴位敷贴

处方：太阳、四白、下关、颊车、阿是穴。

按疼痛部位选择上穴。

方法：将红矾 9g、荜茇 6g、白芥子 3g 研成细末，另将红辣椒 3 个、透骨草 9g 分别用 75% 酒精 50ml 浸泡 24 小时，取其上清液，调上药为糊状，做成黄豆粒大小药饼，按疼痛部位选穴，每天点贴 1～3 次。

【文献摘要】

1. 刘庆军采用割治法治疗三叉神经痛案。取穴：对侧手掌上奇穴"面痛"（位于第 2、3 掌骨间，从第 2、3 掌指关节后引一长约 1.5～2cm 的线段）行割治治疗术。方法：患者将左手放在手术台上，常规消毒后局部麻醉，用甲紫标出穴位位置，用左手固定穴位，右手持手术刀沿穴位做一纵行切口，深度达浅筋膜（不宜过深），然后用无刃钩针在切口处轻轻勾出肌纤维，细者随钩而断，粗而坚韧者可用手术刀割断。施术顺序为：先切口中心，后上下左右，随后再用止血钳将切口周围皮下组织做钝性分离，再用止血钳在切口处按摩至有酸麻胀等感觉为度，最后用消毒纱布拭净切口，缝合皮肤，盖上消毒敷料，胶布固定。患者行割治术后，当天面痛大减；第 2 天面痛消失，唯觉面部酸困，全身疲惫无力；5 天后诸症全无。1 年后随访未见复发。

[刘庆军. 割治法治疗三叉神经痛案. 中国针灸，2005，25（12）：833.]

2. 杨阿根温和灸结合针刺治疗原发性三叉神经痛 40 例。将 80 例患者随机分为治疗组和对照组各 40 例，治疗组采用温和灸配合针刺治疗法，对照组采用口服西药的方法。温和灸取穴：颧髎，下关，颊车；针刺取穴：健侧的太阳，四白，下关，颊车；双侧的合谷，疗程为 30 天。对照组 40 例口服卡马西平，初服 100mg，2 次/天；若疼痛不止，3 天后增至 200mg，2 次/天；若疼痛仍不止，3 天后可增至 300m，3 次/天，直到疼痛停止，以后再逐渐减量，至找到维持量为止，连续服药，疗程为 30 天。结果：治疗组总有效率 87.5%，对照组总有效率 90%，$P=0.7235>0.05$，两者无统计学意义。说明利用本法治疗原发性三叉神经痛，简便易行，贴近实际。

[杨阿根．温和灸结合针刺治疗原发性三叉神经痛 40 例．陕西中医，2007，28（1）：91-92.]

【按语】 三叉神经痛是一种慢性病，其病变原因尚不清楚，病机较为复杂，中医根据具体病人的症状特点、诱发因素、全身表现综合分析。

目前对继发性三叉神经痛主要是针对原因治疗。对原发性三叉神经痛还缺乏有效而又无副作用的方法。临床上要提高针灸的效果，可从以下方面考虑。一般应根据受累的神经分支，以疼痛部位局部选穴为主，通过穴位刺激受累神经分支，久留针，针感要强，并有放射感，否则难以产生止痛效果，或用电针刺激三叉神经干，如第 1 支痛，取鱼腰穴；第 2 支痛，取四白穴；第 2、3 支痛，或第 3 支痛，取下关、夹承浆。处方配穴不单从局部病变着眼，还应根据全身表现、证候虚实辨证选取远部穴位、决定补泻方法。也可以在针刺、艾灸、穴位注射、耳针诸种方法中选择两种有效方法，结合或交替使用。治疗期间病人不宜吃刺激性食物。

原发性三叉神经痛是一种顽固难治病症，虽然针灸列为本病的有效方法，尤其近期疗效较为显著，但复发率较高，多在 1/3～1/2 以上。因此针灸临床在提高本病的疗效的基础上，如何减少复发，尚有待探讨。

面 神 经 炎

【概述】 面神经炎是指茎乳孔内急性非化脓性炎症。亦称周围性面神经麻痹、Bell 麻痹。其临床表现为病侧面部肌肉运动障碍，发生口眼歪斜等。任何年龄均可发病，但以青壮年较为多见。

本病在中医学中名称较多，如"口僻"、"面瘫"、"歪嘴风"等，多列在"中风"门下，属于中经络范畴。多由络脉空虚，感受风邪，使面部经筋失常，肌肉纵缓不收所致。其病位在面部经络与心肝脾胃，临床所见以实证为主，或虚实兼见。

本病确切的病因尚未明了。一部分患者在着凉或头面部受冷风吹拂后发病，故认为可能是局部营养神经的血管因受冷而发生痉挛，导致神经缺血、水肿、受压迫而发病。茎乳孔内的骨膜炎也可产生面神经肿胀、受压、血循环障碍而致神经麻痹。病理变化主要为面神经水肿、髓鞘或轴突有不同程度的变性，在以茎乳突孔和面神经管内的部分尤为显著。

【临床表现】 绝大多数急性起病，一侧面部表情肌突然瘫痪，可于数小时内达到高峰，部分病人发生面部表情肌瘫痪后的 1 周内，病情可能继续加重。有的病人在起病前几天有同侧耳后、耳内、乳突区或面部轻度疼痛，数日即消失。多数病人在清晨漱口时发现面颊动作不灵，水从病侧口角流出。病侧面部表情肌瘫痪，额纹消失，眼裂扩大，鼻唇沟平坦，口角下垂，面部肌肉被牵向健侧。面部肌肉运动时，上述体征更为明显。病侧不能作皱额、蹙眉、闭目、露齿、鼓气、撅嘴等动作。闭目不紧，鼓颊或吹口哨时漏气，进食时，食物常滞留于病侧的齿颊间隙内，并常有口水自该侧淌下。泪点随下睑而外翻，使泪液不能正常吸收而外溢。

一部分病人可有病侧前 2/3 舌部味觉减退，听觉过敏，病侧乳突部以及外耳道或鼓膜中出现疱疹，或病侧泪液分泌减少和面部出汗障碍等。

面神经麻痹如恢复不完全时，常可产生瘫痪肌的挛缩、面肌痉挛或联带运动。

本病通常在起病 1～2 周内开始恢复，大约 75％的病人在几周内可基本恢复正常。

【诊断要点】

1. 根据本病多数为一侧上下表情肌的瘫痪，及起病形式、临床特点，一般诊断并不困难。

2. 本病应与中枢性面神经麻痹相鉴别。中枢性面瘫系由大脑病变如脑卒中、脑肿瘤等引起，面瘫范围仅在眼裂以下，味觉正常，常伴有较明显的伴发症和偏瘫。

3. 本病还需与急性感染性多发性神经根炎鉴别，后者面神经麻痹常为双侧性，伴有对称性肢体运动和感觉障碍及脑脊液中蛋白质增加而细胞数不增加的分离现象等。

【治疗】

治法：疏通经络，活血祛风，濡养经筋。

1. 针刺

处方：风池、翳风、阳白、攒竹、丝竹空、四白、地仓、颊车、颧髎、合谷。

配穴：露睛加攒竹或鱼腰，鼻唇沟平坦加迎香，流泪加迎香透四白，人中沟歪斜加水沟，颏唇沟歪斜加承浆，味觉消失、舌麻加廉泉。头痛骨楚表证加大椎、外关。

操作：四肢穴针刺可用泻法，头面部穴位宜用补法或平补平泻法。局部穴宜用浅刺、透刺法，如颊车透地仓，阳白向下透鱼腰或向上透头临泣，攒竹透鱼腰，丝竹空透太阳，颧髎透地仓等。四白先直刺，得气后捻转片刻，再向下斜刺。每次选用 4～6 个穴，留针 30 分钟。初期 1 天治疗 1 次，后期可 2 天治疗 1 次。

2. 灸法

处方：参照针法选穴。

方法：本病无论初期、后期，均可用艾灸配合治疗，可用中等或小艾炷，每次选 4～5 个穴，每穴灸 5 壮，或在颊车、翳风、完骨等穴用隔姜灸。也可用艾条温和灸，选下关、颊车、地仓等穴。

3. 皮肤针

处方：取麻痹侧阳白、攒竹、鱼腰、丝竹空、四白、地仓、颊车、牵正。

方法：穴位消毒后，用皮肤针轻微叩刺至局部微红为度，或轻微出血。用小火罐吸拔 5～10 分钟，每日或隔日 1 次，多用于后期面部有板滞感者。

4. 穴位注射

处方：阳白、四白、颊车、地仓、太阳、下关、翳风。

方法：用维生素 B_{12} 0.5mg 加维生素 B_1 100mg，或加硝酸士的宁 2mg，选用 3～4 个穴位，每穴注入 0.5～1ml 药液，隔日 1 次，或每周 2 次。可用两组穴位交替使用。也可与灸法结合使用。本法适宜用于面神经炎的恢复期或后遗症期。

5. 拔罐

方法：在患侧面部涂以少量石蜡油，用小口径玻璃罐拔于面部，然后在患侧面部走罐，使局部充血为度。

6. 电针

处方：颊车、地仓、阳白、四白。

方法：颊车向地仓斜刺，地仓向颊车斜刺，这两组穴为一组，得气后各接电极一端。阳白向上平刺，四白向下平刺，得气后各接电极一端。通电 15 分钟，电流强度以面部肌肉微见跳动为宜。电针应于发病 2 周后应用，在急性炎症期不宜施用。

7. 穴位敷贴

处方：颊车、地仓、颧髎、下关、阳白（患侧）。

方法：用马钱子研成粉，取 0.3～0.6mg，置于膏药上或胶布上，贴在穴位上，隔 2～3日换 1 张，一般需要换 4～5 次。

8. 挑刺

方法：患者张口，在面瘫侧的上下白齿间的口颊处，用三棱针点刺，通常为九点，其上下左右间距离相等，在挑刺前后均用温开水漱口，然后以颧髎为中心，用 20g 黄芥子研细末后外敷 20～40 分钟，半个月治疗 1 次。

【文献摘要】

1. 张明等电针结合药物治疗面神经炎 127 例。将患者随机分为治疗组和对照组，治疗组采用电针针刺，选疏密波，电流大小根据患者耐受度选定，2 次/天，每次在患侧及对侧上肢选择 4～5 个穴位，常用穴位有合谷、牵正、四白、承浆、下关透颊车、颊车透地仓、太阳透鱼腰等。治疗同时予以口服中药白附子、僵蚕、全蝎各 1g，研末，用白酒 1 盅冲服或调服，西药维生素 B_1、维生素 B_6、维生素 C、泼尼松、病毒灵、维生素 B_{12} 下关穴封闭。对照组单纯应用上述西药治疗。结果：治疗组 64 例，治愈 58 例，总有效率为 98.4%，对照组 63 例，治愈 40 例，总有效率为 79.4%。两组疗效比较有显著性差异（$P<0.01$）。说明早期正确应用电针结合药物可以改善面部的血液循环和组织营养，促进受损面神经的局部代谢，消除炎性水肿，缓解面神经的压迫，从而提高面瘫疗效。

[张明，靳爱华. 电针结合药物治疗面神经炎 127 例. 陕西中医，2006，27（1）：93-94.]

2. 王瑞辉等比较电针与普通针刺治疗面神经炎 97 例。将患者随机分成电针组和针刺组，两组所选腧穴相同，即阳白、太阳、颊车、地仓、翳风、合谷，均用不锈钢毫针针刺。电针组行针得气后，将颊车与地仓，阳白与太阳配伍，分别接 G6805-2A 电针治疗仪，选用疏密波，留针 30 分钟；针刺组手法采用平补平泻，行针得气后留针，间隔 10 分钟行针一次，留针 30 分钟；两组均采用 7 天为 1 个疗程。结果：针刺组治疗面神经炎的临床治愈时间比电针组短，在前 2 个疗程结束时，针刺组已有 11 例临床治愈，而电针组则无 1 例临床治愈；到第 4 疗程结束时，针刺组有 37 例治愈，而电针组仅有 13 例，说明普通针刺比电针能缩短治疗时间，面神经炎的早期应采用普通针刺治疗，不宜用电针。

[王瑞辉，殷克敬，江婵娟，等. 电针与普通针刺治疗面神经炎对比. 第四军医大学学报，2003，24（5）：408.]

3. 韦扬帆等以头针为主治疗难治性面神经炎 20 例。患者为经针灸或其他中西医正规治疗超过 2 个月而面肌功能恢复不理想的难治性面神经炎患者。采用头针配合体针、穴位注射的方法。取穴：头穴取双侧顶颞前斜线（即前神聪至悬厘的连线）下 2/5。体穴取患侧阳白、太阳、颧髎、下关、地仓透颊车、翳风、双侧合谷及足三里。操作方法：头穴快速进针，快速捻转 1～3 分钟，频率每分钟 200～300 转。余穴常规针刺，针刺得气后接 G-6805 型电针仪，其中两侧顶颞前斜线为一组，地仓和同侧合谷为一组，下关及对侧合谷为一组，用疏密波，刺激强度以面肌轻微跳动、患者舒适为度，每次 20 分钟。用维生素 B_1 针剂 100mg 和维生素 B_{12} 针剂 0.25mg 穴注双侧足三里，每穴 1.5ml。以上治疗每日 1 次，10 次为 1 个疗程。治疗疗程最短为 2 个疗程，最长为 5 个疗程，平均为 3.5 个疗程结果治愈 14 例，总有效率为 100.0%。

[韦扬帆，刘进先，王继宁，等．头针为主治疗难治性面神经炎 20 例．中国针灸，2005，25（1）：24.]

4. 车建丽在周围性面神经炎急性期用梅花针叩刺并观察疗效。将患者随机分成治疗组和对照组。治疗组 32 例，取耳后下颌角与乳突之间翳风穴，叩打频率每分钟 70 次，患者有轻度的痛感，局部皮肤潮红、丘疹或有微微渗血，而后用小号玻璃火罐吸拔，留罐 3 分钟后取罐，用于棉球擦净渗血，再点燃艾条悬于局部熏灸 5 分钟。治疗次数最少 1 次，最多 3 次。对照组 30 例，用地塞米松治疗，口服或静脉点滴。口服 0.75mg/次，每日 3 次；静脉点滴一般用 5～10mg 加入 10％葡萄糖液 250ml 中，每日 1 次。用药时间最短 1 天，最长 5 天。治疗组和对照组 5 天后均用针刺治疗，穴取面部手足三阳经为主，取穴：患侧阳白透鱼腰、翳风、攒竹透睛明、颊车透地仓、水沟透地仓、承浆透地仓、健侧合谷。常规针刺，每日 1 次，10 次为 1 个疗程，共 4 个疗程。结果治疗组总有效率为 100.0％，对照组总有效率为 93.4％，P＜0.05，二者差异有显著性意义。急性期梅花针叩刺治疗面神经炎疗效优于激素治疗。

[车建丽．周围性面神经炎急性期梅花针叩刺的疗效观察．中国针灸，2005，25（12）：851-852.]

【按语】 根据面神经炎在急性期的主要症状为突然一侧面部表情肌的瘫痪，中医认为其属风中经络之证，使气血阻滞，肌肉纵缓不收所致。恢复期及后遗症期，多属虚证或虚实兼见。

由于本病邪在浅表，故治疗较为容易。西医学认为本病有较高的自愈率，约有 80％ 患者在 1～2 个月可以自然恢复。本病的早期治疗十分重要，一般说病程在 3 个月内的患者，只要治疗及时、适当，约有 90％～95％可以治愈，平均疗程约 1 个月。说明针灸对本病有提高恢复率和缩短病程的作用。

本病的取穴，多用地仓、颊车、下关、迎香、四白、阳白、翳风、合谷等穴。在病变最初 1 周内，应以远道取穴为主，如风池、风府、大椎、曲池、合谷等，并配合服用中药解表之剂，佐以活血通络之品，常可缩短病程。病变 1 周后，常以瘫痪侧穴位为主，或单纯取瘫痪侧穴位，若效果不好，也可先针健侧穴位，后针瘫痪侧。对于病程较长者患者，可单取健侧穴，不针患侧。

针刺手法，以透刺、浅刺、轻刺为主，有利于瘫痪神经的恢复。在透刺时应注意选用细针，以轻柔的手法操作，以防刺穿神经鞘膜、使新生的面神经长入邻近的神经道路中而引发面肌痉挛。透刺方向宜沿着面肌纤维走向。透刺除了常用的一针透两穴外，也可从一个穴位进针后，在原处向几个穴位的方向平刺，或在一个穴位，分别用两根针进针后向不同穴位透刺。不可片面追求速效而在针刺时给予超限度的刺激，以免导致面肌痉挛。这是病变后期面神经恢复不完全所导致的后遗症，如：瘫痪肌挛缩、面肌痉挛或联带运动。面肌挛缩表现为病侧鼻唇沟加深，口角反而牵向患侧，眼裂缩小，也称"倒错现象"。面肌痉挛表现为病侧面肌不自主抽动，于情绪激动或精神紧张时更为明显。联带运动为病人瞬目时即出现病侧上唇轻微颤动，露齿时病侧眼睛不自主闭合，闭目时病侧额肌收缩，咀嚼时病侧眼泪流下或颧部皮肤潮红、局部发热、汗腺分泌等。除此少数患者可能遗留面部板滞感。对这些后遗症，可用灸法、走罐等，并选择一些调补气血的穴位，耐心治疗，亦能收到较好效果。或配合用刺络拔罐法。至于早期使用电针的问题，有待进一步研究。

针灸治疗过程中应嘱患者避免风寒侵袭，适当做热敷。恢复期患者宜自行按摩及功能锻炼可以提高疗效。

原发性面肌痉挛

【概述】　原发性面肌痉挛或称面肌抽搐、面肌阵挛，系指一侧面肌不自主不规则阵发性抽搐，通常发生在一侧的某个表情肌或某组肌纤维束。无神经系统其他阳性体征。多发生于中年及老年人，尤以妇女多见。

本病类似中医学的眼睑𥉂动、筋惕肉𥉂、面𥉂等。由于正气不足，经筋失养，或内风、内火上扰面部所致。其病位在面部经筋，与肝、脾胃、肾有关，病性或虚或实，或虚实兼见。

西医学认为本病发病原因不明，有人推测面肌抽搐的异常神经冲动可能是面神经通路上某些部位受到病理性刺激的结果，少数可为面神经炎的后遗症。

【临床表现】　本病多在中年起病，女性居多。开始时多为眼轮匝肌间歇性轻微抽搐，逐渐扩展到一侧其他下部面肌，特别是口角提肌的抽搐最引人注意。抽搐程度轻重不等。病变侧眼裂变小。多数为一侧发病，极少数病人可先一侧发病而后累及对侧。痉挛特征表现为阵发性不规则的眼轮匝肌和口角肌肉抽动，持续数秒钟至数分钟，不能自行模仿或控制。

诱发因素：可因精神紧张、情绪激动、失眠、疲劳、自主运动而加剧。入睡后抽搐停止。

病久可伴有神经衰弱症状。

神经系统检查：原发性面肌痉挛者无神经系统阳性体征，部分病人病侧肌力稍弱及轻度肌肉萎缩。

【诊断要点】

1. 根据本病一侧性、阵发性面肌抽搐的临床特点，而无其他神经系统阳性体征一般不难诊断。

2. 继发性面肌痉挛可由桥小脑角肿瘤或炎症、脑干脑炎、颅内损伤引起，但多伴有同侧面痛、感觉减退、听力障碍、肢体肌力减退等。

3. 局限性癫痫，起始于面部者多从口角抽动开始，逐渐迁延到头、眼、颈及上肢的痉挛发作，持续数分钟而停止，脑电图可有异常。

4. 舞蹈性多动症，可出现挤眉弄眼，伸舌，或肢体躯干不自主运动，其范围超出面部表情肌，多发生于儿童。

5. 癔症性眼睑痉挛，常见于中年女性病人，多系双侧性，症状局限于眼睑肌，其他面肌不累及。脑电图正常。

6. 习惯性面肌抽搐，常见于儿童及青壮年。

【治疗】

治法：濡养经筋，息风止痉。

1. 针刺

处方：阿是穴、攒竹、四白、颧髎、地仓、风池、合谷、太冲。

配穴：气血不足加百会、气海、足三里；脾虚湿盛加中脘、阴陵泉、丰隆、三阴交；肝肾阴虚加三阴交、太溪；心烦失眠加神门、安眠、心俞、肾俞。

操作：每次选用3～5穴，阿是穴选用面肌震颤的中心部位。四肢穴位用催气行气手法使针感向病所传导，面部穴位用 1.5 寸长毫针沿皮浅刺，施以补法或平补平泻法。留针 40 分钟，隔日 1 次，20 次为 1 个疗程。

2. 穴位注射

处方：太阳、颧髎、四白、下关、颊车、风池。

方法：选用地西泮（安定）、利多卡因、维生素 B_1、B_{12}，每次用 2～3 穴，每穴注入药液 0.2～0.5ml，2～3 日治疗 1 次，6 次为 1 个疗程。

3. 穴位激光照射

处方：翳风、风池、地仓、颧髎、巨髎、迎香。

方法：用 He-Ne 激光仪，输出功率为 4～8mW，光斑直径为 1.5～2mm，光距为 1cm，以 75 度角照射。每穴照射 5 分钟，每日 1 次，15 次为 1 个疗程。

4. 皮肤针

处方：五脏背俞穴、相应夹脊穴、手足阳明经。

方法：用皮肤针轻叩，使局部有红晕，隔日 1 次。10 次为 1 个疗程。

【文献摘要】

1. 王谅等应用"经络-穴区带"疗法治疗原发性面肌痉挛 47 例。将 47 例病人随机分成经络-穴区带疗法（CPRT）组 16 例、常规针刺对照 A 组 15 例和卡马西平片对照 B 组 16 例。治疗组：取患侧头 2 区之敏感点（相当于翳风），头 3 区之敏感点（相当于牵正）及痉挛中心，上肢 9 区之敏感点（相当于合谷），下肢 4 区之敏感点（相当于后三里，与足三里相对），下肢 5 区之敏感点（相当于太冲）。头 2、3 区之敏感点，直刺进针，平补平泻，针感向病灶区放射，以到达病灶中心或遍及整个患侧面部为佳；痉挛中心浅刺 0.5cm 左右，平补平泻，针感向四周扩散；上下肢穴位直刺，平补平泻，针感向上传递。对照 A 组：取痉挛中心，患侧丝竹空、下关、四白、地仓、颊车、合谷，丝竹空向后斜刺，面部余穴直刺进针，平补平泻，针感向病灶区放射，以到达病灶中心或遍及整个患侧面部为佳，痉挛中心浅刺 0.5cm 左右，平补平泻，针感向四周扩散，合谷直刺，平补平泻，针感向上传递。以上两组穴各穴得气后行针 3～5 分钟，间隔 5 分钟行针 1 次，留针 30 分钟，10 次为 1 个疗程，疗程间休息 3～5 天，最长为 3 个疗程。对照 B 组口服卡马西平片，每次 0.2g，每日 3 次，维生素 B_1、B_6 及 B_{12} 辅助治疗，30 天为 1 个疗程。结果治疗组治愈 8 例，总有效率 100%，对照 A 组治愈 3 例，总有效率 60%；对照 B 组治愈 4 例，总有效率 62.5%，临床治愈率、总有效率及治疗前后振幅和频率改变比较差异均有非常显著性意义（$P<0.01$）。说明 CPRT 优于常规针刺疗法和卡马西平片疗法。

[王谅，欧阳志，李正元，等．"经络-穴区带"疗法治疗原发性面肌痉挛的临床研究．中国针灸，2003，23（7）：391-393．]

2. 陈改花采用毛刺结合巨刺法治疗面肌痉挛 37 例。将病人随机分成治疗组和对照组。治疗组 37 例患侧采用毛刺法，取穴：牵正、四白、颧髎、巨髎、地仓、迎香、太阳、下关、颊车、阳白。常规消毒后，以 32 号 1.5 寸毫针刺入面肌痉挛侧皮内，仅进针 3mm，使皮肤突起成小丘，针体悬吊不脱落，静置留针 30 分钟，严禁用补泻手法。健侧采用巨刺法，取穴为痉挛对侧对应点及牵正、翳风、四白、颧髎、巨髎、地仓、迎香、太阳、下关、颊车、阳白、攒竹、丝竹空等穴，以 32 号的 1.5 寸毫针深刺入皮肤，用捻转泻法，得气后，留针 30 分钟。每日 1 次，10 次为 1 个疗程。对照组：均取患侧穴位如承泣、四白、颧髎、巨髎、地仓、迎香、太阳、下关、颊车、阳白，进针深度按常规，施用平补平泻手法，得气后，留针 30 分钟。每日 1 次，10 次为 1 个疗程。结果治疗组痊愈 19 例，总有效率 91.9％；对照组痊愈 8 例，总有效率 65.6％。提示毛刺结合巨刺法优于普通针刺组。

［陈改花．针灸治疗面肌痉挛 37 例疗效观察．中华中医药杂志，2006，21（7）：436-437.］

3. 陈雅民自创"止痉穴"结合巨刺远取法治疗面肌痉挛 90 例。"止痉穴"位于颈部侧面，相当于患侧平下颌角后方，当转头向对侧时胸锁乳突肌突起之肌腹上，即天容穴与天牖穴之间，压之有酸胀感。以直径 0.38～0.45mm 毫针直刺 15～20mm，针感沿颈部上下传导，用泻法。配穴取对侧相应部位腧穴如阳白、瞳子髎、四白、颧髎、下关、迎香、地仓、颊车等；患侧太冲、足三里、阳陵泉、合谷等，毫针刺，用泻法。每次留针 20～30 分钟，每天治疗 1 次，10 天为 1 个疗程。90 例治愈 63 例，总有效率为 97.8％。本法起效慢、近期疗效差，但是随治疗时间延长远期效果好，复发率低，临床疗效显著，不失为治疗面肌痉挛的有效方法。

［陈雅民．"止痉穴"结合巨刺远取法治疗面肌痉挛 90 例．中国针灸，2005，25（9）：826.］

【按语】 面肌痉挛是一种比较顽固的疾病，目前针灸治疗还缺少特效疗法，疗效各有差异，还需从多角度进行研究与探索。根据临床症状，多见气血亏虚、肝肾阴虚、阴虚阳亢等证型。现代医学常采用酒精注射阻断面神经、神经部分切断、颅骨内减压术等方法治疗。针灸治疗一般按辨证选穴，再加局部选穴。在整体调整的基础上，疏通局部气血。改善了全身症状，使病人出现全身放松舒适感，会产生较好的镇静作用，即所谓以静制动。也可在痉挛频发部位，用密集排针或散刺患处皮内，其间隔为 0.5～1cm。针刺手法，在局部穴位，用浅刺皮部方法，采用适当行针手法或复式手法。对体质较差者可针灸与中药结合治疗。

急性感染性多发性神经炎

【概述】 急性感染性多发性神经炎又称急性多发性神经根炎（Guillain Barre syndrome），是一组病因尚未明了的综合征。主要损害多数脊神经根及神经末梢，也常累及脑神经。

在中医的"痿证"、"痹证"中有相应的症状描述与论治。多因感受湿热之邪，浸淫于四肢，气血受阻，或嗜食酒酪辛热之品，消铄精血，或为脾胃素虚，或为病后体弱，使运纳失常，生化不足，不能荣养四肢经筋，以致肢体疼痛麻木，甚至肌肉萎缩，运动功能障碍。劳累、涉水、受寒常为本病诱因。其病位主要在脾、肝、肾。其病性有虚有实，实者一般为湿热浸淫或风寒阻络；虚者多为肝肾不足或气血两虚。

西医学认为本病的原因尚未完全阐明，一般认为与病毒感染及自身免疫反应有关。起病前常有非特异性上呼吸道感染等前驱症状，或继发于某些病毒性疾病如流行性感冒、水痘、带状疱疹、腮腺炎、非典型性肺炎等之后。其病理改变主要为周围神经的节段性脱髓鞘或轴突变性，或两者兼有，由此引起多发性神经炎。

【临床表现】 以青壮年及儿童多见，男性多于女性。可因劳累、淋雨、着凉等诱发。起病急，发展快。近半数患者在神经症状出现前数天或数星期，通常 10～20 天，常有非特异性感染，如鼻炎、咽喉炎、支气管炎、流行性感冒、胃肠炎等。继而出现四肢感觉异常及运动障碍。病情逐渐发展，一般在 15～20 天后发展到高峰。主要症状为瘫痪、感觉异常和其他感觉障碍以及脑脊液蛋白质增高而细胞并不增多。

瘫痪通常先是下肢无力，迅速向上肢发展，在 1～2 天内形成四肢瘫痪。瘫痪呈对称性、弛缓性，下肢较上肢为严重，早期无肌肉萎缩，腱反射迟钝或消失。腹壁反射消失，其他浅反射通常不受影响。巴氏征阴性。严重者可致躯干肌、肋间肌、横膈肌麻痹而致呼吸困难甚至呼吸麻痹。颅神经中最常见面神经损害，先有一侧面瘫，后两侧均瘫痪，但并非完全对称。软腭、声带、咽喉肌肉瘫痪也较常见。

感觉异常如蚁行感、麻木、针刺感，肢体远端较为明显。典型的表现是"手套-袜套型"的触痛觉减退。面部感觉异常的出现早于运动症状，并可持续数星期。客观检查感觉障碍不明显，偶有皮肤感觉轻微减退，肢体尤其是下肢有振动感和位置觉减退。

【诊断要点】

1. 根据临床表现和脑脊液检查有蛋白质与细胞分离的现象，诊断即可成立。

2. 其他多发性神经炎，起病缓慢，肢体远端受损较为严重，感觉运动症状同样明显或以感觉障碍为主。无颅神经障碍，无呼吸肌麻痹，脑脊液正常。

3. 脊髓灰质炎，肌肉瘫痪呈节段性而不对称，无感觉障碍，脑脊液改变早期以细胞增多为主，后期有蛋白增高，肌肉萎缩发生较早且较严重。

4. 急性脊髓炎，以截瘫为多见，病变以下传导束型感觉障碍，锥体束征阳性，括约肌障碍明显，脑脊液检查阴性或白细胞及蛋白稍有增多。

【治疗】

治法：前期宜清泄湿热，或温通经脉为主，针用泻法。后期宜补气活血、舒筋活络为主，针灸并用，针用平补平泻，或补泻兼施。

1. 针刺

处方：肩髃、曲池、尺泽、温溜、外关、合谷、伏兔、梁丘、足三里、丰隆、阳陵泉、阴陵泉、悬钟、解溪、大椎、身柱、脾俞、胃俞。

配穴：呼吸困难加肺俞、膈俞、素髎；语言困难、吞咽不利加天柱、廉泉；指端麻木刺痛十宣点刺出血；瘫痪不起加腰阳关、命门、华佗夹脊。

操作：病变前期用提插捻转泻法，但刺激强度不宜过强。督脉腧穴及华佗夹脊穴的针感要求向腰骶、胸胁部放射。针刺天柱穴要注意深度，防止损伤延脑。病变初期可每天针刺治疗 1～2 次。后期用平补平泻法或用补法，每天治疗 1 次，或隔天治疗 1 次。

2. 穴位注射

处方：华佗夹脊、手三里、曲池、足三里、梁丘、阳陵泉、三阴交。

方法：每次选 2～4 穴。用辅酶 A、ATP、维生素 B_1、维生素 B_{12}、肌苷、加兰他敏等注射液。每穴注入 0.5～1ml。隔天治疗 1 次，10 次为 1 个疗程。本法主要用于恢复期四肢麻木刺痛者。

3. 皮肤针

处方：华佗夹脊、肺俞、肝俞、脾俞、胃俞、手足阳明经穴。

方法：用七星针或梅花针重点叩刺上述背部穴位，或沿手足阳明经脉循行线每隔 2～3cm 叩刺一处，用中等或轻度刺激。每日叩刺 1 次，15～20 次为 1 个疗程。

4. 耳针

处方：病变相应部位、交感、肾上腺、神门。

方法：可用针刺或埋针的方法，急性期每天 1 次，慢性期隔天 1 次。也可用埋丸法。本法可用于恢复期四肢麻木刺痛者。

【文献摘要】

1. 李虹等采用综合针灸治疗多发性神经炎 160 例。临床收集 160 例该病患者,采取头针、体针(刺激神经根为主)、节段性神经根刺络拔罐、电热灸联合应用的治疗方案。取穴:头针取足运感区、感觉区、运动区、有效点。体针取胸段夹脊穴为主;配穴:①眼睑上提肌麻痹(上睑下垂)取上明、阳白、眉棱下压痛点、耳前压痛点;②内直肌麻痹取睛明、见阳 1、见阳 2(下眼睑内 1/5 和下 4/5,均为白氏经验穴);③外直肌麻痹取鱼尾孔(上眼睑外 1/6 处)、外太阳(太阳上 1 寸,后 1.5 寸)、悬厘;④上直肌麻痹取眶上明、上睑肌腱压痛处;⑤局部取穴为睛明、鱼腰、四白、太阳、风池;⑥面神经麻痹取太阳、下关、颊车、合谷、牵正、上睑肌腱点;⑦感觉障碍取感觉区、足运感区(电针),梅花针局部叩刺。气虚血瘀型加膈俞、气海、足三里,肾元不足型加命门、关元,肝脾虚型加脾俞、肺俞、肝俞;⑧牙关紧闭加上下关、耳前压痛点、颊车、合谷、内庭;⑨言语不利加上下廉泉、增音点(喉结旁开 1.5 寸,向上 0.5 寸)、哑门、通里、三阴交;⑩咽喉肌麻痹加合谷、廉泉、下颌角点(胸锁乳突肌中点内侧)。每日治疗 1 次,10 次为 1 个疗程。治疗 20 天后,治愈 138 例(86.3%),总有效率 100.0%。临床症状平均恢复时间 12.1 天,神经系统体征平均恢复时间 19.6 天,眼肌运动障碍平均恢复时间 15.4 天。对于改善单纯症状疗效显著,第一疗程、第二疗程和治疗前相比差异均有非常显著性意义($P<0.01$)。说明针灸联合方案治疗多发性神经炎疗效确切。

[李虹,侯中伟. 针灸联合方案治疗多发性神经炎 160 例. 中国针灸,2006,26(7):469-471.]

2. 赵景军等采用针刺、穴注治疗急性感染性多发性神经炎恢复期 154 例。针刺疗法:体针取肩贞、手三里、外关、风门、阳陵泉、三阴交、承山、足三里。穴位注射:取肩髃、曲池、手三里、足三里、阴陵泉、绝骨,用维生素 B_1 100mg、维生素 B_{12} 0.1mg,每次取 2~4 个穴位注射,隔日 1 次。结果痊愈 93 例,总有效率为 96.1%。采用本疗法治疗急性感染多发性神经炎,可明显提高临床起效时间,缩短疗程,减少并发症的发生率。

[赵景军,沈环宇. 针刺、穴注治疗急性感染性多发性神经炎恢复期 154 例. 针灸临床杂志,2000,16(7):38-39.]

【按语】 本病初期主要表现为四肢麻木、刺痛等感觉障碍,属于痹证范围,多属实证。治法以祛风通络、行气活血为主。后期出现四肢肌肉萎缩、瘫痪不用等,则属于痿证范围,多为虚证。治法以补益肝肾、调和气血为主。

本病初期,发病急骤,病情严重,应以中西医综合方法抢救,并配合针刺,针刺手法不宜过强。针刺对本病瘫痪肢体的功能恢复多数有较好疗效,但如果并发上升性损害,病情严重者,预后较差,可能有一定的后遗症。多数认为针刺宜在发病后 15~20 天开始运用,即病情稍见稳定后施用。在本病恢复期,针灸治疗常作为主要治疗手段,针灸对恢复期病人往往可收到满意效果。

针灸治疗以选用阳阴经穴为主,即所谓"治痿独取阳阴"之意,以振奋脾胃功能,促进气血运行。同时多选用背部夹脊穴或有关背俞穴。可用两种针灸方法交替或配合使用。针灸过程如能加强功能锻炼,配合服用中药则疗效更好。

末梢神经炎

【概述】 末梢神经炎又称周围神经炎、多发性神经炎,是指由中毒、感染或变态反应等所引起的全身多数周围神经的损害。主要表现为多发性或单一性的周围神经麻痹、四肢对称性末梢型感觉障碍，下运动神经元瘫痪及自主神经功能障碍等。任何年龄均可发病，以青壮年多见。男女发病数大体相等。

在中医的"痹证"、"痿证"中有相应的描述。根据其临床表现，早期肢体疼痛、发麻，与"着痹"相似，主要由湿邪浸淫，经络阻滞，气血运行不畅所致。后期出现肢体感觉减退，运动功能障碍及肌肉萎缩等症，则可归属"痿证"。主要由于脾肾亏虚，精微不输，髓枯筋萎所致。

西医学认为本病的原因很多，有各种感染，或感染后的变态反应，有重金属、化学品及药物中毒，有营养不良、代谢障碍、外伤、结缔组织疾病、遗传因素等。其病理改变主要是周围神经的节段性脱髓鞘和轴索变性两种，少数病例可伴有华勒变性及神经肌肉联结点的改变。通常周围神经纤维发生病理改变以远端最重，因其细胞胞体距离营养中枢最远。经治疗轴索可以再生，髓鞘也可重新生长。

【临床表现】　不同原因引起的末梢神经炎各有其临床特点，但又都有共同的临床表现。共同症状包括四肢远端对称性分布的感觉、运动和自主神经功能障碍。

感觉障碍多为手指、足趾的疼痛，如针刺、蚁走、电灼感，可有触痛，与此同时或稍后，出现对称性深浅感觉减退或缺失，呈或长或短的手套、袜子样分布。

运动障碍为四肢远端对称性无力，肌张力低下，依神经受累之轻重，肢体可为轻瘫或全瘫。病变严重时受损区由远端向近端扩展。始则肌力减退，继则肌肉萎缩。在上肢以骨间肌、蚓状肌、鱼际肌，下肢以胫前肌、腓骨肌明显。可出现垂腕与垂足。甚至屈曲畸形。肌腱反射减弱或消失。

自主神经功能障碍表现为四肢末梢皮肤对称性菲薄，失去光泽、脱屑、变冷、苍白或青紫，汗多或无汗，手指或足趾甲粗糙或松脆。

脑脊液除少数病例蛋白略有增多外，一般无改变。

由于病因不同，各有特殊症状。如急性感染性多发性神经根炎在发病前有非特异性感染史，病初有四肢麻木乏力并逐渐向近端发展，可出现四肢全瘫、尿潴留或失禁，危重时出现呼吸困难累，及心肌时出现心悸气短，两周后脑脊液出现蛋白增高而细胞正常的分裂现象。药物引起的中毒性神经炎运动障碍不明显，而以疼痛和自主神经症状最突出。糖尿病引起的多发性神经炎以两下肢对称性感觉异常、麻木、瘙痒、肌肉压痛、小腿肌肉痉挛，容易疲劳为特征。

【诊断要点】

1. 根据肢体远端对称性感觉障碍，呈手套、袜子样分布，弛缓性瘫痪、肌萎缩以末端明显等症状，可诊断本病。

2. 急性感染性多发性神经根炎，呈对称性下运动神经元性瘫痪，末梢型神经感染障碍，但可伴有颅神经损害以及脑脊液蛋白细胞分离现象。

3. 急性脊髓炎，受损平面以下呈传导束型感觉障碍，各种感觉减退或消失，以痛、温度觉消失为明显，有截瘫、锥体束征的括约肌症状。脊髓症状急骤发生，多数患者在数小时或数日内发展为脊髓完全性横贯损害。

4. 急性脊髓前角灰质炎，多发生于儿童，肢体呈节段性瘫痪，一般表现在某一肢体，或虽累及多个肢体，但轻重有悬殊。无感觉障碍。急性期脑脊液细胞及蛋白均增高。

5. 周期性麻痹，四肢瘫痪呈弛缓性，但无感觉障碍及肌肉萎缩，也无自主神经症状。

发作历时短暂，血钾和心电图异常，钾盐治疗显效。

【治疗】

治法：

初期清热利湿、疏经通络为主。针用泻法。

后期补益气血、舒筋活络、营养四肢为主。针用平补平泻或用补法。

1. 针刺

处方：

上肢：曲池、外关、合谷、腕骨、阳池、后溪、八邪。

下肢：足三里、解溪、足临泣、八风。

配穴：发热加十宣、兑端点刺出血；脘痞加中脘、建里、阴陵泉；慢性发生或全瘫加大椎、大杼、腰阳关、夹脊穴。

操作：以上腧穴每次选6～8穴，以针刺为主。行提插捻转手法，初期用泻法，后期用补法。留针20～30分钟。每天治疗1次，15次为1个疗程。休息5天后再作第二疗程。也可隔日治疗1次，不计疗程，以病愈为止。麻木刺痛局限于手指、足趾末端者，用三棱针刺手足十宣或井穴出血，每隔3～4天刺血1次。病程长者可配合用灸法。

2. 皮肤针

处方：手足阳明经穴、督脉及夹脊穴，重点在患肢末梢叩刺。

方法：以中等或轻度刺激叩刺，叩至局部皮肤明显充血而不出血为度。每日或隔日叩刺1次，10～15次为1个疗程。

3. 穴位注射

处方：同毫针取穴。

方法：每次选用手足各1穴，用维生素 B_1、B_{12} 混合液或 2% 普鲁卡因注射液中的一种，每穴各用1ml（普鲁卡因用0.5ml）隔日治疗1次，15次为1个疗程。

4. 电针

处方：

上肢：曲池透少海、外关、合谷透后溪、八邪。

下肢：足三里、悬钟透三阴交、昆仑透太溪、太冲、八风。

方法：用低频脉冲治疗仪，取疏波或疏密波，电流强度由弱转中等，不超越病人的耐受程度为限。每次通电10～15分钟，每日治疗1次，15次为1个疗程。

【文献摘要】

1. 姜鹤群等用腕踝针疗法治疗糖尿病末梢神经炎30例临床研究。患者随机分为腕踝针治疗组、体针治疗组和常规治疗组。采用腕踝针取穴：双上2、下2加对症取穴，上肢加上1、上4、上5，头部加上6，下肢内侧加下1、下2，膝部加下3，下肢外侧加下4、下5、下6。针刺方向以针尖朝病端的原则，进针入皮下平刺约1～2寸，不要求有酸麻胀痛重热凉等感觉，可适当留针。每日1次。体针疗法取穴：采用局部取穴法与辨证取穴法，取三阴交、血海、太溪、曲池、阳陵泉；上肢：肩髃、肩髎、曲池、外关、合谷；下肢：环跳、足三里、阳陵泉、解溪、内庭；气滞血瘀型加行间、血海；湿热浸淫型加大椎、内关；寒凝血虚型加膈俞、脾俞、足三里，用灸法。针法：用平补平泻法，留针15～30分钟。每日1次。常规治疗组：采用肌肉注射维生素 B_1、维生素 B_{12} 等常规处理。每日1次。结果腕踝针治疗组及体针治疗组疗效显著优于对照组，而腕踝针治疗组与体针治疗组组间差异无显著性。腕踝针疗法能使血糖、血脂代谢得到改善，降低血液黏稠度，恢复周围神经细胞功能，治疗糖尿病末梢神经炎具有确切的效果。

[姜鹤群，施宽德，李雪梅，等．腕踝针疗法治疗糖尿病末梢神经炎 30 例临床研究．中医杂志，2005，46（1）：21-23．]

2. 张欣等温针灸治疗末梢神经炎之感觉障碍 34 例。治疗组：取双侧外关、足三里、八邪、八风、外关、足三里，用 1.5 寸针直刺，进针 1.2 寸，提插捻转取得针感后，用 1 寸的艾条分别套于外关及足三里穴的针柄上，点燃艾条下端使其燃烧，燃尽后换另一壮。分别灸 4 壮，灸后取针。八邪、八风穴用 1.5 寸针斜刺，进针 1 寸，提插捻转取得针感后留针 30 分钟。对照组：双侧取外关、足三里、八邪、八风穴，常规消毒后，外关、足三里用 1.5 寸针直刺，进针 1.2 寸，八邪、八风穴用 1.5 寸针斜刺，留针 30 分。结果：治疗组治愈 26 例，好转 6 例，未愈 2 例；对照组治愈 5 例，好转 7 例，未愈 19 例。

[张欣，李永凯．温针灸治疗末梢神经炎之感觉障碍临床观察．新疆中医药，2007，26（6）：22．]

【按语】 末梢神经炎目前尚缺少有效的西药治疗。针灸在本病的治疗中具有整体和双向的调整优势。本病初期表现以麻木、疼痛为主，属于中医的"痹证"。由感染致病者，多表现为湿热侵淫；中毒、血管原因引起者多为气滞血瘀，代谢原因所致者如糖尿病性周围神经病变，多为肝肾亏虚。后期出现运动功能障碍，特别出现了肌肉萎缩，属于中医"痿证"，多为脾气虚弱。

针灸治疗以手足阳明经穴为主，配合躯干部夹脊穴或督脉穴或背俞穴，并注重选用局部四肢末端穴。初期以针刺为主，可用三棱针刺血法，也可配合用电针。后期治疗运动功能障碍，以针灸为主，也可用电针，或皮肤针叩刺。早期针刺对改善麻木、疼痛，效果较为明显。后期宜多种针灸方法交替使用，以补益气血，缓缓调治，才能收效。治疗中应加强适当的营养，配合功能锻炼，若能结合服用健脾益气、活血通络中药，则可加快恢复肢体功能。

臂丛神经痛

【概述】 臂丛系由颈 5～胸 1 的神经根组成，主要支配肩和上肢的感觉及运动。组成臂丛的各部受损时，产生在其支配范围内的疼痛，称为臂丛神经痛。这一症状可由多种原因引起。

本病的症状较为复杂，主症为疼痛，可分属中医的"痹证"。由于疼痛的部位涉及肩背、颈部，故部分又可归于颈项痛、肩背痛等病症中。中医认为本病主要由于外感风寒湿邪，或痰湿流注经络，或外伤瘀血留滞经络，致使经络气血运行不畅，不通则痛。

臂丛神经痛可分原发性和继发性两类。继发性较为常见。原发性臂丛神经痛无明确的病因。继发性臂丛神经痛是由其邻近组织病变所引起。按其病损部位，可分为根性和干性臂丛神经痛。根性臂丛神经痛的病因有颈椎病、颈椎间盘突出、颈椎结核、骨折、脱位、颈髓肿瘤、硬膜外转移癌及蛛网膜炎等。干性臂丛神经痛的原因有颈胸出口区综合征、臂丛神经炎、颈部肿瘤、外伤、结核、转移性癌肿、锁骨骨折、肺尖部肿瘤等。

【临床表现】 由于致病的原因和损害的部位不同，临床表现也各不同。

根性臂丛神经痛大多为一侧的单个或几个神经根受损，偶有累及双侧者。常因颈部扭伤、劳累、受凉等急性起病。病程长而反复发作。疼痛发作时往往呈短时间发作，以后逐渐加重成为持续性。常位于一侧的颈根部，并向肩、臂、手指放散。呈钝痛、刺痛或灼痛，夜间较甚。

头颈部活动、咳嗽、喷嚏时疼痛加重。颈部僵硬。手臂麻木、发凉，下颈椎棘突、横突及锁骨上窝可有压痛。病程长者可显示肩臂部肌肉松弛、萎缩及腱反射减弱等。

丛性臂神经痛，疼痛初期为间歇性，继则为持续性，阵发性加剧。疼痛部位主要在锁骨上下窝的臂丛分布区，并扩散到肩后部、臂部、手指。伴有酸、麻、冷等异常感。上肢活动时可使疼痛加剧。锁骨上下窝、肩胛冈上方、腋窝等处有明显压痛。严重者可产生臂丛神经麻痹，手部无力和肌肉萎缩，以至呈"爪形手"。手及手指皮肤菲薄、发亮、肿胀、出汗异常等。

干性臂神经痛可出现相应部位运动麻痹、感觉障碍及自主神经功能紊乱等症状。若正中神经受损伤，往往产生剧烈疼痛，或手指麻木、刺痛，鱼际肌群萎缩等。

【诊断要点】

1. 根据臂丛神经痛的典型症状，如放射性颈臂疼痛，颈椎横突、臂丛区或上肢周围神经干有压痛，神经牵拉痛征阳性，上肢相应部位不同程度感觉、运动障碍等，即可诊断本病。

2. 确定继发性臂丛神经痛的病因应根据其临床表现、神经系统检查及各种辅助检查，包括肩关节、颈椎 X 线摄片等。

3. 臂丛神经炎应与肩关节炎、肩关节周围炎相鉴别。后者疼痛主要位于肩部及上臂，疼痛不放射，肩关节活动明显受限，且使疼痛加剧，而颈部活动并不使疼痛加重，肩关节肌肉常有压痛点，而臂丛神经干上并无压痛，无神经受损的临床表现。

【治疗】

治法：祛风散寒除湿、活血化瘀通络。局部选穴与循经选穴相结合。针用泻法或平补平泻法。

1. 针刺

处方：极泉、天鼎、颈臂阿是穴。

配穴：颈项痛加百劳、大杼、缺盆；肩胛痛加肩髃、肩髎、肩外俞、肩贞；上肢桡侧痛加臂臑、曲池、手三里、列缺、合谷；正中线疼痛加曲泽、内关、大陵；尺侧疼痛加少海、支正、后溪。

操作：每次选 1～2 个主穴，再根据症状选用其他穴。发病初期疼痛严重者用捻转结合提插泻法，刺激量逐渐加大，不宜突然给予强烈刺激，以免引起不良反应。病程稍久，疼痛已趋缓和者，可用平补平泻法。如疼痛伴有冷感或麻木者，加用灸法以温经止痛，如用温针灸或艾炷灸。每次留针 20 分钟，每日治疗 1 次，疼痛缓解后可隔日治疗 1 次。

2. 穴位注射

处方：同上。

方法：用维生素 B_1 和维生素 B_{12} 的混合液，每次选 2～3 个穴，每穴注射 0.5～2ml，隔日治疗 1 次，10 次为 1 个疗程。

3. 耳针

处方：颈、肩、臂、神门、交感。

方法：每次选一侧耳穴，两侧耳穴交替使用，留针 30 分钟，每天治疗 1 次。也可用埋针法。

【文献摘要】

1. 崔大盛等用针刺治疗臂丛神经痛，取主穴风池、肩中俞、肺俞、天宗四穴。疼痛在臂尺侧及小指者配肩贞、养老、小海；疼痛在中指及无名指者配肩髎、外关、中渚；疼痛在前臂桡侧及大拇指配肩髃、曲池、列缺。穴位分为两组交替使用，每日1次，疗程间休息2天，结果治疗50例中痊愈39例，好转5例，有效4例，无效2例。

［崔大盛等．针刺治疗臂丛神经痛50例．中国针灸，1996，16（4）：46.］

2. 任世昌用针刺治疗臂丛神经痛2例治验。取穴：患侧风池、天柱、天宗、肩井、曲池、手三里、外关、合谷穴，并对风池、肩井、曲池等穴进行轮流温灸，拔针后对僵硬肌群行走罐以疏理经络。1次症减，续疗1周后诸症全消。另一患者采用水针疗法：用当归、维生素 B_1、维生素 B_{12} 和山莨菪碱注射液混合后对风池、天柱、肩中俞、天宗、曲池穴进行穴位注射。治疗1次后，患者症状减轻，隔日注射1次，配合推拿，1周后完好如初。

［任世昌．臂丛神经痛2例治验．现代中西医结合杂志，2005，14（9）：1119.］

【按语】 臂丛神经痛属于中医的经络病变，为各种原因所致的经络气血瘀阻，迁延日久也可影响脏腑功能，耗伤气血而致经筋络脉失养。

针灸应根据"痹证"、"痿证"的治疗大法，以局部选穴为主，兼以辨证分型，分别论治。同时注意根据病变性质的不同，在针刺的基础上配合灸法、皮肤针、三棱针刺法、穴位注射法，以提高疗效。

臂丛神经痛可由不同病症引起，临床应明确诊断，针对病因治疗。如因颈椎病引起者，应参阅有关篇章的治法治疗。一般而言，针灸对于臂丛神经炎所致的疼痛，有较好的效果。在其急性期，应注意使肢体适当休息，减少病变肢体的活动。

坐骨神经痛

【概述】 坐骨神经痛是在坐骨神经通路及其分布区的疼痛。表现为腰部、臀部、大腿后侧、小腿后外侧及足背外侧疼痛。本病多发生于成年男性，起病多为急性或亚急性。

历代中医著作中的"痹证"、"腰腿痛"、"伤筋"等病症包括了坐骨神经痛。中医认为本病多由正气不足，腠理不密，风寒湿邪乘虚侵袭，气血运行不畅所致。

坐骨神经痛可分原发性和继发性两类。原发性坐骨神经痛由感染、受寒、中毒等原因直接损害坐骨神经所引起，临床较为少见。继发性坐骨神经痛由神经通路的邻近组织病变，对坐骨神经产生刺激、压迫、粘连或破坏所引起。造成这些病理因素的疾病常见于腰椎间盘突出症、脊椎肿瘤、结核及椎间关节、骶髂关节、骨盆内病变、腰骶软组织劳损等病症。继发性坐骨神经痛根据神经受损害的部位不同，可分为根性和干性，其中以根性为常见，即多见由脊椎病变所引起。原因虽然各异，都造成了神经炎症或炎症变性的病理变化，临床上仍有较多的共同表现。

【临床表现】 本病主要表现为坐骨神经通路及其分布区内的疼痛。疼痛呈钝痛、刺痛或烧灼感，持续性并阵发性加剧。疼痛从臀部沿大腿后面、小腿后外侧向远端放射，弯腰或活动下肢时加重。直腿抬高征阳性是本病的特征性体征。患者常有特殊的减痛姿势，如睡向健侧，病痛侧在上方，其髋关节、膝关节微屈，从仰卧位起坐时弯曲膝关节，站立时身体向健侧倾斜，坐时健侧臀部着力。小腿外侧、足背等处可有刺痛或发麻。

病变腰椎旁、股后、腘窝、腓骨小头、腓肠肌、外踝后有压痛。

其中坐骨神经炎引起的干性坐骨神经痛发病较急。其他如盆腔内疾病、髋关节炎症、肿瘤压迫引起的坐骨神经痛起病较缓，且有原发病症状的体征。

　　根性坐骨神经痛发病多为急性、亚急性。部分可有长期下背及腰部的酸痛，或有腰部的外伤史。坐骨神经根部压迫的好发部位为腰4～5及腰5～骶1之间。疼痛可因咳嗽、喷嚏、弯腰等而加重。小腿外侧或足部皮肤感觉减弱比干性坐骨神经痛明显，但坐骨神经通路的压痛不如后者明显。

【诊断要点】

　　1. 本病有典型的分布部位，疼痛可以在活动、增加腹压，周围温湿度改变等因素下加重，要注意检查患者是否有直腿抬高阳性，坐骨神经通路上或根部是否有压痛。诊断时还应注意询问病史，以判断原因。X线拍摄腰骶、骨盆或髋关节X线片有助于诊断。

　　2. 间歇性跛行症，下肢可见青紫或苍白，寒冷感，行走后疼痛，休息后可改善。足背动脉搏动微弱等。本病由于下肢动脉硬化性闭塞所致。

　　3. 骶髂关节疾病，骶髂部位有压痛，骶髂关节叩打试验阳性和骨盆分离试验阳性。

【治疗】

　　治法：以祛风散寒利湿、通经活络、调气行血为主，循经选用足太阳与足少阳经为主，针用泻法，或平补平泻法。

　　1. 针刺

　　处方：腰3～5夹脊、阿是穴、秩边、环跳、委中、阳陵泉、承山、飞扬、昆仑。

　　配穴：足太阳分布部位疼痛加承扶、殷门。足少阳经疼痛加风市、悬钟、丘墟。腰骶部痛甚者加小肠俞、次髎、白环俞；腰脊强痛加腰阳关、大钟。

　　操作：每次选用5～9个穴，急性期用泻法，慢性期用平补平泻法。根性坐骨神经痛重点用腰4、腰5夹脊穴，针夹脊穴时在棘突间隙向患侧旁3～5分处进针，针尖略斜向脊柱，深1.5寸左右，进针后轻轻提插，以有强烈的触电感或烧灼感等效果为佳。也可同时针健侧夹脊穴，针刺时针尖对着患侧。针秩边穴垂直进针2寸左右。针环跳穴，以70度角斜向内下方进针，施行提插捻转法，使针感沿大腿后侧向足部放射。也可配合用温针灸、拔火罐法。

　　2. 电针

　　处方：参考上述处方。

　　方法：每次选2～3个穴。用密波或疏密波，强度根据病人的耐受性决定。通电10～15分钟后，病人感到电流量减小时要重新调整电流量。每次留针20～30分钟。

　　3. 刺络放血

　　处方：阿是穴、次髎、委中、委阳、悬钟。

　　方法：在腧穴附近找到瘀血络脉，常规消毒后，用三棱针对准穴位，快速刺入络脉约1cm深，令血自动流出，待血止后再加拔火罐，吸出瘀血，10～15分钟后起罐，并清洁局部皮肤，消毒针口。急性期可隔日放血1次。非急性期可1周放血1次，配合针刺法。

　　4. 穴位注射

　　处方：腰4、5夹脊穴、环跳、殷门、阳陵泉、飞扬、悬钟。

　　方法：每次选2～4个穴。用当归、红花、威灵仙等中药注射液，或用维生素B_1、B_{12}注射液、1%普鲁卡因注射液、10%葡萄糖注射液，臀部穴位每次可注入药液8～10ml，其他穴位每穴用2～3ml。隔日1次，10次为1个疗程。

　　5. 穴位埋线

　　处方：肾俞、环跳、承扶、殷门、风市、足三里、阳陵泉、承山。

方法：每次选 3～4 个穴，交替使用，1 周埋线 1 次，3 次为 1 个疗程。

6. 挑针

处方：肾俞、八髎、环跳、阿是穴、白环俞、承扶、殷门、承山、风市、阳陵泉、悬钟、丘墟、足临泣。

方法：每次选用 2～5 个穴，用消毒三棱针横穿过穴位下，提起皮肤并摆动几下，拉断肌纤维，反复挑拉，将皮下白色纤维挑尽为度，所选穴位逐一挑完为一次，每周挑 1 次，3 次为 1 个疗程。

7. 耳针

处方：坐骨神经、腰椎、骶椎、臀、膝、肾、盆腔、神门。

方法：每次选 2～3 个穴，毫针用中等刺激，留针 20～30 分钟，间隙行针，或用电针刺激。也可用耳穴埋针或压丸，每隔 2 小时按压 1 次，1～7 天后换穴（冬长夏短）。

【文献摘要】

1. 陈美仁等观察温针灸对坐骨神经痛患者痛阈值的变化。将 90 例病人随机分为 3 组，每组 30 例。温针灸组取患侧肾俞、大肠俞、环跳、委中、昆仑，施以温针灸，得气后施以平补平泻手法，使局部产生酸麻胀重的针感保持 5 分钟，再用橄榄大小的艾炷插在针柄上点燃，各施灸 3～5 壮，每次治疗 15～30 分钟；西药组口服尼美舒利片 0.1g，每日 2 次；穴位注射组用 654-2 作穴位注射，取穴同温针灸组，每穴注射 2mg，每日总量控制为 10mg。结果 3 组治愈率分别为 56.67%、26.67%、20.00%；3 组总有效率分别为 90.00%、73.33%、63.33%。温针灸组疗效优于西药组、穴位注射组（均 $P<0.01$）。温针灸组痛阈值平均上升幅度优于西药组、穴位注射组（均 $P<0.01$）。说明温针灸治疗坐骨神经痛能使痛阈值升高，改善临床症状，提高患者生活质量。

[陈美仁，王萍，成钢，等. 温针灸对坐骨神经痛患者痛阈值的影响. 中国针灸，2005，25（12）：831-832.]

2. 刘军等运动针刺疗法治疗坐骨神经痛的随机对照研究。65 例患者随机分为运动针刺组 32 例，针刺组 33 例。①运动针刺组：主穴：L_3～L_5 夹脊穴、肾俞、患侧腰眼、环跳、承扶、委中、阳陵泉、昆仑、悬钟、太冲。环跳穴用 Φ0.25mm×75mm 毫针直刺，要求针感并向足趾放射，其它穴位用 Φ0.25mm×40mm 毫针直刺，用提插或捻转手法，要求每穴有针感，留针 30 分钟。运动针法：患者平卧，或站立、或坐位，双手掌心向胸抱胸位，手三里常规消毒，用 Φ0.25mm×40mm 毫针直刺，用提插或捻转手法，得气后留针，同时要求患者做引起疼痛最痛的姿势运动，如伸腿、弯腰、下蹲、改变体位等，以耐受度，持续时间 10～15 分钟。②针刺组：针刺治疗同运动针刺组，不做运动针法。两组治疗期间未服用任何镇痛药物。运动针刺组总有效率为 90.63%，针刺组总有效率 75.76%，两组疗效差异有显著性意义（$P<0.05$）。说明运动针刺疗法能提高针灸对坐骨神经痛的治疗疗效。

[刘军，曾蓉，赵煜. 运动针刺疗法治疗坐骨神经痛的随机对照研究. 四川中医，2006，24（1）：103-104.]

3. 胡幼平等齐刺法加电针治疗坐骨神经痛的临床观察。118 例病人随机分为齐刺加电针治疗组（68 例）和传统针刺对照组（50 例）。主穴：环跳、秩边、承扶、阳陵泉（均取患侧）；配穴：肾俞（双）、气海俞（双）、委中、足三里、承山、悬钟（以上均取患侧）。主穴用齐刺法（直入一，傍入二），施捻转手法，令局部得气；再在其上下 1 寸处各斜刺

1针，针尖朝向主穴，用捻转手法使其得气，针感向深层与四周扩散为好；再在傍入2针处接G6805-1型电针仪，选疏密波，电流强度大小以患者能够耐受为度，时间30分钟。对照组取穴同治疗组，传统针刺方法行针得气后接G6805-1型电针仪，操作方法同治疗组。结果：治疗组痊愈18例，总有效率89.7%；对照组痊愈9例，总有效率80%。说明齐刺加电针疗法治疗坐骨神经痛疗效优于传统针刺方法。

[胡幼平，金荣疆，冯媛．齐刺法加电针治疗坐骨神经痛的临床观察．四川中医，2005，23（11）：106-107.]

4. 蒙珊等子午相冲取穴法治疗坐骨神经痛63例。"子午相冲"取穴法是将十二时辰配属十二经络，选取相冲的穴位进行针刺的一种配穴方法。以子午相冲法针刺列缺、通里穴为主治疗足太阳、足少阳型坐骨神经痛63例，并设常规取穴治疗52例作对照，治疗组主穴为列缺、通里，取健侧得气后，行泻法，强刺激，以患者能忍受为限。留针30分钟。配穴取大肠俞、关元俞、环跳、委中、阳陵泉、承山、昆仑，均取患侧。对照组取穴、施术手法、疗程同治疗组。结果治疗组治愈33例，总有效率92.06%；对照组治愈17例，总有效率76.92%。另外笔者临床观察中还发现子午相冲取穴法治疗坐骨神经痛，对经气阻滞之疼痛剧烈者的即时止痛效尤佳。

[蒙珊，刘景洋．子午相冲取穴法治疗坐骨神经痛63例临床观察．江苏中医药，2006，27（9）：60.]

【按语】 坐骨神经痛在疼痛发作时以实证为多，或寒湿留着，或瘀血阻滞，疼痛不甚或在缓解过程中，也有正气不足者。

当虚实证候不典型时，则主要根据疼痛放射范围所涉及的经络，分经论治。对于需要长期治疗的病人应考虑处方用穴的变化及轮换。针刺手法应按病情、体质、病程灵活掌握。针刺环跳、秩边、腰夹脊穴时，出现触电样针感向患肢远端传导常能获得较好效果，但也要注意一旦出现触电样放射性感应时，应立即停止行针，并将毫针稍许向上提起，以免损伤神经，在施用电针或穴位注射时更应注意。对起病较缓的病人，针刺手法不宜过强，以免引起血管收缩，影响疗效。治疗手段可考虑多样化，如针刺加用灸法、针刺加拔火罐、穴位注射加用灸法等，或针灸与推拿相结合，或针灸与牵引相结合等。

西医学对本病的治疗，多先采用保守治疗，卧床休息，用止痛剂硬膜外封闭、牵引等，保守治疗无效或经常反复发作，病程迁延者用手术治疗。针灸对坐骨神经痛有良好的疗效，对各种原因所致的坐骨神经痛都有改善血液循环、解除肌肉痉挛、控制炎症、缓解疼痛、促进功能恢复等作用，因此针灸治疗在治疗本病中具有一定的优势，尤其对于寒湿型的效果比外伤及虚证为佳，对原发性坐骨神经痛比继发性坐骨神经痛效果好。

本病在急性期宜卧硬板床，并以卧床休息为主，有助于缓解病情。待病情好转后再进行适当的活动。并应注意保暖防止受寒湿。

坐骨神经痛是由多种原因引起的症候群，并非独立疾病，临床应查明原因，以针对原发病治疗。对肿瘤压迫引起者，注意局部不要施行针刺。由于脓肿、结核等所致的坐骨神经痛，要积极治疗原发病。

肋间神经痛

【概述】 肋间神经由胸2～胸11脊神经的前支组成。肋间神经痛是指胸神经根或肋间神经由于各种原因受刺激，而产生的一种胸部肋间或胁部呈带状区疼痛的综合征。临床上分为原发性和继发性两种。原发性在临床较少见。继发性可由胸膜炎、肺癌、纵隔肿瘤、脊柱关节炎、胸椎间盘突出、脊髓肿瘤、脊椎结核等引起。该病多呈持续性发展，缠绵难愈。

本病属于中医学的"胸痛"、"胁痛"范围，主要由于情志所伤、感受外邪等原因引起。病变主要部位在肝胆，由于肝胆气机不畅、疏泄不利，或瘀血阻滞络脉致使胁痛。病变性质多为实证。

西医学认为原发性肋间神经痛的原因尚不明了。继发性肋间神经痛其原因是邻近器官和组织的病变引起。

【临床表现】 主要为一根或几根肋间神经支配区的经常性疼痛，疼痛呈针刺样或刀割样。时有发作加剧。有时为呼吸所激发。疼痛甚者可向肩部和背部放射，疼痛有时呈束带状。检查可发现相应皮肤区的感觉过敏及肋骨边缘的压痛，如肋间神经穿孔支在背部、胸侧壁、前胸穿出处等有明显压痛。继发性肋间神经痛常有胸部牵涉痛。疱疹病毒侵犯皮肤及背根神经节而出现疼痛，或疱疹痊愈后也或遗留肋间神经痛。原发性肋间神经痛一般无明显的全身症状，继发性肋间神经痛根据不同原发病可有不同临床表现。

【诊断要点】

1. 根据沿肋间神经分布区半环形、束带状放射性疼痛，疼痛伴有神经区肌肉痉挛，腹压增加时疼痛加剧，有固定压痛点，即可诊断。

2. 根据临床症状，对继发性肋间神经痛应通过必要的检查以明确原发病。有些内脏疾患，特别是二尖瓣狭窄、心绞痛及上腹脏器疾患如肝、胆病症，也常有胸部牵涉痛，需加鉴别。带状疱疹引起的肋间神经痛，需与脊膜炎引起的后根痛鉴别。

【治疗】

治法：以疏通经气为主，取足少阳、足厥阴经穴为主。

1. 针刺

处方：支沟、阳陵泉、阿是穴、相应夹脊穴。

配穴：肝气郁结加太冲、内关；瘀血凝滞加膈俞、肝俞；痰饮内盛加丰隆、阴陵泉。

操作：每次选用3~4穴，一般采用泻法。针刺夹脊穴时，针尖向脊柱方向斜刺1.5寸，行提插法，使针感向前放散。阿是穴行平补平泻法。支沟、阳陵泉行捻转泻法，加强针感的扩散。期门应斜刺或平刺，切忌针刺过深。留针30分钟。每天或隔天治疗1次。瘀血阻络也可在阿是穴用皮肤针叩刺，微出血，再加拔火罐。胁痛也可使用电针。电极接在躯干部穴位，用中等刺激。

2. 耳针

处方：胸、肝、胆、神门、交感、皮质下。

方法：每次选用2~3穴，可用毫针针刺，行捻转手法，也可用电针。留针30分钟，每天或隔天治疗1次。或用埋针、埋丸法。左右交替用穴。

3. 穴位注射

处方：相应夹脊穴、阳陵泉、支沟、太冲。

方法：选用当归注射液、丹参注射液、维生素B_{12}注射液、10%葡萄糖注射液等。每次选用2~4穴，每穴用药液0.5~2ml。选相应夹脊穴时，注射针刺在肋间神经根附近，出现强烈针感后，稍提针头，再缓缓注入药液。隔天治疗1次，10次为1个疗程。

4. 皮内针

处方：阿是穴、膈俞、肝俞、期门。

方法：将麦粒形或揿钉形皮内针沿皮或垂直刺入皮下，一般将针保留在皮下与脂肪层之间。每天按压 4～6 次，每次 2 分钟，10 天为 1 个疗程。

5. 皮肤针

处方：相应夹脊穴、阿是穴。

方法：先取俯卧位，消毒夹脊穴后，用中等手法自上而下叩刺 5 遍，加拔火罐 10 分钟，然后侧卧位，消毒患侧病变区肋间隙，自后向前叩刺 5 遍，再加拔火罐 10 分钟。每日 1 次，5 次为 1 个疗程。

【文献摘要】

1. 杨茂英等梅花针加拔罐治疗急性单纯性肋间神经痛 100 例。患者侧卧位，充分暴露患处。以期门、阿是穴为中心，划定直径约为 3cm 左右的圆形区域。局部常规消毒，用梅花针对选定区域作由轻而重的叩刺，直至局部皮肤明显发红，并轻微出血。然后在该处拔罐，留罐 10 分钟。起罐后，用 75％酒精棉球拭净血迹。隔日治疗 1 次。本组 100 例全部痊愈，其中经 1 次治疗者 47 例，经 2 次治疗者 30 例，经 3～4 次治疗者 23 例。

[杨茂英，王爱华. 梅花针加拔罐治疗急性单纯性肋间神经痛 100 例. 中国民间疗法，2003，11（2）：18.]

2. 杨开云等针罐合治疱疹后肋间神经痛 48 例。方法：用 75％酒精棉球消毒后用梅花针在患侧脊椎旁痛感中心螺旋样从内向外逐步扩大叩击，对痛点区重叩，叩击后马上用负压罐在患处提拔 3～5 分钟，拔出久瘀湿热之毒邪，清除疮面后用沾有红花酊（按 75％医用酒精 500ml，红花 20g 比例配制，浸泡 1 周后即可使用）棉签反复在患处涂搽，让外用药物及时渗透肌肤，1 周为 1 个疗程。1 个疗程治疗后，显效 40 例，占 83.33％；有效 6 例，占 12.5％，总有效率 95.83％。可见梅花针及负压罐综合治疗，可疏通经络，排除湿热之毒邪，从而止痛。

[杨开云，杜艳华. 针罐合治疱疹后肋间神经痛 48 例. 江苏中医药，2003，24（10）：46.]

3. 董晓燕等针刺治愈肋间神经痛急性发作 1 例。取穴：支沟（双）、阳陵泉（右）。取坐位，常规消毒，毫针刺，用呼吸泻法，吸气时进针呼气时出针，重在支沟穴施手法的同时让患者适当的深呼吸，每穴操作 1 分钟。由于伴颈项、肩部疼痛，同时配用一些穴位，如风池（双）、肩贞（右）、臂臑（右），操作亦用泻法。每隔 1 分钟运针 1 次，每天 1 次。针 2 次后患者左侧胁肋痛明显减轻，右侧头颈及肢体痛大减，精神较前大增，翻身坐起活动自如，饮食增加。针 10 次后仅觉左胁肋部及右颈部轻微疼痛，精神好转，活动自如，生活完全自理。针 20 次后症状完全消失，临床治愈。

[董晓燕，张旸. 针刺治愈肋间神经痛急性发作 1 例. 中国中医急症，2008，17（4）：454.]

【按语】 肋间神经痛多属实证，临床上以肝气郁结及瘀血阻络为主。针灸治疗除局部选穴外，应辨明原因和证型，选取相应穴位，以提高疗效。相应夹脊穴在治疗本病中十分常用，由于神经丛里有多个相邻的脊神经纤维组成，绝大多数皮节是由 2～3 个节段重叠供给，因此治疗选夹脊穴时，除选取病变肋间神经痛处节段的夹脊穴外，还应该选该节段上、下的夹脊穴。因肝经分布于两胁肋，肝胆相表里，故肋间神经痛还常用阳陵泉、太冲等穴疏泄肝胆。

从西医学角度看，原发性肋间神经痛较少见，其临床表现除局部疼痛外，多无全身症状，只要选穴适当，掌握一定的刺激量，针刺一般能很快控制疼痛而治愈。因带状疱疹而遗留的肋间神经痛十分常见，也较顽固，必须连续针刺治疗，才能治愈。若因结核、肿瘤等病所致的肋间神经痛应积极治疗原发病，针刺可配合治疗减轻疼痛。

截　瘫

【概述】　截瘫是指脊髓损伤，神经功能障碍而引起的四肢或下肢痿软瘫痪。临床无疼痛症状，这是脊髓疾病中常见的一个症状。有外伤性截瘫与非外伤性截瘫之分。本症多见于青壮年。

本症在中医学属"痿证"范围。由于外伤损伤督脉，导致瘀血阻滞不通，久则使病人元气败伤，或外感热邪，耗伤津液，日久肝肾或肾督亏虚所致。其病位以督脉为主，与肺、肝、肾有关，其病性，早期以实证为主，晚期多为虚证。

西医学认为，脊髓外伤、急性脊髓炎、脊髓血管病变及脊髓结核、肿瘤等脊髓压迫，是导致截瘫的主要原因。在病变区域，主要是炎症细胞渗出、血管周围结缔组织或胶质细胞增生，以及神经纤维的脱髓性变。脊髓血管病变可分为缺血、阻塞、出血和畸形等。脊髓压迫症引起的损害，其机理主要是机械压迫、血液供应障碍和浸润破坏。

【临床表现】　脊髓损伤后所引起的症状和体征与它损伤的部位、范围、程度有很大关系。

脊髓发生横贯性损伤时，出现病变水平以下肢体运动功能障碍和感觉功能障碍，并伴有膀胱、直肠功能障碍。颈段病变可出现四肢瘫痪，下肢为痉挛性瘫痪。胸段病变引起两下肢痉挛性瘫痪，腰段以下病变呈现两下肢弛缓性瘫痪。

脊髓受损平面以下感觉减退或消失，还伴有膀胱、直肠功能和皮肤营养障碍，如小便潴留或失禁，大便秘结或失禁，患肢皮肤干燥、脱屑，汗腺分泌异常。久病卧床，护理不善，可产生压疮。

脊髓不完全损伤，根据脊髓内不同结构的病损可产生不同的症状。如前角损害，可引起下运动神经元性瘫痪，锥体束损害常造成上运动神经元性瘫痪，后索的病损产生感觉障碍。

【诊断要点】

1. 根据脊柱外伤史、或急性脊髓炎、脊髓结核、肿瘤的临床症状，以及瘫痪的表现，可以作出诊断。

2. X线片可发现受伤的脊柱骨折，脊髓CT和磁共振扫描对损伤的程度有诊断价值。

3. 急性脊髓炎运动障碍依受损节段而定，若颈椎受损，则出现四肢瘫痪，腱反射消失，病理反射不能引出，3～4周后随着休克期的消失，肢体由弛缓性瘫痪过渡为痉挛性瘫痪，肌张力增高，腱反射亢进，病理反射常阳性。

4. 急性感染性多发性神经根炎，肢体呈弛缓性瘫痪，感觉障碍多呈末梢型，可伴有脑神经受损，大小便障碍较少见。脑脊液检查有蛋白细胞分离现象。

【治疗】

治法：疏通督脉、调和气血为主。

1. 针刺

处方：夹脊穴、大杼、肺俞、心俞、膈俞、肝俞、胆俞、脾俞、胃俞、肾俞、身柱、神道、至阳、筋缩、命门。

上肢瘫痪：大椎、肩髃、曲池、手三里、外关、合谷、后溪。

下肢瘫痪：髀关、伏兔、足三里、解溪、环跳、风市、阳陵泉、悬钟、殷门、委中、承山、昆仑、血海、曲泉、阴陵泉、三阴交、太溪。

膀胱功能障碍：肾俞、次髎、膀胱俞、中极、阴陵泉。

直肠功能障碍：大肠俞、天枢、支沟。

配穴：出汗障碍，高热加大椎、合谷、复溜、尺泽、委中。

操作：上述穴位可分为数组，每次选用8～10个穴。毫针选用26号或28号较粗的针，夹脊穴或背俞穴对于本症的治疗可起通督壮腰、活血化瘀之效，针刺时应向上向下各超1～2个椎体，选损伤平面附近的穴位。针刺时针尖向脊柱方向斜刺，进针1.5寸，使针尖刺向神经根。督脉腧穴在棘突的稍上方进针，呈45°角向内下方斜刺，刺向棘突下方的椎间隙。早期呈弛缓性瘫痪，针刺用提插捻转法反复行针，尽量取得针感。病人感觉障碍，也可结合用灸法，但应注意局部皮肤温度，防止烫伤。温灸10分钟后再行针刺。背部及四肢肌肉丰满处可用拔火罐。膀胱功能障碍者，针刺中极应注意针尖向下斜刺。防止刺破膀胱。出汗障碍，高热者可用大椎、尺泽、委中三棱针刺血。留针30分钟，每天治疗1次。

2. 电针

处方：参考体针。

方法：每次选4穴，针刺得气后，按电针常规操作，一根导线接在同一侧肢体。弛缓性瘫痪者宜用较强电流短暂冲击3～5次，每次13秒。痉挛性瘫痪者宜用较强高频脉冲电持续刺激5～10分钟。

3. 芒针

处方：参考体针。

方法：选用适当体位，针刺背部穴最好用坐位，挺直腰背，略低头。针刺四肢穴可视情况用仰卧位或侧卧位。可将背部穴位与四肢穴位分成数组，轮流使用。可根据处方穴位，选用2.5寸以上长针。

针刺督脉穴，从大椎穴沿脊柱正中线的皮下向下透刺，直到病损脊椎。如遇阻力，不能一次到达预期针刺的部位的话，可视情况分段透刺2～3针。

针刺夹脊穴，可从病损脊椎两侧，沿脊椎两旁向下透刺，直到骶髂关节。

针刺四肢穴，主要视不同瘫痪肌群和关节活动能力选穴。如肩臂外展肌瘫痪，用肩髃透臂臑；肘关节屈肌瘫痪，举臂透肱中；肘关节伸肌瘫痪，肩髃透鹰上；腕下垂曲池透偏历；指屈曲，合谷透劳宫、后溪；髋关节屈肌瘫痪，五枢透阴廉；髋关节伸肌瘫痪，秩边透环跳；大腿内收肌瘫痪，血海透箕门；大腿外展肌瘫痪，环跳透居髎、膝阳关透风市；膝关节伸肌瘫痪，鹤顶透伏兔；膝关节屈肌瘫痪，委中透殷门；足下垂，足三里透下巨虚；足内翻，阳陵泉透悬钟；足外翻，飞扬透交信。

4. 穴位注射

处方：损伤脊椎上下的夹脊穴、肾俞、次髎、髀关、血海、足三里、三阴交、腰俞。

方法：可用红花当归注射液、黄芪注射液或川芎嗪注射液等中药制剂或维生素B_1、B_{12}、硝酸士的宁、加兰他敏、回苏灵、三磷腺苷、肌苷等西药制剂。每次选用2～3对腧穴，每穴注入药液1～2ml。难愈的压疮可用维生素B_{12}加胎盘注射液在创面周围注射。

5. 皮肤针

处方：相应督脉穴、夹脊穴、背俞穴、瘫痪肢体有关经穴。

方法：每次选 2～3 条经，按经络循行部位，自上而下，每隔 1～2cm 叩打一处，逐条经叩打，至皮肤潮红，微微出血为度，隔日 1 次。

【文献摘要】

1. 李惠兰等用头针及阿是穴埋针方法治疗截瘫神经痛疗效观察。穴位：以阴经疼痛为主的，在选用阴经上阿是穴的同时加用三阴交；以阳经疼痛为主的，选用阳经上阿是穴的同时加用阳陵泉、百会。方法：采用头针合并埋针方法。头针选用感觉区、足运感区、运动区、上 2/5，强度以病人耐受为度，留针 1 小时。疼痛区采用埋针，以消毒好的皮内针，在疼痛区选阿是穴，将皮内针刺入皮下，以脱敏胶布固定，令患者每日按压埋针处 3～4 次。2 天更换 1 次。结果针灸治疗前后疼痛强度降低，治疗前后统计学显示 $P < 0.01$，差异有显著性意义。

[李惠兰，孙岚. 头针治疗截瘫神经痛疗效观察. 中国针灸，2001，21 (4)：209-210.]

2. 俞昌德等针灸治疗创伤性排尿障碍临床观察。截瘫患者创伤性排尿障碍 13 例，取穴：主穴：①曲骨、气冲、阴陵泉；②肾俞、次髎、腰阳关；③关元、水道、三阴交；④大肠俞、膀胱俞、命门。配穴：损伤椎体上、下各 2～3 椎夹脊穴。四组腧穴，每天针灸 1 组，因截瘫平面下病人痛、温觉多消失，针刺手法以医者刺手针下沉、紧、涩，或异常感觉，患者头皮麻粟感，或皮肤潮红、苍白为得气，任、督脉腧穴加灸，以艾条熏灸至针刺穴位局部皮肤潮红为度，留针 30 分钟。13 例中痊愈 7 例，显效 4 例，好转 2 例，无效 0 例，愈显率 84.6%。本病及早用针灸治疗创伤性排尿障碍可获得显著疗效。对于青壮年患者，应及早采用针灸治疗，能及早改善，甚至治愈。

[俞昌德，俞兰英，黄宗勖. 针灸治疗创伤性排尿障碍临床观察. 中国针灸，2001，21 (6)：345-346.]

【按语】 本病可因病因不同、病程不同而有不同临床特征，可表现为肺热伤津、瘀血阻滞、脾胃虚弱、肝肾阴虚、肾督虚衰等见证。针灸临床治疗应注意处理好局部与整体的关系。十分清楚，脊髓损伤是造成截瘫的主要原因，也应注意到脊髓损伤不仅可造成肢体瘫痪，也会影响全身各脏器的功能。特别某些病人全身情况不佳，形成压疮，出现泌尿系感染、消化功能较差，机体抵抗力下降，营养不良和贫血等，使针刺很难取得针感，十分不利于瘫痪肢体的恢复。因此针刺治疗中应兼顾到肢体的功能恢复，又要同时考虑到全身机能状况。以调动全身的代偿功能，促使局部的修复。

针灸主要根据损伤的部位选穴，同时也考虑到具体症状及经络的循行走向，辨证选穴处方。最常用的处方选穴方法是，第一选足太阳膀胱经背俞穴；第二选督脉穴、夹脊穴；第三选脾胃、肾经穴位；第四选瘫痪肌群相关穴。截瘫病人常有二便功能障碍与泌尿系感染的症状，临床可选肾俞、八髎、气海、中极、阴陵泉、三阴交等穴，以深刺为好。针刺八髎穴时，要求针尖刺入骶后孔中，使病人有酸胀感扩散至盆腔或会阴部。多种针灸方法的综合治疗，也能提高本病的疗效。如针刺结合电针，采用穴位注射与灸法相结合等。应注意灸法的操作中，不要造成起泡，以防感染，疮面不易愈合。

适当的功能锻炼有利于防止肌肉萎缩、关节强直、压疮和泌尿系感染的发生等，还可以锻炼意志，增强体质，焕发全身的机能，促使瘫痪肢体的功能恢复。功能锻炼应做到有计划、有步骤地进行。一般先使病人卧床伸屈瘫痪肢体，继则坐在靠背椅上活动肢体，待肢体有一定肌力时，可以在室内有依靠地站立、行走。

神经性头痛

【概述】 神经性头痛是一类有家族发病倾向的周期性发作疾病。表现为阵发性发作的偏侧搏动性头痛，伴恶心、呕吐及羞明。经过一段间歇期后再次发病。在安静、黑暗环境内或睡眠后头痛可缓解。在头痛发生前或发作时可伴有神经、精神功能障碍。

本病在中医称为"偏头风"、"头风"、"偏头痛"、"头痛"。系由风邪、气郁、肝阳上扰，或痰浊、瘀血阻滞脑络，或阴阳气血亏虚，脑络失养所致。其病位在脑络、肝、脾、肾。其病性多为本虚标实，临床所见，肝脾肾亏虚为本，风痰瘀为标。发作期以标实为主，间歇期以本虚为主。

西医学对本病的病因尚不清楚，大约50%的病人有家族史。女性病人常在月经来潮前发作。精神紧张、过度劳累、气候骤变、强光刺激、烈日照射、低血糖、应用扩血管药物或利血平、食用高酪胺食物如巧克力、乳酪、柑橘及酒精类饮料，都可诱发。引起头痛发作大概有两类学说，即血管源学说与神经源学说。一般认为可能系颅血管神经功能紊乱引起。和血液中多种活性物质有关。近年来认为与5-羟色胺代谢紊乱有密切关系。也有认为本病涉及中枢神经、自主神经、神经体液和酶系统。

【临床表现】 本病常有家族史，多见于女性，往往在青春期起病，呈周期性发作。发作频度因人而异，部分女病人与月经周期有关。

本病的典型发作包括颅内动脉收缩期和颅外动脉扩张期。颅内动脉暂时收缩可引起脑部缺血，患者出现疲乏、呵欠频作、忧郁感，或出现视幻觉、视觉缺损、面唇肢体麻刺感等。经数分钟或半小时，则进入颅外动脉扩张期，患者颞动脉扩张，搏动幅度增加，出现头痛，性质呈搏动性钻痛、钝痛或刺痛。头痛部位可在额颞部、额眶部或整个侧头部，也有少数两侧交替头痛或全头痛。头痛剧烈时常伴有恶心、呕吐、眩晕等症状。压迫颈总动脉或搏动较强的颞动脉有时可使头痛减轻。患者面色苍白，闭目畏光。每次发作约数小时，有的达1～2天。常于呕吐、睡眠后头痛减轻或消失，发作后大多数病人疲倦思睡。

【诊断要点】

1. 根据病史、发病年龄、是否反复发作、与疲劳、紧张、情绪不稳定、睡眠欠佳、月经期及气候因素有关、服麦角胺等药物可以缓解等，一般可以诊断。临床应详细了解头痛的发作过程，注意有无前驱症状，询问头痛的性质、部位、持续时间，是否伴胃肠道及自主神经症状。

2. 神经衰弱症，有明显的精神因素，一般为持续性头痛，以闷痛、紧束样痛为多，伴失眠、精神抑郁。

3. 三叉神经痛，多见于中老年，在三叉神经分布区局限性疼痛，发作时间仅数秒钟，似刀割、钻刺、电击样剧痛，服苯妥英钠有效。

【治疗】

治法：祛邪通窍为主，肝阳上亢者予以平肝潜阳；气血瘀滞者予以行气活血。

1. 针刺

处方：百会、风池、太阳、列缺、合谷、太冲。

配穴：前额痛加上星、印堂、攒竹；侧头痛加头维、率谷、外关、足临泣；后头痛加天柱、风府、后溪、申脉；巅顶痛加四神聪、通天、行间；肝阳上亢加中封、行间、涌泉；痰浊上扰加中脘、丰隆、足三里、太白；气血瘀滞加膈俞、血海等。

操作：头痛间歇期，对于虚证用补法，虚实兼见者补泻兼施，一般头痛发作阶段，针刺用泻法，并可配用电针。针刺风池时，针尖呈水平位刺入1寸，施捻转提插手法至病人前额有麻刺感。针风府穴时，令病人低头，针尖向下颌方向刺入1.2寸，施小幅度提插捻转手法，若头部或四肢有触电感，则将针立即提起。太阳穴可用针刺法，也可用刺络出血法。

2. 耳针

处方：皮质下、脑干、额、枕、肾、肝、胆。

方法：每次选用2~4个穴，结合寻找敏感反应点。头痛发作时用强刺激，间歇行针，保持较强针感，间歇期用中等刺激，也可耳穴埋丸。

3. 刺络

处方：太阳、阳白、曲泽、委中、腰1~骶4夹脊。

方法：每次选1~3个穴，常规消毒后，用三棱针在瘀血络脉处，迅速刺入约0.5~1cm，使自然出血，待血止后，加拔火罐，留罐10~20分钟。

4. 穴位注射

处方：风池、天柱、太阳、丝竹空、阳白、攒竹。

方法：选用当归、天麻等中药注射剂或维生素 B_1、B_{12}、强的松龙、利多卡因、普鲁卡因、10%葡萄糖注射液或生理盐水。每次选用1~2对穴，进针0.3~0.5cm，抽无回血，每穴可注药液0.5ml，使局部有酸胀感。

5. 皮内针

处方：攒竹、太阳、阳白、阿是穴。

方法：每次选用2个穴，局部消毒后，用麦粒形或揿钉形皮内针压入穴内，外用小块胶布固定，定时按压。

【文献摘要】

1. 严晓慧等内迎香放血治疗血管神经性头痛33例。临床确诊为血管神经性头痛患者33例，均以前额部疼痛为主，取内迎香穴，施术放血。内迎香穴定位：鼻孔内上端，近鼻根部眼侧鼻黏膜上。操作方法：用2.5寸毫针，针尖朝向鼻根部点刺2~3下，深1分许，令患者擤鼻出血，两侧交替放血。配穴为双侧合谷、内庭，针用泻法。有瘀血征象者，加刺血海。隔日针刺1次，10次为1个疗程。治疗组33例中，临床治愈17例，有效11例，无效5例，总有效率为84.85%。

［严晓慧，尤艳利．内迎香放血治疗血管神经性头痛33例．陕西中医，2004，25（11）：1030．］

2. 曹锐采用针药结合治疗血管神经性头痛80例临床观察。240例患者随机分为针刺组、中药组、针药组各80例。针刺组：取风池、完骨、头维透率谷、太阳、阳辅穴。风池、完骨进针1~1.5寸，施小幅度高频率捻转补法1分钟；头维平刺进针1.5寸，透向率谷，施捻转泻法1分钟；太阳进针1寸，施平补平泻1分钟；阳辅进针1寸，施捻转泻法1分钟。中药组予天麻钩藤饮合龙胆泻肝汤加减，每日1剂分服。针药组按照上述方法，同时予针刺及中药汤剂治疗。3组均每日治疗1次，10天为1疗程，连续治疗3个疗程。结果针刺组治愈28例，总有效率91.25%，中药组治愈27例，总有效率88.75%，针药组治愈 30 例，总有效率 95.00%。针刺组和中药组之间无显著意义（$P>0.05$），针药组与针刺组、中药组之间有显著意义（$P<0.01$）。说明针药组疗效优于针刺组和中药组。

[曹锐．针药结合治疗血管神经性头痛 80 例临床观察．江苏中医药，2006，27（7）：47-48.]

【按语】 神经性头痛的发生，除了与六淫之邪有关外，主要与禀赋、情志、饮食、劳倦等因素有关。临床所见，在发作阶段，多见肝阳上亢、痰浊上扰、瘀血阻络等证型。针灸治疗还需辨明头痛所涉及的经络，如太阳经头痛，疼痛部位在后枕部连项；阳明经头痛，部位在前额眉棱、夹鼻与齿等器官；少阳经头痛，在头侧即颞额部；厥阴经头痛，在巅顶连及目系。

针灸选穴应根据辨证分型和疼痛部位两方面情况。如果有较为局限的疼痛部位，重点选用局部穴位，其中风池、风府、太阳、阿是穴较为常用。若头痛部位较为广泛，痛无定处，四肢穴则应重点考虑。头处高巅之处，为"清阳之府"，所以针灸处方，多选用阳经穴位，阴经穴位中，足厥阴经穴位也比较多用。

针刺手法在疼痛发作时治疗要求病人有强烈的针感，间歇行针，留针时间稍长。可以配合使用电针、耳针治疗，给予强刺激，使病人耳郭充血、有剧烈疼痛，甚至全身微出汗。针刺缓解疼痛后，可在有效穴位上埋针，以巩固疗效。针灸治疗本病应在疼痛发作之初，痛势未甚之时施治，效果较好，若疼痛已作，针灸可以减轻症状，但要使头痛立即停止发作较为困难。对反复发作的病人要根据病情制定治疗方案，按疗程实施治疗。如头痛与月经周期有关，应嘱病人在经前作治疗。

针刺治疗神经性头痛有较好的疗效，但头痛的确切原因应该查清，如头痛进行性加重，并伴有恶心、呕吐、视力减退、神经系统体征，应给予细致的眼底检查，观察有无视乳头水肿，或用超声波探查脑的中线波有无移位，必要时可行头颅 X 线摄片、脑血管造影、脑室造影、CT 等，以便明确诊断，治疗原发病，采取有效的综合治疗措施。

在针灸治疗的同时应嘱咐病人注意消除或减少促发因素，如消除精神紧张，情绪抑郁，避免过度疲劳、强光、噪声、刺激性气味等，注意生活有规律，注意饮食的宜忌。

癫 痫

【概述】 癫痫是大脑神经元异常放电，导致短暂性突发性大脑功能失常而引起的疾病。根据放电神经元的部位及扩散范围不同，临床上可表现为运动、感觉、意识、行为及自主神经等单独或组合出现的功能障碍。出现突然昏倒，不知人事，口吐涎沫，两目上视，肢体抽搐，口中发出猪羊样的尖叫声等症状。这是一种常见的神经系统症状，发病率约为 0.5%。

中医学也有癫痫病名，又称痫证、癫疾，俗称羊痫风。认为系禀赋异常或阴虚风动或痰热瘀血内阻，引起肝风所致。其病位主要在脑，与心、肝、肾、脾胃有关。其病性多本虚标实，以脏腑亏损为本，风、火、痰、瘀为标，发作期以标实为主，间歇期以本虚为主。

本病有原发性与继发性之分。原发性癫痫，原因尚未明确，可能与遗传因素及脑功能不稳定有关。继发性癫痫又称器质性癫痫、症状性癫痫，由脑部病变和某些全身性疾病继发产生。如脑炎、脑膜炎、脑寄生虫病、脑血管病、颅内占位性病变、脑外伤、中毒性脑病、心血管疾病、代谢内分泌疾病等。诱发因素可为疲劳、过饥或过饱、情绪激动、强烈声光刺激、妇女月经来潮等。癫痫的发作机理一般认为是脑部神经元兴奋性增高引起异常放电。放电可能源于间脑中线附近结构，还可能包括中脑网状结构的某些部分，迅速扩散到双侧皮层，再向下传播。病人发生昏迷或全身抽搐，即为大发作。只有短暂的意识丧失，无抽动，为小发作。如放电限于一侧大脑皮层运动区则表现为对侧肢体相应部位抽搐，此为局限性癫痫。能够诱发脑部神经元兴奋的主要因素有脑缺氧、血液碱浓度增高、血钾降低、水钠潴留、脑血管痉挛等。

【临床表现】　癫痫发作大多具有间歇性、短暂性和刻板性的共同特征。常见有大发作、小发作、局限性发作、精神运动性发作等类型。

大发作，部分病人可有先兆，常见有肢体麻木，上腹部不适，头昏，精神错乱，视、听、嗅觉障碍等。继则突然意识丧失，尖叫跌倒，全身肌肉强直性收缩，牙关紧闭，头后仰，两眼上翻，瞳孔散大，呼吸暂停，面色红或青紫，可伴有二便失禁。此期约历时1分钟。然后四肢剧烈抽动，口吐白沫或咬破舌颊黏膜而吐血沫，头也阵阵抽动，此期历时4～5分钟。有的病人发作后即醒，有的进入深睡，或产生意识混乱，四处奔走，常历时几分钟或几小时，清醒后有头痛、肌肉疼痛，无力或呕吐，对抽搐全无记忆，少数可有一侧肢体暂时性瘫痪。也有大发作连续不止，前一次发作后还未清醒又紧接着后一次发作，可持续几小时或几天。此为危象，如不作恰当处理可致死。

小发作，多见于儿童或少年，有极短暂的意识障碍而不为人所察觉，不伴抽搐。发作可表现为突然发生和突然休止的意识丧失，谈话中断，持物失落，行走停止等。可伴有面色发白。发作频率一天可有几次或几百次不等。

局限性发作，有局限性运动型及感觉型两种。前者表现一侧肢体远端或口角部肌肉阵发性抽搐，一般无意识丧失。后者有一侧肢体或面部突然发麻、针刺感或肢体消失感。

精神运动性发作，又称颞叶癫痫，多发于成人，主要表现为发作性意识障碍，可伴有错觉、幻觉及遗忘等。

【诊断要点】

1. 根据规律性发作的病史、发作情况，配合脑电图的检查，基本可以诊断，但须进一步区分原发性还是继发性。一般来说，初发于儿童及青年者多为原发，首发年龄在25岁以后多为继发；大发作或小发作多为原发性，局限性发作及精神运动性发作多为继发性。

2. 晕厥在跌倒后无抽搐，平卧后即改善，起病和恢复均较缓慢。

3. 癔病发作前有明显的精神因素，四肢随意运动而非强直性抽搐。常紧闭双眼，面色如常，神志不丧失，暗示疗法有效。

【治疗】

治法：镇痉息风、醒脑开窍为主，间歇期根据不同证型，补益心肾，健脾化痰。

1. 针刺

处方：发作时可选用百会、风府、大椎、后溪、合谷、太冲。间歇期可用本神、身柱、腰俞、鸠尾、丰隆、行间息风化痰、降火宁神；用大椎、筋缩、脾俞、肾俞、腰奇、气海、神门、阳陵泉、太溪补益心脾、化痰宁神。

配穴：昏迷配人中、十宣、涌泉；牙关紧闭配下关、颊车；夜间发作配照海，白昼发作加申脉；小发作配内关、神门、神庭；局限性发作配阳陵泉、三阴交；精神运动性发作配间使、神门、丰隆、巨阙、中脘。

操作：根据病情选用4～5穴。发作期用泻法，间歇期根据证候虚实酌用补泻。针刺百会时，可将针向四周透刺。针刺大椎时，针尖微向下，使针感沿脊柱向下放射到腰部。腰奇向上斜刺，针感沿脊柱传导。针巨阙应注意针尖偏向下，以免损伤膈肌，并使针感向下和两侧放散，肝脾肿大患者应注意针刺深度，防止刺中肝脏。每天或隔天治疗1次，若1日数发者可1日针数次，控制发作后逐渐减少至每周1～2次，连续治疗3～6个月。

2. 灸法

处方：大椎、肾俞、足三里、丰隆、间使、腰奇。

方法：每次选用1～2穴，采用化脓灸法，隔30天灸治1次，4次为1疗程。

3. 电针

处方：神庭与内关；太阳与足三里；风池与仆参。

方法：三组穴位可交替使用。选用密波，通电20～30分钟，适用于间歇期。

4. 耳针

处方：心、肝、肾、脾、胃、神门、枕、脑干、皮质下。

方法：每次选用2～3穴，毫针用强刺激，间歇行针，留针20～30分钟，每天或隔天治疗1次。也可用埋针埋丸法。

5. 埋线

处方：大椎、腰奇、鸠尾、神门、足三里、长强。

方法：每次选用1～2穴，在无菌操作下，局麻后埋入医用羊肠线，隔20天治疗1次。

6. 头针

处方：运动区、感觉区、足运感区。

方法：按头针操作法强刺激，留针30～60分钟，间歇行针或加用电针。

【文献摘要】

1. 何敏使用药线穴位植入治疗癫痫病563例临床观察。材料：无菌1-5号羊肠线、5ml注射器、18cm止血钳、剪刀、手术刀、0.5％～1％普鲁卡因等。将羊肠线剪成1.5～2cm，弯曲成"U"字形。取穴：处方1：大椎、腰奇、脊中、筋缩；处方2：身柱、陶道、心俞（双侧）、太冲（双侧）。穴位皮肤常规消毒作普鲁卡因埋线点局麻（先皮试），用手术刀在穴位右侧旁开2～3cm处用刀尖刺一小口（切口深度一般为0.5～1cm），先将血管钳探至埋线的穴位点，再用血管钳将羊肠线送入穴位处（植入羊肠线多少要根据病情、病程及不同年龄而定）。刀口上压上碘酒棉球，上面覆盖消毒纱布，再用胶布固定即可。结果：治愈率65％，有效率93％。说明背部取穴割治埋线治疗癫痫收到了显著的治疗效果，弥补了药物治疗癫痫的不足，可以提高癫痫治疗的有效率及治愈率。

[何敏.药线穴位植入治疗563例癫痫病临床观察.四川中医，2005，23（2）：88-89.]

2. 邵素菊应用通督健脑针刺法治疗癫痫121例。取穴：发作期取百会、人中、合谷；间歇期取百会、大椎、风池、筋缩、腰奇。配穴：昼发加申脉；夜发加照海；痰多加丰隆；抽搐不止加涌泉；心烦、失眠加神门；胸闷加内关；纳差加中脘、足三里。百会、人中、合谷、大椎、风池、筋缩及配穴均按常规操作，唯有腰奇穴需要选用3寸以上毫针，让患者采取侧卧屈膝位，术者将针刺入皮下，顺脊柱（督脉）向上沿皮下刺入2.5寸以上，使针感向上传导。根据患者病情，每日或隔日针治 1 次，每次留针 30 分钟，中间行针 2～3 次。结果治愈 37 例（占 30.58%），总有效率为 90.08%。根据临床观察，针刺治疗对年龄小、病程短、病情轻者效果较好，对年龄大、病程长、病情重者效果较差，因此对本病应及早治疗。

［邵素菊．通督健脑针刺法治疗癫痫 121 例．山东中医杂志，2005，24（2）：96-97.］

3. 陈瑞镇癫穴埋线治疗癫痫 600 例。治疗方法：患者取坐位，上臂抬高 45°，虎口卡腰，拇指在前，其余四指在后，使三角肌轮廓清楚，在三角肌后缘上 2/3 与下 1/3 交界处，按压有酸、麻、胀等感觉，即镇癫穴处，并标记。皮肤常规消毒，铺无菌小洞巾，用 2% 利多卡因行局部浸润麻醉。用 12 号腰椎穿刺针，拔出针芯，将医用 1-2 号羊肠线剪成 1.5～2.0cm 小段，置于 12 号针内，按标记垂直进针 1～2cm，得气后，再将针芯送入针内，边推针芯，边退针体，肠线便自然置于穴位内，每穴 2 根。埋毕常规消毒穿刺点，无菌纱布覆盖，用胶布固定。然后用同样的方法埋线对侧穴位。每 3 个月埋线 1 次，3 次为 1 个疗程，经过 1 个疗程治疗，显效 408 例，占 68.0%；有效 180 例，占 30.0%；无效 12 例，占 2.0%；总有效率 98.0%。本法经临床实践验证，对原发性癫痫有显著疗效，对继发性癫痫则有不同程度的改善。

［陈瑞．镇癫穴埋线治疗癫痫 600 例．中国针灸，2004，24（7）：473-474.］

【按语】　中医认为癫痫的发生有先天与后天的因素，其发病与积痰、郁火、瘀血、气乱有关，无论是发作期还是休止期，都可用针灸治疗，达到化痰开窍、息风定痫、活血化瘀、育阴潜阳、扶助正气的作用。尤其在发作期，针灸可调达气机，制止逆乱，促使苏醒。休止期可根据证候虚实扶正祛邪。

癫痫发作时，针刺用穴要少而精，便于操作，头部如人中，四肢选用合谷、太冲、后溪等位于腕、踝关节以下的穴位，针身受肢体抽搐的影响较小，行针频率要快、幅度要大，以促使苏醒。并应立即侧卧，尽量让痰涎吐出，以防吸入肺内。并将小毛巾折叠成条状或缠绕在压舌板上塞进口中，防止咬伤舌头。解开衣领，保持呼吸通畅。癫痫持续状态时要及时采取抢救措施，如吸氧，有高热脱水要降温补液，脑水肿要给予脱水。癫痫的间歇期应坚持一段时间的针灸治疗，尤其对于原发性癫痫，针灸与中西药物的综合治疗，可使多数病人症状得到控制与缓解。针灸治疗过程中，病人不宜马上停止已服的抗癫痫药物，而要在医生指导下逐渐减少。

对于继发性癫痫，还应积极治疗原发病，以消除病因，求得根治。病人平时应注意避免过饱、过劳，生活要有规律，保证足够的睡眠，保持乐观情绪，避免精神紧张和感情冲动，忌辛辣烟酒，不要参加有危险性的工作和活动，以防发生意外。

脑血管意外

【概述】　脑血管意外又称为急性脑血管病，是指脑血管的急性血液循环障碍而导致的偏瘫、失语、昏迷等急性或亚急性脑损害症状的疾病。各个年龄组均有发病，但以中年以上为多见，尤多见高血压、动脉硬化等患者。本病发病急剧，死亡率、致残率高。根据疾病的性质，可以分为出血性与缺血性两类。前者包括脑出血与蛛网膜下腔出血，后者包括脑血栓形成和脑栓塞。其中以脑血栓形成最为多见，其次为脑出血，蛛网膜下腔出血与脑栓塞更次之。

本病在中医学中属于"中风"、"卒中"、"大厥"、"风痱"等病。主要由于患者平素气血亏虚，心、肝、肾三脏阴阳失调，加以忧思恼怒，或饮食不节，或房室劳累，或外邪侵袭等诱因，以至风、火、痰、瘀闭阻脑络所致。其病位在脑窍、脑络与心肝脾肾，一般为本虚标实，急性期除"脱证"，一般以标实为主，恢复期常虚实夹杂。

脑出血、脑血栓形成的发生常与高血压、动脉硬化有关，动脉瘤、先天性脑血管畸形常继发蛛网膜下腔出血，风湿性心脏病及亚急性细菌性心内膜炎为脑栓塞的病因之一。脑出血是由于动脉壁变性或破裂而导致血液渗入脑实质内，引起昏迷和瘫痪。蛛网膜下腔出血是指脑底部或脑表面的血管破裂，血液直接进入蛛网膜下腔而产生的意识障碍，脑膜刺激征而言。脑血栓形成是指在脑动脉内膜病变的基础上产生的动脉管腔狭窄或闭塞，导致急性脑供血不足而出现偏瘫、失语等局灶性神经症状，脑栓塞是指进入血液循环的栓子将脑动脉栓塞，临床上表现为突然偏瘫和意识障碍等症状。

【临床表现】 脑出血，初起有剧烈的头痛、眩晕、呕吐和偏瘫，意识由模糊而进入昏迷状态。面色潮红，呼吸深且带鼾声，口角歪斜，脉搏缓慢有力，血压增高。瘫痪侧张力减退，病情严重者呈深度昏迷，呼吸不规则，脉搏增快，血压降低，四肢运动完全丧失，并可发生消化道出血而呕吐咖啡色胃内容物，体温急剧升高而为危候。出血不严重者昏迷数日至数周后，意识状态逐渐好转，瘫痪肢体的运动功能逐渐恢复。

蛛网膜下腔出血起病突然，头痛剧烈，颈项强直，恶心呕吐，烦躁不安，双目紧闭畏光，少语，或谵妄、惊厥，发热，血压升高，脉搏缓慢，呼吸不规则，颅内压增高等。一般无神经系统局部受损的表现。

脑血栓形成常于休息或睡眠时发生。起病相对缓慢，呈进行性进展。1～3天达到高峰，但也可表现为完全性突然卒中。全脑症状轻，多无明显头痛、呕吐，一般不出现意识障碍，生命体征及下丘脑自主神经功能多无异常。瘫痪的发生与发展，根据病变的部位与轻重不同而异。脑栓塞起病急骤，多有短暂意识模糊。由于栓子的性质、大小、多少以及阻塞部位的不同，可出现瘫痪、失语，或癫痫，烦躁，失眠，谵妄；或头痛，呕吐，视力障碍，甚至昏迷，惊厥等。

【诊断要点】

1. 凡遇本病急症，应详询病史，结合发病情况、症状、体征、血压、眼底检查、计算机体层摄影（CT）、磁共振成像（MRI）等，以区别脑血管病的不同类型。

2. 中、老年有高血压病史，起病急骤，出现昏迷，肢体瘫痪，脑脊液呈均匀血性等，为脑出血的诊断要点。

3. 患者突然剧烈头痛、眩晕、呕吐等脑膜刺激症状，腰椎穿刺脑脊液为均匀血性者，是蛛网膜下腔出血的特征。

4. 老年人有高血压、动脉硬化病史，在发病1～2天内逐渐出现偏瘫，神志大多清醒，脑脊液清晰者，为脑血栓形成。

5. 若发生于青壮年，有心脏病史，突然发病，昏迷较轻，易于清醒，肢体偏瘫，间有抽搐，脑脊液清晰者，为脑栓塞。

【治疗】

治法：急性期若为风阳痰瘀邪盛为主者，治以息风潜阳、化痰活血、醒脑开窍等法。若为邪盛正虚，正气不支，则回阳固脱以图挽救。恢复期余邪未净、正气虚弱者，宜标本兼顾，徐图康复。

1. 针刺

闭证：

处方：水沟、十宣、涌泉、内关、合谷、太冲、丰隆。

配穴：身热加曲池、大椎；便秘加支沟、上巨虚、天枢；舌謇加廉泉。牙关紧闭加颊车、下关。

操作：水沟向上方斜刺，进针可稍深。十宣可分组用粗针点刺出血，诸穴针刺宜促使得气，但又不宜引起病人躁动。每天可治疗 2～3 次。

脱证：

处方：素髎、涌泉、神阙、关元。

配穴：虚汗出加阴郄；鼾睡不醒加申脉；二便自遗加水道、三阴交、足三里。

操作：先针素髎，用提插法，持续行针，加强针感。涌泉用补法，反复行针。神阙、关元用隔盐、隔姜大艾炷灸，连续十数壮或数十壮。

中经络：

处方：风池、百会、肩髃、臂臑、曲池、手三里、外关、合谷、中渚、环跳、风市、伏兔、足三里、阳陵泉、丰隆、三阴交、解溪、太冲。

配穴：吞咽困难加廉泉、扶突；失语加廉泉、哑门、通里；浮肿明显者局部刺络出血。

操作：每次选用 5～7 个穴。多用患侧穴位，当患者有全身症状，需要作全身调整时，可配合用健侧穴位。针刺一般以平补平泻手法，促使得气为度。对于正气虚弱者，宜用补法。对拘急强硬者，宜加用阴经穴位，并先针该部局部穴位，用较强手法，以舒经筋之挛急。待拘挛肢体松弛后再针其他穴位，这样不会弯针。久病或得气难者可配合灸法。针刺百会、廉泉等穴，可向两边透刺，以扩大针感范围。恢复期及后遗症期多用透刺法，如曲池透少海、阴陵泉透阳陵泉等。

2. 头针

处方：运动区、感觉区、足运感区、语言二区、语言三区、运用区、血管舒缩区。

方法：选用病变对侧相应区治疗，如瘫痪选用对侧运动区，上肢功能障碍为主则以对侧运动区中 2/5；感觉障碍选用对侧感觉区；运动性失语用运动区下 2/5；命名性失语用语言二区；感觉性失语用语言三区；失用症选用运用区；偏瘫侧肢体浮肿者用对侧血管舒缩区。选用 2 寸毫针，将针刺入帽状腱膜下，横卧针身，快速捻针，并在留针过程中间歇行针，或通以电针脉冲电流。每次 30 分钟，隔日 1 次。30 次为 1 个疗程。适用于恢复期或后遗症期。

3. 穴位注射

处方：风池、臂臑、曲池、外关、肾俞、伏兔、足三里、飞扬、悬钟。

方法：每次选用 2～3 个穴，诸穴交替使用。中药制剂可选当归、丹参、红花、黄芪、夏天无、徐长卿等；西药可选用三磷酸腺苷、烟酸胺、维生素 B_1、B_{12}、ATP、辅酶 A 等。每天或隔天 1 次，每穴注药 0.5～2ml。

4. 耳针

处方：皮质下、肝、脾、肾、心、肢体相应区、口、咽喉。

方法：每次选用 3～4 个穴，毫针用中、轻度刺激，每天或隔天 1 次，30 次为 1 个疗程。适用于恢复期及后遗症期。

5. 眼针

处方：上焦区、下焦区、心区、肝区、肾区。

方法：选用较细较短毫针，用一手拇指按住将刺的穴位附近，使局部皮肤绷紧而不使皮肤移位，另一手拇食指持针对准穴位迅速稳准刺入皮内，再慢慢地推进，约 10mm 深，不作任何捻转提插手法，有微痛、酸胀等得气感即可，如未得气可将针提出 1/3，改变方向再刺入，或用刮针柄法。

6. 舌针

处方：神根、佐泉、液旁、支脉。

方法：采用提插捻转，留针 3～5 分钟，隔日 1 次，5～7 次为 1 个疗程。

【文献摘要】

1. 石学敏用醒脑开窍法治疗脑血管病神志障碍及瘫痪，认为本病主要病机是"窍闭神匿"，以选用阴经穴为主，在针刺方向、深度及操作手法上都有独到经验。主穴：内关、人中、三阴交。副穴：极泉、委中、尺泽。配穴：吞咽障碍加风池、翳风、完骨，手指不能握固加合谷。先刺双侧内关，直刺 0.5～1 寸，采用提插捻转泻法，施手法 1 分钟。继刺人中，从鼻中隔下斜刺 0.5 寸，用重雀啄手法至流泪或眼球湿润为度。三阴交沿胫骨后缘进针，针尖向后斜刺与皮肤呈 45°角，进针 1～1.5 寸，用提插补法，使病人下肢抽动 3 次为度。极泉直刺进针 1～1.5 寸，用提插泻法，使上肢抽动 3 次为度。针尺泽操作同极泉。委中穴采取仰卧位直腿抬高取穴，进针 1 寸，用提插泻法使下肢抽动 3 次为度。风池、翳风、完骨穴针向喉结，进针 2～2.5 寸，采用小幅度高频率捻转补法施手法 1 分钟。合谷穴针向三间穴，采用提插泻法，使第二指抽动为度。每日 2 次，10 次为 1 个疗程。用本法共治疗 2336 例，治愈 1281 例，显效 542 例，好转 453 例，无效 18 例，死亡 42 例，总有效率达 97.43%。

[天津中医学院一附院针灸科. 醒脑开窍针刺法治疗中风 2336 例的临床分析及实验研究. 天津中医，1989，(6)：2.]

2. 陈玉岭用阴经穴透刺治疗中风，并与取阳经为主的一般体针针刺法对照。随机分成治疗组 162 例与对照组 54 例。治疗组取主穴：极泉透肩髃、尺泽透少海、内关透外关、合谷透劳宫、次髎、阴陵泉透阳陵泉、三阴交透悬钟、太冲透涌泉。配穴：口眼歪斜：地仓透颊车；失语：上廉泉透舌根；神智不清：人中、翳风。操作：进针得气后接电针，用疏密波，强度为患者能忍受为度，每次 30 分钟，每日一次，10 次为 1 个疗程，疗程间间隔 3～5 天。对照组取穴：肩髃、曲池、外关、合谷、环跳、足三里、太冲。操作方法、配穴疗程等与治疗组同。结果：治疗组优于对照组，$P<0.01$。治疗组病程在三个月以内的疗效明显优于三个月以上者，$P<0.01$。

[陈玉岭. 阴经透刺法为主治疗中风 162 例. 上海针灸杂志，1994，13 (6)：245.]

3. 葛兆希等针药结合治疗气虚血瘀型脑卒中的效果评估。随机将 66 例气虚血瘀型脑卒中患者分为针药组，针刺组和中药组。针灸组取穴：颞三针（于偏瘫对侧颞部，耳尖直上 2 寸处为第 1 针，然后以第 1 针为中点，同一水平前后各旁开 1 寸分别为第 2 和 3 针）、气海、足三里。肩不能举配肩三针；上肢瘫配曲池、手三里、外关、合谷；下肢瘫配环跳、阳陵泉、解溪、昆仑；指趾不能动加八风、八邪；语言不利加舌三针。留针 30 分钟，间隔 10 分钟捻转运针 1 次，平补平泻。气海、足三里必温灸。每天针灸 1 次，1 周为 1 个疗程。中药组：补阳还五汤，水煎分早晚口服，1 剂/日，1 周为 1 疗程。针药组：同时给予上述针灸与中药，方法及疗程同上。针药组和针刺组总有效率明显高于中药组，针药组显效率明显高于针刺组和中药组。说明针药结合治疗气虚血瘀型脑卒中疗效明显优于单纯针刺和单纯中药治疗。

[葛兆希，赵亚伟．针药结合治疗气虚血瘀型脑卒中的效果评估．中国临床康复，2006，10（27）：19-20.]

4. 赵建安等俞募穴位电针治疗脑卒中尿失禁 56 例。电针组主穴取膀胱俞、中极；配穴取四神聪、申脉、三阴交、阴陵泉、石门。膀胱俞、中极两穴针刺得气（使局部有酸胀针感并导气下行，直至会阴部）后，加接 G-6805 电针治疗仪，用疏密波，以病人能耐受为度。每次通电 30 分钟。配穴常规针刺法平补平泻，得气为度，隔 10 分钟行针 1 次，留针 30 分钟。对照组取穴同电针组，常规针刺。结果治疗组总有效率为 80％，对照组总有效率为 70％，$P<0.05$。说明电针组疗效优于普通针刺，膀胱俞、中极两穴配以电刺激，可增强尿道括约肌的兴奋性，加强向大脑信息的传递，重新建立排尿反射弧。

[赵建安，苏同生，刘敏．俞募穴位电针治疗脑卒中尿失禁 56 例．陕西中医，2007，28（10）：1383-1384.]

【按语】 脑血管病是临床常见病，其死亡率及致残率极高。特别是后遗症目前仍无满意治疗方法。针灸是治疗本病的有效方法。不仅可用于恢复期、后遗症期，也可用于急性期，或用于预防。在急性期，除脑出血、脑血栓形成重症的昏迷，应采取针灸与中西药物综合治疗抢救外，一般说可单独使用针灸治疗，收效良好，尤其是脑血栓形成者更为适合。对于重症昏迷者，配合针灸也能起到控制病情、协同治疗作用。病情稳定后，早期用针灸治疗十分重要，一般在发病后 1 周即可开始。脑血管病的恢复期、后遗症期更是针灸的适应证。常用体针、头针法。病情稳定后，眼针也有明显疗效，常可使即刻抬臂、抬腿。在后遗症期，除毫针外，头针、耳针、穴位注射、舌针等都有一定效果，可结合或交替使用。

在漫长的后遗症期，针灸治疗有取穴广、多温补、疗程长的特点。可根据病情需要选用阳经、阴经，患侧、健侧穴，经穴、奇穴等。针刺除常规刺法外，多用一针多穴透刺法。针刺治疗除了针对瘫痪肢体、失语等外，还应注意患者全身状况，如血压是否稳定，食欲、睡眠是否正常，大便是否通畅等，并及时给予针灸处理，这是提高疗效不可忽视的。

针灸治疗期间应加强功能锻炼，可以促进全身经络气血运行，增强神经的营养功能，防止肌肉、骨骼、关节失用性变化。

治疗中还应注意指导患者调畅情志，注意合理饮食。同时指导防止复发措施。经常针灸风市、足三里等穴可以起预防作用。

震颤性麻痹

【概述】 震颤麻痹又称帕金森病，是一种常见的中枢神经系统变性的锥体外系疾病。以静止性震颤、肌强直、运动减少、姿态异常为主要症状。对于未发现任何确切原因的称为原发性震颤麻痹或称震颤麻痹。对于有确切原因的则称为继发性震颤麻痹或称震颤麻痹综合征。二者在临床表现及病理演化上有许多共同特征。主要病理改变都是黑质和黑质纹状体通路变性，该系统内多巴胺的含量减少。原发性震颤好发于 50～60 岁，男多于女。少数人有家族史。许多年轻的震颤麻痹病人无明显脑炎病史，只有流行感冒的病史，这种所谓"少年型震颤麻痹"中的一部分可能系脑炎的后遗症。

中医将本病称为"颤证"、"震掉"等。认为其基本病机为，由于风气内动而引起震颤，由于经筋失养而引起僵硬、少动。而导致肝风内动的原因在于阴血亏虚、气血不足，病久又可阴虚及阳，而致阴阳两虚。在阴阳气血亏虚的基础上，又可产生瘀血、痰浊等继发病理因素。其病变脏腑主要在肝肾脾，其病性以本虚标实为主。

原发性震颤麻痹的黑质变性原因至今不明。而脑炎、动脉硬化、颅脑损伤、基底节肿瘤、甲状旁腺功能减退或基底节钙化、慢性肝脑变性、一氧化碳、二硫化碳、锰等化学物质中毒引起的与震颤麻痹类似的临床症状或病理改变，统称为震颤麻痹或帕金森综合征。由于黑质纹状体神经细胞变性，多巴胺制造减少，而乙酰胆碱的作用相对亢进，而产生临床诸多症状。

【临床表现】　震颤麻痹起病隐匿缓慢，多数病人到明确诊断常有 2 年左右的病史。主要症状包括震颤、肌强直、运动缓慢及姿态反射丧失等，出现的先后因人而异。

静止性震颤呈"搓丸样"、"数银元状"。震颤在激动时加重，于运动时减轻。睡眠时消失。

肌强直可发生于震颤之前，被动运动时呈"铅管样强直"，若同时有震颤则有"齿轮样强直"。面肌强直使表情和眨眼减少，出现"面具脸"。若舌肌、咽喉肌强直，可表现说话缓慢、吐字含糊不清，严重者可出现吞咽困难。颈肌、躯干肌强直形成屈曲体态。

病人的随意动作减少，动作缓慢，启步困难。由于强直和震颤，手指难以完成精细动作，出现"写字过小症"。由于身体屈曲前倾，重心前移，一旦起步可表现为"慌张步态"。病人因失去联合动作，行走时双手无前后摆动，坐时不易起立，卧时不易翻身。

其他常见自主神经症状，如顽固性便秘，大量出汗，或有皮脂溢出，怕热，排尿不畅及体位性低血压等，部分病人有精神症状，如失眠、情绪抑郁、反应迟钝、智力衰退及痴呆等。

【诊断要点】

1. 根据本病有震颤、肌强直、运动徐缓及姿态反射丧失等主症，结合"面具脸"，头前倾，躯干俯屈，行走上肢无摆动及"慌张步态"等特殊症状，临床诊断并不困难。但须区别原发性与继发性两种。

2. 由病毒感染引起者，如乙型脑炎，在痊愈期也可出现震颤麻痹症状，但一般轻微、短暂。即使症状持续长久，也无进行性加重。

3. 由化学物质中毒引起者可了解到有明显的中毒史、接触史。

4. 药物性引起者如抗精神病药物及利血平均有阻断中枢多巴胺受体，引起震颤麻痹综合征的副作用，但这些病人有明显的用药史，停药后症状减轻。

5. 腔隙状态的血管震颤麻痹综合征是由纹状体腔隙中风所引起，多有动脉硬化或高血压病史、头颅 CT 扫描或 MRI 得以确诊。特别是脑干和基底节常直接影响多巴胺系统的功能，有时还可伴假性球麻痹及智力明显减退。

6. 老年性震颤起病于老年，震颤细微，常伴头部节律性颤动而无肌肉强直，无动作减慢及姿态异常等。常有痴呆。

7. 肝豆状核变性出现肢体震颤，肌肉强直，其发病年龄较早，多有家族史。常于静止时震颤减少，有肝功能改变及铜代谢紊乱等特征。

【治疗】

治法：补益肝肾，息风止颤。

1. 针刺

处方：四神聪、风池、本神、曲池、外关、合谷、足三里、阳陵泉、丰隆、三阴交、太冲。

配穴：肝肾阴虚加肝俞、肾俞；气血虚弱加气海、公孙；痰浊中阻加膻中、中脘、阴陵泉；颤抖甚加少海、后溪、三间、大椎；僵直甚加大包、期门（均灸）大椎（刺血）；汗多加肺俞、脾俞、气海；皮脂溢出加曲池、内庭；脘胀加梁门、中脘；便秘加天枢、气海；口干舌麻加廉泉、承浆。

操作：将上述处方分成两组交替使用。每天或隔天治疗1次，30次为1个疗程。四神聪针刺时四个穴点的针尖都朝向百会。头部穴针刺后加用电针，选用疏波，通电20～30分钟。针刺用平补平泻法或根据病情施用补泻。震颤甚者用大椎深刺，选用2.5～3寸毫针，刺入约0.9～2.5寸深，使病人产生触电感向四肢或全身放射为度，有此感觉则迅速出针，不捻转不提插不留针。或在治疗中加刺少海、三间等穴。僵直甚加灸大包、期门，每穴灸10分钟。或用三棱针刺大椎出血，再加拔大玻璃火罐，使之出血，1周或2周刺血1次。

2. 头针

处方：①舞蹈震颤控制区、运动区、足运感区。
②顶中线、顶颞后斜线、顶旁1线、顶旁2线。

方法：用1.5～2寸毫针，进针时呈30°角，在帽状腱膜下将针身进到2/3后，快速平稳地捻针，达2～3秒，使局部有热、麻、重压感，每隔5～10分钟行针1次，留针30分钟左右。上述头针方案可任选一种。

3. 穴位注射

处方：天柱、定喘、曲池、手三里、阳陵泉、足三里、三阴交。

方法：用芍药甘草注射液或当归、丹参、黄芪等注射液，或用10%葡萄糖注射液或用0.25%普鲁卡因注射液（皮试后用）。每次选用2～3穴，每穴注入药液0.5～2ml，每天或隔天治疗1次。

4. 耳针

处方：皮质下、脑点、神门、枕、颈、肘、腕、指、膝。

方法：每次选2～4穴，毫针用中等刺激，或加用电针刺激，或用耳穴埋丸法。每天或隔天治疗1次。

【文献摘要】

1. 蒋英针刺治疗震颤性麻痹19例。采用体针与头针相结合的方法。体针取穴及补泻手法：太冲（补）、太溪（补）、血海（补）、合谷（泻）、曲池（泻）、风府（泻）、风市（泻）。每次用双侧穴位，留针20分钟。头针及电刺激波型选择：取舞蹈震颤控制区（先取运动区：上点在前后正中线中点后0.5cm处，下点在眉枕线与鬓角前缘交界处，两点连线即是。运动区平行前移1.5cm为舞蹈震颤控制区）每次取一侧，两侧交替使用。针刺得气后用G-6805型电针仪通电，选用疏密波型，留针20分钟。10次为1个疗程。经3个疗程治疗后，显效3例，占15.8%，总有效率为84.2%。

[蒋英. 针刺治疗震颤性麻痹19例. 四川中医，2000，18（9）：56.]

2. 赵秉祥等综合治疗震颤性麻痹30例临床观察。治疗组采用杞菊地黄饮、血栓心脉宁合并针刺治疗30例，并与单用美多巴治疗的30例作对照。治疗组中药：杞菊地黄饮

20ml，每日 3 次，血栓心脉宁 4 片，每日 3 次，连服 30 天为 1 个疗程；针灸取穴：百会、风池、曲池、合谷、足三里、阳陵泉、三阴交、丰隆、太冲、肝俞、脾俞、肾俞和头部舞蹈震颤控制区，进针得气后加电针，留针 30 分钟，30 天为 1 个疗程。对照组：美多巴每日的口服剂量从 62.5mg 开始渐增，每日 2 次，每日超过 750mg 后两周增加 125mg，超过 1000mg 后每月增加 125mg，待症状控制后逐步减量至维持量，分 2～3 次口服。连续观察 2 个疗程。结果治疗组显效 6 例（20.0%），总有效率 80.0%。对照组显效 9 例，总有效率 86.7%。结果表明两组治疗轻、中度震颤性麻痹的疗效比较无显著差异（$P>0.05$），但对重度震颤性麻痹的治疗，对照组疗效优于治疗组（$P<0.05$）。

[赵秉祥，葛红霞，契燕燕，等．综合治疗震颤性麻痹 30 例临床观察．湖南中医杂志，2004，20（6）：13-15.]

【按语】 本病属疑难病，原因不明，目前无有效治疗方法，西药不能阻止病情进展，需要终身治疗，且药物副作用非常明显。本病证型复杂多变。这主要是由于本病多发生于中、老年人，这些人体质具有诸虚、诸病相兼的特点。由于本病起病隐匿，给审症求因带来难度。该病无根治方法，病程长，长期演变使证型多向发展。此外，长期服用西药，药物的治疗作用与副作用可能干扰原有的证型表现。但总地来说属本虚标实之证。

由于本病至今无有效穴位，病机复杂，症状众多，针灸治疗选穴较为广泛。主要考虑三方面情况用穴。第一，旨在息风止颤。除头部四神聪、百会、风池、本神等穴外常用合谷、太冲这一小型处方。第二，辨证选穴，改善体质。除了根据病人阴阳气血状况用穴外，还常用背俞穴或夹脊穴以扶正治本。第三，对症用穴，减轻兼症。对病人服西药所引起的副作用，兼有的其他病症，治疗中给予兼顾将有助于控制主症。除体针外，临床常用头针治疗本病取得较好疗效，在焦氏头针的十多个刺激区中，竟发现了专门控制震颤的治疗区，二十多年来用于治疗某些锥体外系病症，这是很值得思考的，表明头部是治疗本病不可忽视的选穴部位。古人关于刺血治疗痼疾，灸法有针法某些代替不了的作用等论述，可以启迪针灸临床多法配合，治疗顽疾。

现代临床观察发现针灸对本病的治疗受病程长短、临床症状等因素影响。病程短疗效较好，针灸对僵直症状改善较震颤更明显。

目前对本病尚无理想治疗方法的情况下，针灸虽不能取代西药的作用，但作为无副作用的自然疗法，能减慢延缓病情发展，缓解症状，减少西药用量，减轻西药副作用，改善体质。

周期性麻痹

【概述】 周期性麻痹是以周期性发作的弛缓性瘫痪为特点的肌肉疾病，多数伴有钾离子代谢异常，以低钾性周期性麻痹最为常见。本病发病突然，常持续数小时至数日后恢复，发作时大多伴有血清钾异常。常因情绪激动、受凉、月经、过饱与劳累而诱发，发作频率不一，有每晚发作者，也有一生中仅发一次者。发病年龄在 30 岁以前，以青春期为多，35 岁以后发作逐渐减轻，以至消失。男女患者比例为 3：1。本病预后一般良好，仅有极少数因呼吸肌瘫痪或心律失常而死亡。每次发作运动功能恢复后仍可能有短时间的肌肉疼痛或僵硬感，发作间隙期病人恢复如常，一般不留任何症状，仅有个别在多年频繁发作后可能有固定性肢体近端肌力减退甚至轻度肌萎缩。

在中医"痿证"中有相应的描述和论治。中医认为本病主要由于气阴不足，外感寒湿之邪，饮食不当，七情劳欲使经脉失养所致。其病位在脾胃肝肾，其病性以虚为主。

西医学对本病的发生原因尚不清楚，多数研究表明，周期性麻痹的发作与肌细胞膜功能异常有关。发作时细胞膜的 Na^+-K^+ 泵兴奋性增加，使大量 K 离子内移至细胞内引起细胞膜的去极化和对电刺激的无反应性，导致瘫痪发作。甲状腺功能亢进、醛固酮增多症等均通过钠通道机制引起本病发作。病理检查可见肌纤维内空泡形成，晚期患者可见肌纤维变性。

【临床表现】 以男性多见。多在青年起病，可因饱餐高糖饮食、受凉、疲劳、感染等诱发。常在半夜或清晨起病，早上醒来感到四肢或以下肢为明显的软弱无力，在数小时达高峰。发病初可有剧渴、多汗、肢体酸痛、感觉异常等症状。典型表现为下肢近端肌群如髋膝无力，渐向远端蔓延，病情可能顿挫于此，亦可波及腹肌或上肢，肌张力减退，膝反射减弱，无病理反射，症状对称，偶尔仅见一侧，个别可累及呼吸肌，使其麻痹，可见心律失常。每次发作历数小时或数日自行恢复。发作间歇期肌力正常。

【诊断要点】

1. 根据本病特征性表现，结合肌肉电刺激反应减弱或消失，血清钾不稳，心电图低钾表现等，诊断不难。

2. 癔症性瘫痪多在精神因素下诱发，白天发作多，上、下肢远端均可首先发病。腱反射无明显改变，血清钾正常。

3. 原发性醛固酮增多症，可见发作性肌无力或手足麻木感等神经肌肉系统症状及伴有低血钾症。症状类似周期性麻痹的发作。但原发性醛固酮增多症伴有高血压、高血钠和碱中毒，必要时检查血浆醛固酮水平可作鉴别。

4. 其他能致低血钾的疾病也可产生发作性肌力软弱，如肾小管性酸中毒、糖尿病酸中毒时应用大量胰岛素，长期应用利尿剂或肾上腺皮质激素引起低血钾等，均可出现类似周期性麻痹的发作。

【治疗】

治法：健脾化湿，补益脾胃。

1. 针刺

处方：髀关、伏兔、梁丘、足三里、阴陵泉、三阴交、解溪、内庭、大椎、脾俞、胃俞、肝俞、肾俞。

配穴：肺热加尺泽、肺俞；上肢瘫痪加肩髃、曲池、合谷、阳溪；呼吸困难加天突、膻中、尺泽、列缺。

操作：针刺得气后根据证候施以补泻。留针 30～50 分钟，间歇行针。也可加用电针。

2. 灸法

处方：百会、大椎、中脘、气海、脾俞、肾俞、手三里、足三里、伏兔、阴陵泉。

方法：每次选用 3～5 穴，用清艾条温和灸，每穴灸 5 分钟，使局部出现红晕，每天或隔天治疗 1 次。

3. 皮肤针

处方：背俞穴、相关夹脊穴、手足阳明经。

方法：常规消毒后，用皮肤针轻叩上述部位，使局部有红晕。隔日 1 次，10 次为 1 个疗程。

4. 耳针

处方：肺、胃、脾、肝、肾、神门、肢体相应部位。

方法：每次选用一侧穴位，毫针用轻刺激。或用埋丸法，两侧耳穴交替使用。

【文献摘要】

1. 金孟梓用电针治疗低血钾型周期性麻痹，将 60 例周期性麻痹病人随机分成电针组 32 例，西药组 28 例。电针组取穴为大椎、肩髃、曲池、合谷、环跳、梁丘、足三里、阳溪、解溪、三阴交。用捻转泻法，G-6805 电针仪接曲池与合谷，足三里与阳陵泉，断续波，强度以病人能耐受为度，通电 30 分钟，其余各穴每隔 10 分钟运针 1 次，每日针 2 次。对照组用 5% 的葡萄糖注射液 500ml 加入氯化钾 1～1.5g，每分钟小于 80 滴静脉滴注。结果针刺与西药两种方法疗效和显效的时间相当，但针刺治疗本病有简、便、廉，且无副作用的优点，可在基层推广。

〔金孟梓．电针治疗低血钾型周期性麻痹 32 例疗效观察．中国中医急症，1993，2（6）：253.〕

2. 袁民针刺五脏原穴治疗甲状腺机能亢进伴周期性麻痹 1 例。取穴：双侧太冲、三阴交、太溪、太渊、合谷、神门、大陵、中脘、关元，顺经脉流注的方向依次进针，用迎随补泻的方法，留针 30 分钟。每日 1 次，连续 5 天后，WBC 上升至 3.8×10^9/L，症状缓解，针灸 3 个月后，症状完全缓解。

〔袁民．针刺五脏原穴治疗甲状腺机能亢进伴周期性麻痹．安徽中医学院学报，2000，19（2）：33-34.〕

3. 赵义针刺结合隔姜灸治疗家族性低钾型周期性麻痹案 1 例。取双侧足三里、阳陵泉、公孙，上午加上巨虚，下午加下巨虚，针刺得气后留针，取 8 块 2cm×2cm 的鲜姜片，中心扎 5 个小孔，将鲜姜片分别套在针上，再取 8 段长 2cm 的艾条段，分别套在针柄上，紧靠姜片，点燃艾段，以燃尽为止。每次每穴灸 3 壮，每天 2 次。隔姜温针灸 2 次后，患者活动如常，连续治疗 7 天后出院。

〔赵义．家族性低钾型周期性麻痹案．中国针灸，2002，22（3）：211.〕

【按语】 本病的发生与正气不足有关，中医辨证主要责之于脾，由于脾气不足，运化无力，不能将精微物质输送到四肢。

针灸治疗本病常可在短时间内改善症状，但应加强间歇期治疗，重在补益脾胃，以治其本，从而预防或延缓发作。

重症肌无力

【概述】 重症肌无力是神经肌肉接头传递障碍所致的慢性疾病。临床特征是一部分或全身骨骼肌异常容易疲劳，经休息或用抗胆碱酯酶药物后症状减轻或消失。多数在 20～40 岁发病，也有迟至 80 岁始发病者。50 岁以前，女性发病率较男性高。60 岁以后，则男性多于女性。本病发病率在 0.5～5/10 万人口。

本病属中医"痿证"范围，可因先天禀赋不足，劳倦过度，使脾胃气虚，气血运化之源不足，不能灌溉四旁，肌肉失养。其病位在脾胃与肝肾有关。其病性以虚为主。

西医学认为本病属慢性自身免疫性疾病，是由于自身乙酰胆碱受体致敏的自身免疫病。63%～90% 的病人血清中可以测到乙酰胆碱受体抗体，血浆交换治疗可以暂时改善肌无力症状。90% 的病人伴有胸腺组织异常，胸腺切除可使多数肌无力病人症状改善或痊愈。

【临床表现】 多数起病隐匿，全身骨骼肌均可受累，常从一组肌肉开始，逐渐累及他组。最初常为一侧或两侧眼睑下垂，于傍晚疲劳时出现，伴有复视，经一夜休息后症状可好转或消失。睑下垂和复视等为首发症状者在 90％ 以上，1～2 年内逐步累及延髓肌、面肌、颈肌和四肢肌肉。表现为眼睑下垂、眼外肌运动麻痹、复视或眼球固定等症。延髓肌型表现为构音困难、进食呛咳、多讲话后声音降低、咀嚼无力、喝水从鼻孔流出；面部表情尴尬，鼓腮漏气、闭嘴不紧。严重者甚至呼吸阻塞而危及生命。脊髓型较少见，仅表现为两上肢或两下肢肌无力，两臂上举困难或起蹲困难。全身肌无力型可为急性起病，表现为周身酸懒，极易疲劳，进食、吞咽、呼吸、翻身困难。

【诊断要点】

1. 根据受累的骨骼肌群极易疲劳性，病情波动，朝轻夕重，神经系统检查无阳性发现者，一般诊断并不困难。还可做新斯的明肌肉注射试验，或可进一步做肌电图、重复电刺激或单纤维肌电图以明确诊断。

2. 糖尿病以神经损害为首发症状者可突然发病，常伴有头痛、空腹血糖、尿糖增高。

3. 甲状腺功能亢进发生的重症肌无力可有肌萎缩，休息后不能缓解。

4. 类重症肌无力，可先有肌无力，后出现肺癌表现或其他部位肿瘤表现，腱反射减弱或消失，用抗胆碱酯酶药无效。

【治疗】

治法：补益正气，活血通络。

1. 针刺

处方：肺俞、脾俞、胃俞、肝俞、肾俞、气海、足三里、三阴交、合谷、太冲。

配穴：眼睑下垂、斜视、复视取阳白、攒竹、瞳子髎、丝竹空；声音低微、嘶哑、饮水呛咳取廉泉、扶突、完骨；下颌下垂、无力闭合取颊车、下关；呼吸困难、咳嗽无力取大椎、身柱、大包或灸脑户；肢体无力取肩髃、曲池、髀关、伏兔、解溪。

操作：进针得气后，施以提插捻转补法，留针 20～30 分钟。或用温针灸，或加用电针，选疏密波，电流强度以病人能耐受为度。

2. 穴位注射

处方：同体针选穴。

方法：每次选用 2～4 穴，采用维生素 B_1 100mg、B_{12} 500μg 注射液，每穴注入药液 0.5～1ml，每天或隔天 1 次，10 次为 1 个疗程。

3. 头针

处方：运动区、足运感区。

方法：用 2 寸长细毫针，以 30° 角刺入帽状腱膜下，横卧针身，间隙行针或加用电针。

4. 耳针

处方：脾、胃、交感、神门、肾上腺、症状相应区。

方法：用毫针弱刺激，每次留针 20～30 分钟，每日或隔日 1 次，或用埋针埋丸。

5. 皮肤针

处方：五脏背俞穴、相应夹脊穴、手足阳明经。

方法：用皮肤针轻叩，使局部有红晕，隔日 1 次。10 次为 1 个疗程。

【文献摘要】

1. 许凤全等温针灸配合药物治疗重症肌无力 128 例临床观察。取穴：肾俞、大肠俞、命门、环跳、委中，眼肌型加合谷，全身型配肩髃、手三里，延髓型配三阴交、内关。各穴得气后，施平补平泻法 1 分钟左右，再将 2～3cm 长的艾段套在针柄上，点燃后施温针灸，待艾绒烧成灰烬后（约 20 分钟），除掉灰烬拔针。同时配合重肌灵系列制剂口服和肌萎灵注射液静脉点滴治疗。观察治疗 1 个月后结果痊愈 81 例，总有效率 94.5%。

[许凤全，李红霞，黄涛. 温针灸配合药物治疗重症肌无力 128 例临床观察. 中国针灸，2006，26（5）：339-340.]

2. 李少芳等针药结合治疗眼肌型重症肌无力 100 例疗效观察。取穴：主穴取患侧阳白透鱼腰，太阳，夹阳白（平阳白穴而齐眉内、外眦处）分别透攒竹与丝竹空。配以百会、中渚、足三里、光明、申脉、照海。主穴每次取 2 对透穴，配穴每次取 2～3 个穴位。得气后，眼周围穴位接上 G6805-Ⅱ型电针治疗仪，用疏密波 20 分钟，强度以局部肌群随电针频率明显跳动而患者自觉轻度舒适为度。同时于局部及百会穴上悬挂本科自制艾篮艾灸，热度以患者觉温热而可耐受为度。其中照海、足三里用补法，其他穴位平补平泻，百会宜重灸。施艾时间大约 20～40 分钟。每周治疗 5 次，2 周为 1 个疗程。连续治疗 4 个疗程。T_9～T_{12} 段华佗夹脊穴位注射黄芪注射液，每次选取 1 对（左右各 1 穴），常规消毒后将针头迅速刺入穴位，捻转得气后回抽无血即缓缓推入药液，每穴注 3ml，儿童减半。并配合内服补中益气汤，每周服 5 剂，2 周为 1 个疗程，12 岁以下剂量减半（脾肾阳虚者用右归饮）。结果痊愈 62 例，总有效率为 98.0%。并且不同年龄段治愈率比较，差异有显著性意义（$P<0.05$），病程越短、年龄越小则疗效越好。

[李少芳，林卓鹏，林浩. 针药结合治疗眼肌型重症肌无力 100 例疗效观察. 新中医，2004，36（9）：43-44.]

【按语】 中医认为脾主肌肉、主四肢，本病的发生主要在于脾虚运化无力，如出现眼球运动障碍而引起斜视、复视者，或出现头前倾、声音嘶哑低微者，多已累及肝肾。针灸治疗当以扶助正气为主，兼以促进气血运行。

这是一种难治的慢性病，目前西药多采用抗胆碱酯酶药物，对部分病例有效，但维持时间较短，且有一定的副作用，免疫抑制剂不仅副作用大，且疗效也不满意。胸腺切除有一定的适应证，疗效也不能肯定。针灸可以扶正固本，调节人体免疫功能。近期疗效较为明显，疗效也能维持较长时间，是临床可以选用的方法。由于本病属慢性病，难以速愈，需长期坚持治疗，特别是本病可能有自然缓解期，虽然临床症状消失了，但不能肯定已经治愈，还需巩固治疗。

神 经 衰 弱

【概述】 神经衰弱是指由于精神忧虑或创伤，长期繁重的脑力劳动，以及睡眠不足等原因引起的精神活动能力减弱。这是一种常见的神经症。主要特征是精神易兴奋、脑力减退和体力疲乏，伴有各种躯体不适感和睡眠障碍，但无器质性病变。多见于青壮年的脑力劳动者。

由于本病症状多而广泛，在中医中分属多种病症，如失眠、郁证、头痛、眩晕、健忘、心悸、虚劳、阳痿等。病变部位主要在心、脾、肾。病变性质有虚有实，但多见虚证。

本病的发病机理目前认为与某些因素有关，其中精神因素是诱发神经衰弱最重要的因素，凡能引起持续紧张心情和长期内心冲突，使精神活动过程强烈而持久地处于紧张状态，则可使精神活动能力减弱而致病。遗传因素也有一定作用，先天和后天形成的个体生理特征和心理特征均可能与本病有关，患者的性格多偏于胆怯、自卑、敏感、多疑、依赖性强、缺乏自信或偏于主观、任性、急躁、好强、自制力差等。感染、中毒、脑外伤或其他躯体疾病均有可能导致本病。过度疲劳、营养不良等也为本病的发生提供了条件。

【临床表现】 神经衰弱的基本特点是常感脑力和体力的不足，容易疲劳、工作效率低下，申诉多种躯体不适和睡眠障碍，但无器质性病变存在。常有的症状有以下诸方面。

过度敏感，患者对细微的躯体不适特别敏感，常诉说头晕、胸闷、心慌、腹胀、关节酸痛等，但检查无阳性体征。

容易疲劳，特别是精神活动能力减弱十分突出。患者常感精力不足，容易疲乏，注意力不能集中，记忆力下降，用脑稍久即感头痛、眼花，肢体乏力，不愿多活动。

睡眠障碍，不易入睡，多噩梦，易惊醒，醒后难再入睡。有的睡眠时间充足，但仍不能解除疲乏，有的夜间不眠，白天嗜睡，一旦上床，又无法入睡。

自主神经功能紊乱，可有心动过速、血压不稳定、多汗、肢冷、厌食、便秘或腹泻、尿频、月经不调、遗精、早泄、阳痿等。

【诊断要点】

1. 应仔细进行体格检查和有关的实验室检查，以排除各种器质性疾病。

2. 由于许多疾病可出现类似神经衰弱的症状，如感染、中毒、颅脑外伤等，应加以鉴别。某些病症可表现脑衰弱症候群，如高血压、脑动脉硬化、急慢性工业中毒、肺结核、慢性肝炎等，应作区别。早期精神分裂症也可出现类似神经衰弱的症状，应注意明确诊断。

【治疗】

治法：养心安神。心脾两虚者补益心脾，心肾不交者滋阴降火，交通心肾。

1. 针刺

处方：百会、翳明、神门、三阴交、足三里、太溪、心俞、脾俞、肾俞。

配穴：脘痞纳少加中脘；便溏、便秘加天枢、气海；心悸胸闷加内关、膻中；尿频、月经不调、遗精、早泄、阳痿加关元、中极、阴陵泉、交信。

操作：可将处方分成若干组，交替使用。针刺操作以补法为主，刺激不宜过强，得气为度。腹部、背部穴可适当加用灸法。留针30～40分钟。隔日1次，10次为1个疗程。

2. 耳针

处方：皮质下、神门、交感、心、脾、肾、枕。

方法：多用埋针法或埋丸法，嘱咐病人每天按压3次，每次每穴按压1分钟左右，尤其是午睡或夜晚睡眠前按压1次，使耳部稍有胀感即可。

3. 穴位注射

处方：心俞、厥阴俞、脾俞、肾俞、足三里等。

方法：每次选用10%的葡萄糖、维生素B_1、B_{12}、胎盘注射液、当归、枣仁等中药注射液，每次选用1～2穴，每穴注药液2ml，隔天治疗1次，10次为1个疗程。

4. 皮肤针

处方：背部夹脊穴、头颈项、头颞部，手厥阴、手少阴、足太阴、足少阴四肢相应穴区。

方法：以轻度手法叩刺，使局部有红晕为度。隔日1次，7～10次为1个疗程。

【文献摘要】

1. 阎金凯等针刺治疗神经衰弱 33 例。取穴：内关、神门、三阴交、百会为主穴；属心肾不交加太溪，心脾两虚加心俞、脾俞，肝郁加太冲，痰热内扰加丰隆、足三里。主穴用提插补法。配穴太溪、心俞、脾俞用提插补法；太冲、丰隆用提插泻法；足三里平补平泻。每次留针 30 分钟，治疗每日 1 次，2 周为 1 个疗程，1 个疗程后休息 3 天。共两个疗程。结果痊愈 25 例，占 75.7%，总有效率为 93.9%。

[阎金凯，刘宏伟．针刺治疗神经衰弱 33 例．中国针灸，2004，24（10）：672.]

2. 姚益龙等针刺治疗神经衰弱 89 例。取穴：头四针（神庭，前顶，目窗（双）、腹三针（天枢（双），气海）、神门（双）、太冲（双）、安眠透风池。其中前顶循督脉向后斜刺，目窗顺前顶至头维方向斜刺，神门太冲等分别循经向胸腹方向斜刺。肝气郁结、胸闷加内关；肝肾阴虚加太溪；胃脘胀满加中脘。手法均用平补平泻。留针 30 分钟，每日 1 次，10 次为 1 个疗程。结果痊愈 68 例，总有效率 97.7%。

[姚益龙，李竞成，白晓英，等．针刺治疗神经衰弱 89 例．陕西中医，2004，25（3）：261-262.]

【按语】 本病症状较为广泛，涉及心、肾、脾、胃、肝、胆等经，临床常见心脾气血不足，或阴虚火旺、心肾不交，也有肝郁气滞、痰浊内阻，甚至病久瘀血阻络者。治当分别虚实，辨明病位。

本病的针灸治疗以虚则补之、实则泻之为原则，考虑到本病病程一般较长，患者对外界的刺激较为敏感，故针刺选穴宜少而精，针刺手法宜轻缓，或配合用温针、艾炷灸、艾条灸，每有良效。对病程已久的患者，必要时多种方法交替使用，延长治疗间隔时间和疗程。

应鼓励患者积极参加体育锻炼和适当的体力劳动，根据发病原因和患者个性特征，帮助患者消除不良情绪，增强信心。

精神分裂症

【概述】 这是一种病因未明的精神病，多起于青壮年，通常表现为感知、思维、情感、行为等多方面的障碍和精神活动的不协调。一般没有意识障碍和智能缺损症状。病程迁延，呈进行性缓慢发展，仅少数可自行缓解，如不治疗，晚期可发展为精神衰退，是一种有严重危害的疾病。

本病在中医中属"癫狂"范围。病由内伤七情，使脏腑经络阴阳失去平衡，以及气、痰、火、瘀等致病因素，蒙蔽心窍而导致神志错乱。其次先天禀赋及后天形成的个性特征也与本病的发生有关。初病多实证，不离乎痰气或痰火。后期以虚证为主，或虚实兼见，多见心脾两虚或火盛伤阴。

中医学约在 100 年前提出了本病，至今尚未能找出单一的、决定性的致病因素，因此认为实际属一种综合征，可由多种因素引起，可能与遗传因素、躯体变化、心理社会因素等有关。

【临床表现】 患者多缓慢起病。初期常有头痛、头晕、失眠等症状，患病后对自己的病态缺少认识，因而不能主动就医，接受治疗。

本病主要表现思维联想障碍。缺乏连贯性和逻辑性，病人在意识清楚的情况下，思维联想散漫或分裂，缺乏具体性或现实性。逻辑推理荒谬离奇，或思维贫乏、思维中断。

情感障碍表现为感情迟钝淡漠，情感反应与思维内容及刺激不配合。甚至对亲人也面无表情，缺乏责任心、义务感。甚至情感不协调，或怒气冲冲，异常兴奋愉快，忙乱不定，或孤僻离群，沉默少言。

行为紊乱奇特，如生活懒散，做事漫不经心，或哭笑无常，乱跑不归，赤身露体，不知羞耻秽洁。或出现不言不动、不吃不喝的木僵状态。

本病还常有幻听、幻视、幻嗅、幻味、妄想等表现。

【诊断要点】

1. 精神分裂症的诊断主要依据病史与临床表现。可根据精神活动的分裂，精神活动与现实环境相脱离，病情不断发展，特殊人格变化，缺乏自知力等可作出判断，阳性家族史可供参考。

2. 本病需与神经衰弱、强迫性精神病、抑郁症、狂躁症、反应性精神病、更年期偏执状态等相鉴别。这些病与精神分裂症虽有较多相似，但没有精神与现实环境相脱离。

【治疗】

治法：早、中期理气化痰、泻火涤痰以祛邪；后期扶正安神为主，兼以祛邪。

1. 针刺

处方：①偏于抑郁者：间使、丰隆、膻中、巨阙、太冲。

②偏于躁动者：水沟、风府、大椎、合谷、太冲。

配穴：抑郁者还可选用心俞、厥阴俞、脾俞、胃俞；躁动者还可选用少商、隐白、劳宫；幻视加承泣、瞳子髎；幻听加翳风、听宫。

操作：每次选用4～6穴，抑郁者用平补平泻法，背部穴可用灸法，针刺巨阙穴时针尖应向下斜刺，不可过深，以免损伤肝脏。躁动者用泻法，当患者躁动不安时，可不断行针，随着患者逐渐安静下来，而减弱刺激强度，直至患者安静入睡可以出针。也可先取坐位针风府或大椎，可使病人端坐低头，针风府时针尖对着口或鼻尖，针深一般不超过1寸，针风府或大椎都应缓慢进针，针尖下一旦出现落空感，病人出现弹跳或触电感，应迅速退针，防止出现意外事故。针水沟时用1.5寸毫针，并用手帕遮盖患者口部，防止被咬伤。针尖向鼻中隔，不可偏斜，以防出血。躁动者用少商、隐白可点刺出血。留针30～60分钟，甚至更长。发作期每天1～2次，症状缓解后每天或隔天针灸1次，30次为1个疗程。也可加用电针，逐渐加大电流强度，至局部肌肉轻微抽搐即可。

2. 刺血

处方：太阳、神庭、曲泽、委中、大椎、腰俞。

方法：每次选用2～3穴，用磨快的三棱针，迅速刺入穴位所在部位郁血络脉，深约1cm左右，使瘀血畅通流出，待出血变色后再加拔火罐，进一步吸出瘀血。使每次出血达60～100ml左右，每隔1～2周刺血1次。

3. 耳针

处方：心、神门、交感、皮质下、脑干、内分泌、眼、耳、鼻。

方法：用电针刺激，选用密波，频率200次/秒以上。电流强度稍大，通电30分钟，每天1次，30次为1个疗程。

4. 穴位注射

处方：心俞、肝俞、胃俞、间使、内关、曲池、足三里、丰隆、三阴交、太冲。

方法：每次选用2～4穴。可用0.2%氯丙嗪注射液、0.3%氯普噻吨（泰尔登）注射液或中药制剂。每穴注入 1～2ml 药液。每天或隔天 1 次，30 次为 1 个疗程。

【文献摘要】

1. 徐天朝等针刺配合小剂量抗精神病药物治疗精神分裂症 40 例临床研究。将 80 例精神分裂症患者随机分为研究组和对照组，研究组采用针刺配合小剂量抗精神病药物治疗，根据患者情况，给予剂量≤0.2g/d（以冬眠灵效价算）的抗精神病药物服用。针刺主要穴位：水沟、百会、内关、三阴交。痰火内扰型配中脘、丰隆、行间；痰湿内阻型配丰隆、阴陵泉、足三里；气滞血瘀型配血海、膈俞；阴虚火旺型配神门、复溜；阳虚亏损型配太溪、关元（加灸），人中穴朝鼻根部斜刺 0.5～1 寸，提插捻转至患者流泪或眼眶湿润为度，内关穴直刺 0.8～1.2 寸，百会穴朝脑后平刺 0.8～1.2 寸，三阴交直刺 0.8～1.2 寸，刺后实施提插捻转，以得气为度。对照组采用足量传统抗精神病药物治疗，最大日剂量在 0.4～0.7g（以冬眠灵效价算）之间。结果两者疗效差异无显著性（$P>0.05$），即研究组具有与对照组相同的临床疗效。

[徐天朝，刁焕伟，许鹏，等．针刺配合小剂量抗精神病药物治疗精神分裂症 40 例临床研究．中医杂志，2004，45（1）：22-25.]

2. 丁关元等针灸治疗慢性精神分裂症的临床效果分析。50 例患者随机分为治疗组和对照组。治疗组 25 例进行针灸治疗，取穴：膻中、中脘、神门、丰隆（双）、太冲（双）、内关（双）。虚证用平补平泻法，实证用泻法，待患者感到酸胀后，同时给予电麻仪通以脉冲电流 5 分钟，隔日 1 次。对照组 25 例按原医嘱服用药物。治疗组治疗前后 PANSS 和 BPRS 评分量表减分率明显，具有显著性差异（$P<0.001$ 和 $P<0.01$），说明针刺治疗后一些精神症状有改善，特别表现情感交流障碍、情感平淡方面的阴性症状改善明显。对照组的 2 种评分治疗前后无显著性差异（$P>0.05$）。

[丁关元，李风钢，张建华．针灸治疗慢性精神分裂症的临床效果分析．现代中西医结合杂志，2005，14（1）：53-54.]

【按语】 本病的病机总属气郁痰火、阴阳失调，治疗旨在开郁化痰、清心泻火、安神定志。本病的针灸治疗历史久远，历代总结的治疗本病的穴位较多，大多分布在督脉、任脉与十二经四肢腕踝关节以下部位，特别是督脉穴位，一半以上可以治疗本病，这一情况与督脉"并于脊里，上至风府，入属于脑"有一定关系。除此，任脉、脾、胃经穴也常选用。本病初期，病证属实，针刺应采用泻法，临床还有一种五人同时操作的方法，一人针头部水沟穴，上肢左右各一人针合谷透劳宫，下肢左右各一人针太冲透涌泉，同时进针、行针，使病人逐渐安静下来，所取穴位各地略有不同。

目前临床治疗本病一般多采用针灸配合中药或西药同时使用，较为有利于稳定症状，减少西药用量与副作用。患者平时应注意精神调摄，避免情志刺激，将有利于恢复。一般认为精神分裂症发病急者，缓解机会较多，有明显精神因素，或具有一定社会适应性者，或患病后能及时得到合理的治疗者，预后较好。反之，起病缓慢，或患病年龄较小，或近亲中有相同病史，或复发频繁者，预后较差。

癔　症

【概述】 癔症通常是指由于精神刺激或不良暗示引起的一类神经精神障碍。多数发病突然，表现为短暂的精神失常或感觉、运动障碍，但无器质性病变基础。临床症状可在暗示下产生，也可在暗示下改变或消失。本病好发于青年人，女性多见。

癔症的各种症状类似于中医的脏躁、奔豚、郁证、梅核气、百合病等。多由于抑郁、恼怒、伤感等使气机运行失于通畅，甚至阻逆不通，或气郁化火，阳亢而神不宁，或气逆痰阻，使经络阻滞，清窍被蒙。病变部位主要在心、肝，与脾胃有关，病变多属实证，也有虚实夹杂者。

西医学认为本病的发生与患者的性格特征及精神因素有关。癔症患者往往有感情用事、情绪不稳、喜欢夸张、易受暗示、心胸狭窄、好表现自己和自我为中心的倾向。易感素质明显者，轻度的刺激就可引起发病，若素质较稳定，精神刺激要足够严重才会引起发病。发病时大脑皮层功能与皮层下相应关系失调，当皮层下功能异常活跃时，表现为兴奋、抽搐、多动、感觉过敏等。当皮层处于抑制状态，并扩散使皮层下中枢活动受阻，则产生木僵、瘫痪、感觉缺失。当皮层对自主神经系统的调节紊乱时，则产生一系列自主神经功能失调的症状。

【临床表现】 本病临床表现多种多样，主要包括精神症状、运动症状、感觉症状三个方面。

精神症状表现为哭笑无常，大吵大闹，蹬足捶胸，倒地翻滚，手舞足蹈，常有装模作样的戏剧样表演。抑制时表现突然倒地，屏气或作过度喘气，不言不语双眼紧闭，面色潮红，全身木僵或手足不规则地舞动。

运动症状如出现癔症性瘫痪，以单瘫或截瘫为多，常突然发生，如治疗不当，则可固定下来，长期肢体不能动弹或卧床不起。瘫痪肢体腱反射正常或增强，肌张力正常，无锥体束征，一般无肌肉萎缩，检查时可见两组对抗肌肉同时收缩，以致无法完成指定的动作。运动症状还包括震颤、痉挛、失音等，有的还可出现眨眼、摇头等奇异动作。

感觉症状如轻微触摸则出现剧痛，过敏范围与神经分布不相符合。有的突然失明、耳聋、喉头似有异物梗阻等。

自主神经功能障碍表现为顽固性呕吐、呃逆、厌食等。

【诊断要点】

1. 根据病人平时的性格特殊、发病与精神因素有关、临床症状具有感情色彩，具有夸张、做作、易受暗示、喜欢博得别人注意与同情，暗示可使症状减轻缓解或发作加重，体检无阳性发现等，可以诊断。

2. 诊断时应与相类似的神经系统疾病、内脏器质性疾病、五官科疾病、低血糖休克、低血钙抽搐、反应性精神病及其他精神病相鉴别。

3. 散发性脑炎有时可出现癔症样症状，脑电图检查有助于诊断。

【治疗】

治法：安神定志。

1. 针刺

处方：百会、水沟、间使、三阴交、太冲、合谷。

配穴：哭闹无常者加内关；昏厥者加中冲、涌泉；表现痴呆者加郄门、间使；一侧肢体瘫痪者加曲池、阳陵泉；语言障碍者加廉泉、通里；触痛者加阿是穴；梅核气加天突、照海；耳聋加翳风、耳门；视力障碍者加风池、攒竹；呃逆加内关、公孙。

操作：毫针用提插捻转泻法，务使病人有明显的得气感，并间歇行针，留针时间一般以症状消失为度。并可配合使用电针。

2. 耳针

处方：心、脑、缘中、交感、神门、皮质下、咽、食道、胃、肢体相应部位。

操作：每次选用 2～4 穴，用短毫针施以强刺激，并间歇行针，使耳郭充血，留针时间根据症状改善而定。

3. 头针

处方：根据患者不同症状选择相应的刺激区，如运动异常选用相应的运动区或舞蹈震颤控制区，感觉异常选择相应的感觉区。

方法：用 2 寸毫针刺入帽状腱膜下，横卧针身，快速捻转，使病人有较强的针感，也可配合使用电针仪。

【文献摘要】

1. 孙彦奇等针刺治疗癔病性黑蒙症 5 例。取穴：内关、神门、通里。皮肤常规消毒，让患者闭目养神，用 1 寸毫针直刺内关穴，得气后留针 30 分钟；运用卧刺针法自神门透通里，得气后，行摇柄法，用右手指持针如摇橹状，行青龙摆尾针法，使针感沿前臂向上传导入胸内。此时令患者睁开双眼，患者均能辨认医者手指数。经休息 15 分钟后，查视力已恢复正常。5 例患者均经 1 次治愈。

[孙彦奇，徐珂民. 针刺治疗癔病性黑蒙症 5 例. 中国针灸，2003，23（7）：416.]

2. 任秀云等针灸结合语言暗示治疗癔病 420 例。取穴：人中、素髎。失音者加天突、廉泉；癔病球加巨阙、天突；抽搐发作及瘫痪者上肢加曲池、内关；下肢加足三里、三阴交；发病后如神鬼附体及情感发作者加双太阳。针刺人中和素髎穴时，同向捻转雀啄样提插，使双眼湿润直至流泪，然后根据兼症分别选取附加穴位。在治疗的同时施以语言暗示，通过详细询问病史，了解病因，将指导性语言说与患者。经过上述方法治疗，一般患者均能一次治愈，如有的患者虽病情有好转但仍未完全恢复，第二天可再行治疗，一般不超过三次。

[任秀云，耿瑞荣. 针灸结合语言暗示治疗癔病 420 例. 针灸临床杂志，2004，20（11）：17-18.]

【按语】 癔症的临床表现复杂多样，总属肝气郁结，脏腑气血运行失调所致。临床以痉挛发作为多，其次为意识障碍或感觉障碍。在明确诊断前，应认真进行体格检查和神经系统检查，防止将器质性疾病误诊为癔症。

针刺对本症有较好的疗效，临床多用毫针或电针取效，每可针到病除。特别是首次治疗，务求一次见效。治疗环境要保持安静，减少周围观望人员，避免不良刺激。治疗中注意配合心理暗示，选用长针、较粗毫针，采用提插捻转泻法，针刺操作时务使患者产生一定的针感，使患者感到针刺后的反应及变化，以利建立信心，采取合作态度。

本症首次治疗有效后，应鼓励患者经常参加适当的工作及体育锻炼，保持身心健康。根据体质状况，也可在疾病缓解期继续针灸治疗，可用平补平泻法，或用补法，隔日或 2～3 天治疗 1 次，以增强体质并减少复发。

发作性睡病

【概述】 发作性睡病是一种原因不明的睡眠障碍，主要表现为长期的警醒程度减退和发作性的不可抗拒的睡眠，大多患者一种或数种其他症状，如可伴有猝倒症、睡眠瘫痪和催眠期幻觉等四联征。发病以 10～20 岁男性多见。

在中医的嗜卧、善眠、多寐等病证中有相应的描述与论治。中医认为本病系湿痰、瘀血内阻脑窍，神气内闭，或气虚髓亏，脑窍失养所致。其病位主要在脑，与心、肝、脾、肾有关，病变性质有虚有实，或本虚标实。

【临床表现】　患者清醒时一般警醒程度较低，下午尤甚。患者常可在进食、发言、工作时出现十多分钟的睡眠，也有睡眠达数小时者，但睡眠程度较浅，容易唤醒，有的一天可发作3～4次。大部分病人可伴有猝倒症，在强烈的情感刺激下如喜悦、发怒、惊奇，尤其在欢笑时，可突然发生短暂的肌张力减退和运动抑制，严重时全身肌张力松弛，患者倾跌，不能动弹，一般持续1～2分钟即消失，但意识始终清醒。有少数患者在睡醒后或入睡时呈松弛性瘫痪，此时患者意识清晰，但不能动作或出声，一般经数分钟后缓解。部分患者在嗜睡和睡眠时，出现幻视、幻听、幻触、幻痛等。体检一般正常，少数患者可呈现肥胖或低血压。

【诊断要点】

1. 根据患者年龄、性别，突然发生不可抗拒的睡眠，并伴有猝倒症、睡眠性麻痹、入睡后幻觉，一般不难诊断。睡眠发作时脑电图出现正常睡眠波，猝倒时肌电图显示受累肌肉的紧张性放电消失。

2. 癫痫小发作好发于儿童，为极短暂的失神，无入睡或猝倒等现象，脑电图有弥漫的棘慢波。

3. 原发性睡眠增多症为白天嗜睡，比发作性睡病容易克制，无发作性特点，一般入睡持续时间较长，24小时内的睡眠时间明显增加。

【治疗】

治法：实证治以健脾化痰、活血通络；虚证治以补益心脾、升阳举陷。

1. 针刺

处方：百会、太阳、内关、丰隆、三阴交、太冲、心俞、脾俞。

配穴：伴有纳差腹胀便秘加中脘、天枢；口苦心烦加劳宫、阳陵泉、行间。

操作：四肢穴位多采用提插捻转泻法，使患者有较强的针感。背部穴位进针时针尖向脊柱斜刺，并用捻转手法，使针感沿背胸放散。留针30分钟，间歇行针。

2. 耳针

处方：脾、心、肝、皮质下、交感、神门。

方法：用毫针刺入后施以较强的捻转手法，并在留针过程中间歇行针。每天1次，10次为1个疗程。

3. 头针

处方：运动区、感觉区、足运感区。

方法：用2寸长毫针，以30°角刺入帽状腱膜后，横卧针身，快速捻针，并在留针过程中间歇行针。每天1次，10次为1个疗程。

【文献摘要】

1. 朱慧明等电针与耳穴贴压法治疗发作性睡病临床观察。将病人分为治疗组32例和对照组20例。治疗组：①电针疗法：第1组穴为"督脉十三针"，即百会、风府、大椎、陶道、身柱、神道、至阴、筋缩、脊中、悬枢、命门、腰阳关、长强；第2组穴为心俞、肝俞、脾俞、肾俞、三阴交、足三里。每日取一组穴，两组穴交替应用，其中大椎穴针尖向其头部方向刺入5分，督脉十三针刺法与大椎穴同；心、肝、脾、肾俞穴斜向棘突根部刺入5～8分；其他穴位按常规方法针刺。得气后接G6805-1型治疗仪，强度以患者能耐受为度，留针30分钟。②耳穴贴压法：穴位为神门、脑干、皮质下、枕小神经点、肝、脾、心。将王不留行籽分别贴在上述穴位，每次只贴一侧耳，左右耳交替进行。对照组：①西药：苯丙胺5mg，每日早服1次，维生素B_6、维生素B_1各20mg，每日3次口服。②中药：党参15g，白术15g，大枣10枚，石菖蒲15g，升麻15g，半夏10g，随症加减。治疗组32例中，痊愈23例（72%）；好转8例（25%），总有效率为97%；对照组20例中，痊愈6例（30%）；好转11例（55%），总有效率为85%，两组比较，差异有显著意义（$P<0.01$）。

[朱慧明，杨国晶，李阿玲.电针与耳穴贴压法治疗发作性睡病临床观察.白求恩医科大学学报，2001，27（1）：81-82.]

2. 王惠等针刺治疗发作性睡病10例。取穴：主穴：百会、人中、风池、内关、神门、申脉、照海；配穴：痰湿困扰者加丰隆；脾肾阳虚者加足三里、三阴交。人中、照海用捻转提插泻法，申脉用捻转提插补法，其余穴用平补平泻手法，留针50分钟，每日1次，连续治疗3周。10例病人，经辨证针刺治疗后随访2年，痊愈4人，好转4人，无效2人。

[王惠，蔡国锋.针刺治疗发作性睡病.针灸临床杂志，2007，23（3）：26-27.]

【按语】 本症发作时多为痰浊、瘀血内阻，属实证，治当泻邪为主，用穴宜少而精，务求有较强针感，往往能取得较为满意的疗效。为了减少发作，减轻症状，还应注意平时的治疗，患者体质多心脾两虚，故应补益心脾以治其本，或标本兼顾。

进行性肌营养不良症

【概述】 进行性肌营养不良症是一组原发于肌肉的遗传性变性疾病。主要表现以进行性肌无力、肌肉萎缩或假性肥大。

本病在中医中属"痿证"范围，由于脾胃亏虚，肾精不足，气血津液生化不足，精微不输，无以濡养肌肉所致。其病位在经筋，与脾、肾有关。其病性以虚为主。

西医学曾提出发病原因有血管源性、神经源性、肌纤维再生错乱、肌细胞膜功能紊乱等学说。随着遗传学研究的进展，逐渐认识到本病与基因缺陷等遗传因素有关。电镜下可见肌细胞膜锯齿状变，线粒体肿胀、变性，肌质网内有散在淀粉颗粒。晚期患者肌纤维普遍消失、坏死，在残留的肌纤维间充填大量脂肪细胞和结缔组织。

【临床表现】 根据遗传形式和临床特点可分为数种类型。

假肥大型：多为男儿患病，起病以骨盆带肌肉无力为突出症状。表现为学会行走较晚，步行缓慢，不能奔走，臀中肌、背脊伸肌无力，步态似鸭步，腹肌和腰肌等无力直立时腰椎过度前凸，仰卧起立不能完成，必须先翻身转为俯卧，然后两手支撑着下肢逐渐将躯干伸直而站起。登梯困难。前锯肌、斜方肌萎缩无力，呈翼状肩胛。90%双侧腓肠肌假性肥大。腱反射早期消失，后期肌腱挛缩和关节僵硬畸形。可有心电图改变。病情进展相当迅速。

肢带型：发病年龄为10～30岁，表现为骨盆带或肩胛带的肌肉营养不良，出现上楼困难或举臂不能过肩症状及翼状肩等典型体征，晚期亦可出现肌肉挛缩，行动不能，无智能障碍。病情严重程度及进展速度差异很大。

面—肩—肱型：青少年多见，病情严重程度不一。表现为眼睑闭合无力或上睑下垂，额纹和鼻唇沟消失，表情运动丧失，上臂抬举无力，肩胛及上肢部肌肉萎缩。

实验室检查可有尿肌酸排泄增加、肌酐排泄减少。血中肌酸磷酸激酶（CPK）、丙酮酸激酶（PK）活性异常增高。谷丙转氨酶（GPT）、谷草转氨酶（GOT）、乳酸脱氢酶（LDH）、醛缩酶（Aldolase）等酶活性增高。

【诊断要点】

1. 临床根据起病隐匿、受累骨骼肌肉萎缩、无力的特殊分布和典型体征，以及血清酶活性测定、肌电图、肌肉活检可以诊断。

2. 多发性肌炎病程较快，症状常有起伏，肌无力程度比肌萎缩明显，常有疼痛及压痛，血沉增快，通过肌电图及肌肉活检可作鉴别。

3. 重症肌无力表现为晨轻午重，劳累加重，新斯的明试验阳性。

【治疗】

治法：健脾和胃，补益气血。

1. 针刺

处方：曲池、足三里、三阴交、脾俞、胃俞。

配穴：骨盆带肌肉萎缩加腰 1～5 夹脊、次髎、伏兔、殷门、委中、上巨虚、阳陵泉等；肩胛带肌肉萎缩加天柱、百劳、巨骨、肩髃、极泉、天泉、天宗、秉风等；面部肌肉萎缩加阳白、地仓、颊车、合谷、风池。

操作：针刺用补法，以小幅度与小角度提插捻转，留针 60 分钟，间歇行针，每天或隔天治疗 1 次，30 次为 1 疗程。

2. 穴位注射

处方：同体针。

方法：每次选用 4～6 穴。选用三磷酸腺苷、辅酶 A、当归注射液等，每穴注入药液 1～2ml，每天或隔天 1 次，30 次为 1 个疗程。

【文献摘要】

1. 韦俊用针药结合方法治疗进行性肌营养不良症，上肢取曲池、合谷；下肢取髀关、伏兔、阳陵泉、足三里、三阴交、委中、肾俞、脾俞等穴，中医分型脾胃虚弱型用参苓白术散，脾肾双虚型用补阳还五汤，脾肾亏虚型用虎潜丸，配合肌注 ATP、辅酶 A，结果显效 32 例，有效 22 例。有效率 100%。

［韦俊. 中西医结合治疗小儿进行性肌营养不良 54 例. 陕西中医，1990，11（7）：300.］

2. 赵慧玲等针药结合治疗进行性肌营养不良症 25 例。50 例患者随机分为治疗组（电热针配合中西药物组）25 例和对照组（中西药物组）25 例。治疗组：取穴：针刺取穴以手足阳明经穴为主。上肢取肩髃、曲池、手三里、合谷；下肢取环跳、足三里、阴陵泉、三阴交、太溪、太冲、解溪；背部取大椎至腰阳关的督脉穴和 T_3～L_4 华佗夹脊穴。操作：①电热针：采用 TXZ-1 型电热针治疗仪及电热针（0.40mm×40mm）。皮肤常规消毒后，将电热针刺入穴位，接通电热针仪，电流为 40～50mA，以患者有舒适的温热感和酸麻胀感为度。电热针进针深度根据患者的体质决定，约 10～15mm。用补法，得气后留针 30 分钟，每日 1 次，连续治疗 90 次为 1 个疗程。②毫针：皮肤常规消毒后，毫针刺督脉穴以及华佗夹脊穴，进针 10～15mm，用补法，留针 30 分钟，治疗次数及疗程同电热针。③针刺后进行肢体按摩及功能锻炼。④药物：中药以复痿散为主方。对照组：采用上述中、西药物进行治疗，疗程同上。结果治疗组优于对照组，有显著性差异（$P<0.05$）。

〔赵慧玲，夏玉清，石玥．针药结合治疗进行性肌营养不良症的临床研究．世界中医药，2007，2（2）：105-106．〕

【按语】 本病的辨证可参考"痿证"，根据脾主四肢肌肉的理论，选用手足阳明经穴及背俞穴、夹脊穴为主，针刺用补法，留针时间要长，由于属遗传性疾病，疗程要长，应考虑两组或两组以上穴位交替使用。同时可考虑针灸与药物综合治疗。

急性脊髓炎

【概述】 急性脊髓炎又称急性非特异性脊髓炎，主要表现为脊髓病变水平以下肢体瘫痪、感觉缺失、膀胱、直肠、自主神经功能障碍。患者无性别差异，多发生于青壮年。

根据本病早期的截瘫呈弛缓性，故可参照"痿证"论治。中医认为本病主要由于湿热之邪侵袭，耗伤津液，使经筋失养，或脾胃肝肾不足，经筋失于濡养所致。其病位在经筋，与肺、脾、肝、肾有关，其病性，早期以实证为主，后期以虚证为主或虚实兼见。

西医学对本病的病因尚不明了，可能是由于病毒感染后引起的自身免疫反应。病变多累及脊髓胸段，使脊髓膜充血、混浊，受累的脊髓肿胀、发软，切面可见脊髓的灰质和白质分界不清，可有点状出血。

【临床表现】 发病急剧，患者往往先有全身不适，腰酸背痛，食欲不振，甚至发热，继而突然出现下肢麻木无力，于数小时或数日达到高峰。表现出急性脊髓横贯损害症状。少数患者可从尿潴留症状起病。

运动障碍表现为弛缓性截瘫，一切反射消失，此为脊髓休克期。数周后肌张力逐渐增强，腱反射亢进，有病理反射。如果脊髓炎症比较广泛，累及胸腰骶段，脊髓休克过后，下肢仍表现为下运动神经元损伤的体征。

感觉障碍表现为病变脊髓节段以下的所有感觉均消失，可先有麻木、烧灼、刺痛、蚁行感等感觉异常，随即出现感觉缺失。

自主神经功能障碍可见受累脊髓节段以下皮肤干燥、脱屑、苍白无汗，趾甲角化过度。脊髓炎症在腰骶段以上者，初期表现为尿潴留，继之失禁。

起病后若病变范围迅速向上扩散，甚至可达延髓。病人除脊髓症状外，可伴高热、呼吸麻痹，死亡率很高，此为上升性脊髓炎。

【诊断要点】

1. 根据急性起病，迅速出现脊髓横贯性运动、感觉和膀胱、直肠功能障碍等，诊断一般不困难。

2. 急性感染性多发性神经根炎表现为四肢呈弛缓性瘫痪，感觉障碍呈末梢型，常有颅神经障碍，而大小便障碍少见，脑脊液有蛋白-细胞分离现象。

3. 硬脊膜外脓肿有化脓性细菌感染史，有高热及全身中毒症状，出现根痛及相应部位的脊柱剧烈疼痛、压痛，迅速出现截瘫，脑脊中蛋白含量增多，脊髓腔阻塞。

4. 脊髓出血，起病突然，多有外伤等诱因，病初伴背部剧烈疼痛，迅速出现肢体瘫痪、感觉和大小便障碍，脑脊液常含血，脊髓造影或脊髓血管造影可发现血管畸形，脊髓CT扫描可明确出血部位。

【治疗】

治法：早期以清热祛邪为主，后期标本兼顾，补益肝肾兼行气活血。

1. 针刺

处方：病变部位督脉穴及夹脊穴（选用病变的节段上、下各超过 1 个节段）。

上肢瘫痪：大椎、肩髃、曲池、手三里、合谷。

下肢瘫痪：髀关、伏兔、足三里、阳陵泉、解溪。

膀胱直肠功能障碍：关元、中极、天枢、承山、三阴交、肾俞、次髎。

配穴：肺热重者加尺泽、肺俞；湿热重者加阴陵泉、水道；脾胃虚弱加用气海、脾俞、胃俞；肝肾亏虚加肝俞、肾俞、腰阳关。

操作：待症状稳定后即可开始针刺治疗。将有关穴位分成 2～3 组轮流使用。初期针刺用泻法，后期用补法，或平补平泻法。针刺夹脊穴时，针尖斜向脊柱中线，留针 30 分钟，间歇行针。出针后背部相应部位加拔火罐。每天治疗 1 次，10 次为 1 个疗程。

2. 电针

处方：同体针。

方法：适用于弛缓性瘫痪的病人，痉挛性瘫痪患者不宜采用。每次选用 2～4 对穴，针刺得气后，按常规电针操作方法，以身体同一侧为单位连接导线，开启开关后，逐渐加大电流强度，至肌肉微微跳动为度，通电 20 分钟后起针。数组穴位可交替使用。

3. 耳针

处方：肺、胃、脾、肝、肾、膀胱、直肠、肢体相应部位。

方法：每次选用 2～4 对穴，用毫针强刺激法，留针 20 分钟，每日或隔日 1 次。

4. 皮肤针

处方：背部相应督脉穴及夹脊穴、膀胱经背部相应背俞穴、手足阳明经四肢穴。

方法：每次选用 2～3 条经，按经脉循行部位，自上而下逐条叩打，至皮肤出现潮红为度，隔日 1 次。

5. 头针

处方：运动区、感觉区、足运感区。

方法：留针过程中间歇行针，或加用电针。留针 30 分钟。隔日 1 次。

6. 穴位注射

处方：参考体针。

方法：每次选用 2～4 个穴，选用三磷腺苷、辅酶 A、维生素 B_1、B_6、当归注射液等，每穴每次注入药液 1～2ml，每天 1 次。

【文献摘要】

1. 刘龙彪等用芒针治疗急性脊髓炎，随机将病人分为观察组与对照组。对照组在加强护理及对症治疗等一般治疗基础上，加用糖皮质激素及维生素、神经营养剂，观察组在对照组治疗方案基础上加用芒针，取大椎透长强，肩髃透曲池，足三里透悬钟，用插刺针法进针，循经引向法运针，留针 30 分钟，隔日 1 次，10 次为 1 个疗程。对照组 13 例中脊髓休克期为 4～12 天，平均休克期 15.89 天，其中治愈 8 例，显效 3 例，有效 2 例；观察组 18 例，休克期 3～14 天，平均 10.24 天，治愈 15 例，显效 15 例，有效 1 例。

［刘龙彪，王干，李翔．芒针治疗急性脊髓炎临床疗效观察．中国针灸，1997，17（6）：360.］

2. 彭伟针刺治愈急性脊髓炎 1 例。取穴：①气海、中极、足三里（双）、三阴交（双）、阴陵泉（双）；②头针：生殖区、足运感区、肝俞（双）、脾俞（双）、肾俞（双）、腰 1～4 夹脊、太溪（双）。两组穴位交替，每日针刺，10 天 1 个疗程，休息 3 天，继第 2

个疗程。配以磁圆针沿夹脊穴及双下肢太阳、阳明经循行叩刺治疗，辅强的松每日 20mg 晨起顿服（后据病情减量），维生素 B_1 100mg、维生素 B_{12} 1mg，腰 1~4 夹脊穴穴封隔日 1 次。治疗 1 个月后，双下肢肌力达 4^+，后加强局部针刺治疗，配迎香、上星、风池，重点行磁圆针叩刺夹脊穴及双下肢近 1 个月，嗅觉恢复，双下肢肌力达 5 级。

[彭伟. 针刺治愈急性脊髓炎 1 例. 新疆中医药，2001，19：40-41.]

【按语】 急性脊髓炎在临床上以胸段脊髓受累为最常见，早期发病两下肢呈弛缓性瘫痪及感觉缺失，并有大小便障碍，应及时治疗。早期病证属实，治宜祛邪为主，针刺用泻法，因患者有传导束型感觉障碍，各种感觉减退或缺失，故不会产生针刺的得气感或艾灸的温热感，操作时应有所注意。脊髓休克期过后，瘫痪由弛缓性转为痉挛性，下肢任何轻微刺激，均可引起下肢屈曲痉挛，伴有出汗、竖毛、大小便自动排出等，称为总体反射。此时针刺用穴宜少而精，针刺手法宜轻，防止弯针、折针。更不宜使用电针。

脊髓侧束硬化症

【概述】 本症属于西医学运动神经元疾病中的一种常见类型。是运动神经元病的上、下运动神经之混合型。系上、下运动神经元均受累引起的病症。表现为上肢肌肉无力、萎缩、肌束颤动，下肢痉挛性瘫痪而感觉正常的一种变性疾病。好发年龄为 30~50 岁，男性较女性发病率高。是一种进行性疾病，病程平均 2~3 年，也有长达 5 年的，常死于合并症。

根据临床主要表现，可属中医"痿证"范围。由于肝脾肾亏损，经筋失养，可兼邪气阻络。病位在经筋，与肝、脾、肾有关。其病性以虚证为主。

西医学认为本病的确切原因尚未明了。5%~10%的病人有家族史，世界上某些地区的居民中本病有明显的遗传因素。目前多数学者认为本病的运动神经元的变性是代谢障碍引起的，由于某些主要细胞内酶系缺乏而导致运动神经元过早发生变性。近来对"慢病毒"感染的研究则提出了本病可能是由于某些慢病毒感染所造成。也有人认为中毒和损伤与本病发病有关，但论据不足。主要病理变化是皮层延髓束的变性，脊髓前角侧束有弥漫性变性，以锥体束最显著，以及脑干运动神经核的损害。

【临床表现】 本病起病缓慢。首先上肢肌肉无力、萎缩、肌束颤动。最常见的是手部小肌肉的萎缩与无力、大小鱼际肌萎缩，骨间间隙凹陷，蚓状肌萎缩，造成手掌屈肌肌腱之间出现沟凹及萎缩，双手呈鹰爪形。多双侧对称，向近端发展，随后扩展到前臂肌肉。下肢也受侵，躯干肌偶可侵犯但极轻，不易发现。最后面肌与舌肌出现萎缩。此时病情已很重，但神志始终清醒，仅少数病人可出现精神症状与痴呆。本病虽然有广泛的运动神经受损害，但眼肌始终不受影响，也无感觉缺失和括约肌功能障碍。腱反射亢进，巴宾斯基征阳性。本病常因进行性延髓麻痹，出现舌肌易于疲劳、言语不清、吞咽困难、进食呛咳反流等，并发肺部感染而死亡。

脑脊液、脑电图均无异常，肌电图检查有诊断价值。

【诊断要点】

1. 诊断本病的要点为隐袭起病，缓慢发展，中年发病，手小肌萎缩，重者可见全上肢及舌肌萎缩，萎缩肌可见肌纤颤或肌束震颤，腱反射活跃或亢进，锥体束征阳性，重者有吞咽困难与发音困难，一般无感觉障碍症状。

2. 脊髓空洞症与本症有时可造成混淆。前者临床征象不对称及分离性感觉障碍可以提供正确的诊断。

3. 脊髓肿瘤进展较快，且伴有神经根痛，可因咳嗽、用力，甚至体位改变而加剧。

4. 进行性肌营养不良症表现为近端肌肉萎缩明显，且无肌束颤动。

【治疗】

治法：健脾益胃，调补气血。

1. 针刺

处方：大椎、脾俞、胃俞、肾俞、肩髃、曲池、手三里、合谷、环跳、髀关、伏兔、风市、足三里、阳陵泉、悬钟、解溪。

配穴：病变广泛可用背部夹脊穴，分组轮流应用；舌肌无力、吞咽困难加人迎、扶突、天容、廉泉。

操作：可将穴位分成 2～3 组，轮流使用。针刺大椎穴时可采取俯伏坐位，以 3 寸长针，略向上斜刺，深度成人在 2.5 寸左右，使病人有麻电感向上肢传导，当麻感出现后，不宜再进针，应立即退针以防刺伤脊髓引起出血而反致短期内肢体瘫痪。除大椎穴针刺外，其余可加用电针。每日或隔日 1 次，10 次为 1 个疗程。

2. 头针

处方：运动区、足运感区。

方法：用 2 寸毫针刺入，另加用电针仪，留针 40～60 分钟，每日或隔日 1 次，10 次为 1 个疗程。

3. 穴位注射

处方：同体针。

方法：每次选用 3～6 个穴，用辅酶 A，三磷腺苷，维生素 B_1、B_{12}，当归、黄芪注射液，每穴注入药液 1ml，隔日 1 次，10 次为 1 个疗程。

4. 皮肤针

处方：背部夹脊穴、背俞穴、手足阳阴经穴。

方法：将与病变相关的经穴分成若干组，轮流使用。用轻刺激手法叩刺。上肢病变在肘关节以下者，从曲池向下叩刺到合谷；病变向肘关节以上蔓延者，从肩髃向下叩刺到合谷。下肢病变在膝关节以下者，从足三里向下叩刺到内庭；病变向膝关节以上蔓延者，从髀关向下叩刺到内庭穴。隔日或隔 2 日叩刺 1 次，10 次为 1 个疗程。

【文献摘要】 程永德治疗十多例本病患者，以针刺为主，药物与锻炼为辅，针刺选穴以华佗夹脊穴为主，配大椎、脾俞、肾俞，并配肌肉萎缩部位穴位。针刺用迎随补泻法，每日 1 次，第 1 个疗程不得少于治疗 90 次，疗程间间隔天数及第 2 疗程长短视病情而定，第 2 疗程隔日治疗 1 次，同时服自拟的软索丸，外练改进的八段锦。

[程永德. 针刺治疗进行性肌萎缩性侧索硬化症. 上海针灸杂志，1993，12（2）：76.]

【按语】 本病属疑难病症之一，因发病原因不明故少特异性有效方法治疗。中医辨证多属证，或虚实兼见。针灸治疗用穴较为广泛，多选用背俞穴及夹脊穴以扶正固本，并常用手足阳明经穴。由于本病呈慢性进行性进展，针灸不易见效，通过较长疗程治疗后，能减慢病情发展，而且在好转后，也常有反复，需要间断地经常治疗，故应考虑几组穴位交替使用，几种针灸方法交替使用。有人体会到当病变侵及下运动神经元时，以体针针刺、皮肤针为主，当病变侵及上运动神经元时，可选择头针为主。这一经验可供参考。

脊髓空洞症

【概述】 脊髓空洞症是一种慢性进行性的脊髓变性疾病。由于脊髓内空洞形成和胶质增生，临床表现为受损节段分布区的分离性感觉障碍、下运动神经元损害及营养障碍，后期空洞扩大可出现感觉束与锥体束损害症状。发病年龄常在 25～40 岁之间，男性较女性为多，病程可达 10～20 年。

本症可属中医的"痹证"、"痿证"范围。乃先天禀赋不足，肝脾肾亏损，脊髓失养所致。其病位在肾，与肝脾有关。其病性以虚为主。

西医学还未明了本症病因。空洞多见于脊髓颈段，可向下延伸至胸髓、腰髓，少数向上延伸到延髓。空洞常自中央灰质开始，不规则地向周围扩展。可能与中央管相通。洞壁由胶质细胞等覆盖，内含无色液体。

【临床表现】 本病起病隐袭，进展缓慢、不规则。临床表现取决于空洞所在的部位及破坏脊髓的范围。

分离性感觉障碍，可为单侧或双侧上肢或躯体上半部疼痛、温觉消失，但触、压、深感觉正常。可呈节段分布，病灶在脊髓内向上向下伸展时，则感觉障碍扩大到上肢桡侧、颈部和胸部。晚期伴深感觉、痛、温、触觉异常和不同程度障碍，可产生脊髓性共济失调。

运动障碍表现为早期一侧或双侧手部小肌肉及前臂尺侧肌肉无力、进行性萎缩，逐渐涉及上肢其他肌肉。腱反射、肌张力减低。晚期出现痉挛性麻痹和病理反射，肌张力增高，腱反射亢进。

营养障碍症状为病损平面皮肤发硬、变厚、粗糙，无汗或多汗，指甲变脆。

【诊断要点】

1. 根据患者分离性感觉障碍、运动及营养障碍等临床表现可以作出诊断，磁共振成像（MRI）可在纵横断面上清楚显示出空洞的位置及大小，诊断价值最大。

2. 颈椎病以神经根性疼痛为突出症状，感觉障碍不呈分离性，一般无营养障碍。

3. 脊髓腔内肿瘤病变节段较短，进展较快，膀胱功能障碍出现较早。常于半年内发展为截瘫，脑脊液中蛋白含量增多，脊髓造影可出现椎管阻塞征象。

4. 运动神经元疾病多发生于中年，只侵及运动神经元，而感觉系统不受侵犯。

【治疗】

治法：补益肝肾，行气活血。

1. 针刺

处方：风府、天柱、风池、大椎、至阳、命门、相应夹脊穴、曲池、外关、合谷、后溪、足三里、三阴交、太溪。

配穴：肢体麻木不仁加肝俞、脾俞、肾俞、少海、手三里、阳陵泉、丰隆；吞咽困难加廉泉、照海。

操作：每次选用 5～10 个穴，针刺用补法，用小幅度、小角度提插、捻转，务求得气。或用温针。隔日治疗 1 次，10 次为 1 个疗程。

2. 灸法

处方：肝俞、脾俞、肾俞、命门、足三里。

方法：每次选用 1～2 个穴，用麦粒灸，每穴灸 5～7 壮。每月连续灸 10 次，每天灸 1 次。每月灸完 10 次后休息到下月再灸。

3. 电针

处方：相应节段夹脊穴、手三里、合谷、足三里、太冲。

方法：选用疏波，正极在上，负极在下，电流量以患者能耐受为度。留针 20 分钟。隔日治疗 1 次，10 次为 1 个疗程。

4. 穴位注射

处方：参考体针。

方法：用三磷酸腺苷、辅酶 A、维生素 B_1、B_6、B_{12}，每次选用 3～6 穴，每穴注入药液 0.5～1ml，每天治疗 1 次，10 次为 1 个疗程。

5. 耳针

处方：肝、肾、脾、胃、肢体相应部位。

方法：在选用穴位处寻找阳性反应点，用针刺法，间歇行针，留针 30 分钟。或用耳穴埋针、埋丸法。

【文献摘要】

1. 胡俭雄用电针治疗本病，病程 1 年以内共 6 人，1～3 年 9 人，3 年以上 21 人。取枕项部、风池、天柱、病变相应节段夹脊穴，吞咽困难加外金津玉液、廉泉。电针用疏波，分别接枕项部一对穴和病变相应节段夹脊穴 2 对穴，刺激强度以头项及肢体轻度抖动，病人能耐受为度，通电 30 分钟，每日治疗 1 次，治疗 6 次休息 1 天，10 周为 1 个疗程，共治疗 36 例，显效 16 例，有效 14 例，无效 6 例。

[胡俭雄．电针治疗脊髓空洞症 36 例报告．针灸临床杂志，1996，12（9）：26．]

2. 王殿华等益髓灵胶囊配合针灸治疗脊髓空洞症 445 例。方法：①口服益髓灵胶囊，每次 10 粒，每天 3 次。②督脉长蛇大灸，陈醋和蜂蜜按 7：3 比例与大灸粉（本院制剂）适量调和，制成厚约 1.0cm，宽约 4.0cm，长约 10.0cm 的药饼，置于患者脊柱正中，将艾绒捏紧呈长条状，放置药饼上，点火燃尽即可，2 天 1 次。③针刺治疗华佗夹脊穴为主，配以脾俞、肾俞、肝俞，采用补法，每次留针 30 分钟，每天 1 次，结果显效 144 例，有效 256 例，总有效率 89.89%。

[王殿华，陈金亮，黄涛．益髓灵胶囊配合针灸治疗脊髓空洞症 445 例．新中医，2004，36（10）：58-59．]

【按语】 本病病程进展无规律，难以评价治疗效果，目前也无特异的治疗方法。针灸治疗若在温、痛觉障碍区选穴，一般没有得气感，或得气感很弱，很难取得针灸的效果。但采用电针，病人还会有电麻感，因此在临床上可考虑用电针、耳针、穴位注射等手段治疗。

阿尔茨海默病

【概述】 阿尔茨海默病是一种进行性智能衰退的器质性病变，故以往称为老年性痴呆。发病多在 65 岁以后，患病率随年龄增长而增高。本病是由弥漫性脑萎缩、脑功能失调引起的进行性精神衰退，以记忆力减退、思考力判断力障碍、性格改变，晚期以步态不稳为主要表现的神经变性疾病。

中医将本病归属于"痴呆"、"文痴"、"善忘"、"郁证"、"癫狂"等病证中。认为人到中老年五脏皆虚，尤其是肝肾亏虚，精血不足，使髓海空虚，神明失用；或肝肾亏虚，虚火上炎，心肾不交；或心血不足，心失所养，神志不清；或脾虚失运，痰浊内生，上蒙清窍；或脏气虚衰，运血无力，使瘀血阻滞脑络所致。本病病位涉及五脏，尤与肾、脾、心、肝有关，病变为虚实夹杂。

西医学认为本病病因有多种学说，多数人认为可能与病毒感染、铝中毒、消耗性躯体疾病及精神因素有关，并推测由于体内蛋白质和类脂质代谢障碍、内分泌功能减退、酶活力减低、肝肾等内脏功能改变使代谢中产生的内生毒素及对外来的毒素解毒或排泄功能减低，逐渐发生毒素积蓄，产生自体中毒而导致脑组织继发性、渐进性功能衰退和组织学改变等。

【临床表现】 本病多起病于 50 岁以后，起病缓慢，病程呈进行性发展。主要表现包括精神变化、个性改变和行动异常。精神变化主要表现为记忆、理解、判断、计算、识别、语言等智能全面减退。患者有时不能正确回答自己和亲人的姓名和年龄，饮食不知饥饱，外出找不到家门。缺乏学习能力和思维能力，对环境适应能力差，不能正确判断事物等。个性改变表现在丧失情感，有时以个人为中心，对周围事物逐渐淡漠，表现出自私、主观、急躁、固执、易激动或忧郁，意志薄弱。平时多疑，常有睡眠节律改变，白天卧床，夜出活动等。行动异常表现在病至后期呈现严重衰退，如弯腰俯身的体位，缓慢犹豫的动作，易摔跤与精神性行走不能等，甚至终日卧床不起，生活不能自理。本病患者外貌苍老，皮肤干燥多皱，色素沉着，发白齿落，肌肉萎缩，痛觉反应消失。神经系统检查无明显的阳性体征。

【诊断要点】

1. 根据本病起病特点、主要临床症状、脑电图有弥漫性 θ 波和 δ 波及 CT 扫描侧脑、第三脑室和脑沟扩大等，可以诊断。

2. 良性老年性遗忘，仅对部分事情遗忘，病程非进行性进展，自知力良好，无判断力及人格改变。

3. 脑血管性痴呆，起病迅速，呈阶梯样进展，情绪易激动，伴神经系统局灶体征，CT 扫描发现低密度影。

4. 抑郁症，病人思维困难，对答缓慢，音调低沉，动作减少，但多有明确起病界限，回答问题切题，以情绪抑郁为主，用抗抑郁药疗效好。

【治疗】

治法：补益肝肾，化痰通络。

1. 针刺

处方：四神聪透百会，神庭透上星，本神、风池、太溪、悬钟、丰隆、合谷、太冲。

配穴：肝肾不足加肝俞、肾俞；痰浊上扰加中脘、内关；脾胃亏虚加足三里、三阴交；瘀血阻络加内关、膈俞，或用大椎穴刺血。

操作：每次选用 3～5 个穴，根据虚实施行补泻手法，头部穴位间歇捻转行针，或加用电针。留针 30～50 分钟。每日或隔日 1 次，30 次为 1 个疗程。

2. 穴位注射

处方：风府、风池、肾俞、足三里、三阴交。

方法：用复方当归或丹参注射液，或用胞二磷胆碱，或用乙酰谷酰胺注射液，每穴注入药液 0.5～1ml，隔日 1 次。

3. 头针

处方：顶中线、顶颞前斜线、顶颞后斜线。

方法：将 2 寸长毫针刺入帽状腱膜下，快速行针，使局部有热感，或用电针刺激，留针 50 分钟，隔日 1 次，30 次为 1 个疗程。

4. 耳针

处方：皮质下、顶、枕、颞、心、肝、肾、内分泌、神门。

方法：每次选用 2～4 个穴，毫针刺用轻刺激，留针 30～50 分钟，隔日 1 次。或用耳穴压丸法。

【文献摘要】

1. 李建美等开窍醒脑通络法治疗老年痴呆症 25 例。治疗组 25 例采用开窍醒脑通络法。主穴：四神聪。配穴：足三里、三阴交、神门。主穴针尖向百会方向沿皮刺入，以有紧束感为度，稍加捻转；配穴常规操作，平补平泻，留针 30 分钟。每天 1 次，10 天为 1 个疗程，并配合口服中药治疗；对照组 23 例服用西药：吡硫醇（脑复新），每次 0.2g，每天 3 次，口服；都可喜，每次 1 片，每天 2 次，口服。10 天为 1 个疗程，结果总有效率治疗组为 92.0%，对照组为 78.3%，两组比较，差异有显著性意义（$P<0.05$）。两组治疗后椎-基底动脉（BA）血流速度改善明显，说明开窍醒脑通络法治疗老年痴呆症疗效确切。

［李建美，陈凤兰，李桂玲．开窍醒脑通络法治疗老年痴呆症 25 例．新中医，2006，38（6）：71-72.］

2. 陈荣等益智醒脑汤配合针灸治疗痰瘀闭阻型老年痴呆症 58 例。115 例患者随机分为治疗组 58 例和对照组 57 例。治疗组：①口服益智醒脑汤，每日 1 剂，连服 12 周；②针灸选穴：百会、四神聪、神庭、内关、足三里、太溪。百会、四神聪、神庭平刺 10mm，内关、足三里、太溪直刺 7～12mm，诸穴得气后用平补平泻手法，留针 30 分钟，日 1 次，治疗 12 周。对照组：静滴脑复康注射液日 1 次，14 日为 1 个疗程，每疗程间隔 2 日，共治疗 6 个疗程。结果治疗组显效 14 例，总有效率 74.1%；对照组显效 9 例，总有效率 54.4%，说明益智醒脑汤配合针灸治疗老年痴呆症取得了较好疗效。

［陈荣，殷群，路亚娥．益智醒脑汤配合针灸治疗痰瘀闭阻型老年痴呆症 58 例．陕西中医，2007，28（6）：671-672.］

【按语】 近年来，针灸治疗老年痴呆症有较多的实践，表明针灸对本症有一定效果。针灸疗法可以减轻症状，减少西药用量，增强体质，减慢病程。实验表明针灸有激发中枢 5-HT 能神经元功能，改善大脑皮层功能，通过改善血液循环，增强神经元能量代谢，增加乙酰胆碱酯酶活性等作用。针灸多用头皮穴位，与四肢穴位相配，除手法行针外，头部还常用电针。本病症较为顽固，疗程一般较长。

本症的预防应重视治疗中年患有的高血压、高脂血症及脑动脉硬化，坚持体育锻炼，保持良好的情绪，多参加集体活动，饮食忌油腻肥厚，戒烟酒，保持大便通畅。

（三）骨伤科疾病

颞颌关节功能紊乱

【概述】 本病是一种常见的颞颌关节疾病，多发于青壮年，并以女性为常见。其主要症状表现为关节弹响，疼痛和下颌运动受限。具有慢性和反复发作的特点，常可拖延数月甚至数年以上。祖国医学认为是局部经气受阻所致。

本病属于中医"颌痛"、"颊痛"和"口噤不开"等病的范畴。诸阳经筋，皆在于头，三阳之筋，并络于颌颊，夹于口。诸阳经为风寒所客，或外伤经筋，或厥气上逆，引起三阳经气不利，三阳经筋挛急，而致张口受限，颞颌关节酸牵强，机关不利。

西医认为本病的原因较为复杂，至今尚不清楚。目前认为与情绪不稳，体质虚弱。牙齿咬合关系紊乱以及外伤等因素有关。

【临床表现】 本症表现张口或闭口时，下颌关节区疼痛、酸胀、乏力、强直、弹响、张口受限和下颌运动异常，少数患者可并发头昏耳鸣，听力障碍等。检查时，可发现面部两侧不对称；张口运动时，下颌部多偏向患侧；在面部，髁状突、咀嚼肌及颞肌附着处有压痛。早期X线显示髁状突位置不正常，后期可有关节头或关节凹的形态改变。

【诊断要点】

1. 根据发病前有精神创伤或神经衰弱史（多见于青年女子），并有关节区疼痛、痉挛、张口受限、弹响及摩擦音等典型症状，可考虑本病的诊断。

2. 本病多伴有全身关节疾病。X线早期常显示髁状突位置的不正常，后期有关节头和关节凹形态改变，或骨皮质不完整。

3. 本病尚需与中风牙关紧闭，痉病牙关紧急，以及颈椎病牵及咬肌的疼痛等表现相鉴别。

【治疗】

治法：以疏调局部经气为主。

1. 针刺

处方：下关、颊车、听宫、翳风、耳门、听会、合谷。

操作：上穴可轮流使用，捻转提插，以得气为度，留针20分钟。隔天治疗1次，以10次为1个疗程。

2. 穴位注射

处方：下关、颧髎、耳门、听宫、听会。

方法：用红当川注射液（红花、川芎、当归等分制成）注入下关，颧髎各1ml。或耳门、听宫、听会各0.5ml，隔日1次，10次为1个疗程。

3. 耳针

处方：上颌、下颌、面颊区、神门、颞颌穴（平喘穴和腮腺穴之间）。

方法：中强刺激，留针20～30分钟，或埋揿针1～2天。

4. 水罐疗法

处方：颞颌关节区。

方法：将史国公药酒3～5ml，放于磨去底的青霉素小瓶中，将小瓶放于颞颌关节区，用注射器从小瓶橡皮盖中抽空气成负压，放置1小时，10次为1个疗程。

【文献摘要】

1. 开雁以温针灸结合封闭治疗颞颌关节功能紊乱综合征34例。温针灸：患者侧卧位或平卧位，患侧下关穴常规消毒后，取28号2寸毫针对准下关穴直刺1～1.5寸深，行捻转泻法，至患者局部有麻胀或胀痛后，取一长约2cm的艾炷套在针柄上，在接近穴位的一端点燃，使艾炷完全燃尽，毫针完全冷却后出针。药物封闭：出针后选用确炎舒松A注射液0.5ml加入利多卡因0.5ml，于下关穴进针得气后，回抽无血，缓缓将药液注入穴内。治疗结果：34 例患者中治愈 24 例，占 70.59％；好转 8 例，占 23.53％；无效 2 例，占 5.88％。有效率为 94.12％。随访情况：半年后 31 例痊愈，3 例复发。

[开雁．温针灸结合封闭治疗颞颌关节功能紊乱综合征 34 例．四川中医，2003，21（8）：86.]

2. 陈晓英等推拿合温针灸治疗颞颌关节功能紊乱症 120 例。推拿治疗：患者仰卧于床，头侧偏，置患侧于上，医者端坐于患者头后方；以温热之手在患侧面部施以掌揉、鱼际揉，以面部发热为佳；取耳门、上关、下关、颊车、翳风、合谷等穴，施以指揉、一指弹推法、按揉等手法，以下关、颊车为重，施术约 10 分钟；患者头摆正，一手大鱼际置于患侧颞颌关节处，另一手按在健侧下颌部，两手相对用力挤按揉；患侧面颊部施小鱼际擦法，至局部发热，拿捏合谷约 1 分钟。温针灸取上关、下关、颊车、耳门、翳风穴。120 例患者治疗 1～3 个疗程，平均 2 个疗程，治愈 98 例，显效 14 例，好转 8 例，无效 0 例，有效率为 100％。

[陈晓英，杨强．推拿合温针灸治疗颞颌关节功能紊乱症 120 例．河南中医，2006，26（9）：30.]

3. 崔大威针灸配合超激光治疗颞颌关节功能紊乱综合征 30 例。取穴：下关、颊车。得气后，电针一极接颊车穴，一极接下关穴，拔针后活动颞颌关节片刻。超激光采用日本东京医研株式会社研制的 Suoer-LizerHA-550S 疼痛治疗仪（简称 S-L）。选 SG 型照射头，直接照射疼痛部位，照射 2 秒，间歇 2 秒，每次照射 10 秒。30 例患者经过 1 个疗程治疗，痊愈 7 例，占 23.3％；显效 12 例，占 40％；有效 6 例，占 20％；无效 5 例，占 16.7％；总有效率为 83.3％。

[崔大威．针灸配合超激光治疗颞颌关节功能紊乱综合征 30 例．针灸临床杂志，2007，23（5）：21.]

【按语】 颞下颌关节功能紊乱症是关节区神经、肌肉功能性紊乱，其主要症状是张口受限和张口、咀嚼时疼痛。一般在功能期有自愈的可能，但不论在何期针灸的治疗效果均较理想，是本病的首选治疗方法之一，也可配合按摩。若韧带松弛，发生关节半脱位或脱臼，应适当限制下颌骨的过度运动，脱位者应首先手法复位。本病初期针灸治疗效果较好，关节紊乱阶段如坚持长时间的针灸治疗，也能取得一定的疗效，晚期关节有破坏，针灸能缓解和减轻症状。久病或见有虚寒者，可配合灸法，以加强疗效。针灸临床上多采用近刺（下关、听宫、颊车、阿是穴）和远刺（合谷）相结合的方法以疏通局部经气，达到活血止痛的目的，上关、下关为治疗本病的关键穴。从西医学来看，下关深处是翼升肌所在，听宫穴、颊车穴深部有咬肌，针刺（电针或加上灸）可以调整神经肌肉兴奋和抑制的平衡，使机体恢复正常状态。

为了巩固疗效，本病除用针刺治疗外，必须及时消除致病因素，避免咀嚼硬物和过度张口，避免受寒，病者还需改正创伤性咬合，纠正单侧咀嚼的习惯。注意及时修复缺牙，安装义齿，以保持正常的咬合关系。

落 枕

【概述】 落枕，又称"失枕"、"失颈"，即颈部伤筋。是指患者颈项部强痛、活动障碍的一种病症。多见于青壮年，儿童较少见。男多于女。春冬两季发病较高。

本病多由睡眠姿势不当，或枕头高低不适，引起颈部气血不和、筋脉拘急而致病。也可由颈部扭伤、外伤或风寒侵袭项背，局部经气不调而致。

西医认为，该病主要由颈部肌肉长时间过分牵拉而发生痉挛所致，也可见于颈椎小关节滑膜嵌顿、半脱位或肌肉筋膜的炎症。

【临床表现】　睡眠醒后，出现颈部疼痛，头常歪向患侧，活动不利，颈项不能自由旋转后顾，旋头时常与上身同时转动，以腰部代偿头部的旋转活动。疼痛往往累及一侧，疼痛可向肩背放射，颈部肌肉痉挛压痛，触之如条状或块状。斜方肌、大小菱形肌等处亦有压痛。

如本病系受寒而发者，颈项强痛时，常可伴恶寒、头痛等表现。本病一般起病较快，病程短，多在一周自行缓解，但易于复发。

【诊断要点】

1. 本病一般在睡后起床时发现疼痛。或晚上睡时被风吹时突然发病，根据这一发病诱因可为本病诊断的参考。

2. 本病可见急性颈项后部、肩部、两肩胛背之间疼痛，有肩部受压感，无固定的明显压痛点。

3. 该处肌肉痉挛，有广泛压痛，颈部屈伸活动可受限，肩胛骨前后活动可有不适感。

【治疗】

治法：疏经活络，调和气血。

1. 针刺

处方：落枕、大椎、天柱、风池、肩外俞、悬钟、承山、后溪。

配穴：不能前俯后仰，加昆仑、列缺；不能左右顾，加支正。

操作：所有穴位均用泻法，强刺激。或加用电针，频率为 180 次/分，以连续波，强度以病人能耐受为度，刺激时间 20 分钟。亦可单用落枕穴，刺法为直刺 0.5～0.8 寸，或后溪直刺 0.8 寸左右，得气后用提插捻转泻法，行手法操作 1～3 分钟，同时，令患者做左右摇头摆动动作，待自觉颈项转动轻松，疼痛有所减轻或消失时，徐徐退针，不按针孔。

2. 芒针

处方：肩背（斜方肌上缘中部，肩井穴前 1 寸）、风池、大椎。

方法：病人取俯卧位，刺肩背穴时，针尖向后下方，相当于第二、三胸椎横突部刺入，缓缓按压推进，并可捻转，进针深度为 3～4 寸，使局部产生酸胀感，有时可有麻电感向背部放散。刺风池穴可进针 1.5～2 寸，使感应缓缓下行，以病人患侧有麻胀快感为度。针刺手法宜平补平泻。

3. 梅花针

处方：大椎、大杼、肩井、肩中俞、肩外俞、风府、颈 1～4 夹脊。

方法：每次选取 1～2 穴，皮肤常规消毒后，对准穴位，用梅花针叩打局部皮肤，使皮肤发红，并见少量血点，然后拔火罐，如能拔出少量瘀血，则疗效更佳。

4. 刺血疗法

处方：大椎、肩外俞、风门。

方法：每次取 2～3 穴，常规取穴，消毒后用三棱针迅速地刺入约半分至 1 分，针后迅速出针，以血出为度，然后拔罐，去罐后，头部作左右旋转运动，可每 3～5 天治疗 1 次。

5. 耳针

处方：颈、颈椎、肩枕、神门。

方法：每次取 2～3 点，常规取穴，对准穴点快速刺入，深度 1 分左右，约至软骨组织，以不刺透对侧皮肤为度。捻转数秒钟后，留针 20～30 分钟，每日或隔日治疗 1 次。或用王不留行籽进行耳穴贴敷，自己按压穴位，手法由轻到重，按至有热胀感和疼痛（以患者能耐受为度），并嘱患者转动头颈，每日按压 4 次以上，每次 2 分钟左右。

6. 穴位注射

处方：压痛点及痉挛的肌肉。

方法：选准压痛点及痉挛肌肉，常规消毒，针刺后推注药液（1% 普鲁卡因 2ml，或维生素 B_1 100mg，维生素 B_{12} 1mg）。每日或隔日 1 次。

【文献摘要】

1. 段文球针灸痛点与后溪穴治疗落枕 300 例。取穴：痛点与后溪穴。单侧颈部疼痛，取患侧的穴位；若颈椎中间及两侧疼痛，均取双侧。操作方法：患者取坐位，先找到颈部压痛点，选 2 寸长毫针，局部常规消毒，针刺得气后用药艾条温灸，以局部皮肤潮红为准。然后令患者手握拳，但不要握得太紧，选用 4～5 寸长的毫针，局部常规消毒后，准确针刺后溪穴，留针 30 分钟，在留针的过程中需反复间隔捻转 2～3 次，以加强刺激，还要反复旋转活动颈部。每天 1 次。结果：本组 300 例中，针刺 1 次痊愈 180 例，占 60%；针刺 2 次痊愈 96 例，占 32%；针刺 3 次痊愈 24 例，占 8%。痊愈率为 100%。

[段文球. 针灸痛点与后溪穴治疗落枕 300 例. 中医外治杂志，2006，15（5）：13.]

2. 秦玉革意气针灸疗法加拔罐治疗重症落枕 175 例。意气针刺：泻法以 1～2 个最痛点为阿是穴，用 0.38mm×25mm 毫针令患者吸气时快速直刺 0.8 寸左右并摇大针孔，然后以指捏针但不做任何提插捻转等手法，全神贯注于针下做以意行气的泻法观想：想象针下的病气如水一般被从针孔抽到体外。约 10 分钟，退针至皮下，让患者活动颈部以观察颈痛减轻的程度，明显减轻或消失者令呼气时出针，不揉针孔；若减轻不明显者可再刺入行如上泻法 10～15 分钟。所用意念观想一定要以"出气"为主，否则可能成为"以意行气的补法"。每日 1 次，1～3 次后评价疗效。拔罐及远端针刺：在针孔上及附近拔罐 10 分钟；颈痛消失者可不作拔罐及远端针刺这后两步治法。以 0.38mm×40mm 毫针斜向肘部针入养老穴，大幅度提插捻转约 20 秒，以强烈的酸胀感为佳，每隔 5～10 分钟行针一次，同时嘱患者活动颈部，30 分钟后起针。因酸胀感强烈难忍，患者在颈痛明显减轻后多不愿再针此穴，平均为 1.5 次治愈 171 例，占 97.7%；好转 4 例，占 2.3%。总有效率 100%。所有病例皆在第一次第一步泻法中获效，只经第一步 1 次治愈者 12 例；三步 1 次治愈者 27 例；2～3 次治愈者分别为 34 例、98 例。

[秦玉革. 意气针灸疗法加拔罐治疗重症落枕 175 例. 上海针灸杂志，2006，25（4）：42.]

【按语】 针灸是治疗落枕的有效方法之一，疗效好，见效快，多以风池、合谷、阿是穴、落枕穴为主，可单穴使用，亦可多穴联用，一般左病取右，右病取左，双侧病变取双侧穴位。落枕病人应及早接受治疗，有利于病情康复。用毫针治疗此病，除上述选穴配方外，还可用同侧绝骨穴深刺，或养老、后溪穴等任选一穴，针刺得气后，手法上多主张强刺激，在留针期间，嘱活动颈部，幅度由小到大，往往可有立效。其中边刺边活动颈部尤能提高疗效。此外尚可配合刺络拔罐、艾灸、按摩等方法以加强疗效。

睡眠时枕头的高低要适当，避免吹风受寒，防止复发。若病人在一段时间内反复落枕，在除外高枕等诱发因素外，宜行详细检查，及拍 X 线片，以考虑早期颈椎病。

颈 椎 病

【概述】 颈椎病是因颈椎间盘退变，颈椎骨质增生，韧带及关节囊的退变、肥厚等病变，刺激或压迫颈神经、神经根、脊髓、血管、交感神经和其周围软组织而引起的综合症候群。患者年龄大多在 40 岁以上，颈肩部酸痛为其临床特点。临床上可具体分为：①神经根型；②脊髓型；③椎动脉型；④交感神经型；⑤软组织型。

本病在中医学中可归入"痹证"的范畴。年老肝肾亏虚，正气不足，筋骨失养为发病的内在因素，而感受风、寒、湿、热为引起本病的外因，主要病机为邪气羁留，经络阻滞，气血运行不畅。

西医认为本病是人体颈椎间盘逐年退变，出现纤维环弹力减退，椎间隙狭窄，椎体边缘骨质增生，椎关节不稳定，黄韧带肥厚、变性、钩突关节增生及小关节等的继发性改变。这种变化在活动范围较大、易于遭受外力的颈椎更易于发生。这些结构上的变化，必然导致颈椎椎管和椎间孔的变形、狭窄、直接刺激、压迫或通过影响血液运行使颈部脊神经根、脊髓、椎动脉及交感神经发生功能或结构上的损害，并引起相应的临床表现。

【临床表现】 本病一般起病缓慢，大多在 30 岁以上发病，病程长，反复发作。

1. 神经根型 颈背疼痛，可为持续性隐痛或酸痛，亦可为阵发性剧痛。下颈椎病变可向前臂部放射，多为单侧，亦可双侧，手指呈神经根分布的麻木及疼痛，有时患肢及手握力减弱，手中握物有掉落现象。颈部发僵，活动受限，当颈部活动或腹压增加时症状加重。本型病例，可见臂丛牵拉试验阳性，肩部下压试验阳性，椎间孔挤压试验阳性，严重者可有上肢肌肉的萎缩。不同椎体骨质增生、间隙狭窄或椎间孔狭窄的部位引起相应的神经根症状，可见表 5-15。

表 5-15

增生间隙	疼痛麻木区	受累肌肉	神经反射
$C_{3\sim4}$ 以上	颈部、后枕部		无反射改变
$C_{4\sim5}$（颈五）	颈部、肩颈—上臂外侧、前臂桡侧	三角肌	肱二头肌反射早期活跃，后期减弱
$C_{5\sim6}$（颈六）	上肢外侧，前臂桡侧—拇、食指	肱二头肌	桡反射、肱二头肌反射早期活跃，后期减弱
$C_{6\sim7}$（颈七）	同上，但放射到食指中指	肱三头肌	肱三头肌反射
$C_{7\sim8}$（颈八）	上臂内侧，前臂尺侧到四、五指	前臂及手部肌肉	无反射改变

2. 脊髓型 颈肩疼痛伴见四肢症状，呈进行性加重。可见一侧或双侧上肢的运动障碍，或运动感觉障碍，部分病人出现胸腹束带感，行走笨拙甚至不能站立与行走，有明显的脊髓切段损伤表现，有节段痛温觉减退，触觉存在，但与实际受损平面低 5～6 个节段，呈现分离性感觉障碍和体征所示平面与实际损伤平面相分离现象。病人或出现头痛、头晕，甚至大便失禁，尿频。查体肌力减弱，感觉减退，病理反射阳性，四体肌张力增高。甚至可见有阵挛，脊髓造影或 CT 检查，可以明显看出颈部椎管不完全性梗阻。

3. 椎动脉型 表现头晕、恶心、呕吐、四肢麻木、力弱，甚至猝倒，但无意识障碍。出现明显的颈性头痛，颈性眩晕，及晕厥。症状的出现常与头部的转动有关，如在锁骨下动脉或椎动脉处若闻及血管杂音或两侧上臂血压差别明显，对本病有参考价值，椎动脉造影可确诊本病。

4. 交感神经型 多数病人有轻微的颈、肩的神经根刺激症状，同时可见头痛、偏头痛、头昏、枕部痛、头胀、眼裂增大、视物模糊、彩视、瞳孔增大，眼窝胀痛，眼发涩和流泪。一侧面部或头颈、手足多汗。患侧手可有麻木、肿胀、发凉、疼痛等表现。还可见鼻塞、血压偏低、胃蠕动增加或嗳气等交感神经抑制症状。

5. 软组织型 反复发作的颈项疼痛，延及上背部，不能俯仰旋转，每发作3～5天后，可有一段缓解的时间。个别病人合并有眩晕或偏头痛。颈椎棘突及其两侧可有压痛。

【诊断要点】

1. 应注意发病的年龄，颈型颈椎病多发生于青壮年，过劳、寒冷刺激、姿势不当等诱因可诱发；神经根型、脊髓型及椎动脉型颈椎病多发于中老年人。

2. 颈部表现亦有助于判别各型颈椎病，颈型颈椎病，多见颈部僵硬，酸痛，且向肩背部放射；神经根型颈椎病则为颈肩背部酸痛、刀割样痛，颈根部可有电击样痛，放射至肩、臂及手指；交感神经型颈椎病，见颈肩部酸困、压迫性钝痛，部位深而模糊；脊髓型和椎动脉型颈椎病可无明显的颈部症状。

3. 不同型颈椎病可依据不同的诊断方法，颈型颈椎病有明显的X线平片征象；神经根型颈椎病X线下有生理前凸消失，椎间隙变窄，椎体缘及钩突关节骨赘形成，或椎孔变小，椎管狭窄等，肌电图神经传导速度延缓；脊髓型颈椎病有椎管狭窄，脊髓压迫征；椎动脉型应靠椎动脉造影确诊。

4. 颈型颈椎病应与颈部扭伤、神经衰弱、肩周炎及肩背肌膜炎等其他慢性颈肩疼痛相鉴别；神经根型颈椎病应与臂丛神经痛、胸廓出口综合征、颈肋等病相鉴别；椎动脉型颈椎病应与脑动脉供血不足、神经衰弱、偏头痛、小脑桥脑角肿瘤等相鉴别；脊髓型颈椎病应与脊髓感染、外伤及椎管内占位性病变相鉴别。

【治疗】

治法：疏经通络，活血化瘀。再根据病情的偏胜而酌情兼于祛风、散寒、除湿、通络。本病日久则应正气亏损的不同，而采用益气养血，补养肝肾之法，标本兼顾。

1. 针刺

处方：相应颈夹脊、阿是穴、风池、天柱、大椎、列缺、曲池、合谷。

配穴：神经根型，配肩中俞、天宗、曲泽、少海、悬钟；脊髓型，配天柱、肩髃、膈俞、阳池、秩边、风市、丘墟；椎动脉型，配天柱、印堂、太阳、合谷；交感神经型，配风府、百会、太冲、通里、血海、心俞。

操作：风寒湿痹，加用温针灸或在局部拔罐；热痹加用刺络疗法。夹脊穴向脊柱方向斜刺，行捻转泻法，给予较强刺激。另外，根据各大类型所出现的不同症状表现，还需作相应的对症处理。

2. 耳针

处方：颈、颈椎、神门、枕、内分泌、肾。

方法：每次取2～3个穴，进针后予以中强刺激，留针15分钟，每隔5分钟行针1次。每日1次，或隔日治疗1次，15次为1个疗程。亦可行埋针疗法。

3. 刺血疗法

处方：颈夹脊。

方法：在病变颈椎两侧用皮肤针叩刺，待轻微出血后加拔火罐5分钟左右。

4. 穴位注射

处方：相应颈夹脊、大椎。

方法：酌取骨宁注射液，丹参注射液，醋酸维生素E油剂。选定穴位，常规消毒，进针得气后，每穴注入0.5～1ml，每周2次。

5. 头针

处方：①神经根型：对侧感觉区上1/5的下段、对侧上肢感觉区。

②脊髓型：对侧运动区、双侧足运感区。

方法：快速进针，刺入一定深度后快速捻转，不提插。持续捻针2～3分钟，留针10分钟，然后再重复捻转行针，反复行针2～3次后即可出针。急性期每日1次，缓解期可隔日1次，10次为1个疗程。

【文献摘要】

1. 姜兴鹏等隐形针灸治疗颈椎病200例。治疗方法：通用穴取神阙，专用穴根据不同症型选择相应的穴位。椎动脉型选风池（双）、大椎，颈型选疼痛点颈夹脊、肩井（双），神经根型选患侧疼痛点颈夹脊、肩井、天宗、肩髃、外关、阿是穴。用神农（湖南）生物技术有限公司生产的通用型康复芯片。使用时将康复芯片用表面液将芯片治疗面及穴位皮肤充分沾湿，将芯片贴在穴位表面，用松紧带或透气胶布固定，每次治疗40分钟，10天为1个疗程，疗程间休息2天，2个疗程后评定疗效。在治疗过程中均需配合相应的功能锻炼（方法略）。治疗结果：200例患者痊愈95例，好转85例，未愈20例，总有效率89.2%。

［姜兴鹏，陈伟，余成玲．隐形针灸治疗颈椎病200例．实用中医药杂志，2008，24（11）：728．］

2. 耿鹏针灸配合推拿治疗颈椎病186例。治疗方法：①推拿治疗：患者取坐位或卧位，医者采用常规推拿手法，推、拿、按、揉及运动类手法进行治疗，以上手法共需30分钟，并依据临床分型进行加减手法。颈型颈椎病常规手法加推理、推挤颈夹肌，弹拨滑按项韧带3～6分钟，重点按揉风池、风府、肩井、肩中俞、缺盆、肩外俞及天宗穴各1分钟。神经根型加按揉缺盆、天鼎，弹拨腋下大筋、小鱼际或掌指关节擦上肢症状区，拇指拨手三里、中指拨足三里，揉搓、叩击、牵引、抖动伤肢，操作6～8分钟。椎动脉型加按揉枕骨下缘风池至完骨，按揉头部督脉、胆经、膀胱经路线，拇指按揉印堂、太阳、头维、百会、神庭等穴，操作4～6分钟。脊髓型加推、揉、按、拨背部督脉和膀胱经路线，按、揉、拨、叩上肢及下肢，操作8～10分钟。对交感神经型及混合型，除常规手法外，对症施术手法。②针刺治疗：以颈部和胸上段夹脊穴为主，随症配用颈臂穴、肩井、肩髃、天宗、曲池、手三里、外关、合谷、印堂、太阳、百会、神庭、环跳、委中、足三里、阳陵泉、解溪、太冲等。每组选6～10个穴位，留针30分钟。结果治愈55例，显效74例，有效38例，总有效率89.7%。

［耿鹏．针灸配合推拿治疗颈椎病186例疗效观察．实用中医内科杂志，2007，21（3）：106．］

【按语】 针灸治疗颈椎病疗效显著，其中尤以神经根型为好，而脊髓型疗效差。在各种疗法中以穴位综合疗法效果最佳。针灸治疗主要适应于退变过程中的颈椎失稳期和骨赘刺激期，而对于骨赘压迫期，则需采取综合治疗措施包括外科手术。

针灸治疗该病主要是通过改善局部血液循环，解除粘连和痉挛而起作用，实验表明，针刺可使血管痉挛得以缓解，使颈椎动脉血流增加；可使患者的主观疼痛感觉缓解，颈部肌电明显改善。

本病容易复发，故在针灸治疗的同时，应避免长期屈头工作，睡眠时枕头的高低要适当。平时应进行适当的功能锻炼，避风寒、寒湿之邪。

肩关节周围炎

【概述】　肩关节周围炎，简称"肩周炎"，又称"冻结肩"、"漏肩风"等，是肩部周围冈上、下肌、大小圆肌、三角肌、肩胛下肌等软组织损伤性疾病。以长期肩痛，肩关节活动障碍为特征。好发于 50 岁左右女性的右肩，故又称"五十肩"，有自愈倾向，预后良好。

本病在中医属于"痹症"、"肩痹"的范畴，其病机是由于年老体衰，气血虚损，筋失濡养，风寒湿外邪侵袭肩部，经脉拘急所致。其中气血虚损，血不荣筋为内因，而风寒湿邪外袭为外因。

西医认为本病为肩关节的关节囊周围软组织发生的一种范围较广的慢性无菌性炎症反应，引起软组织广泛的粘连，限制了肩关节的活动。冈上肌肌腱炎症、肱二头肌肌腱炎、肩峰下滑囊炎、创伤、疾病造成的肩关节长期不动、内分泌紊乱、慢性劳损、感受风寒湿邪等因素均可引发肩关节周围炎。由于肩部肌腱、肌肉、关节囊、滑囊、韧带充血水肿，炎症细胞浸润，组织液渗出形成瘢痕，造成肩组织挛缩，肩关节滑膜、软骨间粘连。肩周软组织的广泛粘连，造成肩关节活动的严重受限。

【临床表现】　多数病例慢性发病，隐袭进行，常因上举外展动作引起疼痛始被注意。亦有疼痛较重进展较快者，个别病例有外伤史。主要表现肩周疼痛。肩关节活动受限或僵硬。疼痛可为钝痛、刀割样痛，夜间加重，甚至痛醒。疼痛可放射至前臂、或手部、颈、背部，亦可因运动而加重。局部压痛点一般在肩峰下滑囊、肱二头肌长头腱、喙突、冈上肌附着点等处，或肩部广泛压痛而无局限性压痛点。肩关节各方向活动受限，尤以外展、外旋和后伸最为严重。此时用一手触摸肩胛下角，一手将患肩外展，感到肩胛骨随之向外上转动，说明肩关节已有粘连。病程较长者，可见肩胛带肌萎缩，尤以三角肌萎缩明显。此病进展数月至两年左右，可自行中止发展，疼痛消失，肩部活动逐渐恢复。临床可将本病分为三期。

1. 急性期　病期约 1 个月，亦可延续 2～3 个月。本期患者的主要表现是肩部疼痛，肩关节活动受限，这是由于疼痛引起的肌肉痉挛，韧带、关节囊挛缩所致，但肩关节本身尚能有相当范围的活动度。

2. 粘连期　病期约 2～3 个月，本期患者疼痛症状已明显减轻，其表现为肩关节活动严重受限，肩关节因肩周软组织广泛粘连，活动范围极小，外展及前屈运动时，肩胛骨随之摆动而出现耸肩现象。

3. 缓解期　为本症的恢复期或治愈过程。本期患者随疼痛的消减，肩关节的挛缩、粘连逐渐消除而恢复正常功能。

X 线检查，肩周炎是软组织病变，所以 X 线多属阴性，对诊断无直接的帮助，但可以排除骨和关节疾病，有时可见骨质疏松、冈上肌腱钙化，或大结节处有密度增高影。

【诊断要点】

1. 根据发病年龄，及特殊的肩部疼痛特点，及肩关节活动受限等表现，一般不难诊断。

2. 物理检查，X线下，本病常无特殊发现，后期可有肱骨头上移征象。肩关节造影：关节腔囊明显缩小，腋窝的囊腔皱褶部分消失。关节镜检查：关节腔变小，关节滑膜与肱骨头之间有粘连。

3. 本症需与肩部骨与关节软组织的损伤，及由此而引起的肩关节活动受限的疾患相鉴别。前者多有明显的外伤史，且可查到原发损伤部位，恢复程度一般较本症差；另外，还应与颈椎病相鉴别，它虽可有肩部的放射痛，但在肩部往往无明显的压痛点，且见有颈部活动的障碍，肩部活动尚好。

【治疗】

治法：舒筋通络，疏调气血。

1. 针刺

处方：肩髃、臑俞、肩髎、臂臑、压痛点、肩内陵、天宗、巨骨。

配穴：肩不能上举，取后溪、养老；肩不能后伸，取太渊、经渠、手三里；肩不能平举，取会宗、支沟、中渚、阳池。

操作：肩部穴位应深刺或透刺，或行合谷刺，其中肩髃穴令患者抬肩，向极泉方向直刺进针，深约 2～3 寸，使局部产生酸胀感；亦可斜刺，向肩内陵、肩贞、三角肌等方向分别透刺，进针 2～3 寸，使病人产生酸胀感向肩关节方向扩散，或产生麻木感向肩臂扩散。配穴行平补平泻法，留针 20～30 分钟，留针时加温针灸或艾条灸，或针后拔罐，也可接上电针，每次选取 2～4 个穴位，通电 10 分钟，隔日 1 次。还可在肩关节局部压痛点刺络放血，拔罐，每 4～7 天 1 次。

2. 芒针

处方：肩髃、极泉透肩贞，条口透承山，曲池透手三里。

方法：让病人坐位肩平举，深刺肩髃穴，肩不能抬举者可局部多向透刺，使肩能平举，然后刺极泉透肩贞及其他穴。条口透承山又称"条山穴"，让病人坐位，两腿屈成直角，从条口进针，进针后频频捻转，边捻针边令病人抬起肩部，并活动患肢，动作由慢到快，用力不宜过猛，以防引起疼痛，然后留针 20 分钟。

3. 耳针

处方：肩关节、肩、肾上腺。

方法：用左手食指和中指托住耳背相应部位，以左手拇指把耳轮向外推开，然后用右手持耳针对所选穴位直刺、斜刺或横刺。3 次为 1 个疗程。或用王不留行籽作耳穴埋压。

4. 头针

处方：顶颞前斜线（前顶至悬厘穴连线的中 1/3 节段）。单肩者取对侧，双肩者取双侧。

方法：用 28～32 号 1.5 寸毫针，在顶颞前斜线进针约 1 寸，疼痛在肩前，针尖方向向阴面，在后侧针尖方向向阳面，用抽气法运针，以疼痛消失或减轻为得气，留针 1 小时以上，每 10 分钟行针 1 次，同时活动肩部。以上治疗隔日 1 次，10 次为 1 个疗程。

5. 穴位注射

处方：阿是穴（压痛点）。

方法：找准压痛点，常规消毒，然后将药物（1％普鲁卡因 10ml 加强的松龙 25mg；或 1％普鲁卡因 20ml 加泼尼松龙 50mg）注入肱二头肌长头腱内，每穴注入 1ml。隔 5 天注射 1 次，3 次为 1 个疗程。本法对初期肩周炎患者具有明显的止痛和改善肩关节功能障碍的作用。

6. 火针

处方：条口、膏肓俞、阿是穴。

方法：将针尖和针身烧红，迅速刺入穴位内并立即将针拔出，前后操作时间在 1 秒左右，快速则少痛。针刺深浅根据穴位局部肌肉的厚薄来决定，一般在 0.5～1 寸左右。出针后用干棉球轻轻按揉针眼，可减轻后遗不适感。肩部疼痛剧烈可每日治疗 1 次，慢性疼痛治疗间隔时间可延长至 3～5 天治疗 1 次，6 次为 1 个疗程。

【文献摘要】

1. 杨俊荣针灸配合手法治疗肩周炎 88 例。针刺以阿是穴为主，结合局部选穴和循经取穴为辅。主穴取肩髃、肩贞、臂臑，辅以远部的曲池、外关。肩内侧痛配尺泽、太渊，肩外侧痛配后溪、小海，肩前侧痛配合谷、列缺。辅以 TDP 照射。第 1 天针灸完毕后行手法松解。此手法，每一疗程只做 1 次。然后嘱患者每天行肩关节的功能锻炼，外展、上举、前屈、后伸、内收内旋，每个动作 20～30 遍，早晚各 1 次。痊愈 61 例，好转 27 例，总有效率 100％。治疗时间最短 1 个疗程，最长 4 个疗程，平均 2 个疗程。

［杨俊荣．针灸配合手法治疗肩周炎 88 例．实用中医药杂志，2008，24（8）：519.］

2. 何玉苍等以穴位注射，小针刀配合针灸推拿治疗粘连性肩周炎 100 例。治疗方法：玻璃酸钠穴位注射：将玻璃酸钠注射液 20mg 于肩穴平刺注入关节内，维生素 B_1 100mg、维生素 B_{12} 0.5mg、2％利多卡因 2ml 的混合液于肩前、天宗、肩贞穴行穴位注射，每穴各 2ml，每 10 天 1 次。小针刀治疗：在上述穴位注射基础上，将小针刀分别刺入穴位，行纵向切割，横向剥离术，每 10 天 1 次。针刺治疗：主穴：肩髃、肩前、肩贞、阿是穴、阳陵泉、中平穴（足三里下一寸）。配穴：天宗、曲池、手三里、外关、合谷。TDP 照射每日 1 次，并配合拔火罐治疗。治疗结果痊愈 68 例，显效 18 例，好转 10 例，无效 4 例，总有效率 96％。

［何玉苍，狄长青．穴位注射，小针刀配合针灸推拿治疗粘连性肩周炎 100 例．陕西中医，2008，29（7）：883.］

【按语】 针灸是治疗肩关节周围炎的最有效的方法之一，可明显的缓解甚至消除肩部疼痛。目前临床上常于肩部和肩周选穴，并远道配合手足阳明经穴位进行治疗。在疾病的初期，可进行拔罐或刺络拔罐，若症状发展到以疼痛为主要表现时，则以针灸的止痛效果为佳。针刺时可先用远端取穴，让病人活动关节 20 分钟左右，然后再取局部穴位。针灸对病程较短的肩周炎疗效较好，但对有明显的肌肉萎缩和肩关节粘连的患者，则应配合其他疗法综合治疗，如可结合推拿按摩、手针、激光、磁疗低频脉冲、微波等方法。

此外，肩周炎患者在针灸治疗的同时，还必须进行积极的功能锻炼，常见的方法有：①爬墙锻炼：面对墙壁，用双手或单手缓缓向上爬动，使上肢尽量高举，然后再缓缓向下回到原处，反复进行；②体后拉手：双手向后反背，由健手拉住患肢腕部，渐渐向上抬拉，反复进行；③外旋锻炼：背部靠墙而立，双手握拳屈肘，做上臂外旋动作，尽量使拳背靠近墙壁反复进行。

肱骨外上髁炎

【概述】 肱骨外上髁炎，又名肱桡滑囊炎，俗称"网球肘"。是指肱骨外上髁、桡骨头、肱桡关节滑囊处无菌性炎症而言，本症多见于从事旋转前臂和屈伸肘关节的特殊工种，如网球运动员、木工、钳工、水电工等。多因前臂旋转用力不当，致使前臂伸腕肌的起点处"肱骨外上髁"扭伤。本病多见于成年人，男女之比为3∶1。

本病属于中医"筋痹"、"肘劳"和"肘痛"的范畴。认为是由于肘腕长期过劳，气血虚弱，加之风寒湿邪积聚肘节，风寒敛束脉道，流注关节，经筋瘀阻，脉络不和所致。

西医认为本病的发生可因长期劳累，伸腕肌起点受到反复牵拉刺激，引起前臂伸肌总腱部分撕裂、扭伤、钙化、无菌性坏死所致。还可表现慢性肱桡关节的滑膜炎，局部滑膜皱襞过度增厚，桡骨头环状韧带退变性变化，前臂伸肌总腱深面的滑囊炎，皮下血管神经束的狭窄等病理变化。急慢性无菌性炎症，日久而致的肉芽组织形成、粘连、出血、机化和肥厚等组织病变，使关节僵硬疼痛，运动受限而致功能障碍。

【临床表现】 本病的主要表现为肘关节外侧疼痛、无力，进行性加重。一般以右侧发病为多。可因用力不当而诱发，但多数起病缓慢，并逐渐出现方向性的疼痛。

前臂旋转功能受限，握拳旋转时疼痛。患者握力减弱，前臂有无力的感觉，如提热水瓶、扭毛巾和扫地时均感到疼痛乏力，约有1/3的患者可出现疼痛向上臂、前臂及腕部放散，而影响肢体活动，但在安静时一般疼痛缓解。

肱骨外上髁有敏感的压痛，压痛点多位于肱骨外上髁、环状韧带或肱桡关节间隙处，常有锐痛，将患者患侧肘关节稍屈曲，手握掌腕关节强度掌屈，做前臂旋前、伸肘活动时，可引起肱骨外上髁处疼痛，即密耳试验阳性。肱骨外上髁处一般不肿，或肿胀不明显，较重时局部可有微热，病程长者，可有肌萎缩，严重者，局部显现高突或夜间痛。肘关节不肿，屈伸范围不受限。X线检查多为阴性，偶见肱骨外上髁处骨质密度增高的钙化阴影。

【诊断要点】

1. 多有前臂伸肌群反复牵拉刺激的劳损史，好发于中年人。如病人是如上所说的用肘的特殊工种，则更倾向于本病的诊断。

2. 根据肘外侧疼痛、无力，局部有明显的压痛点，尤以伸肌总腱附着处及肱桡关节间隙处为主，密耳试验阳性，但无明显肿胀等特征，临床不难诊断。

3. 临床上应与肱骨内上髁炎、肘关节骨化性肌炎、前臂伸肌腱周围炎及尺骨鹰嘴滑囊炎等疾病相鉴别。

【治疗】

治法：舒筋通络止痛。

1. 针刺

处方：阿是穴、曲池、肘髎、手三里、合谷。

操作：阿是穴可用一针多穴的透刺法，或用齐刺法、恢刺法，应以平补平泻手法，局部出现酸胀感即止，不必大幅捻转。针后局部可配合温针灸，或局部用艾条悬灸，灸至局部皮色微红为度。必要时，也可配合电针治疗。病变部位的远端穴位可行提插捻转泻法。针灸每日或隔日1次，10次为1个疗程。

2. 穴位注射

处方：肘部阿是穴。

方法：局部皮肤消毒后，进针行提插捻转法，得气后，注入药液 1ml。注射用药为泼尼松龙 25mg 加 1％的普鲁卡因 2ml。如治疗后疼痛没能缓解，7～10 天后可再行治疗。

3. 梅花针

处方：阿是穴、肘髎、曲池、手三里。

方法：皮肤常规消毒后，先叩刺肘部阿是穴，然后再叩刺上下各 1～2 个穴，均用重叩法，以皮肤轻微出血为度，揩净出血后，再悬灸压痛部位，以皮肤发红为度。每日或隔日治疗 1 次，6 次为 1 个疗程。

4. 耳针

处方：肘关节、肾上腺、皮质下、顶叶（相当于神门）。

方法：用半寸毫针于选定穴位快速刺入，深度为 1 分左右，以不穿透对侧皮肤为度，然后捻针数秒钟，每日或隔日 1 次，10 次为 1 个疗程。或于选定耳穴埋压王不留行籽，每 3 日更换耳穴 1 次，5 次为 1 个疗程。

5. 刺血

处方：阿是穴。

方法：选准压痛点，皮肤常规消毒，对准穴位用三棱针迅速刺入 1～5 分，随即出针，以血出为度，针后局部拔罐，拔出恶血，如不易拔上，可先铺一湿面饼，然后拔罐。每 3～5 天 1 次，一般治疗 3 次，最好不要超过 5 次。此法最适宜于局部肿胀者。

【文献摘要】

1. 张林灿针灸加穴位注射治疗肱骨外上髁炎 100 例。针刺治疗取曲池、合谷、手三里、阿是穴。穴位注射取曲池、阿是穴。抽取曲安奈德注射液 1ml 快速刺入穴位，缓慢提插，得气后回抽无血，将药液缓慢注入穴中，每穴约 0.3～0.5ml。在阿是穴，将药液注向病所。治疗 1 个疗程后，100 例中痊愈 60 例，好转 36 例，无效 4 例，总有效率 96％。

[张林灿. 针灸加穴位注射治疗肱骨外上髁炎 100 例. 浙江中西医结合杂志，2008，18（4）：256.]

2. 刘元平等电针配合温针灸治疗肱骨外上髁炎 90 例。令患者坐位，曲肘 90°，在患肘逐次循按找出最痛点为主穴，并以此为中点沿手阳明经向上下各开 1 寸取两穴定为辅穴。远端取三间、手五里。主穴直刺（剪去针尾），两辅穴向主穴方向斜刺，三针均刺至骨膜，行针得气。主穴针柄末端套置 1.5cm 长艾条施灸，留针期间更换艾条 1 次。两辅穴接上 G6805 型电针仪，选择 2～15Hz 疏密波，电量以病人能耐受为度。三间、手五里进针得气后持续提插捻转强刺激 1 分钟。以上治疗每次 30 分钟，每天 1 次，6 天为 1 个疗程，疗程间休息 2 天。治愈 81 例，占 90％；显效 9 例，占 10％。有效率为 100％。

[刘元平，姜义飞，崔素芝. 电针配合温针灸治疗肱骨外上髁炎 90 例. 河南中医，2008，28（8）：60.]

3. 李芳温针灸治疗肱骨外上髁炎 34 例。治疗方法：取阿是穴、曲池、手三里、外关，疼痛放射到肘内侧者加尺泽、少海。行平补平泻手法以得气为度，将 DAJ-10 型多功能艾灸仪的 2 个艾垫和灸头套在阿是穴和手三里的针柄上施灸，温度调为 40～55℃，每次 30 分钟。经治疗 1～2 个疗程，临床治愈 27 例占 79％，显效 5 例占 15％，好转 1 例占 3％，无效 1 例占 3％，总有效率 97％。

［李芳.温针灸治疗肱骨外上髁炎 34 例.现代中西医结合杂志，2008，17（10）：1541.］

【按语】 针灸是治疗肱骨外上髁炎的最有效的方法之一，临床绝大部分治疗是先予远道取穴，扶突穴中强度刺激对本病的疼痛具有较好的即时止痛作用，局部取穴以肘部阿是穴为主，病变局部应采用较为轻柔的刺激，一般 2 天针刺 1 次效果更好。一般以通过局部刺激，加强血液循环，促进炎症和血肿的吸收，使疾病恢复。另外，水针方法亦较常用，如注射点选择的好，可即刻止痛。针灸诸法中，温针灸的方法疗效较为显著，因本病由长期劳损所致，气血运行不畅，在针刺时可加用灸法，可起到单纯针刺所不及的消肿止痛，尤其是反复发作的肘痛更为多用。该病如早发现，早治疗，则疗效更佳。

该病在治疗期间应注意休息，减少患部的活动，以利于炎症的早日吸收。针灸治愈后，仍需好生养护，避免再度劳伤，否则极易复发。

腕管综合征

【概述】 腕管综合征又名腕管狭窄症。近三十年来为临床逐渐掌握，是一种因屈指肌腱鞘发炎、肿胀、增厚，压迫腕管内的正中神经，而引起手指麻木、刺痛和无力为主的综合征。

中医将其归为"痹症"的范畴。认为本病发生的主要原因是寒湿淫筋，风邪袭肌或不慎跌挫，血瘀经络以致气血流通受阻而病。

西医认为本病可引发于腕管外伤，或慢性劳损、局部肿物压迫，也可因某种职业性损伤，如用手抓、搬运、捻、捏、扭等劳作工人的慢性劳损，均可致腕管的狭窄，而罹患此病。所谓腕管，是指腕掌侧横韧带与腕骨所构成的管状韧带隧道，内有拇长屈肌腱与 4 个手指的深浅屈肌腱及正中神经。正中神经居于浅层，处于肌腱与腕横韧带间。任何使腕管缩小或其内容物增多、增大的原因，均可导致正中神经受压，从而产生腕管综合征。

【临床表现】 本病的主要症状是正中神经在腕横韧带以下被卡压。患手桡侧 3 个半手指感觉异常、麻木或刺痛，夜间加重，有时痛醒，温度增高时疼痛加重，活动或甩手时减轻。患者握力减弱，握物或端物时偶有失手的情况。寒冷季节可见发绀、发冷，手指活动不便，拇指外展力差。严重时可有鱼际肌萎缩、皮肤发亮、指甲增厚、患指溃疡等神经营养障碍的症状。

基本体征，早期发现手指感觉过敏，拇、食、中指明显，病程长者可有大鱼际萎缩和拇指无力。其他体征有：①叩诊试验阳性，即轻叩腕管正中部位之正中神经，桡侧 3 个半手指有放射样触电样感觉；②屈腕试验阳性，病人两肘搁在桌上，前臂与桌面垂直，两腕掌屈，此时正中神经被压在腕横韧带的近侧缘上，40 秒后症状加重即为阳性；③压脉带试验阳性，应用血压表，气囊充到收缩压与舒张压之间，使患手充血，1 分钟后症状加重；④出汗试验阳性以患手各指压茚三酮显色纸上，可发现有正中神经分布的手指痕染色较浅，是出汗较少的缘故。

【诊断要点】

1. 根据其症状，正中神经分布区的疼痛和感觉障碍，大鱼际肌萎缩，腕部外伤史，或特殊职业腕部劳损史等，可以考虑本病的诊断。

2. 特殊的正中神经损伤体征，可支持本病的诊断。

3. 本病应与以下疾病相鉴别：①颈肋，可有手指发麻或疼痛，但不局限于正中神经区，较多在患者的尺侧。同时伴见血管症状，如手指发冷、发绀，桡动脉搏动较另一侧减弱，X线片示颈肋即可确诊。②颈椎病与颈椎间盘突出症，麻木疼痛区不局限于手指，前臂也有感觉减退区，并可伴见神经根受压的病史。③多发性神经炎，多发于双侧。病变范围不局限于正中神经。尺、桡神经亦受累，还可出现手套或袜套样征。④脊髓肿瘤，当肿瘤压迫颈6、7神经根时，可出现进行性加重的腕部症状，但亦可影响至腕以上、颈、肩等处。

【治疗】

治法：通经活络。

1. 针刺

处方：大陵、八邪、外关、内关。

方法：以大陵为主穴，针尖向腕管内刺入，中强刺激，不留针。使局部有胀痛感或有麻电感向指端放散。必要时加八邪、内关、外关，以加强刺激。亦可施以平补平泻法，得气后留针15分钟，隔日1次，10次为1个疗程。

2. 灸法

处方：阿是穴、腕管周围。

方法：可在阿是穴处行隔姜灸，5～7壮，每日灸治1～2次，5次为1个疗程。或在上穴行艾条悬灸，连续施灸10～20分钟，至局部发红为止，每日灸治1～2次，5次为1个疗程。

3. 梅花针

处方：腕管周围。

方法：皮肤常规消毒后，在患侧腕上约2横指处，作环状叩刺，叩刺宽度为1～2cm，以局部充血为度。

4. 穴位注射

处方：阿是穴。

方法：以醋酸氢化考的松0.5ml加2%普鲁卡因1ml作穴位内注射，每穴注入药液1ml，每2～7天治疗1次，6次为1个疗程。

5. 耳针

处方：腕、肾上腺。

方法：常规方法，半寸针刺入选定耳穴，捻转得气后留针10～25分钟，10次为1个疗程。或作耳穴王不留行籽埋压。

【文献摘要】

1. 刘凤云等半导体激光电针合用治疗腕管综合征24例。患者取坐位，患者侧屈时伸腕、伸指，掌面向上置于桌面上，针取腕三针、内关，第一针取在侧腕屈肌腱外侧，第二针取在腕横纹正中避开肌腱、血管、神经，第三针取在指浅屈肌腱内侧，针感向肘臂及指端放射。得气后接G6805型电针仪，选择2～15Hz的疏密波，电流量以病人能耐受为度，治疗20分钟。起针后采用半导体激光治疗仪，波长820nm对照疼痛部位进行照射，46点束输出端，平均功率密度75mW/cm²，照射面积10cm²，有46个发射光点，六个不同输出波段，直接照射到疼痛部位，每日1次，每次5～7分钟，10次为1个疗程。本组24例，经2个疗程治疗之后，18例临床症状体症消失，3例症状体症明显改善，2例残留食指指端感觉障碍。

［刘凤云，宋文欣．半导体激光电针合用治疗腕管综合征 24 例．激光杂志，2005，26（2）：19.］

2. 蔡德锋温针加手法松解治疗腕管综合症。针灸治疗：穴取曲池、外关、大陵、阳池、八邪。并于曲池以 2cm 长清艾条插于针柄，点燃温灸，留针 30 分钟。手法松解：先从放松前臂腕屈肌群和腕部的指深、浅屈肌腱开始，沿前臂腕屈肌群，以一指禅手法自肘往腕、掌部作旋揉、弹拨手法 5 分钟，力度透达前臂和腕部深层，要求产生酸、胀、麻并轻度向掌、指放射感为度；继则以一手拇指压于腕关节掌侧横纹正中，其余四指握住腕关节，另一手抓住患者四指作正、反方向的反复旋转操作 5～10 次，使患腕指深、浅屈肌腱在压手的拇指下得到充分的弹拨、松解后，再以分掌牵指法在腕、掌部操作 3～5 次结束。治疗结果：60 例患者治愈 49 例，显效 9 例，总有效率 96.67％。

［蔡德锋．温针加手法松解治疗腕管综合症．中医药信息，2007，24（5）：57.］

【按语】　针灸对该病有确切的疗效，其中皮肤针环叩法，可使患者炎症肿胀消散，在本病初期有一定效果，且操作方便，痛苦轻，病人易于接受，可首先选用。针刺治疗以腕部局部取穴为主，找出压痛点，在痛处或其周围选穴，手法宜轻，刺激宜弱，待有酸胀感即止。临床上以针法和灸法结合更为理想。本病亦可用微针方法治疗，头皮针、耳针、腕踝针均有一定的症状改善作用，有时不亚于一般体针治疗的效果。此外，临床还可在疼痛局部采用磁疗、TDP、远红外照射及药物离子导入法等治疗，对止痛消炎均有明显的帮助。

针灸治疗腕管综合征临床疗效较好，但临床护理仍较重要，平时可嘱患者避免手腕过度用力；同时，本病应注意鉴别诊断，引起手指麻木的原因很多，如颈椎综合征、前斜角肌综合征等，临床上当加以鉴别，尤其是在反复治疗效果不明显时。

腰椎间盘突出症

【概述】　腰椎间盘突出症，又称腰椎间盘纤维环破裂髓核突出症。它是腰椎间盘发生退行性变后，在外力作用下，纤维环破裂，髓核突出刺激或压迫神经根、血管或脊髓等组织所引起的腰痛，并且伴有坐骨神经放射性疼痛等症状为特征的一种病变。本病是临床上最常见的腰腿痛疾患之一，好发于 20～30 岁的青壮年，男多于女，其发病部位以腰 4～5 为多，腰 5 骶 1 次之，腰 3～4 较少见。

本病在中医归属于"腰痛"、"痹症"的范畴，认为本病因于风寒湿邪、跌仆劳损，而致气血凝滞，筋脉不利，并与肾气不足、腰膝不坚有关。

坐骨神经由腰 4～5 和骶 1、2、3 五条神经根的前支组成的，腰椎间盘突出症多发生在腰 4～5 和腰 5 骶 1 之间，并以刺激神经根为主，因而表现为坐骨神经痛。在日常生活和劳动中，脊柱前屈运动较其他活动为多，当脊柱前屈运动时，有使髓核后移的倾向。在外力作用下，如弯腰提重物时，腰椎间盘后部压力增加，容易发生纤维环破裂和髓核向后外侧突出。亦有无明显外伤史，受凉后而发病者，由于腰部着凉后，腰肌痉挛，促使已有退行性变的椎间盘突出。大多数的腰椎间盘突出为单侧发病，髓核自后纵韧带一侧突出，压迫神经根，产生同侧症状。少有自后纵韧带两侧突出者，这种类型出现的双侧下肢症状多为一先一后，一轻一重，似有交替现象。纤维环破坏髓核突出后，椎间关节的位置多有改变，如椎间隙变窄，椎间韧带松弛，椎间小关节错缝，椎体间的活动度增加等，久之则加重椎骨的退变，可使腰腿痛加重。

【临床表现】 腰痛伴坐骨神经痛是腰椎间盘突出症的主要症状。腰痛常局限于腰骶附近，在腰4～5为多，腰5骶1次之，腰3～4棘突间有局限性深压痛，并向患侧下肢放射，坐骨神经痛常为单侧，并沿患侧大腿后侧向下放射至小腿外侧、足跟部和足背外侧。咳嗽、喷嚏、用力排便时均可使神经根更加紧张而加重症状，步行、弯腰、伸膝起坐等牵拉神经根的动作也可使疼痛加剧。疼痛多为间歇性，少数为持续性，且经休息后，特别是卧床休息后可明显减轻，但轻微损伤后复发。病程长者，其下肢放射部位感觉麻木。

主要体征：有腰部畸形，出现侧弯与生理弧度消失，在腰椎棘突旁有深在的压痛，并引起和加重下肢放射痛。神经系统检查：坐骨神经分布区可见感觉障碍，直腿抬高试验阳性，如有腰3～4的病变，则股神经牵拉试验阳性，伸拇指肌力减弱，腱反射减弱或消失。影像检查：CT检查提示神经压迫征象，腰椎MRI则可更直观地反映腰椎间盘突出情况和神经根受压情况。

【诊断要点】

1. 根据病史、症状和体征以及影像诊断资料，对多数腰椎间盘突出症可作出正确诊断和病变定位。

2. 临床上根据症状表现特点，可将腰椎间盘突出症分为如下四型：①单纯腰痛型；②单纯坐骨神经痛型；③腰痛与坐骨神经痛并存型；④以马尾症状为主要表现的中央突出型。

3. 本病诊断并不难，但临床需与下列疾病相鉴别：①急性腰扭伤，有明显外伤史，无放射性坐骨神经痛征象；②腰椎结核，少数病人可见腰痛与坐骨神经痛，但多伴有结核中毒症状，而且X线片可见椎间隙变窄，椎体有破坏；③腰椎管狭窄症，有腰腿痛，间歇性跛行，可通过影像学诊断予以鉴别；④腰椎骨质增生，50岁以后逐渐加重，腰腿酸痛，阴雨天加重，晨起腰板硬，活动后稍轻，缺乏腰椎间盘突出症的常见体征，X线片下可见腰椎骨质增生；⑤梨状肌综合征，疼痛由臀部开始，梨状肌体表投影部位有压痛，梨状肌紧张试验阳性。

【治疗】

治法：疏经活血，益肾健腰。

1. 针刺

处方：肾俞、大肠俞、秩边、环跳、承扶、殷门、委中、阳陵泉。

配穴：腰痛明显者：压痛点、气海俞、上髎、次髎；股前痛明显者：风市、犊鼻；小腿部疼痛明显者：飞扬、承山、昆仑。

操作：肾俞、大肠俞向脊柱方向刺入。一般为2～3寸，环跳、承扶穴深刺，以有下肢放电感为佳。其他穴位行针得气后，施以平补平泻法，刺激量以中等为宜。在急性期每日针刺1次，症状好转后可隔2日针刺1次，10次为1个疗程。

2. 刺血疗法

处方：委中、阳陵、悬钟、阳辅、环跳、命门、腰阳关、秩边。

方法：以三棱针在委中等前四穴中任选一穴，刺取血脉，出黑血20～50ml，血色变红乃止，若色不变，针后拔罐。腰臀部穴位可以用梅花针或滚筒叩刺，使其出血，然后拔火罐，如在针刺治疗后再加施本法，疗效更好，本法对急性期尤宜。

3. 穴位注射

处方：肾俞、大肠俞、环跳、委中。

方法：药物可取用利多卡因、普鲁卡因、维生素 B_1、维生素 B_{12}，或当归注射液，腰部穴位要深刺，深至 2.5～3.5 寸，得气后，确认无回血，再注入药液，每穴注药 1～2ml，急性期每日 1 次，缓解后隔 2 天 1 次，5 次为 1 个疗程。

4. 耳针

处方：坐骨、肾上腺、臀、神门、腰椎、骶椎。

方法：每次选取 3～5 个穴，半寸针刺入耳穴，以不刺透对侧皮肤为度。用中强刺激捻针数秒钟后，留针 20～30 分钟，留针期间每隔 5 分钟行针 1 次，每日或隔日治疗 1 次，10 次为 1 个疗程。也可在上述穴位埋压王不留行籽。

5. 头针

处方：对侧下肢感觉区、足运感区。

方法：用 28 号 3 寸针沿头皮下缓慢进针，使之达到应有的深度，不提插，捻针频率要快，每分钟达 200 次以上，且幅度要大，留针 5～10 分钟后再行针 1 次，然后留针 1 次 10 分钟，即可出针。

6. 手针

处方：坐骨神经点（手背第四、五指掌关节间近第四指掌关节处）、腰痛点。

方法：用 30 号毫针直刺入穴点 0.5～0.8 寸，局部出现较强的针感，边捻针边令患者活动腰部，腰痛缓解后，再留针 15～20 分钟后起针，每日针刺 1 次，10 次为 1 个疗程。

【文献摘要】

1. 楼国华针灸治疗腰椎间盘突出症。①中药熏蒸：采用 SZ-88 型熏蒸治疗仪。药物组成为炙川乌、防风、杜仲、川牛膝、炙草乌、千年健等细末。②针刺治疗：主穴：根据椎间盘突出部位选取病变椎体及上下各 1 个椎体两侧的夹脊穴及腰突穴；配穴：肾俞、秩边、大肠俞、环跳、承扶、足三里、阳陵泉、绝骨、昆仑。对照组：针刺取穴及操作方法同上述针刺治疗，不熏蒸。2 组治疗期间不采用其他药物或其他方法治疗。治疗组治愈 18 例（50%），显效 6 例（17%），有效 10 例（28%），无效 2 例（6%）；对照组治愈 7 例（19%），显效 8 例（22%），有效 15 例（42%），无效 6 例（17%）。

[楼国华．针灸治疗腰椎间盘突出症疗效观察．现代中西医结合杂志，2008，17（13）：1994.]

2. 陶立俊等中药配合针灸治疗腰椎间盘突出症 78 例。中药：用腰损方为基本方，金雀根、桑寄生、川断、党参、炙黄芪各 30g，补骨脂、山药、炒白术、川杜仲、茯苓、狗脊各 10g，独活、木香各 6g。瘀血加牛膝、川芎各 10g，气虚黄芪加倍使用，血虚加当归、熟地各 10g，气滞加延胡索 10g，每日 1 剂，水煎 2 次，混合后早、晚餐后 20 分钟温服，30 天为 1 个疗程。针灸：先取腰阳关、环跳，再取腰眼、阳陵泉（单侧症状明显取单侧，双侧症状取双侧）。针刺穴位得气后，将针拔出，直接灸穴位 7 壮，次日外贴淡膏药促使化脓。痊愈 53 例（67.9%），好转 25 例（32.1%），总有效率 100%。

[陶立俊，岳艳．中药配合针灸治疗腰椎间盘突出症 78 例．实用中医药杂志，2007，23（1）：24.]

【按语】 针灸治疗腰痛及腰部的急性扭伤，早在《内经》时就有记载，并有专篇论述。汉以后的历代医籍中，针灸治疗腰痛均占有可观的篇幅。现代影像诊断技术的发展，使相当一部分所谓急性腰扭伤的病例直观地看到了腰椎间盘的突出和膨出，才意识到针灸对于腰椎间盘突出症也有一定的治疗效果。针灸对本病的止痛作用明显，且还有消炎和加强神经根水肿吸收的作用，所以是消炎止痛的一种较好的辅助治疗方法。临床取穴主要有阿是穴、丘墟、照海、昆仑、太溪、解溪及耳穴踝、神门等，尤以针灸配合推拿疗效更佳。

本病治疗的关键在于使脱出的椎间盘回纳，以解除对神经根的压迫。目前无令人信服的证据证实针灸使脱出的椎间盘还纳，但临床表明，针灸对本病效果显著，针刺具有促进血液循环，解除局部肌肉痉挛，止痛，消除神经根部水肿的作用，以减轻椎间隙的压力。本病宜早治疗，以使断裂的纤维韧带复位，避免瘢痕形成，防止粘连。

本病在急性期应卧硬板床休息，如病情有好转应适当活动，但须避免过度屈伸和弯腰负重，以免复发，下肢及腰部保暖，不宜受寒。单纯以针灸治疗本病往往难以痊愈，尤其是对有明显神经根或脊髓压迫症状者，需及时配合牵引、手术、理疗等综合方法进行治疗。

急性腰扭伤

【概述】 急性腰扭伤是指腰部肌肉、筋膜、韧带、椎间小关节及腰骶关节的急性损伤，多为突然受间接外力所致。俗称"闪腰"、"岔气"。本病多发于青壮年和体力劳动者，平素缺少体力劳动锻炼的人，偶然参加劳动时，亦易不慎发生损伤。本病主要包括急性腰肌筋膜扭伤、急性腰部韧带扭伤和急性腰椎后关节滑膜嵌顿等病症，男性较女性多见。急性腰扭伤若因处理不当，或治疗不及时，亦可使症状长期延续，变成慢性。

中医古代文献称之为"瘀血腰痛"，认为病得之于闪挫及强力举重，或坠堕伤腰。因外部暴力，以致筋脉损伤，瘀血郁滞，气机不通而痛。

西医认为，当弯腰提重物或久蹲突然站立，腰部肌肉强力收缩可引起腰部肌肉和筋膜的损伤的撕裂。一般损伤多发生在骶棘肌和腰背筋膜的附着处。而当肌肉收缩力量不够或韧带处于紧张状态时，在外力的作用下，脊柱的弯曲牵拉超过了韧带的弹性范围，则易拉伤和撕裂韧带。此外，在强度的屈曲、过伸、牵拉和旋转外力的作用下，腰骶关节、骶髂关节和椎间小关节均可损伤。关节扭伤主要是指关节周围韧带、关节囊和滑膜的扭伤撕裂等病变。

【临床表现】

1. 急性腰肌扭伤，受伤时，病人有腰部撕裂感，随后开始剧烈疼痛，腰不能伸直，甚至出现强迫体位，轻度活动则疼痛中重。严重者不能坐立和步行，甚至咳嗽、喷嚏亦产生剧烈腰痛。疼痛呈逐步加重的趋势。查体：腰部平直板硬，拒按，腰部侧弯，如损伤严重则局部轻度肿胀，一般在腰3、4横突、腰骶关节下方、髂后上棘等处有明显的压痛点。X线检查无明显异常。

2. 急性韧带扭伤，棘上、棘间韧带损伤病人都有负重前屈或扭转的外伤史，有时能诉说出自己感觉到清脆的撕裂响声。检查时发现腰肌紧张、棘突或棘间压痛，肿胀，腰前屈活动受限且加重疼痛。仰卧屈髋试验阳性部分患者有反射性腿痛，屈伸和旋转脊柱时加重。

3. 急性关节扭伤，常见腰骶关节扭伤，急性骶髂关节扭伤，急性椎间小关节扭伤。扭伤立即发生难以耐受的剧烈疼痛，表情痛苦，不敢活动，特别惧怕他人的任何搬动。腰肌处于完全的紧张状态和僵板，待关节滑膜嵌顿解除后，剧痛亦自行缓解。一般无神经根刺激症状，X线检查显示后关节排列方向不对称，有腰椎后突和侧弯，椎间隙左右宽窄不一。

【诊断要点】

1. 根据其明显的外伤史，青壮年发病，明确的损伤部位及剧烈的腰痛，运动受限等，可考虑本病的诊断。

2. 明确腰痛的压痛点对判断损伤部位及性质很重要。腰肌扭伤压痛点多出现在损伤早期，部位多在腰骶关节、第三腰椎横突尖及髂嵴后突等处；腰部韧带损伤，其压痛点多在棘突上或棘突间；腰椎小关节滑膜嵌顿，多表现棘突两侧的深在压痛。

3. 注意腰痛的部位和疼痛加重体位对经络辨证较为重要。

4. 急性腰扭伤应与腰椎间盘突出症相鉴别，同时，还应积极排除骨折和其他骨关节病变。尤其是急性腰骶关节扭伤，腰 5 骶 1 有明显的压痛和叩击痛，早期可因局部组织水肿而出现明显的神经根症状，更应与腰椎间盘突出症相区别。故急性腰扭伤的急诊腰椎平片或腰椎 CT 检查是极为重要的。

【治疗】

治法：疏通经脉，活血止痛。

1. 针刺

处方：水沟、后溪、委中、肾俞、腰阳关、大肠俞。

配穴：腰痛，牵及胁肋，转侧困难，加足临泣、绝骨；腰痛前俯，背如横木相顶，不能后仰，加攒竹、通天；腰痛前俯引痛，行步不便者，加腹哀、阴陵泉。

操作：治疗时往往先采用经验穴，进针后施以中强刺激，行针后令患者缓步走动，试动腰部，隔 5 分钟行针 1 次，留针 20 分钟。其他穴位可酌情选用。肾俞、大肠俞进针 1.5 寸，产生局部酸胀感即可，体质弱者可刺激稍轻。一般针刺每日 1 次，急性期疼痛甚者，可针刺 2 次/日，5～10 次为 1 个疗程。委中或腘中静脉可用三棱针放血，出黑血 20～30ml，以血色变红为度。

2. 穴位注射

处方：扭伤部位压痛点。

方法：①用 25％硫酸镁 10ml 加入 2％普鲁卡因 2ml，注入压痛处，每穴注入 2ml。②用10％葡萄糖注射液 10ml，加入 2％普鲁卡因 2ml，或加入维生素 B_1 注射液 100mg，注入压痛最甚处，每穴注入药液 2ml。③用 1％普鲁卡因 10～20ml 作穴位注射。注射时可按毫针多向刺的操作方法，将药注入压痛肌束，隔日 1 次，5 次为 1 个疗程。

3. 耳针

处方：腰椎、骶椎、敏感点、肾、皮质下、神门。

方法：取患侧耳穴，一般先选用敏感点，强刺激，留针 20 分钟，每隔 5 分钟行针 1 次。留针期间嘱患者活动腰部。也可用王不留行籽作耳穴按压，每次按压 2 分钟左右，耳穴按压至耳部有热胀感为度。

4. 艾灸

处方：肾俞、次髎、阿是穴。

方法：每次选 2～3 个穴位，用艾条悬灸，每次 10～15 分钟，灸至局部皮肤潮红为度，每日灸治 2 次左右，5 次为 1 个疗程。本法最好在扭伤后 24 小时以后施用。

5. 手针

处方：腰痛点。

方法：用 30 号 2 寸长针，皮肤常规消毒后，针与皮肤表面呈 15°～30°角刺入，针尖向掌侧面，从指伸肌腱和掌骨之间刺入，深 0.5～0.8 寸，边捻针边令患者活动腰部，必要时可行针 1～3 分钟。

6. 刺络拔罐

处方：局部压痛点。

方法：用梅花针或一般皮肤针循痛区或压痛点叩击，直至微出血或见皮肤潮红，然后加拔火罐。此法较适用于新伤局部血肿明显或陈伤血瘀久留的病症。

【文献摘要】

1. 芦俊卿针灸透穴治疗急性腰扭伤。治疗方法：从后溪穴向合谷穴斜刺，并在合谷穴以能看到未刺破皮肤的针头为好，刺入后，穴下有酸麻胀沉感并扩散到整个上臂。针感出现，腰部疼痛即可减轻，并嘱患者带针活动腰部，俯仰、蹲、转侧等反复活动，留针20～40 分钟，每 10 分钟行针 1 次，强刺激，以患者能忍受为度。结果本组 116 例中，痊愈者 78 例，好转者 36 例，无效者 2 例，总有效率为 98.3%。

[芦俊卿. 针灸透穴治疗急性腰扭伤. 新疆中医药，2005，23（3）：31.]

2. 韩玉生等针灸临床治疗急性腰扭伤 107 例。取穴：患侧肾俞、气海俞、殷门、委中穴和双侧经外奇穴腰痛点（一侧双穴）。治疗结果：治愈 78 例，好转 22 例，无效 7 例，总有效率 93.5%。

[韩玉生，赵宏伟. 针灸临床治疗急性腰扭伤 107 例. 针灸临床杂志，2004，20（5）：22.]

3. 李欣欣等雷火针灸疗法治疗急性腰扭伤 80 例。雷火针灸法：取三焦俞、肾俞、气海俞、大肠俞、关元俞、小肠俞、膀胱俞为主的腰部足太阳膀胱经穴。经 1～2 个疗程治疗后，治愈 56 例，显效 11 例，好转 9 例，无效 4 例，总有效率 95%。

[李欣欣，田德龙，李东燕. 雷火针灸疗法治疗急性腰扭伤 80 例. 实用中医药杂志，2006，22（9）：556.]

【按语】 急性腰扭伤，刺血、毫针止痛疗效明显，个别病例可一针即刻止痛，疗效神速。治疗上要强调动静结合，即针刺穴位时，应采用动针法，边行针边活动腰部，往往疗效较好。若扭伤后经多种方法治疗疗效欠佳，长期不愈，可予艾灸施以瘢痕灸，亦可行艾条温和灸或艾炷隔物灸。

治疗期间要注意休息，患处可适当活动，若用各种方法治疗一段时间后，疗效不甚明显，就应除外其他器质性疾病，如腰椎间盘突出症、骶髂关节半脱位及腰椎小关节紊乱症，在急性期，这些疾病在症状上与急性腰扭伤难以鉴别。

慢性腰肌劳损

【概述】 腰肌劳损是指腰部积累性的肌肉、筋膜、韧带等组织的慢性损伤，有人称之为功能性腰痛。它是由于长期下蹲弯腰工作，腰背部经常性的过度负重、过度疲劳，或工作时姿势不正确，或并有腰部解剖特点或缺陷等原因所致。本病是腰痛中最常见的一种，它常常没有明显的外伤，而是在不知不觉中慢慢出现的腰腿痛，各行各业的人均可发病，体力劳动和脑力劳动者发病率差别不大。

本病在中医属于"腰痛"、"痹症"的范畴。其发病归因于积劳成损，肾气虚弱，腰府不充，或外感风寒、湿邪侵袭，留滞经脉肌肉，以致筋脉不和，肌肉筋膜拘挛，经络阻闭，气血运行障碍，而致慢性腰痛。

西医认为，长期从事腰部持力或弯腰劳动的人，以及长期的腰部姿势不良者，都可引起腰背肌肉筋膜的劳损，或者筋膜松弛，或有慢性的撕裂伤，或有瘀血凝滞，以致腰痛难愈。部分病例因腰部急性撕裂未能及时有效的治疗，损伤的肌肉筋膜发生粘连，迁延日久而转为慢性腰肌劳损。腰椎有先天畸形或解剖缺陷者，如腰椎骶化、椎弓根崩裂、腰椎滑脱等都可引起腰背部肌力平衡失调，亦可造成腰部肌肉筋膜的劳损。

【临床表现】　腰痛，疼痛为隐痛，时轻时重，经常反复发作，休息后减轻，劳累后加重，适当活动或变换体位时减轻，弯腰工作困难，若勉强弯腰则疼痛加重，常喜双手捶腰以减轻腰痛。少数病例有臀部及大腿后上部胀痛。兼有风寒湿邪者，腰痛与天气变化有关，阴雨天加重，重着乏力，喜湿畏冷，受凉或劳累后可加重发作，腰痛如折，姿势微伛，不能直立。

检查脊柱外观一般正常，俯仰活动亦无障碍，一侧或两侧骶棘肌处、髂骨嵴后部或骶骨后面腰背肌止点处有压痛。病情严重时疼痛较重，活动稍受限，神经系统检查多无异常。X 线检查可见脊柱生理弓改变，如腰椎侧弯、生理弧度变直、腰椎骶化、隐性脊柱裂等改变。

【诊断要点】

1. 持续性腰部疼痛，弯腰工作困难，易疲乏感，即使卧床休息，亦有疲乏之感，并经常反复急性发作，拳叩击腰部可使疼痛减轻。

2. 本病腰部多有明显的压痛点，如属腰肌筋膜劳损，其压痛点多在棘突两旁的骶棘肌处；如棘间韧带或棘上韧带劳损，其压痛点多在棘间或棘突上。

3. X 线检查所提示的脊柱生理改变，同时有中度腰痛，将有助于本病的诊断。

4. 腰痛程度轻，时作时止，休息后减轻，其证候偏于虚；而腰痛为中度，并见明显的重着、酸痛，影响功能活动者，其证候多偏于实。

【治疗】

治法：疏通经络，活血止痛。

1. 针刺

处方：肾俞、大肠俞、腰阳关、上髎、委中、阳陵泉、昆仑。

配穴：腰臀筋膜劳损，环跳、居髎、压痛点；棘间韧带劳损，相应节段的夹脊。

操作：每次酌情选用 4~5 个穴，压痛点和肌肉痉挛点为重点针刺部位，可采用合谷刺、齐刺、扬刺法，中强刺激，每日 1 次，10 次为 1 个疗程。亦可同时加用电针疗法，以加强疗效。

2. 灸法

处方：肾俞、大肠俞、腰阳关、阿是穴。

方法：以上穴位行艾炷灸，每次选用 2~4 穴，隔姜灸。亦可用艾条行温和灸，温度以病人感觉舒适为度。或行温针灸。此法对慢性腰扭伤尤其是对肾虚腰痛、寒湿腰痛的病人尤为适宜。除了使用直接灸及间接灸以外，还可用中药制成袋状，隔水蒸热后，置于疼痛部位，此法不必拘于一定的穴位，每日 1 次，睡前为宜。

3. 穴位注射

处方：多以局部压痛点为首选，亦可配合上述其他腰部穴位。

操作：所用药物为普鲁卡因或利多卡因 5~10ml、丹参注射液、$VitB_1$、$VitB_{12}$ 等，每穴注入 1~5ml 不等，隔日 1 次，5 次为 1 个疗程。

4. 耳针

处方：坐骨、腰腿、神门、敏感点。

操作：用毫针刺法或王不留行籽埋压法均可。每日 1 次，10 次为 1 个疗程。此法对疼痛具有明显的缓解作用。

【文献摘要】

1. 尤阳等针灸加 TDP 治疗腰肌劳损。治疗组 108 例，取穴：肾俞、委中、夹脊、阿是穴、次髎。每次从以上穴位中选取 5~6 个穴位常规消毒，取 28 号 1~1.5 寸毫针，进针 0.8~1 寸，以有麻胀触电感为准，有外感时停止行针，然后用 TDP 照射 30 分钟，温度以患者能忍受为准，每日 1 次，10 次为 1 个疗程。对照组 63 例。单纯用 TDP 照射治疗，每次 30 分钟，每日 1 次，10 次为 1 个疗程。治疗结果：治疗组 108 例，痊愈 82 例，好转 22 例，总有效率 46.3%；对照组 63 例，痊愈 19 例，好转 35 例，总有效率 85.72%。

[尤阳，孙晓军. 针灸加 TDP 治疗腰肌劳损疗效观察. 针灸临床杂志，2001，17 (2)：17.]

2. 李小华等针灸腰夹脊穴、委中治疗腰肌劳损 168 例。取穴：主穴：腰夹脊穴（3~5）、委中；配穴：肾俞、腰阳关、次髎、命门。针刺完毕后用自制灸盒（长 26cm，宽 16cm，高 8cm）放在腰部，点燃 3 根约 5cm 长的艾条进行熏灸。168 例中，痊愈 104 例，占 61.9%；显效 32 例，占 19.1%；好转 26 例，占 15.4%；无效 6 例，占 3.6%。总有效率 96.4%。

[李小华，陈建胜. 针灸腰夹脊穴、委中治疗腰肌劳损 168 例临床观察. 针灸临床杂志，2002，18 (6)：30.]

3. 金东席等复方补骨脂方配合针灸治疗慢性腰肌劳损 185 例。应用复方补骨脂方治疗，药物组成：补骨脂、锁阳、狗脊、川断、黄精、赤芍等份，制成冲剂，口服，1 包/次，2 次/日，服药 10 日为 1 个疗程。针灸治疗取穴：不论腰部一侧或两侧肌肉劳损均取两侧肾俞、气海俞、大肠俞、关元俞和委中穴，直刺行气后补法留针 30 分钟并用灸法，在腰部诸穴上施灸，此法可温通阳气，祛风除湿，行气活血止痛。治疗结果 185 例中治疗 1~2 个疗程，痊愈者 68 例，占 37%；有效者占 95 例，占 51%；无效者 22 例，占 12%。总有效率 88%。

[金东席，李红. 复方补骨脂方配合针灸治疗慢性腰肌劳损 185 例. 时珍国医国药，2006，17 (5)：816.]

【按语】 与急性腰扭伤不同，腰肌劳损多表现慢性过程，病程冗长，病情反复，不耐劳累。对于这类慢性腰痛，在治疗上应辨经与辨病相结合，局部取穴与远道取穴相结合，根据病情不同，灵活选穴，针灸、推拿、外敷、体疗多法同施，则效果必著。有人用中极穴深刺治疗腰肌劳损，可使腰部隐痛迅速缓解，可见慢性腰痛未必不能见速效。这一取穴方法是前后对应取穴方法的又一用例，临床很值得一试。

应强调指出的是，不少病被误作腰肌劳损治疗，结果徒劳无功，反而贻害。腰椎、下腹部肿瘤、腰部结核感染、类风湿关节炎等，均可见慢性腰痛，临床上应努力排除这些疾病，方可不致偾事。妇女慢性盆腔炎症常见腰痛症状，很类似腰肌劳损，如仔细问明带下情况，则可能有所鉴别，再者，一般先天性腰部疾患所致的慢性腰痛，针灸治疗仅能缓解症状，若欲根治，困难颇大，奢求全功，破气伤肉，于体不利。对于久治不效的慢性腰痛，对诊断的准确性问题加以重视是十分必要的。

患者应注意纠正不良姿势，加强腰背肌的锻炼，则能改善局部的新陈代谢，同时配合补肾滋养的药食，壮肾强腰，将有利于本病的恢复。

梨状肌综合征

【概述】 梨状肌综合征是由于梨状肌损伤而压迫坐骨神经引起的以一侧臀腿痛为主要表现的病证。在临床腰腿痛的患者中占有一定的比例，为常见的损伤之一。

本病属中医"腰腿痛"的范畴，病因是闪挫外伤或牵拉导致臀部肌肉损伤，局部气血瘀滞，足太阳、少阳经络不畅，不通则痛。

梨状肌起自骶骨前面，经坐骨大孔向外，止于股骨大转子内上方，是髋关节的外旋肌。坐骨神经一般从梨状肌下缘出骨盆，在臀大肌的下面降至大腿后面，并在该处分为胫神经和腓总神经，传导小腿、足部的感觉及支配运动。

【临床表现】 大部分患者有外伤史，如闪、扭、跨越、下蹲等，或者做某些动作，尤其是大腿过度内外旋、外展后出现坐骨神经痛，或臀部疼痛，髋内旋、内收受限，并可加重疼痛，大腿内旋、外旋、牵拉坐骨神经的运动可加重疼痛。患者自觉患肢变短，走路跛行。臀部深在性疼痛，严重时呈"刀割样"或"烧灼样"疼痛，且向同侧下肢的后面放散，尤其是大小便或咳嗽而增加腹压时，患肢窜痛加重。

检查：俯卧时可在臀中部触摸到横条较硬或隆起的梨状肌，局部压痛明显。直腿抬高在 60° 以前出现疼痛，而在 60° 以后，梨状肌不再拉长，所以疼痛反而减轻。另一检查方法，患者仰卧，患肢伸直，作内收内旋动作时出现坐骨神经放射痛，随即将患肢外旋，则疼痛缓解，这一特征则可视为梨状肌紧张试验阳性。作普鲁卡因梨状肌坐骨神经处注射，疼痛可以立即缓解或消失。X 线检查可排除髋部骨性病变。

【诊断要点】

1. 临床特征为臀部疼痛伴坐骨神经痛，腿痛多表现在小腿外侧腓总神经分布区。风寒湿的接触可使疼痛加痛。如见上述表现，可考虑为本病的可能。

2. 腰部无明显体征，腰部无明显畸形和运动障碍，排除腰椎病变所引起的坐骨神经痛。同时见有梨状肌部位压痛放射痛、梨状肌触诊肿胀、梨状肌紧张试验阳性及直腿抬试验的特殊表现等体征则支持本病的诊断。

3. 部分妇女由于骶髂关节、盆腔卵巢或附件等发生炎症时也可波及梨状肌，对梨状肌上下孔神经产生影响，出现与本病相似的临床症状，故在女性的本病患者，应排除盆腔附件炎的可能性。

【治疗】

治法：宣散瘀结，疏经通络。

1. 针刺

处方：环跳、秩边、承扶、委中、阳陵泉、承山、悬钟、昆仑。

方法：每次选用 3～5 个穴位，用强刺激或中等刺激，使麻电感向远端放射，其中环跳要直刺，针尖向外生殖器方向，深 2～3.5 寸，使局部酸胀和麻电感向下肢放散。秩边也应进针 2～3 寸，使局部酸胀，亦可再深刺，使之产生麻电感并向下放散。上两穴为治疗梨状肌综合征的主穴，其他穴位可根据病人疼痛的经脉循行部位取穴。

2. 穴位注射

处方：秩边、阿是穴。

方法：用 1% 的普鲁卡因 10ml，或硫酸镁葡萄糖注射液适量，注完后将针头退至皮下迅速拨出，针孔用消毒棉球轻压片剂。隔日或隔 2 日注射 1 次，5 次为 1 个疗程。

3. 手针

处方：坐骨神经点（手背第四、五指掌关节近第四指掌关节处）、臀点。

方法：皮肤常规消毒后，用 30 号毫针直刺或斜刺进针，深 0.5～0.8 寸，留针 15～20 分钟。针刺每日 1 次或隔 2 日治疗 1 次，10 次为 1 个疗程。

4. 耳针

处方：坐骨神经、肾上腺、臀神门。

方法：每次选用 2～3 穴，用中强刺激捻针数秒后，留针 20～30 分钟，留针期间隔 5 分钟捻转 1 次，每日或隔日治疗 1 次。或在上述选定穴位上用王不留行籽作耳穴按压，每次按压 2～3 分钟，按至耳郭有热胀感和患者可耐受的疼痛感为度，其后嘱患者自行每日按压，每 5 天更换耳穴 1 次。

5. 灸法

处方：压痛点、秩边、风市、阳陵泉、足三里、昆仑。

配穴：肾俞、腰阳关、命门、神阙、环跳、承扶。

方法：每次选 5～8 个穴位。用艾条悬灸，连续施灸 20～30 分钟，至局部皮肤潮红为止。每日灸治 1 次，10 次为 1 个疗程。也可在所选穴位行隔姜灸，每穴施灸 5～7 壮，每日 1 次。另外，温和灸对本病亦是一种有效的方法。每次选取 5～7 个穴位。每次施灸 20 分钟，以不灼伤皮肤为度，每日灸治 1 次，10 次为 1 个疗程。

6. 头针

处方：对侧下肢感觉区、足运感区。

方法：病人取坐位或卧位，用 75% 酒精棉球消毒皮肤，用 28 号 3 寸毫针沿皮下捻转进针，缓慢刺入帽状腱膜下，捻针频率要快（每分钟 200 次左右），且幅度要大，留针 5～10 分钟后，再捻转 1 次，然后留针 1 次，即可起针。

【文献摘要】

1. 王海波针灸治疗梨状肌综合症 75 例。在环跳穴及附近局部压痛点（阿是穴）处深刺，针下有阻力感，并产生较强的胀痛，且向下肢传导的针感时，说明针到病处，行多向提插手法，至针下有松动感时出针。随即在针刺处用艾炷灸各 3～5 炷。治疗结果：75 例，治愈 47 例，显效 22 例，有效 6 例。

［王海波．针灸治疗梨状肌综合症 75 例．针灸临床杂志，2005，21（12）：16.］

2. 卞利军针灸配合推拿手法治疗梨状肌综合症 84 例。患者呈侧卧位，屈曲患肢，伸直健肢，在梨状肌表面投影处，沿肌纤维走向顺序排列针 3 针，深度约 2～3 寸（根据胖瘦不同），再针殷门、委中、阳陵泉、足三里、昆仑，每穴均得气后，用晨光温灸用品厂研制的温灸治疗仪装上温灸饼温灸 20 分钟。结果 84 例中，痊愈 48 例，占 57.1%；显效 22 例，占 26.2%；好转 12 例，占 14.35%；无效 2 例，占 2.4%；总有效率为 97.6%。

［卞利军．针灸配合推拿手法治疗梨状肌综合症 84 例．吉林中医药，2002，22（6）：49.］

3. 李琳针灸推拿治疗梨状肌损伤综合征 45 例。推拿部位：腰部、骶部、髋部、下肢。手法：揉按放松，弹拨理筋，初病属实证，手法可稍重，久病属虚，手法宜轻而柔和。针灸取穴：秩边、环跳、委中、阳陵泉。实证者委中穴刺络拔罐；虚证者，可适加温针或艾灸。局部药包热敷，药物组成：川乌、草乌、红花、细辛、川芎、赤芍、乳香、没药、丁香、威灵仙、牛膝、羌活、官桂、茯苓、葛根。治疗结果：痊愈32例，好转9例，无效4例，有效率91%。

［李琳．针灸推拿治疗梨状肌损伤综合征45例．贵阳中医学院学报，2000，22（1）：43.］

【按语】　针刺治疗梨状肌综合征，无论是在止痛方面还是在病因治疗方面，疗效都是确切的。取穴以秩边、环跳、阿是穴为主，并配以足太阳、足阳明经的腧穴，手法以中强刺激，也可用电针。微针疗法中的手针、耳针、头皮针（伏象的对应区）针刺，均有迅速的即时止痛作用。现在多用综合疗法，针灸并用，或针灸加拔罐，或针灸加按摩，均有明显的疗效。水针疗法若定位准确，往往能使病情很快恢复。灸法中以温和灸疗效显著，可作为一个较好的辅助疗法。

针刺治疗本病的机制在于，它可以降低局部血管通透性，减轻炎症、充血和水肿，还可以改善局部微血管和淋巴管循环，进而减轻粘连，促进炎症的吸收。总之，针刺通过对神经、血管和淋巴管循环的作用，抑制了疼痛刺激及其反应，改变了局部的组织代谢和营养，从而有效地改善了其病理状态。

肥大性脊柱炎

【概述】　肥大性脊柱炎又称腰椎骨质增生、腰椎退行性脊椎炎、腰椎老年性脊椎炎等。其特征是关节软骨的退行性病变，并在椎体边缘有骨赘形成。退行性病变出现在椎体、椎间盘和椎间关节。本病多见于中老年人，是一种生理保护性改变。早期常无明显的症状表现，只有当脊椎退变严重到一定程度后才出现临床症状。按致病因素可分为原发性和继发性两种，原发性腰椎骨质增生症伴随人体逐步发展，继发性腰椎骨质增生大多继发于腰椎损伤、慢性劳损、或长期过度运动所导致的骨骺损伤。

本病在中医归于"腰脊病"、"痹症"的范畴，认为其发病机理主要是肾精亏虚。因中年老年人肾气衰退，精血不足，或患者禀赋不足，或房室过度，或跌仆劳损等，以致肾精亏耗，无以濡养筋骨，气血瘀阻，筋脉凝滞不得宣通而发为腰痛。

本病早期最主要的病理改变是关节软骨的变性。椎体和椎关节的软骨退变后，软骨开始软化，正常弹性丧失，致软骨组织发生裂隙，甚至脱落，由于机体的代偿机制，在椎体软骨的边缘、关节囊和韧带的附着处，逐渐发生保护性新骨增生，形成骨赘，严重者还可搭成骨桥。骨赘可发生在任何椎体的边缘，但由于腰4~5、腰5骶1所受应力最大，故在此处发生椎间隙狭窄和骨赘形成较为多见。患者出现的慢性腰痛是由于脊柱退行性变使各椎骨间稳定性受到破坏，使韧带、关节囊和神经组织受到过度牵拉或挤压的结果。

【临床表现】　大多数腰椎骨质增生的患者可以长期没有临床症状，往往由扭伤、过分劳累、搬提重物，或偶然的无意识腰部不协调动作而致急性腰痛时，经X线检查而确诊为本病。有的患者开始时出现腰背部酸痛、僵硬、休息后、夜间、晨起时往往加重，稍活动后疼痛减轻，但过多活动或劳累后症状加重。在天气寒冷或潮湿时症状常加重。症状严重时腰部活动、翻身均感困难，有时可有反射性疼痛，并沿神经根分布，但不如腰椎间盘突出那样典型。

检查时可见脊柱外观变形，表现为圆腰，腰椎生理弧度变小，脊椎活动受限，严重者腰部肌肉僵直，呈板状。腰骶部两侧有广泛压痛，有时沿臀上神经和坐骨神经径路有压痛。甚至表现神经根受压症状，患侧下肢有麻木感、小腿外侧或内侧痛、触觉减弱等。

X线摄片可见腰椎椎体边缘有唇样骨质增生，边缘角形成骨赘，严重者形成骨桥。椎间隙变窄，不对称，有的椎体下沉，后关节套叠，或在过伸、中立及过屈腰部的侧位片中椎体有骨移现象，呈阶梯样改变，即假性滑脱。

【诊断要点】

1. 根据发病年龄在50岁以上，女性多见，常发于活动度较大的腰椎等基本情况，加之腰部疼痛等临床症状，可以考虑本病的可能。

2. X线检查为诊断本病的主要依据。见有椎间隙狭窄，软骨下骨板致密、椎体边缘唇样增生、关节边缘和关节内骨性结构尖锐，有骨刺或骨桥形成等征象，可以确认本病的诊断。

3. 临床上见有慢性腰痛应注意与其他腰部疾病相鉴别，应与慢性腰肌劳损、腰椎间盘突出症及类风湿关节炎等病相鉴别，也应与腹腔、盆腔疾病所引起的腰部牵涉痛相鉴别，考虑到本病有相当的人数无症状，而且检查所见与腰痛程度无必然的联系，所以不能一见X线片上出现本病的征象，就将慢性腰痛归咎于腰椎骨质增生症。

【治疗】

治法：益肝肾，行气血，通经络。

1. 针刺

处方：夹脊、肾俞、关元俞、命门、大椎、身柱、委中。

操作：各穴均用平补平泻法，留针20～30分钟。病情较重的可每日针刺1次，一般隔日针刺1次，10次为1个疗程。肾俞、关元行补法，针后加灸，或温针三壮。根据病变脊椎所配用的相应夹脊穴，应向脊柱方向斜刺，刺激量可稍大。

2. 灸法

处方：病变椎体、大椎、大杼、阳陵泉、悬钟、曲池。

配穴：风池、命门、足三里、三阴交、风市、合谷。

方法：每次选用4～6个穴位，将点燃的艾条在皮肤上作回旋悬灸，每次施灸10～15分钟，每日灸治1～2次，10次为1个疗程。或用灸罐置于病侧椎上及所选穴位，热力要大，但不可灼伤皮肤。以上穴位亦可行隔姜灸。

3. 拔罐

处方：病变部位（阿是穴）。

方法：可用闪罐法，反复吸拔多次，直至皮肤潮红发热为度。可明显松解肌肉痉挛。也可用闪火法，或用走罐法。

4. 穴位注射

处方：压痛点、相应的夹脊。

方法：选用药物0.5%普鲁卡因1～5ml，或红当川注射液20ml，局部常规消毒，在选定穴位，深入深度应在2.5～3寸左右。得气后注入药液，每穴注入2～5ml，每隔3天1次，10次为1个疗程。

5. 耳针

处方：交感、腰、腿、神门、敏感点。

方法：用中强刺激捻针数秒后，留针 20～30 分钟。视病情轻重可每天或隔天治疗 1 次，10 次为 1 个疗程。也可在所选穴位用王不留行籽按压，手法由轻至重，持续按压 2～5 分钟，按至有热胀感为度，其后嘱病人自行按压，每次 2 分钟左右。

【文献摘要】

1. 陈智勇等补肾活血化痰方结合针灸治疗腰椎骨质增生症。中药治疗均用"自拟补肾活血化痰方"内服外敷治疗。组方：桑寄生、川断、骨碎补各 30g，鹿角胶（烊化）、熟地各 20g，制附片、三七（冲）、土鳖虫各 10g，白芥子、胆南星、独活、威灵仙、防己、牛膝各 20g，炙甘草 6g。2 天 1 剂，水煎分 3 次服；另用布袋包上述药渣热敷患部，1 天 1 次。针灸治疗取双肾俞穴，相应骨质增生旁夹脊穴。得气后用电针治疗仪，选择连续波治疗，留针 20 分钟，1 天 1 次。治疗结果：痊愈 180 例（60％）；显效 42 例（14％）；有效 75 例（25％）；无效 3 例（1％）。

［陈智勇，龙旭东．补肾活血化痰方结合针灸治疗腰椎骨质增生症．浙江中西医结合杂志，2008，18（7）：457.］

2. 杨玲温针灸治疗腰椎骨质增生症。治疗组：取肾俞（双）、命门、腰阳关、委中（双）为主穴，腰痛明显者加棘旁压痛点，下肢痛加患侧环跳、阳陵泉、足三里及阿是穴。均采用毫针刺，平补平泻，得气后将药用艾条剪为 1.5～2cm 长，一端点着火后，将燃着的艾条插在针柄上，待艾条燃尽后出针。对照组：取穴同上，单用针刺，不用灸。结果：治疗组治愈率 62.5％，总有效率 95.0％；对照组治愈率 37.5％，总有效率 72.5％。

［杨玲，雷鸣，陆红梅．温针灸治疗腰椎骨质增生症疗效观察．实用中医药杂志，2007，23（2）：105.］

【按语】 本病是中老年人的常见病，目前临床上缺乏理想的治疗方法，针灸对骨质的增生虽无化解作用，但可缓解临床症状，经针灸治疗后，绝大多数患者的疼痛可以缓解，直至症状消失。临床取穴首先应考虑到肾气不足，瘀血内阻的基本病理，常取肾俞、关元、志室、气海俞、腰夹脊等，用针补重灸以温补肾气，远道配太溪调肾经以滋精气，三阴交以活血，委中以行气。目前不少报道是以阿是穴为主穴，另根据骨质增生的部位及疼痛放射区域适当选取配穴，一般以阳经穴位较多。治疗一般以针刺为主，急性期可用皮肤针加拔罐，若拔出少量血液，疗效更佳。慢性寒痛明显者，针刺结合灸法疗效较好。

患者平时应注意保暖，避免腰背肌过度疲劳，积极参加体育锻炼，有条件者，可同时接受推拿治疗，以提高疗效。还可采用激光、磁疗、低频脉冲电疗法、TDP、微波、药物离子导入等多种方法，作用针灸治疗的辅助方法。

腱 鞘 囊 肿

【概述】 腱鞘囊肿是发生在关节或腱鞘附近的囊性肿物，好发于腕关节背侧或掌侧，囊肿的外膜为纤维结缔组织，内膜白而光滑，囊内为白色胶状液体，有时可与腱鞘和关节腔相通。本病古称"腕筋结"、"腕筋瘤"、"筋聚"等，多为劳损和外伤所致。

本病多为过度劳累或外伤，引起腱鞘内的滑液增多，进而发生囊性疝出，以及结缔组织的黏液性变所致，这种囊肿可为单发性的，也可为多发性的。腱鞘囊肿壁的外层由致密纤维结缔组织构成，内层由光滑的滑膜覆盖。其大部分由腱鞘起源，一部分由关节囊起源。从好发部位及女性多见的临床现象来看，似乎与长期的过度劳损有关。

【临床表现】 在腕背手舟骨月骨间关节，或小多角骨头状骨间关节，即拇长伸肌腱与指总伸肌腱间隙部位露出包块，呈半球形或梭形，直径约 1～1.5cm 大小，表面光滑，不与皮肤相连，基底固定，质地为橡皮样或有囊性感，关节位置调节或囊内压降低时，可出现波动感，反之坚硬如石，一般疼痛或压痛较轻。

【诊断要点】

1. 根据病史、临床表现与检查，不难诊断。

2. 与狭窄性腱鞘炎的区别，它多发生于桡骨茎突，也可结节状突起，但疼痛明显，腕部活动疼痛明显，握拳尺偏试验阳性，持重乏力，甚至拇指肌力明显下降。

【治疗】

治法：活血散瘀。

1. 针刺

处方：囊肿局部。

方法：用 28 号粗针，以囊肿最高处为中心，刺破肿块，可一针多方向透刺，或在中央及周围行齐刺、扬刺法。起针后，揉按该部。可能见有胶状物从针孔挤出。不愈或囊肿再次出现，可再刺同前。

2. 刺血

处方：同上。

方法：局部消毒，然后在皮下及囊肿中注入 2% 普鲁卡因 1～2ml，然后用三棱针迅速点刺囊肿，可点刺 2～3 处，然后按压使囊肿内容物外溢或向四周流散。术后按常规护理，加压包扎 2～3 天。本法适用于质坚、较小而扁平的囊肿。

3. 艾灸

处方：囊肿局部。

配穴：可酌配阳溪、阳池、外关等穴位。

方法：每次选取 2～4 个穴位，以艾条悬灸法，连续施灸 10～20 分钟，每日灸治 1～2 次，10 次为 1 个疗程。或在病变局部施以隔姜灸，也有明显的促进囊液吸收的作用。

【文献摘要】

1. 张治国齐刺法加温针灸治疗腱鞘囊肿 35 例。治疗方法：针刺：取囊肿中央部位皮肤为第一针刺点，再分别于囊肿周围选取另两个针刺点，要求三点在一条直线上。将针刺点皮肤常规消毒，选取 29 号 2 寸针，先于第 1 针刺点垂直皮肤刺入，再于另两个针刺点向囊肿中央刺入。3 针均以患者有酸胀感为度。温针灸：在以上所刺中央针柄上端套置一段约 2cm 长的艾条。于艾条下端点燃施灸，艾条燃尽为止。治愈 29 例，占 82.86%；好转 6 例，占 17.14%，总有效率 100%。其中 1 个疗程治愈 18 例，2 个疗程治愈 10 例，3 个疗程治愈 1 例。随访 1 年，无 1 例复发。

[张治国. 齐刺法加温针灸治疗腱鞘囊肿 35 例. 针灸临床杂志，2005，21（7）：31.]

2. 张欣针灸治疗腱鞘囊肿 42 例。先挤住囊肿，使其固定不动，皮肤常规消毒，用三棱针对准囊肿最高点快速刺入，深达囊肿中心，稍搅动，再快速出针，双手挤压囊肿，放出内容物，尽可能挤压干净。再用 28 号 0.5 寸毫针沿囊肿边缘上、下、左、右向中心斜刺或平刺 4 针，行捻转泻法，留针 15 分钟。同时点燃艾条在囊肿上方悬灸 15 分钟，以局部感温热为度。毫针围刺和艾条悬灸每日 1 次，5 次 1 个疗程，疗程间休息 2 天，最多行 3 个疗程。三棱针点刺一般使用 1 次，如 1 周后囊肿仍然高突者则再使用 1 次，最多使用 3 次。本组 42 例中，痊愈 29 例（69.1%），有效 10 例（23.8%），无效 3 例（7.1%），总有效率为92.9%。

[张欣．针灸治疗腱鞘囊肿42例．湖南中医杂志，2005，21（6）：42.]

3. 韩巧萍等针灸治疗腱鞘囊肿34例。治疗方法：选用28号1.5寸的毫针和艾条数根，把艾条切成1cm长的段，每段为1壮。在囊肿局部进行常规消毒后，用1.5寸毫针在囊肿基底四周向中心各平刺入1针，再从囊肿顶端向基底部直刺入1针，并在直刺针上加艾灸，共3壮，留针30分钟，每日1次，7次为1个疗程。结果：34例中治愈25例，好转7例，未愈2例，总有效率为94.12%。

[韩巧萍，马富勤．针灸治疗腱鞘囊肿34例．实用中医内科杂志，2007，21（9）：103.]

【按语】 针灸治疗本病疗效较为满意，无论是针刺、火针、三棱针及针灸并用，还是其他治疗，一般多主张刺入囊内，排出积液，然后再加灸或火针等方法。尤其以三棱针点刺后再加艾灸，疗效最佳。也有人采用囊肿四周各1针，囊肿顶部垂直1针，针深直达囊肿基底部，即所谓的"五虎擒羊法"，作用也较满意。

治疗期间和治愈后1个月内，应注意休息，避免过劳，尽量减少劳损筋膜间的摩擦，否则易影响疗效，引起复发，如囊肿复发，可再予针灸治疗。针灸后最好将局部加压包扎3天，以加速吸收，并减少复发率。施用灸法时，应严加注意，防止灼伤皮肤。配合电疗、针刺、指压、红外线照射、激光、穴位埋线等综合治疗方法，可改善局部循环，促进囊内胶状体吸收和消散，治愈率高，且复发率低，具有很大的发展潜力。

踝关节扭伤

【概述】 踝关节扭伤主要是指踝关节韧带损伤，可发生于任何年龄，尤以青壮年多见。大多由于在不平的道路上行走，或上下楼梯，骑车时不慎跌倒，因过度地使踝关节向内或向外翻转所致，临床上一般分为内翻扭伤和外翻扭伤两大类，其中以过度内翻致使外侧韧带损伤更为常见。

跖屈内翻损伤时，容易损伤外侧的腓距前韧带，单纯内翻损伤时，则容易损伤外侧的腓跟韧带。外翻姿势损伤时，由于三角韧带比较坚强，较少发生损伤，但可引起胫下腓韧带撕裂，若为直接的外力打击，除韧带损伤外，多合并骨折和脱位。

【临床表现】 有明确的踝部关节扭伤史，伤后踝部即觉疼痛，功能障碍，损伤轻者仅局部肿胀，损伤重时整个关节均可肿胀，并有明显的皮下积瘀，皮肤呈青紫色，跛行步态，患足不敢用力着地，活动时疼痛加重。

内翻损伤时，外踝前下方压痛明显，若将足部作内翻动作时则外踝前下方痛；外翻扭伤者，内踝前下方压痛明显，强力作踝外翻动作时，则内踝前下方剧痛，严重损伤者，在韧带断裂处，可摸到有凹陷，甚至摸到有移位的关节面。

X线摄片：踝关节正侧位片，可以帮助排除内外踝的撕脱性骨折，若损伤较重者，应做强力内翻和外翻的摄片，可见到距骨倾斜的角度加大，甚至可见到移位现象。

【诊断要点】

1. 有明确的踝部扭伤史，伤后踝关节即时肿胀、疼痛，功能障碍，损伤局部疼痛明显，跛行或不能着地步行。X线检查多无骨折征象。

2. X线检查对诊断是否有踝关节韧带断裂有实用价值，在踝关节内翻应力下摄踝关节正位片，其距骨倾斜角（即胫骨下关节面和距骨顶平行线之间的夹角）多增大。Redler

认为，如距骨倾斜角在 9°以上，并为健侧的 2 倍，则表示有新鲜的外侧副韧带损伤。角度越大，则反映损伤涉及的韧带越多，损伤范围越大。临床上一般单独的跟腓韧带断裂较为少见，多数合并腓骨尖部撕脱骨折，如骨折块被牵拉向下，即可确诊。

3. 陈旧性踝关节外侧副韧带的损伤，病人多有反复的踝关节内翻损伤史，每次扭伤后患者外踝下方有局限性疼痛及压痛，足内翻试验外侧韧带有明显的松弛感，结合 X 线检查可以帮助诊断。

【治疗】

治法：活血化瘀，消肿止痛。

1. 针刺

处方：压痛点、丘墟、商丘、绝骨、三阴交、阳陵泉。

操作：先刺压痛点、阳陵泉，行中强刺激，得气后行提插捻转泻法。如为外侧副韧带损伤，配绝骨、丘墟；内侧副韧带损伤，配三阴交、商丘。以上穴位每 5 分钟行针 1 次。留针 20～30 分钟，每日 1 次，10 次为 1 个疗程。也可选用压痛点和其近端一穴，接电针，频率为 180 次/分，强度以病人能耐受为度，通电时间为 20～30 分钟。

2. 刺血

处方：患部所属经络的井穴、压痛点。

方法：井穴用三棱针点刺出血，出血量约 2ml。另在压痛点以三棱针点刺出血，可酌刺 2～3 点，使血从针孔外流，然后加拔火罐，吸出瘀血，可留罐 10 分钟。本法可于急性期防止局部瘀肿，并有很好的止痛作用。

3. 耳针

处方：踝、神门、脑。

方法：在选定穴位以毫针刺，给予中强刺激，留针 20～30 分钟，每隔 5 分钟行针 1 次。运针时，嘱患者活动关节，以提高针刺效果。耳针疗法对损伤急性期效果较为理想。

4. 艾灸

处方：阿是穴、三阴交、绝骨、太溪、昆仑。

方法：在以上穴位以艾条悬灸 15～20 分钟。灸至局部皮色潮红为度。但本法建议在损伤 24 小时以后施行，以防引起肿胀，慢性踝关节扭伤则可用本法长期治疗。

【文献摘要】

1. 吴亿中针灸治疗慢性踝关节扭伤 145 例。治疗组取穴：主穴阿是穴。配穴：外踝疼痛为主症取丘墟、申脉、昆仑、悬钟、阳陵泉等，内踝疼痛为主症取商丘、照海、太溪、三阴交、阴陵泉等，内外疼痛则交替取以上配穴 3～5 个。针灸方法：先在踝关节附近寻找最痛点（阿是穴），如痛点不明显，则外踝以丘墟、申脉，内踝以商丘、照海作为痛点，常规消毒后，用 30 号 1～2 寸毫针刺入痛点中心，斜向傍刺 1 针，得气后行小幅度捻转提插约 1 分钟，再根据症状选取相应的配穴 3～5 个，实施常规针法，然后于各穴针柄上行温针灸 3～5 壮（如枣核大小）；以上各穴间断行针 3～4 次，留针 20～30 分钟后出针。隔日针治 1 次，7 次 1 个疗程，2 个疗程后观察统计疗效。对照组：阿是穴不行傍刺（只刺 1 针）和各穴不实施温针灸，其他各项同治疗组傍刺。温针灸组的总有效率为 98.8%，治愈率 80.72%，单一针刺组为 88.7%，51.61%。

［吴亿中.针灸治疗慢性踝关节扭伤 145 例疗效观察.山东体育学院学报，2003，19（57）：45.］

2. 郝红梅等中药外敷配合针灸治疗踝关节扭伤 63 例。126 例患者随机分为两组，每组 63 例，对照组采用中药外敷治疗，将药物（红花、王不留行、路路通、桃仁、乳香、没药、木瓜各 20g，甘草 10g）加清水 2500ml，煎至 1000ml，加入白酒、白醋各 50ml 至盆中备用。若患者受伤后未超过 24 小时，宜嘱其先进行冷敷；24 小时后用上方熏洗及外敷患处，把患处浸入药液中浸泡 30 分钟左右，再用毛巾浸药液洗揉按摩患处。治疗组除采用中药外敷治疗外，同时采用体针配合耳穴贴压治疗。针刺取穴以病变局部为主，取悬钟、丘墟、解溪、昆仑、跗阳、三阴交、太溪、照海、商丘、中封、太冲、阳陵泉、足三里、申脉、阿是穴等，每次选用 3～5 穴，针法以平补平泻为主，留针 20 分钟。耳穴取踝、皮质下、腰，双耳同贴，耳部局部消毒将王不留行籽贴于上述穴位，并用手按压，以有酸、胀、痛、热感为度，每天按压 5 次，隔日 1 次。7 日为 1 个疗程。治疗结果：对照组总有效率为 82.54%，治疗组为 93.65%。

[郝红梅，王旭. 中药外敷配合针灸治疗踝关节扭伤 63 例临床观察. 山西中医学院学报，2006，7（4）：29.]

【按语】 针灸治疗，可以通过局部刺激，疏通郁闭的经脉，改变患处血液循环，加速其新陈代谢，从而促使踝关节功能的恢复。临床取穴主要有阿是穴、丘墟、照海、昆仑、太溪、解溪及耳穴踝、神门等。有人提出宜先在其患肢井穴放血，继之用同经相应取穴泻法。还有人用"阻力针法"，在疼痛肢体选择 1～5 个阻力痛点进行针刺，稍作提插约 1 分钟后起针，其具有针到病除之功，不仅对急性扭伤，对陈旧性伤痛和坐骨神经痛也有一定的疗效。治疗时一般以多种疗法配合，两种到三种方法配合治疗效果佳。

本病宜及早治疗，以使断裂的纤维韧带复位，防止粘连。治疗后应将患足固定，避免站立和行走，以加速组织修复，缩短疗程。在 24 小时以内，用冷敷以加强止血作用，24 小时以后用热敷以活血化瘀。休息时宜适当抬高患肢。若韧带断裂，则应由外科处理。

风湿性关节炎

【概述】 风湿性关节炎是风湿病急性或慢性发作的表现形式之一，临床以出现游走性的多关节红、肿、热、痛为特征，男女发病机会大致相等，多发于青少年。一般认为是与链球菌感染有关的变态反应性疾病，病理改变为关节滑膜及周围组织的水肿，关节囊液纤维蛋白的粒细胞的渗出。

本病属于中医"痹证"范畴，多因人体正气不足，腠理不密，复因起居不慎、劳累过度、汗出当风，或久居湿地等，风、寒、湿诸邪乘虚而入，邪气流窜经络，正气为邪气所阻，阻滞气血运行，久而致痹。

西医认为，风湿热与 A 组链球菌感染有密切关系，链球菌菌体及其代谢产物具有高度的抗原性和特异性，它们可以从血液渗入结缔组织，引起全身结缔组织产生退化和溶解，是一种变态反应，其病变在初期组织变性渗出，炎性细胞浸润，这种渗出性病变的程度和部位与临床症状有内在的关系；继而出现风湿细胞，与炎性浸润细胞一起形成风湿性肉芽肿或阿孝夫小体，在病变后期变性坏死组织逐渐被吸收，局部纤维组织增生。

【临床表现】 发病前 1～3 周，约半数病人先有咽峡炎或扁桃体炎等上呼吸道感染史，起病时周身疲乏，食欲减退，烦躁，并见有发热、关节痛、心肌炎、皮下小结、环形红斑及舞蹈病等，此外，尚可见腹痛、鼻衄、大量出汗、面色苍白等症状。

关节炎表现多为游走性的多关节炎，常对称发作，累及膝、踝、肩、腕、肘、髋等大关节，局部红、肿、痛、热，但不化脓。部分病人几个关节同时发病，手、足小关节或脊柱关节等也可波及。发作往往在链球菌感染后 1 个月内，因而链球菌抗体滴度可增高。不典型者，仅有关节酸痛，而无其他炎症表现。急性炎症消退后，关节功能完全恢复，不遗留关节强直和畸形，但常反复发作。

本病发病年龄越小，病变往往越重，复发的机会就越多，急性发病伴明显的心脏增大、心力衰竭或全心心肌炎者，预后不佳。

【诊断要点】

1. 根据链球菌感染的病史，本病临床关节病变特征和风湿活动过程存在和持续，依据这三个方面考虑本病发生的可能性。目前常将以上临床症状分主要表现和次要表现（即 Jones 诊断标准所采用的方法）作为临床诊断的依据，但仍需结合病人具体情况综合分析。

2. 实验室检查联合应用对本病的诊断意义较大，其中抗链球菌溶血素"O"测定、抗链球菌激酶、抗透明质酸酶、抗 M 蛋白抗体、抗 DNA 酶 B 和抗核苷酶测定等血清溶血性链球菌抗体测定对判断风湿活动和链球菌感染具有特异性的作用。

3. 关节炎症、血沉加快和发热不能作为本病的依据，否则易与其他结缔组织疾病相混淆。故本病应与系统性红斑狼疮等结缔组织病相鉴别，也需与链球菌感染后状态以及亚急性感染性心内膜炎等非风湿性疾病相鉴别。

4. 关节炎可见于多种疾病，故本病应与类风湿关节炎、球菌性脓毒血症所引起的迁徙性关节炎、结核感染过敏性关节炎、淋巴瘤和肉芽肿等关节炎症性病变相鉴别。

【治疗】

治法：祛风通络，温经散寒，调和气血。采用分部分经，局部近取与循经远取相结合的方法。

1. 针刺

处方：膝关节：内外膝眼、梁丘、血海、鹤顶、足三里、阳陵泉。

踝关节：解溪、丘墟、太溪、昆仑、阳交、交信。

肩关节：肩髃、肩髎、肩内陵、肩贞、中渚。

腕关节：外关、阳溪、阳池、腕骨、大陵、手三里。

肘关节：曲池、天井、小海、合谷、手三里。

配穴：行痹，加风门、膈俞；热痹，加大椎、曲池、合谷；寒湿痹，加关元、脾俞、中脘。

操作：按发病部位和辨证分型，酌情选用。可采用针刺补泻、艾灸、温针等不同方法。每次留针 20～30 分钟，急性期每日针刺 1～2 次，慢性期隔日针刺 1 次，中强刺激，必要时配合电针，10～15 次为 1 个疗程。

2. 穴位注射

处方：按针刺部分的取穴方法，分部选取 2～4 穴，压痛点。

方法：采用当归注射液，或 0.5% 普鲁卡因注射液，5%～10% 葡萄糖注射液等药物，针刺入穴位后，行针得气，刺入深浅因穴位而异。每穴注入 0.5～5ml 不等，每 1～3 天注射 1 次，10 次为 1 个疗程。需注意的是，治疗时应避免将药液直接注入关节腔中。

3. 梅花针

处方：关节肿胀明显的部位、颈背部相应节段夹脊穴、背俞穴。

方法：先在局部肿胀处或受累关节周围，用皮肤针叩刺，使其发生红晕或微出血，可酌情加以拔罐。然后再于颈背部相应节段夹脊穴和背俞穴进行叩刺，使局部微红，针后还可在局部用闪罐法，以宣散邪热。本法对热痹作用可能略好。

4. 耳针

处方：相应耳区压痛点、交感、神门、皮质下。

方法：耳针对所选穴位行中强刺激，留针 30 分钟，如疼痛明显可每隔 5 分钟行针 1 次，每日或隔日治疗 1 次，亦可行埋针或王不留行籽埋压法。本法对风湿性关节炎疼痛明显者效果较好。

【文献摘要】

1. 潘文谦等针灸配合药酒治疗风湿性关节炎 256 例。灸法：取穴大椎。针刺：主穴取曲池、阴陵泉、足三里、丰隆。配穴：肩髃、肩髎、合谷、手五里、尺泽、阳溪、大陵、外关、环跳、髀关、绝骨、膝眼、梁丘、膝阳关、解溪、丘墟、昆仑。根据发病部位不同取相应关节周围穴位。药酒：取海马 5 对，北京红星牌 55 度二锅头 1000ml。用洗净的海马放置于酒瓶中浸泡半个月后启用，每日三餐时服用 30ml。256 例中治愈 147 例，好转 96 例，未愈 13 例，总有效率为 94.92%。

[潘文谦，武志鹏，王洪梅. 针灸配合药酒治疗风湿性关节炎 256 例. 山东中医杂志，2001，20（1）：31.]

2. 呼婵玉温针灸治疗风湿性关节炎 126 例。选穴以患部和辨证取穴为主，颈背腰部疼痛为主者，以华佗夹脊穴、背俞穴为主，上肢疼痛者取肩三针、风池、外关、阳溪、八邪，下肢疼痛取环跳、内外膝眼、梁丘、阳陵泉、委中、解溪、照海、昆仑、丘墟、八风。行痹加风市、血海；痛痹加阿是穴、腕踝针；着痹加阴陵泉、丰隆；热痹加曲池、三阴交；久病体弱加肾俞、命门；另外无论哪一型，都可加用合谷、足三里、关元以提高患者的自体免疫力，以防反复发作。针刺得气后，行温针灸法。痊愈 79 例，占 62.7%；好转 47 例，占 37.3%。总有效率为 100%。

[呼婵玉. 温针灸治疗风湿性关节炎 126 例疗效观察. 职业与健康，2005，21（11）：1801.]

3. 徐晶萍等中药内服配合温针灸治疗风湿性关节炎 76 例。治疗组：①内服自拟通痹汤，基本方：当归、鸡血藤、木通、黄芩、威灵仙、桂枝各 12g，猪筋 1 根为引，视病情随证加减。②温针灸：针刺内、外膝眼及阳陵泉，得气后温针灸，每穴灸 2 壮，第 2 壮施灸完毕后片刻起针。对照组：选用布洛芬缓释胶囊口服，300mg/次，每日 2 次，连续服用 30 日。治疗组总有效率 93.4%，对照组总有效率 81.3%。

[徐晶萍，刘长征，邹佑云. 中药内服配合温针灸治疗风湿性关节炎 76 例临床观察. 浙江中医杂志，2008，43（10）：592.]

【按语】 针灸治疗风湿性关节炎疗效肯定，其取穴原则有三：一是全身治疗，即根据病因病机，作全身性的治疗，根据病因取穴；二是视病变所在，循经取穴；三是局部治疗即从关节疼痛的局部及其上下取穴，以病区局部穴位为主，多用阿是穴。我们体会，有时单纯局部取穴效果不好者，而配用有整体治疗作用的穴位后获得明显的治疗效果，这可能因为机体本身抵抗力低下是主要因素，关节疼痛虽表现在局部，而实与整个机体的机能状态有密切的关系，局部病情的转归往往取决于体质的强弱，因此，调整整个机体的机能状态对于局部症状的恢复有十分重要的意义，从痹症游走性的特点来看，也说明了本病整体治疗的必要性。针灸对本病的轻证有明显疗效，重症或慢性，单用针灸则不易控制，尚需配合药物治疗。

针刺手法亦是对疗效有重要的影响，根据病变的性质，如属寒湿者，针刺加灸，或单用灸法或用火罐；属热者，单用针泻法，其红肿热痛者，可用三棱针刺血法。值得注意的是，有些病例在用提插捻转等较强的刺激方法后，疼痛反而加重，针刺手法宜弱，不产生酸麻胀痛的感觉同样能起到良好的效果。另外，一般认为热痹不宜用灸法，而临床对热痹病例用灸法并未产生不良反应，灸治后确有比较明显的消肿止痛作用。此外如电针、激光、微波照射等亦可应用，对关节肿胀积液较多者，一般主张先用注射器吸去其中部分积液，然后用隔姜灸法，连续灸治，以促进其吸收。

在治疗风湿性关节炎的同时，还应对风湿病的其他表现如风心病、风湿热、舞蹈病进行治疗，必要时配合中西药物，推拿及理疗法综合进行。本病还需与类风湿关节炎、痛风、骨关节炎等疾患相鉴别。

类风湿关节炎

【概述】 类风湿关节炎，是以慢性对称性关节炎症为主的一种自身免疫性疾病，病因目前尚不清楚。早期可有游走性的关节疼痛和功能障碍，晚期则关节畸形僵硬、功能丧失。有自发性地反复发作和缓解的特点。本病多见于温带湿度较大的地区，我国的发病率为 3%～8%，大多发病年龄在 20～45 岁之间，且女性较多，男女之比为 1：2～4。

本病在中医属于"痹症"的范畴，又称为"历节风"、"白虎历节"、"骨痹"。认为本病系风寒湿三气杂侵，经络气血闭阻所致，并因感受的各种病邪的轻重不同，而有风痹、寒痹和湿痹之分。

西医认为本病的病因可能是细菌、病毒、遗传及性激素等因素导致了血管外免疫复合物形成，并激发了炎症反应，此外，各种上述病因也可引起细胞过敏反应而发病。T 细胞激活及一系列免疫介质的释放，使细胞间 β 细胞和浆细胞过度激活，产生大免疫复合物，多种促炎症物质释放，使组织细胞受损，而引起侵蚀性和破坏性病变。小分子类风湿因子包括 IgG、IgA 和 7SIgM-RF 在免疫反应延续，病变的持续上起了重要作用。

【临床表现】 初发时起病缓慢，在出现关节症状以前，可有几周到几个月的疲倦乏力、手足麻木、刺痛、低热等前驱症状。开始时可能一两个关节受累，往往是游走性的，以后发展为对称性多关节炎。受累的关节常从四肢远端的小关节开始，以两手的小关节，尤其是近端指间关节最为常见，其次是掌指、趾、腕、膝、肘、踝、肩及髋关节等。关节呈对称性的梭形肿胀、疼痛，其他关节也可受累。潮湿、寒冷、疲劳、外伤、精神等均可引起病情的加重，尤其是对潮湿与寒冷二者更为敏感。疾病的后期，关节变得僵硬，活动不便，尤以晨起较为明显，称为"晨僵"，最终出现关节畸形。关节周围的骨组织也萎缩、疏松，肌肉萎缩和僵硬，关节周围皮肤萎缩变薄，部分病例可有皮下结节，多出现在关节的隆突部位，略有压痛，可长期存在而不消失。本病的病程大多数可迁延多年，在进程中可有多次缓解和复发交替，有时缓解期可持续很长时间。

实验室检查，多数病人在活动期血沉加快，血清白蛋白降低，球蛋白增高，免疫球蛋白电泳法显示，IgG、IgA 及 IgM 增多，约 80% 的病人血清中有类风湿因子。中后期 X 线摄片可出现病变关节的骨性改变。

【诊断要点】

1. 典型发病常为青壮年发病，关节炎呈对称性，常侵及四肢小关节，晨僵，有类风湿结节，血中类风湿因子阳性及典型的X线表现可以考虑本病的诊断。

2. 早期轻型或不典型的病例，如开始的单关节炎、起病急并发高热者，则需做更多检查，排除其他疾病，并进行追查或随访。

3. 近年来发现血清中抗类风湿关节炎协同抗原抗体（抗RANA抗体）的阳性率明显高于其他各种类型的关节炎及正常人，可作为诊断类风湿关节炎的有力证据，血清中抗核抗体、类风湿因子等测定是诊断本病重要的辅助方法。在疾病活动期，关节腔穿刺可得到不透明的草黄色渗出液，其中白细胞胞浆中含有由类风湿因子和Ig补体复合物形成的包涵体吞噬细胞，称类风湿细胞。

4. 本病尚需与增生性关节炎、风湿性关节炎、结核性关节炎以及其他结缔组织疾病如系统性红斑狼疮、结节性多动脉炎、皮肌炎等疾病相鉴别。

【治疗】

治法：扶正祛邪，理气活血，标本同治。

1. 针刺

处方：大椎、身柱、神道、至阳、筋缩、脾俞、肾俞、委中、足三里、太溪。

配穴：上肢受累加天宗；下肢受累加秩边；患在脊椎关节加夹脊穴；骶髂关节加小肠俞、膀胱俞；根据病变所犯关节不同，随证加减。

操作：以上各穴均双侧取穴，每次选取3～4对穴位，行中强刺激，肌肉丰厚部位可行合谷刺，肌腱韧带附近可行恢刺法，若见穴位附近有小络外浮，可挑刺其血络，关节肿胀者，可用三棱针局部散刺出血，针后拔罐，以消其肿，关节畸形者，可行关刺，或用长针透刺。得气后可酌行补泻手法，使针感趋于病所。留针20～30分钟。对于寒湿偏盛者，亦可针后加灸或温针灸；湿热明显者，以单纯针刺或刺血为胜；疼痛明显者，选穴还可配合电针，频率为80次/分，强度以病人能耐受为度。急性期病情重者可每日针刺1次，慢性期则隔日1次，10次为1个疗程。

2. 灸法

处方：①膻中、中脘、气海、足三里。
　　　②膈俞、肝俞、脾俞、命门。

方法：取以上两组穴位交替使用，使用隔药饼灸。将艾炷置于附子药饼（附子40份、丁桂散9份、冰片1份，共研粉末，等量饴糖拌和而制成直径约2cm、厚0.6cm左右的圆形饼）上，燃艾炷3～4壮，以不灼伤皮肤为度，隔日或每日1次，50次为1个疗程。亦可在上述穴位施以灸罐灸法，热力深透，火足气到，但也应以不灼伤皮肤为宜。每日1次，10次为1个疗程。

3. 穴位注射

处方：关节肿胀点或疼痛敏感点、曲池、外关、合谷、阳陵泉、悬钟、解溪、大椎、身柱、大杼、至阳、膝阳关、命门。

方法：用醋酸泼尼松龙注射液、红当川注射液或骨碎补注射液作穴位注射，每穴注入药液0.5～0.8ml，每次选用3～6个穴位，每隔3天治疗1次，10次为1个疗程。也可用患者自体血清作敏感点的穴位注射，每次选取1～2个最主要的压痛点，每穴注入血清1ml左右，每周治疗1次，10次为1个疗程。

4. 耳针

处方：病损关节的相应耳穴。

方法：每次选取 6～8 个穴位，用耳针强刺激，每日 1 次。20 次为 1 个疗程。亦可在耳穴埋压王不留行籽治疗。

【文献摘要】

1. 巩志富等针灸配合寒痹康汤治疗类风湿关节炎 78 例。治疗组采用寒痹康汤（狗脊、淫羊藿、秦艽、独活、防风、细辛、熟附子、麻黄、青风藤、乌梢蛇、白花蛇、千年健、千斤拔、黑蚂蚁）每日 1 剂，水煎服。并结合温针灸（曲池、三阴交、腕骨、合谷、内关透外关、犊鼻、足三里、阳陵泉透阴陵泉），用毫针快速进针得气后，平补平泻，2 天 1 次，每 15 次为 1 个疗程。对照组选用雷公藤多苷片 2mg，每天 3 次，饭后口服，同时用双氯芬酸钠（扶他林）50mg，每天 3 次，饭后口服。治疗组 46 例，治愈 12 例，显效 19 例，有效 10 例，无效 5 例，总有效率 89%；对照组 32 例治愈 4 例，显效 11 例，有效 8 例，无效 9 例，总有效率 71.9%。

［巩志富，卢阳佳，庞学丰. 针灸配合寒痹康汤治疗类风湿性关节炎 78 例. 河南中医，2008，28（4）：57.］

2. 尹百顺等针灸治疗类风湿关节炎 62 例。取穴：以足太阳膀胱经穴为主，主穴有大杼、肝俞、肾俞、膀胱俞、委中、昆仑、外关、风市、血海、太溪、三阴交；关节局部可取下述穴位：肩部取肩髃、肩髎，肘部取天井、尺泽，腕指部取腕骨、阳池、合谷，髋部取环跳、居髎，膝部取膝眼、鹤顶，足踝部取解溪、申脉；寒湿证可配关元、阴陵泉，湿热证配大椎、曲池。寒湿证配穴用补法并加灸法，关节局部冷痛甚者局部取穴针上加灸；湿热证配穴用泻法，关节局部红肿热痛甚者可局部瘀络点刺放血。治愈 7 例，占 11.3%；显效 45 例，占 72.6%；好转 8 例，占 12.9%；无效 2 例，占 3.2%。总有效率达 96.8%。

［尹百顺，张国强，刘月振. 针灸治疗类风湿性关节炎 62 例. 中国针灸，2007，27（9）：698.］

【按语】 类风湿关节炎是临床常见的疑难病证之一，针灸治疗本病疗效肯定，主要是对减轻本病的关节疼痛、肿胀等较为显著，但对疾病后期骨关节僵硬、畸形效果差。对长期类固醇激素依赖性患者也很难奏效。体虚复感风寒湿邪，经络闭阻，是类风湿关节炎的主要原因，早期治疗，以局部取穴为主，晚期须整体与局部结合，扶正与祛邪兼顾，补泻并用。因为本病为较难治的疾病，针灸的同时，应配合药物治疗，但在症状改善后，撤激素时要慎重、耐心，防止引起反跳现象，加重病情。

针灸治疗本病的作用机理进行了大量研究，主要研究重点是针灸对类风湿关节炎病人免疫功能的影响，实验表明，温针灸可调节病人的白细胞介素 2、免疫球蛋白、C-反应蛋白、免疫循环复合物等；穴位注射还对患者 NK 细胞活性有明显的升高作用。针灸可能通过调整患者的免疫功能而达到治疗的目的。

在急性发作期具有发热、关节肿痛等，病情活动阶段的患者，应尽可能卧床休息，但必须注意休息时所采取的姿势，以免日久形成畸形。一般严重病人卧床 1～2 周，中度病人 3～7 天，视具体病情而定，受累关节经过休息可以减轻症状，又能使负重关节减轻负担，在病情稳定阶段，要坚持体育锻炼，以防止肌肉萎缩，维持和改善关节活动。

（四）外科疾病

急性乳腺炎

【概述】 急性乳腺炎又称"吹乳"、"妒乳"、"乳毒"、"乳疯"等，是因细菌侵入乳腺和乳管组织而引起的乳房感染。以乳房肿痛、红热，全身寒热为特征，发生于产后哺乳期的妇女，尤以初产妇为多见。发病一般在产后 3～4 周，常由哺乳时婴儿吮破乳头，细菌侵入，兼以排乳不畅，乳汁积聚，以致细菌繁殖而引起。

本病在中医归于"乳痈"的范畴。临床一般分为外吹乳痈、内吹乳痈、非哺乳期乳痈等。认为其发病的主要原因是由情志不舒、乳头破裂、外邪入侵、断乳不当等原因引起的乳汁蓄积。蓄积的乳汁使气血乖违，乳络失宣，乳汁郁久化热，进而腐肉成脓。

西医认为，本病主要因于排乳不畅、乳汁积聚，以致局部乳腺组织的细菌性感染。致病菌主要为金黄色葡萄球菌。最初由于郁积的乳汁对组织的刺激作用，可引起乳腺的单纯性卡他性炎症，细菌侵入则形成严重的乳房蜂窝组织炎，以致最后形成乳房脓肿，往往有组织坏死和组织分解，形成几个小脓肿和几个大脓肿。

【临床表现】 本病以乳房红肿热痛为主要表现。初起乳房结块，肿胀疼痛，发病部位多在乳房的外上方，排乳不畅或困难，恶寒头痛，全身不适。如不及时治疗，约 2～3 天后肿势扩大，焮赤剧痛，压痛明显，拒按，跳痛，全身高热。若病灶浅，在 5～6 天内成脓，肿块变软，按之应指，此为脓成；若病灶深，肿胀尤为明显，而肤色不红，全身不适加重，肿块继续发展，可在 8～10 天左右成脓。此时若及时手术切开排脓，可迅速止痛消肿，并改善全身中毒症状，若不及时治疗，后发菌血症和败血症。

本病后期溃脓之后，肿消痛减，全身毒血症状亦可改善，疮口逐渐愈合。若疮口久不收口，反见乳汁流出或有清稀脓液流出，形成漏管和窦道，则病情更加复杂。实验室检查，本病在急性期可有血白细胞明显升高，热退后可转为正常。

【诊断要点】

1. 本病多见于初产妇，往往在产后 3～4 周发病，主要临床特征为乳房肿痛，乳房脓肿，全身高热、寒战。由此可以考虑本病的诊断。

2. 早期应辨别发病的部位，对针灸临床选穴治疗具有实用意义。

3. 本病应注意与其他乳腺疾病相鉴别。首先本病应与浆细胞性乳腺炎相鉴别，该病多发于非哺乳期妇女，其炎症肿块多发生于乳晕部，并大多数伴有先天性乳头凹陷内缩，乳头内有粉刺样带臭味的分泌物。病情顽固，易于复发。本病还应与乳腺结核相鉴别，后者亦见乳房结块，易与本病早期乳房硬结相混淆，但乳腺结核进展缓慢，疼痛不甚，数月后方形成寒性脓肿。本病还应与急性坏死性乳房蜂窝织炎鉴别，它亦多见于哺乳期妇女，表现来势急骤，整个乳房红肿赤痛，迅速腐烂坏死，全身中毒症状严重，并很快出现败血症或脓毒血症。是较为险重的疾病。

【治疗】

治法：通利乳络，清泄热毒。

1. 针刺

处方：足三里、乳根、膺窗、内关、肩井。

配穴：乳汁壅胀，加膻中、少泽；头痛发热，加合谷、风池。

操作：胸部取患侧穴位，四肢用双穴。常先取肩井一穴，以 28 号或 30 号 2 寸毫针，直刺其穴，进针 1 寸左右，用泻法，不提插，快速捻转强刺激，使患侧肩部或胸部或腋部出现针感，持续行针 3～5 分钟即可。内关穴强刺激，可以缓解本病的乳房疼痛，建议操作上持续行针 10～15 分钟，以乳房疼痛明显缓解为宜。上述穴位针刺一般以泻法为主，留针 30～60 分钟，其间可加强刺激，每隔 3～5 分钟，提插捻转行针 1 次。病情较重者可 1 日 2 次，6 日为 1 个疗程。

2. 刺血

处方：乳上型：膏肓、魄户、附分。

乳中型：膏肓、魄户、神堂。

乳下型：膏肓、神堂、谚语。

方法：常规消毒后用三棱针点刺，每穴放血 3 滴，每日 1 次。穴位放血后，令患者侧身卧床，患侧上肢肘关节屈曲，将前臂压于身下以手麻为度。局部湿热敷，每日 3 次，每次 30 分钟。

3. 灸法

处方：阿是穴、膺窗、乳根、肩井。

方法：用葱白或大蒜捣烂敷患处，或切成 1 分厚的片置于肿块上，放蚕豆大艾炷灸之，直至局部红晕，乳汁外溢为度。如局部灼热不能忍受时，可将蒜片提起或移动后再放回原处灸治。亦可用艾条灸 10～20 分钟，每日 1～2 次。或用艾条熏灸膺窗、乳根、肩井穴，每穴 5～10 分钟。

4. 氦-氖激光针

处方：膻中、乳根、肩井、内关、少泽、足三里、阿是穴（肿胀及硬块处）。

方法：每穴照射 5 分钟，每日 1～2 次，6 次为 1 个疗程。

5. 耳针

处方：乳腺、内分泌、脑垂体、胸。

方法：毫针刺入选定的耳穴，捻转数分钟后，留针 20～30 分钟，每日 1 次。

【文献摘要】

1. 徐慧卿针灸配合中药外敷治疗急性乳腺炎。按临症分期采用相应不同的方法。①早期：取至阳、灵台、天宗穴（患侧）。先用毫针针刺，使针感前传至乳房，快速行捻转提插泻法 2 分钟出针，再用三棱针点刺穴位处皮肤 3～5 针，取大号玻璃火罐吸附，拔出血 3～5ml，留罐 5～10 分钟。配合针刺内关、膻中、少泽、曲池、乳根，用泻法。中药外敷用大黄、黄柏各 50g，芒硝 30g，金银花 20g，将大黄、黄柏、金银花水煎取汁 1000ml，冲入芒硝，用毛巾蘸汁局部热敷（水温保持 40～50℃）。②脓肿期：天宗穴（患侧）点刺拔罐，细火针局部点刺，并在局部贴大蒜片用艾条每处灸 15 分钟。③溃脓期：细火针在疮口周围点刺后拔罐，用消毒纱布外敷，局部用艾条悬灸 10～15 分钟。结果 162 例病人中，经治疗 2～3 次痊愈者 112 例，占 69.1%，全部为早期患者，占早期患者的 83.0%，4～10 次痊愈者 35 例，占全部病例的 21.6%，10 次以上痊愈者 15 例，占 9.3%，总有效率 100%。

[徐慧卿. 针灸配合中药外敷治疗急性乳腺炎. 上海针灸杂志，2000，19（5）：27.]

2. 李玉坤等针灸、微波合用治疗急性乳腺炎 56 例。治疗方法：取肩井、合谷、内关、足三里，以乳房硬结为阿是穴，用常规针具 1～2 寸不锈钢毫针以泻法施治。乳房患处硬结采用散刺。留针 20～30 分钟，取针后配微波理疗 20 分钟。每日 1 次，10 次为 1 个疗程。治疗结果：56 例患者中，痊愈 48 例，显效 8 例，无效 0 例。

［李玉坤，舒龙云，郑丽霞．针灸、微波合用治疗急性乳腺炎 56 例．针灸临床杂志，2000，16（3）：45．］

3. 陈素梅针灸加超短波治疗急性乳腺炎 51 例。患者取坐位，背对医生，暴露背部，可发现患者在同侧肩胛区出现粟粒状红色小点，以小点为中心向四周呈网状放射，不高出皮肤，无痒感，压之不褪色，少则数个多则十余个。在红点处采用 1.5 寸毫针，斜刺进针 0.5～0.7 寸，先施以捻转手法，然后迅速提插出针。另取肩井穴，用 1.5 寸毫针，深刺进针 1.0～1.2 寸（勿伤及肺尖），同样用捻转加小提插手法，使患者有麻、沉的感觉，行针后速出针。采用揉法及振法在肿块周围按揉 15～20 分钟。采用超短波电疗机进行治疗，治疗前嘱咐患者去掉金属异物，取仰卧位，将极板上下分别放在患者的乳腺区和背部对应处，电流强度 60～80mA，电极与皮肤距离 1～6cm，电极与皮肤间用棉垫相衬，每次 15 分钟。以上方法均隔日 1 次。对照组用青霉素 400 万 U，加入 0.9％氯化钠溶液 250ml 静脉滴注，每日 2 次。结果：治疗组 51 例，治愈 43 例，好转 7 例，未愈 1 例，总有效率为 98.04％；对照组 51 例，分别为 33 例、7 例、11 例、78.43％。

［陈素梅．针灸加超短波治疗急性乳腺炎 51 例．中医杂志，2008，49（1）：37．］

【按语】　大量临床资料表明，针灸治疗本病有肯定的疗效，尤其对早期急性乳腺炎效果较好。疾病早期，未成脓者，治以消散为主，其治疗方法一般是根据乳房属阳明、乳头属厥阴的理论，重点取阳明、厥阴、少阳等经穴为主。肩井与少泽两穴治疗本病初期有奇效。最常用的穴位是肩井、膻中，其次是乳根、内关、足三里和背部与乳头对应部位的阿是穴。少泽点刺放血，对清除内热，疏通乳腺阻塞，行气活血具有显著作用。在治疗时机上，大多强调早期治疗，即炎症期就诊，且病程越短，效果越好，有人认为发病 24 小时以内就诊者疗效最佳，超过 1 周则疗效差。我们体会，急性未成脓期，一般单用针刺肩井或内关等，配合按摩肿块或三棱针刺血，只需 3～5 次即可治愈。

如有化脓倾向者，针刺亦具有镇痛消肿和促进炎症局限化、吸收的作用。从临床报道来看，成脓早期可用隔姜灸，脓将成或脓已成阶段还可用火针点刺局部脓肿，溃后期局部艾盒灸、隔蒜灸对疮口收口有很大帮助，其间可多法联合应用，常可缩短疗程，减轻疼痛。如脓成者应及时切开排脓，或用粗针针刺引流，还应配合药物治疗。

针治的同时，亦可配合按摩和热敷，应尽量排除残乳，但禁挤捏，保持乳房清洁。断乳时应逐步减少哺乳时间，再行断乳，以防止本病的发生。另外，应注意饮食清淡，忌肥甘厚腻，忌食辛辣。

乳腺增生病

【概述】　乳腺增生病，相当于西医的"乳房囊性增生病"和"乳房纤维腺瘤"，是妇女的多发病之一。其临床特征是乳房部位出现无痛性的、形状不同、大小不等的硬结肿块，病程冗长，可达数年至数十年之久。多发于 20～50 岁之妇女，其生产史中常见有较高的流产率，揭示其发病可能与卵巢等生殖器官功能的失调有关。

中医将本病归于"乳癖"的范畴。又称"乳粟"、"乳栗"、"乳痞"等。认为本病的发病与肝郁气滞和冲任失调有关。肝气郁结，气血不行，裹撷水湿痰浊，凝结于乳房故成乳癖之证，而其病又根于冲任失调，在上则痰浊凝结，下见月水不调，二者又相互影响。

西医对本病的病机目前尚不清楚，一般认为，乳房囊性增生病的发病与精神因素有明显关系，同时与体内黄体素分泌减少，雌激素分泌过多有一定关系。病理上，在乳房内见数个大小不等、自粟粒至樱桃大的囊肿，是囊状扩张的大小乳管，多散布在乳房深部，囊内有黄绿色或棕色的黏稠液体，囊壁上皮细胞增生，囊周有结缔组织增生。乳房纤维瘤也与雌激素的刺激有直接关系，病理上，可见腺泡上皮、乳管、纤维组织的单项或复合增生。

【临床表现】 多于无意中发现乳房出现无痛性肿块，一般呈卵圆形，小者如蚕豆、樱桃，大者如梅、李，甚至如鸡蛋，表现光滑，质硬而具有弹性，皮核不相亲，推之可移动，有滑动感，一般边界清楚，亦有模糊不清者。肤色如常，无寒热，无疼痛，或触痛不显，生长缓慢，可数年内无变化，经年累月不溃破。以乳房的外上象限为多见，内上象限次之，肿块有单发，亦有多发。乳房囊性增生病，病人常感乳房胀痛，在月经前 3～4 日更甚。月经一来，则乳痛停止，有时由乳头流出少量绿色、棕色或血性液体；乳房纤维腺瘤则几乎无痛，多为单发性，生长缓慢，但妊娠期可迅速增大。虽然癌变的可能较小，但也有变为肉瘤的可能。

【诊断要点】

1. 根据临床特征，如乳房肿块，疼痛不明显，病情进展缓慢，随情绪波动病情变化，月经和妊娠对病程进展有影响等特点，可以考虑诊断为本病。

2. 阳极钼钯乳房摄片，乳腺增生病可见密度增高的模糊阴影，数目不定，如病变范围小，则可见边缘不规则的小梁，病变广泛则乳腺密度均匀增高，失去正常结构。囊性增生为圆形或不规则的弧形的边缘整齐的阴影，周围有一透亮区。

3. 必要时应做局部组织活检，以确定有无恶变。

【治疗】

治法：疏肝理气，化痰消结。

1. 针刺

处方：膻中、乳根、天宗、肩井、肝俞、外关。

配穴：肝气郁结，加行间、侠溪；痰湿凝结，加丰隆、中脘；肝肾阴虚加太溪、肾俞。

操作：虚补实泻，留针 20～30 分钟，每日 1 次，10 次为 1 个疗程。

2. 耳针

处方：内分泌、乳腺、神门。

方法：病变在单侧者双耳交替，双侧均有病变者，两耳同时用针。行中度刺激，留针 30～60 分钟，每日 1 次，30 次为 1 个疗程，或用耳穴贴压法。

3. 穴位注射

处方：肝俞、肾俞、足三里、肩井。

方法：用 10%丹参注射液或 5%当归注射液作为治疗用药，每次选取 2～3 穴，每穴注入 0.5～1ml 药液，隔日 1 次，10 次为 1 个疗程。

4. 梅花针

处方：夹脊穴（胸 3～5）、中府、天池、膺窗。

方法：夹脊穴叩刺宜重，至皮肤微微渗血为止，胸部穴位叩至潮红为止，每日或隔日 1 次，10 次为 1 个疗程。

【文献摘要】

1. 陈旭梅等温针灸治疗乳腺增生病 100 例。取穴：膻中、屋翳、乳根、少泽、足三里、肩井、天宗。肝火上炎者配双侧行间、阳陵泉；肝肾阴虚者配双侧肝俞、肾俞、太溪；气血双亏者配气海和双侧脾俞、肾俞；冲任不固者配双侧关元、三阴交、合谷。本组100例中，痊愈68例，显效25例，好转5例，无效2例。总有效率98%。

[陈旭梅，张平，毕曙光．温针灸治疗乳腺增生病100例．河北中医，2003，25(10)：765.]

2. 纪艳华针灸治疗乳腺增生病。针刺：选颈6、胸3、胸7、胸9夹脊穴作为刺激点，随症加减：郁气滞型加太冲、膻中，肝肾阴虚型加肝俞、肾俞、太溪。灸法：针刺后选取增生局部用艾条熏灸，每次30分钟。治疗结果：本组52例，治疗2个疗程者38例，治疗3个疗程者14例，3个疗程后统计疗效。治愈23例（44.23%），显效17例（32.69%），有效10例（19.23%），无效2例（3.85%），总有效率96.15%。治疗后对患者随访，52例中失访7例，其余45例均随访1年，复发4例，占7.69%。

[纪艳华．针灸治疗乳腺增生病疗效观察．中国自然医学杂志，2004，6（3）：192.]

3. 鲍艳华针灸治疗乳腺增生病120例。肝郁气滞型选穴：乳根、膻中、天井。肝肾阴虚型选穴：乳根、三阴交、照海。冲任失调型选穴：乳根、血海、关元、照海。经过4个疗程的治疗，120例中痊愈76例，占63.3%；显效24例，占20%；有效16例，占13.3%；无效4例，占4%。总有效率96%。

[鲍艳华．针灸治疗乳腺增生病120例．中国医药导报，2007，4（22）：83.]

【按语】 乳腺增生病是妇科常见疾病，约占乳房良性肿瘤的70%～80%，其中70%与妇科病有关。治疗上，重在调理肝脾，以化痰祛瘀，调和气血。以取足阳明、足厥阴、任脉穴位为主。从目前临床报道来看，取穴处方基本包括三个部分：瘤体局部取穴；邻近部位取穴，如膺窗、膻中等；远道取穴，如少泽、足三里、肩井等。在针刺手法上，强调以轻柔的刺激方法，在瘤体上散刺3～5针，进针0.5～0.8寸，行捻转刮针手法，对瘤体的消散有一定的作用。一般以针刺疗法，经10～20次治疗后，均可收到不同程度的治疗效果。针刺治疗本病疗程较长，根据女性体内内分泌周期特点，择日进行针刺的方法，可缩短患者的就诊时间，一般在月经后第6～8天、13～15天、22～27天为最佳治疗时间。近年的临床观察发现，冷冻针灸治疗仪用治本病的效果较好，不仅可以加速肿块的吸收，还可以降低癌症的发病率。应指出的是，针灸对本病虽有良好的效果，但配合中药治疗可增强疗效。

关于治疗本病的机理研究，研究资料表明，本病与体内女性激素的失衡、黄体素分泌减少、雌激素相对增多有关，经实验研究表明，针刺可降低乳腺增生病人的雌二醇，并提高了机体免疫功能，说明针刺可调节失调的女性激素，从而加速了乳腺增生组织的清除，使其恢复正常。少数病例有恶变的可能，应注意追踪观察，必要时进行组织切片和X线检查。

据调查，本病见有明显性情急躁易怒的病例，约占80%，因此，治疗期间做好解释工作，使患者精神愉快地接受治疗，戒怒去忧，保持乐观情绪，对本病的防治十分重要。调理月经，防治妇科病，也是本病治疗的重要一环。

急性阑尾炎

【概述】 急性阑尾炎是阑尾管腔梗阻和多种细菌混合感染引起的常见急腹症，可发生于任何年龄，以青壮年为多，其发病是因狭小的阑尾管被异物、粪石、寄生虫等梗阻而引起的炎症。主要临床特征是，右少腹痛及右少腹局限而固定的压痛。据统计，本病可占一般综合性医院外科住院病人的 10% 左右。

中医称本病为"肠痈"，主要是因于饮食不节，寒温不适，情志失常，暴急奔走，跌仆损伤及胎前产后等，引起肠道传化失司，气机痞塞，瘀血停聚，糟粕积滞，均可发为肠痈。本病之病位主要在肠腑，恢复期或慢性期可影响脾胃，早期多属里热实证，但在重症或转成慢性者，多为虚实夹杂。

西医认为，急性阑尾炎在病理上主要有以下三种类型，这三种类型可能是炎症不同发展阶段的不同表现，亦可能是不同病因或机体不同反应状态所造成的不同结果。①急性单纯性阑尾炎，见阑尾轻度肿胀，充血，阑尾壁各层均有水肿和中性粒细胞浸润，黏膜面可能有小的出血点，阑尾腔内可能有少量渗出液。②蜂窝织炎性阑尾炎，亦即化脓性阑尾炎，黏膜高度充血，为纤维蛋白和脓性渗出物所覆盖，阑尾壁有小肿脓形成，黏膜溃疡面增大，阑尾腔内有积脓。③坏疽性阑尾炎，阑尾出现坏死，可限于阑尾的一部分或整个阑尾，坏死部位呈暗紫色或黑色，并可能已发生穿孔，黏膜大部分已溃烂，阑尾腔内有脓血，腹腔内有脓液。本病的预后，因人体正气的强弱情况而有三种转归：炎症消散，形成腹膜炎或脓肿，感染扩散，酿成变症，危及生命。

【临床表现】 腹痛，是本病的常见而又最重要的症状。典型的腹痛多开始于上腹部或脐周围，为阵发性疼痛，初期并不剧烈，但逐渐加重，经数小时或 1 天以后，腹痛转移到右下腹阑尾所在部位。还常伴有恶心、呕吐、食欲减退、腹泻、便秘等胃肠道症状。炎症的发展可出现寒战、高热等症状，初期多为轻度发热，当阑尾穿孔或坏死后，即有明显的发热症状。若并见寒战，常为阑尾化脓性炎症的表现，提示预后严重。

基本体征：右下腹阑尾点（McBurney 点）有固定的压痛，当阑尾化脓坏死时，压痛范围扩大并可出现反跳痛和腹直肌紧张，当炎症波及腰大肌时，可出现腰大肌征阳性。本病的腹部气胀不明显，肠蠕动或较一般增强。患者的血尿常规检查有一定的重要性，一般均可发现白细胞数增高，尤其是中性粒细胞增多。

急性阑尾炎发展到坏死或穿孔阶段，则继发腹膜炎，体征将明显而广泛，腹部触痛将延及整个下腹部，但在阑尾部位的触痛仍最显著，右下腹肌紧张明显存在，或出现全腹压痛、反跳痛、腹肌板硬、高热或过高热。有时可触及一边缘不清的肿块，为充血水肿的大网膜和小肠包裹在阑尾周围所形成的炎性肿物。

【诊断要点】

1. 根据发病较急、转移性右下腹痛，加之恶心、呕吐、发热等典型表现，可以考虑本病的诊断。

2. 本病辨腹痛对病情的把握较为重要。初期疼痛多不典型，或全腹痛，或见左侧腹痛、腰痛、会阴痛、睾丸痛等，但不久即固定为右下腹痛。腹痛的性质和程度与本病的发病类型也有一定的关系，单纯性阑尾炎多呈持续性钝痛或胀痛，阵发性剧痛或跳痛是化脓性或坏疽性阑尾炎的特点，阵发性绞痛是因为有阑尾梗阻。

3. 另外，腹痛在病程进展中突然减轻，一般为阑尾梗阻和炎症消退的表现，若腹痛突然减轻，但腹膜炎体征仍存在或在加重，说明阑尾已坏死或穿孔，是病情加重的表现；腹痛局限于右下腹后，又向周围扩散，一般表示阑尾已穿孔。病程已发展到腹膜炎阶段。

4. 阑尾位置较低的病例，直肠壁右侧有压痛，阑尾炎扩展至阑尾以外时，直肠壁两侧均有压痛，在女性病人，原则上应做肛门指检，以区别阑尾炎与卵巢、输卵管的炎症。

5. 作为外科常见的急腹症，临床上应与急性胃肠炎、急性肠系膜淋巴结炎、胃、十二指肠急性穿孔、肠伤寒溃疡穿孔、宫外孕破裂、急性输卵管炎及右侧输尿管结石等病症相鉴别。

【治疗】

治法：清热导滞，疏通腑气。

1. 针刺

处方：足三里、阑尾穴、上巨虚、曲池。

配穴：发热加尺泽、合谷、大椎；腹痛加天枢；恶心、呕吐加内关、上脘。

操作：每次选取主穴 2~3 个，配穴 2~4 个。针刺以提插捻转，迎随或透天凉等泻法为主，每隔 5 分钟行针 1 次，行针时间约 2 分钟，留针 30~40 分钟，每日针刺 1~2 次或 3 次，直至症状有明显改善为止。可加电针，用疏密波以加强刺激。若发热盛，可用尺泽穴，以三棱针放血，射出血液 2~3ml 左右，有可能使热退身凉。

2. 穴位注射

处方：下巨虚、曲池、气冲、阿是穴。

方法：所用药物为鱼腥草注射液，先针刺双侧下巨虚、曲池，使针感向远端传导，留针 1 小时，待腹部疼痛缓解后再取右侧气冲穴周围压痛点，用 5.5 号针头刺，有针感后注入上药 2ml，每日 2 次，然后艾灸疼痛或包块局部 40 分钟。

3. 耳针

处方：阑尾、耳舟中段新阑尾点（对耳轮耳腔缘，在臀与腰椎之间）。

配穴：加强疗效，加大肠、小肠、肩、交感；发热加皮质下、耳轮；呕吐加迷根。

方法：在穴区进行轻度按压，寻找最痛之点，半寸毫针刺入，行中强刺激，留针 20~30 分钟，留针期间歇行针，每日 1 次，10 次为 1 个疗程。或在耳穴用撳钉式皮内针，选定穴位后，稍捻转一下即撳入皮肤，再粘贴固定，时时按压，至腹痛缓解。

4. 灸法

处方：气海、陷谷、大肠俞、太白。

方法：小艾炷灸，每穴 3~5 壮，敷贴淡膏药使之化脓，隔日再施灸 1 次，或用非化脓灸法。亦可用艾条温和灸，每穴灸 10 分钟，每日 1 次，5 次为 1 个疗程。

5. 氦-氖激光针

处方：阿是穴（麦氏点）、阑尾穴、腹结、府舍。

方法：阿是穴激光照射 10 分钟，其他穴位各照射 5 分钟，阑尾穴取双侧，腹部穴位取右侧，每日可治疗 2 次，10 次为 1 个疗程。

【文献摘要】

1. 朱守应针刺为主治疗急性阑尾炎 1 例。①针刺：中脘、天枢、足三里、上巨虚、阑尾穴、麦氏点、太冲、中都、阳陵泉、足临泣、血海、合谷、外关。每日 1 次。②刮痧：中脘、天枢、右下腹（麦氏点）、两侧胁肋（第 6 肋以下）、灵台、膈俞、肝俞、胆俞、脾俞、胃俞、三焦俞、大肠俞、小腿前外侧（足三里至丰隆）、小腿外侧（阳陵泉）。隔日 1 次。③拔罐：中脘、天枢、麦氏点、灵台、膈俞、肝俞、胆俞、脾俞、胃俞、三焦俞、大肠俞、血海、阑尾穴、上巨虚、丰隆、阳陵泉。每日 1 次。治疗后疼痛大减，发热恶寒、恶心欲呕、腹胀腹泻症状消失，后经过 5 次连续治疗，患者疼痛等症状完全消失，腹部无压痛及反跳痛。复查白细胞和中性粒细胞均正常。

[朱守应. 针刺为主治疗急性阑尾炎 1 例. 上海针灸杂志, 2007, 26 (10)：14.]

2. 刘耀兰金黄败毒饮配合针刺治疗急性阑尾炎。中药内服：予金黄败毒饮。药物组成：生大黄 15g，牡丹皮 10g，败酱草 30g，厚朴 10g，蒲公英 30g，金银花 30g，薏苡仁 30g，青皮 15g，冬瓜仁 15g，桃仁 10g。每日 1 剂，水煎分 3 次服用。针刺疗法取穴：足三里（双）、阑尾穴（双）、上巨虚（双）、阑尾点（鼻翼外侧中段，左右各一点）。均用泻法，再用电子脉冲治疗仪强刺激（连续波，30Hz）30 分钟。每日 1 次。

[刘耀兰. 金黄败毒饮配合针刺治疗急性阑尾炎经验. 河北中医, 2008, 30 (1)：40.]

【按语】 肠痈用针刺治疗在古代就有不少论述，记载着大量的针刺治疗经验。本病临床常分三期论治。针灸对初期或一部分酿脓期患者效果较好，可以即时止痛。对于重症则疗效降低，应积极采用中西医结合方法治疗，以免延误病情。针灸诸法中毫针刺与艾炷灸法效果最确切，可以首选。应卧床休息，根据病情而进流汁或半流汁。

在治疗过程中发现，足三里、上巨虚、阑尾等穴，其疗效无明显差异，麦氏点局部针刺对控制疼痛和病势的发展有良好的作用，可大胆应用。对于慢性阑尾炎，右少腹经常作痛者，除针刺外，应配用灸法治疗为好。瘀滞型和成脓型疗效较好，此二型为单纯针刺治疗的适应证。新穴如膝四穴（仰卧屈膝右侧髌骨外缘上 4 寸），尾骨尖，耳穴的新阑尾点（肾、臀和腰椎三穴所围成的三角形，人中心点）等，疗效均较满意。此外，针刺的手法、针感的有无，针刺的方向等，均可影响疗效。

针灸对单纯性阑尾炎初起未化脓者疗效较好，若病情发展，可同时配合中药治疗，如无效，症状加重，必须转外科治疗。慢性阑尾炎可根据具体情况。采用针刺补法，同时局部用艾条灸或隔姜灸。急性单纯性阑尾炎，可酌以流质饮食，如病情恶化须禁食。应当考虑补液以纠正脱水及电解质紊乱。病人应卧床休息，有腹膜炎时应取半卧位，放松腹部肌肉。

实验研究证明，针刺某些穴（如阑尾穴、上巨虚等）可使阑尾的运动增强，甚或导致阑尾提前排空。阑尾运动的变化，双侧进针比单侧进针明显，捻针时阑尾运动尤为活跃，这与临床观察到的情况较类似。

急性肠梗阻

【概述】 急性肠梗阻是由不同原因引起的一组临床症候群。它以肠内容物不能顺利通过肠道为特点，从而引起一系列病理生理变化和临床症状，其临床特征是腹痛、腹胀、呕吐、无排便的排气。是常见的急腹症之一。病因复杂、病情急重，发展迅速。本病可发生于任何年龄。目前，有 2/3 的病人可以非手术疗法而治愈。死亡率为 1%。

中医属于"腹痛"、"关格"、"肠结"的范畴。认为本病由气、血、寒、热、湿、食、虫等多种因素所造成，主要病机是肠腑气机不利，滞塞不通，呈现以"痞结"为主的病理特征；随着病情的进展，则发展为气滞血瘀，表现"瘀结"为主的病理特征；若瘀久化热，热甚肠腐，热毒炽盛，则可表现"毒结"的病理变化，甚至引起正不克邪，亡阴亡阳的厥证。

从病因来分，肠梗阻可分为以下三种：①机械性肠梗阻，临床上最常见，一些先天发育异常、炎症或肿瘤使肠腔狭窄，肠管外粘连或肿物压迫使肠腔不通畅，以及肠腔异物阻塞、肠套叠、肠扭转等，都属于此类；②动力性肠梗阻，病发于肠壁肌肉运动紊乱，主要有麻痹性肠梗阻和痉挛性肠梗阻两种，这两种肠梗阻也同时发生在同一病人的不同肠管位置上；③缺血性肠梗阻，梗阻由于肠管血液循环障碍，失去运动能力，肠腔并没有阻塞。另外，根据血液循环有无障碍，可分为单纯性肠梗阻和绞窄性肠梗阻。前者仅为肠内容物不能通过，而后者同时伴有严重的肠壁血液循环障碍，肠管缺血。从梗阻的程度上看，还可分为完全性肠梗阻和不完全性肠梗阻。各型肠梗阻均有其各自的病理表现，一般地说，主要表现肠管的气体和液体的瘀积，肠壁的扩张、溃疡及浆膜撕裂，在绞窄性肠梗阻，还可见到肠腔和腹膜腔的血性渗出、肠壁坏死。

【临床表现】 各种不同原因所引起的肠梗阻，虽有其特殊的临床表现，但其共同的临床特征是：痛、呕、胀、闭四大症。

1. 腹痛 机械性肠梗阻典型的腹痛呈阵发性腹痛，绞痛多在脐周，发作时有肠鸣音，并能见到肠型和肠蠕动波，腹部听诊可听到连续高调肠蠕动音、气过水音或金属音，伴随绞痛发作，多自觉有气块在腹内串动，当气块阻于某一部位时，腹痛最为强烈。有些病人表现腹痛特点是持续性腹痛，阵发性加重，绞痛发作剧烈，消失也快，但在绞痛消失后仍有持续性钝痛，这种腹痛多见于绞窄性肠梗阻早期。如见有剧烈持续性疼痛，难以用药物控制，这类腹痛见于有明显血液循环障碍的肠梗阻。麻痹性肠梗阻腹痛多不明显，甚至无腹痛，但有持续性腹胀，伴肠鸣音消失是其特点。

2. 呕吐 在肠梗阻早期，多为反射性呕吐，吐出胃液或食物，甚至饮水也会引发呕吐。此后，呕吐按梗阻部位的高低而表现不同。空肠高位梗阻，表现频繁呕吐，吐出胃液、十二指肠液；回肠末端呕吐可出现"呕粪"现象；结肠呕吐仅出现于病变的晚期。

3. 腹胀 腹胀是肠梗阻出现较迟的症状，腹胀的程度与梗阻部位有关，高位空肠梗阻由于呕吐频繁，可以无明显腹胀；低位梗阻则表现为全腹胀，叩诊呈鼓音。在神经反射性麻痹性肠梗阻，全部肠管均膨胀，所以腹胀尤为显著，呈均匀性隆起。

4. 停止排气和排便 仅在完全性肠梗阻才有此症状，某些绞窄性肠梗阻如肠套叠、肠系膜血管栓塞或血栓形成，可自肛门排出血性液体或果酱样便。

肠梗阻的全身症状在初期多不明显，以后逐渐加重，晚期出现脱水症状和典型体征，血液检查指标也发生变化，特别在肠坏死后，全身情况恶化更快。

【诊断要点】

1. 对临床有痛、胀、呕、闭四大症状的患者，必须怀疑是否有肠梗阻的存在。如见腹部压痛、肠蠕动波和肠蠕动亢进等，都可确定肠梗阻的存在。但在无典型表现、诊断困难时，X线平片对确定是否有肠梗阻有很大帮助，凡发现小肠内有气体，即为肠内容物通过障碍，也就是肠梗阻的证据。立位透视或摄片，在照片上可见肠腔内有多数液面，如要确定梗阻的位置，还须做平卧位片。

2. 在确定了肠梗阻的存在之后，还应明确是机械性肠梗阻还是动力性肠梗阻，目前主要是从症状上和X线平片两个方面来鉴别。机械性肠梗阻常有阵发性剧烈的绞痛、肠鸣音亢进和不对称性腹胀；麻痹性肠梗阻则无阵发性绞痛、肠蠕动消失、对称性腹胀；痉挛性肠梗阻为突然发作和消失的间歇性剧烈腹痛、肠蠕动减弱但不消失、无明显腹胀。在X线平片下，机械性肠梗阻梗阻部位以上肠管扩张，而麻痹性肠梗阻表现全肠管胀气，痉挛性肠梗阻则无胀气现象。

3. 是单纯性还是绞窄性 两者鉴别有时较为困难，因为前者易向后者转化，因此，即使是单纯性肠梗阻，也应提高警惕。以下情况应怀疑绞窄性肠梗阻的可能：腹痛发作急骤，剧烈，呈持续性，同时伴肠鸣音消失；呕吐出现早而又剧烈；有明显的腹膜刺激征，或有持续固定的压痛和反跳痛；腹部不对称隆起，或可扪及单个明显胀大的肠襻；病程早期即出现类似休克的表现，并逐渐加重；全身症状有明显加重趋势。

4. 是小肠梗阻还是结肠梗阻 腹部平卧X线平片对确定梗阻部位有很大帮助。在小肠梗阻，腹中部可见胀大的肠襻排列成所谓"阶梯状"，而结肠内无积气。胀大的空肠可显示黏膜环状皱襞，呈"青鱼骨刺状"，而回肠无这种表现。结肠梗阻可见结肠部位胀大肠襻，一般在腹外围，小肠内胀气不明显，肠腔内除积气外有时可见积粪阴影，肠襻外可见结肠扭袋，做钡剂灌肠可以进一步明确结肠梗阻的部位和性质。

【治疗】

治法：泄热解毒，理气通腑。

1. 针刺

处方：中脘、大横、天枢、足三里、合谷、内关。

配穴：呕吐，加内关，上脘；腹胀，加关元、气海、次髎、大肠俞；下腹痛，加关元、气海；热结，加内庭、曲池；寒结，加神阙、关元；水结，加水分、公孙。

操作：以上穴位，每次选用6～8个穴，针刺得气后强刺激3～5分钟，留针30分钟～1小时，每隔5分钟行针1次。亦可以上穴位用电针，针刺后，接上G-6805治疗仪。频率选择为200～250次/分，采用连续波或疏密波，强度以病人能耐受为度。腹痛伴发热者，曲池、内庭可点刺放血。神阙、关元等腹部穴位可用艾炷隔姜灸，或用艾条行雀啄灸。另外，内关穴可在皮下留针，可保留1天左右。

2. 耳针

处方：大肠、胃、交感、神门、三焦、腹、肝。

方法：每次在上述选穴中选择3～5个穴，常规消毒后，用毫针直刺，行强刺激，留针30～50分钟。或用王不留行籽作耳穴按压。每日1～2次，10次为1个疗程。

3. 穴位注射

处方：足三里、天枢、气海、中脘。

方法：所用药物为0.25%～0.5%的普鲁卡因注射液或新斯的明注射针剂，也可用阿托品注射液。以5号齿科针头深刺穴位，出现酸胀等得气感后，注入药液，每穴普鲁卡因注入3～5ml；如为麻痹性肠梗阻，足三里注入新斯的明0.25mg；如为动力性痉挛性肠梗阻，在足三里、天枢、内关中选二穴注入阿托品0.25mg，总量不超过1mg。

4. 指针

处方：大椎至长强的督脉各穴，脾俞、胃俞、大肠俞、小肠俞、三焦俞、气海俞。

方法：使患者屈肘俯卧，袒露背部，术者站在患者左侧，右手中指置于督脉穴上，食、无名指分别放在两侧背俞穴上，然后用指腹由下向上连推3次，并配合捏脊、揉按、提拿抖动等手法，以患者肛门排气或腹痛缓解为止。不效者，休息30分钟，再作第2、第3次治疗。

5. 总攻疗法 是将几种中西医有效的治疗措施，按照计划在一定时间内集中使用。一般在总攻治疗前，应有1小时的准备阶段，行胃肠减压和静脉输液。然后用复方大承气汤1剂约200ml由胃管注入，1小时后用电针刺激双侧天枢穴和足三里穴，其中足部穴位接阳极，腹部穴位接阴极，波型可调，一般选用连续波或疏密波，行强刺激，强度以病人能耐受为度，留针30分钟。再1小时后，用复方大承气汤方200ml加温盐水300ml灌肠，或用新斯的明作足三里穴位注射。如属虫积性肠梗阻，可在总攻前先用氧气灌充胃内以驱虫，再用生豆油（加温到 20℃ 左右）灌胃，行腹部按摩 10 分钟，再进行下步的总攻治疗。

【文献摘要】

1. 孟庆成等用复方大承气汤配合针刺治疗急性肠梗阻 107 例。治疗方法：复方大承气汤组成：川朴 15～30g，炒莱菔子 30g，枳实 9g，桃仁 9g，赤芍 15g，大黄 15g（后下），芒硝（冲服）9～15g。根据患者病情酌情加减。上药每日 1 剂水煎分 2 次服。同时配合应用电针刺激双侧足三里，每次 30 分钟，每日 2～3 次。本组经治疗全部获效，其中痊愈 89 例，好转 18 例；经 1 次治疗而治愈者 57 例。

［孟庆成，于华，康春博，等．复方大承气汤配合针刺治疗急性肠梗阻 107 例．中国民间疗法，2002，10（10）：13.］

2. 纪艳华针刺第 2 掌骨侧腰穴治疗急性肠梗阻 36 例。取穴：第 2 掌骨侧腰穴（第 2 掌骨侧近心端是足穴，远心端是头穴，在其连线靠近足穴 1/4 处为腰穴）。结果：痊愈 19 例，占 52.8%；有效 14 例，占 38.9%；无效 3 例，占 8.3%。总有效率为 91.7%。

［纪艳华．针刺第 2 掌骨侧腰穴治疗急性肠梗阻 36 例．中国针灸，2005，25（11）：789.］

【按语】 急性肠梗阻是临床常见的急腹症之一。临床表明，针刺治疗肠梗阻是中西药物等疗法的有效辅助疗法之一。有许多病人单用针灸就有效，其中对单纯性肠梗阻和麻痹性肠梗阻更有效果。一般认为，针灸对痉挛性肠梗阻的止痛效果很好，对机械性肠梗阻有效但作用不持久，麻痹性肠梗阻不宜用阿托品者，针刺也有一定的疗效。早期单纯机械性肠梗阻及早期麻痹性肠梗阻，原则上以非手术疗法为主，一般针刺 1～3 次即可缓解梗阻。针灸处方用穴，重点在于手足阳明两经，如天枢、大横、中脘、气海、手足三里、合谷、内庭等。用重泻法，以促进肠道气化功能，达到通降下行之目的。针刺双侧章门穴对肠扭转有较好的疗效，而对麻痹性肠梗阻多用小腹部穴位及痛处取穴。针灸诸法中电针疗法可首选。有人认为耳针刺法颇为有效，即使无效也不会使病情加重，在早期均可配合作用。除体针之外，新斯的明穴位注射和耳针疗法亦相当有效。

一般说来，针刺治疗，应配合禁食、胃肠减压和补液，由于本症变化较快，如 48 小时内无效，应立即中转手术。

针刺治疗肠梗阻的机理，据有关方面研究认为，在神经和体液等调节因素的参与下，调整肠道机能，改善肠道运动，促进肠道吸收，从而有利于梗阻的解除。动物实验证明，对穴位进行针刺治疗，可以调整肠道功能、增强肠道蠕动、促进肠套叠与扭转的复位，作用较为显著。

痔 疮

【概述】 痔疮是指直肠末端黏膜下和肛管皮下的静脉丛发生扩大、曲张所形成柔软的静脉团。主要临床特征是无痛性便血，晚期可有痔核脱出。本病是肛门直肠疾病中的常见疾病，俗有"十人九痔"之说，好发于中老年人。发病与季节无关。

本病古代统称"痔漏"，又有"牝痔"、"血痔"之名。认为本病因久坐、久负重物，或饮食失调，嗜食辛辣，或泻痢日久，体质亏耗，或妊娠多产，或七情郁结，气机失宜，或长期便秘等各种因素，导致肛肠气血不调，络脉阻滞，燥热内生，下达大肠，湿热与血瘀结滞肛门而发病。

西医认为，由于人体直立，解剖结构的特点，使局部血液易于瘀积而使静脉曲张，在肛门齿状线上下形成扩张、充血和屈曲的静脉团，这是痔发生的内因。而习惯性便秘、腹腔静脉压增高、直肠下端和肛管慢性感染以及老年人久病体弱，静脉壁薄。组织松弛，静脉易于扩张是痔疮发生的外因。按解剖结构分类，病发于齿状线以下者为外痔，位于齿状线以上者为内痔，齿状线上下均有而相连通者称为混合痔。

【临床表现】　由于痔的发生部位不同，可分为内痔、外痔、混合痔。

1. 内痔，按其病程及症状严重程度分为三期。第一期，无明显自觉症状，仅排便时带血，无内痔脱出肛外，肛镜可见齿状线上黏膜充血和结节性突起；第二期，排便时内痔脱出肛外，便后自行恢复，有肛内坠胀不适感，或间歇性便血；第三期，排便或增加腹内压时内痔脱出，不能自行回复，必须用手托回，或需卧床休息，才能将内痔复位。此外，还有嵌顿性内痔，内痔突然脱出后不能回复，瘀血水肿，呈紫黯色，常伴有肛管部分或全部外翻。

2. 外痔，根据形态和症状不同，可分为以下四种：①结缔组织外痔，无痛，不出血，肛门口有异物感，经常有少量分泌物，因而引起肛门瘙痒和皮肤湿疹，检查：肛门皮肤肿胀突起，底宽尖长，色褐质软。②静脉曲张外痔，本病发生缓慢，初觉坠胀不适，便时尤盛，肛门有异物感，继则肛门边缘发生圆形或椭圆形肿物。便后、久蹲、深吸气时肛门部可见曲张的静脉团，表面色紫，光滑，便后不能立即消失。③血栓性外痔，本病起病急骤，肛门一侧或两侧突然出现一个或数个小卵圆肿物，皮色紫黯，小如黄豆，大若指头，位于皮下，与周围皮肤有明显界限。初生自觉的异物感，继之则发生剧烈疼痛，触之较硬，疼痛难忍，坐卧不安，排便、行走、咳嗽均可使疼痛加重。一般经 2～3 周血块可自行吸收自愈，亦可经久不消，形成无痛性小血栓。④炎性外痔，肛门口红肿灼痛，皮肤瘙痒。检查可见，局部充血水肿，有光滑稍透明的圆形或长圆形水肿块，质软触痛。

3. 混合痔，主要表现便后下血，痔核脱出，肛门肿痛等，既有内痔的症状表现，又有外痔的症状。一般好发于截石位 3、7、11 点处。

【诊断要点】

1. 内痔和外痔具有不同的临床表现。内痔的主要临床特点是：出血，肛门脱出，痔疮黏液渗出，肛门口潮湿，肛门瘙痒，偶有肛门疼痛；外痔的临床特点是肛门外赘生物肿块，可伴疼痛，食辛辣、饮酒、劳累、妊娠加重。见有上述临床特征者，可考虑本病的诊断。

2. 痔疮检查必须按视诊、直肠指检、肛镜检查的程序全面进行。不同的痔常有各自的好发部位，故诊断上应注意参考痔的发生部位。一般地说，内痔易生于截石位 3、7、11 点处，此处所生痔为母痔（或称原发性内痔）；而结缔组织外痔则发生于截石位 6、12 点处；血栓外痔多发位于截石位 3、9 点处；如外痔发生于内痔母痔区（3、7、11 点部位），则应考虑它的发生与内痔有一定的关系。静脉曲张外痔，其上方多有内痔，故其发生部位常在内痔母痔区。

3. 一般认为，发现痔的存在，并不一定做了明确诊断。有些直肠上部病变和结肠病变常与痔同时存在，故痔疮尚有必要与以下疾病相鉴别：直肠息肉、直肠肛管癌、肛裂、直肠脱垂、直肠黏膜脱垂症及肛乳头肥大等。同时，还应注意有无与痔的发生有密切关系和其他疾病，如门静脉高压症、下腹部肿瘤等。

【治疗】

治法：疏经导气。兼湿热瘀滞者，宜清热化瘀；伴气虚下陷者，宜益气升陷。

1. 针刺

处方：白环俞、长强、承山。

配穴：湿热瘀滞，配二白、会阳；气虚下陷，配百会、神阙、关元俞、膈关；肛门肿痛，配秩边、攒竹、飞扬；便后出血，配血海、气海俞；便秘，配大肠俞、上巨虚。

操作：以上穴位采用提插捻转补泻法，针刺白环俞时要求针尖向内下方，使针感扩散至肛门。长强穴需直刺进针，进针后向左前、右前方透刺，使针感扩散至肛周为佳。承山穴要求取穴准确，行中强刺激。留针 20～30 分钟，每日或隔日治疗 1 次，10 次为 1 个疗程。

2. 灸法

处方：长强、腰阳关、次髎、外痔疮面。

配穴：脱肛严重者，加灸百会；体质虚弱明显者，加灸神阙、关元俞。

方法：以上穴位以艾条行雀啄灸，每穴 10～20 分钟，至局部皮肤红润，局部湿热为度。外痔疮面用艾炷隔姜灸 5～10 壮，以痔疮焮红，流水为宜；百会施灸时，先剪去百会周围的头发，露出此穴，用熏灸或隔饼、隔姜灸 3～5 壮，不宜壮数过多，以防灼伤皮肤。灸法操作每日或隔日 1 次，10 次为 1 个疗程。

3. 针挑

处方：大肠俞，或于第七胸椎两侧至腰骶部范围内，寻找红色丘疹，即为痔点。

配穴：以上痔点个数不一样，部位也可有不一致，用粗针逐一挑破，并挤出血珠或黏液，每 6～7 日施治 1 次。或用三棱针挑破穴位表面皮肤，向内深刺挑出白色纤维样物，挑后消毒贴上胶布，每次 1 个穴，3～5 天再挑另一侧，一般挑 2 次即可见效。

4. 割治

处方：龈交。

方法：暴露上唇系带，局部消毒，在系带中部有米粒状突起处或系带颜色变红者，用手术刀迅速作 0.3～0.5cm 之半月形切除，随即以消毒棉球压迫止血。或在该穴用三棱针点刺放血。也有人在上唇系带两侧，以 1% 普鲁卡因作穴位注射，每穴注入药液 1.5ml，每日 1 次。

5. 耳针

处方：直肠下段、大肠、皮质下、脾、肾上腺、神门。

方法：每次选取 2～3 个穴，针刺行中强刺激，留针 20～30 分钟，或加用电针，每日 1 次，10 次为 1 个疗程。亦可用王不留行籽按压。

【文献摘要】 叶红针灸结合中药熏洗治疗产后痔疮 52 例，针灸治疗穴取关元、会阳、承山、二白、长强。关元穴进针得气后在针柄上插 2～3cm 长的艾炷 3 壮，行温针灸法，余穴均用毫针泻法深刺，每日 1 次，每次 40 分钟，14 次为 1 个疗程。中药熏洗：荆芥 15g，防风 15g，艾叶 20g，桑寄生 20g，莲房 20g，金银花 20g，白头翁 15g。上药加水 1500ml，煮沸 15 分钟，去渣，取药液，趁热熏洗肛门，待药液稍凉后，坐浴浸洗，每次 40 分钟，每日 2 次，每剂药可熏洗 3 日，4 剂为 1 个疗程。治疗组 52 例，总有效率 96.15%，对照组 33 例，总有效率 69.70%。

[叶红. 针灸结合中药熏洗治疗产后痔疮 52 例. 中医外治杂志, 2002, 11 (1)：9.]

【按语】 针灸对痔疮具有镇痛、消炎、止血的功效，治疗过程中注意少食辛辣的食物，加强提肛的功能锻炼，养成定时大便的习惯，可以取得更好的效果。作为一种保守治法，针灸对病情不太严重的病例往往能取得很好的疗效，且可避免手术后遗症及某些痔科外用药的化学损伤，在镇痛和止血方面，针灸的奏效甚捷，其疗效的稳定性和无副作用，也是其他疗法所不可比拟的。不仅如此，针灸对痔瘘术后引起的剧痛也有较好的镇痛作用。因此，无论是在治疗和辅助治疗方面，针灸疗法都有广阔的用武之地，值得研究推广。

针灸治疗痔疮，在保守治疗中是一种比较可取而有效的治疗方法，它在局部感染后肿痛、血栓外痔的剧痛，以及便后出血等方面，都有较好的治疗效果。在保守治疗过程中，也有部分人能消除痔核，但仍可复发，根治作用较差。当病情允许，患者不愿手术时，或局部感染发炎，不宜当时手术时，针灸则是一种很好的治疗方法。

胆道蛔虫症

【概述】 胆道蛔虫症是由于肠道蛔虫钻入胆道所致，是肠道蛔虫病的严重并发症之一。发病率为胆道疾病的 $8\%\sim12\%$，有的高达 25%，多见于儿童和青壮年人。

胆道蛔虫症在中医称为"蛔厥"，认为其发病由于虫积与脏寒而致蛔虫上扰胆腑，阻碍了肝胆气血疏泄，引起肝胆气血瘀滞，气机不利，不通则痛。

蛔虫有钻孔的习性，它常寄居在人体小肠中下段，当某种原因如饥饿、发热、腹泻、胃酸度降低、驱虫不当、妊娠等引起人体胃肠功能紊乱时，蛔虫因寄生环境改变而窜动，加之其厌酸喜碱的癖性，可顺碱性胆汁的来源上行到达十二指肠，胆总管开口括约肌收缩功能失调，使蛔虫易于窜入。大多蛔虫居于胆总管内，有的可深入肝管或肝脏，但很少窜入胆囊。蛔虫钻入后，首先能刺激胆总管括约肌产生强烈收缩和痉挛；继而堵塞胆道，引起胆流淤滞；另外，蛔虫还可带着大量细菌进入胆道（主要为大肠杆菌）而导致胆道系统感染。

【临床表现】 胆道蛔虫症的主要表现为突然发生的剑突右下方阵发性、"钻顶样"剧烈绞痛，痛剧则捧腹屈膝，跪卧不安，全身汗出，甚至面色苍白，四肢厥冷。发作间歇期较短，有时疼痛可以完全消失。疼痛可向背部放射。常伴有恶心呕吐、吐出物多为胆汁，有时含蛔虫。发病早期，病人多明显恶寒、发热或黄疸。及至晚期，在少数病人因胆总管炎和蛔虫堵塞可发生黄疸。由于虫体圆滑和活动，黄疸程度一般较轻；若黄疸程度较深，常因伴有结石所致。

体格检查时，腹部平坦而柔软。上腹部剑突右下方有压痛和轻度反跳痛，但无腹肌强直，在间歇期间，上述体征减退或完全消失。这种腹痛严重而体征轻微是本病的特点。合并胆囊炎时，胆囊肿大有压痛，胆道感染和梗阻较重时，可触及肿大肝脏。

化验检查所见多属正常，或仅有轻度白细胞计数升高及嗜酸性白细胞计数增加，粪便检查一般均含有虫卵，胃液和十二指肠引流液中常可查到蛔虫卵。

【诊断要点】

1. 根据剑突下阵发性"钻顶样"剧痛和剑突下偏右轻度压痛这一临床症状，以及腹部相应体征与临床症状的严重程度不相称这一特点，一般即可作出正确诊断，正确率可达 90% 以上。

2. 支持本病诊断的依据，十二指肠引流液镜检有虫卵；钡餐检查见十二指肠内有蛔虫影，并见管状透明阴影指向十二指肠乳头处；诊断有困难时可进一步做胆道静脉造影，显示虫体阴影即可以确诊。

3. 以下情况将有助于判别虫的部位、数量、死活等状况。典型的剑突下阵发性"钻顶样"绞痛，多表明蛔虫嵌顿在胆总管口括约肌处，当蛔虫完全进入胆道后。则钻顶疼痛减轻，腹痛转为持续性胀痛；如一条蛔虫钻入胆道所引起的腹痛常较剧烈，阵发性也较明显，而多条蛔虫钻入胆道所引起的疼痛常较轻，多呈持续性，但上腹部压痛范围较广泛而严重，早期常出现高热，有时还有黄疸；钻入胆道内的蛔虫死亡后阵发性疼痛多可消失，而表现上腹部持续性胀痛或闷胀不适，但也可无明显的体征。

4. 本病在发作期尚需与上腹部其他急腹症相鉴别，如与胆石症、急性胰腺炎、急性肠梗阻、溃疡穿孔、心绞痛及胃痉挛相鉴别。

【治疗】

治法：疏肝利胆，驱蛔止痛。

1. 针刺

处方：迎香透四白、阳陵泉、胆囊穴、至阳、胆俞、胃俞、脾俞。

配穴：心窝部钻顶样疼痛，加鸠尾或巨阙；向右上腹钻顶、胀痛者，加右侧不容透腹哀；呕吐加内关，发热加合谷；证候偏湿热者，加中脘、天枢，偏瘀滞者，加中脘、承山。

方法：用毫针分别先后由左右迎香穴进针，深约 0.5cm，有针感后将针斜向外上方，刺向四白穴，使局部产生麻胀感或使麻胀感传至上唇。鸠尾和巨阙均向下斜刺。刺至阳穴时，取坐位，身体前屈，针尖略向上刺，使针尖直达椎管内硬膜，然后稍退针，行小幅提插捻转，使局部产生明显的麻胀感，同时，病人胸腹部有轻松感。其他穴位均按常规操作，或加用电针，毫针针刺后，接 G-6805 电针仪，选用连续波或疏密波，强度以病人能耐受为度，通电 10 分钟后，可更换波型，一般第一次通电后，疼痛就能获明显缓解。每隔 5 分钟行针 1 次，留针 30 分钟，10 次为 1 个疗程。

2. 耳针

处方：胰胆、迷根、肝、交感、十二指肠、神门。

方法：每次选用 4～6 穴，捻转行针，强刺激，留针半小时，每 5～10 分钟行针 1 次，先针刺右侧，疼痛不止再针左侧，治疗每日 1～2 次。10 次为 1 个疗程。亦可用 0.5% 普鲁卡因在上述耳穴注射，每穴 0.3ml，每日 1～2 次即可。或在上述选穴用王不留行籽按压。

3. 穴位注射

处方：阿是穴、胆俞、期门、中脘、阳陵泉。

方法：药物选用注射用水、当归注射液或 10% 葡萄糖注射液。阿是穴必取，用皮内注射针头刺入，将注射用水 0.3ml 注入皮内，使局部成典型橘皮样变。其他穴位可用当归注射液或 10% 葡萄糖注射液 0.3～0.5ml，针入得气后，缓缓推入，如痛不止，则更换其他选穴。每日治疗 1～2 次。

4. 粗针

处方：第六胸椎棘突上缘、上合谷（第 1、2 掌骨之间基底部）、胸椎 7 透胸椎 9。

方法：取直径 1.2mm 粗，2.5 寸长特制粗针，与皮肤呈 30°～40° 角，对准第六胸椎棘突上缘，向下斜刺至皮下，然后顺脊柱平刺 1.5～2 寸，留针。如不能即时止痛则另加用其他选用穴。上合谷用28号3寸针先直刺进针1～1.5寸，得气后退至皮下，沿第2掌骨向指掌关节透刺。亦可用上述针具从第7胸椎棘突上缘沿皮透刺至第9胸椎。以上治疗每日1次，3次治疗后改为隔日1次。

5. 第2掌骨侧全息疗法

处方：第2掌骨全息穴位，个别配合第4掌骨的全息穴位。

方法：根据部位对应与同侧对应的原则取穴，用30号1寸毫针直刺0.8寸，得气后留针30～40分钟，每5～10分钟行针1次，以上治疗，每日1次，5次为1个疗程。

【文献摘要】

1. 董聪慧等针刺加耳压治疗急性胆道蛔虫症36例。针刺双侧内关、太冲、阳陵泉穴，留针30分钟，隔5分钟行针1次。如疼痛复发者在太冲穴留针24小时，用胶布固定，间隔2小时按压针柄20次。将活血膏剪成0.6cm×0.6cm的方块，中间置王不留行籽一粒，贴压耳穴肝、胆、神门、胃、十二指肠、交感。每天按压4次，每次每穴按压30次，留用耳穴3天36例胆道蛔虫症患者治疗后经B超复查蛔虫全部消失。痊愈32例，占88.89%；显效3例，占8.33%；无效1例，占2.78%。

［董聪慧，汪国平. 针刺加耳压治疗急性胆道蛔虫症36例疗效观察. 中国临床医生，2000，28（7）：39.］

2. 王前琼针刺迎香穴治疗胆道蛔虫症29例。主穴取迎香透四白（双）；配穴足三里、内关、丘墟、阳陵泉、中脘。先针主穴，再选针1～2个配穴。若患者疼痛剧烈伴呕吐，四肢厥冷，可先用麝香药丸灸配穴，待症状缓解后再针刺迎香透四白，加电针连续波强烈刺激，强度以患者能耐受为度，留针30～60分钟，一般每日1次，重者可每日3次。症状缓解后加服驱蛔药。本组经1～6次针刺治疗，痊愈23例，好转6例，一般针刺1～2次即可获满意疗效。

［王前琼. 针刺迎香穴治疗胆道蛔虫症29例. 中国民间疗法，2003，11（10）：12.］

【按语】 针灸治疗胆道蛔虫症，常用的穴位有鸠尾、迎香透四白、丘墟、阳陵泉、内关、灵台、胆囊等穴，针刺鸠尾，能明显地松弛oddi括约肌而镇痛，又利于胆道蛔虫的排出，灵台属督脉经穴，在以上穴位用阿托品或维生素K₃穴位注射具有更好的缓解胆道痉挛，促进胆囊排空，驱蛔外出的功效。痛止后，应配合驱蛔药物治疗，以防复发。

胆道蛔虫症为急性痛证之一，针灸疗法简便，止痛效果确切，可以作为治疗止痛的首选方法之一。针灸诸法中应首选毫针刺，大多有即时止痛效果，不效者可配合水针、耳针等方法。毫针方法中，刺激量要足，针感要达到要求，否则往往刺而不效，针灸疼痛缓解后，可配合口服酸性药物、高脂餐以及与有关的中西药物，以巩固疗效，防止复发。

胆 石 症

【概述】 胆石症泛指胆囊、总胆管、胆管及肝内胆管等胆道系统的结石，是较为常见的胆道系统疾病。其临床特征为胁脘疼痛、寒战高热、黄疸等。在我国，本病的发病率在急腹症中占第二位，可发生于任何年龄，但以30～50岁多见，任何季节均可发病。此外，女性多于男性，男女发病之比约为1：2。

本病在中医归于"黄疸"、"胁痛"的范畴，其治疗方法散见于"胆心痛"、"黄疸"、"胁痛"及"胆胀"等篇中。就其发病机理，认为多因饮食不节、寒暖失常、情志不畅、外邪内侵而诱发。主因肝失疏泄，化热酿湿，煎熬胆液则成砂石。同时还因气机郁滞而致胁痛；湿热蕴结而发黄疸。

西医对本病病因的认识，强调胆汁淤滞，细菌感染和胆汁化学成分的改变这三大因素，并认为这三者相互影响，互为因果。胆石的成分有胆固醇、胆色素、胆酸、黏液物质、钙及其他一些无机盐，它们以不同的组合构成各种胆石，临床上主要有胆色素结石、胆固醇结石和混合性结石三种。其中存在于胆管内结石及肝内胆管内结石多为胆色素结石和混合性结石；而形成于胆囊内结石多为胆固醇结石和混合性结石。

【临床表现】 腹痛、寒战、高热是胆石症发作的三大症状，由于病变部位、性质和程度的不同，三大症状表现各异，特别是部位，差异更大。

1. 胆囊结石 症状取决于结石的大小、部位、有无梗阻及炎症。较大的结石可引起右上腹部闷胀不适及慢性胆囊炎的症状；较小的结石每于饱食油腻或夜间平卧阻塞胆囊管而引起胆绞痛。也有长期阻塞胆囊而不发生感染，仅形成胆囊积水，此时可触及无明显压痛的肿大的胆囊，如有积脓，则肿大的胆囊伴有明显的压痛。十二指肠引流液中可见有胆砂和胆固醇结晶。B超检查可见胆囊壁毛糙和胆石反射波，X线平片或胆囊造影可确诊。

2. 胆总管结石 症状取决于胆石阻塞程度和有无感染。发作时剑突下阵发性绞痛、寒战发热和黄疸三者并存，是结石阻塞胆总管继发胆道感染的典型表现。由于胆汁滞留，胆总管扩张，加之胆囊的收缩，胆总管的蠕动，可使结石移位或排除，一旦梗阻解除，胆汁流通，症状则迅速得以缓解，因此胆绞痛、高热和黄疸常呈波动性，为本病的一个特点。体检剑突下明显压痛而腹肌不紧张，胆囊和肝脏可肿大。

3. 肝内胆管结石 临床表现颇不一致，有的表现为腹痛、黄疸和发热的反复发作；有的常感肝区闷胀疼痛或叩击痛，伴畏寒，发热和黄疸；有的无明显的临床症状。体检时可扪及胆囊区触痛和肝肿大。粪便中可能会找到类似胆小管形状的柱状小结石。肝穿刺、胆囊造影对诊断肝内胆管结石有重要的意义。在 X 线平片中肝内胆管结石的特点是：①左右肝管或肝内胆管一部分不显影；②左右肝管或肝总管处有狭窄或狭窄上方扩大，并有结石阴影可见；③左右肝叶的胆管不对称或单独几处局限性扩大，呈纺锤形。

4. 急性梗阻性化脓性胆管炎 起病急骤，突然发生剑突下或右上腹胀痛或绞痛，继则寒战及弛张型高热，伴呕吐、恶心，多数病人有轻重不等的黄疸。病情发展迅速，很快出现烦躁、谵语或嗜睡、昏迷，以及血压下降、酸中毒等感染性休克的表现。体温为高热或过高热，剑突下及右上腹明显压痛和肌紧张，可触及肿大的胆囊及肝脏，白细胞计数明显增高，核左移，并可出现中毒颗粒，如不及时治疗，可在数小时或 2 日内死亡。

【诊断要点】

1. 根据上腹痛、高热寒战和黄疸等表现，并结合病史、体征、血生化检查以及腹部 X 线平片和胆囊造影等，以明确本病的诊断。

2. 不同结石的形态特点 胆色素结石又可分为两种，一种为泥砂样，色棕黑或棕红，质软而脆，有的甚至像一团泥。而另一种为砂粒样或球状，色黑或黯绿，质硬，自行松解，大小不等，数目不一，有的可达上百粒。由于含钙量少，在 X 线平片上多不显影；胆固醇结石常呈卵圆形或多面形，表面光滑，呈白色、黄色或黯褐色，剖面呈放射状，宛如车轮，常为单个，且发现时已很大，X 线平片上常不显影；混合性结石一般呈多面形，少数呈较大的球形，外表可呈白、灰、黄、绿或棕黑色。外层较硬，剖面呈多层状，各层间色调不一，犹树木的年轮，如含钙较多，X 线平片上有时可显影。

3. 分析本病的三大主症及腹部体征，对结石部位的鉴别具有重要的参考价值。胆总管结石三大主症并见，而且常随病情的变化而波动，从而构成间歇性胆道梗阻、感染综合征；而胆囊结石一般为右上腹绞痛，无黄疸，也无高热寒战等表现；肝内胆管结石发作时多见肝区不适或闷胀，黄疸不明显，但常伴有畏寒、发热。从腹部体征看，胆囊结石可有右上腹胆囊区触痛及腹肌紧张，能触及肿大的胆囊；胆总管结石多见剑突右下方触痛，腹肌紧张不明显，仅见腹直肌右侧紧张；肝内胆管结石触诊肝不对称肿大，伴触痛，常误诊为肝炎。

4. 本病的阻塞性黄疸应与传染性肝炎和壶腹部肿瘤相鉴别，需要从发病过程、病史、体检以及生化检查结果加以综合分析，必要时进行特殊检查如X线摄片、X线胆道造影、十二指肠引流等，鉴别这些疾病并不困难。

5. 本病不典型的胁痛、腹痛等症状有时须与高位阑尾炎、胃及十二指肠溃疡穿孔及胰腺炎等疾病相鉴别。急性肝内胆管结石尤其应与肝炎、肝脓疡相区别，必要时做肝活检或术后胆囊逆行造影。

6. 当急性发作过程中突然出现全身症状明显恶化，高热加重，脉率加快，白细胞计数剧增，右上腹压痛和肌紧张程度加重、范围扩大，或包块增大，应考虑胆囊化脓、坏疽或穿孔及胆囊周围脓肿导致弥散性腹膜炎的可能。但老年人反应较差，可无明显表现，临床更应密切加以注意。

【治疗】

治法：疏肝利胆，通瘀化石。

1. 针刺

处方：肝俞、胆俞、日月（右）、期门（右）、胆囊穴。

配穴：肝内胆管结石，加太冲；气滞型，加内关、公孙；湿热型，加大椎、曲池、外关；火毒型，加大椎、十宣、水沟、关元。

操作：针刺得气后，用手法行针数分钟，使气至病所。尤其在针胆俞、日月等穴时，应使局部有针感传至胆区为好。行针时间视病人的需要，然后留针20～30分钟，病情重者可长达1小时以上，留针期间每隔5分钟行针1次，以增强疗效。电针采用G-6805电针治疗仪，波型采用连续波或疏密波，频率选择200次/分，刺激强度应较强，但应在患者能耐受的范围。在胆石症发作期，每日针刺2次，稳定期每周治疗2～3次。

2. 穴位注射

处方：胆俞、中脘、足三里、胆囊穴。

方法：所用药物为红当归注射液或10%葡萄糖注射液，每次选用1～2穴，每穴注入药液5ml，肌肉丰厚处可略多，每日治疗1～2次，10次为1个疗程。

3. 耳针

处方：①肝、胆管、三焦、胆、十二指肠、直肠下段、肛门。
②胰胆、肝、三焦、胃、十二指肠、食道、交感、耳尖、耳迷根。
③选取耳背较明显的血管1～2条，阴陵泉、三阴交。

方法：①组穴位用王不留行籽对准穴位贴敷其上，以按压有灼痛或烧灼感为得气，频频按压，急性发作则按压次数适当增加。留置2天更换，两耳交替，15次为1个疗程。②组穴位每次选取4～6穴，用经络诊疗器探头在穴位上进行电针治疗，每次10分钟，1个月为1个疗程。也可以毫针针刺，然后接上G-6805电针仪，选用频率200～250次/分，强度以病人能耐受为度。其中耳尖穴可行放血治疗，有较好的炎症控制作用。③组穴主要行放血疗法。将所取耳背血管经揉搓后，充分消毒，然后用手术刀划破血管放血数滴，并贴以消毒敷料，每周1次，同时配合体针针刺治疗。

4. 氦-氖激光针

处方：胆俞、阿是穴。

方法：胆俞取右侧，以氦-氖激光器照射，波长6328Å，激光管口距皮肤距离为30～60cm，输出功率为2mA，光斑直径2cm左右，每穴照射10分钟，每日2次，同时服33％硫酸镁，每次10～20ml，每日3次。

5. 胆石症的"总攻疗法" 适用于气郁型、湿热型的肝胆管内结石，以及手术后胆管残余结石或复发结石等（表5-16）。

表5-16 总攻方案

时　间	措　施
8：30	排石汤6号或"总攻"辨证方2000ml（1剂），口服。
9：30	吗啡5mg皮下注射。
10：10	亚硝酸异戊酯1支吸入。
10：15	33％硫酸镁40ml，口服。
10：20	0.5％稀盐酸30ml，口服。
10：25	脂餐（油煎鸡蛋2～3个）。
10：30	电针：右胆俞（阴极），日月或梁门或太冲（阳极），可调波，半小时。

带引流管的残余结石病人，在服排石汤及注射吗啡期间应先夹闭引流管使胆压升高。当吸入亚硝酸异戊酯，服用硫酸镁、稀盐酸时，让病人取坐位，再放开引流管，然后在无菌下，向胆道引流管内注入1％利多卡因5～10ml，再注入液状石蜡10～20ml，最后用无菌等渗盐水冲洗胆管，以利排出胆石。胆囊已切除的病人，免用脂餐，做过胆管肠吻合术者，不必用吗啡。

每次总攻约需2个半小时，总攻次数和间隔时间根据病人体质和总攻后反应来决定，一般体质强，反应轻者可每周2～3次，反之每周1次，总攻4～6次为1个疗程。如需再作下1疗程，应休息一段时间。

【文献摘要】

1. 王志强等针刺治疗胆石症28例。针期门、日月、阳陵泉用泻法，以清胆利胆，恶心呕吐配内关用泻法以降逆止呕，发热配曲池，丘墟用泻法以清热利胆，疼痛连及背部，配膈俞、肝俞、胆俞用泻法以疏肝理气，腹痛便秘配中脘、天枢、足三里用泻法以通调胃肠，每次留针30～40分钟，每天1次，10次为1个疗程。经1～10次治疗，本组28例中基本痊愈17例，占60.72％；显效8例，占28.57％；无效3例，占10.71％。总有效率89.29％。

［王志强，马国庆，阎子生. 针刺治疗胆石症28例. 针灸临床杂志，2001，17（10）：18.］

2. 赖洪荣磁极针灸配耳穴贴压治疗胆石症60例。磁极针灸取穴：阳陵泉、丘墟，配穴：上腹疼痛较剧烈患者加足三里、胆俞等穴。进针后感麻，留针30分钟，每日针灸1次。耳压取穴：胰、胆、肝、神门、交感、十二指肠、皮质下，配穴：内分泌、胃、三焦、大肠、小肠。每次贴1只耳朵，两耳交替使用，隔日换1次，3周为1个疗程。自贴耳穴后每2天吃1次猪蹄，适量。60例通过针灸配耳穴治疗，排石者45例，排石率75％；未见排石，但症状体征消失15例，占25％。第1次排石时间，一般均在磁极针灸及耳压治疗的2周内，2～5天内开始排石40例，占排石病人的89％，多数病人排石可持续1～5天，其中5例病人治疗后第2天早晨就排出许多结石。

　　［赖洪荣．磁极针灸配耳穴贴压治疗胆石症60例．实用中西医结合临床，2008，8（6）：6.］

　　3. 罗红昱等耳穴针刺配合艾灸治疗胆石症80例，耳针取穴肝、胆、胃、大肠、皮质下、神门、内分泌、交感、耳迷根等穴。艾灸治疗用艾条悬灸神阙穴30分钟，每天1次，5次为1个疗程，休息2天后再行第2个疗程，治疗5～6个疗程。治疗期间，停服一切排石药物。80例患者中，痊愈28例，占35.0％；好转45例，占56.3％；无效7例，占8.7％。总有效率为91.3％。

　　［罗红昱，王建仁．耳穴针刺配合艾灸治疗胆石症80例．中国现代医生，2008，46（15）：181.］

　　【按语】　针灸排石疗效确切，无副作用，可以首选。但针灸排石尚存在排石不全等缺点，有待进一步提高。针灸诸法中，耳穴为主，配合体针以及中西药物综合治疗效果最好，此法对于胆囊泥砂样结石、胆管1.0cm以下直径的结石效果尤佳，对于其他类型结石也有一定的作用。

　　针灸后重新出现腹痛、发热、脉速、黄疸等，常提示结石已被推至总胆管以下，此为排石先兆，如突然腹痛消失、体温下降，则表明结石已排出，应密切注意观察，如腹痛明显也可配合使用针灸。中西医结合的"总攻疗法"，可提高排石率。

泌尿系结石

　　【概述】　泌尿系结石是泌尿系统各部位结石的统称，是泌尿系统的常见病。根据结石所在部位可分为肾结石、输尿管结石、膀胱结石和尿道结石。结石的形成可能与体内胶晶体平衡失调、代谢紊乱以及尿路病变如尿路感染、梗阻、异物等因素有关，典型的表现可见血尿、阵发性绞痛及胀痛，严重的可导致肾功能不全，后果严重。

　　本病属中医"石淋"、"砂淋"范畴。就其发病机理，晋代的《诸病源候论》说："诸淋者，由肾虚而膀胱热故也"，认为肾气亏虚，膀胱蓄热，如火煮盐，盐渐成石。结石既成，可盘踞于肾、膀胱和尿窍等处，致膀胱气化不利，气滞导致血瘀，水道壅塞不行，甚至癃闭。

　　西医对本病的病机尚不清楚，认为遗传、代谢异常及饮食习惯、饮水矿物含量超标、服用易产生结石的药物等个体因素，加之尿路异常及尿液异常等因素，如尿路感染、梗阻、输尿管畸形、多囊肾及尿液酸度增加等病人更易发生尿路结石。结石形成后，最明显的病变是梗阻，梗塞尿路的近端，产生不同程度的梗阻病变，严重积水可导致肾实质的萎缩；结石局部可造成黏膜损害。形成溃疡和细胞间变；结石亦常继发感染，进一步加重肾组织的损害，最终导致肾功能受到严重破坏。

　　【临床表现】

　　1. **肾结石**　疼痛和血尿是主要症状，约75％患者有明显的腰痛。或为隐痛或钝痛，或因肾盂输尿管连接部梗阻引起的绞痛，骤然发生，疼痛剧烈，可自腰开始，沿输尿管放射至膀胱，呈阵发性，一般可持续数分钟，亦可长达数小时，并伴恶心、呕吐，甚至出现疼痛性休克。双侧肾结石引起梗阻，可出现急性无尿。血尿不严重，大多肉眼下不明显，但显微镜下大多均可见大量的红细胞，即使在不发作时也是如此，劳动、运动、骑马和乘车时可突然发生血尿和疼痛。如尿中排出砂石或晶体则可明确诊断。

2. 输尿管结石　与肾结石的症状基本相似，输尿管上中段堵塞所引起的典型症状是一侧腰部剧痛和镜下血尿。腰痛多属绞痛性质，而且典型地放射至同侧股内侧、睾丸或阴唇。血尿多为镜下血尿，在疼痛发作后加重和出现，亦可有肉眼血尿，尿中偶可排出砂石或晶体，伴见恶心、呕吐等症状。输尿管下段的肌肉和膀胱三角相连，并直接附着于后尿道，故输尿管下段的结石，还常可见有明显的尿频、尿急、尿痛等尿道刺激征。

3. 膀胱结石　主要症状是排尿困难、血尿和排尿疼痛。结石在膀胱内尚活动时，则排尿困难的症状时轻时重，有时排尿至中途突然中断，必须改变体位，才能继续排出。结石较大者，这种症状就更明显。结石大而嵌顿在膀胱颈部，排尿困难更为显著，出现尿潴留，膀胱经常不能排空，尿不断滴出如失禁状。结石在膀胱中的刺激引起膀胱炎，导致尿频、尿数、尿急、尿痛，甚至出现血尿。膀胱结石几乎均引起继发感染，因此，患者有时也有脓尿，感染严重时所有症状均加重，但很少引起输尿管积水和肾盂肾炎。

【诊断要点】

1. 通过病史、体检、必要的 X 线检查和化验，多数可以明确本病的诊断。但不应满足于诊断结石的部位、大小、数目和形态，同时应进一步检查肾功能，有无梗阻和感染，估计结石的成分和可能的发病原因。

2. 肾区痛在肾结石病例是一个重要体征。轻度肾结石患者可无临床症状甚至明显体征，但其肾区叩击痛常为阳性，尤其是当肾绞痛不典型，也无明显的可见血尿的病例，肾区叩痛的检查就更为重要。

3. 泌尿系平片必须包括全泌尿系统，结石阴影首先应与腹腔淋巴结钙化、盆腔内静脉石、阑尾内粪石和骨岛相鉴别。在 X 线平片上，各种的结石都有各自的特点：磷酸钙结石表面光滑，密度均匀；草酸钙结石密度较磷酸钙结石稍淡，可能边缘带刺或呈桑葚状；磷酸镁铵结石密度较低，显影较差，而呈层状；胱氨酸结石显影较差；纯尿酸结石不显影，但临床很少见单一成分的尿酸结石。一般地说，结石越大，其含钙量就越多，在 X 线片上不显影的结石，通常出现的是一模糊阴影。临床上见有典型的梗阻症状，但平片上无钙化阴影时，最可能的因素有：尚不足以显影的小结石、血块、X 线阴性结石。

4. 泌尿系造影可了解结石部位、肾功能损害程度并了解对侧肾功能。常规剂量显示不良时，可采用大剂量造影剂或延缓造影；同位素肾图也可以很好地确定肾功能的情况；对 X 线显示不好的结石，在肾、输尿管绞痛期间，注射大量造影剂，延缓造影可能显示输尿管梗阻的部位，无不良影响；此外，CT 及 B 超检查对 X 线不显影的结石的诊断有帮助，其中 CT 的诊断更可靠。

5. 肾结石引起的急性腹痛不典型时，应与胆囊炎、胆石症、溃疡病、胰腺炎、急性阑尾炎等所引起的疼痛相鉴别，女性患者更需与卵巢囊肿扭转及宫外孕相鉴别。

【治疗】

治法：发作时以清利湿热，行气通淋为主，平时以益肾固本为主。

1. 针刺

处方：肾俞、京门、膀胱俞、中极。

配穴：湿热下注，阴陵泉、三阴交、委阳、太冲；气滞血瘀，气海、血海、足三里；脾肾气虚，脾俞、肾俞、关元；结石在肾与输尿管上段，加气海、天枢、三焦俞；结石在输尿管下段及膀胱，加中枢、水道。

操作：结石绞痛发作时，施提插捻转泻法，留针30分钟，每隔10分钟行针1次，用震颤手法行针，可持续行针2～3分钟，以加强针感，痛缓后再留针片刻，或腹背部选穴加用电针（每对电极连于前后两穴），选用疏密波和连续波，频率为200～250次/分，电流量为中等强度或强刺激，以病人能耐受为度，留针30分钟，或以痛止为度。无结石绞痛发作，施以平补平泻法，留针20分钟，每日1次，10次为1个疗程。

2. 穴位注射

处方：肾俞、关元、阳陵泉、足三里、三阴交、交信、腹结、曲骨。

方法：所用药物为10%的葡萄糖注射液，按水针操作常规，待针入穴位有酸、麻、胀等感觉，并向这一部位放射后，每穴注入2～8ml，每日或隔日1次，30次为1个疗程。疗程间休息3～5天。

3. 耳针

处方：肾、输尿管、膀胱、皮质下、交感、神门。

方法：用毫针强刺激，捻针5分钟，留针20分钟，隔日1次，5次为1个疗程，或用王不留行籽行耳穴埋压，每日按压5次以上，若肾绞痛明显可按压多次，每次按压5分钟左右，3日换药粒1次，两耳交替使用。

4. 结石"总攻疗法" 对输尿管结石的"总攻疗法"，每周总攻2～3次，每2周为1个疗程，直至结石排出。具体方法如下：清晨服中药排石汤300ml，顿服。稍停片刻，口服双氢克尿噻25～50mg，饮水1500ml，1小时后再饮水1500ml，稍顷，皮下注射吗啡10mg，再2小时，针刺三阴交、肾俞、膀胱俞、曲骨、中极、关元或阿是穴，捻针至有针感，皮下注射新斯的明0.5mg。再半小时后，皮下注射阿托品0.5mg。还可适当活动，热水浴或肥皂水灌肠，最后用力一次排尿。年老、体质虚弱、心脏功能不良、青光眼患者、肾功能减退者、严重结石梗阻的肾积水或结石过大者，均忌用"总攻疗法"。

5. 贴敷

处方：神阙、小肠俞、膀胱俞。

方法：以生葱白3～5根，食用盐少许，二味混合，捣融如膏。取药膏如枣大一块，放置于胶布中间，贴敷穴位上，每日换药1次，至病愈。

【文献摘要】

1. 韦雄三石汤配合针灸治疗泌尿系结石57例。口服中药：三石汤组成：浮海石15g、瓦楞子15g、鱼脑石15g、滑石15g、金钱草30g、车前子15g、威灵仙10g、乌药10g、枳实10g、甘草6g、牛膝10g，上药每剂水煎2次共取汁500ml，分早晚2次服，每日1剂，连服14剂为1个疗程。针灸取中极、关元、阴陵泉、肾俞、三阴交、太溪6个穴位，均强刺激1分钟，加电针15分钟后拔针，每天1次，5次为1个疗程。57例中痊愈40例，有效10例，无效7例。总治愈率70%，总有效率88%。病例中服药最短15剂，针灸5次，最长60余剂，针灸15次。

［韦雄. 三石汤配合针灸治疗泌尿系结石57例. 现代中西医结合杂志，2007，16（30）：4486.］

2. 史春娟针刺分类治疗泌尿系结石疼痛。针刺分类：泌尿系结石分为上泌尿系结石和下泌尿系结石；上泌尿系结石又分为肾结石和输尿管结石两类。根据针刺治疗的特点和临床实际的需要，将上泌尿系结石分为三类，第一类为左肾结石，第二类为右肾结石，第三类为输尿管结石。针刺组：第一类主穴取肓门（患侧），配穴取志室、L$_{1\sim2}$夹脊（患侧）、委阳、三阴交（双侧）。针刺得气后，腰部穴位接电针，使用 G6805-2 型电针仪，输出电压峰值 6V，电流强度 2.5mA，疏密波。时间为 30 分钟。若排石治疗，每天 1 次，10 次为 1 个疗程。第二类主穴取志室（患侧），配穴取结石穴（位于第三腰椎棘突下旁开 80mm 处）、L$_{2\sim3}$夹脊穴（患侧）、委阳、三阴交（双侧）。针法同第一类。第三类主穴取大横、腹结、府舍，均取患侧，配穴取天枢、三阴交（患侧）、中极。患者取仰卧位，用直刺进针法。三阴交、府舍两穴刺入 20～30mm，其余诸穴刺入 30～35mm，针刺得气后腹部穴位接电针，方法同第一类。药物组选用阿托品注射液 1mg，黄体酮注射液 40mg 肌内注射。观察镇痛所需时间及效果。如不缓解加用杜冷丁 100mg 肌内注射。结果：针刺组有效率为 95.0%，药物组有效率为 71.1%。

[史春娟. 针刺分类治疗泌尿系结石疼痛疗效观察. 上海针灸杂志，2008，27（8）：21.]

【按语】 针灸疗法对本病有较好的疗效，对较小结石单用本法即可奏效，除按辨证分型取穴外，局部取穴也十分重要，如在腰部、少腹部与结石附近取穴，可以促使结石排出。另外，对于缓解结石所致疼痛，针灸亦有特效。常用腧穴如太溪、涌泉、肾俞、京门等，采用强刺激手法，可使绞痛迅速缓解，临床可用此法代替哌替啶。耳针疗法虽非病变局部取穴，但有较好的排石效果，且方法简便易行，患者痛苦小，可用于本病的治疗与预防。治疗时间可视病情而定，最好趁疼痛发作时治疗，尤其是绞痛发作时，因势利导，排石机会最良，治疗后不时疼痛，常为排石的先兆，应予注意加紧针治。治疗期间，宜多饮水，每日保持在 2000ml 左右，并可多做一些跳跃运动，以利结石的排出。

血栓闭塞性脉管炎

【概述】 血栓闭塞性脉管炎，又称"Buerger 病"，是一种慢性周期性加剧的全身中小动、静脉阻塞性病变，主要累及下肢，偶可累及上肢。临床特征是下肢端坏疽和慢性溃疡，伴剧烈疼痛。病变呈全血管炎，血栓形成、管腔闭塞，最后导致肢端坏死。患者大多为青壮年男子，几乎占到患者的 95%，多发生在冬季。

本病属于中医"脱疽"、"痹证"的范畴。又名"脱痈"、"脱骨疽"及"十指零落"。认为本病的发病主要因于肾阴亏损、相火旺盛；情志抑郁，忧思过度；饮食不节，脾胃失调；寒冷潮湿侵，袭邪毒蕴结。气血凝滞，血脉阻塞是其主要病机。

西医对本病的病因及病机目前尚不明确。初步认为其发病可能与性激素、肾上腺皮质功能、神经调节功能紊乱以及免疫等因素有关，这是发病的内因。在寒冷、潮湿、吸烟、外伤等外因的刺激下，更易于发病。病变常犯及下肢，晚期可影响及上肢、脑、肠、心、肾等内脏血管。病变主要在中、小型动脉，而且常呈节段性分布，节段间有未闭塞的管腔和内正常的管壁，界线非常清楚。静脉变化较动脉要轻。病变属于非感染性的动脉全层炎症，有广泛的内皮细胞和成纤维细胞增生及淋巴细胞浸润。病变后期，血管壁及周围组织可发生广泛的纤维化。

【临床表现】 起病常从下肢趾端开始，逐渐向上发展，并累及其他肢体，临床上常将本病分为三期。

第一期，局部缺血期，患肢疼痛，间歇性跛行，每走 500～1000m 路后，患肢小腿或足底即有胀痛或抽痛，稍停或休息后，症状缓解或消失，再行走相当距离后，症状复出。同时见患肢麻木、发凉、酸胀、易疲劳，足背动脉或胫后动脉搏动减弱或消失。

第二期，营养障碍期，病情逐渐发展，间歇性跛行愈来愈明显，疼痛转为持续性，夜间疼痛更剧烈，患者常抱膝而坐，不能入睡。患肢动脉搏动消失，足部不出汗，趾甲生长缓慢，增厚变形。皮肤干燥，呈潮红、紫红或苍黄色，汗毛脱落，小腿肌肉萎缩。

第三期，坏死期，在上两期症状的基础上进一步发展，患肢趾端发黑、干瘪、坏疽，形成溃疡。如继发感染，可转为湿性溃烂，很难愈合，疼痛更剧。患者日夜抱膝抚足坐床，甚至需将下肢下垂床边，以减轻疼痛，以致肢体极度肿胀，瘀紫。根据坏疽的范围，大致可分为三级：仅限于趾部为一级；坏疽延及趾跖关节和跖部属二级；坏疽延及跟、踝或腿部属三级。

本病病程较长，发展缓慢，数年后症状才趋严重。但也有急性发作者，常数月内症状即明显发展。如不治疗，症状可反复发作，逐渐加重；如治疗及时，血管痉挛缓解，侧支循环建立，临床表现可逐渐减轻或消失，病情可从三期转化为二期或一期。

【诊断要点】

1. 根据发病年龄、病史及特殊临床表现可以考虑本病的诊断。但年龄在 40 岁以下的女性见有同样症状表现者，也应考虑本病的可能。

2. 检查患者四肢动脉的搏动情况，对判断动脉闭塞的部位、范围和程度有很大意义。一般是足背动脉、胫后动脉搏动消失，腘动脉和股动脉搏动正常。考虑到 80％的正常人可有足背动脉搏动的减弱和消失，在见有足背动脉搏动减弱，而未见其他缺血症状时，可做肢体抬高下垂试验，当肢体供血不足时，抬高肢体后苍白，下垂后则转红。

3. 怀疑本病的可能时，应作相应的物理检查，多普勒超声波血管、血流量测定、血流图描记，可显示病变动脉的形态、血流速度等；动脉造影检查可明确患肢动脉的阻塞情况，但由于其可引起动脉痉挛等不良反应，加重患肢的缺血，只有在考虑做血管重建手术时才做该项检查；红外线热象图测定，可间接反映组织供血情况。

4. 本病应与动脉粥样硬化性闭塞、结节性动脉周围炎、冻伤等病相鉴别。

【治疗】

治法：活血化瘀，清热解毒，疏通经络，补气养血。

1. 针刺

处方：下肢前缘部，足三里、阳陵泉、丰隆、解溪、冲阳、内庭。

下肢后外侧，足三里、阳陵泉、承山、绝骨、昆仑、足临泣。

配穴：气滞血瘀者，加膻中、膈俞、血海；热毒蕴结者，加曲池、合谷、委中；气血两虚者，加关元、太溪、血海。

操作：毫针直刺诸穴，针刺得气后，适当行针，要求气至病所。针刺得气后，属虚证用捻转补法，温 3～5 壮，每日或隔日 1 次，连续治疗 10 次，再休息 1 周。亦可配合电针，作持续电脉冲刺激。属热毒内盛者，可在局部红肿灼热处用七星针刺络出血，以清泄热毒（溃烂部位忌用）。也有人用长针深刺法治疗本病，用脉根（第 2 骶椎下旁开 3 寸 5 分）深刺 3～6 寸，针感沿腿后侧传至趾端；上曲泉（在屈膝内侧纹上 3 寸，股骨后缘）、脉生（曲泉直上 3 寸股骨后缘）深刺 2～3 寸，针感传至大腿根部或膝下部，个别病人麻感至趾。以上穴位均可留针 20～30 分钟。

2. 艾灸

处方：早期：内关、太渊、足三里、阳陵泉、三阴交、太溪。

中期：上穴加神门。

配穴：背俞穴、气海、膻中、阳池、魄户、神堂。

方法：早期，上述穴位用温灸法，或针灸热补手法，或骑竹马灸法；中期治疗同上，外加针刺神门，针后隔附片灸，然后以三棱针挑刺委中、膀胱俞，针后拔罐；晚期以上疗法加隔蒜灸冲阳、太溪，灸溃破周围。或以上穴位用艾条悬灸，灸至局部皮肤潮红为度，以上治疗隔日1次，10次为1个疗程。

3. 刺血

处方：委中、委阳、足临泣、患肢局部静脉血管较明显处。

方法：每次选取3～5穴，刺入穴位部小静脉内，使其自然出血，能拔火罐部位（如委中）待自然出血停止后再拔罐。每1～2周治疗1次，3～5次为1个疗程。

4. 耳针

处方：趾踝、小腿、交感、三焦、热点、皮质下、心肝。

方法：选用3～5穴，施较强刺激，然后留针30分钟，每日1次，10次为1个疗程。亦可用1％普鲁卡因0.2ml封闭交感、肾上腺点。

5. 埋线

处方：丰隆、承山。

方法：常规无菌操作，局部麻醉后，把0号医用羊肠线，长约2cm，埋入穴下，深约1cm。术后切口用丝线缝合，盖上消毒纱布，5～7天后拆线。

6. 穴位注射

处方：足三里、阳陵泉、承山、下巨虚、三阴交。

方法：用0.5％当归注射液，每穴注入0.5ml，每日1次，每次选用2～3穴。肢体溃烂处不宜用。

【文献摘要】

1. 孟庆越等盐水浴及针灸治疗血栓闭塞性脉管炎。治疗方法：针灸组采用针刺加灸治疗，患者取坐位。穴位：患侧足三里、解溪、八风、三阴交、气海、商丘、丘墟、照海、血海。以上穴位辨证取穴，每次选穴6～8个。针刺得气后再在针柄上罩一段约1～2cm长的艾条施灸。待艾条燃尽针体凉却后取针。针灸组18例，治愈14例，好转4例，总有效率100％。盐水浴加针灸组21例，治愈20例，好转1例，总有效率100％。

[孟庆越，曲奎山. 盐水浴及针灸治疗血栓闭塞性脉管炎疗效观察. 现代康复，2000，4（5）：768.]

2. 王文生等针刺治疗血栓闭塞性脉管炎40例。上肢主穴：大椎透身柱。耳针：内分泌、手区敏感点。头针：感觉区中2/5。临证配穴：病变以拇指为重者，加中府、孔最、列缺；以示指为重者，加配天泉、曲泽、内关；以小指为重者，加配极泉、少海、支正。下肢主穴：神道透至阳。耳针：下肢区敏感点。头针：感觉区上1/5。临证配穴：病变以踇趾为重者，配血海、阴陵泉、三阴交；病变以三趾为重者，配足三里、伏兔、解溪；病变以二趾为重者，配殷门、承山、昆仑。针刺3～6个月后，结果痊愈27例，好转7例，无效6例，总有效率85％。

[王文生，李保军. 针刺治疗血栓闭塞性脉管炎40例. 山东中医杂志，2000，19

（11）：668.]

3. 曹春华等针刺、按摩加 TDP 治疗血栓闭塞性脉管炎 20 例。患者适当体位，取穴以足阳明经穴为主，外加中脘、神门、环跳、血海、阳陵泉、八风等，针刺穴位由少到多，手法由轻到重，得气后留针时间由短到长，留针期间加 TDP 照射膝关节以下部位；重点足趾部，以患者感觉温热为度。1 日 1 次，10 次为 1 个疗程。患者适当体位，揉搓患肢，点按委中、承山、足三里、丰隆、阳陵泉、太冲、解溪，共 20 分钟。结果 15 例症状消失，占 75％；有效 5 例，占 25％；总有效率达 100％。治疗时间最短 3 个疗程，最长 4 个月。

[曹春华，储德林 . 针刺、按摩加 TDP 治疗血栓闭塞性脉管炎 20 例 . 按摩与导引，2006，22（9）：9.]

【按语】 针灸治疗血栓闭塞性脉管炎，近十余年各地陆续有所报道，并取得较好的效果。报道认为，针灸对本病有一定的疗效，但须早期治疗。针灸诸法中，毫针刺对病变早期的疼痛有较好的疗效，骑竹马灸、熏熨等方法对晚期溃疡面的修复效果较好。有人以骑竹马灸法（当第 10 胸椎两旁）隔蒜灸，治疗本病，1 次灸后即能触到跗阳脉，可见该法对于本病具有独特的疗效。

本病的临床症状主要为剧烈的疼痛，因此，控制疼痛是治疗本病的重要环节，针灸有良好的止痛作用，极为合适，但多次使用后，其疗效会逐渐降低。因此，必须注意在取穴方面，开始时宜少取，以后逐步增加，而且经常调换穴位；刺激手法也应有多样，调换使用，留针时间宜长，也可采用穴位埋线、耳针、水针等综合方法治疗，可提高疗效。本人体会，本病的发病部位具有明显的节段特征，故治疗上选用相应节段夹脊穴或背俞穴，对本病病灶区炎症的控制可能具有帮助作用。

在针灸治疗的同时，可配合中药四妙勇安汤，晚期则宜采用温经散寒的中药，每日 1 剂，可提高疗效，对有溃疡坏死现象时，宜及时采取外科治疗，并且戒烟及刺激性食物。

（五）妇产科疾病

1. 妇科疾病

痛 经

【概述】 妇女在月经期前后或月经期中发生小腹及腰部疼痛，甚至难以忍受，影响工作及日常生活者，称为痛经。痛经是患者的自觉症状，有些妇女在月经期，由于盆腔充血而产生小腹轻度坠胀，腰部酸痛，这并非属病理性质，则不作痛经论。痛经分为原发性痛经与继发性痛经两种。生殖器官无器质性病变者称为原发性痛经或称功能性痛经，常发生于月经初潮后不久的未婚或未孕的年轻妇女，常于婚后或分娩后自行消失。由于生殖器官器质性病变所引起的痛经称为继发性痛经，常见于子宫内膜异位症、急慢性盆腔炎、肿瘤、子宫颈狭窄、阻塞等。

中医认为痛经多由于情志不调，肝气郁结，血行受阻，或感受寒湿，使寒湿之邪客于胞宫，气血运行不畅所致。也可由于气血虚弱，或肝肾不足，使胞脉失养而引起痛经。病位主要在冲、任二脉，与肝肾有关。病性有实有虚，发作时实证多见，非发作期有实有虚，可虚实兼见。

西医学认为本病的机理尚未明了，但一般认为精神因素占重要地位，在行经期间，受寒饮冷，或体质虚弱，均可引起子宫肌层痉挛性收缩使子宫缺血而致痛经。其他原因如子宫颈口、子宫颈管狭窄、子宫过度倾屈，使经血潴留，从而刺激子宫收缩、痉挛，也会引起痛经。子宫发育不良时，子宫产生不协调的收缩，或由于子宫内膜整块脱落，排出不畅，使子宫收缩增强或痉挛收缩等，均可引起痛经。近年来有人认为血中的前列素含量较高，可引起强烈的子宫收缩，并引起胃肠道、泌尿道、血管等处平滑肌收缩，从而导致痛经及其他兼症。

【临床表现】 原发性痛经常发生于月经初潮不久的未婚或未孕的年轻妇女。主要表现为下腹部绞痛，也可出现胀痛或坠痛，有时疼痛放射到腰骶部、股内侧、阴道甚至肛门等处。多在月经来潮第 1~2 天出现，一般于月经来潮前数小时即已感到疼痛，成为月经来潮之先兆。月经开始时疼痛逐渐或迅速加剧，疼痛历时数小时，有时甚至 2~3 天。疼痛呈阵发性，疼痛剧烈时患者脸色发白，出冷汗，全身无力，四肢厥冷，并伴有恶心、呕吐、腹泻、尿频、头痛等症状。

【诊断要点】

1. 通过了解痛经病史及妇科检查，可以区分原发性痛经和继发性痛经。原发性痛经一般始于初潮后 1~2 年内，没有生殖器官的炎症病史，多见于青春期妇女。继发性痛经应有原发性疾病病史及体征，多发生于已婚妇女。

2. 经血受阻所致的腹痛，也有周期性，如先天性阴道畸形、宫颈手术后瘢痕形成，使宫颈口狭窄甚至闭锁，吸宫或刮宫术形成宫颈管及宫腔粘连，使经血外流受阻而致周期性腹痛，通过妇科检查可以诊断。

3. 子宫内膜异位症的特点为月经来潮时及来潮后数天疼痛，为渐进性。妇科检查常于子宫骶骨韧带或子宫直肠窝处触及硬性小结节，肿块的大小常随月经周期而改变。腹腔镜检查及活体组织检查可以确诊。

4. 子宫畸形如双子宫、子宫纵隔等引起的痛经，常借助子宫碘油造影来确诊。

【治疗】

治法：理气活血，调理冲任；或补益气血。

1. 针刺

处方：关元、三阴交、气海、地机。

配穴：证属气滞血瘀者加太冲、血海、次髎、十七椎下；寒湿凝滞者宜多灸重灸；属气血两虚者加肝俞、脾俞或气海、足三里；恶心呕吐加中脘、内关。

操作：每次选用 3~4 个穴。针刺关元、气海，采用连续捻转的手法，务使针感向下传导，三阴交或地机穴针刺深度在 2~3 寸，施以泻法。次应稍斜向脊柱，沿骶后孔刺入 3~4 寸，反复行针，使温热感传入小腹。十七椎下可刺入 1~1.5 寸深，得气后快速捻转，使针感向小腹传导。寒湿者，起针后在小腹部穴位施以艾灸，至皮肤红润，或在腹部穴位施以温针灸，非发作期也可用艾炷隔姜灸，每次 5~7 壮。寒证并可艾灸双侧至阴穴半小时。疼痛发作时也可配合用电针仪，每次选用 2 穴，腹部、下肢相配，选用密波或疏密波。留针 30~60 分钟，发作时每天 1~2 次，非发作期可隔日治疗 1 次，月经来潮前 3 天，每天治疗 1 次。

2. 耳针

处方：子宫、交感、皮质下、内分泌、肝、肾、神门、腹、腰、骶。

方法：在所选的穴位处寻找敏感点，用毫针刺入耳郭软骨内，快速捻转数分钟，留针 20~30 分钟。或在耳穴埋丸、埋针，每天按压数次。

3. 三棱针挑治

处方：肝俞、脾俞、肾俞、次髎、阿是穴、关元、中极。

方法：每次选用两点，连挑 2～3 天，每天挑治的穴位不同，疼痛发作时缓解后，再于月经来潮前 3 天开始挑治。连续治疗 3 个月。

4. 皮内针

处方：气海、阿是穴、地机、三阴交。

方法：消毒好穴位后，取撳钉型或麦粒型皮内针，用镊子夹住针身，左手拇、食指将皮肤舒张开，将针刺入，外用胶布固定。埋入 2 天后再取出。

5. 皮肤针

处方：下腹部任脉、肾经、胃经、脾经。腰骶部督脉、膀胱经、夹脊穴。

方法：消毒后，腹部从肚脐向下叩刺到耻骨联合，腰骶部从腰椎到骶椎，先上后下，先中央后两旁，叩刺刺激强度视疼痛程度、患者体质而定，每次叩刺 10～15 分钟，以痛止、腹部舒适为度。

6. 穴位注射

处方：中极、关元、次髎、关元俞。

方法：选用 2% 普鲁卡因或当归等中药制剂。每穴每次注入药液 2ml，每天 1 次。

7. 腕踝针

处方：下 1 区。

方法：用 1.5 寸毫针向上沿皮刺，每次留针 20～30 分钟，也可固定后留针 1～2 天。

【文献摘要】

1. 孙远征等俞募配穴治疗子宫内膜异位症。将 90 例患者随机分为俞募针刺组（30 例），穴取肝俞、脾俞、肾俞、期门、章门、京门；常规针刺组（30 例），穴取合谷、中极、关元、三阴交，行针得气后，留针 30 分钟。每日 1 次，20 天为 1 周期，停针 10 天，3 个周期为 1 个疗程；西药对照组（30 例），口服达那唑，从月经第 2 天起服用，每次 1 粒，每日 2 次，连续口服 3 个月为 1 个疗程。结果 3 组总疗效相似，但俞募针刺组在痛经、月经不调、腰骶痛、肛门坠胀等症状的改善方面显著优于其他两组（$P < 0.01$），且俞募针刺组治疗后血清 CA125 值较治疗前显著降低，因此俞募配穴针刺法治疗该病临床疗效显著。

［孙远征，陈洪琳. 俞募配穴治疗子宫内膜异位症的对照研究. 中国针灸，2006，26（12）：863.］

2. 职良喜用浮针疗法治疗原发性痛经。120 例患者随机分为浮针组和药物组各 60 例。浮针组：取三阴交穴，常规消毒后选用 6 号一次性浮针针刺，针刺方向与足太阴脾经循行方向一致，进针时针体与皮肤呈 15°～25° 快速刺入皮下，放倒针身，松开左手，单用右手将针沿着足太阴脾经向前平行推进 30mm，然后以进针点为支点，将针在皮下做左右各 15° 扇形平扫，持续 3 分钟，然后拔出针芯，将塑料软套管仍留置皮下，胶布固定露出皮外与软套管紧密连接的针座。操作过程要求无酸、麻、胀、痛等针感。第 1 次治疗于月经周期第 1 天开始施治，留置软管 3 天；以后于每次月经周期前 3 天（基础体温上升 12 天）开始施治，留置软套管至每次月经来潮 2 天拔出即可。连续治疗 3 个月经周期。药物组：第 1 次治疗于月经周期第 1 天开始口服吲哚美辛肠溶片，首次 50mg，以后每次 25mg，每日 3 次，连服 3 天；以后于每次月经周期前 3 天（基础体温上升 12 天）开始口服药物，至月经来潮后 2 天为止，治疗周期同上。结果浮针组与药物组总有效率分别为 93.3% 和 75.0%；两组治疗前后疼痛评分比较差异有极显著性意义（$P<0.001$），以浮针组更好（$P<0.001$）；浮针组起效时间最快 3 分钟，明显快于药物组的 30 分钟（$P<0.05$）。

［职良喜．浮针疗法治疗原发性痛经的随机对照观察．中国针灸，2007，27（1）：18.］

3. 徐立等以次髎穴埋针为主治疗原发性痛经 45 例。取穴：取双侧次髎为主穴。气滞血瘀型配太冲（双）、血海（双）；寒湿凝滞型配中极、地机（双）；肝郁湿热型配太冲（双）、三阴交（双）；气血亏虚型配足三里（双）、气海。常规消毒后，取规格为 0.26mm×15mm 的图钉型皮内针，使环状针柄平整地留在皮肤上，用 20mm×20mm 小块胶布固定、留针。气滞血瘀型配穴施以毫针刺泻法；寒湿凝滞型配穴施以毫针刺泻法，加灸；肝郁湿热型配穴施以毫针刺泻法；气血亏虚型配穴施以毫针刺补法，加灸。治疗于月经来潮 1 周前开始进行。3 个月经周期为 1 个疗程。治疗 45 例中，痊愈 26 例，占 58%，总有效率为 94%。

［徐立，王卫．次髎穴埋针为主治疗原发性痛经 45 例．四川中医，2003，21（4）：79.］

【按语】 痛经发作时多见实证，故治疗当用泻法，旨在通经止痛为主。非发作期，证型多样，当随证而治。痛经发作时，选穴宜少而精，有时单穴即可。针刺操作应反复行针，并长时间留针，获效后还可在主要穴位加用皮内针或在耳穴埋丸，以延长刺激，增强疗效。痛经一般在月经前一周即应开始治疗，每天 1 次，直到行经后为止。

针灸对原发性痛经有较好的疗效，既能镇痛，又能改善全身症状，调整内分泌功能。一般连续治疗 2～4 个周期可获痊愈。对继发性痛经，运用针灸减轻症状后，应诊断清楚原发病，针对原发病治疗。

应嘱病人注意经期卫生，经期避免重体力劳动、剧烈运动和精神刺激，防止受凉、过食生冷。

经　闭

【概述】 经闭，俗称闭经，是妇科中常见的一种症状，其分类的方法较多，一种是按闭经发生的时间，分为原发性闭经和继发性闭经。凡地处温带，年过 18 岁而月经尚未来潮者称为原发性闭经。凡以往有过正常月经，现停止月经在三个周期以上者称为继发性闭经。至于青春期前、妊娠期、哺乳期以及绝经期的闭经都属生理现象。另一种分类法是根据闭经的原因，按部位分为全身性疾病所致的闭经、下丘脑-垂体性闭经、肾上腺皮质功能失调性闭经、甲状腺功能失调性闭经、子宫性闭经、卵巢功能失调性闭经以及使用避孕药后所致的闭经。

在中医文献中，本病亦称"月事不来"、"月水不通"、"不月"等。中医认为本病的发生与饮食起居、情志失调及房产、禀赋等因素有关。基本病理分为虚、实两类，实者主要有瘀滞与痰湿，虚者主要有血虚与肾虚。病位主要在肝，与脾、肾有关。病变性质有虚有实。

西医学认为正常的月经有赖于大脑皮层、下丘脑、垂体、卵巢、子宫等功能的协调，其中任何环节发生病变，即可导致闭经。其他内分泌腺体如甲状腺、肾上腺皮质功能障碍，或某些精神因素、环境改变、寒冷、消耗性疾病、刮宫过深、放射线治疗等也能引起闭经。

【临床表现】 如属大脑皮层与皮层下中枢功能失调性闭经，一般有全身营养障碍、精神病、精神过度紧张、环境变迁等情况，检查生殖器官往往无特殊。如属生殖器官发育不良者，多为原发性闭经，或开始时月经周期不规则，周期延长，经量少，终至闭经，妇科检查常或发现异常，第二性征缺乏，乳房不发育、阴毛少等。如属生殖道结核引起者，可有结核史和不孕症，常有腹痛、低热等症状，妇科检查可发现附件炎性粘连或肿块。如属肿瘤导致的闭经可有第二性征异常、肥胖、多毛等症状。如属内分泌腺疾病如多囊性卵巢综合征，可有不孕、多毛、肥胖等。如属产后垂体坏死或萎缩可有产后无乳、乳房萎缩、消瘦、疲乏、畏寒、毛发脱落、皮肤干粗、生殖器萎缩等。

【诊断要点】

1. 首先应寻找发病原因，区分原发性与继发性闭经。询问病史，了解发育、健康情况，是否患有其他疾病及能引起闭经的原因。进行必要的体格检查与妇科检查，必要时可做子宫或子宫内膜状态及功能的检查、卵巢功能、垂体功能的检查等。

2. 子宫发育正常而子宫颈狭窄，因经血潴留而出现周期性下腹痛，但无月经排出，做妇科检查可以确诊。

3. 阴道发育异常如先天性无阴道、阴道闭锁或狭窄，常见青春期初潮因子宫积血而出现周期性下腹痛，做妇科检查可以确诊。

4. 外阴发育异常如处女膜闭锁，可见青春期后无初潮，及逐渐加重的周期性下腹痛。常可在下腹正中扪及包块，并感到包块逐渐增大，有时包块上缘可达脐平。下腹疼痛严重时，可伴全身不适、头痛、便秘或尿潴留。检查时可见处女膜部膨隆、透紫。

【治疗】

治法：实证治以活血通经，散寒化湿；虚证治以健脾益气，养血通经。

1. 针刺

处方：肾俞、关元、归来、三阴交。

配穴：肝肾不足加肝俞、大赫；气血不足加气海、足三里、脾俞、胃俞；气滞血瘀加合谷、太冲、地机；寒湿凝滞加中脘、丰隆、腰阳关。

操作：根据证候虚实采用相应的补泻手法，留针20～40分钟。气血不足者可在背俞穴加灸，寒湿凝滞者可在背部穴或腹部穴加灸。也可配合运用电针，选用四肢、躯干各1对穴。隔日或每日治疗1次，不计疗程。

2. 灸法

处方：关元、石门、归来、气冲、肝俞、脾俞。

方法：可用艾条温和灸或艾炷无瘢痕灸或艾炷隔姜灸、隔胡椒饼灸等。每次选用2～4穴，每穴施灸10分钟或5～7壮，每日或隔日治疗1次，15次为1个疗程。

3. 耳针

处方：内分泌、子宫、肝、肾、皮质下、卵巢、神门。

方法：每次选用3～4穴，毫针用中等刺激，留针30分钟，隔日治疗1次。也可埋针埋丸。每天按压5次。

4. 皮肤针

处方：相应背俞穴及夹脊穴（腰骶部为主）、下腹部任脉、肾经、胃经、脾经、带脉等。

方法：用梅花针从上而下，用中等刺激，循经每隔 1cm 叩打一处，反复叩刺 3 遍，重点叩刺腰骶部、下腹部穴。隔日 1 次，5 次为 1 个疗程。

5. 穴位注射

处方：肝俞、脾俞、肾俞、气海、石门、关元、归来、气冲、足三里、三阴交。

方法：每次选用 2～3 穴，可用黄芪、当归、红花等中药制剂，或用胎盘组织液、维生素 B_{12} 等制剂，每穴每次注入药液 1～2ml，隔日 1 次。

【文献摘要】

1. 王玲等应用针刺治疗肥胖妇女闭经 31 例。方法：取脐周八穴和肾俞、关元俞、气海俞等 2 组穴位交替使用。配穴：足三里、三阴交、血海、丰隆。用 1.5～3 寸毫针快速刺入，根据患者的虚实情况，施以提插捻转补泻手法，偏于肾虚冲任不足者用补法，偏于痰湿内盛者用泻法。留针 40 分钟，隔天 1 次，15 次为 1 个疗程。治疗 2～3 疗程。结果治愈 12 例，显效 9 例，有效 4 例，无效 6 例。总有效率为 80.65%。

[王玲，李彦．针刺治疗肥胖妇女闭经 31 例疗效观察．新中医，2001，33（6）：44.]

2. 陈栋等针挑治疗多囊卵巢综合征。随机将 121 例多囊卵巢综合征患者分为针挑组（61 例）、药物组（60 例）。针挑组：选择常用针挑点，主点：大椎旁点（第 7 颈椎棘突旁开 1.5～2 寸）、骶丛神经点（两髂后上棘外下约 1～2 横指）、第 2 腰椎旁点（在第 2、3 腰椎双侧横突末端连线中点，与肾俞穴同）、归来点；配点：气冲（脐下 5 寸，前正中线旁开 2 寸）、第 1 腰椎旁点（在第 1、2 腰椎双侧横突末端连线中点，与三焦俞同）。若伴有性欲淡漠者，酌加骶 2 点（第 2 骶后孔中，约当髂后上棘下与督脉的中点，与次髎穴同）。操作时暴露针挑部位，皮肤常规消毒，挑点（穴）处局部麻醉后，再用特制不锈钢挑针，刺入该点达皮下，手持挑针以有节律的牵拉动作运针，刺激频率采用中等频率（80～120 次/分），强度因人而异。可根据神经分布方向，改变针挑角度，调节强度，以患者局部乃至全身有舒适感觉。月经后期（滤泡期）手法宜轻，经前期（黄体期）稍重，排卵期平补平泻。月经干净后（滤泡期）第 1 天开始针挑，3～5 天针挑 1 次，排卵期隔天针挑 1 次，共治疗 8～10 次，此为一疗程，治疗 3 个月经周期。药物组于月经周期第 5 天开始用克罗米芬，每天 50mg，连服 5 天；在卵泡成熟期范围内（一般在月经周期第 12～19 天），根据 B 超监测结果，以卵泡发育成熟为准，一次性肌肉注射绒毛膜促性腺激素，6000～10000IU，治疗 3 个月经周期。结果治疗 3 个月经周期后两组患者的内分泌激素水平和 B 超检查指标显改善（$P<0.01$）。但停药后第 6 个月经周期，药物组又恢复到治疗前的水平和状况，而针挑组仍保持治疗后的水平和状况，且月经、排卵均恢复正常，排卵黏液及妊娠率明显高于药物组（均 $P<0.01$）。说明针挑疗法治疗多囊卵巢综合征不仅能获得明显效果，且远期疗效稳固。

[陈栋，陈恕仁，石晓兰，等．针挑治疗多囊卵巢综合征临床观察．中国针灸，2007，27（2）：99.]

【按语】闭经不外虚、实两大类，实证为血滞，由邪气所致，经血阻滞，闭塞不通。虚证为血枯，因气血不足，血海空虚。选用穴位任脉、肝经、脾经及背俞穴为主，用穴多集中于下腹、腰骶及下肢部。一般而言，针灸治疗闭经疗程较长，应使患者密切配合，坚持治疗。

引起闭经可有功能性疾病或器质性疾病，可有生殖系统疾病或全身性疾病，可有先天发育不全者，针灸效果各不一样，因此必须进行认真检查，以明确发病原因，采取相应的治疗。对于精神因素所致的闭经针灸常能很快取效；对严重营养不良者、结核病、肾病、心脏病等所致的闭经，针灸疗效较差；对于子宫、卵巢发育不全者或生殖器肿瘤者，还应采取其他方法治疗。

功能失调性子宫出血

【概述】 功能失调性子宫出血（简称功血）是指由于神经内分泌功能失调而引起的子宫出血，经临床检查排除了全身出血性疾病，以及生殖器官明显的器质性疾病。由于出血的规律性、出血量、出血时间的长短不一，临床上可分为青春期功血、生育年龄功血和更年期功血。

本病在中医属于"崩漏"范围，在其他妇科病如月经先期、先后无定期中也可见到。一般将突然出血，来势急，出血量多者称为"崩"；出血量少，来势缓，淋沥不断者称为"漏"。中医认为本病是由冲任损伤，不能固摄所致，多由脾虚、肾虚、血热、血瘀引起。病变涉及冲、任二脉及肝、脾、肾三脏，证候有虚有实。

西医学认为本病是由于内分泌功能失调引起的异常性子宫出血。机体内外因素如精神过度紧张、环境和气候改变营养不良或代谢紊乱等，可以通过大脑皮层，干扰丘脑下部-垂体-卵巢轴的相互调节和制约，突出表现在卵巢功能的失调，继则影响子宫内膜，导致异常性子宫出血。其机理亦可分为排卵型与无排卵型两种。

【临床表现】 无排卵型功血表现为月经周期、经期、经量不规则，常见月经周期紊乱、经期长短不一，出血量时多时少，甚至大量出血休克，半数患者先有短期停经，然后发生出血，出血量往往较多，持续长达月余不能自止。有时一开始即表现为不规则的出血，也有开始周期尚准，但经量多、经期长。出血多者可伴贫血，一般不发生腹痛。妇科检查无明显异常。

排卵型功血多发生于育龄妇女，尤多见于产后或流产后。表现为月经周期正常或缩短，基础体温呈双相型。往往伴有不孕或早期流产，子宫内膜脱落不完全者主要表现为经期延长而月经周期正常，出血量不等，有时可在经前、经后有淋沥不断出血现象。

【诊断要点】

1. 通过详细的病史、全身检查和妇科检查排除生殖道器质疾病及全身性疾病，再通过基础体温的测定，或子宫黏液的检查，或阴道细胞学检查，或诊断性刮宫等，了解有无排卵及黄体功能是否健全，可以明确诊断。

2. 全身性疾病如血液病可能伴有月经过多；患高血压时容易发生子宫出血；甲状腺功能低下也常是子宫出血的原因之一。均需考虑并排除后才能确诊本病。

3. 异常妊娠及其他并发症，对生育年龄的已婚妇女如发生子宫出血，应首先考虑异常妊娠，如流产、宫外孕、葡萄胎、绒毛膜癌等。此外继发于产后或流产后，要考虑胎盘碎块残留、胎盘息肉、子宫内膜炎等。

4. 生殖道感染如宫腔感染，使子宫内膜再生障碍，造成出血量多而持久，另外宫颈息肉等也常出血。

5. 生殖器肿瘤如子宫内膜息肉和黏膜下子宫肌瘤，容易造成间断性大量出血；如发生于绝经后，有可能是子宫内膜癌。此外卵巢肿瘤如颗粒细胞瘤、卵泡膜细胞瘤亦可发生子宫出血，需做妇科检查，注意有无包块。

【治疗】

治法：以固摄冲任为主，其血热者清之，气虚者补之，血瘀者化之。

1. 针刺

处方：关元、三阴交、隐白。

配穴：血热加大敦、血海、水泉；气虚加百会、气海、足三里、脾俞；瘀血加太冲、合谷、气冲、地机。

操作：根据证候虚实采用相应手法。隐白可用点刺法或艾灸法，或用艾条施灸 15～20 分钟，或用麦粒灸 5～7 壮。大敦用点刺法，也可用灯心草蘸油粹之。百会可用针刺法，也可用艾条悬灸 15～20 分钟。一般留针 20～30 分钟，每天治疗 2～3 次。

2. 耳针

处方：子宫、皮质下、内分泌、肾、肝、脾、卵巢、神门。

方法：每次选用 3～4 穴，毫针刺用中等手法，留针 40～60 分钟，间歇行针。也可用埋丸或埋针法，左右两耳交替轮换。

3. 穴位注射

处方：气海、关元、中极、肾俞、关元俞。

方法：可用维生素 B_{12} 或黄芪、当归等注射液，每穴可注药液 2ml。每日 1 次，10 次为 1 个疗程。

4. 三棱针挑治

处方：在腰骶部督脉或膀胱经上寻找反应点。

方法：用三棱针挑破 0.2～0.3cm 长，0.1cm 深，将白色纤维挑断，每次选用 2～4 个点，每月 1 次，连续挑治 3 次。

5. 皮肤针

处方：腰骶部督脉、膀胱经，下腹部任脉、肾经、胃经、脾经，下肢足三阴经。

方法：由上向下反复叩刺三遍，用中等刺激，每天治疗 1～2 次。

【文献摘要】

1. 曾晓智等针灸治疗功能性子宫出血 126 例。126 例随机分为针灸组、西医药组、中医药组各 42 例。针灸疗法组：主穴：隐白、三阴交、地机、气海、子宫穴、百会，配穴：血热者配血海、水泉；湿热者配中极、阴陵泉；气郁者配太冲、支沟；血瘀者配气冲、冲门；气虚者配关元、足三里；阳虚者配命门、复溜；阴虚者配然谷、阴谷。用三棱针常规消毒后于隐白点刺放血，挤出 3～5 滴后，再用 2 寸毫针常规消毒后进行针刺地机、三阴交及所选配穴，手法用平补平泻法使针感出现向上传导或患者感阴道和肛门有收缩上提感为度。然后用 G-6805 治疗仪连续波通电并留针 30 分钟，在留针过程中用艾条悬灸隐白、气海、子宫穴、百会穴。1 天针灸 1 次，若出血量多者可 1 天针灸 2 次，7 天为 1 个疗程。西医药组：雌激素偏低者，选以己烯雌酚 1～2mg，每日口服 2～3 次，血止或明显减少后逐渐减量，雌激素偏高选用甲睾酮 10mg/次，3 次/日；孕妇激素不足选用黄体酮 10mg，每日肌注 1 次或口服安宫黄体酮 2mg，每日 3 次。中医药疗法组：根据辨证分别选用虚热止崩汤，化瘀止崩汤，补肾固血汤和补气摄血汤（妇科专家罗元恺教授方）。结果：总有效率针灸组为 95.24%，西药组 83.33%，中药组 85.71%，经统计学处理，针灸组同中药组、西药组对比有显著性差异，提示针灸的疗效明显优于中药组同西药组。

［曾晓智，黎仲鉴，彭庆，等．针灸治疗功能性子宫出血 126 例的随机对照观察．针

灸临床杂志，2004，20（4）：13.]

2.叶运英比较温针灸与常规针刺治疗功能失调性子宫出血。将68例功能失调性子宫出血患者随机分为温针灸治疗组和常规针刺对照组各34例。治疗组取穴：双梁丘、双承山，血热者加血海、水泉；阴虚者加内关、太冲；气虚者加脾俞、足三里；虚脱者加百会、气海。留针期间梁丘、承山穴行艾条温和灸。每天1次，6次为1个疗程，治疗2个疗程。对照组取穴操作疗程均同治疗组，只是梁丘承山穴不加艾条温和灸。结果：温针灸治疗组对功能失调性子宫出血的止血疗效、总疗效均优于常规针刺对照组（$P<0.01$）。

［叶运英．温针灸与常规针刺治疗功能失调性子宫出血临床观察．黑龙江中医药，2008，（1）：41.]

【按语】 本病是由冲任损伤，不能固摄所致，多由脾虚、血热、瘀血等造成。一般讲青春期患者多见肾气不足；育龄妇女多见血热、血瘀；更年期妇女多见脾肾亏虚。

在出血期间治疗本着"急则治其标"的原则，临床首先应采取止血有效措施，特别是大量出血时，宜采取综合抢救措施。针灸治疗除辨证选穴外，常选隐白穴，每天艾灸2～3次，有明显的止血作用。出血时间较长而淋漓不断者，除针灸体穴外，还可配合采用耳针、挑治等方法。

针灸治疗本病有效，尤其对青春期功血有较好效果。对绝经期妇女，如反复出血，需做认真妇科检查，以排除肿瘤。出血期病人宜保持安静环境，卧床休息。

子宫脱垂

【概述】 子宫脱垂是指子宫从正常位置沿阴道下降，子宫颈外口达坐骨棘水平以下，甚至子宫全部脱出阴道口外。这是劳动妇女常见病症之一，多发生于40～70岁妇女，其中以50～60岁发病率最高。本病还常并发阴道前壁膨出。

子宫脱垂属于中医"阴挺"、"阴疝"、"阴痔"范围。主要由于素体虚弱或产后体弱或早婚、多产等原因导致中气不足或肾气不足，无力固摄所致。

西医学认为本病发病原因较为复杂，是由多种因素造成的，凡使支持子宫正常位置的韧带、筋膜、肌肉发生损伤，如生产时用力屏气不当、手术等，或过度产育过多年高气弱导致上述组织松弛，或后位子宫，子宫轴与阴道轴相一致的妇女，若在腹压增加的影响下，子宫即会沿阴道方向脱出，形成不同程度的子宫脱垂。

【临床表现】 最常见的症状是下坠感，腰骶酸痛，阴道脱出一块物，咳嗽、走路时加重。轻者脱出物不大，卧床休息能自动回升，重者脱出物较大，卧床休息亦不回升，需用手还纳。阴道分泌物增多，月经不调。有时可使尿道弯曲，若伴发膀胱膨出，可引起尿频、排尿困难、泌尿系感染、尿潴留及张力性尿失禁等症。若伴有直肠膨出则发生排便困难。

根据子宫脱垂的程度可分为三度。Ⅰ度为子宫体下降，子宫颈外口位于坐骨棘水平之下，但仍在阴道内（宫颈外口距阴道口不及4cm）。Ⅱ度轻为子宫颈已脱出阴道口外，但子宫体仍在阴道口之内。Ⅱ度重为子宫颈及部分子宫体已脱出阴道口外。Ⅲ度为子宫颈及子宫体全部脱出阴道口外。

【诊断要点】

1.根据临床症状及体征，经过妇科检查不难诊断。

2.子宫黏膜下肌瘤及宫颈肌瘤，有肿物从阴道或宫颈突出，分泌物增多等表现，但这两种病好发于 30 岁以后妇女，有不规则的阴道出血史。妇科检查在脱出的肌瘤表面找不到宫颈口。阴道检查在肌瘤的一侧或周围可触及宫颈边缘。

3. 单纯宫颈延长表现为有肿物阴道突出但多发生于未产妇。妇科检查见宫颈长，但阴道前后壁支持力良好，无膨出，阴道穹隆及宫体位置正常，用力时不降。

4. 膀胱膨出的外观与子宫脱垂相似，妇科检查当患者屏气时，宫颈不下降。

【治疗】

治法：补虚升阳，固摄胞宫。

1. 针刺

处方：百会、气海、维道、足三里、三阴交。

配穴：肾虚加关元、大赫、肾俞、照海；湿热下注加中极、次髎、曲泉、阴陵泉、大敦；伴有膀胱膨出加曲骨、横骨；直肠膨出加会阳、承山。

操作：患者仰卧，子宫颈脱出阴道口外者，先还纳后再行针刺。针刺气海、维道时针尖向耻骨联合方向，使针感放散到会阴部，可采用单向捻转法，使肌纤维缠绕针身，然后缓慢提针，若肌纤维松脱，再行单向捻转，出针过程持续 5 分钟。百会穴可以用艾条温和灸。余穴用补法。隔日 1 次，10 次为 1 个疗程。

2. 灸法

处方：气海、关元、曲骨、三阴交、足三里、百会。

方法：每次选用 2～3 个穴，百会用艾条温和灸 10 分钟。其余穴用麦粒灸或隔附子饼灸，每穴灸 5～7 壮，隔日 1 次，10 次为 1 个疗程。

3. 芒针

处方：子宫、提托、气海、带脉。

方法：每次选用 1 个穴，选用 5～8 寸长毫针，针尖朝向耻骨联合方向，针深达脂肪下肌层，横行刺入肌层，反复捻转，使患者会阴和小腹有抽动感，或单向捻针，使肌纤维缠绕针身后，再缓慢提针。隔日 1 次。

4. 穴位注射

处方：参考体针穴位。

方法：每次选用 2～3 穴，用黄芪注射液、当归注射液、胎盘注射液等，线穴注入药液 2ml。隔日 1 次，10 次为 1 个疗程。

5. 耳针

处方：肾、脾、子宫、外生殖器、皮质下、交感。

方法：每次选用 2～3 个穴，毫针刺用弱刺激，留针 20 分钟，或接电针仪。通电 15 分钟。也可用埋针或埋丸方法。

6. 头针

处方：足运感区、生殖区。

方法：用 1.5 寸长毫针沿皮刺入，留针 20 分钟，留针中间歇快速捻转行针两次，或用电针仪通电 20 分钟。隔日 1 次。10 次为 1 个疗程。

7. 穴位埋线

处方：肾俞透气海俞、曲骨透横骨、关元透中极、带脉透维道。

方法：每次选用 2 组穴位，依法埋入 2～3cm 长的羊肠线，20 天后再埋植 1 次。

【文献摘要】

1. 王宛彭等针灸并用治疗子宫脱垂 70 例。取穴：子宫、气海、关元、百会、足三里、三阴交。刺法：嘱患者排空尿液后，仰卧位，针刺子宫、关元穴时，针尖向耻骨联合方向呈 45°角斜刺 2～3 寸，行提插补泻手法的补法。足三里、三阴交穴时直刺 1.5～2 寸，行提插补泻手法的补法，百会穴行平刺 1～1.5 寸，用平补平泻法。双侧子宫穴用 6805-1 型电针仪通电 20 分钟，余穴留针 20 分钟，每日 1 次，10 次为 1 个疗程。灸法取穴：神阙。在针刺上述穴位的同时进行灸法，于神阙穴处用纯净干燥的食盐敷脐，使其与脐平，上置大艾灶施灸，当患者稍感灼痛时，更换艾灶，每次灸 7～9 壮，使整个腹部有温热感。每日 1 次，10 次为 1 个疗程。结果：70 例中，Ⅲ度脱垂 6 例，Ⅱ度垂直 26 例，Ⅰ度脱垂 38 例，经 1 个疗程治疗痊愈者 22 例，经 2 个疗程治疗痊愈者 26 例，经 3 个疗程以上治疗好转者 18 例，无效 4 例。总有效率达 91%，随访半年无复发。

［王宛彭，刘红．针灸并用治疗子宫脱垂 70 例临床研究．长春中医学院学报，2002，18（4）：26.］

2. 彭明华应用针灸治疗子宫脱垂 68 例。取肾俞、次髎、环中、百会与提托穴、气海、关元、太溪、足三里、三阴交、公孙，两组穴位交替使用，每日 1 次，10 次为 1 个疗程。疗程间休息 5 天，一般需治疗 2～4 个疗程。结果：经 2～4 个疗程的治疗后，68 例患者中，Ⅰ度子宫脱垂 38 例，治愈 34 例，无效 4 例。Ⅱ度子宫脱垂 23 例，治愈 15 例，好转 3 例，无效 5 例。Ⅲ度子宫脱垂 7 例，治愈 1 例，好转 3 例，无效 3 例。治愈率为 73.5%，总有效率为 82.3%。

［彭明华．针灸治疗子宫脱垂 68 例．上海针灸杂志，2001，20（5）：9.］

【按语】 本病属慢性病症，非短期骤然形成，正气亏虚为其基本病理，故以扶正升提为基本法则。针灸治疗方法较多，大多有较好疗效，特别是近期疗效甚好，尤其对轻度、中度子宫脱垂患者疗效较好。

针刺多选用下腹部穴位，除维道、关元等经穴外，奇穴中子宫、提托等是治疗本病的经验穴。针刺前应令患者先解净小便，将脱出的子宫推入阴道，针刺时垫高臀部。腹部穴针向耻骨联合方向，行针使病人子宫有上提感。针刺后卧床休息半小时，或作胸膝卧式 20 分钟，或放入子宫托或束带，以提高疗效。

针灸治疗期间应避免负重，和下蹲过久，应禁房事。若伴有感染、慢性咳嗽、便秘者，首先要控制这些病症，再针对本病治疗。由于本病形成与产后、病后体虚有关，故要根治则须注意休息与功能锻炼，要指导患者坚持做有关肌肉的收缩锻炼，方法为一松一缩地进行，每次 5 分钟，每日 3 次。

盆 腔 炎

【概述】 盆腔炎是一组炎症病变的统称，即特指女性内生殖器官包括子宫、输卵管和卵巢及其周围结缔组织、盆腔腹膜等部位所发生的炎症。炎症可在一处或多处同时发生，按其部位不同可分别称为子宫内膜炎、子宫肌炎、附件炎等。根据病势缓急、病程长短又可分为急性与慢性两种。本病多发生于中年妇女。

盆腔炎属于中医"带下"、"癥聚"等范围。主要由于热毒、湿浊阻滞胞宫、胞络，使气血运行不畅，进而邪毒热结，冲任受损而成本病。病变部位主要在肝、脾、肾三脏，涉及冲任二脉。病变初期以实证为主，多见湿热壅盛、瘀热内结。病久，邪气滞留，损伤正气，则出现气滞血瘀、脾肾不足的虚实夹杂证。

西医学认为引起急性盆腔炎的致病菌是葡萄球菌、链球菌、大肠杆菌等，每多杂合感染。多发生于分娩、流产、宫腔内手术消毒不严，或经期、产后不注意卫生，或者附近其他部位的感染，使病原体侵入所致。其主要的病理为内生殖器及盆腔组织充血、水肿、炎症渗出、与周围组织粘连。慢性盆腔炎以子宫附件增厚、粘连、变硬为主。

【临床表现】 急性盆腔炎可由炎症的轻重及范围大小而有所不同。全身症状较明显，常有恶寒、高热、头痛、下腹疼痛，可伴尿频、排尿困难、大便坠感，阴道分泌物增多，常呈脓性、有臭味。检查见体温达39℃以上，呈急性病容，下腹有压痛、反跳痛、拒按、腹肌痉挛等，可触及肿块或有肠胀气。阴道及宫颈充血，宫颈有举痛，子宫常较软、稍增大、有压痛、宫旁组织增厚，有明显触痛。输卵管可增粗，有时可扪及包块。如有盆腔脓肿形成则子宫直肠窝较饱满、有触痛及波动感。查血可有白细胞总数增加、中性升高。盆腔脓液及子宫颈管分泌物培养可发现致病菌。

慢性盆腔炎由于瘢痕粘连及盆腔充血，可引起下腹部坠胀、疼痛，腰骶部酸痛，有时伴有肛门坠胀不适，这些症状常于劳累、性交后、排便时及月经期加剧。部分患者可有全身症状，如低热、易于疲劳、周身不适、失眠等。检查可发现阴道分泌物增多，子宫常呈后倾，活动受限或粘连固定。如为附件炎症，则在子宫的一侧或双侧触到较粗条索状物或片块状物，伴有压痛；当形成输卵管积水或输卵管卵巢囊肿，则可触及囊性包块；当盆腔有结缔组织炎时，子宫一侧或两侧有片状增厚、压痛。

【诊断要点】

1. 急性盆腔炎的诊断要根据病史、症状和体征常可作出诊断。此外还需做必要的实验室检查，如血、尿常规，血和子宫颈管分泌物培养及药敏试验。若怀疑有盆腔脓肿时应做后穹隆穿刺，如抽出脓液即可确诊。急性盆腔炎还需与急性阑尾炎、异位妊娠、卵巢囊肿扭转或破裂等急腹症相鉴别。

2. 慢性盆腔炎可根据有无急性盆腔炎史以及症状和体征，诊断多无困难。慢性盆腔炎还需与子宫内膜异位症相鉴别。

3. 急性阑尾炎腹痛开始于上腹部或脐周，经数小时或24小时转移到右下腹。麦氏点压痛、反跳痛、并有肌紧张，子宫及附件正常。

4. 异位妊娠，一般停经后6～8周左右，突然出现下腹部一侧剧烈撕裂样疼痛，然后波及整个腹部，有压痛、反跳痛。肌紧张不明显，移动性浊音呈阳性，可触及包块。盆腔检查宫颈举痛子宫正常或稍大，与停经月份不符，后穹隆饱满、触痛，穿刺能抽出不凝固的黯红色血液，宫旁有包块。

5. 卵巢囊肿扭转或破裂，突然发生一侧剧烈腹痛或休克，常伴有恶心呕吐。妇科检查发现压痛显著，张力较大的肿块，并有局限性肌紧张。如囊肿破裂，囊肿可缩小甚至不能触及。

6. 子宫内膜异位症为经期腹痛，疼痛常在下腹或腰骶部，可放射到肛门、阴道、会阴及大腿部。且有月经不规则或月经增多等症。

【治疗】

治法：清热利湿，活血化瘀，调理冲任。

1. 针刺

处方：气海、带脉、中极、阴陵泉、行间。

配穴：热毒内壅加大椎、曲池、合谷；瘀血内阻加膈俞、肝俞、血海、太冲；热毒伤阴加太溪、复溜、三阴交、肾俞；气血不足加足三里、三阴交、大赫、气穴。

操作：实证可用泻法，下腹部穴位注意针刺的深度，同时不可刺入发炎组织，可以加用电针，为加强化湿、祛瘀作用，下腹部穴位可以加灸。留针30～40分钟。急性盆腔炎每日治疗2次，慢性盆腔炎每日或隔日治疗1次。不计疗程。

2. 耳针

处方：盆腔、子宫、肾上腺、卵巢、三焦、内分泌、肝、脾、肾。

方法：每次选用3～4穴，急性盆腔炎用针刺法或加用电针，或用埋针法，也可耳背寻找瘀血络脉放血。每日治疗1次。慢性盆腔炎用针刺法可用埋针、埋丸法。

3. 穴位注射

处方：维道、带脉、中极、次髎、阴陵泉。

方法：每次选用2穴，用黄连注射液或板蓝根注射液或穿心莲注射液，可用当归注射注或丹参注射液，每穴注入药液2ml，每日1次，20次为1个疗程。

4. 皮肤针

处方：腰骶部膀胱经、夹脊穴；下腹部任脉、肾经、胃经、脾经；侧腹部胆经。

方法：每次以叩刺腰骶部穴位为主，再轮流辅以腹部穴位。以中等刺激的手法。每日1次，20次为1个疗程。

5. 激光穴位照射

处方：气海、中极、水道、归来、子宫、维道、气冲、次髎、白环俞。

方法：每次选用4穴，选用3～25mW的氦氖激光针，光斑直径0.2～0.3cm，照射距离2～5cm，每穴照射5分钟。每日或隔日1次，10次为1个疗程。

6. 穴位埋线

处方：中极、气冲、次髎、白环俞。

方法：每次选用1～2穴，常规消毒后，埋入2cm长的羊肠线，15天后再埋植1次。适用于慢性盆腔炎。

【文献摘要】

1. 鞠琰莉等用超短波加温针灸治疗慢性盆腔炎90例。超短波治疗使用上海产LDTC31型超短波电疗机，输出电流为80～100mA，波长7.3m。30cm×20cm电极板2个，下腹部、腰骶部对置，间隙2～3cm，微热量。治疗时间20分钟，每天1次，10次为1个疗程。共治疗3个疗程，疗程间休息2天，月经期停止治疗。温针灸治疗取关元、气海、中极、归来、足三里和三阴交，根据患者体格胖瘦程度选用一次性无菌针灸针，直刺穴位1.2～1.5寸左右，将清艾条切成1.5cm的圆柱状艾炷，每次每针燃烧3炷，约耗时1小时左右，操作中防止烫伤患者。每天1次，10次为1个疗程。治疗3个疗程，疗程间休息2天，月经期停止治疗。结果：痊愈28例，显效24例，好转8例，无效0例，总有效率100%。

［鞠琰莉，欧阳多利，刘金芝．超短波加温针灸治疗慢性盆腔炎的疗效观察．中华物理医学与康复杂志，2005，27（11）：696．］

2. 王干以针灸为主治疗慢性盆腔炎55例。取穴1组：中极、归来、子宫、三阴交、筑宾、气海；2组：肾俞、命门、关元俞、次髎、中髎。操作方法：病人排尿后取仰卧位、俯卧位，选定穴位，常规皮肤消毒，腹部穴位用1.5寸毫针刺入，得气后，每穴予以艾条1节温针灸,再将TDP神灯照射在针刺部位。每日1次,10次为1个疗程。一般只取1组穴,若伴腰骶部症状者1、2组穴位均取。结果:本组55例,经1个疗程治疗,痊愈者13例。治疗2个疗程,痊愈者27例,显效11例,有效2例,无效2例,有效率96.4%。3个月后随访未复发。

[王干.针灸为主治疗慢性盆腔炎55例.陕西中医,2003,24(5):444.]

3. 董联玲等温针灸治疗盆腔炎性包块46例。取穴:关元、气海、子宫、归来、血海、三阴交、足三里。选用毫针以常规方法进针,得气后将针柄套置一段约2cm的艾条施灸,使热力透达穴位。患者皮肤铺阻燃物以防火灰掉落烫伤。留针30分钟,每日1次,1个月为1个疗程,经期暂停,共治1个疗程。结果:本组46例,痊愈16例,占34.8%;显效26例,占34.8%;有效12例,占26.1%;无效2例,占4.3%;总有效率95.7%。所有患者下腹痛、腰骶痛、带下量多、盆腔包块大小等症状或体征均有改善。

[董联玲,刘冬岩.温针灸治疗盆腔炎性包块46例.中国针灸,2005,25(2):128.]

4. 林利兰用针药结合治疗慢性盆腔炎65例。针灸治疗:湿热型取水道、中极、阴陵泉(双)、三阴交(双)、次髎(双);瘀血型取归来、气冲、血海(双)、地机(双);虚寒型取气海、关元、肾俞(双)、足三里(双)、三阴交(双)。穴位常规消毒,湿热型和瘀血型均用泻法,得气后留针30分钟,加用TDP照射小腹部和腰骶部,针感不强者加用G-6805型电针仪,用连续波,频率为0.8Hz;虚寒型用补法,同样得气后留针30分钟,加用TDP照射小腹部和腰骶部,针感不强者再加灸或加温针治疗。每日1次,10次为1个疗程。于月经干净后5~7天开始治疗,在下次月经周期再行第2个疗程。两个疗程后统计疗效。中药治疗:湿热型以止带方随症加减,水煎内服,每日1剂;瘀血型以膈下逐瘀汤随症加减,水煎内服,每日1剂;虚寒型以温经汤随症加减,水煎内服,每日1剂。以上中药均于针灸治疗的同时开始煎服,连服10剂为1个疗程。在下次月经周期再行第2个疗程。结果:痊愈45例,有效18例,无效2例,总有效率96.92%。

[林利兰.针药结合治疗慢性盆腔炎65例疗效及治疗时机分析.四川中医,2006,24(2):104.]

【按语】 盆腔炎在急性期主要表现为实热证,由于热毒湿浊阻滞胞宫、胞络,致使气血运行不畅,并损伤冲任。若迁延日久,则一方面邪气滞留,气血瘀阻,另一方面正气不足,脾肾亏虚,形成虚实兼夹之证。

急性盆腔炎病情较急,很少单独用针灸治疗,可以针药并治,以提高疗效,缩短病程,防止转为慢性。针灸治疗慢性盆腔炎效果较好一般采用腰骶、腹部局部选穴与下肢远道选穴相结合。无论体针针刺或穴位注射、穴位激光照射均能取效。应注意针刺时避免直接刺在炎症部位或包块上。

子 宫 颈 炎

【概述】 子宫颈炎有急、慢之分,以慢性宫颈炎多见,发病率占已婚妇女的半数以上,急性宫颈炎临床上较少见,多发生于产褥感染、感染性流产,或与滴虫等急性阴道炎并存。宫颈充血、水肿,或发生坏死及溃疡。白带增多呈脓性是急性宫颈炎最常见甚至是唯一的症状。急性宫颈炎往往被忽略,多数自行转为慢性宫颈炎。在慢性炎症的刺激下,少数患者可能诱发子宫颈癌,故应积极治疗本病。

本病属中医"带下"范畴。主要由于外感湿毒,郁而化热,或内伤七情、饮食劳倦,产后房劳、胎产有关，湿热流注下焦，伤及任、带二脉导致本病。本病病位与肝、脾、肾及任、带二脉关系最为密切，病性有虚有实。

西医学认为本病由分娩、流产、手术后，子宫颈损伤，或产褥期、经期不注意卫生，为病原体侵袭而引起。病原体主要为葡萄球菌、链球菌、大肠杆菌及厌氧菌等。此外如果阴道分泌物的质与量有所变化，宫颈长期受分泌物的刺激，使上皮脱落，则更容易受到病原体的入侵而发炎。急性宫颈炎多见宫颈充血、水肿，甚至表面组织溃疡、坏死。慢性宫颈炎可见宫颈糜烂、息肉、肥大、子宫颈腺体囊肿。

【临床表现】 急性宫颈炎临床较为少见。主要表现为白带增多，呈脓性。同时可出现低热、腰背酸痛，下腹坠痛及膀胱刺激症状。检查可见宫颈充血、水肿、颈管黏膜外翻，有多量脓性分泌物自颈管排出，色黄，气臭。慢性宫颈炎一般无自觉症状，主要表现为白带增多，呈黄白色，脓样，或夹有血丝，可有接触性出血。由于白带的刺激，可伴有外阴瘙痒，下腹及腰骶部亦可胀痛，且在月经期、排便及性生活时加重。妇科检查可见不同程度的糜烂、子宫息肉、子宫颈肥大及子宫颈腺体囊肿。

【诊断要点】

1. 根据病变原因、症状及局部病理变化，一般可作出诊断。

2. 宫颈糜烂与早期宫颈癌仅以肉眼难以鉴别，故应常规做宫颈刮片查癌细胞，必要时行阴道镜检查及宫颈活体组织检查，以免误诊、漏诊宫颈癌、宫颈阿米巴、结核等。

【治疗】

治法：清热利湿。

1. 针刺

处方：带脉、中极、白环俞、阴陵泉、行间。

配穴：脾气虚者加气海、足三里、三阴交；肾阳虚者加关元、命门、肾俞；肾阴虚者加大赫、志室、三阴交、照海。

操作：每次选用3～4个穴，毫针多用平补平泻法或用泻法。留针30分钟，每日或隔日治疗1次，10次为1个疗程。脾气虚或肾阳虚者可在腹部或腰骶部穴位加艾灸或拔火罐，并可加用电针。

2. 刺络拔罐

处方：十七椎、八髎、血海、委阳、太冲。

方法：寻找瘀血络脉后，三棱针刺入约1cm，使紫血流出，血色转淡再加拔火罐，留罐15分钟。起罐后消毒针口。每隔1～2周治疗1次。

3. 耳针

处方：子宫、三焦、肝、脾、肾、内分泌、卵巢。

方法：每次选用2～3穴，毫针用中等刺激，留针20分钟，每日或隔日治疗1次。也可用埋针或埋丸法。

4. 穴位注射

处方：中极、水道、气冲、八髎、白环俞、膀胱俞、血海、三阴交。

方法：每次选用2穴，可用鱼腥草、当归、红花、胎盘等注射液，每穴注入药液2ml，隔日1次，10次为1个疗程。

【文献摘要】

1. 刘金芳等用综合疗法治疗慢性宫颈炎98例。于月经干净后开始用药，睡前将妇炎栓置于阴道深部宫颈部位，1天1次，每次1粒，10天为1个疗程，用药同时温针关元。温针关元时，调针感至病所，1天1次，每次40分钟。一疗程后，休息5天继续下一疗程，治疗期间禁止性生活和盆浴。每天记录治疗情况，3个疗程后观察患者症状消失情况和宫颈局部变化情况，以判疗效。结果：痊愈28例，显效47例，有效16例，无效8例，总有效率91.84%。

[刘金芳，孙凤霞，刘玉美.综合疗法治疗慢性宫颈炎98例.中医外治杂志，2002，11（6）：17.]

2. 蒋国庆等针灸治疗带下病58例。主穴：阴陵泉、丰隆、带脉。配穴：脾虚配脾俞、关元、太白等；肾虚配肾俞、关元、命门、太溪等；湿热配行间、丘墟等。操作方法：根据病人胖瘦选用1.5～2.5寸针根据辨证分型每次取5～6穴，或补或泻或平补平泻，针后用温灸盒灸腹部或腰骶部，每日1次，5次为1个疗程，两疗程间休息2～3天，月经期休息，经2个疗程治疗后观察结果。结果：痊愈（白带量、色、质、气味正常）38例，有效16例，无效4例，总有效率为93%。

[蒋国庆，张桂琼.针灸治疗带下病58例疗效观察.针灸临床杂志，2002，18（10）：13.]

【按语】 子宫颈炎的主要症状为白带增多，属于中医"带下"病，由湿热或寒湿引起，与肝、脾、肾功能失调有关。针灸以选用下腹穴及下肢足三阴经穴为主，采用的方法较多，针刺、艾灸、拔罐、刺络、穴位注射等治疗手段均能奏效，也可采取局部子宫颈激光照射，由内向外作圆形烧灼，烧灼范围应大于糜烂面1～2mm，根据病变深浅可烧灼1～6mm的深度，效果比较明显。针灸治疗本病疗效较确切，治疗中应注意排除癌症，节制房事，注意经期卫生，保持外阴清洁。

外阴白色病变

【概述】 外阴白色病变即外阴营养不良改变，是指女阴皮肤变白，黏膜营养障碍而致的组织变性疾病。如伴有不典型增生，可进一步发展为外阴癌，应当加以重视。长期以来，临床上习惯于将皮肤、黏膜变白、变粗或萎缩的外阴病统称为"外阴白斑"，甚至认为它是一种癌前病变。而有的病理学家则将其中有非典型细胞者诊断为"外阴白斑"，造成对本病认识和处理上的混乱。1975年国际外阴病研究会决定取消"外阴白斑"病名，而将此类病变改称为慢性外阴营养不良，并根据其组织病理变化的不同，进一步分为不同类型。本病多见于中、老年妇女。

中医古代文献并无这一病名，根据本病主要症状，文献中"阴痒"的描述与之相似，现代中医文献《中国医学百科全书》、《中医症状鉴别诊断学》等也将此归入阴痒门，类似病名还有阴肿、阴疮、阴蚀等。多由体倦劳伤，肝肾不足，肌肤失于滋养或情志失调，肝经郁热，复感受湿邪，湿热下注，损伤冲任所致。病变部位在肝、脾、肾，多实证或虚实兼见证。

西医学认为目前病因尚不清楚，近年来认为与局部神经血管营养失调有关。主要有以下类型。

增生型营养不良为上皮增生，棘细胞层有不规则增厚，上皮脚延长，真皮层内慢性炎症细胞浸润。

硬化苔癣型营养不良为表皮角化亢进，上皮脚变平，真皮层胶原纤维呈玻璃样变，表皮中慢性炎症细胞浸润。

混合型营养不良表现为上述两种类型的混合，典型者有局限性上皮增生、肥厚。镜下病变区中见增生型小岛。

外阴营养不良伴非典型增生，以增生型营养不良为多见。镜下可见棘细胞排列不整齐，细胞大小形态不一，核深染，有丝分裂增多，但基底膜完整。

【临床表现】　外阴部瘙痒，严重者难以忍耐，并有隐痛或烧灼样疼痛，可见外阴或肛门处皮肤色白、增厚、干裂、溃疡。病变皮肤有明显的分界。患者常有性生活困难。病理组织有助于诊断。

【诊断要点】　无原因的外阴皮肤变白、增厚多为增生型营养不良，皮肤菲薄灰白提示硬化苔癣型营养不良的可能，但均有赖于局部活组织检查方能确诊。

【治疗】

治法：清热利湿。

1. 针刺

处方：横骨、气冲、阴廉、阴阜、次髎、血海、阴陵泉、蠡沟。

配穴：肝经湿热加曲泉、行间；肝肾阴虚加三阴交、太溪、阴交。

操作：每次选用 3～5 个穴，横骨穴直刺 0.5 寸后，向耻骨后斜刺 2～2.5 寸，气冲、阴廉穴斜向外阴部进针 2 寸。阴阜穴在阴蒂上缘旁开 1 寸，左右二穴，针刺时沿皮顺大阴唇向后斜刺 2 寸。腹部及腰骶部穴用泻法，下肢穴用平补平泻法。也可加用电针仪，选用腹部及下肢穴配对。每日或隔日治疗 1 次，15 次为 1 个疗程。

2. 灸法

处方：曲骨、横骨、中极、中膂俞、白环俞、足三里、三阴交。

方法：每次选用 2～4 个穴，可用小艾炷直接灸或隔姜灸，也可用麦粒灸，每穴灸 5～7 壮。隔日 1 次，10 次为 1 个疗程。也可用化脓灸，每月 1 次，3 次为 1 个疗程。或用艾条在病灶部位温和灸，每次 20 分钟。

3. 穴位注射

处方：阴阜、龙骨（阴蒂上方）、阴廉、横骨。

方法：每次选用 2 个穴，诸穴交替使用。取妇科检查位。用丹参、当归注射液或维生素 B_{12}、维生素 B_1 等，每穴注入药液 1～2ml。隔日治疗 1 次，15 次为 1 个疗程。

4. 耳针

处方：外生殖区、皮质下、内分泌、神门、肝、三焦、脾、肾。

方法：每次选用 2～3 个穴，毫针刺用中等或强刺激，或加用电针仪。也可用耳穴埋针或埋丸法。隔日 1 次，15 次为 1 个疗程。

5. 激光照射

处方：横骨、曲骨、会阴、血海、三阴交、太冲。

方法：每次选用 3～5 个穴，用功率 3～5mW 氦-氖激光针仪，光斑直径约 2mm，照射距离 2～5cm，每穴照射 5 分钟，每日 1 次，15 次为 1 个疗程。

【文献摘要】　朱鸿秋等用温针灸及中药外用治疗外阴白色病变 46 例。温针灸①膀胱截石位取穴组：曲骨、横骨、会阴、阴廉、阴阜（阴蒂上 1 寸，旁开 1.5 寸）。②俯卧位取穴组：肝俞、肾俞、脾俞、足三里、血海、三阴交、太溪。嘱病人排空小便，以免刺伤膀胱。各穴常规消毒，阴阜穴用 3 寸针向下斜刺，以局部有酸胀感为度，其余穴位用 1.5

寸针，平补平泻，四肢部针感须沿肢体向上传导，躯干部穴应使针感放射到会阴部。第1穴组各穴采用温针灸的治疗方法，共灸3壮，留针30分钟。每次治疗，先取膀胱截石位温针灸，起针后再取俯卧位各穴进行针刺，采用平补平泻手法，留针30分钟。1周治疗3次，3周为1个疗程，疗程间休息7天。中药外用消斑止痒方：补骨脂、淫羊藿、防风、白鲜皮、覆盆子各30g，紫草10g，以上各药共研为末，鱼肝油适量调敷患处，每晚睡前外敷1次，清晨去除。20天为1个疗程。2～4个疗程后统计疗效。结果：痊愈11例，占23.9%；显效23例，占50.0%；好转9例，占19.6%；无效3例，占6.5%。有效率为93.5%。

〔朱鸿秋，王艳丽．温针灸及中药外用治疗外阴白色病变46例．中国针灸，2004，24（5）：367.〕

【按语】 本病的发生原因虽然不明，但审证求因，本病多由肝经湿热或肝肾阴虚，生风化燥，阴器失于濡养所致。针灸治疗除注重疏通局部气血外，还应注意调整全身阴阳气血平衡，方能提高疗效。可以用于治疗本病的针灸方法有体穴针刺、艾灸、穴位注射、耳针、激光照射等，均有一定效果，也可两种方法配合或交替使用，如体针与耳针，穴位注射与艾灸等。

过去认为本病与癌变关系密切，曾有报告女阴白色病变约有50%的癌变率。然而近年临床文献认为本病癌变率并没有如此高。因此针灸临床应积极治疗，特别是非典型增生，通过保守治疗，可能逆转。针灸治疗本病能起到止痒、止痛、使白斑转化等良好效果。对本病的诊断及疗效评价，均应结合实验室病理检查，还应注意定期随访，观察治疗效果及病情发展情况。

外阴瘙痒

【概述】 外阴瘙痒是由多种原因引起的一种常见症状。瘙痒常发生于阴蒂和小阴唇附近，严重时影响工作和休息。婴幼儿、成人及老年妇女均有发生，绝大多数为更年期或老年妇女。

本症属中医"阴痒"、"阴门瘙痒"范围，中医认为，其发生与肝、脾、肾三脏功能失调有关，肝脾功能失调，则湿热下注，或肝肾不足，精血亏虚，则生风化燥，肌肤失荣。病变有实有虚，或虚实兼见。

西医学认为引起本症有慢性局部的刺激、原发于外阴的疾病及全身因素。其局部原因有阴道分泌物刺激、尿液刺激、直肠、肛门的刺激等。外阴原发性疾病如外阴静脉曲张、更年期后外阴瘙痒、外阴皮肤病等。其全身性原因有维生素缺乏、糖尿病等、阻塞性黄疸、变态反应及精神因素引起的外阴瘙痒。

【临床表现】 外阴瘙痒多位于阴蒂、小阴唇，也可波及大阴唇、会阴、肛门周围，甚至大腿内侧。轻者表现为间歇性瘙痒，有的仅发生于就寝时，突然出现剧烈的瘙痒。刺激性食物或注意力过于集中或月经期可使症状加剧。重者瘙痒难忍，患者用力搔抓摩擦患处，有时仍不能减轻。但局部皮肤及黏膜外观正常，或仅有因搔抓过度而出现的抓痕。患者常伴有精神疲惫、憔悴、情绪急躁和高度神经质。

【诊断要点】 通过详细询问病史、仔细进行局部及全身检查及必要的实验室检查，以便找出病因。

【治疗】

治法：清热利湿为主，兼以疏肝健脾、补益肝肾。

1. 针刺

处方：中极、曲骨、八髎、血海、蠡沟、三阴交。

配穴：肝经湿热加中都、大敦、阴陵泉；肝肾阴虚加太溪、曲泉；烦躁失眠加少府、神门。

操作：每次选用 3～5 个穴，中极、曲骨穴针刺时针尖斜向阴部。针蠡沟、中都针尖向上沿皮刺入 1.5～2 寸，使针感向股阴传导。也可加用电针仪，留针 15～20 分钟。每日治疗 1 次，10 次为 1 个疗程。

2. 灸法

处方：曲骨、八髎、阴廉、急脉。

方法：用小艾炷直接灸，或用隔物灸，每穴灸 5～7 壮。或用艾条温和灸，每穴灸 5 分钟。每日或隔日 1 次，10 次为 1 个疗程。

3. 穴位注射

处方：曲骨、横骨、中极、八髎、血海、三阴交。

方法：每次选用 2 个穴，用维生素 B_1 或盐酸异丙嗪或 1％ 普鲁卡因，加入适量注射用水，每穴注入药液 2ml。隔日 1 次，10 次为 1 个疗程。

4. 耳针

处方：外生殖器、卵巢、肝、脾、肾、神门、皮质下。

方法：毫针刺用强刺激，间歇行针，留针 20～30 分钟。或用埋针、埋丸法。

【文献摘要】

1. 粟漩用秩边透水道为主治疗外阴瘙痒 46 例。取穴：双侧秩边、肾俞、大肠俞、带脉、三阴交、归来、八髎、气海、石门、关元、鸠尾。取俯卧姿势，先用 0.35mm× 150mm 毫针针刺秩边穴，透向同侧水道穴，要求患者前下腹出现酸麻胀痛的针感，并向前阴部放射，留针 1 分钟，留针期间须保持上述针感；用 0.30mm×40mm 毫针针刺双侧肾俞、大肠俞、八髎，要求患者局部有酸麻胀的针感，留针 20 分钟，留针期间以 TDP 距离皮肤 30cm 照射，以患者耐受为度。20 分钟后出针，患者仰卧，用 0.30mm×40mm 毫针针刺双侧带脉、三阴交、归来、气海、石门、关元、鸠尾，要求患者局部有酸麻胀的针感，留针 20 分钟，留针期间以 TDP 距离皮肤 30cm 照射，以患者耐受为度。隔日 1 次，3 次为 1 个疗程。共治疗 2 个疗程。结果：显效 27 例，有效 15 例，无效 4 例，总有效率 91.3％。

[粟漩．秩边透水道为主治疗外阴瘙痒的临床观察．上海针灸杂志，2005，24（8）：21.]

2. 钱来娣等用穴位注射、针灸和中药熏洗联合治疗顽固性外阴瘙痒 30 例。第 1 周穴位注射治疗：即用 10ml 注射器吸取维生素 B_1 100mg、维生素 B_6 50mg、维生素 B_{12} 1mg、2％ 利多卡因 5ml 混合，于坐骨棘处刺入 6～7cm，呈扇形分布慢慢注入药液，左右交替注射，每天 1 次，连续治疗 7 天。第 2 周用温针疗法，即取阴蒂上方旁开一横指左右，沿皮顺大阴唇向下刺达阴道口水平，直刺深约 2～2.5cm，针感向阴道口上下放射，将艾条切成 1.5 寸左右，插在针尾，于下端点燃，皮肤上加保护纸，燃闭除去残灰，拔出针。第 3 周用中药外洗，即取土茯苓 20g、苦参 15g 放在搪瓷盒或铝盒内，加水 2000ml，浸泡 1 小时，煮沸 15 分钟，过滤药渣，药液稍凉后熏洗外阴，坐浴至水凉，每天 2 次，连用 7 天。

共21天。结果：治疗组30例，治愈22例（中度6例，重度16例），显效6例，好转2例，总有效率为100%。

[钱来娣，景苏玉，翁健儿，等.穴位注射、针灸和中药熏洗联合治疗顽固性外阴瘙痒30例.中国中西医结合杂志，2004，24（4）：371.]

3.孙深以耳穴贴压为主治疗外阴瘙痒症54例。耳穴贴压取外生殖器、肝、肾、肺、脾、神门、内分泌、皮质下等穴位。用耳穴探测仪或针灸针柄找准穴位，用2%碘酒消毒，再用75%的乙醇脱碘，用小胶布将"王不留行"药籽固定在穴位上，嘱病人用手指每天每穴按压4～8次，每次每穴按压5分钟，要求有胀、痛、热等感觉，隔日再调换至对侧耳穴，治疗10次为1个疗程。体针在上述耳穴贴压治疗的基础上，对于病程迁延、病情顽固者配以体针。取穴：血海、中极、蠡沟。强刺激，反复快速捻转，不留针。结果：54例患者中治愈43例，好转9例，无效2例，有效率95.7%。

[孙深.耳穴贴压为主治疗外阴瘙痒症54例.河南中医，2002，22（1）：56.]

【按语】 引起本症的原因较多，肝经绕阴器，主藏血，为风木之脏，临床所见，肝经湿热下注较多。因其可继发于多种病变，故应明确诊断，以针对原发病治疗。

针灸治疗本症多选用下腹及骶部穴位，此外肝经蠡沟、中都等均为止痒经验穴。临床治疗本症多考虑外用药物，实际上针灸治疗效果也很好，可以单独运用，或与外用药配合运用。针灸方法甚多，均有一定效果，可结合选用，如体针加耳针，或灸法加穴位注射等。

更年期综合征

【概述】 更年期综合征又称绝经期综合征。绝经期是妇女卵巢功能逐渐衰退到完全丧失的一个过渡时期。妇女绝经期是从40岁以后至60岁，可长达20年左右。在这一阶段中妇女所出现的一系列因性激素减少及机体衰老所引起的以自主神经系统功能紊乱为主的症状，统称为绝经期综合征。绝经期妇女中约有75%～85%患有程度轻重不同的某些症状，其严重程度可因人而异，其中约有15%因症状严重而就医。

中医称之为"绝经前后诸症"，认为妇女至绝经前后，肾气渐亏，天癸将竭，精血不足，以致阴阳失调，脏腑功能失常，或因肾阴不足而肝阳上亢，或因肾阳虚弱，脾失健运而生诸证。病变部位涉及肝、脾、肾三脏及冲任二脉。病性多虚证或虚实兼夹。

西医学认为卵巢功能衰退、雌激素分泌减少是形成本病的主要原因。在此期间卵巢功能逐渐衰退，卵泡发育不全，丧失排卵功能，致生育力低下、月经紊乱以至绝经。雌激素水平低下，对垂体的负反馈作用降低，出现了下丘脑和垂体功能亢进，导致内分泌功能失调、代谢障碍以及自主神经功能紊乱等一系列绝经期综合征症状。雌激素减少还干扰了中枢神经递质的代谢和正常分泌，成为绝经期妇女情感异常、精神行为改变、心理状态不稳定的基础。

【临床表现】 心血管系统症状有阵发性潮热，常从胸部开始，涌向颈部、头部，使面部发红，持续数秒至数分钟，随之出汗，时而寒战。伴有心悸、气短、头晕、手足发凉、麻木、血压波动等。

精神神经症状有情绪不稳定，容易激动，烦躁、多疑，或抑郁、不安、好哭、失眠、记忆力减退，有时感觉过敏或感觉异常，如皮肤麻木、蚁走感，可有关节痛、头痛。

生殖系统症状有月经紊乱，周期延长，经量减少，或周期缩短、经量增多，或出现绝经期功血、闭经以至绝经。外阴、阴道萎缩，分泌物减少，阴道皱襞展平、干涩，子宫萎缩、盆底松弛而阴道壁膨出、子宫脱垂，尿道括约肌松弛而致尿失禁。性欲减退。

物质代谢障碍表现为胆固醇升高、动脉粥样硬化、发胖；可有血糖升高、水肿、骨质疏松等。

【诊断要点】

1. 凡更年期妇女出现上述症状，同时雌激素水平降低而促性腺激素升高，又无其他刺激性病变时，即可诊断为本病。手术或放疗后，失去卵巢功能的妇女，出现上述症状，亦可诊断为本病。

2. 注意与这一时期容易发生的其他疾病鉴别，如高血压、冠心病、生殖器官肿瘤等，必须排除甲状腺功能亢进以及心血管、精神神经、泌尿生殖等系统的病变。

【治疗】

治法：滋补肝肾或补益脾肾。

1. 针刺

处方：气海、关元、足三里、三阴交、太溪、太冲、肝俞、脾俞、肾俞、命门。

配穴：肝阳上亢加风池、百会；心神不宁加通里、神门、心俞；脾虚湿盛加中脘、阴陵泉、丰隆。

操作：每次选用 3～5 穴，针刺用补法或平补平泻法，留针 20～30 分钟，每日或隔日针灸治疗 1 次，15 次为 1 个疗程。

2. 耳针

处方：子宫、卵巢、内分泌、肝、肾、脾、皮质下、交感、神门。

方法：每次选用一侧耳穴 3～4 个，毫针用轻刺激，留针 20 分钟，每日或隔日 1 次，15 次为 1 个疗程。也可用耳穴埋针或埋丸。

【文献摘要】

1. 孙远征等以俞募配穴为主治疗更年期综合征 30 例。取穴：肝俞、脾俞、肾俞、心俞、膈俞、关元、中极、百会、神门、三阴交。患者先取俯卧位，取 1.5 寸毫针针刺背俞穴，手法以平补平泻为主，针感以酸麻胀为佳，中等强度刺激，留针 20 分钟，中间行针 1 次。再取仰卧位针刺其他穴位，操作同前。每日 1 次，10 次为 1 个疗程。针刺 2 个月，每疗程中间休息 2 天。结果：显效 19 例，有效 9 例，无效 2 例，总有效率 93.3%。

[孙远征，崔淑子，郭淑颖，等. 俞募配穴为主治疗更年期综合征. 中国针灸，2004，24（2）：85.]

2. 金弘等针刺五脏俞治疗围绝经期综合征 20 例。取穴：肾俞、肝俞、心俞、脾俞、肺俞，均取双侧；加减：潮热汗出者加然谷、阴郄，失眠者加神门，易激动、抑郁、疑心者加内关、太冲，泌尿系感染者加中极。令患者取俯卧位，用华佗牌 0.35mm×40mm 毫针，常规消毒后，肾俞、脾俞直刺 15～25mm，用捻转补法，肝俞、心俞、肺俞向脊柱方向斜刺 15～20mm，平补平泻，针感以酸麻胀为佳。五脏俞针刺时应严格掌握针刺深度及角度，以免发生意外。每次留针 30 分钟，其间每隔 10 分钟行针 1 次，每日 1 次，15 日为 1 个疗程，治疗 1 个疗程后观察疗效。结果：显效 10 例，有效 8 例，无效 2 例，总有效率 90.0%。

[金弘，刘婷婷，王荣. 针刺五脏俞治疗围绝经期综合征临床观察. 中国针灸，2007，27（8）：572.]

3. 李芳莉用灸脐治疗女性更年期综合征 31 例。取穴：神阙穴。将生地、肉苁蓉、菟丝子、吴茱萸各等分共碾为末，加入等量食盐备用。将药盐填脐，填平后再填成厚 0.5cm 左右、长宽约 3cm×3cm 的范围，以高 1cm、直径 0.8cm、重 0.1g 艾炷点燃置于药盐上，灸至局部皮肤出现潮红为度。每日 1 次，4 周为 1 个疗程。结果：显效 25 例，有效 5 例，好转 1 例，无效 0 例。

［李芳莉．灸脐治疗女性更年期综合征的临床观察．中国针灸，2004，24（10）：689.］

4. 沈晓明等用调神益肾针法治疗更年期综合征 35 例。主穴取风府、百会、气海、肾俞，随症配以脾俞、肝俞、太溪、三阴交、足三里、内关、太冲、四神聪等。操作：风府向下颌方向缓慢刺入 1 寸，百会向后平刺 0.5 寸，气海直刺 1.5 寸，均行平补平泻手法；肾俞向脊柱斜刺 1.5 寸，行捻转补法；配穴根据病情施以常规补泻手法。均留针 15～20 分钟，中间行针 2 次，加强刺激。每日 1 次，连续 6 天，中间休息 1 天，4 周为 1 个疗程。35 例患者中，痊愈 12 例，显效 16 例，有效 6 例，无效 1 例，总有效率 97.14％。

［沈晓明，杜元灏，阎莉，等．调神益肾针法治疗更年期综合征 35 例临床研究．中医杂志，2003，44（5）：347.］

【按语】 妇女更年期肾气渐衰，天癸将竭，冲任二脉亏虚，肾之阴阳失去平衡，导致其他脏腑功能失常。加之体质原因，产育、营养、精神因素及其他疾病等，而引起一系列临床症状。但其根本原因在于肾阴肾阳的平衡失调。调整肾之阴阳是治疗本病的根本大法。由于病人体质各不相同，症状差异很大，治疗时应根据临床症状，在众多的主诉中明确当前要解决的主要问题，确定选用的主穴及配穴，在短期内解除患者痛苦，以取得信任与合作。针灸操作时手法宜轻，疗程要长。

针灸治疗本病虽有较好的疗效，但向患者说明更年期的生理过程，消除患者顾虑，保持稳定情绪，注意体育锻炼等也十分必要。

不 孕 症

【概述】 凡育龄妇女，未避孕，配偶生殖功能正常，婚后有正常性生活同居 2 年以上而未怀孕者，称为原发性不孕。曾有过生育或流产，而又 2 年以上未怀孕者，称继发性不孕。

中医学称原发性不孕为"无子"、"全不产"，称继发性不孕为"断绪"。认为导致不孕的原因很多，如古人所说的五不女，即螺、纹、鼓、角、脉五种，大多属于先天性生理缺陷，这是针灸所不能奏效的。就脏腑气血而论，本症与肾精关系密切。如先天肾虚，或精血亏损，使冲任虚衰，寒客胞脉而不能成孕；或情志不畅，肝气郁结，气血不和，或恶血留内，气滞血瘀，或脾失健运，痰湿内生，痰瘀互阻，胞脉不通均可致不孕。

西医学认为引起不孕的原因有卵巢、输卵管、子宫体、子宫颈、阴道以及精神等方面的因素。此外还有性器官以外的因素，以及部分妇女血清中含有抗精子抗体而不孕者。其中由于卵巢功能低下或卵巢内分泌功能障碍，以及下丘脑、垂体、卵巢之间内分泌平衡失调而引起月经异常、无排卵月经或黄体功能不全所致的不孕占有很大比例。

【临床表现】 婚后 2 年以上未孕，多见有月经不调经期紊乱，或先或后，经量不一，量少或淋漓不断，或量多而出血凶猛。经色或淡或红或紫黑，或有瘀块，由于导致不孕的原因不同，则可伴不同的症状。

妇科检查、基础体温、基础代谢率和血清雌激素、孕激素的测定，以及诊断性刮宫、输卵管通畅试验、宫颈黏液检查等有助于诊断。

【诊断要点】

1. 因男方因素导致不孕症约占 30%，首先应排除男方因素。要注意有无慢性病、结核、腮腺炎、附睾丸、睾丸炎等病史，有无接触铅、磷或放射线。还应做局部检查及精液检查。

2. 女方应了解月经史、分娩史及流产史，有无生殖器感染，性生活情况，是否采取避孕措施。还要进行体格检查、卵巢功能检查、性交后试验、输卵管通畅试验，必要时进行腹腔镜、宫腔镜、免疫等项检查，以查明原因。

【治疗】

治法：虚证滋补肾气，实证化痰行瘀。

1. 针刺

处方：中极、大赫、三阴交、地机。

配穴：肾虚者配肾俞、关元、太溪；血虚者配肝俞、血海、足三里；痰盛者配中脘、丰隆、阴陵泉；肝郁者配阴廉、曲泉、太冲；血瘀者配膈俞、次髎、血海。

操作：虚证施以补法，实证施以泻法，并可配合采用艾灸，可用隔附子灸，或用艾炷直接灸。针灸治疗在月经期及增生期根据证型，辨证用穴，隔日治疗 1 次，月经周期第 12 天开始，用上述处方的主穴，每天治疗 1 次。

2. 耳针

处方：子宫、肾、肝、内分泌、皮质下。

方法：每次选用 2～4 穴，或两耳交替。毫针刺法在月经周期第 12 天开始，连续 3 天，中等刺激。或用埋针埋丸法。

3. 穴位注射

处方：参照体针处方。

方法：每次选用 2 穴，或选用胎盘注射液、当归注射液、绒毛膜促性腺激素等，每穴注入药液 1～2ml，治疗从月经周期第 12 天开始，每天 1 次，连续 5 次。

4. 穴位埋线

处方：三阴交。

方法：按埋线法常规操作，植入羊肠线，每月 1 次。

【文献摘要】

1. 李艳梅等中药温针灸合用治疗输卵管阻塞性不孕症 50 例。药物组成：炮山甲 10g、皂角刺 15g、三棱 12g、莪术 12g、制乳没各 12g、昆布 12g、海藻 12g、赤芍 9g、益母草 12g、路路通 12g、夏枯草 9g，随症加减。水煎服每日 1 剂。月经期停止服用，1 个月经周期为 1 疗程。月经干净第 3 天开始服用，至月经来前 2 天停服。温针灸治疗：主穴取气海、中极、子宫、合谷、三阴交。气滞血瘀型加太冲；湿热瘀阻型加行间、阴陵泉；痰瘀互结型加丰隆、中脘；肾虚血瘀型加肾俞、太溪。取子宫穴时在该穴处或周围循按，以压痛点或按压有阳性反应处为针刺点，采用捻转进针法，使针感传至阴部最佳。气海、中极、合谷用补法，三阴交及子宫穴用平补平泻法，然后再根据辨证配伍其他穴位。灸法：将艾条切成长约 1.5cm 的艾段，用牙签在横截面中央插一小孔，然后穿到主穴已针好的毫针柄上，配穴不用灸法。每穴连续施灸 3 壮。阳虚者配合神阙隔盐艾炷灸。起针后在背部肝俞、脾俞、肾俞及腰骶部走罐5分钟，隔日治疗1次，月经期停止治疗，1个月经周期为1个疗程。结果：治愈27例，好转20例，无效3例，有效率94.0%。

[李艳梅，宋立中，姜豪杰. 中药温针灸合用治疗输卵管阻塞性不孕症50例. 中国针灸，2005，25（4）：259.]

2. 洪建云等以腹丛刺为主治疗慢性附件炎并发不孕症41例。以腹丛刺为主，配穴取足三里、三阴交。腹丛刺取穴法：以中极穴为中点，向左右两侧各找一点，即髂前上棘向内侧旁开2寸，连成1条弧线，左右共分成4等分，共9个刺激点。用25～40mm毫针直刺约15～25mm，以不刺破腹膜为度，只行提插手法，不作捻转，似滞针状即可；其他穴位用40～50mm毫针直刺，平补平泻。结果：痊愈34例，无效7例。

[洪建云，陈磊，张妍艳，等. 腹丛刺为主治疗慢性附件炎并发不孕症疗效观察. 中国针灸，2004，24（9）：593.]

3. 宋淑华用"烧山火"针刺手法治疗肾阳虚型不孕症50例。取穴：双侧子宫穴，关元。手法：将针刺入腧穴应刺深度的1/3（天部），得气后行捻转补法，再将针刺入中1/3（人部），得气后行捻转补法，然后将针刺入下1/3（地部），得气后行捻转补法，即慢慢地将针提到上1/3，由浅入深每层紧按慢提9次，如此反复几遍。在操作过程中，配合呼吸补泻法中的补法。至患者自觉丹田或全身有温热感时出针，并揉闭针孔。每1个月经期针刺4次。结果：50例患者痊愈26例，其中针刺1个月即怀孕者4例，1～3个月怀孕者12例，4～6个月怀孕者9例，1年半怀孕者1例。显效18例，有效4例，无效2例，总有效率96%。

[宋淑华. "烧山火"针刺手法治疗肾阳虚型不孕症50例. 陕西中医，2007，28（3）：331.]

【按语】 不孕症多伴有月经不调，临床证候有虚有实，虚者以肾气不足，冲任虚损胞宫失养为主，实者多见痰阻血瘀。针灸治疗应从两方面入手，一是调整肝脾肾，使全身阴阳气血平衡，用穴多在下腹、背俞穴、下肢足三阴经穴为主，这一治疗原则可体现在月经各个周期。另一原则是抓住排卵期的治疗，即月经周期第12天开始治疗，以补肾活血为法，针用平补平泻法，也可用灸法。选穴以下腹任脉、肾经为主，配以脾经下肢穴，行针使针感传导到阴部。采取有效方法，连续治疗3～5天，以促进排卵。

引起不孕的原因很复杂，治疗前应查明原因，以便对症治疗。针灸对功能性不孕效果较好。

2. 产科疾病

妊 娠 呕 吐

【概述】 妊娠呕吐多发生于妊娠第5～6周开始，出现恶心、呕吐、不能进食等症状，至妊娠12周多可自愈，个别严重者可发展成剧吐。发生于妊娠中、晚期剧吐者，虽属少，但病情严重，预后多不良。

本病属中医"恶阻"、"子病"、"儿病"、"阻病"等，认为病因冲气上逆犯胃而致。病位在冲任二脉及肝胃，病性可虚实兼见或为实证。

西医学对妊娠呕吐的原因尚不十分清楚，可能与绒毛膜促性腺激素的水平增高有关，或由于大脑皮质下中枢功能失调，致丘脑下部自主神经功能紊乱引起。其病理改变继发于失水和饥饿等。

【临床表现】 轻症表现为反复呕吐、厌食、择食、软弱无力，可伴有失眠或便秘，体温脉搏正常，体重减轻不明显。尿酮体阴性。

重症表现为呕吐频繁，不能进食、进水，吐出食物、黏液，甚至胆汁或咖啡色血渣。全身乏力，消瘦明显，小便量少，常出现酮体，可伴腹水、电解质紊乱。精神委靡，全身皮肤和黏膜干燥，舌苔厚腻，眼球深陷，体重急剧下降，脉象虚数。严重者可血压下降，体温升高，甚至出现黄疸、嗜睡和昏迷。

【诊断要点】

1. 在确定妊娠的基础上，根据症状对本病不难诊断。为辨别轻重，可检查尿酮体、血二氧化碳结合力、钾、钠、氯等电解质，必要时做非蛋白氮、胆红素测定及眼底检查。

2. 急性胃肠炎、慢性胃炎急性发作、病毒性肝炎、神经症性呕吐、偏头痛等病也有呕吐症状，首先排除合并妊娠、再做相应的病史、症状的了解及检查，可作鉴别。

3. 妊娠良性颅内压增高症，多发生于妊娠第1～4个月，但极为少见。原因不明。有认为是脑水肿和脑脊液吸收降低引起，或肾上腺皮质功能不足引起。常见症状有头痛、恶心、呕吐、视力减退、复视等。双侧视乳头水肿，脑脊液压力增高，部分患者可有展神经麻痹。

【治疗】

治法：和胃降逆，调理冲任。

1. 针刺

处方：内关、中脘、足三里、公孙。

配穴：脾胃气虚加脾俞、胃俞、阴陵泉、丰隆；肝气郁结加太冲、阳陵泉。

操作：针刺用平补平泻法或用补法，刺激强度不要过大，间歇小幅度捻转行针。留针20分钟。每日治疗1次，治疗1周后改为隔日治疗1次。本病症也可用艾灸法。每次选用2～3穴，每穴用艾条温和灸5分钟。

2. 耳针

处方：膈、胃、肝、脾、神门、交感。

方法：毫针用轻刺激，留针15分钟，每日治疗1次。也可用压丸或埋针法。

3. 穴位注射

处方：足三里、中脘、膈俞、肝俞、脾俞、胃俞。

方法：每次选用2穴，用生理盐水或维生素B_6等，每穴注入药液1～2ml，每日或隔日治疗1次。

【文献摘要】

1. 罗洪艳用中药汤剂配合针灸及穴位注射治疗妊娠剧吐42例。脾胃虚弱者方用香砂六君子汤加减，肝胃不和者方用加味温胆汤加减，气阴两虚者方用生脉散合增液汤加减。①穴位注射治疗：抽取维生素B_1 100mg，分双侧内关穴位注射。②针刺：中脘穴留针30分钟，中刺激。肝热加阳陵泉、太冲，胃虚型加足三里；痰滞型加脾俞、丰隆，均留针10分钟，用轻刺激。每日1次，连续5天为1个疗程。梅花针叩打前额，督脉20～30分钟，每日1～2次。③灸法：先灸背俞穴，后灸中脘、膻中共5分钟，每日1次，连续5日为1个疗程。本组42例中治愈38例，占90.5%；有效3例，占7.1%；无效1例，占2.4%。

[罗洪艳. 中药汤剂配合针灸及穴位注射治疗妊娠剧吐42例. 中国乡村医药杂志，

2008，15（3）：48.]

2. 陈怀生用针灸加穴位注射治疗妊娠剧吐 100 例。取穴：内关、足三里、中脘、关元、太冲。针灸疗法：穴位常规消毒，症属脾胃虚弱者针刺中脘、足三里、关元、内关，并温针灸；症属肝胃不和者针刺中脘、足三里用补法，针刺太冲、内关用泻法，均温针灸。穴位注射：取穴双侧内关，双侧足三里，穴位常规消毒，选用 7 号针尖，用 5ml 注射器，吸入维生素 B_1 注射液 4ml 共 200mg，对准以上穴位快速刺入，得气后，回抽无血，缓慢推注。以上操作，每日 1 次，3 天为 1 个疗程。结果：100 例者中，显效 82 例，占82%，有效 16 例，占 16%，无效 2 例，占 2%。

[陈怀生．针灸加穴位注射治疗妊娠剧吐 100 例．针灸临床杂志，2001，17（1）：10.]

3. 刘淑杰用针药结合治疗妊娠剧吐 47 例。补充液体及电解质，静滴平衡液、林格液、糖盐水中加入维生素 C 2g，根据电解质紊乱情况，酌情补充碱性药物及电解质。每日 1 次，10 次为 1 个疗程。针刺治疗取穴：头针胃区、中脘拔竹罐、内关（双）、足三里（双）。每日 1 次，10 次为 1 个疗程。观察 1 个疗程统计疗效。结果：治愈 38 例，有效 9例，无效 0 例，有效率 100%，治愈率 80.8%。

[刘淑杰．针药结合治疗妊娠剧吐的临床研究．辽宁中医药大学学报，2007，9（6）：145.]

【按语】 妊娠呕吐是孕妇早期常见症状，为冲气上逆，胃失和降所致，与脾胃虚弱或肝气郁结有关，由于受孕后经血不泻，冲任气盛，若脾胃素虚，冲气上逆则致本症。或肝气偏旺，肝气横逆犯胃而成呕恶。治疗主要从调理肝、脾、胃着手以平降上逆冲脉之气。

针灸治疗本症效果较好，多在数次治疗即可收效。且对孕妇及胎儿均无副作用。至于针灸是否会导致流产问题，这主要在于掌握针灸用穴要少而精，针刺手法不宜过重，包括耳针也应注意刺激不可过强。对有习惯性流产史的孕妇慎用针刺。虽然古典针灸医籍记载过一些穴位在孕妇禁针禁灸，但不能一概而论，关键还在于根据患者的体质类型，准确选穴和使用恰当的方法。对妊娠呕吐重症，出现脱水、酸中毒、黄疸等，应该配合中西综合治疗方法。

产 力 异 常

【概述】 产力包括子宫肌肉、腹肌及提肛肌的收缩力，其中以子宫收缩力为主。分娩过程中，在大脑皮层影响下，通过产力、产道和胎儿之间相互协调、相互对抗的复杂运动而实现，其中有一方面因素不正常，或相互关系不协调就可能造成难产。正常分娩时子宫收缩有一定的节律、强度和频率，若临产后子宫收缩失去其节律性、对称性和极性，或强度、频率有改变，称为子宫收缩力异常，或称产力异常。产力异常可分为子宫收缩乏力和子宫收缩过强两大类，它们中又有协调性或不协调性子宫收缩异常。

中医学认为若产妇气血充沛、气机通畅则分娩顺利，若产妇素体虚弱，产时用力不当，耗气伤力则可导致气血虚弱，使分娩时久产不下。若产妇精神过度紧张，或产前安逸少动，使气机不展，气血运行不畅，分娩时虽然宫缩较强，但间歇不匀，也可造成久产不下，而延长产程，由此可见，病证有虚有实。

产力异常中宫缩乏力最常见。西医学认为造成宫缩乏力的原因精神过度紧张，使大脑皮层功能紊乱，这是产力异常最重要的原因。还有产道与胎儿因素，临产后当骨盆异常或胎位异常时，胎先露不能紧贴子宫下段及子宫颈，因而不能刺激局部神经节反射性引起有效宫缩。或因子宫因素，因双胎、羊水过多、巨大胎儿等或使肌纤维过度伸展，多次妊娠、分娩、子宫的急慢性炎症、子宫肌瘤、子宫发育不良等均能影响子宫的收缩功能。此外药物因素或内分泌失调等均可影响产力。

【临床表现】 宫缩乏力可表现为阵缩微弱而无力，持续时间短，间歇时间长，在收缩的高峰期子宫不隆起，用手按子宫底部肌壁仍可出现凹陷。先露下降及子宫颈扩张缓慢，产程延长。产妇可自觉宫缩很强，持续腹痛，急躁不安，呻吟不止，或伴有疲劳、食欲减退、肠胀气、尿潴留等，但一般对胎儿影响不大。临床检查可见子宫颈口不能如期扩张，胎先露部位不下降，产程延长。

【诊断要点】

1. 应详问病史，了解孕妇年龄、胎次、妊娠月份、此次妊娠情况、有无慢性疾病。对经产妇应了解有无难产史。对已进入产程的产妇要了解宫缩开始的时间、有无破膜。

2. 对已进入产程的孕妇要注意观察阵缩的持续时间、间歇时间及强弱。必要时通过肛诊了解子宫颈扩张程度、宫颈软硬、厚薄等，同时排除产道、胎儿的异常。

3. 应仔细记录产妇的体温、心率、血压的变动，了解产妇的饮食、睡眠、大小便情况，注意有无衰竭、感染、脱水、电解质紊乱、肠胀气、尿潴留等。

4. 宫缩乏力可出现潜伏期、活跃期及第二产程延长。潜伏期超过 16 小时者为潜伏期延长；活跃期超过 8 小时者为活跃期延长；活跃期子宫颈口不再扩张达 2 小时以上者为活跃期停滞；第二产程超过 2 小时者为第二产程延长；总产程超过 24 小时者为滞产。

5. 也可用分娩监护仪准确地描记子宫收缩的节律性、强度和频率，有助于诊断。

【治疗】

治法：益气行血催产。

1. 针刺

处方：合谷、三阴交、至阴。

配穴：气血不足加足三里、太溪；烦躁加太冲、内关；气滞血瘀加次髎、昆仑。

操作：先针合谷、三阴交，合谷行补法，三阴交行泻法。至阴穴斜刺。得气后持续行针 5 分钟，并间歇行针。也可在合谷、三阴交穴连接电针，用间断波。

2. 灸法

处方：合谷、气海、关元、上髎、次髎、三阴交、复溜、至阴。

方法：选用 2～3 个穴，用艾条温和灸，灸治时间不限，以娩下胎儿为止。或在神阙穴填上适量的细盐，上置黄豆大艾炷点燃，共灸 5～7 壮。

3. 耳针

处方：子宫、肾、皮质下、交感。

方法：毫针用中等刺激，每隔 3～5 分钟捻转行针 1 次，直到胎儿娩出为止。

4. 穴位注射

处方：合谷、三阴交、次髎。

方法：可用催产素 2 单位，加入 1% 普鲁卡因中，每穴注入药液 1ml。或用 0.5% 普鲁卡因生理盐水，每穴注入 1ml。

5. 穴位敷贴

处方：神阙、涌泉。

方法：将蓖麻叶捣烂，做成药饼，或用巴豆2粒去壳，加麝香0.3g研制成药饼，贴于穴位上再盖上敷料，产后去除贴药。

【文献摘要】

1. 芦冬梅分别用针刺与静脉滴注催产素治疗宫缩乏力。病例均为妊娠足月初产，头位，第二产程继发性宫缩乏力、头盆相称的产妇。将220例病例随机分成针刺组124例，催产素组96例。针刺组取主穴合谷、足三里，配穴三阴交。针刺得气后每次宫缩间歇时捻针，至胎儿娩出。催产素组用催产素2.5U加入10％葡萄糖溶液500ml中静滴。结果有效率两组无显著性差异，说明针刺可达到静脉滴注催产素治疗本病的疗效。扩张宫口的效应两组无差异。宫缩频率增加幅度针刺组较为缓慢（$P<0.001$），说明针刺可避免催产素急剧增加宫缩频率给产妇带来的痛苦及胎儿的危险。

［芦冬梅．针刺与静滴催产素治疗产妇继发性宫缩乏力疗效的对照观察．针灸临床杂志，1993，9（4）：13．］

2. 李晓泓等观察电针耳神门、合谷穴对产妇的宫缩观察影响。将53例产妇随机分成电针组30例和空白对照组23例，电针组取单侧耳神门穴及对侧合谷穴，消毒后用0.30mm×25mm针由耳神门斜向耳子宫穴方向轻捻刺入0.3～0.5寸，以产妇局部产生酸痛为度；用0.35mm×50mm毫针直刺合谷，用平补平泻提插手法，使产妇产生酸麻胀重并向同侧上肢传导；最后在两穴上接通G6805-Ⅰ型电针仪，用断续波，强度达到最大耐受度。留针30分钟。对照组不做处理。结果电针组宫缩持续时间治疗前为（33.83±9.53）秒，电针后为（59.00±14.70）秒；对照组30分钟前为（31.00±7.18）秒，30分钟后为（38.25±9.52）秒。电针组间比较$P>0.05$，治疗后组间比较，$P<0.01$。对宫缩间歇时间的影响，电针组治疗前为（190.16±56.73）秒，治疗后为（102.33±40.19）秒；对照组30分钟前为（204.00±63.94）秒，30分钟后为（159.50±55.30）秒。组间比较，治疗前$P>0.05$，治疗后$P<0.01$。电针组具有延长宫缩时间、缩短前后宫缩间歇时间，从而推进产程。

［李晓泓，马文珠．电针耳神门、合谷对产妇宫缩的影响．上海针灸杂志，1996，15（4）：14．］

3. 工兵等观察电针合谷对138例子宫收缩乏力产妇宫缩时间的影响。按照北京市催、引产常规静滴催产素，同时进行针刺治疗。穴取合谷，穴位常规消毒后，针刺25mm，用提插捻转法使之得气，然后行平补平泻法使针感向肘及上臂传导，继而接通韩氏穴位神经刺激仪，选疏密波，频率为2/100Hz，强度以患者能耐受为度，留针30分钟。根据产妇情况及针刺疗效适量增加催产素剂量。结果：显效109例，有效25例，无效4例，总有效率97.1％。

［王兵，刘家瑛，韩颖，等．电针合谷对子宫收缩乏力产妇宫缩时间的影响．中国针灸，2006，26（12）：843．］

【按语】 产力异常是难产的因素之一，古代针灸文献中也有难产病名，或称产难、字难等，并有许多催产的针灸方法记载。临床证候不外气机不畅或气血虚弱两类，都可发挥针灸双向调整的作用。针灸治疗简便有效，可明显延长宫缩时间、缩短宫缩间歇时间，从而推进产程，能促使不协调的宫缩变为协调而规则的宫缩，针灸可避免催产素引起的子宫急剧收缩，对孕妇、胎儿的调整作用缓和，无不良影响。且能轻微降低血压，预防产后大出血。同时针灸在分娩中具有良好的镇痛作用，效果迅速、显著，安全可靠，无副作用。

针灸后由于产妇疼痛减轻，不适感消失，缓解了产妇恐惧与紧张，消除了过度疲劳，有利于产后体力恢复。

胎 位 不 正

【概述】 胎位是指胎儿先露的指定部位与母体骨盆前、后、左、右的关系，正常胎位多为枕前位。胎位不正是指妊娠30周后经产前检查，发现臀位、横位、枕后位、颜面位等谓之胎位不正。其中以臀位为常见。胎位不正如不纠正，分娩时可造成难产。西医学认为胎位不正多由产妇腹壁松弛、早产儿等原因使胎儿在宫腔中活动度过大；或孕妇腹壁过紧羊水过少，使胎儿转动不便。此外，子宫或胎儿畸形、肿瘤等原因也可使胎头固定受到影响。

中医认为妇人以血为本，孕妇气血充沛、气机通畅则胎位正常，若孕妇体虚，正气不足，无力安正胎位；或孕妇情志抑郁，气机不畅，也可使胎位难以回转成正位。

【临床表现】 胎位不正在临床上多无自觉症状，可通过妊娠后期有腹壁、肛门检查而发现。在临产时常表现为宫颈扩张缓慢、宫缩不强、产程延长，或胎膜早破、脐带脱出、胎儿窘迫或死亡，有的可发生子宫破裂或产道损伤。

【诊断要点】 胎位不正主要通过产科腹部、肛门、阴道检查确诊。

【治疗】

治法：调节经气，纠正胎位。

1. 艾灸

处方：至阴。

方法：常用艾条灸，操作时须解松腰带，每次灸15～20分钟，每天1～2次，3天后复查，至胎位转正为止。也可用艾炷灸。用黄豆大艾炷放置于双侧至阴穴，燃至局部有灼热感，即除去艾灰，每次灸7～9壮，每天1次，3天后复查，至胎位转正为止。

2. 针刺

处方：三阴交、至阴。

方法：三阴交进针0.8～1寸，力求针感循经上传。至阴穴刺0.3寸。留针20分钟，每日1次，6次为1个疗程。也可加用电针，电针接在双侧至阴穴上，通电20～30分钟。

3. 穴位激光照射

处方：至阴。

方法：用氦-氖激光仪，医用激光器功率5mW，直接照射穴位，每侧5～8分钟，每日1次，3～5次为1个疗程。

【文献摘要】

1. 李赟悬灸三阴交治疗胎位不正60例。取穴：双侧至阴穴。让患者松开裤带，脱下袜子平卧于床上，医者搬一高凳，坐于床尾，用点燃的艾条悬灸患者双侧至阴穴，距离1cm，1～2分钟后，病人感觉烫时，移至离穴3cm左右，以患者感觉至阴穴处皮肤热而不烫为度，并保持这一姿势，每次40分钟，1天1次，至次日灸前为患者检查胎位，胎位正则停灸，不正则续灸，4次为1个疗程，最多治疗2个疗程。结果：痊愈54例，有效4例，无效2例，总有效率96.67%。

[李赟. 悬灸三阴交治疗胎位不正60例. 中医外治杂志，2006，15（6）：47.]

2. 陈英艾灸至阴穴治疗胎位不正80例。主穴取至阴（双）。患者于施灸前饮1000ml

红糖热开水，然后取仰卧屈膝位，点燃艾条两支，分别在两侧至阴穴上同时施温和灸20分钟，艾火距穴位3cm左右，以施灸部位局部潮红又不产生灼痛为度。气血虚弱者配灸足三里、肾俞。气机郁滞配针泻太冲、肝俞，中度刺激不留针。每日1次，5次为1个疗程。结果：治愈73例，未愈7例，总有效率91.25%。

[陈英.艾灸至阴穴治疗胎位不正80例.陕西中医，2007，28（3）：334.]

3. 陈英红等B超观察针灸矫正胎位不正152例。取穴：双侧至阴穴。孕妇仰卧床上，放松腰带，双膝屈曲，使腹壁保持松弛，用长13mm毫针，向上斜刺0.1～0.2寸，施以捻转手法平补平泻，待有酸、麻、胀、痛针感后，接G-6805电针仪，选用连续波形，电量以病人能耐受为度，每次通电30分钟，起针后点燃艾条灸双侧至阴穴，艾条距穴1寸左右，以温热为度，每次15～20分钟，每日1～2次，5次为1个疗程。结果：152例胎位不正孕妇治疗后转为头位者132例，无效20例，总有效率达86.8%。

[陈英红，张林昌.B超观察针灸矫正胎位不正152例.上海针灸杂志，2004，23（11）：9.]

【按语】 据国内大量文献报道，艾灸至阴穴矫正胎位成功率颇高，一般在71%～95.95%，明显超过国外资料中自然恢复率，而且绝大多数于1～4次即可得到矫正。疗效差异主要与病例的选择、灸治方法、体位、艾灸时间、强度、疗效判断标准等因素有关。一般说经产妇与初产妇成功率无明显差异，但胎次在6次以上者，其成功率显著下降。孕妇腹壁过度松弛或过度紧张都会影响疗效。横位成功率高于臀位。艾灸时孕妇感到胎动活跃者效果较好，一般灸后1小时胎动达高峰。针灸矫正胎位简便、安全，对孕妇、胎儿均无不良影响。针灸失败病例可配合作膝胸卧位、外回转等。针灸应注意治疗时机，妊娠7～8个月（30～32妊娠周）是转胎最佳时机，此时孕妇羊水较多，胎头没有固定，有一定活动度。8个月后，儿头固定，胎儿部分入盆，则会影响疗效。过早矫正，胎儿活动度大，还有可能复发。复发率一般在10.1%，如果再次艾灸，仍可有效。产前3周内一般也不宜针灸，以免出现羊水早破，脐带扭曲，胎盘剥离等意外。

针灸治疗本症还应注意适应证，因子宫畸形、骨盆狭窄、胎瘤，或胎儿本身因素引起的胎位不正，或习惯性早产、妊娠毒血症，不宜采用针灸。

产后尿失禁

【概述】 正常的储尿与排尿是在膀胱压力与尿道阻力之间互相制约与协调下进行的，正常情况下，二者呈生理平衡状态。储尿期膀胱松弛，压力低，尿道紧张，阻力高，尿道阻力大于膀胱压力。排尿期膀胱收缩，压力升高，尿道松弛，阻力下降，膀胱压力大于尿道阻力。产后小便淋漓不能自主，或睡中自遗，不能约束，称为产后尿失禁。本症在经产妇中发病最高，有难产史者尤为常见。

本病属中医的"产后小便数"、"产后遗尿"，主要由于素体虚弱，肺脾肾气虚，产时耗气伤血，使气虚而膀胱失约所致。

西医学认为本症可能是分娩过程中盆底、膀胱颈、尿道等组织受到一定损伤所致。

【临床表现】 平时可无遗尿，而在立位时突然增加腹压如咳嗽、喷嚏、大笑或举重即有尿液漏出或喷出，卧床时很少发生。尿失禁前一般毫无尿意，亦无尿频、尿急，失禁的尿量不多，但亦有全部排空的。

临床根据尿失禁的程度分为三度。

轻度：一般活动时无尿失禁，当腹压突然增加时即发尿失禁。

中度：起立活动时频繁发生尿失禁。

重度：起立后即发生尿失禁，严重影响生活、工作，甚至丧失劳动力。

【诊断要点】

1. 根据患者分娩史及临床症状，一般不难诊断。

2. 如有必要可做特殊检查如诱发试验、膀胱颈抬高试验、尿道压力试验、尿道膀胱镜检查等，以进一步确诊及决定是否保守治疗。

【治疗】

治法：补气固摄。

1. 针刺

处方：气海、关元、中极、中髎、阴陵泉、三阴交。

配穴：肺脾气虚加百会、肺俞、脾俞；肾气虚加肾俞、命门、太溪、至阴。

操作：各穴均以补法为主，第1疗程每日针刺1次，以后隔日治疗1次。针刺下腹部穴位如气海、关元、中极等穴，应首先嘱患者排空小便，操作时使针感向下传导到会阴部。

2. 灸法

处方：神阙、气海、关元、命门、膀胱俞、至阴。

方法：每次选用2～3个穴，可用艾条温和灸，每穴灸10分钟。也可用枣核大艾炷，每穴灸5～7壮。每天治疗1次。

3. 耳针

处方：肾、脾、肺、三焦、膀胱、尿道、皮质下。

方法：每次选用2～3个穴，毫针刺用弱刺激，留针20分钟，并间歇行针。或用埋针、埋丸法。

4. 穴位注射

处方：关元、横骨、膀胱俞、次髎、三阴交。

方法：用维生素B_{12}或维生素B_1，每穴注入药液1ml，隔日1次，或与灸法交替使用。

【文献摘要】

1. 毛亚芬等应用针灸配合功能锻炼治疗产后尿失禁56例。针灸取中极、关元、列缺、足三里、阴陵泉、三阴交。毫针刺，用补法，可灸，每日1次，每次留针15～30分钟。盆底肌功能锻炼：①患者背部倚墙、轻松坐于床上，双膝轻松屈曲。②保持轻松姿势，将肛门、尿道、盆腔用力向上提1次，整个会阴部会有被牵引向上、紧绷的感觉，每次持续10秒后放松深呼吸。③在10分钟内，连续做10次动作为1个回合，每天做2～3个回合。结果：有效55例（3天后恢复自主控尿46例，1周后恢复自主控尿9例），占98.2%；无效1例，占1.8%。

[毛亚芬，陈辉. 针灸加功能锻炼治疗产后早期压力性尿失禁56例. 实用中医药杂志，2008，24（4）：255.]

2. 倪彦燕等针灸百会加补中益气丸治疗女性产后压力性尿失禁28例。补中益气丸口服，10g，2次/日，连服3个月；针灸治疗：取百会穴。患者仰卧位，取直径为0.25mm毫针，补法运针，停止运针后再用艾条行温和灸，每穴10分钟，留针30分钟，1次/日，连续10次为1个疗程，1个月1个疗程，3个疗程后评价疗效。结果：治疗组痊愈13例

（46.4％），显效 8 例（28.6％），有效 4 例（14.3％），无效 3 例（10.7％），总有效率 89.3％。

［倪彦燕，周羽. 针灸百会加补中益气丸治疗女性产后压力性尿失禁. 中国社区医师，2008，24：38.］

【按语】 本症总属正气不足，摄纳无权所致，虚证为多。故治疗原则为扶正固摄。多选用任脉、相关背俞穴及下肢脾肾二经穴为主。针刺采用补法，结合灸法疗效更佳。

产后宫缩痛

【概述】 产后宫缩痛是指产后 1～2 天内出现子宫体的强烈阵缩而引起的下腹部严重疼痛。尤其是经产妇，往往重于初产妇，一般于产后 4～7 天后逐渐消失。

本症属于中医的"产后腹痛"、"儿枕痛"。是由于产时失血过多，冲任空虚，胞脉失养而致血虚腹痛。或产后胞脉空虚，感受寒邪，寒凝血滞，阴于胞宫而为寒凝腹痛。或为产后恶露未净，瘀血阻于胞脉而致瘀血腹痛。可见证候有实有虚。病位在胞宫，与冲任有关。

西医学认为这种宫缩痛可能由于子宫收缩所引起血管缺血、组织缺氧、神经纤维受压所致。

【临床表现】 产后 1～2 天内即可出现，多见于经产妇，尤其在急产后。出现下腹部抽掣样疼痛，或呈阵发性、痉挛性收缩样疼痛，可伴有大量出汗，夜间尤甚，在哺乳时疼痛加重。当疼痛时，子宫变硬，恶露增加。一般 4～7 天后自然减轻或消失。患者可伴有食欲不振、睡眠不佳，甚至恶心呕吐，大便干结，乳汁少，恶露色黯有块。

【诊断要点】 根据患者的分娩史及症状不难诊断。

【治疗】

治法：养血活血，行气止痛。

1. 针刺

处方：气海、关元、足三里、三阴交。

配穴：寒凝加命门、腰阳关；瘀血加血海、太冲。

方法：根据证候虚实施行补泻，务使腹部产生明显针感。留针 30 分钟，若疼痛严重者也可留针 1～2 小时，留针时间歇行针。也可在气海、中极或三阴交处埋针 1～2 天。

2. 灸法

处方：气海、关元、肾俞、血海。

方法：用艾条温和灸，每穴灸 30～60 分钟。或用艾炷隔姜灸，每穴灸 5～7 壮。

3. 耳针

处方：子宫、肝、肾、内分泌、交感、神门。

方法：每次选用 2～3 个穴，毫针用中等刺激，留针 30～60 分钟，间歇行针。或用埋针、埋丸法。

4. 穴位注射

处方：关元、三阴交。

方法：用 0.25％普鲁卡因 5ml，各穴分别注入 1～2ml。

【文献摘要】

1. 白文胜针灸治疗产后腹痛 52 例。血虚型：选穴中极、腰阳关、涌泉、足三里，每穴灸 5 分钟，每日灸 1 次，10 次 1 个疗程。血瘀型：选穴太冲、灵台、气海、上巨虚，留针 30 分钟，隔 10 分钟运针 1 次，每日针 1 次，7 次 1 个疗程。结果：52 例患者中，痊愈 28 例，好转 22 例，无效 2 例。

[白文胜. 针灸治疗产后腹痛 52 例. 针灸临床杂志，1997，13（12）：41.]

2. 段如胜等针灸治疗产后腹痛 22 例。取穴：关元、气海、三阴交（双）、合谷（双）。血虚腹痛者加足三里（双）、膈俞（双）；寒凝腹痛者加命门、肾俞；血瘀腹痛者加中极、归来、血海（双）、太冲（双）。常规消毒，无菌操作。①血虚腹痛：针刺采用补法，慢进针，"得气"即止，快出针，急按针孔。腹部腧穴并用温针灸仪，足三里（双）、三阴交（双）用艾条温灸，背部膈俞穴（双）用艾炷隔姜片灸 5 壮。②寒凝腹痛：针灸并用，关元、气海穴用温针灸仪，三阴交（双）用艾条温灸，背部命门、肾俞（双）用艾炷隔姜片灸 5 壮。③血瘀腹痛：针刺采用泻法，快进针，"得气"即止，慢出针，不按针孔，血海（双）、太冲（双）酌用艾条灸。每日针刺 1 次，每次留针 40 分钟，每 5 分钟行针 1 次，3 次为 1 个疗程。艾炷每次灸 5 壮，每次 20 分钟。针灸 1 次腹痛即止者 11 例，占 50%，2 次腹痛消失者 8 例，占 36.4%，3 次腹痛完全消失者 3 例，占 13.6%，总有效率为 100%。

[段如胜，邓国志. 针灸治疗产后腹痛 22 例. 滨州医学院学报，1995，18（4）：104.]

【按语】 产后腹痛有虚有实，实者血有留瘀，病人感到疼痛且胀，上冲胸胁，拒按。若血虚而痛者则为虚痛，病人无胀满，喜按喜揉喜热熨。根据证候特点，可针可灸，方法正确均有良效。多数治疗 1～3 次皆可获效。选穴多用腹部任脉穴及三阴交等，操作关键除得气、补泻外，还应特别注意长时间留针，留针时间一般为 1 小时，若疼痛剧烈，精神紧张者还可延长时间，也可用皮下埋针，保留 1～2 天。针灸不仅有明显止痛作用，还能改善其他兼症，如提高食欲、改善睡眠、减少出汗等，无不良反应。

产 后 少 乳

【概述】 产妇产后没有乳汁分泌，或分泌量过少，或在产褥期、哺乳期乳汁正行之际，因某种原因使乳汁分泌减少或全无，不够喂养婴儿者，统称乳少。

中医认为乳汁由气血化生，资于冲任，赖肝气疏泄与调节。若素体脾胃虚弱，或孕期、产后调摄失宜、或产后思虑过度伤脾，则气血生化不足。或孕妇年岁已高气血渐衰，或产后失血过多，操劳过度均可致气血不足。若产妇素性忧郁，或产后七情所伤，情志抑郁，肝失条达，气机不畅，乳络涩滞，乳汁运行受阻也会导致少乳。本病病位在肝、胃，病性有虚有实。

西医学认为在胎盘娩出后，孕激素、雌激素的水平突然下降而开始泌乳。正常情况下的泌乳，主要由婴儿吸吮时的刺激所控制的，生乳素是泌乳的基础。同时乳汁的分泌与乳腺的发育、产妇的营养、健康状况及情绪等均有密切关系。若产妇乳腺发育差，孕期因胎盘功能不全等使乳腺准备性发育障碍，或分娩时出血过多，或产后营养不良，或有慢性疾病使身体健康状况差，或因恐惧、不愉快等精神因素影响内分泌功能，或授乳方法不正确，或过度劳累、睡眠不足等，均可使乳汁分泌减少。

【临床表现】 健康的产妇在产后第二天就有几十毫升乳汁分泌，第一周每天可泌乳 250～300ml，以后逐渐增加。产后少乳者可表现为有的在产后开始哺乳时即感觉乳房不胀，乳汁稀少，以后稍多但不够；有的表现为产后哺乳开始即全无乳汁；有的表现为新产后哺乳正常，因突然高热或七情所伤，乳汁骤减，不足以喂养婴儿。产后少乳多发生于产后第二、三天至半个月内，也可发生于整个哺乳期。临床以新产后缺乳最为常见。由于导致乳少的原因不同，患者还可能兼有肠胃功能异常、营养不良，或兼有情志抑郁、情绪焦躁等表现。

【诊断要点】 首先应详细了解患者的既往史、生育史。如有无营养不良、慢性疾病，妊娠期间有无严重的高血压，分娩时有无出血过多等。然后了解患者授乳方法是否正确，产后休息、营养及情绪状况，了解婴儿是否早产、体弱，有无口腔疾病而不能吸吮。同时应检查患者乳房有无缺陷，如小乳头、深凹乳头、鳞状乳头等。中医则根据乳房胀痛并结合全身症状辨别虚实，气血虚弱者乳房无胀感；肝郁气滞者乳房胀痛。

【治疗】

治法：益气补血，疏肝解郁。

1. 针刺

处方：乳根、膻中、少泽。

配穴：气血不足配足三里、脾俞、胃俞；肝气郁结配太冲、内关。

操作：本方虚证补而行之，实证疏而行之。虚证针刺用补法，并可用艾灸。实证针刺用泻法，并可用刺血法。针刺乳根穴时针尖向上横刺 1 寸。膻中轮流向两侧乳房横刺 0.5~1 寸，使乳房有麻胀感。少泽实证点刺出血，虚证可向上斜刺 0.3~0.5 寸。虚证可在胸部穴施灸。每日针灸 1 次，4 次为 1 个疗程。

2. 皮肤针

处方：肺俞至三焦俞，乳房周围。

方法：皮肤针叩刺强度根据证候的虚实决定轻重，一般多用轻刺激或中等刺激。背部从上而下每隔 2cm 叩打一处，并可沿肋间向左右两侧斜行叩刺，乳房周围作放射状叩刺，乳晕部作环形叩刺，每次叩刺 10 分钟，每日 1 次，4 次为 1 个疗程。

3. 耳针

处方：胸、内分泌、交感、肝、脾。

方法：两耳左右交替使用，毫针用中等刺激，留针 15~20 分钟。也可埋针或埋丸。

4. 穴位注射

处方：乳根、膻中、肝俞、脾俞。

方法：用维生素 B_1、维生素 C 注射液各 100ml 混合，每穴注入 1~2ml，每日治疗 1 次，4 次为 1 个疗程。

【文献摘要】

1. 李种泰针灸治疗产后缺乳 55 例。取穴：主穴：膻中、乳根、少泽；配穴：气血虚弱加心俞、脾俞、膈俞、足三里；肝郁气滞加肝俞、期门、太冲。操作方法：所选腧穴常规消毒后，选用 0.35mm×40mm 毫针。先令患者端坐，直刺各背俞穴深约 1 寸，采用平补平泻法，进针得气后，迅速出针，加用艾条熏灸 10 分钟，然后再嘱患者仰卧位，先针刺膻中穴，乳根穴沿皮下向乳房方向进针 1.5 寸使针感达到整个乳房，其它腧穴依次针刺，采用平补平泻法，留针 20 分钟。出针后加用艾条熏灸 10 分钟。每日 1 次，10 次为 1 个疗程。结果：痊愈 34 例，显效 10 例，有效 6 例，无效 5 例，总有效率 90.9%。

［李种泰. 针灸治疗产后缺乳 55 例. 陕西中医，2006，27（2）：226.］

2. 王自春等针灸犊鼻为主治疗产后乳少 52 例。主穴取犊鼻，针后加灸。配穴：气血亏虚加足三里、中脘；肝郁气滞加太冲、膻中。配穴只针不灸。病人取仰卧位，屈膝，穴位常规消毒，犊鼻穴用捻转进针，不提插，斜刺 25～40mm，小幅度捻转，待得气后加艾条悬灸 20 分钟，或一日灸 2 次。气血亏虚者加针刺足三里、中脘，用补法；肝郁气滞者加刺太冲、膻中，用泻法。均留针 30 分钟。每日 1 次，5 次为 1 个疗程。结果：本组 52 例全部有效，其中治愈：乳汁分泌充足，夜间以不配合其他代用品为准，能正常哺乳，计 48 例，占 92.3%；好转：乳汁分泌较前明显增加，但夜间尚需一次代用品，计 4 例，占 7.7%。

［王自春，邵天鹏．针灸犊鼻为主治疗产后乳少 52 例．中国针灸，2005，25（3）：170．］

3. 王宏才等针刺少泽治疗产后乳汁分泌不足 138 例。采用电针少泽穴，进针后针尖向腕关节方向刺入 3～5mm，得气后加电针，应用 LY202H 韩氏穴位神经刺激仪，频率 2Hz，强度（5±2）mA。每次 30 分钟，每日治疗 1 次，5 次为 1 个疗程，休息 2 天后进行下一疗程，2 个疗程后统计疗效。结果：临床痊愈 56 例，显效 78 例，有效 3 例，无效 0 例，愈显率 97.3%，总有效率 100%。

［王宏才，安军明，韩颖，等．针刺少泽治疗产后乳汁分泌不足：多中心随机对照研究．中国针灸，2007，27（2）：85．］

【按语】　针灸治疗产后少乳疗效是满意的，治愈率可达 85% 以上，尤其是对肝气郁结型效果比气血不足型更佳。本病应积极早期治疗，在乳少发生最迟不超过 1 周，即应治疗，缺乳时间越短针灸疗效越好。

针灸多选用阳明经穴及经验用穴。如乳根、膻中、少泽等。治疗方法多用针刺法，或针灸并用。

针灸的同时应配合饮食疗法，如给予高蛋白流质食物如猪蹄汤、鲫鱼汤等。应注意精神调摄，哺乳期应心情舒畅，切忌暴怒或忧郁，避免过度疲劳，保证充足睡眠。应指导产妇掌握正确哺乳方法，产后 12 小时即可开始哺乳，第 1～2 天可每 6 小时哺乳 1 次，每次 3～4 分钟。第 3 天以后，每 3～4 小时喂乳 1 次，每次 10 分钟，夜间减少次数。养成按时喂哺习惯。若未吸吮完，可用吸乳器将乳汁吸空，如此可维持大量乳汁分泌。

（六）儿科疾病

小儿营养不良

【概述】　小儿营养不良是指由于摄入食物的绝对量不足或食物能吸收利用减少或消耗增加而使相对量不足，以致不能维持正常的新陈代谢，而消耗自身组织的综合征。多发生于 3 岁以下的小儿。主要表现为渐进性皮下脂肪减少、体重下降、水肿、肌肉萎缩以及生长发育停滞，常伴有全身各系统不同程度的功能紊乱。

中医将本病归属于"疳证"、"积滞"。认为本病为多种原因所致，使积滞成疳。其病理变化主要在脾胃虚弱，运化水谷功能失调，不能将水谷精微输布到全身各脏腑及四肢肌肉。本症形成后，日久不愈，又可变生他症。本病的病位在脾胃，病性有虚有实，以虚为主。

西医学认为本病主要由于喂养不当及小儿本身疾病所致。如母乳不足、人工喂养方法不当使供给的蛋白质或（和）热量不能满足小儿生长发育的需要。或急慢性疾病或消化道畸形，也可造成摄入量少，代谢、消耗增加，以及营养物质的消化、吸收、利用障碍而造成营养不良。其主要发病机理为新陈代谢包括蛋白质、脂肪、糖、水盐、各种维生素及微量元素等代谢异常，以及组织器官功能低下。

【临床表现】　本病表现为体重下降，皮下脂肪减少，发育不良，智力低下，其精神状态抑制或烦躁，食欲不振，呕吐，腹泻或便秘，容易患有各种感染性疾病。皮下脂肪消失从腹部开始，顺次从躯干、臀部、四肢、面部消失。测量皮下脂肪消失方法是在腹部脐旁乳头线上，以拇指、食指相距 3cm 处，与皮肤表面垂直将皮脂层捏起，然后量其上缘厚度，Ⅰ度营养不良为 0.8～0.4cm；Ⅱ度营养不良为 0.4cm 以下，Ⅲ度营养不良则皮下脂肪几乎完全消失。Ⅰ度营养不良体重减轻 15%～25%，面部脂肪与皮肤颜色正常，内脏功能无改变。Ⅱ度营养不良体重减轻 25%～40%，消瘦明显，面颊脂肪变薄，皮肤苍白，肌肉松弛，内脏功能降低。Ⅲ度营养不良体重下降 40% 以上，全身脂肪层均消失，额部起皱纹，颧骨突起，呈老人貌，皮肤苍白无弹性，内脏功能降低症状明显，如精神不正常，腹泻或便秘，心音低钝，节律不齐，血压下降等，容易感染，感染后反应差，可不发热。营养不良可导致各种兼症如贫血、水肿、维生素缺乏症等。

【诊断要点】

1. 主要根据临床表现、喂养史、急慢性病史，综合分析作出诊断。

2. 早期仅根据症状及一次体重测定，很难确诊，应参考正常小儿标准衡量，与同年龄小儿体重比较。对身材矮小病儿，则以皮下脂肪和临床表现为主进行判断。

3. 由于营养不良属于临床综合症，因此必须查明发病原因，以便从根本上给予治疗。

【治疗】

治法：健脾和中，消积化滞。

1. 针刺

处方：中脘、足三里、四缝。

配穴：食积配下脘、璇玑、腹结；虫积配天枢、百虫窝；Ⅲ度营养不良加灸神阙、气海、肺俞、膏肓、肾俞。

操作：一般毫针刺用补法，是否留针应视患儿配合程度来决定，一般对婴幼儿采取速刺不留针。治疗本病关键是掌握刺四缝方法。首先应严格消毒，用三棱针或较粗毫针，迅速刺入 2～3mm，出针后轻轻挤出液体，并用消毒干棉球擦干。四缝穴一般隔日 1 次。四缝穴位于第 2～5 指掌侧，近端指关节的中央，近代临床有人称远端指关节中央为“上四缝”，称指掌关节处为“下四缝”，刺法与四缝相同，据称有同样作用。

2. 皮肤针

处方：夹脊穴（7～17 椎）、脾俞、胃俞。

方法：从上而下轻轻叩刺，每次叩打 10～20 分钟，隔日治疗 1 次，10 次为 1 个疗程。

3. 割脂

处方：鱼际。

方法：鱼际穴作局部麻醉后，作纵切口约 4cm 长，用止血钳插入切口，作局部按摩，如出现得气感则疗效较好，然后取少量脂肪，用酒精棉球压迫防止出血，然后作外科包扎。

4. 捏脊

处方：脊柱及其两侧。

方法：使患儿裸露背部，俯卧。医者从长强穴向上，用手指捏起皮肤，一捏一放，交替向上，一般至大椎穴为1遍。3遍后再从白环俞沿脊柱两侧1.5寸处捏起，自下向上，随捏随放，至大杼穴，反复3遍。每日1次，6次为1个疗程，休息5天后再行第2个疗程。

5. 穴位敷贴

处方：内关、神阙。

方法：用桃仁、杏仁、山栀等分研成粉末，加冰片、樟脑少许，研末拌匀备用。取药末15～20g用鸡蛋清调匀敷于穴位上，24小时去除。

【文献摘要】

1. 张志萍针灸推拿治疗小儿疳证42例。针灸取中脘、四缝、足三里，虫积配百虫窝。操作用毫针浅刺，补法，每日1次，每次留针30分钟，四缝点刺，挤出黄白黏液，左右手交换。推拿：顺运八卦穴2分钟，清胃2分钟，补脾2分钟，揉中脘1～2分钟，分腹阴阳1分钟，捏脊3遍，每日1次。结果：治愈36例，有效6例，无效0例，总有效率100％。

[张志萍. 针灸推拿治疗小儿疳证疗效观察. 湖南中医药导报，2002，8（7）：423.]

2. 蒋贵东等以挑刺四缝穴为主治疗小儿疳积138例。患儿坐位，由陪人协助固定双手，在双侧四缝穴逐一严格消毒后，用2号三棱针快速点刺每一穴位，后用消毒干棉球捏住穴位挤捏，使每一穴位挤出黄色油状黏稠液体，挤净为度，每10～15天治疗1次，一般挑刺2～3次即可。随症加减：营养不良加速刺足三里，捻转补法，得气后即出针；迁延性腹泻点刺天枢、长强穴并拔罐，以局部反映发紫有瘀斑并出血少许为止，针后服鸡内金散，启脾丸善后。结果：痊愈109例，有效22例，无效7例，总有效率94.9％。

[蒋贵东，王海莉. 挑刺四缝穴为主治疗小儿疳积疗效观察. 针灸临床杂志，2005，21（1）：54.]

【按语】 本病为针灸的适应证之一，古今临床皆有丰富经验，多数患儿单用针刺即可痊愈。特别是用三棱针或粗毫针点刺四缝穴，挤出少量黄白液体是行之有效的方法。临床上还可通过刺四缝穴所出黏液的量及颜色可辅助判断疳积的轻重。若刺出黏液清亮，随挤压而出，间或有血丝，一般为轻症；若刺出黏液清亮，不挤自出，一般属中等程度；若刺出黏液色黄而稠，不挤自出，牵丝不断，一般为重症。针刺除用经验穴四缝外，还应辨别证候，从整体调整，方可取得满意疗效。因部分患儿是由于其他慢性疾病所致，如肠寄生虫、结核病等，故应查明原因，不能单从消积除疳治疗，而应根治原发病，及时防治各种急慢性感染，彻底治疗慢性消化道疾病及各种消耗性疾病或寄生虫病，身体才能逐步康复。

本病的发生与喂养不当关系密切，故治疗的同时还应通过调理饮食来提高与巩固疗效。应提倡母乳喂养，应根据患儿病情的轻重，消化力的强弱选择富有营养、成分齐全、易于消化的食物，并注意合理的育儿方法，定时定量进食，纠正偏食习惯。

婴 儿 腹 泻

【概述】 婴儿腹泻是由多种病因引起的综合症。临床以腹泻、呕吐及水、电解质紊乱为特征。发病年龄多在2岁以内，夏秋季发病最多，人工喂养及营养不良小儿更易发生。

根据病因不同分为感染性腹泻即肠炎及非感染性腹泻。根据腹泻的持续时间长短又可分为急性腹泻（病程在 2 周内）、迁延性腹泻（病程在 2 周至 2 个月）、慢性腹泻（病程在 2 个月以上）。

本病在中医学中称为"泄泻"、"伤食泄"、"水泻"、"暑热泻"等。认为病由感受外邪，内伤乳食，素体虚弱等所致，使脾失健运，胃失腐熟，水反为湿，谷反为滞，清浊不分，下注大肠以致泄泻。病位在脾胃，起病暴急则多为实证，病情迁延则多为虚证。小儿脏腑娇嫩，易虚易实，失治误治，易致伤阴伤阳之变证。

现代医学认为婴儿腹泻与饮食、感染及免疫等因素有关。婴儿消化功能较为薄弱，如果饮食不当，喂养的量或质不合适，都可能引起消化功能紊乱而发生腹泻。各种病原如细菌、病毒、真菌及寄生虫等均可污染食物引起肠道感染而发生腹泻。患有上呼吸感染、中耳炎或肺炎的婴儿，由于发热及病原体毒素的影响，使肠道消化酶分泌减少，肠蠕动增加，也可引起腹泻。免疫功能低下婴儿多见慢腹泻。另外饮食不当、气候改变也与腹泻关系密切。

【临床表现】

1. 轻型腹泻　多因饮食不当或肠道外感染所致，因致病性大肠杆菌或肠道病毒所致者为数较少。临床症状较轻，腹泻多在 10 次/日以下，大便为黄色或黄绿色，稀糊状或蛋花汤样，有酸臭，可混有少量黏液及未消化的奶瓣。偶有恶心、呕吐。患儿无全身中毒症状，精神尚好无明显脱水及电解质紊乱。

2. 重型腹泻　多由肠道内感染所致，以致病性大肠杆菌及病毒感染为最多见。也可由轻型腹泻转化而来。有明显胃肠道症状、脱水、电解质、酸碱平衡失调及全身中毒症状。腹泻一般在 20 次/日左右，甚至超过 40~50 次。大便呈水样或蛋花汤样，含水量大，可达数十毫升，亦或混有黏液，倾泻而无里急后重。食欲差，呕吐较频，每日可在 10 次以上，严重者可呕吐出咖啡渣样汤。伴有发热，达 39~40℃。迅速出现水及电解质紊乱。若出现脱水可见患儿较快消瘦，体重减轻，精神萎靡，皮肤苍白或发灰，弹性差，前囟和眼窝下陷，黏膜干燥腹部凹陷，脉搏增快，血压降低，尿量减少。

【诊断要点】

1. 根据季节、患儿年龄、临床症状，大便镜检除有脂肪球外，可有少许红、白细胞，诊断即可成立。

2. 应注意与细菌性痢疾鉴别。典型的菌痢有恶寒发热，恶心呕吐，腹痛腹泻，里急后重，大便呈脓血样。应注意 1 岁以内的婴儿患痢疾时经常症状并不典型，常无里急后重或黏液血便。应注意流行病学了解，有无接触史，大便镜检可见有吞噬细胞与较多的脓球、红细胞。

3. 注意与出血性肠炎鉴别。出血性肠炎大便早期成水样，多带黏液而少有脓血，典型者大便如黯红色果酱样，腹泻严重，呕吐频繁，发热，脱水严重，早期即可出现休克。

【治疗】

治法：运中止泻。湿热者清热利湿；寒湿者温中散寒；伤食者消食导滞；脾虚者健脾益胃。

1. 针刺

处方：天枢、足三里。

配穴：湿热加曲池、内庭、阴陵泉；寒湿加神阙、气海、大肠俞；伤食加中脘、内关、四缝；脾虚加百会、脾俞、三阴交。

操作：以上诸穴每次选用3～5个穴，根据证候虚实而施补泻手法，除脾虚者施以补法，其余用泻法或用平补平泻法。四缝穴用粗针或用三棱针点刺，挤出黄白液体。是否留针视患儿配合情况。寒湿者多用灸法，神阙可用隔盐灸，其余可用艾条灸或艾炷灸。脾虚者可针灸合用。

2. 拔火罐

处方：中脘、气海、肝俞、脾俞、肾俞、大肠俞。

方法：选用小号或中号火罐，选用2～4个穴位，留罐10～15分钟，每日1～2次，适用于寒湿型或伤食型腹泻。

3. 耳针

处方：交感、神门、大肠、小肠、胃、胰、胆、脾、肝。

方法：每次选用3～5个穴，毫针刺用中、强度刺激，或用埋针、埋丸法。

4. 穴位照射

处方：天枢、足三里、神阙、八髎。

方法：用37mW的氦-氖激光针，每穴照射3分钟。

5. 皮肤针

处方：肝俞至小肠俞，梁门至天枢，足三里至解溪，阴陵泉至三阴交。

方法：用重或中等手法，每次叩刺15分钟，每日1～2次。高热者可加叩合谷、曲池，予以重叩至微出血。

6. 捏脊

处方：脊柱两侧。

方法：让患儿俯卧，伸直两腿，背部放松，先在患儿背上从上到下按摩2～3遍，然后操作者两手半握，以拇食指从患儿骶骨处同上捏起皮肤，食指向下推，拇指向上拉，使皮褶向上移，如此两手交替往上捏至大椎穴部，共做3～6遍。每捏2～3下，即以拇食指将皮肤向上提一次，提捏后用拇指分别揉按大肠俞3～5次。每日1次。

【文献摘要】

1. 刘丽等针刺配合推拿治疗小儿腹泻52例。针刺治疗：主穴：天枢（双），足三里（双），长强。伤食症配中脘，湿热证配阴陵泉，寒湿证配关元，脾虚证配脾俞。伤食证和湿热证用针刺泻法，不留针；寒湿证和脾虚证用针刺补法，不留针。针刺长强穴时，患儿取俯卧位，小腹部用枕头垫高，两腿叉开，针尖向上刺入0.5～0.8寸，运用捻转手法捻转数次不留针。推拿治疗：补脾经，推大肠；捏脊5遍，伤食证加揉中脘30次；湿热证加运土入水；寒湿证加揉外劳宫30次；脾虚证加推三关。伤食证和湿热证宜先推拿而后针刺，推拿方向逆经脉循行方向，取"迎而夺之"之意，寒湿证和脾虚证先针刺后推拿顺经脉循行方向取"随而济之"之意。以上治疗均每日1次，3日为1疗程。结果：治愈46例，显效3例，有效2例，无效1例，总有效率98.1%。

[刘丽，李文丽.针刺配合推拿治疗小儿腹泻52例.陕西中医，2006，27（6）：719.]

2. 袁虹点刺少商穴治疗小儿腹泻。取穴：少商（手拇指末节桡侧，距爪甲角0.1寸）。轻者每次只选一侧，两侧交替使用；病情较重者则选双侧。常规消毒，用0.5寸不锈钢针或三棱针，点刺少商，令其出血，视血色变化而定其量，要求血色由黯红变鲜红为止。每日1次。结果：26例患儿经治疗全部治愈。其中1次治愈9例，2次12例，3次5例。

[袁虹．点刺少商穴治疗小儿腹泻．中国针灸，2003，23（1）：35．]

3. 钟叙春等针灸结合捏脊治疗小儿腹泻84例。①取穴：主穴取双侧四缝穴、双侧足三里。呕吐加天枢、内关，腹胀加三阴交、上巨虚，发热加合谷、大椎。用1～1.5寸毫针，针刺四缝穴时，深度以能使针身立稳为度，或点针刺出少许黄色、白色透明黏液；灸足三里时采用回旋灸；其他穴可常规针刺。每日1次，5日为1疗程。②捏脊：患者的体位以俯卧位或半俯卧位为宜。两手沿脊柱两旁，由下而上连续地夹提肌肤，边捏边向前推进，自尾骶部开始，一直捏到项枕部为止，每捏3次提一下，体质较差的小儿每日次数不宜过多，每次时间也不宜太长，以3～5分钟为宜，每日1次，5次为1个疗程。③辅助疗法：中西药补液；若合并细菌感染，可适当加用抗生素。结果：治愈45例，好转34例，无效5例，总有效率95.0%。

[钟叙春，许志雄，杨涓．针灸结合捏脊治疗小儿腹泻84例．陕西中医，2007，28（3）：335．]

4. 刘国香针灸治疗小儿腹泻200例。取穴中脘、下脘、气海、关元、滑肉门（双）、天枢（双）、大横（双）、足三里（双）、内庭（双）、公孙（双）、梁门（双）。患儿平卧或由母亲抱在怀里，暴露腹部和腿部，选用32号0.5～1寸毫针，常规皮肤消毒，避开毛孔、血管进针，动作宜轻、缓，针刺0.3寸深，用捻转法平补平泻，不留针。针刺后让患儿空腹1～2小时，大量喝淡盐水。每天治疗1次，3次为1个疗程，治疗1个疗程后统计疗效。结果：治愈（饮食、大便、精神状态均恢复正常）198例；好转（大便次数减少）2例。总有效率为100%。

[刘国香．针灸治疗小儿腹泻200例．新中医，2007，39（7）：61．]

【按语】 腹泻为小儿常见病症，针灸治疗效果较好。因病变部位在脾胃，故多选用相关穴位，如天枢、足三里合募相配为基本处方，其他常用穴如神阙、长强、四缝也常配合选用。除用一般针刺法，对寒湿型艾灸有较好作用，对湿热、伤食者刺络拔罐效果迅速。穴位激光照射、穴位注射既有较好疗效，又易于为小儿接受。应该注意治疗期间应调整饮食，减少胃肠负担，轻症停喂不易消化的脂类食物。重症应暂予禁食，但一般不应超过6～8小时。如出现酸中毒、水、电解质紊乱，则应采取综合治疗措施。因小儿为稚阴稚阳之体，一经大泻之后，既会损伤阴液，又会损伤脾阳，而发生各种不同变端。

小 儿 遗 尿

【概述】 小儿遗尿是指年满5周岁以上的儿童夜间不自主的排尿。多见于10岁以下的儿童。

中医亦称本病为遗尿。中医认为尿液的正常排泄，主要有赖于肾的气化和膀胱的制约功能。肾的气化功能正常，可以使水液的潴留、分布、排泄正常。膀胱是贮藏津液、排泄尿液的重要器官，其贮藏与排泄功能失常，则发生遗尿。遗尿的原因主要有不良习惯、禀赋不足、病后体弱，导致肾气不足，下元虚冷，膀胱约束无力，或病后脾肺气虚，水道制约无权，因而发生遗尿。病变部位主要在肾，病变性质以虚证为主。

西医学认为随意排尿是一个复杂的生理过程，受大脑皮层的控制，其反射中枢位于骶脊髓。未满5周岁的儿童，其排尿主要是由于脊髓的反射作用，随着大脑皮层逐渐发育完善，膀胱排尿就由大脑皮层控制，成为随意动作。因此满 5 岁的儿童大多可以控制排尿，偶因疲劳或饮水过多而遗尿者，不作病态。小儿遗尿多属功能性，其原因一部分是因尚未建立起排尿反射，功能发育不够成熟，如膀胱肌肉控制排尿功能差，膀胱容易较小。另一部分由于情绪 或体质上的影响如紧张受惊、病后体虚、白天疲劳过度、睡眠过深等。如小儿遗尿由尿路感染或隐性脊柱裂等原因所致，则不属功能性遗尿。

【临床表现】 小儿遗尿主要表现为夜间没有自主控制的排尿，膀胱一次排空，不同于滴沥。常发生于上半夜熟睡中。患儿多数睡眠过沉，不易被唤醒。遗尿次数，轻者几天一次，重者每夜 1～2 次或更多。遗尿可以是一时性的，也可以连续数月，有时消失，有时再现，还有持续到性成熟前而自然消失，也有直到成年而未痊愈。有的患儿表现敏感、精神紧张、白天尿频。严重患儿亦有影响发育和智力的。小便常规检查无异常。

【诊断要点】

1. 根据病史、症状，未发现其他致病原因者，一般即可诊断。

2. 为确诊致病原因，应做必要检查，如大便找寄生虫卵，X 线检查脊柱裂等，以明确诊断。

【治疗】

治法：温肾健脾，固摄小便。

1. 针刺

处方：中极、膀胱俞、三阴交。

配穴：肾阳虚配肾俞、关元；脾肺气虚配气海、列缺、足三里；夜梦多配百会、神门。

操作：毫针针刺用补法，常配合用灸法。要求下腹部穴针刺时针尖向下斜刺，以不穿透腹壁为度，使针感放射到前阴部，行热补法。艾灸常用艾条灸、艾炷灸、温针灸，艾炷灸隔物灸可用隔姜、隔附子饼等。施灸部位多在下腹部或腰骶部。目前临床治疗本病多针灸并用，或单用灸法，特别是儿童怕针不合作者更宜。

2. 耳针

处方：肾、膀胱、皮质下、尿道。

方法：每次选用 2～3 个穴位，毫针刺用中等刺激，留针 20 分钟，每日 1 次。或用耳穴压丸法或埋针法，于睡前按压以加强刺激。

3. 穴位激光照射

处方：中极、膀胱俞、三阴交。

方法：用低功率氦-氖激光仪照射相应穴位，每穴照射 5 分钟，每日 1 次。对于畏针患儿尤为合适。

4. 穴位注射

处方：中极、膀胱俞、气海、肾俞、关元、关元俞。

方法：每次选用 2 个穴，用当归注射液或维生素 B_1、维生素 B_{12}、胎盘注射液、硝酸士的宁等，每次每穴注入药液 2ml，每日 1 次，4 次为 1 个疗程。

5. 皮肤针

处方：夹脊穴、气海、关元、中极、膀胱俞、八髎。

方法：用皮肤针轻叩，使皮肤微微潮红，也可叩刺后再加拔火罐。每日 1 次，4 次为 1 个疗程。

【文献摘要】

1. 王玉平等针刺治疗小儿遗尿 56 例。主穴：神门、委中。针具：30～32 号 1～2 寸的毫针。操作：准确取穴，常规消毒，神门浅刺，针尖斜向上刺 0.5 寸，多用补法，委中直刺，进针 1 寸，辨证施补泻，留针 28 分钟，中间行针 1 次，7 天为 1 个疗程，疗程间休息 3 天，针刺时间以下午为宜。配穴：温补下元：配中极、肾俞、膀胱俞、太溪，针用补法。补中益气：配气海、太渊、足三里、三阴交，针用补法。清利湿热：配太冲、行间、阳陵泉，针用泻法。结果：治愈 34 例，其中男孩 26 例，女孩 8 例；显效 14 例，其中男孩 10 例，女孩 4 例；好转 6 例，其中男孩 2 例，女孩 4 例；无效 2 例，约占 4%，均为男孩；总有效率为 96%。治疗时间最短者 1 个疗程，最长者 4 个疗程。

[王玉平，李润芳，华葵 . 针刺治疗小儿遗尿 56 例 . 陕西中医，2005，26 （5）：447.]

2. 刘军等温针灸治疗儿童遗尿症 41 例。取穴：天枢（双）、气海、关元、中极、足三里（双）、三阴交（双）、膀胱俞（双）、肾俞（双）。将一块硬纸片分别套盖在天枢（双）、关元、中极、足三里（双）、三阴交（双）穴位上，以防艾灸时烫伤，取 1 寸长华佗牌艾灸条套于针柄施灸。每穴灸 2 壮，留针 30 分钟。每日 1 次，连续 5 次休息两天。10 次为 1 个疗程，疗程间隔 2 天。共观察 2 个疗程。结果：痊愈 25 例，显效 7 例，有效 5 例，无效 4 例，总有效率 90.24%。

[刘军，李勇，刘耀，等 . 温针灸治疗儿童遗尿症的随机对照观察 . 四川中医，2006，24 （3）：98.]

3. 葛丽丽等针灸并用治疗小儿遗尿 60 例。取穴：以任脉穴及足太阳膀胱经穴为主。主穴：关元、中极、膀胱俞、三阴交。配穴：肾气不足，加肾俞、太溪；脾肺气虚加太渊、足三里。毫针刺用补法加灸。针刺后用艾条温和灸，先灸关元穴，使腹内有温热感为佳，再灸膀胱俞、肾俞，使腰骶部产生温热感为宜。每次留针 30 分钟，10 次为 1 个疗程，疗程之间休息 3 日。结果：经 1～3 个疗程的治疗，60 例患儿中痊愈 52 例，占 86.7%；好转 8 例，总有效率为 100.0%。

[葛丽丽，王炜，针灸并用治疗小儿遗尿 60 例 . 陕西中医，2007，28 （3）：325.]

【按语】　针灸治疗遗尿疗效较好，特别是大脑皮层失调、营养不良、感受风寒等引起者，针灸可作为临床首选治疗方法。这类患者多在 3～5 次治疗后明显好转，若 10 次以上治疗无效者，多说明有其他致病因素，应查明原因，再作治疗。

针灸治疗本病常用下腹、腰骶穴位为基本方，用穴较为集中，如中极、气海、关元、肾俞、膀胱俞等。远道常用三阴交、足三里以补益脾胃，也有用百会升提中气，列缺补肺益气。治疗遗尿有多种穴位刺激方法，可根据儿童接受与方便选用。如耳针法，便于长时间、定时按压，治疗间歇时间长，可减少患者就诊次数；激光穴位照射无痛、无菌、无副作用，儿童乐于接受；穴位注射每次治疗所化时间少，较大儿童比较适合；皮内针埋藏有便于定时按压的优点。其他如穴位磁疗、穴位敷贴等也可选用。

针灸治疗遗尿的疗效与多种因素有关，如机体功能状态，头脑反映寻敏者疗效好，下午治疗、特别睡前用灸法效果好等。针灸对某些器质性病变引起的遗尿效果不佳，如大脑发育不全、脑部炎症后遗症、肿瘤、先天性隐性脊柱裂等。对蛲虫病、泌尿道感染等应配合治疗原发病。本病有一定的复发率，特别当阴冷天，或患儿过于疲劳，白天过于兴奋，或感受风寒后，一般说复发后再针灸仍然能够获效。

对本病患儿应解除心理负担和紧张情绪，树立信心，消除自卑、怕羞心理。避免精神刺激，严禁斥责体罚。其次应培养良好习惯，纠正贪玩，避免过度疲劳；晚间限制进水量，少进流质饮食；睡前排空小便，侧卧睡，在其经常尿床的钟点前唤醒起床小便。

小儿脑性瘫痪

【概述】 小儿脑性瘫痪简称小儿脑瘫，是指由于不同原因引起的非进行性中枢性运动功能障碍，可伴有智力低下、惊厥、听觉与视觉障碍及学习困难等。

本病相当于中医儿科的"五软"、"五迟"、"胎弱"、"胎怯"、"五硬"等。所谓五软又名软瘫，即头、颈、手足、肌肉及口瘫软无力。五迟是指立迟、行迟、发迟、齿迟、语迟。本病的发生主要是先天不足、后天失养、病后失调及感受热毒，致使气血不足，五脏六腑、筋骨肌肉、四肢百骸失养，形成亏损之证。故四肢无力，手软不能握持，足软不能站立；脾胃气虚，故肌肉虚软松弛，形体瘦弱，智力迟钝；口唇为脾之外候，脾胃虚故唇色淡白，咀嚼无力，时流涎水；头为诸阳之会，先天不足，阳虚髓弱，后天失养，脾之清阳不升，脾肾俱亏，故头软不能抬举。以上病证也可因感受热毒，耗伤气血所致。由于正气不足，气血津液代谢、运行失常，故也可造成部分患者气滞血瘀、痰阻经络的变化。本病的病位在脑，与心、肝、脾、肾关系密切。病变性质多属虚证，也有虚实夹杂证。

西医学认为引起小儿脑瘫的原因较多，但对患儿中枢神经系统的伤害或发生于出生前，包括感染、代谢障碍、先兆流产、早产、多胎妊娠、接触某些化学药物、放射线等，都可以引起胎儿脑发育障碍，或发生于围产期，如胎盘早剥、脐带脱垂或绕颈、难产所致胎儿窒息、颅内出血等，或发生于出生后头部外伤、感染、核黄疸等。病变部位主要在锥体系，同时可累及到锥体外系、小脑、甚至脑干、脊髓。引起脑部某区的软化、坏死、囊变，或某部发育不良、脑穿通畸形或脑萎缩等。

【临床表现】 根据运动功能障碍的表现区分痉挛型、锥体外系型、共济失调型及混合型。

1. 痉挛型脑瘫 是最常见的类型，约占70%。主要病变在大脑皮层运动区和锥体束。特点是肌张力增强、腱反射亢进、踝震挛和巴宾斯基征阳性。患儿两上肢内收、后旋；肘、腕、脂间关节屈曲。两下肢伸直，扶立时足尖着地，两腿内收呈剪刀状。根据瘫痪部位又可分为偏瘫、四肢瘫、截瘫、单瘫及三肢瘫。另有部分患儿为肌张力低下性四肢瘫痪，见于6个月～4岁之间，有人认为是痉挛型的前期表现。

2. 锥体外系型脑瘫 主要病变累及基底节。表现为不自主、无规则、不能控制和无目的的运动，睡眠时消失。婴幼儿时肌张力较低，儿童时期表现为手足徐动、舞蹈样动作、扭转痉挛、肌肉震颤或强直。多为核黄疸的后遗症。

3. 共济失调型脑瘫 较少见，主要病变在小脑及其通路上。自幼出现非进行性共济失调及意向性震颤、肌张力低下、轮替运动失常、指鼻及指指试验阳性。此型预后较好。

4. 混合型脑瘫 以上任何两型或三型混合存在，提示病变部位广泛。临床以痉挛型与锥体外系型的混合型常见。

重症脑瘫可伴智力低下、癫痫发作、语言障碍、视觉及听觉障碍及学习困难等。

【诊断要点】

1. 早期根据肌肉张力增强，运动发育迟缓，姿势、反射、肌力异常等即可诊断。但作病因诊断较为复杂，通过体格检查可确定运动障碍的类型，通过询问病史及CT扫描或找出致病原因。

2. 应与脑白质营养不良鉴别，脑白质营养不良为染色体隐性遗传，起病于 1～2 岁或更晚。症状进行性加重。表现为步态不稳、痉挛性双侧瘫痪、癫痫发作、语言障碍、视神经萎缩，最终呈去大脑强直。脑脊液蛋白升高，尿或白细胞的特殊检查可见芳基硫酸脂酶缺乏。

3. 应与婴儿型脊髓性肌萎缩鉴别，此病患儿智力正常，膝腱反射难以引出，肌张力低下。脑性瘫痪则智力低下，腱反射亢进。肌张力低下型脑性瘫痪患儿随年龄增长肌张力逐渐增强。

4. 应与脊髓-小脑共济失调综合征鉴别，此为进行性退行性改变，症状随年龄长大逐渐加重，而共济失调型脑瘫无变化或减轻。

【治疗】

治法：滋养肝肾，补益气血，化痰通络。

1. 针刺

处方：百会、四神聪、大椎、合谷、足三里、悬钟。

配穴：肾精亏虚加肾俞、志室、太溪；痰瘀阻络加委中、曲泽刺血，膈俞、血海针刺。

操作：本病属于虚证或本虚标实证，病变在脑部，尤其是病程较长、病情较重者，康复较为困难。针灸治疗一般用补法，可以配合用灸法。因一般患儿难以合作，可用提插捻转、不留针手法。隔日 1 次，3 个月为 1 个疗程。疗程结束后休息 1 周，进行下一个疗程时可隔日 1 次。

2. 头针

处方：额中线、顶颞前斜线、顶旁 1 线、顶旁 2 线、顶中线、颞后线、枕下旁线。

方法：局部消毒后，用 1.5 寸毫针迅速刺入皮下，深度在帽状腱膜下，然后将针体与头皮平行，推送至所需的刺激区，留针 2～4 小时，留针时可以自由活动。隔日 1 次，20～30 次为 1 个疗程。

3. 穴位注射

处方：大椎、足三里、阳陵泉、曲池、合谷。

方法：用 10％葡萄糖注射液、维生素 B_1、维生素 B_{12}、5％的 L-酪氨酸等，10％的葡萄糖在肌肉丰厚处可注射 10ml，其他药量依病情增减。每次选用 2～4 穴，每次每穴注入 0.5～1ml，隔日 1 次。20～30 次为 1 个疗程。

4. 耳针

处方：枕、皮质下、心、肾、肝、脾、神门。

方法：每次选用 2～4 穴，毫针刺用弱刺激，留针 30 分钟，隔日 1 次，亦可用埋丸法，30 次为 1 疗程。

【文献摘要】

1. 江克文等用 A 型肉毒杆菌毒素注射结合针灸推拿治疗痉挛型脑性瘫痪患儿 13 例。BTX-A，用注射用水稀释至浓度为 22U/ml，小腿的腓肠肌、比目鱼肌和趾长屈肌，大腿的内收肌、半腱肌和半膜肌等，每块肌肉注射 2～8 个位点，相距 2.0～3.0cm。每个位点注射 0.4～0.5ml，每次总量不得超过 110U，仅在 3 个月观察期开始时注射 1 次。针灸取穴：百会、四神聪、运动区为主穴，上肢瘫配曲池、手三里、外关、合谷；拇指内收、精细动作差者配鱼际、八邪；下肢瘫者配阳陵泉、足三里、丰隆、委中、解溪、三阴交、昆仑、太冲等。将诸穴分为两组（一组为百会、运动区、曲池、外关、八邪、阳陵泉、委中、三阴交；另一组为四神聪、手三里、合谷、鱼际、足三里、丰隆、昆仑、太冲）交替选用；针刺一般留针 10～20 分钟。手法矫形 20～30 分钟，隔天 1 次，10 次为 1 个疗程，共 3 个疗程；3 组均在治疗医师的指导下，由家长进行康复训练。结果：显效 4 例，有效 8 例，无效 1 例，总有效率 92.3%。

[江克文，吕娟芬，水泉祥，等.A 型肉毒杆菌毒素结合针灸推拿治疗痉挛型脑性瘫痪患儿的临床观察.中国中西医结合杂志，2003，23（11）：858.]

2. 管遵惠等以舌针为主治疗小儿脑瘫 112 例。舌针取穴：心穴、脾穴、肝穴、肾穴、中矩、舌柱、金津、玉液。针刺方法：医者左手垫纱布敷料，固定舌体于口外，进行针刺。补法：选用 30 号 1～1.5 寸针灸毫针，在选定的穴位上，拇指向前小弧度捻转 3～9 次，稍停，为一度补法，一般行一度或三度手法，不留针，捻转时，进针 0.5～1 分许，勿令太深，一般不会出血。泻法：选用 28 号 1～1.5 寸针灸毫针，进针 1～2 分，拇指向后大弧度捻转 6 次，稍停，为一度泻法，一般行二度或四度手法，不留针。舌底穴位中矩、舌柱、金津、玉液进针要稍深，针刺泻法个别穴位可能会出血。配合头针、体针。根据辨证实施补泻，隔日 1 次或每周针刺 2 次，20 次为 1 个疗程，每疗程后休息 7 天。结果：112 例患儿，经治疗 60～180 次后评定疗效。基本痊愈 21 例（18.75%），显效 44 例（39.29%），好转 40 例（35.71%），无效 7 例（6.25%）。总有效率 93.75%。

[管遵惠，郭翠萍，丁丽玲.舌针为主治疗小儿脑瘫 112 例疗效观察.中国针灸，2001，21（11）：659.]

3. 林馨针灸按摩加口舌操治疗脑性瘫痪流涎症 22 例。针灸治疗：①头针：针刺百会穴，语言 1、2、3 区，隔日针 1 次，每次留针 4 小时。②口针：针刺两侧地仓，透刺颊车及下关穴，隔日针 1 次，每次留针 30 分钟。按摩治疗：有节律地轻揉口唇四周、面颊内外侧，按压舌根，摩擦齿龈，被动上抬下颌，压迫涌泉穴、承浆穴，每次 30 分钟，每日 2～3 次。口舌操：指导患儿做口舌部的运动能力训练：①控制口的开合；②撅嘴训练；③舌的控制练习，指导者示范舌进行上下左右及旋转运动，使其模仿；④摩擦扣击牙齿至出声练习；⑤模拟咀嚼练习；⑥吸吮练习；⑦唇角外展运动练习；⑧吞咽练习。以上训练每次 20～30 分钟，每天 2～3 次。用上述方法 30 天为 1 个疗程，休息 1 周，可连续治疗 2～3 个疗程。治疗时间最短 3 个月，最长 9 个月。结果：显效 5 例，有效 13 例，无效 4 例。

[林馨.针灸按摩加口舌操治疗脑性瘫痪流涎症 22 例临床观察.中华中医药杂志，2006，21（11）：700.]

【按语】 小儿脑瘫系脑部病变所致，对已经受损的脑组织，无特效药物治疗。如能早期诊断，采取综合治疗，可减轻运动功能障碍。脑瘫形成以后，恢复比较困难，轻症脑瘫，智力正常或接近正常者，瘫痪程度不严重者预后较好。若瘫痪严重，智力低下，则难恢复。在多种治疗与康复方法中，针灸是重要方法之一，一般采用补先天，以督脉，背俞穴为主，如百会、大椎、身柱、腰阳关等，因督脉能贯脊入脑，脑为元神之府，是精神活动的中枢。督脉又为阳脉之海，通调全身阳气及十二经气血，针刺督脉腧穴不仅能醒脑开窍，还可调理周身气血，增强体质。针灸治疗还应重视调后天，以手足阳明经为主。本病病变范围一般较广，大多为手足阳明经分布所过。脾主四肢，手足痿软乃中州之气不足，不营养四肢，胃为水谷之海，五脏之本，六腑之大源。脾胃气血充沛既能滋养筋骨、肌肉，又能使气血旺盛，加速智能发育。且针刺手足阳明经随机体功能状况及针刺方法的不同而有扶正与祛邪的不同效果，若兼痰瘀阻滞，针刺手足阳明经可旺盛气血，促进气血运行而消除病理因素。本病临床症状众多，治疗难以短期见效，长期治疗应考虑数组处方轮流交替使用，并根据患者不同临床表现随症选穴。如语言障碍，因语言为智慧的表现，为心所主。心气不足，智窍不通，则语言迟缓。心气通于舌，舌为心之苗，所以除用局部廉泉、金津、玉液外，可用通里调心气，开心窍。其余诸症如指关节屈曲、肘关节拘挛、内旋、腕下垂、足内翻、外翻、踝关节下垂、剪刀步态、腰软等皆以局部配穴为主。针灸治疗小儿脑瘫的疗效与病情轻重有关。一般单侧瘫痪比双侧瘫痪易于治疗，产伤比先天发育不良、核黄疸后遗症易于治。同时脑瘫患儿早期治疗甚为重要，应在2岁以前，肢体无畸形改变时及早治疗。还应注意针灸治疗本病多数要3个月以上方能见效，故对本病的治疗应有耐心。

本病的治疗与康复应采取综合方法，首先应加强护理，供给充分的营养，加强保育工作，防止意外事故和其他疾病的发生。合理的教育与功能训练，包括日常生活动作的训练、语言训练、劳动技能训练等，促进智能发展，预防肌肉萎缩，改善全身状况。

小儿麻痹症

【概述】 小儿麻痹症又称脊髓灰质炎，系脊髓灰质炎病毒引起的一种急性传染病。临床以发热、咽痛、咳嗽、出汗，或伴有腹痛腹泻，全身肌肉疼痛，继而出现肢体软弱无力，呈弛缓性麻痹，久则肌肉萎缩为特征。一年四季皆有，以夏秋季节发病率最高。多发于1～5岁小儿，尤以6个月～2岁小儿最多。严重者可因延髓受损，导致呼吸肌、吞咽肌麻痹，甚至呼吸中枢麻痹，而危及生命。

据其临床症状，本病可概括在中医的"湿热"、"暑湿"、"湿温"、"痿证"、"软脚瘟"、"痿疫"等病证中。其发生多因感染湿热、时疫之毒，由口鼻入侵肺胃二经，不同于一般温病的是，本病邪毒入侵肺胃以后，旋即流注经络，导致经络气血运行不畅。症状严重的程度与风湿热时行病毒的轻重及患儿正气的强弱有关。若正能胜邪，则仅犯肺胃。若正虚邪盛，则邪气注入经络，累及肝肾发生瘫痪。正虚邪陷心肝，则可能出现内闭外脱危候。当邪闭肺络，若肺气绝，则可能导致呼吸衰竭而死亡。

西医学认为本病系由病毒引起的肠道传染病，其病原体随传染源粪便排出，经水、食物、苍蝇等日常生活接触传播，另外从病人的鼻咽分泌物中能分离出本病病毒，且初期病人有上呼吸道症状，因此认为也有通过空气传染的可能。

【临床表现】 根据病程和临床表现，本病可分为五期。

1. 前驱期 体温上升至38～39℃。全身不适，饮食减少，出汗，头痛，全身感觉过敏，或有腹痛、恶心、呕吐、腹泻或便秘，或有咳嗽、流涕、咽痛等症。苔薄白或黄厚，质红，脉濡数。证候多属邪犯肺胃。

2. 瘫痪前期 经过1～6天，前趋期热退后，热度再起，显示双峰热型，发热多在39℃以下。面赤，皮肤微红，出汗，并有呕吐，全身肌肉酸痛，感觉过敏，颈项强直，四肢轻度震颤，神清，但易昏睡。苔腻，质红，脉濡数。证候多属邪窜经络。

3. 瘫痪期 在瘫痪前期的3～4天，天始发现瘫痪，并日渐加重，多数经过5～10天即不再加重，部分患儿仍有发热，在38℃左右，然后下降不再进展。瘫痪部位的肌肉疼痛。瘫痪可以发生于身体的任何一处，但以四肢为主，尤以下肢为多。局部皮肤温度较低。较为严重的是膈肌、肋间肌、咽部肌肉、声带瘫痪和喉肌痉挛，可使呼吸困难。舌质红，苔黄腻，脉弦滑或濡数。证候多属湿热稽留经络。

4. 恢复期　瘫痪后 1～2 周，病肢开始恢复，轻症经过 1～3 个月能恢复较好，重症需经过 6～18 个月，或更久才能恢复。证属经络瘀阻。

5. 后遗症期　瘫痪较久，患肢皮肤冰凉，筋骨渐枯，肌肉渐萎缩，肢体畸形，如脊柱前凸或侧凹、膝后弓、马蹄足、内翻或外翻，甚至丧失活动能力。舌质红或淡红，苔少或白苔，脉沉细。证属肝肾不足、气虚血瘀。

【诊断要点】

1. 本病初期类似感冒，可根据夏秋季节流行情况及症状如多汗、嗜睡或烦躁、头痛、恶心、呕吐等疑为此病，并密切观察。

2. 瘫痪前期应特别注意背部强直征与脑脊液的变化。而确诊往往需借助病毒学检查。

【治疗】

治法：祛邪通络，濡养筋脉。

1. 针刺

处方：下肢麻痹：腰夹脊、髀关、伏兔、足三里。

上肢麻痹：颈夹脊、肩髃、曲池、手三里、合谷。

腹肌麻痹：胸夹脊、带脉。

配穴：颈软无力配风池、百劳、大杼、肩中俞、后溪、昆仑；呼吸困难配膈俞、期门、大包、天突；呼吸不齐配膻中、尺泽、内关、会阴；吞咽困难配天突、扶突、天鼎、合谷；尿潴留或尿失禁配水道、关元、中极、阴陵泉、委阳、中髎；不能排便配天枢、大横、气海、上巨虚；足外翻配商丘、太溪、复溜、三阴交；足内翻配昆仑、丘墟、跗阳；手下垂配外关、阳溪、阳池、阳谷。

操作：对于麻痹肌肉的治疗，总的原则是重用手足阳明经穴与夹脊穴，其他选穴、选穴多少视麻痹部位及其大小而定，一般每次选用 4～6 个穴，轮流使用。对四肢瘫痪的治疗以浅刺疾出的手法，进针得气后便可出针。对吞咽困难、呼吸障碍等应用捻转法，反复行针，针刺会阴对调整呼吸有独到的作用，应深刺 1.5～2 寸，反复行针。针刺手法，初期感觉过敏，用疾刺疾出手法，后期感觉迟钝用较重刺激。过去主张病初需安静休息，尽量避免刺激，到热退瘫痪症状明显后才开始应用，但实践证明，病程初期可以积极配合针灸治疗。一般来说，从热退到恢复期这一阶段主要是针灸治疗，针刺的刺激量可适当加强才有利于瘫痪的恢复。针刺是否留针视患儿配合程度而定。后期可配合用灸法、拔火罐或其他疗法。

2. 穴位注射

处方：根据瘫痪部位，参照体针处方。

方法：每次选用 2～4 个穴，用 10% 葡萄糖 10～20ml，每穴注入 2ml；或用盐酸呋喃硫胺（长效维生素 B_1）、维生素 B_{12}、加兰他敏，或复方当归等，每穴 1～2ml，隔日 1 次，30 次为 1 个疗程。

3. 电排针

处方：下肢瘫痪：①胃经、脾经穴组；②膀胱经、胆经穴组。

上肢瘫痪：①大肠经、肺经穴组；②小肠经、三焦经穴组。

方法：每次选用一组穴位及督脉穴位，沿经脉循行，从受损部位起端开始，依次进针，针间距约 3cm，连接成排，每次用两排，然后依次行针催气，得气后加大指力，以插为主，插多提少，诱发针感上下传导。再以细铜丝缠绕连接各针，接通脉冲电源。每次通电 20 分钟，隔日 1 次，20～30 次为 1 个疗程。

4. 皮肤针

处方：背部督脉穴、夹脊、背俞穴、手足阳明经穴。

方法：根据瘫痪部位选用叩刺穴位，从上而下循经用轻刺激叩刺，每次叩刺 20～30 分钟，隔日 1 次，30 次为 1 个疗程。

5. 穴位结扎

处方：根据病变肌群的神经分布选用有关穴位，每次 1～2 个点。

方法：常规消毒后，切开皮肤，用止血钳在治疗点做一定强度及一定范围的刺激，再以羊肠线将治疗周围的组织结扎起来而产生治疗作用。一般 15～20 日治疗 1 次，7 次为 1 个疗程。

【文献摘要】

1. 李延芳等用多经多穴治疗小儿麻痹症 500 例。患者最小 3 个月，最大 14 岁，以 3 岁以内者居多。轻症每次选用 1 条阳经、1 条阴经；重症每次选用 2 条阳经、1 条阴经。并视麻痹肌肉的经络分布，阴阳经灵活掌握、交替使用。上肢选用尺泽、太渊、大椎、身柱、肩髃、曲池、合谷、外关；下肢选用髀关、伏兔、梁丘、足三里、环跳、阳陵泉、三阴交；配穴：腰肌麻痹配命门、肾俞、大肠俞、次髎；腹肌麻痹配中脘、气海、阿是穴；肋间肌麻痹配章门、期门、带脉；呼吸肌麻痹配肺俞、天突；足外翻配复溜、商丘；足内翻配丘墟、申脉、跗阳；足尖下垂配解溪、八风；跟行足者配承山、昆仑、太溪、阿是穴。轻刺不留针，每日 1 次，15 次为 1 个疗程，休息 5 天再进入下一疗程。共治疗 500 例，治愈 306 例（61.2%），显效 184 例（36.8%），好转 10 例（2%）。治疗次数最少的 5 次，最多的 102 次。

［李延芳，等.多经多穴治疗小儿麻痹症 500 例.中国针灸，1991，11（3）：5.］

2. 牛勇等针灸结合推拿治疗小儿麻痹后遗症 20 例。取穴：曲池、外关、风市、环跳、足三里、绝骨、阳陵泉、昆仑、合谷、中脘、气海、膀胱俞、百会等。在临床上，根据患者的实际症状，辨证施治，局部消毒后，用 1.5～3 寸毫针针刺，以有酸麻胀感为宜，一次性治疗。推拿疗法：在瘫痪肌局部和松弛关节周围，用擦、按、搓、拿、揉等手法进行按摩推拿，每一部位 4～10 分钟，隔日 1 次，1 个月为 1 个疗程。并授以特殊的功能锻炼方法。结果：经一次性针灸治疗后双下肢全部等长。经 1～2 年功能锻炼，28 条腿畸形完全消失 8 条，畸形缓解不影响关节功能者 17 条，痊愈率为 89.3%，3 条腿畸形好转尚影响功能，好转率为 10.7%。14 条胳膊中痊愈 3 支，痊愈率为 21.4%，好转 10 支，好转率为 71.4%，无效 1 支，无效率为 7.2%。

［牛勇，卢延旭，刘媛.小儿麻痹后遗症的针灸治疗.针灸临床杂志，2002，18（10）：24.］

【按语】 本病属中医痿证范围，针灸治疗根据"治痿独取阳明"的原则，多用阳明经穴为主。痿证的成因，初期由邪热耗伤津液，经筋失养。病久可导致气血两虚、肝肾不足，同时兼有瘀血阻络。针灸多种穴位刺激方法均对本病有较好疗效，总的有效率并无明显差异。一般以针刺为主，配合穴位注射、皮肤针、电针等交替使用。选穴的多少根据病变部位的大小而定。针刺手法在初期感觉过敏、肌肉疼痛之时，应予轻刺疾出方法。后期感觉迟钝则应重刺，反复行针，以求有较好针感。针灸治疗本病的效果主要决定于病变时间的长短与病变程度。对于后遗症主张早期治疗，后期若患者体质较虚，肌肉萎缩，肢体畸形则效果较差。除针灸治疗外应加强肢体功能锻炼，有助于提高疗效和加速患肢的恢复。

先 天 愚 型

【概述】 先天愚型又称21-三体综合征，是由于常染色体畸变引起的最常见的染色体病。临床以智力低下、特殊面容或伴有其他畸形为特征。

本病在中医的"五迟"、"五软"、"解颅"等病证中有所描述。中医认为主要由于先天胎禀不足，父母气血虚弱，先天有亏，致小儿肾气亏虚，肾精不足，心神脑髓失于充养，以致智力迟钝，气血精液不足，脏腑筋骨肌肉失养，而兼有肢体器官发育异常。病位主要在肝肾，病性以虚为主。

西医学引起本病染色体畸变的主要原因有高龄孕妇，如35岁以上，多胎的最后一胎，多年不孕者或妊娠早期患病毒感染、接受放射线治疗及服用某些药物等。染色体易位型多为年轻母亲所生。使患儿染色体总数为47个，有一个额外的21号染色体。由于患儿体内有三个21号染色体，其所载基因较正常人多，破坏了体内遗传物质间的平衡状态，使胎儿发育异常。

【临床表现】 患儿智力发育障碍，体格发育迟缓，具有特殊的面容，如眼距宽、两眼外侧上斜、鼻根扁平、口半张、舌常伸出口外，流涎多，故称伸舌样痴呆。四肢肌张力低下，韧带松弛，故关节可过度活动。小指短并向内弯曲。常伴有其他畸形如先天性心脏病、脐疝、小阴茎及多指趾等。患儿易患肺炎等呼吸道感染。手掌皮纹有特征性表现，如一侧或双侧通贯手，手掌三叉点 t 移向掌心，atd 角增大，手指箕形纹增多等。

【诊断要点】
1. 根据智力低下、特殊面容、体格发育迟缓和皮纹特点，及染色体检查即可诊断。
2. 应与呆小病（克汀病）鉴别。克汀病即先天性甲状腺功能低下，其症状及体征出现于生后数周，舌大而厚，毛发干燥稀疏，皮肤粗糙，其染色体正常。

【治疗】
治法：通调督脉，补益脾肾，健脑开窍，活血强筋。
1. 针刺
处方：百会、四神聪、通里、足三里、三阴交。
配穴：好动者配合谷、太冲、内关；喜静者配水沟、神门、大钟；语言障碍配哑门、心俞；上肢瘫痪配曲池、合谷、外关；下肢瘫痪配环跳、阳陵泉、悬钟；遗尿配关元、肾俞。体虚多病者配相应夹脊穴。
操作：针刺用补法，四肢穴用疾刺疾出法，小幅度提插捻转，不留针，头皮穴可横卧针身，置于帽状腱膜下，留针30～60分钟。也可配合用电针。哑门穴用1寸毫针缓慢进针。隔日针刺1次，30次为1个疗程。
2. 耳针
处方：心、肾、缘中、交感、垂前、神门、内分泌。
方法：用埋针或埋丸法，每日按压穴位3～5次，每次每穴2分钟，至耳穴区红热。

3. 穴位注射

处方：哑门、风池、大椎、肾俞、内关、足三里。

方法：用乙酰谷酰胺 250mg、呋喃硫胺 20mg，或用当归注射液、丹参注射液等，每穴注入药液 1～2ml，隔日 1 次，20 次为 1 个疗程。

【文献摘要】

1. 田岭娣等用耳压与针药并用治疗儿童智力低下。耳压取穴为：①肾、脑点、脾、枕、神门、内分泌；②肾、脾、肝、肾上腺、脑、额。每次取穴 1 组，用王不留行籽贴压，每周 2 次。依次每月更换 1 组耳穴，3 个月为 1 个疗程。针刺用 3 组穴位：①百会、四神聪、神门、太冲；②通天、上星、风府、大陵、昆仑；③玉枕、精神感区、内关、照海。每次取用 1 组穴，隔日针刺 1 次，施平补平泻手法，留针 20 分钟。依次每月更换 1 组穴位，3 个月为 1 个疗程。同时配合益智健脑膏贴敷于腕、踝部针刺相应的穴位上，24 小时后洗净。共治疗 100 例，显效 7 例，有效 69 例，无效 24 例，总有效率为 76%。

[田岭娣，冯秀娥，陈慧，等．针刺为主治疗儿童智力低下 100 例临床观察．中国针灸，1996，16（6）：1.]

2. 靳瑞等以四神聪、智三针为主穴治疗小儿弱智。智三针即神庭一针、左右本神各一针。并根据中医辨证，好动难静者属阳证配四关、内关、劳宫、涌泉；喜静少动者属阴证配足三里、人中、三阴交、神门；语言障碍者配通里、哑门；运动障碍者配曲池、肩髃、外关、环跳、阳陵泉、悬钟；久病体弱者配五脏背俞穴。主穴每次均针刺，配穴交替使用。前 20 日每日 1 次，以后隔日 1 次。共治疗 558 例，显效 127 例，有效 314 例，无效 117 例，总有效率 79.03%。

[靳瑞，等．以四神聪、智三针为主治疗弱智儿童 558 例临床疗效观察．中国针灸，1992，12（2）：3.]

3. 闻韶华用耳压法治疗先天愚型。取主穴为心、缘中、肾、枕、交感、垂前、耳迷根、神门、胸、内分泌，配穴取眼、肝、肺、外鼻、甲状腺、皮质下、心脏点。用王不留行籽或油菜籽加活血镇痛膏贴压，至耳穴有胀感、耳部发红即可。穴位分组轮换，耳郭皮肤洗净，勿用力太过而压破皮肤。嘱家长每日按压 3～4 次，每周 2 次，10 次为 1 个疗程。共治疗 60 例，显效 35 例，有效 18 例，无效 7 例，总有效率 88.33%。

[闻韶华．耳压治疗先天愚型 60 例疗效观察．北京中医，1993（1）：34.]

【按语】 近年来脑病的深入研究，以及针灸在治疗神经精神系统疾病的广泛运用，用针灸治疗小儿智力低下报道渐多，其中包括先天愚型。先天愚型中多数预后不佳，现代医学一般试用谷氨酸或 γ 氨基丁酸、甲状腺素片、维生素 B_1、维生素 B_6 等。针灸能在一定程度上改善患儿症状，提高智力，无疑减轻了病家的痛苦与负担。针灸治疗多用头部督脉穴为主体，兼以取心、脾胃、肾有关穴位，以补肾益髓，健脑开窍。一般隔日针刺，疗程较长。也可配合耳针治疗以提高疗效。应该积极预防本病的发生，对高龄妇女采取节育措施，积极预防孕妇的病毒感染，妊娠前后避免 X 线照射和滥用化学药品。

小儿多动症

【概述】 小儿多动症，即脑功能轻微障碍综合征，是指小儿智力正常或接近正常，有不同程度的学习困难、自我控制能力弱、活动过多、注意力不集中、情绪不稳定和行为异常等症状。多发生于 4～16 岁的儿童，男孩多于女孩。

根据临床表现，本病属中医的心神不宁之证，认为其病位在心神（脑），由于先天禀赋不足，使阴阳偏盛偏衰，或后天失于调护，使心脾、肝肾阴阳失于平衡，或心脾两虚，心失所养，或阴血不足、心火、肝阳偏亢，也有痰瘀内阻，郁而化火者，病变性质有虚有实，或虚实兼见。

西医学对本病原因尚不清楚，认为可能与出生前后的轻微脑损伤、多基因遗传和环境因素、重金属中毒、微量元素缺乏等有关。近年来认为可能是由于神经细胞突触间隙中的神经递质（去甲肾上腺素、5-羟色胺）不足，信息不能顺利上传，以致患儿大脑皮层不能接受调节觉醒和抑制功能所必须的兴奋，无法抑制自身的行为，从而产生一系列临床症状。同时发现患儿24小时尿香草基扁桃酸值低于正常。

【临床表现】 患儿主要表现为行为异常，主要是运动过多和动作不协调。婴儿时不安静、易激惹，睡眠不安。幼儿时不能静坐，任意破坏东西。学龄期不能静坐听讲，小动作多。部分患儿表现为活动过少或精神呆滞。患儿注意力不集中，控制力差，容易冲动，部分有遗尿症。学习困难。部分患儿有轻微的神经系统阳性体征，如动作笨拙、轮替动作和精细动作欠灵活。

【诊断要点】

1. 根据病史与行为异常即可诊断，学龄儿童多见，家长与教师的日常观察有利于诊断。

2. 应与精神分裂症相鉴别，精神分裂症有注意力不集中，情绪不稳定，但多表现为孤独怪僻，恐惧，与周围人难以交往，喜静少动。

3. 应与抽动-秽语综合征相鉴别，该病表现为面、颈、手足不自主抽动，不自主发声及秽语。氟哌啶醇治疗有效，而苯丙胺可致恶化。

【治疗】

治法：宁心安神，平肝潜阳，益肾健脑。

1. 针刺

处方：百会、印堂、风池、内关、太冲、太溪。

配穴：注意力不集中配四神聪、大陵；动作过多配心俞、膻中；烦躁不安配照海、神庭；食欲不振配中脘、足三里；遗尿配中极、膀胱俞。

操作：每次选用3～5个穴，快速进针，用平补平泻手法，四肢穴位提插捻转即可出针。头部穴位可适当留针，间歇行针，留针30分钟。每日或隔日1次，30次为1个疗程。

2. 耳针

处方：心、肝、肾、皮质下、肾上腺、交感、枕。

方法：两耳穴位交替使用。毫针刺用中等刺激，留针30分钟，隔日1次。或用埋针或埋丸法。

【文献摘要】

1. 许学兵等针刺治疗小儿多动症34例。穴取大椎、神阙。选用一次性0.25mm×25mm无菌针灸针，垂直刺入穴位5～10mm，留针10～30分钟，留针期间各穴弹刮运针2次，每次运针2～3分钟。每星期治疗2～3次，30天为1个疗程。结果：显效24例，有效9例，无效1例，总有效率97.1%。

［许学兵，刘红娇，彭剑虹．针刺与西药治疗小儿多动症对比观察．中国针灸，2007，

27（12）：904.]

2. 李红等总结张家维教授针灸治疗小儿多动症 380 例。肝肾不足型：取穴四神聪、率谷、脑户、神庭、内关、三阴交、太溪。手法用捻转补法，留针 20 分钟。用梅花针循经络走向，叩打背部督脉、膀胱经经脉 6 次，并重点叩打肝俞、肾俞穴。肝郁气滞型：取穴四神聪、率谷、脑户、神庭、劳宫、太冲。手法用捻转泻法，留针 20 分钟。用梅花针逆经络走向，叩打双上肢心包经及手指尖。两型均配合王不留行籽耳穴贴压，取神门、心、肝、胆、肾、脑、皮质下、交感。针刺及梅花针叩打为隔日 1 次，耳穴贴压每星期 1 次，3 个月后统计疗效。结果：痊愈 50 例，显效 170 例，有效 101 例，无效 59 例，总有效率 84.47%。

[李红．张家维教授针灸治疗小儿多动症 380 例临床研究．上海针灸杂志，2004，23（8）：23.]

【按语】 本病临床主要表现动作过多与不协调，如摇头、伸颈、努嘴、眨眼、嗅臭、吐舌、挤眉、耸肩、踢腿、胸廓震颤等，尤其在情绪紧张时发作频繁。针灸采用宁心安神、平肝潜阳法，调整脏腑阴阳，改善大脑功能，能起到减轻症状作用，具有一定的临床效果。临床多用针刺法，或用体针结合耳穴压丸法治疗。但由于某些因素患者容易复发，复发后继续针灸仍然有效。

（七）皮肤科疾病

湿 疹

【概述】 湿疹是由多种内外因素引起的一种皮肤炎症，临床以皮损多形、渗出明显、病程慢性、复发倾向为特征。

湿疹包括在中医所称的癣疮之内，因其症状及病变部位的不同，名称各异。如浸淫遍体，渗液极多者名浸淫疮；身起红粟，瘙痒出血的称血风疮；发于面部者称面游风；发于耳部的称旋耳风；发于乳头者称乳头风；发于脐部者称脐疮；发于阴囊者称绣球风或肾囊风；发于肘、膝窝处称四弯风；发于手掌者称鹅掌风；发于小腿者称湿臁疮、湿毒疮；发于肛门者称肛门圈癣。此外又有恶疮、湿毒之称。本病与风湿热邪侵袭肌肤有关。精神紧张，思虑过度，损伤脾气，水湿运化失常，停滞为湿，郁久化热，湿热互搏，蕴于肌肤而发病。或久病伤血，血虚生风化燥，使肌肤失于濡养而成。本病病位主要在脾，"湿"邪是主要病因。病变性质在病初多实证，多见风热、湿热，病久则虚实相兼，多见阴虚夹湿、脾虚湿盛、血虚风燥等。

西医学认为本病是由复杂的内外激发因子引起的一种迟发性变态反应，患者可能具有一定的素质，后者受遗传因素支配，又受健康情况及环境条件的影响。变应原可以是摄入的食物、吸入的物质、病灶感染、内分泌及代谢障碍，外界因素如寒冷、湿热、油漆、毛织品、麦芒等刺激。

【临床表现】 按皮损表现可分为急性、亚急性、慢性三种。

急性湿疹为多数密集的粟粒大的丘疹、丘疹疱、小水疱、脓疱，并与糜烂、渗出、结痂并存。初起密集的点状红斑及粟大小丘疹和丘疱疹，很快变成小水疱，破溃后形成点状糜烂面，瘙痒难忍，影响睡眠，并可合并感染形成脓疱，脓液渗出。亚急性湿疹为急性湿疹迁延而来，见有小丘疹，并有少数丘疹疱和水疱，轻度糜烂，剧烈瘙痒。急性、亚急性湿疹反复发作不愈，则成为慢性湿疹，或一开始就是慢性炎症。表现为皮肤粗糙、增厚，触之较硬，苔癣样变，色素沉着，有抓痕，间有糜烂、渗出、血痂、鳞屑。病程较长，可迁延数月或数年。

【诊断要点】

1. 根据病史、皮疹形态为多形性、弥漫性、对称分布，急性者有渗出，慢性有浸润肥厚，病程不规则，反复发作，瘙痒剧烈，可以诊断。

2. 急性湿疹应与接触性皮炎鉴别，后者有明显的接触史，病变局限于接触部位，皮疹多单一形态，易起大疱，边界清楚，病程短，去除病因后多易治愈。

3. 慢性湿疹需与神经性皮炎鉴别，后者多见于颈、肘、尾骶部，有典型苔癣样变，无多形性皮疹，无渗出表现。

4. 手足湿疹应与手足癣鉴别，后者皮损境界清楚，有叶状鳞屑附着，夏季增剧，常并发指趾间糜烂，鳞屑内可找到菌丝。

【治疗】

治疗原则：清热利湿，健脾化湿，养血润燥。

1. 针刺

处方：大椎、曲池、足三里、三阴交、神门。

配穴：湿热者加阴陵泉、陶道、肺俞；脾虚者配脾俞、胃俞、阴陵泉；血虚者加膈俞、肝俞、血海；

操作：湿热证用泻法，其余诸证用平补平泻法。每次留针15分钟，急性期每日1次，慢性期隔日1次。5次为1个疗程。

2. 灸法

处方：阿是、大椎、曲池、三阴交。

方法：用艾条温和灸皮损区即阿是穴，使局部皮肤出现红晕为止。其余诸穴用隔蒜灸，每穴每次5~7壮，隔日1次。

3. 刺络拔罐

处方：阿是、夹脊、曲泽、委中、大椎。

方法：阿是穴、夹脊穴用皮肤针重叩出血后，再拔火罐；其余穴用三棱针点刺出血，待出血转红后再加拔火罐。急性期每周治疗2次；慢性期每周治疗1次。

4. 穴位注射

处方：曲池、足三里、血海、大椎。

方法：每次用2个穴。用维生素 B_{12}、维生素 B_1、转移因子、利多卡因、注射用水、板蓝根注射液等，也可用自血加2.5%的枸橼酸钠注射液，每穴注入药液1~2ml。隔日1次。

5. 耳针

处方：肺、脾、肝、神门、内分泌、皮质下、皮损相应区。

方法：每次选用3~4穴，两耳交替使用，毫针刺用中等刺激，留针1小时，隔日1次，5次为1个疗程。也可在耳穴针刺后接用电针。或用耳穴埋针、埋丸。

【文献摘要】

1. 徐永平等穴位注射治疗手掌湿疹51例。取患侧曲池、内关、合谷3穴，穴位局部常规消毒，用5号针头、10ml注射器吸取醋酸确炎舒松-A注射液20~50mg、维生素 B_{12} 注射液200~400mg、0.2%利多卡因注射液5ml，混合。直接用注射器针头在穴位进针

2～3cm，有针感回抽无回血后，注入药液，每穴 1～2ml。体质虚弱者，轻刺缓慢注药，体质强者可重刺快速注药。每周 1 次，3 次为 1 个疗程。同时外用去炎松-尿素霜外擦，每天 3 次。结果：痊愈 30 例，显效 16 例，有效 5 例，无效 0 例，总有效率 100.0%，愈显率 90.2%。

[徐永平，王英高．穴位注射治疗手掌湿疹的疗效观察．中国针灸，2004，24（10）：695.]

2. 姚军等三棱针点刺合刺络拔罐治疗急性湿疹 46 例。取穴：阿是穴（湿疹部位）、大椎、肺俞、膈俞、脾俞。常规消毒湿疹皮损部位，用三棱针从皮损中心逐渐向外围迅速点刺数下，至皮损最外边界，以微出血为度。肌肉丰厚处、较平坦部位在点刺后迅速拔以火罐，火罐均选用口径为 5cm 的玻璃火罐。瘦削、骨骼、关节部位仅施以点刺手法。病变局部操作结束后，嘱患者俯卧位，以三棱针点刺大椎及双侧肺俞、膈俞、脾俞，每穴点刺数下，以微出血为度，然后拔罐，留罐时间视患者皮肤纹理粗细、耐受程度和颜色改变而定，最长不超过 10 分钟。每周治疗 2 次。结果：痊愈 31 例，显效 10 例，有效 5 例，无效 0 例，愈显率 89.1%，总有效率 100.0%。

[姚军，李乃芳．三棱针点刺合刺络拔罐治疗急性湿疹临床观察．中国针灸，2007，27（6）：424.]

3. 黄蜀等用火针治疗慢性湿疹 35 例。在局限性皮损周围用碘伏消毒，用 0.5mm 粗的盘龙火针在酒精灯上烧至通红或发白，迅速刺入皮损，深度以不超过皮损基底，间隔 1cm 左右进行围刺。针完再次消毒，24 小时禁沾水。然后取背部腧穴双侧肺俞、脾俞速刺 1 次，深度不超过 1cm，隔 2 天治疗一次，治疗 3 周评定疗效。结果：痊愈 21 例，显效 8 例，好转 3 例，无效 3 例，总有效率 92.5%。

[黄蜀，姚戎，陈纯涛，等．火针治疗慢性湿疹的临床研究．四川中医，2004，22（12）：86.]

【按语】 本病多由禀赋不耐，感受风、湿、热，郁于肌肤所致。急性者以湿热为主，亚急性多见脾虚湿盛，慢性者多血虚生风化燥，肌肤失于濡养而成。针灸多用血海、三阴交、足三里、曲池、大椎等。穴位刺激方法较多，可用一般毫针刺，也可用皮肤针、三棱针、穴位注射，慢性者用刺络拔罐法。本病发生为迟发性变态反应，针灸可提高机体抗变态反应的能力，是治疗本病的有效医疗方法，特别是缓解症状较易，但根治有相当难度。

在治疗期间应嘱患者忌食辛辣刺激食物，忌用热水烫洗及刺激性洗涤用品，保持平稳情绪，以减少复发。

神经性皮炎

【概述】 神经性皮炎是一种皮肤神经功能障碍性皮肤病，以皮肤损害呈苔藓样改变和阵发性剧烈瘙痒为特征。根据皮损范围大小，临床可分为局限型神经性皮炎和泛发型神经性皮炎两种。中医将本病概括在"牛皮癣"、"顽癣"范围内，这是因为其皮肤增厚，发生苔藓样变化，如牛领之皮，顽硬且坚，实际上与西医学所称的牛皮癣（银屑病）是不同的。又因本病最多发生于项部衣领摩擦部位，故也称"摄领疮"。认为本病是由于风、热郁于肌肤，络脉不畅所致。病久或因风热炽盛，或因情志紧张，或因思虑劳累过度，使营血不足，血虚生风化燥，肌肤失去濡养故呈慢性病程，易于复发的特点。故本病初期以风热夹瘀所致实证为主，慢性期以血虚风燥虚实相兼证为主。

西医学对本病病因尚不十分清楚，但与神经系统功能障碍、大脑皮层兴奋与抑制过程平衡失调有关。精神因素被认为是主要的诱因。情绪紧张、恐怖焦虑、工作过度疲劳都可促使皮损发生或复发。摩擦、搔抓、多汗或其他机械性、物理性刺激及虫咬等也可诱发本病。

【临床表现】 本病多见于青年与成年人，老年人较为少见，儿童一般不发病。

局限型神经性皮炎表现为颈侧、项部、额部、尾骶部、肘窝、腘窝，也可见于背腰、两髋、会阴部、腹股沟、上眼睑及四肢伸侧等处。常对称分布，亦可沿皮肤皱褶或神经分布呈线状排列。初起皮肤只是间歇发痒，由于搔抓，皮肤迅速呈苔藓化，皮肤增厚，皮纹加深，上有许多鳞屑。皮损范围不定，呈圆形、卵圆形、不规则形或线形。皮损以中央最著，越近边缘越轻微，界限不清楚。有搔抓摩擦引起皮肤抓破、血痂及脓疮继发性损害。本病呈慢性过程，一般夏季加重，冬季缓解。皮损扩大到一定程度后就会长期不变，有的可在数周内痊愈，不留痕迹，但易复发。

泛发型神经性皮炎，其皮损与局限型相同，亦呈苔藓样肥厚斑片，但分布较广泛，可泛发于全身各处，以肘窝、腘窝、四肢、面部及躯干为多。

【诊断要点】

1. 根据典型的苔藓样变，瘙痒剧烈，好发部位及慢性病程等特点即可诊断。

2. 需与慢性湿疹鉴别，后者多有糜烂、渗液等急性发病过程，苔藓样变不如神经性皮炎显著，但浸润肥厚比较明显，边界也多不如神经皮炎清楚。

3. 需与扁平苔藓鉴别，后者为多形中央略凹陷的扁平丘疹，呈黯红、紫红或正常皮色，组织病理变化有其特异性。

4. 原发性皮肤淀粉样变，后者好发于小腿伸侧，为绿豆大的半球状丘疹，质坚硬，密集成片。组织病理变化有诊断意义。

【治疗】

治疗原则：祛风清热，凉血化瘀，养血润燥。

1. 针刺

处方：风池、大椎、曲池、血海、委中、膈俞、肝俞、皮损局部。

配穴：夹湿者加阴陵泉、三阴交；心悸失眠者加内关、神门、照海。

操作：每次选用4～5个穴。体强者可用泻法，病久体弱者可用平补平泻法。皮损局部取4～6个点用1.5寸毫针围刺，针尖沿病灶基底部皮下向中心平刺。留针30分钟，每日1次，或隔日1次，30次为1个疗程。

2. 灸法

处方：阿是穴。

方法：用清艾条熏灸病灶局部，病灶较大者可数根艾条并在一起灸。围绕病灶从中心向外缘移动，每次灸20分钟，使皮色变红，表皮发热，每日1次，30次为1个疗程。

3. 皮肤针

处方：夹脊穴、阿是穴。

方法：头面颈部选用颈部夹脊穴，上肢选用颈至胸夹脊穴，下肢选用腰骶夹脊穴，对泛发型重点用T_3～T_{12}夹脊穴。左手绷紧病灶皮肤，先在病灶局部用皮肤针均匀叩打，先轻后重，先内后外，使局部微出血，然后在选定的夹脊穴处用同样手法操作，最后在平整部位加拔火罐。也可局部叩刺后，在局部加用艾条灸15分钟。

4. 耳针

处方：肺、肝、神门、皮质下、肾上腺、内分泌、皮损相应区、耳背静脉。

方法：每次选用3～5穴，两耳交替使用。毫针刺用中等手法，留针40～60分钟。耳背静脉用三棱针点刺放血数滴，隔日1次。或用耳穴埋针、埋丸。

【文献摘要】

1. 闫小宁等用体针联合静滴康体多治疗泛发性神经性皮炎50例。康体多注射液40ml加入5%葡萄糖250ml静滴，每日1次。针刺取穴：双合谷、双曲池、双三阴交、双血海、双风池，采用手法：泻合谷、曲池、风池，补血海、三阴交，每日1次。结果：痊愈36例，显效12例，有效2例，无效0例，总有效率100%。

[闫小宁，田庆，张建荣. 体针联合静滴康体多治疗泛发性神经性皮炎50例. 陕西中医，2006，27（11）：1409.]

2. 洪文学等激光针灸治疗神经性皮炎23人。采用JZ-I型多功能半导体激光针灸治疗仪。输出波长为（900±40）nm，重复频率40次/分，输出端平均功率10～15mV，光斑直径为2mm，可穿透深度达皮下8mm。取患者双侧曲池、血海、三阴交、阿是穴。患者取仰卧位，照射上述穴位，照射时探头应垂直于穴位表面，以防止散射角太大会影响照射深度和有效剂量，每个穴位照射5～10分钟，以患者有热感时的剂量为佳，每日或隔日照射1次，10次为1个疗程，第1个疗程结束后休息5天后进行第2个疗程。结果：治愈20人，治愈率87%，显效2例，占8.7%，无效1例，占4.3%；总有效率95.7%。

[洪文学，樊凤杰，宋佳霖. 激光针灸与传统针灸治疗神经性皮炎的疗效比较. 激光杂志，2006，27（3）：84.]

3. 张颜等火针配合刺络拔罐治疗神经性皮炎54例。常规消毒患处后，选择中细盘龙火针。操作者右手毛笔式持针，左手持酒精灯，烧针时将针身倾斜45°置于火焰上，以针身烧红至发白为度，迅速垂直刺入皮损区皮肤，约1～2mm深，留针2秒左右即出针，每针相距1cm左右，由皮损边缘逐渐向中心点刺，皮损增厚明显处可稍密集性点刺，针数多少视皮损大小而定。刺络拔罐：①局部皮损火针点刺后，立即用闪火罐法闪罐3～4次后留罐5～10分钟，吸出少量瘀血。②局部常规消毒，用梅花针沿背部膀胱经循经叩刺2～3遍后叩刺肺俞、肝俞、脾俞，使局部皮肤潮红、微渗血为度，选择大号或中号玻璃火罐用闪火法，迅速拔按在刺络部位，约5～10分钟后起罐。每4天1次，3次为一疗程。一般治疗1～2个疗程。结果：痊愈28例，显效15例，有效9例，无效2例，总有效率96.3%。

[张颜，周建伟，黄蜀，等. 火针配合刺络拔罐治疗神经性皮炎疗效观察. 中国针灸，2007，27（4）：252.]

4. 杨运宽等用"杨氏贴棉灸"治疗局限性神经性皮炎54例。取穴：阿是穴（皮损处）。将皮损部位常规消毒，用皮肤针叩刺至皮损处潮红或微出血，擦去血污。以优质脱脂棉少许，摊开状如蝉翼的薄片（不能有空洞），相当于皮损部大小，覆盖于皮损部之上，用火柴点燃，令火一闪而过，迅速燃完，此为1壮。如法再灸共5壮。疗程：每2日治疗1次，1个月为1个疗程，每周观察1次，一疗程期间观察4次。结果：痊愈7例，显效16例，有效5例，无效0例，总有效率82.14%。

[杨运宽，唐定书，黄蜀，等. "杨氏贴棉灸"治疗局限性神经性皮炎54例临床观察. 四川中医，2006，24（9）：92.]

　　【按语】 神经性皮炎是一种慢性瘙痒性皮肤神经症。确切病因尚未明了，主要证型为风热夹瘀或血虚风燥。目前有多种治疗方法，但能够根治、不使其复发者较少。针灸治疗本病也有较好的近期疗效，其方法也很多，其中用皮肤针叩刺局部及相应夹脊穴较为多用，在此基础上或再辨证选穴，作整体调整，或仍在局部加用艾灸或加拔火罐。针灸通过调整神经系统的兴奋、抑制功能可明显镇静、止痒，近期疗效较好，为防止复发痊愈后仍需继续治疗1个月。如何防止复发仍需进一步研究。

　　应嘱患者皮损处避免搔抓、热水烫洗，忌用刺激性药物外涂。忌食鱼虾辛辣食物，多食新鲜蔬菜、水果。

荨 麻 疹

　　【概述】 俗称"风疹块"。是由于皮肤、黏膜小血管扩张及渗透性增加而出现的一种局限性水肿反应。其病因主要是先天性过敏体质，在某种致敏物质作用下引起的过敏反应。临床表现为大小不等的局限性风团，骤然发生，迅速消退，瘙痒剧烈，愈后不留任何痕迹，有的病人尚有发热、腹痛等全身症状。有15～20％的人一生中至少发作过一次荨麻疹。

　　中医学称本病为"风瘙瘾疹"、"风疹"。认为发病原因不外内外两端，内因禀赋不足，外因风邪为患。由于卫表不固，感受风寒或风热之邪，客于肌肤，致使营卫不和；或因饮食不节，内有湿热、食滞，外受风邪侵袭，使内不得疏泄，外不能透达，郁于肌肤而发。慢性荨麻疹多由情志不遂，肝郁不舒，郁久化火，耗伤阴血，或因脾气虚弱，湿热虫积，或因冲任失调，经血过多，或因久病耗气伤血等，均可致营血不足，生风生燥，肌肤失养所致。本病总属本虚标实，急性多为实证，久病可虚实相兼，发作时发实证为主，缓解期多见虚证，或虚实兼见。

　　西医学认为本病病因复杂，约3/4的患者不能找到原因，尤其是慢性荨麻疹。一般认为引起荨麻疹的因素很多，主要有食物如鱼、虾、蟹、蛋、牛奶、肉类、蕃茄、韭菜、大蒜等；药物如菌苗、异种血清、输血、抗菌素、痢特灵、阿司匹林等；吸入物如花粉、灰尘、动物皮屑、羽毛、烟雾、真菌孢子、喷雾剂等；感染如寄生虫、细菌、病毒、真菌等；虫咬如昆虫叮咬或刺螫；接触某些化学品、漆树等；物理因素如日光、寒冷、湿热、摩擦、压力等；精神紧张、兴奋、运动后；某些内脏或全身性疾病如肝炎、阿米巴病、风湿热、类风湿关节炎、系统性红斑狼疮、过敏性紫癜、月经、妊娠、某些内分泌性疾病或恶性肿瘤等。本病发病原理或为抗原抗体相作用的变态反应；或是不经过免疫学机制，由肥大细胞和嗜碱性粒细胞释放组织胺等介质引起；或是某些原因直接使皮肤血管扩张而产生荨麻疹。

　　【临床表现】 本病根据发病缓急及病程长短可分为急、慢性两种。

　　急性荨麻疹发病急骤，一般在2周内可停止发作。皮疹为形状不一、大小不等的疹块。呈淡红色或白色，边界清楚，周围有红晕。自觉瘙痒。皮疹发生或消失很快，此起彼伏，一日之内可发作数次。

　　慢性荨麻疹则病情缠绵，疹块反复发作，可延至数周、数月、数年。

　　寻常性荨麻疹一般皮疹突然发生，为局限性红色或苍白色大小不等的风团，境界清楚，多为圆形、类圆形或不规则形。皮损可随搔抓而增多、增大，也可融合成不规则形、环形、地图形。自觉灼热、剧痒。皮损大多持续半小时或数小时自然消退，并且不留痕迹。发作部位可泛发于全身，可局限于身体某部，如果发生于胃肠，可有恶心、呕吐、腹痛、腹泻等症。喉头黏膜受侵则胸闷、气喘、呼吸困难，严重者可引起窒息而危及生命。

临床还有几种特殊类型的荨麻疹，如人工荨麻疹、血管性荨麻疹、日光性荨麻疹、寒冷性荨麻疹、胆碱能性荨麻疹等。

【诊断要点】

1. 根据症状诊断本病一般难度不大，但确定病因较为困难。

2. 应详细询问发病时所服用与接触的食物、药物，有无感染或其他慢性病灶，及家族遗传因素。

3. 注意风团的特征，人工荨麻疹是抓划后形成的；血管性荨麻疹风团为边界不清，皮色不变的局限性水肿；胆碱能荨麻疹为直径 1～3mm 的小风团，周围有红晕，偶有卫星状小风团；日光性或寒冷性荨麻疹显著地出现在暴露部位。

4. 必要时应做血、尿、大便常规检查、胸部 X 线检查、肝功能等以排除感染灶。

【治疗】

治疗原则：疏风活血和营。

1. 针刺

处方：曲池、合谷、血海、三阴交。

配穴：外感风邪者加风池、风门、大椎；胃肠积热加足三里、中脘、天枢；呼吸困难加天突、列缺；气血亏虚加足三里、气海；冲任不调加关元、肝俞、肾俞。

操作：每次选用 3～5 个穴。除气血两虚者外，一般毫针刺用泻法，风寒束表者可在风门、大椎加用灸法。留针 15～30 分钟，急性者每日针刺 1～2 次，慢性者可隔日针刺 1 次。急性者无疗程可言，慢性者 10～15 次为 1 个疗程，荨麻疹发作与月经有关者可在每次月经来潮前 3～5 天开始针刺治疗。

2. 拔罐

处方：神阙。

方法：用大号玻璃罐以神阙为中心拔火罐，先留罐 5 分钟，起罐后再拔 5 分钟，如此拔 3 次，共 15 分钟。也可以神阙为中心，用闪罐法反复拔罐 5 分钟，至穴位局部充血。每日治疗 1 次，3 次为 1 个疗程。

3. 耳针

处方：肺、胃、肠、肝、肾、肾上腺、神门。

方法：毫针刺用中等或强刺激，留针 20 分钟，每日 1 次。也可在耳背静脉放血数滴。或用埋针法或埋丸法，2～3 天换 1 次。

4. 皮肤针

处方：风池、曲池、血海、夹脊。

方法：用中等或重手法叩刺，至皮肤充血或隐隐出血为度，每日或隔日 1 次。

5. 刺络放血

处方：曲泽、委中、大椎、风门。

方法：每次治疗可选用 1 个四肢穴及 1 个躯干穴。用三棱针对准曲泽或委中穴处的瘀血络脉快速刺 1～1.5cm 深，使黯红色血液自然流出，待颜色转淡红后再加拔火罐，留罐 10～15 分钟。大椎或风门穴用三棱针刺 0.5～1cm 深，立即加拔火罐，留罐 10～15 分钟。急性者每日 1 次，慢性者 1 周 1 次。

6. 穴位注射

处方：合谷、曲池、血海、三阴交、大椎、膈俞。

方法：每次选用 1～2 穴。可用复方丹参注射液，或用抽取自身静脉血加入抗凝剂注入穴位，每穴注入 2～3ml。

【文献摘要】

1. 赵延红针刺加穴位注射治疗顽固性荨麻疹 32 例。取穴：双侧曲池、血海、足三里、三阴交、风池。全部穴位均行平补平泻手法，留针 30 分钟，留针过程中予以 2～3 次捻转针身，加强刺激；针毕取双侧膈俞、血海穴，拔火罐。穴位注射：取双侧足三里、曲池（2 穴针刺与穴位注射交替进行），皮肤常规消毒，用 2ml 注射器配 6 号针头吸取苯海拉明注射液 0.4ml，垂直进针，提插得气，回抽无血后注入药液，每穴 0.2ml，每天 1 次。10 次为 1 个疗程，疗程间隔 2～3 天，共治疗 2 个疗程。结果：痊愈 19 例，有效 10 例，无效 3 例，总有效率 90.63%。

［赵延红. 针刺加穴位注射治疗顽固性荨麻疹 32 例疗效观察. 新中医，2005，37（3）：56.］

2. 刘霞等用神阙穴拔罐配合一指禅法治疗荨麻疹 100 例。患者平卧，充分暴露腹部，取神阙穴，以一指禅法推拿 1 分钟，然后以闪火法拔罐，坐罐 1 分钟。起罐后再以一指禅法推拿 1 分钟，再坐罐 1 分钟。如此反复各 3 次后，立即对治疗效果进行评估，统计结果。结果：极效 26 例，显效 42 例，有效 23 例，无效 9 例，总有效率 91.0%。

［刘霞，陶硕. 神阙穴拔罐配合一指禅法治疗荨麻疹 100 例. 陕西中医，2004，25（11）：1026.］

3. 陈丽仪等用薄氏腹针治疗慢性荨麻疹 31 例。以腹针引气归元方（中脘、下脘、气海、关元）为主穴，腹四关（滑肉门、外陵），调脾气（大横）为配穴。令患者取仰卧位，暴露腹部，先测准腹针穴位，以确保疗效，然后常规消毒，用 S4×40（34 号）薄氏腹针专用针迅速刺入皮下，然后缓慢进针到地部，进针时首先应避开毛孔，血管及瘢痕，然后施术要轻、缓。如针尖抵达预计深度时，一般采用只捻转不提插的手法。施术分 3 步进行，即候气、行气、催气。进针后停留 3～5 分钟为候气，3～5 分钟后捻转 1 次为行气，再隔 5 分钟再捻转行针 1 次为催气。留针 30 分钟。留针期间在神阙加灸，每日 1 次，每周 5 次，4 周为 1 个疗程。结果：痊愈 15 例，好转 10 例，未愈 6 例，有效 25 例。

［陈丽仪，郭元琦. 薄氏腹针治疗慢性荨麻疹近期疗效观察. 中国针灸，2005，25（11）：768.］

【按语】 针灸治疗本病多用手阳明、足太阴经穴为主，尤其多用曲池、血海等穴，对慢性患者也常用肺俞、膈俞、肝俞、脾俞等益气固表、活血化瘀。毫针刺法使用较为普遍，对急性荨麻疹用神阙拔火罐见效也很快。针灸治疗本病效果良好，一般通过 1～4 次的治疗能较快退疹止痒，对慢性荨麻疹应查明原因，给予相应的治疗，如针对慢性感染灶、肠寄生虫、内分泌失调等原因治疗。若出现胸闷、呼吸困难等，应采取综合治疗手段治疗。治疗期间应避免接触致敏食物或药物，忌食鱼腥、虾蟹、酒类、浓茶、咖啡、葱蒜辛辣等刺激性饮食，保持大便通畅。

带 状 疱 疹

【概述】 带状疱疹是由病毒引起的一种急性、炎症性、神经性皮肤病。以成簇疱疹沿周围神经、呈带状分布，常为单侧性，伴有疼痛为临床主要特征。多发于春秋季节，成人多见，愈后很少复发。

本病俗称"蛇丹"，中医又称"蛇箍疮"，因其好发胸腰部，故也称"缠腰火丹"，"串腰龙"，其他如面部、下肢等处也可发生，又称"蜘蛛疮"、"蛇窜疮"等。本病由感受风火或湿毒之邪引起，与情志、饮食、起居不调等因素的诱发有一定关系。由于情志不遂、肝气郁结、郁而化热；或饮食不节、脾失健运、湿浊内停；或因起居不慎，卫外功能失调，使风火、湿毒之邪郁于肝胆所致。本病病位主要在肝胆，与心、脾有密切关系。病性多属实证、热证，或为风火时邪引动肝火，或为风火时邪引动脾湿，导致肝经郁火或脾经湿热。

西医学认为本病是由水痘-带状疱疹病毒所引起。由呼吸道进入人体，持久地潜伏于脊髓后根神经节的神经元中。多数人被感染后并不发病，当某些传染病如感冒，或恶性肿瘤、系统性红斑狼疮、创伤、放射治疗，及过度疲劳等诱发因素存在的情况下，可引起有关神经区的带状疱疹。

【临床表现】　一般先有轻度发热、疲倦乏力、食欲不振、全身不适。经1～3天后在一定的神经分布区发生不规则的红斑，继而出现成群簇集的粟粒至绿豆大的丘疱疹，迅速变为水疱，透明澄清，疱壁紧张发亮。发病2～5天内不断有新的皮疹陆续出现。数日后水疱混浊化脓，或部分破裂，形成糜烂，最后干燥结痂，痂脱而愈，不留瘢痕。个别病例仅出现红斑、丘疹，不发生典型的水疱，也有人形成大疱，有时疱内为血性分泌物。在恶性淋巴瘤或年老体弱病人常伴高热，可并发肺、脑损害，病情严重者可致死亡。

皮疹多沿某一周围神经分布，排列成带状，出现于身体的某一侧，不超过中线，有时在中线的对侧可有少数皮疹。好发于肋间神经、颈神经、三叉神经及腰骶神经。局部淋巴结肿大，神经痛为本病的特征之一，年轻人疼痛较轻或者不痛，中、老年患者疼痛明显，而且时间延续较长，有的甚至半年以上。儿童及青年人全病程一般为2～3周，老人约3～4周。发于眼部的带状疱疹较为危险，可致溃疡性角膜炎、全眼球炎、脑炎，甚至死亡。

【诊断要点】

1. 根据成簇水疱、沿神经分布，单侧性排列成带状，有明显的神经痛等特点，一般不难作出诊断。

2. 本病须与单纯性疱疹鉴别，后者好发于皮肤黏膜交界处，多出现于发热性疾病过程中，且有反复发作史。

【治疗】

治疗原则：清肝泻火，利湿解毒。

1. 针刺

处方：局部围刺、合谷、曲池、阳陵泉、太冲。

配穴：疹发于躯干或下肢者可加相应的夹脊穴；发于面部加风池、太阳、外关；便秘者加支沟；心烦加郄门、神门；口苦加阳陵泉、支沟。

操作：皮损局部的围刺可先在皮损之头、尾各刺一针，两旁则根据病变范围大小，每隔2cm刺1针，取1～1.5寸毫针，从皮损边缘向皮损中央沿皮刺入0.5～1寸。四肢穴用直刺法，采用提插捻转泻法。留针30分钟，每日1次。可在局部或四肢接电针仪，局部选用密波，四肢用疏密波，通电20分钟。

2. 灸法

处方：疱疹局部。

方法：在疱疹密集处选头尾两点，各放一个麦粒大艾炷，点燃后。待皮肤有灼痛时即压灭未燃完的艾炷，每处灸3壮。也可在皮损区用2支清艾条同时作温和灸或回旋灸，每次15～20分钟，每日1～2次。此法更适用于小儿及老人。

3. 刺络放血

处方：皮损局部、曲泽、委中、大椎。

方法：在疱疹的起止部位及分布区用三棱针点刺数处使出血，再在局部加拔火罐。其他穴可酌选1～2个穴，用三棱针刺穴位处郁血络脉，待紫黯色血流尽，再加拔火罐。2～4日放血1次。

4. 皮肤针

处方：皮损局部、相应夹脊穴。

方法：用皮肤针叩刺疱疹及周围皮肤，以刺破疱疹，使疱内液体流出，周围皮肤充血、微出血为度。也可在皮肤针叩刺后加拔火罐。每日1～2次。

5. 耳针

处方：胰、胆、肝、肾上腺、神门。

方法：毫针刺用中强刺激，捻转5～10秒后，留针10分钟。每日1次。也可先将耳廓揉红充血，消毒后用三棱针点刺耳穴，使出血数滴，每日1次。

6. 穴位激光照射

处方：皮损局部、合谷、曲池、阳陵泉、太冲。

方法：用氦-氖激光仪分次分区散焦照射皮损局部，光斑大于皮损边缘0.5cm，距离约40～60cm，每分区照射10分钟。病变在腰以上者选用上肢穴，病变在下肢者选用下肢穴。每次选用1个四肢穴，每穴照射5分钟。每日1次。

7. 穴位注射

处方：相应夹脊穴、曲池、阳陵泉。

方法：用0.5%普鲁卡因2ml、醋酸泼尼松龙1ml，或用板蓝根注射液加入维生素$B_1$100mg，每穴注入药液1ml。每日1次。

【文献摘要】

1. 顾晓美等针刺加氪光治疗带状疱疹后遗神经痛90例。依据患者疱疹所发部位的不同，选取发病侧相应节段的夹脊穴。所取夹脊穴常规消毒后，用1.5寸毫针向脊柱方向斜刺进针2.5～3cm，得气后平补平泻，同时在病灶周围选用1.5寸毫针向病灶中央呈环状以15°沿皮刺入，不提插，共留针30分钟。针刺结束后，在病灶处用氪光局部照射15分钟，氪光发光周期设定在0.3Hz，每日1次。10天为1个疗程，连续治疗2个疗程后评定疗效，结果：治愈70例，显效15例，有效5例，无效0例，总有效率100%。

[顾晓美，侯立皓，樊华．针刺加氪光治疗带状疱疹后遗神经痛90例．江苏中医药，2006，27（12）：53.]

2. 霍焕民等针刺放血为主治疗带状疱疹120例。取疱疹最疼痛点3～4处，常规消毒，每处用无菌三棱针点刺3下，拔火罐局部吸出约2～3ml瘀血，用无菌药棉揩擦局部，碘伏消毒以防感染。取双侧曲池、合谷、阴陵泉、太冲，常规消毒，毫针刺用泻法，疱疹周围用0.30mm×（40～50）mm毫针围刺，均留针30分钟，隔日1次，10天后观察结果。结果：痊愈33例，显效78例，好转9例，无效0例，有效率92.5%。

[霍焕民，杨学萍．针刺放血为主治疗带状疱疹疗效观察．中国针灸，2007，27（10）：729．]

3. 罗家山穴位注射结合针灸治疗带状疱疹后遗症96例。穴位注射选穴：阿是穴、太冲、阳陵泉。选用丹参注射液2ml与维生素B_{12} 1ml混合为3ml，每个穴位注射0.5～1ml，阿是穴为主，每日1次，10次为1个疗程。针灸选穴：阿是穴、足三里、曲池、大椎、内关、支沟。阿是穴采用局部围刺，以直径5cm左右为一片，每片用5针与皮肤成20°角围刺。其他穴位取患者斜刺。行针以泻法，得气后留针30min，每日1次，10次为1个疗程。96例患者治疗2个疗程后，疼痛完全消失84例，疼痛明显减轻12例，总有效率100%，治愈率88%。其中好转患者再经1～3疗程治疗均获痊愈，随访1年无复发。

[罗家山．穴位注射结合针灸治疗带状疱疹后遗症96例．陕西中医，2006，27（7）：864．]

4. 张敏等围针加围灸治疗带状疱疹38例。围针：在疱疹起始部位（又称"蛇头"）边缘正常皮肤处呈15°～30°角进针，针尖透向病灶中心，一般使用4针将疱疹围住，面积较大者可使用6针，捻转使之得气，再按疱疹发展方向向最后出现的疱疹部位（又称"蛇头"）循刺，在"蛇尾"部位使用如同"蛇头"部位的围针方法。围灸：使用精制艾绒，加入冰片末，准备一个小的湿棉球，将艾绒搓捻成麦粒大小的圆锥状艾炷，用镊子夹住中部，用酒精灯点燃其尖，底部在湿棉球上沾少许水，以加强附着力，放置在疱疹上，逐个进行直接灸，当患者感到灼痛时夹去艾炷，每处7～9壮，以皮肤潮红、患者感觉局部温热为度。先从"蛇头"部位围针区域开始，循其疱疹发展方向一直到"蛇尾"围针区域进行治疗。每日治疗1次，10次为1个疗程，1个疗程后评定疗效。结果：治愈28例，好转9例，无效1例，有效率97.4%，治愈率73.7%。

[张敏，邱玲，张吉．围针加围灸治疗带状疱疹疗效观察．中国针灸，2007，27（2）：123．]

【按语】 针灸治疗本病有较好的疗效，具有清热解毒、通络止痛之效。其疗效主要表现在可以缩短病程，病人若能早期采用针灸治疗，或切断中间阶段，使皮疹很快干涸结痂，不出现水疱，多数病人可在3～7天内痊愈。针灸能起到疏通经络气血作用，有明显的止痛效果，并且减少神经痛的后遗症状。针灸能减轻全身症状，如发热、全身不适、食欲不振、夜寐不宁等症。针灸治疗旨在清利脾胃湿热、清泄肝胆火邪、疏通经络气血。临床采用局部围刺、局部点刺出血、局部施灸等方法，还常结合使用相应夹脊穴。并根据风热、湿热不同性质，以及疱疹分布于上、下肢的不同而选用合谷、曲池、阳陵泉、三阴交、太冲等穴。施行泻法留针操作，每日治疗1～2次。

若疱疹处皮损严重者，可在患处用2%的甲紫涂擦，防止继发感染。已经化脓感染者，与外科配合治疗。

银 屑 病

【概述】 银屑病又称"牛皮癣"。是一种原因不明而又常见并易复发的慢性炎症性皮肤病。好发于四肢的伸侧，以皮肤红斑性损害上被覆银白色鳞屑，剥去鳞屑可见出血点为特征。男女老幼均可发病，但以青壮年男性为多，一般冬季发病加剧，夏季自行痊愈或减轻。由于本病发病率较高，病情顽固，病程长，易于复发，对患者的心身影响甚大，本病是皮肤科重点研究的疾病之一。

中医称本病为"干癣"、"松皮癣""风癣"等。中医认为血热是本病的重要原因。由于风邪外袭，伏于营血，气血凝滞，郁而生热、化燥。或冲任不调，阴血亏虚，内生燥热。病久多见血热、血瘀之证。本病多虚实兼夹，其发病与体质因素、情志因素有关，虽有风、热、寒、燥等邪气，但经络不畅、气血凝滞是发病的重要环节。

西医学尚未明了其发病原因与机理，有遗传、感染、代谢障碍、内分泌影响、神经精神因素、免疫等学说。其基本病理为表皮细胞生长周期明显缩短，正常要 40～56 天，而本病患者只有 5～6 天。可能与表皮内环磷腺苷（cAMP）的缺乏有关，它可以抑制表皮细胞的分裂，并能抑制糖原的蓄积，但缺少环磷腺苷的原因还不清楚。

【临床表现】 寻常型银屑病为临床最常见的一种，大多急性发病。初起为红色炎性丘疹，大约粟粒至绿豆大，以后逐渐扩大或融合成为棕红色斑块，边界清楚，周围有红色红晕，基底浸润明显，表面覆盖多层干燥的银白色鳞屑。轻轻刮除鳞屑，则渐露出一层淡红色发亮的半透明薄膜，这是表皮内棘细胞层，称薄膜现象。再刮去薄膜，即到达真皮乳头层的顶部，此处毛细血管被刮破，则出现小出血点，称点状出血现象。白色鳞屑、发亮薄膜和点状出血是本病的临床特征。损害可发生于全身各处，但以头皮和四肢伸侧多见，常对称分布。病程经过缓慢，有持续数十年甚至迁延终生。易反复发作，亦有治愈后不再复发者。大部分到冬天症状加重或复发，至春夏减轻或消失。可伴不同程度的瘙痒。一般不产生严重危害，个别病例可恶化，引起全身皮肤潮红和大片脱屑，称为银屑病性红皮病，处理不当可危及生命。

【诊断要点】

1. 根据皮损特点、好发部位、慢性经过、易于复发等不难诊断。

2. 头皮银屑病应与脂溢性皮炎鉴别，后者鳞屑呈糠麸状、油腻、常有脱发，毛发不纠集成束状。

3. 与类银屑病区别，后者红斑上覆盖细小鳞屑，无多层性鳞屑，无薄膜、点出血现象。

4. 与玫瑰糠疹区别，后者有自限性，卵圆形红斑的长轴与皮纹走向一致，无多层鳞屑。

【治疗】

治疗原则：活血化瘀为主。

1. 针刺

处方：风池、曲池、合谷、膈俞、血海、太冲。

配穴：血热者加大椎、曲泽、委中；血燥者加肝俞、脾俞、三阴交；冲任失调者加肾俞、关元、三阴交、太冲；血虚者加足三里、脾俞、胃俞；皮损较大者配合谷、太冲。

操作：每交次选用 3～6 个穴，毫针刺用泻法或平补平泻法，血热者可在大椎穴或委中、曲泽穴用三棱针刺络出血，再加拔火罐。留针 20 分钟，每日或隔日治疗 1 次。10 次为 1 个疗程。

2. 耳针

处方：肺、肝、脾、内分泌、肾上腺、枕、神门、皮损相应区。

方法：每次选用 3～5 个穴，毫针刺用中等刺激，每次留针 30 分钟，隔日 1 次，或用压丸法，每周换 2 次，10 次为 1 个疗程。

也可在耳背上耳背与中耳背之间，或耳背中、下静脉，或双耳轮脚（胃与膈之间），选择一处，常规消毒后用手术刀的刀尖划割 3～4mm 的切口，出血 3～4 滴，术后用消毒纱布覆盖，每周 2 次。

3. 穴位注射

处方：曲池、足三里、肺俞、心俞、膈俞（另可根据皮疹部位，选用局部腧穴）。

方法：每次选用 3～5 个穴，用维生素 B_1 2mg 及盐酸异丙嗪 25mg 混合，每穴注入 0.1～0.3ml。或用当归注射液，每穴注入 0.5ml。或用胎盘注射液，每穴注入 0.3～0.5ml。或用装有 2.5% 枸橼酸钠的注射器抽取自身静脉血 2～5ml，每穴 0.5～1ml，隔日 1 次，10 次为 1 个疗程。

4. 皮肤针

处方：大椎、肺俞、心俞、膈俞、四神聪、曲池、足三里、血海、皮损区。

方法：将穴位分成两组，用皮肤针叩至皮肤微出血，在可以拔罐处加拔火罐，留罐 10 分钟，隔日 1 次，10 次为 1 个疗程。

【文献摘要】

1. 梁静涛针刺背俞穴辅以局部灸法治疗银屑病 20 例。肺俞（双）、膈俞（双）、肝俞（双）、肾俞（双），采用毫针针刺，肺俞行泻法，膈俞、肝俞均行平补平泻，肾俞行补法，并留针 15 分钟。选取肾俞及较明显皮损处行艾条灸治，每处 2～3 分钟，以局部感温热为宜。每周治疗 2 次，5 次为 1 个疗程，共 4 个疗程，每个疗程进行一次疗效评定，整个治疗结束后，进行总评定。结果：痊愈 8 例，占 40%；显效 6 例，占 30%；好转 5 例，占 25%；无效 1 例，占 5%；总有效率 70%。

［梁静涛. 针刺背俞穴辅以局部灸法治疗银屑病的疗效观察. 四川中医，2007，25（5）：105.］

2. 秦秀好拔火罐加电针治疗银屑病 104 例。俯卧，取大椎、胸道、双侧肝、脾俞穴位（大椎、胸道与肝、脾俞每次只取 1 穴），用三棱针点刺后在其穴位上拔罐，留罐 5～10 分钟，出血 0.3～0.5ml；再选胸腰夹脊穴（胸 5～6 至腰 1～2），针刺时针尖向臀部方向 60°角，务求针感，接通电疗仪，通电 20～30 分钟（以病人能耐受为宜），双侧合谷、曲池、足三里、三阴交、承扶、殷门等穴位交替针刺，头部皮肤配合百会、后顶等穴位针刺，隔日治疗 1 次，15 次为 1 个疗程，休息 5～7 天。临床治愈 88 例，治愈率 84.6%；显效 8 例，有效 4 例，总有效率 96%，其中中断治疗 4 例。

［秦秀好. 拔火罐加电针治疗银屑病 104 例. 陕西中医，2000，21（8）：365.］

【按语】 银屑病是一种瘙痒难忍的顽疾，其病因至今未充分阐明，西医认为本病与遗传、免疫、感染、微循环障碍有关，中医认为本病是由于素体血热，复受风寒或湿热燥毒所致。认为痒自风生，"治风先治血，血行风自灭"，目前临床治疗银屑病以理气活血、活血化瘀为主要治法，并取得了一定的疗效。针灸治疗本病多选用曲池、合谷、血海、大椎、膈俞、风池等促进气血运行，使皮肤营养充足，抑制表皮细胞增生角化过程，加快皮疹消退，从而取得较好效果。治疗可在基本处方基础上再辨证选穴，或根据病灶在头面上肢或在下肢的不同而选穴。除常规针刺外，耳穴针刺或割治、刺血或皮肤针加拔罐法等均有一定效果，止痒效果尤其明显。本病病程较久，治疗 30 次后方可判断疗效，不要轻易放弃治疗，并应作巩固治疗，以防复发。

临床经验表明银屑病发病越迟其热毒越深重。银屑病患者 90% 性情急躁，情绪波动大，容易上火，所以要求患者注意稳定情绪，使机体功能趋于平衡。还要嘱咐病人忌食辛辣及酸性食物，忌用碱性强的肥皂洗浴。

过敏性紫癜

【概述】 过敏性紫癜是一种变态反应性毛细血管出血性疾病。其临床特征为皮肤或黏膜出现瘀点，常伴有不同程度的关节肿痛、腹痛、血尿。本病多见于儿童与青年。临床因症状不同可分为单纯性紫癜、风湿性紫癜与腹性紫癜、肾性紫癜四种类型。

本病在中医属"温病发斑"、"血证"范畴。中医认为过敏性紫癜是外感六淫之气，内伤五脏之气，以致热伏于内，毒蕴于中，使血不循经，溢于肌肤而发病。或因内热伤络及过度劳倦，伤及脾胃，使脾失统摄，血不循经，溢于肌肤所致。本病多属血热妄行，除血热外，离经之血留于体内成为瘀血。部分病例则表现为气虚，或气虚血瘀。故本病有虚有实，或虚实并见。

西医学认为本病是机体对细菌、病毒、寄生虫、饮食或药物等引起变态反应，导致毛细血管发生中毒性扩张，血管壁脆性和通透性增加，以致皮肤、黏膜、关节腔或内脏器官的出血。

【临床表现】 紫癜多出现于下肢及臀部，常对称分布，分批出现，紫癜大小不等，可融合成片，或高出皮肤，呈出血性丘疹状。严重时紫癜可融合成大血泡，中心可发生出血性坏死。可伴有发热、阵发性腹部绞痛或持续性钝痛。有时可伴有呕吐、腹泻、便血、关节酸痛或肿痛、积液，某些病人可出现蛋白尿或血尿或管型尿。严重者可见高血压、少尿、浮肿，甚至尿毒症。

【诊断要点】

1. 根据临床表现及血小板减少，无其他异常，骨髓无主要变化。

2. 血小板可低于 $25 \times 10^9 / L$，出血时间延长，凝血时间正常，血块凝结不正常，毛细血管脆性增加，骨髓内见到多核巨细胞增多。

3. 个别红斑狼疮病人可先出现紫癜，日久再出现其他体征及症状。

【治疗】

治疗原则：清热凉血，活血化瘀，扶正祛邪。

针刺：

处方：曲池、合谷、气海、血海、足三里、三阴交。

配穴：发热咽痛加大椎、少商；下肢关节疼痛加阳陵泉、阴陵泉；若腹痛甚加天枢、公孙；午后潮热加阴郄、复溜。

操作：病变初期以泻法为主，病变后期以补法或平补平泻法为主。每次留针30分钟，隔日治疗1次，10次为1个疗程。

【文献摘要】

1. 韩乃沂等针刺治疗过敏性紫癜32例。主穴取合谷、三阴交、曲池、血海等穴。血热妄行者加行间、大敦；阴虚火旺者加太溪、复溜；气虚失摄者加足三里，气海；腹痛、呕吐加内关、中脘、天枢；关节疼痛局部加取阿是穴。腧穴局部常规消毒，进针至适当深度，觉针下有沉紧感即施以捻转补泻手法，行针1分钟左右使针感在局部扩散或循经传导。留针30分钟，中间行针1次。三阴交用补法，合谷用泻法，血热妄行者曲池、血海、行间、大敦皆用泻法；阴虚火旺者太溪、复溜、血海用补法，曲池用泻法；气虚失摄者曲池、血海、气海、足三里皆用补法；其他穴位采用平补平泻法。每日治疗1次，7次为1个疗程，疗程间停针3天，全部病人治疗3个疗程。结果：治愈27例；好转3例；无效2例，总有效率93.8%，其中1个疗程治愈8例；2个疗程治愈14例；3个疗程治愈5例。

[韩乃沂，李亮.针刺治疗过敏性紫癜32例.针灸临床杂志，2001，17（3）：18.]

2. 陈英等穴位注射治疗过敏性紫癜18例。取穴：足三里。操作：患者取坐位或仰卧位，用碘伏消毒后，取一次性5ml注射器抽取卡介菌多糖、核酸注射液0.35mg垂直刺入足三里穴，待患者有酸、麻、重、胀等得气感时，回抽无血，即将药液注入穴位，出针后局部用消毒干棉球按压1~2分钟。1次1侧，左右交替，隔日1次，12次为1个疗程。疗程间隔3天，未愈者再进行下一疗程治疗。结果：治愈15例，占83.3%。好转3例，占16.7%。本组18例全部有效，治疗时间最短1个疗程，最长3个疗程。

[陈英，邵小伟.穴位注射治疗过敏性紫癜18例.针灸临床杂志，2008，24（8）：16.]

【按语】　现代中医将本病分为有热型与无热型，一般早期为有热型，如临床可见发热、咽痛、头痛、大便秘结、小便短赤、皮肤上有鲜红色出血点、舌质红、苔黄、脉数等，辨证为风热发斑、热毒发斑，治疗以清热解毒凉血为主，针灸可以抗过敏、抗炎、抗病毒。后期以无热型为主，以气虚、血虚、阴虚多见，如低热、五心烦热、面色苍白、头晕乏力、气短声怯、舌胖嫩、苔光剥、脉搏细弱，针灸治疗可调节免疫系统，改善机体各脏腑功能及微循环状况，从而对本病产生治疗作用。

寻　常　痤　疮

【概述】　寻常痤疮又称粉刺、青春蕾。是青春期常见的一种毛囊、皮脂腺的慢性炎症，好发于颜面、胸背，可形成黑头粉刺、丘疹、脓疱、结节、囊肿等损害，常伴有皮脂溢出，青春期以后，大多自然痊愈或减轻。

中医称本病为"酒刺"、"肺风粉刺"、"面疱"等。中医认为本病是由于青春期生机旺盛，因先天禀赋的原因，使肺经血热，郁于肌肤，熏蒸面部，而发为疱疹，或因冲任不调，肌肤疏泄失畅而致。或因恣食膏粱厚味或辛辣之品，使脾胃运化失常，湿热内生，蕴于肠胃，不能下达，上蒸头面胸背而成。本病病位涉及肺、脾胃，病性多为实证。

西医学认为本病是一种多因素性疾病，其发病机理尚未完全清楚。认为本病与遗传因素有一定的关系。内分泌因素、皮脂分泌过多、毛囊内微生物与痤疮有密切关系。

【临床表现】　初起损害多为黑头粉刺，加以挤压可见头部呈黑色而体部呈黄白色半透明的脂栓排出。皮疹顶端可出现小脓疱，破溃或吸收后遗留暂时性色素沉着或小凹状瘢痕。少数严重患者，除黑头粉刺、丘疹、小脓疱外，尚可见指甲大小炎性结节或囊肿。囊肿可化脓，形成脓肿，破溃后常形成窦道或瘢痕。

本病好发于颜面、胸背等多脂区，常对称分布，颜面中央尤其是鼻部及眼眶周围常不受侵犯。

本病多无自觉症状，若炎症明显时则可引起疼痛及触痛。

本病病程长，症状时轻时重，30岁以后病情减轻并逐渐自愈，但留下或多或少的凹陷性瘢痕、瘢痕状疙瘩、色素沉着等损害。

【诊断要点】

1. 根据患者多为青年人，好发于颜面及胸背，有黑头粉刺，对称分布等症状，诊断一般不难。

2. 与溴、碘所引起的痤疮样药疹鉴别,该药疹有服药史,皮疹为全身性,无典型的黑头粉刺,发病年龄不限。

3. 某些与焦馏油、机器油、石油、石蜡等接触的工人可引起职业性痤疮样皮疹,损害部位常发生于接触部位,如手背、前臂、肘等处,往往比较密集,应加以区别。

4. 酒渣鼻发病年龄比痤疮晚,多在壮年发病,中年女性多见,皮损只发生于面部中央为主,发疹较晚,常伴毛细血管扩张。

5. 颜面播散性粟粒狼疮多见于成年人,损害为半球状或略扁平丘疹,往往对称分布于颊部、眼睑及鼻唇沟,无黑头粉刺,用玻片按压丘疹时可显出黄色或褐色小点。

【治疗】

治疗原则:清热化湿,凉血活血。

1. 针刺

处方:合谷、曲池、内庭、上星、太阳、阳白、四白。

配穴:肺热加少商、尺泽;脾胃湿热加天枢、阴陵泉;冲任不调加血海、三阴交;瘀热内结加大椎、膈俞、委中;脘腹胀满加中脘、天枢;便秘加天枢、支沟。

操作:每次选用3~5个穴,针刺用泻法,间歇行针,太阳、上星可点刺出血。留针15~20分钟,每日1次,10~15次为1个疗程。

2. 耳针

处方:肺、脾、大肠、内分泌、肾上腺、耳尖。

方法:两侧耳穴交替使用。毫针刺用中强刺激,捻转数秒后留针,并间歇行针,留针15~20分钟,每日1次,10~15次为1个疗程。也可用耳穴压丸方法。

3. 耳穴割治

处方:耳尖、肺、大肠、面颊。

方法:两耳交替选用。先将耳廓揉搓充血,用碘酒、酒精消毒后用手术刀刺破所选穴位皮肤,使之溢血少许,用消毒干棉球压迫。隔1~2日后割治1次。

4. 耳穴激光照射

处方:肺、脾、大肠、三焦、内分泌、肾上腺、面颊。

方法:用氦-氖激光针灸仪,每次选用3~4穴,两侧耳穴轮流使用。每穴照射3分钟,每日1次。

5. 挑刺

处方:背部督脉、膀胱经阳性点。

方法:先在背部督脉、膀胱经上寻找黯红色、压之不褪色的红点,消毒后用左手将红疹夹起,右手用三棱针刺入皮下5mm,然后将针尖向前上方用力挑起,将纤维组织挑断。每周1次。

6. 刺络拔罐

处方:大椎、肺俞、膈俞、太阳、尺泽、委中。

方法:每次选用2穴,消毒后用三棱针快速刺入穴位处瘀血的络脉,使自然出血,待血色转淡再用闪火法加拔火罐。隔2~3日1次。

【文献摘要】

1. 孙丽红用氦-氖激光耳穴照射加针灸治疗寻常痤疮36例。治疗组:选用氦-氖激光原光束（功率密度25mW/cm²）照射耳穴肺、脾、大肠、三焦、内分泌、肾上腺、面颊。距离穴位30～50cm，每次选用3～4个穴位，两侧耳穴轮流使用，每穴照射3～5分钟，每次治疗20分钟，每日1次，10次为1个疗程。针刺以合谷、曲池、上星、太阳、足三里、阳白为主穴，脾胃湿热加天枢、阴陵泉；肝郁气滞加太冲、中极；冲任不调加血海、三阴交；脘腹胀满加中脘、天枢。面部皮损区用1寸长毫针呈15°角向中心围刺，施平补平泻针法，留针30分钟；另用皮肤针叩击皮损局部，使之微出血，每日1次，治疗10次为1个疗程。对照组：只采用上述针刺法治疗。结果：治疗组共治疗36例，痊愈28例，显效6例，有效2例，治愈率为77.8%；对照组32例，痊愈15例，有效14例，有效3例，治愈率为46.9%。两组治愈率相比较，治疗组明显高于对照组，$P<0.05$，提示氦-氖激光耳穴照射加针灸治疗可以明显提高单纯针刺治疗的治愈率。

[孙丽红．氦-氖激光耳穴照射加针灸治疗寻常型痤疮36例．上海中医药志，2004，38（9）：43-44.]

2. 苏佩清用点刺大椎穴配合耳背放血外敷冰硼散治疗寻常痤疮102例。取大椎穴，用三棱针行"∴"状点刺三针，然后用火罐拔大椎穴将血吸出3～5ml，隔日1次，10次为1个疗程；次日选患者双侧耳背降压沟处明显的静脉血管1根，用手揉搓数分钟使其充血。按常规消毒后，术者左手拇食指将耳背拉平，中指顶于下，右手持消毒好的眼科小手术刀片（三棱针亦可）划破选好的静脉血管（表皮划破0.1mm）使血自然流出3～5滴。擦净血滴后，将冰硼散直接外敷在切口上，外贴创可贴固定，如同时加敷珍珠粉对伤口愈合更好。每5天割治1次，4次为1个疗程，治疗期间禁食辛辣食品及饮酒。结果：本组共治疗102例，痊愈63例，显效23例，有效11例，无效5例，有效率为95.1%。说明本法治疗寻常痤疮疗效明显。

[苏佩清．点刺大椎穴配合耳背放血外敷冰硼散治疗痤疮102例．山东中医杂志，2004，23（3）：164.]

【按语】 本病是青年男女多发病，轻症注意保持面部清洁卫生即可，不需治疗。病变较重者应采取相应的治疗措施。针灸治疗痤疮有一定的疗效，对部分患者可达到治愈目的，部分患者可减轻症状。针灸治疗原则是清热解毒、健脾利湿、调理冲任、凉血活血。最常用的方法有针刺，选用局部与肢体穴相结合。除此耳穴刺激的常用方法有压丸、割治放血、激光照射等，方法简单，疗效亦佳。挑刺、刺络拔罐、自血穴位注射等都有较好效果。各种穴位治疗方法一般通过促进皮肤新陈代谢、改善皮脂代谢、消炎抗菌、改善微循环、调整内分泌紊乱与免疫功能失调而达到治疗作用。

针灸治疗过程中应注意调整患者脾胃功能，少吃辛辣、高糖、高脂肪食物，多食蔬菜、水果，禁用溴、碘类药物。女性患者如有月经不调，应予以治疗。常用热水清洗患部，保持毛囊通畅。避免挤捏，以免感染，留下瘢痕。

斑　秃

【概述】 斑秃俗称"鬼剃头"，又称"圆秃"。是一种突然发生的头部局限性秃发，局部皮肤正常，可无自觉症状，严重者头发全部脱落，甚至周身毛发全部脱尽。

中医学认为"发为血之余"，若营血不能荣养皮肤毛发则可引起本病。导致营血不足的原因有思虑太过，脾胃虚弱，气血生化不足；或房劳不节，肝肾精血不足，也会引起毛枯发落；或肺气不足，宣发失司，津液失于敷布，毛发失养而成片脱落；或情志不遂，郁怒伤肝，气机不畅，气滞血瘀，瘀血不去，新血不生，毛发失于濡养而脱落。临床多见血虚风盛、肝肾不足及气滞血瘀三种证型。

西医学关于本病原因至今未完全清楚。一般认为是自身免疫性疾病，因早期斑秃患者在脱发部位毛囊下端有淋巴细胞浸润，应用皮质类固醇激素可使脱发过程逆转，T淋巴细胞数明显减少，常与一些自身免疫性疾病并发，如桥本甲状腺炎、恶性贫血等。还认为遗传可能是原因之一，因为本病有 10％～20％ 患者有家族史。多数认为精神创伤常为诱发因素，认为本病与高级神经活动障碍有关，如长期强烈的精神创伤及过度紧张。也可能与内分泌障碍、局部病灶感染、中毒、肠寄生虫或其他内脏疾病有关。发病的机理可能是血管运动中枢机能紊乱，交感神经及副交感神经失调，引起局部毛细血管持久性收缩，毛乳头供血障碍，引起毛发营养不良而致本病。

【临床表现】 本病多见于年轻人，两性发病率无差异。首发秃发可以在任何部位，但常在头部。头部突然出现圆形或椭圆形秃发斑，数目不等，大小不一，局部皮肤无炎症现象，平滑光亮，无任何自觉症状，常被别人所发现。也有少数病人早期在秃发区可以看到红斑和浮肿。秃发边缘的头发松动，很容易拔出，拔出时可见发干近端萎缩，个别患者病损区可不断扩大，以致整个头发全部脱光称为全脱。若周身毛发包括眉毛、胡须、腋毛、阴毛、毳毛等全部脱落称为普脱。多数患者在一年内脱落的毛发可以重新生长自愈。恢复期新生的毛发初为纤细柔软，呈黄白色，且可随生随脱，以后逐渐变黑变粗而恢复正常。

【诊断要点】

1. 根据头部突然出现圆形或椭圆形秃发斑，局部皮肤无炎症，平滑光亮，无自觉症状，一般诊断不难。

2. 假性斑秃又称萎缩性秃发，但患皮肤萎缩不再生长头发，患处皮肤光滑如薄纸，毛囊口不明显，秃发边缘头发不松动。

3. 黄癣所致脱发为不完全脱落，自幼即开始发病，有特殊的黄癣菌痂、鼠屎臭、萎性瘢痕，病发及鳞屑中易查到霉菌。

4. 脂溢性脱发多自额部开始，延及前头及颅顶部，伴有脂溢，患部毛发稀疏，均匀一致，常有瘙痒及脱屑。

【治疗】

治疗原则：补肾养血祛风。

1. 针刺

处方：阿是穴、肺俞、膈俞、肝俞、肾俞。

配穴：病灶在前顶加合谷、内庭；病灶在侧头加外关、足临泣；病灶在头顶加太冲、中封；病灶在后头加后溪、申脉。每次可选用 3～5 个穴，前后穴交替使用。

操作：阿是穴的针刺方法，从病灶部位四周向中心斜刺，各穴用平补平泻法或用补法。留针 30 分钟，隔日 1 次，30 次为 1 个疗程。

2. 皮肤针

处方：阿是穴（即脱发区）、夹脊穴或相关背俞穴。

方法：先从脱发边缘呈螺旋状向中心区叩刺，即从不脱发区向脱发区中心密刺，背部夹脊穴或背俞穴每穴叩刺范围在 0.5～1cm，叩至局部皮肤微出血。隔日 1 次，10 次为 1 个疗程。也可在叩刺的局部再外搽斑蝥酊剂或旱莲草酊剂或用姜片外擦，也可在叩刺部位施行艾条温和灸 5～10 分钟。

3. 穴位注射

处方：阿是穴、头维、百会、风池。

方法：用维生素 B_{12} 5ml 或在三磷酸腺苷 5～10mg，每穴注射 0.5ml 药液，隔日 1 次，10 次为 1 个疗程

【文献摘要】

1. 李红等用围刺飞针加电针治疗斑秃 128 例。治疗组选穴：斑秃区边周、上星、百会、风池。斑秃区皮肤常规消毒后，选用 28 号 1 寸毫针，先行飞针速刺操作。具体为：用右手拇、食、中三指指腹握持针柄，进针时拇指内收，食中指同时相应外展，此时针体便迅速转动，当针处于快速旋转并抵达穴位时，通过腕、指力将旋转的针弹刺入穴位。入针后再行飞针催气，具体为：先将针做小幅度的捻转，然后松手，拇、食指张开，一捻一放，反复 6 次。如此操作，在相距病变处 0.5～1cm 四周进行围针，后接上 G-6805 型电针仪，采用疏密波，电流输出以病者可耐受为度，留针 30 分钟。每日治疗 1 次，15 天为 1 个疗程，疗程间休息 2～3 天。对照组按辨证分型服用中药，血热生风证可选用六味地黄汤合二至丸加减，气血两虚证选用八珍汤加减，肝肾不足证选用七宝美髯丹加减，血瘀证选用通窍活血汤加减。每日服 1 剂，15 次为 1 个疗程，疗程间休息 2～3 天。所有病例治疗 6 个疗程后进行疗效评定。结果：治疗组共治疗 128 例，痊愈 36 例，有效 75 例，无效 15 例，有效率为 86.7%；对照组 80 例，痊愈 21 例，有效 39 例，无效 20 例，有效率为 75.0%。两组有效率相比较，治疗组明显高于对照组，$P<0.01$，说明围刺飞针加电针治疗斑秃效果优于单纯内服中药治疗的疗效。

[李红，张家维 . 围刺飞针加电针治疗斑秃 128 例疗效观察 . 中国针灸，2003，23 (11)：659-660.]

2. 赖晓梅等用电针加药物注射治疗斑秃 62 例。将符合纳入标准的患者随机分为治疗组和对照组。治疗组采用电针加药物注射，具体方法为：采用当归注射液 1～4ml（根据脱发面积大小而定）局部注射。脱发区常规消毒后从脱发区边缘向中心方向选 1～3 点斜刺进针，快频率捻转得气后，采用长城牌 KWD-808Ⅱ型电针仪，选用疏密波中等强度刺激 30 分钟，1 日 1 次，10 次为 1 个疗程，根据病情治疗 2～3 疗程。对照组在脱发区常规消毒后，以梅花针呈螺旋型向中心方向叩刺 15 分钟，以叩至皮肤潮红为度，然后再涂擦生姜汁，1 日 1 次，10 次为 1 个疗程，根据病情治疗 2～3 个疗程。同时均对两组患者进行心理疏导，嘱其一方面精神放松，保持健康、乐观、积极的心理态势，另一方面合理安排工作、生活及休息。结果：治疗组共治疗 62 例，显效 55 例，有效 6 例，无效 1 例，有效率为 98.0%；对照组 53 例，显效 42 例，有效 6 例，无效 5 例，有效率为 90.5%。两组有效率相比较，治疗组明显高于对照组，$P<0.05$，说明电针加药物注射治疗斑秃的效果优于梅花针叩刺。

[赖晓梅，曹艳霞，刘建，等 . 电针加药物注射治疗斑秃 62 例疗效观察 . 四川中医，2004，22 (2)：77-78.]

【按语】 斑秃多由于血虚或血燥生风所致，从而使发失所荣，故针灸治疗斑秃从血分入手，除选用膈俞、肝俞、肾俞等穴外，治疗方法多用皮肤针叩刺，可以单纯用皮肤针，或体针配合皮肤针，或皮肤针配合艾灸，或配合外搽中药。针灸治疗本病有较好的疗效，可调整神经系统功能，改善局部血液循环和局部毛发营养，增强毛囊活性，促使毛发新生，但对于毛发全脱疗效欠佳。

白 癜 风

【概述】 白癜风是一种常见的皮肤病，局部色素脱失，可发生于身体的任何部位，但多见于暴露、摩擦部位，影响美容，易于诊断而难于治疗，全世界各种族均可罹患，美国居民不少于1‰，我国居民稍低于欧美，据江苏北部农村地区调查，患病率约为0.09‰～0.15‰。

本病在中医称为"白癜"、"白驳风"。中医认为本病多因情志不遂，七情内伤，肝气郁结，气机不畅，复感风邪，搏于肌肤，气血运行失调而致。

西医学对本病的病因尚未完全明了，一般认为与遗传因素、自身免疫、内分泌因素、体内铜离子水平偏低及神经精神因素有关。其发病机制为在上述多种因素作用下，导致黑色素形成系统的抑制或黑色素的破坏，从而造成黑色素减退或消失。

【临床表现】 本病为后天所生，可以开始于任何年龄，但最多见于青年人，有人统计近一半在20岁以前发病。表现为皮损处色素完全脱失，呈乳白色。边缘境界清楚，但也可移行到正常皮肤。有时白斑中散在色素区成岛状。白斑大小、形态不一，可发生于任何部位，但较多见于指背、腕、前臂、面颊、生殖器及其周围。有人发现白癜风好发于暴露及皱褶等色素较多部位。可对称或单侧分布，甚至沿神经呈带状分布。白斑区中的毛发可脱色，但也可正常。白斑可泛发于全身，只余少数或全无正常色素皮肤。有的白斑可自行消失。白癜风患者可并发甲状腺疾患、恶性贫血、糖尿病、支气管哮喘等。

【诊断要点】

1. 根据症状诊断本病一般不难。

2. 花斑癣多发生于颈、躯干、上肢，为淡白色圆形或卵圆形斑，表面往往有细鳞屑，损害中容易找到真菌。

3. 麻风呈浅色斑，有感觉的改变，患者有神经粗大等其他麻风症状。

4. 贫血痣摩擦局部，淡色斑本身不发红，而周围皮肤发红。

【治疗】

治疗原则：活血祛风。

1. 艾灸

处方：癜风穴（据《备急千金要方》第23卷：白癜风，灸左右手中指去延外宛中三壮，未差报之。本穴在中指末节指腹下缘下正中之指关节横纹稍上方）。

方法：用小艾炷直接灸，当艾炷燃至病人有灼热感时立即用镊子将艾炷移去或压灭。连灸3壮，左右共灸6壮，每日1次，15次为1个疗程。

也可在白癜风局部用艾条对准白斑区回旋灸，灸至病损区呈粉红色高度充血，每日1次，10次为1个疗程。

2. 耳针

处方：交感、内分泌、神门、肺、肾上腺、枕、病变相应部位。

方法：消毒后用揿针压入，并用胶布固定，每天按压3次，每次5分钟。也可用王不留行籽贴压。

3. 皮肤针

处方：皮损处、夹脊穴或背俞穴。

方法：用中等手法叩刺，至局部明显充血或略有出血，隔日1次，15次为1个疗程。

4. 穴位埋线

处方：曲池、阳陵泉、肺俞、膈俞、脾俞、胃俞、肾俞、首发区。

方法：用 00 号、0 号或者 1 号医用羊肠线，以穴位下 0.6 寸处为进针点，用 1%～2% 普鲁卡因每穴注入 1～2ml，打出皮丘后向穴位中心边注药边进针；左手持镊夹羊肠线，将线中央置于皮丘上，右手将埋线针缺口向下压线；以 15°角向穴位中心进针，直到线头全部埋入皮内再进针 0.5cm，快速刺拔针，压迫针眼。1～3 月进行 1 次，3 次 1 个疗程。

5. 穴位注射

处方：曲池、足三里。

方法：用复方丹参注射液，每穴注入 1ml 药液，隔 1～2 日注射 1 次，10 次为 1 个疗程。

【文献摘要】

1. 刘春光等用梅花针局部叩刺并苍耳膏内服外敷治疗白癜风 25 例。治疗方法：首日常规消毒白癜风患部，以华佗牌烟斗型小号梅花针重手法遍叩患部，使患部潮红，鲜血隐隐，似欲渗出为度；次日，以苍耳膏外敷患部，外用塑料薄膜覆盖，边缘以医用橡皮膏封固，勿使透气；依此顺序交替而行，10 日为 1 个疗程（即叩 5 次敷 5 次），停 2 日后，继行第 2 疗程，共治 5 个疗程。治疗期间每日三餐后口服半汤匙苍耳膏（约 10g），忌服油腻、辛辣及发散之品。苍耳膏制法：于夏季苍耳茂盛时采集全草，洗净后入大铝锅中和淘米水熬煮成膏，以能用筷子挑丝为度，密闭低温贮存。结果：本组共治疗 25 例，15 例痊愈，10 例显效，有效率为 100%。随访 1 年，2 例显效者于次年春夏之交症状加重，白斑扩大，1 例痊愈者于次年春夏之交因抠挤背部粉刺导致创口白癜风发作，均经前法治疗后痊愈。说明本法治疗白癜风疗效较好。

［刘春光，刘淑美，梅静，等．梅花针局部叩刺并苍耳膏内服外敷治疗白癜风 25 例．中国针灸，2002，22（12）：797.］

2. 郑卫国用神灯下电梅花针叩刺结合穴位埋线治疗白癜风 58 例。将 116 例白癜风患者随机分为 2 组，每组 58 例。治疗组在神灯照射下用特制的电梅花针以病人能承受的电流强度及力度叩刺病变处，以局部皮肤潮红为度；穴位埋线：主穴取大椎、足三里、曲池；配穴：风湿蕴热型取风门、肺俞；肝气郁结型取肝俞、胆俞；肝肾不足型取肝俞、肾俞；气滞血瘀型取肝俞、膈俞。根据病情选定穴位后，皮肤常规消毒，用 2% 利多卡因局部麻醉穴位处，用 9 号腰穿针（针芯尖磨平），先将针芯向外拔出 3cm，摄取一段约 1～2cm 已消毒的羊肠线从针头斜口植入，左手拇指、食指绷紧进针部位皮肤，右手持针快速刺入穴内，并上下提插，得气后，向外拔套管，向内推针芯，将羊肠线植于穴位深处，盖上创可贴固定圈。每周穴位埋线结合电梅花针叩刺病变处治疗 1 次，连续治疗 3～6 个月；对照组先以 75% 酒精棉球擦净患处，均匀外搽适确得霜，成人每日 2 次，13 岁以下未成年人每日 1 次，治疗时间不超过 3 个月。发现严重的毒副作用立即停用。结果：治疗组痊愈 0 例，显效 34 例，好转 23 例，无效 1 例，有效率为 98.3%；对照组痊愈 0 例，显效 16 例，好转 27 例，无效 15 例，有效率为 74.1%。两组有效率相比较，治疗组明显高于对照组，$P<0.05$，说明治疗组疗效优于对照组。随访 2 年，治疗组显效者有 3 例复发，对照组显效者有 8 例复发。

［郑卫国．神灯下电梅花针叩刺结合穴位埋线治疗白癜风 58 例．中国针灸，2005，25（2）：85-86.］

【按语】 白癜风是一种常见而难治的皮肤病，一般认为其发病机理是外受风邪，阻于肌肤，气血不和所致，治疗以活血祛风为主。临床治疗有偏重于整体调整，有单用局部治疗，均有一定疗效，一般主张采用局部与整体相结合的治疗方法更为有效。本着"治风先治血"的原则，整体治疗可考虑选用曲池、血海、足三里、三阴交及有关背俞穴，以促进气血运行，再加上局部的艾灸或皮肤针叩刺，可以提高疗效。

扁 平 疣

【概述】 扁平疣又称青年扁平疣，主要侵犯青少年。是常见的病毒性赘生物，皮肤赘疣中的一种。多见于青少年的手背和颜面，为针头至粟粒大小的硬性扁平丘疹。

本病又称扁瘊、瘊子、疣目等，中医认为本病是在肝虚血燥，皮肤不荣基础上外感风热毒邪，搏于肌肤以致气滞血瘀而赘生。

西医学认为本病是一种病毒感染性皮肤病，系人类乳头瘤病毒所引起，不同类型的病毒与疣的临床表现有一定关系。疣是通过直接接触传染，也可能通过污染物而间接传染。疣的病程与机体免疫有重要关系。

【临床表现】 大多骤然出现，为米粒大到黄豆大扁平隆起的丘疹，表现光滑，质硬，浅褐色或正常皮色。圆形、椭圆形或多角形。数目较多，多数密集，偶可沿抓痕分布排列成条状。一般无自觉症状，偶有微痒。好发于颜面、手背及前臂等处，有时伴发寻常疣。面部扁平疣偶可伴发喉部乳头瘤。慢性病程，有时可能突然消失，但也可持续多年不愈，消失后也很容易复发，愈后不留瘢痕。因有碍美观，故病人求治心切。

【诊断要点】

1. 依据临床表现，疹疣高出皮肤、密集或散在分布，多在颜面手背发生等，即可诊断。

2. 寻常疣，亦好发于青少年的手指、手背与面部，无自觉症状，但初起1～2个，逐渐扩散，为菜籽大至豌豆大，半圆形或多角形增生性突起，表现干燥粗糙，顶端可裂成花蕊或刺状，基底及周围无炎症。

3. 传染性软疣，多见于儿童及青年的躯干或面颈部，表面有蜡样光泽，中心有脐窝，可从中挑出或挤出白色物质。

4. 雀斑亦可见于面部，为针头大到芝麻大黄褐色或淡黑色斑点，对称分布，不高出皮肤，界限不清楚。

【治疗】

治疗原则：疏风清热，行气活血。

1. 针刺

处方：四白、阳白、中渚、合谷、曲池、三阴交、内庭、太冲。

配穴：也可在扁平疣较为集中的邻近选用1～2个穴；扁平疣个数较多或全身泛发者加肺俞、风市、血海；痒感加神门、内关、血海；口干口苦、心烦易怒加行间、侠溪。

操作：每次选用3～4个穴，针刺用泻法，局部穴手法稍轻，留针20分钟，每日1次，10次为1个疗程。

2. 艾灸

处方：阿是穴。

方法：点燃艾条，对准扁平疣熏灸，致局部皮肤微红，有灼热感为度，避免起泡。每日灸1次，10次为1个疗程。

3. 耳针

处方：肺、神门、肝、肾上腺、皮质下、内分泌、皮损相应区。

方法：每次选用3～4穴，中等刺激，留针15分钟，每日1次，10次为1个疗程。

4. 皮肤针

处方：膀胱经背部第一侧线，以背腰部为主。

方法：用中等强度手法从上而下叩刺，使皮肤潮红为度。隔日1次，10次1为1个疗程。

【文献摘要】

1. 姜水玉用针刺结合穴位注射治疗扁平疣22例。取穴：主穴取中渚、丘墟、曲池、血海；好发于手背者加合谷、阳池，好发于颜面者加颊车、太阳。主穴、配穴常规消毒后，用长度适合的28号不锈钢毫针直刺，得气后采用泻法，留针30分钟，留针期间每隔5分钟用泻法1次以刺激穴位。起针后，任选3个穴位，用2ml的一次性注射器抽取2%板蓝根注射液1.5ml，在选好的3个穴位上分别注入0.5ml板蓝根注射液。在药物注射前患者要有针感，同时要回抽无血时才能将药物注入穴位，拔出注射器后在穴位上适当按揉。隔日1次，7天为1个疗程，休息3天再进行第2个疗程，连续治疗2个疗程后统计疗效。结果：本组共治疗22例，痊愈12例，有效8例，无效2例，有效率为91%。说明针刺结合穴位注射治疗扁平疣的疗效明显。

[姜水玉. 针刺结合穴位注射治疗扁平疣22例. 现代中西医结合杂志，2007，16（28）：4125.]

2. 贾文杰等用针药合用治疗扁平疣30例。治疗组用自拟消疣汤加针刺治疗。自拟消疣汤：板蓝根、牡蛎（先煎）、苡仁各30g，大青叶、苦参各15g；紫草、桃仁各12g，蜂房10g，上药水煎2次，合并滤液200ml，早晚各100ml，每日1剂，7天为1个疗程；针刺治疗：穴取阿是穴，以疣体为中心，其左右约1cm处各取1穴，常规消毒，用29号一次性毫针，斜刺进针约5～10mm，以达到疣体根部为标准，待得气后，行捻转泻法1分钟，留针30分钟后取针，每日1次，7天为1个疗程。对照组用西药病毒唑0.3g/次，每日2次，肌肉注射，7天为1个疗程。两组均在2个疗程后观察疗效。结果：治疗组共治疗30例，治愈22例，好转6例，无效2例，有效率为93.3%；对照组30例，治愈12例，好转10例，无效8例，有效率为73.3%。两组有效率相比较，治疗组明显高于对照组，$P<0.05$，说明针药合用治疗扁平疣的疗效优于单纯西药疗效。

[贾文杰，徐春朝. 针药合用治疗扁平疣30例. 陕西中医，2006，27（3）：293～294.]

【按语】 疣是由病毒引起的皮肤病，其种类很多，扁平疣是其中常见的一种，好发于青少年，尤其是少女较多见，针灸能调整人体的免疫功能，增加抗病毒能力，促使皮疹痊愈，是一种简便有效的治疗方法。针灸治疗采用局部取穴，如选用扁平疣邻近的四白、阳白、迎香、下关等，结合远道选穴，因面部皮疹多发于阳明、少阳经分野，故多用合谷、曲池、中渚等穴清热解毒、行气活血，一般能取得较为满意效果。针灸治疗后，有时病人可能出现疣疹加重现象，色泽转红，隆起明显，瘙痒增剧，呈急性发作状态，应该向患者说明，这是一种正常现象，为气血旺盛流畅的表现，不需要改变治法，只要继续治疗，则皮疹会逐渐消退，若停止治疗则可前功尽弃，病复原状。治疗期间应忌食辛、辣、海腥之品。

(八) 眼科疾病

近 视

【概述】 近视是一种屈光不正，是指在无调节状态下，平行光线经眼的屈光系统屈折后，远距离的物体不能在视网膜上清晰地成像，焦点在视网膜之前。患眼对远距离的物体，辨认发生困难，即近看清楚，远视模糊。本病好发于青少年。

中医称本病为"能近怯远症"或"视近怯远症"。本病可由先天禀赋不足，遗传所致；或因后天学习工作时光线昏暗，体位不正，或病后目力未能恢复，劳瞻竭视等引起。病证可为阳气不足，使目中神光不能发越于外；也可因精血不足，目失濡养而致神光不足，光华不能及远。

西医学认为形成近视的主要原因是眼轴的前后径过长，或眼屈光间质的屈光力增强，使进入眼内的平行光线在视网膜前成像。青少年时期，调节力强，常借用调节而增进视力，若用眼不合理，调节太过，使睫状肌长期处于痉挛状态，导致晶状体也持续地处于凸度增加的状态，因而出现近视的症状。凡由于睫状肌痉挛引起的近视称为调节性近视、功能性近视或假性近视；若日久失治，则睫状肌痉挛可发展到眼轴变长，而成为器质性近视、真性近视。

【临床表现】 远视力差，但近视力可正常。中度以下的近视可以矫正，高度近视者若眼底和玻璃体变性后，视力往往难以矫正。有眼疲劳症状，如视物有双影、眼胀、头痛等。高度近视者，眼球向外突出，远视力明显减退，常眯眼视物。

眼底检查，轻度近视一般眼底检查无变化。中度以上轴性近视，特别是高度近视，由于眼轴加长，巩膜向后扩张，可在视乳头颞侧形成环形斑；或引起脉络膜萎缩，色素上皮改变，脉络膜血管暴露，或形成豹纹眼底，黄斑部萎缩和色素沉着，玻璃体液化。

【诊断要点】

1. 近距离视物清晰，远距离视物模糊，远视力低于1.0并及凹透镜能加以矫正者，即可诊断为近视。

2. 3屈光度以下者称为轻度近视；3～6屈光度以下者称为中度近视，6屈光度以上者称为高度近视。若使用睫状肌麻痹药或作雾视后，即能使近视消失者为假性近视。

【治疗】

治疗原则：补益脾胃，滋补肝肾，调节经气。

1. 针刺

处方：风池、翳明、球后、睛明、合谷、太冲。

配穴：脾胃虚弱加脾俞、胃俞、足三里；肝肾不足加肝俞、肾俞。

操作：每次选用2～4穴。针刺球后或睛明时，选择质量好的30号以上细针，将眼球固定，轻缓刺入，忌捻转，如针下感觉有阻力，或病人有疼痛感，勿再刺入，以防出血。一般可深达3～4cm。出针时用消毒干棉球按压针眼片刻。针用平补平泻法，或用补法。留针15分钟，隔日针刺1次，10次为1个疗程。

2. 电梅花针

处方：睛明、承泣、球后。

方法：将两枚梅花针分别焊接在G-6805电针仪的输出线上备用。治疗时将梅花针针头垂直固定于穴位上，通电强度以局部感觉轻度麻刺为度，电压 3～6V，连续波频率 140 次/分钟，每穴通电 5 分钟。隔日 1 次，10 次为 1 个疗程。

3. 耳压

处方：眼、脾、肝、肾、神门。

操作：每次选用一侧耳穴，用王不留行籽贴压，每天按压 3～5 次，每次 1～2 分钟，3～4 天换贴 1 次。

4. 激光穴位照射

处方：睛明、承泣、球后、合谷、太冲。

方法：用 2.5mW He-Ne 激光仪，光束垂直照射穴区，每穴照射 2 分钟，隔日 1 次。

【文献摘要】

1. 常宏艳用耳穴贴压治疗青少年近视 217 例。随机将 424 只患眼分为两组，单侧耳穴贴压组为实验组，双侧耳穴贴压组为对照组。取穴：采用程氏取穴法，分为 4 组。第一组：新眼 1、新眼 2、肝、眼、新眼 4；第二组：新眼 1、新眼 2、枕、目 2、后眼 1；第三组：新眼 1、新眼 2、肾、目 1、明亮；第四组：新眼 1、新眼 2、额、后眼、新眼 3。固定由一人操作，首先在耳部找到相应耳穴，探测敏感点，然后用 0.8mm×0.8mm 的小方块胶布将王不留行籽固定贴在耳穴上，嘱患者自行按压，每天需按压 3～4 次，每次每穴按压 20 下，致耳部发热效果更好。贴压 10 天后自行取下，休息 4 天，再行第 2 次治疗。每次选取 1 组穴，4 组穴轮流依次使用，4 次为 1 个疗程。本实验所有病例的治疗时间均为 2 个疗程。结果：实验组共治疗 185 例，363 只患眼，痊愈 53 只，显效 32 只，有效 154 只，无效 124 只，有效率为 65.84%；对照组共治疗 32 例，61 只患眼，痊愈 7 只，显效 17 只，有效 23 只，无效 14 只，有效率为 77.05%。两组有效率相比较，无显著差异，$P<0.05$，说明无论是采用单侧还是双侧耳穴贴压，不会影响对青少年近视的疗效。

[常宏艳. 耳穴贴压治疗青少年近视 217 例. 陕西中医，2003，24（4）：352-353.]

2. 邓元江等用体针、耳针治疗青少年近视 104 例。将 104 例患者随机分为体针组和耳针组，每组各 52 例。体针组取穴：第一组穴位：睛明（患侧）、四白（患侧）、合谷、血海、足三里、太冲；第二组穴位：风池、膈俞、肝俞、脾俞、肾俞、太溪。睛明穴沿眼眶边缘缓缓刺入 0.5～0.8 寸，不提插，轻捻转，待眼区出现针感后，留针 20 分钟；四白、合谷、血海、足三里、太冲等穴直刺 0.3～0.8 寸，行捻转平补平泻手法，留针 20～25 分钟；风池穴向下颌角方向缓慢刺入 0.5～0.8 寸，不提插，轻捻转，使针感向眼区放射，留针 20 分钟；膈俞、肝俞、脾俞向脊椎方向斜刺 0.5～0.8 寸，行捻转平补平泻手法；肾俞、太溪直刺 0.3～0.8 寸，行捻转补法，留针 20～25 分钟。每天针刺 1 次，两组穴位交替使用，10 次为 1 个疗程，疗程间休息 3～5 天，治疗 2 个疗程。耳针组取穴：眼、目 1、肝、脾、肾、心。针刺方法：病人取坐位，用 2% 碘酒和 75% 的酒精消毒耳穴局部皮肤，选用 28 号 1 寸的毫针，左手固定耳郭，右手持针速刺入耳穴内 1～2 分（不可穿透耳郭），留针 20～25 分钟，快速出针，不按针孔，可出血少许。每天针刺 1 次，两耳穴位交替针刺，10 次为 1 个疗程，疗程间休息 3～5 天，治疗 2 个疗程。结果：体针组共治疗 52 例，96 只患眼，痊愈 27 只，显效 47 只，有效 20 只，无效 2 只，有效率为 97.9%；耳针组共治疗 52 例，92 只患眼，痊愈 11 只，显效 28 只，有效 47 只，无效 6 只，有效率为 93.5%。两组有效率相比较，体针组明显高于耳针组，$P<0.05$，说明体针治疗青少年近视的疗效优于耳针组。

［邓元江，刘卫英．体针、耳针治疗青少年近视临床观察．中国针灸，2003，23（10）：574-576．］

【按语】 随着现代科技文化的发展，近视眼的发病率呈增多的趋势，绝大多数患者为青少年学生，虽然近视的发生有一定的遗传因素，但与过度用眼及用眼卫生习惯不良有直接关系，如果不及时防治，则睫状肌痉挛可发展到眼球轴距变长，成为真性近视。近视分为单纯性与病理性两种，单纯性近视者多为低度近视，用镜片矫正时远视力可达正常；病理性近视患者多为高度近视，一般为先天遗传性所致，往往合并有眼底病理表现和其他并发症，病理性近视患者用镜片矫正时远视力往往很难达到正常。针灸对青少年假性近视有较好的疗效，能在较短时间内纠正眼睫状肌的痉挛，使视力有明显改善，但往往效果不能巩固，需要经过一段时间的巩固治疗，同时患者应注意保护视力。针灸方法多选用眼区穴位，如攒竹、丝竹空、睛明、球后等，远道除辨证用穴外，一般可用养老、足三里等，临床多用常规针刺方法，也常用梅花针包括电梅花针治疗，无论何种方法刺激量均不必过大。

麦 粒 肿

【概述】 麦粒肿属眼睑病，是一种十分常见的眼睑腺体化脓性炎症，上、下睑均可发生，但以上睑多见。素体虚弱、屈光不正、卫生习惯不良及糖尿病者，常易罹患。临床上有内麦粒肿与外麦粒肿之分。

中医称本病为"针眼"、"土疡"、"土疳"，俗名"偷针眼"、"包珍珠"、"挑针"等。本病多因风热外袭，或脾胃热毒壅盛，瘀滞胞睑而成。眼部卫生不良者常易罹患，脾胃不健者常易复发。

西医学认为本病多由葡萄球菌感染所致。当睑板腺遭受化脓性感染时，称为内麦粒肿；如果感染位于睫毛毛囊或其附属腺体（Moll 腺、Zeis 腺），则称为外麦粒肿。

【临床表现】 症状及过程与一般疖肿基本相同。初起胞睑微痒，睫毛根或睑内呈局限性红肿硬结，状如麦粒，少数经数日后可自行消散，但多数成脓。成脓则红肿加重，硬结变软，表面出现黄色脓头，脓溃始愈。若发生于眦部，特别是外眦部，局部红肿往往较剧，可涉及同侧面颊部，外侧球结膜也发生水肿，状若鱼鳔，甚至脱于睑裂之外。耳前淋巴结常肿大触痛。自觉灼热疼痛，成脓时疼痛加重，低头或咳嗽时疼痛更重。有时出现畏寒发热等全身症状。若为内麦粒肿，成脓时则在睑结膜面出现黄白色脓头，多数穿破睑结膜面，脓出而愈。也有从睑板腺口排脓者。若致病菌毒力强，侵犯整个睑板，则可形成眼睑脓肿。还有脓点经久不溃，脓液逐渐吸收，红肿消退，仅遗留核状硬结者，则可转化为睑板腺囊肿。

【诊断要点】

1. 根据眼睑痒痛，睑缘微肿，按之有硬结，形如麦粒压痛明显等症状，诊断并不困难。

2. 应与霰粒肿鉴别，霰粒肿又名睑板腺囊肿，一般起病较慢，通常在眼睑皮下摸到一肿块，大小不等，较硬不痛，与皮肤无粘连。

【治疗】

治疗原则：疏风清热散结。

1. 针刺

处方：攒竹、太阳、风池、合谷。

配穴：肿核在上眼睑加阳白或鱼腰；肿核在下眼睑加四白或承泣；外感风热配外关、足临泣；脾胃湿热配内庭、阴陵泉。

操作：太阳可用三棱针刺络出血，加拔火罐；少泽用三棱针点刺出血；其余诸穴针刺施以泻法。留针 15～20 分钟，每日 1～2 次，不灸。

2. 耳针

处方：耳尖、眼、肝、脾。

方法：毫针针刺用强刺激，留针 20 分钟，每日 1 次。也可仅用耳尖放血，先将耳郭揉搓使之充血，消毒后用三棱针或粗毫针点刺出血数滴，擦干净后消毒针孔。

3. 挑治

处方：第 1～7 胸椎两侧。

方法：找淡红色疹点，消毒后用三棱针点刺出血，并挑断疹点处的皮下纤维组织。

4. 刺络拔罐

处方：大椎。

方法：消毒后，用磨快的三棱针快速刺入穴位 0.5cm 深，再在穴位上加拔火罐。也可选用太阳穴，方法相同。

【文献摘要】

1. 段玲用针刺配合挑刺法治疗麦粒肿 49 例。治疗组主穴取太阳、合谷、曲池。配穴：肿核在上睑边缘内眦部者加攒竹、睛明；在外眦部者加丝竹空、瞳子髎；在两眦之间者加阳白、鱼腰；在下睑四缘者加四白、承泣。外感风热型加风池，热毒上攻型加内庭，脾胃积热型加足三里、内庭。针刺完毕后，在患者背部两肩胛间，第 1～7 胸椎两侧探寻反应点（淡红色，比小米粒小，按之不退色），无反应点者在肩井、膏肓处挑治。每次取 4～6 个反应点，挑治 2 次后，再隔日治疗 1 次。对照组口服阿莫西林胶囊 0.5g/次，每天 4 次；氯霉素滴眼液，每天 4 次；红霉素眼膏局部外用。结果：治疗组共治疗 49 例，痊愈 31 例，显效 17 例，无效 1 例，有效率为 97.67%；对照组共治疗 44 例，痊愈 5 例，显效 29 例，无效 10 例，有效率为 77.29%。两组有效率相比较，治疗组明显优于对照组，$P<0.05$，提示针刺配合挑刺法治疗麦粒肿疗效优于常规西药疗法。

[段玲. 针刺配合挑刺法治疗麦粒肿 49 例. 湖北中医杂志，2005，27（10）：46.]

2. 徐伟辉用攒刺配合耳尖放血治疗麦粒肿 67 例。将 109 例麦粒肿患者随机分为两组，治疗组 67 例采用攒刺配合耳尖放血治疗，对照组 42 例采用热敷加用红霉素眼膏外搽治疗。治疗组取 30 号 0.5 寸毫针 7 根，患者轻闭双眼，先用 75% 酒精棉球将病灶处皮肤消毒，然后依次用每根毫针连续快速地在麦粒肿红肿之局部分散点刺 7 下，用力要轻巧、均匀，深度似皮肤针叩刺进入的深度一般，应在表皮以内，快刺快离，7 根毫针共计点刺 49 下为度。刺后局部有细微点状出血，用消毒干棉球轻轻擦净，再以 75% 酒精棉球轻擦即可；然后耳尖放血。对照组早、中、晚各热敷 1 次，睡前用红霉素眼膏外搽患眼局部。结果：治疗组共治疗 67 例，一次治愈 54 例，占总数的 80.60%，两次治愈 12 例，占总数的 17.91%，三次治愈 1 例，占总数的 1.49%；对照组共治疗 42 例，一次治愈 12 例，占总数的 28.57%，两次治愈 22 例，占总数的 52.38%，三次治愈 8 例，占总数的 25.05%。两组治愈率经卡方检验，$P<0.01$，差异有高度统计学意义，说明攒刺配合耳尖放血组疗效更好。

[徐伟辉. 攒刺配合耳尖放血治疗麦粒肿 67 例临床观察. 湖南中医药导报，2004，10（5）：47-48.]

【按语】 麦粒肿多为实热证针刺治疗效果确实而迅速，尤其是早期治疗，常常在留针时患者即感症状减轻，一般当天发病即开始针刺者，次日即可告愈，如果发病第二天才开始治疗，针刺则可减轻症状，缩短病程。针刺采用局部穴与远道穴相结合，针刺用泻法，或用三棱针刺血，其方法简便而效捷，乃实则泻之之法。对于反复发作者，常因气血虚弱，复感内热，或余邪未清，热毒风蕴，故在肿块消退后还应针灸整体调整。本病切忌挤压患处，以免炎症扩散而引起眼睑蜂窝组织炎，甚至海绵窦栓塞及败血症等。对于反复发作的患者平时应养成良好的卫生习惯，不用脏手或不干净的手帕揉眼，有慢性结膜炎或睑缘炎者应彻底医治。有糖尿病或其他慢性病也应加以控制。注意营养和运动以增强体质也有积极的预防意义。

急性结膜炎

【概述】 结膜炎是我国常见的眼病，临床上有急性、亚急性和慢性之分，也有按致病原因分为细菌性、衣原体性、病毒性、真菌性和变态反应性等。急性结膜炎由细菌或病毒感染而成，好发于春夏季节，具有传染性和流行性，本病有以显著的结膜充血、有黏液性或脓性分泌物为主要特征。在集体活动环境中容易暴发流行。反复或严重的结膜炎，可破坏结膜分泌细胞，后遗结膜干燥症。若炎症侵犯角膜，可引起不同程度的视力障碍。

中医称本病为"暴风客热"、"天行赤眼"。俗称"红眼"、"火眼"。多由疫疠之气流行，风热时邪外侵，或肺胃积热，内外合邪，上攻于目，以致经脉闭阻，气血壅滞所致。

西医学认为结膜暴露于眼球表面，可直接通过接触性传染，凡病人接触过的水、毛巾、脸盆等其他用具均是传播媒介。本病炎症表现的病理形式以充血与渗出为主，充血发生于睑结膜时呈现弥漫性充血状态；发生于球结膜时则表现为特有的结膜性充血。渗出的结果则为分泌物增多和球结膜水肿。

【临床表现】 急性结膜为发病迅速，潜伏期一般为 1～2 天，患眼红赤涩痒，有异物感和烧灼感，羞明，眼睑肿胀难睁。分泌物多，初为浆液性，继则成黏液脓性，粘着睑缘及睫毛，每于睡起时封闭眼裂。本病常一眼先发或双眼齐发。通常在发病后 3～4 天症状达高潮，除球结膜充血、水肿，眼睑红肿等局部症状外，有时可伴发热、流涕、咽痛等全身症状。10～14 天可痊愈。由病毒引起者，来势急、流行快，除上述症状外常影响角膜，在角膜中央区散在很多点状着色。有的在 2～3 天内即见球结膜下点状或片状出血，重者涉及整个球结膜。

【诊断要点】

1. 根据发病部位在球结膜，红痒、羞明、有异物感、肿胀、多眵等局部症状，具有传染性与流行性等不难诊断。

2. 睫状血管充血，出血颜色呈紫红，愈靠近角膜缘充血愈甚，为深层眼部组织的炎症。

3. 急性充血性青光眼多为老年女性，多半在情绪激动、劳累过度或暴饮暴食后发病。

【治疗】

治疗原则：疏风清热，泻肝解毒，活血止痛。

1. 针刺

处方：睛明、太阳、风池、少商。

配穴：风热外袭加合谷、外关；肺胃积热加曲池、支沟、内庭；肝火亢盛加行间、侠溪；头痛加上星；咽喉痛加商阳；便秘加支沟。

操作：针睛明前嘱患者闭目，将眼球固定于外侧，用1.5寸优质细毫针沿眼眶鼻骨边缘缓慢刺入，深约1寸，不宜提插，轻微捻转。风池针向对侧眼球进针1～1.5寸。太阳与少商用三棱针或粗毫针点刺出血。

2. 耳针

处方：耳尖、眼、肝、耳背血络。

方法：常规消毒后先点刺耳尖与耳背血络出血数滴，眼与肝穴毫针用泻法，留针15分钟，每日1～2次，两耳交替施治。

3. 挑治

处方：第1～7胸椎两侧。

方法：找淡红色或黯褐色疹点，摸之碍手，略带光泽，压之不褪色的"粟米"样疹点，消毒后用三棱针先挑破表皮，并挑断疹点处的皮下纤维组织。2～3天挑治1次。

4. 皮肤针

处方：攒竹、丝竹空、太阳、风池。

方法：攒竹、丝竹空穴用轻刺激叩刺，其他穴施以重手法叩刺，每日1次。

5. 穴位注射

处方：太阳、风池、光明。

方法：用维生素 B_1、盐酸小檗碱（黄连素）注射液或野菊花注射液，每次注入药液0.5～1ml，隔日1次。

【文献摘要】

1. 曹寅华用耳穴针刺治疗急性结膜炎58例。针刺取穴部位：口、眼、肝、耳尖、耳背血管、太阳穴。具体操作：先将耳穴部按揉充血，用26号毫针针刺耳尖，进针后捻转1分钟左右，出针后挤出1～2滴血，再取耳背明显血管以三棱针点刺出血，耳垂之眼区过敏点用26号毫针捻刺1分钟左右，出针后挤出少许血；然后再用三棱针点刺太阳穴出血，拔罐3～5分钟，同时针刺肝区过敏点，留针20～30分钟，每日1次。结果：58例病人中经一次针刺治愈22例，占38％；两次针刺治愈20例，占33％；三次治愈10例，占17％；好转6例，占10％；无效2例，占3.6％；总有效率96.4％，其中治愈率占88％。

[曹寅华. 耳穴针刺治疗急性结膜炎58例疗效观察. 针灸临床杂志，2005，21（2）：53.]

2. 吕文霞用耳针结合中药治疗急性结膜炎83例。耳针穴位取眼、肝、脾，配穴目1、目2、点刺耳尖，均双侧。耳尖穴点刺出血，其余穴位用0.35mm×13mm毫针刺入2～3分深，以毫针能稳定而不摇摆为宜，轻轻捻转，促其得气，得气后留针30分钟，中间行针2次，每日1次，10次为1个疗程。中药采用疏风清热、利湿解毒法。基本方：金银花15～20g，连翘、黄芩、夏枯草、茵陈、牡丹皮、白鲜皮、赤芍各15g，生地黄20～30g，藿香10g，木贼、枳壳各12g，生甘草6g。舌淡者牡丹皮易当归10g，白鲜皮易土茯苓25～30g；眼睑浮肿明显者加蝉蜕10g；便秘者加生大黄（后下）10～15g。日1剂，水煎分2次服用。结果：83例166眼的自觉症状，睑球结膜充血及分泌物均消失，全部治愈。其中 5 天内治愈者 53 例，6～10 天内治愈者 21 例，11～15 天治愈者 9 例。

[吕文霞. 耳针结合中药治疗急性结膜炎 83 例. 四川中医，2008，26（6）：117.]

【按语】 针刺治疗急性结膜炎有明显的疗效，其效果确实而迅速，常常在留针的时候患者即感到症状减轻而舒适，多数治疗 2～3 次即可有效。针刺治疗选用局部与远道穴结合，除常规针刺外，三棱针点刺效捷而简便，点刺部位有井穴、太阳、耳尖等处。应嘱患者充分暴露患眼，使分泌物通畅排出，严禁包扎患眼。针刺治疗的同时还可用凉淡的盐水洗眼。本病为急性传染病，常可引起大流行，凡病人用过的盥洗用具应经常消毒，与他人分开，患者避免到公共场所活动，流行季节时健康人可常用治疗本病的眼药水滴眼，用菊花、桑叶、夏枯草煎汤代茶。

色 盲

【概述】 色盲是指色觉障碍，以两眼不能正确辨别颜色为特征，患者以男性多见。根据其程度与特点的不同，可分为色弱和色盲两种；色弱是指对颜色的辨别能力减低，色盲是指对颜色的辨别能力完全丧失。根据三原色学说，对丧失一种原色的辨别能力者称为二色盲，包括红色盲、绿色盲和蓝色（或紫色）盲。对丧失两种原色辨别能力者称为一色盲，即全色盲。临床上以红绿色盲和色弱最为常见。根据色盲发生的时间先后，又有先天性与后天性之别，先天性色盲为遗传因素所致，后天性色盲多由视神经萎缩、烟酒中毒、弱视及眼底病引起。

色盲在中医称为"视物易色症"、"视赤如白症"、"视黑为赤症"等。《灵枢·脉度》说："肝气通于目，肝和则目能辨五色矣。"本病多由先天禀赋不足，精血亏虚，或后天肾精不充，髓海不满，脑与目系受损所致，或肝血不足，气机不畅，经气郁闭，玄府不和，则辨色障碍。

西医学对先天性色盲的原因尚未定论，一般认为是一种 X 性染色体隐性遗传疾病，由于 X 性染色体中存在某种病变基因，使视蛋白合成障碍，为女性传递，男性表现。所以男性患者高于女性。后天性色盲可由屈光间质的变化，精神异常以及从视网膜到大脑皮层间的视路疾患，如球后视神经炎、视神经萎缩等引起。

【临床表现】 本病患者眼部与视力与正常人无异，一般没有自觉症状，只是不能辨别某些颜色或色彩颠倒辨认不清，有时先天性色盲不能发觉自己有色觉异常，这是由于患者凭生活经验，根据颜色的饱和度与亮度而加以区别，只有通过检查才能发现不能正确辨别颜色或色泽的浓淡与明暗。

【诊断要点】 通过色觉检查法可以确诊。在自然光线照明下，患者在 0.5cm 距离，面向检查物体，在 5 秒内说出答案。

【治疗】

治疗原则：滋补肝肾，调畅气机。

1. 针刺

处方：睛明、攒竹、丝竹空、风池、养老、复溜、肝俞、肾俞。

配穴：脾胃虚弱者配足三里、三阴交、脾俞；气机不畅配太冲、期门。

操作：每次选用 2～4 个穴。以补法为主，气机不畅者施以泻法或平补平泻法。留针 15～20 分钟，每日或隔日 1 次，20 次为 1 个疗程。

2. 穴位激光照射

处方：睛明、攒竹、丝竹空、合谷、足三里。

方法：用功率40mW、电流量15mV的氦-氖激光治疗仪，照射上穴，每穴照射5分钟，每日1次，20次为1个疗程。

3. 耳针

处方：眼、肝、肾、肾上腺、皮质下。

方法：毫针刺用轻刺激，留针15分钟，每日1次或隔日1次，20次为1个疗程。或用王不留行籽贴压。

4. 穴位注射

处方：肝俞、肾俞、足三里、风池、翳风、太阳。

方法：用维生素B_1或当归注射液，每穴注入药液1~2ml，隔日1次，20次为1个疗程。

5. 头针

处方：枕上旁线、顶颞后斜线下2/5、额中线、额旁1线。

方法：将处方分成两组交替使用，直刺快速进针，不捻转，留针20分钟，每日1次，20次为1个疗程。

【文献摘要】

1. 王义朝采用针刺结合球后注射的方法治疗先天性色盲1例。针刺主穴取睛明、上明（眉弓中点眶上缘下）。配穴取合谷、足三里、足光明、瞳子髎。每次主穴必取，配穴取2个。针刺入后，眼周穴位不提插捻转，留针15分钟，肢体穴位接G-6805电针仪，通电刺激10~15分钟，连续波，频率为16~20次，电流量为0.2~1.0mA。取针后用2ml注射器抽取100μg（1.0ml）维生素B_{12}注射液，在双侧球后穴各注射0.5ml。每天治疗1次，双休日休息。治疗5次后，疗效不明显，遂加大维生素B_{12}注射液的用量，每穴各注射1ml。又治疗5次，已能读出将近30个图。效不更方，守原法连续治疗15次。查辨色力，能在15秒内读出全部50个图形，临床治愈。说明本法安全、简便、疗效稳定可靠，但远期疗效有待进一步考证。

[王义朝. 先天性色盲案. 中国针灸，2004，24（5）：370.]

2. 徐振华等用针刺为主治疗色盲100例。自1989年以来应用针刺为主治疗的100例色盲患者，取穴：第一组风池、攒竹、瞳子髎、合谷；第二组风池、阳白、四白、睛明、合谷。皮肤按常规消毒，风池穴快速进针不留针，强刺激，眼区穴位用平补平泻手法，留针30分钟，每间隔10分钟行针1次。针刺后为了让针感充分发挥效应，需静坐或静卧1小时，闭目体会眼部的感觉。两组穴位轮流使用，隔日治疗，20次为1个疗程。兼口服杞菊地黄丸，每日2次，每次9g。药物对照组30例，口服鱼肝油丸，每日3次，每次2丸；维生素B_{12}肌注，每日1次，每次250μg。结果：治疗组良好78例，好转20例，无效2例，有效率为98%；对照组良好12例，好转9例，无效9例，有效率为70%。两组有效率相比较，治疗组明显优于药物组，$P<0.05$，说明以针刺为主治疗色盲的疗效优于服用鱼肝油兼维生素B_{12}肌注。

[徐振华，邹瑞萍，张晓梅，等. 针刺为主治疗色盲100例. 上海针灸杂志，1997，16（1）：27.]

【按语】 色盲多为先天性遗传性疾病，迄今无有效方法治疗，20世纪50年代以来临床有不少针刺治疗色盲的报道，证明其确有一定疗效，尤其对色弱疗效较好。一般以眼区周围穴位为主，如睛明、攒竹、丝竹空、瞳子髎、太阳、阳白、风池、翳明等，远道选穴为辅，如合谷、光明、足三里、肝俞、肾俞、太冲等，一般多用针刺、电针、穴位照射、穴位注射等方法，针刺手法用补法或平补平泻。

中心性浆液性脉络膜视网膜病变

【概述】 中心性浆液性脉络膜视网膜病变是一种常见的视物模糊、变形的眼底病变。不同学者对本病的命名不同，如"中心性视网膜炎"、"中心性复发性视网膜炎"、"中心性血管痉挛性视网膜病变"等，目前多数称"中心性浆液性脉络膜视网膜病变"。本病多发生于中壮年男性或妊娠妇女，单眼发病者多，少数双眼先后发病，且易复发，病程经数月有自愈趋势。经反复发作，黄斑有水肿，色素上皮细胞破坏和视网膜下纤维增生者视力则难以恢复。

本病在中医称为"目茫茫候"、"目黑候"、"视正反斜"、"视惑"等。多由劳倦内伤，用眼过度所致。导致脏腑失调，阴阳偏胜，或肝肾阴虚，虚火上炎；或肝肾精血不足，目失涵养；或脾失健运，津液运化失常，聚湿生痰，清阳不升，浊阴不降；或肝经郁热，玄府阻闭，经气不利，气血瘀滞所致。

西医学认为本病的真实病因尚不清楚，精神紧张、情绪激动、感染、过敏、脉络膜静脉引流障碍、热调节功能衰竭均能促发本病。上述原因能使黄斑区附近的小动脉收缩，使周围毛细血管扩张，渗透性增加，导致浆液渗入附近组织内，从而形成周围组织的积滞现象而引起。

【临床表现】 常有中、低度视力减退，视物变暗、变形、变小或变大。眼前似有纱幕遮盖，初期伴随肌侧偏头痛。眼底检查首先出现黄斑水肿。在水肿边缘可见圆形、椭圆形或不规则的反射光晕，中心窝反射消失。在水肿区常见有黄白色或灰白色圆形渗出小点。

【诊断要点】

1. 根据视野中央暗点，视物变形；黄斑区水肿，中心反射消失；荧光造影或见黄斑区渗漏，呈喷出型或扩散型。即可诊断。

2. 渗出性视网膜病变多发于青年男性，只累及单眼，病情进展缓慢，早期眼前组织均正常，玻璃体可轻度混浊，眼底出现多发性渗出性病灶，病变常为进行性，严重者可发生视网膜剥离、白内障、青光眼、眼球萎缩等。

3. 视网膜动脉栓塞主要与动脉痉挛或动脉内血栓形成，尤其与亚急性细菌性心内膜炎心脏手术有关。主要表现为视力突然丧失，且往往为永久性，当阻塞为时短暂而经及时消除者，视力有时可部分恢复。如果动脉某一分支阻塞，则可出现与该受累区相应的视野缺损。

4. 视网膜静脉血栓形成是由局部静脉回流阻塞所致，视力障碍和丧失不如中心动脉栓塞那样突然，主症为视力下降或部分视野缺损，一般尚可保存一定的视力，无疼痛感。

5. 视网膜色素变性发病于幼年，有遗传性，两眼同时受累，特点是夜盲和视野缩小，直至失明。是视网膜色素上皮的原发性变性，视网膜萎缩，色素沉着。

【治疗】

治疗原则：调补肝肾，通络明目。

1. 针刺

处方：睛明、攒竹、丝竹空、瞳子髎、球后、风池、合谷、养老、肝俞、肾俞。

配穴：阴虚火旺加照海、行间；脾胃虚弱加足三里、三阴交；痰湿壅滞加丰隆、三阴交；气血瘀阻加太冲、膈俞。

操作：每次取1~2个局部穴与1~2个远道穴。单眼病变取患侧穴，双眼病变取双侧穴。眼区周围穴用轻刺激，以捻转手法为主，睛明、球后不提插、轻捻转，攒竹向下透刺睛明穴，以小幅度捻使针感向整个眼部放散，风池施以雀啄法，使针感到达眼区为佳，其余诸穴根据证候虚实施以补泻手法。每次留针20~30分钟，急性期每日治疗1次，症状改善后隔日治疗1次，20次为1个疗程。

2. 电针

处方：风池、丝竹空、翳明、攒竹。

方法：针刺后用G-6805电针仪将眼区穴与头部邻近穴两两相接，用疏密波通电，强度以病人能耐受为度。每次20分钟，隔日1次，20次为1个疗程。

3. 耳针

处方：眼、肝、肾、脾、皮质下、内分泌。

方法：可单取患侧穴，也可双侧穴交替使用，毫针刺用中等刺激，留针20分钟，20次为1个疗程。

4. 穴位注射

处方：风池、翳明、太阳、肝俞、肾俞、足三里。

方法：用维生素 B_1、肌苷或当归注射液，每穴注入药液1~2ml，隔日1次，20次为1个疗程。

【文献摘要】 俞定芳等用针刺治疗中心性浆液性脉络膜视网膜病变86例。采用回顾性研究，将1992~1994年的86例用针灸治疗的患者的93只患眼作为治疗组；将前几年用药物治疗的135例患者共146只患眼作为对照组。治疗组取穴：睛明、承泣、球后、太溪、太冲、合谷、光明。操作方法：单眼患病，睛明、承泣、球后取患侧，双眼患病取双侧，合谷、太溪、太冲、光明均取双侧。针刺睛明、承泣、球后穴，选用32号1.5寸细毫针，刺入皮内后，沿着眼球与眶内壁之间，缓慢进针至1寸左右，作小幅度、低频率轻轻捻转，不得提插，待眼球感到较剧烈酸胀时，留针30分钟，中途如上法捻转毫针2~3次，轻轻出针，并用消毒干棉球压迫针孔3~5分钟，合谷、光明用平补平泻法，太溪用补法，太冲用泻法。隔日治疗1次，10次为1个疗程，中间休息5~7天，根据病情再作第二疗程。对照组均用西医眼科常规疗法，口服复方芦丁片2片，维生素C片0.2g，维脑路通片0.2g，均为每日3次，连续服用至病愈为止。结果：治疗组痊愈46只，显效27只，好转14只，无效6只，总有效率为93.55%；对照组治愈52只，显效40只，有效31只，无效23只，总有效率为84.25%。两组有效率相比较，治疗组明显优于药物组，$P<0.05$，说明针刺治疗本病的疗效优于常规西药。

[俞定芳，童峰峰. 针刺治疗中心性浆液性脉络膜视网膜病变86例. 中国针灸，1997，5：273-274.]

【按语】 中心性视网膜炎是一种急性的眼底病，多数人认为本病的发生与机体抵抗力低下有关，有一定程度的自限倾向，抗炎剂无确实效果，激素有加剧病情及使病程迁延危险，血管扩张剂使用广泛，但效果也不明确。近来用极细光导纤维通过特制的空心针，将氦-氖激光导入凝固渗漏点，临床治疗有效，但似不能根治或防止复发，并须注意防止影响中心视力。针刺治疗本病始于20世纪50年代，60年代曾有人试用电针刺激球后穴治疗本病，取得了较好的疗效，80年代又有较大突破，发现了一些有效的新穴，如新明Ⅰ、新明Ⅱ、向阳Ⅰ、向阳Ⅱ等，从已积累的经验看，针刺对本病的效果是确切的，可调整全身状况，改善血液循环，但疗程较长。选穴以局部为主，兼取远道穴全身调整。患者应注意休息，减少用眼，避免过度兴奋与紧张，同时应戒除烟酒等不良嗜好。其他视网膜病变如中心性渗出性脉络膜视网膜病变、视网膜动脉栓塞、视网膜血栓形成、视网膜色素变性等均可参照本病治疗。

视 神 经 炎

【概述】 视神经炎有急、慢性之分，临床以慢性为多见，急性视神经炎常与颅内及眼眶的急性炎症有关，慢性视神经炎多与维生素缺乏、糖尿病、病后营养不良等有关，也可因慢性酒精中毒引起，个别为遗传因素导致。主要表现为视力下降或伴眼球深部疼痛，轻者如治疗及时可恢复正常视力，重者甚至可导致失明。本病多发生于青壮年，40岁以下患者占80%。习惯上虽将视神经炎分为视乳头炎和球后视神经炎，但视乳头炎往往也波及其附近的视网膜和球后的视神经纤维。

本病属于中医的"暴盲"、"视瞻昏渺症"。主要原因为情志失调，肝失条达，气机运行不畅，络脉阻滞；或肝郁化火，肝火上攻目系；或外感热病或肝肾阴虚，邪热或虚火上炎；或产后哺乳，气血亏虚，使目失所养。

西医学认为本病患多数原因尚不明了，只能称其为特发性视神经炎。部分患者与哺乳、感染、维生素B族缺乏、药物中毒、多发性硬化症等有关。病变部位早期血管扩张而充血，炎性渗出，由于变质可致组织境界不清，后期可导致视神经萎缩。

【临床表现】 急性视神经炎发病急骤，病人视力急剧下降或突然丧失，伴有目痛；慢性视神经炎视力逐渐下降，疼痛不明显。视乳头炎多一眼发病，视力急剧减退，有中心暗影，视野向心性缩小，甚至完全失明。急性球后视神经炎常伴有前额隐痛、眼眶深部钝痛、转动眼球时牵引样疼痛。慢性球后视神经炎多罹及双眼，起病缓慢，病程较长，除视力下降、视野向心性缩小外，可无其他症状。

眼底检查，视神经乳头炎早期可见乳头充血、水肿、境界不清、乳头附近视网膜水肿，静脉怒张迂曲等。晚期可见视神经乳头苍白，呈萎缩现象。球后视神经炎眼底多无改变，或仅有视神经乳头轻度充血，边界稍模糊，但视野出现中心盲点与生理性盲点相连而呈哑铃状缺损，或扇形缺损、弧形暗点、向心性缩小等。当视力高度减退时，瞳孔扩大，对光反应消失，如尚有部分视力，瞳孔收缩无力，虽在光源持续照射下，又自行扩大，此为重要的客观体征。

【诊断要点】

1. 根据患者视力下降，眼球运动或压迫眼球有牵引痛，瞳孔中度散大，对光反射迟钝，色觉障碍，及眼底检查，可以诊断本病。

2. 颅内病变引起的视神经乳头水肿早期可无视力改变，但因颅内压高而常有剧烈头痛，或恶心呕吐。眼底视神经乳头无充血，但水肿特别明显，视野生理盲点扩大，晚期也会继发视神经萎缩，视野向心性缩小，视力严重下降，甚至失明。

3. 视交叉肿瘤如蝶鞍区的垂体瘤或颅咽管瘤压迫视路，可引起视力下降和视野缺损，但肿瘤是逐步发展的视野缺损呈双眼颞侧偏盲，头痛症状为额颞部持续性隐痛。垂体瘤常引起内分泌失调而出现月经不调、性欲减退、尿崩症、肢端肥大症等。头颅X线片有阳性表现。

【治疗】

治疗原则：实证治以清泻肝胆，行气活血；虚证治以补益气血。

1. 针刺

处方：睛明、球后、瞳子髎、风池、翳明、光明、太冲。

配穴：因外邪引起者加合谷、外关；肝肾虚火上炎者加太溪、肾俞、肝俞；气血不足者加足三里、三阴交、脾俞、气海。

操作：每次局部选用2～3个穴，远道选用1～2个穴。眼区穴用30～32号针轻缓刺入，轻微捻转，不提插，四肢与躯干穴根据证候施以补泻手法，留针20分钟，每日1次，20次为1个疗程。

2. 耳针

处方：眼、肝、肾上腺、神门、枕。

方法：每次选用2～3个耳穴，毫针刺以中等刺激，留针20分钟，每日1次，20次为1个疗程。

3. 激光穴位照射

处方：睛明、球后、风池、翳明、光明、太冲。

方法：每次选用1～2个局部穴及1个远道穴，用氦-氖激光针灸仪，将2mW光针对准穴位，每穴照射5分钟，每日1次，20次为1个疗程。

4. 穴位注射

处方：承泣、球后、风池、翳明、大椎、哑门。

方法：每次选用2个穴，用维生素 B_1 100mg 或 B_{12} 0.1mg，每穴注入药液 0.5ml，隔日1次，20次为1个疗程。

【文献摘要】

1. 李红辉等针药并用治疗视神经炎28例。53例视神经炎患者随机分成2组，治疗组28例，对照组25例。对照组用泼尼松龙500mg球后注射，1周1次；强的松40mg口服，每日晨1次，后逐渐减量；适当使用抗生素及地巴唑、肌苷片、多种维生素等；治疗组西药同对照组，中药治疗用自拟活血利水明目汤：丹参30g、葛根60g、黄芪60g、茯苓15g、白术15g、泽泻15g、枸杞15g。肝经郁热加山栀子10g、黄芩10g、柴胡10g、菊花10g、银花20g，阴虚火旺加知母15g、女贞子15g、山萸肉10g、黄柏10g，肝郁气结加郁金10g、柴胡10g、青皮10g。针灸治疗：取睛明、球后、攒竹、太阳、风池、合谷、内关、太冲、足三里、百会，针睛明、球后得气后行针一分钟即出针，余穴均留针30分钟，风池和太阳加用电针，百会加艾灸，针风池时，采用顶针和颤抖法使对侧眼球有酸胀或清凉感。每日1次，10次为1个疗程。结果：治疗组痊愈20例（22只眼），显效4例（5只眼），有效3例（5只眼），无效1例（2只眼）总有效率96.4%；对照组痊愈13例（13只眼），无效7例（9只眼），总有效率72%。两组总有效率比较，$P<0.05$，疗程比较，治疗组10～60天，平均28天，对照组20～60天，平均42天，两组比较 $P<0.05$，提示针药结合治疗疗效高，疗程短。

[李红辉，罗建国. 针药并用治疗视神经炎28例. 湖南中医药导报，2001，7（2）：64.]

2. 冯桂平用针刺配合穴位注射治疗视神经炎20例。穴取睛明、太冲、光明、膈俞、风池、球后，均患侧单侧取穴。操作方法：患者侧卧位，穴位常规消毒后，取适当长度毫针针刺睛明、太冲、光明、膈俞穴，睛明、太冲穴施以中等强度刺激，光明、膈俞施以强刺激。针刺得气后，留针 30 分钟。穴位注射：球后注射用药为地塞米松、654-2，隔日交替使用，选用 4cm 长 5 号注射针头，针头全部刺入球后部位，回抽无血后，注入药物 1ml；风池穴针刺得气后，回抽无血后，注入维生素 B_1、B_{12} 共 1ml。每日 1 次，10 次为 1 个疗程，疗程间隔 3 天，2 个疗程后观察疗效。结果：痊愈 3 例，好转 13 例，未愈 4 例，总有效率 80%，治疗停止后均无反跳。

[冯桂平 . 针刺配合穴位注射治疗视神经炎 20 例 . 辽宁中医杂志，2002，29（11）：682.]

【按语】 西医学治疗本病对有病因可查者针对病因治疗，原因不明者，部分患者有自愈倾向，特别是年轻患者，一般在数周或数月内自行好转，视力恢复到正常或接近正常，一般用激素缩短病程，加速视力恢复。针灸治疗本病也以儿童视乳头炎疗效显著，急性视神经炎疗效次之，慢性视神经炎效果最差，常可引起视神经萎缩，故需综合治疗。针刺治疗多选用眼区及头部邻近穴为主，配以辨证选穴，多用针刺法，或可配合用电针，也可用耳针、穴位注射、激光照射等方法。急性视神经乳头炎应积极治疗原发病，嘱患者卧床休息，忌食辛辣食物，戒烟酒。哺乳期患本病应断奶。

视神经萎缩

【概述】 视神经萎缩是由多种原因造成的视神经纤维退行性病变和传导功能障碍，其特征为视力下降、视野缩小和眼底的视神经乳头苍白，是一种难治性疾病。如不及时治疗可导致患眼永久性失明。临床分为原发性与继发性视神经萎缩两类，除眼底视乳头颜色苍白萎缩外，二者的区分在于有无其他眼底改变。

本病在中医属于"青盲"范围。由于肝肾亏虚，精血不充；或由久病体虚，脾肾阳虚，精微不化，使目失所养；或由于七情内伤，导致肝郁脾虚，疏泄失司，络脉受阻；也可由头部外伤，使目系受损，络脉瘀阻，气血不能上达。

西医学认为，视神经萎缩是多种原因和疾病引起的后果。常见的原因有颅内眶内肿瘤、血管疾病、炎症、外伤和营养不良等，少数可由遗传因素、中毒或梅毒引起。一般讲，儿童的视神经萎缩以脑部肿瘤、颅内炎症为多；青年患者以遗传性为主；中年人则多为视神经炎、视神经外伤或颅内视交叉区肿瘤多见；而老年人双侧性病变常与青光眼或脊髓痨有关，单侧性病变多与血管性疾病有关。

【临床表现】 本病初起眼外观无明显改变，中介自觉视物模糊，视力逐渐下降，色觉减退。视野变化随着原发病因的不同而有不同改变，或呈向心性缩小，或者有视野缺损、中心暗点等，且视野的改变常发生于视力下降之前，故早期视野检查甚为重要。最后可导致失明，失明后可见瞳孔散大，对光反射消失。

【诊断要点】 根据症状及眼底检查，结合外伤、中毒、颅内炎症、肿瘤、血管性疾病及眼底疾病病史可以诊断。

【治疗】

治疗原则：补益肝肾，行气活血。

1. 针刺

处方：睛明、球后、风池、翳明、肝俞、肾俞、合谷、太冲。

配穴：阴虚火旺者加照海、行间；脾肾阳虚加气海、关元；肝郁脾虚加光明、侠溪、三阴交；气血瘀阻加膈俞、内关、期门；气血两虚加足三里、气海。

操作：每次局部选用 2～3 个穴，选道选用 1～2 个穴。眼区穴用 30～32 号针轻缓刺入，轻微捻转，不提插，四肢与躯干穴根据证候施以补泻手法，留针 20 分钟，每日 1 次，20 次为 1 个疗程。

2. 穴位注射

处方：承泣、球后、风池、翳明、大椎、哑门。

方法：每次选用 2 个穴，用维生素 B_1 100mg 或 B_{12} 0.1mg 或胎盘组织液，每穴注入药液 0.5ml，隔日 1 次，20 次为 1 个疗程。

3. 耳针

处方：眼、肝、肾上腺、神门、枕。

方法：每次选用 2～3 个耳穴，毫针刺以中等刺激，留针 20 分钟，每日 1 次，20 次为 1 个疗程。也可用耳穴压丸法。

4. 头针

处方：视区。

方法：常规消毒后，用 30～32 号 2 寸长毫针与头皮呈 30°角快速进针 1 寸，以 200 次/分快速捻针，或用电针仪刺激。每日治疗 1 次，20 次为 1 个疗程。

5. 皮肤针

处方：攒竹、丝竹空、瞳子髎、太阳、风池、膈俞、肝俞、胆俞、肾俞。

方法：眼区周围穴用轻刺激手法叩刺，其他部位用中等手法。隔日 1 次，20 次为 1 个疗程。

【文献摘要】

1. 孙河等针药并用治疗外伤性视神经萎缩 13 例。用中药方剂药物组成为石菖蒲、当归、红花、防风、藁本等；同时给予神经营养剂、B 族维生素、以营养视神经，促进眼组织代谢；针灸（电针）常用穴位：承泣、球后、百会、太阳、风池、行间、三阴交、视区，同时，配合足三里、合谷、足光明等穴，每次行针后，在两侧风池穴和行间穴通电，以加大针刺的刺激量，同时可加用 1～2 个配穴，留针 20～30 分钟，每日 1 次，15 次为 1 个疗程。治疗 2 个疗程。同时也可以按摩眼球以增加眼球周围的血液循环，促进视神经恢复。结果：显效 7 例，有效 5 例，无效 1 例，总有效率为 92.3%。

［孙河，王玉斌. 针药并用治疗外伤性视神经萎缩 13 例. 针灸临床杂志，2007，23（6）：11-12.］

2. 罗平等用针刺配合中药治疗视神经萎缩 36 例共 68 只患眼。针刺主穴取睛明、阳白、球后、瞳子髎、风池、内关。辅穴取肝俞、肾俞、膈俞、光明、三阴交、四关穴等。针刺方法：睛明沿眼眶边缘，缓缓刺入 25mm，不捻转提插；阳白向下平刺 25mm，平补平泻；球后，沿眶下缘从外下向内上，向视神经孔方向刺 20mm；瞳子髎、风池捻转补法；内关捻转泻法；肝俞、肾俞、三阴交行补法，膈俞、光明、四关穴行平补平泻法。每天 1 次，10 次为 1 个疗程，疗程间休息 5 天，共治疗 4 个疗程；中药用石斛夜光丸加减，石斛 20g、天冬 12g、菟丝子 18g、人参 10g、茯苓 10g、甘菊花 15g、山药 12g、麦冬 15g、肉苁蓉 15g、青葙子 20g、生地 10g、枸杞子 12g、草决明 20g、五味子 9g、牛膝 20g、黄连 12g、白蒺藜 15g、川芎 15g、防风 12g、枳壳 10g、玄参 9g、炙甘草 10g。每日 1 剂，10 天为 1 个疗程，疗程间停药 5 天，共治疗 4 个疗程。结果：显效 32 只，好转 30 只，无效 6 只，总有效率为 91.2%。

[罗平，刘爱英，张淑忆，等．针刺配合中药治疗视神经萎缩 36 例．中国针灸，2005，25（7）：504.]

【按语】 视神经萎缩是眼科难治疾病，是眼病的晚期表现之一，目前无有效方法治疗。针灸有一定效果，尤其对外伤所致视神经萎缩，及病程不长，视功能损害不大，原有视力在 0.4 以上者，效果较好。一般来说，本病治疗需要较长时间，不能急于求成，一般不应少于 3 个月。针刺治疗多用针身能到达眼眶内的穴，如球后、睛明、承泣等，结合头部附近选穴，如风池、翳明、完骨等，并结合证候虚实选穴。临床多用针刺法，或用穴位注射等。针刺治疗的同时应嘱患者调节情志，注意劳逸结合。

电光性眼炎

【概述】 电光性眼炎是由电光发出的紫外线照射眼部后引起的角膜和结膜炎症。临床以双眼不适、充血、畏光、流泪、疼痛为主症。最常见于电焊工与辅助工，此外使用紫外线灯消毒不当，高压电流短路产生的强烈电弧光，也可致病，本病又称"紫外线眼炎"。

从本病的临床表现分析本病主要由风热之邪损伤，火郁不宣，经络阻滞所致。

西医学认为当紫外线过度照射而被眼组织吸收后，原子和围绕原子核转动的电子，将振动传播时的能量，加到组织的分子内，使组织分子改变运动状态，产生电光性损害。导致细胞核膨胀、碎裂和细胞死亡。

【临床表现】 接触电焊弧光的多少和时间的长短有不同的潜伏期，最短的可 30 分钟，也有长达到 4 小时，一般为 6~8 小时。轻症或早期患者仅有眼部异物感或轻度不适；重症患者可表现为眼眩或突然失视，短时间内可恢复正常，随后又出现高度畏光、流泪、剧烈疼痛，灼热感或异物感，眼睑痉挛等。检查可见眼睑浮肿、眼球与结膜充血，角膜呈点状密集的上皮脱落。

【诊断要点】 凡接触电焊弧光或其他紫外线辐射后出现上述症状者，诊断不难。

【治疗】

治疗要点：清热通络。

1. 针刺

处方：攒竹、瞳子髎、太阳、合谷、太冲。

操作：针刺攒竹穴针尖向下以 45°角刺入 0.2~0.3 寸，使针感向目内眦扩散，针刺太阳穴直刺 0.5~0.7 寸，也可用较粗毫针刺络出血。诸穴均施泻法。留针 20 分钟，每日 1~2 次，不可用灸。

2. 耳针

处方：耳尖、眼、肝、神门、皮质下。

方法：消毒后用三棱针点刺耳尖出血数滴，或选用 2~3 穴用毫针针刺，留针 20 分钟，每日 1 次，也可用压丸法。

3. 穴位注射

处方：瞳子髎、太阳。

方法：用 2% 盐酸普鲁卡因 1~2ml 加入肾上腺素 0.025ml，常规消毒后，垂直进针直达眶骨，每穴注入 0.5～1ml 药液。每日 1 次。高血压、心脏病患者不加肾上腺素。

【文献摘要】 高红军等用针刺推拿治疗电光性眼炎 30 例。治疗方法：合谷用泻法，中等刺激，得气后留针 20 分钟；推拿：患者取仰卧位，术者位于患者后方，两食指或中指用螺纹禅法揉睛明穴 30～50 次，或用撒手一指禅法于穴位操作 1～2 分钟，然后，双拇指并列按于患眉间，自眉间开始向两侧分抹，经眉弓上缘额部、太阳穴、颧骨下缘、攒竹穴返回原位，反复 40～50 次，再用双拇指螺纹面着力用泻法揉运太阳穴 1～2 分钟，最后，患眼涂抗菌眼药膏预防感染，嘱患者戴深色眼镜减免强光刺激。结果：30 例中，11 例经一次治疗后临床症状消失，19 例经一次治疗后眼痛等症状明显减轻，有效率 100%。

[高红军，陈青. 针刺推拿治疗电光性眼炎 30 例. 中国针灸，2000，(6)：366.]

【按语】 针刺治疗电光性眼炎有明显疗效，一般而言，多数病人针刺留针过程中即可感觉舒适，症状减轻。多数病经 1 次治疗即可恢复，很少超过 2 天者，且不会影响视力。针刺多选用眼区局部穴如睛明、太阳、瞳子髎、丝竹空、攒竹等以疏散风热，及合谷、太冲等行气活血。针刺及放血法较为常用。

青 光 眼

【概述】 我国正常人的眼压是 1.33～2.793kPa（10～21mmHg）。青光眼是以眼压升高为主要特征的眼病。持续病理性高眼压对视网膜、视神经和血管的压迫常引起视乳头凹陷、视野缺损，最后导致失明。本病可分原发性、继发性与先天性三类。继发性青光眼是一些眼部疾病和某些全身病在眼部出现的并发症，通过影响房水循环使眼压升高，这类青光眼种类繁多，病因、特点、治疗、预后各不相同，主要有角膜前黏性白瘢、虹膜睫状体炎、外伤性眼内出血等。先天性青光眼主要为先天性房角发育不良，一般用手术治疗。原发性青光眼分为充血性和非充血性两种，我国原发性青光眼病人中充血性青光眼，或称闭角型青光眼占绝大多数，闭角型青光眼又有急性与慢性之分，后者又称慢性单纯性青光眼。

本病在中医称之为"绿风内障"、"青风内障"等。认为多由忧郁忿怒，肝气郁结，郁而化火，肝胆风火上扰；或劳倦太过，真阴损耗，阳失所制，化火动风，交炽于目；或肝郁脾虚，疏泄失常，痰浊上逆所致。

西医学对原发性青光眼的发病原因尚不明了。但一般认为眼压异常升高的原因，在充血性青光眼主要为血管神经调节紊乱，使房角关闭，房水流通不畅，即在一定的解剖因素基础上，情绪激动、精神创伤、过度劳累、气候突变、暴饮暴食常作为本病的诱因，神经体液调节失常引起葡萄膜血管充血也可能与硒病有关。慢性单纯性青光眼由于滤帘功能障碍，房水流出阻力增加所致。

【临床表现】 急性充血性青光眼在发作前常有视灯火时出现红绿色彩环，称为虹视，视物昏蒙，如同隔雾，头微胀痛等先兆症状。急性发作者起病急骤，症状显著。如眼胀欲脱，头痛如劈，痛连眼眶、颞鼻等处，视力剧降，甚至仅剩光感。慢性充血性青光眼多由急性期演变而来，也有一开始就是慢性者。慢性单纯性青光眼一般自觉症状不太明显，但敏感者每于过于用眼、失眠、疲劳后出现视力疲劳、眼胀、虹视、头痛等症状，一般表现为头痛目胀不明显，视力缓降或丧失于不知不觉中。

眼部检查，急性者为眼压明显升高，多在 6.65kPa（50mmHg）以上，高者可超过本人的舒张压，指压眼珠坚硬如石。瞳孔散大，呈竖椭圆形，色淡绿，故名绿风内障。眼睑水肿，球结膜混合充血，角膜水肿呈雾状混浊。眼底常因角膜水肿而不易窥见。慢性者上述体征均较轻微，但见眼底有青光眼环（视神经乳头生理凹陷扩大、加深，血管偏鼻侧并呈屈膝状），视野逐渐缺损。慢性单纯性青光眼眼压在24小时内波动大于8mmHg。

【诊断要点】

1. 急性发作期的诊断主要根据视力急剧下降，眼压突然升高，角膜水肿，瞳孔散大带绿色外观，眼球结膜混合性充血，伴有眼胀痛、头痛、恶心、呕吐等。急性发作者应与急性结膜炎、急性虹膜睫状体炎相鉴别。

2. 慢性单纯性青光眼眼压升高，特征性视盘凹陷，视网膜神经纤维层缺损及视野缺损，无引起眼压升高的其他眼局部及全身疾病，即可诊断。

3. 急性结膜炎眼部灼热及异物感，视力、瞳孔、眼压均正常，房水清。急性虹膜睫状体炎眼痛连及眼眶，半夜加重，瞳孔缩小或形状不规则，房水混浊，间有渗出物，甚至积液，眼压正常，有时稍低或稍高。

【治疗】

治疗原则：滋阴平肝息风。

1. 针刺

处方：攒竹、丝竹空、瞳子髎、太阳、风池、合谷、三阴交、行间、肝俞、肾俞。

配穴：肝郁化火者加太冲、印堂；水不涵木者加太溪、照海；肝郁脾虚加阳陵泉、足三里。

方法：每次选用2个局部穴与2个远道穴，急性期太阳穴可刺络出血，眼部穴施以平补平泻法，三阴交、太溪、肝俞、肾俞施以补法，其余施以泻法。急性期留针60分钟，每日治疗1～2次，慢性期留针20分钟，每日或隔日治疗1次，20次为1个疗程。

2. 皮肤针

处方：风池、翳明、太阳、背部膀胱经。

方法：用中等手法叩刺，急性期每日治疗2次，慢性期每日或隔日治疗1次。10次为1疗程。

3. 耳针

处方：眼、肝、肾、脾、耳尖、皮质下、神门。

方法：每次选用2～3个穴，急性期毫针针刺用强刺激，每日针刺1次。慢性期用中等手法，每日或隔日针刺1次，或用压丸法。

【文献摘要】

1. 周仲瑜等用针刺治疗原发性慢性单纯性青光眼41例。主穴：风池、睛明、目窗、光明、行间。配穴：属肝胆实热者配大敦、侠溪；属肝肾亏虚者加肝俞、肾俞、太溪、三阴交；属肝气郁结者配肝俞、期门、合谷、太冲；属心脾两虚者配心俞、脾俞、神门。风池穴向鼻尖斜刺1～1.5寸，以针感抵达眼部最佳。目窗穴向眼部方向沿皮刺入，使针感向眼区放射。睛明穴直刺进针约1～1.5寸，不行手法。背俞穴向椎体斜刺，深约1.5寸，以得气为度。其余诸穴均直刺，以有酸胀感为度。每日1次，每次留针40分钟，10次为1个疗程，每疗程间隔2天。结果：治愈31例，显效16例，好转7例，无效2例，总有效率为87.8%，说明针刺对原发性慢性单纯性青光眼具有一定疗效。

[周仲瑜，何伟. 针刺治疗原发性慢性单纯性青光眼41例. 中医药学刊，2004，22(7)：1350.]

2. 姜俊等用针刺治疗原发性青光眼 15 例共 27 只患眼。治疗方法：以 1.0Dicain 溶液点眼麻醉后，使患者静卧 15 分钟，用修氏眼压计测量眼压，然后进行针刺治疗。针刺取睛明（患）、行间（双）、三阴交（双），先以针刺手法得气后，再电针 20 分钟，隔天门诊治疗，连续治疗 15 次为 1 个疗程。结果：经针刺治疗后，大多数伴有眼球胀痛、视物模糊、头胀头痛等症状的患者，症状有明显改善，部分患者症状明显缓解，总有效率在 90% 以上；针刺对原发性青光眼有满意的降压效应，针刺后眼压即刻下降平均幅度为 31.56%，全疗程结束后眼压平均下降幅度为 36.29%。

[姜俊，严振国，邰浩清，等.针刺治疗原发性青光眼的临床与实验研究.针刺研究，1999，24（2）：95-97.]

【按语】　针刺对急性青光眼引起的头痛、眼球胀痛有显著的止痛效果及不同程度的降低眼压的作用。有人观察到针刺治疗后使眼压平均下降 12~15mmHg，降眼压维持时间平均为 7~41 小时。对于慢性青光眼同样具有较好的改善症状作用。针刺采用局部选穴与远道选穴相结合，多用针刺、刺络放血、皮肤针叩刺等方法，不用灸法。针刺治疗时应注意观察眼压的变化，如果眼压急剧升高，必要时应在眼科协同下配合用药或手术。并嘱患者保持心情舒畅，避免情绪波动；生活要有规律，少用目力；不暴饮暴食，忌辛辣食物，戒除烟酒。

（九）耳鼻喉、口腔科疾病

梅尼埃病

【概述】　梅尼埃病是以迷路积水为主要组织病理学特征的一种内耳疾病。曾称美尼尔病，为 Meniere 于 1861 年首次报道而得名。其特点是发作性眩晕、耳聋、及耳鸣。本病约占眩晕病的 60%，发病年龄多在 50 岁以前，多数先单耳发病，以后双耳发病。

梅尼埃病在中医称为"眩晕"、"眩运"、"旋晕"等。认为本病多由内伤所致。认为由于情志失调、饮食偏嗜、久病体虚、体虚劳欲等原因，造成肝阴不足，肝阳上亢；或脾失健运，痰蒙清窍；或心脾两伤，气血不足，不能上荣头目；或肾精亏虚，髓海不足，不能上充于脑所致。病变部位主要在肝，涉及肾和心脾。病理因素以风、火、痰为主，三者又相互联系，病变性质有虚有实，虚实之间相互兼夹与转化。一般发作时以标实为主，缓解时以正虚或虚实兼见为主。

西医学认为本病的真正病因至今不明，可能与植物神经功能紊乱、变态反应、代谢和内分泌功能障碍等有关。劳累、焦虑、精神紧张等可能是发病的诱因，大脑和内分泌功能失调以及自主神经不稳定是内在因素，此外膜迷路内解剖结构异常和内淋巴化学成分异常，也可能是潜在因素。

【临床表现】　突然发生眩晕，感觉自身及周围物体在旋转，或感到摇晃。病人失去自控能力，闭目卧床，头稍动或睁眼可使眩晕加剧，但神志清楚。伴恶心、呕吐、出冷汗、面色苍白。一般持续数分钟、数小时，很少超过数日。可反复发作，间歇期从数日到数年不等，发作越频繁持续时间越长。发作前可有耳鸣，发作时耳鸣加重，为持续性低音调，反复发作可变为高音调，间歇期耳鸣减轻。并有听力减退。

听力检查呈感音性聋，电测定听显示，听力曲线早期呈上升型，后期呈平坦型或下降型，响度平衡试验常有重振现象。眩晕发作时可见眼震和平衡障碍。

【诊断要点】

1. 根据典型症状发作史，尤其眩晕发作史及检查，不难诊断。

2. 各种迷路炎，有化脓性中耳炎病史，眩晕呈持续性。前庭功能部分可完全受损。

3. 前庭神经元炎，突发性眩晕和自发性眼震向健侧，伴恶心、呕吐，但无耳鸣及耳聋，眩晕持续时间长，痊愈后无反复发作史。

4. 药物中毒性眩晕，有应用耳聋性药物史，起病缓慢，眩晕持续时间长，有耳鸣及耳聋。

5. 听神经瘤，早期出现耳鸣、耳聋及眩晕，但较轻，逐渐发展为重度感音性聋，平衡失调。X线岩部摄片、CT扫描和听觉脑干反应测听，有助于鉴别。

【治疗】

治法：发作时以平肝潜阳、运浊化痰为主，间歇期以调补气血为主。

1. 针刺

处方：风池、合谷、中渚、侠溪。

配穴：肝阳上亢者加百会、太冲；痰浊上扰加内关、中脘；心脾两虚加心俞、脾俞、神门、三阴交；肝肾不足加肝俞、肾俞、太溪。耳鸣、耳聋配翳风、听会；呕吐者配内关、中脘；睡眠不安者配安眠、神门、三阴交。

操作：发作时针刺用泻法，间歇期根据证候虚实施行补泻，或可配合用灸法。发作时每日针刺1～2次，每次留针30分钟。间歇期隔日针刺1次。

2. 灸法

处方：百会。

方法：用甲紫点出百会穴，去除穴位四周头发，如中指甲大。做艾炷如黄豆大，放在百会穴上点燃，待患者有灼热感时去除灰烬，更换艾炷再灸，每次灸20～30壮，或患者百会穴局部麻木感灸至有灼痛感为止。

3. 耳针

处方：肾上腺、皮质下、额、肝、肾、神门。

方法：毫针刺用中等手法，留针30分钟，每日或隔日1次。或用耳穴压丸法。

4. 头针

处方：顶中线。

方法：沿皮刺入帽状腱膜下，快速捻转，留针40～60分钟。每日或隔日1次。

5. 穴位注射

处方：风池。

方法：用5％～10％的葡萄糖注射液或注射用水4ml，注入风池穴。每日或隔日1次。

【文献摘要】

1. 高雪平等用头皮针为主治疗梅尼埃病132例。将132例患者随机分为治疗组58例（共64只患耳）和对照组74例（共84只患耳）。对照组采用生理盐水500ml＋丁咯地尔（意速）200mg，盐酸培他啶500ml＋丹参注射液20ml，静脉点滴，1日1次，10天为1个疗程，共3个疗程；头皮针治疗穴取双侧足运感区、晕听区、感觉区、平衡区。常规消毒皮肤，晕听区横刺，足运感区由后向前刺，平衡区和感觉区由上向下刺，用1.5～2寸毫针，以25°角快速刺入皮下，刺入约1～1.5寸，快速捻转，持续3分钟后停针，休息5分钟后用同样的方法再捻1次后起针。1日1次，10天为1个疗程，共治疗3个疗程。对照组采用同治疗组一样的药物治疗方法。结果：治疗组眩晕控制率达87.9％，对照组眩晕控制率为27.0％，两组对比，卡方值为49.623，$P<0.001$；治疗组患耳听力改善占

98.5%，对照组患耳听力改善占 96.4%，两组对比，卡方值为 20.055，$P<0.001$。

[高雪平，倪海红. 头皮针为主治疗梅尼埃病的疗效观察. 中国针灸，2002，22（9）：583～584.]

2. 杨卫军等用温针灸治疗梅尼埃病 48 例。取穴：百会、内关、行间、太溪、足三里、三阴交、脾俞、肝俞、神庭、翳风、丰隆、中脘、关元。操作：患者取坐位或平卧位，穴位皮肤常规消毒。每次百会必取，其他穴位选用 4～6 穴，针刺得气后，将毫针留在适当深度，取约 1.5cm 长艾卷，套在针柄上，从下端点燃，直至艾条烧完为止，待针柄冷却后进行第 2 壮，一般每穴施温针灸 2～3 壮，时间约 30 分钟。每日 1 次，5 次为 1 个疗程。对于病重不能坐起者，先针风池、内关、足三里，采用平补平泻手法，留针 30 分钟；对气血虚弱者加刺关元；脾虚痰湿者加丰隆；肾虚者加太溪；肝阳上亢者加太冲。结果：48 例患者中痊愈 46 例，无效 2 例。其中 1 个疗程内痊愈者 26 例，2 个疗程痊愈 15 例，3 个疗程痊愈 5 例。治疗 2 次症状消失者 28 例。总有效率达 95.8%。

[杨卫军，宁怀军. 温针灸治疗梅尼埃病 48 例. 中国针灸，2008，28（5）：340.]

【按语】 针灸对梅尼埃病疗效较好。该病以突然发作性眩晕，同时伴有恶心、呕吐、耳鸣等为主症，多见于中青年。本病发作时以邪实为主，或为肝阳上亢，或为痰浊上蒙，缓解期正虚或虚实兼见为多。本病在发作时用针灸治疗可使眩晕、恶心、呕吐等立即缓解，眼震速度明显减小，故向为世界卫生组织推荐的针灸适应症之一。所谓眩晕综合征指其他内耳疾病如炎症、动脉硬化、出血、耳硬化症及颅内疾病影响前庭神经所产生的类似眩晕病的临床表现，针灸治疗时应明确诊断，积极治疗原发病。

针灸治疗梅尼埃病有从标与从本论治之异，证急者多实，宜先治其标，如选用息风、化痰穴位，体针、头针、耳针均有很好的即时效果。证缓者多虚证或虚实相兼，针灸当标本兼顾，除配用部分祛邪通络穴位外，还应健脾和胃、滋养肝肾。

眩晕发作时应嘱患者平卧休息，保持安静，妥善处理呕吐症状并给予适当护理。本病病因至今尚无定论，有认为末梢血管循环障碍、有认为全身代谢障碍使组织水肿等，较多学者认为由于迷路水肿引起，故主张发作时少饮水、进淡食。有些轻症也可不治自愈。平时应加强体育锻炼，增强体质，注意生活有规律和劳逸有度，戒除烟酒，经常发作者不宜从事驾驶车辆和高空作业。

急、慢性鼻炎

【概述】 急、慢性鼻炎为鼻黏膜的炎性病变。急性鼻炎，俗称"伤风"、"感冒"，表现为鼻塞、打喷嚏、流清水样鼻涕或黏稠涕，重者伴有发热、全身痛等症状。急性鼻炎屡次发作或治疗不当，时间拖久会成为慢性鼻炎。慢性鼻炎分慢性单纯性鼻炎和慢性肥厚性鼻炎两种。前者为鼻腔黏膜可逆性炎症，后者多由前者发展转化而来，为不可逆的黏膜和黏膜下组织慢性炎症。

急、慢性鼻炎在中医分别归属于"伤风"、"鼻窒"的范围。急性鼻炎多由气候多变，寒暖失调，或起居无常，劳累过度，使正气虚弱，腠理疏松，卫气不固，风寒或风热邪毒停聚鼻窍，使肺失清肃，肺气不宣所致。慢性鼻炎多由肺气虚弱，故易受寒邪，邪滞鼻窍。或脾虚失运湿浊留滞鼻窍，阻滞络脉，气血运行不畅，壅塞鼻窍所致。

西医学认为急性鼻炎多由病毒感染，发病率高，以飞沫经呼吸道传播为主，但又不同于流行性感冒，故又称普通感冒。多发生于气候变化不定的时期。当机体或鼻腔黏膜抵抗力减低时，病毒侵入而发病。其后常继发链球菌、肺炎双球菌等细菌感染。常伴有咽、喉、气管等呼吸道急性炎症。慢性鼻炎常由急性鼻炎反复发作或治疗不彻底，黏膜损害难以完全恢复，逐渐演变而成。或邻近病灶如慢性鼻窦炎分泌物长期刺激及慢性扁桃体炎诱发，或物理与化学刺激，如烟酒过度、粉尘等刺激而引起。

【临床表现】 急性鼻炎在感染后1～3天即可发病，初期可有全身不适或低热，鼻和鼻咽部干燥、发痒、频打喷嚏。继则鼻塞、流清水样鼻涕，以后鼻塞加重，转为黏液脓性鼻涕，不易擤出。如炎症下延，则出现咽痛、咳嗽。全身可有不同程度发热、头痛、四肢酸软等。整个病程约7～10天。

慢性单纯性鼻炎表现为鼻塞呈交替性和间歇性，时重时轻，一般夜间、久坐、疲劳、酒后或寒冷刺激时加重，白天、运动及天热时减轻或消失。鼻涕较多，常呈黏液性，有继发感染者可变为黏液脓性。慢性肥厚性鼻炎表现为较为严重的鼻塞，呈持续性，常伴鼻塞性鼻音，鼻涕分泌不多但较黏稠，不易擤出，可引起嗅觉减退。若前端黏膜肥厚影响鼻泪管通畅，可引起溢泪。长期张口呼吸及分泌物刺激，可致产生咽炎及喉炎。

【诊断要点】

1. 急性鼻炎以鼻塞、流涕、喷嚏为主要症状，慢性鼻炎以鼻塞为主，根据症状及鼻腔检查，一般不难诊断。

2. 急性鼻炎应与流行性感冒、过敏性鼻炎相区别，流感传染性强，全身症状重，如寒战、高热、四肢关节和肌肉酸痛等。过敏性鼻炎症状常突然发生，又迅速消失，很少超过半天，无明显的全身症状，检查可见鼻腔黏膜苍白、水肿。

【治疗】

治法：急性鼻炎宜疏风宣肺以通鼻窍；慢性鼻炎兼以健脾化痰通络。

1. 针刺

处方：迎香、印堂、列缺、合谷。

配穴：风寒者加风池、风门；风热者加鱼际、尺泽、大椎；肺脾气虚加肺俞、脾俞、足三里；气滞血瘀加上星、通天、太阳。头痛加百会、上星；咽喉疼痛加少商、商阳；咳嗽加孔最、肺俞；耳鸣加外关、听会。

操作：针刺迎香穴时针尖向内上方向，使针感到达鼻腔中；针印堂穴针尖向下刺约1寸，并可向两鼻翼方向斜刺，使针到达鼻腔。根据证候虚实施以补泻，风寒者或配合施以灸法，或在背部大椎、风门、肺俞等处用拔火罐法。留针30分钟，急性鼻炎每日1次，治愈为止。慢性鼻炎每日或隔日1次，10次为1个疗程。

2. 耳针

处方：内鼻下、屏尖、额、肺、脾、肾上腺。

方法：选用2～3个穴，毫针刺用中等手法，留针20分钟，间歇行针，每日或隔日1次。或用耳穴压丸法。

3. 穴位注射

处方：印堂、迎香、下关。

方法：每次选用1穴，双侧穴位也可两侧穴交替使用。用当归注射液加0.5%普鲁卡因，或用复合维生素B注射液，或用2%利多卡因加地塞米松，每穴注入药液0.5～1ml，每日或隔日1次。慢性鼻炎6次为1个疗程。

4. 皮内针

处方：迎香、合谷、上星、百会。

方法：每次选用1～2个穴，常规消毒后，将皮内针刺入穴位，用胶布复盖固定，每日按压数次，2～3天更换1次。

【文献摘要】

1. 王继元等用针刺治疗慢性鼻炎476例。取穴：印堂、曲池（双），夜间症状重者加申脉（双）、照海（双）；流黄浊涕者加迎香（双）。针法：患者仰卧于床，双手重叠放置于胸前。医者针刺结束后，一手持印堂穴的针柄、一手持曲池穴的针柄，同时同步捻转行针，此时针感可闪电般穿越鼻腔，鼻塞立即解除。留针30～50分钟，每隔10分钟行针1次，10次为1个疗程，治疗2个疗程结束时统计疗效。结果：本组476例，痊愈334例，占70.17％；显效105例，占22.06％；无效37例，占7.77％。

［王继元，彭润兰，王栋，等．针刺治疗慢性鼻炎476例．上海针灸杂志，2003，22（2）：28.］

2. 潘朝霞等用针刺治疗慢性鼻炎50例。将98例患者随机分为治疗组50例和对照组48例。治疗组运用针刺的方法，取穴：第一组为印堂、迎香、合谷；第二组为风门、肺俞、足三里、脾俞。两组交替进行，每天针刺1次，第一组穴进针得气后采用捻转泻法，第二组穴进针得气后采用捻转补法，留针30分钟，中间行手法1次，10天为1个疗程，连续4个疗程。对照组予以苍耳子散加减：苍耳子6g，辛夷花、白芷、鹅不食草、金银花、连翘、栀子、桔梗、黄芩、白术、防风各10g。加减：鼻干者加玄参、生地等；鼻腔充血、分泌物多者加大黄；若对冷、热、花粉过敏者加地龙、蝉蜕；下鼻甲肥大者加三棱、莪术。每天1剂，共观察40天。随访3个月至1年后评定疗效。结果：治疗组治愈20例，好转26例，无效4例，总有效率为92.0％，对照组治愈14例，好转20例，无效14例，总有效率为70.8％。两组有效率相比较，治疗组优于对照组，$P<0.01$。提示针刺治疗慢性鼻炎的疗效优于内服中药治疗。

［潘朝霞，欧阳泠星．针刺治疗慢性鼻炎50例．陕西中医，2007，28（3）：340-341.］

【按语】 针灸治疗急慢性鼻炎有肯定的疗效，可以明显而迅速地改善症状，有时在针刺过程中鼻塞流涕即可减轻或消失，只要坚持治疗绝大多数患者可以治愈。针灸治疗以局部穴与远道穴相配，根据"肺开窍于鼻"的理论，治疗以宣通肺气为主，又因肺与大肠相表里，多选用手太阴、手阳明经穴，局部多用迎香、印堂、下关及附近奇穴治疗。局部穴务使针感到达鼻腔。针刺、艾灸，包括艾条灸、艾炷灸、温针灸均可选用。

本病反复发作者一般均与正气不足有关，除应加强体育锻炼，增强体质外，还可经常灸风门、肺俞、足三里等，以治其本。

过敏性鼻炎

【概述】 过敏性鼻炎又称变态反应性鼻炎，是人体接触某种异体物质后，机体对该物质敏感性增高，当再次接受这种物质时，呈现以鼻腔黏膜病变为主的异常反应，使鼻黏膜血管舒缩功能和腺体分泌功能紊乱，鼻腔黏膜水肿。本病以15～40岁者多见，其中有季节性变态反应性鼻炎（花粉病）与常年性变态反应性鼻炎之分。

中医将本病归属于"鼻鼽"范围。认为由于肺气亏虚，或脾肾气虚，卫气不固，腠理疏松，一旦风寒入侵鼻窍，邪正相持，肺气不能通调，津液停聚，使鼻窍壅塞、打喷嚏、流涕。本病位主要在肺，可涉及脾、肾，病属本虚标实，虚实相兼，肺脾肾气虚为本，风寒之邪为标。

西医学认为过敏性鼻炎的发作有内因与外因。外因即致敏原，包括花粉、尘土、尘螨、真菌、动物皮毛、羽毛等，某些食物如鱼、虾、鸡蛋、水果及某些化妆品、织物、油漆等也可引起本病。内因指过敏体质，当产生过敏反应时，体内组织胺引起血管扩张，通透性增强，组织充血水肿等一系列反应。

【临床表现】 过敏性鼻炎发病快，症状消失也快先有阵发性鼻内奇痒，继而频频打喷嚏和大量流清水样鼻涕，鼻塞可单侧或双侧，间歇或持久，病情可轻可重，发作时间或长或短，通常无全身症状，若无继发感染，也无脓性鼻涕。鼻腔检查可见鼻黏膜苍白水肿，以下鼻甲为重。取鼻涕涂片镜检，可见杯状细胞和嗜酸性细胞增多。

【诊断要点】

1. 根据本病症状及发病急、消退快的特点，多数病人有其他变态反应性疾病，诊断多无困难。

2. 急性鼻炎常在受凉后发病，病程约 7 天，查鼻腔黏膜充血水肿，可无变态反应性疾病病史。

3. 急性鼻窦炎多在急性鼻炎的急性期或恢复期中发生，鼻分泌物呈黏脓性或纯脓性，大多偏于一侧，多伴头痛、发热、鼻黏膜肿胀、充血，或有息肉样变。

【治疗】

治法：发作期温肺疏风散寒，间歇期补益肺脾肾。

1. 针刺

处方：迎香、印堂、合谷、太渊、肺俞。

配穴：眼赤痒配攒竹、丝竹空；恶风加风池、列缺；脾气虚加脾俞、气海、足三里；肾气虚加肾俞、太溪。

操作：针刺迎香穴时针尖向内上方向，使针感到达鼻腔中；针印堂穴针尖向下刺约 1 寸，并可向两鼻翼方向斜刺，使针到达鼻腔。毫针刺用平补平泻法。留针 30 分钟，每日或隔日 1 次。也可在背部风门、大椎、肺俞、膏肓等穴施以艾灸或拔火罐或温针灸。10 次为 1 个疗程。

2. 耳针

处方：内鼻、外鼻、咽喉、肺、脾、肾、肾上腺、风溪、内分泌、皮质下、神门。

方法：每次选用 2～4 穴，毫针刺用中等手法，留针 20 分钟，每日或隔日 1 次，或用耳穴压丸法。

3. 穴位注射

处方：肺俞、迎香、风门、印堂。

方法：每次选用 2 穴，用当归注射液，或用 2％的普鲁卡因 2ml 及地塞米松 5mg，或用维丁胶钙、维生素 B_{12} 等，每穴注入药液 0.5～1ml，每周 2～3 次，10 次为 1 个疗程。

4. 穴位敷贴

处方：大椎、肺俞、膏肓。

方法：用白芥子、延胡索、细辛、甘遂各 10g，共研为细末，用姜汁调制成直径 1.5cm 的药饼，在穴位上放少许肉桂粉，将药饼置于穴位上，上盖胶布固定，持续贴 3～6 小时后，去掉药饼。隔 7～10 天贴 1 次，3 次为 1 个疗程。

【文献摘要】

1. 林周杰等用针灸结合埋线治疗过敏性鼻炎57例。主穴为迎香透鼻通、印堂、上星、蝶腭神经节。证属风寒配风池（双）、风门（双）；证属风热配外关（双）、大椎；肾虚者配太溪（双）。刺法：迎香穴用2寸毫针快速刺入，并透刺至鼻通穴0.5～1寸，得气后用强刺激手法运针30秒，使整个鼻腔及周围有强烈酸胀感。印堂、上星及配穴用平补平泻手法。蝶腭神经节刺法：在颧弓下缘与咬肌前缘交界处用5cm毫针垂直进针到皮下后，向内向上进针到达翼腭窝，得气后留针，20分钟后出针；再在迎香、印堂上每穴用艾条灸5分钟，至局部发红发热，病人自觉热力透至组织深层为止。每日1次，5次为1个疗程，3个疗程后统计疗效，疗程与疗程之间休息3天；取肺俞、脾俞、肾俞、合谷、足三里（双）埋线治疗，每周1次。结果：治愈15例，显效24例，好转16例，无效2例，总有效率达到96.5%。

［林周杰，李克明，梁伟英，等．针灸结合埋线治疗过敏性鼻炎57例临床观察．四川中医，2004，22（5）：85-86．］

2. 何天有等用透刺为主治疗过敏性鼻炎60例。将120例过敏性鼻炎患者随机分为治疗组60例和对照组60例。治疗组主穴取印堂透鼻根、四白透鼻根、迎香透鼻根、列缺、合谷、风池。配穴可辨证选穴，如气虚加足三里、气海、百会；阴虚加关元、太溪；阳虚加肾俞、关元；血虚加血海、膈俞；风寒加大椎、曲池；风热加大椎、鱼际；痰热加丰隆、内庭。操作：令患者仰卧位，取0.35mm×75mm毫针针刺3组透穴，针尖朝向鼻根，要求鼻根部及鼻腔内产生强烈的酸困重胀感或流眼泪为准；合谷直刺，列缺斜刺，要求局部有酸麻重胀感；风池斜向对侧眼球方向直刺，使针感传向同侧眼球及鼻根；所有配穴均提插捻转使局部产生麻胀感为度。实证用泻法，虚证用补法。每次30分钟，期间行针1次。每天针刺1次，10次为1个疗程，疗程间隔3天。对照组服用鼻炎康，每次4片（每片生药重0.37g），每日3次，10天为1个疗程，疗程间隔3天。两组治疗2个疗程及随访半年统计疗效。结果：治疗组痊愈41例，有效10例，无效9例，总有效率为85.0%；对照组痊愈20例，有效16例，无效24例，总有效率为60.0%，两组有效率相比较，治疗组优于对照组，$P < 0.01$。

［何天有，李惠琴，赵耀东，等．透刺为主治疗过敏性鼻炎60例．中国针灸，2006，26（2）：110-112．］

【按语】 针灸治疗本病有较好的效果，发作期针灸治疗可减轻症状，缓解期治疗可达到防止复发目的。本病发生与正气亏虚，卫气不固有关，故针灸治疗不能满足于发作时消除症状，还应在间歇期补益肺脾肾以固其本，尤其可多用灸法，进行整体调整。

急、慢性鼻窦炎

【概述】 急、慢性鼻窦炎是一种常见的鼻窦黏膜化脓性炎症。临床以鼻塞、流黄脓鼻涕为主症。由于鼻窦黏膜与鼻腔黏膜相连续，当鼻腔的急性炎症时，很容易累及鼻窦，一般鼻腔炎症消退后，鼻窦黏膜也随之恢复正常。临床上以上颌窦炎最常见，依次常见的为筛窦、额窦、蝶窦炎单独发生者较少。急性鼻窦炎治疗不彻底或反复发作迁延可转化成慢性鼻窦炎。

鼻窦炎在中医属于"鼻渊"范围。由于外感风热邪毒，或风寒入侵郁而化热，使肺失清肃，邪热循经上犯于鼻；或肝胆火盛，胆火循经上犯于脑，即"胆移热于脑"，而形成本病，或湿热邪毒伤及脾胃，运化失常，清气不升，浊气不降，湿热循阳明经上犯于鼻而成鼻渊。病变部位涉及肺脾肝胆，急性期以邪实为主，慢性期或为实证，或虚实相兼。

西医学认为引起本病有全身及局部因素，全身因素如贫血、糖尿病、受冷潮湿、过度疲劳、营养不良等使机体抵抗力降低，可成为急性鼻窦炎的诱因。流感、麻疹、猩红热等急性传染病也可诱发本病。局部原因有急性鼻炎直接波及，或鼻中隔偏曲、中鼻甲肥大、鼻息肉、鼻腔肿瘤等影响鼻窦引流，使急性鼻炎极易引起鼻窦炎。或邻近感染性病灶如牙尖周炎，或直接感染；如外伤、污水呛入等都可引起鼻窦感染。

【临床表现】 本病以头痛、鼻塞、多脓涕为主症。头痛是鼻窦炎常见症状，急性期头痛较剧，早期为弥漫性持续头痛，不分日夜，几天后头痛减轻，时间缩短，部位局限，慢性期头痛多不明显。咳嗽、擤鼻、低头时头痛加重，卧床休息减轻。局部有鼻塞、流脓涕。鼻腔内存有大量黏液脓性分泌物，不易擤尽，有时混有血液。全身也可有恶寒、发热、食欲不振、周身不适等，慢性期全身症状轻重不等，有时缺如。常见精神不振、容易疲倦、头昏、记忆力减退、注意力不集中。检查可见鼻黏膜红肿、鼻甲肥大，或见鼻息肉。X线鼻窦拍片及穿刺冲洗法或协助诊断。

【诊断要点】

1. 根据病史、症状、鼻窦引流及X线鼻窦摄片即可诊断。

2. 本病应与急、慢性鼻炎相区别。

【治疗】

治法：清热泻火、宣肺通窍为主，慢性期兼清利脾经、胆经湿热。

1. 针刺

处方：合谷、孔最、迎香、上星。

配穴：肺热配少商、尺泽；肝胆郁热配行间、侠溪；脾经湿热配阳陵泉、内庭；头痛配风池、太阳、印堂；发热配大椎、列缺。

操作：针刺迎香穴时针尖向四白方向进针0.5～1寸，捻转行针使酸麻胀感扩散到鼻。少商、尺泽、大椎可以用三棱针放血。针刺用泻法，留针20分钟，每日1次，10次为1个疗程。

2. 耳针

处方：内鼻、额、肺、肾上腺、耳尖。

方法：毫针选用中等或强刺激，每次留针20分钟，间歇行针2次，每日1次，双耳交替。或用耳穴埋针或压丸。

3. 穴位注射

处方：合谷、迎香、肺俞、足三里。

方法：每次选用1穴，用复方当归或丹参注射液或复合维生素B注射液，每穴注入药液0.3～0.1ml，隔日1次。

4. 激光穴位照射

处方：迎香、印堂、四白、合谷、肺俞。

方法：每次选用2穴，用3～25mW氦-氖激光仪，每穴照射5分钟。每日1次。

【文献摘要】

1. 王英等针药并用治疗急性鼻窦炎48例。针刺主穴：迎香、印堂、列缺、合谷、风池。配穴：大椎、外关、曲池、阳白、太阳、丰隆。发热较甚者加大椎、外关、曲池；头痛较甚者加阳白、太阳；浊涕较多者加丰隆。一般用提插捻转泻法，留针20分钟，期间每隔10分钟行针1次。每日1次，7次为1个疗程。中药基本方药：鱼腥草20g，黄芩、栝蒌各15g，桔梗、茯苓各12g，柴胡、辛夷、薄荷、苍术、白芷、川芎各10g，甘草6g。发热较甚者加生石膏15g，竹叶10g；头痛较甚者加细辛3g、僵蚕10g；浊涕较多者加浙贝母10g。水煎滤汁300ml，分早午晚3次温服，每日1剂，7剂为1个疗程。结果：治疗1～3个疗程，痊愈30例，占63.5%；显效10例，占20.8%；有效7例，占14.5%；无效1例，占2.1%；总有效率97.9%。

[王英，郭喜军．针药并用治疗急性鼻窦炎48例．陕西中医，2002，23（6）：539.]

2. 黄琼用针刺治疗慢性鼻窦炎50例。针刺主穴：丰隆（双）、印堂。配穴：迎香、睛明、合谷、列缺、风池、阴陵泉、足三里等，每次选3个穴。操作方法：患者仰卧，选用30号不锈钢毫针。丰隆直刺1～1.5寸，行提插捻转泻法；印堂提捏局部皮肤，向下平刺0.3～0.5寸，用泻法。留针20～30分钟。每次主穴必取，配穴可随证加取3个穴。每日1次，5天为1个疗程。结果：50例患者，痊愈27例，占54%；显效19例，占38%；有效3例，占6%；无效1例，占2%，总有效率98%。对20例治愈者随防1年，无1例复发，疗效巩固。

[黄琼．针刺治疗慢性鼻窦炎50例疗效观察．针灸临床杂志，2006，22（11）：8～9.]

【按语】 针灸对鼻窦炎有一定疗效，尤其是急性鼻窦炎，一般能较快地有效控制症状，但治疗时要注意保证鼻窦引流通畅。对于慢性鼻窦炎，针灸一般可以起到增强体质，改善全身状况，减少、减轻发作的目的，慢性鼻窦炎病程较长者，病理变化往往较为复杂，由于长期炎症的刺激，可形成息肉、囊肿、黏膜肥厚增生、鼻窦溃疡或骨髓炎，这些变化多不可逆，故应综合治疗。治疗中并要注意治疗原发病，如牙源性上颌窦炎要治疗牙病。

急、慢性咽喉炎

【概述】 急、慢性咽喉炎是咽喉部黏膜急、慢性炎症。急性咽喉炎多为上呼吸道感染的一部分，主要表现为咽部疼痛、声音嘶哑。以秋冬及冬春之交较常见。慢性咽喉炎以咽部干燥、声音嘶哑为主要症状。其病程长、病情顽固。

中医将本病归于"喉痹"、"嗌干"、"音哑"、"咽嗌痛"范围。认为急性咽喉炎多由气候失常，起居不慎，肺卫不固，外感风热，或感受风寒，郁而化热，邪热循经上逆，搏结于咽喉，咽喉络脉闭塞所致；或过食辛辣，肺胃素有积热胃火上蒸，津液受灼，煎炼成痰，风热引动痰火，蕴结咽喉而致。慢性咽喉炎多由素体虚弱、劳累过度、久病不愈、过度用嗓，肺肾亏虚，气阴耗伤，使咽喉络脉失养，虚火循经上灼于咽喉。本病病位主要在肺胃肾，急性者多风热外侵、肺胃热盛；慢性者多肺肾阴虚。

急性咽喉炎为病毒或细菌引起，可侵及黏膜下及淋巴组织。受凉、寒湿、疲劳、烟酒过度、粉尘及有害气体刺激均可成为发病诱因。慢性咽喉炎为咽部黏膜下及淋巴组织弥漫性炎症。常为急性咽炎反复发作转变而来，或由各种鼻病，或长期受物理、化学、机械因素的影响，以及多种慢性病引起。

【临床表现】 急性咽炎初起咽部干痒，异物感，继则咽痛，咽下痛，可有刺激性干咳。

急性喉炎主要表现声音嘶哑，讲话费力，重者失音。喉部干痒，咳嗽，有异物感。急性咽喉炎全身可有发热、乏力、头痛、食欲不振等。重者咽部疼痛可向耳部放射，并有吞咽困难。

慢性咽炎表现为咽部异物感、烧灼感、干痒，或微有咳嗽，咽痛。吞咽时不适感明显。咽部症状可因过劳、多语、受冷、烟酒过度、精神刺激等原因而加剧。

慢性喉炎以声音嘶哑为主症，早期时轻时重，嗓音低沉变粗，发声易疲劳，伴有喉部不适，异物感，不断清嗓而痰液不多，很少疼痛，重者持续性声嘶，甚至失音。

急性咽喉炎检查黏膜充血、肿胀，声带呈淡红色，以后呈深红色。慢性咽喉炎检查可见黏膜充血、增厚，后期黏膜干燥、无光泽，声带闭合不全。

【诊断要点】

1. 急性咽炎以局部红肿热痛为特点，急性喉炎以声嘶为主要特征，结合病史及咽喉部症状及检查可以诊断。

2. 慢性咽炎以咽中不适，微痛干痒、灼热为主症，慢性喉炎以声嘶主症，结合病史及咽喉部检查可以诊断。

3. 急性咽喉炎应通过临床症状、检验血象及喉镜检查等与有上呼吸道症状的传染病如麻疹、猩红热、白喉等鉴别。

4. 慢性咽喉炎应通过临床症状、喉镜检查等与某些肿瘤如食管癌、喉癌等鉴别。

【治疗】

治法：急性者疏风清热，清泄肺胃；慢性者补益气阴，滋养肺肾。

1. 针刺

处方：少商、合谷、扶突。

配穴：实热加商阳、曲池、尺泽、内庭；虚热加鱼际、肺俞、太溪、照海；声音嘶哑加列缺、天突；咽干加廉泉；便秘加支沟、照海。

操作：急性期少商用三棱针点刺出血，尺泽也可用三棱针刺出血。扶突毫针略向内斜刺约 0.8～1 寸，使用患者喉中有针刺样感觉为度，行针时稍稍捻针。急性者针刺施以泻法，慢性者施以平补平泻法可施以补法。留针 30 分钟，每日或隔日 1 次。

2. 耳针

处方：咽喉、气管、肺、胃、大肠、耳尖、轮 1～6、肾上腺。

方法：每次选用 2～4 个穴，左右耳穴轮流使用。急性者毫针施以强刺激，慢性者施以弱刺激，留针 30 分钟。急性者也可用三棱针点刺出血。慢性也可用耳穴压丸法。

3. 穴位注射

处方：扶突、廉泉。

方法：两穴交替。用穿心莲或当归注射液，或用 10% 葡萄糖注射液，或用维生素 B_1 或 B_{12}，每穴注入药液 0.5～1ml，每日或隔日 1 次。

4. 激光穴位照射

处方：扶突、廉泉、少商、合谷。

方法：每次选用 2 穴，用 3～25mW 氦-氖激光仪，每穴照射 3～5 分钟。每日 1 次。

【文献摘要】

1. 张秋菊用针挑治疗慢性咽炎 35 例。将 67 例患者按就诊先后顺序随机分为治疗组 35 例和对照组 32 例。治疗组用针挑疗法，采用圆利针或钩状针，依次取穴：天突、廉泉、肺俞（双）、膈俞（双）、肾俞（双）、太溪（双），隔日挑 1 次，5 次为 1 个疗程。间隔 3 天，继续下 1 个疗程。对照组采用针刺法，穴取同上，每次全取，每日针刺 1 次，10 次为 1 个疗程。间隔 3 天继续下一疗程。2 个疗程后统计疗效。结果：治疗组治愈 9 例，显效 13 例，有效 12 例，无效 1 例，总有效率为 97.1%；对照组治愈 5 例，显效 7 例，有效 11 例，无效 9 例，总有效率为 71.9%。经统计学处理，$P < 0.05$，两组疗效差异有非常显著意义。

[张秋菊．针挑治疗慢性咽炎 35 例疗效观察．针灸临床杂志，2005，21（4）：39.]

2. 纪竹用穴位注射治疗慢性咽炎 400 例。将 400 例慢性咽炎患者随机分为治疗组 200 例和对照组 200 例。治疗组选 5ml 一次性注射器一具，抽取庆大霉素 4 万 U、地塞米松 5mg、2%利多卡因 2ml 混合在一起。慢性单纯性咽炎取穴为天突、大椎、三阴交，每穴位注射药物 1ml，隔日 1 次，5 次为 1 个疗程；慢性肥厚性咽炎取穴为天突、足三里、大椎、阿是穴（位于颈 4~5 椎体旁开 5 分处），每穴注射药 0.5~1ml，隔日 1 次，7 次为 1 个疗程；慢性萎缩性咽炎取穴为天突、廉泉、三阴交、合谷、阿是穴，每穴注药 0.5~1ml，隔日 1 次，10 次为 1 个疗程；对照组用山香圆片，每次 2~3 片，每日 3 次，10 日 1 个疗程，同时含化草珊瑚含片，每次 2 片，1 日 3~4 次。两组均治疗 2 个疗程之后随访 1~12 个月。结果：治疗组慢性单纯性咽炎总有效率为 84.88%，慢性肥厚性咽炎总有效率为 81.11%，慢性萎缩性咽炎总有效率为 70.83%；对照组慢性单纯性咽炎总有效率为 68.18%，慢性肥厚性咽炎总有效率为 61.80%，慢性萎缩性咽炎总有效率为 60.87%。两组有效率相比较，治疗组优于对照组，$P < 0.05$，说明穴位注射疗法治疗慢性咽炎的有效率明显高于对照组。

[纪竹．穴位注射治疗慢性咽炎疗效观察．四川中医，2007，25（12）：104-105.]

【按语】 针灸对急性咽喉炎有显著而迅速的效果，尤其是早期治疗，往往经 1~2 次治疗可愈。临床除常用针刺外，三棱针点刺出血也有显效快捷的优点。小儿急性喉炎引起的喉头痉挛可致呼吸困难、窒息，当迅速抢救。慢性咽喉炎病情顽固，症状反复，不易根治，坚持针灸治疗也有较好效果。对慢性喉炎声音嘶哑，针刺效果较好，主要取穴在颈部，本法对声带小结也有治疗作用。本病患者应注意锻炼身体，增强体质，防止上呼吸道感染，尽量少用嗓，戒除烟酒消除有害气体或粉尘刺激，养成早晚刷牙、饭后嗽口，每日排便等习惯，减少复发。

急、慢性扁桃体炎

【概述】 急慢性扁桃体炎为腭扁桃体非特异性炎症，临床以咽部疼痛、单侧或双侧扁桃体肿大为特征。本病好发于儿童及青年。急性扁桃体炎在春秋两季多见。

中医学将本病归属于"乳蛾"范围，急性扁桃体炎称为风热乳蛾，慢性扁桃体炎称为阴虚乳蛾或石蛾。中医认为咽喉为肺胃的门户，本病的发生有内因与外因。急性扁桃体炎主要为风热邪毒外侵，从口鼻而入，侵袭肺胃，结于咽喉一侧或两侧，气血郁滞。或过食辛辣煎炒，郁生胃火，煎炼成痰，发作时肺热引动痰火，痰火循经上扰喉核所致。若邪热深重，毒气久留，可化脓溃烂；若邪热久留，症情反复，可灼伤肺胃之阴，使津液亏虚，虚火上炎，使喉核肿胀不消，反复发作，成为慢性扁桃体炎。本病病位在肺胃二经，致病因素有风、热、痰、火，急性者多实热证，慢性者多虚热证。

西医学认为急性扁桃体炎可由病毒和细菌感染引起，如腺病毒、乙型溶血性链球菌、葡萄球菌及肺炎双球菌等。本病经飞沫或直接接触传染。患者因受凉、潮湿、或劳累等抵抗力下降，使原存在于口腔及扁桃体内的病原体繁殖发病。慢性扁桃体炎多由急性扁桃体炎反复发作演变而来，或一些急性传染病如流感、麻疹、猩红热、白喉等之后，邻近器官的病变如鼻炎、鼻窦炎等也可伴发。

【临床表现】 急性扁桃体炎起病较急，咽痛明显，吞咽时加剧，疼痛可放射到耳部。小儿咽痛往往开始于一侧。患者常恶寒发热，一般为 38.5～40℃。头痛、四肢酸痛、口干、下颌角淋巴结肿痛。慢性扁桃体炎常有急性扁桃体炎发作史。临床症状不明显，一般有咽部不适、发干、发痒、异物感，可有刺激性咳嗽、口臭等。扁桃体肿大明显者可妨碍呼吸及吞咽。可有头痛、四肢乏力、消化不良、易感疲劳、夜间低热等。

检查时急性扁桃体炎可见咽部充血，扁桃体肿大，有时在表面有黄白色点状或片状分泌物附着。白细胞总数增多。慢性扁桃体炎扁桃体呈黯红色或紫色，表面不平或呈多叶状，可肿大或萎缩变硬，两侧下颌可触及肿大的淋巴结。

【诊断要点】

1. 根据患者局部、全身症状、病史及实验室检查急、慢性扁桃体炎不难诊断。

2. 急性扁桃体炎要与咽白喉区别。咽白喉起病缓慢，咽痛较轻，但有明显的中毒症状，发热 37.5～38.5℃，萎靡，脉细数。扁桃体及腭垂上有灰白色的伪膜，不易拭去，勉强擦去则有出血创面，咽部充血不明显，颈淋巴结肿大。伪膜检查可找到白喉杆菌。

3. 急性扁桃体炎要与溃疡膜性咽炎区别。溃疡膜性咽炎多发生于体弱、营养不良、长期卧床及卫生条件差的患者。常见一侧咽痛，一侧扁桃体盖有灰色黄色假膜，擦去后可见下方溃疡。涂片可找到棱形杆菌及螺旋体。

【治疗】

治法：急性者疏风清热，宣肺清胃，解毒利咽；慢性者滋阴降火，清利咽喉。

1. 针刺

处方：少商、天容、合谷。

配穴：肺经风热加尺泽、商阳；胃热炽盛加内庭、曲池；虚火上炎加照海、复溜。

操作：急性者少商、商阳用粗毫针或三棱针点刺出血，天容直刺 1 寸，使针感直达咽喉部，间歇捻转行针。急性者针刺施以泻法，慢性者施以平补平泻法可施以补法。留针30 分钟，每日或隔日 1 次。

2. 耳针

处方：扁桃体区，咽喉，肺，胃，肾上腺，轮 4、6。

方法：每次选用 2～4 个穴，左右耳穴轮流使用。急性者毫针施以强刺激，慢性者施以弱刺激，留针 30 分钟。急性者也可在耳背静脉用三棱针点刺出血。慢性也可用耳穴压丸法。

3. 穴位注射

处方：天容、曲池、合谷。

方法：用板蓝根或鱼腥草注射液，或用生理盐水，每穴注入药液 1ml，每日或隔日1 次。

4. 穴位激光照射

处方：扶突、廉泉、少商、合谷、曲池、大椎。

方法：每次选用 2～4 个穴，用 3～25mW 氦-氖激光仪，聚焦光柱 0.2cm，每穴照射

3～5分钟。每日1次。

【文献摘要】

1. 周菲菲用商阳点刺放血治疗扁桃体炎100例。治疗方法：令患者取坐位或卧位，若为婴幼儿则嘱其家人抱好，固定手指，选取双侧的商阳穴，用75%酒精或络合碘常规消毒。术者左手选穴并定穴位，右手拇、食指挟住三棱针或4号皮试针，也可用消毒后的缝衣针，迅速点刺后立即出针，然后挤出3～6滴血，重者6～12滴血。结果：本组100例均治愈。治愈时间最短2天，最长7天。其中一次治愈55例，两次治愈28例。

[周菲菲. 商阳点刺放血治疗扁桃体炎100例. 湖南中医杂志，2004，20（1）：54.]

2. 王秀军用针刺放血治疗急性扁桃体炎2700例。将1994～2005年采用针刺放血治疗的急性扁桃体炎2700例，与同时分段随机选用的2430例西药疗法进行治疗的进行对比。治疗组选穴：主穴取下颌角前（下颌骨下内缘，下颌角前1寸处）；耳后紫筋（耳尖下外8分处）。配穴取廉泉、天突、颈夹脊穴。操作：患者端坐，体弱者可平卧；以75%酒精棉球消毒针刺穴位，采用毫针散刺法放血，每次取2～3穴，每日1～2次，7日为1个疗程。对照组采用西药综合治疗，包括病因治疗（合理使用抗生素或抗病毒药）、对症治疗（雾化吸入、退热药物、通便药物等），7日为1个疗程。结果：治疗3日后，治疗组治愈率100%，明显高于对照组63.4%，$P < 0.001$；治疗7日后两组治愈率均为100%，治疗组各种症状治愈时间显著缩短，$P < 0.001$。

[王秀军. 针刺放血治疗急性扁桃体炎2700例的疗效观察. 上海针灸杂志，2006，25（11）：20-21.]

【按语】 临床运用针灸治疗扁桃体炎已积累了许多经验，尤其是急性扁桃体炎，针灸的效果确实而快捷，不亚于抗菌消炎药。最为常用的是毫针针刺及三棱针刺血，或用耳穴放血、针刺法，多数通过1～3次治疗即能痊愈，能很快减轻咽痛、全身不适，退热，一般多用少商、商阳、合谷、扶突、天容等穴。针灸治疗慢性扁桃体炎可以增强正气，调整免疫功能，预防感冒，减少、减轻发作，特别是发作不频繁的慢性扁桃体炎先积极采用针灸保守治疗。

扁桃体炎有一定的传染性，故在流行季节应做好预防工作，个人要加强锻炼，增强抗病能力。

急、慢性化脓性中耳炎

【概述】 急、慢性化脓性中耳炎是中耳黏膜急性化脓性疾病，临床以耳部疼痛、流脓、听力下降为主要表现。本病多发于儿童。

中医将本病归属于"脓耳"、"耳"、"耳疳"、"耳痈"等范围。急性化脓性中耳炎是由于外感风热邪毒，或内有肝胆湿热，结于耳窍，壅聚不散，化腐成脓；或因婴儿哺乳体位不当；或因鼓膜损伤，污水进入而致感染化脓。慢性化脓性中耳炎多由脾气虚弱，湿浊不化，加之急性期治疗不当，使邪毒滞留，或热病后余邪未净，湿毒蕴结耳窍，化脓缠绵不止。本病可分虚实两类，急性者多为实证，为外感风热或肝胆湿热；慢性者多虚实相兼，为脾虚湿盛。

西医学认为急性化脓性中耳炎是由于咽鼓管结构的弱点，乙型溶血性链球菌、肺炎球菌和葡萄球菌等经由咽鼓管侵入鼓室，中耳其他各部分也常累及，引起中耳黏膜化脓，病变可侵及黏膜下层及骨膜。慢性化脓性中耳炎是由于急性期治疗不当，迁延而成，或邻近器官慢性炎症经咽鼓管感染而成。常见为变形杆菌、铜绿假单胞菌、金黄色葡萄球菌及大肠杆菌等，临床常两种以上细菌感染，炎症可侵及骨膜、甚至骨质。

【临床表现】　急性化脓性中耳炎主症为耳痛与流脓。耳痛为深部锐痛，逐渐加重为跳痛、钻痛，打喷嚏、呵欠时加重，甚至伴有半侧头面痛及牙痛，听力下降，当中耳腔积脓尚未冲破鼓膜时疼痛最剧烈。脓液流出后疼痛骤然减轻，听力好转。并有恶寒发热。小儿或哭闹、烦躁不安，或出现神昏、惊厥、项强等。外耳道可有脓性分泌物，听力下降。

慢性化脓性中耳炎主症为耳流脓、听力减退和鼓膜穿孔。耳流脓时发时止，脓呈黏液性或黏脓性，或耳流臭脓，或排出豆渣样物。检查多鼓膜中央性穿孔，有传导性耳聋。

【诊断要点】

1. 根据病史、症状及检查可以诊断本病。

2. 化脓性中耳炎可并发乳突炎，其诊断根据同侧颈痛、运动受限，患部乳突尖至下颌角水平处肿胀，压痛明显，波动感不明显，脓肿穿刺有脓，乳突 X 线片证实炎性病变及骨质破坏。

【治疗】

治法：急性者疏风清热，清泄肝胆；慢性者健脾利湿，化浊通络。

1. 针刺

处方：翳风、听会、耳门、中渚。

配穴：外感风热者加风池、外关；肝胆湿热加行间、足临泣；脾虚湿盛加足三里、阴陵泉。

操作：耳部穴位取患侧，急性期用泻法，每日针刺 1～2 次，每次留针 30 分钟，并间歇行针。慢性者用平补平泻法，每日 1 次，并可配合在耳周穴位施以艾条灸，每穴灸 10 分钟。10 次为 1 个疗程。

2. 耳针

处方：内耳、肝、胆、脾、肾、耳尖、肾上腺、神门。

方法：每次选用 2～4 个穴，双耳交替使用，毫针针刺用中等刺激，留针 30 分钟，每日或隔日 1 次。10 次为 1 个疗程。也可在耳背静脉用三棱针点刺出血。

3. 穴位激光照射

处方：翳风、耳门、听宫、听会、合谷、中渚。

方法：每次选用 2～4 个穴，用 10mW 氦-氖激光仪，聚焦光柱 0.2～0.5cm，每穴照射 5 分钟。每日 1 次。

【文献摘要】　夏秀用艾灸法治疗急性化脓性中耳炎 110 例。治疗方法：在患者耳垂后方，下颌角与乳突之间凹陷中取翳风穴。施灸前，应先用消毒棉签蘸 H_2O_2 液将外耳道拭净，然后点燃艾条，在距翳风穴（患侧）皮肤约 3cm 距离处，以雀啄法熏灸，一直灸至穴周围皮肤潮红，按之有灼热感即止，时间一般 1 分钟左右，1 次/天，5 次为 1 个疗程。嘱患者每天用 H_2O_2 液清洁外耳道 2 次。本组 110 只耳朵，治疗 1 个疗程后，治愈 48 只，有效 58 只，无效 4 只。对有效、无效者继续治疗 1 个疗程，治愈 46 只耳朵，治愈率为 85.45%。

[夏秀．艾灸法治疗急性化脓性中耳炎 110 例分析．中国误诊学杂志，2008，8（11）：2737.]

【按语】　针灸治疗化脓性中耳炎有较好的疗效，能很快起到消炎镇痛的效果。多选用局部穴与手、足少阳经的远道穴相结合，局部多用患耳一侧穴位。针刺、艾灸、刺血、耳针等都是有效方法。治疗前应先清洗耳道，小儿用粉剂吹耳应注意阻塞脓液引流，导致并发合并症。炎症完全消退后，鼓膜穿孔多能自行愈合，遗留干性穿孔者，再行鼓膜修补术。

平时要加强身体锻炼，积极预防和治疗上呼吸道感染，及时治疗临近器官感染灶。有鼓膜穿孔者要防止污水入耳。

咽感觉异常

【概述】 咽感觉异常症又称"癔球"，属于咽部神经官能症。是指不伴有局部器质性病变的咽部感觉异常，多发生于中年妇女。

本病在中医称为"梅核气"。是指感觉咽喉内有异物存在，时时梗阻不适，咽之不下，咯之不出。认为本病与情志郁结，肝失条达，气机不利，肝郁及脾，脾失健运，津液留积成痰，痰气交作上逆于咽喉而发病。因其表现有如梅核塞于咽喉，故称。

西医学认为引起本病的原因很多，全身因素如甲状腺机能亢进、自主神经功能紊乱、贫血、维生素缺乏、糖尿病等都可引起咽部感觉异常。局部因素如咽及邻近的炎症、肿物、茎突过长、颈椎病等也会有这一症状。但多数咽感觉异常主要是因精神因素造成，如亲属、同事患咽喉或食管肿瘤，本人恐癌而过分焦虑、抑郁、悲伤及神经衰弱等。较长时间患咽感觉异常者常兼有器质性与精神两种因素。

【临床表现】 咽部感觉异常因人而异，可有异物感、阻塞感、瘙痒感、烧灼感或黏着感等除疼痛以外的感觉。患者有时夸大咽部不适的症状，并不自觉地反复做吞咽动作以试验自己咽部的感觉，但进食正常。症状轻重与患者情绪有密切关系，情志忧郁时加重，心情愉快时症状减轻或消失。

【诊断要点】 要耐心倾听患者主诉，了解发病经过及患者工作、生活环境，同时应全面认真检查，在排除了有关的内脏器质性疾病、五官科疾病后才可诊断。

【治疗】

治法：疏肝理气，散结化痰。

1. 针刺

处方：太冲、丰隆、合谷、天突。

配穴：胸膈痞满配内关、膻中；胁肋胀满配阳陵泉、章门；月经不调配三阴交、关元；呃逆加内关、公孙。

操作：天突先直刺 0.2 寸，再沿胸骨后缘向下刺 1～2 寸。四肢穴位毫针用提插捻转泻法，务使病人有明显的得气感，并间歇行针，留针时间一般以症状消失为度。并可配合使用电针。

2. 耳针

处方：咽、食道、胃、心、缘中、交感、神门、皮质下。

操作：每次选用 2～4 穴，用短毫针施以强刺激，并间歇行针，使耳廓充血，留针时间根据症状改善而定。

3. 穴位注射

处方：内关、合谷、廉泉。

方法：用 5% 葡萄糖注射液或维生素 B_1 或维生素 B_{12}，每穴注入药液 0.5～1ml，隔日

1 次，10 次为 1 个疗程。

4. 挑刺

处方：颈部阿是穴、肺俞、肝俞、膻中。

方法：局部消毒后，用三棱针针尖穿过皮肤，将挑起的表皮拉断，挑开口后，将针尖在表皮下挑，挑断表皮下白色纤维，隔 3 日治疗 1 次，3 次为 1 个疗程。

【文献摘要】 于力用耳穴贴压配合艾司唑呤（舒乐安定）治疗咽感觉异常 166 例。治疗方法：耳穴选神门、皮质下、内分泌、心、肝点；用王不留行贴压，双耳均贴，嘱患者自我按压，每日 3 次，每穴 3 分钟，每 5 天更换 1 次，中间休息两天，连续 2～4 周。精神创伤型辅以药物治疗：盐酸氟西汀片 20mg，每日 1 次；艾司唑呤片 1mg，每晚 1 次，连续 2～4 周；情绪紧张型用多塞平片 25mg，每日 2 次；艾司唑呤片 1mg，每晚 1 次，连续 2～4 周；食管炎症型用西沙必利片 5mg，每日 3 次，连续 2～4 周；自主神经功能失调型用谷维素片 20mg，每日 3 次；舒乐安定片 1mg，每日 1 次，连续 2～4 周。结果：166 例咽异感症患者中，经上述分型治疗后，痊愈 86 例，显效 30 例，有效 36 例，总有效率 91.6%。其中精神创伤型 36 例全部治愈；情绪紧张型 54 例，总有效率 94.5%；食道炎症型 30 例，总有效率 93.4%；自主神经功能失调型 46 例，总有效率 77.3%。

［于力．耳穴贴压合用舒乐安定治疗咽异感症 166 例．陕西中医，2007，28（6）：725-726.］

【按语】 针刺对本症有较好的疗效，临床多用毫针或电针取效。特别是首次治疗，务求一次见效。治疗环境要保持安静，减少周围观望人员，避免不良刺激。治疗中注意配合心理暗示，选用长针、较粗毫针，采用提插捻转泻法，针刺操作时务使患者产生一定的针感，使患者感到针刺后的反应及变化，以利建立信心，采取合作态度。

本病与情志关系密切，属肝气郁结，脏腑气血运行失调所致。在明确诊断前，应认真进行体格检查和咽喉部检查，防止误诊。针灸治疗的同时应做好疏导工作，消除患者抑郁心态，解除疑虑，积极配合治疗。

复发性口疮

【概述】 复发性口疮又称复发性阿弗他性溃疡，临床以口腔黏膜上生黄白色如豆样大小的溃点为主症。是一种常见的口腔黏膜溃疡性损害，容易自限但反复发作。多见于青壮年，女多于男。

本病在中医属"口疮"、"口疳"范围。认为由于过食辛辣厚味或嗜饮醇酒，使心脾积热而循经上攻，或由于口腔不洁，或外感风、火、燥邪，火热之邪上攻于口而发病，此属实证。也有素体阴虚，或劳倦过度损伤阴液，阴虚火旺，上炎口腔而发病，此属虚证。病位涉及脾、胃、心、肾。

西医学认为本病的真正病因尚未清楚，临床常见的诱发因素有病毒感染、胃肠功能紊乱、心理障碍、内分泌紊乱、免疫功能低下等，其预后一般良好，但不易根治。

【临床表现】 轻症好发于唇、舌缘、颊黏膜、舌腹、前庭沟处。初期黏膜充血不适，出现粟粒大红点，随之形成圆形或椭圆形溃疡，直径约 2～3mm，溃疡中心凹陷，上覆盖一层黄色假膜，四周黏膜充血形成红晕，疼痛明显，遇刺激疼痛加剧。病程约 7～10 天自愈。自愈后不留瘢痕，经过一段时间，又在口腔另一部位黏膜复发。重症溃疡可向深层发展至黏膜腺，溃疡直径可达 1～2cm，边缘呈不规则隆起，溃疡基底部出现硬结，附近淋巴结肿大，全身发热。病损可扩大到悬雍垂、扁桃体及咽腭弓。病程可达数月。愈后留有明显瘢痕，称为复发性黏膜腺周围炎。若口腔溃疡发生的同时又出现外生殖器溃疡、虹膜睫状体炎、角膜炎或前房积脓、皮肤结节性红斑等，称为白塞综合征，中医称为"狐惑病"。

【诊断要点】　根据口腔黏膜上具有红（黏膜鲜红）、黄（假膜色黄）、凹（溃疡面凹）、痛（灼痛明显）等特征的圆形或椭圆形溃疡，具有复发性的发病特点，全身症状不明显，可以诊断。

【治疗】

治法：实证清泄脾胃，虚证滋阴降火。

1. 针刺

处方：金津、玉液、廉泉、颊车、合谷。

配穴：热毒炽盛者配少商、内庭、曲池、劳宫；阴血亏虚配三阴交、照海、神门；

操作：口腔附近穴位取病灶所在一侧。金津玉液、少商用三棱针点刺放血，其他穴根据证候虚实施行提插捻转补泻。留针30分钟，每日1次，10次为1个疗程。

2. 耳针

处方：口、舌、心、脾、胃、肾、神门、交感。

方法：毫针刺用中等手法，留针30分钟，每日1次，10次为1个疗程。也可用耳穴压丸法。

3. 穴位注射

处方：廉泉、颊车、合谷、足三里、三阴交。

方法：每次选用2穴，用生理盐水或维生素 B_1 或维生素 B_{12}，每穴注入药液0.5～1ml，隔日1次，10次为1个疗程。

4. 穴位激光照射

处方：廉泉、颊车、合谷、足三里。

方法：每次选用2个穴，用10mW氦-氖激光仪，聚集光柱0.2～0.5cm，每穴照射5分钟。每日1次。

【文献摘要】

1. 张会珍用针灸结合治疗复发性口腔溃疡67例。治疗组取穴：照海（双）、通里（双）、神阙，痛甚加廉泉、金津、玉液。操作方法：先针照海，再针通里，二穴均直刺，深度0.3～0.5寸；针廉泉向舌根部斜刺，深度0.5～0.8寸。得气后均行平补平泻手法，留针30分钟，每隔10分钟行针1次。金津、玉液用三棱针点刺放血。最后灸神阙，采用小艾炷隔盐灸3～5壮。每日治疗1次，10次为1个疗程。对照组口服维生素 C 100mg、维生素 B_2 20mg，每日3次，10日为1个疗程。肌肉注射转移因子2ml，每周1次。结果：治疗组共治疗67例，痊愈49例，显效17例，无效1例，总有效率为98.51%；对照组共治疗42例，痊愈11例，显效21例，无效10例，总有效率为76.19%。两组有效率相比较，治疗组优于对照组，$P < 0.01$，说明治疗组疗效明显优于对照组。

［张会珍. 针灸结合治疗复发性口腔溃疡67例. 四川中医，2003，21（8）：81.］

2. 陈艳明等用针刺治疗复发性口腔溃疡74例。将74例患者随机分为治疗组37例，对照组37例。治疗组穴取通里、公孙、内庭、合谷、劳宫、地仓、颊车、足三里。患者仰卧位，穴位皮肤常规消毒后，选用25～50mm毫针进行针刺。通里、公孙、内庭直刺

15mm，合谷透劳宫、地仓透颊车，针入25mm，足三里直刺25mm。足三里行捻转补法，余穴皆行捻转泻法。每次留针20分钟，每日1次。对照组维生素B_2片20mg，维生素C片0.2g口服，每日3次。两组均未用其他影响本观察的药物，以7天为1个疗程，休息2天后进行下一疗程，治疗2个疗程后评定疗效。结果：治疗组痊愈12例，显效11例，好转8例，无效6例，总有效率为83.8%；对照组痊愈3例，显效6例，好转9例，无效19例，总有效率为48.6%。两组有效率相比较，治疗组优于对照组，$P<0.01$，说明治疗组疗效明显优于对照组。

[陈艳明，王灵枢，崔海，等. 针刺治疗复发性口腔溃疡疗效观察. 中国针灸，2006，26（2）：103-104.]

【按语】 西医学认为本病病因比较复杂，有明显的个体差异。针灸治疗采取因人而异，整体调整，对复发性口腔溃疡有较好的效果，可以通过调节神经、内分泌功能起到镇静、镇痛、消炎作用，同时通过调节免疫功能，起到减少、减轻复发的效果。针灸治疗时应注意对患者伴有的其他病症一并考虑治疗，以提高对本病的治疗效果。患者要少食辛辣刺激饮食，戒烟、戒酒，注意口腔卫生，劳逸结合，保证充足睡眠和愉快心情。锻炼身体，增强体质。

牙　龈　炎

【概述】 牙龈炎是一种最常见的牙龈疾病，近半数的儿童和绝大多数成人可能被累及。牙龈炎病变部位一般局限于游离龈及龈乳头，不波及深层的牙周组织，患者的自觉症状也较轻微，故常不引起重视，但当病情加重，则可能累及牙周膜、牙槽骨，而逐渐发展成为牙周炎。

牙龈炎在中医属于"牙宣"、"齿䘌"等范畴。中医认为肾主骨，齿为骨之余，又因手足阳明经分别进入下、上齿龈，故本病可分风热、胃火与肾虚。若外感风热邪毒，入侵牙龈，邪聚不散；或嗜食辛辣，胃火素盛，大肠郁热，循经上扰阳明，而血随火动，即可导致本病；或劳倦过度、久病体虚，肾阴不足，虚火上炎，灼伤血络。本病病位主要在胃、大肠、肾，不外虚实两端，实证为风热或胃火为患，虚证为肾虚内火。

西医学认为本病主要由于口腔不洁、菌斑与牙石、食物嵌塞、不良修复体刺激，以及某些全身因素，如内分泌紊乱、维生素C缺乏、营养障碍与系统性疾病也可引起或加重牙龈炎。

【临床表现】 一般无牙痛，牙龈呈深红或紫红色，表面水肿，有时牙龈可肥大增生，刷牙时牙龈出血，呈现出慢性炎症。如急性发作，成为龈脓肿，可突然高热、头痛、咽痛、口臭、多处牙龈松动，充血水肿，剧痛龈沟溢脓，颌下淋巴结肿大，但牙齿不松动，仅有轻度叩痛。

【诊断要点】 根据牙龈以出血为主要症状，及牙龈检查有炎症表现，可以诊断。

【治疗】

治法：实证疏风清热、清泄胃肠；虚证滋阴补肾降火。

1. 针刺

处方：下关、内庭、颊车、合谷。

配穴：风热加外关、曲池；阳明火盛加足三里、大椎；肾阴不足加太溪、然谷。

操作：病变在上牙龈用下关、内庭，在下牙龈用颊车、合谷，局部穴取患侧。根据证候虚实施行补泻。间歇行针，留针 30 分钟，每日 1 次。

2. 耳针

处方：垂前、上颌、下颌、屏尖、神门。

方法：毫针刺用中等手法，留针 30 分钟，每日 1 次。或用耳穴压丸法。

3. 穴位注射

处方：下关、内庭、颊车、合谷。

方法：用生理盐水，或用 1% 的普鲁卡因溶液，每穴注入 0.5～1ml，每日或隔日 1 次。

4. 穴位激光照射

处方：下关、内庭、颊车、合谷。

方法：用 3～25mW 氦-氖激光照射，每穴 5 分钟。

【文献摘要】 张惠欣等用耳穴贴压结合腕踝针为主治疗牙病 48 例。治疗方法：耳穴贴压取与患牙同侧耳穴上颌、下颌（上牙病取上颌，下牙病取下颌）、牙痛 1、牙痛 2、神门、交感、内分泌、肾、大肠、胃、肝、胆、上屏尖，将王不留行籽贴于上述穴区的敏感点上，嘱患者平时自行按压，每日数次。4～5 天揭下，休息 2 天，再行贴压。10 天为 1 个疗程，疗程间休息 4 天；腕踝针取患侧腕部上 1、上 2（前牙病取上 1，后牙病取上 2），选好进针点后，皮肤常规消毒，针尖向上与皮肤呈 30°角快速刺入皮下，针体沿皮下浅层，循纵行直线进入 1～1.5 寸，以针下有松软感为宜。若病人有酸、麻、胀、痛等不适感，需重新调整，直至病人无任何不适感为度。将调整好的针柄用胶布条固定于手腕部，以活动腕关节时无任何不适感方可。埋好的针须放置 8～10 小时，每晚 1 次。疗程及休息同耳穴贴压。结果：自觉牙痛消失，叩击痛亦消失，牙龈肿胀、出血停止，随访 1 年未见复发为痊愈，计 32 例，占 66.7%；自觉牙痛消失，咬硬物时钝痛改善，牙龈肿胀、出血明显减轻为显效，计 13 例，占 27.1%；自觉牙痛、重叩痛均减轻，牙龈肿胀、出血好转为有效，计 3 例，占 6.2%；总有效率 100.0%。

［张惠欣，王国颖. 耳穴贴压结合腕踝针为主治疗牙病 48 例. 中国针灸，2003，23（3）：154.］

【按语】 针灸对牙龈炎有很好的疗效，可以很快改善症状，控制炎症。偶然发作者，只要远endo经选用少量穴即可，反复发作者，宜远部配合局部穴位，临床多用体针针刺法，或用耳针。由全身性疾病引起的牙龈炎，应治疗全身性疾病为主。平时要注意口腔卫生，养成饭后刷牙的习惯，掌握正确的刷牙方法，完全可以有效地预防牙龈炎的发生。

（十）针灸在肿瘤治疗中的应用

【概述】 肿瘤是一类严重危害人类健康的常见病，是人们正在研究攻克的难题。中医学认为：肿瘤是一种全身性疾病，是全身性疾病的局部表现。由于六淫、七情及正气不足等原因，导致机体阴阳失调，脏腑功能障碍，气血运行失常，气滞血瘀，痰凝邪毒等相互交结而成肿瘤，其发生亦与年龄、生活习惯等方面有一定的关系。对于良性肿瘤，针灸疗法作为非常规治疗手段，具有一定的疗效。恶性肿瘤是目前危害人类最严重的一类疾病，在很多国家，其死亡率仅次于心血管疾病而居第二位，其病理特点主要有 3 个：一是由于病邪长期停留于体内，耗伤正气；二是病人由于进行放疗化疗，经常会出现明显的副反应，存在热毒伤阴的病理变化；三是恶性肿瘤一般很难完全根除，虽经多种方法治疗，仍有痰瘀热毒的病理存在，容易出现转移或复发。目前恶性肿瘤治疗主要依靠手术、放疗和化疗。近年来，随着针灸疗法的广泛开展，国内外学者用针灸疗法治疗恶性肿瘤也取得了一些进展，通过针灸治疗，可以帮助恶性肿瘤患者改善临床症状，缓解癌性疼痛，减轻化疗、放疗的不良反应，取得了较好的临床疗效。

【治疗】 对于良性肿瘤的治疗，针灸主要适应于单纯性甲状腺肿、子宫肌瘤、乳腺小叶增生等，这些内容在前面均有专篇叙述，此处不再多述。而对于某些皮肤与结缔组织肿瘤，如皮下脂肪瘤、腺瘤、囊肿、海绵状血管瘤等，可以用电热针、火针、激光针等方法。这些主要是外治疗，以行气活血、破坚散结为主要目的。本章主要叙述针灸在恶性肿瘤治疗中的作用，主要有扶正固本、调和阴阳、行气活血、破坚散结，临床疗效则主要表现在以下几个方面：

1.改善症状、延长生存期

（1）针刺

取穴：足三里、三阴交、关元。

配穴：肺癌加内关、尺泽、手三里；胃肠癌加外关、曲池、手三里；肝癌加中都、胆囊穴；乳腺癌加极泉、乳根、膺窗；食道癌加廉泉、鸠尾、巨阙、膻中。此外，还可以配相应病位的背俞穴。从证候类型来看，气血不足者补足三里、三阴交、膈俞、脾俞；痰湿结聚者取丰隆、公孙；瘀血内停者用三阴交、血海、膈俞；脾肾阳虚者补脾俞、肾俞、气海、命门，或针后加灸。

操作：以上穴位根据临床病证表现，随证选取4～5对穴位，针刺得气后，进行提插捻转补泻，刺激量视病人的体质情况而定，留针20～30分钟，并间隙行针，或用G-6805电针治疗仪通电20分钟，每日1次，10～15次为1个疗程。同时，还可以配合中药辨证施治，或加服扶正软坚、清热解毒的中草药。

（2）电热针

取穴：阿是穴、曲池、血海、委中。

配穴：肝瘀血燥者，加太冲、阳陵泉；脾虚湿阻者加刺足三里、丰隆；外感风毒者加风府、血海。

方法：本法多用于浅表肿瘤，根据肿瘤的大小，按照电热针的散热面积计算进针的多少，一般直径为1cm的肿瘤进针1支，电热针直接刺入瘤体后接通电源，15分钟后用针型半导体测温仪在瘤体中心或表面进行温度监控，控制温度在42～50℃之间，每次留针20～30分钟，每日或隔日1次，10次为1个疗程。

（3）穴位注射

取穴：同针刺法相似。

方法：若患者正气不足，可于肝俞、肾俞、命门、足三里穴注射20％～50％的胎盘注射液，每穴注入2～4ml，每次注射总量达10～16ml，每日或者隔日注射1次，10次为1个疗程；而对于消化道肿瘤有消化道出血症状者，可以在孔最、曲池、下巨虚穴位注射，用药为维生素K$_3$，每次每穴注射4mg，作为西药控制消化道出血治疗的辅助治疗，治疗3天内无明显新出血迹象为有效。

（4）割治

取穴：癌根（涌泉后约2cm）。

方法：穴位常规消毒，麻醉，用手术刀纵向切开皮肤，切口长约1cm，然后用直头血管钳分离组织，割出黄豆大脂肪组织1粒，局部覆盖消毒纱布，包扎固定，1次为1个疗程，两次割治间休息 10～20 天。

2. 镇痛

（1）针刺

取穴：阿是穴、病灶所在节段敏感点、足三里、合谷。

配穴：肝癌痛，加肝炎点（右锁骨中线直下，肋弓下缘 2 寸处）、阳陵泉、期门、章门等；肺癌痛涉及上胸、前臂痛，加孔最、尺泽、太渊；乳腺癌痛加膻中、乳根、太渊；脑瘤痛加行间、长强、印堂、前顶。

操作：一般先针足三里、合谷，再针疼痛病灶和节段穴位，缓慢进针，中等强度刺激，可按 G-6805 电针仪通电 10 分钟，针刺留针时间较长，可达 5 小时以上，留针期间可行刮针法加强针感，7～8 天为 1 个疗程，一般可以持续治疗 2～3 个疗程。以上穴亦可用微波针或磁针具进行穴位刺激，也有一定的临床疗效。

（2）穴位注射

取穴：合谷、三阴交、足三里。

方法：1% 的普鲁卡因作穴位封闭，每穴注药 0.5～1ml，并根据肿瘤的发生部位，随证选取阿是穴或相应节段的阿是穴、背俞穴，如为消化道疼痛，可用 654-2 作穴位注射，每日 1 次，5～10 次为 1 个疗程。

（3）耳针

取穴：痛点、枕部、大脑皮质、肾穴。

操作：用毫针刺，中等强度刺激，留针 24～48 小时，留针期间每隔 10 分钟行针 1 次，1 小时后行针时间间隔要延长，并可通电针。每日 1 次，10 次为 1 个疗程。

3. 减轻放化疗副反应

（1）针刺

取穴：足三里、三阴交。

配穴：化疗致免疫抑制的毒副反应，加内关、关元；白细胞减少加脾俞、膈俞、肾俞；胃肠反应加内关、中脘、血海；口腔咽喉反应加照海、列缺、廉泉；直肠反应加天枢、大肠枢、支沟、梁丘。

操作：以上穴位针对症状表现随证选用，针刺多以补法为主，手法宜轻，留针 20～30 分钟，或加温针灸。每日 1 次，10～15 次为 1 个疗程，疗程间可休息 1 周，再继续治疗。

（2）艾灸

取穴：大椎、足三里、三阴交、膈俞、脾俞、肾俞、命门。

方法：上穴均施以隔姜灸，艾炷如枣核大小，每穴灸 3 壮，每日 1 次，连续灸治 20 天为 1 个疗程，疗程间可休息 1 周。或行化脓灸，连续灸 7 壮，使其起泡，橡皮膏封贴，直至结痂为 1 个疗程。

（3）穴位注射

取穴：曲池、足三里、膈俞。

方法：采用药物地塞米松 15mg，双侧取穴，每穴注入药物 2.5mg，每日 1 次，6 次为 1 个疗程；如为胃肠反应，可以抽去 654-2 20mg，异丙嗪 50mg，于化疗前 30 分钟注入双侧足三里穴，每日 1 次，6 次为 1 个疗程。

（4）He-Ne 激光针灸

取穴：内关、三阴交、章门、足三里。

配穴：胃肠道反应加中脘、脾俞、胃俞；咽喉反应加廉泉、增音、合谷；直肠反应加天枢、上巨虚；里急后重加气海；黏液便加阳陵泉、三阴交；便血加下巨虚；鼻部反应加迎香、四白；颞颌部反应加下关、颊车、太溪。

方法：以上随症选取 3~5 个穴，进行激光照射。激光输出功率为 3~8mW，照射距离为 1m，每穴照射 3 分钟。每日或隔日治疗 1 次，10~20 次为 1 个疗程。

【文献摘要】 背俞穴姜灸预防化疗后白细胞减少 30 例效果观察，采用背俞穴姜灸预防 30 例肺部恶性肿瘤患者术后化疗白细胞减少，效果满意。临床资料：本组男 18 例、女 12 例，年龄 19~68 岁。血常规检查示白细胞平均值 $5.8 \times 10^9/L$。穴位选择：主穴为双侧脾俞、膈俞、胃俞、肾俞，配穴为大椎、足三里。每次治疗选主穴 2 个，配穴 1 个。取 0.3cm 厚的鲜姜片数片，用针在其上扎数个小孔，将带孔的姜片分别置于所选的穴位上，点燃艾条，隔姜灸之，待艾条燃下 1 寸，局部皮肤红润为度，每日 1 次。自化疗开始姜灸 7~10 天。化疗结束后，本组白细胞平均值为 $4.8 \times 10^9/L$，与化疗前比较无显著差异（$P > 0.05$）。

[张基荣，吕爱玲．山东医药．2004，44（22）；70.]

【按语】 良性肿瘤有体内和体表之分，包块有痰凝、气滞、血瘀之别。包块是病之标，整体是病之本，在用各种针灸方法（特别是针刺）时，需要考虑标本兼治，以期取得较好疗效。在报道相对较多的甲状腺肿瘤中，均重视局部取穴；在肿大部位采取类似于《灵枢》中的"扬刺"的方法，另配以远部取穴，如合谷、内关、气海、曲骨、横骨等，起到整体调整的作用。治疗子宫肌瘤常用的穴位为子宫、关元、气海、曲骨、横骨、秩边、足三里、三阴交、肾俞等，通过针灸治疗，能增强机体的抗病能力，促进机体的新陈代谢，从而最终达到消散肿瘤的目的。这可以从针刺前后人体免疫指标及温度的变化的观察中得以验证。临床资料显示，良性肿瘤的针灸疗效与病程、发病年龄、辨证分型等有关，病程短者疗效好。甲状腺瘤囊性数目较多者疗效不理想，良性肿瘤中气滞血瘀、气虚郁结型疗效好，其次为湿热蕴结型，痰凝气滞型稍差，这对我们判断良性肿瘤预后提供借鉴。

运用针灸治疗，可以使一些恶性肿瘤的临床症状得到改善，延长生存期，提高生活质量，可以减轻化疗等对病人的毒副作用，缓解肿瘤所致疼痛综合征。针灸疗法可以作为肿瘤的常规辅助疗法推广应用。肿瘤的发生，与机体的免疫功能低下有关，而肿瘤发生后，更进一步抑制免疫反应，加上放疗化疗又会使患者细胞免疫功能降低，故治疗肿瘤重点在于提高患者的免疫反应性。从中医学角度，就要多从扶正固本考虑，取穴一般采取局部取穴、循经取穴配合辨证取穴，常取具有扶正作用的穴位，如足三里、三阴交、合谷、大椎、背俞穴等，针刺多用补法，或用灸法，以提高机体免疫力。在治疗浅表肿瘤方面，电热针具有很好的应用前景，它继承了传统火针治疗的独到之处，而且其温度恒定、持久、可调，具有很好的散寒除湿、舒筋通络、行气活血、破坚散结之功，因而特别适用于皮肤肿瘤患者。

（十一）其他

戒 烟

【概述】 吸烟者在戒断时会产生一系列瘾癖症状，即戒烟后产生的烟瘾、情绪烦躁、恶心、流涎、疲倦不舒等戒烟综合征，或称戒断症，针刺戒烟即通过毫针等方法刺激穴位，达到减轻戒断症，直至不再吸烟的目的。

据测定烟草中数百种复杂化合物，大部分对人体无益，而且其中的尼古丁即烟碱，是烟草中含量最多、毒性最大的成瘾性物质。除此还有烟焦油、酸类、醛类、醇类、酚类等40余种有毒和直接致癌、间接致癌的化合物。吸烟对呼吸系统、心血管系统、消化系统、内分泌及神经系统均可造成极大危害。

【治疗】

治法：安神除烦，调和阴阳。

1. 针刺

处方：百会、神门、戒烟穴（位于列缺与阳溪穴之间）。

配穴：咽部不适配颊车、三阴交；烦躁配涌泉；欲眠配劳宫。

操作：常规消毒百会穴，以30°角进针，刺入帽状腱膜，留针15分钟，间歇行针。对能妥善保护好针者，可将毫针保留穴位内，带回家，间1～2日再取针。神门穴毫针针刺，平补平泻法，留针15分钟。戒烟穴位于列缺穴与阳溪穴之间，又称甜美穴（Tim-Mee），有明显的戒烟作用，情绪紧张、患有其他疾病或身体某部分有疼痛时，戒烟效果较差。用30号毫针进针3mm，得气后捻针1分钟，留针15分钟后起针。

2. 耳针

处方：肺、口、胃、交感、神门、皮质下、肾上腺。

方法：可用针刺法，也可用王不留行籽按压。针刺或压丸前先寻找压痛点。治疗前先嘱戒烟者戒烟12小时，针刺应在戒烟时间内进行。治疗时应注意严格消毒，对不能每天前来针刺者，首次针刺后可改用揿钉型皮内针埋入耳穴，约3～4天后取出。埋针期间，有烟瘾时加强按压耳穴。通常在埋针期间可产生吸烟念减弱，口腔味觉改变，再吸烟时烟味改变，如呈枯焦草味，吸烟时喉部干燥不适，不愿将烟雾吞下，同时呼吸道症状如咳嗽痰多减轻，还有镇静、安眠效果。

3. 穴位敷贴

处方：戒烟穴。

方法：用丁香、肉桂、味精制成"代针膏"，贴于戒烟穴上，保留24小时。

【文献摘要】

1. 吴诗用针刺加耳穴贴压法戒烟78例。治疗方法：体针取迎香、戒烟穴（列缺与阳溪穴连线的中点）、合谷、印堂、三阴交、足三里。常规消毒后，用0.25mm×25mm一次性针快速进针，平补平泻，得气后留针20分钟。每周2次。耳穴取神门、皮质下、内鼻、肺。将耳穴皮肤消毒后，用0.5mm×0.5mm胶布，中心粘王不留行籽，对准以上穴位贴敷，嘱患者每日按压耳穴5～6次，当患者有吸烟欲时，可立即用指压耳穴，每穴1分钟，夏季3天换1次，其他季节5天换1次，两耳交替贴压。治疗10次为1个疗程并作疗效记录。结果：本组78例患者中特效38例，占48.7%；显效34例，占43.6%；有效6例，占7.7%，总有效率为100.0%。

［吴诗.针刺加耳穴贴压法戒烟78例.中国针灸，2002，22（6）：408.］

2. 高虹用针刺戒烟20例。针刺取穴：内关、百会、合谷、迎香；百会、神门、合谷、颊车。两组穴位交替使用。操作：毫针刺，施提插捻转泻法，留针30分钟，10分钟捻转一次，1周治疗2次。结果：20例经五次治疗，临床控制18例，显效1例，有效1例，总有效率100.0%。

［高虹．奥地利针灸戒烟20例．中国针灸，2004，24（4）：285.］

【按语】 针刺戒烟效果确实，用中医理论分析，吸烟是由口吸入肺，临床根据脏腑经络理论，体针大多从肺经选穴，耳穴用肺、神门等，鼻针用肺点，从调整肺气入手。戒烟后出现心烦意乱、饮食不香等戒断综合征，故辅以镇静安神为治疗原则。从现代医学角度看，针刺戒烟也有其生理基础。有人发现吸烟者血中的内啡肽含量较不吸烟者为高，这表明吸烟习惯的形成与维持与脑啡肽类物质有关，而戒烟者内啡肽水平骤然下降，引起"戒断综合征"，而针刺等治疗能通过中枢神经系统调节血中的内啡肽水平，减轻戒断症状。

提高治疗效果的关键是在针刺治疗的第1～10天内，应嘱戒烟者坚持不吸烟，在想吸烟时按压穴位，以后随着治疗次数的增加，其烟念逐渐减弱，最终戒断。为了巩固戒烟效果，在取得戒烟效果后，应再增加1～2次治疗，则远期效果更好。

多数学者认为树立戒烟信心和决心是戒烟成功和巩固的关键。吸烟量少，吸烟史短的人，多数均可通过自己的戒烟决心来消除吸烟嗜好。即使吸烟史较长，每日吸烟量较大的人，积极配合针灸，也可达到戒烟目的。临床所见自愿戒烟者针刺效果比较明显，已经取得近期戒烟效果后，不能认为已经达到目的，必须再治疗数次，医生应启发戒烟者珍惜已取得的效果，同时鼓励其增强信心，这样才能提高远期效果。

戒　毒

【概述】 麻醉品的滥用和成瘾一向是人类的医学与社会问题，其中已经形成毒品的阿片类药物危害最为突出，尤其是其中高纯度的海洛因，俗称"白粉"，成瘾性强，戒断症状严重，戒断后复发率高。20世纪60年代以来海洛因为代表的阿片类毒品已蔓延至世界各地，形成全球性毒品大流行。据流行病学的研究估算，1992年全国已有25万吸毒人口。海洛因依赖者不仅心理变态，而且过量吸毒致死占吸毒死亡率的一半以上，并常引起循环、呼吸、消化、神经等系统并发症，如心内膜炎、感染、肝炎、胃及十二指肠溃疡、便秘、惊厥、震颤麻痹、周围神经炎，还与艾滋病的发生关系密切，女性吸毒者还会影响下一代。

阿片类药物的长期使用使神经细胞发生一系列适应性改变，当体内药物突然撤除或减少，就会使神经细胞的代偿平衡被破坏，而出现戒断综合征。戒断综合征有轻有重，一般发生于停药8～12小时。最初表现为呵欠、流泪、流涕、出汗等类似感冒的卡他症状，随后各种戒断症状陆续出现，包括瞳孔扩大、打喷嚏、起鸡皮疙瘩、寒战、厌食、恶心呕吐、腹绞痛、腹泻、全身骨和肌肉抽动、软弱无力、失眠易醒、心率加快、血压升高、情绪恶劣易激惹、烦躁不安、抑郁，甚至出现攻击性行为，以上症状伴有强烈的心理渴求。这些戒断症状通常在36～72小时内达到高峰，大部分症状在7～10天内消失。

【治疗】
治法：宁心安神，健脾化痰，疏肝解郁。
1. 针刺
处方：百会、风池、神门、内关、足三里、三阴交、太冲。
配穴：心悸加膻中、心俞；腹痛腹泻加天枢、上巨虚。
操作：针刺得气后用泻法，留针60分钟，留针期间间歇行针，务求保持较强针感，也可连接电针仪。每日1～2次，7次为1个疗程。
2. 耳针

处方：肺、心、脾、神门、皮质下、交感、内分泌。

方法：每次选用 3～5 个穴，用 0.5 寸长毫针，刺入耳穴后，快速捻针至耳廓有热胀感，留针 60 分钟，留针期间连接电针仪治疗，也可用手法间歇行针。每日 1 次。

【文献摘要】

1. 牛文民等用耳针戒毒 66 例。将 132 例戒毒者随即分为耳针组 66 例，药物组 66 例。耳针组主穴取肺、神门、皮质下、内分泌；辅穴取心、肾、肝、交感。双侧取穴，主穴每次必选，辅穴辨证选用。选用低频脉冲电流刺激法，将多功能治疗仪以耳夹与耳穴相连，调节频率和强度至被治疗者感到有舒适感，每穴刺激 30 分钟，每日 1 次。刺激结束后在相应穴位贴王不留行籽，嘱其自我按压，第 2 日更换，治疗持续时间为 3 个月；对照组用美沙酮维持疗法。美沙酮经口服用药，剂量参考吸毒者滥用毒品的纯度、滥用剂量、滥用途径、戒断症状的轻重程度以及身体状况综合考虑。一般情况下，以康复治疗开始时口服剂量为基础，每 5 天减少用量的 10%；减至每日 10mg 时，每 1～3 天减少 1mg。治疗持续时间为 3 个月。结果：耳针治疗组痊愈 19 例显效 24 例，有效 14 例，无效 9 例，总有效率为 86.4%；对照组痊愈 7 例，显效 20 例，有效 33 例，无效 6 例，总有效率为 90.9%。两组间总有效率比较，经统计学处理 $P > 0.05$，无显著性差异。

[牛文民，刘海洋，张育恒，等. 耳针在阿片类毒品戒断综合征治疗中的运用. 上海针灸杂志，2000，19（6）：18-19.]

2. 万萍等用耳穴贴压为主戒毒 89 例。将 149 例戒毒者随机分为治疗组 89 例，对照组 60 例。治疗组停用海洛因后开始口服美沙酮、普萘洛尔（心得安）等治疗。前 3 天大剂量使用美沙酮控制戒断症状，第 4 天起每日递减，辅以耳穴贴压和中药治疗，第 10 天美沙酮基本减完；耳穴：心、肾、内分泌、皮质下、交感、神门及耳廓相应部位。操作方法：耳廓常规消毒，以直径 0.15cm 磁珠贴压双耳上述穴位，患者每日按压耳穴 3～5 次，每次 30 下，以自感耳廓充血、发热、胀痛为度，10 天为一疗程并统计疗效；中药：柴胡 6g、当归 15g、白芍 15g、郁金 12g、益智仁 15g、龙骨 30g、牡蛎 30g、酸枣仁 30g、柏子仁 30g、夜交藤 30g、葛根 30g、甘草 6g。每日 1 剂，水煎服，早晚各服 1 次，连服 5 天。治疗组口服美沙酮、心得安等治疗，美沙酮常规减量，第 4 天起使用镇静类药物［艾司唑仑（舒乐安定）3mg/每晚］。结果：治疗组治愈 40 例，有效 33 例，无效 16 例，总有效率为 82.0%；对照组痊愈 17 例，有效 23 例，无效 20 例，总有效率为 66.7%。两组间总有效率比较，经统计学处理 $P < 0.05$，提示治疗组的总有效率明显高于对照组。

[万萍，张婉萍，吴仁贵，等. 耳穴贴压为主治疗海洛因依赖慢性戒断症状 89 例疗效观察. 中国针灸，1997（7）：393-394.]

【按语】 包括海洛因在内的阿片类毒品的成瘾治疗经历过一个漫长的历程，至今仍在不断探索，尚未取得根本性成效。针灸戒毒可以用于戒毒的不同阶段，如在脱瘾阶段配合西药，能增强疗效，减轻患者痛苦，减少西药毒副作用。也可用于脱瘾后神经生化未全部复原阶段，即后续治疗时以改善或减轻各种精神与躯体的不适，目前的临床已显示针灸对机体有良性的整体调节作用，可明显减轻消化道症状，改善睡眠，调整神经系统功能。临床选穴主要针对患者不同症状，如头部常用百会、风池；躯干常用大椎、至阳；四肢常用内关、神门、合谷、太冲、足三里、三阴交等。可用毫针手法运针，也可用电针持续刺激。耳针埋针能随时方便刺激，在戒毒中有独特作用。如何提高针刺戒毒效果，其用穴与操作规律仍需进一步探讨，针灸与其他方法如何有机配合也值得深入研究。

减　肥

【概述】　当人体脂肪过度积聚，体重超过正常标准 20％以上者即称为肥胖。但必须区分由于水液潴留或肌肉发达等蛋白质增多所致的体重增高。肥胖可以分为单纯性与继发性肥胖两类。所谓单纯性肥胖指不伴有显著的神经、内分泌形态及功能变化，但可伴有代谢调节过程障碍，这一类肥胖在临床上较为常见。继发性肥胖指由于神经、内分泌及代谢疾病，或遗传、药物等因素引起的肥胖。继发性肥胖以库欣综合征为最多。针灸减肥主要是针对单纯性肥胖而言。

【单纯性肥胖的临床表现】　肥胖可以发生于任何年龄，但以 40 岁以上者占多数，女性发病率较高，尤其是绝经期后。单纯性肥胖者脂肪分布均匀，无内分泌、代谢性疾病。轻度肥胖者常无症状。中度肥胖者可有畏热多汗，易于疲劳，呼吸短促，头晕头痛，心悸，腹胀，下肢浮肿。极度肥胖可产生肺泡换气不足，出现缺氧，及二氧化碳潴留，从而引起胸闷气促，嗜睡状态，严重者可导致心肺功能衰竭。

本病易伴发冠心病、高血压、糖尿病、痛风、胆石症、骨关节退行性病变、妇女月经量减少，甚至闭经。

【诊断要点】

1. 超过标准体重 ［（身高－100）×90％＝体重（kg）］ 的 20％称为肥胖，单纯性肥胖者脂肪分布均匀，无内分泌、代谢疾病病因。临床可用皮肤皱褶卡钳测量皮下脂肪厚度，25 岁正常人肩胛下皮肤脂肪厚度超过 114mm 时可诊断为肥胖。或三头肌外皮脂厚度，25 岁正常男性超过 10.4mm，女性超过 17.5mm 者可诊断为肥胖。

2. 检查肾上腺皮质功能、男性性功能、基础代谢率等以排除肾上腺皮质功能亢进、男性性功能不全及黏液性水肿。

【治疗】

治法：实证祛湿化痰，通经活络为主；虚证健脾益气化痰。

1. 针刺

处方：曲池、天枢、阴陵泉、丰隆、太冲。

配穴：胃火亢盛者加合谷、内庭；脾虚湿盛者加三阴交、太白；肺脾气虚者加太渊、足三里、肺俞、脾俞；肾虚加气海、肾俞、太溪、照海。

操作：根据虚实毫针施以补泻手法，气虚或湿盛者也可在背俞穴施以灸法。留针 20 分钟，每日或隔日 1 次，15 次为 1 个疗程。

2. 耳针

处方：口、肺、脾、胃、缘中、三焦、神门、内分泌。

方法：每次选用 2～3 个穴，毫针刺以中等手法，也可常规消毒后，埋入消毒揿针，用胶布固定。夏季 3 天换 1 次，冬天 6 天换 1 次。也可用王不留行籽贴压。于餐前或饥饿时在穴位上按压，以加强针感，减少或推迟进食。

【文献摘要】

1. 张中成等用穴位埋线治疗单纯性肥胖 30 例。将 60 例患者随机分为治疗组和对照组，各 30 例。治疗组取穴中脘、天枢、气海、上巨虚。加减：胃肠实热加大横；脾虚湿盛加脾俞；肝郁气滞加肝俞；脾肾阳虚加脾俞、肾俞；阴虚火旺加复溜。方法：应用一次性 32 号注射针，将 1.5cm 左右 "0" 号羊肠线从针尖放入注射针芯，用一次性针灸针在注射针柄插入针孔，选取中脘、天枢、气海、上巨虚等，常规消毒后，将注射针插入穴位，用针灸针将羊肠线推入穴位内，拔出注射针，压迫针孔止血。治疗 15 天一次，3 次 1 个疗程。共治疗 2 个疗程；对照组取穴同治疗组，方法：根据不同证型，施以相应补泻手法。每次留针 20～30 分钟，隔日 1 次，周日休息，10 次 1 个疗程。共治疗 3 个月。结果：治疗组痊愈 7 例，显效 9 例，有效 13 例，无效 2 例，总有效为 93.3％；对照组痊愈 5 例，显效 7 例，有效 14 例，无效 4 例，总有效率为 86.7％。两组对肥胖指标体重、腰围治疗前后比较 P 均＜0.05，有显著性差异。

[张中成，符文彬. 穴位埋线治疗单纯性肥胖 30 例. 陕西中医，2006，26（9）：1122-1124.]

2. 赵喜新等用平刺透穴法治疗肥胖症 34 例。将 67 例肥胖患者依就诊顺序、肥胖度、性别采用分层随机分组法，分为平刺透穴组（平刺组）34 例和直刺组 33 例。平刺组取穴：百会、头维、中脘、天枢、大横、四满、腹哀、京门、维道、阴陵泉、丰隆、三阴交、太冲，饮食量大者加内庭。操作：头部百会、头维向后平刺；腹部中脘、天枢、大横、四满向下平刺透穴，腹哀向中脘平刺透穴，京门向带脉平刺透穴，维道向大赫平刺透穴；下肢部阴陵泉、丰隆、三阴交、太冲、内庭直刺。直刺组取穴同平刺组，操作：头部和下肢穴位针法同平刺组；腹部穴位采用 40mm 毫针向下直刺 30～35mm。两组均针刺 15 次为 1 个疗程，前 10 次每日 1 次，后 5 次隔日 1 次，疗程结束后立即判断疗效。结果：平刺组显效 7 例，有效 16 例，无效 11 例，总有效率为 67.65％；直刺组显效 4 例，有效 11 例，无效 18 例，总有效率为 45.45％。

[赵喜新，田开宇，王培育，等. 平刺透穴法治疗肥胖症 34 例. 中国针灸，2006，26（8）：574.]

【按语】 针灸治疗单纯性肥胖的效果已被许多临床实践所证实，其特点是效果确实，无副作用，减肥的同时，还能对全身各脏腑产生调整作用，改善临床症状及并发症。一般认为针灸治疗单纯性肥胖较继发性易治，单纯性肥胖又以食欲过强者较体质原因而肥胖的效果为好。年龄较小时就过早发胖，到成年仍肥胖者效果较差。病程短，年龄相对较轻者疗效较好。肥胖程度大的一般见效较快，体重下降幅度较大。妇女在服避孕药时针刺减肥也会影响疗效。继发性肥胖应针对原发病因，采取相应方法治疗。

针灸治疗本病根据证型的不同选用不同处方，也可采用固定处方。所用穴位大多分布于手足阳明经。临床多用体针减肥，但配合耳穴贴压治疗也有其优越性，嘱病人在饭前按压数分钟，食欲过强的患者能起到抑制食欲的作用，食欲不振者可增强食欲，也有将耳针与体针二者配合运用，以进一步提高疗效。

针灸减肥的同时应嘱患者加强体育锻炼，可采取做体操、气功、打太极拳、跑步等形式，按循序渐进，多参加体力劳动，适量的体力活动不但可提高低下的肌张力，促进新陈代谢，还可消除一部分热量，减少积聚的脂肪。

应注意合理饮食，适当控制饮食，少食高脂、高糖、高热量的食物，多食蔬菜水果。节食减肥不宜急于求成，盲目减少饮食，否则急剧限制饮食，严重者可失水、电解质紊乱、酮中毒，甚至心肌梗死、脑栓塞形成。

美 容

【概述】 随着针灸应用领域的不断拓宽，针灸美容引起了广泛兴趣和关注。针灸美容属于医学美容的一种。一般认为美容医学分为外科整容与医疗美容即保守美容两部分，其中医学美容主要是用各种非手术方法医治损容的疾病，包括面部与身体其他部位的各种缺陷，如皱纹、雀斑、痤疮、脱发等。

中医学认为面部容貌是全身机体的一部分，只有全身脏腑经络功能正常，气血旺盛、通畅，有健康的体魄，面部才能容光焕发，青春常驻。针灸美容就是从整体观念出发，通过刺激穴位，疏通经络，调和阴阳，使颜面气血通畅，达到美容目的。针灸腧穴能达到调整全身气血的作用，故可从根本上产生美容效果。

【治疗】

黄褐斑

1. 针刺

处方：阿是穴、曲池、血海、足三里、三阴交。

配穴：肝火上炎者加阳陵泉、行间；肝肾亏虚加肝俞、肾俞、太溪；气滞血瘀者加气海、膈俞。

操作：面部患处四周用极细小的美容针围刺，其余诸穴施以平补平泻法，留针20分钟，每日或隔日1次，15次为1个疗程。

2. 耳针

处方：肝、肾、肺、内分泌、皮质下、交感、神门、面颊。

方法：每次选用2~4个穴，也可两耳交替使用。毫针刺用中等刺激，留针20分钟，每日或隔日1次，15次为1个疗程。也可用耳穴压丸法。如用耳穴刺血法，除选用上述穴位外，还可选用耳背外上部静脉点刺出血，隔日1次，每周1~2次。

雀斑

1. 针刺

处方：颧髎、颊车、上星、阳白、承浆、阿是穴、合谷、太冲、足三里、三阴交。

方法：每次选用3~5个穴，局部用美容针围刺。施以平补平泻法，每日或隔日1次，20次为1个疗程。

2. 耳针

处方：肺、心、肝、肾上腺、皮质下、面颊。

方法：每次选用2~4个穴，两耳交替使用，用压丸法，每日按压5次，每次每穴按压2分钟。

颈部皮赘

火针

处方：阿是穴。

方法：将火针在酒精灯上烧至发红后，迅速向皮赘要部点刺，连刺数针，使皮赘凝固、萎缩、脱落为止。术后不出血、不上药、不包扎，保持干燥。一般2周后结痂脱落，不留瘢痕。

【文献摘要】

1. 王学红等用单纯灸治疗多形性红斑12例。治疗方法：用普通灸条悬灸患部30分钟~1小时，较大的丘疹或有小水疱处灼灸1~2次。可酌情悬灸足三里、合谷各5分钟。每日1~2次，治疗期间不宜沾水，局部防寒保暖。结果：2日好转4例，5日好转6例，7日好转2例，全部有效。

[王学红，周丽．单纯灸治疗多形性红斑 12 例临床观察．针灸临床杂志，2007，23（9）：50.]

2. 胡津丽等用美容针结合体针治疗黄褐斑 31 例。治疗方法：皮损局部消毒，采用美容针，在患者面部将皮损局部多针围刺，以将病处包围为宜，面积较大或泛发者采用循经排刺，不施手法，留针 30 分钟。每周 3 次，10 次为 1 个疗程。体针取曲池、外关、合谷、血海、足三里、三阴交为主穴，便秘者加天枢、支沟、照海；月经不调者加关元、气海、列缺；情志不畅加太冲。施平补平泻法，留针 30 分钟，期间行针 1 次，每周针刺 3 次。结果：基本治愈 7 例，占 22.6%；显效 14 例，占 45.2%；好转 9 例，占 29.0%；无效 1 例，占 3.2%。总有效率 96.8%，总下降指数为 0.59±0.27。

[胡津丽，傅海扬，蒋彩云，等．美容针结合体针治疗黄褐斑 31 例．中国针灸，2005，25（10）：698.]

【按语】 针灸美容不同于局部用药美容，其多方面的调整作用，决定了针灸美容的适应证范围较广，既可用于局部损容疾病，也可用于全身性损容性疾病，既可有治疗作用，也能起到预防作用，男女老少都可采用。

针灸美容的处方规律总的原则与针灸治疗其他疾病相似，一般为近部选穴、远部选穴、对症选穴。针灸美容较为注重近部选穴，即在皮损就近选穴以调整受病经络、器官、组织的气血，使之平衡。如额纹取阳白、印堂；鱼尾纹取太阳；面部痤疮选用阳白、丝竹空、颧髎；酒渣鼻用素髎、迎香等，包括火针除痣、火针治疗雀斑在患部施术。远部选穴的依据主要是，第一，经脉所过，主治所及，如口角皱纹用足三里、关元；面瘫用合谷等；第二，根据损容疾病病变机理，如风热痤疮用鱼际、合谷，脾经湿热用阴陵泉、足三里，冲任不调用关元、三阴交。针灸美容针刺面部常用特制的细针，又称美容针，即34～36 号 0.5 寸针，以适应面部皮薄敏感的特点，患者疼痛较少，且不易出血。针灸美容的方法多用局部围针透刺针法。常配合用耳针，方法包括用埋针、埋丸、点刺出血等。除此还根据不同疾病选用不同治疗方法，如消除面部皱纹常用毫针刺、耳针法、激光穴位照射；黄褐斑常用毫针刺、耳穴放血、耳压、刺络拔罐；雀斑与色素痣常用火针；用毫针、艾灸、耳针治疗老年斑；用皮肤叩刺治疗脱发；三棱针放血治疗顽癣、痤疮；三棱针挑刺治疗寻常疣。由于损容疾病常常缓慢形成，其祛除也非易事，故应适当安排疗程，变换处方穴位与治疗方法，耐心治疗与保养。

第三节 针灸临床作用的现代研究概况

一、针灸对呼吸系统调整作用的研究

1. 针灸对呼吸系统的作用 研究表明，针刺正常青年学生的足三里、厉兑、冲阳、中脘等穴都引起呼吸功能的增强，针刺后肺活量、最大通气量、静息通气量、耗氧量等均有所增加。在兔、猫及犬的有关实验中发现，针刺"素髎"、"水沟"、"会阴"等点分别有 92%、85% 和 45% 机会出现呼吸变化，而针刺对照点（如痛觉敏感的角膜、睾丸、耻骨联合上点等）对呼吸没有影响。

针刺对呼吸系统的调节作用，与机体神经系统关系密切。实验中，用普鲁卡因封闭针刺点，或在 L_4 横断脊髓后，再针刺"会阴"，针刺作用即消失。有人也发现在 9 只家兔针刺"水沟"的 27 次实验中，有 26 次呼吸加深，其中 21 次作用明显。而用普鲁卡因封闭"水沟"穴，或在颈部切断脊髓后，针刺作用消失；如仅切断颈部组织而保留脊髓，针刺仍有作用。

针刺对呼吸系统的作用还存在一定个体差异，如有的实验显示，针或灸家兔的"人中"、"足三里"、"环跳"等穴，对呼吸几乎全无影响。是否其作用与针刺手法有关，抑或受其他因素的影响，有待进一步研究。

但是，对人为造成呼吸功能失常的机体，针灸的作用比较恒定，用打击的方法造成家兔创伤性休克后，于"人中"、"合谷"、"十宣"等针刺，呼吸有急速的增深与加快。有人在机械毁损或药物阻滞延髓面神经核背内侧区出现明显呼吸节律紊乱的基础上，观察针刺"人中"对中枢呼吸节律的恢复作用，发现针刺对呼吸停止的动物有起动呼吸的作用，对节律紊乱的动物有节律恢复作用。其作用强弱与所取腧穴相关，研究表明，针刺"人中"对呼吸的作用较明显强于"足三里"；阻断三叉神经眶下支后，针刺"人中"的作用即消失。

另据报道针刺可引起延髓疑核区呼吸单位放电频率发生改变，其中吸气神经元呈现抑制反应者较多，呼气单位则呈现兴奋与抑制反应者数量相似。无论是刺激肺经或胆、胃经的穴位都可引起这种反应。

2. 针灸治疗呼吸系统疾病的机理

(1) 治疗支气管哮喘的机理：无论针刺、艾灸、耳针、耳压等对哮喘发作均有比较好的效果，有效病例肺功能均有明显改善。无效病例多为病期长，并发了严重的肺气肿，不是单纯痉挛，而是因慢性炎症造成支气管腔不可复原的狭窄。Tashkin 对 12 例轻、中、度支气管哮喘患者，用甲基乙酰胆碱诱发支气管痉挛，再针刺合谷、大杼等穴，可使降低的气道通气量迅速恢复正常。其效果虽不如异丙基肾上腺素喷雾，但与不加治疗、盐水喷雾，或针刺非穴位点组比较，差异有非常显著性意义。

有人观察了针刺对 20 例支气管哮喘患者血浆 cAMP 及 cGMP 含量的影响，发现针后二周血浆 cAMP 和 cAMP/cGMF 比值较针前显著提高。9 例患者同时检测肺通气功能，其中 5 例血浆 cAMP 升高时，肺最大通气量也增加；相反 2 例 cAMP 降低时，肺最大通气量也减少。而针刺血浆皮质醇虽也有增加，但与哮喘缓解无显著关系。他们在动物实验中还观察到以人工诱发豚鼠哮喘后，针刺"鱼际"穴，肺组织 cAMP 含量和 cAMP/cGMP 比值高于针刺非穴位组，"鱼际"穴用普鲁卡因封闭后，针刺效应消失。因此认为针刺止喘机制可能在于升高血浆和细胞内 cAMP 含量，从而调整提高 cAMP/cGMP 比值，使支气管痉挛解除，改善肺的通气功能，此作用可能通过神经系统的调节来实现。"鱼际"穴有其一定的特异性。另有人在三伏天用灸贴治疗哮喘，用隔姜灸治疗肺气虚哮喘，以及用化脓灸治疗哮喘，也都证明治疗后患者血浆 cAMP 含量和 cAMP/cGMP 比值上升。表明 cAMP 含量和 cAMP/cGMP 比值是影响哮喘患者机体状态的重要因素，针灸主要是通过对 cAMP 含量和 cAMP/cGMP 比值的调节而改善哮喘患者的症状。

多数报道认为，支气管哮喘患者艾灸（化脓或隔姜灸等）后机体免疫机能得到改善。例如用化脓灸治疗哮喘，42 例患者中，10 例淋巴细胞转化率低于正常者，灸治两个月后，9 例恢复正常；18 例玫瑰花环试验低于正常者，灸治两月后，13 例恢复正常。用隔姜灸治疗 30 例，淋巴细胞氚化胸腺嘧啶核苷（^{3}H-TdR）参入率上升。用隔姜灸加穴位敷贴治疗 55 例，淋转率上升，补体 C3、C4 下降，循环免疫复合物下降，自主神经指数

（y 值）明显改变，接近正常。

（2）治疗咯血的机制：有单位报道用七星针叩刺颈动脉区（人迎穴部位）可治疗咯血，107 例患者中仅 5 例无效。该单位在 20 例正常人身上以七星针叩刺后发现，凝血时间平均缩短了 25.5 秒，出血时间平均缩短了 37.5 秒。证实皮肤针叩刺有制止肺部出血的作用。他们进一步从血液因素和血管因素两方面探讨了七星针叩刺颈动脉区治疗咯血的机制，结果显示：在叩刺前后血钙、凝血酶原时间、纤维蛋白原、脉搏、心电图并无显著变化。但叩刺 10 名正常人后，发现血小板均有增加，增加数自 8000～140 000/mm³ 不等，平均 64 200/mm³。血压也有上升，10 人中有 7 人收缩压平均上升 3.6mmHg，8 名舒张压平均上升 8.4mmHg。有显著意义。7 例心导管检查病人用电测压计测量了叩击前后的肺动脉压，无论是心导管置于肺动脉的 6 例或置于肺毛细血管的 1 例，肺动脉压均有上升，平均收缩压上升 4.6mmHg，舒张压上升 4.6mmHg。叩刺前后对臂舌循环时间的影响上，8 例正常人中有 7 例延长，平均延长 3.3 秒。血小板增多是血液凝固机制中的一个重要变化。大循环、小循环血压的升高及循环时间的延长，表明血管有收缩现象。可以认为：小循环血管收缩以及凝血因素的有利变化，是七星针叩刺颈动脉区制止肺部出血的作用机制。

（3）治疗急性呼吸衰竭的机制：在呼吸衰竭时，针刺可作为急救的一个手段。针刺除对中枢性呼吸紊乱可能有作用外，对其他系统的作用，也有助于改善呼吸衰竭。

有人观察了电针急性通气障碍性呼吸衰竭犬"人迎"穴对心脏动静脉血气分析的影响，结果表明电针能防止冠状动脉血氧分压（PaO_2）、氧饱和度（SaO_2）和氧含量（CaO_2）的进一步下降和冠状动脉血二氧化碳分压（$PaCO_2$）的进一步增加。他们认为这一效应可能和改善呼吸衰竭犬血流动力学及心肌收缩性有关。为了证明这一点，他们在同样动物模型上测得心率（HR）、平均动脉压（MAP）、左心室舒张末压（LVEDP）、左室峰压（LVSP）、左室压力最大上升速率（dP/dt_{max}）、心指数（CI）及每搏容积指数（SVI）等均逐渐下降，表明呼吸衰竭时，血流动力学指标发生紊乱。电针左侧"人迎"，除对 HR 和 LVEDP 无明显影响外，能有效地阻止或延缓 MAP、LVSP、dP/dt_{max}、CI、SVI 的下降，表明电针"人迎"穴有使呼吸衰竭时血流动力学紊乱状态改善的作用。他们在另一实验中测取 LVSP、dP/dt_{max} 还测取节段心肌发展张力（DT）。心肌张力发展最大速率（dT/dt_{max}）以及根据心电图第二导联计算心肌开始收缩至 dP/dt_{max} 和 dT/dt_{max} 的时间（$t-dP/dt_{max}$ 和 $t-dT/dt_{max}$）。对照组 LVSP 和 dP/dt_{max} 逐步降低，而 $t-dP/dt_{max}$ 显著延长。电针"大椎"组 LVSP 增加，而 $t-dP/dt_{max}$ 显著缩短。对照组 DT 和 dT/dt_{max} 减少，$t-dT/dt_{max}$ 延长。电针后 DT 和 dT/dt_{max} 增加，$t-DT/dt_{max}$ 减少。表明急性呼吸衰竭时，左心室心肌收缩性明显受损，而电针"大椎"穴能使之显著改善。此外，他们还分析了电针"人迎"穴对心肌收缩力量和心肌氧提取率（O_2E）及其相互关系。对照组 LVSP 和 DT 均降低，O_2E 增加；电针组 LVSP 和 DT 均增加，O_2E 降低。对照组 LVSP 与 O_2E，DT 与 O_2E 及 LVSP 与 DT 之间均无直线相关关系，而电针组 DT 与 O_2E 呈密切负相关，LVSP 和 DT 呈密切正相关。分析表明：呼吸衰竭时可能伴有冠状循环紊乱，心肌收缩时不同区域的协调性遭到破坏，电针"人迎"能使之改善。

二、针灸对循环系统调整作用的研究

1. 针灸对心血管系统的调节作用

（1）对心率脉搏的影响：在正常人体中，针刺使心率脉搏加快和减慢的报道都有，甚至一批实验中针刺后心率和脉搏有的加快，有的减慢，有的不变，脉搏波有的增大，有的缩小。如果对家兔静脉注射肾上腺素使心率减慢，同时针刺，则针刺具有削弱肾上腺素减慢心率的作用。有单位证明此作用与所选经脉、腧穴有关，以与心脏密切相关的心包经、心经，以及与心包经互为表里的三焦经作用明显。在经络分布上与心有一定联系的肾经、肝经、脾经、胃经，以及与心互为表里的小肠经有一定作用。而联系较少的膀胱经、大肠经、肺经及胆经则无明显作用。同一经脉的穴位其作用差别不大。研究还表明，针刺对心率、脉搏的调节作用与腧穴配伍有关。"内关"配"足三里"作用明显，但"内关"配"交信"，其作用反而减弱，"内关"配"中封"，其作用虽未明显加强，但也无相反的作用。另一研究证明仅"内关"穴有明显作用，而"内庭"、"足三里"、"合谷"等没有显著作用。当去除兔前肢血管壁神经，同时切断臂丛神经，针刺"内关"的作用虽未完全消失，但较正常动物显著减弱，说明针刺"内关"的传入途径，似乎血管壁的交感神经占主要地位。对家兔皮下注射苯肾上腺素引起窦性心动过缓，电针"内关"可降低其发病率，并促进其恢复。相反，静脉滴注异丙肾上腺素造成家兔实验性心动过速，电针则有减慢心率，促使其恢复正常的作用。作用也是"内关"穴为明显。对窦性心律失常病人的治疗，也证实针刺内关对窦性心动过速有减缓心率效应，对心动过缓有增快心率效应。

（2）对心电图的影响：针刺对正常人心律、心电位、波形、波幅、P-R 间期、Q-T 间期、S-T 段等，都极少引起变化，或者即使稍有变化，也均未超出正常范围。

（3）对心功能的影响：有人在胃大部切除术病人针麻诱导后发现心阻抗图 dz-dt、波幅、心搏出量、心指数等均有增加，而对照组硬膜外麻醉，这些指标均见下降，认为针刺对血流动力学有一定兴奋作用，有人认为对心功能的影响，上肢多穴针刺比上肢单穴及下肢多穴为大，有人还认为此作用与针刺时间有关。采用子午流注开穴针刺，针刺后心输出量及心排血量较同穴不同时或随意取穴针刺，升高更为明显。

（4）对血压的影响：针刺对于正常血压的影响报道很不一致。有的报告针刺后血压基本没有变化，有的报道针刺后收缩压、舒张压下降、升高、不变的都有，但均在 9.4mmHg 以内。有报道针刺兔"人迎"穴可引起明显的降压效应，实验证明，其机制是颈动脉窦减压反射；针刺正常人足三里，血压有随刺激强度增加而呈现降压幅度加大的趋势，但也有报道分别电针猫与兔的"人中"、"足三里"、"曲池"，只要刺激强度与频率足够，均可引起加压反应。加压反应伴有普遍的血管收缩，外周阻力增高，容量血管收缩，组织间液回收；同时还伴有瞬膜收缩、瞳孔散大、膀胱收缩与小肠舒缩反应等弥漫性自主神经中枢兴奋现象。可以认为这种反应与刺激隐神经引起的加压反射相似，属于非特异性心血管反射反应。

一些实验证明，如果人工造成高血压或低血压状态，针刺可以促使血压恢复常态。有单位以正肾上腺素或乙酰甲胆碱对狗作匀速连续静脉注射，产生稳定水平的高血压或低血压状态后针刺"内关"，可使高血压状态的血压降低，低血压状态的血压升高。另一单位用肾上腺素及乙酰胆碱皮下注射，使家兔血压升高和降低，然后针刺"喉门"及"喉俞"，用适当的刺激可抑制肾上腺素的加压作用和乙酰胆碱的降压作用。这些单位进一步研究，发现切断兔迷走神经后，针刺对于注射肾上腺素后血压的平稳作用不再出现。皮下注射麦角胺以封闭交感神经后，针刺不再具有抑制乙酰胆碱降低血压的作用，说明针刺的降压作用可能通过迷走神经而发生，升压作用系通过交感神经的活动而体现。在破坏中脑的狗身上用药物造成高血压或低血压状态后再针刺，针刺促进血压恢复常态的作用基本消失。在去大脑皮质的狗身上进行同样实验，针刺效应依然存在，说明中脑导水管周围的中央灰质和四叠体在针刺使异常血压恢复常态过程中起着重要作用，而大脑皮层看来并不是必要的条例。有人用不同方法造成实验性高血压或低血压的狗的病理模型，发现实验性高血压时伴有血管紧张素Ⅱ提高，针刺能使之下降，说明针刺的降压效应存在着肾素-AT-Ⅱ环节，但在不同原因引起的低血压，AT-Ⅱ起的作用不同。当除去肾神经后，针刺对高、低血压仍有一定的降压和升压作用，说明在针刺调整血压的过程中，肾素 AT-Ⅱ系统是一个重要作用环节，但不是唯一的作用途径。

（5）对血管的影响：针刺对血管舒缩反应的影响各个报道也颇不一致。有单位用肢体容积曲线为指标，报道针刺足三里对血管的舒缩功能的影响，发现其效应与血管的功能状态、刺激强度等密切相关。较强的刺激引起臂血管收缩，而较弱的刺激引起舒张反应。但是在臂血管收缩状态下，应用较强的刺激不出现收缩反应，反而出现舒张反应。反之本来引起舒张反应的强度，在臂血管舒张状态下，却引起壁血管收缩反应。艾灸大多使血管舒张，或初期出现缩血管表现，或在灸后引起灼痛时出现血管收缩，在多次艾灸后对刺激的反应减弱。另一工作又表明：针灸对血管的影响有一定的腧穴特异性。针或灸曲泽穴，都显著影响血管运动功能；针足三里能明显影响血管舒缩，而灸则否；针太阳穴并无明显影响，灸太阳穴却显著影响血管运动功能。这说明对于血管舒缩，针和灸作用不同，不同强度的刺激作用不同，不同的穴位作用不同，机体原来的功能状态不同反应也不同。

针刺家兔"足三里"、"商阳"、"至阴"穴可使兔耳血管舒张，温度上升。如果局部用普鲁卡因封闭，或切断坐骨神经或桡神经，或封闭颈交感神经节，上述变化就不再出现。以针刺为非条件刺激，以铃声为条件刺激，对血管舒张及温度上升现象可建立起条件反射。因此认为针刺的血管运动效应是一种神经环节为主的反射活动。对于已经形成的血管收缩的非条件（冰水刺激）与条件（铃声）反射，针刺足三里均有抑制作用。认为这是因为针刺改变了大脑皮层功能，从而改变了皮层-内脏的动力学所致。

（6）对微循环的影响：关于针灸对正常机体微循环作用的报道较少。有人曾在健康老年人观察激光照射足三里前后甲皱微循环的改变，结果显示微循环有改善，表现为血流速度明显加快，襻顶瘀血减轻或消失，流态有不同程度好转，红细胞聚集减轻，微血管扩张。有人观察到针灸对家兔结膜和肠系膜微循环有影响，艾灸最大，电针次之，针刺再次之，穴位割治变化不大；电针"人中"最大，"内关"次之，非穴位电针基本无变化。

KaaRda报道低频经皮神经电刺激（TNS）可使雷诺病患者和健康人体表血管扩张，伴以皮温升高。这一反应不为纳洛酮拮抗，但可为中枢5-羟色胺（5-HT）拮抗剂二苯环庚啶所阻断。将TNS引起血管扩张前后病人的血清加入离体大鼠门静脉标本的水浴中，发现TNS后的血清有更强的舒血管作用。说明TNS除释放中枢5-HT外，还释放一种舒血管活性物质，进一步实验证明这一物质不是一般性的舒血管物质。用特异性放免检测TNS后血浆中血管活性多肽含量，发现增加了30%～35%，但其作用和来源尚待进一步研究。

2.针灸治疗心血管疾病的机制

（1）治疗心律失常的机制：针灸是治疗心律失常常用的方法之一。据报道用针灸治疗220例心律失常，包括冠心病、高血压、风心病、心肌炎或心肌病及神经功能失调等原因引起的，激动起源失常者较激动传导异常者收效为好。前者198例，有效率为86.4%；

后者 22 例，有效率为 18.2%。

有人用电刺激法测得家兔左心室室颤阈（VFT）为 8V±0.94V，电针"内关"后为 14V±2.83V，其作用近似利多卡因（VFT 为 14.6V±1.5V）。电针"内关"后，家兔心率减慢，由电刺激引起的室性早搏和 ST 段抬高出现也晚。电针"悬钟"，则为 3.1V±0.6V，对心率影响也不明显。切断双侧颈交感和迷走神经、再电针"内关"不能提高 VFT，表明针刺作用与所选腧穴、自主神经的完整性等因素有关。

有人用电刺激兔丘脑下部引起动脉压、左心室内压及其上升速率上升，心电图呈现缺血性改变，同时出现室性期前收缩和心率变慢，如电针"内关"后再电刺激丘脑下部，上述变化均见明显减轻，同时心率减慢作用削弱，室性期前收缩基本消失。在刺激丘脑下部的同时，给普萘洛尔（心得安，肾上腺素能 β 受体阻断剂）可对抗升压效应；给酚妥拉明（α 受体阻断剂）可对抗室性期前收缩和缺血性改变；给阿托品（胆碱能 M 受体阻断剂）可对抗心率减慢效应。因此认为针刺作用是通过肾上腺素能和胆碱能自主神经系统而实现的。

有人用电刺激兔下丘脑背内侧核、腹内侧核或穹窿部近中线区引起血压升高和室性期前收缩，电针"足三里"、"内关"，或低频低强度电刺激"足三里"下的腓深神经、"内关"下的正中神经，可使刺激下丘脑引起的室性期前收缩减少，但血压反应仍存在。电针"悬钟"、"列缺"，或低频低强度电刺激"悬钟"下的腓浅神经和"列缺"下的前臂外侧皮神经均无效。用高频高强度电刺激腓深神经或正中神经也无效。切断颈部双侧迷走神经后，电针对心律失常的抑制作用仍可出现，提示电针的作用是通过抑制心交感神经而实现的。在中央灰质内注入微量纳洛酮、对氯苯丙胺或肉桂硫胺，都可阻断电针作用，表明此抑制作用有脑内吗啡样物质和 5-HT 及其受体参与。进一步实验发现除下丘脑外，电刺激中脑防御反应区及延髓腹外侧区都见到升压和期前收缩等交感亢进反应，尤其是延髓腹外侧区是电针产生突触抑制的关键部位。该区被破坏或受阻断后，再刺激下丘脑或中脑防御反应区，不再出现升压及期前收缩反应。而该区防御反应相应的神经元单位放电可为腓深神经的传入冲动所抑制。另外，在同样刺激兔下丘脑防御反应区诱发交感亢进反应的实验中发现，在电针发挥抑制效应时，脑内去甲肾上腺素的过多释放受到阻遏，有些动物的 5-HT 和多巴胺的释放也减少，纳洛酮能阻断电针对这些物质的释放。这表明，电针可能加强了中枢内阿片肽活动，从而抑制脑内某些去甲肾上腺素神经元的活动，减弱心血管反应。

（2）治疗冠心病的机制：针刺治疗冠心病有较好效果。据某协作组报道，针刺治疗 621 例冠心病心绞痛，总有效率为 89.2%，硝酸甘油停减率为 93.6%。578 例冠心病针刺前后心电图有效率为 53.2%，连续观察心电图的 100 例中，有 30 例在 20 分钟内心电图明显好转，说明针刺可改善冠脉循环。应用心电图、心尖搏动图、颈动脉搏动图及心音图检测心缩间期（STI）观察疗效，多数报道表明针刺能增进心脏功能，使左心射血功能好转，心输出量增加，其效果和注射性脉液相似，而优于注射维生素 C。用内关加根据子午流注纳甲法的逢时开穴和单用逢时开穴治疗，观察到前者 LVET 延长，PEP/LVET 值变化，表明心输出量增加，而后者不能改善心功能。如果前者不在开穴时针刺，也有相同结果，说明对 STI 产生影响的主要是内关穴，而不是子午流注针法。针刺治疗除病人左心功能有改善外，球结膜微血管扩张，血细胞聚集减轻，血流速度加快，表明微循环障碍有所改善。

动物实验证明针刺能促进实验性心肌损伤的恢复，肯定了针刺的效果。结扎犬冠状动脉左旋支第二分支造成缺血性损伤。与对照组比较，结扎后给予针刺者，随结扎时间的延长，心率逐渐减慢，心输出量、每搏输出量、每分钟冠脉流量、每搏冠脉流量均增加，心脏指数和每搏指数逐渐增大，心脏作功和每搏作功增强，平均动脉压明显升高，而外周总阻力呈降低趋势。表明针刺具有纠正急性心肌缺血过程中低输出量、高外周总阻力等心脏血流动力学紊乱状态的作用。结扎家兔左冠状动脉心室支造成急性心肌缺血性损伤后，电针"间使"穴，发现心电图的 ST 段、T 波恢复到结扎前水平的时间较对照动物短。结扎 10 分钟后，针刺组和不针刺组 ST 段比正常抬高 4 倍，在结扎 10 分钟后又松结 40 分钟重新灌入血流，两组 ST 段都有恢复，但针刺组比不针刺组恢复得明显。用针刺治疗垂体后叶素造成的家兔急性心肌缺血的实验表明，针刺能缩短心动过缓恢复的时间，缺血性心电图恢复的时间和减轻心电图缺血性改变的程度。针刺治疗犬急性心肌缺血损伤时的多点式心外膜电图证明，针刺"内关"或"郄门"，可使损伤程度（ST 段升高总和 ΣST）减轻和损伤范围（ST 段升高 2mm 以上点数 N-ST）缩小。

针刺的效果在组织学上也得到了肯定。在结扎冠状动脉左前降支分支并电针双侧"内关"的犬身上，取心脏做病理检查，发现其心肌梗死面积的百分比、心肌梗死区重量占全心室及左心室重量的百分比明显小于不针刺的对照组。心肌梗死病变程度也较对照动物为轻。在家兔结扎冠脉左室支后电针双侧"内关"，松结后再电针，然后取心肌作电子显微镜观察，与单纯结扎松扎不作电针的动物比较，表明针刺对线粒体嵴缺氧变化的恢复有明显的促进作用。大鼠电击后注射异丙肾上腺素，取心肌在电镜下也观察到对照组缺血区细胞线粒体嵴溶解，肌原纤维断裂。针刺组则损伤较轻，线粒体大部分可以见到。

进一步研究表明针刺改善心功能、促进损伤心肌恢复的作用在于：

改善缺血心肌的兴奋状态：有人在结扎冠脉左室支家兔用心外膜电极记录心肌单相动作电位（MAP）的振幅（MAPA）、MAP 复极 50% 和 90% 的过程（MAPD$_{50}$，MAPD$_{90}$），电针"内关"可使 MAPA 下降和 MAPD$_{50}$ 缩短的程度减轻，使 MAPD$_{90}$ 不缩短，保持在结扎前水平。表明针刺能改善缺血心肌的兴奋状态，易化兴奋在缺血区的传导，对防止严重心律失常和冠心病猝死有一定作用。

改善心肌收缩状态：一些实验表明，针刺"内关"能保护心肌纤维收缩成分，增强心肌收缩性能，改善心肌泵血功能。这些实验包括：①在模型犬用直接插管法测取心肌等容收缩相各项参数。②用硅胶管长度计测冠脉血管节段长度（L）与左室内压（LVP），组成 LVP-L 向量环。③测定 LVP、压力变化最大速率（dp/dt$_{max}$）、等容张力积力（IIT），并测算时间-张力指数（TTI＝dP/dt$_{max}$/IIT）和 IP（dp/dt$_{max}$ 出现时 LVP 波的对应点）。④在模型家兔记录 LVP、±dp/dt$_{max}$ 及左室室内压压力变化速率环（P-dp/dt 环）。此外分别观察模型犬左室缺血区与非缺血区的 DT，dT/dt$_{max}$ 以及 t-dT/dt$_{max}$，表明电针"内关"可使缺血区 DT 和 dT/dt$_{max}$ 明显增加，t-dT/dt$_{max}$ 明显缩短，而非缺血区这几个指标维持较好水平。也即可使左室不同区域心肌节段收缩性能都得到改善。对缺血区心肌张力和心功能指标用电子计算机作相关和回归分析，证明缺血心肌的张力、初长关系发生明显改变，而电针"内关"可使之得到较好调整。用显示儿茶酚胺的荧光方法，显示针刺"内关"可促进缺血心肌的去甲肾上腺素恢复，有利于提高心肌收缩力。

降低心肌耗氧量：有人结扎犬冠状动脉，用血氧分析仪分析心肌氧代谢，用电磁流量计记录冠脉左旋支流量，发现结扎后 15 分钟冠脉阻力、冠脉流量、心肌供氧量变化不大，心肌氧摄取率、冠状动静脉血氧含量差和心肌耗氧量则有明显增加，但随结扎时间延长，冠脉阻力逐渐增高，冠脉流量逐步减少，心肌供氧量也渐次减少。电针"内关"和"间使"后，各项指标均显示与对照组相反的变化，而且心肌对氧提取率和血氧含量差有明显减少，说明针刺可改善心肌对氧的供求失衡状态，有利于减轻缺血区心肌损伤程度。另有人在家兔冠脉结扎梗死模型中，取梗死区及对照区心肌，用氧电极测心肌耗氧量，结果表明梗死区心肌耗氧量显著高于对照区，而针刺"内关"组两区心肌并无显著差异。

促进冠脉侧支循环：以阻断冠脉左前降支血运造成犬心肌梗死，在冠脉血流阻断后电针"内关"，可使 HR、LVEDP、梗死区和缺血区的血管阻力明显降低，使冠脉回返血流增加，同时冠脉压、心内膜下区灌注压和跨越侧支血管压力梯度等均增高，但对正常区冠脉血流量和血管阻力无明显影响。说明电针可能动员缺血区冠脉侧支循环的储备能力，促进梗死动脉远端吻合支血管开放，增加缺血区血供，使损伤范围缩小。

增加心肌的能量供应：有人在实验性心肌缺血家兔的心肌用组化方法显示出糖原缺失，以及与糖原代谢有关的磷酸化酶、乳酸脱氢酶和琥珀酸脱氢酶量或活性发生改变。电针"内关"后，在 ST 段恢复的同时，糖原量增加，三种酶也有很大恢复。针刺组的缺血区可以见到糖原在血管周围套状增加，这可能是缺血心肌可获得较多能量的来源，促进恢复较快的一个现象。

动物实验为针刺治疗急性缺血性心肌损伤积累了资料。据报道在心电图改善上，"内关"穴和"郄门"穴作用较"足三里"穴显著，"曲泽"穴和"膈俞"穴较"膝关"穴作用明显，针刺"郄门"穴和"胃俞"穴较"中都"穴作用明显。

动物实验也为针刺治疗急性缺血性心肌损伤中神经系统的作用积累了资料。一些报道都以电针心肌损伤动物"内关"穴使心电图 ST 段和 T 波恢复的作用为指标，在电解损毁兔视前区-下丘脑前部（PO-AH）后，电针效应大为减弱，而电刺激 PO-AH 和电针一样都能促使心电图恢复，揭示 PO-AH 可能是电针"内关"促进急性缺血性心肌损伤恢复的重要中枢环节之一。摘除猫星状神经节可消除电针的作用，说明电针作用通过心交感神经。另外，比较电针和电针加酚妥拉明的作用，表明电针效应受肾上腺素能 α 受体阻断剂酚妥拉明所抑制。从以上报道可以认为 PO-AH 可能接受电针穴位及心肌缺血的信息，通过躯体-交感反射而进行整合，而肾上腺素能 α 受体可能与此作用有关。

（3）治疗脑血管病：针刺对脑血管病患者的脑阻抗血流图（REG）、血液流变学及微循环障碍等都有改善作用。有人观察了 21 例脑血管病恢复期患者和 10 例健康人的脑血流图变化，发现针刺头部穴位时脑血管扩张，外周阻力减少，血流量增加，对脑血管病变后遗症病人的影响比正常人大。针刺早期脑动脉硬化患者内关（41 例）和合谷（27 例），发现针刺对脑血流图的波形、重搏波、波幅、主峰角、流入时等都有一定改善作用。15 例脑血栓形成患者用头皮针治疗。针前脑血流图异常者 13 例，针后转为大致正常者 4 例，好转 8 例。30 例中风患者针刺前后脑血流图指标观察到有显著改变，尤以针后 20～30 分钟为甚，同时血液流变学检查，见全血比黏度、红细胞压积、血沉方程 k 值等治疗前后都有明显下降。以针刺百会透曲鬓治疗脑血管病所致偏瘫 500 例，发现脑血流图平均波幅增高，流入时间缩短。血液流变学检查显示细胞聚集状态明显改善，血黏度降低。39 例急性缺血性中风病人针刺后血液流变学各项指标均有好转，全血比黏度和红细胞比容明显改善。用甲皱微循环为指标观察 50 例脑血栓形成患者和 100 名正常人。针刺后甲皱微循环障碍得到明显改善，血流速度增快，33 例原有管襻血色呈黯红色者，22 例变为红色；有

8 例血流状态优于针刺前。用结膜微循环为指标观察脑血管出血患者 18 例，针刺后微循环也有明显改善。另外有报道，针刺头部穴位治疗偏瘫，除针刺前后脑血流图、血液流变学指标有明显差异外，对偏瘫病人的血压、肌力、关节功能、痛阈等也有影响，电针时患者肌电幅度有所升高。以上材料说明针刺对患者具有舒张血管、改善血管弹性、降低血液黏度、增强肢体感觉和运动功能的作用。

有人用结扎供脑血管的方法制备猫的急性实验性脑缺血模型，然后针刺"曲池"和"阳陵泉"。针刺组脑血流量增加，脑血管阻力降低，并可维持至起针以后。正常组脑血流动力学变化基本不大。有人发现针刺正常兔子，可使脑阻抗血流图波幅降低，血压轻微升高。而在实验性高血压条件下，则使脑血流图波幅升高，血压降低。切断双侧颈交感神经，针刺影响消失。直接刺激颈交感神经引起脑血流图波幅明显降低，说明针刺对脑血管的作用是通过颈交感神经实现的。

另有人观察到老年缺血性脑血管病（ICVD）患者血浆亮氨酸脑啡肽（PLEK）显著高于非 ICVD 者和健康成人，针刺内关后，老年 ICVD 患者 PLEK 明显下降，非 ICVD 者有所增高，健康成人则无显著变化。分析影响老年 ICVD 患者 PLEK 水平的因素，发现超重、血糖偏高及心功能较差者水平较高，针刺后均有不同程度下降，他们认为 PLEK 在 ICVD 的病理生理过程中可能起一定作用，针刺对之具有调整作用。

（4）治疗高血压病的机制：针灸是治疗高血压病的常用方法之一，据报道，针刺治疗高血压病人无论收缩压或舒张压都能有所降低，针后平均动脉压较针前显著降低，血管外周阻力减少，心功能改善，脑阻抗血流图也有改善，疗效结束后血清胆固醇及其与磷脂的比值也有显著下降，说明针刺治疗有全面调整高血压病患者心脏血管功能和脂质代谢的作用。有单位观察到高血压病人针刺后血管舒张反应加强。也有人发现早期高血压病患者艾灸足三里时手指容积曲线初期表现出显著波动，对各种刺激反应敏感；多次艾灸后曲线逐渐平稳，出现"零线"，同时在实验过程中受试者血压也不再上升。他们认为初期高血压患者神经系统出现平衡障碍，表现在容积曲线上明显的波动性，"零线"的出现可能意味着平衡的恢复。

针刺治疗高血压的研究工作，大多是在动物模型上进行的。实验证明针刺对多种高血压动物模型具有降压作用。在急性神经原性高血压兔，穴位封闭后再针刺，针刺的降压作用就减弱。如果针刺前先注射阿托品，则针刺后血压变化不大，说明胆碱能神经纤维可能是针刺引起降压作用的反射弧传出部分。但在去甲肾上腺素性高血压狗，针刺降压效应不为阿托品所阻断。此作用与实验性高血压时，静脉注射吗啡产生的降压效果相似，可为静脉注射纳洛酮所阻断。因而认为这种降压效应主要是交感缩血管中枢紧张性受抑制，使外周血管舒张而产生，与电针时中枢释放内源性吗啡样物质有关。另外有人在家兔上观察到延髓腹外侧区在维持正常血压中有重要作用，该区也是腓深神经传入冲动抑制刺激防御反应区诱发的升压反应等心血管反应的关键部位，认为电针"足三里"对高血压的抑制作用可能是由于腓深神经的传入冲动对延髓腹外侧区神经元活动的抑制。实验也证明内源性吗啡样物质可能参与此作用。

（5）治疗休克的机制：针刺可使低血压状态恢复常态，可用于休克时的急救。但针刺治疗休克的临床研究报道极少，研究工作多数在动物上进行，实验证明，针刺对多种动物的多种实验性休克确有急救效果。

针灸治疗休克的作用机制主要有以下几个方面：

对血流动力学的影响：据用猫和犬所做实验的结果显示，针刺"人中"除了使失血性休克动物循环血量增加，死亡率降低，使休克动物恢复正常血压水平的输液量减少外，还可使休克猫的血压回升，肾与肠道血流量改善，使休克犬低心输出量、高外周阻力的血流动力学状况紊乱得到一定程度的纠正。说明针刺的抗休克作用与改善内脏器官血流量和改善心功能有一定联系。在注射扩血管药的低血压犬，针刺"足三里"或"内关"，也可使心输出量增加，肾血流量减少。艾灸"关元"对失血性休克犬的血流动力学也有影响。艾条灸组每搏指数（SI）、平均动脉压（MBP）、心脏指数（CI）和左室每搏做功指数（LVSWI）稳定增加，而心律、中心静脉压和全身末梢血管阻力指数和对照组无明显差异，表明CI、MBP的增加与SI增加有关，而SI和LVSWI的增加可能与艾灸"关元"对心肌具有正变力性作用有关。

对氧代谢的影响：据报道电针"人中"和"承浆"可使失血性休克兔的血氧含量不断提高，休克初期为88.66 ± 6.12，休克30分钟后为99.62 ± 7.10，恢复期为104.91 ± 7.83，而对照组是75.21 ± 5.07。电针还能翻转休克所致的肺摄氧率下降，休克初期是8.43 ± 1.01，休克30分钟后为9.82 ± 0.60，均明显高于对照组相应各期（5.90 ± 1.86，6.24 ± 0.64）对失血性休克犬，艾灸"关元"也有增加可利用氧的作用。氧摄取率明显降低，氧耗量明显增高，说明组织单位时间内摄氧量有所提高，同时混合静脉血氧分压稳定上升。实验提示：艾灸"关元"对防止缺氧不断加重和延缓休克的发展具有积极的意义。

对器官物质代谢的影响：用组织化学方法分别在失血性休克兔观察了针刺"人中"对肝脏和心脏中某些物质代谢的影响。实验表明，针刺后肝细胞功能活跃，存在激活的磷酸化酶，可不断分解肝糖原为葡萄糖，释放到血循环，改善全身组织器官的能源危机。针刺也能改善心肌的物质代谢，增加休克心肌的能量供应。

其他，用PAP免疫细胞化学方法发现失血性休克大白鼠心房肌内心钠素颗粒较正常组增多，而电针"人中"组心房肌内心钠素颗粒较休克组少，其分布数量接近正常对照组，说明心钠素可能参与电针抗休克过程。另一工作证明电针"人中"抗大鼠失血性休克过程中胶体磷由血中清除加速，说明网状内皮系统功能有所改善。

在针刺治疗实验性休克中，做了较多的有关针刺作用传导途径的工作。在针刺"素髎"急救犬失血性休克的实验中，发现当穴位表皮局麻后，针刺作用减弱，深层组织局麻后，作用完全消失。乙醚麻醉后，当角膜反射尚敏感时，针刺作用明显；反射迟钝时，效果不显著；反射消失后，针刺几乎没有作用，麻醉作用消失后，针刺又有明显作用。星状神经节阻滞后，针刺只有微弱的升压作用，两侧迷走神经阻滞后，针刺也只引起轻微的血压升高。针刺使休克动物的血糖水平升高，而降低其嗜伊红细胞数。用组化方法观察垂体后叶神经分泌颗粒，证明针刺引起垂体后叶功能加强，激素的形成和释放过程都增强，摘除双侧肾上腺或切断垂体柄后，针刺的升压效应大大减弱。在针刺"人中"治疗兔失血性休克中，一组实验观察到切断双侧眶下神经，针刺无效；神经中枢用戊巴比妥麻醉，针刺效应大为减弱，交感和副交感神经节用六溴胺阻断，针刺效应降低；用阿托品阻断副交感神经，麦角胺阻断交感神经，针刺效应降低；切断双侧内脏神经，针刺无效或效果不能持久。另一组实验也观察到切断双侧眶下神经后，针刺效应消失，氯丙嗪封闭交感神经后，针刺效应几乎被消除；切除一侧内脏神经及另一侧肾上腺后，针刺效应也部分地减弱。以电针家兔"水沟"引起的升压反应为指标，也观察到切断两侧眶下神经，电针不再引起加压反应；注射氯硫二苯胺阻断交感神经，同样强度的电针只引起极轻微反应；摘除双侧肾上腺，电针仍能引起术前同样的反应。以上结果说明针刺"人中"等部位的抗休克作用是反射性的，也有体液因素参与，但肾上腺不是重要环节。

关于这个反射弧的传出部分，有实验表明迷走神经的作用重要性不大。在切断迷走神经的失血性家兔发现电针两侧"内关"仍保持其升压作用。如阻断星状神经节，则电针作用完全消失，说明交感神经起的作用是比较肯定的。以儿茶酚胺荧光和胆碱酯酶组化的方法比较失血性休克时针刺与不针刺家兔眼结膜的神经分布，发现失血后不针刺组显示出荧光的交感肾上腺素能神经的量明显降低，而失血后针刺组则达到基本正常水平。这一工作也为针刺"人中"急救失血性休克的效应及其传出途径提供了资料。

但有报道在实验性低血压犬中，发现电针的升压作用可被阿托品或东莨菪碱所阻断，不被纳洛酮阻断。在中脑中央灰质、中脑中缝核旁网状结构和下丘脑腹内侧核等区微量注射乙酰胆碱，可使低血压清醒犬的血压升高，而微量注射东莨菪碱则可阻断电针作用。因此认为从神经机制来考虑，电针的升压作用可能是上述区域胆碱能受体激活影响动物血压的调节。在实验性低血压大鼠中也发现刺激坐骨神经（模拟电针）的升压效应不能为纳洛酮所翻转，但东莨菪碱可使之减弱或消失。实验显示坐骨神经的刺激加强了交感神经活动，但这一效应可能需要胆碱能受体参与。

三、针灸对消化系统调整作用的研究

1. 对唾液腺分泌的影响 据报道，在 110 名正常人发现针刺足三里后唾液淀粉酶含量显著增高，而且行针时方向不同其结果也有差异。在 105 例针麻手术病人针刺诱导期间，也发现唾液淀粉酶有所增加。有单位发现采用针刺手法仪在准备进行针麻手术的病人两侧足三里和上巨虚持续针刺半至一小时，可使唾液中钾、氯、蛋白质的含量，以及钾/钠比值有明显增高，同时使唾液量和钠的含量明显降低。他们还发现阴虚者唾液量较多，唾液中钾、氯、蛋白质、钾/钠比值均较低，而钠的含量较高。阳虚者与阴虚者正好相反。针刺后阳虚者唾液钠含量明显下降，钾/钠比值明显增高。而阴虚者钠与钾/钠比值针刺后无明显改变。阳虚者针刺后唾液钾、氯、蛋白质的增加不及阴虚者，但变化却较阴虚者稳定而持久。他们认为，针刺可使交感神经兴奋，肾上腺皮质机能增强，而阳虚者是交感兴奋性不足和肾上腺皮质机能低下，阴虚是交感兴奋性亢进和肾上腺皮质机能增强，因此针刺对阳虚者的作用较为明显。有人发现食欲不振者唾液 pH 较正常偏低，选择脾胃经穴位针刺治疗，随着食欲好转唾液 pH 也有提高。但也有单位报道针刺对唾液腺分泌功能影响不大，测定 3 例健康成人针刺合谷前后的唾液导电度、淀粉酶、总蛋白质、氯离子和可滴定酐，结果显示变化不大，在空腹或进食机体各种不同功能状态下所做的实验，也显示针刺前后没有变化。

有单位以针刺狗的"足三里"作为条件刺激，食物作为非条件刺激，两者结合 20 次左右，即可建立起"足三里"唾液分泌条件反射。当条件反射巩固后，针刺胃经其他穴位，虽不给食物强化，在大多数情况下都有条件反射性唾液分泌。但在同样条件下，针刺膀胱经或胆经穴位，或不出现条件反射，或偶尔出现但分泌量较胃经穴位为少。这一结果也为其他单位的工作所证实。

2. 对食管功能的影响 有人在 X 线下观察了针刺对食管功能的影响，在一组 13 例正常人，针刺膻中、天突、合谷及巨阙后，食管蠕动有明显增强，食管内腔直径增宽，钡剂加速通过。在另一组 12 例食管癌患者，针刺膻中、天突、合谷，5 例食管包括肿瘤狭窄

部均有增宽，肿瘤以上蠕动明显加强，4例肿瘤部无明显增宽，但其上下段有明显的食管增宽和蠕动增加现象，钡剂通过肿瘤狭窄处也加快，3例针前钡剂不能通过患者，针后也未见明显改善，但在梗阻部上段食管蠕动增多，并有逆蠕动。可见针刺可使正常食管壁蠕动增加、增强，管腔放宽。如管壁为肿瘤组织所代谢或放疗后发生纤维化，针刺后则无明显改变。

3. 对胃运动功能的影响　研究针刺对胃运动功能的影响，以用 X 线观察的为最多。针刺对胃运动的影响取决于胃的功能和病变状态，多数认为针刺作用和穴位有关。但有单位根据 175 例观察的结果，认为针刺足三里、委中、郄门、内庭四穴差异不大。另一单位用浅刺健康人足三里、非胃经穴及非穴位处，发现对胃蠕动及排空无明显作用。

从胃黏膜或胃部体表引出的电位（胃电图）反映了胃的蠕动和紧张性收缩。大多数应用胃电图为指标的工作表明，针刺对胃电有双相调节作用。在动物上与描记胃黏膜电位同时记录胃运动，证明针刺对胃电和胃运动的影响是一致的。针刺胃电活动的变化与针刺的穴位有一定关系。用气囊法直接描记胃运动变化同样也说明针刺的作用和胃的功能状态有密切关系。有单位在 15 人次，另一单位在 5 人次健康人的实验中描记针刺足三里等穴前后的胃蠕动波变化，均未发现明显变化。但有人用具有大胃瘘和巴甫洛夫小胃或海登汉小胃的狗做实验，发现针刺"足三里"所获得的效应取决于当时胃所处的机能状态，当大胃瘘在强烈的饥收缩时，针刺可使收缩波幅降低，并可转变为节律性消化波，在进食后胃运动不规则或收缩波不显著时，针刺可使收缩加强，并转向节律性消化波。一般进针后即有变化，但最明显变化出现在出针后。巴甫洛夫小胃的变化和大胃相同。而海登汉小胃的变化则比大胃大，反应出现较早也较强。针刺也可减弱脂肪或阿托品对胃运动的抑制。有人在 128 次狗的实验中针刺"足三里"、"内庭"等。发现空胃运动有的加强，有的减弱，有的不变，但在静止期加强的次数多于活动期，在活动期减弱的次数多于静止期。另外，他们在 5 只巴索夫胃瘘狗身上电针"百会"穴 41 次，发现有 30 次胃活动加强，其中 22 次刺激前胃处于较低的活动水平；有 6 次胃活动减弱，其中 5 次刺激前胃处于较高的活动水平；只有 5 次胃活动无变化。而 8 次非穴位的对照实验有 6 次胃活动无变化，未发现刺激的强弱与胃活动的加强、抑制有关。另一单位经 2 只胃瘘狗、一只海氏小胃狗的实验则认为，针刺"足三里"，原来胃机能低落者轻刺激可兴奋之，原来胃机能亢进者轻刺激无作用，重刺激可抑制之。

实验证明，穴位封闭后针刺对胃运动机能的作用减弱或消失，说明针刺的作用有神经系统参与。有人发现针刺或电针"足三里"和刺激延脑对猫胃电的作用均有两种类型：兴奋（幅度升高，频率加快）和抑制（幅度降低，频率减慢），两种类型的比例中兴奋少于抑制，针刺和刺激延脑都如此。据延脑 54 个点的刺激结果，发现对猫胃电作用的中枢存在于内侧网状结构，损毁延脑中缝核团后，针刺的效应大大减弱或取消。他们认为由于针刺强度、动物机能状态等不同，所激活的延脑细胞群也不同，通过下行性兴奋或抑制不同途径，对胃电产生兴奋或抑制的双相调节作用。有人在猫胃窦部将应变规缝于浆膜上。电极埋在肌层，同步记录运动和胃电，再将微量吗啡注入低位延髓第四脑室底部，出现蠕动幅度升高，慢电频率有下降趋势，部分动物出现明显峰电位。电针"足三里"也有同样效应。但于同一部位注入微量纳洛酮再电针，则同样效应不再出现。因此认为针刺对胃电的效应有阿片样物质参与。另有人同时记录兔胃窦部胃电和迷走神经放电，电针"足三里"时，胃电振幅升高的，胃迷走神经放电密度也增加，振幅降低的，胃迷走神经放电也降低，但胃电节律的频率无明显改变。切断迷走神经或胫前神经后，针刺效应消失。

利用气囊法描记分析针刺作用的传入传出途径，有单位用毛果芸香碱引起兔胃典型的收缩波群，发现针刺"足三里"可使此波的持续时间明显缩短，而当封闭坐骨神经、股神经后针刺作用就不再出现。有报道在具有幽门小胃的狗身上实验，证实针刺"足三里"使小胃运动增强的作用，当支配小胃的迷走神经切断后仍保存，但注射阿托品后效应不明显。认为这可能与阿托品除作用于迷走神经末梢外，还作用于内在神经丛等处有关。另一报道则认为注射阿托品后，刺激"足三里"仍能抑制胃的运动。

4. 对胃分泌功能的影响 针刺对胃分泌功能的影响各个报道颇不一致。

有人报道针刺"足三里"可使巴氏小胃狗、胃瘘狗及海氏小胃狗注射组胺引起的胃液分泌量和胃蛋白酶增多，胃酸（游离酸和总酸）无明显变化。当用戊巴比妥钠麻醉动物后上述针刺效应消失。有单位则报道在巴氏小胃狗和全胃瘘狗的身上针刺"足三里"，可使组胺引起的胃液分泌量、胃酸、胃酶排出量、胃酶浓度增加，而每毫升中胃酸浓度无明显变化。但在海氏小胃狗身上针刺"足三里"没有什么影响。对巴氏小胃狗注射阿托品，针刺的影响消失。对海氏小胃狗注射麦角胺，针刺对组胺胃分泌仍无影响。还有人报道在巴氏小胃狗、巴氏反向小胃狗及海氏小胃狗，电针第11~12肋与脊椎相接处以及股外侧肌与股二头肌间，对于由食物所引起的胃液分泌均呈先抑制后兴奋的作用。对于巴氏小胃狗，电针主要是提高食后50分钟以内的胃液分泌量及总酶量，认为这与迷走神经的完整性有关。对于反向巴氏小胃狗与海氏小胃狗，电针则主要是提高食后40分钟以后的胃液量与酶含量，酶浓度增加尤以反向巴氏小胃狗为著，认为这与切断迷走神经，以及小胃具有丰富的交感神经供应有关。

也有单位报道在巴氏小胃狗及海氏小胃狗，先予食物及组胺，再用重刺激手法针刺"脾俞"、"胃俞"、"百会"等穴，40次实验中20次见分泌量抑制，10次见酸度降低。但针刺"足三里"影响不大。对海氏小胃狗先切除其迷走神经丛，针刺即失去其对胃分泌的抑制作用。因此认为针刺对胃分泌的抑制，主要是通过交感神经的。有单位报道在胃瘘狗，针刺"合谷"可使胃液中总酸度、游离酸度、非游离酸度和氯离子减少，蛋白质增加，因而导电度也增加。另有人报道针刺狗"足三里"、"脾俞"可使胃的碳酸氢盐和钠的分泌明显增加，而胃酸分泌明显减少。进一步实验证明针刺之使胃酸下降有胆碱能神经参与。

但有一些报道认为针刺作用与胃的功能状态有关。例如有报道在胃瘘犬和海氏小胃犬，针刺"足三里"后胃液量和酸度的变化呈现向原来胃分泌的状态相反方向的调节作用。在消化不良患儿，其胃酸游离酸、总酸、胃蛋白酶、脂肪酶活性已经低下，针刺"足三里"、"三阴交"、"合谷"等可促使这些低下的成分恢复。

胃泌素是上消化道的"营养激素"，能促进胃酸、胃蛋白酶的分泌，也能促进胃肠蠕动。有人报道33例正常人针刺足三里前血清胃泌素值为43.9pg/ml±16.6pg/ml，针后30分钟为77.3pg/ml±42.5pg/ml，峰值为91.4pg/ml±48.1pg/ml，分别为空腹对照组的1.76及2.08倍，18例试餐前空腹对照为51.9pg/ml±2.4pg/ml，餐后30分钟为114.7pg/ml±50.1pg/ml。另外观察4例正常人空腹2小时期间血清胃泌素自然波动，13例正常人针刺合谷，10例针刺曲池前后的变化，此三组波动甚微，与空腹对照相似，以上结果可以重复。说明针刺足三里能刺激胃泌素分泌与释放，其作用可与试餐刺激比拟。但另有人报道针刺狗的"人中"使胃的运动减弱，并伴随5-羟色胺和胃泌素含量的降低。

上述两个结果不同，不能排除试验对象、机能状态和针刺穴位等不同因素的影响。实验表明针刺还可改变脑内胃泌素肽的释放。

5. 对小肠运动的影响　有人于 40 例健康人利用肠鸣音听诊观察了针刺中脘对小肠运动功能的影响，结果 40 例中肠鸣音阳性反应者 34 例，对其中 10 例反应明显的人又作了 X 线钡剂造影的观察，有 9 例针刺后空肠黏膜皱襞增深、增密，空肠尤其是其上段动力增强，钡剂先头移动迅速。小肠变化部位与听诊肠鸣音增强部位符合。另有人通过 108 例针刺足三里对肠鸣音影响的观察，发现针刺前后有显著差异，而针刺阳陵泉及对照点未引起变化。

针刺对小肠运动的影响更多的工作是在动物身上做的。多数报道针刺引起小肠运动增强，也有认为与机体机能状态和刺激的强弱有关。有人进一步研究，用狗小肠消化间期综合肌电（IDMEC），并根据平滑肌运动形式和 IDMEC 的关系分析，发现针刺"胃俞"、"公孙"后加强的是以推进性为主的肠蠕动，而以消化吸收为主的肠分节运动有所削弱。认为前者有利于加速肠腔内废物的排出，后者有利于降低机体能量的消耗。

针刺有关穴位和小肠之间的联系方式都认为是一个神经反射机制，但具体途径实验结果不完全一致。有的单位认为针刺"足三里"，肠运动反应要求"足三里"穴局部感受装置机能的存在，传入径路主要是坐骨神经，而传出神经则是迷走神经，但必须在交感神经或其节后神经元存在的情况下，迷走神经作用才能表现出来。有的单位认为针刺作用部位主要是胫前动脉，腓深神经也有相当作用，皮肤在针刺中可能起一些作用，但不是主要的。针刺的作用通过股动脉及股神经、坐骨神经传入，交感神经传出，其低位反射中枢在脊髓。有的单位认为针刺作用系只通过髂外动脉管壁上的神经纤维传入。也有单位认为在针刺作用的传入中，血管壁平滑肌细胞可能也起一定作用，肠-肠抑制反射基本上是脊髓性交感神经反射，实验证明针刺"足三里"对肠-肠反射的作用及传入与传出通路都在内脏神经中，反射中枢在脊髓胸腰段。在针刺"内庭"引起肠运动的实验中，切断双侧迷走神经，针效消失，注射麦角胺，针效改变不明显。因此认为"内庭"小肠反射主要通过迷走神经，可能也有交感神经参与。

6. 对大肠运动的影响　有人用气囊描记直肠蠕动的方法，观察到针刺健康人及便秘病人两个不同经的穴位及非穴位时，肠管蠕动包括波的高度及频率均有增加，针刺的强弱对直肠蠕动的变化有一定影响，但在一定强度范围内较强或较弱的刺激对直肠蠕动的增加无明显差异。直肠当时的功能状态与针刺效应关系很大。在对照期间有蠕动波出现者，针刺对其蠕动均有影响；反之，针刺期间也无蠕动出现。有单位发现在家兔清醒时针刺"足三里"和"手三里"一般都能引起大肠蠕动亢进，但"手三里"的效应不如"足三里"明显。针刺"曲池"外侧非穴区则不引起大肠蠕动改变。大肠功能状态不同，针刺效应也不同，在大肠蠕动平稳状态下，针刺"足三里"引起蠕动亢进；反之，引起蠕动减弱。另有单位也发现当兔空腹时，直肠功能处于相对低落状态时，通过水气囊描记的直肠运动波波幅较小，频率较慢，针刺"上巨虚"、"足三里"，提插后，波幅显著上升，频率增快；在进食后 4 小时直肠功能处于相对兴奋状态时，波幅较大，频率较快，针刺提插后，波幅下降明显，频率变慢。他们还发现在直肠功能状态相对低落时，针刺"上巨虚"，运用一进三退（泻）的方法，使波幅更小，频率变慢，出现抑制现象；运用三进一退（补）的方法，使波幅增大，频率加快，出现兴奋现象。

实验证明：当穴位局麻或相应的神经通路阻断，包括周围神经切断、阻滞及腰椎麻醉时，针刺不起反应。动物深度麻醉后，针刺"手三里"或"足三里"前后，大肠蠕动不出现变化。切除额叶皮质，针刺后蠕动减慢减弱。

针刺对阑尾的作用是增强其运动功能。据报道，用钡餐检查14例正常阑尾针刺后的变化，阑尾的卷曲度或位置移动改变的弧度接近180°，充盈的钡剂全部排空者有7例，占50%；而10例对照组无1例有此明显改变，另据报道在正常人口服钡剂检查时，观察针刺阑尾穴对阑尾运动的影响。针刺右侧阑尾穴14例，阑尾有移位者针前2例，针后9例；阑尾有收缩或扩张者针前7例，针后13例，针前阑尾无排空者，针后有1例排空。针刺对侧阑尾穴50例，47例发生阑尾移位，41例阑尾有收缩或扩张，23例见阑尾排空；而同体对照的44例中发生上述三种情况的，分别只有13例、4例和1例。另于15例针刺双侧昆仑穴，仅7例阑尾有轻度移动，一例有少许排空。说明针刺阑尾穴可使阑尾蠕动增强，双侧同时针刺比单侧针刺作用更明显，针刺作用与穴位有一定关系。

7. 对胆道功能的影响 绝大多数的报道，包括用X线或超声波观察胆囊影像，都认为无论针刺、电针、耳针、激光穴位照射都能促进胆囊收缩，并与穴位有一定关系，针刺的时间可能对其效果也有一定影响，留针与不留针均有作用。据报道利用慢性胆囊插管的方法在5只狗身上进行的实验表明，针刺不能直接引起胆囊收缩，但能够影响缩胆囊素的缩胆囊作用。已知胆囊收缩功能独立于自主神经系统之外，系由缩胆囊素等体液因素直接作用于胆囊肌肉所控制。因而认为针刺通过调节胆囊肌肉对缩胆囊素的反应能力来实现其对胆囊收缩功能的影响，动物实验还显示：在胆囊适度充盈时，针刺使其收缩增强；当胆囊过度充胀时，针刺反使之减弱。

针刺对总胆管括约肌（奥狄括约肌）的影响报道结果很不一致。有人在放置T形管的胆道术后病人测定胆道压力进行针刺研究，先注射吗啡使奥狄括约肌痉挛，引起胆道压力增高，然后针刺足三里、阳陵泉、太冲等穴，结果能使胆道压力停止上升，并迅速下降；针刺其他穴位或非穴位，胆道压力的下降都不明显。有人则对4例胆道术后使用T形管引流患者通过X线显影，观察到针刺日月、期门后，奥狄括约肌关闭时间稍短，开放较频，开放时间较长，但对总胆管内压力无多大影响。有人用奥狄括约肌肌电为指标，观察针刺家兔"日月"、"期门"的结果，在正常状态下括约肌肌电活动针刺后表现为抑制、增强及不变者都有，但注射新斯的明或阿托品使括约肌肌电发放处于高亢或低下状态时，针刺后可分别出现抑制或增强效应。另有人也用括约肌肌电为指标，观察到在"日月"或"期门"处电针，或在"胆俞"、"阳纲"和前右肋缘下放置电极板，其作用不如新斯的明、吗啡、654-2等药物显著和明确。

关于针刺对胆汁流量影响的报道也不一致。有人报道在胆道术后患者发现电针太冲、胆囊穴（均右侧）、陷谷、阳陵泉（均右侧），面针肝透胆（双）区，期门、日月、肝俞（均右侧）、至阴等4组穴位，都能在一定程度上增加胆汁流出量，尚以俞、募穴的即时效应和面针的后效应尤为显著。另一单位的工作则表明电针犬"日月"、"期门"两穴，或右"足三里"，胆汁流量虽然略有增加，但无统计学显著意义。

四、针灸对泌尿系统调整作用的研究

针灸对泌尿排尿功能的作用表现在以下几方面。

1. 对肾脏泌尿功能的影响 某单位曾报道正常人饮水后3小时的尿量平均值变异在±10%以内，把针刺后水利尿3小时尿量超出平均值±10%的作为针刺有影响，发现针刺

照海、阴谷等对水利尿有促进作用，针刺肾俞、京门、复溜等对水利尿有抑制作用，而针刺胃经穴位足三里、解溪及胃俞等无作用。另一单位报道针刺兔"委中"穴，计数从腹壁膀胱瘘滴出的尿液以观察其对肾脏泌尿活动的影响。结果：29 次观察中，针刺使尿量增加 18 次，减少 4 次，无影响 7 次。起针后观察 27 次，尿量减少 13 次，增加 6 次，无变化 8 次。中村克彦在 7 名正常男性发现针刺肾俞有明显利尿作用，有人则观察到针刺兔左"肾俞"穴，起针 60 分钟后肾脏泌尿活动逐渐加强，从输尿管插管收集到的尿量增加，可达针刺前的 2.5～17 倍，效应可维持 2～6 小时。伴随尿量增加，尿液渗透压降低。而在留针 80 分钟时尿量较针刺前有减少倾向，尿液渗透压略为升高，可见针刺对肾脏泌尿活动的影响报道很不一致。

Strauss 在狗的实验中以速尿引起利尿，然后针刺"涌泉"穴，可使速尿的利尿作用受到抑制，再针刺"肾俞"，又可对抗针刺"涌泉"的效应。另有人向清醒家兔侧脑室注入 $50\mu l$ 高渗盐水，引起血压升高、心率减慢和抗利尿等反应，电针"足三里"和"上巨虚"穴对血压、心率无影响，但能抑制抗利尿反应，有单位也分别以高渗葡萄糖及垂体后叶素造成家兔多尿及少尿状态，然后耳针"肾区"及"膀胱区"，发现当尿量增多时，耳针有抑制作用。而在尿少情况下，耳针刺激却起相反作用。因此针刺的作用又可能受机体所处机能状态的影响。

在上述针刺兔左"肾俞"起针后 60 分钟尿量增加的实验中，还观察了针刺前后左肾神经放电的变化，发现捻针时每 5 秒内左肾神经阵发性放电阵数无明显变化，但放电时间较针刺前延长 30%～67%，幅度加大，起针后 60 分钟才恢复到针前水平。由于在此工作中，针刺后的利尿效应发生在起针后 60 分钟，并能维持较长时间，因此认为针刺的利尿效应不是肾神经直接作用的结果。肾俞穴的解剖和交感神经密切相关，针刺"肾俞"的利尿作用可能与交感神经兴奋，促进了某些体液因素的活动有关。中村克彦等发现针刺肾俞后尿量增加的同时，尿中去甲肾上腺素和前列腺素 E 排量也增加，认为针刺的作用可能是通过交感神经兴奋，经前列腺素的反馈作用而实现的。但有人在向兔侧脑室注入高渗盐水的实验中，发现电针抑制抗利尿时尿钠排出增加。由于微量高渗盐水及单纯电针不足以引起尿钠排出增加，认为电针刺激在于调制脑室内注射高渗盐水引起的促排钠作用。他们还发现电针组肾神经受到的抑制较对照组深，切除双侧肾神经后，电针的促排钠作用不再出现。因此认为肾神经活动可促进肾小管对钠离子的重吸收；肾神经受抑制后，钠离子重吸收减少，尿钠排出增多而利尿。

2. 对输尿管运动的影响　早期在中西医结合治疗急腹症的动物实验研究中已证实针刺可增加输尿管蠕动及尿流量，强刺激效应比弱刺激好，刺激过强反而起抑制作用。后来，有人在静脉肾盂造影中以造影剂在尿路（肾盂、输尿管）中停留的时间来判断肾盂收缩及输尿管蠕动的情况。针刺双侧三阴交和昆仑穴，观察停留时间的改变，停留时间缩短表示功能兴奋，停留时间延长表示功能受到抑制。结果弱刺激手法可以减弱肾盂的收缩，减慢输尿管的蠕动，强刺激手法使肾盂收缩增强，输尿管蠕动加快，排空加快，而且针刺的后效应可维持一段时间。另外有人记录豚鼠输尿管平滑肌的自发放电，在 17 例实验中观察到电针"肾俞"穴后自发电位的频率和幅度多数均有增加，少数频率或幅度略有降低。如果以幅度与频率的乘积作统计处理，则针前对照均数为 $716\mu V\pm106.19\mu V$，停针后 10、20 及 30 分钟分别为 $198.29\mu V\pm86.23\mu V$，$944.88\mu V\pm126.18\mu V$ 及 $919.71\mu V\pm131.86\mu V$，前二者较针前的增加，均有显著意义，说明针刺可引起输尿管蠕动增强。有工作表明针刺"肾俞"可使同侧肾神经放电延长，幅度加大，因此认为电针使输尿管电活动增加可能是兴奋了肾神经，而电针的缓慢效应（针后 10 分钟进入高潮，30 分钟开始下降）说明可能还有体液因素参与。

3. 对膀胱运动的影响 某单位在因神经系统疾患而有膀胱功能障碍的患者，向膀胱灌注液体，待膀胱压力稳定后，针刺中极、横骨两穴，4 例紧张性膀胱，用泻法能使膀胱压力降低，1 例松弛性膀胱，用泻法能使膀胱张力增高，针刺中脘、阴都或尾骨端两旁也有同样效果。另一单位在雄兔将导管经尿道插入膀胱，通过水气传导描记膀胱收缩，膀胱内压可通过水气传导装置调节。当膀胱内压为 20cmH$_2$O 时，波幅较高，膀胱处于高度紧张状态，此时进针波幅显著降低，起针后恢复，共观察 12 次，10 次作用明显。在 15cmH$_2$O 时，波幅中等，膀胱紧张度较低。此时进针波幅升高，起针后恢复，共观察 8 次，5 次作用明显。在 10cmH$_2$O 时，波幅低，膀胱紧张度最低，此时进针波幅明显上升，起针后恢复。针刺 9 次，作用均明显。有人也用膀胱测压装置描记膀胱压力变化，在膀胱充盈最大时进行针刺曲骨、关元、中极、膀胱俞、期门、足三里等穴及右侧肋缘中点的非穴位。在神经系统检查完整者及因脊椎骨折的自主性神经源性膀胱者，捻针时膀胱压力均见上升，停止捻针后逐渐下降。各穴位作用相似，针刺非穴位膀胱压力未见变化，但在脊髓休克期为无张力性神经源性膀胱，针刺任何穴位均无变化。以上说明针刺对膀胱的作用，因不同功能状态的膀胱而不同，其作用是通过神经系统的。

有人用兔及猫做实验，记录其膀胱内压，针刺"膀胱俞"、"曲骨"、"次髎"、"关元"及"中极"，均能引起膀胱收缩，针刺"肾俞"则主要是抑制作用，并发现电针效果不如针刺，针刺对照点无效。在此基础上，他们作了一系列关于针刺对膀胱作用神经机制的研究：①针刺"膀胱俞"可引起下丘脑后部放电频率增加或减少，随即发生膀胱反应；在延髓网状结构也有增频与减频两类反应。静注硫贲妥钠可减弱这些反应。②针刺"次髎"可引起中脑及桥脑与膀胱活动有关的单位放电增加或减少，电刺激中脑膀胱抑制区，同时针刺可解除膀胱的弛缓状态，电刺激桥脑排尿中枢，同时针刺可使膀胱的升压效应更为加强。③在电刺激大脑皮层、杏仁核、苍白球、视前区与隔区引起膀胱反应的基础上。记录这些部位中与膀胱活动有关单位的放电，这些单位都对针刺有反应，也引导到增频与减频两种类型。实验证明针刺未刺及膀胱，穴位封闭后，针效消失，骶髓背根神经切断后，针刺"次髎"穴作用消失，但针刺对照穴位仍有反应。因此认为针刺是通过上述外周途径，影响与膀胱有关的中枢部位而作用于膀胱的。

五、针灸对生殖系统调整作用的研究

1. 对卵巢功能的影响 20 世纪 60 年代就有关于针刺治疗无排卵型月经不调的研究。据报道应用针刺关元、中极、三阴交等治疗经基础体温测定证实的无排卵性月经病 53 例，成功者 35 例。其阴道涂片中伊红细胞>30%，卵泡素水平较高者疗效较高，卵泡素水平低或波动较大者多无效，或有排卵但显示黄体不健。在家兔实验中观察到针刺后卵巢普遍出现间质细胞，也有黄体形成；其他如卵泡膜细胞黄素化、卵泡膜增厚；毛细血管增生，泡内出血等也均有发现。认为针灸促进排卵可能与促黄体激素的分泌和释放有关。

及至 80 年代，又有人对基础体温（BBT）均为单相的无排卵型月经失调患者以电针关元、中极、子宫、三阴交等治疗，31 例中 16 例（占 51.6%）电针后 BBT 变成双相，出现排卵现象。测食指掌心皮肤温度变化，凡电针后皮肤温度上升者，BBT 双相机会显著增多。阴道脱落细胞检查，伊红指数（EI）低于 30％者，电针后 EI 上升者中的 BBT双相显著多于 EI 下降者。他们还在部分病例测血 β-内啡肽类似物质、促卵泡激素（FSH）和促黄体激素（LH），认为针刺可以促排卵，其效果基于一定的雌激素水平，而针后皮温升高，即交感神经中枢受抑制效果较好。电针后基础体温和皮肤温度的反应可能是同一刺激的不同途径反应，而电针可能影响内阿片肽类物质和下丘脑-垂体-卵巢轴的功能而促使排卵。在针刺激发排卵机制的实验研究方面，有人对 9 只原位卵巢和 6 只移植卵巢的家兔分别分为三组，雌二醇（E_2）组（注射 E_2 三天）、醋酸铜组（注射 E_2 两天后注射醋酸铜，促使排卵）、针刺组（注射 E_2 两天后针刺"血海"、"中极"、"大赫"及"三阴交"），均于处理前后测血 LH 和孕酮含量，并直接观察有无排卵反应。移植卵巢和原位卵巢所得结果一致，E_2 组无 LH 高峰出现，处理后较处理前黄体酮略有增加，但不显著。针刺组和醋酸铜组一样，在 E_2 作用基础上，能诱导 LH 高峰出现，促进排卵，黄体酮分泌增加，醋酸铜组在处理后 19 小时才出现 LH 高峰，而针刺组 2～4 小时即出现，说明针刺激发卵泡的作用是很快的，临床上针刺治疗不孕症时应掌握排卵的时机。

日本蛎崎要等发现埋针法能改善迟发排卵、黄体功能不全等的卵巢功能，使之正常化。

2. 对子宫功能的影响　针刺能有效地解除产痛。据 43 例宫缩描记曲线分析，不协调的宫缩是产痛发生的原因之一，针刺后宫缩改善为正常曲线者达 80.9％，疼痛减轻占88.1％。另据对早期临产产妇子宫收缩的描记，则表明针刺与对照组比较能加强孕妇子宫收缩。在未孕及已孕兔急性在体子宫及慢性子宫瘘实验，也发现无论急慢性实验电针"合谷"、"三阴交"、"关元"、"曲骨"，对未孕兔宫缩影响不明显，对已孕兔均能明显增强宫缩。在已孕兔胸部随机取两点电针则未见子宫收缩。说明针刺能加强妊娠子宫，特别是临产子宫的收缩，并使之趋于协调，但针刺对子宫的影响与子宫的机能状态有关。

针刺对子宫的影响与穴位的关系报道不很一致。有认为针刺三阴交胜过悬钟、颊车、阳陵泉，针刺合谷、三阴交、支沟、太冲又胜过针刺单穴；有人认为远隔穴（合谷、三阴交）效果不如局部穴（曲骨、中极、上髎、次髎）；也有在针刺催产，引产中描记宫缩，认为穴位远近结合（秩边、合谷、三阴交）优于远道取穴（合谷、三阴交、足三里）和局部取穴（秩边、曲骨、横骨）。有人同时记录兔子宫运动和电位变化，观察针刺效应，则发现"三阴交"、"地仓"、"耳尖"效应明显，而针刺"足三里"、"合谷"等效应不明显。有单位报道 24 小时尿 5-羟吲哚醋酸（5-HIAA）排量随妊娠月份增加而上升，临产时有显著增加，产后逐渐减少。他们发现在针刺引产过程中，5-HIAA 也有所增加，因此认为可能是体内 5-HT 增加，使子宫肌紧张增加，而取得引产效果。

有人记录成年雌性动情期大白鼠子宫内压，观察到针刺"次髎"后，宫内压明显下降。子宫收缩幅度也明显下降。这种效应分别于切断交感干、骶后神经及脊髓后消失。

六、针灸对运动系统调整作用的研究

1. 针灸肌肉功能的作用　某单位用测力器记录食指荷重收缩及疲劳曲线。当收缩曲线显著缩小或完全不能出现时，针刺同侧或对侧足三里。"得气"时 20 例被试者除 1 例外均表现食指收缩曲线明显增大。第二次出现疲劳时，再行针刺得气有同样效果。另一单位用同样方法发现在已产生疲劳后针刺，肌动图可较被动休息提高 1/5～3/5，时间增长15～56 秒；如在将要产生疲劳时针刺，肌动图可较针前提高 3～10 倍，持续收缩可达

25～160秒。类似的工作证明针刺足三里不论行针15分钟或30分钟均可恢复肌肉疲劳，提高肌肉的工作能力，而针刺非穴点肌肉疲劳只是略有恢复，效果并不明显。但也有报道针刺合谷，或足三里，或阳陵泉，或非穴点（足三里和阳陵泉之间的一点），只要有明显的针感，其促使食指屈肌恢复疲劳的作用相似。据报道在穴位深处注入普鲁卡因，针刺时不得气，即丧失使肌肉疲劳恢复的作用；在腰麻后针刺足三里针刺也无作用。

在动物实验中也证实了针刺可以消除疲劳。将小白鼠进行游泳试验，重复3次，游泳疲劳时间为8.57分钟。实验组压迫耳穴"心"、"皮质下"，次日再进行试验，实验组游泳疲劳时间为9.61分，对照组为6.61分，有显著差异。

有单位曾于篮球运动员赛后针刺足三里以消除疲劳，并作血乳酸浓度的动态观察，表明赛后升高的血乳酸浓度的下降，针刺组较对照组为快。

2. 针灸治疗痹证的机制　痹证多指一处或多处肌肉关节疼痛重着，功能受到影响，包括风湿性关节炎等，是针灸疗法的一个重要适应证。有人于针刺前后检查了穴位温度、痛阈及皮肤电位，80例痹证针刺后76.2%～84.3%的患者均有显著升高；肢体血流图呈现低幅度的33例，针刺后29例得到改善，说明针刺有增强血管张力，促进局部血供作用。这些指标的有效变化与临床效果一致。有人则认为痹证肢体血流图的改变与针刺刺激的强弱有关，弱刺激使血流图波幅上升，强刺激使波幅下降。痹证肢体血流图波幅较正常明显降低，治疗时选择适当刺激强度是一个重要因素。机制研究系向大鼠踝关节注射弗氏佐剂诱致关节炎，然后用电针对实验性关节炎进行治疗。有人以刺激胫神经在脊髓表面记录到的诱发电位 P_2 波为观察指标。P_2 波现认为表明外周细纤维兴奋而使初级传入终末去极化，可能是突触前抑制的一个指标。造成关节炎后，电针"环跳"穴，见 P_2 波波幅增高，时程变宽，时间持续约15分钟，在大鼠胸3水平完全横断脊髓，仍可记录到 P_2 波，电针后 P_2 波仍增大。电针效应可为蛛网膜下注射 γ-氨基丁酸的拮抗剂荷包牡丹碱所反转。说明电针可增强突触前抑制，阻抑伤害性信息的传入，脊髓的 γ-氨基丁酸参与这种效应。有人则以背角神经元的诱发放电为指标。关节炎大鼠其背角神经元自发放电频率明显高于对照组，而在这种神经元中对非伤害性（刷毛）和伤害性（有齿镊夹踝部）机械刺激有反应者（即广动力范围神经元WDR）比例明显高于正常动物。背角神经元自发放电增多是关节炎病变组织向中枢传入的伤害性信息增多所致，WDR增多是由于正常情况下只为伤害性刺激激活的神经元，在炎症致敏情况下，对非伤害性刺激也有反应成为WDR型神经元，或者在正常情况下某些没有作用的突触联系在炎症情况下开放所致。实验观察了心组穴位电针对背角神经元受伤害性刺激诱发电位的抑制情况。抑制效果依次为"太溪"和"商丘"（抑制率30.72%±4.05%）、"昆仑"和"丘墟"（16.42%±16.86%）、"阳陵泉"和"绝骨"（14.19%±3.99%）、"外关"和"曲池"（无效，如增加电针强度也有效）。在胸1处横断脊髓，电针"阳陵泉"和"绝骨"仍有效，电针"外关"和"曲池"虽再加大刺激也无效。电针有效的几组穴位都在病变局部或邻近，它们在脊髓的节段相近。这种效应可能反映了脊髓水平的整合机制。远节段穴位在加大电针强度后产生的效应，则可能由脊髓以上水平的结构所介导。

七、针灸对物质代谢调整作用的研究

1. 对血糖代谢的影响　据报道针刺、电针、艾灸或激光穴位照射可使大多数健康人或家兔的血糖有不同程度的升高，但也有报道没有什么影响的。但当血糖处于不正常状态时，针灸使用比较恒定。在动物实验中用药物造成低血糖（如用胰岛素）或高血糖（如用肾上腺素），再给予针刺、电针或艾灸有使血糖水平恢复正常的调整作用。即使在同一动物造成的高低不同的血糖状态，刺激同一穴位均能使血糖恢复到常态水平。

实验证明当外源性胰岛素增加引起血糖降低，针刺"足三里"可使内源性胰岛素分泌减少，同时还可增强垂体-肾上腺皮质和交感-肾上腺素系统的功能，从而使血糖升高。

2. 对血脂代谢的影响 针灸对正常血脂的影响很少报道，但对高水平的血脂有使之降低的作用。

日本廖英一等研究了电针"足三里"对兔在正常及应激情况下，肝脏枸橼酸盐及葡萄糖代谢的作用，分析针刺对肝内枸橼酸盐代谢的作用，以肝切片中 CO_2、葡萄糖（G）、酮体（KB）、胆固醇酯（EC）、甘油三酯（TG）、游离胆固醇（FC）、游离脂肪酸（FFA）及磷脂（PL），从标记枸橼酸盐中摄取 ^{14}C 的量来估计，分析针刺对肝内葡萄糖代谢的作用，则以肝切片中 CO_2、KB、EC、TG、FC、及 FFA 及 PL 从标记葡萄糖中摄片 ^{14}C 的量来估计。结果电针"足三里"使肝枸橼酸盐代谢发生改变，增加 G 的产生，减少 KB、FC 及 FFA 的形成，但对肝葡萄糖代谢不起作用。固定、寒冷和高温都能影响肝枸橼酸盐和葡萄糖代谢，如同时予以电针"足三里"，则多数测试物的 ^{14}C 摄取量与对照组差异甚小，说明能减轻三种应激对肝枸橼酸盐和葡萄糖代谢的有害作用。

3. 对核酸代谢的影响 在以大剂量肾上腺皮质造成的大鼠阳虚模型上发现其去氧核糖核酸（DNA）更新率比正常组下降 51.3%，核糖核酸（RNA）更新率下降 68.4%。针刺后 DNA 比阳虚组提高 142%，RNA 提高 174%。说明针刺可使因阳虚造成低下的核酸更新率调整到正常生理状态。在羟基脲阳虚小白鼠模型上艾灸"命门"5 壮，发现艾灸组虚损症状明显减轻，死亡减少；用 ^3H-TdR 掺入法测定 DNA 合成率，正常对照组（14 只动物）、羟基脲组（11 只）、艾灸组（13 只）分别为 1095±497.9、437±208.16、1610.7±418.4cpm/毫克 DNA/分。说明艾灸能提高"阳虚"小白鼠 DNA 合成率，纠正其虚损状态。用同样方法证明艾灸"命门"穴对羟基脲所致"阳虚"动物不仅能增加体重，减少死亡率，提高耐冻能力，而且具有提高肝脾组织 DNA 合成率的作用。进一步研究发现羟基脲"阳虚"小鼠肝脾 DNA 中锌含量低于对照组，铜含量高于对照组，艾灸"阳虚"小鼠"命门"后锌含量提高，铜含量降低。锌铜比值对照组为 4.73，"阳虚"组为 1.03，艾灸组为 5.98。锌参与许多酶的合成，艾灸"命门"穴可能对羟基脲抑制核苷酸还原酶作用具有拮抗作用。

八、针灸对免疫系统的作用及其机制

1. 对非特异性体液免疫的影响 非特异性体液免疫包括在血液、淋巴液中的杀菌素、补体、溶菌酶等。有人观察到在家兔实验性腹膜炎，针灸、电针治疗能使注入腹腔的细菌提前消失，血液中杀菌能力明显提高。另有单位也观察到电针家兔"上巨虚"、"天枢"穴后，血浆杀菌活力明显提高。某协作组针灸治疗菌痢的临床病例和动物实验都证明，针灸确能增强血浆对痢疾杆菌的杀灭能力，证明正常血浆中存在的某些杀菌物质经针刺后其杀菌作用有所增强，而这种杀菌物质不耐热，经 50℃30 分钟保温就被灭活，估计这种增强的杀菌物质与补体、调理素、补体结合抗体有关。

多数报道认为针灸可提高血清补体含量。健康人针灸足三里、天枢、大椎、曲池等穴后，血清补体含量增加者占 84.2%。正常人针刺足三里后，血清 C3 有增加趋势，C4 有明显增加。电针家兔"大椎"、"陶道"、"曲池"、"合谷"等后，补体效价也普遍升高。急性菌痢患者的血清总补体含量针刺第 3 天较针前明显提高，至针刺第 12 天仍有继续增高趋势。但也有报道针灸前后血清补体含量变化并不明显，猴感染细菌性痢疾后，针灸治疗组和对照组血清补体总量都波动在正常范围内。

有人用针灸治疗 19 例感染性变态反应支气管哮喘，其中 10 例治疗后血清溶菌酶含量增加。某协作组发现，急性菌痢患者血清溶菌酶含量，针前高于正常人；针后第 3 天明显上升；病情好转，大便培养转阴，则下降；如大便未转阴，则有持续升高趋势。

此外，一些单位还报道针灸能使实验动物及病人血清球蛋白升高，也能使备解素、调理素、干扰素等增加。有人于家兔"上巨虚"、"天枢"穴连续电针 3 天，针后 6 天，血清清蛋白、α_1 和 α_2 球蛋白明显减少，β 和 γ 球蛋白明显升高，与对照组比较，清蛋白低 4.2%，球蛋白高 28.3%，针后 20 天，清蛋白较对照组高 4.39%，球蛋白低 10.5%。另有人报道正常人针刺足三里后血清备解素 B 因子含量明显增加。

2. 对特异性体液免疫的影响　免疫球蛋白是特异性体液免疫的物质基础。某协作组报道急性菌痢患者和正常人的 IgG、IgA、IgM 针刺后都有不同程度的增长，针刺后 3 天与针刺前比较，除 IgM 在正常人无变化外，其余均有明显增长。IgA 针后 12 天较针前增长 43%。IgM 在 5～7 天就开始下降，说明它出现早，消失快，参与早期杀菌作用。粪便中 SIgA 含量针后也明显增加。有人认为至少有三点好处：与抗原相结合、激活补体，以及对吞噬细胞的吞噬作用起调节作用。在针灸治疗与免疫有关的疾病取得疗效的同时，免疫球蛋白的含量也有变化。Lau 等对过敏性鼻炎患者针刺合谷、迎香等治疗，6 次治疗终了及 2 个月后随访分别有 64% 及 76% 的病人血清 IgE 水平明显降低。

许多报道指出在抗原注射后进行针灸，可使血中抗体含量增加，提早产生或维持时间延长。用伤寒沙门菌死菌疫苗免疫注射家兔，每隔一周一次，共 3 次。每次注射完毕立即针灸第 5 腰椎棘突下方，免疫前及免疫过程中采血作凝集反应，以对照组凝集滴定度为 1，则针刺组、温和灸组和瘢痕灸组的凝集滴定度在第 1 周末分别为 2.5、1、2，第 2 周末分别为 2.5、4、4，第 3 周末分别为 1、2、3，第 4 周末分别为 1、2、2，第 5 周末分别为 1、1、2。也就是针刺作用出现最早，维持时间较短；温和灸作用出现缓慢，反复施灸，作用渐次增强；瘢痕灸作用大，维持时间也最长。增加温和灸的施灸时间，并不影响结果，但减少施灸次数，效果即显著降低。家兔静脉注射伤寒、副伤寒甲、乙三联疫苗后，针灸"足三里"使凝集素、间接血球凝集素、沉淀素、溶血素均较对照组明显增高。用金黄色葡萄球菌液注射于家兔腹腔后，再针刺"大椎"或"足三里"，抗体滴定度显著上升。Chu 等对经绵羊红细胞致敏的家兔每天针灸"足三里"，发现可延长血中抗体的存在时间。但有单位报道未发现隔姜灸家兔"大椎"对于产生绵羊红细胞溶血素抗体的免疫过程有促进作用。

如果将抗原直接注入穴位，实际上是针刺与抗原注射同时进行，则效果更为明显。例如，用破伤风抗原对马匹作穴位注射，发现穴位免疫组抗体平均效价比免疫前几乎提高 2 倍，而对照组提高不到 1/2；加以血清蛋白电泳，则发现穴位免疫组的球蛋白有相应的上升，其中尤以 β 及 γ 球蛋白为明显。用加温杀死的光滑型伤寒杆菌液注射于兔"关元"、"足三里"，5 天 1 次共 4 次，实验组平均凝集素效价于第 20 天迅速上升，超过注射于"非穴位"处的对照组。用伤寒及副伤寒甲、乙混合菌苗注射家兔"足三里"、"上下廉"和成人的足三里、合谷，免疫后血清凝集价滴定，在家兔穴注组比皮下注射组高 2～8 倍，在成人高 1~2 倍，注射于合谷效果最好。实验也证明，金黄色葡萄球菌液注射于家兔"大椎"、"足三里"和腹腔后，抗体的增长穴位免疫比腹腔免疫高，"大椎"穴注者高 8 倍多，"足三里"穴注者高 4 倍。

3. 对非特异性细胞免疫的影响 参与非特性免疫反应的一类细胞包括巨噬细胞、中性粒细胞、嗜酸性粒细胞、嗜碱性粒细胞及血小板等。早期的报道多数是针灸对网状内皮系统功能的作用。网状内皮系统的主要内容也就是单核巨噬细胞系统。多数报道都认为针灸能提高巨噬细胞的吞噬功能。有人用测定静脉注射锥蓝及 ^{32}P 标记的鸽红细胞自血中消失的速度作为网状内皮系统吞噬功能的指标，证明电针兔"大椎"、"十七椎"、"足三里"和灸"十七椎"均能增强网状内皮系统的吞噬功能，但电针"足三里"的效果不如"大椎"和"十七椎"明显，每日电针 2 次的效果大于每日 1 次。艾灸的效果在灸后 24 小时最明显，经 72 小时逐渐减弱。有人采用向大白鼠静脉注射墨汁，以其肝组织墨汁颗粒含量（比光密度）作为网状内皮系统吞噬能力的指标，发现针刺"大椎"、"命门"15 天后平均光密度实验组较对照组高 66.8%，18 天后则为 40.4%。用同样的方法在家兔实验中显示肝脏网状内皮系统的吞噬力在电针"上巨虚"、"天枢"后 10 天最高，6 天次之，分别较对照组高 63.3% 和 49%，第 15 天降至最低，第 20 天恢复正常。许多工作是通过测定刚果红清除率来表示的。例如，针刺狗的"百会"、"脾俞"、"肝俞"等，或针刺狗的"大椎"和"至阳"，或针刺兔"足三里"、"肾俞"、"胆俞"、"肝俞"四穴及艾灸"肾俞"，或针刺兔"十七椎"，或电针兔"大椎"、"陶道"、"合谷"、"曲池"等，都发现刚果红清除率有提高，说明吞噬活性增加。然而刺激坐骨神经，发现反使网状内皮系统功能受抑制。

针灸后，单核巨噬细胞活性的增加各脏器有所不同。有人给小鼠静脉注射胶体碳 4mg 后测定肝、脾内碳粒含量，艾灸组 8 只，肝内平均碳量为 2.72mg±0.49mg（回收率 68.0%），脾内为 0.048mg±0.018mg（回收率 1.2%）；对照组 8 只，肝内为 1.77mg±0.66mg（回收率 44.24%），脾内为 0.019mg±0.01mg（回收率 0.47%），表明艾灸后肝内巨噬细胞活性增强明显，而脾脏巨噬细胞活性增加不大，用鸡红细胞注入腹腔测定吞噬百分率和吞噬指数，艾灸组和对照组的吞噬百分率分别为 42.4%±5.6% 和 23.9%±7.3%，吞噬指数相应为 0.61±0.11 和 0.38±0.12。表明艾灸后腹腔巨噬细胞活性明显增加。

日本古屋英治等发现单次灸小鼠"期门"穴后，腹腔渗出细胞（PEC）和腹腔巨噬细胞（MP）的吞噬能力增强，其溶酶体酶（酸性磷酸酶 AKP 和/或葡萄糖苷酸酶 β-G）活性有上升趋势，不同品系动物和灸后不同时间内测定有所不同。风崎雅子等以间断性多次灸小鼠，未发现 PEC 和 MP 的吞噬指数有所升高，但 AKP 和 β-G 活性在不同品系动物和不同灸量，有不同的上升趋势。

关于针灸的作用途径，有人发现局部注射普鲁卡因后再针刺，不能使吞噬量增高，注射阿托品后再针刺，则吞噬量较单纯针刺组显著提高，而切除双侧肾上腺再针刺，则吞噬量与单纯针刺组比无明显差别，因而认为针刺作用主要是通过自主神经系统，可能是提高交感神经的兴奋性所致。有单位发现在封闭针刺部位，全身麻醉，以及封闭交感神经后，针刺作用可全部或部分地被取消，也说明针刺作用通过兴奋交感神经而提高网状内皮系统吞噬功能的机制。

4. 对特异性细胞免疫的影响 特异性细胞免疫指 T 细胞介导的免疫。

用轻手法针刺兔"三阴交"30分钟，腘窝淋巴结输出的淋巴液较针前平均升高3.24倍，淋巴细胞升高16.06倍，去针后30分钟，淋巴液仍为针前的1.74倍，淋巴细胞为4.15倍。淋巴细胞的增加，针刺侧比非针刺侧明显，针刺穴位比非穴位明显。应用酸性非特异性酶标法及电子显微镜对输出的细胞观察，发现针刺时增加的主要是T细胞。在人体的观察也证明针刺可使外周T细胞增加。针刺72例健康成人左合谷、右足三里，留针20分钟，针后T细胞值升高23人，降低12人，无变化1人，平均增加7.1%，针刺前后差异明显，但针刺后加微波刺激，T细胞未见上升。用针刺及冷冻刺激肾虚患者的肾俞和京骨各30例，显示治疗后T细胞均有增加，而冷冻组优于普通针刺组。16例温针后，外周血中T细胞计数也有增加。据报道电针足三里也可增加外周血T淋巴细胞，对年青人更为明显。

针刺不仅使T细胞数量增加，也使其活性提高，电针家兔"足三里"，留针30分钟，见有伪足状突起的淋巴细胞增多，淋巴细胞转化率也提高。对20例乳腺增生患者，针刺足三里、肾俞、膻中等穴具有促进活性和总E-玫瑰花结形成和淋巴母细胞转化为淋巴细胞的作用。用化脓灸大椎、肺俞治疗299例支气管哮喘，其中42例在灸治两个月前后作玫瑰花结和淋巴细胞转化试验，凡原低于正常者均有显著提高。用同样方法重复治疗26例哮喘，淋巴细胞转化率和E-玫瑰花结形成率比灸前提高者为14例。又用隔附子饼及丁桂散轮流灸大椎与肾俞、命门与脾俞、气海与血海、膈俞与脾俞四组穴位治疗硬皮病21例，结果[3]H-TdR掺入试验20例有显著提高。用电针刺激及激光照射兔"足三里"穴观察对植物血凝素（PHA）和链激酶、链道酶（SK-SD）引起的局部皮肤迟发型过敏反应的影响，结果两种穴位刺激在给予5次和10次后，皮肤红晕反应均较实验前明显增大，而空白对照组反应范围波动不大。说明电针和激光穴位照射都有提高细胞免疫的功能。但有报道认为电针对患者的细胞免疫既有提高作用又有降低作用，前者多见于针前细胞免疫偏低或一般水平者，后者多见于针前细胞免疫偏高者。有人报道针刺100例患者的合谷、足三里，针后活性和非活性玫瑰花形成及淋巴细胞转化试验分别平均提高约13%。淋巴细胞转化试验的提高效应可维持到针后24小时。活性玫瑰花形成细胞（BFC）试验中绝对值增加175.3±63.6。稳定RFC在针后提高2.4±0.8%。周围血液中淋巴细胞和RFC的点型（ANAE分型）针后各提高5.5±1.1%和5.5%。点型降低和患者针前点型＞60%（正常55.3±4.8%）。上述结果提示：针后RFC不仅有量而且有质的改变，针刺可能对T细胞亚群和Tu亚群有调节和提高的作用。

日本渡边信一郎等报道大鼠先分别用T细胞依存性抗原（DNP-KLH）和非依存性抗原（DNP-Ficoll）致敏，然后于第一次注射抗原后取脾细胞计数DNP沉着物。实验表明艾灸使能产生抗DNP-KLH抗体的细胞增加，而用DNP-Ficoll时效果不明显，认为艾灸并不作用于直接产生抗体的B细胞，而是通过激活T细胞而增强免疫功能。但另一些人的工作则表明动物艾灸后其溶血空斑数量显著高于对照动物，认为可能与艾灸增强了抗体产生细胞的活力有关。

针刺影响特异性细胞免疫的过程中有中枢神经递质参与。有人在家兔实验中证实中枢儿茶酚胺神经元、5-HT神经元参与了电针对T淋巴细胞的调节作用，脑内阿片样物质也与电针提高T淋巴细胞的转化功能有关。

九、针灸对神经系统的作用及其机制

1. 对大脑皮层的影响 应用皮层自发放电为指标，一般认为针刺的效果是抑制性的。例如，在健康成人观察了针刺足三里穴前后脑电波的变化，11 名受试者的 53 次实验中 43 次脑电波立即发生明显改变，同时受试者有不同程度的得气感觉。8 名受试者捻针对 α 波出现明显抑制现象，另 3 名受试者则出现规律明显的 α 波。捻针停止后恢复到针前水平。针刺足三里附近两点，脑电变化不明显。如果足三里部位深部组织受封闭，针刺时受试者无得气感，α 波只受短暂抑制。进一步在兔子实验上证明，如果切断同侧坐骨神经或脊髓 L_{3-4}，再针刺"足三里"，脑电不再发生变化。在健康青年人身上也发现针刺合谷和足三里可引起脑电图周期性的 α 波抑制和 β 波增加，得气时变化更为明显。用脑电频谱分析的结果也认为针刺后脑电表现为抑制过程。采用大脑皮层直接电反应（DCR）即刺激皮层表面在近旁引导的电反应，观察到针刺对突和细胞体的兴奋活动。猫的实验结果显示，电针"合谷"、"内关" 10 分钟后，皮层第二体感区的 DCR 波幅下降，30 分钟后抑制效应更为显著。静脉注射巴比妥药物能拮抗针刺对 DCR 的抑制性影响，因此认为此种影响是通过脑干网状结构而实现的，但据日本报道灸百会和身柱时脑电图的变化为周期性的 α 波增强，灸合谷时无此现象。

用运动时值和视时值反映大脑皮层运动区和视分析器的机能变化来观察针和灸对这些机能的影响，结果是：针刺重刺激或较长时间灸刺激，在多数情况下，使皮层发展抑制过程，针刺轻刺激或较短时间灸刺激，皮层多发展兴奋过程。在溴化钠加强皮层抑制过程的情况下，重刺激加强抑制过程多于减弱或解除抑制，轻刺激的效果相反，减弱或解除抑制过程的情况多于加强抑制过程者。在咖啡因加强皮层兴奋过程的情况下，轻重刺激都具有抑制作用，在同一实验例中，针灸对运动和视觉两个中枢在大多数情况下具有同样作用，只在部分实验例中显得不一致。认为与两个中枢当时的机能状态不同有关。用测定视-运动反应的方法也证明针刺重刺激或灸 30 分钟多加重皮层抑制过程，而轻刺激或灸 10 分钟多减弱皮层抑制过程。在中枢神经抑制过程加强的基础上，针与灸在大多数情况下都有解除或减弱已加强的抑制过程的作用。而当兴奋过程占优势时，针或灸均有抑制或减弱过度增强的兴奋过程，并使其恢复平衡的作用。进一步在动物硬脑膜外埋藏电极，将埋藏电极作为形成优势兴奋的阳极，记录脑电并测定皮层运动时值和适应速度。经狗和兔的慢性实验显示：在阳极电流作用下，皮层优势区呈现特殊形式的脑电活动，此时原先无关的声和光刺激可引起相应肢体的运动反应，伴有极化区皮层运动时值减小和适应速度增大。当针刺"足三里"时，优势现象受到抑制，此时声和光刺激不再引起运动反应，同时运动时值增大，适应速度减小；出针以后，诱发运动反应重又出现，运动时值减小，适应速度增大。针刺对优势运动反应的影响与针刺强度及优势兴奋的巩固程度有关。针刺强，抑制效应明显，维持时间长，兴奋灶兴奋高（时值明显减小），惰性大（兴奋维持时间长）者，针刺抑制效应就不明显。针刺"大敦"的抑制效应较针刺"足三里"巩固而明显。在以运动时值为指标对受试者在服用咖啡因或溴化钠后进行针刺的实验中，也看到如果穴位先进行封闭则针后的变化的针前接近。

用猴操作式条件反射的阈值为指标，观察到电针"足三里"可使原来比较稳定的反射阈值明显升高，47 次实验中平均升高 41.2％，个体差异范围为＋49％～＋102.6％。

2. 对脊髓的影响 有人观察了针刺对兔脊髓电活动的影响，脊髓电活动一种是大的

慢波（每秒 1 次），可能是呼吸运动神经元活动的结果，在呼吸前后没有明显变化；另一种是在慢波基础上的快波（每秒 7～8 次），是脊髓其他运动神经元活动的产物，针刺后主要表现为振幅变小，频率增加，应为脊髓神经元活动增强的结果。用硝酸士的宁溶液使蟾蜍脊髓兴奋，如给予机械刺激便能发生一过性惊厥。有人观察到针刺有解除惊厥的效果，并能维持到起针后。针刺眼下部和脚趾间的解痉效果比针刺腹部明显；针刺与机械刺激在同一侧，效果较在另一侧为早。针刺眼下部可解除刺激两脚引起的惊厥，如 T_{2-3} 间切断后此作用即消失，但针刺后肢仍有解痉作用。有人在豚鼠身上也观察了电针对士的宁中毒的防治作用，于电针"百会"、"大椎"、"足三里" 2 天后皮下注射中毒硝酸士的宁，电针组 40 只动物中 14 只惊厥后死亡，占 35%，对照组 33 只中惊厥后死亡，占 73%，差异显著。电针组中毒症状轻，出现惊厥时间延迟。

第六章

实验针灸学基础

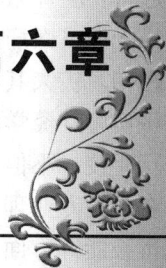

第一节　实验针灸学概论

一、实验针灸学的定义和任务

实验针灸学是在中、西医科学理论指导下，运用现代科学技术和实验方法进行针灸学术理论研究、探索和创新的新兴学科。它是针灸学紧跟时代，在生命科学和现代科学技术高速发展的推动下继续发展、探索创新而形成的新的分支；是针灸学术理论现代化研究的重要基础；是引导针灸学实现理论、技术和研究方法现代化的桥梁；是发展针灸学术理论、促进针灸医学和针灸事业与时俱进不断向前发展的重要途径。

实验针灸学的任务就是要紧跟时代的步伐，不断地汲取和利用现代科学技术的最新成果和现代科学方法论的基本方法和原则，通过实验活动对针灸学术理论现代研究中提出的问题进行再研究和探索，以继承中医针灸特色和优势，验证和发展其理论，提炼其学术内涵和临床指导作用；并且要从生命科学的高度，探索针灸对机体的调节作用及其作用途径、作用原理、作用规律和各种新的针具器材与无痛、无创技术的应用，以提高针灸临床疗效，促进针灸理论和实验发展，加快针灸医学现代化的进程。

同时，由于实验方法在针灸学术理论研究领域中的广泛运用，促进了针灸学与实验医学的结合，从而引导针灸学逐渐由过去那种传统的以宏观的、定性的、表向联系和抽象思辨与经验积累、文献发掘、整理为主要研究方法的"经验医学"过渡、发展成为能从生命科学高度，用现代科学研究的观念思维、思路和方法、原则与技术设备，通过周密设计、严格对照和精确统计学处理的实验方法进行客观的、微观的、准确的、定量的和机理阐释的研究方法为主，"实验医学"——现代针灸学。这样，就可以促使针灸学在保持自身特色优势的基础上使其理论、实践得到提炼、升华，并能为充实生命科学、提供经得起验证的实验证据和新的研究思路或切入点。所以，实验针灸学在运用生命医学和针灸学科知识、方法、技术从多靶点、多层次、多方向、多维度对针灸学术理论进行研究探索和创新发展的同时，客观上也促进了针灸学与生命科学的互相联系、交叉、结合和深入发展，推动了生命科学的发展。

实验针灸学作为一门时代性极强的动态学科，必须不断汲取时代进步的营养，不断地自我完善和改进、更新研究方法与实验技术，以促进自身发展和提高，如 20 世纪出现的控制论、信息论、系统论、循证医学等新的方法论均促进了实验针灸学方法论的发展。而科学技术的日新月异又为实验针灸学实验技术带来了巨大的创造力，使以前许多难以进行的研究得以实施，从而增强了实验研究的客观性、精确性、灵敏性，并不断向纵深发展。

至于通过实验探索将现代科学技术与传统针灸学有机结合而不断创新，研制出新的针具器材，或无痛（微痛）、无创（微创）的新的"针灸"穴位刺激技术，以增强疗效，减少痛苦和创伤，扩大其应用范围等，也是实验针灸学的重要任务。

将实验针灸学的研究成果与经验、技术进行提炼并转化为教材，在全国高等中医药院校进行讲授，不但开创了中医实验教学的新纪元，加强了实践教学环节和理论联系实际，而且在验证专业理论，加强各学科知识的横向交叉联系，运用、培养学生创造性思维和实验基本技能等方面显示了巨大作用。所以实验针灸学又肩负着培养新世纪的既能全面继承针灸学传统优势并了解其现代研究成果，又在实验研究方法、思维和基本技能受到良好训练的探索开拓型高素质针灸专业人才的历史使命。

综上所述，实验针灸学在担负着发展针灸学术理论和推动针灸事业向前发展的同时，还担负着不断自我完善，针灸技术创新，推动生命科学发展和探索创新型针灸人才培训的重任。

二、实验针灸学的研究内容

实验针灸学是因针灸学术理论深入发展之需求而产生，随针灸学术理论的发展而前进。所以，凡涉及针灸学术理论范畴提出的问题，都属于实验针灸学的研究内容。根据20世纪以来针灸学术理论实验研究所取得的主要成果和新认识、新观点、新技术、新进展、新发现进行总结归纳以下几方面研究内容：

（一）针灸学基础理论的现代研究

在自然科学领域里，一门学科的基础理论研究的进展或突破，常可促进整个学科体系的革新和飞跃。有资料表明，现代科学技术革命成果中约有90%是来自基础学科研究。近半个世纪以来现代的新成就，也多来自基础学科研究的发展。所以实验针灸学十分重视针灸学基础理论的现代研究，基本遵循着"肯定现象、掌握规律、阐明本质、提高疗效"的科研思路，由浅入深、由表及里、从现象到本质地进行了大量的研究探索和创新，破译其学术内涵，阐明其本质规律，提炼其临床指导价值或实用价值，并据此创造出新的针灸器材、诊疗技术和新的理论概念，从而推动了针灸学理论与实践的创新和发展。其中有经络现象（包括循经感传、循经性感觉异常、循经皮肤痛、皮肤血管功能反应、循经感传生物物理学变化）、经络实质（包括经络组织结构、作用途径、关于经络实质的各种假说）等方面的现代研究，也有关于穴位的结构与功能、穴位针感点的形成与传导途径、穴位的效应装置与"得气"实质、经穴-脏腑相关规律及其发生机理的研究，还有针灸作用的基本特点（双向、良性、整体性、综合性、功能性、早期性）及其影响因素（包括腧穴功效特异性、针灸得气、针刺手法与刺激量、个体差异、心理因素、时间因素等），以及针刺手法量学，时效与量及各种新针法、新针具器材的现代研究等，均取得了可贵的进展。例如现在临床广泛应用的头针、面针、耳针、鼻针、唇针、舌针、手针、足针、眼针、全息针法、平衡针法等新针法，都是在经络理论研究的启发、指导下探索创新的成果。此外，还有经络疗法、穴位探测诊断法、穴位压痛诊断法及相应诊疗仪器的发明，也是在经络—腧穴—脏腑相关理论的指导下，应用现代理化检测技术和实验方法探索创新的结果。这些研究成果充分证实了经络理论的临床指导价值和深遂的科学内涵。虽然，经络实质之迷至今尚未破解，仍是实验针灸学的探索课题，但是，随着科学技术的发展和实验研究的不断深入，这些"是什么"、"为什么"的问题最终都会得到阐明。这不但有利于针灸学术理论的发展，而且将对生命科学及生物医学研究产生巨大的推动作用和深远影响。又例如腧穴学理论的现代研究对腧穴的功能和结构及其局部解剖、断层解剖、组织学、组织化学的研究，不但验证了腧穴主治功效的特异性，而且对其形态结构与针感（得气）之间关系以及穴位主治功效与神经节段间的某些规律性联系有了进一步的认识。这些均是对传统针灸学基础理论的引申和发展。而在这些新的认识、理论、概念指导下，又探索创新出了针刺麻醉中的"同神经节段取穴原则"、"神经干"、神经丛电针麻醉法，和穴位电兴奋疗法、电极板、电针、微波、红外线、激光、超声波等穴位照射或磁针、水针、药物穴位贴敷、割治、挑治、埋线、强刺激等疗法。由此可知针灸学基础理论现代研究每前进一步都会直接或间接带来针灸临床技术的进步或创新，值得重视。鉴于针灸学理论中关于针具、针法、灸法、治则治法、配穴法则、处方规律、特定穴的应用、辨治经验、按时开穴等方面的内容极为丰富、内涵深刻，也亟待我们通过实验研究探明其本质规律及其实用价值，以形成现代化的针灸基础理论，为更有效地指导临床实践、提高疗效做出贡献，也为现代医学、生理、病理、时间医学的研究提供新的实验资料和研究课题。

　　（二）研究针灸效应及其机理

　　针灸疗法源远流长，其简便、经济、疗效显著、适应证广泛、安全可靠。如能严格按操作规程施行则不会有毒副作用（如过敏反应、蓄积中毒、脏器损害、生理扰乱、耐受成瘾等），其治愈接近自然治愈，属自然疗法的范畴。这正是现代医学极力追求而又未能解决的问题。尤其是药源性疾病不断增多、医药费用膨胀和人们医疗保健意识与回归自然思潮增长日渐强烈的客观现实，都在迫使针灸学尽快拿出针灸疗法治病"有效"的证据，并能用"有说服力的"实验证据阐明其效应与机理。如针灸对机体发生了什么作用、产生了哪些效应？这些效应与疗效的关系如何？这些效应是如何产生的？其影响因素有哪些？如何调控以产生最佳疗效？为什么针灸治疗无毒副作用等。这就要求实验针灸学科采用现代科学技术，通过现代化、国际化规范的实验研究方法，对针灸治疗的病种逐一作出疗效认证、机理阐释、规律探讨和治疗技术规范化、标准化，这样，才能"有说服力地回答经络、腧穴、刺灸作用"及针灸治疗作用所涉及的"为什么"的问题，这样才能加快针灸理论和实践现代化、国际化的步伐而使之逐渐成为世界主流医学的组成部分。针灸学临床治疗的病证已达300多种，其中200多病证的疗效已获公认，并有大批量学者用现代科学技术对上百种病证进行了规范的临床观察、疗效认证和包括动物实验的机理研究。现已明确，针灸对机体产生的镇痛作用、促防御免疫作用和对脏腑器官功能的调整作用乃是针灸治疗各系统疾病的作用基础。以上三大作用有机联系和侧重变化又会产生针灸抗炎症、抗过敏、抗休克以及镇痉、镇痛、镇静安神、醒神复苏和预防疾病、保健强身、促进受损组织修复、功能代偿和促康复作用等治疗效应并产生对相应疾病的疗效。研究还证实，针灸对机体各系统、各器官、组织功能的调节作用具有多系统、多靶点、多方位、多环节、多水平和双向良性的促使病理状态向生理状态转化的调衡特点；并认为这种调整作用是在机体自我调节、康复的自稳态调节机制的基础上，在其生理功能最大调节极限范围内进行的。所以针灸治疗疾病的康复过程最接近自然治愈，而且不会产生中毒、过敏、生理功能紊乱之类的毒副作用。针灸的这种调整作用很可能是通过神经体液途径实现的。这些研究不但有力地证实了传统针灸学关于针灸的作用在于激发经气、疏通经络、调和气血、补虚泻实，扶正祛邪，故而可以"除病却痛"、"防病健身"的论述，而且赋于它们更为具体、准确、深刻的学术内涵，为针灸的作用提供了客观上可以定量检测、记录、对照比较、验证的实验证据，使人们对针灸治病作用原理的认识从过去的宏观、抽象、联想、推理的认识水平向微观、具体、准确、客观的方向前进了一大步。有些研究已从器官水平深入到了细胞水平和分子受体基因水平，引起世界医学界的高度重视。2001年8月，第34届国际生理科学联合会在新西兰举行的卫星学术大会的讨论主题即为"针灸是否有生理学基础"，来自中、日、韩、法、美、英、瑞典和新西兰等国的55位专家学者交流了对针刺镇痛、针刺治疗心血管、胃肠、泌尿和妇产科疾病，以及对免疫功能调节作用的研究成果，一致认为针灸作用具有神经生理学功能的基础。这说明我国实验针灸学对针灸效应及其作用途径、机理和作用规律的研究工作已经走向纵深，并得到世界各国学者的公认，对针灸学术理论研究做出了巨大贡献。今后，在这方面仍须继续深入研究，以求在"坚持特色，肯定疗效，规范标准、阐明本质"的前提下，为深化认识，提高疗效，促进针灸医学的发展而继续探索。

（三）针灸应用技术的现代研究

针灸学的发展史充分证实了时代科学技术发展水平对针灸学术理论发展的重大影响和制约。例如：针灸在石器时代的工具是砭石，不过是用来"排脓放血"以"治痈疡"的石器。其操作技术，理论法则、治疗范围均因"石器"这一特定条件而受到局限。然而，自春秋战国以后，冶金技术的发展，金属针具逐渐取代砭石，乃有九针的分化、功用、适应病证、治疗范围、操作要领等各有差异，故曰："九针各不同形，各任其所宜"。这就使针灸的学术理论从"砭刺排脓"这一简单治疗方法发生了突破性进展，成为有多种针具、不同的功用、不同的使用技术、不同的主治范围和禁忌等理论体系的一门学科。现代科学技术的高速发展，为传统针灸学理论技术的发展，创新提供了有利的条件。实验针灸学科就是促进传统针灸学与现代科学技术的结合与创新的开拓者。它的研究内容包括：①传统针灸诊疗技术的客观化、定量化、标准化，如针灸电脑诊疗仪、穴位探测议、手法参数测定仪、针刺手法计算机专家系统、仿灸仪的研制等；②将各种传统针法与现代科学技术结合创新形成新的有效刺灸技术，如针刺与电学结合创新的"电针"、电极板疗法；针药结合的穴位药物注射疗法、穴位离子导入法、穴位药物贴敷法；针灸与外科手术结合的割治疗法、挑法、刀针、穴位埋线、穴位结扎、针刺麻醉技术；此外，还有利用红外线、紫外线、激光、微波超声波、磁片穴位刺激照射疗法、与电热结合的电热针、电热灸等；③把理论研究成果转化新技术，如据电针耐受原理研究成果制成的防止电针耐受的韩氏多用治疗仪等。这些新的针具仪器、诊疗技术的研究和创新，都有利于针灸诊疗技术向着客观化、定量化、标准化、无创（微创）化、无痛（微痛）化、安全高效的方向发展。这就大大丰富了针灸学术内容，加快了针灸技术现代化的进程。

（转引自林文注等主编《实验针灸学》，上海科学技术出版社，1999，第1~2页）

（四）实验研究方法和技术的自我完善和创新研究

中医针灸学术内涵深厚，涉及学科范围甚广。所以，多学科，尤其是生物医学等的分支学科的发展和参与将有利于实验针灸学研究的发展。这与当前生命科学发展形成的新的研究模式BIO-X关于生命科学与非生命科学互相交叉渗透的研究主张颇相吻合。这就要求实验针灸学科必须注意自身研究方法和技术科学性、先进性和创造性。只有紧跟时代步伐，学习、吸取国内外有利于研究的新技术、新设备、新方法、新思路等，经过消化吸收、改进、转化而创建新的研究方法和技术，才能不断提高研究的质量、水平、层次、效率，并向纵深方向发展。目前更应借助分子生物学及基因工程技术，才能取得实验针灸学的重大突破。至于科研思路、实验设计方法及技术的改进、创新等，都在实验针灸学科建设的研究范畴之列。详见下章实验针灸学基本研究方法和常用技术。

（五）实验针灸学教学内容和教学方法的研究

实验针灸学还担负着新世纪的探索型、开拓创新型高素质针灸专业人才培训的责任。所以必须不断改革教学内容，改革教学方法，更新实验教学项目，以能力培养为目标，以科学研究基本方法、原则、经验教授和实验基本技术操作训练为手段，把理论讲授与实践操作结合起来，通过有序的和由浅入深、由简单到复杂、由低级到高级、由经典到现代的各类实验活动及实验报告的书写培养其对传统针灸特色和优势的继承能力、动手动脑的实践能力和从事科学研究特别是实验研究创新发展的能力。

所以对实验针灸学的教学内容、教材建设、实验教学项目的创新和教学方法的研究也是其作为一门人才能力、素质培养课程必须不断研究创新的重要内容。

以上是实验针灸学研究的内容的大致范围。但在实际研究中还要广泛和复杂得多。本章以实验针灸学基础为重点，主要介绍其基本概念、基本研究方法与常用技术，以及进行实验针灸研究必须具备的最基本的知识和技能。由此入门，以便从事研究活动时有较好的基础和较高的起点。若欲从事专业化程度更高更新的技术研究工作，则应通过专业培训和深造。至于实验针灸学现代研究的主要成果部分，已在本书各章的现代研究概况中分别介绍，兹不重复。

三、实验针灸学与传统针灸学的关系及其在中医针灸学术发展中的地位

自20世纪以来，现代科学技术的发展，推动了针灸事业的发展和针灸学术理论研究的不断深入，并且，最初的验证性研究逐渐由浅到深，由表及里，由宏观认识向微观认识，深入到了作用机理和规律的研究以及应用技术的探索和创新。大量的研究成果和资料表明，现代的针灸学已经超越了传统医学的范畴，并发展为用现代科学技术与实验方法研究的医学学科，并将成为生命科学的重要分支。这些新的研究成果构成了实验针灸学的理论框架和当代人们对针灸及其作用原理与作用规律的最新认识，并由此产生了实验针灸学。所以说，实验针灸学就是针灸学在理论、技术和研究方法现代化的发展过程中形成并分化出的一个新的学科领域，也即新的分支学科。它是在现代科学技术高度发达的条件下，人们从生命科学的高度，运用最新、最先进的科学技术和实验方法，从多学科、多方位审视、认识、研究和发展针灸学术理论而取得的全部成果的总结，是传统针灸学紧跟时代继续发展的必然产物，是针灸医学现代化的重要基础。传统针灸学是中国古代医家长期实践以观察和经验积累为主要研究方法而形成的，包括针灸疗法在内的关于针灸究竟"是什么"及如何实践应用的实践与理论体系，然而，其中许多内容，如经络现象、腧穴功能，经穴与脏腑相关规律及途径，针灸调节作用及其机理，针刺麻醉和针刺镇痛原理等问题，均涉及到目前尚未被生命科学解释的新内容。这些问题的探索，绝非单凭观察所得的经验积累所能完成。所以，实验针灸学正是应传统针灸学继续深入向现代化发展的需求而产生。它不但要用有说服力的实验证据对上述问题进行研究、探索，而且有力地推动了针灸学术理论研究的发展，使针灸学从过去的"经验医学"逐渐过渡为"实验医学"而进入世界主流医学学科和生命科学的发展轨道。

综上所述，传统针灸学是实验针灸学产生的基础和土壤，它为实验针灸学的发展提供了丰富的研究课题和学术理论新领域。而实验针灸学是传统针灸学在新的时代要求和科学

技术发展的推动下紧跟时代探索创新向前发展的必然产物，是针灸学科的新的分支，它为传统针灸学的深入发展和学术理论现代化提供了先进的实验研究方法和先进科学技术，从而使传统针灸学的研究突破了宏观的、整体的、外表观察、表象联系、经验积累为主的方式，得以向微观的、内在的器官水平、组织、细胞及其亚微结构，超微结构，乃至基因、分子水平深入发展。正如恩格斯指出的那样："在希腊人那里是天才的直觉的东西，在我们这里是严格科学的以实验为依据的研究结果，因而也就具有确定得多和明自得多的形式"。所以针灸学和针灸学术理论研究要与时俱进，继续深入向前发展，必须走实验医学的道路，而实验针灸学则是促进和实现这一转化的桥梁。实验针灸学的每一项新的研究成果，也将作为针灸医学现代研究的重要组成部分而汇入现代针灸医学的学术理论体系之中。所以实验针灸学在针灸学术理论发展中承担着无可替代的承上启下、继往开来的推动作用，是针灸学现代研究的重要基础。所以加强实验针灸学的科学方法与实验方法和技术的研究和自我完善，对针灸学理论、技术和研究方法现代的发展均有重大意义。

实验针灸学虽是以发展针灸学术理论为己任，但是针灸基础理论本身就是中医理论体系的重要组成部分。统计资料表明，《内经》（包含《素问》、《灵枢》）共十八卷 162 篇论述中，主要论述针灸或涉及针灸理论者多达 132 篇。所以研究针灸学基础理论也是对中医学术理论的研究和探索。而且，自古以来"针药同理"，中医与针灸在辨证论治的主导思想和基本原则是相通的。所以有关实验针灸学的研究方法、实验技术和科研设计原则等对中医药学术理论研究仍然适用。

只需将实验中的处理因素由针灸改为单药、复方、验方及其给药方式，或欲探讨的因素，即可对中药、方剂、治则、治法、临证辨治等学术理论问题进行深入研讨（当然具体课题还有其特殊性，这里不做讨论）。同理，实验针灸学研究的人才通过训练也可转化为中医药研究人才。所以实验针灸学科的发展对中医针灸学术理论现代化将发挥巨大促进作用，而且对现代医学的生命科学的研究和发展也将产生重大的推动作用和多方面的影响。

四、实验针灸学发展简史

实验针灸学是针灸学术理论现代化发展过程中分化出的新的学科领域。它是因针灸学术理论发展的需要而产生；为发展针灸学术理论而探索、创新；伴随针灸学术理论的发展而前进的。追溯其发生、发展的历史，大致可划分为以下几个阶段：

（一）萌芽阶段

自从针灸疗法产生之日，便已孕育着实践、探索、创新、发展的萌芽。因为针灸疗法本身就是我们的祖先在与疾病作斗争的漫长实践过程中不断探索、不断创新、不断总结积累而创造发明的独特的治疗方法。早在两千多年前的《内经》中就有关于人体脏腑、经脉的解剖、生理等实验方面的观察和记载，也有针具器材从"砭石"演变为"九针"的沿革历史可以考证。虽然历代医家在针灸临床实践中探索不止，每有创新和发挥，最终形成了针灸学的理论体系和临床技术规范。但是由于历史和社会因素的影响，尤其是受当时科学技术发展水平限制，针灸学术理论研究局限在文献理论的发掘、阐释整理和经验医学的发展阶段。而在针灸作用规律和机理与经络实质等方面的研究未有突破，仍保留在《内经》、《难经》成书时代的认识水平。而众多医家"言必称《内经》"，"法必崇仲景"，"始终谨守绳墨，无敢妄越雷池"，致使针灸学术理论研究发展缓慢，少有创建。直到清末及民国时期，在西方文化科学技术传入及其影响下，学者罗兆琚于 1934 年提出"针灸之生理作用"

学说，试图对针灸作用原理做出解释，此后唐世承发表"电针学之研究"，开针与电刺激技术结合之先河，使针灸技术创新初有转机。此外又有黄龙云、蔡翘、梁白强等学者分别从生理学、病理学角度对针灸作用原理进行了初步探讨。这是最早用现代医学理论、方法和技术探索针灸学术理论的先驱者。以 1908 至 1949 年近半个世纪中，虽然只有少数论文散在发表，也未产生巨大影响，但他们的探索功不可没，使人们对针灸学的认识和研究方法跨入了一个新的时代。这标志着我国 20 世纪初已进入了实验针灸学的萌芽阶段。

在国外则因针灸对外传播及中西方文化和医学学术思想的差异，很早就有人试图将针术及其作用机制与现代科学技术相结合以求创新和发展。1755 年维也纳学者斯腾发表论文指出，针灸作用似与神经刺激之间有某些奇妙联系。1810 年法国医师伯里奥兹提出将针与电流结合的建议；1825 年萨郎芽爱医师试用电针成功。此后杜脱劳歇与蒙哥马利等用电针研究各种器官与发炎组织在电针后的温度变化。1912 年日本学者三浦谨之助实验证实针刺可抑制兔的肠蠕动，并可降低运动神经的兴奋性使血管收缩、血流减慢等。同年，木坚田十次郎报道了艾灸对白细胞的影响。此后日本学者用人或动物进行针灸实验研究者渐多。1946 年前苏联学者开展了穴位-皮肤活动点的研究。这些连续散在出现的研究成果，揭示了针灸对机体的调节作用，并且进行了针灸与电学刺激结合的创新尝试。虽然未产生广泛影响，但是已经表明，无论国内还是国外，学者运用现代科学技术和实验方法研究针灸作用及其探索、创新的时代已经开始了。

（二）实验针灸学的准备阶段

1949 年新中国建立以来，在中国共产党和政府的一系列方针政策指引下，中医针灸得到迅速发展，并在临床治疗中大放光彩。至 1959 年统计，当时用针灸治疗的疾病已有 200 多种，其中 60 余种疾病用针灸治疗效果显著，因此针灸成为专科进入公立医院得以发展推广，并促成各地针灸研究机构先后成立，对针灸治病原理和针灸技术发掘进行深入研究。王雪苔于 1952 年观察了针刺对常人溶血性补体的影响；此后张纯亮、魏如恕等人及前北京中医研究所分别结合临床观察了针灸对病人红细胞、血色素、血沉、血糖、血压、心电图、胃肠运动、胆汁分泌和泌尿等生理、生化指标的影响。从而使实验研究较全面、系统地集中到针灸作用规律和治病原理的探索方向，为实验针灸学的产生提供了丰富的资料和条件。1958 年针麻下施行手术的成功进一步激起国内、外学者探索针灸奥秘的热情。至 1959 年全国中医经络座谈会的召开，已收到有关针灸、针麻基础理论、临床应用和经络实质研究的论文 400 多篇，基本上反映了国内针灸学术理论研究的主要成果和进展，其内容之丰富，涉及的广度和深度均大大超过了国内外在此前近半个世纪以来针灸实验研究成果之总和，可谓是针灸学术理论实验研究成果的首次大总结。它扩展和加深了人们对针灸、针麻作用原理和经络实质的认识，形成了现代实验针灸学的初步轮廓，为进一步深入研究提供了有利的条件和学术理论基础。所以把这段时期称为实验针灸学的准备阶段。

（三）实验针灸学的奠基阶段

从 1959 年至 1965 年这段时间，可视为实验针灸学发展的奠基阶段。在此期间，国内有关针灸、针麻和经络实质的临床与实验研究全面展开。其学术气氛之盛，规模之大，投入的人力之多以及涉及学科范围之广实属史无前例，举世瞩目。更重要的是研究者在实验设计、指标选择、科研思路等方面既重视以中西医科学理论为指导思想，又重视现代科学技术和实验手段的应用，特别是现代化高精确度、高灵敏度检测仪器和技术以及数理统计学方法的应用，增强了研究结果的客观性、真实性、准确性及其学术价值，提高了研究的质量效率和水平。在针灸临床研究方面已经能用严密设计、合理对照、统计学处理等科学方法进行针灸治疗经验总结、应用和疗效的验证、对比、分析，以及对针麻方法、经验穴的筛选、刺激参数选择、镇痛效果的验证、对比等方面的研究。在应用技术创新方面已突破了毫针刺法"一花独放"的传统格局而出现了电针、耳针、梅花针、穴位敷药、穴位注射、穴位埋线、穴位结扎、强刺激疗法、磁疗及穴位紫外线、激光、超声波、离子透入、电热灸和各种药物灸法等针灸技术方法，大大丰富了针灸学术内容，推动了针灸临床治疗和应用技术的创新发展。此期间在针灸机理研究方面也取得了重大进展。不但结合临床效果观察、应用现代科学技术和生理学、生化学指标研究针灸对人或动物各系统机能的调节作用，而且对针灸的镇痛作用和促进防卫免疫作用及其机理进行了全面探讨，并且还开展了经络、腧穴的形态学研究、经穴电学特性和经穴脏腑相关规律和联系途径的研究。同时关于经络敏感人和经络现象的观察也已起步并取得初步证实。所有这些研究成果基本上构成了现代实验针灸学的学术研究范围和理论框架，奠定了实验针灸学的发展基础。

（四）实验针灸学趋近成熟阶段

从 1966 年到 1979 年间，我国在经络现象和经络实质的研究已全面展开，成果显著。科技人员协作攻关，从 1970 年至 1977 年在陕西、安徽、福建、辽宁等不同经纬度、不同气候条件的不同地区，用统一的调查方法和标准在 17 万不同年龄、性别、民族、职业的受试人身上引出了"循经感传"，发现了数百名"经络敏感人"，并结合后期发现的"隐性感传"和统计学分析，完全肯定并证实了"循经感传"在人群中的客观存在及其普遍性。更有人观察到"循经疼痛"、"循经感觉异常"和"循经皮肤病"等经络现象。当时就有人指出这是现代医学和生命科学尚未发现却被中医针灸学科系统阐述并用于指导临床诊断治疗的生理病理现象。

它反映了中医针灸学术内涵的博大精深，并现代对医学和生命科学提出了挑战，展示了其重大科学价值。这些成果推动了国内外学者分别利用各种现代测试手段和最新技术，从临床医学、生理学、生化学、病理学、生物物理学等学科领域对经络现象及其本质进行了多学科、多方位、多层次的探讨，形成了三十多种关于经络实质的假说。这些新的观点和认识，对于全面、客观地以多维度、多视角去认识和理解，探索"经络"这一特殊生命活动现象规律及其本质都有积极意义，并促使形成了经络现象研究的基本方针："肯定现象、掌握规律、阐明本质、提高疗效"，更促进了研究活动的深入开展。

经络现象的研究在国外也很活跃。自日本学者长滨善夫发现"针响"跟踪观察著《经络之研究》问世（1949）以来，中谷义雄在《自律神经杂志》上发表了"良导络之研究"，首创良导络调整疗法；石川太刀雄发表内脏—体壁反射学说以解经穴—脏腑相关原理；赤羽幸兵卫首创赤羽氏指数测定诊断经络阴阳平衡失调用于临床收效显著；1975 日本成立了"针刺研究会"开展了发汗现象与皮肤生理、"疼痛的基础研究"、"经络现象"等针灸基础理论与临床研究。法国学者在穴位解剖、皮肤电参量和耳针的临床与机理方面进行了探讨；西德学者福尔据中医阴阳平衡和经穴皮肤电学特性的实验研究发明了福尔电针，用于临床颇见成效，被德国政府授予"对联邦有功勋章"。这都是中国对经络实质研究成果对国外激起的强烈反响。

此期间，我国学者对针灸临床应用技术的探索创新和对针灸、针麻镇痛原理的研究已从器官水平深入到细胞水平、分子水平，并继续走向纵深。1977 年合肥会议、1978 年庐山会议至 1979 年在北京召开的第一届中国针灸针麻学术讨论会可谓是 20 世纪针灸、针麻和经络实质现代研究成果的第二次大总结。有 30 多个国家 150 名国外学者和 300 多名国内专家出席了会议，提交论文 1000 余篇，研究内容涉及到经络、腧穴、针灸、针麻的临床和基础理论、实验方法、技术创新研究等方面。会后出版的《针灸针麻研究》（张香桐、季钟朴、黄家驷主编）、《针灸研究进展》（中医研究院编）就是对这些成果的全面总结。陕西中医学院编的《现代经络研究文献综述》则全面总结了经络现象、经络实质研究成果及主要进展。这些研究成果无论从深度、广度和研究水平及其科学价值来看均处于世界领先水平。反映了国内外针灸经络实验研究的最新成就和新认识、新理论、新技术，涉及针灸学术理论的各个方面，基本上构成了实验针灸学的理论框架和大致轮廓。一门运用现代科学技术和实验方法研究、阐释、探索和发展针灸学术理论，推动针灸学科理论、技术和研究方法现代化的新兴学科已经趋近成熟了。

（五）实验针灸学全面总结、整理、形成和发展的新阶段

1980 年以后，实验针灸学进入全面总结整理，自我完善，继续发展的新阶段。此期间出版的《中国医学百科全书·针灸学分卷》，对过去实验针灸研究进行了总结和评价，强调继续发扬中医针灸特色和优势，克服实验研究中的薄弱环节，力求运用现代最新科学技术和方法进行更高层次、高水平的实验研究和探索创新。1984 年在北京召开的第二届针灸针麻学术讨论会则使实验针灸研究的内容及方法水平又向前跨进了一大步。当时统计针灸治疗的病证已增加到 300 多种，其中疗效较好的有 100 多种；有关针灸研究的论文已达一万多篇。至此，实验针灸学进入了一个全面总结、鉴别取舍，归纳分类、系统整理的新阶段。面向世界展示针灸学术理论现代研究的主要成果和重大进展，并将这些内容和实验研究的基本技能和方法、经验纳入针灸学教学内容，从而培养既能继承传统针灸学的特色优势，又熟悉针灸学术理论的现代研究进展并具有一定实验研究和创新能力的现代高级人才的改革思潮已是水到渠成。自 1998 年以来，先后有天津、辽宁、陕西等中医高等院校率先开设了《实验针灸学》课程，1983 年天津中医学院汤德安教授等推出了实验针灸学自编教材，并出版了《实验针灸学入门》一书，举办了"全国实验针灸学师资培训班"，在全国中医高等院校中起到了示范、学术带头和推动作用，受到教育部奖励，被授予 1989 年全国普通高校国家优秀教学成果特等奖。此后全国各中医院校自编、协编的《实验针灸学》和《实验针灸学实验指导》等教材相继推出，实验针灸学已作为一门独立课程在全国各中医院校普遍开设，开创了中医实验教学新纪元，成为我国针灸教育改革的重大成果，也是促进针灸学现代化和发展针灸学术理论推动针灸事业走向世界的重大举措。随着国家教委对实验针灸学科地位的正式确认，全国实验针灸学的教学、科研专家于 1986 年 10 月汇聚于上海宣告中国针灸学会实验针灸分会成立，从此担负起运用现代科学技术和实验方法研究、探索、创新、发展针灸学术理论的光荣使命。

1987 年第一届世界针灸学术大会在北京召开，世界针灸学术交流把实验针灸学研究的水平又推上了一个更高的新阶段。随着生命科学和现代科学技术的飞速发展，有关经络、腧穴、经穴-脏腑相关，及针灸作用效应、途径和机理的不断被揭示，针灸应用范围不断扩大、疗效提高、技术创新使针灸医学跨入现代医领域，1995 年，世界卫生组织（西太地区）发表了《针灸临床研究规范》的报告，均有利于实验针灸研究的健康发展。但是，仍应强调实验针灸学毕竟是一门年轻学科，尚需在今后的发展和成长中不断总结，不断充实和提高，甚至有些观点、理论尚有待进一步证实或修正，并应在实践应用和今后的研究中去伪存真，逐渐完善。但是它作为沟通针灸学与现代医学和生命科学的桥梁，在促进针灸学术理论现代化的贡献以及人才培训的作用中已显示出强大的优势和生命力。在今后我们更应该努力学习国外先进的科学技术手段和方法，加以改进应用，以加快对针灸学术理论的验证探索，开拓进取，为促进针灸学术理论现代化做出应有的贡献。

五、实验针灸学的学习方法

实验针灸学是一门实践性、理论性均很强的学科，它要求学员必须具有中西医理论的坚实基础，有从事实验研究活动的扎实基本功，而且要具备积极进取创造性思维，这样才能在实践中不断发现问题，分析问题，提出假说和验证方案并通过验证活动取得新的证据、新的观点和新的技术方法，从而达到开拓进取的目的。所以要学好实验针灸学必须重视以下几方面的问题。

必须认真学习继承中医针灸学基础理论和临床诊疗技能，知其精华，保其特色和优势，进而谋其创新和发展，否则，像以前有些学者学的是西医却没有认真研究中医理论，而思路方法也是"西医式"的，结果从大体解剖直到显微解剖和电子显微镜都用上了，但是终归未能找到"经络"的形态结构基础，以至走了弯路。其实凡是了解经络学说的全部内容和经络学说形成与起源和发展史的人都知道中医学的经络其实是人体多种组织结构及其生理、病理功能活动的综合表现形式。所以，研究对象是中医针灸，研究者首先要熟悉中医针灸的理论、概念和思维方法与认识方法及其科学内涵，才能真正地做到在中医理论指导下进行针灸学术理论研究。

必须认真学习现代医学和生命科学关于生命活动的认识、理论和研究方法与最新技术，这样才能取现代科技之长补古代医学之短，提高研究的质量和深度、广度，也才有可能立足于生命科学的高度对针灸学术理论进行再认识，求进取。此外还必须密切关注国内外生命科学研究的进展和动态，以便将可以为我们研究所用的新证据、新观点、新技术、新成果尽快吸收、转化以充实和提高自己的研究质量与水平。

必须熟练实验基本功，在实验活动中增长能力、增长才干，手脑并用，才能逐渐练就敏锐的观察力、活跃的思维能力、周密的分析和解决问题的能力，同时也能在实验活动中锻炼培养自己客观、求实、探索创新的科学素质。正如科学实验鼻祖培根所指出的"科学是实验的科学"。只有实验才能产生科学。所以学习实验针灸，博览文献吸取前人研究成果和经验固然重要，但是自己多做实验，掌握技能，熟练技术，使动手动脑能力不断提高，才能逐渐提高自己的创造性思维能力，也即在实践中发现问题、分析解决问题的能力和探索创新能力。

在注意以上学习方法的同时，还应注意在研究中要做到以下几个要点：

中西医理论要有机结合、取长补短，避免生搬硬套、对号入座或牵强附会解释某些现象或问题。

要在研究中牢固树立局部与整体统一的观点、形态结构与功能结合的观点、定量与定性结合的观点、临床试验与动物实验结合的观点、理论联系实际的观点。这样才能防止在理性思维、实验设计、结果评估或现象解释过程中出现偏差而造成不必要的损失或误导。

要关注世界科学技术和科学研究的最新动态，随时注意了解学术最新进展。例如当代一种新的研究模式 BIO-X 已问世，它主张生命科学与非生命科学互相交叉渗透的研究，它代表着当今生命科学发展的大趋势。这一趋势恰与实验针灸学需要生命科学及其他自然科学互相交叉渗透研究发展趋势非常接近。当然，在新的生物医学模式（即"生物-心理-社会医学模式"）及20世纪末期兴起的循证医学方法，也可以在我们临床研究，科研设计、结果分析或科学思维方面予以指导和借鉴，从而使实验针灸学紧跟时代，不断充实、不断革新、不断发展，为针灸学术理论的发展做出更大贡献。

第二节　针灸实验研究的基本方法和常用技术

一、针灸实验研究的科研思路和基本程序

科学发展史表明，合理的引用并对现有科学技术方法的改进、创新是取得重大科技成果的重要条件。在针灸学的实验研究中，实验针灸学基本知识的学习和基本研究方法的掌握都是非常重要的。实验针灸学基本知识的学习是研究方法的基础和条件，了解基本的研究方法又可加深对实验针灸学基本知识的理解。根据科学研究的一般规律，从事一项针灸实验研究要遵循以下的基本步骤：

1. 提出问题，建立假说　在针灸临床或科研中遇到新的问题或形成某种想法后，提出问题，建立研究的课题。

2. 设计—确定验证假说的方法和计划　科研设计是针灸实验研究很重要的一步，科研设计的制定需要坚实的专业知识和统计学知识作基础，科学方法论作指导，使设计达到严密性、合理性和高效性，从而保证制定出完成针灸实验研究课题的实施方案。

3. 通过实验取得证据和结论　根据设计，按照科学的方法进行实验，正确地收集、整理资料，并通过统计学处理、分析，对结果做出理性概括，形成结论，或作出解释。

4. 科学结论的表达和运用　将研究结果用明确的文字形式表达出来，写成论文，以供交流和推广应用。

二、选题

选题就是要选择和确定科研题目，也就是决定要研究、探讨和解决什么问题的过程。科研选题是科学研究的首要步骤，是科学研究的重要组成部分。

（一）选题的意义

1. 选题决定研究的主攻方向和目的　从广义上讲，选题包括两个方面，即确定研究的方向和选定研究课题。前者决定研究者在较长时间进行科学研究的方向，后者则是在主攻方向上所选定的研究内容。科研方向和科研课题是相对而言的，是随着人们对于研究对象认识的不断深化而确定的。对于上个层次来讲是研究课题，对于下个层次来讲则可能成为主攻方向。如：针灸治疗萎缩性胃炎的研究对针灸治疗消化系统疾病的研究来说是研究内容即课题研究；但对针灸对萎缩性胃炎胃泌素、胃酸分泌等影响的研究来说，又是研究方向。

2. 选题决定研究的方法和途径　科学研究是一种探索性活动。在这种探索性活动中，为了达到预期目的，就必须根据课题研究的需要采用相应的研究方法和途径。如要研究近视眼在中学生中的发生率，就必须采用调查研究的方法；要研究某种新药对某种疾病的疗效，就必须采用临床试验方法；要研究某种病原微生物的结构和致病机理，就必须用实验

方法。

3. 选题能训练和培养研究人员的思维能力和独立工作能力　选题是一项极其艰巨而又复杂的脑力劳动过程，从资料的收集到课题的确定，要求科研工作者具有一定的洞察力、预测能力、分析综合能力和抽象概括能力。这些能力在选题过程中得到了进一步的训练和提高。

4. 选题关系到科研成果的大小和成败　一项科学研究能否成功，既有客观因素，又有主观因素。研究者在选题时，应根据自己的专业特长、兴趣爱好和技能和现有的客观条件，即可能提供的仪器、设备和经费等来确定自己的课题，切忌好高骛远，贪功求大。特别作为中医药研究工作者应根据自己的知识结构和研究条件来选题，必要时应与他人合作选题，发挥学科交叉人员的知识结构互补优势。选题一定要注意科学性和创新性，否则就会导致失败或走别人的老路。

(二) 选题的要求

在一个研究领域，所要研究的问题很多，我们不可能把所有的问题都拿来当作课题研究，必须遵循一定的原则对所列举出来的问题进行比较、分析和筛选，择优选取。一般而言，科研选题应遵循科学性、实用性、创新性（先进性）和可行性的原则。

1. 科学性原则　科学性原则要求人们在选题时，必须以客观事实和科学理论为依据，按照客观事物发展的规律办事，把课题置于当时的科学技术背景之下，做到选题以事实为依据，从实际出发，实事求是，切忌凭主观臆测选题。选题要与已有的且经实践检验是正确的科学理论、原理或定律相一致。但这并不排除选题的创新性思维，因为创新性思维也要以科学事实为依据。中医药科研选题的科学性是指其选题要有充分的中医药理论基础和客观依据。另外，选题要具体，不能含糊其辞，太笼统，如："针灸对胃下垂的治疗作用"与"针灸足三里穴对胃下垂的治疗作用"这两个题目虽都研究针灸对胃下垂的治疗作用，但后者更具体更明确。同样，"针灸对消化液分泌的影响"比"针灸对人体生理功能的影响"更具体。

2. 实用性原则　实用性原则指选题必须符合社会需要和科学理论发展的需要。社会需要包括经济发展、医疗卫生、文化教育、通讯、国防建设等，科学理论发展的需要包括开拓科学领域、更新科学理论、改进科学方法等。其中科学理论发展需要属基础性研究，社会需要属应用性研究或开发性研究。中医药科研选题也必须从防治疾病的需要、社会经济发展的需要以及中医药学术发展的需要出发，选择具有实用价值和应用前景良好的课题。切忌脱离实际需要，故弄玄虚，搞怪诞的发明。其次，实用性原则还要考虑到一旦得出研究成果，该项成果必须具有实施、推广的可能性，利用现有的资源、经济技术力量即可实施，不是一个空中楼阁。

3. 创新性原则　创新性原则是指选题必须具有先进性、独创性和新颖性。作为应用性研究的课题，就必须有所发明、有所创造，或把基础理论研究的成果转化为新的技术原理；作为开发性研究的课题，就必须开发出新技术、新材料、新工艺、新产品、新方法，或把原有的技术应用推广到新领域；作为理论性研究课题就必须建立新概念，提出新见解，作出新发现，得出新结论。

4. 可行性原则　可行性原则要求所选课题必须与主客观条件相适应。即根据已经具备或经过努力可以创造的条件进行选题，以保证课题能按计划完成并取得预期成果。影响可行性的主观因素包括科研工作者的知识水平、知识结构及科研思维能力（如设计的合理程度），大型研究还包括研究队伍的结构及管理人员的管理协调能力。影响可行性的客观因素有实验场地、实验仪器设备、经费来源等。因此，在选题时，一定要从研究者本人和本单位的实际出发，选择在现有条件和技术水平下可以实现或通过主观努力与横向协作可以实现的课题，而不能脱离实际去构想。缺乏可行性的选题实际上是无法实现的选题，也就等于幻想。

（三）选题的程序

针灸科研选题一般要经过提出问题、查阅文献、进行设计、开题报告、确定题目五个步骤。

1. 提出问题　一般认为，人类在科研活动中，初始意念的形成和提出问题是研究工作和解决问题的起点。人与自然之间存在着大量的未知数，由于人的认识永远不可能完结，所以，问题总是始终存在的。

科学研究都是针对某一具体问题展开的，但科学研究意义上的提出问题却不同于一般性的提出问题。科学研究提出的问题是经过选择、比较、确定其真实性并对问题的本质有了初步的认识，对解决问题也有了初步的想法而提出的。也就是说，提出问题与解决问题是密切结合在一起的，提出的问题本身就包含着解决问题的因素——包含着对问题本质的初步认识以及解决问题的初步想法。

一个重要的、严谨的科研题目，不会是一经提出即可确立的，总要经过相当长时间有时还不止一代人的反复酝酿、思考。但是，解决问题的线索却常常是瞬息间在脑海中闪现出来的，而且是稍纵即逝的。这种瞬息的想法，就是初始意念。初始意念往往都是在实践的基础上产生的。如某临床医生在采用中西结合治疗肿瘤病人时，发现针灸某些穴位与放、化疗联合使用时，不仅较单纯使用放、化疗的效果好，而且放、化疗的副作用也明显减轻，于是就产生疑问，针灸这些穴位是否具有抗肿瘤作用？是否能降低放、化疗的副作用？若有作用，其机理如何？这就是意念的初始形成过程。初始意念的形成不是凭空想象，而是来自临床实践和扎实的中医理论知识。因此，科研工作者必须深入到实践中去，并具有渊博的专业理论知识才能发现有价值的课题。

2. 查阅文献　查阅文献的目的是尽可能地充分了解既往在这个问题上是否已有人作过类似的工作，努力寻找相关证据和材料。在此基础上，进一步完善初始概念，建立科学假说。

在科学发现的历史长河中，同一问题在不同的时代，从不同的深度及广度上常常被反复提出。或者因为当时提出的初始概念和假说不够完备，或者因为当时研究条件不成熟而被搁置起来。通过查阅文献，总能给我们以启发，帮助我们历史地、客观地评价和论证选题的科学性、实用性和可行性，帮助我们完善假说。以往的失败，作为反面资料，尽管不能证实假说，却能给假说以限定，从而可以更深刻地揭示初始概念的内涵和外延。

应当注意的是，在对传统医学的研究中，对初始概念或假说的证明尽可能不要采用或不要仅仅满足于采用已有的直接经验作循环论证。这是因为，由于传统医学基本概念多属自然哲学概念，内涵不够明确，往往通过某一例证的引导，就将新的初始概念纳入并消化在已有的自然哲学概念之中，从而走向引证—验证—引证的老路。

3. 进行设计　从某种意义上讲，一切方法都是为了证实或证伪某种理论和假说。而设计则是实施方法的具体步骤。一个非常"高明"的假设，假若提不出任何方法来加以证明，则这种假说往往流于"荒诞"。如：有人说，气功练习者能够发出某种"气"，传至千里之外，呼风唤雨，这种假说是无法证明的，也是不科学的。

选择证明假说的方法及相应的手段要从实际出发，适用为度，力求简便可靠，不要盲目追求高精尖设备。一个高水平的科学假说，无论是选用一般简便可靠的手段或选用高精尖手段来证明，其结果都是高水平的。反之，低水平的假说无论采用何种手段，其成果水平也不会被提高。只有当用一般手段无法完成任务时，才采取高精尖手段。

针灸科研设计中，最重要的在于如何抓住并能够解决本课题研究的技术关键。以临床研究为例，传统医学的临床观察中，比较难以解决的问题有诊断与疗效标准问题，即观察指标和评价指标的选择与确定；对照组的设置及盲法的实施；针灸等防治手段作为处理因素的量效关系问题等。在动物实验中最难解决的问题之一就是传统医学证候的动物模型的建立等。这些问题本身就是一些有重要价值的研究课题。

4. 开题报告　开题报告是对选题的陈述，就是对选题进行一次全面的说明，也是对研究课题的第一次全面检验。

语言或文字、图像是人的思维活动向外表达的方式。能够精确地表达思维活动是思维活动成熟的表现。因此，向同行陈述自己的课题既是对自己的构思是否成熟的一次检验，又是一种高水平的科研构思交流。交流科研的构思有时胜于交流成果。

现代科研管理要求，课题在正式进入研究实施阶段之前，必须举行开题报告，邀请同行评议。对选题的科学性、实用性、可行性进行综合评估，对完善选题、保证中后期科研工作顺利进行有十分重要的作用。开题报告的内容包括：选题的理论及实践依据；选题的历史概况及现代研究进展；选题的先进性与创新性的具体说明；假说的内容及形成过程；技术关键的选定及说明；技术手段及操作水平的说明；设计；现场、仪器设备及经费的准备情况；预期结果；学术价值及应用价值等。一个好的开题报告本身就是一篇有价值的学术论文的雏形。它能够比较全面地反映课题负责人的理论水平、思维能力、组织实践能力和风格与文采。而同行专家中肯的评价又是对评价者科技鉴赏能力的检验。所以，开题报告会是一场重要的学术活动。

5. 确定题目　确定题目的基本要求是题目能具体概括研究选题的处理因素、受试对象和效应变化。如：针刺足三里对痢疾患者免疫功能的影响，其中针刺足三里是处理因素，痢疾患者是受试对象，免疫功能的影响属效应变化。

总之，选题过程是一个十分严肃谨慎的过程，必须考虑选题的科学性、合理性、实用性、创新性以及假说验证的可能性。假说是根据已知科学事实进行的一种推测。这是对初始产生的意念的深化和系统化，对事物存在的原因及本质做出有根据的、未经证实和未获公认的假定性解释。通过查阅文献，了解选题的进展和现有的研究方法，提出本题目与前人不同的特点或创新之处，提出切合实际，行之有效的研究方案。陈述或开题报告则是对选题过程的一个全面概括和总结，它能反映科研工作者的科学思维、理论水平、实践能力以及本课题预期成果的可靠性。

（四）科研标书的填写

科研标书是能否获取科学研究支持的关键，填写科研标书对科研工作者申请各级科研课题是必须要做的首要任务。如何写好标书，是我们每一个从事针灸科学研究人员关注的问题。一般而言，填写科研标书之前，一定要先阅读招标指南和填写标书的详细说明，不同类型的研究项目对标书的要求不同。中医药研究的主要任务是认识疾病和防治疾病。即以正确的方法探索疾病的发生发展过程，揭示健康与疾病的转化规律，提出有效的防治措施，增进人类的健康。跟现代医学一样，根据中医研究活动的范围、形式、对象、目的的不同，可以对研究所涉及的内容进行概括分类。一般而言，根据研究的范围，可将其分为基础医学研究、临床医学研究和预防医学研究等；根据目前研究的形式不同，即获取资料信息的不同方式，可将中医研究分为实验性研究、观察性研究、调查性研究、资料整理性研究、文献资料整理性研究；根据研究的对象不同，可将中医药学研究分为动物实验、临床试验、社区干预试验等；根据研究的目的将其分为基础研究、应用研究和开发性研究。目前国家各级自然科学研究课题的申报多按基础研究、应用研究和开发性研究进行分类。

基础研究的目的是解决理论问题。它通过科学研究来增加知识，探索未知。其研究结果是获得新观点、新知识或新理论。此类研究未知因素多，创新性强，对研究条件和研究者的水平要求高，往往周期性长，研究一旦有突破将给某一领域带来生机。

应用研究是对某一具体问题进行研究探讨，提出解决该问题的方法。中医药的临床研究多属此类研究。此类研究周期短，成功率较高，对研究者水平的要求没有基础研究高。

开发性研究是指运用基础研究与应用研究所获得的知识研制出产品性物质，或是对现有产品或生产环节进行重大改进的创造性活动，以期获得新产品或降低生产成本，提高产品质量。此类研究需要经费多，往往需要和企业合作进行。中药新药的开发则属于此类研究。

总之，基础研究和应用研究是要增加科学技术知识，以直接产生社会效益为主，而开发研究则是推广应用新技术、新产品，以直接经济效益为主。

标书正文的书写一般要求如下：

1. 立项依据与研究内容　①项目立项依据（4000～8000字）：项目的立项依据包括研究意义，国内外研究现状及发展动态分析，基础研究，着重结合国际科学发展趋势，论述项目的科学意义；对应用基础研究，着重结合学科前沿、围绕国民经济和社会发展中的重要科技问题，论述其应用前景。并附主要参考文献目录。②项目研究内容、研究目标，以及拟解决的关键科学问题（此部分为重点阐述内容）。③拟采取的研究方案及可行性分析：包括有关方法、技术路线、实验手段、关键技术等说明。④本项目的特色与创新之处。⑤年度研究计划及预期研究结果：包括拟组织的重要学术交流活动、国际合作与交流计划等。

2. 研究基础与工作条件　①工作基础：与本项目相关的研究工作积累和已取得的研究工作成绩。②工作条件：包括已具备的实验条件，尚缺少的实验条件和拟解决的途径，包括利用国家实验室、国家重点实验室和部门重点实验室等研究基地的计划与落实情况。③申请人简介：包括申请人和项目组主要参与者的学历和研究工作简历，近期已发表与本项目有关的主要论著目录和获得学术奖励情况及在本项目中承担的任务。论著目录要求详细列出所有作者、论著题目、期刊名或出版社名、年、卷（期）、起止页码等；奖励情况也须详细列出全部受奖人员、奖励名称等级、授奖年等。④承担科研项目情况：申请人和项目组主要参与者正在承担的科研项目情况，要注明项目的名称和编号、经费来源、起止年月、与本项目的关系及负责的内容等。⑤完成科研项目情况等。

三、文献检索

科学的最初想法往往是研究者的一个粗浅和局限的认识。它是否具有创新性？在这个方向上其他人是否曾做过研究？如何把初始意念深化并建立假说？这些问题都必须通过文献检索来解决。文献检索的概念有狭义和广义之分。狭义的检索是指依据一定的方法，从已经组织好的大量有关文献集合中，查找并获取特定的相关文献的过程。广义的检索包括信息的存储和检索两个过程。信息存储是指工作人员将大量无序的信息集中起来，根据信息源的外表特征和内容特征，经过整理、分类、浓缩、标引等处理，使其系统化、有序化，并按一定的技术要求建成一个具有检索功能的工具或检索系统，供人们检索和利用。而检索是指运用编制好的检索工具或检索系统，查找出满足用户要求的特定信息。

（一）检索方法

为了迅速、准确地查找所需的文献信息，必须了解和掌握文献检索的手段和方法。检索的手段和方法主要有手工检索和计算机检索。手工检索是运用印刷型检索工具或参考工具书检索文献，手工检索随意、方便、费用低，但它的速度慢，效率低。计算机检索是运用计算机系统检索文献，速度快，效率高。

1. 手工检索的方法 手工检索的主要方法包括追溯法、常用法和分段法。现在由于计算机的普及，很少有人使用。

（1）追溯法：以文献后面所附的参考文献为线索的查找方法，这种方法查全率低，目前罕有人用。

（2）常用法：有顺查法、倒查法和抽查法三种。顺查法是以检索课题的起始年代为起点，按时间顺序由远及近的查找方法，直到查得的文献可以满足要求为止。这种方法系统、全面、可靠。倒查法一般用于新课题，由近及远，较注意近期的文献，以便掌握最近一段时间该课题所达到的水平及方向。抽查法是指针对学科发展特点，抽出其发展迅速、发表文献较多一段时期，逐年进行检索的一种方法，能以较少的时间获得较多的文献。

（3）分段法：根据文献和本单位工具书收藏情况，分期、分段交叉运用前两者方法，能获得一段时期内的文献，还可节约时间。

2. 计算机检索的方法

（1）布尔检索：利用布尔逻辑算符进行检索词或代码的逻辑组配，是现代信息检索系统中最常用的一种方法。常用的布尔逻辑算符有三种，分别是逻辑或"OR"、逻辑与"AND"、逻辑非"NOT"。用这些逻辑算符将检索词组配构成检索提问式，计算机将根据提问式与系统中的记录进行匹配，当两者相符时则命中，并自动输出该文献记录。

（2）截词检索：就是用截断的词的一个局部进行的检索，并认为凡满足这个词局部中的所有字符（串）的文献，都为命中的文献。按截断的位置来分，截词可有后截断、前截断、中截断三种类型。不同的系统所用的截词符也不同，常用的有?、$、＊等。分为有限截词（即一个截词符只代表一个字符）和无限截词（一个截词符可代表多个字符）。

（3）原文检索："原文"是指数据库中的原始记录，原文检索即以原始记录中的检索词与检索词间特定位置关系为对象的运算。原文检索可以说是一种不依赖叙词表而直接使用自由词的检索方法。原文检索的运算方式，不同的检索系统有不同的规定，其差别是：规定的运算符不同；运算符的职能和使用范围不同。原文检索的运算符可以通称为位置运算符。原文检索可以弥补布尔逻辑检索、截词方法检索的一些不足。运用原文检索方法，可以增强选词的灵活性，部分地解决布尔检索不能解决的问题，从而提高文献检索的水平和筛选能力。但是，原文检索的能力是有限的。从逻辑形式上看，它仅是更高级的布尔系统，因此存在着布尔逻辑本身的缺陷。

（二）检索途径

1. 题名途径　利用图书、期刊、资料等的题目名称对文献进行检索的途径。

2. 著者途径　用文献的著作者、编者、译者的姓名或机构团体名称编制检索特定的个人或团体所生产的文献。

3. 分类途径　以文献的内容在分类体系中的位置作为文献的检索途径，它的检索标志就是所给定的分类号码。

4. 主题途径　通过表达文献的内容实质，经过规范化的名词或词组来检索文献，检索时直接按主题词的字顺，像查字典一样，即可查到某个特定主题的文献。

5. 关键词途径　按照文献题目或内容中具有实际意义并能表述文献的主要内容、起关键作用的词或词组，从关键词的字顺检索系统中检索的途径。

6. 序号途径　通过已知号码查找文献的途径，如报告号、专利号、标准号、会议号等。

7. 其他　如分子式、生物分类、属类等。

（三）计算机检索

随着时代的发展，计算机检索的作用越来越突出，它可以节省更多的时间和精力，其检索速度是手工检索不可比拟的。计算机检索主要是通过检索各种数据库实现的。数据库的类型主要分为文献型数据库和事实型数据库两种。检索方式包括单机检索和网络检索，单机检索包括软盘检索和光盘检索，网络检索包括远程拨号登录检索和国际互联网检索。从发展趋势来看国际互联网检索有着更为强大的生命力。

1. 国内数据库

（1）文献型数据库：文献检索是一种相关性检索，它不直接回答检索者提出的问题，只提供与之相关的文献供其参考。文献型数据库种类很多，根据研究工作的需要，可查阅不同的数据库。针灸学研究常用的文献型数据库如下：①期刊文献数据库：主要有中国中医药期刊文献数据库（TCMARS）、中国生物医学文献光盘数据库（CBMdisc）、中文生物医学期刊目次数据库（CMCC）、中国学术期刊（光盘版）全文检索管理系统、中国药学文献数据库（光盘版）和台湾中医药文献数据库。②中医药报刊资料数据库：由国家中医药管理局中国中医药文献检索中心研制。该数据库收录了 1988 年以来国内 100 余种报刊上发表的有关中医药的动态信息，每年约 3000 条记录，每日更新。该数据库有光盘版，并可通过国际互联网（网址：www. cintcm. ac. cn）或远程拨号登录进行检索。③专利文献数据库：可查阅由中华人民共和国专利局研制的中国专利数据库（CNPAT）。目前提供光盘版和国际互联网（网址：www. cpo. cn. net）检索。④获奖成果数据库：可查阅由国家中医药管理局中国中医药文献检索中心研制的中医药成果数据库。该数据库收录了自 1949 年建国以来，部以上医药卫生科技获奖成果共 4000 余项。可通过光盘或远程拨号登录进行检索。⑤中医古典文献：目前可查阅由中国台湾中医药委员会研制的电子中医药古籍文献（TCMET），可进行《黄帝内经》、金元四大家著作、《景岳全书》的全文检索。可通过国际互联网进行检索（网址：www. tcmt. com. tw）。

（2）事实型数据库：①中药数据库：可分别查阅由国家中医药管理局中国中医药文献

检索中心研制的中国中成药商品数据库和国家中药保护品种委员会研制的国家中药保护品种数据库。②中药复方数据库：可查阅由北京中医药大学研制的中药方剂信息数据库，该数据库收录了从汉朝至清朝主要方书中的 400000 张中药方剂，涉及 350 余种中医古籍。

2. 国外数据库

（1）文献型数据库：①MEDLARS-Medical Literature Analysis and Retrieval System（医学文献分析检索系统）：是由美国国立医学图书馆研制、开发的当今世界上最有权威性的医学文献数据库检索系统。现已拥有 40 余个数据库，收录了自 1965 年以来全世界范围内发表的生物医学文献 1300 多万篇，含有书目、题录、文摘及声像资料，涉及医学、药学、卫生学、毒理学、化学数据、癌症治疗方案等信息。可通过国际互联网进行检索（网址：igm. nlm. nih. gov）。②USPTO Web Patent Databases：由美国专利与商标办公室研制。该系统含有 3 个数据库，即：美国专利文献全文数据库、美国专利文献数据库和艾滋病专利数据库，分别收录了 1976 年以来的相关专利。其中艾滋病专利数据库包括美国、欧洲和日本的相关专利。可通过国际互联网进行检索（网址：www. uspto. gov）。

（2）事实型数据库：NAPRALERT-Nature Production Alert（天然产物数据库）：是由美国伊利诺斯大学研制的。该数据库主要收录了 1975 年以来有关天然产物中具有生物活性的化学物质的信息，是世界上目前较大的天然产物数据库。该数据库有大约 20% 的文献是收录了 1975 年以前的研究成果，其更新速度为每月大约 600 篇文献。可通过发送电子邮件，提出申请，请数据库管理人员帮助查找有关数据。电子邮件地址为：quinn@pcogl. pmmp. uic. edu。

四、假说的建立和检验

科学假说是依据事实，对事物存在的原因及本质做出的有根据的、未经证实和未获公认的假定性解释。科学假说方法是科学研究工作者做出科学发现时最重要的方法。自然科学理论——包括中医药学理论的发展历史，在某种意义上讲，是一部不断建立新假说，扬弃旧假说的历史。正如恩格斯在《自然辩证法》中所指出的那样"只要自然科学在思维着，它的发展形式就是假说。"

科学假说和科学理论是自然科学发展的重要形式和基本方法。在科学研究的发展过程中，科学假说是科研课题的灵魂，是研究工作的理论模型。假说经过实践检验转化为理论；理论随着实践的发展又可被新的假说所代替；新的假说又在实践中向新的理论转化。自然科学正是循着由假说到理论，又由新假说到新理论的辩证途径不断地向前发展。

（一）假说是自然科学理论发展的形式

在科学研究工作中，假说和实验构成了全部活动过程的两个重要方面。一个代表着研究人员的思维，而另一个则代表着他们的实践。我们可以说科学假说与科学理论之间只有一步之遥。当然，这是非常重要的一步。一般认为，当假说得到严密设计的科学定义或观察证实时，它就上升为理论了。

一个假说能否经受事实的检验，是区别其真伪的分水岭，而概括性程度则是其水平高低的标志。在经验科学中，假说常被视为有关事实的建议。例如"日心说"就是认为太阳事实上位于众星球的中心；"肾藏精"就是认为五脏六腑之精皆藏于肾；"气血阴阳"就是认为人体有这四类物质并发挥相应的功能。这些事物在提出者看来，毋容置疑，都是真实的。就是说，事实本身不容怀疑，或者说其真实性是可以想象地加以确定的。在这种场合，一个假说在其来源方面不需要任何"证明"或不证自明而必须加以相信的。只是在它的使用方面需要加以证明即"验证"。这种假设，也允许人们依此而演绎出一批同样未经检验和证明的结果即新的"子假说"，构成一个假说体系。例如各种各样的气，常常就是这种演绎的结果。一般认为，这些假说体系具有形式的系统性。其在提出新的事实结果方面也具有经验性，且概括程度不高，随着实验证明的结果，这种系统性也会得到修正。

（二）假说的基本特征

科学假说与迷信无知的臆想不同，其本质区别是前者以科学事实和科学原理为依据，对所研究的自然现象的本质及其规律提出一种假定性的推测和说明，并接受事实和逻辑的证明。科学假说一般具有以下特点：

1. **具有一定的科学依据**　假说是以科学事实和已有的科学理论为基础，并能经得起科学论证和验证。这种论证或验证，无论是被证实或被证伪，都说明它是接受论证和验证的。例如：人们在地理上发现非洲西部的海岸线和南美东部的海岸线彼此吻合，同时，它们在地层构造、古气候、古生物方面存在着一致性，依据这些事实提出了大陆漂移假说。德国地球物理学家魏格纳依据地球物理学所揭示的地球内部结构、物理性质等规律，以及古气候学、古生物学、大地测量学等学科的资料，对大陆漂移的初步确定进行了广泛的科学论证。凡是不接受任何论证或验证，以其特殊的结构逃避论证或验证者，就缺乏起码的科学性，如"上帝假说"即是一例。

2. **具有一定的创新性**　对事物的解释是前所未有的，对产生假说的主体来说纯属研究者创造性思维活动，具有突发、飞跃和新奇的特点。当然，任何假说都很难说是全新的，因为科学发展的继承性特点决定了任何新的创造与发明，都可以从中找出前人贡献的成分。

3. **具有一定假定性**　科学假说虽然有一定的科学依据，但在开始研究某一问题时，根据常常不足，资料也不完全，对问题的看法只是一种推测，还没有经过实践的检验，其是否正确还不能断定。所以任何假说都是一种假定，带有猜测性，其结果是或然的。假说是不稳定的，它可能随着愈来愈多的实验事实证明而发展为理论，也可能被否定或淘汰。可以说，假说实际上是理论形成的前身。

4. **具有一定的工具性**　假说可以不正确或不完全正确，但必须有用。即能够预知并帮助我们揭示出新的事实，提出新的观察和实验。假说的工具性特点，使它具有独特的方法论意义，可概括为以下几个方面：①它必须以事实为依据，但不要等待事实材料全面系统地积累之后，再做出假说。它借助一定数量的事实性资料，通过创造性思维活动，把有限的、不连续的资料连续化，并从中找出规律性。②它必须应用已有的或继承已有的科学知识，但并不被已有的或传统的观念所束缚。它是在固有理论的薄弱环节、空白环节以及矛盾点上生长起来的新的观念、新的理论胚芽。它的出现，是对旧理论扬弃的开始。③它不仅要尽可能完满地解释假说所涉及的范围内的事实，而且必须包含有关新事实的结论。要能预见未知事实，发挥预见性功能。假说一旦形成，它就是解决问题的开始而不是终结。

（三）假说在科学研究中的作用

1. **假说是形成和发展科学理论的重要途径**　自然科学是沿着假说——理论——新假说——新理论的途径不断地向前发展。科学理论是对客观事物内在规律的正确反映。人们对客观事物规律的正确认识并非一次就能完成，往往需要借助于科学假说去进行探索，进而不断地积累实验材料，不断地增加假说中的科学内容，减少假定性的成分，逐步地建立起正确反映客观规律的科学理论。需要探索的地方就需要假说，因为探索的思维方式就是假说，近代自然科学理论的发展过程就是假说的连续更替和假说的内容不断精确化、深刻化的过程。

2. 假说是发挥思维能动性的有效方法　科学研究是人们有目的地探索客观事物未知规律的活动。在观察和实验获得必要的科学事实之后，必须进行整理、加工和概括，从思维中把握研究对象的本质和规律，达到理论认识的高度。在这个过程中，假说既要立足于事实，又不能等待事实材料的充分完备；既要服从理性的思维指导，又不能受传统观点的束缚，要敢于怀疑，敢于猜测，充分发挥创造性思维的主观能动性。科学假说不仅仅是从事实中引申出来，更主要的是为了说明事实。它是对蕴含在科学事实、现象背后的本质和规律性进行猜测、假说，这种猜测和假说本身就是人类思维活动创造性能力的表现。所以，提出假说的能力往往被认为是科学创造思维能力的重要标志。

（四）提出假说的方法

一般认为，假说的形成要经历两个基本阶段，即初始阶段和完成阶段。在提出假说的初始阶段，提出者根据有限的事实材料和科学原理，通过创造性思维，做出初步假定。这时，研究者的注意力集中于分析最主要的事实，思维过程中的类比推理和归纳推理的作用比较突出。此时假定具有初步的尝试性，还没有最后定型。到了完成阶段，则从已确定的尝试性假定出发，经过事实性材料（包括文献记载的以往的事实性材料）以及理论性材料即现存的有关科学原理论证，使之成为一个结构比较稳定的系统。这时，假说已能较好地解释已有的事实，其演绎推理的作用逐渐显示出来，从而可以预言未知的事实，更好地发挥假说的功能。

作为确定科研课题的假说，一般应当处于经过第一阶段到达第二阶段的时期。但从整个假说的形成过程来看，初始阶段才是最为宝贵的时期。能够从已有事实中提出初始阶段的各种假定是科研人员最可贵的能力之一。提出各种假说的方法从思维形式上讲，有一些带有共性的一般性规律，也可称之为提出假说的一般方法。综其大略，可概括为以下几个方面。

1. 归纳法　归纳方法就是从个别或特殊的事物概括出共同本质或一般原理的逻辑思维方法，逻辑学上又称为归纳推理。它的客观基础是一般存在于个别中。归纳的目的是通过现象到本质，通过个别到一般。归纳方法由推理的前提和结论两部分构成。其前提是若干已知的个别事实，是个别或特殊的判断和陈述。结论是从前提中通过逻辑推理而获得的一般原理，是普遍性的陈述和判断。例如，人们经过长期观察和体验，发现自然界和人体生命活动过程都存在着周期性特点，表现出某种节奏感。像四季变迁、大雁的春来秋去、猫头鹰的昼宿夜行、人类的昼行夜宿以及人的生长壮老等等，都有比较规律的时间节奏性，由此概括出有机体的一个重要的生物学特征。拿这种特征类比于钟表的时间节奏性，于是提出"生物钟"假说。作为机械钟、电子钟是客观存在的，但是"生物钟"是否存在却是一个有待证明的事物和理论。以人体为例，一方面人体哪些现象具有时间节奏性？人们观察到，大量的生命活动现象都具有时间节奏性，如体力周期为 23 天，情绪为 28 天，智力为 33 天……这似乎已被大量的事实所证实。另一方面需要证实的是，生物钟位于何处？有多少种？如何开动？如何关闭？多种生命活动过程的生物钟如何协调运行？如何形成这些生物钟并形成复杂的运行机制等等。在阐明这些现象的基础上，我们如何开发利用这一机制，使它在诊断、治疗、预防、养生、延寿甚至生产生活各个方面发挥重要的作用？这一连串的为什么必将诱导出一系列围绕生物钟假说的各种"子假说"从而建立一个假说体系。中医学的子午流注假说及五运六气假说中的一些假说，属于古代生物钟假说范畴。

2. 演绎法　演绎方法是由一般性的前提到个别性的结论的推理方法。即依据该类事物都具有的一般属性来推断该类事物中个别事物所具有的属性的方法。一般寓于个别，一般中又概括了个别。凡是一类事物共有的属性，其中每一个别事物也必须具有，所以从一般中必然推出个别。这是一种从抽象到具体的方法，它在中医药理论体系的建立中发挥了重要的作用。

以中医基本理论为例，无论是藏象学说、气血阴阳学说、病因学说、辨证论治纲领等等，其创立的基本方法大都采用经验归纳与类比演绎相结合的形式。《内经》中关于"阴阳者，数之可十，推之可百；数之可千，推之可万；万之大，不可胜数，然其要一也"的论述，表明中医正是以带有自然哲学属性的阴阳学说为基础，以阴阳基本属性为前提，运用演绎（数和推）解释复杂的生理病理过程。这些论述正是对这种方法和过程的最简单明确而又深刻的表述，从而使中医理论成为一个以阴阳五行为基础之一的最大的演绎推理假说体系，导致中医理论中人与自然在阴阳学说基础上的同构假说。

在中医药理论的现代研究工作中，运用演绎法同样能帮助我们建立新的假说。以气的研究为例：古代哲学认为，气是物质，这里的物质更多是指哲学上的物质性。中医学将气的概念引入医学及人体后，赋予了更多的"物质实体"的内容。按照中医的传统概念，人体有营气、卫气、宗气、脏腑经络之气等。以传统概念为基础，运用演绎法来研究人体现象，我们可以设想每一种与气的活动特点相似的功能的产生都可以假定有一种气作为它的物质基础。心有心气、肺有肺气、肝有肝气、脾有脾气。以脾气为例，中医认为脾气有运化水谷、保持内脏正常位置——升举以及统血的功能。脾气虚时，倘若上述功能同时出现紊乱，我们可以简而言之脾气可能只有一种；倘若在脾气虚时，有人仅仅出现运化水谷失常，有人仅仅是内脏下垂或便血、出血。这就使人们不能不假定脾气是可分的，可能是由不同功能的不同组分构成的。从目前的认识水平来看，纯粹按中医思维模式，脾气大体又可分为运化水谷之气、升举之气、统血之气等等。脾的这些不同之气，就是运用演绎法提出的假说。这种假说有可能导致新的观察与实验。

运用演绎法建立假说，可能帮助我们沿着某一思路继续深入进行研究。仍以脾气为例，在假定脾气可以分为运化之气、升举之气、统血之气的基础上，按照临床上运化失常的各种不同表现出现的不同特点，按照出血的性质、部位等不同特点，我们还可以把运化之气或统血之气进一步分化演绎，建立新的概念。

不仅中医基本理论如此，目前临床上治疗假说的建立，大多也是前人经验的推演。例如：苦寒可以清热，支气管肺炎多属肺热证，因此，苦寒药用于治疗肺炎，是可以假定有效的。目前有人提出艾滋病属于虚证，用扶正法有可能治疗艾滋病等等亦属于此。

演绎方法是一种逻辑推理，它由前提、逻辑规则和结论三部分构成。前提通常是已知的判断，是推理的依据和理由；逻辑规则是推理过程中应遵循的推理形式结构；结论是由前提按一定的逻辑规则推导出来的判断。只有演绎推理的前提是真的，并且推理的形式又完全合乎逻辑规则，推出的结论才是真实的、可靠的。否则其结论就不正确。

演绎法的特点是从理论命题推导出事实命题，或解释已知的事实，或预见未知的事实，它对开辟某一理论的新领域，扩展其应用范围具有重要作用。如古代哲学中，阴阳学说中的阴，是一般概念，而演绎到肾阴，就成了具体概念。肾阴有促进人体生长发育和主生殖等作用，但不能倒回来认为古代哲学概念之阴，能促进生长发育和主生殖。演绎法也存在局限性，主要是它的推理结论受前提的制约。在科学研究中客观事物是非常复杂的，人们在对其认识尚不很充分，前提又不很确切时，演绎推理就不一定可靠。值得注意的是，传统中医药的概念具有古代自然哲学的属性，其信息包含量大，并且有较宽的模糊区，给后世学者留下了丰富的想象空间。因此，利用这些概念为前提进行演绎时，必然会出现一些不可靠的结论。

3. 比较分类与类比法　比较方法在医学科学研究中，通过比较我们可以对客观事物进行定性鉴别和定量分析。例如：临床应用各种仪器所进行的理化检查，都是将检查的结果与正常值进行比较，然后得出是否异常的结论。通过比较，我们可以揭示事物的本质，从而掌握事物的内在规律。医学上对一些疾病的病因就是通过比较而发现的。孤立地研究某一现象不易发现其规律，只有对一些现象加以比较、分析，才能得出规律性的认识。所以，比较方法是科学发现的基本逻辑方法之一。然而，我们应该知道任何比较都是用事物某一方面或几个方面进行比较，暂时撇开了其他方面，因此是不完全的。这就要求我们对任何比较的结果都不能把它绝对化，应该力争对事物进行更多方面、更深层次的本质比较。以便能够全面深刻地认识事物的本质。

分类方法是根据研究对象之间的共同点与差异点，把对象区分为不同种类的逻辑思维方法。分类是以比较为基础的，通过比较找出事物的共同点和差异点。根据其共同点将事物归为较大的类别，根据差异点将事物划分为不同的较小类别，从而将事物分为有一定从属关系的不同等级的系统，这就叫分类。分类方法在科学研究中不仅为人们提供了便利、简捷的检索途径，为进行深入研究创造了有利的条件，而且随着分类方法的不断深化，抓住事物比较深在的本质属性而建立起来的分类系统，能反映事物间的本质联系和内在规律。因而具有一定的科学预见性，可以指导人们寻找或认识新的具体事物。

类比方法是根据两个（或两类）对象之间在某些方面的属性相似或相同的关系，推出它们在其他方面的属性也可能相似或相同的一种逻辑推理方法。它认识事物的方法是在比较的基础上找出两类对象之间的相似或相同点，然后以此为依据，将其中一类对象的已知属性类推到另一对象的未知属性上去，得出结论。中医药学中的"比类取象"多属类比方法的应用。

类比推理的客观基础是自然界事物的同一性。类比方法是从个别到个别或从特殊到特殊的推理。它的前提和结论都是个别或都是特殊。类比推理的过程，是立足于已知向未知的探索，前提与结论之间没有严格的逻辑中介。它忽略了未知的（或不甚清楚的）中间环节，而从一事物的属性直接推出另一事物的属性。这个过程既包含了逻辑推理，又包含了直觉猜测。所以，应用类比方法时，既具有较高的创造几率，也具有较高的或然性。

类比方法在科学研究上能推动科研的创新性，发挥创造作用。在各种逻辑推理方法中，它最富有创造性，这是因为它的应用范围广。归纳法与演绎法的适应范围，只局限于同类事物中的联系，而类比的两个事物可以是同类的，也可以是不同类的，甚至类差非常大；而且它们之间进行类比的属性和关系可以是本质的，也可以是现象的；它们之间的相似点可以有多个，也可以只有一个。因此，类比方法能让科研工作者充分发挥想象力，在广阔的范围内把不同事物联系起来进行对比，从而提出具有创造性的科学思想和许多新颖的假说来解释新的事物。如人体阴阳五行学说的建立首先归功于在临床观察基础上运用的类比法。

　　类比法也有局限性。首先类比受其客观基础的限制。类比是异中求同的方法，客观事物之间的相似性或同一性，使类比方法有可能获得正确的结论；客观事物之间的差异性，又使类比方法的结论带有或然性。如果根据两个事物具有的相似性进行类比推理，推出的属性正好是它们的差异性，类比的结论就会发生错误。其次，类比的逻辑根据不充分。类比是以两个对象的某些属性相似或相同为前提，推出它们在其他属性方面也相似或相同的结论。由于前提和结论之间没有必然联系，只是一种可能性，这就决定了类比只是一种或然推理。因此，我们在使用类比方法时，尽可能克服类比的局限性，即尽可能了解和认识有关对象，增加类比对象之间相似属性的数量，以及掌握前提与结论之间的必然联系，以提高类比的可靠性。类比的结论是否正确，最终要由实践来检验。

　　4. 分析与综合方法　分析是把客观事物（对象）的整体分解为构成它的部分、单元、环节或要素加以认识的思维方法。整体是由部分构成的，部分的属性及关系从不同方面表现了事物的整体性。客观事物整体与部分的关系不仅使分析方法成为可能，而且使分析方法成为必要。分析的基本作用就是深入事物的内部，从各个不同的方面，研究各个细节，为整体上认识事物积累资料，以便认识事物的本质。例如：我们为了研究人体的结构和功能，我们可以从构成人体的系统、器官、组织、细胞等不同层次的各个方面进行研究，为认识人体的结构和功能提供资料。自然界的客观事物都具有复杂的构成。人们开始认识事物时，总是先接触到事物的表面，到感性认识结束，也只是提供了一个关于事物整体形象的认识即表象。为了认识事物的内部和了解细节，就必须运用分析的方法，在思维上把事物的整体加以"分解"，即把它的各个部分从整体中"分割"开来，在此基础上深入分析各个部分的特殊本质。然后再进一步分析各个部分相互联系、相互作用的情况，阐明它们在整体中的地位和作用。这一过程使科学认识从对事物整体的笼统认识，深入到它的各个部分中去；使认识从一个层次发展到更深的层次；使现象的认识进入到本质的认识。所以说，分析方法是将未知转化为已知的科学方法。分析是进行科学抽象的前提，因为对部分或要素的认识是认识事物整体的基础。分析方法在医学科学领域中占有重要的地位。医生在进行科研和诊治过程中都离不开分析方法。如在医学诊断中首先要了解和分析每个症状、体征、化验和检查的结果及相互关系，达到对疾病本质的认识，最后做出诊断。

　　分析方法也有一定的局限性，由于它割裂了事物的联系而局限于要素或部分的研究，其结果容易使人们形成一种孤立、静止、片面看问题的习惯，缺乏对事物的整体认识。为了克服这种缺陷，必须在分析的基础上发展到综合阶段。

　　综合是分析方法的发展。它是在分析的基础上把对研究对象一定部分、单元、环节、要素的认识联结起来，形成对研究对象统一整体认识的思维方法。综合决不是主观任意地将研究对象的各个要素联系起来，而是根据研究对象内部各要素之间客观存在的有机联系进行联系。正如恩格斯在《自然辩证法》中所说："不能虚构一些联系放到事实中去，而是要从事实中发现这些联系。"综合不是各要素现象的联系，而是要素本质规定的联系。综合的基础是整体与部分的关系，综合不是认识事物内部的各个要素，而是要找到这些内部要素是如何相互作用产生整体效应的，即整体的本质特征。综合方法克服了分析方法的局限性，使人们能够认识客观事物在分割状态下不曾显示的特性，能够从整体的高度来把握事物的本质。任何事物都可以分析，但如果不综合起来，我们就很难得到对这一事物的真正认识。例如：对蛋白质的分析研究发现，蛋白质由碳、氢、氧、氮元素构成，如果我们的认识只停留在分析的基础上，不进行综合，那么，我们只能认识到碳、氢、氧、氮的特征，就无法了解蛋白质在生命运动中的本质和作用。如果想认识蛋白质的本质和作用，就必须综合。

综合方法是人思维能动性的高度体现。通过综合可以将已知的知识推广到未知的领域中，形成新的知识。许多假说和理论的建立、更替、补充、完善都离不开综合。随着认识的发展和深化，人们又面临新的问题，于是就要求人们进入新的更高层次的分析，进而又产生更高层次的综合。因此，每一次分析和综合的完成，只标志着认识达到某一个层次水平，而不是认识的最后终结。

5. 逆反法　对立统一规律是自然界和人类社会及思维活动的基本规律之一。任何概念、假说、理论都有与其相对立的一些概念、假说、理论存在。按照这一基本规律，主动收集与现行理论反常的客观事实，提出与现行理论相对立的假说以解释这些事实的方法，称之为逆反法。

不少重大的科学发现得益于逆反法。1970 年逆转录酶的发现是分子生物学的里程碑。在上世纪 50 年代，分子生物学建立了中心法则，即基因转录过程由 DNA→RNA→蛋白质。但这一法则无法说明 RNA 肿瘤病毒的致癌作用。按照逆反法，可能还存在一种逆转录过程，即 RNA→DNA→RNA→蛋白质。尔后发现的逆转录酶则肯定了这一假说。

在中医临床上，不少治疗假说的建立，多与逆反法相关。例如，扶正与攻邪、寒凉与温热、温阳与滋阴、补气与理气、补血与活血等等。

在运用逆反法提出假说的过程中，当新假说触及到事物或概念的"界线"时，常常发生棘手的问题。也就是说界线、极限等等，常常构成逆反法通过的"障碍"。当它处于这个"障碍"时，往往面临两个相互矛盾的事实，在肯定与否定中陷入循环状态。但是，也只有在这时，往往孕育着科学的突破，推动我们在"界线"或"极限"上开辟新的认识领域，把科学推向前进。

6. 直觉和灵感　科学假说的建立有时与直觉和灵感有关。许多科学家根据自己的科学研究经验而相信直觉和灵感。尤其在科学发明与创造过程中当没有"逻辑的桥梁"时，必须应用直觉和灵感。直觉和灵感是人们的创造性思维方式。直觉是指人大脑对客观事物在感觉不到明析的逻辑推理情况下，能以直接认识事物本质及其规律的一种能力。它是在实践的基础上进行的思维活动，从而形成了对客观事物一种比较迅速的直接的综合判断。灵感是指对于长期思考而又尚未能解决的问题，人脑在一定条件下产生那种使问题得以突然明朗的心理状态。直觉所强调的是对问题的"豁然开朗"、"入木三分"的洞察，即对事物的直接理解和认识。灵感所强调的是创造者"思如泉涌"、"得心应手"的思维过程，它包含了人的直觉洞察力、想象力、逻辑思维能力等的综合运用。

直觉具有非逻辑性和突然性的特征。直觉的非逻辑性是指直觉思维不是按照逻辑推理的方式思维，不受形式逻辑规律的约束，常常表现为思维操作的压缩或简化而直接认识事物的性质，联系和关系。直觉的突然性是指直觉思维的结果往往产生的特别迅速，因而研究者对所进行的过程无法做出逻辑解释，它对问题的思考来不及推理就能立即做出判断，得出结论。科研工作者有时会利用直觉的判别、直觉的想象、直觉的启发提出科学假说。爱因斯坦把创造过程概括为：经验——直觉——概念或假说——逻辑推理——理论。把直觉放在创造性思维的关键位置。直觉思维具有突然达到洞察事物本质和规律的作用不是偶然被动产生的，使人们在实践过程中，主动寻求解决某一问题方法时所产生的启发作用。

灵感同其他思维方法一样，也是建立在实践的基础上。无论是创造性课题的产生、触发信息的来源、创造者主观灵性的形成，还是灵感成果的检验都离不开实践。因此在强调实践第一性的前提下，应当充分发挥主观能动性。人的主观能动性主要表现为意识和潜意识。而灵感思维与意识和潜意识的相互作用有直接关系。意识和潜意识是人脑对客观事物反映的不同层次。潜意识是未显现的意识，是人脑对事物的潜在反映形式，是人对客观事物信息的前控制及内部体验的统一。因此，人的意识活动是一种综合性的复杂的反映过程，即人的意识活动除了具有显现的、自觉的形式，还有非自觉的、不随意的潜意识反映形式。人脑不仅具有最佳的信息存储功能，而且有最佳的信息提取和控制功能。信息储存的越多，诱发的灵感就越多；生活、工作的实践活动范围越大，灵感的强度也就越大。潜意识先于显意识，当潜意识的活动接近于阈限或偶然受某一机关信号的诱导，就可能跃入显意识过程，潜意识停止，显意识活跃，灵感思维是显意识与潜意识的相互作用与统一。

灵感的产生具有非预期的突发性和偶然性。即灵感产生的时间、地点、受何种因素触发。都是不可预期的。灵感的产生突如其来、意相不到，也不受意识的支配，带有很大的偶然性。灵感的产生，从开始到结果，都有显意识的参与。显意识对思索的课题，在外界提供的大量信息当中，某个信息的闪现打开了潜意识的大门而获得灵感。灵感具有反常规的独到性，能突破传统的循轨思维方法。通过灵感思维所获得的成果或结论有时带有一种模糊性。

（五）假说的论证和验证

假说只有经过实践的验证，才能决定是否能够转化为科学理论。任何假说一经提出都必须进行论证和验证。对假说内容的论证和检验在假说形成的过程中就已开始，但严格地说，假说的验证在假说形成之后。假说的论证和验证，一般可分为逻辑分析和实践检验两个步骤。假说的论证，以逻辑分析为主；假说的检验以实践为主。假说要转化为理论，首先是实践检验，而逻辑分析则是实践检验的辅助方法。

1. 假说的论证　对假说的论证就是用某个或一些已被确认的理论或经验事实来确定假说真实性的思维过程。这个过程包括以下几个阶段。

（1）假说表述是否完整：通过种种思维方法建立的假说及其"初始概念"，在其开始形成时，大都只具备大脑"内部语言"的特点。即是一种简化的、原始的、不规范的或符号性的、不连续的、不准确的、快速的表现方式，这时的思维过程是快速的和敏捷的。但是，要把这种"内部语言"转化表达为"外部语言"——即用人们普遍适用的科学语言表述出来，这就是对假说是否完整而系统的第一次严峻考验。

外部语言要求概念明确、判断清晰、逻辑严密。否则，一个连自己的思想都表达不清楚的研究者，不是研究者本人的表述能力差，就一定是假说或概念本身还不明确、不成熟。

（2）假说是否能够成为一个结构稳定的系统：这是对假说的第二步论证。假说的结构是否稳定，可从以下几个方面分析。引用的旧概念是否准确；提出新概念是否明确，其理论依据和事实是否可靠；判断是否合理，推理是否合乎逻辑；假说是否完整，假说的功能界线——适用范围是否明确；假说是否得到已有的科学理论与科学事实的支持。这一阶段的论证，只能够说明推理的正确性，不考虑真实性。因此，也属于初级阶段的论证方法。

（3）假说能否广泛解释已确认的有关事实：一个比较好的假说，能够解释已被确认的事实越多，则支持这一假说的论据也就越多。这种论证包括了三种方式；即经验事实的直接论证、演绎论证和归纳论证。此处不再赘述。

（4）假说能否经得起反驳：反驳是论证的一种特殊形式。反驳的方法大体有两类，即从论据反驳和从论题反驳。从论据反驳适用于论证假说所依据事实是否虚假。一般认为，驳倒某一论据并不能以此确定某一假说的虚假。在某些情况下，甚至从不正确的论据出发，也可以建立一个有用的假说。只有驳倒假说所能够适用的范围内的一切论据，才可能最终驳倒假说本身。

从论题反驳包括直接反驳、间接反驳、演绎反驳和归纳反驳。所谓直接反驳是指引用真实判断直接确定某一假说的虚假性；间接反驳则是通过论证另一个与被反驳的假说具有矛盾关系或反对关系的假说的真实性，从而确定被反驳的假说是不能成立的；演绎反驳又称归谬法，它是从被反驳的假说中引申出错误或相互矛盾的判断，从而论证假说不能成立；归纳反驳则用一系列事实说明假说违背基本事实。

2. 假说的验证　　建立假说应遵循的原则之一就是可检验性原则。可检验性有两种，一是原则上的可检验性，根据现有已被证明是可靠的理论、规律来看，假说是否能够加以检验；二是技术上的可检验性，即是否具备了检验假说的技术条件和手段。假说的验证是通过实践来证明其真伪的。实践检验是通过观察和实验对假说及其推论进行的验证。实践检验假说的方法包括直接检验法和间接检验法。直接检验法，即用观察和实验直接观测科学假说的实质内容，以证实或否定科学假说。间接检验法是用观察和实验观测来检验假说基本命题所推演出来的结论或预言，它是运用逻辑推演与实践证明相结合的一种方式。例如："电磁波与光波具有同一性"的普遍性命题无法进行直接检验，但可以由它演绎出许多能够直接检验的推论。如果电磁波和光波具有同一性，电磁波应显示光波的所有性质，1888 年物理学家赫兹用实验证明了电磁波速等于光速。后来，又进行了关于电磁波的反射、聚焦、折射、偏振等多种实验证明了光所具有的一切物理性质电磁波都有，这样就完成了电磁波和光波具有同一性的实验验证。

科学假说的验证是个复杂的过程，对假说的实践检验，同实践标准的绝对性和相对性密切相关。假说正确与否，归根到底只能通过实践来证明，这是实践标准的绝对性，但一定历史时期的实践又有局限性。另外，有关理论的适应范围问题也随着实践的发展有扩大或缩小的情况。因此，科学假说的验证也具有相对性。目前被证明是正确的假说，在发展了的实践中可能被证伪。在科学领域里，我们可以接受有永恒的命题，但难以得到对命题的永恒不变的解释，在不同的时代里，对同一命题可以有不同的解释。永恒的学科特色是不存在的。

在医学科学研究中，实验验证是比较严格和精确的。然而，随着科学的不断深入发展，有的实验由于条件的限制，目前还不可能进行；有的实验结果不能直接表达出来，必须通过理论计算才能显示。在这些过程中，假说的真实性往往表现为假说的有用性，即假说不仅能够解释已知的事实，而且还能够预言未知，即从中引申出关于未知事实的结论。如果假说对未知事实的预言性结论得到后来的证实，那将是对假说最强有力的支持。总之，假说必须服从事实。当事实与假说发生矛盾时，受到修正的应该是假说而不是事实。多假说并存机制是科学发展的重要条件，也是防止研究人员思维定势的最好方法。一般认为，多假说并存可以起到比较和鉴别的作用。它不仅能在比较和鉴别中使原有假说得到修正、发展和完善，而且能够促使新假说产生。更为重要的是，通过比较与鉴别，能够不断提高研究人员的科学想象力及科学鉴别力，拓宽视野，从根本上防止门户之见和科学社会中的弄虚作假恶习。

五、实验设计

实验设计是在正确专业理论指导下，按照科研基本原则的要求，对于假说验证工作的具体内容、方法、技术、步骤和所有细节问题的周密计划和安排。这是科研计划的主体，是研究工作顺利进行的指导纲领。实验设计是否科学合理，将决定研究的成败。错误的设计则常常造成各种假象，将研究引入歧途。中医药科研设计是指研究人员在研究工作开始实施之前对所要研究的课题进行科学设计，它是科研工作中非常重要的一个环节，科研设计的好坏，直接影响到研究成果，也关系到研究的成败。因此，针灸科研设计就是针对研究课题的目的，规定出具体的研究内容和所采取的技术路线和方法，以较少的人力、物力和时间获得较为可靠的结果，使误差减少到最低限度，并对结果的误差大小做出准确的估计。所以医学科研设计包括专业设计和统计设计。

（一）专业设计

专业设计的内容包括专业理论、专业指标及专业技术 3 个方面。

1. 专业理论设计　专业理论设计就是以现有的专业理论为依据，通过一定程序或实验，得出某种结论，以证实某种假设成立或不成立。进行专业理论设计的过程就是建立假说和讨论假说验证方案的设计的过程。即所有的实验设计都是在专业理论指导下，以验证假说的需要为出发点，对实验的三个基本因素，即受试对象、处理因素和实验效应，加以合理的规定和准确的控制，从而探讨其相互作用的因果关系和内在规律。实验研究是将实验对象随机分配到两种或多种处理组，观察比较不同处理因素的效应，其目的是阐明这些处理因素作用于受试对象后所产生的实验效应。如：用针刺和中药两种方法治疗高血压。观察比较两组病人血压值的下降情况，试验所用的两种降压措施为处理因素，高血压病人为受试对象，治疗后的血压值为实验效应。现将三因素的选择和标准化方法介绍如下：

（1）受试对象：受试对象是指被处理因素作用的对象，受试对象的选择在针灸实验研究中十分重要，对实验结果有重要影响。实验研究从受试对象来分，可分为动物实验和人体试验，医学研究一般是先进行动物实验，然后进行人体试验，特别是药物的毒理研究。

动物实验与人体试验相比，动物实验具有一些独特的优点。动物实验可以进行对机体有害或可能有害的处理因素的研究，医学科学研究的目的是防治疾病，增进健康，任何一种处理因素都不能损害人体的健康。因此，任何防治措施包括药物和手术及物理治疗，在未肯定其是否对人体有损害和疗效的情况下，严格地说是不允许在人体进行临床试验。那么，已知某些因素（包括病原微生物和一些中药等）可能对人体脏器或正常代谢有损害时，绝不能先进行人体试验来确认，只有通过动物实验，肯定疗效，确定剂量，弄清其毒副作用后方可进行人体试验。动物实验能更严格控制实验条件和最大限度地获取反映实验效应的样本，虽然在人体进行临床试验时，也可以对试验条件加以控制，但由于作为社会的人具有高度的复杂性，多数情况下难以进行严格控制，有时甚至连设置对照组都会遇到很大阻力，给试验的进行和对结果的分析带来很多困难。而在动物实验中，可以通过应用纯系动物，获得大量的均衡的受试对象，根据实验需要随机设置对照组，在病原微生物研究中，有时还可以使用无菌动物等，通过上述措施能使受试对象和整个实验过程都处于实验者的完全控制之下。另外在人体进行试验时，能反映实验效应的样本，往往受到一系列原因的限制。如：受试对象拒绝提供必要的信息，进行疾病研究时，病员的来源不足等。在动物实验研究中，通过人为安排，几乎能不受限制的获得研究样本。

在动物实验中，就整个动物界的生命现象而言，其基本的生命过程有一定的共性，但另一方面，不同种属的动物，在解剖、生理特征和对各种处理因素的反应上，又各有其个性。例如：不同种属动物对同一致病因素或处理因素的易感性不同，对一种动物是致命的致病因素，可能对另一种动物完全无害，或某种处理因素对某种动物作用非常明显，而对另一种动物几乎没有作用。因此，熟悉和掌握这些动物的种属差异有利于我们正确地选择敏感动物作为受试对象进行实验（不同种属动物的特性可参阅实验动物学）。另外，选择动物时，除考虑种类、品系外，还要考虑动物的个体特征如年龄、性别、体重、窝别、营养状态等。

动物实验研究最终要过渡到人体试验。将人作为受试对象时，选择时应考虑人的生物属性和社会属性，即考虑人的生理、心理与社会特征，受试对象可以是健康人，也可以是病人。对健康人进行生理、生化、解剖的正常值测定，以获得重要的医学参考值。病人则是临床医学研究的受试对象，对病例的选择要求是对疾病的诊断正确，对病情、病程的分期明确，要求病人的依从性好，即在试验过程中能完全按设计者的要求接受处理因素，能客观真实地反映病情，中途主动退出试验的可能性小。

在实验研究中，受试对象选择应考虑其敏感性、特异性、稳定性、经济可行性和人体机能的相似性。

（2）处理因素：处理因素是根据研究的目的而施加于受试对象，在实验中需要观察并阐明其处理效应的因素。如实验中给予的某种药物或针灸治疗方案等。处理因素可以是各种各样的，医学研究中包括物理、化学和生物因素，物理因素有电、磁、声、光、射线、温度及各种刺激等；化学因素有药物、营养成分、激素、有毒物质等各种化学物质；生物因素有寄生虫、真菌、细菌、病毒、支原体、衣原体及生物制品等。

在确定处理因素时，应当注意抓住实验中的主要因素。实验研究中，一次要观察的处理因素尽量减少，最好每次实验只观察一个处理因素，虽然现代医学实验设计已发展了多因素设计，在一次实验中可包含多个处理因素。但处理因素太多，往往存在着相互作用，统计分析方法较为复杂，因此，我们在实验设计时必须抓住对实验结果影响较人的主要因素。例如，有人研究某种药物对某种细胞体外培养的抑制作用，影响细胞生长的因素很多，除药物外还有培养液的成分、温度、pH 值等都可能成为本次实验中影响细胞生长的因素，但我们可以根据前人的经验，选择适当的培养液、温度和 pH 值等，本次实验中设立对照组，以消除或抵消它们对细胞生长的影响，从而突出药物对其生长的影响，那么本实验的主要因素就是药物。另外，实验中有时要研究多种因素的交互作用。交互作用是在原效应的基础上产生增强效应或减弱效应的作用，如研究两种或两种以上的中药共同应用时产生的协同作用或拮抗作用。在实验设计时，除考虑各因素单独施加受试对象的效应外，还应考虑各因素配合施加受试对象的效应。

明确处理因素与非处理因素。处理因素是某项实验中施加于受试对象并在实验中需要阐明其效应的因素。在调查性研究中，虽然未向受试对象施加任何处理措施，但调查中要阐明对调查事件或内容有明显影响的主要因素，实际上就是处理因素，这种处理因素也称为固有因素。例如：高血脂症的流行病学调查，饮食习惯就是一个固有因素。非处理因素是参与实验过程，对实验结果有一定影响，但不是本次实验要阐明的因素。非处理因素虽然不是本次实验中要研究的因素，但由于有些会影响实验结果，产生混杂效应，所以又称非处理因素为"混杂因素"或"干扰因素"。例如：研究两种降压处方的临床试验，对比其疗效，其处理因素为两种降压药物，对其降压效果有影响的非处理因素有年龄、性别、病情的程度、病程等，从而影响了两种降压药的可比性；或者研究某种药物对糖尿病人的降糖作用，处理因素为药物的治疗作用，合理的调配饮食结构也能缓解症状，有助于康复，但这不是本次研究的处理因素，属非处理因素。因此，研究者应采取各种措施，尽可能使某些非处理因素在所比较的各组中基本相同，以便充分显示处理因素的作用。

处理因素应标准化。处理因素应在整个实验过程中保持不变，始终如一是保证实验结果稳定、准确的一个重要措施。所谓标准化，就是按一个标准进行，具有明确的量化标准。如处理因素是药品，应明确其名称、成分、剂量、批号、规格等；如果处理因素是电针，应明确针刺的穴位、深度，电针的频率、时间等；如果处理因素是艾灸，应明确艾灸的时间、部位、艾灸的形式等；如处理因素是手术，应明确手术的方式，操作的熟练程度及手术的环境等。另外，在实验中，观察处理因素效应的检测方法、仪器、实验条件、时间都应当明确、具体、详细。绝大部分实验的目的都是阐明某些处理因素（针刺、艾灸、药物、毒物、手术或各种特殊处理）作用于受试对象后出现的效应变化，从而得出肯定或否定假说的结论。所以，实验设计的另一个重要内容就是确定实验的处理因素。并要求对处理因素的数量、种类、强度等级、作用的途径和方式，必须的附加因素以及上述各个方面的精确控制方法与技术（处理因素标准化）有科学合理的明确规定。处理因素及施加方法应标准化，处理因素在整个实验过程中始终如一，而且施加方法也要始终如一。否则可能会由于处理因素或施加方法的差别，产生不同结果，甚至引出错误的结论。

（3）实验效应：处理因素作用于受试对象后必然出现实验效应，或称之为实验反应。这是我们期望得出的结果，也是我们用来证实或说明假说的有力根据。但是怎样才能判断这一效应的发生与否或强弱大小等，并且准确地记录下来进行比较和分析呢？这就要求有个判断的标志，即指标。所以，实验效应的设计，实际上就是指标的选择和设计。主要效应指标应具有关联性、客观性、精确性、灵敏性和特异性等特性。

2. 专业指标设计 专业指标设计是选择一些客观的、可测量的、特异性强的观察指标，对研究对象进行观察，然后对研究的结果进行评价。一般而言，专业指标越先进，所取得的科研成果水平就会越高，所以，在从事研究工作中，尽可能选用一些先进的专业指标，当然，在选用专业指标时，还要从实际出发，不要超越实际情况而一味地追求专业指标的先进性，致使研究工作无法完成。专业指标的种类很多，从统计学的角度我们可以将其分为两大类。①计量性资料（指标）计量资料可用大小来表示。如：血细胞、血红蛋白、血压、体温等。②计数性资料（指标）计数资料是用数来表示的。如：发病人数、治愈人数等。

在专业指标选择时，应注意所选指标的特异性（专一性）、合理性、实用性，尽可能做到用较少的指标获得较多的信息。还要注意选用的专业指标一定是在本专业范围内已被证实了确有意义的指标。一些模棱两可或未被公认是可靠的指标尽量不要选用。

3. 专业技术设计 专业技术设计是用以完成科研工作的具体方法和技能，与专业指标设计密不可分，专业技术要紧紧围绕体现专业指标的数量特性进行。专业技术设计主要是研究方案的确立。由于医学研究的方法很多，且各自均有其适用的范围，研究人员应根据研究目的选择相应的研究方法和受试对象。如研究药物毒副作用选用动物进行实验研究，研究药物的临床疗效采用临床研究（观察）等，根据研究的指标，确定相应的技术路线，包括所用的材料、设备、操作过程观察方法和评价标准等。专业技术设计是保证科研工作正常进行的重要部分，专业技术设计做得好，科研工作就会收到事半功倍的效果；如果专业技术设计不严谨，收集的科研资料就会不完整，重做又会造成人力、物力、财力的浪费。

（二）统计学设计

统计学设计是科研设计中必不可少的内容，包括估算合适的样本量和确定正确的资料分析方法。根据研究假设，研究所容许的Ⅰ类错误、把握度以及所研究疾病在人群中的发生率等指标来计算所需样本量。样本量过小，可能会导致假阴性结果，样本量过大，则出现财力、物力、人力的浪费。一项科研项目研究所得的资料可能是多种多样的，要根据各个资料的性质选择适当的统计分析方法来分析研究结果，利用统计推断得出结论。因此，要求我们在进行中医药科研设计时应根据预期结果和其相关资料，考虑选用正确的统计分析方法对将要得出的资料进行统计分析。

统计学设计必须遵循对照、随机、重复、盲法的原则。

1. 对照原则　所谓"对照"，即选用两组非处理因素基本一致的对象，一组接受处理因素，一组不接受处理因素，进行观察比较，以证明两组间结果的差异及其程度。不接受处理因素的一组称为对照组，接受处理因素的一组称为观察组或试验组。医学研究中，应用对照时，应注意对照的形式和对照的一些注意事项。在实验研究中，无论条件控制多么严格，或多或少总会产生误差，只有设立对照，才能估计这些偏差的大小。有时，处理因素的效应大小，只有通过对比，所得到的结论才有意义。临床上一些疾病，如感冒、腮腺炎等，不经针灸治疗，也可自愈；还有些疾病能够自行减轻或缓解，如慢性胃炎、失眠等。所以，要观察针灸对以上疾病的治疗效应，就必须设立对照，只有对照才能确定观察结果是属于针灸（处理因素）的效应，还是自然发展的结果。另外，疾病除治疗因素外，还受气候、营养、休息、精神状态等多种复杂因素的影响，对照也是发现非处理因素对处理因素是否有影响的重要途径。例如：慢性支气管炎病人，使用同一组穴位针灸治疗，冬季疗效较差，而夏季则疗效较好。那么，是季节的作用还是针灸的作用，只有设立对照组，在同一季节观察，才能得出结论。在中医药学研究中，不仅自然环境和实验条件对实验有很大的影响，而且生物个体的变异使实验更加复杂而难以控制，解决这些问题的最好办法就是采用对照，对照能使观察组和对照组的非处理因素处于相对相等的状态，其结果是实验误差得到相应的消除或减少，达到充分显示处理因素效应的目的。有比较才有鉴别，比较是科研活动中的一个重要方法。而对照是比较的基础，有无正确的对照，则直接关系到医学科研成果和论文的价值。所以，对照原则是科学研究的一项基本要求。

医学研究中，应用对照时，应注意对照的形式和对照的一些注意事项。

（1）常用的对照形式

①空白对照：对照组不加任何处理因素的"空白"条件下进行对照。例如：观察针刺"足三里"对家兔胃酸分泌的影响，对照组不施加任何针刺因素，实验组针刺家兔"足三里"穴。临床上有时用"安慰剂"作为"空白"对照处理，如观察某药的降压效应，试验组病人服降压药，"空白"对照组病人则服"安慰剂"以消除心理因素的影响。

②实验对照：在某种有关的实验条件下，进行对照观察，即对照组不施加处理因素，但施加某种实验因素（不是所研究的处理因素）。我们在动物实验研究中，经常使用模型

对照组，即属实验对照。如：在研究针刺对大鼠大脑急性缺血损伤影响的实验中，一组为大鼠急性缺血模型不施加针刺处理因素，但施加了实验造模因素作为对照组，另一组则既施加了实验造模因素，又施加了针刺处理因素作为实验组。

③相互对照：不设立非处理因素对照组，而是几个有效处理的实验组相互对照。如：两种药物治疗某种疾病的疗效比较研究；针刺、中药、针刺加中药对萎缩性胃炎的临床疗效的比较研究。

④标准对照：不设立对照组，而是用标准值或正常值作为对照。例如：疾病诊断过程中，其实验室诊断多采用正常值对照。如男性血红蛋白正常值为 $12\sim16g/dl$，低于 $12g/dl$ 即可诊断为贫血；空腹血糖低于 $6.4mmol/L$，若高于此值，则说明血糖异常，为糖尿病的诊断指标之一。以上均以正常值作为标准进行对照。实验研究时，一般不用标准对照，因为实验条件不一致，常影响对比结果。

⑤自身对照：对照与实验在同一受试对象进行即为自身对照。例如：降压药用药前后血压值的比较，抗癌药用药前后肿瘤大小的变化，降糖药用药前后空腹血糖的变化等。自身前后比较在临床中多用于疾病状态稳定，维持时间较长，且不会自行消除或缓解的患者作为研究对象，这是因为自身对照有不能排除时间因素影响的缺点。

⑥配对对照：与相互对照不同，它不是采用组间的相互比较，而是把与研究对象个体非常相似的个体配成对，分别采用不同的处理因素对比它们之间的不同效应。此法的优点在于能有效消除实验中生物的个体误差。配对对照常用于动物实验，临床试验有时也用，但严格地说，临床很难找到完全相同或相似的对子。

⑦历史对照：历史对照是指将新的干预措施的效应（结果）与过去的研究结果作比较，历史对照又称文献对照或回顾对照。如，某院采用中西结合治疗出血热与前 2 年单纯用西医治疗的疗效对比分析。采用历史对照时，应注意资料的可比性，只有非处理因素影响较小时才能采用。一般情况下，不宜采用历史对照，特别在动物实验研究中很少采用，因为在不同条件，不同时间所进行的实验，其可比性较差。

（2）对照的注意事项

①组间应具有可比性：组间除处理因素外，其余各种条件均应尽量保持一致，如动物实验研究中，组间动物的品系、种属、年龄、体重、性别、饲养环境、饮食营养等均应保持一致。在临床研究中，组间病人的诊断纳入标准、性别、年龄、职业、社会环境、经济状况和心理素质应尽量保持一致。在时间顺序方面，对照组与实验（试验）组应同时平行进行，避免时间差异造成结果误差。如机体一些激素的水平在一天内随时间而波动。另外在实验检测方面，应尽量采用同一批号的试剂，同一型号的仪器进行检测，由同一人完成或每人在各组检测数量应相等，以避免实验误差。

②受试对象的病理强度应适当：特别是进行药物或治疗方法研究时，病理强度太大，药物或治疗方法的效果就不易显示出来。如：针刺对外周神经损伤治疗的实验研究，以坐骨神经为例，如果将坐骨神经切断，或完全破坏，针刺"阳陵泉"、"足三里"等穴就显示不出其疗效，如果将坐骨神经进行挤压，造成不完全损伤，针刺"阳陵泉"、"足三里"等穴时就能显示出针刺的疗效。同样临床上，有些药物对某些疾病的早期、中期疗效明显，而对疾病的晚期几乎无效。

③对照组与试验组的例数尽量均衡：对照组与试验组的例数不要相差太大，否则可比性就差。

④使用对照时还应注意避免对照不足，对照多余，对照重叠：对照不足是指设计中，明显缺少某个因素的对照。如：人们想了解粮食在生长过程喷洒了某种农药对机体某些客观指标是否有影响，以水稻为例进行动物实验观察，有人在实验设计中设计了三组，其分别为：以喷洒过该种农药的稻谷作饲料为一组，以喷洒过该种农药的稻谷制成大米作饲料为一组，再以没有使用农药的稻谷制成大米作饲料为一组。显然，这里缺少一个未使用过农药的稻谷作饲料的对照组。缺少了这个组就无法判断对某些客观指标的影响是因使用农药的结果，还是食用了带糠皮稻谷的结果。因此实验设计要注意避免对照不足。对照多余是指设计中使用了不必要的对照。如：已知两种药物均有降血糖作用，能治疗糖尿病，但不知道它们之间是否有疗效程度和副作用的差异，若要比较其差异，设计时，只需比较两种药物在疗效程度和副作用上的差异，即相互对照，没有必要再设空白对照组，若设则为多余对照。若一种药物为新药，不知是否有降糖作用，则必须设立空白对照，以便了解该新药的疗效是偶然出现的，还是确有疗效。对照重叠是指不必要的多次对照。如：观察农药生产车间工人接触农药对工人健康的影响，以血中某些指标作为观察指标进行设计，有人将接触农药的车间工人进行了生产前和生产后的检查，将不接触农药的车间工人也进行了生产前和生产后的检查，以此作对照，最后又将两个车间每位工人生产前后检查结果的差值平均数作对照，显然，本设计中存在着对照重叠。采用组间对照，就不必采用自身对照，采用自身对照，就不必采用组间对照。

2. 随机原则　随机是指在抽取样本前，要使总体中每个单位都有同等的被抽取的机会，使样本对总体有较好的代表性，并使抽样产生的误差大小可以用统计方法加以估计。在实验与调查研究时，要将受试对象分成若干组，应采取随机化的方法对研究对象进行选择和分配，使各个研究对象都有同等的机会被抽取和分配到各组中去，以防止在选择和分配研究对象时，因人为的因素造成各组间的不平衡而出现偏差。抽样和分配都应遵守随机原则，所得的资料才能用统计方法进行处理。随机抽样是指用随机的方法从研究对象的总体中抽取一部分具有代表性的样本来进行研究，并用样本所得的结果推论所代表总体的结果。随机分组是将随机抽取的样本应用随机分组的方法将研究对象分配到试验组或对照组中去，接受相应的处理。可见随机的意义是能够避免在科研中有意无意地夸大或缩小样本与总体或组间的差别所导致的结果偏差。因此，随机化是实验设计中必须遵守的原则。常用的随机化方法有以下几种。

(1) 抽鉴法：将实验对象按照一定的顺序编号做签，置于黑箱中，混合均匀，由实验者从中任意抽取，抽取的签上所标号码的实验对象即可列入实验。如果是将纳入实验所有对象进行分组，则可将实验对象按一定顺序排列后取与组数相同数量的签，每支签上标上相应组号，置黑箱中混合均匀，由实验者从中任意抽取，抽取签上的组号结合抽取顺序和实验对象的排列顺序进行分组。如将48只雌雄各半，年龄基本相等的大鼠随机分成4个组进行实验研究。首先将大鼠按照体重大小、性别顺序编号排列，雄性大鼠编为1～24号，雌性大鼠为25～48号。然后用4个签分别标上甲、乙、丙、丁代表4个组，将其放在黑箱中，每次抽取一个，若第一次抽取为乙签，就将1号动物放入第2组；若第二次抽取甲签就将2号动物放入第1组；若第三次抽取丁签，就将3号动物放入第4组；余下的签为丙签即把4号动物放入第3组。然后将4个签重新放入黑箱中对5～8号动物进行分组，如此重复，直到9～12，13～16……45～48号动物分完为止。

(2) 随机数字法：随机数字法是采用随机数字表进行随机抽样和随机分组的一种方

法。随机数字表内的数字是相互独立的，无论从横行、纵列或斜向等各种顺序读取，均呈随机状态，所以，使用随机数字表时，可以从任何一行、任何一列、任何一个数字开始，按任何一个顺序采用。

①随机抽样：如某中学拟从 600 名学生中抽取 50 名学生进行视力检查，以了解该校中学生的视力状况。其方法是先将 600 名学生依次编为 1、2、3……600 号，等分为 50 段，每段 600÷50＝12 人，再从以下随机数字表上随机指定从第 4 行第 1 列相交处的"78"开始，向后依次记录 50 个数字，并以 12 分别除各段的随机数，记余数，除尽则记除数 12，小于 12 的随机数，不必除 12，该随机数即为余数。然后将各段的起始编号加上余数减去 1，即为该段要抽取的学生编号。如第 1 段的随机数字是 78、除 12，余 6，1＋6－1＝6，即第 1 段抽取编号为 6 号的学生，第 2 段的随机数字是 43，除 12，余 7，13＋7－1＝19，即第 2 段应抽取编号为 19 的学生，余类推。

学生编号分段	随机数字	除以 12 的余数	抽取学生的编号
1～12	78	6	6
13～24	43	7	19
25～36	76	4	28
37～48	71	11	47
49～60	61	1	49
61～72	20	8	68
73～84	44	8	80
85～96	90	6	90
97～108	32	8	104
109～120	64	4	112

学生编号分段	随机数字	除以 12 的余数	抽取学生的编号
121～132	97	1	121
133～144	67	7	139
145～156	63	3	147
157～168	99	3	159
169～180	61	1	169
181～192	46	10	190
193～204	38	2	194
205～216	03	3	207
217～228	93	9	225
229～240	22	10	238

学生编号分段	随机数字	除以 12 的余数	抽取学生的编号
241～252	69	9	249
253～264	81	9	261
265～276	21	9	273
277～288	99	3	279
289～300	21	9	297
301～312	03	3	303
313～324	28	4	316

325～336	28	4	328
337～348	26	2	338
349～360	08	8	356

学生编号分段	随机数字	除以 12 的余数	抽取学生的编号
361～372	73	1	361
373～384	37	1	373
385～396	32	8	392
397～408	04	4	400
409～420	05	5	414
421～432	69	9	429
433～444	30	6	438
445～456	16	4	448
457～468	09	9	465
469～480	05	5	473

学生编号分段	随机数字	除以 12 的余数	抽取学生的编号
481～492	88	4	484
493～504	69	9	501
505～516	58	10	514
517～528	28	4	520
529～540	99	3	531
541～552	35	11	551
553～564	07	7	559
565～576	44	8	572
577～588	75	3	579
589～600	47	11	599

②随机分组：如在实验研究中有 20 只家兔（均为雄性）拟将其随机分成甲、乙两组，甲组作为对照组，乙组作为处理组，分组时，应先把受试对象（即 20 只家兔）编号，然后依次将查得的随机数字与标号对应，遇单数分入甲组，遇双数（0 编入双数）分入乙组。

家兔编号	1	2	3	4	5	6	7	8	9	10	11	12	13	14	15	16	17	18	19	20
随机数字	23	68	35	26	00	99	53	93	61	28	52	70	05	48	34	56	65	05	61	86
	甲	乙	甲	乙	乙	甲	甲	甲	甲	乙	乙	乙	甲	乙	乙	乙	甲	甲	甲	乙

甲组家兔编号　1　3　6　7　8　9　13　17　18　19
乙组家兔编号　2　4　5　10　11　12　14　15　16　20

　　如在临床研究中，拟对 50 例患某种疾病的病人进行三种不同治疗方案的对比观察，拟按就诊顺序随机分成甲、乙、丙三个组。应首先将病人按就诊顺序编号从 1 号编到 50 号，再从随机数字表中任何一行任何一列开始，依次抄录 50～55 个数字列于编号下，将随机数除以 3，余数 1、2、0 分别对应甲、乙、丙。即余 1 归入甲组，余 2 归入乙组，除尽归入丙组。

病人编号	1	2	3	4	5	6	7	8	9	10
随机数	35	76	22	42	92	96	11	83	44	80
除以 3 的余数	2	1	1	0	2	0	2	2	2	2
编入组别	乙	甲	甲	丙	乙	丙	乙	乙	乙	乙

病人编号	11	12	13	14	15	16	17	18	19	20
随机数	34	68	35	48	77	33	42	40	90	60
除以 3 的余数	1	2	2	0	2	0	0	1	0	0
编入组别	甲	乙	乙	丙	乙	丙	丙	甲	丙	丙

病人编号	21	22	23	24	25	26	27	28	29	30
随机数	73	96	53	97	86	26	29	31	56	41
除以 3 的余数	1	0	2	1	2	2	2	1	2	2
编入组别	甲	丙	乙	甲	乙	乙	乙	甲	乙	乙

病人编号	31	32	33	34	35	36	37	38	39	40
随机数	85	47	04	66	08	34	72	57	59	13
除以 3 的余数	1	2	1	0	2	1	0	0	2	1
编入组别	甲	乙	甲	丙	乙	甲	丙	丙	乙	甲

病人编号	41	42	43	44	45	46	47	48	49	50
随机数	82	43	80	46	15	38	26	61	70	04
除以 3 的余数	1	1	2	1	0	2	2	1	1	1
编入组别	甲	甲	乙	甲	丙	乙	乙	甲	甲	甲

结果：甲组 17 例，乙组 21 例，丙组 12 例，各组例数不均衡，拟从乙组调整 4 例到丙组，乙组共 21 例，调整哪几例呢？再取 4 个随机数，除以乙组的例数 21，其余数即为乙组应调到丙组的乙组从前向后的编号数。

乙组编号	1	2	3	4	5	6	7	8	9	10	11	12	13
病人编号	1	5	7	8	9	10	12	13	15	23	25	26	27
乙组编号	14	15	16	17	18	19	20	21					
病人编号	29	30	32	35	39	43	46	47					

随机数		77		80		20		75
除以 21 的余数		14		17		20		12
乙组编号		14		17		20		12
病人编号		29		35		46		26

即将 29 号、35 号、46 号、26 号病人调到丙组。

结果是甲组 17 例，乙组 17 例，丙组 16 例。

③分层随机分组：分层随机分组法是随机区组设计中的常用方法，它是按照一定的条件先将受试对象分成层，然后再将其分成若干区组或配伍组。例如：实验动物一般按其种属、窝别、性别、年龄、体重相同和相近的划入一个区组或配伍组；临床试验根据具体要

求，可将性别、年龄、体重、职业、病情、病程等条件相同或相近的病人列入一个区组。每个区组或配伍组包含多个受试对象，随后再随机地分配到各处理组（包括对照组）中去，分层随机分组可以使各处理组中的受试对象的条件均衡，具有良好的可比性，由于控制了非处理因素的影响，使处理因素的效应能得到比较符合实际的客观反映。这种分组的程序是先将受试对象按层区顺序统一编号，再按区组从随机数字表依次取随机数。例如：将 50 只雌雄各半的大鼠随机分成 A、B、C、D、E 5 个组。其步骤是先将 50 只大鼠分成雌雄两层，再按体重由小到大排列 1～25 号为雌性大鼠，26～50 号为雄性大鼠，然后将 1～5 号为第一区组，6～10 号为第二区组，11～15 号为第三区组……46～50 为第十区组。最后，从以下随机排列表上随机指定 10 行（如第 6～15 行），从每行第 1 列开始，向右只取随机数 1～5，其余舍去，将所取随机数依次标于各配伍区组的受试者编号下，随机数 1、2、3、4、5 依次分别代表 A、B、C、D、E 5 个组。

雌性大鼠编号	1	2	3	4	5	6	7	8	9	10
区组			第一区组					第二区组		
随机数	2	1	4	3	5	3	2	4	1	5
分组	B	A	D	C	E	C	B	D	A	E

雌性大鼠编号	11	12	13	14	15	16	17	18	19	20
区组			第三区组					第四区组		
随机数	3	2	1	5	4	3	2	1	5	4
分组	C	B	A	E	D	C	B	A	E	D

雌性大鼠编号	21	22	23	24	25
区组			第五区组		
随机数	4	3	2	5	1
分组	D	C	B	E	A

雄性大鼠编号	26	27	28	29	30	31	32	33	34	35
区组			第六区组					第七区组		
随机数	5	3	1	2	4	3	1	2	4	5
分组	E	C	A	B	D	C	A	B	D	E

雄性大鼠编号	36	37	38	39	40	41	42	43	44	45
区组			第八区组					第九区组		
随机数	3	5	2	1	4	2	4	5	3	1
分组	C	E	B	A	D	B	D	E	C	A

雄性大鼠编号	46	47	48	49	50
区组			第十区组		
随机数	1	2	4	5	3
分组	A	B	D	E	C

（3）随机排列表：适用于分组、排列等的随机化，用法比随机数字法更为简便，但不适用于随机抽样研究。例如：临床观察两种降压药对 40 例高血压患者的降压作用。首先根据病情、病程、年龄、性别等因素，将其最相似或相近的病人配成对子，即配成 20 对；

将每对中患者一个服甲药，一个服乙药，那么哪个服甲药、哪个服乙药可用随机排列表进行随机安排。将受试者配成得 20 对编号，然后从附表 2 随机排列表任何行、任何列开始抄录 20 个随机数，并规定单数取甲、乙顺序，双数（0 编入双数）取乙、甲顺序。

受试配对编号	1	2	3	4	5	6	7	8	9	10
每对编号	1 2	1 2	1 2	1 2	1 2	1 2	1 2	1 2	1 2	1 2
随机数	1	2	7	4	18	0	15	13	5	12
处理顺序	甲乙	乙甲	甲乙	乙甲	乙甲	乙甲	甲乙	甲乙	甲乙	乙甲

受试配对编号	11	12	13	14	15	16	17	18	19	20
每对编号	1 2	1 2	1 2	1 2	1 2	1 2	1 2	1 2	1 2	1 2
随机数	19	10	9	14	16	8	6	11	3	17
处理顺序	甲乙	乙甲	甲乙	乙甲	乙甲	乙甲	乙甲	甲乙	甲乙	甲乙

3. 重复原则：随机抽样与随机分组，能够在很大程度上抵消非处理因素造成的偏差，但不能全部消除它的影响。由于个体变异的原因或各种偶然因素的影响，观察例数少，一次实验结果，其可靠性往往并不很高，而样本数越大或重复的次数越多，则越能反映机遇变异的客观真实情况，使实验结果的真实性和可靠性越强。虽然样本含量大或实验重复次数多能反映机遇变异的客观真实情况，但样本含量过大或实验次数过多则会导致人力、物力、财力的巨大浪费，同时也会引起严格控制实验条件的困难。样本数过少，所得指标不够稳定，提供的信息不足，扩大了误差，所得的结果不够准确。因此，科研设计中，求得一个合理的样本含量，即该用多少受试对象或取得多少数据才能保证实验结果具有统计学意义是非常重要的。

（1）样本含量大小的估计：影响样本含量大小的因素一般与观察资料的性质、误差的大小、样本的均衡性和处理因素效应的强弱有关。一般而言，计量资料的样本较计数资料少些；误差大所需样本数多，误差小所需样本数少；样本中观察指标的个体差异小、均衡性好，所需样本数少，样本中观察指标的个体差异大、均衡性差，所需样本数多；处理组与对照组观察指标数据差值大则所需样本例数少，若观察指标数据差值小则所需样本例数多。

（2）确定样本含量统计学上的基本要求　①定出检验水准。所谓检验水准，在统计学上又称为第一类错误的概率，用 α 表示，指比较的两组（或多组）作假设检验时，得出"假阳性"错误的概率。其 α 定得越小，所需样本数越多。

提出所期望的检验效能。检验效能是指在特定的 α 水准下，若总体间确实存在差异，该次试验能发现此差异的概率，用 1－β 表示，β 指得出"假阴性"错误的概率，统计学上称为第二类错误的概率。β 通常取 0.1 或 0.2，此时其检验效能为 0.9 或 0.8，检验效能定得越高，所需样本数越多。一般检验效能不应低于 0.75，以免出现假阴性结果而反映不出总体的真实差异。

②必须知道由样本推断总体的一些信息。比较两总体均数或率的差异时，应当知道总体参数间的差值 δ 的信息。如两总体均数的差值 $\delta = \mu_1 - \mu_2$，两总体率间的差值 $\delta = \pi_1 - \pi_2$。有时，研究者很难得到总体参数的信息，可做预试验或用专业上认为有意义的差值代替。也有人主张用 0.25 倍或 0.50 倍的标准差估计总体均数间的差值。当然也可以根据试验的目的人为规定，如规定试验的新药有效率必须超过标准药物有效率的 30% 才有推广

意义。另外，确定两均数比较的样本含量还需要估计总体标准差 σ 的信息。

（3）确定样本含量的应用范围

①估算达到统计学意义的最低样本数：在中医药科学研究设计时，估计样本含量是需要回答的基本问题，也是最常用和保证科研设计有足够的检验效能时所必须解决的问题。例如，两样本均数比较，根据参考文献或预试验估计 $\delta = \mu_1 - \mu_2$，期望达到一个预期的检验效能 $(1-\beta) = 1 - 0.10 = 0.90$，按规定的检验水准 $\alpha = 0.05$，取两样本例数相等，则两组合计所需样本例数为：

$$N = \frac{[2(U_\alpha + U_\beta)\sigma]^2}{\delta}$$

式中 U_α 为检验水准所对应的 U 值，可由附表查得 $U_{0.05}$（单侧）$= 1.645$，U_β 为 Ⅱ 类错误概率 β 相应的 U 值也可由附表查得 $U_{0.01} = 1.282$。

当两样本含量不等时，则

$$N = \frac{\sigma(Q_1^{-1} + Q_2^{-1})(U_\alpha + U_\beta)^2}{\delta^2}$$

$$= \left[\frac{\sigma(U_\alpha + U_\beta)}{\delta}\right]^2 (Q_1^{-1} + Q_2^{-1})$$

式中 Q_1 和 Q_2 为样本比例，当样本比例不等时，$Q_1 + Q_2 = 1$；当两样本例数相等时，$Q_1 = Q_2 = 0.5$，则 $Q_1^{-1} = Q_2^{-1} = 2$，$Q_1^{-1} + Q_2^{-1} = 4$

样本均数与总体均数比较时

$$N = \left[\frac{(U_\alpha + U_\beta)S}{\delta}\right]^2$$

式中 N 为所需样本例数，S 为总体标准差估计值，δ 为容许误差，U_α 和 U_β 由附表（$r = \infty$）查得。

②估计检验效能：在一次已知的研究中（前人的经验总结），已知样本含量 N，根据总体的差值估计这次研究的检验效能是否够大。虽然还不是科研设计时需要解决的问题，但在查阅文献和借鉴前人经验时应认真考虑。当假设检验的结果根据 $P > 0.05$ 作出无统计学意义的"阴性"结论时，研究者则可能面临着犯 Ⅱ 类错误的可能性，这时应考虑到是否总体间确实存在着差异，也可能由于检验效能不足而未能把总体中确实存在的差异反映出来。因此，有必要对研究者结果的检验效能进行了解。如两样本均数比较，当两样本例数相等时

$$U_\beta = \frac{\delta\sqrt{N}}{2\sigma} - U_\alpha$$

当两样本例数不等时，则

$$U_\beta = \frac{|\delta|\sqrt{n}}{\sigma\sqrt{Q_1^{-1} + Q_2^{-1}}} - U_\alpha$$

若从参考文献上已知两样本例数为 n_1 和 n_2，则上式可改为：

$$U_\beta = \frac{|\delta|}{\sigma\sqrt{\dfrac{1}{n_1} + \dfrac{1}{n_2}}} - U_\alpha$$

4. 盲法原则　在科研试验中，如果试验的研究者或（和）研究对象（人）不知道研

究对象的分组情况，不知道研究对象接受的是试验措施还是对照措施，这种试验称为盲法试验。盲法主要用于临床研究，盲法能够避免研究者或（和）研究对象的人为主观因素对研究结果的影响，能使研究的结果更真实、可靠。

六、预试、观察、记录的作用、要领及注意事项

（一）预试

预试就是预初试验，这是在准备工作就绪后，正式实验（或正式设计）开始前进行的一些预测性、试探性的小型试验。其作用意义在于检验假说及专业设计是否正确合理，预测研究成功的把握大小；检查实验条件控制是否严密，仪器系统工作运转是否正常，能否满足实验要求，工作人员技术是否熟练，并对可能出现的偏差做出估计、分析，订出控制措施；发现观测指标个体变异的大小，从而对样本大小、分组及程序安排等作出合理的统计学设计。预试中还可能提供新的现象和思考问题。

总之，预试可以增强预见性、减少盲目性，可以少走弯路、减少浪费，保证研究工作顺利进行。所以对预试对象要像正式实验一样严肃认真地观察、记录，并对得到的资料进行认真分析，才能发现和及时纠正各种偏差，以保证研究工作的完满完成。如果已有充分的文献资料和足够的经验和把握，有时也可直接按正式设计进行实验。

（二）观察

观察是实验中发现问题，获得有效信息的重要手段。自然科学研究中，许多重大的发现和发明，都是从敏锐的观察、追踪和剖析各种偶然现象中得出的。所以观察是人类认识客观规律的起点。针灸实验也不例外，必须在严格的实验条件下，凭借自己的专业知识和经验技术，利用仪器设备发现效应的有无，分辨效应的强弱，并准确地记录成原始资料。观察的过程中应注意以下几点：

1. 目的明确，不带偏见　对于实验效应指标应有明确的了解，清楚在实验中应当观察什么，怎样观察，如何判定，并且要对观察到的效应的含义和可能的偏差有清醒的估计。

2. 观察方法对头　必须掌握正确的观察技术和仪器使用方法，避免技术误差。

3. 观察的时机要合理　首先是观察时间的一致性，即各受试个体的观察时间要保持组间一致。如针刺治疗高血压的研究中，实验组是上午9点测血压，对照组是下午6点测血压，就不合理，因为血压在一天中的波动是上午低下午高。所以两组必须在同一时间测量。而且是每天都在同一时间量。今天上午测，明天下午测，就不合理；其次是注意观察时间的精确性，例如观察血中雌激素的水平，同一个体和不同个体在采血测量时，应放在波动周期的同一时机（如排卵后的第3天），否则血中雌激素水平本身的波动将给结果带来偏差；再次是观察时间间隔要相等，时机选择要合理。这一点对于间断性观察尤其重要，如果错过了反应最强的时刻，或者A处理生效时B处理尚未生效，这时的观察就会失真。所以必须根据预试资料或业务知识或经验，确定合理的观察时机；最后尚应注意观察到意外的现象，或否定假说的事实时，必须如实记录留待分析，也许可由此发现研究或设计中的缺陷，也许会由此导致新的发现和研究课题。故应予以足够重视。

（三）记录

实验中观察到效应变化（如测得的指标数据、反应现象和事实）必须采用一定的方法或设备将其准确、及时、如实地记录下来。这是反映实验结果的原始资料，是进行分析处

理的基础，是引出结论的事实依据，所以要准确、及时、项目完全、不能涂改、遗漏。记录的内容应事先设计周密、力求完整、正确、详细，决不能有缺项、漏项，给分析带来困难。大多数学者主张尽可能按照实验设计的要求，设计出相应表格和统一的记录标准，届时逐项填写，这样既方便省事，也少遗漏，且便于记录和整理。记录时应注意随做随记，决不能过后追记补记；资料完整、项目齐全［如实验名称、日期、目的、方法、实验条件、结果、小结、使用器材、药品及仪器（品种、型号、规格、厂家、批号也须记录）］，防止日后复查时出现差误，至于特定条件，实验中的相关现象和参加人员也应记明；必须实事求是，如实记录，原始记录的每个观测值一般应有三次读数，一次完成，不得补记，更不得涂改；数字应按统计要求合理取舍，以免造成人为差误；原始记录必须完整、清晰、妥善保存，这也是科研鉴定的重要依据。

　　总之，记录是收集贮存资料的过程，如果资料收集真实、客观而又完整无缺，则当全部实验结束后即可对资料进行科学的整理和分析了。

七、实验数据的收集、整理和统计学分析

　　实验所取得的原始资料中蕴藏着各种反映研究对象内在规律的信息，必须用数理统计的技术和方法对资料进行必要的整理和分析归纳，才能从大量的波动的数据资料中找到必然的规律，并做出正确的结论。

（一）实验数据的收集整理

　　1. 资料的检查　资料的检查是整理数据资料的第一步，首先是对全部资料进行认真的检查。主要检查资料是否完整，内容有否错误，有无缺项、漏项。数据记录发生错误的原因有两种：其一是由于记录错误所致，这是偶然性错误，对结果影响尚小，也易发现；其二是由于实验者对记录要求理解不正确，犯了一贯性的记录错误，这对结论影响较大，而且不易发现。检查的方法是逻辑检查法，即按数据间有无矛盾，是否合乎逻辑来验证数据的真伪。例如：记录中填有性别"男"，而诊断中有"宫颈癌"的记录，或小白鼠的体重为 25kg 等，错误一般不难查出。对于错误记录或缺项、漏项的不完整资料应及时核对补正，若已无法改正或补填者，应废弃不用。

　　2. 可疑值的取舍　观测值出现过大或过小的可疑值时，不可随意决定取舍，应通过科学的判断来决定它能否舍弃。如服从正态分布的数据资料，其可疑不是由实验中的错误而产生者可用 Smirnov 法进行判断。

　　3. 资料的归纳和汇总　实验资料归纳的常用方法有划记法和卡片分类法。其中划记法是将记录簿或调查表中项目标识相同的事物用划记分别列入拟定的分组整理表，然后进行总计；卡片分类法是将原始记录结果直接填入或过录到特制卡片的相应项目内，每个观察单位用一张卡片，卡片上角应编号，然后将卡片分组归类、进行计数。卡片中每个编号的项目是预定的，所以归类时也很方便。

　　通过原始资料的系统整理，各组资料和数据被填入汇总表内，其中各组之间的差异，以及各项目间关系特征也已揭示，然后即可对资料进行统计学分析和处理。

（二）实验数据的统计学分析

　　对实验数据进行统计学分析，是为了排除机遇和偏因所产生的假象，通过数理统计方法对样本的组间差异做出客观检验和判断，并对结果的可信程度做出客观估计。统计学方法很多，具体采用什么方法用什么统计指标，由实验设计的方法和数据资料的性质所

决定。

1. 实验资料的类型 针灸实验研究资料，可分为两大类型：计数资料、计量资料。计数资料是按每个个体的某一属性来进行分类记数的资料。由于每个个体之间只有质的差异，暂时尚无法标识出量的区别，所以在统计学处理和进行比较判断大多是以差异发生率的大小来进行。如在针刺治疗急性阑尾炎动物模型的疗效观察中，生存多少例，死亡多少例，有效多少例；计量资料是以观测记录指标变化数值的大小来表示的资料。如身高、体重、脉搏、血压、血糖等。此外等级资料统计分析时，一般按计数资料统计分析，如疗效观察中的治愈、好转、显效、无效；某化验反应的"－、±、＋、＋＋、＋＋＋"等。再如循经感传中的"Ⅰ级"应有6个"＋＋＋"或6个以上的"＋＋"；"Ⅱ级"应有2个以上"＋＋＋"或3个以上"＋＋"等。

2. 实验资料的比较分析——显著性检验 从实验结果得到的资料，一般都是来自样本的资料。在实验条件控制严格的情况下，样本资料之间出现显著性差异的主要原因是由抽样误差或处理因素引起的。前者在统计学上认为这种差异没有显著意义，后者则有显著意义。所以，当我们从结果得到两组或多组资料（均数或概率）并进行分析比较时，不能只从表面数字的差异（差别）做结论，而应通过显著性检验，只有在显著性检验证实资料显示的差异已超出了抽样误差所能引起的差异范围（即不能用抽样误差来解释这种差异），这种差异只能是处理因素引起的结果，所以就认为差异有显著意义。显著的程度也有高低之别。统计学上规定了一个人为的界限：5％，规定资料的差异有95％的可能在抽样误差范围内（即该差异处理因素引起的可能性只有5％）为无显著意义，若资料差异有95％的可能性是在抽样误差之外（即该差异由抽样误差所引起的可能性只有5％）为有显著意义。1％界：若资料差异有99％的可能在抽样误差之外（即该差异由抽样误差所引起的可能性只有1％）为有非常显著地意义。将这三种界限规定用概率 P 值表示为：$P > 0.05$ 差异不显著；$P \leq 0.05$ 差异显著；$P \leq 0.01$ 差异非常显著。

对于实验资料进行统计学分析和处理的目的，首先就是要明确回答，研究结果，不同处理之间的效应有无差异？如果有差异，这种差异有无显著意义？上述问题得到解决，就基本上完成了对假说的验证。所以显著性检验是对实验结果差异的真假（显著性）进行"判决"性检验的统计步骤。其方法有多种，应按观察资料性质选择。如比较两个样本均数间差异之显著性时，常用 t 检验；比较两个或多个样本率的差异显著性时，常用 u 检验或卡方检验（X^2）；比较三个或三个以上样本差异的显著性时检验时，最好用 F 检验（方差分析）；分析相关情况可用回归，相关系数（r）及 X^2。但须指出相关显著，只能肯定彼此关联，不能表明因果关系。分别讨论如下：

（1）t 检验（t-test）：t 检验是运用计算 t 值的方法对两个样本均数间的差异进行显著性检验的统计学步骤。在对两组资料进行检验时分四步进行。

第一步：先做无效假设（Ho）。设两个样本均数间的差异是由抽样误差引起的，则 t 值必须小于或等于 t 值表中的 $t(n')_{0.05}$ 的值，即此假设成立的可能性为 $P > 0.05$。那么结果是否如此呢？

第二步：计算样本均数、标准差、标准误，求出实际的 t 值。

第三步：根据自由度，查表求出 $t(n')_{0.05}$，并同实际 t 值进行比较，得出其显著性界限：

当：$t < t(n')_{0.05}$ 时，$P > 0.05$，则 Ho 成立，故差异不显著，

　　t $(n')_{0.05} \leqslant t \leqslant t(n')_{0.01}$时，$P \leqslant 0.05$，则 Ho 不成立，故差异显著，

　　　t$\geqslant$t $(n')_{0.01}$时，$P \leqslant 0.01$，则 Ho 成立的可能性更小，所以差异非常显著。当 n$>$60时，若 $t_{0.05} \geqslant 2$（$t_{0.01} \geqslant 2.66$）即有显著意义（或非常显著意义）。既然差异显著或非常显著，则差异可能性是由于处理因素的差异所致。当然最终的结论还要由研究者结合专业理论和实际设计来做出。但是，只要差异的真假一旦判明，研究结论也就不难做出了。

　　（2）U 检验：率的显著性检验。样本数量较大时，率的频数分布呈正态分布，所以可按正态分布规律性来直接检验率的差异显著性，无须查 t 值表，也不称 t 检验。率的差异显著性检验主要用于下列两种情况：

　　第一种情况：样本率与总体率差异的显著性检验——U 检验。计算方法是先求出率的标准误，再计算两率相差为标准误的多少倍（U 值）。

　　第二种情况：两个样本率差异的显著性检验。实验中欲比较两种不同处理组某效应发生率的差异（如针刺组与对照组之间，甲穴位与乙穴位之间）可用本方法计算：首先求出两个样本率（P_1 和 P_2）相差的标准误，进一步求出 U 值。

　　（3）卡方（X^2）检验：卡方检验可用于两个或两个以上率（或比）的差异显著性检验。也可用来检验方法的一致性或优劣性。其方法也有多种，可以作成组比较，也可以作单组（配对、或自身对照）检验。常用的有四格表法、二列多格表法（K×2 表法）和多列多格表法等。

　　进行显著性检验应注意的几个问题：显著性是相对的，不是绝对的，必须根据预试或实际情况选择适当的显著性水平，以免由于显著性几率水平定的过高，而使一些确有差异的事物变成无显著差异。这就有可能漏掉一些实际上存在但较小的差异。

　　以上介绍了针灸实验研究中常用的统计分析方法，其他还有方差分析（F 检验）、回归及相关、多元统计分析等医学研究常用方法，可参阅有关统计专业教材，不再讨论。

八、结论、讨论和论文的写作要领

　　科研论文是科研工作的书面总结。任何一项研究工作的内容和基本过程，及其科研成果、科研水平、科学价值，乃至于研究者的科研态度和创新等，均须通过科研论文来体现和反映。科研论文又是科研成果赖以保存、交流和推广的重要形式。所以在实验工作完成之后，及时将资料进行整理，分析并通过理性加工写成论文表达出来，才算完成了这项研究的最后一道工序。一篇完整的科研论文（尤其是实验研究论文）一般应包括题目、作者、导言、材料和方法、结果、讨论、结论、摘要、参考文献、完成论文或投稿日期 10 个部分。篇幅小的短文也可将导言、材料与方法两项合并，结果与讨论两项合并，免去摘要。有协作关系或曾受有关单位或个人支持帮助的应在文章末尾或首页脚注处加以"致谢"。以下主要对实验研究论文中结论、讨论部分的写作要领做一简要介绍。

　　结论是对实验结果进行分析、讨论后得出的理性认识，要用它来回答研究的假说是否正确，以及本研究所要解决的问题。结论部分文字不多，要求简明扼要，观点明确，使人能够概括了解研究的主要内容和结果。对结论的另一个要求是必须符合研究结果的实际情况，一定要准确、客观、实事求是，切忌夸大、缩小或模棱两可。暂时不能明确回答，或尚无把握下结论时不可勉强去下，只须讲明原委即可。结论必须是由本人的实验结果推论而来。结论的写作要领是：开头先概述研究简况，提出结论的条件，然后直接将结论逐条开列出来；结尾指出存在的问题和研究方向。有时也可不要开头和结尾。也有把结论放在

每段讨论后面，作为总结，而取消结论一栏。临床研究的论文中常用小结代替结论。

讨论主要是围绕论文的中心思想，从理论上对实验结果和实验中的有关问题进行分析、评价，从深度和广度两方面来丰富和提高对实验结果的认识，为结论提供理论依据。其主要包括：对实验和观察结果的理性分析、论证和解释；对本实验结果与国内外的有关研究或前人观点和结论之间的异同，以及异同产生的原因进行分析和解释；其他领域的研究成果能说明和支持本文的结果和观点者；实验中发现的预期以外的现象的说明或解释；对结果中不够完善、有漏洞之处进行补充说明，以取得主动。

九、实验针灸学的研究方法

实验针灸学的研究方法主要是以实验方法进行研究和探索，包括古今文献研究、临床研究和实验研究，人们研究这些不同的内容，以揭示或探索针灸治疗疾病的内在规律，为推动针灸学术的发展和提高针灸的疗效奠定科学的理论基础。

(一) 文献研究

文献是记录已有知识的一切载体的统称。文献研究就是通过对收集到的文献资料进行分类、整理、分析，发现或找出规律。也就是利用某些已经得到的特殊或个别的事实或理由，证明出一般性结论的说理方法。

针灸文献研究的范围很广，凡对古代针灸文献校勘与考证，对某一医家学术思想的探究，皆属文献研究范畴。实验针灸学的文献研究，侧重于对现代科研文献资料的收集阅读、整理分析，通过去粗存精、去伪存真，从中发现问题，找出规律，提出建议，为科研、教学、医疗工作提供信息参考。文献研究往往是某项科研工作的前奏，通过文献研究可以获得许多科研信息，以利于科研计划的制定和规划。实验针灸学的文献研究最常见的形式是文献综述，文献综述是在围绕所选主题广泛搜集资料的基础上去粗取精、去伪存真，依主题的内部逻辑关系重新组织撰写成的，是具有回顾性、综合性、理解性、传播性、评价性、展望性的学术论文。文献综述有多种类型，如按照综述的方法可分为文摘性综述和分析性综述。文摘性综述是对原始文献资料客观地进行综合性摘述，以提供详尽资料为目的，对文献的内容一般不进行评价；分析性综述是指对原始文献中的内容做出某种分析和评价，以表达综述者的见解和建议，这种综述有回顾又有展望，通过对文献的分析能提出新问题、新思路、新概念。

1. 资料收集阅读　收集文献资料是科技工作必须具备的基本素质。科技工作者为了提高自己的知识面，加深知识的深度，不仅要收集本专业的文献，还要收集与本专业相关的文献。为了最大限度地利用文献资料，必须对文献资料有目的、有计划地进行阅读。有目的地阅读是指针对要解决的疑难问题或科研课题进行选择性阅读；有计划地阅读是指对阅读的资料分清主次，并制定出阅读计划。在阅读过程中，对于一些文献资料的重要论点、论据等，应及时进行标记。在阅读文献过程中，受到启发而萌生的新构思、新观点或解决问题的新方法、新思路都应立即记录下来。在阅读过程中，应抓住主题思想，结合自己所学的知识和经验，启迪思维，扩大知识面，提高创新能力。

2. 资料整理分析　收集到的各种文献资料应按照不同的目的进行分类。如按研究的领域可分为基础研究类和临床研究类。基础研究类资料是指对针灸学基本规律的理论性研究资料，包括用现代科学的方法和手段对针灸的研究；临床研究类资料是指与提高临床疗效和诊治水平有关的论著，包括对针灸临床治疗的新发现、新经验、新疗法、新技术应用等内容的研究报告，它可以直接应用于临床，如某种疗法或技术应用的临床观察、临床试验、临床经验总结以及医案、医话、病例讨论等均属此类。亦可按研究疾病的系统或疾病的病名分类，如按心血管、神经、内分泌、消化、生殖等系统进行归类；按病名是将资料按研究内容所属的疾病进行分类，如冠心病、脑梗死、肾小球肾炎、胃溃疡、类风湿关节炎等。

通过对文献资料的整理分析，归纳出它们的共同属性，综合它们的共同本质，得出一个带有普遍性的论点。如《五输穴主治规律初探》一文，作者通过对古籍文献的研究，从五输穴与五行的配属及其与五脏对应的角度，对五输穴的主治进行了进一步的整理、分类，归纳出其主治规律，井穴治疗与肝之病机有关的疾病，荥穴治疗与心之病机有关的疾病，输穴治疗与脾之病机有关的疾病，经穴治疗与肺之病机有关的疾病，合穴治疗与肾之病机有关的疾病。归纳法的局限性在于它只能是根据一部分事物的某些属性进行归纳，无法包括同类事物的全部属性，所以做出的结论难免带有一定的偶然性。为了克服这种局限性，文献研究中通常将归纳法与演绎法结合起来。在文献研究中，可引用一些经典著作的观点，或者是公认的科学原理推断出一个新论点，如根据中医学"虚则补之"的一般原则和"老年人脏器虚衰"这一具体事实，即可推演出"老年人宜用补法"；演绎论证的可靠性取决于前提是否正确，如果前提本身存在或然性，或者前提与演绎的结论无必然的因果关系，则导致论证错误，因此在演绎论证时，应力求谨慎、严密。在文献研究分析中，归纳和演绎是辩证统一的，演绎要以归纳为基础，归纳要以演绎作指导，两种论证常有机地结合在一起。

3. 文献综述　文献综述是对文献资料的综合评述，是在大量收集、阅读原始文献的基础上，经过分析综合、思考、归纳而写成的论文，常带有作者的评述性见解。文献综述的写作步骤：首先是确定题目，要求具体明确。题目不宜太长，可以是科研课题的全面情况，也可以是其某一侧面。题目确定之后，收集阅读相关文献资料，写出综述提纲，然后将收集的文献资料编排好，根据提纲写作。最后进行文字修改，力求简明扼要，避免繁琐冗长，对于不说明问题的引文或例子应全部删除，观点要明确，文字要精练，表达要确切，不枯燥乏味。

(1) 文献综述的特点：①综合性：综述是根据自己所选的专题，搜集大量的资料，纵横提炼，重新组织布局编辑而成，信息量大，非独家之言，所以具有综合性。②时限性：文献积累都有一个过程，文献综述必然具有时限性。其时限跨度根据需要而定，如强调"新进展"则时限跨度一般为近 2~3 年之内；如着重回顾发展，以利于读者从发展过程中吸取经验教训，扩展思路，则跨度可大到近 5~10 年。③信息性：医药期刊上发表的论文与书籍相比较，更具有信息性，综述论文尤为突出，因其汇集的某一专题的资料信息较为全面，故可帮助科研人员发现前人研究的空白和不足之处，从而选出新的课题。④学术性：文献综述既反映历史背景，又反映科研现状；既有综合归纳，又有分析探讨；既有发展的脉络，又有前景的展望；既有综合评述，又有专题特色，所以文献综述也具有一定的学术价值。

(2) 文献综述的基本结构：文献综述的结构与其他论文大体相同，即由文题、作者署名（包括与作者相关的信息）、摘要、关键词、前言、正文、总结、参考文献等部分组成。①文题：一般由文献引用时限、综述主题加文体标志性词语组成。如《5 年来针灸治疗癫痫的进展综述》一题，"5 年来"为综述时限，"针灸治疗癫痫的进展"为综述主题，"综述"为文体的标志性词语。有时亦可省去标志性词语,时限也可采用模糊说法。如《针灸治疗类风湿关节炎的临床研究进展》、《补泻手法的实验研究近况》等。②摘要:是对全文主题思想的高度总结和概括,使读者能了解到本文的主题和结论。③前言:要求说明写作的目的,阐明主题及文献引用的范围(年限)和综述本课题的学术意义。使读者读完前言后能获得一个初步的轮廓,文字要简短精练。④正文:也就是全篇文章的主体部分,主要是提出问题、分析问题、解决问题,通过分析比较各家学说及其论据来阐述有关问题的来龙去脉。内容应层次分明,也可分列小标题,但顺序要合乎逻辑,步步深入。开头应以论点引路,以论点带论据的方法组织材料,以文献资料中的实验结果或调查统计材料来论证这一观点,客观地、实事求是地反映出主题的发展过程。⑤总结:总结是综述文章的全篇缩影,但不是简单地重复。总结应是根据主题部分的论证结果而提出的几条语言简练、含义确切的意见作为结论。即用简短文字概括综述内容,哪些是肯定的,哪些是否定的,哪些是有争议的,目前倾向是什么,还可提出展望性的意见,如哪些还可以值得进一步研究,今后的趋势如何等。⑥参考文献:是文献综述不可缺少的部分,一是为综述提供依据,二是为读者进一步研究探讨时提供原始材料的线索,三是尊重被引证学者的劳动。参考文献编辑时应条理清晰,便于查找。其内容应包含作者名、书名或期刊名、出版时间或期刊的年、卷、期及页码。

(二) 实验研究

实验研究是根据课题的研究目的,利用仪器和设备对研究对象进行积极地干预,人为地变革、控制或模拟研究对象,以便在最有力的条件下对其进行观察,从而获得经验事实的一种方法。实验中人们处理的是在人工控制或特定条件下的医疗研究过程,这样就能够使所研究问题中的一些偶然因素有目的、有计划、有预见地减少,控制或改变其中某些需要研究的因素。在实验中,通过观察、对照、比较、分析、综合、判断、推理、演绎等理性的加工过程,从而得到一些在通常自然条件下无法得到的环境条件和感性材料,进行一些在通常条件下难以进行的理性加工,得到一些在平常条件下难得到的经验、认识或方法技术,实现了感性和理性的统一、理论与实验的统一。这就大大缩短了人类认识未知事物的周期,加快了人类探索和认识未知事物的进程。所以,要使针灸学术理论进一步取得快速发展和突破,就必须采用自然科学的实验方法进行研究,使之进入实验医学的发展轨道。

1. 实验研究的对象　针灸的实验研究对象包括两个方面,一是人,二是动物。对人的研究除临床研究中观察针灸对疾病状态下人体一些客观指标的影响外,在实验研究中,主要观察不同针灸方法或不同腧穴对正常人体生理参数的调节和影响,以指导针灸的临床应用。如观察补泻手法对正常人造血功能的影响,针灸对正常人群痛阈的影响,针灸对正常人体免疫的调节作用,不同腧穴对正常人群经络感传现象的影响等。通过对正常人群的研究,揭示针灸对人体调节的机理,为进一步应用针灸治疗疾病提供理论基础。动物实验研究是医学研究中最常用的研究方法之一,它能弥补临床研究之不足,并能进行许多在人身上不能进行的研究(特别是创伤性研究),获得许多人体研究中无法取得的信息和认识,有助于研究向纵深发展。如开颅埋植电极,切除或定位损毁某神经核团,以观察损毁前后的生理、病理变化以及与针灸刺激的关系;切断神经干或神经索以观察分析针灸作用的传导途径;或检查中枢神经组织某些生化指标以了解针灸的作用机理等。以上这些研究均不能在人身上进行而只能用动物进行实验。另外,还可在动物身上复制出多种欲研究的疾病模型进行综合研究分析，以探讨针灸治疗该病的效应与机理。如结扎大鼠的大脑某一动脉造成脑梗死模型，然后做针灸治疗，观察脑内某些生化指标或形态学指标前后的变化来研究针灸对缺血性脑血管病的治疗机理等。

由于在动物实验中，受试对象易于控制，来源有保证，同时实验条件和各种对比因素均可按预先研究的要求准确控制，所以，它能进行许多在自然条件下或临床试验中不能进行的研究，获得通常在人体实验或治疗过程中不能获得的资料。但动物实验不能取代临床试验，因为动物毕竟不是人，人和动物存在着一定的差异，故不能将动物实验的结论直接推论到人身上，要想指导临床实践，还需一个慎重的临床过渡性探索、修正、验证、确认后才能成为一种新的理论（或技术）用于临床实践。针灸研究中，实验研究和临床研究常常是相互结合，相互补充。动物实验应以临床事实为依据进行设计和评价，临床试验也常以动物实验的资料和证据作为参考和启示。

2. 实验研究的注意事项

（1）受试对象：受试对象是指被处理因素作用的对象。受试对象的选择在医学实验中十分重要，对实验结果有重要影响。实验研究从受试对象来分，可分为动物实验和人体试验。实验研究中对受试对象的要求是受试对象对被施加的处理因素应有较高的敏感性，容易显示效应；受试对象对被施加的处理因素应有较强的特异性和稳定性，不易受非处理因素的干扰。作为受试对象的实验动物选择，应尽可能的选择对处理因素的反应与人近似的动物，同时还应考虑其可行性和经济性。研究的内容不同对动物的要求也有不同。动物的选择除种类、品系外，动物的年龄、性别、体重、营养状态也应注意。如果受试对象是人，应考虑到人的心理和社会特征。

（2）处理因素：处理因素在整个实验过程中应标准化，保持同一性。如何保证处理因素在整个实验过程中始终如一，按一个标准进行，这就需要明确量化标准。如处理因素是针刺应明确针刺的穴位、针刺的深浅、针刺的手法或电针的刺激参数；如处理因素是药品，除应确定药品的名称、性质、成分、作用及用法外，还应注明生产厂家、药品批号及保存的方法等。对检测方法应明确其具体操作方法、原理及特点。对检测的仪器应明确其名称、产地、型号、规格、性质和精密度，另外，观察的时间应具体一致。

（3）观察指标：处理因素作用于受试对象后，出现实验效应。实验效应一般用各项指标来反映。指标按其性质可分为记数（含等级）指标和计量指标。观察指标的选择应注意以下几个方面：首先，确定的观察指标应与实验研究的目的有本质的联系，它能够确切地反映处理因素的效应。其次，观察指标应具有客观性，避免主观性。另外，观察指标最好具有特异性，特异性高的指标易于揭示事物的本质特点而不易受其他因素的干扰。

3. 实验研究论文的基本结构　针灸实验研究论文（或实验报告）的结构固定，除文题、署名、摘要、关键词、参考文献、致谢等基本格式外，正文部分则一般由前言、材料、方法、结果、讨论五部分组成。

（1）前言：主要阐述其课题研究的目的和意义以及相关的背景资料。前言部分应文字简练，切中主题。

（2）材料：材料的内容应具体详实，以便别人重复实验。其包括实验对象、实验试剂、实验仪器等。①实验对象：如对动物种类、数量、种系、分级、性别、体重、来源、健康状况、饲养条件和分组情况等应详细介绍。根据不同的实验目的，选用相应的合格实验动物。如实验对象是人，则参照临床研究论文的要求，应遵循双盲（或单盲）法则。

②实验试剂：包括试剂的名称、规格、成分、纯度、剂量、生产厂家、批号、配制等应介绍清楚。③实验仪器：如仪器的名称、型号、生产厂家等均应介绍。

（3）方法：方法包括实验的各种处理因素，如模型的制作方法、实验步骤、操作方法、观察指标和观察方法等。实验方法的叙述应根据不同情况区别对待，凡是作者创建的新方法要详细全面地介绍，如系改进前人的方法，要介绍改进之处，对常规方法一般只需要说明出处即可。方法的科学性十分重要，如方法不科学，其实验结果必然也不科学。由于实验方法与使用的材料有关，所以，现在的实验研究论文（实验报告）大多数将材料与方法合并在一起称之为"材料与方法"。

（4）结果：结果是实验报告的核心内容，要求将实验中所获得的各种数据资料完整、真实、科学地表达出来，对得到的数据资料既不能杂乱无章地罗列，也不能随意舍去自认为无意义的内容，要对所有的资料认真地进行整理、归纳，数据要进行数理统计分析，根据需要采用表、图、文字不同的表达方式。一般尽量使用图表，因为图表使结果更加直观、形象，使读者一目了然。

（5）讨论：讨论是从理论上对实验结果进行分析阐述，一般可与国内外同类研究进行比较，如有新的发现应说明其理论和临床意义。对一些异常现象应给予解释，对尚未解决的问题提出研究方向或建议等。讨论部分不要过多地重复实验结果，不要对结果作言过其实的评价，如"国内领先"、"国际先进水平"等。

实验研究论文（实验报告）的写作不要与实验记录相混，实验记录是未经整理的原始资料，不是实验研究论文，它还需进一步的整理、归纳、分析才能撰写成研究论文。研究课题如属国家、部、省下达的科研课题及各种基金资助课题均应在论文末标注课题的来源。

（三）临床研究

临床研究是目前针灸广泛应用的一种研究方法，其得出的结论可以直接用于指导临床治疗或解决临床应用中的技术或理论问题，具有很大的学术价值和实用价值。临床研究以患者为对象，以临床疗效观察、分析或对比为主，研究者通过科学构思和严密设计，严格控制各种因素，按预先确定的诊断指标选定对象，施以标准化的处理（预定治疗）方法，在预定的时间区间，按预定的疗效判断标准进行疗效评估、分析或组间比较。如观察某一穴位、某一针灸处方、针刺补泻手法、新针具仪器或新疗法等对某种疾病和某种效应（镇痛效应、升压效应等）的疗效。总之，临床研究的特点是具有较详细的临床资料，相对统一的诊断和疗效判定标准，较固定的治疗方案，并对有关资料、治疗结果进行统计分析，得出符合事实的结论。

1. 临床研究的分类 临床研究一般可分为前瞻性临床研究和回顾性临床研究。前瞻性临床研究是研究者根据选题和设计的要求而进行的研究。其特点是有明确的研究目的，周密的研究计划，合理的观察指标，并严格按设计要求详细记录临床资料，通过对这些资料的整理、归纳、统计、分析，得出某一结论。前瞻性临床研究的质量主要取决于事先的选题和设计以及在临床实施中是否完全按照设计进行，数据资料统计处理是否合理等。前瞻性临床研究常与研究者的学术研究方法、条件、设备等因素有关。回顾性临床研究的特点是对已有的临床资料按统一的标准进行整理分析，其质量取决于是否有一定数量的病例数和收集的资料是否详细、真实、全面，统计方法是否正确等，这种研究不需要事先有严格的设计，随机对照原则要求也较低，但研究者应在平时临床工作中有意识、有目的地积累资料，尽量保证资料的完整性，这样总结出的结论才可能具有科学性。回顾性临床研究也属文献研究的范畴。总之，临床研究中，前瞻性研究比回顾性研究要求高，其论文的学术水平更具有领先性。

2. 针灸临床研究的题材

（1）穴位的疗效观察：穴位的疗效观察是针灸临床研究报道的常见题材，即某穴或某针灸处方治疗某病或对某些观察指标的影响。如"针灸足三里对抗化疗呕吐反应临床研究"。

（2）治法的疗效观察：即用针灸某一方法（包括手法）治疗某病，治法可以是单一的方法，也可以是多种方法的组合。如"长强穴注射埋线治疗前列腺痛 60 例疗效观察"、"头针治疗截瘫神经痛疗效观察"、"针灸、中药、西药治疗慢性结肠炎疗效对比观察"等。

（3）新技术或新仪器的应用：即用某种新技术方法或新仪器治疗某些疾病疗效的观察与评价。如"DAJ-10 型多功能艾灸仪治疗痛经 52 例"、"电针仪治疗面神经炎 40 例临床观察报告"等。

3. 临床研究论文的基本结构　临床研究论文有较固定的写作格式，除文题、署名、提要、关键词、参考文献等基本格式外，其正文部分一般由引言、资料、方法、结果、讨论五部分组成。

（1）引言：引言部分要求简要阐述临床研究课题的目的和意义，以及与本课题研究相关的背景资料（如目前研究现状、病例收集时间等），引言应开门见山，而且言简意赅。

（2）临床资料：临床资料是针灸临床研究论文科学性的基础。对临床资料的要求是尽可能地详细，收集时不要随便舍弃，样本应具有代表性。临床资料应包括病例来源（门诊、住院或多个医院病例的汇集），病例数，性别（例数较多时可给出男女比例），年龄（年龄范围较大时应有不同年龄的例数及平均年龄），病程（如病程差异较大时应有不同时间段的病例数及平均病程），中医诊断及分型，西医诊断及分期（均要有统一客观的诊断标准，尽可能采用国家标准或全国性学会拟定的标准），临床表现（有诊断意义的症状和体征），实验室检查及其他特殊检查（一般应有量化指标，尽量避免使用"升高"或"降低"等术语），另外，如果患者的职业、生活环境和习惯、心理状态、体质以及发病季节、病因、诱因、并发症等对发病、诊断、治疗有影响，也应详细阐述。如设有对照组，其资料应遵循相同对比的原则，与治疗组应同样详细阐述。

（3）方法：包括观察方法、治疗方法及疗效评定方法。观察方法包括观察内容、观察指标、观察条件和仪器（要有型号和生产厂家，若系新产品或自制仪器，要有详细说明）。治疗方法包括针灸的取穴、针刺手法、治疗时间或使用新疗法对穴位的刺激等。针灸临床研究的方法应以科学、客观、易行为原则，并尽可能地详细描述，以便他人仿效和验证。疗效标准要尽量使用国际或全国统一标准（如 WHO 标准、国家中医药管理局发布的中医病证诊断疗效标准，以及全国性学会拟定的标准），如目前没有标准可依，则可自拟科学客观的标准。

（4）结果：临床研究的结果主要为疗效，应严格按照疗效标准判断，要将临床各种观察结果以及有关资料用文字、表格、图片等完整地、真实地表述出来。用数据表示结果是较好的方式，但它需要按设计要求进行统计学处理，以确定是否有统计学意义，不能只简单地从例数、百分率或平均数的多少、差异而做出结论，因为这样极易得出错误的结论。文字、图表的选择一般是哪个简洁明了就用哪个，对同一内容没有必要同时用文字和图表重复描述。

（5）讨论：讨论是研究者对临床研究结果的进一步说明和分析。作者一般要提出论点，并依据临床观察结果进行论证，从实践上升至理论。讨论要紧紧围绕着临床研究的内容进行。对于尚未清楚的作用机理，不要随意推测，也不应过多出现"大概"、"或许"之类含糊不清的结论。对于临床研究为主的论文报道，讨论亦可谈自己的体会，如对临床观察到的现象谈谈自己的看法，对针灸应用的腧穴和方法谈谈自己的体会，对研究中的不妥之处也可谈谈自己进一步改善的设想等。

临床医学研究论文写作时要尊重事实，切记不要有意无意地添加水分，甚至造假，否则，研究的结果不但起不到推动科研、医疗发展的作用，反而会造成严重的后果。另外，为了提高临床研究的质量，应遵守课题设计的基本原则，设立对照组，同时还应注意其对照组的可比性，即对照组与观察组除了治疗措施不同外，其余因素应尽量相同，甚至完全一样，这样才有说服力。还应注意临床研究报道中，不仅可总结成功的经验，也可报道失败的教训，失败是成功之母，对失败报道的分析总结，可使别人少走弯路，也为自己今后的成功奠定基础。

十、实验针灸学常用研究技术

（一）解剖学、组织化学技术

1. 解剖学的主要技术与方法　解剖学是一门研究机体形态结构的重要医学基础学科，属于生物学中的形态学范畴。随着科学技术的不断发展，大体解剖学得到了进一步的发展，学科进一步分化，同时解剖学技术也将向着综合性研究方向发展。

医学领域中由于解剖学及其先进技术的引入，人们对中医理论有了深入的认识，尤其在针灸学领域，通过大体解剖学、断层解剖学、神经生物学、神经科学的技术应用，使经络学说及腧穴方面的研究取得了进一步发展，并吸引很多学者致力于探索研究。如经络实质的研究，所应用的研究方法中，其中以解剖学技术方法最为广泛，如在尸体或动物身上进行层次解剖和断面解剖，以寻找经络穴位的物质基础。通过大量的临床资料观察和实验研究认为，经络与神经系统关系密切，与血管、淋巴管也有密切的联系。穴位结构研究也离不开解剖学技术，穴位是施行针刺的主要部位，不同的穴位有不同的解剖结构。如果从不同的角度、深度和范围针刺穴位所涉及到的解剖结构亦不同。目前的研究认为一般穴位大体解剖结构包括神经、血管、淋巴管、肌肉、筋膜等。实验针灸常用的解剖技术有：

（1）标本防腐固定技术：常用的标本防腐固定剂为10%左右的甲醛溶液，甲醛是一种聚合性固定剂，能交链蛋白质分子，也能在一定程度上保存脂类物质。常用的防腐固定方法是先灌注，后浸泡。固定剂溶液的量，一般应为组织块体积的15～20倍以上。灌注时多采用吊桶灌注法，即将容量1000～2000ml的吊桶悬吊于2m高处。灌注所用动脉一般应选择在宜暴露的大动脉处，最常选用股动脉或颈总动脉。切开动脉时，注意勿损伤血管分支，以免灌注时发生渗漏，将防腐固定剂注入动脉，使之经动脉流经全身，渗透到全部组织器官。

（2）血管灌注技术：血管灌注是将一些带有包料的填充剂灌注到血管内，通过解剖法显示血管位置、行径和分支的特点。其中整体灌注适合全身或半身，应选择在操作时易暴露的大动脉干，或损伤组织结构较少的部位，如肱动脉、股动脉和颈总动脉；局部灌注可在整尸上，从分布于该器官或肢体的动脉干进行灌注，也可取下脏器或截下肢体，当取下脏器灌注时，所留的动脉干要长一些，以便插入导管。其方法为：将新鲜标本以1％肝素生理盐水（37℃）灌注动脉后，分别灌入5％、10％、20％ABS丁酮溶液，丁酮中加入适量的大红油画颜料，第二天再补充灌注20％ABS丁酮溶液100ml，浸入温水中6小时，−30℃冰箱中低温冰冻48小时，横断面切割，解冻后辨别形态结构。

2. 组织化学技术与方法　组织化学和细胞化学是应用物理、化学和免疫方法对组织、细胞内某些化学成分的定性、定位和定量研究，从而探讨其相关的功能活动，也就是在组织或细胞形态结构（光学显微镜或电子显微镜）的原位上研究其化学组成和代谢状态，其着重研究和观察化学物质的类别和数量，及其在组织或细胞结构上的定位。

组织化学技术近来逐渐应用于针灸研究领域中，从针灸穴位及治疗疾病的动物模型制作到观察机体的细胞、组织与器官的组织学、组织化学与超微结构的变化，来阐明针灸穴位治疗疾病的物质基础与规律，都具有非常重要的作用。组织化学技术包括：

（1）切片标本的制备：应用显微镜观察机体各部的微细结构时，首先应把所有要观察的材料制成薄片，最基本的就是切片方法。其中石蜡切片更为常用，其制备程序包括：①取材与固定：将所要观察的机体组织新鲜材料切成适当的小块，立即浸入固定液（如甲醛溶液等）中进行固定，防止离体后结构发生变化，使其尽可能保持活体时的结构状态。②脱水与包埋：为了使石蜡能浸入组织内，在制备时将固定好的材料用乙醇等脱水，经二甲苯透明后，再浸入加温熔化的石蜡中浸透包埋，使组织块变硬。③切片与染色：将包埋的组织蜡块用切片机切成5～10μm左右的薄片，贴在载玻片上脱蜡后进行染色，最常用的染色法是苏木精和伊红染色，简称HE染色。为了较好地保存细胞内酶的活性，也可直接选用冰冻切片，将组织在低温条件下快速冻结，直接切片，进行染色。④封固：在切片上滴加中性树脂，用盖玻片进行封固，保存备用。

（2）涂片、铺片标本的制备：血液等液体材料，可直接在玻片上涂片，干燥后再进行固定和染色。疏松结缔组织和肠系膜等薄层组织，可在玻片上撕开展平，制成铺片，待干燥后进行固定和染色。骨和牙等坚硬组织除用酸（稀硝酸等）脱钙后再按常规制成切片进行染色观察。

3. 细胞化学和免疫细胞化学技术

（1）细胞化学：其原理是在组织切片上或被取材料上加某种试剂，使其与组织或细胞内某些物质起化学反应，形成最终反应产物。光镜组织化学，要求其最终产物是有色的沉着物；电镜细胞化学，要求其最终产物是重金属沉着物。观察沉着物的颜色、深浅或电子密度，可对某种物质进行定性、定位和定量。

（2）免疫细胞化学：是将免疫学基本理论与细胞化学技术相结合而建立起来的技术。主要是应用抗原与抗体特异性结合的特点，检测细胞内某些肽类和蛋白质等大分子物质的分布。肽类和蛋白质种类繁多，均具抗原性。提取动物的某些肽类和蛋白质，作为抗原注入另一种动物体内，则产生与抗原相应的特异性抗体（免疫球蛋白），从血清中制备该抗体，如使抗体与荧光素结合，则形成荧光标记抗体，当用该荧光素标记抗体处理组织切片时，则与组织内相应抗原发生特异结合，在荧光显微镜下呈黄绿色荧光部分，即为抗原抗体复合物，称此为荧光标记抗体法。如抗体与辣根过氧化物酶（HRP）等酶标记，与抗原结合后呈棕红色，可在光镜或电镜下观察，此即酶标抗体法。

4. 甲醛诱发荧光法　其基本原理是使神经元内的微量单胺类物质与甲醛聚合成新的环形化合物，在荧光显微镜下，发射出不同波长的荧光，在490μm以下的波长阻断滤色片，儿茶酚胺类神经元呈绿色，而 5-羟色胺则呈黄色。

5. 辣根过氧化物酶法　此法是利用轴浆运输现象追踪神经元之间联系的一种方法。辣根过氧化物酶被摄入后，可经逆行轴浆运行到胞体（末梢摄入者），或被顺行轴浆运输到末梢（胞体摄入者）。借此可以了解一个核团的传入和传出的联系。此法可用于中枢内核团间联系的追踪，也可用于对周围神经传出、传入的追踪。

6. 免疫组织化学法　应用于解剖学研究，特别是神经解剖学研究，有效地显示各神经递质、合成递质的酶以及与递质结合的受体在细胞水平的定位。此法的特异性强，如交叉反应，凡被染色的神经细胞或纤维都含有同一化学物质。所以用免疫组织化学方法可把一个核团内含不同化学成分的亚群区别出来，也可追踪含某一种物质的神经元及其纤维走向，甚至从下丘脑追踪到脊髓。

7. 组织培养　组织培养或细胞培养是在体外研究活组织或活细胞的形态结构和生理功能动态变化的一种很有价值的研究手段，已广泛应用于生物医学的各个领域。组织培养是在无菌条件下进行的，将从机体取得的活组织或活细胞，或者长期传代培养的细胞株，放入盛有营养液培养基（天然的或人工合成的）的培养瓶（板）内，在保持一定温度、适宜的 O_2 与 CO_2 浓度、pH 等条件下进行培养。可在倒置显微镜下直接观察细胞的增殖、分化、运动、吞噬等动态变化，并可用显微录像真实地记录下活细胞的连续变化过程。

8. 放射自显影　放射自显影是研究追踪某些物质在体内或细胞内的代谢径路与结构的关系。将放射性核素或核素标记的物质注入体内或组织培养的营养液内，间隔一定时间取出被检材料，制成标本切片或整体切片，并在其上涂以感光材料，置暗处曝光，经数日或几个星期后，再经显影、定影处理，在放射性核素或标记物存在的部位，溴化银被还原成微细的银粒，这样可在光镜或电镜下观察结构的同时，观察放射性核素或其标记物的分布、数量、排泄等代谢过程，借此可判明该物质的动态变化过程及其与功能的关系。

（二）生理学技术

生理学是研究人体功能活动及规律的科学，也是一门实验性自然学科。随着基础科学和新技术的迅速发展，以及相关学科间的交叉渗透，生理学的研究有了很大的进展。细胞、分子水平的研究，深入到细胞内部环境的稳态及其调节机制，细胞跨膜信息传递的机制，基因水平的功能调控机制等方面，使生命活动基本规律的研究取得了很大的进步。

生理学技术的发展也推动了针灸机理的研究，在阐明经络的实质、脏腑—经穴相关机理、针刺镇痛机理等方面起到了推进作用，随着生理学技术本身从宏观向微观深入发展，中医理论研究者正在利用它，不仅在整体水平、器官水平，而且正深入到细胞水平，以此来阐发治疗疾病的机理。20 世纪 60 年代，我国医学界从痛觉生理角度大规模开展了针刺镇痛原理的研究，使我国痛觉生理的研究达到了当时世界先进水平。生理学技术和方法在阐明针刺治病机理方面也发挥着重要的作用。如以肌电图的变化了解针刺对周围神经损伤的治疗作用；以脑电图为指标观察针刺治疗失眠、针刺治疗癫痫的机理；从颅内血流动力学的角度研究针刺治疗中风的作用机理；以心电图为指标观察针刺治疗心血管疾病的疗效及其机理等。总之，生理学技术和方法的应用，大大推动了针灸基础与临床研究。

生理学实验是在人工控制的实验条件下对生命活动进行观察和科学研究的实验。常用的生理学实验主要是离体器官、组织实验、活体动物实验、电生理实验、动物病理模型实验、人体功能测定等。根据实验研究，目前分为细胞水平、器官水平和整体水平。只有通过三个水平的研究，才能对生命活动现象有一个完整的认识。现介绍常用生理实验方法和技术：

1. 肌电图　肌电图是对周围神经与肌肉的电检查方法。它记录肌肉在静止状态、主动收缩及周围神经受刺激时的电活动。其方法是：用同心圆针电极插入肌肉或片状电极放置于肌肉表面的皮肤上，通过肌电图仪的放大器，将肌肉的电活动显示在阴极射线示波器上，同时用计算机系统将图像进行保存、分析、记录。可用于神经肌肉疾病和周围神经损伤等的诊断，故可做神经传导速度、重复电刺激及脑诱发电位的检查。

2. 脑电图　大脑皮层的自发性脑电活动，通过电子放大仪器放大并记录下来，称脑电图。临床脑电图波形的变化用于脑部疾病的诊断，如癫痫、肿瘤、炎症及脑血管疾病等，对脑外部疾病，如代谢和内分泌紊乱及中毒等引起中枢神经系统变化的诊断也有一定作用，还可用于研究正常和异常睡眠过程。其方法是：常规放置电极于头皮各规定部位，应用单极和双极的连接方法描记。如做开颅手术，可将电极直接放置于暴露的大脑皮质上，称脑皮质电图，也可将电极插入颞叶内侧面海马、杏仁核等部位记录。

3. 经颅多普勒超声　是一种非损伤性颅内血流动力学检查方法。它可显示血管中血流的特性，临床上主要用于检查颅内外动脉血管包括颈总动脉、颈内动脉、颈外动脉、眼动脉及其分支和大脑前动脉、大脑中动脉、大脑后动脉及椎—基底动脉等的血流速度、波形及搏动指数等多种参数，同时还能很好地显示血管有无阻塞或狭窄，对正确估计脑血管病的部位及程度有较好的参考价值。

4. 心电图　心肌细胞每一时刻产生的电活动通过心脏周围的组织和体液传到体表，在体表放置引导电极并采用一定的方法把这些周期性心电变化记录下来的电活动图形即为心电图。在各种心脏疾病、电解质平衡失调、某些药物中毒等疾患的诊断和治疗中，心电图具有主要的参考价值。

5. 电子计算机实验实时记录分析系统　国产的电子计算机实验实时记录分析系统（以下简称计算机实时分析系统）具有"刺激器＋放大器＋示波器＋记录仪＋自动分析"等多种仪器的组合功能，呈现一机多功能、容易应用和维护管理的特点。可同步记录四道生物信号，如各种电信号和换能器信号等。

电子计算机实时记录分析系统由计算机、采样及程控接口、程控生物电放大器、换能器接口、程控刺激器、专用软件和打印机等组成。通过记录电极或换能器引导出的生物电信号，经放大后通过 A/D 转换送入微机处理。可通过软件的菜单设置实验的参数和状态。放大器的输出信号可供其他仪器使用；同时计算机采样系统也可与普通放大器或多种型号记录仪接口，使传统仪器电脑化。

6. 膜片钳实验装置　膜片钳技术是从分子水平研究细胞膜离子通道功能的一种技术。膜片钳实验，还需要有配套设备如膜片钳放大器、倒置显微镜、三维液压微操纵器、微电极控制仪和计算机及相关软件等。因为膜片钳实验所用的标本多是放在培养皿中的细胞，故需要在相差倒置显微镜下，借助微操纵器进行操作。在膜片钳放大器内通常含有一个标准的差分放大器线路，将记录到的电流以电位差的形式输出，故膜片钳放大器的核心部分是一个高增益的电流电压转换器，具有高输入阻抗、低噪声、宽频带等特性。除此之外，还有频率提升部分、加法器、瞬时补偿和钳位放大器等部件。

（三）生物化学技术

生物化学是研究生命的化学。它是从分子水平上研究生物体内基本物质的化学组成、结构、性质及生命活动过程中（如生殖、代谢和运动）化学变化规律，从而阐明生命现象的化学本质的科学。DNA 序列的分析，新的基因级别的构成与克隆，各种代谢机理的阐明等新成果丰富了人们在分子水平上认识生命的知识。事实已证明，生物化学技术也是预防医学和治疗医学的基础。临床生化技术诊断已成为一种不可缺少的诊断方法。如只有测定血糖浓度和糖耐量曲线才能确定糖尿病的诊断是否正确，碱性磷酸酶的测定可以诊断骨癌，代谢过程的异常必将表现为疾病。

生物化学实验技术种类多，发展快，应用领域广泛，并迅速应用于针灸实验研究中，有力地促进了针灸研究的发展。采用生化技术研究针灸的基本理论以及针刺的效应和针刺作用的原理，已取得了令人鼓舞的成绩。如使用离子选择性电极观察经络穴位处的离子分布，观察脏腑发生病变时相应经穴处的离子浓度变化；从脑内兴奋性氨基酸、细胞内钙离子等角度研究针刺治疗中风的机理；针刺治疗疾病过程中相关生化指标的变化等。随着针灸研究的深入，生物化学技术和方法发挥的作用越来越重要。常用的生物化学的技术与方法如下：

1. 层析技术 层析法又称色谱法，是一种物理的分离方法，主要是有一个固定相加一个流动相，当两相作相对运动时，利用混合物中各组分在理化性质上的差异，如吸附力、溶解度、分子的形状与大小、分子的电荷性及亲和力等，使各组分在两相间进行反复多次的分配而分离。层析分离技术在蛋白质化学乃至生命科学研究中起到非常重要的作用。主要的分析方法有：

（1）吸附层析法：混合物随流动相通过由吸附剂组成的固定相时，吸附剂对各组分的吸附能力不同，造成各组分流动速度不同，从而将各组分分离。由于支持物装填方式不同，又可分为柱层析和薄层层析，柱层析用来分离非极性或极性小的有机物，薄层层析用来分离氨基酸、类固醇激素等。

（2）离子交换层析：是根据物质所带电荷的差别进行分离纯化的一种方法。由于其层析条件温和，不易使分离的物质变性，具有分离能力强、离子交换剂理化性质稳定、洗脱缓冲液的选择范围广等优点，而广泛应用于大分子物质分离。此外还有凝胶层析、亲和层析方法等。

2. 电泳技术 主要适用于物质性质的研究、种类的鉴定、分离纯化、纯度的分析等。电泳是指在外界电场作用下，带电物质向所带电荷的相反电极方向移动。由于各种物质各处的带电性、带电量、分子颗粒大小和形态等的不同，在电场中的迁移方向和速度不同，以此对物质进行分离和鉴定。在电泳过程中，带电颗粒的迁移率在一定条件下与其所带电量、颗粒半径及溶液的粘度相关。电场程度、溶液的 pH 值、溶液的离子强度、电渗作用等可以影响物质的电泳迁移率。

3. 光谱技术 是利用各种化学物质所具有的发射吸收或散射辐射能的特性，对物质进行定性或定量的一类分析技术。光谱技术具有灵敏度高、简便、快速、试样不被破坏等优点，是目前最常用的生化测定技术。常用的光谱技术有：

（1）分光光度法：它是利用被测物质对各种波长光的吸收能力，绘制吸收光谱曲线，由于物质不同，分子结构不同，吸收曲线各有特殊形式，根据曲线的特征、用于物质的定性定量分析。因为分光光度法，其波长范围较大（200～1000nm），所以它既可用于可见光，也可用于紫外光和红外光的分光测定，使应用范围扩大，适用于有色物和无色物的测定。

（2）比色分析法：是利用有色物质对一定波长的光的吸收特性来进行定量的一种分析

法。比色法是指在一定浓度范围内，溶液中有色物质的浓度与溶液颜色的深度成正比，并用可见光（400～760nm）作光源，比较溶液颜色的深浅度以测定所含有色物质浓度的方法。常用的有标准对照法和标准曲线法。

4. 生物大分子物质的分离和提纯　蛋白质、核酸、糖类和脂类是生物大分子，制备高度纯化的生物大分子是研究大分子结构与功能的前提。整个分离提纯过程可分为：

（1）材料选择：先取成分含量较高、物美价廉的材料，制作过程要在低温条件下进行，防止生物大分子变性、失活。

（2）细胞破碎：由于生物大分子大部分存在于细胞内，故可选取匀浆器研磨、高速组织捣碎器反复冻融、超声波破碎、自溶、酶消失、表面活性剂处理等。

（3）亚细胞器的分离：由于各类生物大分子在细胞内分布是区域化的，故细胞碎后，先分离亚细胞器，这样有助于制备纯度更高的生物大分子。主要是采用不同密度梯度介质，经差速离心法制备。

（4）提取：先使生物大分子与其他物质分离，使大分子物质充分释放出来。在提取过程中要注意溶剂性质、pH值、离子强度、介电常数、抽提温度等多种影响溶解度的因素。

（5）分离纯化：提取的大分子物质含有很多杂质，为粗制品，必须进一步分离纯化。在分离纯化时要根据各种物质的分子大小、溶解度、带电性、亲和力大小等差异，选用有机溶剂沉淀、等电点沉淀、盐析、层析、电泳、超离心、吸附、结晶等方法。

（6）浓缩干燥与保存：经过分离纯化后得到提取液有时很稀，体积大，需要采用蒸馏法、冰冻法、吸收法、超滤法等除去水分而浓缩，然后低温保存。为了防止生物大分子变性失活，还需加入稳定剂或防腐剂。

（四）物理学技术

物理学是研究物质运动的普遍性质和基本规律的科学。因为无论哪一种复杂的运动形态，除具有其各自的规律和特点外，都必须遵从物理学的基本规律。医学是一门以人为研究对象的生命科学，它研究的是高级而复杂的物质运动形态。不可否认物理学与医学间有着密切的联系，二者之间互相渗透，互相促进，形成了医学物理学。物理学在医学方面广泛的应用，形成了生物物理学。物理学与生物科学及医学的关系主要表现在两个方面：一是物理学是学习医学和了解生命现象所不可缺少的基础，如要了解血液在心血管系统中的运动，就必须知道流体动力学的基本定律；要了解眼的作用，不仅要了解几何光学，而且还要了解物理光学；要了解声的感觉过程以及超声的医学应用，就必须知道声波的物理性质和传播规律。人体内的生物电是神经与肌肉组织中的一种基本活动，要了解它（例如肌电、脑电、心电、眼电等），就必须具备有关的电学知识。二是物理学的技术和方法，为基础医学和临床医学研究开辟了许多新的途径。按照物理学基本原理设计的各种医用器械和光学仪器、电子仪器不断发展，不断更新，为医学实践和科学研究提供了有效的工具。

物理学技术及方法在实验针灸学中得到广泛的应用，尤其在经络探索、腧穴解剖形态研究、针灸机理探讨以及临床诊断治疗和预防方面，均起到十分重要的作用。如腧穴低电阻测定，各种穴位刺激仪（电、光、声、磁、超声波等）的研制都与物理学技术分不开。目前应用电镜技术探索针刺对细胞内部的结构、细胞膜的流动性及细胞表面电荷的变化的影响方面，也取得了一定的进展，使针灸作用机理研究进入分子细胞水平。生物磁学的应用为研究机体内部宏观的或微观的形态结构和功能变化提供了手段，这对进一步阐明穴位形态结构有重要意义。实验针灸常用的物理学技术与方法有：

1. **电子显微镜**　电子显微镜是利用高速电子束聚焦，使微小物体形成放大倍数很高的图像的设备。通过电镜，可直接观察到原子像。电镜包括：

（1）透射电子显微镜：透射电子显微镜（TEM）通常称作电子显微镜或电镜（EM），使用广泛，它的主要特点是应用电子射线穿透样品，再经多级电子放大后成像在荧光屏上。主要优点是分辨率高，可用来观察组织及细胞内的超微结构，纵观微生物和生物大分子的全貌，在生命科学领域中应用最为广泛。

（2）扫描电子显微镜：扫描电子显微镜（SEM）其主要特点是应用电子射线在样品表面作光栅扫描运动，引起二次电子等信号的发射，经检测装置接收后成像。主要是用来观察物体外表形貌结构；应用冷冻割裂法可观察样品割裂面的结构；用铸型方法可观察管腔内表面的结构。

（3）分析电镜：分析电镜是利用电子射线对样品产生 X 射线或俄歇电子对样品元素进行分析的电镜。主要用来在观察超微结构的同时，对样品中一个极微小的区域进行化学分析，测定各种细胞结构的化学成分及其变化规律。

（4）扫描透射电镜：扫描透射电镜是较先进的电镜技术，兼有 TEM、SEM 和分析电镜特点，能观察较厚的样品，分辨能力和成像质量都很好。

2. **生物磁学**　生物磁学又称磁生物学，是一门介于生物学和磁学之间的边缘学科。人们早就认识到磁与生物的相互关系。我国早在战国时期就有把天然磁石用于治疗的例子。以后逐渐扩大到其他方面，诸如关于不同形式和强度的磁场对生物体的生长发育及遗传性影响观察，关于高等动物的磁感受功能和磁定向作用的分析和研究等。生物磁学的研究内容大致可以包括：生命物质的磁特性，磁场与生物系统的相互作用（磁场的生物学效应），磁性材料、器件，和现代磁测量技术等。

（五）免疫学技术

免疫学是研究机体自我识别和对抗抗原性异物排斥反应的一门科学。现代免疫学认为人体内存在一个免疫系统，与神经和内分泌等其他系统一样，这个系统有着自身的运行机制，并可与其他系统相互配合，相互制约，共同维持机体在生命过程中总的生理平衡，当失去平衡时，则发生疾病。我国自 20 世纪 50 年代起就针灸对免疫系统功能的调节作用进行了大量的实验研究。近几十年来，免疫学以其辉煌的成就令人瞩目，免疫学技术的独特优势，有力地推动了医学和生物学各领域的发展，针灸调整机体免疫功能已被大量的临床和动物实验证实。进一步应用免疫学的技术和方法，对实验针灸学的研究发展将会起到进一步的推动作用。常用的免疫学技术与方法有：

1. **体液免疫检测法**　体液免疫检测主要是利用抗原与相应抗体在体外发生特异性结合，并在一些辅助因子参与下出现反应的性质，用已知抗原或抗体来测定未知抗原或抗体的方法。主要包括：

（1）凝集反应：凝集反应是指细菌或红细胞等颗粒性抗原与相应的抗体结合后，在电解质参与下出现肉眼可见的凝集现象的反应。反应分两个阶段，即抗原抗体的特异结合和出现可见的颗粒凝聚。一般将凝集反应分为直接凝集反应和间接凝集反应两大类。凝集试验是一个定性的检测方法，即根据凝集现象的出现与否判定结果阳性或阴性。

（2）沉淀反应：沉淀反应是指可溶性抗原（外毒素、血清、细菌培养的滤液、组织浸出液等）与相应抗体特异性结合，在电解质参与下形成沉淀物的反应。沉淀反应的抗原多为多糖、类脂、蛋白质等。沉淀反应分两个阶段，第一阶段发生抗原抗体特异性结合，第二阶段形成可见的免疫复合物。

（3）荧光免疫技术：荧光免疫技术指应用荧光物质标记抗体而进行抗原定位的技术。用已知种类的荧光抗体检测的含有抗原的细胞或组织切片，如有相应抗原存在，则抗原与此抗体发生特异性结合，形成复合物粘在细胞上，不易洗脱，在荧光显微镜下视之可见，主要用作细菌、病毒和寄生虫的检验及自身免疫病的诊断。

（4）免疫转印技术：免疫转印技术是应用十二烷基磺酸钠——聚丙烯酰胺凝胶电泳（SDS—PAGE）将蛋白样品分离后，通过转移电泳或直接印渍方式原位转印至固相介质上，并保持其原有的物质类型和生物学活性不变，然后应用抗原抗体反应进行特异性检测。由于此技术具有 SDS—PAGE 的高分辨力及固相免疫测定的高度特性和敏感性，标本可长期保存，便于比较，且方法简便易行，是医学研究常用的重要方法。

2. 细胞免疫检测法　随着细胞免疫学的不断发展，新的细胞免疫检测技术不断出现，除去传统的如淋巴细胞转化试验、E 花环法、T 细胞亚群检测、细胞毒试验、巨噬细胞吞噬功能的测定等外，目前主要集中在对有关细胞因子以及细胞受体方面的检测。

（六）细胞生物学技术

细胞生物学是从细胞、亚细胞和分子三个水平研究细胞生命活动的科学，是现代生命学科的前沿领域之一。细胞生物学主要包括细胞的结构和化学组成；细胞及细胞器官的功能；细胞的增殖与分化；细胞的衰老与死亡。

近十年来引人瞩目的研究是细胞的跨膜信号传递（或称为信号传导）。目前人们对跨膜信息链的构成及环节间的相互关系还不完全清楚，而对核膜内外信息的交流与核内信息传递链索的构成则所知更少，弄清信息传递链索特别是细胞核内的信息传递链索，是弄清有机体内有序调控的基础。迄今发现的癌基因都是编码信号传导系统有关蛋白质的基因经突变而产生的。对癌基因、抗癌基因和细胞癌变的研究，无疑具有重大的理论和实践意义。

细胞生物学方法在实验针灸学中的得到充分的应用。细胞生物学中细胞培养技术的应用使那些先前由于实验技术限制而无法进行的研究成为可能，但是由于细胞培养是体外培养，故也存在一些局限性。因体外培养的细胞失去了机体正常的内环境及神经体液的调控作用，也失去了体内各种组织细胞之间的正常比例和相互关系。故利用细胞培养方法所获得的研究成果，还应充分考虑它的特殊性。大量实验证明针刺对于脑缺血动物模型脑内神经细胞凋亡有影响，电针能抑制脑缺血后脑内神经细胞凋亡。细胞培养技术的应用已日益广泛，细胞培养是指细胞体外培养，是在无菌条件下，把动物或植物的细胞从有机体分离出来，制造合适条件，使细胞能继续生存和生长的一种方法。以其一般离体实验所不能替代的优点，应用于细胞周期及其调控、癌变机制与细胞衰老研究、基因表达与调控以及一些细胞工程技术的建立等。针灸实验中，可用针灸后的动物血清进行细胞培养、观察，为研究针灸的作用机制提供新的思路。

细胞生物学研究技术很多，主要包括细胞培养技术、形态学观察技术和分析细胞学技术等。

1. 细胞培养技术

（1）培养基：细胞需要生长在具有充分营养物质的培养基中，培养基含有的成分如下：含氮化合物，它是蛋白质和核酸的基本构筑材料，动物细胞至少需要 12～13 种氨基酸、维生素和某些金属离子，才可维持酶的正常功能。一般需要 8 种水溶性维生素和铁、铜、锌等金属离子，无机盐离子，它们可调节离子强度和渗透压，维持酸碱度平衡。碳水化合物，它们是体外细胞的主要能源，动物细胞通常可利用葡萄糖等单糖物质。促生长因子，激素、生长因子等可促进细胞增殖生长，维持某些细胞的特殊功能。大多数培养液中需加入血清，常用经 56℃ 30 分钟灭活的胎牛血清或小牛血清，血清中含有多种细胞生长因子、促贴附因子以及其他活性物质，培养液中血清的含量一般为 10％～20％，才可维持细胞的正常生长。

（2）培养环境：培养细胞一般接种于盛有 pH7.2～7.4 的培养液的器皿中，放置在 36℃～37℃、5％CO_2 加 95％空气混合气体、95％～100％湿度的培养箱中。这种环境适合多种细菌、支原体、真菌的生长。因此，在培养液中应加入适量的抗生素（如青霉素、链霉素），并在细胞培养的全过程保持无菌操作。

（3）基本步骤：体外培养的细胞可分为原代细胞与传代细胞。原代细胞是指从机体取出后直接培养的细胞。适合在体外培养条件下继续培养的细胞称为传代细胞。原代细胞培养步骤一般如下：从动物或人体取出组织块，剪碎，用浓度与活性适中的胰蛋白酶或胶原酶与乙二胺四乙酸（EDTA）等将细胞消化分散（不破坏细胞结构），细胞计数后接种于培养器皿内，给予合适的培养液及其他培养条件，进行静置或旋转培养。

（4）生长与观察：不同来源的细胞在体外的生长方式不同，根据是否贴附于支持物上生长，分为贴附型与悬浮型。就贴附型细胞而言，刚接种入培养液的细胞多呈圆球形，几十分钟至数小时后，细胞即贴附在瓶壁上，此称为细胞贴壁。细胞一经贴壁就迅速铺展呈多形态，经过一段潜伏期后，细胞即开始有丝分裂，并很快进入对数生长期。一般在数日内就铺满瓶壁，形成致密的细胞单层。对数生长期是细胞一代中活力最好的时期，因此是进行各种实验最好的、最主要的阶段。细胞培养中的一个非常有趣的现象是细胞的接触抑制，当贴壁生长的细胞分裂生长到表面相互接触时，就停止分裂增殖，相互紧密接触的细胞不再进入 S 期。长成单层的细胞经过一段时间，一定要重新分散后分瓶继续培养，使其继续分裂增殖，否则就要衰老死亡，不能维持其生命活动。这一分瓶再重新培养的过程，称作细胞的传代。传代后的细胞在新的培养瓶中经 6～24 小时开始贴壁，再次进入新的生长周期。原代细胞一旦传代培养即称为细胞系。若细胞系用单细胞分离培养，由单细胞增殖形成细胞群，则称为细胞株。细胞系在体外的可传代数与细胞种类及原供体的年龄等有关：人胚肺二倍体成纤维细胞在不冻存和反复传代条件下，可传 30～50 代，相当于150～300 个细胞增殖周期，能维持 1 年左右的生存时间，最后衰老凋亡；肝细胞及肾细胞仅能传几代或十几代；神经元一般不能传代。传代细胞经培养后，可以用液氮冷冻的方式加以保存，复苏后可再继续培养。

2. 形态学观察技术　包括各种光学显微镜和电子显微镜技术的应用。

3. 分析细胞学技术　当今新研究技术的开拓和仪器的改进，有力地促进了细胞生物学的发展。光学、电子学和电子计算机技术的发展为细胞生物学开辟了一个全新的技术领域——分析细胞学技术。分析细胞学技术主要应用三种仪器：流式细胞计（FCM）、显微分光光度计（MSP）和图像分析系统（IAS）。其中流式细胞计技术应用最广。流式细胞计可用于测量细胞的多种参数，其中有些细胞参数不经染色处理就能直接测量，如细胞大小、形状、胞浆颗粒、色素含量、蛋白荧光及氧化还原状态等；一些参数必须经染色（荧光标记）后才能测量，如 DNA 含量与碱基比、染色质结构、RNA 含量、总蛋白、碱性蛋白、表面抗原、细胞骨架组成、膜完整性与通透性、酶活性、内在作用、表面电荷、细胞内受体、DNA合成、凋亡、膜流动性与微粘度、表面受体、胞浆与线粒体膜电位、膜结合 Ca^{2+}、胞浆 Ca^{2+}、细胞内 pH 等。

(七) 分子生物学技术

分子生物学是从分子水平上研究生物体生命活动及其规律的一门科学。在医学中，分子生物学主要研究人体生物大分子的结构、功能、相互作用及其与疾病发生、发展的关系，目前，在疾病的诊断、治疗上发挥出越来越重要的作用。

分子生物学是当今发展迅速的一门学科，应用领域十分广泛，其技术已成为医学领域中使用最为广泛的技术，在揭示新的生命现象、认识和战胜疾病等方面起着愈来愈重要的作用。分子生物学方法在实验针灸学中的应用促进了针灸研究的快速发展。如针刺镇痛机理研究现已深入到受体、基因水平，研究人员观察到应用一些药物抑制中枢多巴胺系统或促进5—羟色胺系统时，可使中枢阿片受体功能增强，阿片基因表达增强，阿片肽释放增强。针刺可引起脑内阿片肽基因及其他一些基因表达变化。研究表明针灸效应与脑内的前驱基因 C—fos、C—gun 和 CC—K 基因相关，并已初步运用于指导临床实践。针灸抑瘤作用的研究、针灸治疗癌症的研究、针灸升高白细胞及其机理的研究、针灸提高肿瘤患者机体免疫功能的研究等，都取得了一定的成果。分子生物学的主要技术与方法如下：

1. 载体重组

(1) 载体：载体 (vector) 是将外源 DNA (目的 DNA) 片段引入宿主细胞的运载工具，在分子生物学实验中经常要重组、扩增某一 DNA 片段，用以标记探针、测序、建立基因组或 cDNA 文库等多种分子生物学实验。重组、扩增目的 DNA 主要借助载体的重组技术。常用载体如下：①质粒：质粒是细菌染色体，是能自身独立复制的遗传单位，是基因工程工作中最常用的基因载体。质粒是一类双链、闭环的 DNA 分子，长度为 3kb 左右。通过改造，实验室常用质粒具备了以下几种特征：含有多克隆位点区域，可方便地插入目的 DNA 片段；对细菌的可转移性，即在实验中，可将质粒诱导入细菌；选择标记，常用的有抗生素抗性基因，这样，一旦质粒进入细胞，便可使细菌对相应的抗生素产生抵抗能力，在含这一抗生素的琼脂平板上传代，以便于鉴定质粒诱导入细菌成功与否；在细菌体内可获得较高的拷贝数，例如一种叫 pUC 的质粒，在单一细菌体中的拷贝数可达 500～700 个。因此质粒已成为分子生物学中应用最为广泛的载体。②λ噬菌体：λ噬菌体的基因是一组长度约为 50kb 的双链 DNA 分子。在 λ噬菌体颗粒内，该 DNA 为一双链分子，其末端为长 12 个核苷酸的互补单链 (粘端)。当 λ噬菌体进入宿主细胞后，其黏端通过碱基配对而结合，形成环状分子，相隔 12bp 有两个交错切口，宿主体内的 DNA 连接酶很快将切口封闭而形成闭环 DNA 分子，该 DNA 分子在感染早期充当转录模板。实验用 λ噬菌体，在其 DNA 的中部有一可取代区，含多克隆位点，供插入 DNA 之用。λ噬菌体较质粒的优点在于可插入较大的 DNA 片段，如有的 λ噬菌体可插入长达 20000bp 的外源性 DNA。

(2) 分子克隆常用酶：①限制性内切酶 (限制酶)：限制酶能特异性地结合于一段该酶能识别的特殊 DNA 序列之上或这一 DNA 附近的特异位点上，并在此切割双链 DNA。②DNA 聚合酶：DNA 聚合酶主要用于催化 DNA 体外合成反应。这些酶作用时大多需要模板，合成产物的序列与模板互补。最常用的 DNA 聚合酶有 PCR 用的 Taq 酶、大肠杆菌 DNA 聚合酶 I (全酶) 和大肠杆菌 DNA 聚合酶 I 大片段 (Klenow 片段) 等。③连接酶：连接酶用于将两段 DNA 拼接起来，最常用的是 T_4 噬菌体连接酶。④DNA 酶 I：DNA 酶 I 为内切核酸酶。它优先从密啶核苷酸的位置水解双链或单链 DNA。⑤反转录酶：这类酶可以将 RNA 作为模板合成互补 DNA 链。

（3）重组载体：有了载体、酶和 DNA 片段，便可以重组载体。采用某限制酶切割开载体，用 DNA 连接酶将载体 DNA 片段与拟插入的目的 DNA 片段重新连接成一个环状的 DNA 分子。连接时，插入片段的平端与载体的平端对接，插入片段的粘端与载体的粘端对接，两个粘端的序列互补，从而实现载体重组。

2. 凝胶电泳 为了鉴别或分离相对分子质量不同的 DNA 或 RNA 片段，最常用的方法就是凝胶电泳。常用的凝胶电泳有琼脂糖凝胶电泳和聚丙烯酰胺凝胶电泳两种。前者作水平电泳，可分离 200bp～50kb 范围的 DNA 片段，在溴乙锭染色下，可清晰地辨别少至 50ng 的 DNA 片段，甚至 1～10ng 的 DNA 片段也能辨别得出来，分子生物学中常用此分离和鉴定 RNA 和 DNA 片段；后者作垂直电泳，多用于分离 5～500bp 的 DNA 片段，精密到可以分离开仅差 1 个核苷酸的 DNA 片段，所以常用来测序、DDPCR、Footprint 等。

3. 真核细胞 RNA 的制备 真核细胞 RNA 的制备方法有多种，还有许多种商品试剂盒出售，性能稳定，重复性好。实验室比较常用的是一步法制备总 RNA。该方法操作简便，一次可以分离大量的 RNA，原理是采用强 RNA 酶抑制剂异硫氢酸胍等，抑制 RNA 的降解，并使 RNA 与蛋白质分离进入溶液，离心后，RNA 选择性地进入 DNA 和蛋白质的水相，之后被异丙醇沉淀，提取的 RNA 可用 Northern blot 和过 Oligo dT 柱，后者用于分离 mRNA。

4. Northern blot Northern blot 是 RNA 的印迹杂交，是常用的分析 RNA 的方法。近似的还有 RNA 的斑点杂交和狭缝杂交。此外还有 DNA 的印迹杂交（Southern blot）、蛋白的印迹杂交（Western blot），分别用以分析 DNA 和蛋白，这些都是分子生物学常用的杂交方法。

5. 标记 DNA 或 RNA 探针 分子杂交需要探针。以已知 DNA 或 RNA 作为模板，用一些特定的方法把一些易于检测的化学物质标记到合成的另一条核酸链上，以便检测之用，称之为标记探针。通过杂交，使探针与被检测的样本 DNA 或 RNA 结合，使痕量的 DNA 或 RNA 得以显示出来。

6. cDNA 文库构建 把目的细胞所有的带多聚腺苷酸的 mRNA ［Poly（A）＋mRNA］经酶促反应转变为双链 DNA，进而将此 DNA 导入原核载体，扩增，回收扩增了的 DNA，这种方法称之为构建 cDNA 文库。构建文库对 RNA 质量要求高，既要保证不受污染，又要保证 mRNA 的完整性。构建的文库主要用于识别或分离某一或若干特定的 cDNA 全部序列。

7. 真核细胞 DNA 的提取 提取真核细胞 DNA 可用不同的方法，通常一般采用在含有 EDTA 和 SDS 一类去污剂的溶液中，用蛋白酶 K 消化细胞，再用酚抽提得到高相对分子质量（100～150kb）的 DNA。适用于 Southern blot 分析和构建 DNA 文库。

8. DNA 文库构建 对所提取的 DNA 用一至多种限制酶消化（基因组 DNA 相对分子质量太大，难以建库），使消化后的 DNA 片段在一定的长度内适合所用的载体。载体一般用 λ 噬菌体。重组载体及随后的工作与 cDNA 文库建立方法相似。

9. Southern blot Southern blot 是 DNA 的印迹杂交，是常用的分析 DNA 方法。本方法是用一种或多种限制酶消化 DNA，琼脂糖凝胶电泳能把大小不等的 DNA 分开，应用虹吸原理，将 DNA 转移至硝酸纤维素膜上，烘干，使 DNA 牢固地结合在硝酸纤维素膜上，与放射性标记的探针杂交，杂交后，洗去未被杂交上的探针和游离的核素，放射自显形，使胶片上出现对应于相对分子质量数量不等的 DNA 条带。Southern blot 主要用于基因组 DNA 特定序列定位。

10. DNA 的测序　DNA 的测序有多种方法，近几年开发出了不同的自动测序仪，测序速度快而准确，但试剂，尤其是设备十分昂贵，如果不是有大量的测序工作，可以采用双脱氧链终止法测序。此方法是应用较多的测序方法，且有现成的试剂盒供应。

11. PCR、DDPCR 和 RT—PCR　PCR 是 polymerase chain reaction 的缩写，译作聚合酶链式反应。其特点是可以在几小时内方便、快捷地将微量 DNA（含由 RNA 反转录成的微量 DNA）扩增达 10^6 倍，得到微克（μg）级的 DNA。该技术发明于 20 世纪 80 年代中期，到了 80 年代末，由于引用了耐热 DNA 聚合酶，使这一技术得以蓬勃发展，成为分子生物学中应用最为广泛的技术之一，发挥着日益重要的作用。DDPCR 技术是 differential display 的缩写，有人译作"差异展示 PCR"或作"异呈 PCR"。是 20 世纪 90 年代以来基于 PCR 技术之上发展起来的新技术。DDPCR 这一技术主要用于快速呈现 2 个或 2 个以上细胞系或组织基因转录的差异，并快速扩增那些不同转录的基因片段。PCR 的原理是选用两段引物，分别与拟扩增的模板 DNA 两条链上各一段序列互补，且分别位于模板 DNA 中拟扩增 DNA 片段两条链的 3' 端。加热使模板 DNA 变性，降温时，两段引物分别与靶序列发生退火，然后两引物在 DNA 聚合酶的作用下延伸。在摩尔数大大过量的两段引物和 4 种 dNTP 的反应体中，位于两段引物间的 DNA 在反复变性、退火、延伸的循环里，每一轮扩增的产物又充当下一轮扩增的模板，使其产物增如 1 倍。经过 30～40 个循环，其目的 DNA 可由原来的 1pg 扩增到 $1\mu g$。

12. DNA 的定点诱变　采用酶和化学试剂切割 DNA，或者合成含有缺失或插入的引物。PCR 放大，再通过连接、转化等手段，造成目的 DNA 的缺失或插入。其目的主要用于观察定点诱变后 DNA 表达蛋白结构与功能的变化。

13. 克隆化基因在大肠杆菌和哺乳动物培养细胞中表达　本方法是将目的基因重组入相应的、分别可以在原核或真核细胞中进行表达的载体，采用物理或化学方法将重组后的载体导入真核或原核细胞，使目的基因得以表达出所需的蛋白，可用以研究或作为产业生产。

14. 克隆化基因所表达蛋白质的检测和分析　此项实验包括两个部分，一是单克隆抗体的制备和纯化，即分离出表达出的蛋白，例如采用电泳分离方法，以此蛋白作为抗原，激发免疫系统产生单抗，再予以纯化；二是应用此抗体检测靶组织相应蛋白（抗原）是否存在，并测其含量。这类方法主要包括免疫沉淀法、固相放射免疫测定法和固定化蛋白质的免疫测定法。

（八）医学影像技术

从伦琴发现 X 线以来，影像技术已日益广泛地应用于临床医学。由于 X 线技术的发展，使我们能更全面地了解人体内组织器官的解剖、生理及病理变化等，因此促进了基础科学和临床科学发展。影像技术已由二维的平面图像发展成今日的三维立体图像，可直接显示 X 线检查无法显示的人体内组织器官变化，如计算体层成像和核磁共振成像。

随着影像医学的进展、多学科的渗透，医学影像技术使用范围逐渐扩大，不仅应用于临床诊断，还应用于基础医学研究。医学影像以其直观性的特点，逐渐渗入到实验针灸学的研究中，如应用 CT 和 MRI 技术对穴位断层和穴位组织结构进行研究；应用红外线热像图仪，能客观显示经络、腧穴的一些特性，作为针刺得气和感觉传导的客观显示标志，同时也用作诊断或判断针灸疗效与疾病进退的参考指标；随着学科研究的深入，放射性核素示踪法越来越多地应用到针灸研究领域，通过仪器显示脏器影像及放射性核素在其中的分布，研究穴位与脏腑之间的关系及经络现象。可以预见医学影像技术将在实验针灸学的研究和发展中发挥愈来愈重要的作用。常用针灸实验研究的影像医学的技术包括：

1. 电子计算机体层扫描摄影 电子计算机体层扫描摄影（computerized tomography，CT）是用高度准直的 X 线束围绕身体某一部位作一个断面的扫描，扫描过程中由灵敏的检测器记录下大量的信息，经电子计算高速运算，计算出该断层面各点的 X 线吸收系数值，用不同的灰度等级显示，这样身体横断层的解剖结构就在电视屏（或像片）上显示出来。由于人体各部分的组织不一样，其 CT 值也不一样。头部 CT 则利用颅内各种组织对 X 线的不同吸收系数，通过电子计算机处理，在图像上显示不同平面脑室、脑池和脑实质的形态和位置；全身 CT 则用全身各组织器官的图像显示来观察其形态变化。CT 的优点是检查无痛苦、安全、快速、准确，早期可发现较小的病变，但使用造影强化时，有时可能发生一定的不良反应。

2. 磁共振成像 磁共振成像（magnetic resonance imaging，MRI）又称核磁共振（nuclearmagtic rasonanse，NMR），是利用人体内 H 原子在主磁场和射频场中被激发产生的信号并通过计算机处理成像的，它能从多方位、多层面提供解剖学信息和生物化学信息，对人体没有放射性损害。MRI 因具有鲜明的软组织对比，多参数、多方位成像的优势，以及无骨骼伪影干扰和血管流空效应等特性，故在脑、脊髓、肌肉和骨骼系统的应用方面明显优于 CT。

3. 红外线热像显示 红外线热像显示测定不接触体表，无副作用，可反复多次进行，并可在短时间内同时测出全身皮肤温度，从而获得人体功能状态的大量信息，加之测定面积可调节，测定部位及温度之间可作定量分析，准确度高，操作简便。温度高于绝对零度的一切宏观物体，都以电磁波的形式能持续地向外辐射能量，辐射波长比红光长者称为红外辐射，即红外线。正常情况下，人体的体温保持在 37℃，其红外辐射的波长主要分布在 8～14μm 之间，峰值波长为 9.3μm，此波段内皮肤不反射周围环境的寄生辐射，故此热辐射与肤色等都无关。用对红外线辐射敏感的材料制成探测和接收红外线的探测器，利用电视扫描原理，将瞬时只能记录一点红外辐射强度的红外辐射检测器发展成红外热像仪。该仪器通过光学机械扫描系统，将一个较大面积区域发出的红外线辐射会聚在红外探测器上，利用扫描电路将光学系统视野内的景物逐点逐行进行扫描，从而得到一个全部景物红外辐射强度的分布图像，经微机处理，在荧光屏上显示或打印出温差实体图像，此图像即称为红外热像图。

4. 核素示踪 分子核医学领域中最重要的技术是核素的示踪技术，它是分子核医学在医学、生物学中应用的最基本方法之一。由于放射性核素发出的射线能被核仪器测定和定量，或被核乳胶显示，故可将其引入体内，追踪它们的行径和归宿，用以研究各种化学物质和用放射性核素标记的物质、原子、分子、活的生物体等在体内的吸收、分布、代谢、转运、排泄等变化。另外，将放射性核素标记化合物示踪方法与免疫化学反应相结合，发展了放射免疫分析（RIA），用于测定血液、体液、尿液和人体组织中微量物质，而不需将放射性核素引入体内。

第三节　针灸研究中的动物实验方法

随着医学与生命科学的不断发展，人们对疾病的发生、发展及预防、治疗规律也日趋深入，对针灸经络实验研究的深度和广度提出了更高的要求。单用临床疗效观察或经验与事实的积累，以及对人群的调查研究方法已不能满足研究的需求。这就需要借助动物实验来进行许多在人身上不能进行的实验研究，从而取得许多在人体实验中无法取得的资料和信息，把研究不断推向纵深。所以动物实验方法和技术在针灸实验研究中占有非常重要的地位。是引导针灸实验研究不断深入并达到更高层次的重要手段。

动物实验中的研究对象是动物。由于动物来源稳定，在研究中的饲养管理、环境因素、处理因素及施加方式和时机均可严格控制而达到较好的齐同性和可比性，其实验周期性相对较短，是快速高效的研究手段。所以每个有志于发展针灸学术理论的高素质专业人才应具备一些针灸动物实验研究的相关知识和基本技能。

针灸动物实验可分为急性实验和慢性实验两大类。凡是短暂的损伤性实验后，动物不能继续存活的实验称急性实验。例如通过开颅将微电极插入脑组织中某神经核团引导其神经细胞放电活动变化以观察针刺对该部的影响及其与针刺效应之间的相互关系等实验或离体器官实验等均属此类。凡是通过手术或特定处理而造成某种预期标本或病理状态，然后进行有计划的较长时间研究和观察的动物实验是慢性实验。急性实验的优点是可在短时间内获取较多的有价值的分析性资料，可将欲研究的器官或组织置于直视或仪器准确控制之下进行研究；缺点是实验中动物多处于非生理状态，一定程度上不能代表整体动物在生理条件下的真实活动规律。慢性实验则较接近于整体动物生理状态下的活动情况，所以取得的资料与整体水平的实际情况相近，更有实际应用和参考价值，但其观察范围和深度常因环境、技术、设备条件和方法限制而难以达到理想的深度和水平。但是急性实验和慢性实验都是针灸实验研究的重要手段和方法，二者各有利弊，应根据研究目的要求和实际条件合理选择应用，有时两种实验的结果和资料恰能相互补充、相互阐释、相互启迪、相互为用，故不可偏废。

尚须清楚牢记的是动物与人类毕竟不同，而且人类在发病学、病因、病理学中还有自身特点，更兼有社会因素、心理因素的干扰和影响，比动物复杂得多。所以许多动物实验的结果及其结论不一定都能推及于人，尤其是在复制人类各种疾病动物模型的病理变化及其针灸治疗疗效认证或评估动物实验结果时，或欲将结论推广、应用于临床时，必须考虑到人和动物的差异，并将此因素影响消减到最低。

主要参考文献

[1] 李忠仁. 实验针灸学 [M]. 北京：中国中医药出版社，2003.

[2] 王瑞辉. 中医药科研方法 [M]. 西安：第四军医大学出版社，2004.

第七章

针刺镇痛与针刺麻醉

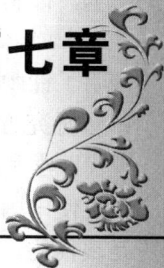

第一节 概　　述

　　有史以来，疼痛一直是影响人类活动进程的重要因素之一，尽管肤色不同，种族各异，但人类对疼痛有着共同的认识和体验，并且在与疼痛的斗争中积累了宝贵而丰富的经验。在漫长医学实践中，最早对疼痛的研究和治疗做出巨大贡献的当属我国传统医学。公元前三至五世纪的《黄帝内经》中涉及疼痛的篇章有十余篇，有三篇是痛症专论，对疼痛的病因病机、临床表现、治疗原则、预后转归进行了系统的论述，是现存最早的关于疼痛的理论。其中《灵枢》、《素问》中有许多篇章载述了多种疼痛的症状，如头痛、心痛、胁痛、腹痛、腰痛、四肢痛、皮肤肌肉筋脉骨痛等，并对疼痛进行了初步分类，如太阳头痛、阳明头痛、烦心心痛、肾心痛等。《素问·举痛论》还描述了疼痛的特点，"其痛或卒然而止者，或痛甚不休者，或痛甚不可按，或按之而痛止者，或按之无益者"，认为疼痛产生的重要原因是"经脉流行不止，环周不休，泣而不行，脉中则气不通，故卒然而痛"。因此《灵枢·九针十二原》阐述了"通其经脉，调其血气"，"宛陈则除之"的疼痛治疗原则，为后世针刺镇痛研究奠定了基础。

　　针刺镇痛是古人在长期医疗实践和对疼痛的理论认识基础上逐渐形成的一种奇特而有效的镇痛方法。具体来讲针刺镇痛就是将毫针刺入体表特定穴位，然后施加机械或电刺激，或在穴位施加温热刺激，达到治疗病痛目的的一种治疗方法。中医临床的针刺镇痛已有数千年的历史。早在从长沙马王堆汉墓出土的《帛书·经脉篇》就有在相应的经脉上施以砭针或艾灸，消除"心痛、腹痛、齿痛、腰痛、头痛、背痛、节尽痛"等的记载。针对临床治疗《灵枢·经筋篇》指出了"以痛为俞，以知为度"的针刺镇痛方法，《灵枢·官针篇》分述了不同刺法的适应症，如"报刺者，刺痛无常处也"等。

　　此后，《难经》发展了奇经八脉与疼痛的临床，认为奇经八脉逆乱阻滞同样可出现疼痛病症，如"督脉之腰脊强痛，任脉之疝气、阴中痛，冲脉之胸腹痛，阴维之心痛、胃痛、胸腹痛"。《针灸甲乙经》首载了郄穴，并提出郄穴可治疗一切急性疼痛。金元窦汉卿《针经指南》又补充了八脉交会穴治疗不同痛症的理论，如后溪通督脉，治疗脊柱强痛；公孙通冲脉，内关通阴维，二穴合用治疗心、胸、胃痛等。明·杨继洲总结了历代针刺治疗疼痛的处方，为后世针刺镇痛选穴提供了重要的参考依据，如腹痛取内关、足三里、中脘、行间；绕脐痛取神阙、水分、气海；心痛取内关、间使、曲泽、通谷等。至此针刺镇痛的理论与临床实践已基本完善，后世在此基础上，使针刺镇痛逐步趋于成熟。

　　1949 年新中国成立之后，我国针刺镇痛研究又有了新的重大突破，其标志是 1958 年针刺镇痛创造性地在肺切除术麻醉中的成功应用，并很快推广应用于头、颈、胸、腹等多部位的手术。针刺麻醉的迅速普及，极大地推动了针刺镇痛临床研究与基础研究的飞速发展。到70～80年代针刺镇痛研究出现了高潮，在此期间积累了丰富而有价值的科学资料，并初步阐明了针刺镇痛的原理。1989年"中华疼痛研究会（ASP）"在北京的成立，是我国针刺镇痛研究方面的一个里程碑，针刺镇痛研究已从细胞水平进入到分子和基因水平[1]。现代医学和科技手段的参与，使得针刺镇痛的研究不仅促进了针灸理论与临床水平的提高，也使中国痛生理的研究在很短的时间内处于世界领先地位，针刺镇痛不仅是传统的，更是现代的。中国传统的针灸术也因此成为世界医学的一朵奇葩，带动传统的中医学走向世界。

第二节　痛觉与痛觉测定

一、痛觉的一般概念

痛觉（Pain）是因伤害性刺激，即对机体组织有损伤或有损伤性威胁的刺激引起的个人主观知觉体验[2]。痛作为这种刺激作用的结果，包括痛觉和痛反应两种成分。痛觉是一种非常普遍和广泛的经验，描述痛觉的方式可因个人的过去经验而不同。痛觉即机体对疼痛的感觉，它不是一个独立的单一感觉，总是伴随程度不同的惊慌、害怕、焦虑、悲伤等情绪反应，强烈的情绪色彩是痛觉区别于机体感受其他非痛刺激的一个最显著特征。

痛反应是伤害性刺激作用于机体时伴随痛觉的机体各种生理机能的变化，它包括局部反应、反射性反应和行为反应三种类型。如骨骼肌收缩、血压升高、瞳孔扩大、出汗等一系列躯体的和内脏的反射性活动。局部反应是无需中枢神经系统参与就能完成的、局限于受刺激局部的对伤害性刺激做出的一种简单反应方式。典型表现是受刺激局部出现程度不等的血管扩展，皮肤潮红。反射性反应是在中枢神经系统参与下，机体对刺激做出的有规律的应答活动。反射性反应可区分为躯体反射反应和内脏反射反应，前者表现为骨骼肌收缩，逃避进一步伤害；后者是机体内部广泛和普遍的动员，包括心率加快、外周血管收缩、血压上升、瞳孔散大、出汗和肾上腺髓质分泌增加等植物神经系统交感部分的强烈活动，其生理意义在于尽可能使机体处于防御、逃避或攻击的有利地位。行为反应是机体对伤害性刺激所作出的躲避、逃跑、反抗、攻击等的整体性反应，由躯体和内脏的反射性反应组合而成，是高级中枢复杂的整合作用的结果。行为反应带有强烈的情绪色彩，并与对当时的情景分析和判断相关联，许多方面属于心理学的范畴。临床上的痛反应往往是自主神经活动、运动反射、心理和情绪反应交织在一起的综合表现。

痛觉有两个方面的作用，一方面，它能提供躯体受到威胁时的警报信号，使机体迅速地对伤害性刺激做出反应，是生命不可缺少的一种保护功能；另一方面，剧烈的或长期的疼痛会对机体和心理造成损害，是临床亟待解决的一大难题。

痛觉常根据痛的性质、部位、病因、病理等进行分类，但观点不尽一致。中医的分类方法以强调整体观念为特征而自成体系。中医根据病因将痛区分为风、寒、湿、热等所致的痛，其中又可分虚、实；根据痛的性质区分为刺痛、胀痛、隐痛、掣痛、绞痛、冷痛、灼痛、酸痛、牵引痛、放射痛、游走痛、坠痛、空痛、结痛、切痛、钝痛、跳痛等；根据病变部位区分为痛在脏、在腑、在经、在络、在气、在血等。中医对痛觉的分类方法与疾病过程关系密切，便于临床应用。

西医对痛觉的分类更多地依赖于实验研究结果，对痛本身的性质和特征描述的比较清楚，有利于进行科学研究。最常用的疼痛分类系统是 WHO 制定的 ICD（International Classification of Disease），根据不同方面，如致病因素、受累的躯体系统、症状的表现方式和类型、发作时间等对疾病进行分类。

1. 以疼痛性质为基础的分类方法　根据疼痛性质多可分为刺痛、灼痛、钝痛三种。刺痛又称锐痛、快痛、第一痛，其特点是定位明确，痛觉形成迅速，去除刺激后消失也迅速。刺痛几乎不引起明显的情绪反应，比较稳定，适合于定量研究。一般认为刺痛由外周神经中的 δ 纤维传导。灼痛又称慢痛、第二痛，特点是定位不明确，往往难以忍受，痛觉形成缓慢，常在受刺激后 0.5～1 秒钟才出现，在去除刺激后需持续数秒钟才逐渐消失。灼痛常伴随心血管和呼吸的变化，并能影响人的思想情绪。通常认为灼痛与外周神经中的 C 类纤维活动有关。钝痛由内脏和躯体深部组织受到伤害性刺激而引起，以持续、固定伴烧灼感为特征，但痛的性质较难描述，感觉定位很差，实际的痛源部位很难确定。钝痛通常伴有明显的内脏和躯体反应，引起较强的情绪变化。内脏组织器官的痛，常可在远离痛源组织器官的部位感觉到牵涉痛，为临床诊断的重要依据。普遍认为钝痛由外周神经中的 δ 纤维和 C 纤维引起。

2. 以解剖部位为基础的分类方法　以解剖部位为基础的分类方法在临床诊断中较为常用，可分为头面痛、颈项痛、胸痛、腹痛、腰背痛、四肢痛、关节痛等。但这种以解剖部位为基础的疼痛分类方法的临床意义有一定的局限性，因为疼痛的神经生理学缺乏明确的解剖学特异性。

3. 以病因为基础的分类方法　根据痛的病因，西医将痛分为外周性痛、中枢性痛和心因性痛。外周性痛包括躯体痛和内脏痛，躯体痛又可区分为皮肤痛和躯体深部痛。由针刺、辐射热等方法引起的来自皮肤的痛觉称为皮肤痛，常伴明显的躯体性痛反射，如缩回肢体的动作等。这种痛觉可随刺激的加强呈现"双重痛觉"现象，即首先出现定位明确的刺痛，此后刺激增强，出现定位模糊的灼痛，这也就是快痛和慢痛、第一痛和第二痛概念的来源。躯体深部痛是来源于肌肉、肌腱、韧带、深筋膜、骨膜、关节囊等躯体深部组织的弥散性的钝痛，其中来自肌肉的痛觉定位较差，并向四周放射，常伴明显的内脏性反射，诸如出汗、恶心、呕吐、低血压等。

内脏痛是中空脏器陡然伸展、平滑肌强烈痉挛、损伤或炎症的毒性物质刺激等引起的定位模糊的钝痛与灼痛，伴明显的皮肤血管收缩、出汗、心动过缓和血压下降等自主神经系统的变化，情绪反应强烈，有时超过疾病本身。内脏痛是体内重要脏器机能发生紊乱的信号，严重时可危及生命。牵涉痛是在远离痛源器官的身体其他部位感受到的来自内脏器官的痛觉，表现为似乎是来自身体表面的皮肤和皮肤感觉过敏。值得注意的是牵涉痛不是内脏痛的特有现象，来自躯体深部组织的局灶性刺激也可以有规律的、可重复的方式被牵涉到远离刺激点的其他区域，出现皮肤触痛和感觉过敏。另外牵涉痛（referred pain）须与投射痛（projected pain）相区别，投射痛也涉及到身体的一定部位，但此时身体或许并没有遭受特定的刺激，甚至疼痛的身体部位根本就不存在，典型例子是截肢术后的幻肢痛。

中枢性痛是刺激因子越过外周机制，直接作用于中枢神经系统引起的痛觉，可由中枢神经通路上刺激性的疾病过程或癫痫发作期间中枢内和痛有关的神经元的高频放电而引起，中枢神经系统内的稳定的非刺激性的损伤也可产生"自发性"的中枢痛。典型的中枢痛见于丘脑综合征，以自发性痛及患者对愉快或不愉快刺激的主观反应显著过度为特点。

"心因性"痛是指未能找到明显躯体或内脏原因的痛，常见于精神病和癔病患者，相当于中医喜、怒、忧、思、悲、恐、惊等七情所伤引起的痛。精神病患者的忧郁期常出现持续的和难以解除的痛觉，癔病性痛是心因性痛的典型实例。一般而言，心因性痛不是一种感觉，而是一种复杂的心理状态。

4. 以持续时间为基础的分类方法 组织损伤、炎症或疾病过程所伴有的、持续时间相对较短的（例如数小时、数天，甚至数周）疼痛，不管强度多强，常常被看作是急性疼痛（例如手术后疼痛）。伴随疾病病程（例如风湿性关节炎）或伴随在预期时间内未痊愈损伤的（例如腰部疼痛、患肢痛）、持续时间较长的（例如数月或数年）疼痛，均可被看做是慢性疼痛。

5. 其他分类方法 理想的疼痛分类系统应该包括所有的疼痛综合征并且没有重叠或遗漏。临床医学很难达到如此精确的区分。鉴于以上分类方法在指导临床治疗和基础研究方面敏感性不足等原因，Woolf 等提出建立以疼痛机制为基础的分类方法，旨在对目前存在的疼痛分类系统进行补充，并提出了关于可能的疼痛机制的列表。这种方法可将具有相同疼痛机制，但却具有不同病情和诊断的患者归为一类。

国际疼痛研究学会（IASP）采用多尺度的疼痛分类方法，公布了一个以专家认可为基础的慢性疼痛多轴分类方法。该方法从五个方面（轴）对慢性疼痛患者进行分类：轴Ⅰ，躯体部位；轴Ⅱ，可能因功能异常引起疼痛的躯体系统；轴Ⅲ，疼痛的类型及特征；轴Ⅳ，患者自述的疼痛强度和持续时间；轴Ⅴ，可能的病因。所有的疼痛均可按此5轴顺序进行描述，如：腰腿痛（轴1），神经源性（轴2），严重持续发作（轴3），大于6周（轴4），退行性椎间盘病（轴5）。此描述可理解为：退行性椎间盘病（轴5）引起的持续发作6周的严重的（轴3，轴4）神经源性（轴2）腰腿痛（轴1）。

IASP 的疼痛分类是在多种学科的基础上发展起来的，具有广泛的地域性和专业性，容易为多数医生所接受等优点。这种分类随着知识的发展将会不断得到完善和发展。

二、痛觉测定方法

痛觉测定一般指在疼痛治疗前及过程中用某些测量标准（metric）对疼痛强度进行测量，通过疼痛的测量与评估可以确定疼痛的强度、性质和持续时间，有助于对疼痛原因进行鉴别诊断，帮助选择或调整治疗方案和评价不同治疗方法的相对有效性。目前国内较常采用的定量测定方法如下。

（一）主观测定指标

1. 视觉模拟评分法（visual analogue scale，VAS） 基本的方法是使用一条长约10cm 的游动标尺，或在白纸上画一条10cm 长的粗直线，两端分别为"0"分端和"10"分端，"0"分表示无痛，"10"分代表难以忍受的最剧烈的疼痛（图 7-1）。患者根据自己所感受的疼痛程度在直尺或直线上标出能代表自己疼痛程度的相应位置，医师根据病人标出的位置为其评出分数，从起点至记号处的距离长度也就是疼痛的量。临床治疗前后使用同样的方法即可较为客观地做出评分，并对疼痛治疗的效果进行较为客观的评价。

2. 口述分级评分法（verbal rating scale，VRS） 由医生在问诊时列举诸如烧灼痛、锐利痛和痉挛痛等一些描绘疼痛的关键词，让病人从中选择来形容自身疼痛。通常按从疼痛量轻到最强的顺序进行分级，最轻程度疼痛的描述常被评估为 0 分，以后每级增加 1

分，因此每个形容疼痛的词都有相应的评分，以便于定量分析疼痛。此方法易被医生和患者所接受，但是其准确度和灵敏度不高。

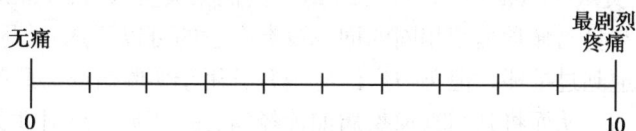

图 7-1　疼痛的视觉模拟评分法

3. 数字等级评分法（numeric rating scale，NRS）　①11 点数字评分法（the 11-point numeric rating scale，NRS-11），用 0 到 10 这 11 个点来描述疼痛的强度，0 表示无疼痛，疼痛较强时增加点数，10 表示最剧烈的疼痛；②101 点数字评分法（the 101-point numeric rating scale，NRS-101），其具体方法与 11 点数字评分法相似，0 表示无疼痛，100 表示最剧烈的疼痛。③11 方框评分法（the 11-point bax scale，BS-11），使用 0 到 10 共 11 个点表示从无痛到最剧烈疼痛，用方框包围每个数字，使数字更为直观，以方便患者将抽象的数字与疼痛联系起来，方法与 11 点数字评分法相同，但更容易使患者接受。

4. 45 区体表面积评分法（the 45 body area rating score，BARS-45）　将人体表面分成 45 个区域，每个区内标有该区的号码，身体的前面有 22 个区，后面有 23 个区（图 7-2），让病人将自己疼痛的部位在相应的区域图上标出，如果病人用笔涂盖了一个区，则该区记分为 1 分，其余为 0 分。在实际操作中患者涂盖的区无论大小均为 1 分，总评分反映疼痛区域的数目；而且用不同颜色的笔标示不同的疼痛强度。

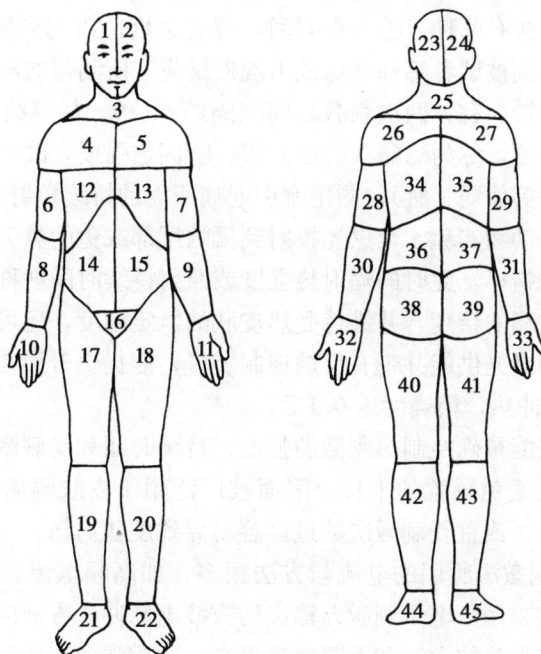

图 7-2　疼痛的 45 区体表面积评分法

5. 麦克吉尔疼痛问卷表（McGill pain questionnaire，MPQ）　该表是由 Melzack 编制

的，可提供关于疼痛的强度和性质的详细信息。表内含有 4 类 20 组疼痛描述词，每组词按程度递增的顺序排列，其中 1～10 组为感觉类（sensory），11～15 组为情感类（affective），16 组为评估类（evaluation），17～20 组为其他相关类（miscellaneous），被测者在每一组词中选一个与自己痛觉程度相同的词（没有合适的可以不选）。尽管 MPQ 的效度、信度和其他因素曾遭到过批评，但仍被广泛应用并且用于实验研究。此问卷还被用于特殊的疼痛综合征的评估，从而将其与其他疾病如神经痛、关节炎、反射性交感神经萎缩症和神经根病鉴别开来。

（二）客观痛觉测定方法

1. 机械刺激法　①压力法：即用装有千分仪的有齿镊夹持皮肤，并逐渐加压测定痛阈和耐痛阈的方法。②压力结合针刺法：将一尖端直径为 0.5～1.0mm 的弹簧棒置于皮肤表面加压致痛，用弹簧缩短的长度换算成压力（g）单位，测定痛阈和耐痛阈值。应用此法必须保持均衡的下压速度。本法也可利用橡皮气囊加压推进的探针等器械进行。③局部缺血法：用可充气绑带或血压计袖带束缚上臂局部，充气加压，使上肢局部缺血，能引起强烈的痛。前两法测痛部位通常选用跟腱、胫骨或指尖等处的皮肤，施加的压力可根据刻度盘或标尺上的读数读出。这两种方法最为古老，由于造成组织变形、损伤，伴有触觉干扰，因此重复性差、误差大，但因为简便易行，引起的痛觉接近自然痛觉，因而迄今仍广泛应用，尤其是在临床上作为半定量的测试。后者痛觉十分明显和强烈，较接近病理痛，用这种方法鉴定阿斯匹林等镇痛药的结果明确，颇受推崇。

2. 热辐射法　经典热辐射法是 Hardy 于 20 世纪 50 年代创制的，由热源和聚焦透镜组成。将 500～1000W 灯泡发出的光线，经透镜聚焦，均匀地投射到 3.5mm² 的涂黑的皮肤表面上，其热辐射能用带光电池装置的辐射计测定，以单位面积皮肤每秒钟受到的热辐射量表示阈值。控制方法有两种，①固定时间，改变强度。由弱到强逐渐增加电流强度，以增加热辐射强度，直到被试者感到疼痛或出现痛反应，所测得的阈值称为强度阈值，一般每次照射时间以 3 秒钟为宜，两次刺激之间间隔约 30 秒。如继续增高刺激强度，直到受试者能耐受的最大强度，称为耐痛（强度）阈。②固定强度，改变时间。选用一种或多种辐射强度（一般以中等偏弱为宜），测定刚引起痛所需的持续辐射时间，称为时间阈值。

上述技术也可用于动物实验。聚焦光投射到鼠的尾部或兔的鼻尖，动物甩头或甩尾以避开刺激被假设为痛的指标，此时的辐射热强度或照射持续时间就称为痛反应阈。

为了提高辐射热致痛的精度，并维持受热皮肤的恒定温度，还可用激光源辐射热刺激器。这种热刺激器利用激光供能并带有反馈控制装置，能提供升温范围为 0.1～25℃，升温速率达 30℃/秒的脉冲热，精确度达 0.1℃。

上述两种测痛方法能精确控制热刺激的强度、持续时间和受刺激部位的面积，引起的痛觉比较明确，同时可避免触觉的干扰，因而被广泛用于皮肤测痛。但如果强度控制不当，刺激持续时间过长，或重复刺激次数过多容易导致皮肤灼伤。

3. 电刺激法　电刺激法所用的电流与方法很多，如高频电流、电容器放电、直流电与感应电刺激等。通常采用由电子刺激器输出的方波电脉冲。方波的特点是波形规则，测量计算方便，而且方波电流的上升和下降速率极高，刺激强度（波幅）瞬时间内便可达最大值或下降为零。如果电流变化缓慢，则刺激的有效值降低，组织可能产生适应，反应减小或不出现。刺激形式主要有二种，①单个脉冲刺激，即一次刺激仅有一个方波施加到组织上；②组合脉冲（串脉冲）刺激，即根据需要，一次刺激给予几个至几十个接连出现的脉冲，甚至一次给予几串方波。为了避免多次刺激过程中因组织（特别是皮肤）电阻变化而影响刺激条件的恒定，常选用恒流输出，这种情况下，组织所受到的电流量不因电阻的变化而变化，得以保持原先的实际刺激量。

电刺激测痛简便易行，定量精确，重复性强，组织损伤少，除了应用于皮肤测痛外，更常用于外周神经和中枢神经系统的刺激。在慢性实验或在动物能自由活动状态下进行遥控刺激，还可利用埋藏电极技术，将刺激电极预先埋置在所需要的部位，因此电刺激测痛应用最为广泛。但其不足之处在于因皮肤电阻变化等因素的影响可造成"麻"的感觉，而不是明显的痛。

Arendt-Nielsen 等发明了一种用于测定内脏痛的电刺激方法，该刺激器用于肠道跨粘膜电刺激[3]。刺激电极为外径 6mm、长 15cm 的橡胶管，一端有 6 个纵向排列的小管（直径 1.5mm，高 3mm，间距 4mm），小管尖端镶嵌有直径 1mm 的银球电极，该电极经不锈钢电线与体外计算机控制的恒流刺激器相连。一般用最前端的一对电极作为刺激电极。刺激器输出方波电脉冲，分单波脉冲刺激、重复脉冲刺激和连续脉冲刺激三种类型。用电流强度表示痛阈和耐痛阈。本方法也可用来测定内脏牵涉痛。

4. 化学刺激法　将实验性致痛常用的化学药品直接涂抹于皮肤表面，通常并不引起疼痛，为达到致痛目的，可采用以下方法。

（1）发泡法：用 4% 的斑蝥素涂在皮肤上，皮肤随即起泡，挑去表皮并清除其中的液体，将致痛化学药品滴于皮泡的基部，直接刺激裸露的神经末梢，即可致痛。各种化学药品引入皮泡致痛的浓度分别为，钾离子 10～20mmol/L，组织胺 10^{-4}～10^{-3}kg/L，乙酰胆碱 10^{-6}～10^{-5}kg/L，5-羟色胺 10^{-7}kg/L，徐缓激肽 10^{-8}～10^{-7}kg/L，P 物质 10^{-8}kg/L，氢离子 pH$<$6.2。每次测试后洗去药液，15 分钟后又可重复。

（2）注射法：将各种化学物质作血管内、皮下、皮内、肌肉内注射，也可注射于其他组织，如肌腱、韧带、内脏系膜等处，引起疼痛。

（3）离子透入法：将氯化钾棉球电极置于皮肤表面，用缓慢递升的直流电，使电极内的钾离子导入皮内致痛。透入离子的数目依赖于电流及时间，不依赖于浓度与皮肤阻力。

发泡法与注射法的痛觉和痛反应的阈值用浓度表示，离子透入法的痛阈和耐痛阈用电流值（μA）表示。

5. 冷或热刺激法　以温度作为刺激源，此时周围温度应保持恒定，常常以 20～25℃为宜。冷刺激时以 1℃ 左右的冷水为刺激源，热刺激时以辐射灯照射为刺激源，分别记录疼痛出现时的温度和时间。使用冷热刺激法时应注意调节温度梯度。避免皮肤冻伤或烧伤。

6. 聚焦超声法（focused ultrasound）　Davies 等将特制超声发生器产生的超声波经聚焦超声换能器转换成频率为 0.48～3.0MHz 的共振超声，待测部位放置在恒温水浴槽内，聚焦超声束经水面照射到皮肤表面、深部神经结构或其他深部组织，痛阈和耐痛阈用超声强度表示[4]。

7. 生化指标测定法　由于疼痛可引起全身各系统不同程度的反应，因此常用的生理生化指标测定均可在一定程度上作为反映疼痛的指标。但应该说明，这些变化并不具特异性，同时并非所有指标都容易在临床实施检查，多数情况下仅适用于科研项目。常用到的生理生化指标有心率、血压、心电图、潮气量、血糖等。

以上方法与主观测定法相比，虽能够尽量避免患者心理和情绪的干扰，较客观地反映疼痛的强度，但也存在以下不足：①实验性痛不能模拟临床痛的全部特点；②不同实验性刺激引起的痛觉类型不同，单一刺激引起的痛觉常伴有其他感觉类型；③由于致痛刺激的伤害性质，使得痛觉测定的重复性较差；④痛觉的心理性因素难以精确定量，痛反应也常受其他因素的严重干扰。因此，在临床和实验中对痛觉测定结果的解释和应用应当十分谨慎。

三、痛觉学说

（一）特异学说

特异学说（specificity theory）认为体内不仅存在有对强烈的刺激起反应的感受器，而且这些感受器与痛觉中枢之间存在着直接和固定的联系。

1858 年 Schiff 在观察对脊髓实施各种切口的影响时，发现疼痛和触觉是相互独立的：切断脊髓的灰质可消除疼痛，但不能消除触觉；切断脊髓后面的白质可使触觉消失，但疼痛却不受影响。1894 年人们首先证明皮肤感觉呈点状发布，皮肤上分别存在热点、冷点、痛点等不同的感觉敏感点，对冷点施加热刺激，并不引起热觉，而引起冷觉，这也支持了 Schiff 的学说，提示存在特异性的感受器。1924 年的研究表明，皮肤痛点明显地多于压点，两者的比例为 9∶1，冷点和热点的数目更少，二者之和与痛点之比小于 1∶10，认为由机械和温度感受器产生痛觉的可能性极小，存在特异性的痛觉感受器。1941 年终于在只能引起痛觉的一小块皮肤区域里，仅找到游离神经末梢，无其他特异感受器可见，而冷点下找到了克氏终末球，在触点下找到了梅氏小体。随后组织学研究恰好发现皮肤中有 4 种神经末梢结构，于是 Von Frey 等将触、温、冷、痛 4 种皮肤感觉分别和这 4 种神经末梢对应起来，认为不同的皮肤感觉分别有自己的特异感受器。在传入纤维水平，Bishop 等发现，缺血条件下粗纤维的传导功能先丧失，表现为触压觉消失，这时冷、热、不明确的机械感，以及快痛、慢痛均保存，一旦 Aδ 纤维被阻遏则刺痛消失，仅留下灼痛（比原来更强烈些）和部分温度觉。相反，在局麻条件下，首先阻断了 C 类纤维的传导功能，然后才影响 A 类纤维。与此相应，深部的灼痛和痒觉先消失，随着 Aδ 纤维被阻遏，刺痛和冷、热感觉均消失，最后丧失的才是触压觉、位置觉。Bishop 据此强调，感觉形式的传递和传入纤维的大小之间有明显关系。Aδ 纤维传导刺痛和冷、热觉，而 C 类纤维则传导灼痛觉。

但是，随着痛觉生理学的进展，越来越多的资料难以纳入特异性学说的范畴。例如，游离神经末梢和 C 纤维不仅易被强烈的刺激所兴奋，而且也可被非强烈的刺激（如触刺激和温热刺激）所兴奋。又如，人类角膜虽然只有一种神经末梢，但是，触、痛、温、冷 4 种基本感觉都有。实际上，体内已被发现的感受器类型远远超过 4 种。不同形态的感受器发现得越来越多，人们逐渐怀疑不同的皮肤感觉是否一定与不同形态的感受器相联系。切割痛觉神经通路后痛觉还会恢复的事实，也使人感到痛觉似乎没有固定的痛觉通路。这样，特异学说逐渐受到批判。

（二）型式学说

型式学说由 Weddell 等于 1952～1955 年提出，认为体内并不存在特异的末梢，也不存在特异的纤维，各种刺激由于其强度、地点和范围的不同而兴奋了不同数量的神经末梢，各个神经末梢发放不同频率的冲动，产生一组在空间和时间序列上构型复杂的脉冲，正是由于神经脉冲的不同的时间和空间构型到脑内，产生了各种不同的感觉，刺激引起的大量传入冲动，可被中枢解释为疼痛。他们质疑特异学说的依据是：①在有毛皮肤内没有发现任何特殊的末梢结构，只见到游离神经末梢分布在皮肤或毛囊周围；②人的角膜只分布无髓鞘纤维的游离神经末梢，但角膜能区分多种感觉型式，而非仅限于痛觉；③耳壳皮肤虽仅有毛根部的神经末梢以及游离神经末梢，但人耳皮肤能感受到温、冷、触、痛觉；④先在皮肤上标记出感觉点，然后取下做组织学检查，很少发现在这个具体的感觉点下面有特征性的感受器；⑤人皮肤的神经组织学研究表明，每一平方毫米内含有一百多个末梢，它们来源于许多不同的纤维，即使极细的点状刺激也难免同时刺激许多末梢。这些资料在感受器水平上显然与特异学说相矛盾。在传入纤维水平上，利用逆向刺激感觉神经引起复合动作电位和自然刺激相碰撞的办法，观察到猫的皮神经内有相当数量的 Aδ 和 C 纤维是传导触觉和轻压觉信息的；利用记录单根纤维放电的方法，观察到有相当一部分 C 纤维是专门对冷或温热刺激发生反应的，表明同一类纤维可以传导多种型式的感觉信息。而且感觉神经通路在不同条件下是可以变化的，如痛觉过敏时原来的触觉可以引起痛觉，而在特殊的心理状态下，伤害性刺激可不引起疼痛等。因此把所有游离神经末梢和 Aδ、C 纤维都认为仅与痛觉有关是有缺陷的。

特异和型式学说的概念好像是相互排斥的，但承认转换特定刺激的感受器的特异性，并不排除由感受器产生的信息，可以成为编码型式的神经冲动。应当说从相对意义上理解这两个学说，要比从绝对概念上应用它们对痛生理研究更有价值。特异和型式学说都仅在外周机制上对痛做了论述。

最近的研究表明，伤害性感受器是一种动态实体。根据伤害性感受器对机体机械性刺激的阈值，将其分为：①非伤害性激动；②非伤害性运动弱激动、伤害性运动强激动；③高阈值；④只被高压激动而不被运动激动；⑤对机械刺激全然不敏感等单位。③、④和⑤又分别称为经典的、部分"寂静"的和完全"寂静"的伤害性感受器。微神经描记记录研究证明，人的一种只见于有毛皮肤的 Aδ 伤害性感受器对机械、温热及（或）化学刺激反应，另一种既见于有毛皮肤也见于光滑皮肤的 Aδ 伤害性感受器则主要对高强度机械刺激发生反应。神经内微刺激支配光滑皮肤的 Aδ 纤维引起针刺样锐痛。皮肤 C-多模式伤害性感受器对致痛强度的机械、温度和化学刺激反应[5]。

（三）闸门控制学说

闸门控制学说（gate control theory of pain，GCT）是 1965 年 Melzack 和 Wall 根据当时已经被确定的临床观察结果和后角解剖学知识，提出的一个称为"闸门控制系统"（gate control system）的后角神经回路模型。闸门学说的提出，引起一场激烈的争论，并因此触发了大量的研究工作，结果增加了脊髓生理学和痛传递方面的知识。

Melzack 和 Wall 认为，任何一个新的痛理论必须考虑到以下几个方面：①感受器、传入纤维以及中枢通路的高度生理学特异性；②神经系统内信息传递的时间和空间型式；③心理学过程对痛知觉和痛反应的影响；④临床痛的空间和时间。

总和现象、痛的扩散，以及去除伤害性刺激因子以后痛仍可继续存在的现象。闸门学说就是企图将上述几方面结合起来，形成一个综合的痛理论，即脊髓后角存在一种神经机制能起类似"闸门"的作用，增强或减弱由外周神经纤维进入到中枢神经系统的神经冲动流，闸门增强或减弱感觉传递的程度，取决于大纤维（Aβ 纤维）和小纤维（Aδ 和 C 纤维）的相对活动状态以及来自脑的下行性影响，当由闸门通过的信息总量超过一个临界水平时，就能激活负责痛体验和痛反应的神经元区。图 7-3 就是 Melzack 和 Wall 提出的闸门学说的第一个模型图解。

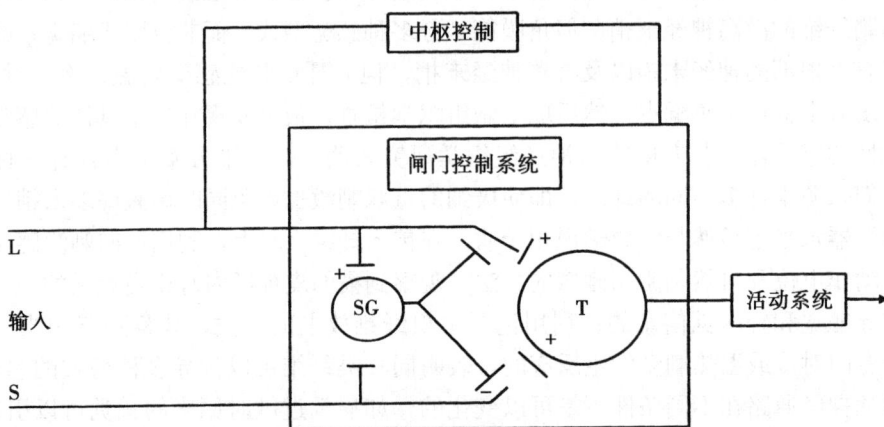

图7-3 大纤维（L）和小纤维（S）投射到后角胶质区（SG）和第一级中枢传递
细胞（T），SG施加在传入纤维末梢上的抑制效应由于大纤维活动的增强
而增强，由于小纤维活动的减弱而减弱，中枢控制触发器用从大
纤维系统行向中枢控制机制的径路代表，这种机制返回闸门
系统施加下行性控制，T细胞投射至活动系统，后者
可导致痛知觉或痛反应。

由图7-3可见：①所有来自皮肤的初级传入冲动，不论是由粗纤维传入，还是由细纤维传入的，如果能顺利抵达后角第一级中枢传递细胞（T），则都能对它施加兴奋性影响，使之激活，并可进一步引起疼痛。②粗、细两类初级传入纤维同T细胞的连接又都在突触前水平被胶质细胞（SG）所抑制，即胶质细胞作为一种闸门控制机制，在初级传入影响T细胞之前，起着控制T细胞输入的作用。③胶质细胞本身的活动状态又受到初级传入的控制。来自粗纤维的输入可兴奋胶质细胞，从而加强了粗纤维末梢同T细胞突触联系的突触前抑制，使T细胞活动减弱；来自细纤维的输入则抑制胶质细胞，从而起了去抑制作用，结果使T细胞活动加强。因此粗细两种纤维传入活动的相对平衡状态将决定T细胞的活动水平。通常皮肤刺激将使两种纤维都被激活，它们的传入冲动都到达T细胞，粗纤维开始时很容易引起T细胞的兴奋，但由于粗纤维快适应的特点，随即很快就转入抑制状态；而细纤维的特性是慢适应，即使在安静状态下也呈现一些自发活动，一旦受到刺激便进入活动状态，特别是在强而持续的刺激作用下，活动不断增强，相继而来的冲动愈来愈引起T细胞兴奋。可见细纤维的紧张性活动使闸门保持部分开启状态，经由粗纤维的输入倾向于关闭闸门，而持续的强刺激则使细纤维的活动占优势进一步开启闸门。④背索系统至少部分起"中枢控制触发器"的作用，能选择性地激活脑内机制，进而通过下行控制通路改变闸门机制的敏感性，影响闸门的调制效应。⑤最后，如果在闸门控制下，T细胞的活动超过一定的临界水平，便能激活"活动系统"，包含于活动系统内的神经机制便直接导致痛觉和痛反应。

闸门学说提出后引起了很大的争议，并受到后续研究的挑战，①研究没有证明正后根电位的存在；②忽视了感受器和传入纤维的特异性问题；③后角神经元反应的非特异性问题；④来自脑的下行控制比原先所想象的复杂得多。为此Melzack和Wall于1983年在回顾了痛研究的新进展后，认为必须对原先的闸门学说模型进行以下三方面的补充和修改。①需要强调 SG 机能的多样性，应当有两种类型的 SG 细胞，兴奋性的和抑制性的。②原模型图中的单纯突触前抑制应当包括突触前、突触后或二者都有。③强有力的脑干抑制系统接受闸门感觉传递的影响，又返回投射到后角，应当把它作为一个单独的输入进入闸门。修改后的新闸门学说如图 7-4。

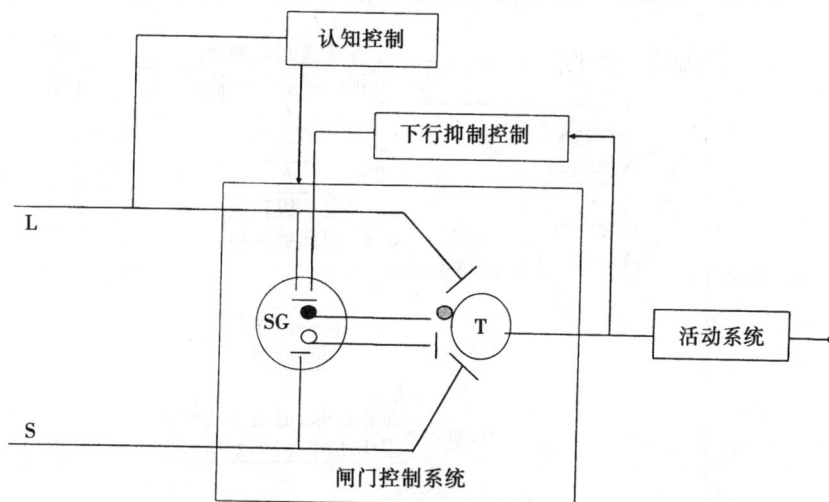

图 7-4　修改后的闸门学说：胶质细胞（SG）包括兴奋性的（白圈）和
抑制性的（黑圈）两种网络；其中抑制性细胞的轴突终末（灰圈）
强调了它的活动可能是突触前或突触后或两种机制都有，而
不是局限于突触前抑制；脑的下行控制机制受到通过闸门
前后的感觉输入的影响，又返回脊髓调制 SG 和 T 细胞
的传递。除了由 SG 到 T 细胞的抑制性网络外，其他
所有的突触联结都是兴奋性的。

1990 年 4 月在澳大利亚召开的第六届世界疼痛大会上，Melzack 通过对有关幻肢痛病例的复习和亲眼所见的病例，认为从脊髓背角、丘脑到皮层的体感投射区的传导通路上的突触区，存在一种型式发生机制（pattern generating mechanisms，PGM）。在节段性输入丧失的情况下，脑干等中枢部位对 PGM 的下行控制减弱，而与记忆有关的脑区则可使之激活，PGM 的反应性因而增高，从而在任一其他上行或下行的非伤害性输入的作用下，均可触发向去传入体区投射的、异常高频的簇状放电，当超过闸门控制学说所假定的临界水平时，即引起严重而持久的幻肢痛。这是 Melzack 对闸门控制学说的最新一次补充[6]。

（四）化学感受学说

痛是由导致机体组织损伤或对机体具有损伤威胁的刺激引起的。虽然没有直接的证据表明痛和组织损伤的程度有关，但大多数能引起痛的刺激都导致组织损伤，因此痛可能直接起因于受损伤细胞释放出的某些致痛性化学物质。已经发现许多外源性化学物质可以致痛，其中多数物质通常也存在于机体的组织细胞内，它们在外伤或炎症情况下，从受损伤的细胞内释放出来，称之为内源性致痛物质。另外，电子显微镜观察证明，游离神经末梢同它所支配的组织周围的细胞间液直接接触，可直接接受化学物质的刺激，因此有认为痛感受器实际上是一种化学感受器。

某些化学物质的致痛效应，已经采用诸如皮下、皮内、血管内、肌内、腹膜内注射、离子导入、局部灌流等方法，在动物或人体上进行过许多研究。现已证明，一些无机盐离子（钾离子、氢离子）、胺类（5-羟色胺、组织胺）、肽类（徐缓激肽、十肽、十一肽、P物质）以及乙酰胆碱、三磷酸腺苷（ATP）[7-8]、一氧化氮（NO）[9]等物质具有致痛作用。图 7-5 表示损伤、炎症或缺血时的常见致痛物质相互关系及致痛过程。

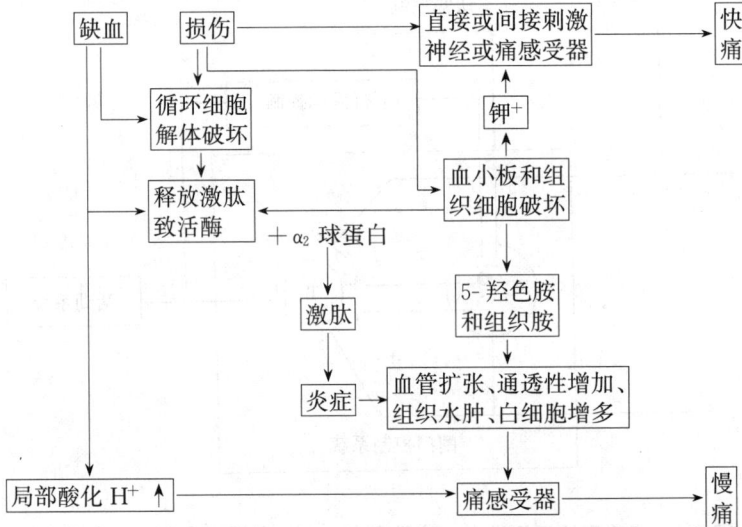

图 7-5 损伤、炎症、缺血时的致痛过程

近年来，炎症性疼痛的研究取得较大进展。在机体炎症或组织损伤时，释放的炎症性介质包括，反应性氧类（reactive oxygen species）、激肽类、前列腺素类、三磷酸腺苷、血清素、组织胺、神经肽类（神经激肽、降钙素基因相关肽）、神经营养因子（神经生长因子[10]等）以及由免疫细胞产生的细胞因子（IL-1β、IL-6、IL-8、TNFα）。这些介质来源于损伤组织、血液、传入纤维末梢、交感纤维末梢和各种免疫细胞，它们通过与相应受体直接结合或受第二信使系统调节与受体结合，改变膜离子通道，激活或致敏传入神经纤维，产生疼痛。当炎症介质受第二信使调节与受体结合时，可改变基因转录，使新蛋白表达、新酶诱生，导致感觉神经元的长时间生物化学变化，影响伤害性感受器的特性和对痛信号的传导，使得痛觉过敏或痛阈降低[11-12]。

第三节 针刺镇痛

现代医学在临床上缓解或消除疼痛的方法有多种，其中主要是药物、手术、体表刺激等。应用各种药物镇痛临床最为常见，镇痛效果比较完全，但副作用难以避免，应用不当还会有过敏、过量等不良作用。施行外科手术以切断外周神经、定位损毁中枢神经系统痛通路的一定部位，或经由脑内埋藏电极刺激脑内的抗痛结构，是一种比较剧烈的治疗手段，适应症极为有限，到目前为止，脑刺激与损毁的方法疗效尚难预料和肯定，处于探索阶段。体表刺激法的最大特点是安全简便，对人体的组织器官无明显影响，不引起身体其他功能的紊乱，但镇痛效应往往不够完全。

针灸是中国传统医学的重要治疗手段，通过针刺而获取镇痛的效果是针灸治病的重要内容之一。针刺治疗疼痛最早可追溯到石器时代的砭石镇痛，《内经》对疼痛的病因病机、临床表现、治疗原则、预后转归进行了系统的论述，为针刺镇痛的临床应用奠定了理论基础。具体来讲，针刺镇痛是将毫针刺入体表特定穴位，然后施加机械或电刺激，达到治疗病痛目的的一种治疗方法。目前临床上，疼痛性疾病依然是针灸的主要适应症之一，1996年世界卫生组织意大利米兰会议推荐的 64 种针灸适应症中，有 32 种与疼痛有关。针刺镇痛在各种痛性疾患的预防和治疗中均取得了良好的临床效果，甚至被用于预防手术痛（针刺麻醉）。同时，与之相关的临床和基础研究也已广泛展开并取得了丰硕的成果。

一、针刺镇痛的临床观察

远在石器时代，人类在社会生产实践过程中，身体某处发生了痛楚时，很自然会用手揉按捶击身体的痛处，以减轻或解除痛楚。当人们发现用一种石器叩击痛楚时，消除疼痛的效果更为明显，于是便创造了砭刺镇痛疗法。因此自针刺的开始出现，疼痛便是针刺的第一适应症。之后，经过历代医家的不断充实与发展，到目前为止，疼痛依然是针刺的最主要适应症之一，针刺几乎可以治疗各种性质的疼痛，如头痛、颜面五官痛、颈项痛、胸胁痛、脘腹痛、腰背痛、前后阴痛、四肢关节痛等，包括了内、外、妇、儿等各科及各系统的痛症，甚至肿瘤所导致的疼痛。这些都是数千年来劳动人民临床经验的总结。如今，随着科学技术的发展，人们对针刺镇痛的效果又进行了系统的临床观察，进一步证明针刺镇痛具有确切的临床疗效。如根据《针灸临床研究进展》的不完全统计，针灸治疗偏头痛 1427 例，痊愈率 66.2%，有效率 94.2%；治疗三叉神经痛的治愈率为 72%，有效率为 91.35%；治疗牙痛 1411 例，痊愈率为 81.5%，有效率为 97.7%；治疗胆绞痛 1492 例，痊愈率为 53%，有效率为 96%；治疗坐骨神经痛 1378 例，治愈率 62.8%，有效率为 97.5%；治疗类风湿关节炎的近期控制率为 22.5%，有效率为 92%；治疗痛经 1181 例，治愈率为 74%，有效率为 97%。临床观察还证明，针灸在缓解肿瘤引起的疼痛方面也有确切的疗效，电针治疗的效果优于单纯针刺治疗。近年针刺在分娩镇痛中也取得了显著成绩，针刺、电针的镇痛优良率达 91%。

针刺麻醉的临床研究也充分证明了针刺镇痛的临床效果。如针刺麻醉在体外循环心内直视手术中的优良率达 84.09%；在甲状腺手术中的优良率达 95%～96%；对于危老弱特病人，针麻结合小剂量硬膜外麻醉是一种理想的麻醉方法，优良率可达 90.6%。由于这方面的资料较多，此处不再赘述。

上述临床观察充分证明，针刺具有确切的镇痛作用，与古代记载相符合。

二、针刺镇痛作用的实验

临床实践表明针刺具有良好的止痛作用。为了探究这一临床现象的内在科学依据，应用不同的实验方法和检测指标，通过人体实验和动物实验开展了大量的针刺镇痛实验研究。实验结果提示针刺或电针可以提高皮肤痛阈及耐痛阈，具有明显的镇痛效应。另外，影响针刺镇痛效应的相关因素以及内在机理的研究也进一步解释了针刺镇痛作用的规律。

1. 针刺穴位的镇痛效应 北京医学院利用直流电-钾离子透入法致痛，测定针刺合谷穴位前后头、胸、背、腹、腿五个部位的皮肤痛阈变化，结果表明，针刺后痛阈逐渐升高，在 40 分钟时达到高峰，平均升高约 65%～95%；起针后痛阈缓慢下降，30 分钟后尚未恢复到针刺前的水平。利用高渗氯化钠溶液注入正常人体的椎间韧带可造成实验性深部痛和牵涉痛的模型，人们观察了针刺对深部痛和牵涉痛的作用。实验在66人次的测试中，有45人次显示镇痛有效，表现为痛程度减轻，痛牵涉部位面积缩小、时程缩短，或感觉的性质发生变化，而佯针却无此效应。其他类似的人体实验，虽然针效的高低各家报道不尽一致，但就针刺能提高痛阈而言，则几乎是一致的。有意义的是针刺约对2/3的个体有效，以及针效具有后效应等，与临床观察十分接近。

人体实验研究通常还在分析受试者痛报告的同时，记录呼吸、心率、指端血管容积、皮肤温度、出汗、皮肤电等痛反应。针刺对这些痛生理反应同样具有明显的压抑作用，并在一定程度上与痛报告呈一定的平行关系。临床上应用这些指标进行针麻效果预测，同术后效果评定的符合率，通常在70%～80%，这也从一个侧面反映了针刺镇痛效应的客观性。

在猫、兔、大鼠、狗、猴等不同种属的动物上，用电刺激、辐射热、钾离子导入或牵拉内脏等方法建立躯体或内脏痛模型，以躯体反应（如甩尾、甩头、缩肢、肌电）、植物性反应（如呼吸、血压、心率、血管容积、瞳孔、出汗、皮肤电、内脏神经放电）、中枢神经系统不同部位的诱发电位或单位放电为指标，进行的大量实验证明，针刺穴位可在不同程度上抑制机体对伤害性刺激的反应。

将大白鼠固定在特制的木架上，采用冰水浸尾-甩尾法测痛阈，以大鼠甩尾反应的潜伏期（tail flick latency，TFL）作为痛阈指标（s），发现电针30分钟后痛阈明显提高[13]。以聚光照射家兔鼻尖引起甩头反应所需的时间（反射时）作为痛阈，同体比较针刺"足三里"和"手三里"或"曲池"前后的反射时变化，证明针刺可使反射时延长近2倍；在相同条件下，每只动物在不同实验日的针刺效果相近，而不同个体之间则有较大的差异。用电刺激猫内脏大神经或将乙酰胆碱注入肠系膜动脉的方法引起内脏痛，记录血压和瞳孔变化，然后针刺胸11～13节段的背俞穴或前肢的"合谷"，"内关"穴，可使血压和瞳孔反应明显受到抑制，其中以背俞穴的镇痛效果更好。由于猴的神经系统结构和功能与人类最为接近，因此利用猴操作式条件反射模型观察了针刺镇痛效应，该操作式条件反射本身必须有脑的高级部位参与才能完成，推断所观察到的针刺镇痛规律最接近于人体。

2. 针刺镇痛作用的影响因素 实验研究发现，不同电针频率能促进或抑制中枢神经系统不同部位递质的释放，产生不同的镇痛效果[14]。对大鼠神经源性痛的影响发现，2Hz和100Hz电针均能减轻痛觉超敏，但2Hz的起效早；两种频率电针均能减轻冷诱发的持续性疼痛，但2Hz电针持续的时间长。由此推断电针能减轻神经源性痛，且低频电针（2Hz）的镇痛效果优于高频电针（100Hz）[15]。手针和电针的镇痛机制存在差异，手针的针刺穴位始动信号可能是由胶原纤维参与介导的，并通过激活肥大细胞的功能将有效信息经外周传入到中枢；而电针的针刺信号可能是直接激活外周神经感受器，是由神经介导的[16]。穴位结构与功能的特异性决定不同的选穴产生的镇痛效应存在差异[17]。目前，针刺镇痛临床取穴方法有按中医脏腑经络理论选穴，也有按现代神经解剖学、生理学理论选穴。其中，同神经节段取穴理论与方法越来越受到针刺镇痛与针刺麻醉临床与相关实验研究的重视。现今针灸临床常用穴位处方也是多经穴配合，所选的穴位也多在病痛区相应节段神经支配的范围内，与神经支配节段性的规律是一致的。研究表明，选用与痛源相同或邻近脊髓节段的穴位，如针刺局部阿是穴、针麻的切口旁针刺等，无论弱针或强针刺激都有较好镇痛效果，但若给以较强的电针刺激，其镇痛效应则更持久；若选用远脊髓节段的穴位（如牙痛刺合谷）须用强针刺激来发挥镇痛作用，虽然患者痛苦较大，但却具有镇痛范围广、后效应长的优势[18]。另外，情绪状态与心理因素与针刺镇痛效果有密切关系。有研究将接受镇痛的产妇根据艾森克人格问卷的神经质得分（EPQ 中的 N 值）分为稳定型性格、不稳定型性格，根据内外向得分（EPQ 中的 E 值）分为外向型性格、内向型性格，进行相关分析后发现，性格稳定与否对镇痛效果以及产妇对镇痛满意度有显著影响，N 值与效果呈负相关，N 值越大，镇痛效果越差。内外向对镇痛效果影响不显著，但如结合稳定性，将产妇分为外向稳定型、内向稳定型、外向不稳定型、内向不稳定型 4 种进行分析，会发现镇痛效果由高到低依次为：内向稳定型＞外向稳定型＞外向不稳定型＞内向不稳定型。其中内向不稳定型不仅镇痛效果最差，并且对镇痛满意度也最低[19]。中医自古医者就十分重视精神情绪活动与疾病形成的关系，并注意到"心寂则痛微，心躁则痛甚"（《素问·至真要大论》）。

事实上，在针麻临床上，医务人员总是尽可能在术前和术中积极、耐心地对患者进行解释工作，以消除病人的紧张、焦虑和不安情绪，以增强患者的信心，使其保持积极主动的精神状态。在这一过程中，自我暗示和社会性暗示的作用也是不可避免的。其他临床痛症的治疗也是如此。影响针刺镇痛效果的心理因素来自几个方面。例如，情绪紧张可影响其针感或耐针，进而干扰针刺效应的正常发挥，由于情绪紧张使机体的多种机能处于不良状态；对针麻缺少了解和信任并有较多顾虑者，由于缺乏应有的"思想准备"，其镇痛效果往往低于有充分"思想准备"者；注意力集中于手术疼痛也会减弱镇痛效果；采用听音乐等方法转移或分散其注意，往往会使痛阈提高，获得较好的针麻效果。个体在生理与心理上的差异，对针刺镇痛效果有明显的影响。研究表明，不同个体表现出的针麻镇痛的不同效果，在很大程度上与个体的某些生理或心理的特点有密切关系。手术前情绪状态反映着不同个体处在应激状态下的适应特点，情绪紧张者的针麻效果较差；情绪镇静者的效果较好。采用不同测痛方法所得结果都发现，耐痛阈的个体差异很大，这种差异又和针刺镇痛效果有关，耐痛阈高者效果较好。这些指标的一种或几种的综合，可用作针麻效果的预测，并在选择针刺麻醉适应症时以供参考。

3. 针刺镇痛作用的机理研究　与此相关的实验研究详见本章第五节。

第四节　针刺麻醉

针刺麻醉（简称针麻）是依据经络脏腑基本理论和针刺镇痛临床经验，以针刺穴位为主，辅以少量药物，使病人能在清醒状态下接受手术治疗的一种非药物麻醉方法。针麻是针灸学理论与实践在现代麻醉学中的运用与发展，是中西医结合的一个成功典范。

针麻实践与研究于 1958 年发端于中国，60 年代中期被确认为是一种有效的麻醉方法，70 年代初开始在全国范围内普及推广。其后有 30 多个国家先后开展了针麻的临床和原理研究。1979 年，全国针灸针麻学术讨论会在北京隆重开幕，会议指出我国运用针麻进行外科手术达 200 余万例，涉及大小手术 1000 余种，约 30 余种常用的针麻手术效果比较稳定，针麻手术率一般在 20% 左右，有的达 70%～80%，甚至列为常规麻醉。一般认为头颈、胸部手术效果较好。在针麻进行体外循环、心内直视手术方面也取得满意效果。1984 年第二届全国针灸针麻学术讨论会召开，针麻临床研究质量有了新的提高，甲状腺手术、前颅窝手术、颈椎前手术、拔牙术、剖腹产手术、肺切除术等针麻手术效果一、二级率达 80％以上。为了避免针麻手术的某些不足，还采用了以针刺为主，辅以小剂量麻醉药物的针刺复合麻醉法，提高了针刺镇痛效果，减少了麻醉药物对人体生理机能的干扰及副作用。此后针麻临床研究向一些难度更高的手术进军，如新喉再造、肾移植、大脑功能区及深部肿瘤切除等，并取得了成功。1986 年中国针灸学会针刺麻醉研究会成立大会暨学术讨论会在上海召开，会上肯定了针刺穴位的镇痛作用，并分析了穴位的特异性及其物质基础，尤其是这段时间内针麻的机制研究有了重大突破，内源性吗啡样物质的发现，推动了针刺麻醉的应用和研究。

近年国内外有关针刺的研究和支持力度逐年增加，随着针麻临床工作的深入，理论研究也渐趋活跃，针麻又开始受到人们的重视。尤其是上海的曙光医院、仁济医院在心脏和颅部手术过程中成功地应用针刺复合麻醉，并被国内外主要媒体报道后，再次引起人们的关注。目前除中国外，临床应用针麻的国家有 30 多个，从事针麻原理研究较多的有瑞典、加拿大、日本、韩国、美国、新加坡等。国外学者也已经发表一大批有关针刺临床治疗疼痛、针刺手术麻醉以及相关机理研究的具有重要参考价值的文献报道[20]。

一、针麻特点

近 50 年的大量临床研究结果表明，针刺麻醉具有扎实的临床基础，同时也总结了某些针麻的临床特点。

(一) 运用安全

针麻归属于非药物麻醉，其作用效应主要源于穴位的针刺刺激，因而避免了药物麻醉过程中偶因用药过量或病人对药物过敏而可能发生的意外。据上海地区 25 万余例针麻手术病例统计，无一例因针麻而造成死亡事故。一些因对麻醉药物过敏或其他原因而不能施行药物麻醉的病例，可考虑选用针麻，从而扩大了麻醉的适应证。

(二) 病员保持清醒状态能提高手术的准确率

针麻的镇痛作用，主要是通过激活机体的痛调制系统而实现的，这和药物麻醉主要通过抑制中枢或阻断外周神经活动而取得镇痛效应的原理完全不同。在针麻下施行手术，病人不仅保持清醒状态，而且除痛觉以外，其他的感觉和运动功能基本完好，这使他们有可能充分发挥主观能动性，与医护人员密切配合，从而提高了手术效果。例如在颅脑手术中，手术医师可及时询查病人的感觉和运动功能，以避免或最大限度地减少对重要脑区和神经的损伤。

(三) 生理干扰较轻，有利于患者康复

针刺对机体的多个系统均有明显的调整作用，因此，针麻病人因手术打击所致的生理扰乱较轻，呼吸、血压、脉搏一般都比较平稳。例如在某些心脏手术中，心内操作刺激所引起的血压下降，针麻下通常较药麻下持续时间短，并很快回升到接近正常水平。

针麻很少发生药物麻醉通常出现的后遗症、并发症和其他的术后不良反应，而且具有促进组织代谢、增强免疫功能在内的针刺后效应。因此，针麻术后病人的创伤反应较轻，手术热和创口痛的持续时间较短，胃肠蠕动等各种生理功能恢复较快，病人可早期进食、早期活动，有利于康复。

(四) 操作方便，经济

针麻临床操作简便，易于掌握，不需要特殊的器械设备，并且费用低廉，可一定程度上减轻病人的经济负担。

二、针刺麻醉的方法

1. 术前准备　手术前应先探视病人，详细了解其病情、病史、思想情况及手术部位等，以便确定针麻方案。还应对术中可能发生的各种情况及其相应的补救措施予以充分估计。由于针麻手术中病人处于清醒状态，所以还应向病人说明针麻的特点、意义、方法、过程和效果，以解除其紧张恐惧和思想顾虑。同时还应将手术过程中可能出现的不适（如针刺的酸、困、重、胀等）向病人讲清楚，使之有思想准备。对于开胸手术者，术前还应指导病人练习深而慢的腹式呼吸，以克服手术中开胸后的呼吸困难现象；也有利于切皮、开腹操作中的恶心、呕吐、疼痛反应的减轻和腹肌松弛。此外，尚应于术前在病人身上选择一至数个穴位进行针刺试针，以了解"得气"情况和病人对针刺的耐受力，以便手术时选择适当的刺激方法和刺激强度，并确定适宜的针具器材。如用电针麻醉，尚应准备针麻机并检查电流输出是否正常。

2. 针刺麻醉处方取穴原则和方法　针麻选穴配方与其麻醉效果有很大关系。近50年来各地摸索出不少经验，创造了多种针麻方法，均以选取易得气、疼痛轻或不痛、不出血、病人体位舒适且不影响手术操作的穴位来组成针麻处方。以下重点介绍体针麻醉、耳针麻醉的选穴方法：

（1）体针麻醉：选用十四经穴为主。具体选法有三种：①循经取穴：根据"经脉所通，主治所及"的理论，选取与切口部位、手术脏器联系密切的经络腧穴。如拔牙选手阳明经的合谷、三间穴；腹式输卵管结扎术选三阴交、太冲穴等。②局部取穴：选取邻近手术区域的腧穴。如上腹部手术选鸠尾、章门；下腹部手术选五枢、维道穴；拔下牙选颊车、大迎穴。也可针刺切口两侧皮下（切口穴）。③按神经学说取穴：一是按手术区域的神经分布，选用其神经干走行上的穴位，如上肢手术针刺缺盆（臂丛神经走行此处）或极泉穴、臂丛穴等；也可直接刺激神经干，在骨科手术应用此法较多，如刺激第3，4腰神经、股神经或坐骨神经进行某些下肢手术；或在颧髎穴刺激三叉神经第2支，进行某些头部手术或颅脑手术。二是选取与手术部位处于相同（或相近）神经节段的穴位，如甲状腺手术选扶突、合谷、内关穴等。以上取穴方法可单独使用，也可配合运用。

（2）耳针麻醉：选穴方法也有三种：①按藏象理论取穴：如切皮和缝皮时取肺穴（"肺主皮毛"）；骨科或胸腔手术切肋骨时取肾穴（"肾主骨"）；眼科手术取肝穴（"肝开窍于目"）等。②按手术部位取穴：取手术切口部位和手术所涉及脏器的耳郭代表点。如扁桃体摘除术取耳穴扁桃体、咽喉；阑尾切除术取阑尾穴；肺手术取肺穴；胆囊手术取胆囊穴等。③按耳穴的神经支配和解剖生理取穴：如腹腔手术取口穴、耳迷根穴（因其均受迷走神经支配）。把脑、下脚端等穴作为常用穴常可提高镇痛效果和减轻内脏反射，是依据其生理作用为指导。还有取患病部位在耳廓上相应的反应点（敏感点、压痛点、低电阻点或局部隆起、变色、压痛等）。如有些胃溃疡病人耳穴胃区显著苍白。以上三种选穴方法可单独使用，也可配合运用。通常情况下体针或耳针麻醉多用患侧穴位，也可选用双侧穴位。而且体针与耳针麻醉有时还可配合使用，以增强镇痛效果或减轻内脏反射等。还有"一针透两穴"而取得良好效果者。

3. 刺激方法

（1）手法运针：常规消毒、进针、得气后，体针用捻转或捻转结合提插手法；耳针只捻转不提插。运针频率120～200次/分，捻转角度一般为90～360度之间，提插幅度为

5～10毫米之间。要求运针手法均匀稳定，始终保持"得气"状态。术者也可根据指下感觉调整刺激强度，以适应手术对麻醉的要求。

（2）电针：操作方法同电针疗法。针麻一般用密波为主，刺激量以病人能耐受的中等刺激强度为宜。但刺激电流多在1毫安以下，一般不超过2毫安。若刺激电流强度超过20毫安，就会引起组织损伤及疼痛或局部痉挛。波幅电压峰值通常不超过20伏。波宽多在1毫秒以下。刺激频率在200～3000次/分均可。波形多选用双向的方波、正弦波或尖波，有些单位还采用疏密波、断续波或音乐电波与尖波混合，形成起伏变化的刺激脉冲，可防止"适应"并增强镇痛效果。在针柄与针麻仪导线连接的极性方面，一般主张主穴连负极、配穴连正极；也有将病人一侧穴位全接负极，对侧全接正极；或在同侧接正负极者。哪种接法好，还有待进一步比较证实。但是均应注意，电路要避免通过心脏。电针麻醉一次通电时间不宜过长，如手术时间较长时应采用断续通电方法。但是无论通电或断电时均要逐渐加大或减小电流，以免造成突然刺激，增加病人痛苦。此外，进针时应注意针刺方向、毫针之间不可连接，注意绝缘，防止发生短路影响效果或带来损害。其他注意事项同电针疗法。

（3）水针：选穴法同体针、耳针。常用药物有维生素B_1、度冷丁、10%葡萄糖注射液、当归注射液、延胡索注射液、注射用水等。其操作与注意事项同水针疗法。

其他还有指压穴位麻醉法、器械压迫法麻醉、电极板麻醉法、激光穴位照射刺激法代替针刺。因应用范围和案例有限，兹从略。

4. 诱导和留针　在手术前对选定的穴位预先进行一段时间刺激叫诱导。可分为普遍诱导［对所选穴位按处方顺序进行普遍运针（或电针）刺激，时间一般为20～30分钟］；重点诱导［术前5分钟对重点穴位进行运针（电针）刺激，以增强效果］。通常所说的诱导时间就是指普通诱导时间。手术过程中刺激一般要较轻，但对某些敏感部位进行手术时可加强刺激强度；在某些手术刺激较轻的步骤，可暂停运针或通电，予以静留针。如脑外科切开脑膜后就可静留针一段时间。但是随着留针时间的延长，针下"得气"逐渐减弱。故留针时间不宜过长，且在留针期间要经常检验针下"得气"情况。在进入手术刺激较强的手术阶段时，要提前重新运针或通电，以免影响针麻效果。总之，保持针下最佳的"得气"状态或"气至病所"，是影响针麻效果的关键。

5. 辅助用药　为了提高针麻效果，使病人处于最安全、最有利的状态下进行手术，在针麻手术前和术中常根据需要应用少量辅助药物，以达到增强镇静、镇痛或减轻术中不良反应的目的。常用的主要有镇静药、镇痛药和抗胆碱等药物。

（1）术前用药：通常在术前1小时肌肉注射苯巴比妥钠0.1克；术前15～30分钟肌肉或静脉注射度冷丁50毫克（有的病人也可不用度冷丁，一岁内小儿不用）。为减少呼吸道和消化道分泌物，可于术前30～60分钟在皮下或肌肉注射阿托品0.5毫克或东莨菪碱0.3毫克。此外尚有用冬眠灵（成人一次量为12.5～25毫克，小儿一次剂量为0.5毫克/每千克体重，肌肉注射或缓慢静脉滴注），非那根（成人一次量为25毫克，小儿量及用法同冬眠灵），以及苯妥英钠、氟哌啶醇等药物以加强镇静、镇定、镇痛效果，均有一定作用，可根据病人情况和手术需要选择使用。

（2）术中用药：根据手术当时的具体情况，适当加用镇静、镇痛药、局麻药或肌肉松弛剂等，以保证手术顺利进行。在某些手术步骤之前，例如切（缝）腹膜、剥骨膜、结扎大血管或强烈牵拉内脏等，根据经验，病人可能出现反应者，应预先用药。通常预先用

1%普鲁卡因作局部浸润或封闭（对普鲁卡因过敏者改用利多卡因），对黏膜组织可用地卡因局部浸润麻醉以消除疼痛，必要时加用镇静、镇痛药或肌松剂等以加强麻醉效果。

术中用药必须把握时机，最好用在病人有可能产生剧烈反应之前，才能收到较好效果而且药物剂量必须适当，如果用量过大，可能使病人处于催眠状态，不能清楚反映自觉症状和主动配合手术，反而影响针麻效果。特别是肌肉松弛剂的应用，更应慎重，必须严密观察，一旦有意外情况发生，就应立即采取有效措施抢救。

总之，在辅助用药时，必须充分了解病人的体质、病情和药物的适应范围和禁忌及其毒副作用、不良反应等，才能做出合理的选择。

6. 针麻镇痛效果评级标准和注意事项

（1）针麻镇痛效果评级标准：根据全国《针刺麻醉手术评级标准》，将针麻效果分为4级：①Ⅰ级（优）：针麻效果好，病人安静，手术中基本不痛，少数情况下在进行主要手术步骤时有微痛，但能顺利完成手术。术中血压、脉搏、呼吸基本平稳或仅有轻微波动。2小时内度冷丁用量在1～1.5毫克/千克体重以内。未用普鲁卡因（但颅脑手术可用正常量的1/10以下）。②Ⅱ级（良）：针麻效果较好，病人偶有轻度呻吟，进行主要手术步骤时有疼痛，但手术尚能顺利完成。血压、脉搏、呼吸有轻度变化。2小时内度冷丁用量同前；普鲁卡因用量在正常量的1/5以内。③Ⅲ级（尚可）：针麻效果尚可，病人在手术中有时有明显疼痛，但手术尚可完成。血压、脉搏、呼吸可有轻度变化。2小时内度冷丁用量在1.5毫克/千克体重以上，但不超过2毫克/千克体重。普鲁卡因用量在正常量的1/3以内。④Ⅳ级（失败）：针麻效果差，手术中有剧痛，经辅助用药后仍不能进行手术，而必须改用药物麻醉才能完成手术者，术中病人的血压、脉搏、呼吸变化显著。2小时内度冷丁用量在2毫克/千克体重以上，普鲁卡因用量超过正常用量的1/3。

（2）注意事项：①针麻中手法运针（或电针）要以病人能耐受、较舒适的中强感应为宜。若刺激过强反而会引起病人难受、不安，并影响针麻效果。②针麻手术中病人处于清醒状态。所以要求手术者必须动作熟练，操作要稳、准、轻、快，避免重复操作、强行牵拉等粗暴动作。手术室要保持安静，不高声说话，以免引起病人烦躁不宁，影响针麻效果和手术的顺利进行。③对病人或某些手术环节中可能发生的镇痛不全、肌紧张、内脏牵拉反应等，应有充分预计并做好辅助用药的准备。用药时要严格把握时机，控制剂量，并注意药物的适应、禁忌证等，以防产生药物副作用或不良反应。④对某些病灶复杂、粘连较多，或需广泛探查的手术病例，尤其是某些难度较高的腹腔手术，针麻效果还不稳定，应当慎用。

7. 针麻的适应范围及常用处方举例　针麻的适应证范围较广泛，已用于普外科、神经外科、胸外科、五官科、口腔科、骨科、妇产科、泌尿外科、小儿科等多种手术病种。现将部分常见手术的针麻处方收集如下，供参考。

（1）颅脑外科手术

①颅部清创缝合术

【处方】　耳针　交感*　外肺　额透枕（均患侧）

　　　　　体针　合谷　内关（均双）

②颅骨凹陷骨折修补术

---

* 耳穴的交感即下脚端，以后不再注释。

【处方1】 同上。

【处方2】 耳针　神门　外肺　肾

　　　　　　体针　合谷　内关

③硬膜下血肿清除及其他幕上开颅术

【处方】 耳针　神门透肾　皮质下　枕透额（均患侧）

　　　　　体针　合谷　内关（均患侧）

④后颅凹开颅术

【处方】 耳针　单侧神门透肾　颈透枕

　　　　　体针　对侧合谷　内关

⑤脊膜膨出修补术

【处方】 耳针　单侧神门透臀　坐骨透交感　腰骶椎

　　　　　体针　委中（双）

（2）颌面五官科手术

①睑内翻倒睫矫正术

【处方】 耳针　肝　肾　眼

②白内障摘除术、斜视矫正术

【处方1】 体针　合谷　外关　光明　太冲

【处方2】 耳针　肝　肾　眼　目$_1$　目$_2$（或肺）

③青光眼减压术，视网膜复位术

【处方1】 同上方1；

【处方2】 同上方2；

【处方3】 耳针　神门　目$_1$透目$_2$

【处方4】 耳针　眼　肺

④眼球摘除术、翼状胬肉切除术

【处方1】 耳针　肝　肾　眼　目$_1$　目$_2$

【处方2】 耳针　眼　肝　肺　交感

⑤虹膜切除术

【处方】 耳针　眼　肺　肝　交感（或肾）

⑥角膜外伤缝合术

【处方】 耳针　眼　肝　肺

⑦眼球内异物取出术

【处方】 耳针　眼　肝　肺　交感

⑧鼻息肉摘除术、下鼻甲切除术

【处方1】 耳针　肺　外鼻透内鼻

【处方2】 体针　合谷　内关

⑨鼻中隔矫正术

【处方】 耳针　肺　肾　外鼻透内鼻

⑩上颌窦根治术

【处方1】 体针　合谷　内关　内庭　足临泣

【处方2】 耳针　外鼻透内鼻　上颌　神门透交感　肾

⑪上颌窦穿刺术

【处方】 体针 合谷 内关

⑫上颌骨切除术

【处方1】 耳针 交感透太阳（双） 肾 上颌

体针 合谷（双） 外关 牙痛穴（在掌面中指和无名指指掌关节之间

【处方2】 耳针 患侧神门 肺 外鼻 上腭

体针 对侧合谷 内关

⑬扁桃体摘除术

【处方1】 体针 合谷 内关

【处方2】 耳针 咽喉 扁桃体$_2$ 扁桃体$_4$

⑭乳突根治术

【处方1】 体针 合谷 内关 支沟 太冲

【处方2】 体针 陵下（阳陵泉下1寸） 太冲 足临泣 内关

⑮腮腺混合瘤摘除术

【处方1】 体针 合谷（或外关） 内关

【处方2】 耳针 神门透交感 外肺透内肺 腮腺点

⑯拔牙

【处方1】 体针 合谷 内关

【处方2】 耳针 喉透牙痛点 拔牙麻醉点

⑰唇裂修补术

【处方】 体针 合谷 内关 内庭

⑱先天性腭裂修补术

【处方】 耳针 上腭透下腭 交感透太阳

⑲上、下颌骨肿瘤摘除术

【处方】 耳针 神门透交感 皮质下透肺 下腭透上颌（或下颌）

体针 合谷 外关 足三里

（3）颈部手术

甲状腺手术（甲亢、腺瘤、单纯性肿、癌等）、颈部包块切除术

【处方1】 体针 合谷 内关

【处方2】 体针 三阳络透郄门（用3寸毫针，手捻）

【处方3】 耳针 神门 肺 颈 内分泌

（4）胸外科手术

①肺叶或全肺切除术

【处方1】 体针 合谷 内关

【处方2】 体针 外关透内关（取患侧，手捻针）

【处方3】 体针 三阳络透郄门（取患侧，手捻针）

②食道癌切除术

【处方1】 耳针 肺 膈透食道 交感

【处方2】 耳针 神门透肾 脾透外肺 胸透胃 贲门透食道

体针 左合谷 内关 孔最

③纵隔肿瘤（包括囊肿）切除术

【处方】 耳针 左耳肾 脾透外肺

体针 合谷 内关

④心脏二尖瓣狭窄闭式扩张术、心包剥离术

【处方】 体针 陶道 身柱 合谷 内关

⑤胸壁结核病灶清除术

【处方1】 体针 合谷 内关（也可加腕骨）

【处方2】 耳针 神门透交感 肺 胸

⑥乳癌根治术

【处方1】 耳针 肺 体针 合谷 内关

【处方2】 体针 合谷 内关 足三里 三阴交 太冲

⑦乳房包块切除术

【处方】 体针 足三里（用东莨菪碱 0.3mg 穴位注射） 配合头针 感觉区 胸腹
部、胸腔区

（5）腹部手术

①胃大部切除术、胃穿孔修补术、胃造瘘术

【处方1】 耳针 神门透腹 外肺 胃

体针 足三里

【处方2】 耳针 坐骨透交感透太阳（1～2寸） 肺透翳风（深至乳突1～2寸）

体针 松弛点（在内庭、陷谷之间中点，与涌泉相对，刺1～2寸）

【处方3】 体针 公孙透涌泉（一根针透穴手捻）

②脾切除术

【处方1】 体针 合谷 内关 足三里 三阴交 太冲

【处方2】 耳针 交感 肺 脾

③胆囊切除术

【处方1】 耳针 肺 交感 胰胆

【处方2】 耳针 神门透腹 肺 胆

体针 足三里

④剖腹探查术

【处方1】 耳针 外肺 神门透腹 三焦

【处方2】 耳针 交感透太阳 肺 皮质下透三焦

体针 足三里 三阴交

⑤肠梗阻手术

【处方1】 耳针 神门透腹 外肺 大肠

【处方2】 耳针 神门透交感 小肠透大肠（可酌情加下屏尖）

⑥阑尾切除术

【处方1】 耳针 神门透腹 外肺（深刺） 小肠

体针 阑尾穴（用生理盐水穴位注射）

【处方2】 头针 感觉区腹部及肠区

体针 阑尾穴（用生理盐水穴位注射）

⑦疝修补术

【处方】 耳针 神门 肺 外生殖器透尿道

　　　　 体针 三阴交或内麻点（在内踝上 7 寸处）

⑧肾切除、肾盂切开取石术、肾造瘘术

【处方1】 耳针 神门 交感 肺 肾透膀胱

　　　　　体针 三阴交

【处方2】 体针 合谷 内关 足三里 三阴交 太冲

⑨膀胱切开取石术、耻骨上膀胱造瘘术

【处方】 体针 骶管 胸椎$_{12}$腰椎$_1$棘突间（平棘突皮下进针） 三阴交（双） 足三里（双）

⑩子宫全切术

【处方1】 耳针 神门透交感 肺 腹 子宫透外生殖器

　　　　　体针 三阴交 中都

【处方2】 鼻针 肺 卵巢 前阴 外生殖器

　　　　　体针 三阴交 至阴

⑪剖腹产术

【处方1】 耳针 神门透腹 子宫 外肺

【处方2】 耳针 交感 肺 皮质下 子宫

【处方3】 体针 足三里 三阴交 带脉 内麻点

⑫经腹输卵管结扎术

【处方1】 耳针 神门透腹 外肺 子宫

【处方2】 体针 足三里 中都 带脉（均双侧）

⑬卵巢囊肿切除术

【处方1】 体针 足三里 三阴交 太冲

【处方2】 耳针 神门透交感 肺 腹 卵巢透三焦

　　　　　体针 三阴交

⑭宫外孕手术

【处方】 耳针 交感 肺 卵巢

　　　　 体针 三阴交

（6）四肢脊柱手术

①肩关节脱位复位术

【处方】 耳针 神门透交感 肩 肩关节

②肱骨骨折切开复位术

【处方1】 耳针 上臂

　　　　　体针 合谷、内关

【处方2】 耳针 神门 肺 肾 肘

③尺、桡骨骨折切开复位

【处方】 耳针 神门透交感 肘透腕

④考立氏骨折复位术

【处方】 耳针 神门 交感 腕

⑤手外伤清创缝合术

【处方1】 体针 臂丛两针 曲池 少海

【处方2】 体针 曲池 少海（内关） 抬肩（肩峰下1寸处）

【处方3】 耳针 神门 肺 交感 肾 腕透指

⑥髋关节脱位复位术

【处方】 耳针 交感 锁骨透坐骨 脾

⑦股骨颈骨折三刃钉内固定术

【处方1】 体针 环跳 髀关

【处方2】 耳针 臀透交感 肾 肺

　　　　体针 足三里 阳陵泉

⑧股骨干骨折髓内针固定术

【处方1】 耳针 神门 交感 膝 髋

【处方2】 耳针 神门 交感 肺 膝 臀透坐骨

　　　　体针 合谷 内关

⑨膝关节融合术

【处方】 耳针 神门透肾 交感 肺 膝

⑩膝关节半月板切除术

【处方1】 耳针 交感 肺 肾 膝

　　　　体针 三阴交

【处方2】 内侧：殷门 髀关 阴陵泉 腰$_{2\sim3}$神经干（患侧）

　　　　外侧：殷门 风市 阳陵泉 腰$_{2\sim3}$神经干（患侧）

⑪胫腓骨骨折切开复位

【处方】 耳针 臀透坐骨 肺

　　　　体针 合谷 内关 髀关 膝眼（患侧）

⑫跟骨骨瘤切除术

【处方】 体针 足三里 承山 三阴交

⑬马蹄内翻足矫正术

【处方1】 体针 阳陵泉 阴陵泉 足三里 委中与殷门连线中点

【处方2】 耳针 神门透交感 肺 膝透趾

　　　　体针 足三里（患侧）

⑭大隐静脉曲张高位结扎术

【处方1】 耳针 神门透股关 皮质下 腹透膝

【处方2】 耳针 神门透股关 肺

　　　　体针 阴廉 足三里

⑮踝关节内固定术

【处方】 耳针 神门透肾 交感 肺 膝透踝

⑯胸椎结核病灶清除术

【处方】 耳针 单侧神门透交感 肺 胸

　　　　体针 对侧合谷 内关

⑰腰椎间盘脱出探查术

【处方1】　耳针　神门　交感　肺　肾

【处方2】　体针　外关　阳陵泉　太渊　委中

⑱椎板减压术

【处方】　耳针　神门　交感　肺　胸　腰椎

　　　　　体针　合谷

（7）会阴部手术

①痔切除手术

【处方1】　体针　三阴交　中髎（或次髎、下髎）　穴位注射　关元　长强

【处方2】　耳针　神门透交感　外肺　外生殖器

②精索静脉曲张高位结扎术

【处方1】　耳针　神门　交感　外生殖器（均患侧）

【处方2】　体针　关元　三阴交透内麻点

③鞘膜积液鞘膜翻转术

【处方】　耳针　神门透交感　外肺　外生殖器（均患侧）

　　　　　体针　关元　三阴交透内麻点

④包皮环切术

【处方】　耳针　神门　外生殖器

　　　　　体针　三阴交（双）　中极　龙门（即阴茎背神经）

⑤尿道扩张术

【处方】　耳针　神门　膀胱　皮质下　尿道　外生殖器

　　　　　体针　三阴交（双侧、各注射度冷丁 25mg）

⑥阴道横隔或纵隔切开术

【处方】　耳针　神门透交感　外肺　外生殖器

（8）小儿手术

在针麻下给小儿作手术时常难以合作，常需用 2% 硫喷妥钠肌肉注射作为基础麻醉，使之保持安静，然后进行针麻。其他辅助用药同前所述。

①幕上开颅硬膜下积液清除术

【处方】　耳针　神门　交感　额透枕（均患侧）

　　　　　体针　合谷（双）　足三里（患侧）

②脑膜膨出切除修补术

【处方】　耳针　神门　肺　脑点透脑干　枕

以上耳穴均用 2% 普鲁卡因穴位注射，每穴 0.1ml。

③肠套叠复位术

【处方】　耳针　交感　神门　小肠透大肠　皮质下透内肺止痛点（在耳穴颈和枕之间）　电针，诱导 30 分钟。

④疝囊高位结扎术

【处方】　耳针　神门　交感　肺　外生殖器　皮质下　腹

　　　　　用 2% 利多卡因穴位注射，每穴 0.1ml。

⑤阑尾切除术

【处方】　耳针　阑尾　神门　交感　肺（均右侧）

手法捻针，诱导 20 分钟

8. 其他针法的针麻方法简介

（1）鼻针麻醉：鼻针麻醉是江苏省淮阴地区医院在鼻针疗法的基础上大胆创新、反复实践而形成的针麻方法。有取穴少、针刺时痛感轻、得气明显、"镇痛和肌肉松弛效果比较满意"等优点。兹简介如下：

穴位分布：见第 4 章鼻针疗法部分。

鼻针麻醉操作方法：鼻针麻醉的术前准备和辅助用药与注意事项等同体针麻醉；其取穴原则同耳针麻醉，但肺穴为鼻针麻醉常用主穴，每次必取。常规消毒后用 30～32 号 5 分长的毫针，以 15～20°斜刺＊入选定的穴位，进针 1～2 分深，用轻缓手法慢慢捻转，至鼻部感到酸胀为止。酸胀感越强，效果越好。然后用胶布固定毫针，再连接至电针机通电刺激。电流由小到大逐渐增强（至耐受为度），频率 180～200 次/分为宜，诱导时间 15 分钟。术中可根据需要调整刺激强弱。术后将针起出、压迫片刻以防出血。

适应手术范围及常用处方举例：

鼻针麻醉适用于头面、颈、胸、腹部、四肢脊柱等全身各部共 90 余种手术。据 546 例手术案例统计，镇痛有效率达 90％以上。现将其常用手术针麻处方列举于下，供参考。

①颈部手术

甲状腺次全切除术【处方】 肺 咽喉

甲状舌管瘘切除术【处方】 肺 咽喉

②胸外科手术

心包造口引流术【处方】 肺 心

二尖瓣扩张分离术【处方】 肺 心

动脉导管钳闭术【处方】 肺 心

开胸探查术【处方】 肺 胸

乳癌根治术【处方】 肺 胸 乳

③腹部手术

胃溃疡穿孔修补术【处方】 肺 胃

胃大部切除术【处方】 肺 胃

脾切除术【处方】 肺 脾

胆囊切除术【处方】 肺 胆

肠段切除术【处方】 肺 小肠透大肠

阑尾切除术【处方】 肺 小肠透大肠

疝修补术【处方】 肺 外生殖器（即前阴）

睾丸鞘膜翻转术【处方】 肺 睾丸 外生殖器

剖腹产术【处方】 肺 卵巢 外生殖器

子宫切除术【处方】 肺 卵巢 外生殖器

卵巢切除术【处方】 肺 卵巢 外生殖器

输卵管结扎（或切除）术【处方】 肺 卵巢 外生殖器

膀胱（输尿管）切开取石术【处方】 肺 耳 膀胱 外生殖器

＊ 鼻针第 1 线穴位多向下斜刺；第 2 线穴位向外下斜刺；第 3 线穴位多向下斜刺。

④四肢手术

下肢象皮肿切除术【处方】 肺 膝胫透足趾

股骨骨折切开复位术【处方】 肺 胯股

尺、桡骨取钢板术【处方】 肺 上肢

下肢截肢术【处方】 肺 胯股

(2) 面针麻醉

面针麻醉是在面针疗法和体针麻醉的基础上发展起来的。由前上海中医学院附属龙华医院首先用面针麻醉施行经腹输卵管结扎术获得成功,进一步扩大应用范围面逐渐形成一种新的针麻方法。因具有穴位少,容易记;操作简单,易掌握;麻醉效果好,可与体针麻醉配合使用等优点,很有实用推广价值。

面针麻醉的术前准备、辅助用药及有关注意事项与体针麻醉相同,其取穴原则同耳针麻醉。以下重点介绍其操作方法和应用情况:

面针麻醉常用穴位的分布详见第4章面针疗法部分。

面针麻醉的操作方法:常规消毒,对额区、鼻区和口区的穴位,一般都采用斜刺或横刺透穴法,如肺透心、肝透胆、脾透胃等;但对颊区、颧区和耳区的穴位,一般可采用直刺,必要时也可横刺透穴。其刺激方法主要采用手法捻针,但额区、鼻区、眼区等部位则以电针更为相宜。其刺激强度均以病人可耐受而无疼痛为度。其电针频率和诱导时间同鼻针麻醉。

面针麻醉的应用范围和常用处方:

面针麻醉适用于胃次全切除术、脾切除术、胆囊切除术、食道空肠吻合术、疝修补术、阑尾切除术、睾丸鞘膜翻转术、股骨颈三刃钉内固定术、足三关节固定术、经腹输卵管结扎术等10余种手术。据统计,在面针麻醉下施行手术共1251例(其中单纯面针麻醉手术894例,配合其他针麻方法与面针综合麻醉手术357例)总成功率为96%。现将部分面针麻醉处方列举如下,供参考:

胃次全切除术 【处方】 主穴 肺、心、胃 配穴 脾

胆囊切除术 【处方】 主穴 肺、心、胆 配穴 肝

阑尾切除术 【处方】 主穴 肺、心、大肠 配穴 胃

子宫或输卵管手术 【处方】 主穴 肺、心、子宫 配穴 肾

疝修补术 【处方】 主穴 肺、心、小肠 配穴 股里

股骨颈三刃钉内固定术【处方】 主穴 肺、心、股 配穴 肾

(3) 唇针麻醉

唇针麻醉是在口唇上下2个穴位施以针刺或电针刺激,产生镇痛效果而进行全身各部位多种手术的针刺麻醉方法。它是江苏灌云县人民医院收集民间针灸经验,经过反复实践探索而形成的一种新的针麻方法。其最大的特点是穴位少(只有2个穴位),处方固定(只有一个处方),操作简便、易于掌握推广。而且对许多临近休克的病人还有升压效果,因而很有实用价值和学术研究价值。兹简介于下:

常用穴位:只有2个穴位。

唇Ⅰ穴:在鼻唇沟下端正中,距唇缘约0.2cm处。

唇Ⅱ穴:在下唇缘中点,距下唇缘约0.5cm处。

操作方法:常规消毒后,用30~32号2寸长毫针,对2穴进针时先直刺达肌层(约

0.5mm）后，再以 15°角斜刺。Ⅰ穴向上进针约 1 寸，至鼻中隔软骨下，针头有固定感；Ⅱ穴向下进针约 1.5 寸于皮下。进针时宜缓慢捻转或向前推进，但均以产生酸、麻、重、胀等"得气"感为度。而且针刺方向必须在上、下唇的正中线上，不能偏斜，否则会影响麻醉效果。针刺"得气"后，用手法捻针或接针麻仪通电刺激。一般Ⅰ穴接负极（主穴），Ⅱ穴接正极。分别用胶布固定，2 根毫针不能互相接触。手法捻针以针下有酸胀等"得气"感为度。电针刺激电流要由小逐渐增强，以上下唇肌微微颤动为宜，频率为 120～200 次/分为宜。手术中可按照当时情况需要、适当调节电流强度与频率大小。经验证明本麻醉法的诱导时间越长效果越好，手术时间越长效果越好。通常诱导时间以 20～30 分钟为宜。其术前准备、辅助用药及注意事项同体针麻醉。

唇针麻醉的适应证范围：本麻醉方法已成功地应用于颈、胸、腹部、会阴部、妇产科和骨科等大小手术 40 多种，如甲状腺手术、纵隔肿瘤切除术、乳癌根治术、胃切除、胃穿孔修补术、胆切除术、脾切除术、剖腹产术、子宫切除术、截肢、骨折整复等。据 1350 例唇针麻醉下施行的手术案例统计表明，成功率达 90％以上。像这样只用 2 个固定的穴位组成的处方，却能适应全身各部多种手术对麻醉的需求，是其他针麻方法难以达到的。因此很有深入探讨的必要。

（4）头针麻醉

头针麻醉是在头针疗法的基础上，由西安市中心医院针麻小组经过大胆尝试和实践探索后，开展起的一种新的针麻方法。经临床应用结果证明，其麻醉效果比较满意，而且有取穴少、操作简便等优点。兹简介如下：

头针麻醉的常用穴区及定位，详见第 4 章头针疗法部分。其取穴原则同耳针麻醉。有关术前准备、辅助用药也与体针麻醉相同。以下重点介绍操作方法和常用的麻醉处方。

操作方法：按照麻醉处方选定穴区并用 2％碘酒与 75％酒精先后消毒，用 1～2 寸的 28～30 号毫针，与头皮成 15°快速进针刺入头皮后，继续向前推进直达穴区要求的深度（也可捻转进针）；针在骨膜浅面、帽状腱膜之下。如进针时针尖触及头骨，应稍退回，改变角度后再继续进针。进针到位后，可用手法捻针（同头针疗法），也可接针麻仪，用 2000 次/分的中、轻度（以病人耐受为度）电针刺激，诱导时间 20 分钟。术中应持续刺激，至手术完毕后起针，压迫针孔防止血肿或出血。本法还可与体针或耳针麻醉法配合运用。

头针麻醉的适应范围相对较体针或耳针麻醉局限。主要用于颈部和腹部手术的麻醉。现将较常用的几组麻醉处方列举如下：

①甲状腺腺瘤切除术

【处方】　感觉区头颈部（下 1/3）

②胃切除、胃肠吻合术

【处方】　感觉区腹部、胃区、穴封*：足三里

③阑尾切除术

【处方】　感觉区腹部、生殖区、穴封*：阑尾点

④卵巢囊肿切除术

【处方】　感觉区腹部、生殖区、穴封*：内麻点

---

* 穴封均用 0.3～0.5mg 洋金花注射液做穴位封闭。

⑤剖宫取胎术

【处方】　感觉区腹部　　　　　　　穴封*：内麻点

⑥输卵管结扎术

【处方】　感觉区腹部

　　除上述几种针麻方法以外，国内临床实践中尚有人采用过水针麻醉、耳根麻醉、赤医针麻醉、无针电刺激麻醉、经络-穴区带针刺麻醉法等，均取得了较好的效果。这些针麻方法的成功，更有力地证实了针刺镇痛的临床效果，丰富了针麻的方法和内容，而且为针灸的临床应用和针灸学术理论在现代条件下的研究和发展开拓了新的领域，值得认真总结，深入探讨。

三、针麻临床规律探讨

　　针刺麻醉较药物麻醉具有不少优势，但也存在不少问题，如镇痛不全、不能完全控制内脏反应、肌肉松弛不够满意等。此外还有一些因素影响着针麻的临床效果，经 50 年的总结，这些因素主要表现为以下几方面。

（一）个体差异与针麻效果的关系

　　在病人的病位、病情、手术方式、配穴处方和辅助用药等大致相同的条件下，针麻效果往往因人而异，表现出较大的个体差异。这种差异主要与下述两方面有关。

　　首先是不同个体生理学上的差异，特别是神经系统功能上存在的差异。对针刺敏感或耐痛力较高的病人，针麻效果比较好；针刺不容易得气或不能保持良好得气的病人，针刺效果往往较差。病人对药物的耐受性也显示很大的个体差异。如有些病人注射 100mg 盐酸哌替啶后，痛阈变化并不明显，但有些病人即使注射 50mg 也会昏然入睡。病人对痛刺激的敏感程度以及针刺或施加药物后痛觉的变化是影响针麻效果的重要因素，而痛觉的个体差异是很大的，在针麻存在镇痛不全的情况下，就使针麻效果的个体差异显得更为突出。

　　不同的心理状态也是造成针麻效果个体差异的重要原因。大量的针麻临床实践证明，对手术治疗有充分的思想准备、对针麻信任、情绪较稳定、态度较积极的病人，往往针麻效果较好；相反，顾虑重重、情绪紧张就可能削弱针麻效果。实验表明，周围环境、语言、思维、情绪状态乃至过去的经历都是影响痛觉的重要因素，进而影响针麻效果。如在进行测痛时，让受试者回忆过去的疼痛经历，痛阈或耐痛阈就会明显降低；如果事先告知被试针刺穴位有明显的镇痛效果，则一部分受试者针刺提高痛阈的效应就可能明显加强；在测痛过程中让受试者进行思考，或同他谈话，痛阈或耐痛阈也会有所提高。个别病人即使在没有痛刺激的情况下，由于环境刺激所引起的焦虑、紧张、惊恐等精神变化，也可使血压升高，心率、呼吸加快，汗腺分泌增加，肌紧张增强等，这种情况如发生在手术过程中，甚至可影响手术的顺利进行。

（二）手术操作与针麻效果的关系

　　尽管外科学一向倡导最大限度地减少手术创伤，但由于针麻存在镇痛不全、肌肉松弛不够满意和未能完全控制内脏反应等问题，因此针麻下的外科手术要求就更加严格。在针麻下进行手术，强调外科操作、麻醉操作和病人三者之间的密切配合。外科操作要尽可能

---

　　* 穴封均用 0.3～0.5mg 洋金花注射液做穴位封闭。

减少手术刺激和创伤、减轻病人痛苦，并有利于术后恢复，无论切割、剥离、止血、结扎、缝合，都应遵循这一原则。切割操作力求快速利落、层次清晰；钳夹止血力求准确轻柔，少夹带周围组织；分离组织力求多做锐性分离，减少钝性刺激；对内脏器官应尽可能避免过多牵拉等。经过多年的临床实践，针麻下的手术应以稳、准、轻、巧、快为操作要领。

（三）选穴配方与针麻效果的关系

穴位的共性和特异性都是相对的，已得到大量的临床实践证明，针麻临床同样如此。对于同一种手术，不论依据哪一种原则取穴配伍，均可望取得一定的效果；相反，在不同的手术中，取同一穴位处方，也有一定的效果。人体测痛实验结果也证明许多穴位具有全身性的镇痛作用。然而穴位作用的共性丝毫不意味着可以否认其特异性的一面。以甲状腺手术切皮的镇痛效果为例，针刺下肢穴位就不如上肢或颈部相应穴位的效果好；合谷穴具有全身性的镇痛作用，但以对颈、上肢、胸、背部的镇痛作用最为显著。

穴位的特异性和普遍性，部分可以用神经解剖生理学关于中枢和外周的节段性和超节段性联系来解释。如"面口合谷收，肚腹三里留"，可以用面口与合谷，肚腹与足三里分别属近节段来解释。又如头身经穴的主治重点，系以任、督二脉为总纲，分为上、中、下三部，上部肺、心和心包，治胸部内脏病症；中部主肝、胆、脾、胃，治上腹部内脏病症；下部主肾、大肠、小肠、膀胱，治下腹部内脏病症。督脉及其近旁的足太阳经穴，任脉及其近旁的足少阴、足阳明、足太阴经穴，都可从上、中、下三部来掌握其主治。这显然也同中枢的节段支配有关。

因此在针麻临床选穴配方时，宜选用具有普遍性镇痛、镇静作用的穴位，又要选用对手术部位具有较强特异性的穴位；既要考虑局部取穴、邻近取穴的原则，也要考虑远道取穴、远节段取穴的原则。目前临床上常用的针麻取穴原则有循经取穴、辨证取穴、节段取穴和同神经取穴四种。

（四）刺激参数与针麻效果的关系

针麻效果与刺激参数有一定关系。针刺穴位应使病人出现酸、麻、胀、重的感觉，称之为"针感"，中医称之为"得气"。"得气"便意味着针刺信号已经进入意识状态，只有在这种情况下针刺穴位才有可能调动人体的调整机能。如果不产生针感就不能发挥镇痛和调整的作用。因此，在针麻过程中，必须随时调整刺激参数，使病人保持良好的针感。此类参数包括穴位刺激的方式、强度、频率、诱导时间等多个方面。另外，刺激条件又因其他影响因素的不同而有差异，有时还需要根据手术过程中不同时期而改变刺激的条件。

（五）辅助用药与针麻效果的关系

辅助用药的主要目的是镇静和镇痛，以辅佐针麻提高效果。辅助用药并非针麻的特殊需要，其他各种药物麻醉方法，几乎也都应用一定的辅助用药。针麻辅助用药包括术前和术中用药。用药种类、剂量、途径和时间，应综合考虑病人的年龄、体质、病情、精神状态以及手术性质和进程等情况而谨慎选择。

常用的术前辅助用药包括镇静药、安定药、镇痛药和抗胆碱能药物等。盐酸哌替啶属镇痛药，又具有较强的镇静作用，是最常用的术前辅助药物，通常单独应用，或视具体情况，同时选用其他一、二种药物。

根据手术过程的具体情况，术中辅助用药在针刺透导期，病人仍表现烦躁不安、精神紧张或切皮时镇痛不全时，应考虑给予镇静剂、安定剂或镇痛剂。但要注意不应使病人处于催眠状态，否则会导致不能清楚地反映感觉及主动配合手术，反而对针麻效果产生不良影响。在切口局部出现镇痛不全，或事先估计可能出现镇痛不全时，可作局部浸润或阻滞，药物用量尽可能减少，以避免引起不良反应，影响针刺麻醉效果。常用有低浓度普鲁卡因、利多卡因或地卡因等。

在病人烦躁不安、精神紧张，或疼痛明显而局部阻滞未能奏效时，则应考虑给予镇静剂、安定剂或盐酸哌替啶等镇痛药。术中全身性用药的剂量，须视病人的年龄、体质、病情和术前给药量等具体情况酌定，使病人能仍处于清醒状态；否则会使病人不能清楚反映自觉症状和主动配合手术，反而会影响针麻效果。

与辅助用药不同的是针刺复合麻醉，后者指在针刺穴位时合并应用某一种药物麻醉的麻醉方法。这种方法仍以针麻为主，基本上能保证针麻的特点，而单独借助于所应用的麻醉药物是不能完成手术的。针刺复合麻醉可应用于病灶复杂、手术大、镇痛要求高，或耐针力低，经预测针麻效果不佳等病例，在很大程度上扩大了针麻的适应证。常用的针刺复合麻醉方法如，针刺-硬膜外阻滞复合麻醉，多用于腹腔手术；针刺-气体复合麻醉，可用于体外循环心内直视手术；针刺-氯胺酮复合麻醉，常用于肺切除、胃切除等手术；针刺-硫贲妥钠复合麻醉，适用于小儿外科手术；针刺-局部复合麻醉，适合于通常情况下仅用针麻或局麻即能完成的手术。

总之，针刺麻醉的效果以及仅仅依靠改进穴位处方和穴位刺激方式提高针麻效果都是有一定限度的，因此适量及时的辅助用药，乃至采用针药结合的方法，是完全必要的。这样可以创造比单纯针麻更为优良的条件，无痛率会有明显提高。不仅充分发挥了针刺麻醉的优越性，同时也有利于针麻的推广应用。但辅助用药的基本原则，是有利于病人继续保持清醒状态，以利发挥病人体内的抗痛机制并能很好地配合针麻。另外，无论哪一种形式的复合，首先均应保持针麻的特点，否则就失去了针刺复合的意义。

四、针药复合麻醉

针刺麻醉在经过 20 世纪 70 年代的研究高潮后，80 年代起逐步走向低潮，我国针刺麻醉临床手术的应用明显减少，只有上海、北京、成都等一些重点单位仍在深入进行针麻的临床及机理研究。近 20 年来，随着现代麻醉学的不断完善，单用一种麻醉药物或一种方法进行麻醉的情况已不多见，更常用的是采用多种药物及多种技术相互配合的复合麻醉（又称为平衡麻醉，balanced anesthesia）。近 10 年的主要进展是，在前期临床和研究的工作基础上，明确提出了针刺复合麻醉（ABA）和针刺辅助麻醉（AAA）的概念，使得针刺麻醉临床和研究更切近临床和科学现实。根据药物对针刺镇痛的作用，提出了"针麻增效药"、"针麻减效药"、"无影响药"的分类，并提出了非镇痛药的正确选用，可增强针刺镇痛效果，较系统总结了针麻的作用机制。目前的临床实践和基础研究显示，针刺麻醉已经发展成为针药复合麻醉的新阶段，这也是今后一个时期内针刺麻醉的重点研究方向。

1. 针药复合麻醉成为一种具有实际应用价值的新的麻醉方式　由于针刺是通过调节内源性痛觉调制系统而起作用，一般情况下存在镇痛不全的缺点。从临床麻醉角度评价，单纯针麻下施行手术还存在镇痛不全、肌肉紧张、内脏牵拉反应等不足（即所谓三关），这就直接影响了针麻的继续推广应用。为此 1979 年国内学者逐渐意识到采用针刺复合麻醉方法增强麻醉效果，尔后探索了针刺复合麻醉的方法和基本规律，特别是在"九五"期间，深入进行了针刺复合麻醉的临床和机理研究，使之朝更趋成熟、完善的方向发展。实践表明针刺与小剂量麻醉镇痛药及某些针麻增效药相结合，明显加强了针刺的镇痛效果，使患者在手术中达到基本无痛状态，同时还可减少术后痛的发生和降低药物和手术创伤引起的副作用。目前应用的针刺复合麻醉方法有：针刺复合局部浸润麻醉（简称针刺复合局麻）、针刺复合硬膜外腔阻滞麻醉（简称针刺复合硬膜外麻醉）、针刺复合全身麻醉（简称针刺复合全麻），从而基本满足了临床麻醉的需求，同时显示了针刺作用的特殊意义，为临床继续应用创造了条件。目前针药复合麻醉已经用于颅脑（上海华山医院、北京天坛医院）、心（上海仁济医院）、胸（上海肺科医院）、喉（上海五官科医院）、腹部（成都中医大附院）、泌尿（上海市一医院）等多种手术均取得良好效果。

（1）针刺复合局麻：该麻醉方法是在针麻基础上复合辅助用药（如哌啶或芬太尼）、少量局部麻醉药，其局部麻醉药（应用利多卡因或普鲁卡因居多）浓度偏低，用药量减少，从而使局部组织水肿减轻，手术解剖关系更清晰，镇痛效果可满足手术需求，利于减少手术并发症，提高了手术质量。选用该麻醉方法多系针麻效果好或手术涉及牵拉反应、肌肉松弛少（轻），临床推广较易的手术或全身情况极差的休克病人。至今坚持用针刺复合局麻较多见的手术有：甲状腺瘤（囊肿）切除术（成都市第一人民医院等）、喉切除声门再造术（复旦大学耳鼻喉科医院）、颅脑部分手术（复旦大学华山医院、北京天坛医院等）、颈椎间盘突出、环枢椎脱位手术（北京医科大学第三人民医院）等。

（2）针刺复合硬膜外麻醉：研究表明，针刺复合硬膜外麻醉是在针麻基础上再复合硬膜外麻醉，其麻醉方法、麻醉管理日趋规范，以应用于胃、胆囊、子宫等手术多见；针刺复合硬膜外麻醉镇痛效果显著，达到在无痛状态下施行手术，可满足腹部手术对麻醉的基本要求；针刺复合硬膜外麻醉使80％的病人硬膜外腔所需局麻药量减少30％～50％，同时提示针刺复合硬膜外麻醉可增宽硬膜外麻醉阻滞神经节段2～3个，说明针刺与硬膜外麻醉具有协同互补特点；针刺复合硬膜外麻醉生理扰乱小，经多项生理指标监测和较多病例验证，显示术中生命体征平稳，可安全顺利渡过手术，获得病人、手术医师、麻醉医师的赞许；针刺复合硬膜外麻醉用于肾移植术病人，有助于维持术中循环功能稳定，可改善术中和术后早期移植肾的功能；针刺复合硬膜外麻醉对胆囊切除术的应激反应和免疫指标均有一定改善；穴位皮肤电极刺激复合硬膜外麻醉有近似针刺复合硬膜外麻醉的效果，为恐惧针刺的病人增添了新手段；针刺复合硬膜外麻醉后对淋巴细胞 SCE 和 RNA/DNA 比率进行检测，提示针刺复合硬膜外麻醉方法未引起细胞突变，说明远期也是安全的。

（3）针刺复合全麻：此法是在针麻基础上复合全麻（包括静脉或吸入全麻），系先针麻诱导 10～30min，再开始全麻给药，麻醉效果满意。20 余年前已开始在普胸手术中探讨针刺复合全麻，初期以增加辅助用药或针刺复合小剂量静脉全麻药为主，针麻效果得到改善。"八·五"期间进一步开展了"针刺复合静脉全麻胃癌根治术"、"经皮穴位电极刺激对开颅手术安氟醚的强化作用"及"针刺复合麻醉用于肺切除手术研究"，提示针刺亦可减少全麻用药量，术中麻醉平稳，麻醉易管理，针麻与全麻具有互补、协同作用，增强了麻醉效果。"九五"期间将"针刺复合安氟醚吸入全麻食管癌切除临床研究"列入了国家科技攻关内容，研究说明针药结合可减少全麻药量 33％～39％，术中病人无知晓、生理扰乱小、循环功能稳定、免疫指标有改善。同期上海肺科医院坚持针麻及针刺复合麻醉肺叶切除研究，北京阜外医院观察了"HANS 对七氟醚 MAC 的影响"、温州医学院对"经皮穴位电刺激配合全麻行异氟醚控制性降压对组织氧代谢的影响"进行了研究。上海第二医科大学仁济医院为阐明针麻和针刺复合麻醉用于心脏手术的价值提供了重要的实践与理论依据。上述针刺复合全麻的研究提示：针刺复合全麻方法逐渐规范，均为针麻诱导后再给药；针刺复合全麻可增强麻醉效果，满足心、胸、颅脑手术对麻醉的基本需求；针刺复合全麻两者有互补、协同作用，使全麻用药量减少约 1/3～1/2；针刺对心脏手术病人的机体有保护作用，除对心脏手术病人围手术期的循环、免疫、应激反应均有一定调节作用外，还能减轻心肌缺血再灌注损伤；针刺复合全麻用于普胸手术（食管、肺叶切除），术中生理扰乱小，循环较稳定，免疫指标有所改善；针刺复合全麻用于颅脑手术对患者的脑神经功能具有调节和保护作用；穴位皮肤电极刺激与全麻复合，两者亦有协同作用，亦可增强麻醉效果，为不宜选用针刺的病人提供了新的选择方法。

2. 针药复合麻醉的优化研究 由复旦大学医学院牵头的国家"九五"攻关专题"优化针药复合麻醉和镇痛的临床及机理研究"，从整体水平优选可加强针刺镇痛药物，于1998 年 10 月起执行，根据药物对针刺镇痛的作用，提出了"针麻增效药"、"针麻减效药"、"无影响药"的分类，并提出了非镇痛药的正确选用，可增强针刺镇痛效果。针药结合的实验研究表明，针刺与阿片受体 μ 型激动剂（芬太尼、杜冷丁等）合用，或用一些药物（如氟哌利多、氟哌啶醇等）抑制中枢多巴胺系统，可使中枢阿片受体功能增强，阿片肽基因表达增强、阿片肽释放增加，提示阿片肽系统的活动增强是提高针刺镇痛的主要机制，阿片肽系统与多巴胺系统在针刺镇痛中关系密切，从而初步揭示了针药结合提高镇痛效果的机理，为进一步提高针麻及针刺镇痛效果提供了理论依据，为发展具有中国特色的针麻临床研究、继续保持我国在针刺研究领域中的国际领先地位做出了贡献。目前已知，"针麻增效药"有芬太尼、灭吐灵、氟哌啶、氟哌啶醇、颅痛定、杜冷丁等 16 种，"针麻减效药"有氯胺酮等 6 种，"无影响药"有舒必利等 3 种。

研究表明，针药复合麻醉的优越性表现在：①镇痛效果显著加强，基本确保患者在手术中处于良好的镇痛需要，还可减少术后痛的发生。②麻醉药物用量明显减少（一般减少1/3 左右），药物副作用也随之减少。③麻醉效果优良率与手术成功率继续明显提高。④生理干扰少，副作用与并发症少，术后病人恢复快。

第五节 针刺镇痛机理研究

一、经络论

根据脏腑经络学说的论述，经络是人体运行气血、联系肢体、贯通上下、沟通内外的通路。它既能运送精气、濡养周身，又能反映证候、传注病邪。引起疼痛的原因可有多种，但概括起来，皆因于气血的病变。《难经·三十难》说："血为荣，气为卫，相随上下，谓之荣卫，通于经络，营周于外。"所以气血的病变不外乎"不通"、"不荣"。

首先是"不通则痛"。《素问·举痛论》指出："经脉流行不止，环周不休。寒气入经而稽迟，泣而不行，客于脉外则血少，客于脉中则气不通，故卒然而痛"，"寒气客于肠胃之间，膜原之下，血不得通，小络急引故痛"，"热气留于小肠，肠中痛，瘅热焦渴，则干不得出，故痛而闭不通矣"。这些论述言简意赅地说明，不论何种邪气壅闭经络，最终都因气血不通而引起疼痛。金元时期的李东垣在此基础上又提出了"痛则不通"的概念。

其次是"不荣则痛"。《素问·举痛论》说："阴气竭，阳气未入，故卒然而痛"。《灵枢·五癃津液别》指出："髓液皆减而下，下过度则虚，虚故腰背痛而胫酸。"说明外邪导致脏腑功能低下，气血亏虚可引起疼痛。

总之，所有疼痛的产生，都可归结为气血的病变，都可用气血不通、不荣导致经脉失养来解释。但疼痛的感觉也必须有神的参与。神与脏腑中的心和肾关系最为密切，其中，心在脏腑中占据首要地位，是"五脏六腑之大主也，精神之所舍也"（《灵枢·邪客》），"故主明则下安，以此养生则寿……主不明，则十二官危，使道闭塞而不通，形乃大伤，以此养生则殃"（《素问·灵兰秘典论》）。神在心的主宰之下如果发生某种变化，则机体对疼痛刺激的敏感程度和耐受力也随之发生变化，如人体在"神昏"、"失神"的情况下就不可能感知疼痛；而在畏惧疼痛的意识支配下，轻微的痛刺激可引起剧烈的痛感觉。所以《素问·至真要大论》总结道："诸痛痒疮，皆属于心"。

因此，在临床针刺镇痛中，就应本着"调气"、"治神"的原则。调气，一方面是调整经络脏腑中气血的有余或不足，另一方面在于协调气血的运行，使之能起正常的营卫作用；治神，一方面是调动心的主宰功能，以移其神，另一方面则是令气易行，进而调节经络脏腑的活动。总之，"用针之类，在于调气"，"凡刺之真，必先治神"。这是针灸临床的基本原则，也是针刺镇痛的基本原理所在。

针刺镇痛的"调气"、"治神"必须依赖于经络系统。它是纵横交错分布于人体表里内外的网络系统，它们"内属于腑脏，外络于支节"（《灵枢·海论》），起着"行气血而营阴阳，濡筋骨，利关节"（《灵枢·本藏》）的作用。经络循行分布运行至体表时，"脉气所发"（《素问·气府论》）或"神气之所游行出入"（《灵枢·九针十二原》）之处便是穴位。因此，对于体表的任何一个部位或体内的任何一个脏腑出现病痛，都能在经络循行分布的线路上找到若干在功能上与之相对应的穴位，针刺这些穴位，就能通过经络的传输作用，"调气"、"治神"，达到针刺镇痛的目的。这是以"循经取穴"为理论基础的。如合谷穴可用于牙痛治疗及面颊、鼻唇、口腔等部的手术；胃痛、胃大部切除术等可取足三里穴等。

此外，由于脏腑、经络之间的相互关联与影响，更兼病人的病情、体质各异，在针刺镇痛临床实践中，还应考虑辨证取穴的原则。如因肝气郁结引起的胃痛，除用足三里外，还应选取太冲等穴；肺切除术等胸腔内手术，病人容易出现心悸、烦躁等反应，宜选取郄门等。

关于针刺作用特点的研究，进一步深化了经络学说在针刺镇痛中作用的认识。临床发现，针刺诱导后末梢血管扩张、脉搏波增大、微循环改善者，针麻效果较好，反之较差，说明针刺通调经络气血的实质。针刺时呼吸均匀、幅度平稳，能心平气和对待针刺麻醉的病人，针麻效果也较好，提示针刺的调神作用。

与针灸其他临床实践一样，针刺镇痛与针刺麻醉与针刺得气关系密切。针刺得气感能沿着经络线趋达病所可显著提高镇痛效果，对这种循经感传给予有效阻滞，其镇痛效果也随之减弱或消失。循经感传是针灸的一种特殊效应，表明经络学说与针刺镇痛的密切关系。

总之，针刺镇痛的原理与经络的功能活动不可分隔，对针刺镇痛原理应用经络理论给予解释也就有了理论与实践的依据。

二、神经论

神经论者认为，在神经系统中存在着致痛与镇痛两类不同的机能结构。针刺效应的发挥则是激发了存在于该系统内的镇痛机能结构，使来自于穴位和疼痛部位的两种不同冲动，通过在神经系统各级水平上的相互作用，使疼痛信号向不同方向转化。即由于针刺的感觉传入信息改变了痛觉传入信息的性质，使机体对疼痛的刺激引起的感觉和反应受到抑制，达到镇痛的目的。针刺镇痛是来自针刺穴位和痛源部位的传入信号在中枢神经系统（CNS）相互整合的结果。

（一）外周神经机制

关于穴位针刺效应的外周传入通路，曾有工作认为是与血管壁上的交感神经有关，但大量资料表明，躯体神经为其主要传入通路，也就是支配有关穴位和躯体感觉神经，在此基础上，可能还有部分交感神经的传入成分参与。而负责针刺镇痛信号或针感信号传递的纤维类别，目前看法尚不完全一致。

韩济生等认为，穴位的传入纤维组成和穴位针刺镇痛信号的传入主要与粗纤维有关，否认细纤维尤其是Ⅳ类纤维在针刺镇痛中的作用。瑞典生理学者 Anderson 的研究支持这一说法，通过测定针刺提高牙髓痛阈的实验研究中证明，只有当电刺激强度达到使受试者能耐受 60min 以上和产生强烈的肌肉收缩时才能明显地提高痛阈。他提出这是因为高强度的刺激兴奋了高阈值传入纤维即细纤维的结果，而低阈值传入纤维的兴奋对痛阈无影响。

也有学者认为针刺镇痛信号主要是由细纤维（Ⅲ、Ⅳ类）传导的。以伤害性电刺激清醒家兔的腓神经引起反射性下颌运动为测痛指标，在观察针刺"足三里"穴对痛反应抑制效应的基础上，于支配该穴的腓神经上模拟穴位电针，同时记录神经干复合动作电位，证明各类纤维的镇痛作用为：Ⅰ、Ⅱ类＜Ⅰ、Ⅱ、Ⅲ类＜Ⅰ、Ⅱ、Ⅲ、Ⅳ类。即有细纤维的参与，可以增强镇痛效应。唐敬师等的研究结果再一次证明兴奋细纤维的镇痛作用大于兴奋粗纤维的镇痛作用，在细纤维和粗纤维同时被兴奋时镇痛作用的显著增强，是细纤维兴奋的结果，而不是更多的粗纤维兴奋的结果[21]。近年对 C 纤维（Ⅳ类纤维）在针刺镇痛中的作用报道较多，提出 C 纤维不是电针镇痛的主要传入纤维，而是弥散性伤害性抑制的主要纤维。其在穴位针刺引起镇痛效应中起重要作用，而绝非可有可无。

（二）中枢机制

针刺镇痛是一种多通路、多水平的综合过程，中枢神经系统的脊髓、脑干、丘脑、尾核和大脑皮层都参与针刺镇痛过程。

脊髓是针刺信号和伤害信号的初级整合中枢。针刺信号进入脊髓后，其中一部分信号使脊髓背角内发生节性抑制，从而影响痛觉信号进一步向上传递，大部分针刺信号则沿着脊髓外侧索上行，如切断脊髓腹外侧索后，则针刺镇痛效应消失。脊髓背角是痛觉通路中一个重要的基本环节。痛觉调制系统对脊髓背角的作用方式主要是"闸门控制"和"下行控制"。Melzack 所提出的"闸门控制理论"认为，由粗纤维传入脊髓的信息可在同一节段阻止由细纤维传入的伤害性信息向高级中枢传递，大脑就只接受了粗纤维所传递的触觉与压觉刺激，这一机制在针刺镇痛中可能起一定作用。但是，此学说近年来也受到了严重的挑战，如有研究说明不存在粗细纤维输入效应的抵抗关系。镇痛机制的"下行控制学说"认为，针刺镇痛效应主要就是通过激活大脑皮层到脊髓背角的下行抑制系统产生的，针刺所引起的传入冲动可激活脊髓上结构，然后由脊髓上结构发出抑制性冲动下行至脊髓。

脑干各部分结构在针刺镇痛过程均有重要的作用。中缝大核（NRM）是关键部位之一，脑内与镇痛有关的大多数核团都有纤维直接或间接［通过中脑导水管周围灰质

（PAG）和蓝斑（LC）〕投射到 NRM，再通过 NRM 终止于脊髓背角。实验证明，针刺 NRM 可以明显增强针刺镇痛效应，而 LC 的作用可能正好相反。如毁损 LC 可以使原先无明确镇痛效应的动物镇痛效应显著提高。已经证明中脑的许多结构在接受针刺信号后都可以发出冲动，下行抑制脊髓背角中传递痛觉信号神经元的活动，而这些脑干结构本身又受边缘系统等高位结构的控制。韩济生由边缘系统一些核团的活动最后都集中到中脑导水管周围灰质这一发现，设想在中脑导水管周围灰质、伏核、杏仁核和缰核之间可能存在一个"中脑边缘镇痛回路"，这个回路以 5-羟色胺和脑啡肽作为神经递质，针刺镇痛的后效应可能与此回路的反馈机能有关。近年对中脑红核（RN）在针刺镇痛中的作用有关研究报道也较多，West 用逆行碰撞法证实 RN 有纤维投射到 NRM，且刺激红核可兴奋 NRM 中的伤害感受神经元。此外，RN 有纤维（红核脊髓束）直接投射到脊髓，近年来又证实红核脊髓束还可向脊髓背角投射。RN 内含有大量的 P 物质（SP），RN 脊髓这一下行径路中有一部分纤维是 SP 能的，所以，红核兴奋时，既可以通过 NRM 下行抑制脊髓伤害感受反应，也可以通过红核脊髓束释放 SP，使脊髓水平 SP 含量增多而增强电针镇痛效应，该效应可被纳络酮翻转[22]。

丘脑是伤害性信息传入大脑皮层引起痛觉和痛反应的重要中继站，而且是一个复杂的分析、整合中枢。束旁核和中央中核是痛觉感受和调制的重要中枢。实验证明刺激中央中核可抑制束旁核放电，其刺激的适宜频率和抑制痛放电的时程，均与穴位电刺激非常相似，中央中核兴奋后，可通过 3 条途径抑制束旁核，阻断伤害性信息向大脑皮层的传递。上丘脑的缰核（HN）在痛觉调控机制中具有重要作用。激活 HN 可抑制中缝核而兴奋 LC。实验证明，刺激 HN 可减弱针刺镇痛效应，而损毁 HN 可加强针刺镇痛效应，LC 与 HN 存在双向联系，从 LC 到 HN 的去甲肾上腺束和从 HN 到 LC 的乙酰胆碱束，可使这两个功能核团活动互相加强，共同发挥针刺镇痛作用。下丘脑的弓状核室旁核视前区，在痛觉调制机制中发挥镇痛作用。下丘脑弓状核集中大量内啡肽神经元和一些脑啡肽神经元，电针刺激大鼠弓状核产生镇痛效应的同时，脑内 β-内啡肽的含量明显升高，电刺激下丘脑弓状核内啡肽神经元后，大致通过以下途径发挥镇痛作用：①激活 PAG-NRM 系统；②兴奋中缝背核，通过 5-HT 递质系统抑制束旁核的活动；③抑制 LC；④参与 PAG 至伏核上行的镇痛通路[23]。

关于大脑皮层参与针刺镇痛的机理，除认为其对痛觉具有感知和定性作用外，还以两种方式参与疼痛的调整过程：一方面传入大脑皮层的针刺信息和疼痛信息发生相互作用，影响痛知觉和痛反应；另一方面，通过皮层的下行控制机制来控制疼痛信息在中枢神经系统的传导过程。另外，大脑边缘系统被公认与情绪活动有关。正常人体的实验研究证实，针刺可抑制痛的情绪成分，提示边缘系统在针刺镇痛中可能起着重要作用[24]。

三、神经体液论

体液论认为，针刺使机体产生了某些化学物质而使针刺具有镇痛作用。这一设想最初是根据针麻临床和人体实验观察到的针刺麻醉需要一定的诱导时间和针刺镇痛有较长的后效应而提出的。分别用大鼠、兔、猫、狗等进行的血液循环交叉实验提示，针刺其中一只动物，可使两只动物的痛阈都明显提高。以后的脑脊液交叉灌流实验及中枢神经递质生物活性物质的研究证明，针刺镇痛中体液因素发挥着重要作用。

（一）中枢体液因素在针刺镇痛中的作用

越来越多的研究资料表明，针刺信号进入中枢后可激发多种神经元的活动，释放多种神经递质。其中有些促进针刺镇痛，如5-羟色胺（5-HT）、吗啡样物质、乙酰胆碱、生长抑素（somatostatin）等，而有些拮抗针刺镇痛，如脑内去甲肾上腺素、内源性抗阿片物质、八肽胆囊收缩素等。

1. 具有镇痛作用的介质

（1）5-HT：5-HT参与针刺镇痛首先从中枢神经系统内5-HT及其代谢产物5-羟吲哚醋酸（5-HIAA）的含量变化得到证明。研究显示，当针刺产生明显镇痛作用时，动物全脑、丘脑或脑干的5-HT和5-HIAA含量增高；而当针刺无效时，则无变化。对5-HT的代谢变化研究表明，针刺一方面促进5-HT的合成，一方面又加速它的释放和利用，即加快了5-HT的更新率，但合成率大于利用率，因而含量上升。

5-HT参与针刺镇痛，还可以通过改变它在中枢内的含量，或改变其功能活动，观察对针刺镇痛产生的影响予以验证。5，6-双羟色胺（5，6-DHT）能选择性地损毁5-HT能神经纤维或其末梢，高浓度直接注入胞体，也有损毁作用，从而导致脑和脊髓的5-HT含量下降。脑内5-HT能神经元集中在中缝核群，用选择性损毁中缝核群的上、下行通路的办法证明，随着有关脑区5-HT和5-HIAA含量的下降，针刺镇痛效应也显著减弱。对氯苯丙氨酸（pCPA）或其类似物对氯苯丙胺（pCA）能通过选择性抑制脑内色胺酸羟化酶而阻断5-HT的生物合成，在家兔侧脑室注射pCPA或大鼠腹腔注射pCA，均可使针效显著减弱，针效减弱程度与脑内5-HT含量下降的幅度密切相关。肉桂硫胺是5-HT受体的阻断剂，应用肉桂硫胺后，5-HT虽能合成和释放，但无法被利用以发挥功能，结果针刺效应也下降。说明无论在合成、释放或利用任何一个环节阻断5-HT的功能，均可减弱针刺镇痛的效应。与此相反，设法增强5-HT的功能则能提高针刺镇痛效应。色胺酸和5-羟色胺酸（5-HTP）都是脑内合成5-HT的前体，大鼠腹腔注射或脑室内注射5-HTP，使脑内5-HT含量增加，针效显著加强。应用色胺酸的效果报道不一，可能同它只能使脑内5-HT小幅度增长有关。5-HT释放出来后，通过单胺氧化酶（MAO）的降解，然后被重吸收。优降宁是一种MAO抑制剂，家兔静脉注射优降宁以阻止5-HT的降解，在2小时内5-HT的含量增高1倍，在此期间针刺镇痛效应显著增强。

上述研究证明，5-HT是实现针刺镇痛的重要环节。同时实验表明，消除5-HT的作用后，针刺镇痛效应并未完全消失，而缺损的针效，经过一定时期后，可得到部分恢复，因此5-HT不是针刺镇痛的唯一环节。

（2）乙酰胆碱（Ach）：Ach在中枢神经系统内分布很广泛，它也参与了针刺镇痛，起到了加强针刺镇痛的作用。在家兔或大鼠上，脑室内注射毒扁豆碱以阻断Ach的降解或直接注射外源性的Ach，可提高痛阈，协同针刺镇痛；而注射阿托品阻断脑内Ach的M受体，则针刺镇痛作用显著减弱。注射具有阻断脑内Ach合成作用的密胆碱能削弱针效，并抑制毒扁豆碱加强针效的作用。促进Ach脑内生物合成的氯化胆碱虽对大鼠的针刺镇痛没有影响，但可部分翻转密胆碱的抑制效应。尾核富含乙酰胆碱敏感神经元，在针刺镇痛中占有重要地位，在尾核注入微量胆碱能受体阻断剂东莨菪碱，可程度不同地阻断电针的镇痛效应。针刺还可使皮层、尾核和丘脑中的Ach含量增加，并与针刺镇痛效应呈平行关系。针刺后不同脑区的乙酰胆碱酯酶活性也明显增高。上述研究结果说明Ach也是参与针刺镇痛的一个环节。

（3）吗啡样物质（MLF）或称阿片样物质（OLF）：动物体内的 MLF 或 OLF，除了甲啡肽和亮啡肽外，还有内啡肽、强啡肽等肽类物质以及一些非肽类物质，它们合称内啡素。这些吗啡样物质在体内发挥多种生理功能，镇痛作用是其中的重要方面。在人体、猴和其他动物上，利用各种观察指标和测痛方法，均已程度不同地获得纳络酮对针刺镇痛的阻断效应表明，针刺可促使 MLF 的释放并作用于鸦片受体而产生镇痛效果。

首先针刺可改变脑内 MLF 的含量及代谢率。研究表明，利用杆菌肽能保护脑啡肽免于降解的特性，在针刺的同时脑室内注射杆菌肽，可使脑室、纹状体和下丘脑的脑啡肽的含量明显增加，并延长针刺双侧足三里穴产生的镇痛时程，这种效应可被纳络酮阻断。用推挽灌流和受体分析法，在清醒家兔上的针刺结果表明，电针镇痛有效的动物，中央灰质灌流液中 MLF 含量明显升高，而针刺无效的动物则无变化。在大鼠上合并应用特异性肽酶抑制剂 Bestatin、Thiorphan 以及非特异性肽酶抑制剂 D-苯丙氨酸（DPA），保护内源性脑啡肽，然后用放射免疫分析法测定纹状体、下丘脑、丘脑、脑桥、延髓内甲啡肽和亮啡肽样免疫活性物质。实验证明安静状态下，中枢脑啡肽的更新率不高；电针 30 分钟后，纹状体和下丘脑的含量升高了 30%～52%，如在注射上述肽酶抑制剂的基础上再予电针，则含量增高 94%～147%。说明电针既促进脑啡肽合成，也促进其释放，由于前者超过后者，所以静态含量升高。注射脑啡肽含量由于受到保护而升高时，电针的效果也加强。用游离下丘脑的办法，切断它与其他脑区的联系及针刺传入通路，电针也就不再能提高 MLF 的含量，针刺镇痛效应也随着被部分取消。

另外，MLF 与吗啡一样具有耐受性，针刺也有耐受性，并与吗啡存在交叉耐受性。但是对吗啡已产生耐受的动物，针刺仍有一定的效应，说明 MLF 确实参与针刺镇痛，但针刺镇痛除了 MLF 外，还有其他机制参与。针刺能增加中枢脑区 μ 阿片肽受体密度是 MLF 参与针刺镇痛的又一佐证。

强啡肽和 β-内啡肽也参与针刺镇痛。将强啡肽注入大鼠或家兔脊髓蛛网膜下腔可产生强镇痛效应，其镇痛效应比吗啡强 10 倍以上，纳络酮可部分对抗强啡肽的镇痛作用。当造成电针耐受后注入，则其镇痛效应明显降低，说明二者有交叉耐受性。当脊髓蛛网膜下腔注射强啡肽后，电针对尾部的镇痛效应大为减弱，而对头面部无影响。强啡肽注入侧脑室或 PAG，并不导致明显镇痛。说明强啡肽参与脊髓内的电针镇痛机制，而在脑内不起这种作用。也有研究显示大鼠针刺镇痛效应的高低与针刺后脑内 β-内啡肽的含量呈正相关，向家兔 PAG 内注入 β-内啡肽抗体，可明显减弱电针镇痛效果，表明 β-内啡肽也参与针刺镇痛机制。

总之，针刺可引起脑内 MLF 含量和代谢率的变化，这种变化与针刺镇痛效果之间存在平行关系。阻断针刺冲动或注射拮抗剂或应用相应抗体可影响针刺效果。针刺和这些物质存在耐受性，并可发现交叉耐受现象。正反几方面的证据表明，MLF 在针刺镇痛过程中起了重要作用。

（4）生长抑素（SOM）：正常情况下大鼠脊髓背角内含有少量 SOM mRNA 阳性细胞，主要集中在 RexedⅡ、Ⅰ。电针镇痛后脊髓背角的 SOM mRNA 阳性细胞明显增多，尤其以 RexedⅡ层的变化最为显著，提示 SOM 在针刺镇痛中发挥一定的作用[25]。研究同时表明，在正常情况下，大鼠中缝背核和中缝大核内存在生长抑素 mRNA（SOM mRNA）与 5-HT 双标记细胞。疼痛刺激后这种双标记细胞明显增多，针刺镇痛后更甚，说明 SOM 可能参与针刺镇痛，并与 5-HT 有协同作用[26-27]。这种 SOM 与 5-HT 的协同作用至少在脊髓可通过抑制 P 物质的效应，发挥镇痛作用[28]。

2. 拮抗镇痛作用的介质

（1）去甲肾上腺素（NE）：其作用具有明显的部位特异性，主要是起对抗针刺镇痛的作用。早期的研究证明针刺减少脑内 NE 含量。这一结果得到 NE 合成和释放动态平衡研究的证实。用 α-甲基酪氨酸阻断 NE 的合成后，观察脑内的 NE 的消失速度，以反映 NE 的利用率；用优降宁降解代谢后，观察 NE 的增长速度，以反映该递质的合成率。实验结果表明，电针 60 分钟后，NE 的合成和利用均加速，但利用速度大于合成速度，因而最终含量在全脑降低了 22%，在间脑降低了 40%。中枢 NE 能神经元主要分布在延髓和脑桥，蓝斑核为其神经元胞体最主要的集中地。在中缝背核内含有相当多地来自蓝斑核的 NE 神经末梢，正确使用 6-羟多巴胺的浓度、剂量和注射方法，可选择性地损毁这些末梢。在中缝背核注射 6-羟多巴胺的结果表明，中缝背核内的神经末梢几乎完全消失，而针刺镇痛效应则有显著提高。损毁 NE 上行背束，也能增强针刺镇痛效应。因此认为脑内 NE 是和拮抗针刺镇痛有关的。

但也有实验证明，用 6-羟多巴胺切割 NE 的下行通路，随着脊髓灰质内 NE 末梢的损毁，针刺镇痛效应便明显下降。外源性 NE 微量注入中脑中央灰质具有镇痛作用。大鼠下丘脑腹内侧核区注射 NE 3 小时后，电针镇痛作用竟增强 6 倍之多。这又表明 NE 具有增强针刺镇痛的作用。这种不一致的现象，只能用它所支配的脑区不同而不同来进行解释。实验证明以微量的氯压啶或酚妥拉明经慢性埋藏套管注入家兔脑内四个核团：伏核、杏仁核、缰核、中央灰质，观察对针刺镇痛效应的影响。氯压啶注入双侧缰核、伏核和中央灰质可显著对抗针刺镇痛，注入杏仁核则无效；酚妥拉明注入伏核和杏仁核无效，注入中央灰质有轻度加强作用，而注入缰核有显著加强针刺镇痛的作用。可见 NE 的效应具有明显的部位特异性，缰核在该效应中占有特别重要的地位。由于氯压啶是 α 受体激动剂，酚妥拉明是 α 受体拮抗剂，因此认为脑内 NE 可通过 α 受体对抗针刺镇痛。

（2）八肽胆囊收缩素：八肽胆囊收缩素存在于肠壁也存在于脑内。将八肽胆囊收缩素注入大鼠脑室[29]、侧脑室或脊髓蛛网膜下腔，对痛阈无影响，但可显著对抗电针引起的镇痛作用，提示八肽胆囊收缩素不是兴奋了传递信号的神经通路，而是对抗了电针时释放出的某些镇痛物质的作用。长时间电针可引起内源性八肽胆囊收缩素的大量释放，削弱电针的镇痛作用，给电针耐受大鼠的脑室或脊髓蛛网膜下腔注射八肽胆囊收缩素抗血清，电针耐受大鼠又可重新出现电针镇痛作用。说明八肽胆囊收缩素具有拮抗针刺镇痛的作用。

（3）内源性抗阿片物质（AOS）：连续反复电针时脑内释放大量的阿片样物质，可引起耐受，使针效逐渐减弱，称之为"针刺耐受"。在耐受大鼠脑内可得到一种活性物质，它表现为与 H^3-吗啡竞争性与阿片受体结合、脑室注射可对抗吗啡镇痛和针刺镇痛等特性，是一种内源性阿片受体拮抗剂，称之为内源性抗阿片物质。目前研究较多的是孤啡肽（Orphanin FQ，OFQ）。OFQ 是 1995 年底新发现的一种 17 肽，目前已确定为阿片受体家族的一个新成员—"孤儿受体"（Orphan receptor, or ORL1 receptor）的内源性配基。尽管 OFQ 的结构与其他内阿片肽尤其是强啡肽相似，但其特性明显不同，其在痛觉调制中的作用与以往发现的内阿片肽有很大差异，最明显的特征是没有镇痛作用。

脑室注射 OFQ 对大鼠基础痛阈无明显影响，但可剂量依赖地对抗高频（100Hz）电针镇痛；用孤啡肽受体的反义寡核苷酸阻断孤儿受体的表达，可显著加强高频电针镇痛作用，提示内源性孤啡肽在大鼠脑内的抗阿片肽作用。但在脊髓蛛网膜下腔注射 OFQ，可剂量依赖地增强高频电针镇痛效应，表明OFQ在脑内对抗针刺镇痛，在脊髓加强针刺镇痛[30]。小剂量OFQ侧脑室、中央灰质、鞘内注射对痛阈无影响，大剂量降低痛阈，但无论剂量对基础痛阈有无影响，OFQ均对抗电针镇痛，此效应在脑内较脊髓更为明显。OFQ对抗针刺镇痛的效应与其抗阿片肽作用有关，OFQ在脑内可拮抗由μ和δ受体介导的阿片镇痛，在脊髓对抗由μ和κ受体但不是δ受体介导的阿片镇痛效应[31-32]。

此外多巴胺、环核苷酸、γ-氨基丁酸、P物质、一氧化氮（NO）、环磷酸腺苷（cAMP）、环磷酸鸟苷（cGMP）等的变化也与针刺镇痛有一定的关系，这种关系是加强还是对抗针刺镇痛目前研究尚难定论，有些属双向作用。

（二）外周体液因素在针刺镇痛中的作用

1. 致痛物质　痛是由导致机体组织损伤或对机体具有损伤性威胁的刺激引起的。虽然没有直接的证据表明痛和组织受损伤的程度是相关的，但大多数能引起痛的刺激都导致组织损伤。因此推测痛可能直接起因于受损伤的细胞释放出的某些致痛性化学物质。这种推测是合理的。已经发现许多外源性化学物质可以致痛，而其中的许多物质通常也存在于机体的组织细胞内，它们在外伤或炎症情况下，从受损伤的细胞内释放出来，因而被称为内源性致痛物质（endogenous pain-producing substances）。这些致痛物质的种类不同、性质各异，无一定化学结构上的特异性，表现出致痛物质的非特异性。

致痛物质的致痛效应，可采用皮下、皮内、血管内、肌内或腹膜内注射，离子导入，局部灌流等方法，在动物或人体上进行研究。常用的可靠方法是Keele和Amstrong在1964年创导的皮泡试验法。这种方法是将斑蝥素（Cantharidin）涂于皮肤表面，使皮肤受刺激而起泡，然后剥去表皮，漏出皮泡基部的真皮及附着的神经末梢，将某些溶液滴在裸露的神经末梢部位，观察其致痛效应。利用本方法证明，某些无机离子、胺类和肽类物质具有致痛作用。

2. 无机离子　研究证明钾离子是主要的生理性化学致痛物质。针麻效果优者，血中钾离子浓度显著降低，激肽酶活性增强，激肽含量降低，组织胺浓度下降或不变。提示针刺可能减少手术创伤所产生的致痛物质。针刺镇痛过程中血钙浓度降低，腹腔注射钙离子后小鼠针刺镇痛效果明显削弱，应用EDTA降低血钙则可提高针效。镁离子与钙离子一样对电针镇痛有明显的对抗作用。镨离子（Pr^{3+}）能增强电针镇痛作用，且被纳络酮和钙离子对抗。

也有试验证明，大鼠实验性胃痛时，胃经脉线上的Ca^{2+}浓度明显下降，针刺发挥镇痛效应后，Ca^{2+}又恢复到原有水平，经脉线上的Ca^{2+}浓度变化与针刺镇痛效应呈同步变化。采用Ca^{2+}通道阻断剂Co^{2+}和Mn^{2+}阻断大鼠"足三里"和"气冲"穴处的Ca^{2+}通道后再针刺"足三里"穴，结果针刺镇痛效应被阻断。说明Ca^{2+}在外周针刺镇痛过程中起着重要作用[33-34]。也有研究进一步探讨了针刺镇痛与中枢神经系统神经元内外游离钙离子浓度的关系。首先通过大鼠痛阈的变化，观察外源性升高中脑中央灰质（PAG）部位游离Ca^{2+}浓度对针刺效应的影响。同时，通过实验性疼痛大鼠模型，观察疼痛刺激及针刺镇痛对PAG细胞内游离Ca^{2+}浓度的影响。结果显示外源性升高PAG部位游离Ca^{2+}浓度后，针刺提高大鼠痛阈的效应受到抑制。疼痛刺激使大鼠PAG部位神经元内游离Ca^{2+}浓度显著升高，针刺镇痛则可使其明显降低[35]。

四、其他机理

针刺镇痛的神经内分泌及免疫机制：目前实验研究表明，神经、内分泌和免疫这三个系统之间通过相同的细胞因子、多肽和共有的受体相互作用可以形成一个完整的调节环路。神经内分泌具有重要的免疫调节功能，而免疫系统也是机体的一个重要的感受和调节系统，对机体在各种条件下的稳态的维持起决定作用。针刺镇痛的实验研究中也发现，针刺对神经、内分泌和免疫系统具有调节作用，这是通过神经内分泌免疫网络中各系统间的相互作用来实现的。相关研究表明，免疫包括细胞免疫和体液免疫可能直接参与针刺镇痛的机制，当机体处于免疫抑制或免疫应答的不同免疫状态时，对针刺镇痛的效果会产生不同的影响。通过静脉注射纳曲酮，用免疫组化法研究表明，电针对细胞免疫特别是 T 淋巴细胞介导的免疫机制的调节，可能是由阿片肽所介导，而电针对另一些免疫反应，如对血清 IgM、IgG 的影响并不通过阿片肽机制。这些研究提示，针刺镇痛机制与免疫机制之间似乎存在着某种密切的内在联系[36]。研究表明，正常情况下，PAG 内有一定的生长抑素表达，而伤害性刺激和电针可使其表达增强，推测生长抑素在痛觉调制过程及针刺镇痛过程中起作用。另外，在摘除卵巢大鼠中，见到外源性类固醇激素可不同程度加强针刺镇痛效应，其剂量与针刺镇痛效应呈 2，3 次抛物线关系。其作用与内源性阿片肽，5-TH 神经递质水平有关[37]。

针刺镇痛的分子生物学机制：在分子水平研究针刺镇痛机理已经发现了一些分子活性物质。孙文颖等观察了电针"夹脊穴"抑制创伤疼痛诱发脊髓 Fos 蛋白表达的情况，ABC 法检测了 Fos 蛋白，发现截肢性创伤痛传入信息诱发脊髓内多层神经元 c-fos 原癌基因表达增强，Fos 蛋白产生增多，尤其以脊髓后角Ⅰ、Ⅱ及Ⅴ、Ⅶ层内最多，而电针"夹脊穴"明显抑制了上述表达过程。实验表明电针"夹脊穴"缓解术后疼痛的作用与抑制伤害性传入冲动诱发的脊髓原癌基因表达有关。在电针抑制 P 物质引起的痛反应和脊髓 c-fos 表达的研究中同样观察到电针可以使注射 SP 后痛阈提高，脊髓中主要在Ⅰ、Ⅱ、Ⅴ、Ⅶ层上 c-fos 原癌基因表达减弱。研究表明，针刺可影响多种基因的表达，可增强中枢阿片基因、阿片受体功能，有利于自身内啡肽物质的生成和利用，在脑内的靶基因有 c-fos、c-jun、cck 基因等。另外，细胞因子白细胞介素 2、干扰素、神经营养素家族、NCF、BDNF、NT-3、缓激肽、前列腺素及白细胞三烯等，均属于目前针灸镇痛研究的前沿性活性物质，对揭示针刺镇痛机理有十分重要意义。

随着分子生物学实验技术的发展，人类生命科学研究进入了基因组和后基因组时代。因为针灸的作用更符合生命过程和疾病发生的复杂性特征，那么应用组学的高通量技术与方法阐释针刺整体效应机制的特征，也符合针灸作用原理研究整体性与复杂性的思路和方法要求[38]。目前，从基因组学和蛋白质组学水平研究针刺镇痛的内在机制的工作处于起步阶段，这为针刺镇痛机理研究和针刺镇痛效应物质基础的发现提供了新的研究手段和广阔的研究前景，必将进一步推动针刺镇痛和针刺麻醉技术的发展和应用。

参 考 书 目

1. 翁恩琪. 痛与镇痛 [M]. 上海：上海科学技术出版社，1987.
2. 翁恩琪，顾培坤. 针刺麻醉 [M]. 上海：上海科学技术出版社，1984.
3. 裘沛然，陈汉平. 新编中国针灸学. [M]. 上海：上海科学技术出版社，1992.
4. 陈汉平. 针灸临床研究进展（1991-1995）[M]. 上海：上海科学技术文献出版社，1997.
5. 贺普仁. 针灸治痛 [M]. 北京：北京科学技术文献出版社，1987.
6. 林文注，王佩. 实验针灸学 [M]. 上海：上海科学技术出版社，1994.

7. 林文注. 实验针灸学 [M]. 上海：上海中医学院出版社，1989.

主要参考文献

[1] 吴鎏桢. 针刺镇痛的历史回顾 [J]. 陕西中医学院学报：1994，17（4）：40.

[2] Anand KJS, Craig KD. New perspectives on the definition of pain [J]. Pain：1996，67（1）：3.

[3] Arendt-Nielsen L, Drewes AM, Hansen JB, et al. Gut pain reactions in man：an experimental investigation using short and long duration transmucosal electrical stimulation [J]. Pain：1997，69（3）：255.

[4] Davies II, gavrilov LR, Tsirulnikov EM. Application of focused ultrasound for research on pain [J]. Pain：1996，67（1）：17.

[5] 吕国蔚. 第 7 届世界疼痛大会简介 [J]. 生理科学进展：1994，25（2）：185.

[6] 吕国蔚. 国际疼痛研究的动向 [J]. 生理科学进展：1990，21（3）：282.

[7] Burnstock G. A unfiying purinergic hypothesis for the initiation of pain [J]. Lancet：1996，347（9015）：1604.

[8] Burnstock G, Wood JN. Purinergic receptors：their role in nociception and primary afferent neurotransmission [J]. curr opin neurobio：1996，6（4）：526.

[9] 田今华，王晓民，韩济生. 一氧化氮与痛觉调制 [J]. 生理科学进展：1996，27（2）：161.

[10] 魏锋，张坚. 神经生长因子在痛感受过程中的生物作用 [J]. 生理科学进展：1997，28（2）：172.

[11] Dray A. Inflammatory mediators of pain [J]. Br J Anaesth：1995，75（2）：126.

[12] Wall PD. Inflammatory and neurogenic pain：new molecules, new mechanisms [J]. Br J Anaesth：1995，75（2）：124.

[13] 叶建红，江建国. 电针镇痛对大鼠痛阈指标的影响 [J]. 中国中医基础医学杂志，2004，10（4）：71.

[14] 吕颖颖，陈华德. 不同频率电针镇痛效应的实验与临床研究 [J]. 光明中医：2008，23（1）：129.

[15] 孙瑞卿，等. 不同频率的电针对大鼠神经源性痛的治疗作用 [J]. 中国应用生理学杂志：2002，18（2）：128.

[16] 余晓佳，等. 手针与电针"足三里"穴镇痛效应的穴位传入机制差异性分析 [J]. 2008，33（5）：310.

[17] 王贺春，等. 不同穴位电针治疗大鼠慢性神经源性痛的疗效比较 [J]. 针刺研究：2002，27（3）：180.

[18] 黄仕荣. 针刺镇痛穴位结构与功能的特异性研究 [J]. 中国中医药信息杂志：2006，13（9）：3.

[19] 杨咏梅，黄涛，黄醒华. 心理因素对针刺镇痛的影响 [J]. 北京中医药大学学报：2008，31（11）：787.

[20] 黄维媚，何桥景，李万瑶. 国外针刺镇痛的研究. 2006 中国针灸学会临床分会第十四届全国针灸学术研讨会针药结合论坛 [C]. 2006.

[21] 杨杰，等. 大鼠丘脑中央下核神经元对电针兴奋细纤维产生的反应 [J]. 针刺研究：1996，21（4）：28.

[22] 于琴，方宗仁，李艳华. 电刺激红核对针刺镇痛效应的影响 [J]. 针刺研究：1995，20（2）：71.

[23] 张吉，等. 针刺镇痛机制的探讨 [J]. 中国针灸：2007，27（1）：72.

[24] 侯金文. 针刺镇痛的作用机制 [J]. 山东卫生：2006，（5）：6.

[25] 范天生，等. 大鼠脊髓背角生长抑素 mRNA 伤害性刺激和代镇痛后年电针变化 [J]. 针刺研究：1997，22（1-2）：47.

[26] 方智慧，等．伤害性刺激电针后中缝背核生长抑素 mRNA 的表达及其与 5-HT 的共存 [J]．针刺研究：1996，21（3）：22.

[27] 楚宪襄，等．针刺后中缝大核生长抑素 mRNA 的表达及其与 5-HT 的共存 [J]．针刺研究：1997，22（1-2）：49.

[28] 阮怀珍，等．5-羟色胺和生长抑素对 P 物质及慢痛引起的脊髓背角神经元电活动的影响 [J]．针刺研究：1996，21（3）：27.

[29] 杨薇，等．大鼠丘脑束旁核中八肽胆囊收缩素对抗电针镇痛作用的研究 [J]．针刺研究：1997，22（1-2）：43.

[30] 田今华，等．孤啡肽在脑内对抗电针镇痛在脊髓加强电针镇痛 [J]．针刺研究：1997，22（1-2）：34.

[31] 朱崇斌，等．孤啡肽拮抗针刺镇痛及阿片镇痛 [J]．针刺研究：1997，22（1-2）：36.

[32] 王红，等．大鼠中脑中央灰质微量注射孤啡肽对痛和针刺镇痛的影响 [J]．针刺研究：1997，22（1-2）：37.

[33] 王秀云，等．针刺"足三里"穴对实验性胃痛大鼠胃经脉线上 Ca^{2+} 浓度的影响 [J]．针刺研究：1997，22（1-2）：86.

[34] 王秀云，等．阻断胃经脉线上 Ca^{2+} 通道对针刺"足三里"治疗实验性胃痛大鼠痛阈的影响 [J]．针刺研究：1997，22（1-2）：84.

[35] 姚凯，等．针刺镇痛与中枢神经系统神经元内外游离钙离子浓度的关系 [J]．天津中医药：2005，22（5）：399.

[36] 赵续民．纳屈酮对电针调节整体免疫反应的影响 [J]．针刺研究：1995，20（4）：39.

[37] 马庆龄，等．性类固醇激素参与针刺镇痛的过程 [J]．陕西中医：1999，20（5）：237.

[38] 杨永清，等．针灸效应物质基础研究与针灸作用原理研究 [J]．上海针灸杂志：2008，27（9）：39.

针 灸 文 献

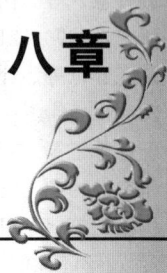

第一节 古代针灸文献概述

针灸医学的历史源远流长，起源于石器时代，大量出土文物和考古资料以无可争辩的事实证明，中国是针灸的故乡。早在先秦时代就出现了被称作《针经》的《灵枢经》，与此同时代的《黄帝内经素问》，连同湖南长沙马王堆汉墓出土的《足臂十一脉灸经》、《阴阳十一脉灸经》，这些都被看做是我国最早的针灸文献。随着人类社会的发展，科学文化的进步，针灸医学也不断地发展、提高。在历史各朝代中，论述针灸学术理论、操作技术、辨证论治方法、临床防治各科疾病的经验、历史上著名医家的针灸学术思想和医疗风格等内容的文献资料，除了记载为数不多的针灸专著外，更多的还载于古代综合性医籍和内、外、妇、儿、眼、五官、骨伤等专科性书籍之中，此外，历代一些非医学文献也散在地记载了一些有关针灸的资料。

为了深入了解和研究针灸学术发展源流及客观规律，发掘、整理、继承针灸前贤们的宝贵经验，适应中医针灸事业发展的需要，特对古代针灸专著和古代医籍的针灸内容作一概述。

一、《灵枢经》

本书作者不详，成书年代约在春秋战国时期，后世又有所增补，非一人一时之作。隋唐时期出现多种不同传本，包括《九灵》、《九墟》和《灵枢》。有关《灵枢》的命名，明·张介宾释之曰："神灵之枢要，是谓《灵枢》"。明·马莳曰："《灵枢》者，《内经》篇名。盖《内经》为总名，中有《素问》八十一篇，《灵枢》八十一篇……晋·皇甫士安以《针经》名之，按本经首篇《九针十二原》中，有'先立针经'一语。又《素问·八正神明论》岐伯亦云：'法往古者，先知《针经》也。'是《素问》之言，亦出自《灵枢》首篇耳。后世王冰释《素问》，以《灵枢》、《针经》杂名。宋·成无己释《伤寒论》及各医籍，凡引《灵枢》者，皆不曰《灵枢》，而曰《针经》，其端皆始于皇甫士安也，但'针经'二字，只见于本经首篇。"

《灵枢经》原书 9 卷，81 篇。宋以后，原本及传本大多散佚。现存传本系南宋史崧重新编校，改为 24 卷，历代又有改变，元改为 12 卷，明改为 23 卷，现行本为 12 卷。

【主要内容】 本书内容丰富，论述的问题与《素问》相似，在中医理论和针灸医学方面，两书互为补充，各有阐发，但在经络、针灸方面，较《素问》丰富翔实，故有《针经》之称。如《灵枢·九针十二原》说："余欲勿使被毒药，无用砭石，欲以微针通其经脉，调其血气，营其逆顺出入之会，令可传于后世……先立《针经》。"本书是中医学经典著作之一，也使针灸医学理论和临床治疗形成较为完整的理论体系，几千年来，对中医针灸的发展起着重要的指导作用。本书论述有关针灸内容较为集中的篇章可归纳为：

（1）经络类内容见于

经脉第十

经别第十一

经水第十二

经筋第十三

五十营第十五

脉度第十七

海论第三十三

（2）穴位类内容见于

本输第二

根结第五

骨度第十四

背腧第五十一

（3）九针与刺灸法类内容见于

九针十二原第一

小针解第三

官针第七

本神第八

终始第九

四时气第十九

逆顺肥瘦第三十八

血络论第三十九

卫气第五十二

逆顺第五十五

行针第六十七

官能第七十三

刺节真邪第七十五

九针论第七十八

（4）针灸治疗类内容见于

五邪第二十

寒热病第二十一

癫狂第二十二

热病第二十三

厥病第二十四

杂病第二十六

周痹第二十七

海论第三十三

五乱第三十四

【主要特色】 《灵枢》较为完整地论述了经络、腧穴、刺灸方法和临床治疗等，使针灸医学有了较为系统的理论体系和具体的临床应用方法，为后世针灸学术的发展奠定了基础。

在经络学说方面，本书的《经脉》、《经别》、《经水》、《经筋》、《五十营》、《脉度》等篇章，系统地阐述了十二经脉在人体的循行分布及其与脏腑器官的关系，经脉流注依次衔接，周而复始，如环无端的传注系统。阐述了十二经脉、十五络脉、十二经筋功能失调时所发生的病候。论述了奇经八脉、十五络脉、十二经别、十二经筋和皮部的分布与作用。阐述了十二经脉的标本、足六经的根结联系。阐述了人体中营、卫、气、血在经络内外流行散布的情况，以及对机体组织器官所起的营养濡润和卫外作用。

在腧穴方面，本书和《素问》共论及穴名约 160 个，并为腧穴的归经奠定了基础，本书《骨度》篇规定了以体表骨节为主要标志折量人体各部分寸的骨度分寸定位法，这种方法至今仍是腧穴定位的主要方法。

在刺灸方法方面，本书《九针十二原》、《九针论》、《官针》、《刺节真邪》等篇章描述了九针的形状、大小、用途、治疗范围和操作方法，针刺补泻的原则和依据，并提出了迎随、徐疾、提插、捻转、呼吸、开阖等针刺补泻方法。《官针》篇又记载了九刺、十二刺、五刺等刺法，详细讨论了根据具体病证的需要，如何选择适宜的针具，以及针刺深浅、发针多少、针刺角度等问题。

《灵枢》还对灸法的作用、适应证及补泻方法进行了阐述。此外，对针刺、艾灸的禁忌证也进行了详细的介绍。

在针灸治疗方面，《灵枢》和《素问》阐述的中医基本理论对针灸临床有着极其重要的指导作用。《灵枢》还论述了针灸的治疗作用及配穴处方和取穴原则。

《内经》在有关具体疾病治疗的内容中，详于针灸，略于用药。在本书《五邪》等 20 多个篇章中，对时令病及各科杂病提出了针灸治疗方法。

【版本】

（1）人民卫生出版社 1956 年第 1 版，据赵府居敬堂刊本加句影印，大 32 开本，138 页。

（2）人民卫生出版社 1963 年第 1 版，据明赵府居敬堂刊本，经过校勘、排印，32 开本，157 页。

二、《素问》

本书作者不详。《黄帝内经》分两部分，一为《素问》，一为《灵枢》。全书非一人一时之作。

《素问》的注本，唐以前有 3 家，一为全元起的《素问训解》，宋以后失传；二为杨上善的《黄帝内经太素》，又残缺不全；三为王冰的注本，得以流传下来。

王冰，别号启玄子，唐代著名医家，约为公元 710—804 年间人（唐景云至贞元间）。天宝年间任太仆令，因而后世人称王太仆。

【主要内容】《黄帝内经》是我国现存最早的一部重要医学文献，其成书年代历来未能确定，一般认为成书于春秋战国时期（公元前 770—前 221 年）。"素者，本也；问者，黄帝问岐伯也"，故名。原 9 卷，81 篇。王冰注时改为 24 卷。后虽经或分或合的演变，但仍保持王冰原貌。《黄帝内经》最早的注本为全元起注本。但全元起注本宋以后就亡佚了。王冰的注本得以流传下来，经宋嘉祐二年（公元 1057 年）林亿校正，孙兆改误，称《重广补注黄帝内经素问》。

本书内容非常丰富，书中从阴阳、脏腑、经络、穴位、病机、诊法、治则、针灸到方药等各方面，对人体生理功能、病理变化以及诊断、治疗，运用阴阳五行学说进行了全面系统地论述，从而为中医学奠定了理论基础。几千年来，一直对临床实践起着指导作用，是中医学重要经典著作之一。其中与针灸关系较为密切的篇章有：

（1）经络类内容见于

上古天真论篇第一

血气形志篇第二十四

阳明脉解篇第三十

皮部论篇第五十六

经络论篇第五十七

（2）穴位类内容见于

刺热篇第三十二

刺疟篇第三十六

气穴论篇第五十八

气府论篇第五十九

骨空论篇第六十

水热穴论篇第六十一

（3）刺灸方法类内容见于

诊要经终论篇第十六

宝命全形论篇第二十五

八正神明论篇第二十六

离合真邪论篇第二十七

刺热篇第三十二

评热病论篇第三十三

疟论篇第三十五

刺疟篇第三十六

刺要论篇第五十

刺齐论篇第五十一

刺禁论篇第五十二

针解篇第五十四

长刺节论篇第五十五

调经论篇第六十二

缪刺论篇第六十三

四时刺逆从论篇第六十四

（4）针灸治疗类内容见于

刺热病篇第三十二

刺疟篇第三十六

刺腰痛论篇第四十一

痿论篇第四十四

【主要特色】　在针灸经络方面，本书与《灵枢经》互为补充，各有阐发。如有关经络方面，本书《骨空论》篇对奇经八脉、冲、任、督脉的循行及病候进行了论述；《皮部论》篇补充了十二皮部这一经络系统重要组成部分。在穴位方面，本书《气穴论》篇、《气府论》篇对穴位进行了集中论述，其他篇章也有散在论述。在刺灸法方面，本书阐述较多，例如《针解》篇介绍了九针作用及应用范围，《刺要论》篇讨论了如何"病有浮沉，刺有浅深，各至其理，无过其道"。《刺禁论》篇讨论了针刺禁忌及误刺产生的不良后果，在《八正神明论》篇讨论了针刺补泻，在《缪刺论》篇讨论了巨刺法和缪刺法。在针灸治疗方面，集中讨论了热病、疟疾、腰痛、痿证的针灸治疗，又散见于各篇介绍了咳嗽、口苦、痈肿、腹水、痹证、疝气等病证的针灸治疗取穴。

【版本】

（1）明嘉靖刻本（显微胶卷）

（2）明万历四十三年乙卯（公元1615年）朝鲜内医院刻本

（3）明嘉靖二十九年庚戌（公元1550年）武陵顾从德翻刻木

（4）商务印书馆1931年第1版，据明顾从德翻宋刻本校订排印。1955年重印，就四部丛刊影印本，并参考步月楼《古今医统正脉全书》中《黄帝内经素问》本校勘重印

（5）人民卫生出版社1956年第1版，据明顾从德翻宋刻本影印

（6）人民卫生出版社1963年第1版，以1956年影印出版的明顾从德刻的《重广补注黄帝内经素问》为蓝本

三、《难经》

《难经》的作者，众说不一，原题战国秦越人（扁鹊）撰，但《史记·扁鹊传》、《汉书·艺文志》均无记载。张仲景《伤寒杂病论》序和《隋书·经籍志》虽然提到《八十一难经》，但也未注明作者的姓名。唐代杨玄操《黄帝八十一难经注》和《旧唐书·经籍志》始说是秦越人的著作。观《难经》的内容，为伸演《素问》、《灵枢》的旨趣，故此书的成书年代，当在《黄帝内经》之后，《伤寒杂病论》之前，系后人托名秦越人之作品。

秦越人，号扁鹊，战国时期杰出医家，约生于公元前5世纪左右，勃海鄚郡（今河北

省任丘县鄚州镇）人。学医于长桑君，尽得其秘传。他精于脉诊，治病随俗而变，在赵国时治带下病（妇科），到秦国时则治小儿病，在周国时治耳目病症。他对针灸有很深造诣，到虢国时用针灸治好虢太子"尸厥"，医名甚著，司马迁在《史记》中为其立传，有详尽的评记。由于反对当时统治者的骄横无理和他们提倡的巫术，被秦太医令李醯所妒忌而遭杀害。

【主要内容】 《难经》原名《黄帝八十一难经》，又名《八十一难》。本书书名的含义有两种解释：一是以难字作为问难之"难"（nàn），如徐灵胎《难经经释》自序说："以灵、素之微言奥旨，引端未发者，设为问答之语，俾畅厥义也"。一是以难字作为难易之"难"（nán），如杨玄操《黄帝八十一难经注》序文说："名为八十一难，以其理趣深远，非卒易了故也。"《难经》是以设难答疑的形式来解答和发挥《黄帝内经》的理论问题，故以徐氏之说较为恰当。

本书卷数，《隋书·经籍志》著录为2卷，《旧康书》著录为1卷，今仍为1卷。全书13篇，共计81难。其中：

1～22难：主要介绍脉诊。22难还论述了是动、所生病与气血先后的关系。

23～29难：主要论述十二经脉、奇经八脉、十五络脉。

30～47难：主要介绍脏腑的解剖、生理功能及其与器官的关系，其中45难对八会穴的部位和主治，也作了扼要的介绍。

48～61难：主要论述病因、病机和病症等内容，还论述有关中医诊断方面的问题。

62～68难：论述了五脏六腑的原穴、井、荥、输、经、合五输穴与五行的配属关系，十二原穴的名称，脏腑背俞穴和募穴的意义和主治病症。

69～81难：主要论述针刺补泻法的运用，其中有补母泻子法、迎随补泻法、刺井泻荥法、泻南补北法，以及补泻的手法和步骤，误用补泻的不良后果。其次介绍了针刺如何掌握深度、进针、候气、出针的方法。

【主要特色】 《难经》是继《黄帝内经》之后出现的一部医学经典著作，其在针灸学术方面的特色如下：

（1）发展了奇经八脉理论。有关奇经八脉的内容，最早散见于《黄帝内经》各篇。《难经》首次提出"奇经八脉"这一名称，在27难、28难、29难对奇经八脉的循行、作用、病候等作了集中阐述，尤其对任、督、冲三脉的循行分布论述比《黄帝内经》更为清楚，为奇经八脉理论的确立奠定了基础。

（2）首次提出八会穴的名称、含义及主治作用。45难指出："腑会太仓，脏会季胁，筋会阳陵泉，髓会绝骨，血会膈俞，骨会大杼，脉会太渊，气会三焦外一筋直两乳内也。热病在内者，取其会之气穴也。"

（3）丰富发展了《黄帝内经》五输穴理论。63～65难及68难阐述了五输穴的意义及其与天干、五行相配属关系。其中64难按五行相生规律，把五输穴各配以五行，并结合十天干来阐述阴阳经配属不同的原理是阴阳相合，刚柔相济。63难还比类取象于大自然，提出井穴应春气，故应以之为始的道理。

68难、69难、73难～75难及79难充实发挥了五输穴的临床应用问题，提出了根据五行规律，三种五输穴的应用法。其一：依据四时阴阳与五脏、五输穴的五行相属关系，75难提出："春刺井者，邪在肝；夏刺荥者，邪在心；季夏刺俞者，邪在脾；秋刺经者，邪在肺；冬刺合者，邪在肾"。其二：五脏病证应用法。68难提出："井主心下满，荥主身热，输主体重节痛，经主喘咳寒热，合主逆气而泄。"其三：五输穴补母泻子法。根据五行中母能令子实，子能令母虚的规律，69难提出："虚者补其母，实者泻其子"治则。79难又作了具体论述，提出："迎而夺之者，泻其子也；随而济之者，补其母也。假令心病，泻手心主俞，是谓迎而夺之者也；补手心主井，是谓随而济之者也。"

（4）完善丰富了《黄帝内经》原穴理论。66难指出："少阴之原，出于兑骨"，把十二原穴数补充完整，《黄帝内经》原穴数只有11个。62难说："腑者，阳也。三焦行于诸阳，故置一俞，名曰原。"说明了六阳经脉专设原穴的缘由。66难还论述了三焦与原气的关系，说："脐下肾间动气者，人之生命也，十二经之根本也，故名曰原。三焦者，原气之别使也，主通行三气，经历于五脏六腑。原者，三焦之尊号也，故所止辄为原"。说明原穴是原气通过和留止的部位。

（5）丰富了俞募穴理论。67难说："五脏募皆在阴，而俞皆在阳者，何也？然：阴病行阳，阳病行阴，故令募在阴，俞在阳"。提示了脏腑俞募穴阴阳相通，故治疗上，阴病可取背俞穴，阳病可取腹募穴，脏病可刺灸背俞穴，腑病可刺灸腹募穴。

（6）发展了《黄帝内经》针法理论。78难说："知为针者信其左，不知为针者信其右。当刺之时，必先以左手厌按所针荥俞之处，弹而努之，爪而下之，其气之来如动脉之状，顺针而刺之"。80难说："左手见气来至，乃内针，针入见气尽，乃出针"。这些对于《灵枢·九针十二原》"左主推之，右持而御之"的双手进针法，作了细致的阐述和发挥。此外，76难还讨论了营卫补泻法，78难讨论了提插补泻法。

【版本】 有多种刊本和注本，见《医学集览》6种。

四、汉墓《帛书·经脉》

【主要内容】 1973年，湖南长沙马王堆三号汉墓（墓葬时间为汉文帝十二年，即公元前168年）出土的帛书中有十一经脉的循行、病候和灸治法的内容。原书无篇名，整理者暂定名为《十一脉灸经》（第一种）和《十一脉灸经》（第二种），现代学者王德深认为，参照《灵枢·经脉》，定名为《帛书·经脉》（第一种）和《帛书·经脉》（第二种）比较确切。

《帛书·经脉》（第一种）：本篇共34行，约1000字，记述人体内十一条脉的循行径路、病候和灸治方法。无篇题名，只在两大段的开始处分别标有"足"字和"臂"字，故现称该书为《足臂十一脉灸经》。同《灵枢·经脉》比较，缺"臂厥阴脉"。其十一脉的循行方向和径路，以及病候都比《灵枢·经脉》简略，无经脉属络脏腑与相互表里关系方面内容。有的论述甚至完全相反。

《帛书·经脉》（第二种）：分前、后两半，前半共37行（实存35行），后半17行，共约1100字。也无"手厥阴脉"。记述的十一脉循行径路、病候和灸法，稍详于《帛书·经脉》篇（第一种），而略于《灵枢·经脉》。

【主要特色】 据专家考证，《帛书·经脉》问世要早于《内经》。记载了十一脉的起止循行及经脉病候，各脉病候的灸治方法，反映了针灸学核心理论经络学说的早期面貌。

【版本】

（1）《文物》1975年（6）：1～5

（2）马王堆汉墓帛书整理小组：马王堆帛书《医经方》（初稿）上，1-17页

五、《武威汉代医简·针灸简》

【主要内容】 本书由甘肃省博物馆、武威县文化馆合编。全书分医简图版；医简摹本、释文、注释和发现与清理 5 部分。

这批医简是 1972 年 11 月，甘肃武威县柏树公社下五畦大队在旱滩坡（距武威县城约 10 公里）兴修水利工程中发现的汉墓中出土。木简原为一束，经过清理，现存简牍 92 枚，其中有针灸内容的简 7 枚。这 7 枚简原编号为：19～25，抄录如下：

满愈出箴，寒气在胃莞腹满肠鸣□□□□□留箴病者呼四五十乃出箴次刺 [19]

膝下五寸分间荣深三分留箴如炊一升米顷出箴名曰三里次刺项从上下十一椎侠椎两刺荣 [20]

深四分留针百廿息乃出箴名曰肺输刺后三日病愈平复黄帝治病神魂忌人生一岁毋灸心 [21]

十日而死人生二岁毋灸腹五日而死人生三岁毋灸背廿日死人生四岁毋灸头三日而死人生五 [22]

岁毋灸足六日而死人生六岁毋灸手二日死人生七岁毋灸胫卅日而死人生八岁毋灸肩九日而死人 [23]

[五十至六十] 者与五岁同六十至七十者与六岁同七十至八十者与七岁同八十至九十者与八岁同九十至 [24]

百岁者与九岁同年已过百岁者不可灸刺气脉壹绝灸刺者随箴灸死矣独 [25]

【主要特色】 这批医简是东汉医家临床实践经验的总结性记录。在我国最早的医方书张仲景《伤寒杂病论》原本早已亡佚的情况下，这批医简的出土，为研究我国古代医学提供了重要的可靠的依据。

在 7 枚针灸医简中，论述了三里与肺俞穴的刺法与留针时间，其中三里与肺俞穴的部位不同于《针灸甲乙经》记载。留针时间明确了以"病者呼"为计数单位，论述了"寒气在胃莞"的针灸治疗方法。同时，记述了黄帝治病神魂忌，根据年岁勿灸之部位：心、腹、背、头、足、手、胫、肩及几日死的内容。

【版本】 文物出版社 1975 年第 1 版，16 开本，据 8 开线装本缩印，48 页

六、《伤寒论》

张机，字仲景，南郡涅阳（今河南南阳）人，东汉时期杰出医学家。他在"勤求古训，博采众方"的基础上，参照《黄帝内经》等古典医籍的理论，结合自己的实践经验，撰成《伤寒杂病论》一书。创立六经辨证论治的原则和方法，奠定了中医学沿着辨证论治方向发展的基础，对我国医学发展作出了重大贡献，被后代尊为"医圣"。

【主要内容】 汉·张机撰，本书又名《伤寒杂病论》，10 卷，成书于公元 219 年。原书已散佚，现存本系经西晋王叔和撰次，全书 22 篇，398 条，除去重复，定有 113 方，88 味药。

本书主要论述外感热病的诊治，以六经为纲，立论分述。本书可以看做是中医的一部传染病学著作，其中收录有针灸治疗病症的方法 29 条，占全书 398 条中的 7.2%。其主要内容有：

论宜针刺的病症 9 条（第 8、24、108、109、142、143、171、216、308 条）；

论宜灸的病症 6 条（第 292、304、325、343、349、362 条）；

论不宜灸的病症 2 条（第 115、116 条）；

论不宜加烧针、温针的病症 7 条（第 16、29、117、118、119、153、221 条）；

论不宜被火的病症 5 条（第 6、112、113、114、200 条）。

【主要特色】　本书虽然是一部以论述方药为主治疗外感热病的著作，但也收录了有关针灸内容的条文 29 条，对针灸医学发展也有着重要的贡献。

本书阐述了六经辨证的方法，不仅应用于外感热病，也适用于一些杂病。六经辨证和经络辨证有着极为密切联系，因此，对于经络学说在辨证论治中的具体运用，有着重要的指导作用。

本书论述了用针灸治疗外感热病的方法，如"太阳病，初服桂枝汤，反烦不解者，先刺风池、风府，却与桂枝汤则愈"。（第 24 条）又论述了对于外感热病灸法、温针的禁忌，如"脉浮热甚，而反灸之，此为实，实以虚治，因火而动，必咽燥吐血。"（第 115 条）

【版本】

(1) 重庆人民出版社 1955 年第 1 版

(2) 商务印书馆 1955 年第 1 版

七、《脉经》

王叔和，名熙，山西高平人，西晋著名医学家，官至太医令。皇甫谧在《针灸甲乙经》自序中说："近代王叔和，撰次仲景选论甚精。"王氏在《脉经》自序中说："今撰集岐伯以来，逮于华佗经论要诀，合为十卷。百病根源，各以类例相从。"《隋书·经籍志》载："叔和西晋时高平人，官太医令。"

王叔和在医学上的贡献，一是集前代有关医学文献，结合个人体会，著成《脉经》，使古代脉学系统化。宋·林亿称其"若网在纲，有条不紊，使人占外以知内，视死而别生。"二是整理了张仲景《伤寒杂病论》（即《伤寒论》、《金匮要略》二书），对保存古医籍有所贡献。

【主要内容】　晋·王叔和撰，成书于公元 280 年，全书共 10 卷，97 篇。是我国第一部脉学专著，集晋以前脉学之大成。选《黄帝内经》、《难经》、《伤寒杂病论》等书之有关脉学论述，联系实际以阐明脉理，分述阴阳表里、三部九候、人迎气口、二十四脉、十二经脉、奇经八脉，以及伤寒、热寒、杂病、妇儿科病症的治疗，使脉诊得以系统化，书中24 种脉象的阐述和寸关尺三部的定位诊断，为后世脉学的发展奠定了基础。

除脉学的成就外，本书还保留了相当丰富的针灸内容，据统计，本书论及针灸适应症、选穴配穴和针灸补泻的达 42 篇之多，占全书 97 篇的 43%。在卷一中，论述了十二经脉的表里交会。在卷二中，论述了寸关尺各种脉象主病及针刺、药物治疗方法，奇经八脉的诊法及病候，卷三有经脉病候的论述。卷六论述有十一脉病候（缺手厥阴心包经），搜集了《内经》等有关经脉病候的原文及针刺方法等内容。卷七论述了病不可灸证，病可灸证，病不可刺证，病可刺证等。

【主要特色】

(1) 对阴阳经脉表里交会的发挥：《脉经》卷一"两手六脉所主五脏六腑阴阳顺逆第七"指出：手少阴心经和手太阳小肠经"合于上焦，名曰神庭，在鸠尾下五分"；足厥阴肝经和足少阳胆经"合于中焦，名曰胞门，在太仓左右三寸"；手太阴肺经和手阳明大肠经"合于上焦,名呼吸之门,在云门";足太阴脾经和足阳明胃经"合于中焦脾胃之门,名曰章门";足少阴肾经分左右与足太阳膀胱经相交会,如"肾部在左手关后尺中是也,足少阴经也,与足太阳为表里,以膀胱合为府,合于下焦,在关元左";"肾部在右关后尺中是也,足少阴经也,与足太阳为表里,以膀胱合为府,合于下焦,在关元右,左属肾,右为子户,名曰三焦"。这里明确提出,互为表里的阴阳经脉分别交会于胸腹部的上中下三焦,而《内经》仅论述互为表里的阴阳经脉相交于四肢远端,未见在胸腹的交会之处。

（2）对经脉病证的论述:《脉经》把寸口脉诊和经脉结合起来,分经论述十二经脉的病候,并提出每一病候针灸治疗宜取的穴位。如《脉经》卷二"平三关阴阳二十四气脉第一"指出:"左手关前寸口阳绝者,无小肠脉也,苦脐痹,小腹中有疝瘕,壬月即冷上抢心,刺手心主经,治阴,心主在掌后横理中;左手关前寸口阳实者,小肠实也,苦心下急痹,小肠有热,小便赤黄,刺手太阳经,治阳,太阳在手小指外侧本节陷中;左手关前寸口阴绝者,无心脉也,苦心下毒痛,掌中热,时时善呕,口中伤烂,刺手太阳经,治阳;左手关前寸口阴实者,心实也,苦心下有水气,忧恚发之,刺手心主经,治阴"。将左右手寸、关、尺六部脉,各分阳绝、阳实、阴绝、阴实四种脉象,为"二十四气脉",以手足表里经的虚实,作为辨证纲要、针灸取穴依据。在本书卷六中,还以较大篇幅对十一脉（缺手心主包络经）进行了系统归纳,对每一经病候提出了针灸取穴和刺灸方法。

在《脉经》卷二·平奇经八脉第四中,论述了奇经八脉病候及相应脉象,同时提出了针灸取穴和具体治疗方法。以督脉为例,"尺寸俱浮,直上直下,此为督脉,腰背强痛,不得俯仰,大人癫病,小儿风痫疾;脉来中央浮,直上下痛者,督脉也。动苦腰背膝寒,大人癫,小儿痫也,灸顶上三丸"。

（3）针灸治疗及取穴方法:在《脉经》卷二"平三关病候并治宜第三"中共举病候51条,针药并用者48条,每条都有附方及针刺穴位,共用穴位23个,以腹部穴位占多数。按寸口脉寸、关、尺三部分主上、中、下三焦病候,上焦病候取上焦部穴位,如心胸病取巨阙、膻中、中府等;中焦病取中焦部穴位,如脾、胃、肝病取巨阙、上中下三脘、章门、期门、京门等;下焦病取下焦部穴位,如肾、膀胱病取关元、气海、中极、横骨等穴。本书卷三论述了五脏六腑俞募穴的名称、部位。卷六中指出,肝病当灸期门百壮,背第九椎五十壮;心病当灸巨阙五十壮,背第五椎百壮;脾病当灸章门五十壮,背第十一椎百壮;肺病当灸膻中百壮,背第三椎二十五壮;肾病当灸京门五十壮,背十四椎百壮。明确了俞募穴主治脏腑病证及灸治方法。

《脉经》虽为论述脉学专著,但对经络学说及针灸治疗的论述有独到之处,虽然与《针灸甲乙经》是同一时期著作,但并未参阅《针灸甲乙经》内容,故亦是针灸重要参考书之一。

【版本】

（1）元天历三年庚午（公元 1330 年）广勤书堂刊本

（2）明成化年间据元泰定本翻刻本

（3）明赵府居敬堂刻本

（4）明万历三年乙亥（公元 1577 年）福建刻本

（5）明末鹿城沈际飞氏重刻本

（6）清道光二十四年甲辰（公元 1844 年）刊《守山阁丛书》本

（7）清道光二十九年己酉（公元 1849 年）奉新廖积性氏据宋本校元明清诸本重刻

(8) 清光绪十九年癸巳（公元1893年）宜都杨守敬景苏园据宋本校元明清诸本刊刻

(9)《四部备要本》

(10) 人民卫生出版社1956年第1版，据元代广勤堂刊本加句缩印本

(11) 上海商务印书馆1940年第1版，1956年11月第4次印刷

八、《针灸甲乙经》

皇甫谧，字士安，幼名静，自号玄晏先生，生于公元215年（东汉建安二十年），卒于公元282年（晋太康三年），终年67岁，安定朝那人（今甘肃省灵台县），亦有人谓今宁夏固原县人（待考）。

【主要内容】 晋·皇甫谧撰。本书全称为《黄帝三部针灸甲乙经》，简称为《针灸甲乙经》或《甲乙经》。考书名用意在于：本书取材于《素问》、《灵枢经》和《明堂孔穴针灸治要》三部书；将其中之针灸部分汇集成为一部针灸专书；"甲乙"是取自古代十天干为首的二字，寓意为第一部。

全书12卷，分128篇。

卷一至卷六：计80篇，主要论述精神、五脏、六腑、十二经脉、奇经八脉、脉诊和八正、八虚、八风、阴阳、五味所宜五脏生病等基础理论的内容。其中卷三35篇，是专论穴位的。卷五7篇，是针灸法与禁针禁灸等内容。

卷七至卷十二：计48篇，是针灸临床治疗部分，涉及的病症较广，主要有伤寒热病、发热狂走、头痛、卒心痛、胸痹、痹证、拘挛、痿病、肩背痛、代脉、癫痫、尸厥、霍乱、痈疽、口、眼、耳鼻喉科、妇科、儿科等。

【主要特色】 本书是我国现存最早的针灸专著，在《黄帝内经》基础上，吸取了《明堂孔穴针灸治要》一书精华，使针灸学术体系形成了鲜明的系统性与完整性，表现在：

穴位方面：《黄帝内经》中论述穴位的内容既分散，又不系统，况且其中只言穴名而无部位和只言部位而不言穴名者为数甚多，对穴位的取法、主治、刺灸操作等内容论述少而零散，《针灸甲乙经》则大大地弥补了这方面的缺陷，收录了349个穴位，其中单穴名49个，双穴名300个，计649个穴数，采取按部位分经脉排列的体例，按头、背、面、耳前后、颈、肩、胸、腋胁、腹、手三阴经、手三阳经、足三阴经、足三阳经排列。同时，本书卷三收载的穴位都注明有所属经脉（××脉气所发）和部位，从而为取穴定穴提供了依据。此外，还统一了穴名，区分穴位正名与别名，皇甫谧确定的正名和别名沿用到现在。本书收录有别名的穴位计86个，其中一穴二名的63个，如"阳溪，一名中魁。"一穴三名的20个，如"气穴，一名胞门，一名子户。"一穴四名的1个，如"腰俞，一名背解，一名髓空，一名腰户。"一穴五名的2个，如"攒竹，一名员在，一名始光，一名夜光，又名明光。"等。本书还总结有交会关系的交会穴77个。

刺灸方面：除了将《黄帝内经》有关内容予以系统归类外，还进行了补充和发挥。本书对经穴的针刺深度、留针时间、施灸壮数、禁忌、误治后果都作了论述，如卷三中，"临泣……刺三分，留七呼，灸五壮。""神庭……禁不可刺，令人癫疾，目失精，灸三壮。"卷五中还论述了化脓灸法，"欲令灸发者，灸蹈熨之，三日即发。"

治疗方面：本书卷七至卷十二中论述了200多种疾病，500多个针灸处方。如乳痈取太冲、复溜；衄血取腕骨；失眠取浮郄，咳血取大陵；痔疾取攒竹；遗尿取神门、委中；便难取中渚、大钟等。这些处方多数为后世医家所沿用。

《针灸甲乙经》问世以来，对我国的针灸发展起到了承前启后的作用，具有深远的影响，对世界针灸发展也有重要的影响。

【版本】

(1) 明万历二十九年亥丑（公元 1601 年）步月楼刻本映旭斋藏本

(2) 明吴勉学刻医学六种本

(3) 清光绪十一年乙酉（公元 1885 年）存存轩刻本

(4) 清光绪十三年丁亥（公元 1887 年）行素草堂刻槐庐丛书本

(5) 清光绪三十三年丁未（公元 1907 年）京师医京重刻古今医统正脉全书本

(6) 商务印书馆 1955 年第 1 版，据明刻《古今医统正脉全书》本排印

(7) 人民卫生出版社 1956 年第 1 版，据明刻《医统正脉》本加句缩印

九、《肘后备急方》

葛洪（公元 281—341 年），字稚川，自号抱朴子，东晋著名医药学家及道家，丹阳句容（今江苏省句容市）人，约生于公元 3 世纪后期（西晋），卒于公元 4 世纪前期（东晋），享年 61 岁。

【主要内容】 《肘后备急方》，简称《肘后方》，晋·葛洪撰，成书于 3 世纪，是含有针灸内容的晋代医籍之一。本书亦名《肘后救卒方》，原书为 3 卷本。葛洪在本书自序中说："余今采其要，约以为《肘后救卒》三卷，多易得之药……兼之以灸，灸但言其分寸，不名孔穴。凡人览之，可了其所用。"梁·陶弘景于公元 500 年给予增补，改名为《肘后百一方》，到公元 1144 年，又经金·杨用道增补，称为《附广肘后备急方》，后经《四库全书》著录，定名为《肘后备急方》。

现行本之《肘后备急方》，全书 8 卷，实存 70 篇，可视为我国古代医疗急救手册。书中所论疾病，以急性病为主，对各病症均扼要地指出症状、病因、直接简述各种治法，以应急需。治疗方法有针灸、外用或内服药物、催吐、嗜鼻、吹窍、热熨、推拿等多种。其中，针灸方法占有相当比例，全书共有灸方 99 首，针方 10 首，热熨方 32 首，本书收载的病症有百余种，其中针灸治疗的病症有 61 种，包括内、外、妇、儿、五官科及神经精神科等病症。

本书针灸疗法以救治危重急病为特点，如卷一《救卒中恶死方第一》、《救卒死尸厥方第二》、《救卒客忤死方第三》、《救卒得鬼击方第四》、《治卒中五尸方第六》，卷二《治卒霍乱诸急方第十二》，卷三《治中风诸急方第十九》、治《风毒脚弱痹满上气方第二十一》等 8 篇中，集中了全书一半以上的针灸方法，且多把针灸救治摆在首位。

全书收载穴名 34 个，灸刺部位 76 处，便于为一般人所掌握。

【主要特色】

(1) 汇集了晋以前针灸救治急症的经验：本书原名《肘后救卒方》，所谓"肘后"指该书可以装在衣袖之内，便于随身携带和随时取用；所谓"救卒"，指救治那些突然发生的急症。本书记载了当时常见或少见的各种危重急症，其中对猝死、尸厥、猝心腹痛、卒中、伤寒、时病、疫疠、温病、食物中毒、蛇虫走兽咬伤、恶疮痈疽等，介绍尤详。在急症救治方面，除了内服汤药外，还使用了多种快捷、简便、易操作、有效的外治方法，如嗜鼻、吹窍、穴位敷贴、热熨、捏脊、推拿等丰富多彩的治疗方法。有的方法与现代一些治疗方法相近似，如桂屑著舌下治"卒死尸厥"，细辛、桂枝内口中治"心腹绞痛、胀满、

气冲胸中"，与现代冠心病心绞痛舌下含服硝酸甘油脂的给药方法极为近似。

（2）针灸救急以灸为主：本书救治急症的针灸处方以灸方为主，全书有灸方 99 首，其中救治卒死类方 24 首，救治霍乱方 17 首，救治风毒脚气方 10 首，救治卒中风方 8 首，救治卒腰胁痛方 5 首。本书"灸但言其分寸，不名孔穴，凡人览之，可了其所用。"灸法操作简便，安全稳妥，贫家野居皆能随时取用，如："治卒中急风，闷乱欲死亡：灸两足大指横文中，随年壮。"在灸的方面，以艾炷直接灸为多，同时有隔物灸方 7 首，这是我国最早的隔物灸法记载，隔灸物有椒、面饼、独蒜、盐、香豉、雄黄、瓦甑等，如治痈疽妬乳诸毒肿："灸肿令消法，取独颗蒜横截厚一分，安肿头上，炷如梧桐子大，灸蒜上百壮，不觉消，数数灸，惟多为善，勿令大热，但觉痛即擎起蒜，蒜燋更换用新者，不用灸损皮肉。"

（3）首次介绍了一夫法：在我国针灸文献中，本书最早介绍了一夫法，如："次灸三里二百壮。以病人手横掩，下并四指，名曰一夫，指至膝头骨下，指中节是其穴，附胫骨外边捻之，凹凹然也。"

【版本】

（1）明嘉靖三十年辛亥（公元 1551 年）北城吕氏襄阳刻本（残存 6 卷）

（2）明万历二年甲戌（公元 1574 年）李柀刻，刘自化校刊

（3）日本延享三年（公元 1764 年）刊本

（4）清道光十年庚寅（公元 1830 年）阳湖徐氏重刻本

（5）《四库全书》本

（6）商务印书馆，1955 年第 1 版，据涵芬楼影印明正统线装本，32 开本

（7）人民卫生出版社，1956 年第 1 版，据明万历二年刊本影印，大 32 开本

（8）人民卫生出版社，1963 年第 1 版，据商务印书馆 1955 年影印涵芬楼本并参考另外 7 种不同本校勘排印，32 开本

十、《黄帝虾蟆经》

不著撰人，撰写年代不详。据书中文字及跋语分析，可能为汉代作品，因本书以乌鸦象征日，虾蟆象征月，相当于汉代思想体系，如《史记·龟策传》曰："日为德而君于天下，辱于三足之乌，月为刑而相左，见食于虾蟆。"《淮南子·精神训》曰："日中有踆鸟，而月中有蟾蜍。"蟾蜍即虾蟆。从这些文字推测，本书似与汉代思想体系相一致，故丹波元胤的跋语说："据此则其书似出汉人者矣"。据《隋书·经籍志》载，尚有类似的三种本子，即梁·徐悦《龙衔素针并孔穴虾蟆经》三卷，亡；《黄帝针灸虾蟆忌》一卷；《明堂虾蟆图》一卷。目前国内久已不见。

【主要内容】 本书 1 卷，9 条。内容包括：

（1）虾兔图随生毁日月红（蚀）避灸判（刺）法：首页有一太阳图，太阳中站立一乌鸦，生三支足。文字注明："日斗者，色赤而无光，阳气大乱，右日不可灸刺，伤人诸阳经，终令人发狂也。"说明乌鸦象征太阳。接着以农历 30 天为一月，论述月之盈亏，月中绘制虾蟆、兔的出没不同形态，每图下有注文，说明人气所在部位及禁针灸的部位。从初一至十五为月生，虾蟆兔子在月中逐渐出现，从十五至卅为月毁，虾蟆兔子在月中逐渐消失，以象征月中阴阳盛衰变化。同时论述了每一天禁针禁灸部位及误治不良后果，如"月生一日，虾蟆生头喙，人气在足小阴，主足心，不可灸伤之，使人阴气不长，血气竭尽泄

利，女子绝产生门塞，同神。"

（2）年神舍九部避灸判（刺）法：以9年为一周期，1年行1步，9年行9步，以108岁为人之平均年龄，每1部循行12次，并分别绘制人气行的部位。九部即：一曰神宫部（相当于中极）、二曰大敦部（相当于天突）、三曰巨部（相当于肩髃）、四曰颈部（相当于廉泉）、五曰下承部（相当于承浆）、六曰天部（相当于神庭）、七曰阙庭部（相当于左右伏兔）、八曰胫部（相当于左右足三里）、九曰地部（相当于太冲），人气所在各部则不可犯伤。例如，1岁、10岁、19岁、28岁、37岁、46岁、55岁、64岁、73岁、82岁、91岁、100岁，人气均在神宫部（相当于中极处）。故不宜灸刺中极部位。

（3）六甲日神游舍避灸判（刺）图：按干支计日法，从甲子日起，60天为一周，书中绘制正面图一幅，标明人气所在部位。如甲子日从头顶正中开始，乙丑日头上左太阳、丙寅日头上左角……。60天中每一天人气所在部位皆为禁刺灸部位。

（4）择五神所舍时避灸判（刺）法：将一日分为12时，即鸡鸣、平旦、日出、食时、禺中、日中、日昳、晡时、日入、黄昏、人定、夜半。每一时都有人气所在部位即禁针刺部位，如鸡鸣禁刺头，平旦禁刺目……夜半禁刺足。此外，五脏之神（神、魂、魄、意、志）游行的部位，也当禁刺。如平旦至食时，魂在中府，中府当禁刺。

（5）五脏出属气主王日避灸判（刺）法：以五脏为纲，按日、按季节，分别论述五脏相应部位、经脉和募俞穴及五脏旺气相乘相胜的募俞穴之禁针灸法。

（6）择四时禁处绝篱日及六甲旬中不治病法；一年四季有所禁之处，即春不治左胁，夏不治脐，秋不治右胁，冬不治腰。按五脏旺日的四绝日、五离日而禁针灸，并且按12建处有12忌时，禁针灸及12月的血忌日。

（7）推天医天德生气死气日淫：以干支计时法，推算天德、天医所在的年、月、时之处的禁针灸法，以及按12个月推算生气、死气法。

（8）诸合药禁日时注：即按春夏秋冬各有所忌服药的时日。

（9）诸服药吉日吉时及灸火木治病时向背咒法：每日有4个时辰为服药吉时，即甲乙日鸡鸣、日入、食时、晡时；丙丁日晡时、日入、人定、夜半；戊己日晡时、日入、人定、夜半；壬癸日鸡鸣、食时。忌八木之火灸：松木、柏木、竹木、橘木、榆木、枳木、桑木、枣木之火。右八木之火以灸人，皆伤血脉肌肉骨髓。宜灸之火；阳燧之火、磁石之火、槐木之火，膏油之火。

【主要特色】 本书是论述时间周期节律变化与针灸宜忌关系的专著，其学术思想是以人体生命节律变化而提出人神所在的不同部位、不同脏腑及不同经脉腧穴的忌针灸方法和误治不良后果。这种主张虽然现在很少为临床所采用，但总观本书是讲人体节律周期变化的，这与现代时间生物学的生命节律学说不谋而合，而且其周期节律还有长周期和短周期的不同，对研究人体生理机能活动节律很有启迪。

【版本】 中医古籍出版社1984年第1版，据中医研究院图书馆藏日本文政六年刻本影印

十一、《黄帝内经太素》

杨上善，生卒年代及籍贯、事迹，正史无记载。近人有不同说法，一说隋人，一说唐人。据林亿等《重广补注黄帝内经素问》序说："隋·杨上善纂而为太素"，李濂《医史》及徐春甫《古今医统》记载杨上善隋大业为太医侍御，述《内经》为《太素》等资料，杨

上善当为隋人。日本森立之《经籍访古志》："《黄帝内经太素》三十卷，唐通直郎太子文学杨上善奉敕撰注，所缺七卷，卷弟与杨氏钞本同，下注传写仁和三年旧钞本。"按日本仁和三年相当于唐僖宗光启三年。据考，隋朝无太子文学之官，在唐朝显庆（公元 656 年）时设置此官职，故杨上善奉敕撰注《黄帝内经太素》当为唐显庆以后之事。又据检《黄帝内经太素》杨注，凡引用老子之言，均称玄元皇帝，考新、旧《唐书》，唐高宗乾封二年（公元 667 年）追号老子为玄元皇帝。此外，凡用渊字均以泉字代之，如太渊称作太泉，此为避唐高祖李渊名讳，这些说明杨上善为唐人。

【主要内容】 隋·杨上善撰注，30 卷。本书是注解《黄帝内经》的早期著作，书中所引《黄帝内经》原文，在现存医籍中最为近古，又以杨氏的注文多所阐发，并引录不少古典医著的佚文，对研究《黄帝内经》及中医学，是一本重要参考文献。

原书《旧唐书·经籍志》载三十卷。《宋史·艺文志》载三十卷，金元则不著录。说明原书在南宋、金元之间已经散佚，明·焦竑撰《国史经籍志》又载三十卷，但无传。现行本为清·肖延平据从日本获得的唐人手抄本，参考其他抄本及《素问》、《灵枢》等，校正其书，编次目录而成，共 30 卷，原缺第一、四、七、十六、十八、二十、二十一卷等七卷，其他各卷尚有部分残缺（近年，日本又发现了原缺的第十六、二十一卷及二十二卷全文，国内有内部影印卷本）。

本书属于分类诠注，按阴阳、脏腑、营卫气、经脉、身度、输穴、九针、补泻、诊候、证候、伤寒、寒热、邪说、风、气论、杂病、摄生、人合、设方等分门别类，排列组合，纲目清晰，注释全面。

【主要特色】
（1）是《黄帝内经》的较好校本及注本：本书是注解《黄帝内经》的早期著作，书中所引《黄帝内经》原文，在现存医籍中最为近古，早于现行《黄帝内经》，无论《素问》或《灵枢》的原文有许多处与《黄帝内经太素》（简称《太素》）不同。在宋·林亿等校正《黄帝内经》时，引用全元起《素问训解》之内容，以纠正王冰注《素问》之误，其所引全元起本，多与《太素》同。如《素问·刺热论》中，王冰本有："少阳之脉，色荣颊前，热病也"句，《太素》作"少阳之脉，色荣颊，筋热病也"。即王冰将"筋"误作"前"，王冰注："颊前，即颧骨下近鼻两旁也"。杨上善注："足少阳，胆脉也，足少阳部在颊，赤色荣之，即知筋热病也。"肖延平按："王作此注亦非……据此则本书之存，足纠正《素问》王注不少也。"类似此种校正及注释甚多。另外，《太素》校正《灵枢》之误也不少，如《灵枢·四时气》："徒水，先取环谷下三寸，以铍针针之，已刺而筩之，而内之，入而复之，以尽其水，必坚，来缓则烦悗，来急则安静，间日一刺，水尽乃止"。而《太素》对"已刺而筩之"作"已刺而针之，筩而内之"，将"必坚，来缓则烦悗，来急则安静"作"必坚束之，缓则烦宛，束急则安静"，将"来"作"束"，是指捆束腹部，如果捆束的急（紧）则筩针放水则安静，捆束的缓（松）则筩针放水则烦乱。对"环谷下三寸"，杨上善注为："环谷，当是齐中也。齐下三寸，关元之穴也，铻关元，内筩引水，水去人虚，当紧束身令实"。这是古代放腹水的施术过程，《太素》原文及杨注与临床相符。后世医家根据《灵枢》作注颇多牵强附会，如张介宾《类经》对"环谷下三寸"注释为："环谷义无所考，或即是足少阳之环跳穴，其下三寸许……有风市一穴，或者即此"。虽说法不肯定，但距临床实际甚远。

（2）对奇经八脉的阐发：《太素》将《黄帝内经》中有关奇经八脉的内容，系统地归在卷十中，并参照《难经》、《针灸甲乙经》的有关论述加以诠注。如《素问·骨空论》说："督脉……别绕臀，至少阴与巨阳中络者，合少阴上股内后廉，贯脊属肾"，"与太阳起于目内眦，上额交巅入络脑，还出别下项，循肩髆内，侠脊，抵腰中"，"其少腹直上者，贯齐中央，上贯心入喉……"。据此，杨上善注云："旧来相传为督脉当脊中唯为一脉者，不可为正也。"督脉"入脑还出，别为两箱下项，复循左右肩髆之内，侠脊抵腰，循膂络于二肾方止"，另外，"贯齐贯心入喉上颐皆为一道也，环唇以上复为二道"。说明督脉非单行直线，既与足太阳脉之背部相重，又合于足少阴脉上股内后廉，既贯脐中央与心相连，又上行至颐与两目，因此督脉俱有与肾、心、膀胱、脑、目等脏腑及器官的广泛联系。对于任脉的注释，杨氏引《明堂》言"目下巨髎、承泣左右四穴，有阳跷脉任脉之会，则知任脉亦有分歧上行者也。又任冲二脉上行虽别，行处终始其经是同也。旧来为图，任脉唯为一道，冲脉分脉两箱，此亦不可依也。"杨氏在冲脉的注释中说："任脉、冲脉皆起于胞中，上络唇口，是为冲脉上行与任脉同"，但其下行分为二道，"一道后而下者，并少阴经，循于小络，渗入三阴之中；其前而下者，至跗属，循跗下入大指间，渗入诸阳络，温于足胫肌肉。"说明任脉亦有广泛联系，不但总任诸阴，也有濡润诸阳的作用。这些内容与目前一般针灸书籍所述八脉有所不同。

（3）对腧穴注释比较明确：在《太素》卷十一《输穴》篇，对腧穴的注释，引用《明堂》原文有 40 条，其中绝大多数为腧穴部位及穴名注释。所引用内容，有与《针灸甲乙经》相同的，亦有不相同的，如中封穴下引《明堂》："内踝前一寸，仰足而取之，陷者中，伸足乃得之也"，与《针灸甲乙经》同。阴谷穴下引《明堂》："在膝内辅骨之后，按应后，谓按之手下觉异也"，与《针灸甲乙经》不同。对腧穴名称引用别名者 10 个，亦有与《针灸甲乙经》不同者，说明《太素》与《针灸甲乙经》中的《明堂孔穴针灸治要》可以互校。

【版本】

（1）日本天保五年（公元 1834 年）奈须恒德写本

（2）日本天保十年（公元 1839 年）坂立节春璋、倩皋写本。

（3）清光绪二十三年丁酉（公元 1897 年）通隐堂刻本

（4）兰陵堂 1924 年仿宋嘉祐刻本

（5）《丛书集成》本

（6）人民卫生出版社 1955 年第 1 版，据民国十三年仿宋嘉祐刊本影印，16 开本

十二、《备急千金要方》

孙思邈，唐代医家，京兆华原（今陕西省耀县）人。生于公元 581 年，卒于公元 682 年，享年 102 岁，孙氏博通经史百家，《旧唐书》载："七岁就学，日诵千余言，弱冠善读庄周老子百家之说，通佛典，兼好释典。"孙氏少时因病学医，毕生致力于医药学研究，民间尊为"药王"，采集唐以前医学文献，结合个人临床经验，编撰《备急千金要方》及《千金翼方》二书，各 30 卷，在医学史上占有重要地位。

【主要内容】 唐·孙思邈撰，30 卷，本书简称《千金要方》、《千金方》，孙氏自谓："人命至重，有贵于千金，一方济之，德逾于此。"以人命重于千金取为书名，可见内容之珍贵。成书于唐永徽三年（公元 652 年）。内容包括序例、妇人、少小、七窍、风毒脚气、诸风、伤寒、肝脏、胆腑、心脏、小肠腑、脾脏、胃腑、肺脏、大肠腑、肾脏、膀胱腑、

以及疗肿、痈疽、痔漏、解毒、杂治、备急、食治、养性、平脉、针灸等。凡232门，方论5300首。全书较系统地总结和反映了唐以前的医学成就，内容丰富，有很高的参考价值，后人对本书有"妙尽古今方书之要"的赞叹。

本书关于针灸的内容不仅散见于第二至二十八卷之中，而且卷二十九、卷三十为针灸专卷，是唐以前针灸学术的高度总结。卷二十九首列明堂三人图，孙氏说："旧明堂图年代久远，传写错误，不足指南，今一依甄权等新撰为定云耳……十二经脉五色作之，奇经八脉，以绿色为之，三人孔穴共六百五十穴，图之于后，亦睹之，便令了耳。仰人二百八十二穴，背人一百九十四穴，侧人一百七十四穴。穴名共三百四十九，单穴四十八，双穴三百一名。"以下按仰人明堂图、伏人明堂图、侧人明堂图等三人图，描述349穴名称、位置、取法及排列。次叙三阴三阳各经流注及井荥输经合五输穴。在针久禁忌法中，指明禁针、禁灸的部位及穴名。其中针例、灸例详论针灸大法，尤为学者所必知。卷三十首列孔穴主对法，孙氏说："凡云孔穴主对者，穴名在上，病状在下。或一病有数十穴，或数病共一穴，皆临时斟酌作法用之。"其后按头面、心腹、四肢、风痹、热病、瘿瘤、杂病、妇人病次序，详述各科疾病针灸治疗处方，实为针灸临床论治之指南。

【主要特色】

（1）保留了大量针灸文献资料：本书对针灸文献收集宏富，如唐初著名医籍《甄权针方》、《明堂人形图》、《甄氏针灸钞》等今均已佚，但本书有许多介绍和补充。唐以前许多医家针灸治验法，如南朝徐嗣伯灸风眩注，扁鹊、敦玉、范汪针灸治验，都由于本书的转载、抄记而保存至今。其保存的大量针灸资料，填补了许多针灸理论空白，对针灸学延续发展起了重要作用。

（2）在腧穴定位方面的贡献：在腧穴定位方面，强调取穴的准确性，在方法上除应用骨度法外，还提出"一夫法"、"中指同身寸法"及以手指按压审穴法。如卷二十九"灸例第六"中说："凡孔穴在身，皆是脏腑荣卫血脉流通，表里往来各有所主，临时救难，必在审详。人有老少，体有长短，肤有肥瘦，皆须精思商量，准而折之，无得一概，致有差失。其尺寸之法，依古者八寸为尺，仍取病者，男左女右手中指上第一节为一寸，亦有长短不定者，即取手大拇指第一节横度为一寸。以意消息，巧拙在人。其言一夫者，以四指为一夫。又以肌肉纹理节解缝会宛陷之中，及以手按之，病者快然。如此仔细安详用心者，乃能得之耳。"

（3）首倡"阿是穴"：卷二十九"灸例第六"中说："有阿是之法，言人有病痛，即令捏其上，若里当其处，不问孔穴，即得便快或痛处，即云阿是。灸刺皆验，故云阿是穴也。"这是阿是穴名称的最早记载。

（4）辑录了大量针灸处方：本书辑录针灸处方400余条，涉及各科病种100多种，这些处方为孙氏及唐以前医家针灸临床经验的总结，用之临床可提高疗效。

（5）重视灸法，论述详尽：本书卷二十九"灸例第六"对灸法作了专题讨论，对于施灸的体位、壮数、艾炷大小、施灸顺序、灸法禁忌、横三间寸灸法等内容，进行了详细论述，同时指出灸法具有预防保健的作用。孙氏说："凡人吴蜀地游宦，体上常须三两处灸之，勿令疮暂差，则瘴疠温疟毒气，不能著人也，故吴蜀多行灸法。"

【版本】

（1）明嘉靖二十二年癸卯（公元1543年）小丘山房乔世定刻本

（2）明万历十六年戊子（公元1588年）刊本

(3) 明万历三十一年癸卯（公元 1603 年）吴氏重刻本

(4) 明刘氏慎独斋刻本

(5) 清康熙二十八年己巳（公元 1689 年）刊本

(6)《四库全书》本

(7) 日本天明六年（公元 1786 年）西宫园藏版皇都书林村上勘兵卫等发行

(8) 日本嘉永二年（公元 1849 年）江户医学北宋本

(9) 1955 年，人民卫生出版社据清翻刻元大德梅溪书院本缩影印刷出版

十三、《千金翼方》

【主要内容】 唐·孙思邈撰，30 卷。成书于唐永淳元年（公元 682 年）。本书是作者为补充其 30 年前所撰的《备急千金要方》而编撰的。

本书内容包括本草、妇人、伤寒、小儿、养性、补益、中风、杂病、疮痈、色脉、针灸等，凡 189 门，合方、论、法 2900 余首。书中对仲景学说有所发挥，颇为后世伤寒家所重视。收载药物约 800 余种，并详细记述 200 余种药物的采集、炮制等问题，是本书的特点之一。

本书还收录了相当丰富的针灸内容，集中于卷二十六、卷二十七、卷二十八，此外，在卷九一卷二十四中也散见有针灸治病内容。

【主要特色】

（1）厘定、校勘腧穴：本书根据《针灸甲乙经》及唐代名家针灸文献，对经穴图及其理论作了认真考订，避免了当时穴位不一、传写错误的混乱现象。如本书卷二十六"取孔穴法第一"中说："余退以《甲乙》校秦承祖图，有旁廷、脏会等一十九穴，按六百四十九穴有目无名。其角孙、景风一十七穴，三部针经具存焉，然其阙漏，仍有四十九穴，上下倒错，前后易处，不合本经，所谓失之毫厘，差之千里也。至如石门、关元二穴，在带脉下相去一寸之间，针关元主妇人无子，针石门则终身绝嗣。神庭一穴，在于额上，刺之主发狂，灸之则愈癫疾，其道幽隐，岂可轻侮之哉。人诚知惜命，罕通经方，抄写方书，专委下吏，承误即录，纰谬转多，近智之徒，不见正本，逢为经抄，以此而言，可为深诫。今所述针灸孔穴，一依甄公明堂图为定，学者可细详之。且夫当今医者，各承一业，未能综练众方，所以救疾多不全济，何哉？或有偏功针刺，或有偏解灸方，或有惟行药饵，或有专于禁咒，故以网罗诸疾有愈于是。慨其如此，聊以养疾之暇，撰录灸经，以贻后嗣，其于条例具之。医者意也，善于用意，即为良医，良医之道，必先诊脉处方，次即针灸，内外相扶，病必当愈，何则？汤药攻其内，针灸攻其外，不能如此，虽时愈疾，兹为偶差，非医差也。"

（2）分部与分经结合描述穴位：本书卷二十六描述了 356 个穴位的名称及位置，在方法上，头面、颈、胸腹、背腰的穴位分部位描述，四肢的穴位则按所属的经脉分别进行描述。

（3）在《备急千金要方》基础上补充了许多针灸处方：在本书卷二十六中，记载了针灸治疗妇科、儿科、五官科及脚气、诸风、黄疸、疟疾、中风半身不遂等病证的方法。卷二十七中，记载了肝病、胆病、心病、小肠病、脾病、胃病、肺病、大肠病、肾病、膀胱病的针灸治疗方法。卷二十九中，记载了消渴、淋病、尿血、水病、痈疽、痔漏、脱肛、卒死等病证的针灸治疗方法。其中不少针灸处方为历代医家所习用，如卷二十七"针邪鬼

病图诀法"中治疗癫狂病所用的十三鬼穴，为后世针灸治疗癫狂的名方。

【版本】

(1) 明万历三十二年乙巳（公元 1605 年）王肯堂刊本

(2) 清乾隆十一年丙寅（公元 1746 年）金匮华希阁刊本

(3) 清光绪四年戊寅（公元 1878 年）上海印日本文政十二年（公元 1828 年）重刻元大德十一年（公元 1307 年）梅溪书院刻本

(4) 1955 年，人民卫生出版社据清翻刻元大德梅溪书院本加句缩影出版本

十四、敦煌卷子《灸法图》（残卷）

唐人编（作者不详）。

【主要内容】 本卷子是在我国甘肃省敦煌县千佛洞内发现的古代卷子的一种。后被帝国主义分子偷运出境，现存于英国伦敦不列颠博物馆内。共 2 卷，编号为 Stein 6168 和 Stein 6262。

卷子内容是专论灸法治病的，如灸治某病，当取某某穴，灸多少壮，并附以人体穴位图，图旁有注文，标出穴名和用引线指示其部位，以便于检索穴位。

残卷有正人形图 10 幅和伏人形图 3 幅，完好无损的 10 幅，残损不全辨认不清的 3 幅。

包括卷子能辨认清楚的病症名称的近 30 种，如：风劳、杂癫、诸癫狂呆、目瞑、眼睛痛、头痛、面上游风、咽喉强、男子五劳七伤、心烦热、胸胁支满、心腹胀痛、伤寒、霍乱、泄利、腹中雷鸣、食不消化、腹绞痛、不能食饮、大小便难、羸瘦、腰背痛强、失精、尿血、足肿、拘急不可屈伸、妇人带下等等。

可辨认的穴名近 50 个，如：

头颈部：百会、鼻柱、发际、天门、耳上关、口吻、颊车、髓孔、天庭、曲眉、极眉、风府、风池、天窗、玄角、完骨。

胸腹部：胃管、关元、屈骨、横骨、水道、慈宫、玉茎头。

背部：大杼、肩井、肺俞、心俞、肝俞、颞俞、肾俞、十三节两边相去二寸三分、大肠俞、小肠俞、大小肠俞、膀胱俞、脊中等穴。

上肢：手阳明、手髓孔、两手小指头、手心、手十指头。

下肢：足三里、足阳明、足太阳、绝骨、脚五册、中封、两足小指头、大指上三毛、足心等。

卷子的内容有些与《千金翼方》中某些内容大同小异。

【版本】 敦煌千佛洞卷子·灸法图（残卷）. 英国伦敦不列颠博物馆 Stein 6168, Stein 6262。

马继兴. 唐人写绘灸法图残卷考. 文物 1964 年第 6 期

郭霭春主编. 中国针灸荟萃（第二分册）. 现存针灸医籍. 灸法图残卷. 湖南科学技术出版社，1985：62—71

十五、《外台秘要》

王焘，唐代著名医学家（约公元 670—755 年），郿（今陕西郿县）人。由于母病，而学医书，并喜于向各名家学习，医理渊博，曾于弘文馆（唐代图书中心）任职 20 余年，

有条件博览群书。后因故被贬到房陵，根据数十年搜集的文献，编成《外台秘要》一书。

【主要内容】 唐·王焘撰，全书 40 卷，成书于唐天宝十一年（公元 752 年）。系汇集唐代以及唐以前数十种医籍分类编成，是中医方书名著之一，与《千金方》等书齐名。

全书 40 卷，共分 1104 门，记述内、外、妇、儿、五官各科病症以及采药、制药、服石、腧穴、灸法等。收载医方约 6000 首，内容丰富，资料广博，并均注明出处。医学著作中，标明资料来源者，以本书为最早。书中不少古籍资料，如《深师方》、《集验方》、《小品方》等均无传本，本书间有搜录，得以保存下来，因而对学术研究有很高价值。

本书卷三十九是辑录针灸穴位部位、主治病症和灸法内容的专卷，即"明堂灸法七门"。本卷共分 7 门，即明堂序；论邪入皮毛经络风冷热灸法；论疾手足腹背灸之多少及补泻八木火法；不宜灸禁穴及老少加减法；年神傍通并杂忌傍通法；五脏六腑变化流注出入傍通；十二身流注五脏六腑明堂。根据"明堂序"的记载，王焘所绘制的经络穴位图（明堂图）是彩色的，12 幅。如说："其十二经脉皆以五色作之，奇经八脉并以绿色标记，诸家并以三人为图，今因十二经而画图人十二身也。"本卷的"十二身流注五脏六腑明堂"主要辑录自《针灸甲乙经》，其穴位排列体例，虽然类似《针灸甲乙经》是分部排列的，但不完全同于《针灸甲乙经》卷三。如：将许多任脉穴并入肾脏人图，将大量督脉穴并入膀胱人图，还出现后腋、饮郄等不见于《针灸甲乙经》的 7 个新穴名。

本卷记载腧穴名 357 个，其中第一肺脏人 18 穴，将中府、云门 2 穴移入脾人图；第二大肠腑人 42 穴，将臑会、肩髎、水沟、兑端、龈交 5 穴移入此人图，迎香移入胃腑人图；第三肝脏人 22 穴，无期门、章门、急脉，中都作中郄；第四胆腑人 104 穴，将丝竹空、大包、天池、章门移入此人图，此后还有后腋、转谷、饮郄、应突、胁堂、旁廷、始素 7 个新穴名，接居髎穴之后；第五脾脏人 48 穴，将期门、日月、中府、云门 4 穴移入此人图；第六胃腑人 93 穴，将承浆、上关、耳门、迎香移入于此人图；第七心脏人 16 穴，无青灵；第八小肠腑人 26 穴，将睛明移入此人图；第九心包络人 16 穴，将天池穴移入胆腑人图；第十肾脏人 77 穴，将任脉的鸠尾、巨阙、上管、中管、建里、下管、水分、脐中、阴交、气海、石门、关元、中极、曲骨、会阴、廉泉、天突、璇玑、华盖、紫宫、玉堂、膻中、中庭 22 穴移入于此人图，接于横骨穴之后；第十一膀胱腑人 144 穴，将督脉的素髎、神庭、上星、囟会、前顶、百会、后顶、强间、风府、瘖门、大椎、陶道、身柱、神道、至阳、筋缩、脊中、悬枢、命门、腰俞、长强 21 穴移入此人图，接于会阳穴之后。此外，在上述经穴之下阐述了腧穴的位置、主治、灸法、壮数等。

散见于其他卷中的病症灸法内容包括急黄、疟疾、霍乱、诸胀满及结气、心症、咳嗽上气唾脓血、癥癖疝气、奔豚、骨蒸盗汗、诸风、风狂、头风头痛、风身体如虫行、肾虚失精、转筋、虚劳梦泄精、腰痛、阴阳表里灸法、诸瘿、瘰疬、石痈、痔、小儿遗尿、中恶等 40 多种病症。

【主要特色】

(1) 重灸轻针：王氏在卷三十九《明堂序》中说："其针法古来以为深奥，今人卒不可解。经云：针能杀生人，不能起死人，若欲寻之，恐伤性命，今并不录针经，唯取灸法"。其理论依据源于《灵枢·玉版》针"能杀生人，不能起死者"的记载。抑针法而扬灸法，自晋代以来医籍如《肘后备急方》、《小品方》等均见载述，非唯王氏一人。实际上来书广采前贤，集各家经验，涉及针刺操作内容在书中随处可见。但与之比较，《外台秘要》针灸内容以灸法为核心，阐述详细，涉及广泛，在施灸材料上，除艾绒外，提出了盐、蒜、豆豉、蜡、蔓菁子等40多种。隔物灸有新的发展，如隔商陆板灸、隔杏仁饼灸等。书中对病人灸疗后的护理及灸疮不愈的治法也进行了论述，其他如灸的壮数、灸炷大小，书中载述很多。本书有灸法处方120余首，所涉及的病种包括内、外、妇、儿、骨、五官等学科，有的疾病单用灸法治疗，有的在介绍药物处方同时，又介绍灸术治疗的方法。如本书卷十四中风及诸风方："防风汤主偏风，甄权处治安平公方（防风等十六味），服一剂觉好，更服一剂，一剂一度灸之，服九剂汤，九度灸之，灸风池、肩髃、曲池、支沟、五枢、阳陵泉、巨虚下廉合七穴即瘥。"

（2）保存大量散佚的针灸文献：本书除了录用《肘后方》、《千金方》等现存著作外，还有一些内容，如针灸处方120余首，却不见于现有前代文献之中，而靠《外台秘要》得以保存下来，这些文献是《集验方》、《备急方》、《必效方》、《删繁方》、《救急方》、《近效方》、《延年方》、《广济方》、《小品方》、《音义》等。由于《外台秘要》引用的文献一般都标明了出处，因此，我们从《外台秘要》中可以了解到这些已散佚医籍的部分内容，从而为研究这些文献提供了线索，许多医家生平及其医学成就通过《外台秘要》得以保存下来。例如：范汪，又名范东阳，颍阳人，晋代名医。《中国医籍考》："《晋书》曰：范汪，字玄平，性仁爱，善医术，常以拯恤为事。"著有《范东阳方》（又称《范汪方》105卷，广泛收集民间行之有效的单验方，原书已佚，《外台秘要》多处引用他的针灸经验。崔知悌，唐代医家，许州鄢陵人，撰《骨蒸病灸方》一卷（已佚），《外台秘要》有20余处提到他对骨蒸病的灸治经验。深师，又名释僧深，是佛门中人。《备急千金要方》卷七载："宋、齐之间，有释门深师，师道人，述（支）法存等诸家旧方，为三十卷"。原书已佚，善治脚气病，后世医家多有引录，他对针灸学有一定造诣。苏恭，本名苏敬，唐代医家，与徐恩恭、唐临等人编有《三家脚气论》1卷，《外台秘要》有10余处记述他的事迹。张文仲，唐代医家，洛阳人，据《旧唐书·张文仲传》载，武则天时奉命与当时名医秦鹤鸣等共撰《疗风气诸方》、《四时常服及轻重大小诸方》18卷，又撰《随身备急方》3卷，数十年间，影响颇大，《外台秘要》有20余处引录他的针灸经验。甄权，许州扶沟人，撰有《针经钞》3卷、《针方》1卷、《明堂人形图》1卷。

【版本】

（1）宋刻本（李木斋跋，残本，卷三第20—23页）

（2）日本延喜四年（公元904年）翻宋刻本

（3）明崇祯庚辰（公元1640年）新安程衍道重刊本

（4）清初翻刻经余居本

（5）《四库全书》本

（6）1955年人民卫生出版社影印本

十六、《太平圣惠方》

王怀隐，宋代医学家，睢阳人，初为道士，居汴之建隆观，精医应诊，太平兴国初诏还俗，为尚药奉御，三迁至翰林医官使，与副使王祐、郑奇等编成《太平圣惠方》。

【主要内容】　宋·王怀隐等编，书成于淳化三年（公元992年）。宋太平兴国三年（公元987年），宋太宗诏翰林医官院各献家传经验方万余首，连同太宗亲收医方千余首，命王怀隐、王祐、郑奇、陈绍遇等开始编纂，于淳化三年写成。

全书100卷，分1670门，载方16834首。本书是一部临床实用的方书，首详诊脉辨阴阳虚实法，次叙处方用药的法则，然后按类分叙各种病证的病因、病理以及方剂的适应证和药物、用量。方随证设，药随方施，以说明病因、病理、证候与方剂药物的关系。

书中介绍的方剂、疗法，不少为前代文献失传而被保留下来的，本书是当时以前各家经验方及医论等的汇编，既继承了前代的医学成果，又总结了当代的医学经验，对临床参考和研究宋代的医学成就很有价值。

"太宗留意医术，自潜邸得效方千余首。太平兴国三年，诏医官院献经验方，合万余首，集为《太平圣惠方》百卷，凡千六百七十门，方六千八百三十四首，并序论总目录，每部以巢元方《诸病源候论》冠其首，凡诸论证品药功效悉载之。目录一卷，御制序。淳化三年二月癸未赐宰相李昉，参政黄中沉，枢臣仲舒准内出五部赐，五月乙亥，颁天下，诸州置医博士掌之。"（宋《玉海》）

本书也收存了大量的针灸内容，主要集中于卷九十九和卷一百，卷九十九为《针经》，卷一百为《灸经》，又称《明堂灸经》。卷九十九《针经》中，首载《针经》序，以下内容包括十二经脉流注；迎随调气虚补实泻；刺法补泻、泻南补北、补母泻子；疾徐补泻法；失刺之害与勿刺；九针形状、功用；一十二人形。介绍了164穴的位置、主治、刺灸法以及禁忌，并附12幅腧穴图，介绍了取穴法、禁忌等。此外，还介绍了针刺补虚泻实方法、针刺禁忌、五输穴流注次序等。卷一百为《明堂灸经》，又称作《黄帝明堂灸经》，首篇为明堂序，大意说："黄帝之正经，叙血脉循环，阴阳俞募；穷流注之玄妙，辨穴道之根元，为脏腑权衡，作经络津要，今则采其精粹，去彼繁芜，皆目覩有凭，手经奇效。书病源以知主疗，图人形贵免参差。并集小儿明堂，编录于次，庶令长幼尽陟安衢，俾使华夷同归寿者尔。"内容有：淋洗灸疮法；贴灸疮法；日神忌不宜灸避之法；每月忌日不宜针灸出血；人十二部人神不宜灸；十二时忌不宜灸；十二部人神不宜灸；九部傍通人神不宜灸；杂忌傍通不宜灸；天医取师疗病吉日；四季人神不宜灸；具列四十五人形。具列四十五人形是本卷的主要部分，其中成人36人形，小儿9人形。介绍170个常用穴的位置、灸法及主治症，并附36幅穴位图，最后是小儿疾病灸疗法，记载灸疗处方47则，涉及到穴位70余个，并附穴位图9幅，临床价值甚高。

【主要特色】

（1）保存了不少已佚针灸文献：本书广泛引用了前人的文献，其中一些文献已散佚，如《黄帝灸法》、《岐伯灸法》，秦承祖《山眺经》、甄权《针经钞》等，但本书直接引用了这些书的一些内容，从而保存了部分已佚文献。这些文献对一些穴位的主治作了详细的介绍，如卷一百在悬钟穴下引张文仲灸法云："疗卒心痛不可忍，吐冷酸绿水，及无脏气，灸足大指次指内横文中，各一壮，炷如小麦大，下火立愈"。在巨虚穴下引甄权云："主大气不足，偏风，股腿脚十指坠也。"这些内容在今天也极有研究价值。

（2）保存了大量的针灸图：经穴图的绘制，始在葛洪《抱朴子》中已有提及，南北朝时秦承祖、唐代孙思邈、王焘都曾绘制针灸图，但是保存下来的甚少（只有唐代针灸图残片）。本书则保留了57幅针灸图，这是在此之前针灸文献中极为罕见的，有重要的历史价值，57幅人形图共载腧穴334个（其中有重复）。

（3）最早的小儿灸疗专著：本书卷一百之末"小儿明堂"是论述小儿疾病灸疗的最早专著。它是将其他诸家有关灸治小儿病的内容加以精选，验之临床有效者集录而成。正如其言："夫治小儿之疾……全凭灸法，况小儿灸法散在诸经，文繁至甚，互说不同……按诸家明堂之内，精选到小儿，应验七十余穴，并是曾经使用，累验神功，今采编录于后。"

共论及病种有小儿惊痫、风痫、缓惊风、两目发赤等47种病。灸疗处方47首,穴位或部位名称49处,并附有腧穴图9幅,为集小儿灸疗之大全。

【版本】 人民卫生出版社1958年第1版

十七、《铜人腧穴针灸图经》

王惟一,或名王惟德,宋代著名针灸学家,约生活于公元987—1067年。宋仁宗时为翰林医官朝散大夫、尚御奉药等,天圣初年(公元1023年)奉命编撰《铜人腧穴针灸图经》,天圣四年(公元1026年)编成,次年(公元1027年)又主持铸造针灸铜人2具,脏腑可分可合,体表刻有穴名,作为教学和考试针灸医生之用。此书和铜人对针灸发展起过很大作用,具有深远的影响。

【主要内容】 宋·王惟一撰,又名《新铸铜人腧穴针灸图经》,简称《铜人经》,因成书于宋天圣四年(公年1026年),故又称《天圣针经》。其后不久,将全书刻于石碑上,便于永久保留及防止传抄之误。1969年在修建北京地铁,拆除明城墙的施工中,于城墙基下发掘出土石刻残石6方。

本书原为3卷本。金大定二十六年丙午,宋淳熙十三年(公元1186年)重刊《新铸铜人腧穴针灸图经》时,由平水闭邪膜叟加入《针灸避忌太乙图》、《避忌人神图》而为5卷本,并移名为《新刊补注铜人腧穴针灸图经》,即现代通行本。

本书卷首有夏竦序,记载王惟一铸针灸铜人模型及撰写《新铸铜人腧穴针灸图经》的过程。卷一、二为手足十二经脉循行与穴位(只有部位无主治与刺灸法),图15幅,示意井、荥、输、原、经、合穴之部位,其中有前面、后面、侧面三人图。卷一,为肺经、小肠经、大肠经、肝经、胆经、肾经的循行与穴位,图9幅。卷二,为心经、心包经、膀胱经、胃经,三焦经、脾经、督脉和任脉的循行与穴位,图6幅。卷三至卷五,为穴位内容,详述每个穴位的部位、取法、归经(××脉气所发)、经脉交会、主治和刺灸法等。穴位的排列仿《针灸甲乙经》体例,按头颈、面部、肩部、背部、侧颈部、胸部、侧腋部、腹部、侧胁部、上肢和下肢部位排列,在四肢又进一步按三阴经、三阳经穴排列,由指(趾)端向躯干。本书实收穴名446个,其中正名354个,别名92个,比《针灸甲乙经》多5个穴名。

【主要特色】

(1)增补经脉循行及病候:本书卷一、卷二所记载的经脉循行及病候可对校《黄帝内经太素》(简称《太素》)及史崧本《灵枢经》有关原文,并有所增补。在经脉循行方面,如足太阳膀胱经有"上额交巅上",而《灵枢》、《太素》作"上额交巅",《灵枢》、《太素》俱无"下合于后阴"五字。又如足厥阴肝经"环阴器",而《灵枢》、《太素》作"抵阴器"。在经脉病候方面,如足少阴经病候有"喉鸣而喘",而《灵枢》、《太素》作"喝喝而喘"。又如手太阴经病候有"卒遗矢无度",《灵枢》、《太素》俱无。

(2)对经脉循行作注释:本书在经脉循行方面有注文,并加入循行之穴位。如手太阳小肠经,正文有"手太阳小肠之脉,起于小指之端",注文为:"小指之端,少泽所居";正文有"循手外侧",注文为:"手外侧本节之前,前谷穴也,本节之后,后溪穴也"。正文有"上腕",注文为"腕前腕谷,腕中阳谷";正文有"出踝中直上,循臂骨上廉,出肘内侧两骨之间",注文为"肘内两骨间小海穴在焉",这样使学习者对经脉循行路线了解更为清楚。

　　(3) 补充了腧穴主治：王惟一在考订了以前的针灸书籍，整理前人关于腧穴主治方面内容的基础上进行了补充和发挥，和《针灸甲乙经》、《备急千金要方》、《外台秘要》等书相比，有较大出入。

　　【版本】

　　(1) 清道光二十一年辛丑（公元 1841 年）影印金大定本

　　(2) 清光绪三十三年丁未至宣统元年己酉（公元 1907－1909 年）贵池刘氏玉海堂影印金大定本

　　(3) 人民卫生出版社 1955 年第 1 版，据清代影刊金大定本缩印出版

　　(4) 中国书店 1987 年第 1 版，据金大定本影印

十八、《圣济总录》

　　本书为宋徽宗赵佶组织人编撰，政府主持编写。

　　【主要内容】　　本书是以载方为主的一部综合性医学著作。成书于政和年间（公元 1111－1117 年），故又名《政和圣济总录》。书成不久，因遭靖康之变，被携北地，致使南宋医家不易见到，后经金大定年间（公元 1161－1189 年）和元大德四年（公元 1300 年）两次重刊。《中国医籍考》说："是书，宋志及诸家书目不载，南宋诸方书未见引据者，在于徽宗之季年，《圣济》经《和剂局方》之后。洪迈《容斋随笔》云：宣和殿、大清楼、龙图阁所储书籍，靖康荡折之余，尽归于燕。考之《宋史》则云：靖康二年，少帝在青城，金人尽索国子监书版，三馆秘阁四部书，大尝礼物、大成乐舞、明堂大内图，以至乘舆服饰珍玩之物，辇致军前，意者如此书，镂版才成，未及颁布，亦在其中，尔后南北殊城，彼此不通，故南宋之士，不得观之，遂至并其目而无知者，乃金世宗大定中取所获于汴都，重刊颁行，因传于今矣。呜乎，是书成于北宋，而晦于南宋，不传于中国，而存于夷狄。而徽宗慈心之所寓，不泯于千载者，抑亦奇矣。清·程云来《纂要凡例》云：大德重校《圣济总录》。"对本书编写过程及刻印刊行经过作了详细说明。

　　全书共 200 卷，收载医方近 2 万首，共分 66 门。首列运气、叙例、治法等项，相当于全书的叙论，次为诸风，最后为神仙服饵。每门之中介绍若干病症，每一病症先论病因病理，次列方药治疗。全书收载的病症概有内、外、妇、儿、五官、针灸各科，既有理论，又有经验，内容极为丰富，在理论方面，除引据《黄帝内经》等医学经典外，并结合当代各家学说予以进一步阐述，在方药方面，因系选自民间经验良方及医家秘方，疗效一般可靠，故后世医家颇为推崇。

　　本书是一部具有研究价值的历史医学文献，也是临床方面比较切合实用的参考书。但书中也有宿命论、符禁等不科学内容，应予扬弃。

　　本书也收录了大量针灸内容，集中于"针灸门"卷一百九十一至卷一百九十三中。书中之针灸部分，主要辑录自王惟一《铜人腧穴针灸图经》。

　　卷一百九十一首为"骨度统论"，指出了骨度解剖的重要性和针灸治疗大体原则。文中说："凡用针当先明骨节，骨节既定，然后分别经络所在，度以身寸，以明孔穴，为施刺灸。"次为"骨空穴法"，指出"人之周身，总有三百六十五骨节。"论述了骨节的名位、长短、大小、有髓无髓等情况。此节内容《黄帝内经》不载，是撷自其他古医经的。再次为"经脉统论"，这部分内容大体取材于《铜人腧穴针灸图经》叙述了手太阴肺经等手足十二经脉之循行、病候、穴位。

卷一百九十二首为"奇经八脉之循行、病候、穴位",论述了奇经八脉的循行路线、病候、穴位、主治病症和刺灸法。其次为"九针统论",叙述了《黄帝内经》九针的形状、大小、作用及用途。再次为"刺节统论",叙述了《黄帝内经》的九变、十二节、三刺、五刺的内容。再次为"灸刺统论"。其后依次为:"治五脏中风并一切风疾灸刺法"、"治疯狂灸刺法"、"治病癫灸刺法"、"治痹灸刺法"、"治热病灸刺法"、"治寒热灸刺法"、"治疟疾灸刺法"、"治霍乱灸刺法"、"治转筋灸刺法"、"治心腹痛灸刺法"、"治胸痹灸刺法"、"治腹胀满灸刺法"、"治消渴灸刺法"、"治黄疸灸刺法"。

卷一百九十三至卷一百九十四集中论述了咳嗽、风气、咯血、呕血、吐、癥瘕、脚气、水肿、呕吐、哕、水饮不消、骨蒸、目疾、耳疾、鼻疾、口齿、失欠、泄痢、脱肛、癫疝、腰痛、虚劳失精、诸淋、遗溺、小便数、小便赤黄不利、转胞、中恶、鬼魅诸邪病、卒魇寐不寤、卒中五尸、瘿气、瘰疬痔瘘、痔疾、痈疽疮肿、癣、杂病、妇人诸疾、小儿诸疾等40个病症,病种涉及内、外、妇、儿、眼、五官、口腔等科。卷一百九十四最后为"灸刺禁忌论"和"误伤禁穴灸刺法"。

【主要特色】

(1) 重视骨度解剖:本书是宋以前记载骨度解剖最详细的中医文献。如卷一百九十一《骨度统论》说:"凡用针当先明骨节,骨节既定,然后分别经络所在,度以尺寸,以明孔穴,为施刺灸,观病所在,或浅或深……然人身骨节之数,三百六十有五,以应一期之日。骨节所在,大小长短,广狭厚薄,或隐或显,有势无势,有体无体,有液无液,皆有定体,实刺法之先务也。《内经》具载,但有骨空之处,其骨度之说,徒有其名,未载其法。至于三百六十之数,因亦泯然,使用针之人,妄意腧穴,不知骨节本原,徒为针灸,未得其法,枉伤肌肉,良可惜也。今撮自古医经,有骨度之数,析骨之论,凡三百六十五骨之法,以此论骨骼,其庶矣,故著于篇,以冠针法之首云。"

(2) 以经统穴,统一了经穴排列顺序:本书将354穴分别归入十四经脉加以叙述,并依据《灵枢·经脉》的记述,按经脉的流注次序进行排列,还对任督以外的6条奇经脉气所发的穴位逐一作了介绍,使经穴理论更系统化、规范化,结束了长期以来经脉和经穴分离,及经穴归经和排列顺序混乱的情况,为以经统穴的体例开了先河。

(3) 误针解救:本书列专篇讨论了"误刺禁穴救针法",这是前代针灸文献未曾涉及的题目,显然是总结了当时的经验写成,书中共指出了30多个腧穴由于误刺造成的不良后果,及相应解救方法。

(4) 丰富了针灸治疗学内容:本书共收藏了55种常见病的针灸疗法,其中妇、儿等专科病症列为专篇论述,除了祖述前人文献中针灸治疗学内容外,还补充了一些当时流行的"遗法",如本书"腰痛灸刺法"中说:"众方之外,又有遗法者,附之于后。"同时还转述了现在已经亡佚著作中的针灸治疗学内容,如多次出现的《普济针灸经》的内容。

【版本】

(1) 北宋刊元大德印本(仅存2卷)

(2) 元大德四年庚子(公元1300年)江浙等处行中书刻本(残本不全)

(3) 清乾隆年间刊江黄氏本震泽汪鸣珂补刻本

(4) 日本文化十年(公元1813年)江户聚珍复元大德刊本,木印本

(5) 清光绪三年丁丑(公元1877年)刊本

(6) 人民卫生出版社1962年第1版,1982年第1版第2次印刷,1987年第1版第3

次印刷

十九、《琼瑶神书》

原题宋·琼瑶真人著。琼瑶真人，疑即为刘党，著《琼瑶神书》4卷。

【主要内容】　本书原名《琼瑶神书》，又名《琼瑶发明神书》、《琼瑶捷径灸疾疗病神书》、《针灸神书大全》。

刊行年代不详，4卷。

卷一琼瑶神书天部

此卷首有宋徽宗皇帝崇宁五年（公元 1106 年）琼瑶真人一书手法序一篇，余为根据中医基础理论，结合针灸临床实际，论营卫深浅，气血流注，表里相应，水火分治，生成之数等内容，详列各种针法，以及上部下取，伤寒、心风、中风等病症的治法。

卷二琼瑶神书地部

此卷为临床病症的治疗部分，收录有男女筋骨疼痛、妇人带下、血崩、月事不调、男女五官科病症、内科病症等 210 多条治法问答。

卷三琼瑶神书人部

主要为针法方面的问答、经脉流注、穴位治法、九针所宜、崔氏四花穴法，灸 22 种骨蒸法和取艾法，用火法等。

卷四为经脉歌、穴位歌等，如：十四经穴歌、八法穴道歌、天星十一穴歌、流注六十六歌、杂病穴道歌。

【主要特色】　本书的特点有：用较多篇幅阐明循、按、弹、搓、捻、进、退、搜、摄、盘、摇、战、动、扪等单式手法。如循法有虚循、实循，按法有虚按、实按，摇法有顺摇、横摇，刮法有上刮、下刮，盘法有大盘、小盘之类，根据病症虚实、阴经阳经、男女、午前午后而施之。

本书中的"气上、气下、升阳、升阴之法"不见于其他书中。

本书所列举的病症，几乎都综合应用各种相应手法，选取有关穴位进行针刺治疗。病症有：伤寒、时疫、疟疾、中风不语、半身不遂、口眼歪斜、肢体麻木、手足拘挛、痴呆、泄泻、呕吐、反胃、便秘、腹胀、水气、积聚、七疝、木肾、遗泄、小便不通、小便多、咳嗽、哮喘、肺痈、吐血、虚损、潮热、头痛、臂痛、肩痛、胸痛、背痛、腰痛、腿痛、心痛、五痫、口臭、目赤、耳聋、牙痛、失音、乳蛾、鼻衄、鼻流浊涕、妇女月经不调、经事不行、血崩、赤白带下、横产、难产、死胎、胎衣不下等 70 余种。

本书是以评论刺法为特点的兼及经脉、常用穴位与临床治疗的一本针灸专著，大都采用歌赋体裁，便于诵读记忆，有一定实用价值。

【版本】

（1）清道光刻本

（2）中医古籍出版社 1987 年第 1 版，据清道光刊本点校排印

二十、《灸膏肓腧穴法》

庄绰，字季裕，宋代医家，清源（今山西清徐）人。曾任朝奉郎，前南道都总管等官职。建炎元年（公元 1127 年）八月，由许昌避难到泗滨（今属陕西省），因患疟疾为医误治，致"营卫衰耗"，到第二年春尚未愈，得陈了翁专为灸膏肓腧渐愈，当时亲友"见此

殊功，灸者数人，宿疴皆除。"于是庄绰"考医经同异，参以诸家之说，及所亲试"，编成《灸膏肓腧穴法》，另撰《脉法要略》、《本草节要》等书。

【主要内容】《灸膏肓腧穴法》，又名《膏肓灸法》，1卷，宋·庄绰撰，宋建炎二年（公元1128年）刊行，分为10篇，专论膏肓穴的部位、主治病症及不同流派的取穴法，附有插图。

篇一量同身寸法：指出中指同身寸的度量标准。篇二正坐伸臂法：论述取膏肓穴正坐的体位及两手放置的正确位置。篇三揣椎骨定穴高下法：以两种度量法，求得膏肓穴与脊柱的平行关系，从而确定该穴的高低位置。篇四定位相去远近法：介绍用同身寸6寸长的蜡纸或薄篾，横置在脊骨正中，以求出左右两侧膏肓穴相去远近的宽度。篇五钩股按穴取平法：在第七胸椎正中向两侧划以斜线，以得出两穴高下平直的准确位置。篇六参验求穴法：以动作标志取穴法和骨性标志取穴法互相参验，强调骨性标志取穴的重要性。篇七坐点坐灸法：强调灸膏肓穴时应严格按照原取穴体位，并阐明体位改变对疗效的影响。篇八石用之取穴别法：介绍僧人石用之的盘膝正坐取膏肓穴法。篇九叶潘等取穴法：介绍叶余庆的"立取卧灸法"，潘琪的"仰手曲肘取穴法"，普鉴院僧仲闻的两种正坐取穴法。篇十灸讫补养法：介绍灸膏肓穴后的调补方法。跋：记载庄氏本人犯病及治疗经过，编写本书的缘由。

【主要特色】

（1）集膏肓穴灸法之大成：本书广集各家膏肓穴灸法的资料，除《备急千金要方》、《外台秘要》、《铜人腧穴针灸图经》、《太平圣惠方》等前人书籍中的记载外，还汇集了同时代医家石藏用、陈了翁、潘琪、泉州僧人、普鉴院僧人的经验，此外，平江叶余庆从僧人处学到的经验，及庄氏本人的亲身体会也一一详载。专题讨论了膏肓穴的功效、定位、取法、操作、疗程、病案举例、灸后调补等。

（2）简述腧穴定位法细致入微：本书全面收载了膏肓穴的各种取穴法，逐一整理考证，并绘以取穴图，这不仅有助于提高膏肓穴取穴的准确性，而且对于其余穴位的定位法也有重要参考价值。例如同身寸取穴法方面，篇一"量同身寸法"中说："若屈指，节旁取，指侧中节上下两交角相去远近为一寸。若伸指，即正取，中指自上节下横纹至中节中，从上第二条横纹长者，相去远近为一寸。"明确提出中指同身寸取穴时，手中指在曲、伸不同状态时的度量方法。

【版本】　见《针灸四书》。

二十一、《备急灸法》

闻人耆年，宋代医家，橘李（今浙江嘉兴）人，生卒年月不详，积40多年临床经验，撰成《备急灸法》一书。本书序言中说："仆自幼业医，凡古人一方一技，悉讲求其要，居乡凡四五十载，虽以此养生，亦以此利人。仆今齿发衰矣，每念施药惠人力不能逮，其间惠而不费者，莫如针灸之术，然而针不易传，凡仓卒救人者，惟灼艾为第一。"

【主要内容】　宋·闻人耆年著，不分卷，刊行于宋宝庆二年丙戌（公元1226年）。

本书介绍了22种病症的灸疗法。如诸发等证，患部隔蒜灸300至500壮，甚或千余壮；肠痈，灸两肘尖各百壮；疔疮，灸掌后四寸两筋间14壮；附骨疽灸法同疔疮；皮肤中毒风，灸两臂屈肘曲骨间（曲池）各21壮；卒暴心痛，灸掌后三寸两筋间（间使），左右各14壮；转胞小便不通，用盐填脐孔，大艾炷灸21壮；霍乱，灸两肘尖各14壮，炷如绿豆大；霍乱转筋，转筋在股内，灸两内踝尖，转筋在股外，灸两外踝尖，各 3 壮；风牙疼，灸外踝尖 3 壮，患左灸右，患右灸左；精魅鬼神所淫，灸双手大拇指指甲处，灸 3 壮；夜魇不寐，灸两足大趾上各 7 壮或灸掌后三寸两筋间（间使）各 14 壮；卒忤死，急灸掌后三寸两筋间（间使）各 14 壮；身冷口噤，灸人中 3 壮，炷如粟米大；溺水，灸脐孔 35 壮，自缢，灸手足大指（趾）横纹中各 10 壮；急喉痹，灸两手小指甲后（少泽）各灸 3 壮；鼻衄，灸两手指间关节 3 壮，炷如粟米大；妇人难生，急灸右脚小趾尖（至阴）3 壮，炷如绿豆大；小肠气，灸两足大趾上各 7 壮；一切蛇伤，灸新咬处 14 壮；犬咬灸咬伤处 3 壮；狂犬所咬，灸所咬处百炷，其后日灸 1 壮；骑竹马灸法，下血不止及肠风脏毒败证，灸与脐平高之脊骨（命门）7 壮；噎疾，灸脚底中趾中节 7 壮；男子遗精白浊，灸丹田（脐下一寸）稍上处 7 壮。

【主要特色】

（1）汇集了古代名医治疗急症的灸疗法：本书搜集古代名医用灸法救急的资料，通过实践验证而汇集成册，成为灸法治疗急症的专辑。所引医家有黄帝、岐伯、扁鹊、华佗、葛洪、陶隐居、徐文伯、徐嗣伯、甄权、孙思邈、张文仲、姚和仲等十余家。

（2）取穴精专、简便易行：本书 22 个病症的灸疗法，所取穴位仅 20 多个，每一病症只取 1 至 2 个穴位，且多在四肢手足部位，有的穴位灸治适用于 2 种以上的病症，如间使穴、肘尖等。有的病症还配合使用其他外治法，如用皂角沫吹鼻救治夜魇不寐和卒忤死，吹入谷道用于抢救溺水。

【版本】

（1）光绪十七年辛卯（1891）年江宁藩署影印宋重刊本（即罗嘉杰十瓣同心兰室影宋刊本）。

（2）人民卫生出版社 1955 年第 1 版，据十瓣同心兰室仿宋影印本

（3）中国书店 1987 年第 1 版，据十瓣同心兰室藏版本影印

二十二、《子午流注针经》

本书卷首载有"南唐何若愚撰，常山阎明广注"，故后世大都认为系金人何若愚编撰，但据明《普济方》保存的本书由阎明广所作的序文，指明只有本书卷上"流注指微针赋"系何氏所撰，余则为阎氏采撷诸家，集辑而成。其序文中说："采撷群经，为之注解，广今复采《难》、《素》遗文，贾氏井荥六十首，法布经络往还，附针刺孔穴部分，钤括图形，集成一义，目之曰：《流注经络井荥图歌诀》，续于赋后，非显不肖之狂迷，启明何氏之用心，致验于人也。"

何、阎二氏生卒年月不详，二者皆为金人。据序文中说：近于贞元癸酉收何公所作《指微针赋》。今查，癸酉即贞元元年，贞元为金海陵王完颜亮年号，贞元元年相当于南宋绍兴二十三年（公元 1153 年），故何、阎二氏当为金人，本书成书年代距此当不远。

【主要内容】 金·何若愚撰，阎明广注，3 卷。约成书于 12 世纪初。

本书是现存最早的子午流注学说的专著，对子午流注针法的理论和具体方法作了精辟的论述。

上卷为流注指微针赋与流注经络井荥图说及平人气象论经隧环周图。卷中为手足井荥六十六穴图，三阴三阳流注总说，针制定时图，十二经脉内行注穴图，三焦心包络二经流注说，五子元建日时歌。卷下为井荥歌诀六十首，五行造化歌，并附录六十六穴阴阳二经

相生相合养子流注歌。

本书原书无序，序文保存在《普济方》书中。

【主要特色】 本书是现存最早的子午流注学说的专著，其主要内容多为后世针灸书籍所收载。

在卷上"流注经络井荥图说"中，对流注开阖的概念及意义作了明确论述，"夫流注者，为刺法之深源，作针术之大要，是故流者，行也；注者，住也。盖流者，要知经脉之行流也；注者，谓十二经脉各至本时，皆有虚实邪正之气，注于所括之穴也。夫得时谓之开，失时谓之阖。夫开者，针之必除其病，阖者，刺之难愈其疾。"

本书卷中"井荥俞经合部分图"中说："三焦是阳气之父，心包络是阴血之母，此二经尊重，主受纳十经血气养育，故只言十经阴阳二脉，逐日各注井、荥、俞、经、合五穴，方知十二经遍行也。三焦经，……每日遇阳干合处，注此六穴，如甲日甲戌时，至甲申时，为阳干合也。心包经，……每日遇阴干合处，注此五穴。此即为血纳包络，气纳三焦。"

卷下"井荥歌诀"中，具体论述了子午流注纳甲法每天各时辰的流注开穴，并附简图。明·徐凤《针灸大全》有关纳甲法的论述均出自本书。

本书还论述了"养子时刻注穴法"。

【版本】 见《针灸四书》

二十三、《针灸资生经》

王执中，字叔权，南宋时针灸学家，浙江阳安（今瑞安县）人。生卒年月不详。宋乾道己丑年（公元 1169 年）进士，官从政郎澧州教授。因当时重方药，轻针灸，公元 1165 年左右，王氏根据《针灸甲乙经》，《明堂》上、下经等书，结合个人临床经验，编撰成《针灸资生经》一书。

【主要内容】 宋·王执中撰，7 卷，刊行于宋嘉定十三年庚辰（公元 1220 年）

卷一论腧穴，略仿《针灸甲乙经》、《铜人腧穴针灸图经》体例，按头、胸、背、腹、四肢部分分区介绍，附入不少别穴并附图 46 幅。据《素问》、《针灸甲乙经》、《明堂》上、下经、《铜人腧穴针灸图经》等文献，考订了穴位的部位、取穴法、主治病症、禁忌等项。

卷二论述针灸法，有针灸须药、针忌、穴名同异考等。尤其是灸法记述颇多，如灸疗壮数、艾炷大小、点艾火、灸疮、忌食物、避人神等，明清针灸医籍如《针灸大成》、《针灸集成》等关于灸法的内容，多引自本书。

卷三至卷七，博引典籍方书，结合作者临床经验，记述内、外、妇、儿各科 193 种病症的针灸治疗方法，对临床有重要参考价值。卷三主述虚损、消渴、大小便病证、遗精、痢、霍乱、胃痛、疟等。卷四主述心痛、神志病、中风、咳喘、积聚、水肿、鼓胀等；卷五主述诸痛症；卷六为五官头面及各种病症以及头痛、面肿等；卷七记述伤寒、黄疸、瘰疬、历节风、疔疮、癣疥及妇科病等。

本书附图 46 幅，其中背面 9 幅、腹面 27 幅、侧面 10 幅。

【主要特色】

(1) 重视穴位考订：本书记载 364 个穴名，别穴 21 个。依据《素问》，《针灸甲乙经》，《明堂》上、下经，《备急千金要方》，《铜人腧穴针灸图经》等书互参校订，并重视实践，择善而从，据理否定了《铜人腧穴针灸图经》中所说的不宜针灸的一些穴位。同时收入了临床有效的别穴,如眉冲、明堂、当阳、穷骨、百劳等21穴。其他如督俞、气海俞、关元俞、风市等,目前已为针灸医家所常用,且已归经,而且是王惟一所撰《铜人腧穴针灸图经》中所阙如的。在穴位主治方面,不仅搜集了大量前人的有关记载,而且通过作者亲身实践,又增添了不少个人宝贵经验,有的以医案形式表述,弥补了文献记载的不足。如风市穴下有"予冬月当风市处多冷痹,急擦热于温之,略止……偶缪刺以温针,遂愈。信乎能治冷痹也,不特治痹,亦治风之要穴,《铜人》乃不载。"又如上星穴下附有作者本人的脑冷治验,百会穴有治心气病医案。

(2) 内容丰富的针灸临床著作:本书治疗部分,因病配穴,纲目众多,是一部内容丰富的类纂性临床针灸著作,为宋以前针灸专书所少见。每个病证多从辨证着手,分列治疗诸穴。如痰涎(痰饮、吐沫)证治中有:"巨阙治热病胸中痰饮,腹胀暴痛,恍惚不知人。通谷治结积留饮、胸满、食不化。不容治痰癖。少冲治痰冷。率谷治膈胃寒痰,伤酒风发,脑两角强痛,不能饮食,烦满吐不止。浮白治痰沫胸中满,不得喘息。本神治癫疾吐涎沫。丝竹空治涎沫。然谷、复溜治涎出。阴谷治涎下。膈俞疗痰饮,吐逆汗出,寒热骨痛,虚胀,舌满痰疟。胆俞疗痰闷。上脘疗痰多吐涎。"说明痰涎证因证型不同,用不同的穴位治疗,体现了辨证论治原则。

值得提出的是,在治疗内容中,附有许多他人经验、个人体会及治验。如虚损中载:"旧传有人老而颜如童子者,盖每岁以鼠粪灸脐中一壮故也。予尝久患溏利,一夕灸三七壮,则次日不如厕,连数夕灸,则数日不如厕,足见经言泄利不止之验也。又予年轻壮,觉左手足无力,偶灸此而愈,后见同官人说中风人多灸此,或百壮或三五百壮皆愈,而经不言主中风,何也?"又如癫疝条下有:"舍弟少戏举重,得偏坠之疾,有道人为当关元两旁相去各三寸青脉上灸七壮,即愈。王彦宾患小肠气,亦如此灸之愈。"其他如喘证、癫疾、水肿、脐痛、肩痹痛等许多病证下都附有病案等治验。

(3) 强调针灸并用,针药并用:本书虽为针灸专著,但王氏强调针、灸、药并用治病的原则。如在《针灸须药》中说:"今人或但知针而不灸,灸而不针,或惟用药而不知针灸者,皆犯孙真人之戒也。而世所谓医者,则但知有药而已,针灸则未尝过而问焉。"故书中引用方药甚多,而所参考的方书,如《耆域方》、《陆氏集验方》、《玉道单方》等已失传,如引《既效方》中若欲治淋疾,则有王不留行子神效。其他如泻泄、痢疾、中风、消渴、瘰疬、痉证、便秘等病证,皆引用了前人方书中的效验方药。

【版本】
(1) 宋嘉定庚辰(公元1220年)徐正卿刊本
(2) 宋绍定四年(公元1231年)赵纶刊本
(3) 元大德丁未(公元1307年)国氏刊本
(4) 元天庆庚午(公元1330年)叶日增广勤书堂刊本
(5) 明正统丁卯(公元1447年)叶景达广勤书堂刊本
(6) 日本宽文九年(公元1669年)村上勘兵卫刊本
(7)《四库全书》本
(8) 上海科学技术出版社1959年第1版
(9) 中国书店1987年第1版,据《钦定四库全书》本影印

二十四、《扁鹊心书》

窦材，生于宋代中叶，窦材在本书自序中说："初学医，尽博天子之书，为医之理尽矣，然调治小疾，百发百中，临人病百无二三，每恨己术之不精也。后遇关中老师，从其学习三年，再治病则百发百中。遂将追随先师所历之法，与己四十余年之所治验，集成医流正道，以救万世夭枉。"

【主要内容】 宋·窦材辑录，3卷及神方1卷，刊行于公元1146年。托名扁鹊所传。卷首窦材序文。

上卷论经络、灸法等，中、下卷分论伤寒诸证。另有神方1卷，列99方，分别介绍其主治及服用法，其中有口服中药麻醉方，为临床医家所重视。

卷上收录的针灸内容如下：

当明经络、须识阴阳、住进之法、忌用转下、要知急缓、五等虚实、大病宜灸、三世扁鹊、时医三错、黄帝灸法、扁鹊灸法。附：窦材灸法。

【主要特色】

(1) 强调温养阳气，禁戒寒凉。以灼艾为第一，饵丹药为第二，用附子为第三。认为"阴气未消终是死，阳精若在必长生。"治病应以保扶阳气为本，真气壮则人强，真气虚则人病，真气脱则人死。窦氏用灸，自谓遵《铜人针灸图经》之法，凡大病宜灸脐下五百壮。认为临证时若只灸三五十壮，是不能补接真气的。其用于使患者忍耐久艾之痛的睡圣散，是以曼陀罗花为主的中药麻醉方，为历来临床医家所重视。

(2) 重视温养脾肾之阳。窦氏用灸，多取命关（食窦穴）、中脘、足三里、肾俞、关元等穴，其中犹以取命关为独到之处，如卷上"扁鹊灸法"中说，命关"属脾，又名食窦穴，能接脾藏真气，治三十六种脾病。凡诸病困重，尚有一毫真气，灸此穴二三百壮，能保固不死。一切大病属脾者并皆治之。盖脾为五藏之母，后天之本，属土，生长万物也。若脾气在，虽病甚不至死，此法试之极验。"

(3) 针法奇妙。卷下"失血"载："一人患脑衄，日夜有数升，诸药不效。余为针关元穴，入二寸留二十呼，问病人曰：针下觉热否？曰：热矣。乃令吸气出针，其血立止"。卷下"头痛"载："若患头风兼头晕者，刺风府穴，不得直下针，恐伤大筋，则昏闷。向左耳横纹针下入三四分，留去来二十呼，觉头中热麻是效。"

【版本】

(1) 清初刻本

(2) 清乾隆三十二年丁亥（公元1767年）《医林指月》本

(3) 清光绪七年辛巳（1881年）上海王氏刊本

(4) 中医古籍出版社1992年第1版，据清乾隆三十二年王琦《医林指月》宝笏楼刻本点校

二十五、《素问病机气宜保命集》

刘完素，字守贞，金代医家，约生活于公元1110—1200年，河间（今河北省河间县）人，后人尊为河间先生。好用凉剂，以降心火益肾水为主，成为著名的寒凉派。刘氏著作甚丰，除本书外，还有《素问玄机原病式》、《素问宣明论方》、《伤寒直格》、《伤寒标本心法类萃》、《三消论》、《（新刊）图解素问要旨论》。涉及针灸内容者，以本书为多。

【主要内容】　金·刘完素撰，3 卷，为 32 论。其中涉及针灸的内容有：

卷中，中风论第一，论太阳中风的辨证论治，除了用药物治疗外，还宜用针。无汗恶风宜针太阳、至阴、昆仑、阳跷；有汗恶风宜针风府。疠风论第二，论述疠风的病因、症状，在治疗方面以药物、针灸结合，先桦皮散服五七日，后灸承浆穴七壮，灸疮轻再灸，疮愈再灸，后服二圣散，泄热祛血中之风邪。心痛论第十一，引录了心痛的辨证及分经取穴。还引用《灵枢·厥病》篇各种厥心痛的分经取穴法，命名为"接经三法"。实为后世所谓"通经接气法"之开端。

卷下·肿胀论第二十四·五脉论五水灸法："青水灸肝井，赤水灸心荥，黄水灸脾俞，白水灸肺经，黑水灸肾合。"疮疡论第二十六："凡疮疡可灸刺者，须分经络部分，血气多少，俞穴远近。若从背而出，当从太阳五穴，随证选用，或刺或灸，泄其邪气，凡太阳多血少气，至阴、通谷、束骨、昆仑、委中。从鬓而出者，当从少阳五穴选用，少阳少血多气，窍阴、侠溪、临泣、阳辅、阳陵泉。从髭而出者，当从阳明五穴选用，阳明多血多气，历兑、内庭、陷谷、冲阳、解溪。从脑而出者，……当灸刺绝骨。"并论述疮疡切开以石砭及各种灸法，以及刺法适宜证、不宜灸等内容。瘰疬论第二十七，提出瘰疬所生的部位随其所属经络部分以对证之穴灸之，如治马刀，可用临泣穴，灸二七壮。

其他各论亦有散在记载，如吐论中有"灸大椎三五壮立已，乃泻督也。"

【主要特色】

（1）重视经络辨证，循经取穴：刘氏临床治病，无论用药或用针，皆重视经络辨证。他认为辨病"必先审六经之候"。在中风病论治中，他说："凡中风，不审六经之加减，虽治之不能去其邪也。"因此，对中风病按六经病证，邪气所中之经，而辨证选穴治之，与一般针灸治疗中风病有显著区别。对疮疡病亦同样分经论治，依据疮疡所发的部位属于何经循行之处，而用所属经脉之五输穴治疗，调节其气血。其他如五种厥心痛、瘰疬等，皆循经取穴治疗。

（2）治病以五输穴为主：本书所记载 10 余种病证的针灸治疗中，只用 30 余穴，其所用穴位多数为诸经之五输穴。此外对原穴也很重视。

（3）善于泻血疗法：凡见实热症，刘氏多用泻血疗法。如中风病中"太阳中风刺至阴出血；热无度不可止，刺陷谷出血；百节疼痛实无所知，三棱针刺绝骨出血。"

【版本】

（1）河间医学六书（附二种）

（2）人民卫生出版社 1956 年影印《古今医统正脉全书》本第 1 版

二十六、《儒门事亲》

张从正，字子和，号戴人（公元 1156－1228 年）。金·睢州考城（今河南省兰考县）人。出身医学世家，行医 50 多年，其学术成就与朱丹溪、李杲、刘完素齐名，被称为金元四大家之一。以推崇治疗上用汗、吐、下三法为主，被后世称为攻下派。曾于公元 1217 年任太医，1221 年辞职，与麻知己、常仲明等讲究医学，总结临床经验，著有《儒门事亲》一书。

【主要内容】　金·张从正撰，15 卷，约成书于公元 1228 年。与针灸治疗有关的是：

卷一："痹证"有"刺肾俞、太溪二穴，一日二刺"。"论妇人带下赤白错分寒热解"中有论述十二经脉、奇经八脉与带下赤白的关系。"目疾头风出血最急"中，论述足太阳、足阳明、足少阳、足厥阴经与目病、头风病的关系，及取穴与刺血治疗方法，并举有效病例。

卷二："论口眼㖞斜是经非窍辨"中，论述口眼㖞斜不能单从五脏之外窍论治，要从面部与手阳明、足三阳经之循行关系入手论治，为面瘫的针灸取穴奠定理论基础。在"疝本肝经宜通勿塞状"中，论述疝与肝经及冲、任、督脉的关系，提出以治足厥阴经为主治疗疝，并附针灸治疝的病例。

卷三："喉舌缓急砭药不同解"中，论述咽、喉、会厌、舌四者与手少阳、太阳，足阳明、足少阳、足太阴、足厥阴的经脉循行关系，故咽喉、口舌病证多从其相关经脉论治而取相应腧穴。对背痈证用铍针针其肿处，乱刺出血。

卷六：论述风、暑、火、热、湿为病，记载针灸治疗较多。如风搐反张病、肾风病、舌肿证、腰胯痛、狂证、目盲、目赤、小儿面上赤肿、呕血、痤痱、臂麻不便、背痈、胶瘤等病证中，都记载针灸治疗，或附有病例，其中多为针刺出血，其出血量亦较大。

卷十：记载针灸较多，如风木、暑火、湿土、燥金、寒水致病中，俱有针灸方法，而多取各经之井穴，即大敦、少冲、隐白、少商、涌泉穴。在"十二经脉是动为病"中，引录了《灵枢·经脉》"是动则病"、"是主所生病"的内容。另外在洞泄寒中、诸泄不已、伤寒疫疠、虚劳病、小儿砂石淋五种淋证中也有针刺出血的记载。

卷十一：有疝的循经辨证，小儿牙疳齿龋病的治疗取穴。

【主要特色】

（1）长于刺络泻血：张氏擅长刺络泻血，认为"出血之于发汗，名虽异而实则同"。本书所载刺血疗法有如下特点：①运用铍针多，铍针即铍针，为九针之一，针锋锐利，创伤面大，便于出血。如目暴赤肿痛，"皆宜以铍针刺前五穴（神庭、上星、前顶、囟会、百会）出血而已。"也有用三棱针者，如"人年四十、五十，不问男女目暴赤肿隐难开者，以三棱针刺前顶、百会穴出血大妙。"②出血量多：如"治一妇人木舌胀，其舌满口，诸药不愈，余以铍者小而锐者砭之五七度肿减，三日方平，计所出血几至盈斗。"③针刺部位及针数多，反复泻血：如对肾风的治疗"宜先刺其面，大出其血，当如墨色，三刺血变色矣，于是下针自额上下铍针直交颐顶皆出血，果如黑色，偏肿处皆针之……。"又如治背疽，"一二十行以铍针于肿掀处，乱刺出血，如此者三。"

（2）阐发十二经气血多少：在对目疾的辨证中说："圣人虽言目得血而能视，然血亦有太过不及也，太过则目壅塞而发痛，不及则目耗竭而失精……夫目之内眦，太阳经之所起，血多气少；目之锐眦，少阳经也，血少气多；目之上纲太阳经也，亦血多气少；目之下纲阳明经也，气血俱多。然阳明经起于目两旁交鼻頞中，与太阳少阳俱会于目，惟足厥阴肝经连于目系而已，故血太过者太阳阳明之实也，血不及者厥阴之虚也，故血出者宜太阳阳明，盖二经血多也，少阳一经不宜出血，血少故也。刺太阳阳明出血则愈，刺少阳出血则目愈昏，要之无使太过不及，以血养目而已。"

（3）重视经络辨证及循经取穴：本书对于口眼㖞斜、目疾、牙痛等症，多采用循经取穴。

【版本】

（1）明万历二十九年辛丑（公元 1601 年）吴勉学校刻古今医统正脉全书车映旭斋藏版

（2）人民卫生出版社，1957 年影印《古今医统正脉全书》本第 1 版

二十七、《脾胃论》

李杲，字明之，世居真定的东垣地区（今河北省正定县），晚年自号东垣老人。金代著名医学家（公元1180－1251年），在中医理论上，提出了"内伤脾胃，百病由生"的观点，善用温补脾胃之法，阐述了论治脾胃的系统思想，后世称其为补土派代表人物。

《脾胃论》成书于东垣晚年，其他著作尚有《脉诀指掌病式图说》1卷、《食物本草》10卷、《珍珠囊指掌补遗药物赋》4卷、《内外伤辨惑论》3卷、《兰室秘藏》3卷等。

【主要内容】 金·李杲撰，成书于宋淳祐九年（公元1249年）。全书分上中下三卷。

本书主要内容是论述脾胃病发生的原因、辨证思想及系列治疗脾胃病的方药，突出了补土派的学术思想，同时也体现在针灸方面。关于李东垣的针灸学术思想，在《针灸聚英》中首先转载，称东垣针法，后在《针灸大成》中也有转录，现仅将本书有关针灸内容简介如下。

卷中："饮食劳倦所伤始为热中论"引《灵枢·邪气脏腑病形》："胃病者，腹胀，胃脘当心而痛，上支两胁，膈咽不通，饮食不下，取三里以补之。"引《灵枢·官能》："从下上者，引而去之"，"上气不足，推而扬之"的针法，亦属于阳病在阴，从阴引阳治热厥之法及疼痛病的缪刺法。

"胃气下溜，五脏气皆乱，其为病互相出见论"引《灵枢·五乱》针刺五乱的取穴法："气在于心者，取之手少阴心主之输（神门、大陵）"；"气在于肺者，取之手太阴荥，足少阴输（鱼际并太渊输，不令湿土克肾，其穴在太溪）"；"气在于肠胃者，取之足太阴、阳明，不下者，取之三里（章门、中脘、三里）"，即取其募穴治疗；"气在于头，取天柱、大杼，不知，取太阳荥、输（通谷，荥，束骨，输）""先取天柱、大杼，不补不泻，以导气而已，取足太阳膀胱经中，不补不泻，深取通谷、束骨。丁、心火，己、脾土穴以引引去之"；"气在于臂足，取之先去血脉，后取其手足阳明之荥、输（二间、三间深取之，内庭、隐谷深取之）"。并引录"徐入徐出，谓之导气，补泻无形，谓之同精"的原文。

在引录《素问·阴阳应象大论》有关阴病治阳，阳病治阴论述时，加以引申发挥，采用内伤五脏由外感之邪所致者，用背俞穴治疗，"阳气不足，阴气有余"，以腹部募穴治疗，"饮食失节及劳役形质，阴火乘于坤土之中，致胃气、元气不得上升滋于六腑之气，是五阳之气先绝于外"，此元气乃伤，"当从胃合三里穴中推而扬之，以伸元气"。

【主要特色】

(1) 阐发经旨，重视调治脾胃：本书中大量引用《内经》有关脾胃的生理功能、病理变化的理论，如"胃者，水谷之海，其输上在气街，下至三里"（《灵枢·海论》）"人之所受气者谷也，谷之所注者胃也。胃者水谷气血之海也，海之所行云气者，天下也，胃之所出气血者，经隧也。经隧者，五脏六腑之大络也"（《灵枢·玉版》）等。在治疗上调补脾胃的思想也表现在针灸方面。如"饮食劳倦所伤始为热中论"中说："胃病者……取三里以补之。""大肠小肠五脏皆属于胃，胃虚则俱病论"中说："小肠之穴在巨虚下廉，大肠之穴在巨虚上廉，此二穴皆在足阳明胃三里穴下也。"

(2) 阐发阴病治阳、阳病治阴理论及针灸方法：本书"阴病治阳阳病治阴"说："阴病在阳"，"是天外风寒之邪乘中而外入，在人之背上腑腧、脏腧，是人之受天外客邪。"应该"以治风寒之邪，治其各脏之俞"。而在六淫，则"中暑者，治在背上小肠腧；中湿者，治在胃腧；中燥者，治在大肠腧……皆泻在背之腑腧。""若元气愈不足，治在腹上诸腑之募穴。若传在五脏，为九窍不通，随各窍之病治其各脏之募穴于腹……凡治腹之募，皆为元气不足，从阴引阳勿误也。"

（3）阐述同情导气之法：本书卷中"胃气下溜"在引用《灵枢·五乱》原文基础上，东垣加以阐述。如"气在于心者，取之手少阴、心主之输，神门、大陵。滋以化源，补以甘温，泻以甘寒，以酸收之，以小苦通之，以微苦辛甘轻剂，同精导气，使复其本位。气在于肺者，取之手太阴荥、足少阴输，鱼际并太渊输。太阴以苦甘寒，乃乱于胸中之气，以分化之味去之。若成痿者，以导湿热；若善多涕。从权治以辛热，仍引胃气前出阳道，不令湿土克肾，其穴在太溪。……气在于臂足，取之先去血脉，后取其手足阳明之荥、输。二间、三间深取之，内庭、陷谷深取之。视其足、臂之血络尽取之，后治其痿、厥，皆不补不泻，从阴深取引而上之。上之者，出也去也，皆阴火有余，阳气不足，伏匿于地中者，荣血者。当从阴引阳，先于地中升举阳气，次泻阴火，乃导气同精之法。"

【版本】 人民卫生出版社 1957 年影印《古今医统正脉全书》本第 1 版

二十八、《丹溪心法》

朱震亨，字彦修（公元 1281—1358 年）。元代婺州义乌（今浙江义乌县赤岸）人。世居赤岸，赤岸有一条溪流为丹溪，故人称丹溪翁，或称丹溪先生。凡溪中年学医，从师于罗知悌，尽得其学。他对于刘河间、张子和、李杲等人的学术思想及临床经验虚心学习，并有所创新，创立了"相火论"，首论"阳常有余，阴常不足"的学术思想，被后世称为滋阴降火派，为金元四大家之一。

除本书外，其著作还有《局方发挥》、《格致余论》、《金匮钩玄》、《本草衍义补遗》等。

【主要内容】 元·朱震亨撰，全书分为 5 卷，正文之前有"序"和"论"。主要内容为论述内、外、妇、儿各科病证及方药。

在"论"中，有十二经见证（实际为十一经见证，缺手少阳三焦经见证）。其所论次序以足三阳、手二阳、足三阴、手三阴为序，所论证候不分"是动病"、"所生病"，与《灵枢·经脉》不尽相同。另外还有手足阴阳经合生见证 35 条，即每一证候有手足阴阳经 2 经、或 3 经、4 经的合经病候。

在各卷中，分别记载有针灸治疗 20 余条，以灸法为多，而且是针、灸、药物并用，以药物为多，附以针灸法。如卷一，中风病有初昏倒急掐人中；用灸可灸风池、百会、曲池、合谷、风市、绝骨、环跳、肩髃、三里等穴，皆灸之，以凿窍疏风。卷二，痢，"甚者灸天枢、气海。"泄泻，"用艾炷如麦粒大，百会穴灸三壮。"咳嗽，"灸天突穴、肺俞穴，大泻肺气。"漏疮，"用附子破作两片，用人唾浸透切片，安漏孔上艾灸。"卷四，厥，"速灸关元百壮。"疠风，"可用三棱针刺委中出血。"头风，若经久不愈者，"灸囟会、百会、前顶、上星等穴。"绞肠痧，"姜汤探吐，刺委中出血。"腰痛，"不能伸者，针人中；血滞于下委中穴刺出血妙，仍灸肾俞、昆仑尤佳。"气疝，"灸大敦穴。"卷五，瘰病，初生起时灸曲池。

【主要特色】

（1）增补经脉病候：本书在《灵枢·经脉》各条病候论述基础上，予以补充。如足太阳膀胱经病候中，补充了"泪出，脐反出，下肿，便脓血，肌肉痿。"足阳明胃经病候中，补充了"遗溺失气，癫疾。"手太阳小肠经补充了"面白，耳前热苦寒。"手阳明大肠经补充了"耳聋辉辉焞焞，耳鸣嘈嘈，耳痛，气满皮肤壳壳然坚而不痛。"等等。尤以足太阴脾经、足少阴肾经、足厥阴肝经病候补充较多，这就扩大了经脉病候的内容，这对于经络辨证，循经取穴有十分重要意义。

此外，本书还补充了手足阴阳经的共同病候，如"鼻鼽衄，手足阳明、太阳"，"膈咽不通不食，足阳明、太阴。"

（2）提出"针法浑是泻无补"、"灸法有补泻"的观点。因此书中有关针灸治病，以灸法为多，针法较少。

【版本】　上海科学技术出版社，1959 年新 1 版

二十九、《西方子明堂灸经》

西方子，元代医生，生平不详。撰《西方子明堂灸经》8 卷，元代刊行。

《四库全书总目提要》卷一百三评介："《明堂灸经》八卷。题曰西方子撰。不知何许人，与《铜人针灸经》俱刊于山西平阳府。其书专论灸法，《铜人》惟有正背左右人形，此则兼及侧伏，较更详密。考《唐志》有《黄帝十二经明堂偃侧人图》十二卷，兹或其遗法……。《旧唐书·经籍志》以《明堂经脉》别为一类，则曾之说信矣。古法多针灸并言，或惟言针以该灸，《灵枢》称《针经》是也。自王焘《外台秘要》始力言误针之害，凡针法穴道，俱删不录，惟立灸法为一门，此书言灸不言针，盖犹焘志也。"

【主要内容】　元·西方子（姓名不详）撰，8 卷，成书于公元 1142－1194 年之间。

本书的穴位排列次序与部位同《备急千金要方》。卷一，正人头面图 36 穴名；正人胸膺图 25 穴名；正人腹肚图 48 穴名。卷二，正人手图 26 穴名：手太阴肺经 10 穴名，手厥阴心包经 8 穴名，手少阴心经 8 穴名。卷三，正人足图 26 穴名：足太阴脾经 11 穴名，足阳明胃经 15 穴名。卷四，伏人头图 14 穴名，伏人背脊图 37 穴名。卷五，伏人手图 17 穴名：手少阳三焦经 17 穴名。卷六，伏人手图 9 穴名：手太阳小肠经 9 穴名：伏人足图 17 穴名：足太阳膀胱经 17 穴名。卷七，侧人头颈图 20 穴名，侧人胁图 18 穴名，侧人手图 20 穴名。卷八，侧人足图 42 穴名：足少阳胆经 15 穴名，足厥阴肝经 11 穴名，足少阴肾经 16 穴名。

【主要特色】　本书以论述灸法为主。对于禁灸腧穴分为几个档次，即不可灸腧穴，如乳中；不灸的腧穴，如攒竹；不宜灸的腧穴，如女子不宜灸石门。对于每天应灸壮数及累积的壮数，也有说明，如水分穴，"若是水病，灸之大良，日灸七壮，至四百壮。"又如关元穴，"灸三十壮，十日灸三百壮。"

本书对刺络泻血也有一些论述，如卷六"委中二穴，在胭中央约纹中动脉，凡风痹，腰脚重病，于此泻血，久痼宿疹，亦皆立已。"

【版本】

（1）元熊氏卫生堂刻本

（2）明山西平阳府刊本

（3）清顺治间关东李月桂重刻本

（4）清初刻本

（5）四库全书本

（6）清光绪十年甲申（1884 年）钱塘丁氏据山西平阳府重校刻本

（7）上海大东书局《中国医学大成》本附冯氏勘记一卷

三十、《针经指南》

窦杰（公元 1196－1280 年），字汉卿，后改名默，字子声，金元时针灸学家。广平肥乡（今河北肥乡）人。在蔡州（今河南汝阳）遇名医李浩，学习铜人针法，学成回到原籍，从事医疗和医学教授工作，以针术闻名于当世。元世祖忽必烈为藩王时，使皇子从他学习而任太师，后任翰林侍讲学士，晚年加至昭文馆大学士，故后人有称其为窦太师者。撰有《针经指南》、《流注通玄指要赋》、《标幽赋》等针灸专著。

【主要内容】 金·窦汉卿（杰）撰，初刊于公元 1295 年，本书不分卷次。首页是《针经指南》序（1983 年人民卫生出版社据《普济方》补）两段。本书内容包括：针经标幽赋、流注通玄指要赋、针经直说、络说、交经辨、气血问答、手足三阴三阳表里支干配合、流注八穴序、定八穴所在、真言补泻手法、夫妇配合、古法流注与杂忌法等。书后附针灸杂说，为元代窦桂芳撰，书的尾页记有《窦汉卿流注指要后序》。

【主要特色】 本书的《标幽赋》、《流注通玄指要赋》是古代针灸歌赋中的名篇，以精练、流畅的歌赋文体，阐述了作者对针灸理论的认识和临床经验的总结，其内容涉及经络理论，取穴之法，针灸治病机理及原则，进针法，针刺补泻，及各具体病证的针灸处方选穴，尤其在针灸治疗方面，取穴精专，多为 1－2 穴，效验确切，为后世针灸医家所习诵使用。

重视流注八穴，强调"交经八穴者，针道之要也"，在医疗实践中，"以此术行于河淮间四十一年，起危笃患，随手应者，岂胜数哉"。书中列公孙、内关、临泣、外关、后溪、申脉、列缺、照海等八穴的主治病证。在具体使用上，先刺主证之穴，如病未已，必求合穴，未已，须停针待气，使上下相接，快然失其所苦，而后出针。

本书"真言补泻手法"是窦氏针术的经验总结，把针刺的基本手法归纳为十四法，即"动、摇、进、退、搓、盘、弹、捻、循、扪、摄、按、爪、切"。十四法的确立，为以后《金针赋》、《针灸大成》论述针法奠定了基础。

【版本】 见《针灸四书》。

三十一、《云岐子论经络迎随补泻法》

张璧，号云岐子，金代医家，张元素（洁古）之子，生活于 13 世纪，易州（今河北易县）人。其学术思想，多承洁古之说，撰有《云岐子论经络迎随补泻法》、《脉谈》、《云岐子脉法》、《医学新说》等，又撰《伤寒保命集》2 卷。

【主要内容】 金·张璧撰，收录于元·杜思敬《济生拔粹》卷二。主要内容：①能知迎随，可令调气，调气之方，必别阴阳。②经络取原法。③王海藏拔原例，十二经原穴。④经络腧穴配合法。⑤辨伤寒热甚五十九刺。⑥刺热病汗不出。⑦刺伤寒结胸痞气。⑧刺伤寒三阳头痛法。⑨刺伤寒三阴腹痛法。⑩灸少阴原救脉法。⑪辨伤寒药附针灸法。⑫伤寒刺期门。⑬洁古刺诸痛法。⑭窦太师流注指要赋。⑮离合真邪说。⑯诸穴治证。⑰寒热补泻法。⑱灸法补泻。⑲取寸法。⑳刺心痛诸穴。㉑通经法。

【主要特色】 本书依据《灵枢·终始》"故泻者迎之，补者随之"，提出"凡用针顺经而刺之，为之补；迎经而夺之，为之泻"的论述，对针刺迎随补泻法进行了阐述。其次，对伤寒应用针灸疗法治疗及针药并用问题进行了阐发。

本书还论述了张洁古提出的八关大刺法。如洁古刺痛诸法中，有"大烦热不止，昼夜无度，刺十指间出血，谓八关大刺。"

本书最后一节为通经法，论述了刘完素所倡导的通经接气法。此种针法对各种疼痛及经气郁滞之证有较好疗效。

【版本】

（1）见《济生拔粹》现存主要版本

（2）中国书店 1987 年第 1 版，据元刻本影印

三十二、《针经摘英集》

杜思敬，自号宝善老人，山西铜鞮（今山西沁县）人，元代医学家，余不详。曾汇辑金元时期 19 种医籍，按节而录之，门分类析，有论有方，详不至冗，简不至略原则，辑成《济生拔粹》19 卷，在卷首汇集针灸书籍 4 种，即：①《针灸节要》，1 卷，元·不著撰人。②《云岐子论经络迎随补泻法》，1 卷，金·张璧撰。③《窦太师流注指要赋》，1 卷，金·窦杰撰。④《针经摘英集》，1 卷，不著撰人，一说杜思敬辑。

【主要内容】 元·杜思敬节辑。本书内容精要，言简意赅，故名"摘要"。全书共分 5 段：一段，以文图介绍九针。二段，讲述折量取穴位法，突出取穴分寸与体位。三段，为补泻法。四段，为用针呼吸法。五段，治病直刺法，介绍 69 种内科杂病及妇科病的症状、取穴、刺法等。是一本比较简要的针灸参考书。本书收入《济生拔粹》书内。

【主要特色】 本书重视取穴定位法及体位，倡用中指同身寸法量取腧穴，如"折量取穴法"中指出："凡度周身孔穴，远近分寸，以病人男左女右中指第二节内度两横纹相去为一寸，以薄竹片点量分寸使用。"本书又说："凡点穴时，须得身体平直，四肢毋令卷缩，坐点毋令俯仰，立点毋令倾侧。坐点则坐针灸，卧点则卧针灸，立点则立针灸，反此则不得其穴。"

本书对针刺补泻手法进行了论述，对呼吸补泻尤为重视，在"用针呼吸法"中指出："呼不过三，吸不过五，呼外捻针回经气，吸内捻针行经气。"

本书所列 69 种各科疾病、多为针灸临床所常见。书中对这些疾病的症状，取穴及刺灸大法进行了论述。如"治病直刺诀"中说："治偏正头痛，刺手少阳经丝竹空二穴，在眉后陷中，禁灸，以患人正坐，举手下针，针入三分。"

【版本】

（1）见《济生拔粹》现存主要版本

（2）中国书店 1987 年第 1 版，据元刻本影印。

三十三、《针灸四书》

窦桂芳，元建安时人，金·窦汉卿之子，余未详，辑《针灸四书》。据《普济方》补入的《针灸四书》序中说："余先君汉卿公，以药与艾见重于士大夫……。""至元丙子以来，余挟父术游江淮，得遇至人，授以针法，且以《子午流注》、《针经》、《窦汉卿针经指南》三书见遗，拜而受之，珍藏玩味，大有进益，且喜其姓字医术与先君同也。因是作而言曰：南北有二汉卿，姓同字同而为医亦同也。北之汉卿，得行道针法，精于八穴以愈疾，名显于世，官至太师；南之汉卿，隐居求志，惟以药与艾，推而积活人济世之阴功，由是观之则信矣。"

【主要内容】 元·窦桂芳撰集。刊行于元至大四年辛亥（公元 1311 年），因将《黄帝

明堂灸经》、《灸膏肓腧穴法》、《子午流注针经》和《针经指南》四部针灸书汇辑成一部，故名。

(1)《黄帝明堂灸经》，唐代书，不著撰人。系抄录自《太平圣惠方》卷一百《明堂灸经》及《小儿明堂灸经》，改题本书名而刊行。

(2)《灸膏肓腧穴法》，宋·庄绰季裕撰，刊行于宋建炎二年丁未（公元1128年）。

(3)《子午流注针经》，金·何若愚撰，阎广明注，约成书于12世纪。

(4)《针经指南》，金·窦汉卿撰，初刊于公元1295年。书后附：针灸杂说1卷。

【版本】

(1) 元至大四年辛亥（公元1311年）刻本

(2) 浙江天一阁藏书

(3) 人民卫生出版社1983年第1版；据元刻活济堂残本为主本，参照《太平圣惠方》、《普济方》校勘排印

三十四、《扁鹊神应针灸玉龙经》

王国瑞，字瑞庵，兰溪（今属浙江）人，元代针灸医家，名医王开之子，后居婺源（今属江西）。王开从窦默学针灸20载，尽得其传。王国瑞幼从父学，承父业而精于针灸，求治者无虚日。屡游三吴间，医名大振，尝与其父同注窦汉卿《铜人针灸密语》，题为《增注针经密语》1卷，已佚，而所撰《扁鹊神应针灸玉龙经》传世，对针灸医学有一定贡献。王国瑞传针术于子廷玉，孙宗泽，成为元明之际著名针灸世家。

【主要内容】 元·王国瑞撰，刊行于天历二年己巳（公元1329年）。其弟子周仲良在本书后序中说："婺源先生所传针灸之书也，其所以托名扁鹊者，重其道而神其书也。名曰玉龙者，盖以玉为天地之精，龙之神变极灵，此书之妙用犹是也。"对书名含义作了清楚的说明。而"神应"的含义，则是从宋代封扁鹊为"神应王"而来。

本书专论针灸之法，首为120穴玉龙歌，计85首，78症，举症见穴，加以注解，穴法、针灸法指示分明。次为"穴法歌，穴法相应三十七穴"，记载了37对穴位配伍。次为"注解《标幽赋》"，逐句阐发窦默针灸学术思想。次为马丹阳"天星十一穴歌"12首。次为"人神尻神太乙九宫歌诀"2首，并绘2图以说明之。次为"六十六穴治证"，介绍十二经五输穴、原穴、络穴、郄穴等93个常用穴的定位和主治。次为"子午流注心要秘诀"。次为"时日配合穴法图"。次为"盘石金直刺秘传"，介绍治症40个。次为"针灸歌"2首，介绍窦默的针灸临证心法要诀。次为"灸法杂抄切要"，记载8个杂症的灸治主穴。末为飞腾八法。正文后有天历二年（公元1329年）国瑞弟子周仲良序。

【主要特色】 全书以歌赋文体的内容为多，其中"玉龙歌"、"天星十一穴歌"、"针灸歌"、"盘石金直刺秘传"等为本书首先收集。文义浅近，通俗易懂，内容以论述常见病症的针灸治疗方法为主，还根据需要，分别提及病因病机、针灸处方、随症加减、操作方法、方义及针灸禁忌等。如玉龙歌中有"口气由来最可憎，只因用意苦劳神，大陵穴共人中泻，心脏清凉口气清。"

此外，书中还有王氏对前贤文章的注解，这些注文文义清楚，解释透彻，给理解原文带来了极大方便。如窦默《标幽赋》中有些文词深奥晦涩，经王氏注解，使隐匿之理昭然。如《标幽赋》中有"由是午前卯后，太阴生而疾温；离左酉南，月朔死而速冷"一句。王注："子丑寅三时者，阴中之少阴，不足为用也。午前卯后乃辰巳之时，阳中之老

阳，可治万病之虚寒。酉戌亥三时，阴中之老阴，不足生发也。离左西南乃未申之时，阳中之少阴，可治万病之烦躁者。温其虚寒，则针而补之，灸而呵之；冷其烦躁，则针而泻之，灸而吹之。"对于理解原文很有帮助。

王氏受金元时期兴起的子午流注学说影响，十分重视八脉交会穴和按时针刺的理论，创立了"十二经夫妻相合逐日按时取原"和"飞腾八法"2种针法。"十二经夫妻相合逐日按时取原"针法是一种异于子午流注纳甲法，而以《河图》理论为依据的另一种按时取穴法。其法是：先将十二经与天干相配，按《河图》五行生成数把各经原穴组合成六对，按阳经原穴为夫，阴经原穴为妻，按甲己相合，乙庚相合，丙辛相合，丁壬相合，戊癸相合，戊己相合的方法，六对穴位是：丘墟（夫）、公孙（妻）；合谷（夫）、中都（妻）；腕骨（夫）、列缺（妻）；京骨（夫）、通里（妻）；冲阳（夫）、水泉（妻）；内关（己土）、阳池（戊土）。结合逐日临时干支，形成十二经夫妻相合逐日按时取原穴法。施用时可根据各日天干查阅所开夫妻经穴，相配针刺。例如：甲日，辰时为腕骨、列缺，巳时为阳池、内关。先针主穴，后针配穴。

本书还论述了飞腾八法，首次把九宫八卦学说与奇经八脉理论相结合，创立按照日时干支的推演数字变化，按时针刺八脉交会穴的方法。"飞腾八法"名称后见于徐凤的《针灸大全》，但开穴法与王氏不同。而《针灸大全》中的"灵龟八法"却与此"飞腾八法"相近。

【版本】

(1) 四库全书本

(2) 商务印书馆印四库珍本初集本

(3) 协和医院图书馆 1940 年据《四库全书》本抄本

三十五、《十四经发挥》

滑寿，字伯仁，自号樱宁生，元末明初（约公元 1304—1386 年）人。生于仪真，后徙余姚，从名医王居中学医，其后又学针法于东平高洞阳，尽得其术。著有《十四经发挥》、《难经本义》、《读素问钞》、《读伤寒论钞》、《诊家枢要》、《痔瘘篇》等，皆有功于世。医术高明，起废愈痼，不可胜计。

【主要内容】 元·滑寿撰，3 卷，刊行于公元 1341 年。作者参考《内经》、《难经》、《针灸甲乙经》、《圣济总录》、《金兰循经》等书，将手足十二经和奇经八脉汇编成书，将有专穴的十二经和任督二脉合称为十四经。在本书凡例中写道："十二经所列次弟，并以流注之序为先后，附以任督二奇者，以其有专穴也，总之为十四经云。"

全书分为 3 卷。卷上：主论十二经脉之名称、功用、循行方向及经脉与络脉关系。卷中：主论十四经脉之循行、穴名、部位以及是动病与所生病，在每经之前还列有该经经穴歌，与其脏（腑）之形状、部分和功能。以上 2 卷的正文，与《金兰循经》相同，滑氏注文作了大量发挥与补充。卷下：主要论述奇经八脉的循行及病候，文字杂取于《素问》、《难经》、《针灸甲乙经》、《圣济总录》。

书中有图 16 幅，仰、伏人尺寸图各一，十四经脉分布与穴位图各一。

【主要特色】

(1) 对经络循行进行了发挥补充 经络循行路线在《灵枢》、《素问》、《难经》等书中已经进行了描述，但有的内容较为简单，有的地方还相互矛盾。滑氏根据《针灸甲乙经》

关于穴位的记载，对十四经循行路线作了较多的补充、发挥。如足少阴肾经，《灵枢·经脉》说："直行者，从肾上贯肝膈，入肺中，循喉咙，挟舌本。"本书则予以充实，说："其直行者，从肓俞属肾处上行，循商曲、石关、阴都、通谷诸穴，贯肝上循幽门上膈，历步廊入肺中，循神封、灵墟、神藏、彧中，俞府而上循喉咙，挟舌本。"

（2）倡十四经说　早在滑氏之前，忽泰必烈在《金兰循经》中就将任督二脉与十二经脉相提并论，但没有《十四经发挥》所论明确、深刻，其影响也不大。而滑氏发展了《金兰循经》这一思想，以《十四经发挥》为书名，明确提出十四经之说，其影响远较《金兰循经》为大。

本书对国内外针灸医学的发展起过重要作用，如近人承淡安校注本书作序云："夫十四经脉创于内难二经，滑伯仁先生论而发挥其旨，针灸的盛行于元代，此滑氏之功也。厥后此书中国散失，故针灸之学几随之而湮没不彰，流传于日本，彼邦之针灸又盛兴，岂非书之瑰宝，有以致之欤。"

【版本】

（1）日本宽永二年（公元 1625 年）梅寿堂刻于洛阳

（2）日本宽文五年（公元 1665 年）复刻本

（3）日本延宝三年（公元 1675 年）松会刻本

（4）日本宽正十年（公元 1798 年）京都书林须源屋平左卫门刻本

（5）大成书局 1921 年第 1 版，据薛氏医案石印本（单行本）

（6）无锡中国针灸学研究社铅印本（题作《古本十四经发挥》）

（7）苏州中国针灸学会 1953 年再版，铅印本

（8）上海科技卫生出版社 1958 年第 1 版

三十六、《卫生宝鉴》

罗天益，字谦甫，河北省亳城人，亳城在金元时代属真定府，罗氏"幼承父训，俾志学于诗文，长值危时，遂苟生于方技，常切求师之志，于是上东垣先生后，求为门下士，果得升堂入室，发言造诣，酷似其师，著有《卫生宝鉴》二十四卷，补遗方一卷……。"（《中国医学大成总目提要》）罗氏生卒年月史无专传，但从本书所载内容中，可以大致推测，本书最早验案是宋淳祐六年丙午（公元 1246 年）治疗疮案，最晚病案是元至元二十年癸未（公元 1283 年），其医疗活动近 40 年，据此，罗氏当生活在 13 世纪。罗氏继承了东垣学术思想，结合自己的临床经验，编次了《卫生宝鉴》24 卷，后人称其为东垣十书之羽翼。

【主要内容】　元·罗天益撰，24 卷，补遗 1 卷，成书于公元 1343 年。本书卷二十有针法门，载有流注指要赋、离合真邪说、针有补泻法、四时深浅补泻法、寒热补泻法、灸法补泻，造度量权衡法、求寸法等。此外，针灸的内容还散见于其他诸卷，如卷二有"灸之不发"；卷七有"中风刺法"，有"大接经从阳引阴治中风偏枯，大接经从阴引阳治中风偏枯"，"中风针法"有半身不遂、失音不语、黄帝灸法；卷八"中风灸法"有灸风中脉口眼㖞斜、灸风中腑手足不遂等疾、灸风中脏气塞涎上不语昏危下火立效、卷九"病风论"下有灸承浆穴法、病风刺法并治验；卷十有灸雀目疳眼法；卷十三有灸瘤子法；卷十五有灸腰痛法、张仲文传神仙灸法；卷十六"泄泻门"有大椎的灸法、葱熨法治验；卷十七有灸小便不通方；卷十八"妇人门"有崩漏带下、灸崩漏及诸疾法、灸中庭穴法；卷十九

"小儿门"有灸急惊法、灸慢惊及脐风撮口等疾、灸癖积法、灸疳瘦法、灸吐乳法、灸吐泻脱肛法。

【主要特色】 本书为方书类,分门别类论述内、妇、儿科内伤杂病为主,选取古今名方600多首,并附有治验60多例,主要为本人治疗医案,也有少数前人医案。在针灸方面的特色有:

(1)倡导大接经气针法:大接经气针法始见于刘完素《素问病机气宜保命集》,在本书卷七中,对中风刺法有大接经气从阳引阴:即治中风偏枯,先刺阳经井穴以引导阴经之气。有大接经气从阴引阳:即治中风偏枯,先刺阴经井穴以引导阳经之气。本书所谓大接经气即刺十二经之井穴,井穴为阴阳经气相交之处,针之可接通十二经之气。偏枯之证,由于经气不通,气血不畅,左右不能环周,针刺之使十二经经气相通,左右环周,故为治疗中风偏枯的有效刺法。

(2)针药杂合以治:本书所载治病方法及验案,常为汤药、针灸、温熨等法并用,如治惊痫,法洁古老人之法,昼发取阳跷申脉,夜发取阴跷照海,先齐灸二七壮,次与沉香天麻汤,服三剂而痊愈。

【版本】

(1)明永乐十五年(公元1417年)刊本

(2)明弘治七年刘廷瓒刊本

(3)明嘉靖间明德堂刊本

(4)《中国医学大成》本

(5)建国后铅印书

三十七、《普济方·针灸》

朱橚,明太祖朱元璋第五子,洪武三年封为吴王,十一年改封周定王,好学能诗,与滕硕、长史刘醇撰《普济方》168卷,另撰《救荒本草》。

【主要内容】 明·朱橚(周定王)、滕硕、刘醇等编,明·永乐四年(公元1406年)刊行,系明初编修的一部大型医学方书,书中广泛辑集明以前的医籍和其有关著作分类整理而成,原书今仅存残本,原作168卷,清编《四库全书》时本书改为426卷。其中有方脉总论、运气、脏腑(包括脏象及脏腑诸病候)、身形(包括头面耳等部位所属及身形诸病)、诸疾(包括伤寒、杂病、疮疡、外科、骨科以及各种治法)、妇人(包括妇产科)、婴儿、针灸、本草等共100余门。据《四库提要》记载:"凡1960论,2175类,778法,61739方,239图。"对于所述病证均有论有方,资料比较丰富,但也杂有一些糟粕内容。

1959年人民卫生出版社以《四库全书》本为主本,参照明永乐大典刻本残卷,明抄本残卷,进行校刊排印,分10册出版,计:第一册:方脉运气脏腑(卷一—四十三)。第二册:身形(卷四十四—八十六)。第三至六册:诸疾(卷八十七—二百二十一)。第七册:诸疮肿(卷二百七十二—三百一十五)。第八册:妇人(卷三百一十六—三百五十七)。第九册:婴孩(卷三百五十八—四百零八)。第十册:针灸门(卷四百零九—四百二十四)。

本书针灸门所收录的内容主要辑集自《针灸甲乙经》、《太平圣惠方》、《铜人腧穴针灸图经》和《针灸资生经》等书。按绪论、针灸经序、歌赋、经络、穴位和临床主治病症次序排列。临床病症集中于卷四百一十七至卷四百二十四中,包括内科、外科、妇儿科等

194 种病症。

【主要特色】 汇集针灸资料丰富，特别是《明堂经》序及《铜人腧穴针灸经》序，由于原书已亡佚，得本书而窥之概貌。此外，本书编纂体例合理，使学者检索方便，读之易得。在穴名同异的审定，针刺补泻大法，针具消毒，灸法理论及操作以及针灸治疗各科病证方面，论述详尽，搜集了历代医家的针灸处方和治病经验，是研究学习针灸的一部重要参考书。

【版本】

(1) 日本翻刻明成化八年壬辰（公元 1472 年）鳌峰熊氏中和堂本

(2) 中医古籍出版社 1983 年第 1 版，据日本翻刻明成化八年本影印

三十八、《针灸大全》

徐凤，字廷瑞，明代著名针灸医家，江西弋阳人，生卒年月未详，据《金针赋》序记载："大明洪武庚辰仲春，予学针法，初学于洞玄先生，孟仲倪公，明天公没过维阳，又学于东隐先生，九思彭公。深得二先生发明，窦太师针道之书，梓岐风谷，飞经走气补泻之法……。"由此可知，徐凤于洪武庚辰年（公元 1400 年）开始学针法，受业于倪孟仲（号洞玄）和彭九思（号东隐先生）。

【主要内容】 明·徐凤编撰，6 卷，成书于明正统四年（公元 1439 年）。为一部综合性针灸著作。卷一为针灸歌赋 22 首，有周身经穴赋、十二经脉歌、十三鬼穴歌、天星秘诀歌、马丹阳天星十二穴并治杂病歌、四总穴歌、流注指微赋、通玄指要赋、灵光赋、席弘赋等。卷二为标幽赋。卷三周身折量法与穴位歌，穴位按头、面、肩、背、侧颈、膺部、侧腋部、腹部、侧胁部、手太阴肺经、大肠经、心包经、三焦经、心经、小肠经、脾经、肝经、胃经、肾经、胆经、膀胱经次序排列。卷四为窦文真公八法流注、八脉交会八穴歌、八法交会八脉、八法主治病症。卷五为金针赋、论子午流注之法、手足十二经之井荥俞原经合穴与部位。卷六为点穴论，有关灸法的内容，如艾炷大小、壮数多少、灸疮、取四花穴法、取膏肓灸法等。

【主要特色】

(1) 搜集大量针灸歌赋：针灸歌赋自金何若愚开其端，窦汉卿继其后，由元至明而盛行，本书搜集众多歌赋，成为最早的针灸歌赋选辑。其中有些歌赋为前人所作，如窦汉卿之标幽赋、通玄指要赋，何若愚之流注指微赋，马丹阳之天星十二穴并治杂病歌等。有的出于佚名氏，也有的可能出于徐凤之手，如金针赋等。由于本书对针灸歌赋的搜集整理，使这些歌赋得以流传至今。

(2) 对针法的整理论述：本书对于针法进行了详细地讨论。如提出了针刺十四法，论述了调气、疏导经气、气至病所的针法。还讨论了青龙摆尾、白虎摇头、苍龟探穴、赤凤迎源等飞经走气法，即通经接气法。在针刺补泻手法中，徐氏还总结和归纳了治病八法，即一曰烧山火、二曰透天凉、三曰阳中隐阴法，四曰阴中隐阳法，五曰子午捣臼法，六曰进气之诀，七曰留气之法，八曰抽添之法。此外，对针刺深浅，提插轻重、提插次数，都作了详细说明。

(3) 重视子午流注针法：本书记载了大量有关子午流注针法的内容，并多以歌赋形式描述，如飞腾八法、论子午流注之法、五虎建元日时歌、十二经纳天干歌、十二经纳地支歌，以及八脉交会八穴歌、八脉配八卦歌、八法五虎建元日时歌、八法逐日干支歌等，内

容涉及子午流注针法中的纳干法和纳支法，以及灵龟八法、飞腾八法等，是研究针刺按时取穴法的重要著作。

【版本】

(1) 明金陵三多斋刻本

(2) 明万历己巳（公元1605年）金陵唐翀宇刻本

(3) 明乔山堂刻龙田绣梓本

(4) 日本宽文十二年（公元1672年）刻本

(5) 清太医院刻本

(6) 人民卫生出版社1958年第1版，据明三多斋刻本排印

三十九、《神应经》

陈会，字善同，号宏纲，明代针灸医家，生卒年月不详，精于针灸，著《广爱书》10卷。后来由其弟子刘瑾重新校正，增加了刘瑾的针灸临床经验，编成《神应经》。

刘瑾，字永怀，号恒庵，生卒年月不详。据《四库全书总目提要》载："瑾所附论皆冠以'臣'字，亦不知何时进御本也。案：宦官刘瑾武宗正德一至十五年（公元1505～1520年）流毒海内，终以谋逆伏诛，断无人肯袭其姓名者，此书当在正德前矣。所论皆针灸之法，有歌诀，有图，有说。传写伪谬，不甚可据。前有宗派图一页，称梓桑君席弘达九传至华叔，十传至信卿，十一传至会，会传二十四人，嫡传者二人，一曰康叔达，一即瑾也。"

【主要内容】 明·陈会撰，刘瑾辑校。本书系刘瑾取陈会撰的《广爱书》（10卷，未见）中部分内容辑成，并经刘氏校正、补充，刊于明洪熙乙巳（公元1425年）。

刘瑾为陈会的弟子。据宁献王序称："乃命医士刘瑾重校其师宏纲所传《广爱书》十卷，予止取其穴之切于用者为一卷，更其名曰《神应经》。内五百四十八症，计二百一十一穴；又择刘瑾之经验者六十四证，计一百四十五穴，纂为一册，目曰《神应秘要》。"书中凡刘瑾附论，皆冠以"臣"字，为进御本之称。

书中首叙八穴灸法，梓桑君针道传宗图表（即陈氏、刘氏师承宗系）。正文为百法穴歌；折量法；补泻手法；穴法图，内容为十二经及奇经八脉，十二经穴只列四肢部分穴，附图13帧；灸四花穴法，附图1帧；诸证列20部，计诸风、伤寒、痰喘、咳嗽、腹痛胀满、心脾、胃、霍乱、疟疾、肿胀、痹厥、肠痔大便、阴疝、小便、头面、咽喉、耳目、手足、腰腋、妇人、小儿、疮毒、杂病。部下列证，证下列穴。书后为逐日人神所在。内容简要，为一部少见的针灸医籍。

【版本】

(1) 明刊黑口本

(2) 日本正保二年（公元1645年）田左卫门刻本

(3) 1957年据日本正保二年乙酉翻刻本抄

四十、《灵枢经脉翼》

夏英，字时彦，明代医家，生卒年月不详。据《中国人名大辞典》说："性警敏而行质实，不怵于贵势，延俗奢廉，躬俭约以导之，敝俗为革。"撰有《灵枢经脉翼》3卷。

【主要内容】 明·夏英编撰，3卷，撰于明弘治十年丁巳（公元1497年）。上卷为心

五脏通之图与肺起寅之图，中、下卷分绘十二经及任督二脉循行经穴 14 图，图后为该经循行、穴位、主病等歌诀及其注文。注释主要根据《灵枢》原文及滑寿《十四经发挥》等著作，作者个人发挥少。

本书系阐述《灵枢》十二经脉、督任二脉及其腧穴的专著。作者认为："《灵枢》之文世古言深，中有错简易置，况无注释，后世不无失其真者。"于是悉取祖遗秘籍中有裨于《灵枢》经脉之旨者，更加演绎，自成一家之言，复疏《灵枢》有关原文于下，并以滑寿《十四经发挥》注条列于后，意在"羽翼《灵枢》而有功于医道。"故名为《灵枢经脉翼》。

书中图文互解，通俗易懂，便于初学记诵。十二经脉以流注次序为先后，每经分别绘图、作注，并附歌诀，歌有总歌、穴歌、是动所生歌等，末附音释。

上卷：手少阴心五脏通之图，手太阴肺起寅之图。

中卷：手太阴肺经之图与歌，手阳明大肠经之图与歌，足阳明胃经之图与歌，足太阴脾经之图与歌，手少阴心经之图与歌，手太阳小肠经之图与歌。

下卷：足太阳膀胱经之图与歌，足少阴肾经之图与歌，手厥阴心包经之图与歌，手少阳三焦经之图与歌，足少阳胆经之图与歌，足厥阴肝经之图与歌，督脉之图，任脉之图。

【主要特色】 本书为阐述《灵枢经》十二经脉、任督二脉循行及其腧穴的专著，书中对《灵枢经》原文进行了音释训义，有助于理解经典原文，由于语言简明，歌括押韵顺口，使初学者易诵易记，是学习《灵枢经》有关十四经脉内容的一部参考书。

【版本】

(1) 明弘治十年丁巳（公元 1497 年）稿本

(2) 中医古籍出版社 1984 年第 1 版，据中医研究院图书馆藏明弘治十年丁巳夏时彦编绘稿本影印

四十一、《针灸聚英》

高武，字梅孤，鄞县（今浙江宁波）人。明代针灸学家。通天文、乐律、兵法，嘉靖间考中武举。晚年专门研究医学，尤其精于针灸。为探索针灸学渊源和要旨，根据《内经》、《难经》摘编成《针灸节要》（又名《针灸素难要旨》）。又根据明以前针灸文献 10 余种，编成《针灸聚英》（又名《针灸聚英发挥》），其中有一些独到的见解，并对渗入针灸学中的一些封建迷信观点持批判的态度。为了考正穴位，曾自制针灸铜人模型 3 具（男、妇、童子各 1）。

【主要内容】 明·高武纂集，4 卷，刊行于嘉靖八年（公元 1529 年）。本书集辑了明以前之《铜人腧穴针灸图经》、《明堂》等各家针灸学说及医理、歌赋等内容，并记有高氏学术见解，参考《内经》、《难经》、《铜人腧穴针灸图经》等 16 书基础上纂集而成的。各卷内容如下：

卷一：经络穴位类聚，仰人伏人尺寸，十二经穴、奇经八脉穴、络穴、原穴、募俞穴、八会穴、五脏腧穴、五脏六腑井荥输原经合。

卷二：各病取穴治法，如骑马灸法、四花穴法、取肾俞法、窦氏八穴、子午流注髎穴开合、脏腑井荥俞经合主治、十二经是动所生病补泻迎随、十二经井荥俞经合补虚泻实、东垣针法治例、玉机微义针灸证治。

卷三：论针、艾法，即针刺补泻法、艾灸法。

卷四：各歌赋 63 种，如流注指微赋、标幽赋等。

书中内容丰富，某些病证还附有验案佐证，对后世针灸医学有较大影响，不少针灸书引录了本书内容。

"是书以经络类聚为一卷，各病取穴治法为一卷，诸论针灸法为一卷，各歌赋为一卷，凡诸书与《素问》、《难经》异同者，取其同而论其异，故以'聚英'名书。其所搜采，惟《铜人》、《明堂》、《子午》及《窦氏流注》等书，余皆不录。""东垣针法，深得《素问》之旨，人多忽之，各书亦不能载，今于《脾胃论》中表章于此。"重要参考书为：《素问》、《难经》、《明堂经》、《明堂下经》、《针灸资生经》、《千金翼方》、《外台秘要》、《十四经发挥》、《济生拔粹》等书。（《针灸聚英·凡例》、《四库全书总目提要》）

【主要特色】

（1）聚针灸各家学说精华：本书保存了前代及散佚的针灸文献，据《中国医籍考》说："忽泰必烈著《金兰循经取穴图解》未见。"本书采用了《十四经发挥》、《金兰循经取穴图解》的经络绘图，每经自始自终叙述了某穴主治某病，既保存了古代散佚的文献，也方便了读者的考究。撰录的歌赋中，特别是《百症赋》、《肘后歌》，不知谁氏所作，但本书予以载述而流传至今。又如卷二"玉机微义针灸证治"中的"疠风"条下指出："刘氏（完素）曰委中皆可出血，同汗也。"这种刺血法与发汗法近用相近的见解，仅见于子和之书，不见于他书。本书保存了前代的一些重要医学内容。高氏在足阳明胃经条下引用了东垣《脾胃论》的理论，"胃中之气盛，多食不伤，过时不饥；胃火盛，则多食善饥；能食而大便溏者，胃热善消，脾病不化也。"在手太阴肺经"少商"穴条下记载："唐刺史成君绰，忽颔肿大如升，喉中闭塞，水粒不下三日，甄权以三棱针刺之，微出血立愈，泄脏热也。"

（2）对糟粕持批判态度：本书对于前人有关鬼神、念咒、人神等虽有一些录述，但于按语中能加以批判，如在"腰俞"穴条下说："秋夫疗鬼，事涉怪诞。"在卷三《胡侍郎奏过尻神指诀》中高氏按语说："按以上诸禁忌，唯四季所忌，似合《素问》，其余不知何时何人所起，如所谓尻神、人神者，果有之，则不分病轻重，犯之当有祸，今日又卒急何暇选择，此时人神，尻神亦悯病危而不祸乎。"

【版本】

（1）日本刻本，皮纸印本（有嘉靖二十五年丙午高氏序）

（2）上海科学技术出版社，1961年第1版

四十二、《针灸素难要旨》

【主要内容】 本书又名《针灸节要》，3卷，明·高武撰。刊于明嘉靖十六年（公元1537年）。是书以《素问》、《难经》为主，辑录其中有关针灸要旨而成。历代辑集《内经》成书者，多详于藏象病机、脉要诊候。单独节集《内经》、《难经》针灸理论及有关内容者，本书系首创，并重加编次，删繁撷要而成。

卷一：首列九针图，正文辑录《难经》原文。分补泻、针刺深浅、井荥输经合主病、经脉流注、奇经八脉、十五络脉、八会刺穴等18节。每节之外，引元滑寿《难经本义》为注。

卷二上：采自《素问》、《灵枢》原文，如九针方宜、九针式、五刺应五脏、九刺应九变、十二刺应十二经等36节，多为针灸基本理论和原则。

卷二下：以病症分目，并详治法，归纳为五乱刺、气血盛衰、耐痛、五逆等，皆系针

灸临床应用的论述。

卷三：阐述十二经脉、奇经八脉主病及其走向与长短。举凡针灸学的理论与应用要旨，大致具备。

【主要特色】 本书节选《素问》、《灵枢》、《难经》中有关针灸文献，并集合家注解，如纪齐卿、周仲立、王海藏、张洁古、陈藏器、杨玄操、冯玠、王安道等10余注家。高武认为："《难经》注虽多，唯滑氏本义折衷众说。"故书中注文以滑寿《难经本义》的论点居多。是明以前专题研究《内经》、《难经》等有关针灸理论和临床的专著。

同时，高氏对《内经》中有关针灸的经文也提出了自己的学术见解。如本书卷二下"宜灸不宜刺"中，对"欲得而验之，按其处，应其中而痛解，乃其俞也，灸之则可，刺之则不可"一段经文，高氏据《素问·血气形志》谓"五脏之俞，灸刺之度也"，提出了背俞穴可灸可刺，并引《华佗传》中"（樊）阿背入一、二寸，巨阙胸脏乃五、六寸，而病皆瘳"为佐证。

本书不以原有篇目为序，而是重新按针灸理论体系编目立题，全书设133条，删繁撷要，层次清楚，论理颇详，便于学习研究。

【版本】

(1) 日本宝历三年（公元1753年）大阪弘昭轩书林刻本

(2) 上海中医书局1930年据日本刻本影印

(3) 上海大东书局1938年印行，据《中国医学大成》第11集排印

(4) 上海科学技术出版社1959年新1版

四十三、《针灸问对》

汪机，字省之，别号石山居士，安徽祁门人。明代医家，生活于公元1463—1539年，父汪渭为当地名医。机初为诸生，后承家学随父行医，医名更著。医理上强调补气血为主，并偏于理气，推崇朱丹溪学说，但有发挥，认为"阳有余"为卫气有余，"阴不足"乃营气不足。著述较多，除撰有《针灸问对》以外，尚撰有《外科理例》、《医学原理》、《本草汇编》、《运气易览》、《痘治理辨》、《脉诀刊误》、《伤寒选录》、《石山医案》等书。

【主要内容】 明·汪机撰，3卷。刊行于明嘉靖庚寅九年（公元1530年），上、中卷论针法，下卷论灸法及经络腧穴。皆取《灵枢》、《素问》、《难经》、《甲乙经》及诸家针灸之书，条析其说，设为问答，以发明其义。其论针能治有余之病，不能治不足之病，详辨《内经》虚补实泻之说为指虚邪、实邪，非指病体之虚实。汪氏此论应进一步研究。又论古人充实，病中于外，故针灸有功；今人虚耗，病多在内，针灸不如汤药。汪氏此说，似有武断之嫌。又根据误灸之害与巧立名目之诬，多笃实可取。本书以内容简明，论述扼要著称，因而流传较广。

【主要特色】

(1) 以问难形式，阐发针灸理论：本书以问难形式对针灸学中的一些理论问题及临床实际问题进行了讨论，全书提出了80多个问题自问自答，在问答中不仅对《内经》、《难经》中有关针灸的经文微言大义进行了阐发，而且对一些有争议的问题提出了自己的见解。

(2) 针泻无补，不宜虚证：针泻无补之说始于朱丹溪，汪机加以发挥。他认为，"经曰阳不足者，温之以气；阴不足者，补之以味。""针乃砭石所制，既无气，又无味，破皮

损肉，发窍于身，气皆从窍出矣，何得为补?"又引《内经》"气血阴阳俱不足，勿取以针，和以甘药是也。""形气不足，病气不足，此阴阳皆不足也，不可刺之，刺之重竭其气，老者绝灭，壮者不复矣。"汪氏认为，针刺作用在于调节气机，气盛则泻其气，气滞则导其气，气停则移其气，这些均属泻的范畴，至于针刺之补，是扶正祛邪的作用。他说："经中须有补法，即张子和所谓祛邪实所以扶正，去旧实所以生新之意也。"

（3）虚寒宜灸，无病不可灸：汪氏认为："大抵不可刺者，宜灸之。一则沉寒痼冷，二则无脉，知阳绝也，三则腹皮急而阳陷也。舍此三者，余皆不可灸，盖恐致逆也。"汪氏反对无病施灸，认为："人言无病而灸，如破船添钉，又言若要安，膏肓、三里不要干，此世俗之通论，予独以为不然。夫一穴受灸，则一处肌肉为之坚硬，果如船之有钉，血气到此，则凝滞不能行矣……邪客经络，为其所苦，灸之不得已也，无病而灸，何益于事。"

（4）对子午流注针法质疑：对于子午流注按时取穴法汪氏持怀疑态度，他说："何公此法刊布，古今名曰子午流注……此皆臆说也。"他认为子午流注学说中有不少自相矛盾之处，如阳日阳时开阳经之穴，阴日阴时开阴经之穴之说，就有矛盾之处，如甲子日甲戌时，开胆经井穴足窍阴是符合其学说的，那么丙子时属乙丑日时辰，乃阴日阳时，而谓丙小肠前谷荥穴开，其与阳日阳时之说不符。对子午流注学说中其余矛盾之处，汪氏也一一予以指出质疑。

【版本】

（1）《汪石山医书八种》本

（2）《四库全书》本

（3）上海石竹山房（二酉书庄）石印本

（4）上海科学技术出版社 1959 年第 1 版

四十四、《古今医统大全》

徐春甫，字汝元，明代医家。安徽祁门人。家世业儒，学医于名医汪宦，博览医书，通内、外、妇、儿等科。在京师居住时，求医者颇多，曾在太医院任职。编著有《古今医统大全》、《内经要旨》、《妇科心镜》、《幼幼汇集》、《痘疹泄秘》等书。重视东垣学说，主张良医应兼通针、灸、药，认为用药应当根据病症轻重加减药味，不可拘泥古方。

【主要内容】 明·徐春甫编，公元 1556 年刊行。本书又名《古今医统》，为综合性医书，是书汇集了明代以前历代医籍及有关资料，"合群书而不遗，析诸方而不紊，舍非取是，类聚条分"，编辑而成。全书包括历代医家传略、《内经》要旨、各家医论、脉候、运气、经穴、针灸、各科病证诊治、历代医案、验方、本草、救荒本草、制药、通用诸方、养生等。所辑资料极为丰富，既引录古说，也有徐氏理论阐发，对于理论研究和临床运用，均有较高参考价值，其中针灸内容在卷六和卷七中。

卷六：经穴发明。列有取穴尺寸图说，仰人尺寸之图、伏人尺寸之图、背穴图、腹穴图、背部腧穴歌、腹部中穴歌、经脉说、中指同身寸图、肺脏图、十二经各经穴图、经穴歌、步穴歌、十五络脉辨、奇经任脉穴图、奇经督脉穴图、奇经冲脉、奇经带脉、奇经阳跷脉、奇经阴跷脉、奇经阳维脉、奇经阴维脉、十二经井荥输原经合穴、八会穴、凡经脉丈尺等七十二节。其中有图形 29 幅，歌诀 26 首。

卷七：针灸直指。列有《素问》针灸方宜始论，《素问》九针论、九针式、《内经》补泻、用针十四法、缪刺、巨刺、经刺、刺脉虚实浅深、刺避、五夺不可泻、金针辨义、晕针、经脉交会八穴歌、八法合八卦、天星十一穴歌、十二经脉流注歌、针灸手、艾灸方宜、艾灸补泻、壮数多少、灸法、灸宜保养、禁针歌、禁灸歌、天元太乙歌、玉龙歌、标幽赋、通玄指要赋、灵光赋、席弘赋、铜人指要赋、百证赋、诸证针灸经穴、妇人、小儿、崔氏四花穴辨、骑竹马灸法、附录或问十五条等 72 节。

【主要特色】　本书卷六、卷七对于选辑的大量有关针灸学的丰富资料进行系统整理，有关经络、腧穴、刺灸、针灸临床治疗内容齐备，在整理前人资料同时，提出了自己的一些学术见解。如在"十五络穴辨"条下明确了十五络穴，他说："《针灸节要》以为任络为屏翳（应作尾翳），督络曰长强，诚得《十四经发挥》之正理也。加以脾之大络曰大包，此合十五络也。"

【版本】

(1) 明嘉靖三十六年丁巳（公元 1557 年）古吴陈长卿刻本

(2) 明隆庆四年庚午（公元 1570 年）刻本

(3) 日本明历三年（公元 1657 年）翻刻金陵唐氏本

(4) 清嘉庆间刊行

(5) 半半堂抄本

四十五、《奇经八脉考》

李时珍，字东璧，号濒湖山人，蕲州人（今湖北省蕲春县），明代杰出医药学家，生活于公元 1518—1593 年。其父李言闻是太医院吏目。时珍幼承庭训，曾患骨蒸病经父治愈，壮年遂弃儒学医，博通医籍，医术精良，名重一时，官楚王府奉祠正。李氏有求实治学精神，肯于向百姓学习请教，以 30 年时间阅读有关参考书 800 多种，不畏艰苦，足踏群山深谷，对药物进行实地考察，完成了举世闻名的药学巨著《本草纲目》，另外，还著有《濒湖脉学》、《奇经八脉考》等书，对中医学做出了重要贡献。解放后，重新修其墓时，郭沫若题词："伟哉夫子，将随民族生命永生。"

【主要内容】　明·李时珍撰，公元 1577 年刊行，是研究奇经八脉的专著。内容包括：奇经八脉总说、八脉、阴维脉、阳维脉、二维为病、阴跷脉、阳跷脉、二跷为病、冲脉、冲脉为病、任脉、任脉为病、督脉、督脉为病、带脉、带脉为病、气口九道脉、释音。

【主要特色】　本书对奇经八脉进行了详细、系统地讨论，从考证入手，广引《内经》、《难经》以及各大医家的论述，间杂作者的注释、见解，博而不杂，广而有要。

(1) 系统考证，使奇经理论趋于完整：有关奇经八脉循行部位和所属腧穴问题，《黄帝内经》、《难经》论述十分简单，且无完整所属穴位。《针灸甲乙经》补充了奇经所属穴位，但与循行分而论之。《十四经发挥》详细地阐述了任、督二脉循行路线及所属腧穴名称，然而其余六脉则皆基于前人所述。李氏则采用了滑寿论任、督二脉的基本方法，在详细论述每条经脉的同时，将其所属穴位一一注明，使循行路线详细明确。如阳跷脉循行，本书中说："阳跷者，足太阳之别脉，其脉起于跟中，出于外踝下足太阳申脉，当踝后绕跟，以仆参为本，上外踝上三寸，以跗阳为郄，直上循股外廉，循胁后髀，上会手太阳、阳维于臑俞，上行肩膊外廉，会手阳明于巨骨，会手阳明、少阳于肩髃，上人迎，挟口吻，会手足阳明、任脉于地仓，同足阳明上而行巨髎，复会任脉于承泣，至目内眦与手足太阳、足阳明、阳跷五脉会于睛明穴，从睛明上行入发际，下耳后入风池而终。"李氏所述阴跷脉循行路线较之其他古代文献更详细、精确。

（2）重视用奇经理论指导辨证论治：李氏在八脉主病内容的基础上，发挥充实了八脉辨证论治的内容，把奇经辨证作为经络辨证的重要组成部分，并以此指导临床针灸和汤药治疗。如在"二维发病"一节，对《难经》"阳维为病苦寒热，阴维为病苦心痛"进行了系统阐发，首引张洁古的论述，"卫为阳主表，阳维受邪为病在表，故苦寒热；营为阴主里，阴维受邪为病在里，故苦心痛。"在治疗上，洁古认为，阳维为病宜桂枝汤，阴维为病，治在三阴之交，宜当归四逆汤之类温里药。时珍对此持不同意见，他说"洁古独以桂枝一证属之阳维，似未扩充"，阴维为病，"独以三阴温里之药治之，则寒中三阴者宜矣，而三阴热厥作痛似未备矣。"李氏阐明自己的学术见解，说："阳维之脉，与手足三阳相维，而足太阳、少阳则始终相联附者。寒热二证，惟二经有之，故阳维为病也苦寒热"。对其辨证治疗用药指出："寒热之在表而兼太阳证者，有汗当用桂枝汤，无汗当用麻黄，寒热之在半表半里而兼少阳证者，当用小柴胡汤加减治之。若夫营卫慄卑而病寒热者，黄芪建中及八珍汤之类主之。"对于其他奇经的辨证论治也进行了详细阐述。

本书在奇经脉诊方面也论述精详，是研究奇经理论重要著作之一。

【版本】

（1）明万历五年（公元 1577 年）刻本

（2）清道光六年丙戌（公元 1826 年）务本堂本草纲目刊本（附《濒湖脉学》、《脉诀考证》）

四十六、《杨敬斋针灸全书》

陈言，字西溪，明代建阳人，余未详，撰《杨敬斋针灸全书》。

【主要内容】 明·陈言撰，2 卷。刊于明万历十九年（公元 1591 年）。本书又名《秘传常山杨敬斋杨先生针灸全书》，一说系托名著作，陈氏编撰。

书中内容与徐凤之《针灸大全》基本相同，惟编次先后有异。以歌赋和 104 幅插图为主，是本书的特点。

上卷第 1 篇是周身经穴赋，以下是论一穴有二名、三名，以至六名，及论一名二穴。而以梓歧风谷飞经走气撮要金针赋、流注指微赋、通玄指要赋、灵光赋、席弘赋、标幽赋等六种赋文厕其后。

下卷有十二经脉歌、经穴起止歌、十五络脉歌、经脉气血多少歌、禁针灸歌、十三鬼穴歌、天星秘诀歌、马丹阳天星十二穴并杂病歌、四总穴歌、千金十一穴歌、治病十一证歌及子午流注逐日按时定穴歌等。歌赋附有注解，以帮助理解具体内容。

【主要特色】 本书有 100 个病证取穴图，基本上是一病一图，或某一病的每个证候也分别绘制成图，每图将所取的穴位标出穴名及位置，这是以前针灸书中所未见的，不能不说是本书所首创。

【版本】

（1）明万历十九年辛卯（公元 1591 年）余碧泉刊本

（2）上海群联出版社 1955 年第 1 版，据汤溪范氏所藏明万历辛卯余碧泉刻本影印。

（3）上海卫生出版社 1957 年前项纸型重印本

四十七、《针灸大成》

杨继洲，又名济时，明代著名针灸医家，生活于公元 1522—1620 年，浙江三衢（今衢县）人，幼业举子，因一再厄于有司，遂弃儒学医。其祖父任太医院太医，继洲承家学，于明世宗（嘉靖）时被选为嘉靖的侍医，隆庆二年（公元 1568 年）供职圣济殿太医院。据考：杨氏自嘉靖三十四年（公元 1555 年）行医，直到晚年，有 50 余年的临床实践经验，医理甚精，尤长于针灸。平生著述，除《针灸大成》外，无考。

【主要内容】 明·杨继洲著，10 卷，初刊于明万历二十九年（公元 1601 年）。本书比较全面地总结了明代以前针灸学的成就，汇集了《针灸大全》、《针灸聚英》等 20 余种文献资料，以及杨氏家传《卫生针灸玄机秘要》，结合个人临床经验和学术见解编辑而成，是针灸学中流传广、影响大的著作。各卷主要内容如下：

卷一：针灸源流。集录《内经》、《难经》等 20 余种有关针灸文献，并加以注解。有仰、伏人周身总穴图 2 幅。

卷二：针灸歌赋 10 篇。如周身经穴赋、百症赋、标幽赋、席弘赋、金针赋、玉龙赋、通玄指要赋、灵光赋、拦江赋和流注指微赋。并注明出处或注解。

卷三：针灸歌诀和策 18 篇。歌 13 首，多为转录其他针灸著作中的歌诀，属于杨氏所著的有《胜玉歌》，此为继洲家传秘方与心得体会之汇编。有策 4 篇，如"头不可多灸策"、"诸家得失策"等。

卷四：仰人腹穴尺寸图、伏人背穴尺寸图、中指取寸图、九针式和历代各家补泻手法，其《内经》补泻、《难经》补泻、《神应经》补泻、南丰李氏补泻、高氏补泻、杨氏补泻等，以及烧山火、透天凉、苍龙摆尾、赤凤摇头等手法，均为后世广泛应用于临床。此外，还有禁针禁灸等问题。

卷五：主论井荥输经合穴、子午流注、灵龟八法。

卷六、卷七：主要论述脏腑经络及腧穴主治。首先论述脏腑，其次论述十四经脉及腧穴部位、五募八会、经外奇穴等。

卷八：为穴法、诸症治法。计有诸风伤寒、痰喘咳嗽、诸般积聚、腹痛胀满、心脾胃、心邪癫狂、霍乱、疟疾、肿胀汗痹厥、肠痔、大便、阴疝、小便、头面咽喉、耳目鼻口、胸背胁、手足、腰腕，妇人小儿、疮毒等。

卷九：首为杨氏治症总要、次为东垣针法、各种针灸法（如捷要灸法、骑竹马灸法等）及杨氏医案等。

卷十：《陈氏小儿按摩经》，论述小儿疾病的诊断、推拿手法、主治病症。

【主要特色】 本书不但将杨氏毕生的针灸临床经验及学术思想总结成文，而且将明代以前针灸重要文献汇于一册，故名之曰《针灸大成》。

（1）对历代针灸文献作了注释：本书不但汇集了许多针灸文献，而且对其中重要文献作了注释，如对《难经》、《标幽赋》、《金针赋》、《通玄指要赋》、《玉龙歌》、《杂病穴法歌》、《南丰李氏补泻》等，从理论到实践作了详细的论述，对后世读者理解一些晦涩难懂的文献，有极大的帮助。以《标幽赋》为例，中有"但用八法、五门，分主客而针无不效。"杨氏注曰："针之八法，一迎随，二转针，三手指，四针投，五虚实，六动摇，七提按，八呼吸。身之八法，奇经八脉'公孙冲脉胃心胸'八句是也。五门者，天干配合分于五也，甲与己合，乙与庚合之类是也。主客者，公孙主，内关客之类是也。或以井荥俞经合为五门，以邪气为宾客，正气为主人。先用八法，必以五门推时取穴，先主后客，而无不效之理。"在注释中，深入阐述了窦汉卿的按时取穴思想，具体论述了灵龟八法的取穴规律。

（2）将亲身针灸临床经验编著于中：杨氏从事针灸临床实践多年，积累了丰富的经验，并在本书作了全面系统地论述。在针灸指导思想方面，重视经络的重要性，重视经气的调节，提出"宁失其穴，勿失其经，宁失其时，勿失其气"的主张。在针刺手法上，在整理诸家针刺手法基础上，结合自己的经验体会，编写了"三衢杨氏补泻"。提出12个单式手法，24种复式手法，及下手八法。在针灸治疗方面，卷九"治症总要"的151个症证中，多数条文都有病因、病机、取穴、无效原因及确定的新的针灸处方，如"中风，左瘫右痪；三里、阳溪、合谷、中渚、阳辅、昆仑、行间。数穴针之不效，何也？风痰灌注经络，气血相搏，再受风寒湿气入内，凝滞不散，故刺不效，复刺后穴。先针无病手足，后针有病手足。风市、丘墟、阳陵泉。"本书附有医案31条，每份医案都记载了患者姓名、病因、临床表现、治疗方法及效果，其中以针灸病案为主，也有针药并用或汤药治疗者，病案充分表明杨氏医理精湛，用穴精当，疗效卓著，对后世医家具有重要的启迪作用。

【版本】

（1）明万历二十九年（公元1601年）刻本

（2）清康熙五年丙午（公元1666年）刻本

（3）清康熙五十七年（公元1718年）李氏重刻本，李月桂重校

（4）清乾隆二年丁巳（公元1737年）会稽章廷珪补刻于山西平阳府

（5）清嘉庆六年辛酉（公元1801年）经纶堂刻本

（6）清道光二十三年癸卯（公元1843年）经余堂刻本

（7）清光绪六年庚辰（公元1880年）扫叶山房刻本

（8）上海建文书局1953年再版

（9）上海锦章书局1955年第1次重版排印本

（10）人民卫生出版社1955年第1版，据明刊本勘误影印，1963年第1版，据明万历辛丑年（公元1601年）刊印本排印。

四十八、《针方六集》

吴昆，字山甫，别号鹤皋，明代医家，安徽歙县人，生于公元1551年，卒年未详。对《黄帝内经》、针灸等皆有研究，著有《针方六集》、《黄帝内经素问吴注》、《脉语》、《药纂》、《砭焫考》、《医方考》等书。

【主要内容】 明·吴昆著，6卷，公元1618年刊行。书首有作者自序一篇："昆自束发修儒，游心《灵》、《素》，诸砭焫针经，皆时讨究。盖未及壮年，负笈万里，虚衷北面，不减七十二师。念在取善发蒙，不谓一咉非律、一篑非山故也。时以所授针方，对证施治，种种神验。然穷其所以神者，抵牾背驰，阻于顿悟。益之十余年，觉以岁积，始破前迷，今梼杌之年，六十有七，视昔考医方时，年则倍矣。志在公善于人，成斯《六集》：首"神照"，次"开蒙"，次"尊经"，次"傍通"，次"纷署"，次"兼罗"。其间一得之愚，是千虑之所开也……"

各卷主要内容如下：

卷一：神照集（29节）穴位考正

手足三阴三阳流注总论、十二官相使、正人、伏人明堂经穴总图、灵枢骨度、明堂取穴法、正人、伏人脏腑图、手足十二经脉与督、任经脉图、冲、带、阴跷、阳跷、阴维、阳维六脉。附针经不载诸家奇穴、睛中穴主治内障。

卷二：开蒙集

窦太师标幽赋吴注、八法针方直诀八句训义、八法主治配合八条、五门针方说、十二经井荥输原经合一览图，六十六穴日时主治、难经五门主治、十二经为病、补母泻子成法。

卷三：尊经集

选录《灵枢》中有关针灸原文146条。灵枢九针、候气、见气、取气、置气、阳病治阴、阴病治阳、刺因于形、因于病、于脉、于时、膺俞、背俞、调神针方、调气针方、调血针方、调志针方、缪刺、巨刺、微刺、分刺、热病五十九刺、热病九不针、水俞五十七穴、灸之所宜等47节。

卷四：旁通集 35条论针、药及针刺手法

针药无二致、针药兼有、针药所长部、六经八法部、明热俞五十九穴、明水俞五十七穴、金针赋共二十四条、飞经走气四法议等35项。

卷五：纷署集

主论头、背、面、耳、颈、肩、胸、胁、腹及手三阴、手三阳、足三阴、足三阳经穴。

卷六：兼罗集。93条

玉龙歌（共78条）、中风不语、头风、口、眼、耳病、牙病、肩、肘、腕、腰、腿病症、心病、腹痛、咳嗽、哮喘、虚损失精、五痫、妇人带下等病75种。玉龙赋、天元太乙歌（即席弘赋）、百症赋、四总穴歌、杂病十一条歌等12首。崔氏灸骨蒸劳热定取患门四花六穴法、千金膏肓俞穴法、隔蒜灸痈毒法3条。

【版本】

(1) 明万历程标刻本

(2) 中医古籍出版社1989年第1版，据北京大学图书馆馆藏善本书第2集影印（第11册）

四十九、《循经考穴编》

本书作者不详。扉页有"不著撰人"。但在下册"背部图八髎穴辨"后有"严振识"3字，在"膺腹部穴图辨"下也有"严振、漫翁氏识"6字，抑或为严振所著尚需待考。书后有范行准跋说："《循经考穴编》原分上、下两册，不著撰人。但在下册腹部穴图后，及背部图八髎穴辨，膺腹部穴图辨三篇文后，并有'严振识'3字，疑本书即严氏所作，惜无序跋，不能考订也。至于撰者的时代，可能也是明代人，因本书引用的书至明万历而止，所以我姑定它是明代的书。"

【主要内容】 明代医籍，作者不详，2册，约刊行公元1619年左右。因本书引用的书至明万历而止，所以推定它为明代的针灸书。本书主要内容如下：

上册：十二经阴阳传流、内景赋、肺手太阴经、大肠手阳明经、胃足阳明经、脾足太阴经、心手少阴经、小肠手太阳经、膀胱足太阳经、手三阴经穴总论、手三阳经穴总论。

下册：肾足少阴经、心包络手厥阴经、三焦手少阳经、胆腑足少阳经、肝脏足厥阴经、督脉经、任脉经、附奇经八脉。

附图：五脏正面图、脏腑内景图、五脏总系于图、气海膈膜图、肺右侧图、背部穴图、右肾命门图、腹部穴图、背部图八髎穴辨、膺腹部穴图辨。

【主要特色】

（1）将经脉循行与循经考穴相结合：本书将经脉循行与循经考穴结合起来，描述经脉循行，即有腧穴，以对穴位考订为主，形成完整体系。经脉循行以《灵枢·经脉》为依据，穴位多参照《明堂》上下经、《甲乙经》、《针灸腧穴图经》、王冰注《内经》、《要旨论》、《广注》等，对腧穴的别名、部位、取法、刺灸法等，进行了考订。

（2）以透刺针法为特色：透刺针法最早见于元代王国瑞所编的《玉龙歌》，嗣后明代高武所撰"肘后歌"中也载有此法。《玉龙歌》中所载的透针刺法仅有丝竹空透率谷、地仓透颊车2则，后虽经杨继洲在注释中有所扩充，亦仅增补至11则。"肘后歌"中仅1则。本书所载透刺法30余则：

透　穴	主　治
①地仓→颊车	口眼㖞斜
②颊车→地仓	口噤、失音、腮颊肿、颈项痛
③大迎→颊车	腮颊红肿、疼痛
④曲差→头临泣	偏正头风、鼻疾、目疾
⑤攒竹→睛明	目疾
⑥攒竹→头维	头风痛
⑦攒竹→鱼腰	眉棱骨痛
⑧五处→率谷	头风痛、戴眼、惊痫
⑨瞳子髎→鱼腰	眉棱骨痛、目痛
⑩曲鬓→听会	口眼㖞斜、颊肿、口噤、项强
⑪左右风池互透	中风偏枯、头痛、目疾、伤寒汗不出
⑫丝竹空→率谷	头风痛
⑬率谷→丝竹空	偏正头痛、眼疾
⑭间使→支沟	结胸、气塞、癫狂、心痛、腋肿、疟疾
⑮支沟→间使	上焦胸胁疼痛、二便秘结、霍乱、呕吐、妇人经阻
⑯内关→外关	反胃、膈气中满、脾胃病、胁痛、癫狂
⑰外关→内关	四肢筋骨痛、臂指不得屈伸、实则肘挛、虚则不收
⑱阳池→大陵	腕痛无力、消渴烦闷
⑲三阳络→郄门	臂痹不举、暴喑、耳聋
⑳阳谷→腕骨	癫风、热病、牙痛、瘰疬、痰饮、咳嗽
㉑灵道→神门	心疼、暴喑
㉒列缺→太渊	痰饮、咳嗽
㉓神门→腕骨	痴呆、心痛、咽干、面赤掌热
㉔后溪→掌心	癫狂、肘臂挛急、目疾
㉕阴郄→腕骨	惊悸、吐衄、洒淅恶寒
㉖阴陵泉→阳陵泉	腹胀、水肿、膝痛与中下部疾
㉗悬钟→三阴交	瘫痪、两足不收、胃热
㉘丘墟→申脉	瘫痪、草鞋风痛、胸腹坚满
㉙昆仑→太溪	腰脊痛、心痛、背腰痛、难产
㉚膝阳关→膝关	膝部红肿、鹤膝风

【版本】

（1）上海群联出版社1955年第1版，据汤溪范氏所藏抄本影印

（2）上海科学技术出版社 1959 年第 1 版

五十、《类经》

张介宾，字景岳，又字会卿。明代著名医家，山阴（今浙江绍兴）人。先祖原是四川绵竹县人，因有军功被任为绍兴卫指挥，他幼年随父到京城，十几岁时，从名医金英学医，中年从军曾到过河北、东北等地。由于多年未得到功名，而回乡致力于医学，日久名声大振。他对《素问》、《灵枢》很有研究，先后用了 30 年工夫编成《类经》及《类经图翼》、《类经附翼》。晚年又总结临床经验，辑成《景岳全书》。他根据《内经》"阳平阴秘，精神乃治"等理论，提出"阳非有余"及"真阴不足"、"人体虚多实少"等理论，主张补益真阴、元阳，慎用寒凉和攻伐方药。临证时常用温补方剂，而被称为温补派。他的《类经》和《类经图翼》对后世针灸医学发展有较大影响。

【主要内容】 明·张介宾著，32 卷。刊于明天启四年（公元 1624 年）。

本书是注释《内经》的著作。书中按内容的性质不同，进行从类分门排列，对原文加以注释而成。作者本着"发隐就明、转难为易"的主旨，将《素问》和《灵枢》中许多类似和相同的原文集于一起，标立篇题，对原文详加注释。全书分为 12 类，每类又分若干节，共 360 多节。与针灸关系密切的有经络类、针刺类等，计 7 卷，主述经络、穴位、刺法和诸病之刺灸法。

经络类（卷七、八、九）："脏腑治内，经络治外，能明始终，四大安矣。故五曰经络类。"论述的内容主要为：十二经脉、五脏背俞、十二原、骨度、骨空、奇经八脉为病等 35 节。

针刺类（卷十九—二十二）："药饵不及，古有针砭，九法搜玄，道超凡矣。故十曰针刺类。"

卷十九：主论"九针、用针虚实补泻、候气"等 16 节。

卷二十：主论"五变五输刺应五时、六腑之病取之于合、缪刺巨刺"等 14 节。

卷二十一：主论"阴阳形气外内易难、五节之刺、刺诸风、刺灸癫狂、刺寒热、刺头痛"等 16 节。

卷二十二：主论"刺胸背腹病、刺腰病、刺四肢病、刺痈疽、刺禁、刺害"等 18 节。

【主要特色】 本书将《素问》、《灵枢》中有关经络、针灸的原文从类分门，并加以注释，使《内经》中有关针灸医学的内容集中化、系统化，加之张氏从文字上予以疏导，从经义上予以阐发，有利于"后学了然，见便得趣，由堂入室，具悉本原。"（《类经》序）

【版本】

（1）明天启四年甲子（公元 1624 年）刻本

（2）《四库全书》本

（3）清嘉庆四年己未（公元 1799 年）金闾萃英堂据天德堂本重刻

（4）千顷堂书局石印本

（5）人民卫生出版社 1957 年第 1 版，据金闾童涌泉刻本四首合一影印

（6）人民卫生出版社 1965 年排印本

五十一、《类经图翼》

【主要内容】 明·张介宾撰，11 卷，刊于明天启四年（公元 1624 年）。

本书为张氏所撰《类经》之续编。作者在编撰《类经》过程中，对于其中意义较深、言不尽意的地方，认为有详之以图，再翼之以说的必要，故有《类经图翼》、《类经附翼》之作。

本书各卷主要内容如下：

卷一至卷二：主要论述运气、阴阳五行、六气等理论。用文图互解的方法，进行充分阐述。

卷三至卷十：为经络。卷三主要论述十二经脏腑图、仰、俯人骨度部位、十二经起止图、十二经流注时序歌，诸部经穴次序和十四经图等，计42节。

卷五：主要论述诸部经络发明。

卷六至卷八：主要论述手足十二经穴、任脉、督脉穴。

卷九：主要论述奇经八脉、脏腑募俞穴、八会穴、九门、同名穴等，计7节。

卷十：为奇俞类集，收录经外奇穴92个。

卷十一：针灸要览。主要有十四经要穴歌、诸证灸法要穴、24类147种病证之治法。

附：《类经附翼》

本书4卷，附于《类经图翼》之后。卷一为"医易"，卷二为"律原"，卷三为"求正录"，卷四为"附针灸诸赋"，有天元太乙歌、玉龙赋、标幽赋、百症赋等歌赋11篇。

【主要特色】 本书以论述有关经络针灸内容为主，在经络方面，在"诸部经络发明"中描述了人体各脏腑、五官七窍、体表各部位与经络的循行联系，同时在针灸其余内容上不局限于《内经》所述，综合载述了明以前的相关内容。

【版本】

（1）同《类经》

（2）人民卫生出版社1958年第1版（影印）

五十二、《采艾编翼》

叶茶山，清代名医，粤东人，嘉庆十年（公元1805年）将其所藏残缺几半的《采艾编翼》补辑校正，重新刊行。

【主要内容】 清·叶茶山辑，3卷，约成书于康熙五十年（公元1711年）。作者系广东新兴县人，姓氏不详。嘉庆十年乙丑（公元1805年），粤东名医叶茶山将其所藏残缺几半的《采艾编翼》补辑校正，重新刊行。全书主要内容如下：

卷一：为十二经循行歌诀、头颈、胸腹、手臂、足膝等部位的循行图说，十四经分经图说和经脉主治要穴。

卷二：临床各科病症的灸治与药治，分大人科、幼科、妇科、外科、救急科，论述97种病症的取穴处方及灸法要则，每症必配方药，突出灸疗与药疗密切配合的特点。

卷三：收录简便外科验方百余首，与针灸不相关连，疑为后人掺入。

【主要特色】 本书治病方法是针灸与方药并用，几乎参半。所收录的多为山野医生的临证经验，有浓厚的地方风情。在施灸取穴方面，重视使用特定穴，如卷二灸治处方使用的腧穴有170个左右，特定穴占100以上。对此，书中有专门的论述，如卷一"灸法须知"篇中说："凡会、募、俞、络，最为关窍，如中脘为百病要穴，此穴一灸，吐闷立止，是以灸一中脘而六腑已会，况又胃募；灸章门五脏已会，况又脾募。而背俞应于脏腑，六络治及兼经，可以理悟。"

【版本】

（1）清嘉庆十年乙丑（公元 1805 年）六艺堂刻本

（2）中医古籍出版社 1985 年第 1 版，据中国中医研究院图书馆藏清嘉庆十年乙丑六艺堂刻本影印。

五十三、《太乙神针》

范毓䄎，字培兰，清雍正时人，曾总镇潮州，修合丸丹，广为施济。后有一道人至其府上谒见，传授太乙神针方。范氏按其方法治疗，疗效很好，后编成《太乙神针》一书，广为流传。

【主要内容】 著者佚名，1 卷。成书于公元 1717 年，范毓䄎传于清雍正年间。本书介绍的是在"雷火针"的基础上改进药卷配方而成的一种以灸代针的治疗方法。

主要内容：首先论述穴位，绘有正、背之道图两幅，记载太乙神针穴位 43 个。次为太乙神针的用针方法，有太乙神针的药物组成配方，太乙神针的两种使用方法。最后为太乙神针治疗病证与取穴，列有 42 个症证，每条病证之下，有一个针穴。

【主要特色】 太乙神针实际上属于灸法，以灸为针，同时又隔布、隔姜施灸，不灼伤皮肉，疼痛较传统艾炷灸轻微，易为患者接受。太乙神针制作时配用了多种药物，在临床中使用具有简便、易于操作、疗效显著的特点，深受病人欢迎。

【版本】

（1）清嘉庆十九年甲戌（公元 1814 年）刻本

（2）清道光三年癸未（公元 1823 年）京都宏文斋重刻本

（3）见《陈修园医书七十二种》

五十四、《医宗金鉴·刺灸心法要诀》

《医宗金鉴》是一部综合性的医书，由清朝官方组织编写。由太医院吴谦、刘裕铎主编，参加编写的有李毓清、武维藩等 10 余人，故本书为集体编写。后世多以吴谦主编署名。吴谦，字六吉，清代医家，安徽歙县人，乾隆年间任太医院判。其中《订正仲景全书》为吴氏自编。

【主要内容】 清·吴谦等人编纂的综合性医书，全书共 90 卷，刊行于清乾隆七年（公元 1742 年）。由清政府组织编写，其原因为古代医书"词奥难明，且多编次传写错讹"，后世医书"虽诸大家多所发明，然亦各自成家，或博而不精，或杂而不一，间有自相牴牾，反足惑人者，皆当改正注释，分别诸家是非。"因而清政府组织精通医学、兼通文理之人，"分门聚类，删其繁杂，采其精萃，发其余蕴，补其未备。"成为内容简要、切合实用的医学著作，自刊行后 200 多年来一直作为初学中医者的必读书。本书主要内容有：

①《订正仲景全书》（卷一——二十五）

②《删补名医方论》（卷二十六——三十三）

③《四诊心法要诀》（卷三十四）

④《运气要诀》（卷三十五）

⑤《伤寒心法要诀》（卷三十六——三十七）

⑥《杂病心法要诀》（卷三十八——四十三）

⑦《妇科心法要诀》（卷四十四—四十九）

⑧《幼科杂病心法要诀》（卷五十—五十五）

⑨《痘诊心法要诀》（卷五十六—五十九）

⑩《幼科种痘心法要诀》（卷六十）

⑪《外科心法要诀》（卷六十一—七十六）

⑫《眼科心法要诀》（卷七十七—七十八）

⑬《刺灸心法要诀》（卷七十九—八十六）

⑭《正骨心法要旨》（卷八十七—九十）

刺灸心法要诀为本书专论针灸的部分，其主要内容如下：

卷七十九：主要为歌赋。有九针原始歌（九针式图并九针主治法歌），论述了九针形态及附图、主治功用。行针次第手法歌，将取穴、持针、温针、进针、指循、摄法、退针、搓针、捻针、留针、摇针、拔针等各个阶段的行针手法，都以歌赋形式编写成12首歌，歌下有注释。十二经井荥输经合原刺浅深歌、五脏六腑井荥输原经合歌、十二经表里原始总歌、八脉交会八穴歌、手足十二经所属歌、十二经相传次序歌，十二经起止歌、十二经穴周流歌、十二经气血多少歌。

卷八十：周身穴位骨度，记载人体各部的解剖部位名称及注释，并附图。骨度尺寸，记载身体各部的尺寸长短。以下论述腧穴，以头面颈胸腹部依线论述，四肢以手三阴、手三阳、足三阴、足三阳按经脉论述，共计总穴数595个，穴名324个（其中单穴53个，双穴291个）。

卷八十一至八十三：为十二脏经文。主要记载十二脏（腑）的形态解剖、重量、功用，经脉循行、经脉循行歌、经穴歌、分寸歌并加注。每一脏都附形态图、经脉循行及经穴图。

卷八十四：为奇经八脉总歌。分别论述八脉循行经文、循行歌、腧穴歌、分寸歌、并附经脉、经穴图。

卷八十五：为主病针灸要穴歌。分头部、胸腹部、背部、手部、足部的主要腧穴的主要病症。

卷八十六：为灸法。灸治各种病症及取穴歌，禁针、禁灸等歌诀，各卷都有附图。

【主要特色】《医宗金鉴·刺灸心法要诀》为针灸临床专辑，根据古代针灸医家的经验，悉集编纂成歌诀，便于学习，清朝太医院曾作教材，直至建国后仍有不少针灸工作者习诵，因本书具有便于背诵、便于记忆、临床实用等特点。

（1）突出腧穴主治：本书有关腧穴主治功用歌诀既突出主治重点，又简明扼要，对某些穴位主治也有发挥和充实。如"合谷主治破伤风、痹痛筋急针止疼，兼治头上诸般病，水肿难产小儿惊。"合谷穴治疗破伤风、难产、水肿，这在其他文献中少有记载。又如"列缺主治嗽寒痰，偏正头痛治自痊，男子五淋阴中痛，尿血精出灸便安。"列缺治五淋、尿血、遗精，也是其他文献少有记载的。再如"胃俞主治黄疸病，食毕头即眩晕。"食后头目眩晕，用胃俞畅通胃之经气，这也是对胃俞主治功用的充实。

（2）突出奇穴救治急症特点：本书仅记载10个奇穴，但多属于治急症而有奇效之穴，如"灸难产穴，妇人右脚小趾尖，炷如小麦灸三壮，下火立产通仙"，右脚小趾尖，当为至阴穴。其他如针子户穴治胎衣不下，灸鬼哭穴治神志异常等。

【版本】

（1）清内府精写稿本（残本）

（2）清乾隆七年壬戌（公元 1742 年）武英殿刊本

（3）同年尊经阁刊本

（4）《四库全书》本

（5）清光绪九年癸未（公元 1883 年）扫叶山房刊本

（6）上海建文书局 1954 年第 1 版，全 8 册

（7）人民卫生出版社 1963 年第 1 版，据 1956—1957 年影印出版的乾隆武英殿刊本排印

（8）人民卫生出版社 1973 年第 1 版，第 5 分册：《医宗金鉴·眼科心法要诀，刺灸心法要诀（卷七十九—八十六），正骨心法要诀》

五十五、《串雅外编·针灸门》

赵学敏（约公元 1719—1805 年），字恕轩，号依吉，钱塘（今浙江杭州）人。出身于富有家庭，爱好医药，曾深入群众调查并采集医药，实地栽培药材。参考大量有关文献，编成《本草纲目拾遗》一书。另把铃医赵柏云的医疗经验汇集整理和增补，编成《串雅内编》、《串雅外编》，总结了民间丰富的方药和医疗技术，具有简、便、廉、验的特点，为保存和发扬民间医药作出了宝贵贡献。

【主要内容】 清·赵学敏编，4 卷。成书于公元 1759 年。卷二针法门的内容有：猢狲痨、挑闷疹子、喉痹、百发神针、消癖神火针、阴症散毒针。灸法门的内容有：医小儿、鸡爪风、干霍乱死灸法、附子灸、黄腊灸、灸癣、灸耳聋、疝气偏坠、灸痫疽、胡桃灸、鸡子灸、苦瓠灸、桑木灸、椀灸、灸目、麻叶灸。

【主要特色】 本书收集了民间针灸治病的丰富经验，尤其汇集了民间流行的多种灸法，如实按灸方面，本书卷二记载了百发神针、消癖神火针、阴症散毒针等，这些"针法"其艾卷制法及操作方法与"太乙神针"相同，只是在药物艾卷的药物处方及临床适应证有所不同，比如百发神针的药物有乳香、没药、生川附子、血竭、川乌、草乌、檀香末、降香末、大贝母、麝香、母丁香、艾绒等，临床上适用于偏正头风、漏肩风、鹤膝风、半身不遂、痞块、腰痛、小肠疝气及痈疽等症。而消癖神火针由于药物处方不同，而主治偏食消瘦、积聚痞块等，此外，本书卷二还记载了其他非艾灸法，如黄腊灸法、桑枝灸法等。

【版本】

（1）清常熟周左季抄本

（2）公元 1915 年印本

五十六、《针灸易学》

李守先，字善述，清代针灸医师，长葛（河南省）人。少年即学医，51 岁时疟疾流行，十人有九得病，择少壮医之，初治三效一，更日治五效三，22 日内获效 427 人。于是在总结古法的基础上，结合其个人经验，著书一部，使其浅而易知，显而易明，名为《针灸易学》。李氏认为，学习针灸之难，难不在穴，而在手法。他说："明于穴而手法不明，终身不医一疾，明于手法而因证寻穴，难者多，而显而易知者亦不少矣。"他认为，学习针灸者，要首学手法，次学认证，而以寻穴为末务。

【主要内容】 清·李守先撰，3 卷，刊行于清嘉庆三年戊午（公元 1798 年）。自序一

篇，讲其学医过程与书名由来："先少学针灸六年，未尝一日稍懈，特无名师口授，总不信心，以为非吾能事也。至乾隆五十一年，先已五十一岁，时疟疾十人而九，择其少壮医之，治三效一。更日治五效三，由此复究其书，而无不效矣。计二十二日，获效四百二十七人。后学知卒症，有效有不效，用针多则内有约略，且更考诸先生之书，医十得三者有矣，医十得五得七者有矣。此亦因易人难，推所已知而及所未知者也。至于深远详细，吾未有得，惟圣者能之耳。兹将古法著之于前，愚见列之于后，浅而易知，显而易名，名曰《针灸易学》，以为后之君子便览之云尔。"

上卷内容有针灸源流、手法、认症和寻穴 4 部分。手法为修针、进针、补泻法等内容。认症收录有《灵枢》杂症、行针指要、百症治法、治症总要、以及妇人、小儿、眼科、疟疾、伤寒、口眼㖞斜等 13 种病症的取穴图及针治内容。

中卷为经络穴位，有督任穴图、背部穴图、腹部穴图、十二经图、十二经穴、经外奇穴（32 个）等。

下卷附有 72 翻图，多为急症特殊图象，显示患者的病态及形似其症状的动物。关于治法，或用针刺，或用灸疗，或药物，或刺血等多种方法，治法不见于其他医书。

【主要特色】 由于李氏重视针灸手法，故本书对针刺手法进行了详细阐述，卷首摘录了《难经》、《神应经》、《针灸大成》等各家手法歌诀及修针、持针、定神、退针、合法、治晕针、转针补泻、生成息数、呼吸、徐疾等针刺手法。同时论述了《灵枢》、纪氏、《针灸聚英》、扁鹊、长桑君、杨继洲等认症定穴之法，对内、妇、儿、眼等各科针灸证治也予以详细介绍。卷末论述了四绝穴名、千金之歌。对五脏募穴、合穴、交会穴、八脉交会歌、八穴配合歌、十二经补泻歌、十二经分阴阳歌、灸法、灸症、灸刺法、取火法、以言治病法、习学须知等均有记载。

本书卷下载有用翻字命名的七十二翻图。其形生动，其象逼真，图下记述各"翻"各称、症状及治疗，为各书所不备。如白眼翻："其形常翻白眼，治宜将顶门灸三艾炷，如不愈，再灸三艾炷即愈。"又如滚肠翻："肚痛壅心。治宜手凌头上，与股肱弯左右排打见青紫色，打至胸间不见青紫色即愈，不愈再打。如有风症用棉子七个乾蜂蜜七个，煅黄为末，黄酒送下。"从上述例子来看，"翻"多指急症、危症、疑难症。治法除针灸外，尚介绍有民间流行的多种简便疗法。

【版本】
(1) 清嘉庆三年戊午（公元 1798 年）撰者自刊本，线装 1 函 2 册
(2) 清道光二十七年丁未（公元 1847 年）刻本
(3) 1916 年广益书局石印本，线装 1 函 2 册
(4) 1916 年上海萃英书庄据光绪丁未重校本石印，线装 1 函
(5) 1938 年大文书局铅印本，1 册
(6) 1951 年中医书局铅印本，1 册
(7) 1953 年上海建文书局石印本，1 册
(8) 1954 年上海锦章书局石印本，1 册
(9) 中国书店 1985 年第 1 版，据建文书局石印本影印

五十七、《凌门传授铜人指穴》

作者不详，扉页有"不著撰人"字样。据书名分析，凌门指明代凌氏针灸世家。凌氏

后代精于针灸者，尚有凌宣、凌贞候、凌千一、凌声臣等人。

【主要内容】 不著撰人，1卷，原册面签题"手抄秘本铜人图说"。卷末有"凌门传授铜人指穴一卷终"字样。全书分3部分。

一、歌赋44篇：如百症赋、玉龙赋、灵光赋、拦江赋、席弘赋、八法八穴歌、十四经步穴歌、六十六穴流注歌、子午流注逐日按时定穴歌……标幽赋、铜人指要赋。

二、经脉穴位图36幅：十四经脉图与经穴歌、经脉循行病候歌、天星穴法图（2）、秋夫疗鬼十三针穴图、回阳九针图、八脉交会穴图、五脏、六腑图（2）、气海膈膜之图、心系之图等。

三、论5篇：命门大小肠膀胱论、阑门水谷分别论、气海膈膜论、肺膜论、心系询。

【主要特色】 本书以针灸歌赋为主，其中部分歌赋不见于一般针灸著作中，如年尻神歌、月尻神歌、六十六穴流注歌（有2种不同文字）、子午流注逐日按时定穴歌（与《针灸大全》、《针灸大成》、《杨敬斋针灸全书》不同）等5首。有些歌赋的文字与其他针灸专著也不同，并非传抄之误，可能另有所本，如本书百症赋中有"耳门、丝竹空治牙疼而顷刻"，而《聚英》、《大成》具作"住牙疼于顷刻"。"肩髃、阳溪，消瘾疹风斑之热极"，而《聚英》、《大成》具作"肩髃、阳溪消瘾风"。因此，本书可用于校正其他著作的针灸歌赋。

此外，在所载歌赋中，子午流注内容较多。本书所载的2种文字的六十六穴流注歌未见于《针灸大全》、《针灸大成》等著作中。

【版本】 精抄本，1函1册

五十八、《针灸内篇》

江上外史，清代针灸医家，为明代著名针灸学家凌云之后裔凌声臣的再传弟子。据江上外史自叙："此秘由双林凌声臣先生传之外孙宣沛九，宣公乃传于余。"可知此书乃首由凌声臣传之外孙宣沛九，宣又传之于江上外史。江上外史生平事迹无可考。凌声臣是凌汉章的后裔，其针法自凌汉章祖传而来。凌汉章，名云，号卧岩，明归安双林（今浙江吴兴双林镇）人，精于取穴与刺法，为双林针派创始人。

【主要内容】 江上外史撰，1卷。原为清抄本，成书约在清道光元年（公元1821年左右）。内容有：

（1）针法，指出："针灸之道，治有三法。"一为进针法，"凡针入穴，宜渐次从容而进，攻病者，知酸、知麻、知痛，或似酸、似麻、似痛之不可忍者，即止。止乃病源在于此。致于面部、任脉不现此种情况。"二为深浅法，"横斜可深，直插宜浅，斜不过一寸，直不过五分。"三为用针之法，"用针之法，针入穴少停，须运动其针，左转为补，右转为泻；提针一飞三退为透天凉，一退三飞为烧山火。"

（2）炼针法，分叙初炼针法、复炼针法、临用炼针法。均用祛风活血止痛药数味至十数味配方，与针同置磁罐中煎煮。如复炼针法："乌头一两、巴豆一两、硫黄一钱五分、麻黄一钱五分、木鳖子十个、乌梅十个，与针同煮一日，水干再添，守而待之。"

（3）十四经穴歌与经穴图，傍注，内丹诀云。其中腧穴旁注以凌云《秘授灵书》中有关取穴法、刺灸法及主治病症为内容。手三阳及足少阳、足厥阴、足阳明、任、督八脉后，附有江上外史的考证，主要内容为经穴名称的读音、别名、定位、主治、刺灸法和禁忌。

（4）禁针禁灸歌，介绍了禁针穴 30 个，禁灸穴 45 个。

（5）《黄帝内经》、《难经》、《神应经》之补泻法，及凌氏所传之补泻法。认为：《黄帝内经》补泻"与双林凌氏正相反"，《神应经》补泻"与双林派口传正相合"。并以亲身经验为据，指出："余从先生临证以来，患者遵是法补泻，无不效验如神。此乃至秘也。"

【主要特色】 本书揭示了曾轰动一时的双林针灸学派的学术思想及针法特点。本书的内容来源，江上外史首先在序言中指出，《针灸内篇》源自双林凌声臣，又在考证中告诉其收藏有凌云的《秘授灵书》，指出："此册旁注即摘录汉章先生之法也，为家传汉声合秘，亦世室也。"提示本书所反映的主要内容源于双林学派。

双林学派开山鼻祖乃明代凌云。《浙江通志》载，凌云针法授自泰山异人，以针技高超而被明孝宗任用，曾著《流注辨惑》一书。《明史·凌云传》称："海内称针法者，曰归安凌氏。"子孙多世其业，并有所著述，以致凌氏针法闻名遐迩，"远近趋之若神"。然凌氏著作均已佚失，仅能在《中国医籍考》中看到凌千一《针灸秘要》、凌贞侯《针灸集要》两书之序言。《针灸内篇》的问世，对了解"凌氏针法"有极大裨益。

本书在针感研究方面有独到之处，认为入针深度宜以针感出现为度，针下感觉可判断疾病的预后，指出："病者宜知酸、麻、痛，则病浅易治；针入不觉者，病深难疗。"

在刺法方面，凡横刺均用于肌肉浅薄之处，斜刺均用于有重要脏器处。如"凡属背部两行，针一分，向外寸半。"还大量用透刺法，透刺的穴位与主治病症相关。如列缺"针一分，沿皮透太渊，治半身不遂，一切危症。"阳谷"针透腕骨，治项强、额痛、目赤、上下牙痛、痔漏。"膝关"横针二寸透膝眼，治风痹膝内痛、不能屈伸，咽喉中痛。"

【版本】

（1）清抄本

（2）中医古籍出版社 1984 年第 1 版，据中国中医研究院图书馆藏清抄本影印

五十九、《神灸经纶》

吴亦鼎，名砚承，清代医家，古歙（今安徽省）人，生卒无考。精于麻疹证治，以俗医"治痘难，治麻易"之说而草菅人命，乃采古人食法，撰成《麻疹备要方论》一卷。参考《医宗金鉴·刺灸心法要诀》等书，编有《神灸经纶》4 卷。

【主要内容】 清·吴亦鼎编，4 卷，清咸丰三年（公元 1853 年）刊行。本书是一部论灸法的专著。

卷一：详论灸法的一般知识和操作技术，十二经脉、奇经八脉之循行，周身经络部位歌、十五别络歌、五输穴、原穴、周身名位经脉骨度。

卷二：十二经脉起止，十二经脉穴歌、图和穴位分寸，奇经八脉穴歌、图、穴位分寸。

卷三：临床证治：中风诸病，厥逆诸病，首部诸病，中身诸病的证略与灸治法。

卷四：手足诸病、二阴诸病、妇人诸病、外科诸病的证略与灸治法。末附医原 1 篇，论述本愿 5 则与不治 5 则。

本书有经脉穴位图 20 幅，书中的穴位部位辑自《医宗金鉴·刺灸心法要诀》部分。

【主要特色】 本书系统地总结了我国灸疗学成就，叙述了 300 多个穴位的定位及施灸壮数，阐述了内、外、妇、儿各科病证的灸疗取穴，简明扼要，切合临床实用，实为一部灸疗法之大全。

【版本】

(1) 清咸丰三年（公元1853年）古歙吴氏刊本

(2) 中医古籍出版社1983年第1版，据清咸丰三年古歙吴氏刊本影印

六十、《太乙神针集解》

孔广培，字筱亭，浙江萧山人，生卒年月不详。咸丰年间，其妻患疝，多方调治无效，适得《太乙神针方》抄本，按法施治而愈。遂寻太乙神针之源流，兼录沧州人叶圭书改良之太乙针法（以面碗实药其中，隔姜灸之），绘其图式，辑为《太乙神针集解》。

【主要内容】 清·孔广培参订，1卷，清同治十一年壬申（公元1872年）刊行。本书的上半部分和范毓䯄的《太乙神针》大致相同，内容为：用针法、九宫尻神禁忌图、逐日人神所在不宜针灸、太乙神针方、太乙神针灸法、麦碗图、穴图。下半部分内容多取自《针灸大成》，介绍普通灸法、标幽赋和治症总要的1部、十四经要穴等。

【主要特色】 本书搜集了《太乙神针》及有关灸法，较以前诸《太乙神针》著作的内容有所增补，如取《灵枢·杂病》、《标幽赋》、《卫生宝鉴》、《备急千金要方》等有关灸法内容，以充实灸法的理论及应用。

【版本】

(1) 清同治十一年壬申（公元1872年）刻本

(2) 抄本

六十一、《针灸集成》

廖润鸿，字逵宾，清代医家，渌江（湖南澧陵）人，长于针灸，撰《勉学堂针灸集成》。

【主要内容】 清·廖润鸿编著，4卷，同治十三年甲戌（公元1874年）刊行。

本书原名《勉学堂针灸集成》。书前有作者自序一篇，语曰："今岁夏，偶遇明师以《针灸集成》相示，因取而读之，渐觉豁然有得……因将原书考正穴法，韵以五言，用当记诵，并遵纂《医宗金鉴》参互考完，正其讹舛……将铜人图按法缩绘小幅，以便案头搜讨。"各卷内容如下：

卷一：概述针灸基本知识，如制九针法、制艾法、针灸不可并施、别穴、募穴、原穴、十四经脉、子午八法、子午流注补泻、刺灸法、禁忌等。

卷二：论述人体各部位折量法，以及内、外、妇、儿各科疾病的针灸治疗法。

卷三、卷四：论述十四经脉流注及穴位、经外奇穴及禁针、禁灸穴。

本书内容大部分集录自《类经图翼》卷六、卷七、卷八中的十四经穴主治和集录自《东医宝鉴》中的全部针灸内容。考证了6个讹穴，收录了144个经外奇穴。

【主要特色】 本书的主要特色在于重视取穴的准确性。廖氏认为："下手用功处在熟穴法。"在取穴方面，廖氏强调取穴距离的精确性，如少商穴，自《针灸甲乙经》起皆描述为在手大指端内侧去爪甲如韭叶，廖氏认为"韭叶大小"一语不详，提出新的定位法，即"爪甲距肉三分许，与第一节横纹头相直"。这种取法横纵结合，显然提高了准确性。此外，廖氏还重视身体各种标志对于定穴的作用。

在针灸治疗方面，本书介绍了廖氏的临床经验，其内容主要集中在卷二。如在"针中脘穴手法"中说："方书云：中脘穴针入八分。然而凡人之外皮内胞各有浅深，铭念操心，

纳针皮肤，初似坚固，徐徐纳针，已过皮肤，针锋如陷空中，至其内胞，忽觉似固，病人亦致微动，然后停针，留十呼，徐徐出针。"对中脘穴针刺操作做了具体详细的说明。又在"手臂筋挛酸痛专废食饮不省人事者"中说："医者以左手大拇指坚按筋结作痛处，使不得动移，即以针贯刺其筋结处，锋应于伤筋则酸痛不可忍处，是天应穴也，随痛随针，神效，不然则再针。凡针经络诸穴无逾于此法也。"对天应穴取法、针刺操作、应用范围及效果论述周详。此类阐述甚多，不一一列举，对临床针灸医生有重要的指导借鉴价值。

【版本】

(1) 清同治十三年甲戌（公元 1874 年）北京文宝堂刊本

(2) 清光绪五年己卯（公元 1879 年）京门琉璃厂宝名斋刻本

(3) 人民卫生出版社 1956 年第 1 版，影印本

第二节　古代医家针灸学术思想和贡献

针灸医学源远流长，历代针灸医家众多，名人辈出，如魏晋之皇甫谧，唐之孙思邈，宋之王惟一，明之高武、杨继洲等均具有代表性。由于他们的卓越贡献，自《内经》而《针灸甲乙经》迄至《针灸大成》，系统地对经络生理病理、穴位考订、针刺手法、辨证选穴的理论和经验作了全面的阐述，针灸医学理论体系得以不断充实和发展。然而，各时期代表性医家在学术理论上各有倾向性和特点，这些独到的方面，正是我们要研究和探讨的对象，现将古代针灸医家的学术思想分述如下：

一、全面继承的医家

在针灸医学漫长的发展过程中，产生和造就了一批著名的针灸学家，其中有一批医家，在全面继承和发展针灸医学上起到了继往开来的作用。这些医家大都具有以下特点：①系统整理了有关针灸文献，使许多宝贵的针灸学资料得以流传至今；②对当时已残缺不全或混乱不堪的经络、腧穴图等进行了认真的考证和详细的修订，从而加快了针灸医学的普及；③他们都具有丰富的针灸临床经验，并从实际出发，对针灸理论作了许多的补充，因而促进了针灸医学的发展。

(一) 皇甫谧与《针灸甲乙经》

皇甫谧，幼名静，字士安，晚年自号玄晏先生，晋代安定朝那（今甘肃省灵台县）人，生于公元 215 年（东汉建安二十年），卒于公元 282 年（西晋太康三年）终年 68 岁，为我国著名的针灸学家。

皇甫谧生于汉末，长于曹魏，死于西晋。在他的一生中，亲眼目睹了封建社会的腐败，统治阶级的腐朽，因而对劳动人民有着深厚的感情。当时一般士人争相追求升官发财，贪图享受，但他不追求功名富贵，与流俗异趣，曾有很多政治上显要的人物建议并推举他做官，甚至晋武帝也几次诏他去做官，都被他毅然拒绝了，他终生隐居不仕，毕生致力于著述和医疗工作。

皇甫谧从小过继于叔父，少年时期荒于学业，在叔母的教养下，20 岁时拜家乡席坦为师，因家境贫穷，他一面务农，一面读书，由于勤奋好学，常常废寝忘食。他"博综典籍百家之言"，不仅在医学（特别是针灸学）方面造诣颇深，而且对经史、文学均有研究。他在医学方面的著述除了《针灸甲乙经》外，尚有《寒食散方》一卷（已佚），其他著述

有《帝王世纪》、《年历》、《高士传》、《逸士传》、《列女传》、《玄晏春秋》、《玄晏先生集》等。

皇甫谧到中年时已在文史方面很有成就，正值有所作为的时期，不幸身患风痹，半身不遂，又兼苦耳聋。疾病的痛苦，不仅没有使他丧失信心和意志，反而使之更发愤于钻研医学。他说："夫受先人之体，有八尺之躯，而不知医事，此所谓游魂耳。"他决心把自己的全部精力贡献给针灸事业，于是带着病体研究医理，集览群方，手不释卷，终于在汲取《灵枢》、《素问》、《明堂孔穴针灸治要》等书精华的基础上，约于公元 282 年（晋太康三年）著成《针灸甲乙经》这部光辉的针灸学巨著。它的问世标志着我国针灸学的又一次大的发展，使针灸学第一次专门化、系统化，并奠定了针灸学专科化的基础。

《针灸甲乙经》继承发扬了我国传统的针灸学，无论在学术上还是在临床上都有很高的价值。

（1）"三部同归"的类编方法 战国以后，明堂针灸方面有了长足的发展，撰者不止一家，于《黄帝内经》外，还有《黄帝虾蟆经》、涪翁《针经》及《明堂孔穴针灸治要》一类书，而内容多同，编次不一，颇难省觅，尤其在临床上仓促中难于检阅，故删繁去复，以便应用，这任务于魏晋时才由皇甫谧担当起来。他本着"使事类相从，删其浮辞，除其重复，论其精要"的原则，选集《素问》、《针经》、《明堂孔穴针灸治要》三书中有关针灸部分，结合自己的体会和见解，重新组合，编撰成《针灸甲乙经》12 卷。他把散见于 3 书各篇章的一些相类的经文汇集于一处，使对每一个问题的论述较为系统地连贯在一起，这就为后世医家阅读和记忆带来了不少的方便。如卷一"精神五脏论第一"，便是把《灵枢》之本神篇、九针论，《素问》之举痛论、宣明五气篇、阴阳应象大论等篇中有关精神五脏的经文汇集于一处，使人读起来可以系统看出精神五脏的形成、生理活动和病理变化。又如卷五"针道第四"所论述的针法，既包括有《灵枢》之九针十二原、官能、本输等篇，又包括了《素问》之宝命全形论、八正神明论、调经论、诊要经终论、刺禁论等篇中有关针刺法的经文，这样就可以全面地了解针刺前的注意事项、针刺方法、针下感应、补泻手法、针灸禁忌以及误刺致变等一系列有关针刺的道理。

通过将《素问》、《灵枢》和《明堂孔穴针灸治要》的重新编次、分类，《针灸甲乙经》显得条目清晰，层次井然，令人有观止之叹。综观全书，基本由两大部分组成：卷一至卷六为基础理论，卷七至卷十二为辨证论治，总的顺序是先理论后临床，与现代中医学的授课程序完全一致，为后世医家提示了一种科学整理研究古籍的思维方法。

（2）分部划线的腧穴排列法 《黄帝内经》提出了 365 个腧穴数目，但经查阅核实实有其名者，仅单穴 25 个，双穴 135 个，凡 160 个穴名。并且《内经》中论述穴位的内容分散在《灵枢》中的九针十二原、本输、根结、经脉、热病、厥病和《素问》中的气穴论、气府论、骨空论、水热穴论等篇内，既分散，又不系统，况且其中只言穴名而无部位，或只言部位而不言穴名者为数甚多。《针灸甲乙经》不但增加了腧穴的数目，而且厘定了 349 个常用腧穴的定位，其中单穴名 49 个，双穴名 300 个。对腧穴的排列采用按部位分经脉排列的体例，如头部穴、背部穴、面部穴、耳部穴、手三阴经穴、手三阳经穴、足三阴经穴和足三阳经穴（见表 8-1）。头、背、胸、腹等部位又按经脉自上而下排列，如背部按"背自第一椎循督脉下行至脊骶"、"背自第一椎两旁夹脊各一寸五分下至节"和"背自第二椎两旁夹脊各三寸至二十一椎下"的顺序排列腧穴，而四肢的手足十二经脉穴位则采取自指（趾）端向躯干方向排列。这种按部位分经脉的排列法对于学习穴位和临床取穴都十分方便，为后世按部位分经脉排列的体例奠定了基础。

表 8-1 《针灸甲乙经》穴位按部位分经脉排列表

部位＼经脉	肺	心包	心	大肠	三焦	小肠	脾	肝	肾	胃	胆	膀胱	督	任	合计
头部穴										1	13	7	10		31
背部穴												34	11		45
面部穴				2	1	1				6	5	2	4	1	22
耳前后穴					6	1					1	2			10
颈部穴				2	1	2				3			1		9
肩部穴				2	3	7				1	1				14
胸部穴	2						4		6	6				7	25
腋胁部穴		1					1				2				4
腹部穴							5	2	11	12	6			15	51
手太阴及臂穴	9														9
手厥阴及臂穴		8													8
手少阴及臂穴			8												8
手阳明及臂穴				14											14
手少阳及臂穴					12										12
手太阳及臂穴						8									8
足太阴及股穴							11								11
足厥阴及股穴								11							11
足少阴及股并阴跷阴维穴									10						10
足阳明及股穴										15					15
足少阳及股并阳维穴											14				14
足太阳及股并阳跷穴												18			18
合计	11	9	8	20	23	19	21	13	27	45	43	61	25	24	349

（3）注重对症选穴，辨证施治 "辨证论治"是中医学的一大特色。考我国药物治疗的辨证施治体系，早已成功地集中在《伤寒杂病论》中，并为后世医家奉为圭臬，长期指导着中医的临床实践。而针灸治疗的辨证论治体系，古代遗著不失之过简，则失之过乱，求其内容比较完整、结构比较系统，使后学便于师法者，应当肯定皇甫谧《针灸甲乙经》的功绩。该书卷七、八、九、十、十一、十二，凡 6 卷 43 篇，为诸科疾病之具体辨证施治，其中大部分保留了古代《明堂经》遗文的内容，从中可以看出这里不但突出了他的"分经辨病，审证施针"的原则，而且还处处体现他对生理、病理、诊法、治法的各项观点和主张；不但有规律地反映了他对各种疾病的认识，同时还系统地反映出了他诊治疾病

的程序。他在讨论任何疾病的时候，总是先落实到有关的脏腑和经络，然后据其生理特点讨论其病因病机，进而寻出相应的穴位和针刺方法。如咳嗽一证，虽然邪在肺，但可因五脏六腑受病所影响而发生。临床治疗又须随症不同而选取不同的腧穴，有取云门、中府者；有取肺俞、缺盆者；有取天容者；有取廉泉者；有取魄户、气舍、譩譆者；有取扶突者；有取太渊者；有取尺泽者；有取大钟者，因兼症不同而有 24 种不同情况的取穴法。这是很细致的，在弄清这些细节之后，再分虚实而行补泻，也就是在随势疏导的基础上调其虚实，以求达到平衡。这种"分经辨病在先"、"审证施治在后"，一步深入一步的辨证方法，是《针灸甲乙经》临床施治的一大特色，至今仍有较高的指导价值。

（4）对国内外针灸发展的影响 《针灸甲乙经》问世以来，对我国针灸发展起到了承前启后的作用。不仅唐代甄权《明堂人形图》、孙思邈的《备急千金要方》、王焘的《外台秘要》用为蓝本，而且元、明、清时期的许多书，如《针灸大成》、《针灸集成》等，也多是参考是书编撰而成。在教授学生方面，唐制医学教育（立针博士）就把《针灸甲乙经》定为教本。以后凡传教针灸，研习针灸，校注针灸书籍，莫不以《针灸甲乙经》为规范。它对我国针灸医学的发展作出了巨大的贡献。

《针灸甲乙经》的影响早已走向世界。据日本《大宝律令》记载："公元前100年至公元后700年，中国医学输入。公元562年吴人知聪携《明堂图》、《甲乙经》等书至日本。公元784年以前，日本医生都学习《甲乙经》、《脉经》、《本草》、《素问》等中国医书。"日本针灸书中的穴名与部位基本上是依据《针灸甲乙经》的，1975年日本经穴委员会出版的《经穴部位调查之基础资料》中还是把《针灸甲乙经》列为首要的参考书。朝鲜的针灸学也是由中国传去的，而《针灸甲乙经》则起了重要作用。由此可见，《针灸甲乙经》的外缘辐射，在地理上远远超越了中国本土的范围，它对世界各国针灸医学的发展都产生了深远的影响。

（二）甄权、孙思邈与明堂图

甄权和孙思邈都是隋唐时期的著名医学家。

甄权约生于南北朝的西魏大统六年（公元540年），卒于唐贞观十七年（公元643年）。据《旧唐书》记载，他是许州扶沟人（今河南省扶沟县），"尝以母病，与弟立言专医方，得其旨趣"，兄弟二人后皆为名医。甄立言"武德中累迁太堂丞，御史大夫，杜淹患风毒发肿，太宗令立言视之。"可见其弟甄立言在当时也是颇有影响的医家。《旧唐书》记载：甄权"隋开皇初，为秘书省正字，后称疾免……贞观十七年，权年一百三岁，太宗幸其家，视其饮食，访以药性，因授朝散大夫，赐几杖衣板，其年卒。撰《脉经》、《针方》、《明堂人形图》各一卷。"甄权的著作，除了前面这些外，还整理了《古今录验方》50卷，《针经钞》3卷，遗憾的是这些著作也和其他作品一样未曾流传下来。

孙思邈约生卒于公元581—682年间，为京兆华原人（今陕西省耀县），其学识渊博，医德高尚，百岁长寿，经验丰富，道家称之为"孙真人"。长期隐居山林，并精于烧炼，中国发明的火药，就是始见于他的道学著作中。他的医学思想渊源，可以用他"大医学业"中的话来说明：即要修习《黄帝内经》、《针灸甲乙经》、《明堂流注》、《三部九候》诸书，而于张仲景、王叔和、阮炳、范汪、张苗、靳邵等的经方都要精研，又对卜易诸书也须学习。博通道、佛、儒、医百家之术，尤以医学上的成就卓著。隋文帝杨坚、唐太宗李世民多次征诏，皆不就。生前著有《备急千金要方》和《千金翼方》，两书中皆有专卷论述针灸学术。

（1）甄权与《明堂人形图》 甄权曾说："吾十有八而志学于医。今年过百岁，研综经方，推究孔穴，所疑更多矣。"（《千金翼方·针灸》）可见他学医、临证的时间是很长的。他的高明医术，在史传医籍中也有反映。如《旧唐书》记载："隋鲁州刺史库狄钦苦风患，手不得引弓，诸医莫能疗，权谓曰：但将弓箭引向垛，一针可以射矣。针其肩髃穴，应时即射。"《千金翼方》记载说："时有深州刺史成君绰，忽患颈肿如数开，喉中闭塞，水粒不下已三日矣。……权救之，针其右手次指之端，如食顷气息即通，明日饮啖如故。"可以看出甄权治疗疾病取穴精，疗效好，恢复快，故而史书也称赞说："权之疗疾，多类此也。"

甄权的成就，主要表现在修订明堂图方面。他所著的《明堂人形图》在当时颇有影响。正如孙思邈所说："尔后缙绅之士，多写权图，略遍华裔。"这是一部以图为主，同时有详细文字说明的著作，对它的编绘，甄权是花费了一番辛勤劳动的。由于当时穴名和位置的混乱，如心俞一穴，就有在第3椎、第4椎、第5椎、第6椎等多种定位法，使人莫知所以。甄氏对此进行了认真的考订工作。他说："余退以《甲乙》校秦承祖图，有旁庭、藏会等一十九穴，按六百四十九穴，有目无名。其角孙、景风一十七穴，《三部针经》具存焉。然其图阙漏，仍有四十九穴，上下倒错，前后易处不合本径，所谓失之毫厘，差之千里也。"（《千金翼方·针灸》）由此可知，甄氏《明堂人形图》的编撰是以秦承祖所绘的针灸图为蓝本的，并用《针灸甲乙经》等著作对秦氏的图进行了校定，发现了许多阙漏和上下倒错之处。因而甄氏在纠正和补充秦图的基础上，编绘了新的明堂针灸经穴图。

甄权所参考的秦图，主要是指六朝刘宋时秦承祖的《明堂图》3卷。根据《隋书》、《唐书》记载当时前代遗留下来的针灸经穴图还很多，不下数十数，但甄权仅选秦图为蓝本，这说明秦氏的《明堂图》3卷，在当时还是比较完整周密，且有影响的作品。但甄权的《明堂人形图》编绘成后，无疑很快代替了秦图在这方面的影响，成为唐代一个较长时期医者学习针灸的"楷模"。如《千金翼方》卷二十六针灸部分，一开始孙氏就写道："合所述针灸孔穴，一依甄公明堂图为定，学者可细详之。"因此，甄权的《明堂图》，在当时已成为有指导性的权威著作，对针灸学的发展产生了极其深远的影响。

（2）孙思邈与两部《千金方》 如果我们把《针灸甲乙经》的产生看成是针灸发展史上的第一个里程碑，那么《备急千金要方》和《千金翼方》的问世，应当属于第二个里程碑了。两部《千金方》对唐以前的针灸文献几乎搜罗无遗，除散见于各种病症主治项下的针灸处方外，《备急千金要方》29—30卷、《千金翼方》26—28卷，还专论针灸，填补了唐以前针灸理论的大量空白，为针灸学的发展作出了巨大的贡献。

在针灸与药物的关系上，孙氏主张针药并重，认为"良医之道"是"汤药攻其内，针灸攻其外"，只有这样，"则病无逃矣，方知针灸之功，过半于汤药矣。"故"知针知药，固是良医"，"内外相扶，病必当愈。"孙氏的观点对后世影响深远。如明代著名医家高武在《针灸聚英》中即重复了"针灸药因病而施者，医之良也"的主张。事实证明，这是非常正确的。

在经穴理论上，孙氏尤其作了较多的补充。如针灸经穴图，到了南北朝时期已风靡一时，然而由于它的大量出现，加以各人师承不同，传写错误，故也不可避免造成了位置不一等混乱局面，孙氏鉴于"去圣久远，学徒蒙昧，孔穴出入，莫测经源，济危扶弱，临事多惑"的状况，乃着手进行了校勘，根据《针灸甲乙经》等古代文献及当代针灸名家的经穴图，作了认真的考订。如《备急千金要方》卷三十九说："旧明堂图，年代久远，传写错误，不足指南，今一依甄权等新撰为定。"按标准身高的二分之一，绘制成针灸腧穴图。"其十二经脉五色作之，奇经八脉以绿色为之"，并分成正人、伏人、侧人三幅明堂图，这在针灸发展史上不能不认为是个创举，因为记载用彩色绘制经穴图，《备急千金要方》是我们今天唯一能见到的最早文献。可惜这几幅图，至今已经散佚。对穴位的定位方法，在《内经》骨度法基础上，《备急千金要方》首先提出了几种指寸法，为不少穴位的定位取穴带来方便。如《备急千金要方》卷二十九指出："人有老少，体有长短，肤有肥瘦，皆须精思商量，准而折之，无得一概，致有差失。其尺寸之法，依古者八寸为尺，仍取病者男左女右手中指上第一节为一寸，亦有长短不定者，即取手大拇指第一节横度为一寸，以意消息，巧拙在人。其言一夫者，以四指为一夫。"这些方法，虽然与今天的中指中节作一寸的取穴方法不同，但其中如"一夫法"，至今仍然广泛应用。对某些穴位的作用与功效，《备急千金要方》也作了较多的补充，并且还以较大的篇幅记述了大量的经外奇穴，如当归、寅门、当容等，凡120余个。至于以痛为腧的"阿是穴法"，虽然《黄帝内经》已有类似的描述，但正式以"阿是"命名并记载于文献者，当首推《备急千金要方》。如《备急千金要方》卷二十九灸例第六指出："有阿是之法，言人有病痛，即令捏其上，若里当其处，不问孔穴，即得便快；或痛处，即云'阿是'，灸刺皆验。"

此外，《备急千金要方》对针灸法也作了较多的发挥。从针具操作、临床要求、疗程、禁忌以及主治病症等方面都总结出一套系统的理论。特别可贵的是《备急千金要方》对预防医学的重视，第一次提出了著名的预防保健灸法："凡入吴蜀地游宦，体上常须三两处灸之，勿令疮暂瘥，则瘴疠、温疟、毒气不能着人也。故吴蜀多行灸法。"后世"若要身体安，三里常不干"的脍炙人口的保健灸法，就是在这个基础上发展起来的。《备急千金要方》还收录了大量的针灸处方，据不完全统计有400余条之多，涉及的病症达100种以上，其中有些处方迄今仍被临床医家广泛应用着，如取十三鬼穴治疗癫狂；针少泽治疗妇人无乳；针肩井入1寸治疗难产，以及灸鱼际治疗乳痈等，都有着重要的临床应用价值。

（三）王惟一与明堂孔穴的重新修订

王惟一，约生卒于公元987—1067年间，为宋代著名针灸学家。又名王惟德，曾任太医局翰林医官，殿中省尚药奉御。宋仁宗（公元1023—1063年）时，奉命编修针灸书，他对古医书有关针灸的记载和针灸图详加考订，于天圣四年（公元1026年）编成《铜人腧穴针灸图经》3卷，并将此书刻于石碑以广流传。天圣五年（公元1027年），他又设计并主持铸造了针灸铜人两具，作为针灸教学和医生考试之用，为促进我国乃至国外针灸医学的发展，建立了不朽的功勋。

（1）考订明堂图与编著《铜人腧穴针灸图经》 自五代至宋初，医家犹行唐之明堂针灸图，但由于社会变迁，战争动乱，当时流传的明堂图其部位分寸多不相同。北宋时，政府重视整理医药文献，宋仁宗赵祯即命殿中省尚药奉御王惟一考订明堂针灸图。王氏根据《黄帝内经》、《针灸甲乙经》及参考古今经验之书，"考明堂气穴经络之会"，撰集成《铜人腧穴针灸图经》3卷。《中国医籍考》引王应麟话说："纂集旧闻，订正讹谬。"本书夏竦序亦云："定偃侧于人形，正分寸于腧募……总汇诸说，勒成三篇。"可见，在编撰过程中，作者做了不少的校勘和考证工作。此书原将针灸避忌日神等迷信话删去，但在金大定二十六年（公元1186年），竟有自称"平水闲邪聩叟"的窜入《针灸避忌太一图说》而成五卷本，大失惟一原书之旨，并由陈氏刻板印行，即今通行的本子。

《铜人腧穴针灸图经》很早就流传到国外，对日本、朝鲜的影响较大。至今，日本还保留着一座针灸铜人。经过王惟一的考订，《铜人腧穴针灸图经》的腧穴总数比《针灸甲乙经》增加有青灵、膏肓俞、厥阴俞三个双穴和督脉的灵台、阳关两个单穴，所以穴名总数有 354 个，总穴数 657 个。穴位排列兼采《针灸甲乙经》、《黄帝内经明堂类成》、《外台秘要》诸家。卷一、卷二是按十二经脉和督脉、任脉的循行路线排列，卷三以下讨论各穴主治，则以头部（偃、伏、侧）、面部、肩膊、背俞、膺腧、侧腋、腹部、侧胁等各部来划分，对四肢穴，仍按十二经脉的次序排列。这样，一方面使人容易了解和掌握经络的循行；另一方面，又便于临证医疗实践的应用。在腧穴主治方面，《铜人腧穴针灸图经》作了较多的补充。与《外台秘要》、《太平圣惠方》这些较早的文献相比，增加了不少新的内容，如上星穴，增补了能治"痰疟振寒，热病汗不出，目睛痛，不能远视"；承山穴，增加了能治"腰背痛，霍乱转筋，大便难，久痔肿痛"；风府穴，增加了能治"头痛鼻衄"等。此外还补充了历代许多名医的针灸治验事例。至于本书附经脉三人图各 1 幅，十二经穴图共 12 幅，是我们现在能见到的较早的珍贵图谱。

（2）石刻《铜人腧穴针灸图经》　我国印刷术发展到了宋代，已有很大的进步。虽然《铜人腧穴针灸图经》完稿以后已付梓，但由于印数有限，购书困难，保存不易等原因，在一定程度上仍然限制着针灸医学的普及和发展。王氏有鉴于此，便创造性地将《铜人腧穴针灸图经》刻于碑石，昭示于众，以便于学者观摩。据《北道刊误志》记载："仁济（殿）立铜人式并刻《针灸图经》于石。"《玉海》卷三十四庆历二年（公元 1042 年）条亦记载："二月庚寅，又以针灸图石壁堂为仁济殿"，可见碑石刻完之后，放置于当时的首都开封大相国寺仁济殿。元代初年，始移来大都（北京），放置于皇城以东明照坊太医院三皇庙的神机堂内。明英宗正统八年（公元 1443 年），上距王惟一刻石时间已 400 多年，石刻已漫灭不清，英宗令工匠砻石，仿前重刻，并增入明英宗序，记石刻之沿革。到英宗正统十、十一年（公元 1445、1446 年），修筑京师城垣和东城时，宋天圣石刻被劈毁，充当修筑城墙的砖石，被埋于明代城墙之下。直到 1965～1972 年，北京市文物管理处在配合拆除明代北京城墙的考古工作中，始将宋天圣石刻发掘出土，重现天日。石刻确定为宋天圣文物的主要证据是石碑所刻"通"字，皆缺笔作"逼"，为章献刘太后临朝，避其父刘通讳。经过修复整理，将五块残石置于北京"通史展览馆"展出，供大家参观及医学考古工作者参考。

（3）铸造经穴铜人像　王惟一的另一大贡献是铸造铜人，即把向来写在绢上及纸上的平面明堂偃侧图改为用铜铸的立体铜人像。铜人的出现，对后世产生了不可估量的影响。

关于铸造铜人的缘由、意义、作用及铜人的结构，在夏竦为《铜人经》所写的序中已作了论述，他说："去圣久远，其学难精，虽列在经络，绘之图索，而粉墨易糅，豕亥多讹……，传心岂如会目，著辞不如案形，复令铸铜人为式，内分藏府，旁注谿谷，井荥所会，孔穴所安，窍而达中，刻题于侧，使观者烂然而有弟，疑者涣然而冰释。"对于铸造铜人的材料和用途等，在南宋周密的《齐东野语》里作了进一步的说明："又尝闻舅氏章叔恭云，昔倅襄州日，尝获试针铜人金像，以精铜为之，藏府无一不具，其外俞穴，则错金书穴名于旁，背面二器相合，则浑然全身，盖旧都用此试医者，其法：外涂黄腊，中实以汞，俾医工以分折寸。按穴试针，中穴则针入而汞出，稍差则针不可入矣。亦奇巧之器也。"《齐东野语》虽为稗乘野史，然周密去王氏所处年代不远，且书中多是记述一些耳闻目睹的真人真事，内容基本可靠。其次，用铜人考试针灸医生，从文献记载可知，直到明代仍在沿袭这一方法。如《明外史本传》记载，明代著名针灸家凌云，曾被"召至京，命太医官出铜人，蔽以衣而试之，所刺无不中，及授以御医。"可见，所谓"盖旧都用此以试医者"，亦非虚构。

据《续资治通鉴长编》卷一○五记载："天圣五年（公元1027年）冬九月壬辰，医官院上所铸俞穴铜人式二，一置医官院，一置相国寺。"指出了铜人最早放置的地方。宋以后，历代统治阶级对铜人都视为"国宝"，《元史》详载了元世祖帝于公元1260年命尼泊尔工匠阿尼哥修复铜人的经过："帝命取明堂针灸铜人像示之曰：此宣抚王楸使宋时所进，岁久阙坏，无能修完之者，汝能新之乎？对曰：臣虽未尝为此，请试之。至元二年（公元1265年）新像成，关鬲脉络皆备，金工叹其天巧，莫不愧服。"到明代，英宗看到铜像昏暗难辨，也于正统八年（公元1443年）下令重铸。于是"仿前重作，加精致焉，建诸医官，式广敕诏。"嘉靖四间（公元1552—1566年），明高武也铸造铜人3座，即男、女、小孩各1。到了清代，铜人曾放置于北京药王庙，后移太医院，1900年庚子之役，竟被帝国主义者掠去1座，至今下落不明。清代也铸造了一些小型铜人，据称参加《医宗金鉴》编修工作的医生各得1座，其一现存上海中医药大学医史博物馆。

王惟一创铸铜人像，有着划时代的意义。它是世界上最早的立体生理模型，充分体现了中华民族的聪明才智和灿烂的古老文化成就。由于造型生动，形象逼真，大大补充了石碑和书籍的不足，有力地推动了针灸医学的迅猛普及和向前发展。

（四）王执中与《针灸资生经》

王执中，字叔权，东嘉（今浙江瑞安）人。公元1169年（乾道己丑年）进士，官从政郎，曾任潭州（今属湖南省）教授，将作丞。生卒年月及生平事迹不详。王氏对当时社会上重方药轻针灸的现象表示不满，遂根据长期临证经验，参照《针灸甲乙经》等书，编写成《针灸资生经》7卷。书刊于公元1220年（嘉定庚辰年），至公元1231年（绍定四年）又刊行1次。书中记载有不少临证有效穴位和丰富的灸法，以及各种病证的针灸治疗。在针灸书籍中，是一部很有成就的著作。诚如书中徐序所说："今东嘉王叔权又取360穴背面巅末，行分类别，以穴对病，凡百氏之说切于理，自己之见得于心者，悉疏于下，针灸之书，至是始备，古圣贤活人之意，至是始无遗憾。"

（1）论述腧穴，卓有成效　王氏在《针灸资生经》卷一及其他各篇中共收载经穴359个，其中单穴51个，双穴308个。他参照《针灸甲乙经》、《铜人腧穴针灸图经》等书的体例以头、胸、腹部穴位作分部论述，四肢穴位以分经论述，并根据《明堂》上、下经、《素问》、《备急千金要方》、《外台秘要》等书进行考证，附入了不少临床有效的奇穴，如眉冲、明堂、当阳、百劳等，凡21穴都分列于各篇。其他如督俞、气海俞、关元俞、风市等穴，目前已为针灸家所常用，且已归经，而在当时勅撰的王惟一《铜人腧穴针灸图经》中是缺如的，本书竟首载之。对于腧穴的考证，王氏往往遗缺者补之，谬误者宗《素》、《难》以正之。如论《下经》有"大椎"在第一椎下之误；《上经》有巨骨在心脾骨之误；《上经》、《下经》并有以阴跷、阳跷穴即指交信、跗阳，王氏根据《素注》认为当以照海、申脉2穴代表为是。又如辨《铜人》误以肓门与鸠尾相直；说明足三里穴当以犊鼻下三寸为是，这些材料对后世针灸著述腧穴的考订有一定的参考价值。

在量取腧穴方面，《针灸资生经》提倡用中指横纹同身寸，它说："《下经》曰：岐伯以八分为一寸，缘人有长、短、肥、瘠不同，取穴不准；扁鹊以中指第一指为一寸，缘人有身长手短，身短手长，取穴亦不准；孙真人取大拇指节横纹为一寸亦有差直。今取男左女右手中指第二节内庭两横纹相去为一寸，若屈指则旁取侧中节上下两纹角，相去远近为一寸，谓同身寸。自依此寸法，与人著艾疗病多愈。今以此为准。"这种屈中指中节两侧横纹的同身寸取穴法，一直为后世医家所沿用。此外，王氏取穴还特别注意压痛点，他引用《备急千金要方》"以肌肉纹理节解缝会宛陷中，及以手按之，病者快然。如此仔细安详，用心者方能得之耳"一段话，强调了这种取穴法的重要性。如"曲垣"当按之应手痛为是；取"翳风"时按之当引耳中；取"膏肓"须两肩胛骨开，以手摸索第4椎下两旁3寸，4肋3间，按之自觉牵引于肩中是穴。在他自己治验病案中，如取带脉、肺俞、风市等穴，亦特别强调这点。这些记述，于临床都有重要的实用价值。

（2）针药结合，尤重灸法 《针灸资生经》不仅重视针刺与灸法，而且还强调针灸与方药的结合。如用"五苓散治痘发渴立效，瘀热在里，身黄肿，煎茵陈汤下，服此不效方可针。"治"腹中有积，大便秘，巴豆为饼置脐中灸三壮；蛊利，柏叶、黄连煎服。"治疟疾发作，"用旱莲草椎碎置在手掌上一夫（三寸）当两筋中，以古文钱压之，系以故帛，未久即起小泡，谓之天灸。"例子甚多，毋庸赘述。说明王氏已非唐代《备急千金要方》所谓："且夫当今医者，各承一业，未能综练众方，所以救疾多不全济何哉？或有偏功针刺，或有偏解艾方，或有惟行药饵，或有专以禁咒"者可比。这种博采众方，根据病情，随证施治，或药或灸，或针药并施的施治方法，是本书治疗的一大特色。

此外，在《针灸资生经》中有关灸疗法的资料也特别丰富，这可能与唐代王焘《外台秘要》强调灸法和唐宋时期灸法盛行的状况有一定关系。如书中载有灸痨法、灸痔法、灸肠风法、灸发背法、灸膏肓穴法、天灸法，以及隔盐灸、隔蒜灸、隔姜灸、隔泥灸、隔附子饼灸、隔巴豆灸等。另外还有脚气八穴灸、秦承祖灸鬼邪法、小儿胎疝灸法，可谓集宋以前之大成。其中许多方法，一直为后世医家所采用。

（3）亲身体验，注重实践 王氏自幼体弱多病，举业以后，专攻医药，对自身及亲属之疾，大多亲自医治，并将治疗经过与效果详细加以记述，这无疑大大丰富了本书的内容。如论上星穴说："予少刻苦，年逾壮，则脑冷，或饮酒过多则脑疼如破，因灸此穴，非特脑不复冷，他日酒醉亦不疼。凡脑冷者宜灸之。"其治疗"脾疼"云："予尝苦脾疼，尝灸中脘穴，觉冷气从两胁下而上至灸处即散，此灸之功也。自后频灸之，亦每劝人灸此，凡脾痛不忍饮食，食不进者，皆宜灸。"又如在脚气与痹病条中说："予旧有脚气疾，遇春则脚稍肿，夏中尤甚，至冬渐消，偶夏间依《素问》注所说穴之所在，以温针微刺之，翌日肿消，其神效有如此者……""予冬月当风市处多冷痹，急橙热手温之，略止，日或两三，偶刺以温针遂愈，信手能治冷痹也。不特治冷痹，亦治风之要穴，《铜人》乃不载。"从这些记载里，我们不难看出，王氏是如何在这种亲身实践中来体验每个腧穴的主治，发挥前人奥旨，丰富理论知识的。这也说明了祖国医学记载的腧穴主治，完全是由先哲们通过无数次临床实践所积累起来的经验实录。这种可贵的实践精神，值得我们学习。

（五）杨继洲与《针灸大成》

杨继洲，名济时，衢州（今浙江省衢县一带，因境内有三衢山，故又称州为"三衢"）人，明代著名针灸学家。杨氏出身于世医之家，祖父曾任太医院太医。"幼业举子，博学绩文，一再厄于有司，遂弃其业业医。"曾任嘉靖帝侍医，隆庆二年（公元1568年）任职于圣济殿太医院，万历年间（公元1573—1620年）仍任太医院医官。他博览群书，通各家之说，行医40余年，临证经验丰富。名著《针灸大成》就是在其家传《卫生针灸玄机秘要》的基础上编辑而成的，该书可谓集明以前针灸学主要精华之作，对针灸医学的发展起到了承前启后的作用。

（1）《玄机秘要》与《针灸大成》《玄机秘要》全称《卫生针灸玄机秘要》，是杨继洲在其祖父传下的书籍和笔记的基础上，"复虑诸家弗会于一，乃参合指归，汇同考异，手自编摩，凡针药调摄之法，分图析类"，并结合个人经验和体会编撰而成的。此书后来成为编辑《针灸大成》的主要资料来源。

《针灸大成》的作者究竟为谁？历来记述不一。《四库提要》谓"明杨继洲编"，这是因为看到两篇序言中都提到了杨继洲，而未从内容上细考。后来的著录也多因袭此说，几乎众口一辞。考《针灸大成》最早刊于公元1601年（万历辛丑），为山西平阳府所刊刻。当时出任山西的监察御史赵文炳在"刻《针灸大成》序"中已大体说明了始末。原来杨继洲应邀从北京去山西给赵文炳治病，使赵文炳看到了《玄机秘要》，赵文炳原拟帮助付刊，但又考虑到"诸家未备"，于是就以《玄机秘要》为基础，"复广求群书……凡有关于针灸者，悉采集之，更考《素问》、《难经》以为宗主"，"且令能匠于太医院肖刻铜人像，详著其穴，并刻画图"，终于辑为《针灸大成》10卷。赵文炳在与《针灸大成》合刻的《铜人明堂》序中也曾提到："古之名医，率先针灸……余惧失其传，委集《针灸大成》一书。"显然，赵文炳是编辑此书的主持者，而具体编辑工作则委之于他人了。当时杨继洲至少已是七八十岁的老人了，给赵文炳看病又是客情，假如是自己的原撰《玄机秘要》的基础上加以增辑而成为《针灸大成》的话，就根本谈不到赵文炳"委集"。再看《针灸大成》卷十最后一条载："太医院医官继洲杨氏云……"也分明不是杨氏自己的口气。那么编者是谁？"医道源流"中已载明了："《针灸大成》总辑以上诸书，类成一部，分为十卷，委晋阳靳贤选集校正。"原来，在赵文炳属辖之下的靳贤是此书的编者。由此可见，《针灸大成》由靳贤所选集，其主要内容则来自杨氏，所以历代相将《针灸大成》看成是杨继洲的著述。

表 8-2 《针灸大成》文献来源比率（全书为100%）

书 名	撰 者	比率（%）	备 注
《玄机秘要》	（明）杨继洲	43.9	或作"杨氏"
《神应经》	（明）陈会	9.2	
《针灸聚英》	（明）高武	9.5	
《小儿按摩经》	（明）陈氏佚名	8.9	
《古今医统》	（明）徐春甫	5.7	卷八标为"徐氏书"
《针灸大全》	（明）徐凤	5.2	或作"徐氏"，针道源流则作《针灸捷要》
《内经》	汉以前，撰人不详	3.8	卷一、四之经文有从《聚英》《节要》、《医统》转引者，不计入此项。
《医学入门》	（明）李梴	3.1	
《难经本义》	（元）滑寿	2.2	书中标《难经》，目录则标为《难经本义》
《针灸节要》	（明）高武	1.8	
《医经小学》	（明）刘纯	0.9	
《乾坤生意》	（明）朱权	0.8	
其 他		5.0	包括序言、目录及针道源流篇

《针灸大成》的资料除了主要来源于《玄机秘要》之外，还直接选集了其他 11 种文献。现将这些直接选集的书目及其在《针灸大成》中所占的比率列于表 8-2。

（2）强调"一针二灸三服药"《针灸大成》是在杨氏《玄机秘要》的基础上编辑而成的。从书中的"经络迎随问答"、"策论"、"杨氏医案"以及"标幽赋"、"通玄指要赋"、"玉龙歌"等节许多注解中，我们可以看出，杨氏在临床方面继承和发展了孙思邈、王执中的治疗思想。虽然他善于使用针灸疗法，但对某些疾病的处理，也非常重视与其他疗法特别是药物疗法的配合。如在"策论"中说："夫何喜怒哀乐心思嗜欲之泪于中，寒暑风雨温凉燥湿之侵于外，于是有疾在腠理者焉，有疾在血脉者焉，有疾在肠胃者焉。然而疾在肠胃，非药饵不能以济；在血脉，非针刺不能以及；在腠理，非熨焫不能以达，是针、灸、药者，医家之不可缺一者也。"因此，杨氏临证，每每根据病情需要，或使用针灸疗法，或使用药物治疗，或者药物与针灸配合使用，随机应变，以达到治愈疾病的目的。据"杨氏医案"记载："戊辰岁，给事杨后山公祖乃郎，患疳疾，药日服而人且瘦。同科郑湘溪公迎予治之。予曰：此子形羸，虽是疳症，而腹内有积块，附于脾胃之旁，若徒治其疳，而不治其块，是不求其本，而揣其末矣。治之之法，宜先取章门灸针，消散积块，后次第理治脾胃，是小人已除，而君子得行其道于天下矣。果如其言，而针块中，灸章门，再以蟾蜍丸药兼用之，形体渐盛，疳疾俱痊。"说明针灸方药虽各有所宜，可分别应用，但若能恰到好处地结合应用，发扬各自的优点，定能使临床疗效很好地提高。

（3）补充腧穴理论 《针灸大成》对腧穴理论作了较多的补充。全书共记述经穴名 359 个，其中单穴 51 个，双穴 308 个，比《铜人腧穴针灸图经》、《十四经发挥》的 354 穴又增加 5 穴。杨氏对这些穴位的名称、体表定位、取穴方法、进针深浅、主治功能等做了不少的考证工作，纠正了历来对部分穴位的错误认识，并对辨证用穴、按时用穴、历代各家用穴、杨氏家传用穴等进行了论述，几乎应有尽有，包括了各科 300 多种病症的 1000 多个处方。

杨氏处方用穴十分简要。如在"治症总要"、"胜玉歌"、"八脉治症取穴"、"杨氏取穴"以及 31 则医案等内容中，杨氏治疗的病种达 89 个，按症状计则有 300 余个，而所用穴位仅 187 个，一般病症大多只选 1~3 个穴。杨氏指出："不得其要，虽取穴之多，亦无以济人，苟得其要，则虽会通之简，亦足以成功。"因此，杨氏治赵文炳痿痹之疾，3 针即愈。治许鸿宇两腿风，日夜痛不能止，卧床月余，针环跳、绝骨，随针而愈。又如治王念顾的咽嗌疾也是 3 针，治华芸的痢疾只取中脘、章门，治夏中贵的瘫痪只针环跳 1 穴，可见其取穴配方是少而精的。

杨氏取穴配穴，重视循经取穴的原则。不过在循经取穴时既应用了本经配穴、表里经配穴和异经配穴等方法，又较多地取用病变部位的本经腧穴。如胜玉歌："牙腮痛紧大迎全"；"肠鸣大便时泄泻，脐旁两寸灸天枢"；治症总要："小便不通，阴陵泉、气海、三阴交"等。他在应用五输穴和主客原络穴时常配用背俞、腹募和病变附近的腧穴，这与近世较多地强调远道取穴不同，是值得我们深入研究的。

此外，杨氏还重视经外奇穴的应用。如"穴有奇正策"云："至于定穴，则自正穴之外，又益之以奇穴焉，非故为此纷纷也。"又说："而奇穴者，则又旁通于正穴之外，以随时疗症者也。而其数维何？吾尝考之《图经》，而知其七十有九焉，以鼻孔则有迎香，以鼻柱则有鼻准，以耳上则有耳尖，以舌下则有金津、玉液，以眉间则有鱼腰，以眉后则有太阳，以手大指则有骨空，以手中指则有中魁；至于八邪、八风之穴，十宣、五虎之处，二白、肘尖、独阴、囊底、鬼眼、髋骨、四缝、中泉、四关，凡此皆奇穴之所在，而九针之所刺者，刺以此也，灸法之所施者，施以此也。"可见杨氏通过长期的临床实践，对经外奇穴的应用积累了丰富的经验。

（4）讲究手法操作　杨氏十分重视针刺手法，在古代手法的基础上，复加悉心研究，总结出爪切、持针、口温、进针、指循、爪摄、退针、搓针、捻针、留针、摇针、拔针12种手法，并把这12种手法，归纳为揣、爪、搓、弹、摇、扪、循、捻8法，还将其具体操作扼要地加以说明。上述内容成为"三衢杨氏补泻"的重要组成部分，对后世影响深远。

《素问·调经论》虽有"摇大其道，如利其路，是谓大泻"一句，但正式提出大补大泻手法，首推《针灸大成·经络迎随设为问答》："大补大泻，惟其阴阳俱有盛衰，内针于天地部内，俱补俱泻，必使经气内外相通，上下相接，盛气乃衰。"可见所谓大补大泻手法，是针对阴阳二气严重偏盛或偏衰的病理情况下，应用刺激量较大的补泻手法，在施术时必须针刺于天部及地部内，进行俱补或俱泻，使经气通接，病气即衰。这种大补大泻手法，为此前历代针灸医家所未备，是杨氏首创的。

关于平补平泻法，杨氏也进行了论述。他说："有平补平泻，谓其阴阳不平而后平也。阳下之曰补，阴上之曰泻。但得内外之气调则已。"因为阳气在于外，可用补法使阳气入内；阴气在于内可用泻法使气外出。平补平泻只要能够达到使阳气内入或引阴气外出的作用即可，所以刺激量不宜太强。杨氏的平补平泻与陈会的平补平泻有本质的不同，前者属于轻补轻泻而后者属于先泻后补。

《马丹阳天星十二穴治杂病歌》有"合担用法担，合截用法截"，及《兰江赋》："担截之中法几何，有担有截起沉疴……胸中之病内关担，脐下公孙用法拦。""截"、"担"二字，涵义颇令人费解。杨氏在"经络迎随设为问答"中对此作了比较详细的说明：当针进至地部时，"再推进一豆，谓之按，为截，为随也"，此属补法。当针"退针一豆，谓之提，为担，为迎也"，此属泻法。截、担之意，虽然有不少医家解释为配穴方法（如汪机等），但杨氏解释为补泻手法，其意十分明了。

总之，杨氏的学术思想不仅对国内，而且对国外也有深远影响，《针灸大成》至今已有德、日、法等多国译本，为促进世界针灸学术的发展作出了贡献。

附一：医案五则

①喉闭　安康公李袭兴称武德中出镇潞州，属随征士甄权以新撰明堂示余，余既暗昧，未之奇也。时有深州刺史成君绰忽患颈肿如数开，喉中闭塞，水粒不下已三日矣，以状告余，余屈权救之，针其右手次指之端，如食顷，气息即通，明日饮啖如故。

（《千金翼方》卷二十六）

②痫疾　有人患痫疾，发则僵仆在地，久之方苏。予意其用心所致，为灸百会。又疑是痰厥致僵仆，为灸中管，其疾稍减，未除根也。后阅《脉诀》后通真子有爱养小儿，谨护风池之说。人来觅灸痫疾，必为之按风池穴，皆应手酸疼，使灸之而愈。

（《针灸资生经·癫疾》第四）

③鼻衄　执中母氏忽患鼻衄，急取药服，凡平昔与人服有效者皆不效。因阅《集效方》云：口鼻出血不止，名脑衄，灸上星五十壮。尚疑头上不宜多灸，只灸七壮而止。次日复作，再灸十四壮而愈。有人鼻常出脓血，予教灸囟会亦愈。则知囟会、上星皆治鼻

衄云。

（《针灸资生经·鼻衄》第六）

④腰痛　壬戌岁，吏部许敬庵公寓灵济宫，患腰痛之甚。同乡董龙山公推予视之。诊其脉，尺部沉数有力，然男子尺脉固宜沉实，但带数有力，是湿热所致，有余之疾也。医作不足治之，则非矣。性畏针，遂以手指于肾俞穴行补泻之法，痛稍减，空心再与除湿行气之剂，一服而安。公曰：手法代针，已觉痛减，何乃再服渗利之药乎？予曰：针能劫病，公性畏针，故不得已而用手指之法，岂能驱除其病根，不过暂减其痛而已。若欲全可，须针肾俞穴，今既不针，是用渗利之剂也。岂不闻前贤云：腰乃肾之府，一身之大关节。脉沉数者，多是湿热壅滞，须宜渗利之，不可用补剂。今人不分虚实，一概误用，多致绵缠，痛疼不休。大抵喜补恶攻，人之恒情也。邪湿去而新血生，此非攻中有补存焉者乎？

（《针灸大成·医案》卷九）

⑤痞证　戊辰岁，吏部观政李邃麓公，胃旁一痞块如复杯，形体羸瘦，药勿愈。予视之曰：即有形于内，岂药力所能除，必针灸可消，详取块中。用以盘针之法，更灸食仓、中脘穴而愈。邃麓公问曰：人之生痞，与痃癖、积聚、癥瘕是如何？曰：痞者否也，如《易》所谓天地不交之否，内柔外刚，万物不通之义也。物不可以终否，故痞久则成胀满，而莫能疗焉。痃癖者，悬绝隐僻，又玄妙莫测之名也。积者迹也，夹痰血以成形迹，亦郁积至久之谓尔。聚者绪也，依元气为端绪，亦聚散不常之意云。癥者徵也，又精也，以其有所徵验，及久而成精萃也。瘕者假也，又遐也，以其假借气血成形，及历年遐远之谓也。大抵痞与痃癖乃胸膈之候；积与聚为腹内之疾，其为上、中二焦之病，故多见于男子。其癥与瘕，独见于脐下，是为下焦之候，故常见于妇人。大凡腹中有块，不问男妇，积聚、癥瘕，俱为恶症，切勿视为寻常。初起而不求早治，若待痞疾胀满，已成胸腹鼓急，虽扁鹊复生，亦莫能救其万一，有斯疾者，可不惧乎！李公深以为然。

（《针灸大成·医案》卷九）

附二：皇甫谧等所著书目

皇甫谧著

《针灸甲乙经》12卷

《脉诀》（佚）

《依诸方撰》1卷（佚）

《寒食散方》2卷（佚）

甄权著

《明堂人形图》1卷（佚）

《针方》1卷（佚）

《针经钞》3卷（佚）

《脉经》1卷（佚）

孙思邈著

《备急千金要方》30卷

《千金翼方》30卷

《银海精微》2卷

《五藏旁通明鉴图》1卷（佚）

　　《医家要妙》5 卷（佚）

　　王惟一著

　　　　《铜人腧穴针灸图经》5 卷

　　　　《明堂经》3 卷（佚）

　　王执中著

　　　　《针灸资生经》7 卷

　　　　《既效方》（佚）

　　杨继洲著

　　　　《卫生针灸玄机秘要》

二、倡用灸法的医家

　　倡用灸法的医家是指在灸法的发展过程中作出了卓越贡献的一类医家。如南北朝之葛洪、鲍姑；唐宋时期的王焘、窦材、闻人耆年；明清时代的吴亦鼎等。这些医家一方面大力提倡灸法，积极推广灸法的临床应用，一方面重视灸法的文献整理，完善灸法的理论体系，在长期的医疗实践中积累了丰富的临床经验，因而在灸法的发展史上占有重要的地位。

（一）倡导灸法的先驱——葛洪与鲍姑

　　在我国针灸发展史上，葛洪和他的妻子鲍姑，是倡导灸法的先驱者。他们的重要学术成就，为丰富和发展我国的灸疗法作出了贡献。

　　葛洪（公元 281—341 年），东晋著名医学家，字稚川，自号抱朴子，丹阳句容（今江苏易容）人。"少好学，家贫穷，躬自伐薪，以贸纸笔，夜辄写书诵习"，"曾所披涉，自正经诸史百家之言，下至短杂文章近万卷。"曾从其从祖葛玄的弟子郑隐和岳父鲍靓学丹术，尽得其传。晚年隐居广东罗浮山，其所著《肘后备急方》，取材于民间"率多易得之药"、"田舍试验之法"，是一部便、廉、验的方书。经梁·陶弘景（公元 456—536 年）进行增补，改名为《肘后百一方》。金·杨用道又参考宋·唐慎微的《证类本草》等书，再度进行增订，取名《广肘后备急方》。现在通行的《肘后备急方》系经杨用道增补的本子。

　　葛洪之妻鲍姑，名潜光，广东南海太守鲍靓之女，约生于晋太康九年，卒于建元元年，即公元 288 年至 343 年间人。关于其原籍有三说：《云笈七签》云：陈留（今河南开封）人；《太平御览》、《番禺志》等皆载为上党（今山西长治）人；《惠州府志》曰：东海（今江苏省邳县以东至海）人。她的一生，几乎都是在广东度过的，行医、采药足迹甚广，遍布南海、番禺、广州、惠阳、博罗等县市。她经常出入于高山河畔，岭南人民称她为"鲍仙姑"。鲍姑医道精湛，擅长灸法，为我国历史上最早记载的女灸师。

　　（1）葛洪与《肘后备急方》　葛洪的针灸学成就，突出地表现在灸法方面。其所著《肘后备急方》载针灸方 109 条，其中 99 条是灸方。对灸法的作用效果、操作方法、注意事项等都有比较全面的论述，奠定了灸疗学的理论基础。

　　首先，葛氏将灸法广泛应用于防治急性病症。其书名"肘后"即有随身携带之意；"备急"即临床救急时可立即索取。从书中文字的安排来看，"卒"字有急暴、突然的意思。以卷一为例，在全卷 11 节中，有 9 节的标题冠以"卒"字，而在这 9 节内才设有灸疗医方，其中有些灸方还被列为救治急性病症的首选方法。如《治卒中五尸方》中的第一方便是"灸乳后三寸十四壮，男左女右，不止更加壮数。"由此可见葛氏防治急性病症是善于运用灸法的。

其次，葛氏应用灸法治疗的病种也相当广泛。《肘后备急方》共载 73 类病症，有 30 多种选用了灸方，包括了内、外、伤、妇、五官等科。灸法不仅应用范围广泛，而且对某些疾病有着特殊的疗效。如《救卒中恶死方》："灸其唇下宛宛中承浆穴十壮，大效矣。"对以吐泻腹痛为主症的"霍乱"和以突然昏厥为主症的"卒中恶死"等病施以灸法，也往往获得"神验"、"灸毕即起坐"的良好效果。有些方法还经过作者的亲身体验。如《治痈疽妒乳诸毒肿方》称："余尝小腹下患大肿，灸即差，多用之则可大效也。"此外，葛氏应用灸法预防疾病的发生，如《治瘴气疫疠温毒诸方》："断温病令不相染……密以艾灸病人床四角，各一壮。"因艾叶芳香辟秽，故用作室内环境消毒，以防止传染性疾病的蔓延，这种方法致今仍具有一定的实用价值。

记载隔物灸法的文献，也当以葛洪《肘后备急方》为最早。书中对隔蒜、隔盐、隔椒、隔面、隔瓦甄灸等作了描述，如用隔蒜灸治疗肿痛："灸肿令消法，取独颗蒜横截厚一分，安肿头上，炷如梧桐子大，灸蒜上百壮……。"用隔盐灸治疗霍乱："以盐纳脐中，上灸二七壮。"治毒蛇咬伤，"嚼盐吐其上，再灸三壮。"这些方法的创用，为灸疗法多样化开辟了广阔的道路。晋以后许多隔物灸的出现，都是在这个基础上发展起来的。

关于艾灸的操作方法和注意事项，在《肘后备急方》中也有不少的论述。如有关艾灸的壮数，在多数情况下，每穴灸 7 壮以下，有时用到数十壮，最多时如灸绝骨、足三里达 200 壮，治卒中射工水弩毒方用"胡蒜令傅以揜疮上，灸蒜上千壮，差。"当然，还须根据病情或所灸病变部位的不同来决定多少。如治卒中五尸方载"随病左右"，灵活掌握。如治霍乱手足逆冷，"灸两踝上一寸尖骨各七壮，不愈加数。"灸痈疽也是"不觉消，数数灸，唯多为善。"至于施灸的先后程序，一人须灸数处以上者，有时需同时起火，但多数为按次第燃火。这些都反映了葛氏施灸治病的原则性和灵活性。

(2) 鲍姑的赘疣灸法　鲍姑的灸法成就，主要反映在瘤、疣的灸治方面。对付这种病，她总结了历代医家的经验，因地制宜，就地取材，采用在越秀山脚下漫山遍野生长的红脚艾进行灸疗。据《鲍姑祠记》云：鲍姑用"越冈天产之艾，以灸人身赘瘤，一灼即消除无有，历年久，而所惠多。"《粤秀山三元宫历史大略记》也载：鲍姑"有赘艾（即红脚艾）"，籍井泉及红艾为医方，活人无算。"每赘疣，灸之一柱，当即愈。不独愈病，且兼获美艳。"野史小说《太平广记》有这样一段有趣的记载：谓姑与稚川相次登仙后，有崔炜者居南海，在中元节日这天，番禺人举行庙会，陈设珍奇异物，聚集百戏于开元寺广场，游人众多，适崔炜也赶庙会，忽见一老姬过此地，偶一不慎，滑了一跤，打破了店家的酒甏，酒店要她赔偿，因为身边无钱，被店主殴打侮辱。崔炜见到这种情况，可怜她的遭遇，脱下衣服，作为赔偿了事，老姬不谢而去。隔日又于途中遇到，对炜说：多谢你解脱我的灾难。我善灸赘疣，今有"越井冈艾"少许奉赠，并授予使用方法，若遇赘疣，只一炷便可治愈，炜笑而拜受。后来崔炜游海光寺，遇一老僧，耳部有一赘肉，炜出艾试灸之，果一灸而愈。老僧很感激他，便介绍山下有一位任翁，家财万贯，也有这样的病，如能治好，当有厚报。老僧立即写信介绍，任翁见到崔炜，执礼甚恭，炜出一艾而愈。任翁告炜曰：谢君愈我所苦，无以厚酬，有钱十万奉子。由是名声日大，求治者甚。炜不敢忘，朝夕在念，一日复遇一人告之：这位老姬乃葛洪之妻鲍姑，行此术于南海，已有很多年岁了。这些记述，虽未免有些夸大，但可见鲍姑之灸术是精湛的。直至明清也还有人不惧艰辛乞取"鲍姑艾"，有鼎来师写的一首诗可为证："越井冈头云作邻，枣花帘子隔嶙峋。乃翁白石空夕尽，夫婿丹砂不疗贫。蹩躠莫酬古酒客，龙钟谁济宿瘤人。我来乞取三年艾，一灼应回万古春。"如此灵验和受群众欢迎的鲍姑灸法及其医疗经验，由此可见一斑。

（二）王焘对灸法的贡献

王焘（公元670—755年），为唐代中期的医学家，郿（今陕西省眉县）人。出身世家，其祖父王珪官至宰相。王氏幼时多病，长好医术，久居弘文馆，有条件博览群书，"遂发愤几一隅，凡古方纂得五十余家，新撰者数千卷，皆不开起总领，覆起总归"，究其微颐，悉其奥旨，寒暑不避，呕心沥血，历经数十春秋，于天宝十一年（公元752年）撰成医学巨著《外台秘要》。全书分为40卷，1104门，内容丰富，凡伤寒、温病、内、外、妇、儿、五官、皮肤、针灸、按摩、药物、方剂等无不囊括，其中卷三十九专论灸法，可谓集唐以前之灸法大成。

（1）诸疗之要，火艾为良　王焘对灸法十分重视，他采各家之述，集众医籍之方，并根据自己的心得体会，在《外台秘要》中对灸法进行了全面的论述。书中除9、17、20卷未载其内容外，其余各篇如疟、霍乱、胀满、奔豚、骨蒸、脚气、瘿、瘰疬、痔、疝、遗尿、疮等症，均列有灸法，卷39又专篇论述灸法，并以"明堂序"、"论邪入皮毛经络风冷热灸法"、"论疾手足腹背灸之多少及补泻八木火法"、"不宜灸禁穴及老少加减法"、"年神傍通并杂忌傍通法"、"五藏六腑变化流注出入傍通"、"十二身流注五藏六腑明堂"等专题，对灸法的理论作了深入的探讨。

王氏极力主张用灸治病，认为"诸疗之要，火艾为良，要中之要，无过此术。"他说："是以微风邪，以汤药、针、灸、蒸、熨，随用一法，皆能愈疾。至于火艾，特有其能。针、药、汤、散皆所不及者，艾为最要。"同时以昔日华佗为魏武帝针头风，但针即瘥，佗死后数年，武帝头风再发为例，论证其说。认为假使佗当时针后再灸，头风定不再发，只由不灸，根本未除。因而告诫后学，"不得专恃于针及汤药，即苦不灸，安能拔本塞源。"可见其对灸法推崇备至。

王氏重视灸法，但对针法却采取排斥的态度，这可以从《外台秘要》卷三十九《明堂序》中看出："其针法，古来以为深奥，令人卒不可解。经云：针能杀生人，不能起死人。若欲录之，恐伤性命。今并不录《针经》，唯取灸法。"故在转录《备急千金要方》等文献时，也特意把"针"字删去。如将《备急千金要方》"方知针灸之功，过半于汤药矣"一句，改为"知火艾之功，过半于汤药矣。"这一思想，一方面来自当时经验教训的概括，一方面是继承了《内经》中的某些主张，而同时也反映了王氏在认识上的偏激。因此，后世医家对王氏的这种观点大多持否定态度。

（2）以经统穴，绘制彩图　王氏对穴位的阐发较为全面。全书收集穴位665个，其腧穴数目比《针灸甲乙经》多8个双穴，即胆经多"后腋、转谷、饮郄、应突、胁堂、旁庭、始素"7穴，膀胱经多"膏肓俞"1穴。这些穴位，除"旁庭、膏肓俞"见载于《备急千金要方》外，其余为《外台秘要》首载。在腧穴的排列上，王氏按表里经的顺序分经排列各穴，这与《针灸甲乙经》和《备急千金要方》分部划线排列法不同。至于孔穴的介绍，乃先讲正名，次列别名；首述其解剖定位，次论该灸之壮数，后列主治病症。如合谷又名"虎口"；商阳又名"绝阳"；水突穴一名水门，"在颈大筋前，直人迎下气舍上，足阳明脉气所发，灸三壮，主咳逆上气，咽喉痛肿，呼吸短气，喘息不通。"这比《针灸甲乙经》腧穴定位与主治分开的排列法优越了许多，无疑大大方便了学者。

另外，王氏明确指出头维、下关、承光、脑户、气冲、脊中、伏兔、乳中、地五会、风府、泉腋、瘖门、天府、经渠、白环俞、鸠尾、迎香、石门（女子）、丝竹空、承泣、耳门、人迎、瘛脉、少商、尺泽、阴市、阳关、少海、小海、睛明、关冲 31 穴为灸法所禁。这些皆为王氏总结唐以前医家之经验所得，在临床上有一定的参考价值。

值得指出的是，王氏还十分重视明堂图的价值，他参阅有关文献，绘制了十二经彩色人形图，此图虽已散佚，但从王氏的论述中还可窥其大概。他在卷三十九"明堂序"中说："比来有经而无图，则不能明脉之会合；有图而无经，则不能论百疾之要也。系是观之，书之与图，不可无也。又人形不同，长短异状，图象参差，差之毫厘，则孔穴乖处，不可不详也。今依准《甲乙》正经，人长七尺五寸之身，今半之以为图，人长三尺七寸五分，其孔穴相去亦半之，五分为寸，其尺用古尺。其十二经脉，皆以五色作之，奇经八脉，并以绿色标记。诸家并以三人为图，今因十二经而尽图人十二身也。"可见，王氏绘制的十二人身彩图，精细周全，对当时临床和医学教育起到了促进作用。

(3) 荟萃各家，广为应用　由于王焘在弘文馆任职 20 多年，有条件博览群书，采集诸家有效之灸方，因此，在《外台秘要》中保存了不少唐以前的珍贵灸法文献。除引用《备急千金要方》129 条，《千金翼方》13 条等现存医著外，还有晋代姚僧垣《集验方》19 条，孟诜《必效方》3 条，《范汪方》17 条，王方庆《随身左右百发百中备急方》11 条，谢士泰《删繁方》3 条，甄立言《古今录验方》3 条，扁鹊方 3 条，华佗方 4 条，赵乃言 1 条等，其内容是十分丰富的。这些著作大多散佚，唯赖是书得以集中保存下来，其功劳不可泯灭。并且，《外台秘要》引载的文献，"多显方之所由来"，与《备急千金要方》之很少注明出处者不同，这就为我们了解唐以前医家的灸法成就和贡献提供了线索。

王氏集唐以前数十家之灸法经验，融为一体，广泛应用于临床各科，扩大了灸法的适应范围。如治疗伤寒在表，用灸法发其汗则愈，常用穴位为百会、大椎、风池、合谷等，艾灸 3 至 5 壮为度；反胃呕吐、胃实、腹胀满、水肿、四肢不举、肠鸣泄利等，施灸穴位多以足三里、膈俞、大肠俞、胃管、中管、气海、天枢、太仓等穴为主，艾灸 5 至 30 壮。这些方法，迄今仍为临床医家所习用。

（三）窦材对灸法的贡献

窦材，南宋真定（今河北省正定县）人。生于公元 1100 年左右，曾官开州巡检，武翼郎，后人称太医，晚年"将追随先师所历之法，与已四十余年之所治验"，撰成《扁鹊心书》一书，于绍兴十六年（公元 1164 年）刊刻流传。

《扁鹊心书》共 3 卷，上卷论经络灸法等，中下卷分述伤寒诸证和内科杂病，兼论外、妇、儿科病证，另有《神方》1 卷，列方 94 首，分别介绍其主治及服用法。全书简明扼要，所论多从实践中来，颇具特色。现行本中，有清代胡钰参论批注，时附案例印证，对原书阐发颇多，或间有异议，亦多持平正论。

窦氏临证，虽针灸药结合居多，但把用灸摆在头等重要位置，为灸法的发展作出了较大的贡献。

(1) 灼艾第一，早灸多灸　从《扁鹊心书》对灸法的论述，可以看出窦材对灸法是极为重视的。他说："医之治病用灸，犹人做饭需薪，今人不能治大病，良由不知针灸故也。"因而"保命之法，灼艾第一，丹药第二，附子第三。"他认为"大病宜灸"，所谓大病，即危难急重证，"进医书表"中列出有伤寒、阴疽、虚劳、中风、水肿、尸厥、久痢、喉痹、急慢惊风等。他强调指出："世有百余种大病，不用艾灸丹药，如何救得性命，劫得病回"，把灼艾施治作为首选的急救措施。

窦氏临床，虽多针灸丹药结合，但他认为有些病只须单用灸法。如卷上"五等虚实"一节在论述元气将脱的甚虚证时，认为"非寻常药饵所能救"，须用灸法取效；"肺伤寒"重证，也"非药可疗"，急宜用灸。或提倡有些病先灸后药，"要知缓急"一节提到治一伤寒病，先用烈火施灸，待患者开眼思饮食，再进姜附汤而愈，都体现了他"灼艾第一"的思想。

窦氏重灸，无论从理论到实践，从预防保健到临床治疗都反映了这一点。他提出了常灸关元、气海、命关、中脘以防病摄生的方法，还根据年龄不同提出了用灸的间隔时间及壮数要求："人至三十，可三年一灸脐下百壮，五十可二年一灸脐下三百壮，六十可一年一灸脐下三百壮，令人长生不老。"若用灸治病，窦氏则主张早灸多灸。他提出大病尤宜早灸，"若灸迟，真气已脱，虽灸亦无用矣。若能早灸，自然阳气不绝，性命坚牢。"他对不少病证都强调早灸，如治阴毒，若灸"迟则气脱，虽灸亦无益矣"；治"气脱，灸迟亦无用矣"；治虚劳"须早灸，迟则无益"；治伤寒少阴太阴重证"不可不早图也"。并进一步指出，如延误治疗时机，可导致严重后果。他在《扁鹊心书》中提到一医治伤寒用灸过迟，终至"藏气败绝"而死亡。又指出"暴泄"一证，灸迟则"肠开洞泄而死"，要人们引以为鉴。

多灸给患者带来痛苦是不言而喻的，为了减轻灼痛，窦氏创立了一种灸前麻醉法，即用所谓"睡圣散"内服，使人昏睡，然后施灸，可无痛苦。睡圣散由"山茄花八月收，火麻花八月收"所组成，"采后共为末，每服三钱，小儿只一钱，茶酒任下"。据清·胡珏注：山茄花即蔓陀罗花，火麻花即大麻花。临床"如颠狂人不可灸，及膏粱人怕痛者，先服睡圣散，然后灸之，一服止可灸五壮，醒后再服用灸。"后世所用的用药浸过纸擦肤麻醉法和指压麻醉法都是受窦氏的启发而发展起来的。

（2）温补脾肾，壮阳消阴　窦氏认为"人以脾为母，以肾为根"，"脾为五藏之母，肾为一身之根"，因而在临床上时刻注意温补脾肾之阳。如在"时医之错"一节中，提到阴疽的治疗时说："必大补肾气，壮阳消阴，土得阳光，自生肌肉，则元气固流，不侵骨髓矣。"从《扁鹊心书》"附窦材灸法"所列的几十种病证来看，30余种有脾肾阳虚，再从书中所载的40余则医案来看，也有一半以上用到温补脾肾之法，可见其对脾肾两脏的重视程度。

窦氏温补脾肾，常随病情不同而有所侧重。有脾肾双补者，如"时医之错"云："眼生内障，由于脾肾两虚，阳光不振耳。故光之短主于脾，视物不明主于肾。法当温补脾肾，壮阳光以消阴翳，则目明矣。"又如治元气得脱、伤寒太阴证、水肿、气喘证、脾泄注下证、休息痢、虚劳等，均主张脾肾兼顾，双管齐下。

有以治脾为主者，如翻胃、胁痛不止、阴黄等；有以温肾为主者，如伤寒少阴证、久咳、中风失音、小便下血、中消、腰足不仁、老人气喘等；有的病证则先温脾后调肾，如"水肿膨胀"证、"老人两胁痛"证。有的病证，虽病在脾肾，但涉及他脏，窦氏治疗，仍以治脾肾为主。如治两胁连心痛，虽由恚怒伤及肝脾肾三经，但只有脾肾两经的穴位；上消证虽病及肺肾，仍只治肾；中消证，病虽及肺胃肾，亦只治肾；暑月发燥热，虽病由冷物伤脾胃肾引起，仍只用治脾之穴位。这些都反映出窦氏重视脾肾、善于温补脾肾的思想。

温补脾阳用命关，温补肾阳用关元，是窦氏温补脾肾的两个主要穴位。《扁鹊心书》所用穴位总数为 26 个，而其中以命关、关元运用次数最多。窦氏认为，命关"此穴属脾，又名食窦穴，能接脾藏真气，治三十六种脾病。"至于关元补肾，书中许多地方作了阐述。如在论述"足痿病"时认为：足痿多由"肾虚"所致，宜灸关元以使"肾气复长"；"伤寒太阴证"宜"灸关元，以救肾气"；"脑疽发背，诸般疗疮恶毒，须灸关元三百壮，以保肾气"等等。显然，其用关元的目的是温补肾阳。

（四）罗天益对灸法的贡献

罗天益，字谦甫，真定（今河北正定）人，约生活于公元 1220－1290 年。罗氏"幼承父训，俾志学于诗文，长值危时，遂苟生于方技。"为金代著名医家李杲的弟子，从东垣学医 10 余年，深得其师所赏识，他继承李杲学说，集录诸家之法，结合自己的经验，撰成《卫生宝鉴》一书，凡 24 卷。罗氏治医，针灸与药物并重，而对灸法方面，造诣较深，为灸法理论的发展作出了一定贡献。

（1）擅用灸法，助元防病　罗氏师承东垣，认为人身元气对疾病的发生起着决定性的作用，元气不足，诸病由生，而元气之所以不足，又是脾胃之气有伤的结果，故在治疗上特别重视脾胃元气。他在《卫生宝鉴》"胃气为本案"中说："四时五脏，皆以胃气为本，五脏有胃气则和平而身安。若胃气虚弱，不能运化滋养一脏，则五脏脉不和平。"因而治疗除运用补中益气升阳等方药外，常施用灸法，以辅药治之不及。东垣《内外伤辨惑论》指出："若病人形气不足，病潮作之时，病气亦不足，此乃阴阳俱不足也。禁用针，宜针之以甘药，不可以尽剂，不灸弗已，脐下一寸五分气海穴是也。"罗氏继承了东垣这一治疗思想，他在"阴阳皆虚案"、"结阴便血案"、"虚中有热案"、"胃脘当心痛案"等验案中，除用药治疗外，均灸气海穴以"生发元气，滋荣百脉"，并灸胃之募穴中脘以"助胃气""引清气上行"。这些临床经验，充分说明了灸法在助壮脾胃元气，增强机体抗病能力中具有重要的价值。

应用灸法预防中风，罗氏也积累了丰富的经验。他在《卫生宝鉴》中转录有《备急千金要方》和《针灸资生经》关于灸法预防中风的记载："凡觉手足麻木或疼痛，良久乃已。此将中腑之候，宜灸百会、发际、肩髃、曲池、风池、足三里、绝骨七穴；或灸百会、大椎、风池、肩井、曲池、足三里、间使七穴，病在左侧灸右，病在右侧灸左。""春秋之时，可时时灸此七穴，以泄风气……可保无虞。"罗氏指出，这些方法简便易行，病人可自己操作，且效果可靠，因而对预防中风有实用价值，值得进一步推广。对于惧痛畏灸的患者，罗氏采有"代灸膏"（用附子、马蔺子、蛇床子、木香、肉桂、吴茱萸等分为末，面和姜汁为膏，摊贴关元、气海穴）外敷，自晓至晚，其效可代百壮。可见其用心之苦，研究之深，反映了他为病人着想的负责精神。

（2）合理选穴，随症施灸　在罗氏的灸法处方中，常有中脘、气海、足三里三穴。中脘乃胃之募穴，灸之可温补中焦；足三里为阳明胃经合穴，能补脾健胃，升清降浊，对脾胃病有很好的疗效。至于气海穴能补益元气，三穴合用，共奏调理脾胃、振奋元气、强壮补虚、升提中气之功。罗氏常用此方治疗脾胃虚弱和元气亏虚之证。如在"胃脘当心而痛"治验中，记载 1 例疟疾患者，因一医以砒霜等治疗不当，不惟疟病未除，而且反添吐泻等症，罗氏用上述灸方并辅以扶阳助胃汤而治愈。又如"虚中有热治验"记载一患者"病发热，肌肉消瘦，四肢困倦，嗜卧盗汗，大便溏泄，肠鸣，不思饮食，舌不知味……

脉浮数，按之无力，"罗氏亦用上述灸方治愈。这说明这些穴位不仅能治疗中焦不足的虚寒证，而且还可以治疗气阴两伤的虚热证，进一步丰富和发展了东垣甘温除热的学术思想。

罗氏临证用灸，还善于辨证选穴。如病证昼发灸阳跷申脉，夜发灸阴跷照海；头热如火，足冷如冰，灸阳辅；胫酸寒灸绝骨；小儿癖气久不消灸中脘、章门；小便淋涩不能用脐中隔盐灸法；面生疣瘤，用隔纸（纸上涂醋磨雄黄）灸等。此外，罗氏还喜用小麦粒状艾炷施灸，如小儿吐乳用小艾炷灸中庭；癫痫瘈疭用小艾炷灸长强；慢惊风用小艾炷灸尺泽；呃逆不止用小艾炷灸乳下黑尽处（男左女右）等。这些记载，有些是继承了前人的经验，有些是罗氏从长期的临床实践中总结出来的，有一定临床参考价值。

（五）吴亦鼎对灸法的贡献

吴亦鼎，字砚丞，歙县（今属安徽省）人，约生于 19 世纪上半叶。吴氏于清·咸丰元年（公元 1851 年），汇集历代各家灸法，著成《神灸经纶》4 卷。书中详列蓄艾、用艾、灸忌以及十二经及奇八脉的循行与腧穴定位等，对灸法理论有所发挥。

（1）强调辨证施灸，丰富灸法内容　吴氏强调辨证施灸，认为只有"明证善治"才能为人"决死生，拨乱反正"。否则，若"取证未确，必至病在阴而反灸其阳，病在阳而反灸其阴，宜灸多者反与之少，则火力不及，而病不能除；灸少者反与之多，则火力太过，而病反增剧。"在《神灸经纶》一书中，对辨证的分析十分详尽。如"中身论略"一节，除对病因病机进行阐述外，还从胸胁、腹、腰背、虚劳、自汗、盗汗、血证、鼓胀、霍乱、呕吐、咳嗽、呃逆、喘哮、嗳气等 26 个方面进行证候分析，最后根据分析结果，对144 证进行选穴处方。在分析中，除引用前人的看法外，还根据自己的体会予以评述。他说："必法古而不滞于古，务期当理中病。"如在"二阴证略"中说："考古治梦遗方，属郁滞者居大半，是又专主于固涩也。如果肾虚精滑，宜治以补涩；若属郁滞，宜治以通利，如湿热内蕴，当从脾胃酌治；如欲火炽，思想无穷，当从心治。"所以既选气海、关元用于补涩，三阴交、中极用以通利，又用三里治脾胃，用膏肓穴从心论治，这样有利于提高疗效。

在隔物灸方面，《神灸经纶》也颇具特色。如"灸神阙，先以净干盐填脐中灸七壮，后去盐换川椒二十一粒，上以姜片盖定，又灸十四壮，灸毕用膏贴之。"又如灸瘰疬"用癞蛤蟆一个，剥去皮，盖瘰疬上，用艾灸七壮立消。"另外，传尸痨按代选穴用灸的方法，则更为特殊。他认为第 1 代虫伤心，宜灸心俞并上下如四花样；第 2 代灸肺俞 4 穴如前；第 3 代灸肝俞 4 穴如前；第 4 代灸阴俞 4 穴如前；第 5 代灸肾俞 4 穴如前；第 6 代灸三焦俞 4 穴如前。除在穴位上艾灸外，还根据病情在特殊部位上施灸。如"治痔者，须治痔根，无不获效。"治脐风"必有青筋一道，自下上行至腹而生两岔，即灸青筋之头三壮，若见两岔，即灸两处筋头各三壮，十治五六，否则上行攻心不救。"这些都说明《神灸经纶》是一部系统性强，内容较完善，具有独特风格的著作。

（2）重视经络分布，完善腧穴理论　吴氏临证施灸，重视"辨明经络"。他首先注意了解经络与有关脏腑组织器官的关系，如"胆筋结于尻"，"小腿肚属足太阳膀胱"，"乳房属胃，乳头属肝"等，弄清楚这些特点，对临床施灸治病有一定指导意义。如"肾之筋脉从腰贯脊，并不及脐，脐痛治肾，舛谬误人。"并对某些经脉起止作了一定的考证，如"溺孔即前阴督脉起处"，"肝筋脉皆起于足大指外侧丛毛之际。"这与一般认识不同。他还对某些部位的经络分行排列定位，如颈项部分为八行，即第 1 行任脉，以天突定位；第 2

行属胃，以人迎定位；第3行属大肠，以扶突定位；第4行属小肠，以天窗定位；第5行属胆经，颈中无穴；第6行属三焦经，天牖定位；第7行属膀胱经，以天柱定位；第8行属督脉，以风府定位。这些叙述，对临床辨证分经有一定实用价值。

此外，吴氏在腧穴理论方面也作了较多的补充。如在量取腧穴方面，他除了运用骨度同身寸、细蜡绳度量等方法外，还较详细地介绍了简便取穴法。如肺俞穴有3种取穴法，其一从风门下行3椎下去脊中各2寸；其二以手搭背，左取右，右取左，当中指末是穴；其三肺俞对乳，引绳度之。又如章门穴有4种取穴法，其一从急脉上行，足太阴脾经之大横穴外，季胁直脐软骨端，脐上2寸，两旁开6寸，侧卧，屈上足伸下足，举臂取之；其二肘尖尽处是穴；其三脐上1寸8分两旁各8寸半，季胁端；其四脐上2寸两旁各6寸。其中有些方法，首载于《神灸经纶》而为近代针灸医生所运用。他还对一些有特殊治疗效果的奇穴作了介绍。如腰眼穴，"诸书所无而居家必用"，取穴时"令病人解去下衣，举手向上，略转后些，则腰间两旁自有微陷可见，是名鬼眼穴，即俗所谓腰眼也"，"主治痨瘵已深之难治者"。又如治久嗽不愈的直骨穴，如用之不能愈病，则此病再不可治。他还根据穴位的特点及其在全身的作用而用穴，如"有病欲灸足三里者，必须年三十以上方许灸之，恐年少火盛伤目。故凡灸头，必灸足三里者，以足三里能下火气也。""先灸中脘七壮，引胃气生发之气上行阳道。"这样运用，除了发挥足三里、中脘局部的治疗作用外，还起到了调整全身气机的作用，有利于疗效的提高。在预防疾病上，吴氏也有研究。如预防中风，他所灸的穴位就远比其他医籍为多，有风池、百会、曲池、合谷、肩髃、风市、足三里、绝骨、环跳等9穴。他还用肩髃穴预防"肩臂冷痛"，用腰眼穴预防"痨瘵"，"此比四花等穴尤易显效"。总之吴氏的《神灸经纶》为对当时灸法的总集，其学术思想对灸法的普及和深入研究有重要意义。

附一：医案五则

①伤寒 余治一伤寒，亦昏睡妄语，六脉弦大。余曰：脉大而昏睡，定非实热，乃脉随气奔也，强为之治，用烈火灸关元穴，初灸病人觉痛，至七十壮，遂昏睡不疼，灸至三鼓，病人开眼思饮食，令服姜附汤，致三日后，方得元气来复，大汗而解。

（《扁鹊心书·要知缓急》卷上）

②产后晕厥 一妇人产后发昏，二目滞涩，面上发麻，牙关紧急，二手拘急。余曰：此胃气闭也。胃脉挟口环唇，出于齿缝，故见此证。令灸中脘穴五十壮，即日而愈。

（《扁鹊心书·厥证》卷中）

③厥证 窦材治一人，因大恼悲伤得病，昼则安静，夜则烦闷，不进饮食，左手无脉，右手沉细，世医以死症论之。窦曰：肾厥病也。因寒气客忤肝肾二经，灸中脘五十壮，关元五百壮，每日服金液丹、四神丹，至七日左手脉生，少顷大便下青白脓数升许全安。此由真气大衰，非药能治，惟艾火灸之。

（《续名医类案·厥》卷二）

④中风 真定府临济寺赵僧判，于至元庚辰八月间，患中风半身不遂，精神昏愦，面红颊赤，耳聋鼻塞，语言不出，诊其两手六脉弦数。尝记洁古有云：中脏者多滞九窍，中腑者多着四肢，今语言不出，耳聋鼻塞，精神昏愦，是中脏也。半身不遂是中腑也。此脏腑俱受病邪，先以三化汤一两，内疏三两行，散其壅滞，使清气上升，充实四肢；次与至宝丹加龙骨、南星，安心定志养神治之，使各脏之气上升，通利九窍，五日声音出，语言

稍利。后随四时脉证加减，用药不匀，即稍能行步，日以绳络其病脚，如履阈或高处，得人扶之方可逾也。又刺十二经之井穴，以接经络。翌日不用绳络，能行步，几百日大势尽去，戒之慎言语，节饮食，一年方愈。

（《卫生宝鉴·中风灸法》卷八）

⑤痫疾　魏敬甫之子四岁，一长老摩顶授记，众僧念咒，因而大惊，遂惊搐，痰涎壅盛，目多白睛，脊强急，喉中有声，一时许方省。后每见衣皂之人辄发，多服朱、犀、龙、麝、镇坠之药，四十余日，前证仍在。又添行步动作神思如痴，命予治之。诊其脉沉弦而急，《黄帝针经》云：心脉满大，痫瘛筋挛。又肝脉小急，痫瘛筋挛，盖小儿血气未定，神气尚弱，因而惊恐，神无所依。又动于肝，肝主筋，故痫瘛筋挛，病久气弱小儿，易为虚实。多服镇坠寒凉之药，复损其气，故行步动作如痴。《内经》云：暴挛痫眩，足不任身，取天柱穴者是也。天柱穴乃是足太阳之脉所发，阳痫附而行也。又云癫瘛瘛疭，不知所苦，两跷主之。男阳女阴，洁古老人云：昼发取阳跷申脉，夜发取阴跷照海，先各灸二七壮。阳跷申脉穴在外踝下容爪甲的肉际陷中，阴跷照海穴在内踝下陷中是也。次与沉香天麻汤服三剂而痊愈。

（《卫生宝鉴·痫治验》卷九）

附二：葛洪等所著书目

葛洪著

《肘后备急方》8卷

王焘著

《外台秘要》40卷

窦材著

《扁鹊心书》3卷

罗天益著

《卫生宝鉴》24卷

《内经类编》（佚）

《经验方》（佚）

吴亦鼎著

《神灸经纶》4卷

三、重视手法的医家

手法是针刺操作手法的简称，是每个针灸医生临床治疗所必须掌握的基本技能，在针灸医学中占有极重要的地位。早在《黄帝内经》中就详细介绍了"九刺"、"十二刺"、"五刺"等针刺方法，《灵枢·九针十二原》、《灵枢·官能》及《素问·离合真邪论》等篇，则对补泻作了重要论述。后世针灸医家以《内经》、《难经》理论为指导，结合各自的经验，又创用了多种手法。元明时期刘氏的《琼瑶发明神书》、泉石的《金针赋》、陈会、刘瑾的《神应经》、李梴的《医学入门》、杨继洲的《卫生针灸玄机秘要》等都有关于针刺手法的论述。汪机的《针灸问对》也载有针刺补泻等内容，是我们学习针法的重要参考文献。

（一）《琼瑶发明神书》论针法

《琼瑶发明神书》2卷，旧本题赐太师刘真人撰，不著其名，前有崇宁元年序，则当为宋徽宗时人。然序称许昌滑伯仁尝看经络等，伯仁为元代医家，故崇宁中人，何自见之？其伪可知。乃元代以后的医者托名而著。全书重视针刺手法，是《内经》以后倡导针刺手法的先驱者，后世许多手法颇受它的影响。书中有"赤凤摇头"、"苍龙摆尾"等名，但记述比较简单，各种手法如何操作，亦未详细说明，并且有些文字还不易领会，有待今后进一步研究。

其载"赤凤摇头"的操作为："凡下针得气针头针尖不动者，用搓、循、盘、按、推、战、搜、摩、摄、提、横、顺、逆、摇。气上、气下，看虚实。要上行闭其气下行，要下行闭其气上行。若要进针从辰时至巳时；退针从巳时至辰时。进则左捻针，退则右捻针，左右动也。"

"苍龙摆尾"的操作为："凡下针飞至关，针头不动针法动，左右用搓、循、盘、按、推、战、搜、摩、横、顺、逆、摇、气上、气下，恶处回拔者，将针散慢服之，为舡中把舵，左右随其气轻轻而拔，其气自交。或周身遍体，夺流不出，其所法。如气不行，将舒伸提而已。"

"搓法（三阳经外络内搓、三阴经内络外搓）"的操作为："凡下针寒热者，以为搓之。或内，或外，如搓线之貌，勿使大转大紧，令人肉紧。已针，准以进退。左转则热，热则天气入，鼻吸口呼出也；右转则寒，口中吸气，地气入，鼻中出气，天气出。亦有出入之理。慢说之，再用脏腑生成之数足，自有在前。"

此外，《琼瑶发明神书》在针具方面的记载也与他书不同。如载"古针有十二条"曰：

"第一条针名曰青龙针也，长一尺二寸……"

"第二条针名曰白电针也，长九寸……"

"第三条针名曰丧门针也，长八寸……"

他说："这三条针世间多有不会，此针乃神秘所用也。这针针山山崩，针地地裂，针海水逆流，针人枯骨还更生。周文王因此禁了这三条针也。后留九针在世间与人使用。"这些说法，未免有些玄奇，很难令人置信。因此，学习《琼瑶发明神书》，当持批判的态度，去其糟粕，取其精华，吸收那些对针灸发展有益的东西。

（二）陈会论针法

陈会，字善同，号宏纲先生，明初针灸医家，履贯不详。精于针灸，著《广爱书》10卷，后来由弟子刘瑾重新校正，并增进了刘瑾的针灸治疗经验，辑成《神应经》一卷。书中对针刺操作手法的论述颇具特色。

（1）随咳进出针 即所谓"取穴既正，左手大指掐其穴，右手置针于穴上，令患人咳嗽一声，随咳出针，此为之泻法也。""随咳出针，急以手按其穴，此谓之补法也。"这是继承《黄帝内经》呼吸补泻及开合补泻的原则而派生出来的。

（2）催气手法 陈氏的催气法是由动摇、提插、捻转等手法综合组成的。他说："用右手大指及食指持针，细细动摇进退、搓捻其针如手颤之状，谓之催气。"动摇可宣通气血，捻转及提插能疏通经脉，使经气运行加速，达到催气的目的。

（3）捻转补泻手法 陈氏捻转补泻手法的特点是强调男女相反、阴阳有别。如在任脉经穴位上施行捻转补泻法的操作是：补时男子右转，女子左转；泻时男子左转，女子右转；在督脉经属阳、任脉属阴，男子属阳，女子属阴故也。

（4）首次提出平补平泻针法 陈氏云："凡人有疾，皆邪气所凑，虽病人瘦弱，不可专行补法。经曰：'邪之所凑，其气必虚。'如患赤目等疾，明见其为邪热所致，可专行泻法。其余诸疾，只宜平补平泻。须先泻后补，谓之先泄邪气，后补真气。此乃先师不传之秘诀也。"陈氏考虑到疾病的发生多是邪气侵害机体所致，因而主张不能单纯行补法，必须先行泻法，以泻其邪气，然后再行补法以补其真气，目的在于使邪去正复，恢复机体的平衡。实际上陈氏所述的平补平泻手法已不是一种独立操作的针刺补泻手法，而是一种既有泻法（泻其邪气），又有补法（补其正气）的操作手法。因此，它既与杨继洲《针灸大成》中所谓"有平补平泻，调其阴阳不平而后平也，阳下之曰补，阴上之曰泻，但得内外之气调则已"不同，也与现今临床所使用的"均匀地提插捻转"，适用于"虚实不太显著，或虚实兼有的病证"的"平补平泻法"不同。虽然，陈氏所说的"平补平泻法"至今临床上已很少运用，但他首次提出"平补平泻针法"一词的功劳是不可忽视的。

（三）泉石论针法

泉石所著《金针赋》是我国针灸史上影响最大的一篇针刺手法专赋。首载于徐凤《针灸大全》一书中。然泉石到底为谁？目前针灸界尚具有争议。《针法灸法学》讲义认为是徐凤，即"徐氏退寓西河，自称泉石先生"。但《针灸大成校释》却认为是"一位隐居西河号称泉石老人所著"。《金针赋》的针法内容主要有如下一些：

（1）下针十四法 针刺的基本手法，窦汉卿《针经指南》记载有下针十四法，即动、摇、进、退、搓、盘、弹、捻、循、扪、摄、按、爪、切等。《金针赋》对此作了进一步的总结归纳，它把"捻"归并入"搓"，另加"提"以与"按"对举。即"爪而切之，下针之法；摇而退之，出针之法；动而进之，催针之法；循而摄之，行气之法。搓则去病，弹则补虚。肚腹盘旋，扪为穴闭。重沉豆许曰按，轻浮豆许曰提。一十四法，针要所备。"切可宣散气血，摇可泄邪气，退可清气，动可运气，进可助气，循可气至，扪可上气，搓可行气，弹可催气，盘可和气，扪可养气，按可添气，提可抽气。因此，《金针赋》下针十四法在临床上有一定的实用价值。

（2）调气之法 《金针赋》还提出了调气、行气等操作手法。赋中指出："夫调气之法，下针至地之后，复入三分，欲气上行，将针右转；欲气下行，将针左转；按之在前，使气在后；按之在后，使气在前，运气至疼痛之所。"这种行气手法，能加速经气运行至病所。

（3）综合手法 针刺须病之虚实而行补泻，《内经》早有论述，《素问·宝命全形论》说："刺虚者须其实，刺实者须其虚。"《内经》以降，在补泻方法方面有徐疾、迎随、开合、呼吸、补母泻子等方法，但较单一，近代概称为单式补泻手法。《金针赋》则最早记载了14种综合手法。其中属于综合补泻手法的有5种：烧山火、透天凉、阳中隐阴、阴中隐阳，龙虎交战；属于利气的综合手法有5种：子午捣臼、进气之诀、留气之诀、抽添之诀、龙虎升降；属于通关过节，运行气血的综合手法有4种：青龙摆尾、白虎摇头、苍龟探穴、赤凤迎源。其中有些方法，至今仍在临床广为运用。

（4）出针手法 出针之法，一般推崇"出针贵缓，急则多伤"之说。轻轻转动针体，缓缓出针便是。《金针赋》则强调"出针之法，病势既退，针气微松，病未退者，针气如根，推之不动，转之不移，此为邪气，吸拔其根，乃真气未至，不可出之。出之者，其病即复，再须补泻，停以待之。直候微松，方可出针。"这一必待针下微松而后出针之说，确是从丰富的临床实践中得来的经验之谈。在临床上常可遇到因针下之气未松，急于出针之后，患者感针刺局部或被针肢体沉重困乏，甚至肢体举动不利，严重者，这种异常感觉常延至数日始退。对某些疼痛患者出针过早，"其病即复"的例子也是屡见不鲜的。所以每一针刺过程自进针候气、行气、导气之后，如针下之气异常沉紧，一部分是由于肌肉组织痉挛而发生的滞针现象，大部分则属于针感较强，还须施行补泻手法。如此，一方面可以增强治疗效果，另一方面可以避免产生异常的针刺后遗感。

（四）汪机论针法

汪机（公元 1463—1539 年），明代医家，字省之，别号石山，安徽祁门人，父亲汪渭（公望）是当地名医。汪机早岁习举子业，屡试不利，遂弃文学医，苦心潜研，博采众长，"凡岐黄仓扁诸遗旨，靡不探其肯綮。殊证奇疾，发无不中"，终以医道鸣世。与吴县张颐、杞县李可大、常熟缪希雍齐名，其弟子有许忠、黄古潭等。汪氏的《针灸问对》是我国针灸史上较早论述刺灸法的专著，他深入地分析总结了《内经》、《难经》中有关针灸的论述，又兼采诸家之说，以问答形式阐述了针灸施治的基本原则和操作方法，并对当时的各种针灸法进行了评论。他的学术观点，对以后针灸学的发展产生了深远的影响。

（1）针刺有泻无补论　汪氏继承了朱丹溪的"针法浑是泻而无补"的观点，并对此进行了发挥。他认为疾病初起，元气未伤，邪气轻浅，可以用针除之，至于病邪太甚，元气已伤，则决非针所能治。他说："经曰：阳不足者，温之以气，阴不足者，补之以味。针乃砭石所制，既无气，又无味，破皮损肉，发窍于身……何得为补？"汪机认为《内经》中的针刺补泻，均是指泻法而言，所谓补法不过是张子和祛邪即所以扶正，去旧即所以生新之意。他分析了九针的功用，指出九针所主，大多系外邪侵入为病，用针宜忌，也无非是泻法而已。汪氏的这种看法虽有偏激之处，但其攻邪扶正的思想，在临床上有一定的指导意义。

（2）关于针刺深浅　汪氏认为诸家针灸书所载某穴针几分、留几呼等，不见载于《内经》，故主张"不拘泥规定"，而应该随机变化，灵活掌握。他说："惟视病之浮沉，而为刺之浅深，岂以定穴分寸为构哉？"对留针时的呼吸次数，也有他自己的看法。他说："惟以气至为期，而不以呼之多少为候。"汪氏的这些观点无疑是正确的。

（3）批判左右不同及《金针赋》诸法　汪氏对当时盛行的补泻手法颇有微辞。他说："当刺之时，先以左手压、按、弹、努、爪、切，使气来如动脉应指，然后以右手持针刺之，待气至针动，因推针而内之，是谓补；动针而伸之是谓泻。古人补泻心法基于此，何尝有所谓男子左泻右补，女人左补右泻也哉？是知补泻转针，左右皆可，但当适其内则补，伸则泻耳。后人好奇，广立诸法，徒劳无益。"汪氏重视提插补泻的作用。他根据《内经》、《难经》古法，结合自己长期的临床实践经验，提出了临床针刺操作常规：针刺之时先以左手切按穴位，并采用弹努等法使气来，以手摆之如有动脉跳动的样子。然后用右手持针刺入皮肤，待气至而针方动摇，需要补时以插针为主，泻时重提为主则可矣。至于捻转则在补或泻时均可应用，不必分别左右和男女。

汪氏不同意《金针赋》中关于男女气血上下补泻不同的论述。《金针赋》云："男子之气，早在上而晚在下；女子之气，早在下而晚在上。午前为早属阳，午后为晚属阴"，"男用大指进前左转呼之为补，退后右转吸之为泄。提针为热，插针为寒。午前如此，午后反之。"汪氏对此持否定态度。他说："营气行于脉中，周身五十度，无分昼夜，卫气之行，但分昼夜，未闻上下，男女脏腑经络，气血往来，未尝不同。"所以，汪氏批评这是"颠倒错乱，无稽之谈。"

汪氏主张针刺手法简化，反对《金针赋》各种纷繁复杂的针刺手法。他对当时盛行的下针十四法，认为"字虽异而法实同，言虽殊而意则复，观其设心，无非夸多玄能，巧施手势，以骇人之视听也。"对于《金针赋》中的各种综合手法也持批评的态度，他说"古人用针，于气未至，惟静以久留，待之而已。待之气至，泻则但令吸以转针，补则但令呼以转针。如气已至，则慎守勿失，适而自护也。何其简而明，切而当哉！舍此之外，别无所谓也。今人于气之未至也，安知静以久留？非'青龙摆尾'则'赤凤迎源'；非'进气'则'留气'。气之已至也，安知慎守勿失？非'白虎摇头'则'苍龟探穴'；非'调气'则'纳气'，'阴中隐阳'、'阳中隐阴'，或施'龙虎交战'，或行'龙虎升腾'，或用'子午捣臼'，或运'抽添'秘诀，无非巧立名色，聋瞽人之耳也。岂肯用心扩充其古法之未备，拯救其时习之难复哉！且其所立诸法，亦不出乎提按、疾徐、左捻右捻之外，或以彼而参此，或移前而挪后，无非将此提按、徐疾、左捻右捻六法交错而用之耳！舍此别无奇能异术之可称焉，是古非今，难逃僭逾，知我者，必以我为不得已焉。"汪氏所言明显地带有是古非今的倾向，且有些地方过于偏执，这不能不说是汪机的不足之处，我们对他的针灸学术观点，应该给予一分为二的分析和评价。

（五）李梴论针法

李梴，明代医学家，号健斋，南丰（今属江西省）人，擅内科，兼通针灸。隆庆五年（公元1571年）著《医学入门》，取材切于实用，为习医的阶梯，首列针灸，其刺法补泻及杂病穴法等，影响较大。

（1）阐发迎随补泻　李氏指出："《素问》曰：泻必用方，补必用圆。又曰：呼则内针，候吸引针，命曰补；吸则内针，候呼引针，命曰泻。此万世不易法也。《图注难经》云：手三阳从手至头，针芒从外往上为随，针芒从内往下为迎。足三阳从头至足，针芒从内往下为随，针芒从外往上为迎。足三阴从足至腹，针芒从外往上为随，针芒从内往下为迎。手三阴从胸至手，针芒从内往下为随，针芒从外往上为迎。大要以子午为主，左为阳，右为阴；手为阳，足为阴。左手阳经为阳中之阳，左手阴经为阳中之阴；右手阳经为阴中之阳，右手阴经为阴中之阴；右足阴经为阴中之阴，右足阳经为阴中之阳；左足阴经为阳中之阴，左足阳经为阳中之阳。今细分之，病者左手阳经以医者右手大指退后吸之为随，进前呼之为迎。病者右手阳经以医者右手大指退后吸之为随，进前呼之为迎。病人右手阴经以医者右手大指进前呼之为随，退后吸之为随，进前呼之为迎。病者左足阳经以医者右手大指退后吸之为随，进前呼之为迎。病者左足阳经以医者右手大指退后吸之为随，进前呼之为迎。病者左足阴经以医者右手大指进前呼之为随，退后吸之为迎。男子午前然，午后与女人反之。"李氏用捻转、针芒和呼吸三要素来解释迎随，既分男女、早晚，又分手足、阴阳，较《金针赋》所论之补泻法还复杂，可作为研究迎随补泻法时参考。

（2）关于九六数补泻法　李氏继承《周易》中以九数代表阳、六数代表阴的思想，阐释了九六补泻中有关少阳数、老阳数、少阴数、老阴数等问题。他说："凡言九者，即子阳也；六者，即午阴也。但九六数有多少不同，补泻提插皆然。言'初九数'者，即一九也。然亦不止一九便了，但行至一九少停，又行一九，少停又行一九，三次共三九二十七数，或四九三十六数。言'少阳数'者，七七四十九数，亦每数七数略停。'老阳数'者，九九八十一数，每次二十七数少停，共行三次。言'初六数'者，即一六也。然亦不止于一六便了，但行至一六少停，又行一六，少停又行一六，三次共一十八也。言'少阴数'者，六六三十六数，每次一十八数少停，共行二次。言'老阴数'者，八八六十四数，每次八数略停。或云：子后宜九数补阳，午后宜六数补阴。阴日刺阴经，多用六数补阴，阳日刺阳经多用九数补阳，此正理也。但见热症即泻，见冷症即补，舍天时以从人之病者，权也，活法也。"可见李氏不仅详细介绍了九六数补泻法的操作程序，而且还论述了有关注意事项，于临床有一定参考价值。

（3）对针刺补泻的评价 对于针刺的补泻作用，李氏提出了自己的看法，他说："其针刺虽有补泻之法，予恐但有泻而无补焉。经谓泻者迎而夺之，以针迎其经脉之来气而出之，固可以泻实也。谓补者随而济之，以针随其经脉之去而留之，未必能补虚也。不然《内经》何以曰：无刺熇熇之热，无刺浑浑之脉，无刺漉漉之汗，无刺大劳人，无刺大饥人，无刺大渴人，无刺新饱人，无刺大惊人。又曰：形气不足，病气不足，此阴阳皆不足也，不可刺，刺之重竭其气，老者绝灭，壮者不复矣。若此等语，皆有泻无补之谓也，学者玩之。"李氏的这种见解未免失之过偏。因为大量的临床实践证明，对许多虚损、危病、久病，采用适当的针法治疗，往往能获得满意的效果，决不是像李氏所说的那样无能为力的。

附一：医案二则

①痈 一人囊痈脓熟肿胀，小便不利，几殆，急针，脓水大泄，气通而愈。

（《外科理例》卷一）

②发背 一妇病痈在背之左，高硕而热，未破，医云：可烙。旁有老成者曰：凡背之上，五脏俞穴之所系，膈膜之所近，烙之不得法，必致伤人。医曰：但宜浅而不宜深，宜横而不宜直入，宜下而不宜上，谓此诀尽无妨也。于是烧铁箸烙之，肉破脓出，自此而愈。当时直惊人，非刽子手者，不能为也。

（《外科理例》卷一）

附二：陈会等著书目

陈会著

《广爱书》12卷

汪机著

《石山医案》3卷

《医学原理》13卷

《读素问钞》3卷

《脉诀刊误》2卷

《外科理例》8卷

《痘治理辨》1卷

《针灸问对》3卷

《伤寒选录》8卷

《运气易览》3卷

《本草会编》（佚）

李梴著

《医学入门》7卷

四、擅长刺血的医家

刺血为刺络放血疗法的简称，是根据症情用针刺破人体特定部位的浅表血络，放出少量血液以治疗疾病的方法。

古人对刺络放血非常重视。如《灵枢·九针论》谈到九针中的锋针主要用于"泻热出血"。《素问·血气形志》也说："凡治病必先去其血。"自《内经》以后，刺络放血疗法又有了长足的进展。通过历代医家无数次的临床实践，逐步充实和丰富了它的内容。据有关文献记载，唐代侍医张文仲、秦鸣鹤用针于百会穴放血治愈了唐高宗的头目眩晕急症。宋代名医陈自明治疗背疽，"遂先砭赤处出血碗许，肿痛顿退，背重顿去。"金元时期的张子和、明清时期的薛立斋、郭志邃、张镜等，都是擅长刺络放血的医家，他们对刺络放血疗法的继承和发展作出了较大的贡献。

(一) 张子和的刺血特点

张从正（约公元1156—1228年），金代著名医学家，金元四大家之一，字子和，自号戴人，睢州考城（今河南睢县、兰考一带）人，精通医术，继承刘完素的学术思想，用药多偏于寒凉。公元1217—1221年（兴定年间）被召补为太医，不久辞去。麻知几等将他的医学理论和经验加以整理增订，编成《儒门事亲》15卷，一般认为该书的前3卷为张氏亲撰。张氏主张攻邪为主，擅用汗、吐、下及放血等法，是我国历史上用放血疗法最多而且成就最大的杰出医学家。

（1）阐发刺血治病的机理　张氏非常注重致病邪气的作用，竭力宣扬邪气在发病学上的意义。他在《儒门事亲》卷二说："夫病之一物，非人身素有之也，或自外而入，或由内而生，皆邪气也。"因而在治疗中，力主攻法祛邪。除了"脉脱下虚，无邪无积之人"使用补法外，一切有积有邪的病人，若用补法，犹如"鲧湮洪水"，"适足资寇"，那是绝大的错误。在这种思想的指导下，经过多年的医疗实践，张氏对于攻邪之法的运用，达到了精确熟练的程度。正如他自己所说："识练日久，至精至熟，有得无失，所以敢为来者言也。"

张氏攻邪务尽的观点，在针灸方面得到充分的反映。他认为"血之为物，太多则溢，太少则枯，热则血行疾而多，寒则血行迟而少。"血虽有奉养周身之功，但血热壅滞则反为病，当依《内经》"血实者宜决之"的原则，放出其血，则邪热清而血行自然流畅。所以，他说："出血者，乃所以养血也。"张氏还认为："出血之与发汗，名虽异而实同"，但出血较发汗收效更为迅速，且能治发汗所不能治的某些病证。例如，他在"喉舌缓急砭药不同解"一文中说："大抵治喉痹，用针出血最为上策。《内经》'火郁发之'，'发'谓发汗。然咽喉中岂能发汗，故出血者乃用汗之一端也。"因此，张氏运用刺络放血疗法治疗各种病证。

（2）刺络泻血，独树一帜　张氏运用刺络放血治病，不仅有其理论根据，而且在长期的临床实践中，积累了丰富的实践经验，形成了自己的独特风格。张氏刺血治病有三多，一是运用铍针（即钹针）多，如《儒门事亲·雷头》说："雷头者，头上赤肿核或生姜片、酸枣之状，可用铍针刺而出血，亦除根也。"《儒门事亲·赤瘤丹肿》也载："小儿有赤瘤丹肿，……可用铍针砭刺出血而愈矣。"当然，由于铍针末如剑锋，刺入肌肤，对人体创伤较大，不是任何疾病都可随意使用的，故张氏指出："如人因肋、膝、踝、肘、腕大痛，医家不察，使用铍针出血，如未愈者，再三出血，出血既多，遂成跛蹙。《内经》足得血而能步，血尽安得步哉？"（《儒门事亲·服药一瘥转入他病论》）可见，应用钹针刺血也有一定的适应证。二是针刺部位多。特别是对一些外科病，张氏每次针数十处甚至数百处。如《儒门事亲·背疽》记载："一富家女子……背疽如盘，痛不可忍，……以铍针绕疽晕刺三百针，去血斗，如此三次，渐渐痛减肿消，微出脓而敛。"又如《儒门事亲·小儿面上赤肿》记载："黄氏小儿面赤肿，两目不开，戴人以铍针轻砭之，除两目外，乱刺数十针出血，三次愈。"三是放血量多。张氏刺血，其放血量之大是惊人的。如《儒门事亲·喉舌缓急砭药不同解》记载："昔予治一妇人木舌胀，其舌满口，诸药不愈，予以铍针小而锐者，砭之五七度，肿减，三日方平，即出血，几盈斗。"可见其放血量较大。

此外，张氏运用刺络放血疗法治疗的病证也是十分广泛的，疾病涉及内、外、五官、小儿各科，其中不少属于疑难杂症。《儒门事亲·瘤》记载："一日，魏寿之与戴人入食肆中，见一夫病一瘤，正当目之上网内，色如灰李，下垂覆目之睛，不能视物。戴人谓寿之曰：吾不待食熟，立取此瘤。魏未之信也。戴人曰：吾与尔取此瘤何如？其人曰：人皆不敢割。戴人曰：吾非用刀割，另有一术焉。其人从之。乃引入一小室中，令俯卧一床，以绳束其胻，刺乳中大出血，先令以手揉其目瘤上，亦刺出雀粪，立平出户。寿之大惊，戴人曰：人之有技，可尽窥乎？"又如《儒门事亲·肾风》："桑惠氏病风，面黑色，畏风不敢出，爬搔不已，眉毛脱落。予曰：宜先刺其面大出血，其血当如黑色，偏肿之处皆针之，惟不针目内眦外两旁。盖少阳经，此少血多气也。隔日又针之，血色乃紫，二日外又刺，其血色变赤，待二十余日轻刺一遍，方已。"这些记述，都充分说明了张氏刺血治病的经验是十分丰富的，对后世刺络放血疗效的广泛开展产生了深远的影响。

（二）薛己的刺血特点

薛己（约公元1486—1558年），明代医家，字新甫，号立斋，吴县（今江苏苏州）人。世医出身，其父薛铠是当时名医，任职太医院，他承继父业，钻研医术，闻名于当时，先后任御医及太医院院使。通内、外、妇、儿、眼、齿、本草等科，尤精疡科。在针灸方面，除擅用灸法外，在运用刺络放血治病方面，也卓有成就。

（1）明确刺络放血的适应证 刺络放血的适应证，早在《黄帝内经》中就有详细的记载。薛氏根据《内经》理论和金元名医张从正的经验，认为此法主要适用于实热证，并遵循这一原则，施治于所谓"表里俱实"、"血热"、"血瘀"、"脉弦"、"脉数实"等病证。若体虚患疡，常先以药补之，候"元气渐复"，方行砭刺。假如虚证误用，则易犯虚虚之戒，而导致不良后果。如《外科精要》附薛氏医案记载："表甥居富，右小指患疔，或用针出血，敷以凉药，掌指肿三四倍，六脉洪大，此真气夺则虚，邪气盛则实也。先以夺命丹一服，活命饮二剂，势稍缓。余因他往，或又遍刺出血，肿延臂腕如大瓠，手指肿大数倍，不能消溃。乃真气愈虚，邪气愈盛。余用大剂参、芪、归、术之类及频灸遍手，肿势渐消。"当然，该刺之证，则必须当机立断，抓住时机，以免延误病情。如《外科心法》卷三记载：石武选廉伯患背疽，因有瘀血，"令砭去，不从"，后来"其血复凝，病未好转"，最后还是砭出"黑血一盏"而愈。又如《外科枢要》记载：治白莲泾陈伯和子"患唇疔，有紫脉延至口内，将及于喉。"薛氏说："紫脉过喉，则难治矣，须针其脉并疮头，出恶血以泄其毒，则可。""病者不信，别用解毒之剂，遂至头面俱肿，复求治，口内肿胀，针不能入，乃砭面唇出黑血碗许，势虽少退，终至不起，惜哉！"因此，薛氏反复指出："凡疮脓熟，不行刺，脓毒侵蚀，轻者难疗，重者不治，老弱之人，或偏僻之处，及紧要之所，若一有脓，宜急针之，更以托里，庶无变证。"这些记述，都是薛氏长期临床实践的经验总结。

（2）灵活掌握刺血部位与放血量 薛氏认为，刺络放血的部位应根据病情等具体情况灵活掌握。有辨证选刺远端孔穴者，如喉痹刺少商："一男子咽喉肿闭，牙关紧急，针不能入，先刺少商二穴，出黑血，口即开，更针患处，饮清咽利膈散一剂而愈。"有在肘膝窝络脉显露处刺之出血，如《外科发挥》卷八记载："一男子患疥疮，下肢居多，灼痛，日晡尤甚，腿腕筋紫而胀，就于紫处刺去瘀血，以四物汤加芩连四剂而安。"有择情选刺患部放血者，如《外科发挥》记载："一男子年逾五十，患发背已五日，掀肿大痛，赤晕尺余，重如负石，势炽甚，当峻攻，察其脉又不宜，遂先砭赤处，出黑血碗许，肿痛顿退，背重顿去。"对有些病灶牵涉面较广的病证。或广泛针刺放血，如《外科心法》卷六一小儿患丹毒，"延及全身如血染，予用磁锋击刺遍身出黑血。"或聚毒血于一处然后刺之，如《保婴撮要》卷十一记载一小儿亦患丹患，"赤晕遍走全身，难以悉砭，令人吮四肢胸背数处，使毒血各凝聚而砭之。"至于放血量的多少，薛氏主要根据两方面的情况而定。一方面视病情轻重而权衡放血量，如病情较轻而非于患处施术者，则放血量宜少，《外科心法》卷四载于县尹病喉痹，只刺少商穴，"以手勒去黑血"；而对某些病重而有较大量瘀血的患者，则出血较多，如治发背放血盈碗等。另一方面视出血的颜色而定，"一小儿头面黯肿如斗，两耳厚寸许，此风邪上攻，血得热而沸腾也。急砭两额，出黑血三盏许，随用清热化毒汤，黯肿十退七八，翌日复砭刺出血不甚黑矣，仍从前药去牛蒡子加熟地黄而愈。"这与《内经》"血变而止"、"见赤血而已"的原则是完全一致的。

（三）郭志邃的刺血特点

郭志邃（约公元 1662—1722 年），清代医家，字右陶，檇李（今浙江嘉兴县西南）人。因见当时痧胀等疾疫流行，而疗法不多，乃根据儿科诊治痧疹之理，采集前人有关经验，撰成《痧胀玉衡》一书（公元 1675 年刊行）。书中对刺血治痧多所论述，反映了郭氏运用刺络放血疗法救治痧胀积有丰富的经验。

（1）重视经络理论，合理选穴　郭氏治疗痧症，重视经络理论，强调依经选穴，对症放痧。如《痧胀玉衡》卷上说："腰背巅顶连风府，胀痛难忍，足太阳膀胱经之痧也；两目红赤如桃，唇干鼻燥，腹中绞痛，足阳明胃经之痧也；胁肋肿胀，痛连两耳，足少阳胆经之痧也；腹胀板痛不能屈伸，四肢无力，泄泻不已，足太阴脾经之痧也；心胸吊痛，身重难移，作肿作胀，足厥阴肝经之痧也；痛连腰肾，小腹胀硬，足少阴肾经之痧也；咳嗽声哑、气逆发呛，手太阴肺经之痧也；半身疼痛，麻木不仁，左足不能屈伸者，手太阳小肠经之痧也；半身胀痛，俛仰俱废，右足不能屈伸者，手阳明大肠经之痧也；病重沉沉，昏迷不醒，或狂言乱语，不省人事，手少阴心经之痧也；或醒或寐，或独语一二句，手厥阴心包络之痧也；胸腹热胀，揭去衣被，干燥无极，手少阳三焦之痧也。"因而在治疗上，强调据症"治其脾肝肾及肠胃经络痧，万不失一"，并选取头顶心百会、印堂、太阳、曲池、委中、手足十指头等针刺放血，以疏通经络，放逐痧毒。如郭氏治疗东文显次子"恶寒发热十二日，昏迷沉重，不省人事"，郭氏辨为"痧毒博激于经络"，遂"用宝花散、晚蚕砂汤冷饮之渐醒"，并在左腿湾痧筋"刺出紫黑血如注，乃不复如前之昏迷矣。"又如治疗"严天玉次子气急作胀，胸腹饱闷，脐下有青筋突起，心口将平，此慢痧成膨胀也，刺腿弯青筋六针，出紫黑毒血甚多，双刺指头出毒血二十四针，脐上青筋即淡色，腹内觉松"，可见其疗效显著。

（2）强调辨识痧筋，放痧务尽　郭氏治疗痧胀，强调辨识痧筋，提出"医家当识痧筋"的主张。因为"痧筋有现有微现，有乍隐乍现，有伏而不现。痧筋之现者，毒入于血分者多；乍隐乍现者，毒入于气分者多；微现者，毒阻于气分者多；伏而不现者，毒结于血分者多。夫痧筋之现者，人皆知刺而放矣；其微现者，乃其毒之阻于肠胃而痧筋不能大显。故虽刺而无血，即微有血而点滴不流，治疗之法，但宜通其肠胃而痧筋自现，然后俟其痧筋之现刺而放之。"并且，由于痧筋"乃本血中有其恶毒"，因而认真辨识痧筋，还可以作为诊断暗痧的重要指征之一。郭氏指出："吾观世有暗痧而人不识，往往多误，则曷不取痧筋以验之。盖针锋所刺，不过锋尖微微入内，有痧毒者，方有紫黑血流；若无痧毒者，其锋尖虽刺，点滴全无。故痧有痧筋可辨，亦如别病之有别症可辨也。"可见，辨识痧筋对于诊断痧胀和掌握放血时机以治疗痧胀等都有一定的临床价值。

郭氏刺血放痧，提倡放痧务尽。他说："尝见人犯痧症，延一放痧者放之，以为放痧之法，止于此矣。不知放痧之人，固有善于彼者，不善于此，亦有善于此者，不善于彼。使病家延一放痧之人，略知一二，未识其全，则血肉之痧，有放而未尽者矣。苟医者不识痧筋，见其痧之已放而孟浪用药，药不能治及于血肉之分，或痧症复发，痧毒肆攻，而轻者变重。"因此，放痧务尽不仅能泻除痧毒以提高治疗效果，而且对于巩固疗效，防止复发等都有一定的意义。

至于痧筋刺法，郭氏亦详细进行了讨论，他说："腿弯上下有细筋深青色，或紫色，或深红色者，即是痧筋，刺之方有紫黑毒血，其腿上大筋不可刺，刺亦无毒血，反令人心烦，腿两边硬筋不可刺，刺之恐令人筋吊，若臂湾筋色亦如此辨之。""至如头顶心一针惟取挑破，略见微血，以泄痧毒之气而已，不可直刺其指尖刺之大近指甲，虽无大害，当知令头眩，若一应刺法，不过针锋微微入肉，不必深入。"

此外，郭氏刺络放痧，用针也较为讲究。他说："余惟以银针刺之，则银性最良，入肉无毒，以之治至深之痧毒，不尤逾铁针乎？此余所以刺痧筋者，独有取乎银针也。"现代用不锈钢制做的三棱针针刺，同样可收到理想的效果。

附一：医案六则

①痉证 吕君玉之妻，年三十余，病风搐目眩，角弓反张，数日不食。诸医皆作惊风、暗风、风痫治之，以天南星、雄黄、天麻、乌、附用之，殊无少效。戴人曰：诸风掉眩，皆属肝木。曲直动摇，风之用也。阳主动，阴主静，由火盛制金，金衰不能平木，肝木茂而自病。先涌风痰二、三升，次以寒剂下十余行，又以铦针刺百会穴，出血二杯，愈。

（《儒门事亲·风搐反张二》）

②背疽 一富家女子，十余岁，好食紫樱，每食即二、三斤，岁岁如此。至十余年，一日潮热如痨，戴人诊其两手脉，皆洪大而有力。谓之曰："他日必作恶疮肿毒，热上攻目，阳盛阴脱之证。"其家大怒，不肯服解毒之药。不一二年，患一背疽如盘，痛不可忍。其女息思戴人，曾有是言，再三悔过，请戴人。戴人以铍针绕疽晕，刺数百针，去血一斗。如此三次，渐渐痛减肿消，微出脓而敛。将作痂时，使服十补内托散，乃愈。终身忌口，然目亦昏，终身无子。

（《儒门事亲·内伤形》）

③喉痹 一男子咽喉肿闭，牙关紧急，针不能入，先刺少商二穴，出黑血，口即开，更针患处，饮清咽利膈散，一剂而愈。大抵吐痰针刺者，皆有发散之意，故效。此症不用针刺，多至不效。

（《外科发挥·咽喉》）

④发背　一男子年逾五十，患（发背）已五日，焮肿大痛，赤晕尺余，重如负石，势炽甚。当峻攻，察其脉又不宜。遂先砭赤处，出黑血碗许，肿痛顿退，背重顿去。更敷神功散，又服仙方活命饮二剂，疮口及砭处出血水而消。

（《外科发挥·发背》）

⑤腰痛痧　黄敬宇内室，腰中大痛，强硬如板，误饮热酒，发热，烦躁，昏沉，痰涌。延余，左尺虚微右尺洪实，脉兼歇止，痧中于肾也。刺腿弯痧筋，仅有紫黑血点不流。用降香桃花散微冷服，痧筋腿湾复现，刺二针，血流如注，又服二散，痧退痛减，调理而痊。

（《痧胀玉衡·腰痛痧》）

⑥紫疮痧　余邻许秀芝女，嫁为养媳妇，手足下半身俱肿，大腹亦胀，发出大足紫血疮，如圆眼大，密难数记，皆云此烂疯之症，服药益甚。秀芝怜惜其女，载与俱归，求余治。视疮多可畏，及见有痧筋，发现于腿弯，方知痧者，犹树之根，疮者犹树之叶也。遂为放痧三针，又刺指头痧二十一针，尽去其毒血。复诊其脉，六部俱和，殆其痧毒之气已散，但存肌表紫疮而已。用苏木、红花、泽兰、桃仁、乌药、桔梗、川芎、牛膝，二剂，温服。凡紫血疮尽靥结痂而愈。

（《痧胀玉衡·紫疮痧》）

附二：张从正等所著书目

张从正著

　《儒门事亲》3卷

　　附《治病百法》3卷

　《十形三疗》3卷

　《杂记九门》1卷

　《撮要图》1卷

　《治法杂记》1卷

　《三法六门》1卷

　《刘河间三死诀》1卷

　《扁华生消论》1卷

　《世传神效诸方》1卷

薛己著

　《本草约言》4卷

　《明医杂著注》6卷

　《校注妇人良方》24卷

　《校注陈氏小儿痘疹方论》1卷

　《内科摘要》2卷

　《保婴全镜录》1卷

　《保婴撮要》20卷

　《女科撮要》2卷

　《外科发挥》8卷

　《外科心法》7卷

　《外科经验方》1卷

《外科精要注》3卷

《外科枢要》4卷

《正体类要》2卷

《口齿类要》1卷

《疬疡机要》3卷

郭志邃著

《痧胀玉衡》3卷

五、选穴求精的医家

选穴求精的医家是指在针灸临床中精于取穴配方的一类医家。无可否认，"腧穴"的提出和认定是针灸学术发展中的一个里程碑，同时也导致了对腧穴配合应用规律研究的发展。腧穴的配合应用一直是针灸临床治疗的中心环节之一，历代针灸学家均在不断总结它的规律，如元明时期的马丹阳、凌汉章等。他们精于选穴，熟于穴法，明晰腧穴功能，用穴精少功专，积有丰富的临床经验，为针灸学的发展作出了贡献。

（一）马丹阳的用穴经验

马丹阳，名钰，幼名成义，字宜甫，扶风（今属陕西）人，祖籍宁海（今属山东登州），生于金天会元年（公元1123年），卒于大定二十三年（公元1183年），享年61岁。丹阳出生儒家，世代业儒，其祖父名觉，通五经。父亲名师杨，字希贤，姿貌魁秀，沉静有度量，以孝义称。丹阳从小受家庭环境的熏陶，于六艺无所不通，文学、戏剧、书法造诣很深，尤精针灸。中年以后，又信仰道教，于金大定年间（公元1160年）从王嘉（号重阳子）学道，著有《丹阳神光灿》1卷，《自然集》1卷，《渐悟集》1卷，《洞玄金玉集》10卷等道学著作。在针灸学方面，丹阳通过长期的医疗实践，总结出12个有效的穴位，即驰誉于针灸学界的"马丹阳十二穴"，在针灸学中占有一定的地位。

马氏强调取穴少而精，认为"三百六十穴，不出十二诀"，只要掌握了足三里、内庭、曲池、合谷、委中、承山、太冲、昆仑、环跳、阳陵泉、通里、列缺12个穴位，就可以治愈很多疾病。他根据自己多年的临床经验，将此十二穴编成歌诀，以传其弟子，歌中总结的十二要穴，统治五脏六腑十二经脉的各种病症。现将歌中有关内容表述如下：

从表8-3可以看出，马氏十二穴的主治范围是相当广泛的。包括内、外、五官等科的病证。其中有些尚属于急危重症，如曲池主治"喉闭促欲死"；昆仑之医"暴喘满中心"；列缺之治"痰涎频壅上，口噤不开牙"等。并且，由于其穴位"手不过肘，足不过膝"；取穴配穴安全方便，因而广为后世医家所应用。

（二）凌云的用穴经验

凌云，字汉章，号卧岩，明代著名针灸家，生卒于明成化正德间（公元1465—1506年），归安双林（今属浙江）人。据《明外史·本传》记载：汉章幼业儒，"为诸生，弃去，北游泰山古庙前有病人气息垂绝，云嗟叹久之。一道人忽问曰：汝欲生之乎？曰：然。道人针其左股，立苏。语云曰：此人毒气内侵，非死也，毒散自生耳。因授以针，云拜受之，为人治疾无不效。""年七十七，卒于家。"凌氏所著书目，除《经学会宗》、《子午流注图说》、《流注辨惑》（未见）外，流传的抄本还有《集英撮要针砭全书》和《凌门传授铜人指穴》等。其弟子聂莹，后人凌千一、凌宣、凌贞候等，均传其针术。

表8-3　马丹阳十二穴及主治病证

穴 名	所属经络	定 位	主 治 病 证	针灸方法与针后反应
足三里	足阳明胃经	膝眼下三寸二筋间	心腹胀、气蛊、胃中寒、肠鸣泄泻、下肢酸痛、目疾、伤寒羸瘦	针八分，灸三壮
内 庭	足阳阴胃经	足次趾外	厥逆、隐疹、喜静恶闻声、数欠、疟疾、牙疼	针着便惺惺
曲 池	手阳明大肠经	屈肘骨边拱手取穴	上肢痛、偏风、痹症、喉闭、发热、风痹、癫	针着即是瘳
合 谷	手阳阴大肠经	在手虎口两岐骨间	头疼、面肿、疟疾、齿龋、鼻衄、口噤	针五分
委 中	足太阳膀胱经	腿弯曲腘里，横纹脉中央	腰痛、风痹、腿痛	针入即安康
承 山	足太阳膀胱经	小腿鱼腹，腨肠分肉间	腰疼痛、痔、大便难、脚气、膝肿、霍乱转筋	穴中刺便安
昆 仑	足太阳膀胱经	足外踝跟骨上边	腰尻痛、转筋、暴喘满、足痛不能行走	若欲求安乐，须于此穴针
环 跳	足少阳胆经	髀枢侧卧屈足取穴	折腰莫能顾、风寒湿痹、腿痛	若人针灸后，顷刻病消除
阳陵泉	足少阳胆经	膝下外廉一寸中	膝中麻木、冷痹、偏风、举不起、坐卧似衰翁	针入六分
太 冲	足厥阴肝经	足大趾节后二寸中	惊痫风、咽喉病、心胀、腰痛足不能行走、七疝、目疾	针下有神功
通 里	手少阴心经	腕侧后去腕一寸	喑、怔忡、懊恼、四肢重、头腮面颊红不能食	毫针微微刺
列 缺	手太阴肺经	腕侧上、两手交叉次指尖处	偏头痛、风痹、吐痰涎、口噤	若能明补泻，应手即如拿

凌云的针灸学术特点，突出表现于对穴法的娴熟。据《明史》记载："孝宗闻云名，召至京，命太医官出铜人蔽以衣而试之，所刺无不中，乃授御医。"可见其取穴之准。又如"里嗽不止，绝食五日，众医以为虚，投补剂愈甚。云曰：此寒湿积也，穴在顶，针之必晕绝，逾时始苏，命四人分牵其发，使勿倾倒。乃针果晕绝，家人皆哭，云言笑自如，顷之，气渐舒，复加补，始出针，呕积痰斗许，病即除。""吴江贵家妇临产，胎不下者三日，呼号求死，云针刺其心，针出，儿应手下。"其用穴之精，疗效之神，由此可见一斑。诚如明代著名医家汪机称道："凌则熟于穴法，凡所点穴，不必揣按，虽隔衣针，亦每中其穴也。"因此，当时"海内称针法者，曰归安凌氏。"（《明史·凌云传》）或"盛称姑苏之凌汉章。"

附一：医案二则

①病后吐舌　有男子病后舌吐，云兄亦知医，谓云曰：此病后近女色太早也。舌者心

之苗，肾水竭不能制心火，病在阴虚。云曰：然。兄曰：其穴在左股太阳，是当以阳攻阴。云曰：然。如其穴针之，舌吐如故。兄茫然自失。云曰：此知泻而不知补也。补数剂，舌渐复。

（《明史·凌云传》）

②病风　故淮阳王病风三载请于朝，召四方名医治不效，云投以针，不三日行步如故。

（《明史·凌云传》）

附二：凌汉章所著书目

凌汉章著

《经学会宗》4 册

《凌氏汉章针灸全书》

《凌门传授铜人指穴》

《子午流注图说》1 册

六、按时刺灸的医家

按时刺灸的方法溯源于《内经》，形成于宋金元，盛行于明代。

《灵枢·卫气行》早就指出："谨候其时，病可与期。失时反候，百病不治。"又说："谨候气之所在而刺之，是谓逢时。"这种以时间条件为主的治疗思想为后世子午流注配穴法的形成提供了理论依据。至宋金时期，由于干支学说盛行，对医学有一定影响，因而研究子午流注的医家，更是盛极一时，著述颇多。如南唐何若愚运用子午流注理论，按时开穴，以补生数泻成数的河图以及"五门十变"之说为基础，撰写了《子午流注针经》3卷，窦汉卿提倡八法流注，按时治疗，著有《标幽赋》、《通玄指要赋》等，他和王国瑞、徐凤、高武、杨继洲等医家，都对子午流注取穴法的运用和机理作了发挥性的阐述，为按时刺灸法的普及和发展作出了一定的贡献。

（一）何若愚与"纳甲法"

何若愚，字公务，金、南唐人，先撰有《流注指微论》3 卷，后又改为《流注指微赋》1 篇，刊载于《子午流注针经》一书中。《子午流注针经》署名"南唐何若愚撰，常山阎明广注"，为窦桂芳刊行的《针灸四书》之一（公元 1311 年）。据阎明广在序言中所说："近于贞元癸酉年间（公元 1153 年）收何公所作指微针赋一道……为之注解。广今复采难素遗文，贾氏井荥六十首，法布经络往还，复针刺孔穴部位，铃括图形，集成一义，目之曰流注经络井荥图歌诀，续于赋后。"因此，《子午流注针经》应该是何若愚和阎明广两人合著。书中对子午流注纳甲法和养子时刻注穴法多有论述，是研究按时刺灸法的重要参考文献。

（1）首载子午流注纳甲法　子午流注纳甲法是指以日干为主的开穴方法。它是以人体经脉气血的循环流注为基础，配合日时天干，按照五行生克的关系来推算所开取的五输穴。此法首见于《子午流注针经》卷下，内有《流注图》12 幅，叙述了以日干为主的逐日按时开穴，并载录七言井荥歌诀 66 首，对所开各经五输穴的主治病证作了概括，对当时按时刺灸法的发展产生了巨大的影响。明代汪机曾在其《针灸问对》中引用过"七韵"。然而，自明代以后，《子午流注针经》中的"七韵"湮没不彰。徐凤根据《子午流注针经》

中所记载"七韵"内容改编而成的"子午流注逐日按时定穴歌"则因为颇便于记诵而广为流传，其流注开穴的基本原则，实际上仍未完全脱离何氏所述的内容。

（2）详述养子时刻注穴法　养子时刻注穴法又叫一时五穴法或一日取六十六穴之法，早在《子午流注针经》中就有记载。如《流注指微赋》指出："男女气脉，行分时合度，养子时刻，注穴必须依。"阎氏注解说："养子时刻注穴者，谓逐时干旺气注脏腑井荥之法也。每一时辰相生养子五度，各注井荥俞经合五穴。昼夜十二时，气血行过六十俞穴也。每一穴血气分得一刻六十分六厘六毫六丝六忽六秒，此是一穴之数也。六十穴共成百刻，要求日下井荥，用五子建元日时取之，设令甲日甲戌时，胆统气初出窍阴穴为井木，流至小肠为荥火，气过前谷穴，注于胃为俞土，气过陷谷穴又并过本原丘墟穴。但是六腑各有一原穴，则不系属井荥相生之法，即是阴阳二气出入门户也。行至大肠为经金，气过阳溪穴；所入膀胱为合水，气入委中穴而终。此是甲戌时木火土金水相生五度，一时辰流注五穴毕也。他皆仿此。"这里指出了养子时刻注穴法"每一时辰相生养子五度，各注井荥俞经合五穴，昼夜十二时，气血行过六十俞穴"的流注开穴特点。

阎氏又在"三焦心包络二经流注说"中写道："十经血气，皆出于井，入于合，各注井荥俞经合无依据矣。或曰：脉有十二经，又因何只言十经，其余二经不言者何？答曰：其二经者，三焦是阳气之父，心包络是阴血之母也。此经尊重，不系五行所摄。主受纳十经血气养育，故只言十经。阴阳二脉逐日各注井荥俞经合各五时辰毕，则归其本，此二经亦各注井荥俞经合五穴，方知十二经遍行也。三焦经：关冲（阳井）、液门（荥）、中渚（俞）、阳池（原）、支沟（经）、天井（合）。每日遇阳干合处，注此六穴。如甲日甲戌时，至甲申时，为阳干合也。心包经：中冲（阴井）、劳宫（荥）、大陵（俞）、间使（经）、曲泽（合）。每日遇阴干合处，注此五穴。假令甲日甲戌时，胆气初出为井，己巳时脾出血为井，阴阳并行。阳日，气先血后；阴日，气后血先。己巳时至己卯时为阴干合也。余干日辰皆依此。"这里阐明了遇阳干合，纳于三焦，遇阴干合，血归包络和阴阳并行，交贯流注的开穴原则。

此外，在《子午流注针经》"井荥歌诀六十首"中，还详细叙述了养子时刻注穴法的逐日开穴、各开穴的主治病候，以及甲与己合、乙与庚合、丙与辛合、丁与壬合、戊与癸合的阴阳二经按时相合规律。

养子时刻注穴法是子午流注针法中的重要组成部分，因其以时干为主，每日各时辰均有开穴，更便于临床上掌握应用。

（二）窦默与流注八法

窦默，字子声，初名杰，字汉卿，后改名默，广平肥乡（今河北省肥乡县）人，生于金明昌六年（公元1195年），死于元至大十七年（公元1280年），享年八十五岁。

窦汉卿为金元时期的著名针灸学家。据《元史·窦默传》载："幼知读书，毅然有志，旋祖旺为郡功曹，令习吏事，不肯就。"其壮年时期，因避金元兵乱而南走蔡州，从名医李浩学"铜人"针灸，返乡后以针术名噪一时。曾任元昭文馆大学士等职，死后封魏国公，谥号文正公（一作文员公）。

窦氏的针灸著作，主要有《针经指南》1卷，于元贞元年（公元1295年）为燕山牛良祐所刊行，后被元窦桂芳收集在《针灸四书》中。该书首载《标幽赋》，次为《流注通玄指要赋》及"流注八穴"、"补泻手法"等。窦氏的学术思想，除了推崇《内》《难》等传统理论、重视针刺手法之外，还提倡八法流注、六十六穴按时取穴，对子午流注针法的形成和发展作出了较大的贡献。

首先，窦氏根据《内经》理论，认为人体十二经脉中气血的流注是有一定规律的，其运行从手太阴肺经开始，接着输入于手阳明大肠经、足太阴脾经、手少阴心经、手太阳小肠经、足太阳膀胱经、足少阴肾经、手厥阴心包经、手少阳三焦经、足少阳胆经，终于足厥阴肝经，然后再回到手太阴肺经，如此周而复始地循环着。因此在取穴方法上便十分重视按日、按时的取穴方法。如《标幽赋》指出："知本时之气开，说经络之流注"，提出了"本时"和"气开"的关系，明确了气血开阖的概念。《标幽赋》中又说："推于十干十变，知孔穴之开阖，论其五行五脏，察日时之旺衰。"这就是按干支算穴位开阖的方法。有关"五门八法"在按时配穴法中的运用，也是由窦汉卿首先提出来的。《标幽赋》载："更穷四根三结，依标本而病无不痊；但用八法五门，分主客而针无不效。"此外，"养子时刻注穴法"在《针经指南》中也有记载。如《标幽赋》："一日取六十六穴之法，方见幽微；一时取一十二经之原。始知要妙。"窦氏所述，乃更加丰富了子午流注针法的内容。

其次，窦氏继承前人的经验，重视"交经八穴"，倡用"流注八法"。他说："交经八穴者，针道之要也，不知孰氏之所述，但序云：乃少室隐者之所传也。近代往往用之弥验。予少时尝得其本于山人宋子华，以此术于河淮间四十一年，起危笃患，随手应者，岂胜数哉！"说明窦氏虽提倡此法，但非他首创。窦氏所用交经八穴，计有主治213证；后明《针灸大全》亦载有窦文正公"八法主治病证"，计有234证，并列举各证之相应配穴；后杨继洲在《针灸大成》又增加了杨氏经验，计有250证，兹列表如表8-4，以资参考。

"流注八法"是应用奇经八脉交会穴进行配穴的一种方法，但当时还未包括按时配穴的内容。在窦氏《针经指南》中还有"冬至叶蛰宫图"一幅（见下图），乃提出了九宫与时间干支相结合的学术思想，虽然指的是禁忌针灸的时间，但和灵龟八法的内容已稍有接近。王国瑞所著《扁鹊神应针灸玉龙经》一书的"人神尻神歌诀"和"太乙日游九宫血忌诀"等篇，则是窦汉卿"冬至叶蛰宫图"等洛书学术思想的继承和发展。因此，"冬至叶蛰宫图"有可能为灵龟八法打下了理论基础。

（三）王国瑞与飞腾八法

王国瑞，元代针灸家，兰溪（今属浙江）人。父亲王开亦为名医，曾在窦汉卿门下精习针灸20余年，尽得其术。国瑞继承父业，对针灸医学造诣颇深，撰有《扁鹊神应针灸玉龙经》一书，刊于天历二年（公元1329年），是窦汉卿学术思想的重要继承人之一。

《扁鹊神应针灸玉龙经》一书在按时刺灸法方面的成就主要有如下两个方面：

一是创用飞腾八法。飞腾八法的名称首见于该书。不过，值得注意的是，该书所载的飞腾八法与明代徐凤《针灸大全》所载的飞腾八法不同。王氏的飞腾八法是根据九宫数按时间取奇经八穴的一种配穴法，推算与灵龟八法相似，只是在推算时所依据的八穴纳卦合九宫数，以及日时干支的代表数值与灵龟八法不同。而明代徐凤所载的飞腾八法虽然也使用奇经八脉交会穴，但却是按时间的天干属性加以推算的，奇经八脉交会穴的八卦属性也与灵龟八法不同。由于《扁鹊神应针灸玉龙经》中的飞腾八法与灵龟八法相近处较多，是否应列为正宗，有待今后进一步研究和探讨。

	巽	离	坤	
	忌戊辰己巳 阴落宫 立夏 （四）	忌丙午 上天宫 夏至 （九）	忌戊申己未 玄委宫 立秋 （二）	
震	忌乙卯 仓门宫 春分 （八）	忌乙酉戊巳 招遥宫 中州 （五）	忌辛酉 仓来宫 秋分 （七）	兑
	忌戊子己丑 天留宫 立春 （八）	忌壬子 中蛰宫 冬至 （一）	忌戊戌己亥 新落宫 立冬 （六）	
	艮	坎	乾	

冬至叶蛰宫图

表 8-4

书　名	公孙	内关	临泣	外关	后溪	申脉	列缺	照海	合　计
《针经指南》 （公元 1295 年）	27	25	25	27	24	25	31	29	213
《针灸大全》 （公元 1439 年）	31 （+4）	25	25	27	32 （+8）	25	34 （+3）	30 （+1）	229 （+16）
《针灸聚英》 （公元 1529 年）	27	25	25	27	24	25	31	29	213
《针灸大成》 （公元 1602 年）	32 （+5）	25	31 （+6）	28 （+1）	30 （+6）	31 （+6）	38 （+7）	36 （+6）	250 （+37

　　二是创用十二经夫妻相合，逐日按时先取原穴的配穴法。该法是根据《河图》五门十变、十天干夫妻相配的理论，与十二经相配合，并根据夫妻经原穴相配的原则，按干支的变化演绎而来的一种配穴方法，是在窦汉卿《针经指南》夫妻配合说的基础上，经王氏补充发展而成。

（四）徐凤与灵龟八法

　　徐凤，字延瑞，弋阳石塘（今属江西）人，为明代著名针灸学家。徐氏于建文二年（公元 1400 年），学针法于倪孟仲，次年又学于彭九思，传习窦汉卿的针灸书及"梓岐凤谷飞经走气补泻法"，晚年编著《针灸大全》，收集前人针灸著作及自撰《子午流注逐曰按时定穴歌》等，对推广子午流注针法有较大的影响。

　　徐氏对子午流注针法的贡献，突出表现在以下几个方面：

　　（1）修改了《子午流注针经》中的"流注经络井荥图"，将"原图12幅"修改为10幅，并以"流注图"为篇名载入《针灸大全》。徐氏指出：此图"乃先贤所缀，故不敢废，备载于后庶有所证耳。原图十二，今分十耳。"

　　（2）将《子午流注针经》中子午流注纳甲法的开穴方法，用歌诀体裁改写成"子午流注逐日按时定穴歌"。他认为，"右子午流注之法，无以考焉。虽《针灸四书》所载，尤且不全，还元返本之理，气血所纳之穴，俱隐而不具，予今将流注按时定穴，编成歌括一十首，使后之学者，易为记诵，临用之时，不待思忖耳。"由于此诀简便易诵，便于临床应用，高武的《针灸聚英》、李梴的《医学入门》、杨继洲的《针灸大成》以及近代的一些子午流注专著均加收录，对子午流注纳甲法的推广运用发挥了重要作用。

（3）关于"流注八法"，出自窦汉卿《针经指南》。徐凤在此基础上重新整理，修改充实了适应范围，又在主穴基础上增添应穴，发展成"主应配穴法"，并以"窦文真公八法流注"为篇名载入《针灸大全》。徐氏指出："以上八脉（穴）主治诸证，用之无不捷效，但临时看证，先取随证各穴而应之。或行针或着艾。"八穴配合九宫、八卦、干支而演变成的灵龟八法也最早见于徐氏的《针灸大全》。徐氏曾写道："愚谓奇经八脉之法，各有不相同，前灵龟八法，有阳九阴六，十干十变开阖之理，用之得时，无不捷效，后飞腾八法，亦明师所授，故不敢弃，亦载于此，以示后之学者。"因此，有人认为"灵龟八法"乃徐凤所创，当然目前还缺少直接的论据，有待于今后进一步研讨。

（五）高武与纳支法

高武，明代针灸学家，别号梅孤子，四明（今属浙江鄞县）人，通天文、乐律、兵法，嘉靖间考中武举，晚年专门研究医学，精于针灸。为探索针灸学的渊源和要旨，根据《黄帝内经》、《难经》摘编成《针灸节要》一书，又根据明以前针灸文献 10 余种，编成《针灸聚英》4 卷。取穴着重骨骼标志，并自制"铜人"3 具（男、妇、童子各一），其论述针灸以《素》《难》为准，兼能触贯诸家经验，崇尚实际，殊多创见。

《针灸聚英》除了为研究针刺手法、考证腧穴、临证治疗等各方面提供了重要的参考资料外，还首次详细记述了"子午流注纳支法"。《针灸聚英》卷二"十二经病井荥输经合补虚泻实"篇载有十二经子母补泻的具体配穴方法。举肺经为例："手太阴肺经属辛金，起中府，终少商，多气少血，寅时注此。……补（虚则补之）用卯时（随而济之），太渊（穴在掌后陷中，为经，土，土生金为母，经曰：虚则补其母）；泻（盛则泻之）用寅时（迎而夺之），尺泽（为合水，金生水，实则泻其子，穴在肘中约纹动脉中）。"文中论述了十二经脉的名称、天干及五行属性、起止点、气血多少、流注时间、针刺治疗时应用子母补泻法的取穴及针刺时间等等，是关于子午流注纳支法的一篇重要著作。

附一：医案二则

①前阴臊臭　一富者前阴臊臭，求先师（张洁古也）治之。曰：夫前阴足厥阴之脉络循阴器，出其挺末，凡臭者，心之所主，散入五方为五臭，入肝为臊，此其一也。当于肝经泻行间，是治其本，后于心经中泻少冲，是治其标。

（《针灸聚英》卷一）

②疝　魏士珪妻徐病疝，自脐下上至于心皆胀满，呕吐烦闷，不进饮食。滑伯仁曰：此寒在下焦，为灸章门、气海。

（《针灸聚英》卷一）

附二：何若愚等所著书目

何若愚著、阎明广注

《子午流注针经》3 卷

窦汉卿著

《针经指南》1 卷

《铜人针经密语》1 卷（佚）

《六十六穴流注秘诀》1 卷（佚）

王国瑞著

《扁鹊神应针灸玉龙经》1卷

徐凤著

《针灸大全》6卷

高武著

《针灸节要》3卷

《针灸聚英发挥》4卷

《痘疹正宗》4卷

第三节　针灸歌赋选

一、经络歌赋

(一) 十二经脉歌

【出处】　明·高武《针灸聚英》卷一。

【著者】　不详。

【原文】

手太阴肺中焦生，下络大肠出贲门，
上膈属肺从肺系，系横出腋臑中行，
肘臂寸口上鱼际，大指内侧爪甲根，
支络还从腕后出，接次指属阳明经，
此经多气而少血，是动则病喘与咳，
肺胀膨膨缺盆痛，两手交瞀为臂厥，
所生病者为气嗽，喘渴烦心胸满结，
臑臂之内前廉痛，小便频数掌中热，
气虚肩背痛而寒，气盛亦疼风汗出，
欠伸少气不足息，遗矢无度溺色赤。
阳明之脉手大肠，次指内侧起商阳，
循指上连出合谷，两筋歧骨循臂肪，
入肘外廉循臑外，肩端前廉柱骨旁，
从肩下入缺盆内，络肺下膈属大肠，
支从缺盆直上颈，斜贯颊前下齿当，
环出人中交左右，上挟鼻孔注迎香，
此经气盛血亦盛，是动颔肿并齿痛，
所生病者为鼽衄，目黄口干喉痹生，
大指次指难为用，肩前臑外痛相仍。
气有余兮脉热肿，虚则寒栗病偏增。
胃足阳明交鼻起，下循鼻外下入齿，
还出挟口绕承浆，颐后大迎颊车里，
耳前发际至额颅，支下人迎缺盆底，

下膈入胃络脾宫，直者缺盆下乳内，
一支幽门循腹中，下行直合气冲逢，
遂由髀关抵膝髌，胕跗中指内关同，
一支下膝注三里，前出中指外关通，
一支别走足跗指，大指之端经尽已，
此经多气复多血，是动欠伸面颜黑，
凄凄恶寒畏见人，忽闻木音心惊惕，
登高而歌弃衣走，甚则腹胀仍贲响，
凡此诸疾皆骭厥，所生病者为狂疟，
温淫汗出鼻流血，口喝唇裂又喉痹，
膝髌疼痛腹胀结，气膺伏兔胕外廉，
足跗中指俱痛彻，有余消谷溺色黄，
不足身前寒振栗，胃房胀满食不消，
气盛身前皆有热。
太阴脾起足大指，上循内侧白肉际，
核骨之后内踝前，上腨循胻经膝里，
股内前廉入腹中，属脾络胃与膈通，
夹喉连舌散舌下，支络从胃注心宫，
此经气盛而血衰，是动其病气所为，
食入即吐胃脘痛，更兼身体痛难移，
腹胀善噫舌本强，得后与气快然衰，
所生病者舌亦痛，体重不食亦如之，
烦心心下仍急痛，泄水溏瘕寒疟随，
不卧强立股膝肿，疸发身黄大指瘿。
手少阴脉起心中，下膈直与小肠通，
支者还从肺系走，直上喉咙系目瞳，
直者上肺出腋下，臑后肘内少海从，
臂内后廉抵掌中，兑骨之端注少冲，
多气少血属此经，是动心脾痛难任，
渴欲饮水咽干燥，所生臑痛目如金，
胁臂之内后廉痛，掌中有热向经寻。
手太阳经小肠脉，小指之端起少泽，
循手外廉出踝中，循臂骨出肘内侧，
上循臑外出后廉，直过肩解绕肩胛，
交肩下入缺盆内，向腋络心循咽嗌，
下膈抵胃属小肠，一支缺盆贯颈颊，
至目锐眦却入耳，复从耳前仍上颊，
抵鼻升至目内眦，斜络于颧别络接，
此经少气还多血，是动则病痛咽嗌，
颔下肿兮不可顾，肩如拔兮臑似折，

所生病主肩臑痛，耳聋目黄肿腮颊，
肘臂之外后廉痛，部分犹当细分别。
足经太阳膀胱脉，目内眦上起额尖，
支者巅上至耳角，直者从巅脑后悬，
络脑还出别下项，仍循肩膊夹脊边，
抵腰膂肾膀胱内，一支下与后阴连，
贯臀斜入委中穴，一支膊内左右别，
贯胛夹脊过髀枢，臂内后廉腘中合，
下贯腨内外踝后，京骨之下指外侧，
是经血多气犹少，是动头疼不可当，
项如拔兮腰似折，髀枢痛彻脊中央，
腘如结兮腨如裂，是为踝厥筋乃伤，
所生疟痔小指废，头囟顶痛目色黄，
腰尻腘脚疼连背，泪流鼻衄及癫狂。
足经肾脉属少阴，小指斜趋涌泉心，
然骨之下内踝后，别入跟中腨内侵，
出腘内廉上股内，贯脊属肾膀胱临，
直者属肾贯肝膈，入肺循喉舌本寻，
支者从肺络心内，仍至胸中部分深，
此经多气而少血，是动病饥不欲食，
喘嗽唾血喉中鸣，坐而欲起面如垢，
目视䀮䀮气不足，心悬如饥常惕惕，
所生病者为舌干，口热咽痛气贲逼，
股内后廉并脊痛，心肠烦痛疸而澼，
痿厥嗜卧体怠惰，足下热痛皆肾厥。
手厥阴心主起胸，属包下膈三焦宫，
支者循胸出胁下，胁下连腋三寸同，
仍上抵腋循臑内，太阴少阴两经中，
指透中冲支者别，小指次指络相通，
是经少气原多血，是动则病手心热，
肘臂挛急腋下肿，甚则胸胁支满结，
心中澹澹或大动，善笑目黄面赤色，
所生病者为心烦，心痛掌热病之则。
手经少阳三焦脉，起自小指次指端，
两指歧骨手腕表，上出臂外两骨间，
肘后臑外循肩上，少阳之后交别传，
下入缺盆膻中分，散络心包膈里穿，
支者膻中缺盆上，上项耳后耳角旋，
屈下至颐仍注颊，一支出耳入耳前，
却从上关交曲颊，至目内眦乃尽焉，

此经少血还多气，是动耳鸣喉肿痹，
所生病者汗自出，耳后痛兼目锐眦，
肩臑肘臂外皆疼，小指次指亦如废。
足脉少阳胆之经，始从两目锐眦生，
抵头循角下耳后，脑空风池次第行，
手少阳前至肩上，交少阳右上缺盆，
支者耳后贯耳内，出走耳前锐眦循，
一支锐眦大迎下，合手少阳抵项根，
下加颊车缺盆合，入胸贯膈络肝经，
属胆仍从胁里过，下入气冲毛际萦，
横入髀厌环跳内，直者缺盆下腋膺，
过季胁下髀厌内，出膝外廉是阳陵，
外辅绝骨踝前过，足跗小指次指分，
一支别从大指去，三毛之际接肝经，
此经多气而少血，是动口苦善太息，
心胁疼痛难转移，面尘足热体无泽，
所生头痛连锐眦，缺盆肿痛并两腋，
马刀挟瘿生两旁，汗出振寒痎疟疾，
胸胁髀膝至胫骨，绝骨踝痛及诸节。
厥阴足脉肝所终，大指之端毛际丛，
足跗上廉太冲分，踝前一寸入中封，
上踝交出太阴后，循腘内廉阴股冲，
环绕阴器抵小腹，夹胃属肝络胆逢，
上贯膈里布胁肋，夹喉颃颡目系同，
脉上巅会督脉出，支者还生目系中，
下络颊里环唇内，支者便从膈肺通，
此经血多气少焉，是动腰疼俯仰难，
男疝女人小腹肿，面尘脱色及咽干，
所生病者为胸满，呕吐洞泄小便难，
或时遗溺并狐疝，临症还须仔细看。

（二）奇经八脉歌

【出处】 明·刘纯《医经小学》。

【著者】 不详。

【原文】

督脉起自下极腧，并于脊里上风府，
过脑额鼻入龈交，为阳脉海都纲要。
任脉起自中极底，上腹循喉承浆里，
阴脉之海妊所谓。冲脉出胞循脊中，
从腹会咽络口唇，女人成经为血室，
脉并少阴之肾经，与任督本于阴会，

三脉并起而异行。阳跷起自足跟里，
循外踝上入风池，阴跷内踝循喉嗌，
本足阴阳脉别支。诸阴交起阴维脉，
发足少阴筑宾郄。诸阳会起阳维脉，
太阳之郄金门穴。带脉周回季胁间，
会于维道足少阳。所谓奇经之八脉，
维系诸经乃顺常。

（三）十五络脉歌

【出处】 明·刘纯《医经小学》。

【著者】 不详。

【原文】

人身络脉一十五，我今逐一从头举，
手太阴络为列缺，手少阴络即通里，
手厥阴络为内关，手太阳络支正是，
手阳明络偏历当，手少阳络外关位，
足太阳络号飞阳，足阳明络丰隆记，
足少阳络为光明，足太阴络公孙寄，
足少阴络名大钟，足厥阴络蠡沟配，
阳督之络号长强，阴任之络为屏翳，
脾之大络为大包，十五络名君须记。

二、腧穴歌赋

（一）百穴法歌

【出处】 明·陈会《神应经》。

【著者】 陈会。

【原文】

手之太阴经属肺，尺泽肘中约纹是，
列缺侧腕寸有半，经渠寸口陷脉记。
太渊掌后横纹头，鱼际节后散脉里，
少商大指内侧寻，爪甲如韭此为的。

手阳明经属大肠，食指内侧号商阳，
本节前取二间定，本节后勿三间忘，
歧骨陷中寻合谷，阳溪腕中上侧详，
三里曲池下二寸，曲池曲肘外辅当，
肩髃肩端两骨觅，五分夹孔取迎香。

足阳明兮胃之经，头维本神寸五分，
颊车耳下八分是，地仓夹吻四分临，
伏兔阴市上三寸，阴市膝上三寸针。

三里膝下三寸取，上廉里下三寸主，
下廉上廉下三寸，解溪腕上系鞋处，
冲阳陷谷上二寸，陷谷庭后二寸举，
内庭次指外间求，厉兑如韭足次指。

足之太阴经属脾，隐白大指内角宜，
大都节后白肉际，太白后一下一为。
公孙节后一寸得，商丘踝下前取之，
内踝三寸阴交穴，阴陵膝内辅下施。

手少阴兮心之经，少海肘内节后明，
通里掌后才一寸，神门掌后锐骨精。

手太阴兮小肠索，小指之端取少泽，
前谷外侧本节前，后溪节后仍外侧，
腕骨腕前起骨下，阳谷锐下腕中得，
小海肘端去五分，听宫耳珠如菽侧。

太阳膀胱何处看，睛明目眦内角畔，
攒竹两眉头陷中，络却后发四寸半。
肺俞三椎膈俞七，肝俞九椎之下按，
肾俞十四椎下旁，膏肓四五三分算。
委中膝腘约纹中，承山腨下分肉断，
昆仑踝下后五分，金门踝下陷中撰，
申脉踝下筋骨间，可容爪甲慎勿乱。

少阴肾兮安所觅？然谷踝前骨下识，
太溪内踝后五分，照海踝下四分的。
复溜内踝上二寸，向后五分太溪直。

手厥阴兮心包络，曲泽肘内横纹作，
间使掌后三寸求，内关二寸始无错，
大陵掌后两筋间，中冲中指之端度。

手少阳兮三焦论，小次指间名液门，
中渚次指本节后，阳池表腕有穴存。
腕后二寸外关络，支沟腕后三寸闻，
天井肘上一寸许，角孙耳郭开口分。
丝竹眉后陷中按，耳门耳缺非虚文。

足少阳胆取听会，耳前陷中分明揣，
目上入发际五分，临泣之穴于斯在。
目窗泣上寸半存，风池发后际中论，
肩井骨前看寸半。带脉肋下寸八分。
环跳髀枢寻宛宛，风市髀外两筋显，
阳陵膝下一寸求，阳辅踝上四寸远。
绝骨踝上三寸从，丘墟踝前有陷中，
临泣侠溪后寸半，侠溪小次岐骨缝。
厥阴肝经果何处？大敦拇指有毛聚，
行间骨尖动脉中，太冲节后有脉据，
中封一寸内踝前，曲泉纹头两筋著。
章门脐上二寸量，横取六寸看两旁，
期门乳旁一寸半，直下寸半二肋详。

督脉水沟鼻柱下，上星入发一寸者，
百会正在顶之巅，风府后发一寸把。
哑门后发际五分，大椎第一骨上存，
腰俞二十一椎下，请君仔细详经文。

任脉中行正居腹，关元脐下三寸录，
气海脐下一寸半，神阙脐中随所欲。
水分脐上一寸求，中脘脐上四寸取，
膻中两乳中间索，承浆宛宛唇下搜。

（二）十二经井荥腧经合穴

【出处】　明·刘纯《医经小学》。

【著者】　刘纯。

【原文】

少商鱼际与太渊，经渠尺泽肺相连。
商阳二三间合谷，阳溪曲池大肠牵。
少冲少府属于心，神门灵道少海寻。
少泽前谷后溪腕，阳谷小海小肠经。
大敦行间太冲看，中封曲泉属于肝。
窍阴侠溪临泣胆，丘墟阳辅阳陵泉。
隐白大都太白脾，商丘阴陵泉要知。
涌泉然谷与太溪，复溜阴谷肾所宜。
厉兑内庭陷谷胃，冲阳解溪三里随。
至阴通谷束京骨，昆仑委中膀胱知。
中冲劳宫心包络，大陵间使传曲泽。
关冲液门中渚焦，阳池支沟天井索。

三、刺灸歌赋

(一) 行针总要歌

【出典】 明·杨继洲《针灸大成》卷三。

【著者】 杨继洲。

【原文】

黄帝金针法最奇，短长肥瘦在临时，
但将他手横纹处，分寸寻求审用之。
身体心胸或是短，身体心胸或是长，
求穴看纹还有理，医工此理要推详。
定穴行针须细认，瘦肥短小岂同群，
肥人针入三分半，瘦体须当用二分，
不肥不瘦不相同，如此之人但着中，
只在二三分内取，用之无失且收功，
大饥大饱宜避忌，大风大雨亦须容，
饥伤荣气饱伤腑，更看人神俱避之。
妙针之法世间稀，多少医工不得知，
寸寸人身皆是穴，但开筋骨莫狐疑，
有筋有骨旁针去，无骨无筋须透之。
见病行针须仔细，必明升降合开时，
邪入五脏须早遏，崇侵六脉浪翻飞，
乌乌稷稷空中坠，静意冥冥起发机，
先补真阳元气足，次泻余邪九度嘘，
同身逐穴歌中取，捷法昭然径不迷。
百会三阳顶之中，五会天满名相同，
前顶之上寸五取，百病能祛理中风，
灸后火燥冲双目，四畔刺血令宣通。
井泉要洗原针穴，针刺无如灸有功。
前顶寸五三阳前，甄权曾云一寸言，
棱针出血头风愈，盐油楷根病自痊。
囟会顶前寸五深，八岁儿童不可针，
囟门未合那堪灸，二者须当记在心。
上星会前一寸斟，神庭星前发际寻，
诸风灸庭为最妙，庭星宜灸不宜针。
印堂穴并两眉攒，素髎面正鼻柱端，
动脉之中定禁灸，若燃此穴鼻齄酸。
水沟鼻下名人中，兑端张口上唇宫，
龈交二龈中间取，承浆下唇宛内踪，
炷艾分半悬浆灸，大则阳明脉不隆。
廉泉宛上定结喉，一名舌本立重楼，

第八章 针灸文献

同身捷法须当记，他日声名播九州。

（二）针法歌

【出典】 明·杨继洲《针灸大成》卷三。

【著者】 不详。

【原文】

先说平针法，含针口内温。

按揉令气散，掐穴故教深。

持针安穴上，令他嗽一声。

随嗽归天部，停针再至人。

再停归地部，待气候针沉。

气若不来至，指甲切其经。

次提针向病，针退天地人。

补必随经刺，令他吹气频。

随吹随左转，逐归天地人。

待气停针久，三弹更熨温。

出针口吸气，急急闭其门。

泻欲迎经取，吸则内其针。

吸时须右转，依次进天人。

转针仍复吸，依法要停针。

出针吹口气，摇动大其门。

（三）行针指要歌

【出典】 明·高武《针灸聚英》卷四。

【著者】 不详。

【原文】 或针风，先向风府、百会中。或针水，水分夹脐上边取。或针结，针着大肠泄水穴。或针劳，须向膏肓及百带。或针虚，气海、丹田、委中奇。或针气，膻中一穴分明记。或针嗽，肺俞、风门须用灸。或针痰，先针中脘、三里间。或针吐，中脘、气海、膻中补；翻胃吐食一般医，针中有妙少人知。

（四）补泻雪心歌

【出典】 明·高武《针灸聚英》。

【著者】 不详。

【原文】

行针补泻分寒热，泻寒补热须分别，

捻针向外泻之方，捻针向内补之诀。

泻左须当大指前，泻右大指当后拽。

补左大指向前搓，补右大指往上拽。

如何补泻有两般，盖是经从两边发，

补泻又要识迎随，随则为补迎为泻，

古人补泻左右分，今人乃为男女别。

男女经脉一般生，昼夜循环无暂歇，

两手阳经上走头，阴经胸走手指辍，

两足阳经头走足，阴经足走腹中结。

随则针头随经行，迎则针头迎经夺，

更有补泻定吸呼，吸泻呼补真奇绝。

补则呼出却入针，因声针用三飞法，

气至出针吸气入，疾而一退急扪穴，

泻则吸气方入针，要知祖气通身达。

气至出针呼气出，徐而三退穴开捺。

此诀出自梓桑君，我今受汝心已雪，

正是补泻玄中玄。莫向人前容易说。

（五）金针赋

【出典】 明·徐凤《针灸大全》卷五。

【著者】 泉石老人。

【原文】 观夫针道，捷法最奇，须要明于补泻，方可起于倾危。先分病之上下，次定穴之高低。头有病而足取之，左有病而右取之。男子之气，早在上而晚在下，取之必明其理；女子之气，早在下而晚在上，用之必识其时。午前为早属阳，午后为晚属阴，男女上下，凭腰分之。手足三阳，手走头而头走足；手足三阴，足走腹而胸走手。阴升阳降，出入之机。逆之者为泻、为迎，顺之者为补、为随。春夏刺浅者以瘦，秋冬刺深者以肥。更观元气厚薄，浅深之刺犹宜。

原夫补泻之法，妙在呼吸手指。男子者，大指进前左转呼之为补，退后右转吸之为泻，提针为热，插针为寒。女子者，大指退后右转吸之为补，进前呼之为泻，插针为热，提针为寒。左与右各异，胸与背不同，午前者如此，午后者反之。是故爪而切之，下针之法；摇而退之，出针之法；动而进之，催针之法；循而摄之，行气之法。搓则去病，弹则补虚，肚腹盘旋，扪为穴闭。重沉豆许曰按，轻浮豆许曰提。一十四法，针要所备。补者一退三飞，真气自归；泻者一飞三退，邪气自避。补则补其不足，泻则泻其有余。有余者为肿为痛曰实，不足者为痒为麻曰虚。气速效速，气迟效迟。死生贵贱，针下皆知。贱者硬而贵者脆。生者涩而死者虚，候之不至，必死无疑。

且夫下针之法，先须爪按重而切之，次令咳嗽一声，随咳下针。凡补者呼气，初针刺至皮内，乃曰天才；少停进针，刺入肉内，是曰人才；又停进针，刺至筋骨之间，名曰地才。此为极处，就当补之，再停良久，却须退针至人之分，待气沉紧，倒针朝病。进退往来，飞经走气，尽在其中矣。凡泻者吸气，初针至天，少停进针，直至于地，得气泻之，再停良久，即须退针，复至于人，待气沉紧，倒针朝病，法同前矣。其或晕针者，神气虚也，以针补之，口鼻气回，热汤与之，略停少顷，依前再施。

及夫调气之法，下针至地之后，复人之分，欲气上行，将针右捻；欲气下行，将针左捻；欲补先呼后吸，欲泻先吸后呼。气不至者，以手循摄，以爪切掐，以针摇动，进捻搓弹，直待气至。以龙虎升腾之法，按之在前，使气在后，按之在后，使气在前。运气走至疼痛之所，以纳气之法，扶针直插，复向下纳，使气不回。若关节阻涩，气不过者，以龙虎龟凤通经接气大段之法驱而运之，仍以循摄爪切，无不应矣。此通仙之妙。

况夫出针之法，病势既退，针气微松，病未退者，针气始根，推之不动，转之不移，此为邪气吸拔其针，乃至气真至，不可出之；出之者其病即复，再须补泻，停以待之，直候微松，方可出针豆许，摇而停之。补者吸之去疾，其穴急扪；泻者呼之去徐，其穴不闭。欲令凑密，然后吸气，故曰：下针贵迟，太急伤血；出针贵缓，太急伤气。已上总要，于斯尽矣。

考夫治病，其法有八：一曰烧山火，治顽麻冷痹，先浅后深，凡九阳而三进三退，慢提紧按，热至，紧闭插针，除寒之有准。二曰透天凉，治肌热骨蒸，先深后浅，用六阴而三出三入，紧提慢按，徐徐举针，退热之可凭，皆细细搓之，去病准绳。三曰阳中隐阴，先寒后热，浅而深，以九六之法，则先补后泻也。四曰阴中隐阳，先热后寒，深而浅，以六九之方，则先泻后补也。补者直须热至，泻者务待寒侵，犹如搓线，慢慢转针，法浅则用浅，法深则用深，二者不可兼而紊之也。五曰子午捣臼，水蛊膈气，落穴之后，调气均匀，针行上下，九入六出，左右转之，千遭自平。六曰进气之诀，腰背肘膝痛，浑身走注疼，刺九分，行九补，卧针五七吸，待上行，亦可龙虎交战，左捻九而右捻六，是亦住痛之针。七曰留气之交，痃癖癥瘕，针刺七分，用纯阳，然后乃直插针，气来深刺，提针再停。八曰抽添之诀，瘫痪疮癞，取其要穴，使九阳得气，提按搜寻，大要运气周遍，扶针直插，复向下纳，回阳倒阴，指下玄微，胸中活法，一有未应，反复再施。

若夫过关过节催运气，以飞经走气，其法有四：一曰青龙摆尾，如扶舵，不进不退，一左一右，慢慢拨动。二曰白虎摇头，似手摇铃，退方进圆，兼之左右，摇而振之。三曰苍龟探穴，如入土之象，一退三进，钻剔四方。四曰赤凤迎源，展翅之仪，入针至地，提针至天，候针自摇，复进其元，上下左右，四围飞旋，病在上吸而退之，病在下呼而进之。

至夫久患偏枯，通经接气之法，已有定息寸数。手足三阳，上九而下十四，过经四寸，手足三阴，上七而下十二，过经五寸，在乎摇动出纳，呼吸同法，驱运气血，顷刻周流，上下通接，可使寒者暖而热者凉，痛者止而胀者消。若开渠之决水，立时见功，何倾危之不起哉？虽然病有三因，皆从气血，针分八法，不离阴阳。盖经络昼夜之循环，呼吸往来之不息，和则身体康健，否则疾病竞生。譬如天下国家地方，山海田园，江河溪谷，值岁时风雨均调，则水道疏利，民物安阜，其或一方一所，风雨不均，遭以旱涝，使水道涌竭不通，灾伤遂至。人之气血，受病三因，亦犹方所之于旱涝也。盖针砭所以通经脉，均气血，蠲邪扶正，故曰捷法最奇者哉。

嗟夫！轩岐古远，卢扁久亡，此道幽深，非一言而可尽，斯文细密，在久习而能通。岂世上之常辞，庸流之泛术，得之者若科之及第，而悦于心；用之者如射之发中，而应于目。述自先贤，传之后学，用针之士，有志于斯，果能洞造玄微，而尽其精妙，则世之伏枕之疴，有缘者遇针到病除，其病皆随手而愈矣。

（六）十二经子母穴补泻歌

【出处】 清·李学川《绘图针灸易学》。

【著者】 不详。

【原文】

肺泻尺泽补太渊，大肠二间曲池间。
胃泻厉兑解溪补，脾在商丘大都边。
心先神门后少冲，小肠小海后溪连。
膀胱束骨补至阴，肾泻涌泉复溜焉。
包络大陵中冲补，三焦天井中渚痊，

胆泻阳辅补侠溪，肝泻行间补曲泉。

上穴俱泻针，下穴俱补针。

四、治疗歌赋

（一）四总穴歌

【出典】 明·朱权《乾坤生意》。

【著者】 朱权。

【原文】 肚腹三里留，腰背委中求，头项寻列缺，面口合谷收。

（二）长桑君天星秘诀歌

【出典】 明·朱权《乾坤生意》。

【著者】 不详。

【原文】

　　　　　　　天星秘诀少人知，此法专分前后施。

　　　　　　　若是胃中停宿食，后寻三里起璇玑。

　　　　　　　脾病血气先合谷，后刺三阴交莫迟。

　　　　　　　如中鬼邪先间使，手臂挛痹取肩髃。

　　　　　　　脚若转筋并眼花，先针承山次内踝。

　　　　　　　脚气酸痛肩井先，次寻三里阳陵泉。

　　　　　　　如是小肠连脐痛，先刺阴陵后涌泉。

　　　　　　　耳鸣腰痛先五会，次针耳门三里内。

　　　　　　　小肠气痛先长强，后刺大敦不要忙。

　　　　　　　足缓难行先绝骨，次寻条口及冲阳。

　　　　　　　牙疼头痛兼喉痹，先刺二间后三里。

　　　　　　　胸膈痞满先阴交，针到承山饮食喜。

　　　　　　　肚腹浮肿胀膨膨，先针水分泻建里。

　　　　　　　伤寒过经不出汗，期门三里先后看。

　　　　　　　寒疟面肿及肠鸣，先取合谷后内庭。

　　　　　　　冷风湿痹针何处？先取环跳次阳陵。

　　　　　　　指痛挛急少商好，依法施之无不灵。

　　　　　　　此是桑君真口诀，时医莫作等闲轻。

（三）马丹阳天星十二穴治杂病歌

【出典】 明·徐凤《针灸大全》卷一。

【著者】 马丹阳。

【原文】

　　　　　　　三里内庭穴，曲池合谷接。

　　　　　　　委中配承山，太冲昆仑穴；

　　　　　　　环跳与阳陵，通里并列缺；

　　　　　　　合担用法担，合截用法截；

　　　　　　　三百六十穴，不出十二诀；

　　　　　　　治病如神灵，浑如汤泼雪；

北斗降真机，金锁教开彻；
至人可传授，匪人莫浪说。
三里膝眼下，三寸两筋间。
能通心腹胀，善治胃中寒，
肠鸣并泄泻，腿肿膝胻酸，
伤寒羸瘦损，气蛊及诸般，
年过三旬后，针灸眼便宽，
取穴当审的，八分三壮安。
内庭次趾外，本属足阳明，
能治四肢厥，喜静恶闻声，
瘾疹咽喉痛，数欠及牙疼，
疟疾不能食，针着便惺惺。
曲池拱手取，屈肘骨边求，
善治肘中痛，偏风手不收，
挽弓开不得，筋缓莫梳头，
喉闭促欲死，发热更无休，
遍身风癣癞，针着即时瘳。
合谷在虎口，两指歧骨间，
头疼并面肿，疟病热还寒，
齿龋鼻衄血，口噤不开言，
针入五分深，令人即便安。
委中曲䐐里，横纹脉中央，
腰痛不能举，沉沉引脊梁，
酸疼筋莫展，风痹复无常，
膝头难伸屈，针入即安康。
承山名鱼腹，腨肠分肉间，
善治腰疼痛，痔疾大便难，
脚气并膝肿，展转战疼酸，
霍乱及转筋，穴中刺便安。
太冲足大趾，节后二寸中，
动脉知生死，能医惊痫风，
咽喉并心胀，两足不能行，
七疝偏坠肿，眼目似云朦，
亦能疗腰痛，针下有神功。
昆仑足外踝，跟骨上边寻，
转筋腰尻痛，暴喘满冲心，
举步行不得，一动即呻吟，
若欲求安乐，须于此穴针，
环跳在髀枢，侧卧屈足取。
折腰莫能顾，冷风并湿痹，

腿胯连腨痛，转侧重唏嘘，
若人针灸后，顷刻病消除。
阳陵居膝下，外臁一寸中，
膝肿并麻木，冷痹及偏风，
举足不能起，坐卧似衰翁。
针入六分止，神功妙不同。
通里腕侧后，去腕一寸中，
欲言声不出，懊恼及怔忡，
实则四肢肿，头腮面颊红，
虚则不能食，暴喑面无容，
毫针微微刺，方信有神功。
列缺腕侧上，次指手交叉，
善疗偏头患，遍身风痹麻，
痰涎频壅上，口噤不开牙，
若能明补泻，应手即如拿。

（四）杂病十一穴歌

【出典】　明·徐凤《针灸大全》卷一。

【著者】　不详。

【原文】

攒竹丝空主头疼，偏正皆宜向此针，
更去大都徐泻动，风池针刺三分深，
曲池合谷先针泻，永与除疴病不侵，
依此下针无不应，管教随手便安宁，
头风头痛与牙疼，合谷三间两穴寻，
更向大都针眼痛，太渊穴内用针行，
牙疼三分针吕细，齿痛依前指上明，
更推大都左之右，交互相迎仔细穷，
听会兼之与听宫，七分针泻耳中聋，
耳门又泻三分许，更加七壮灸听宫，
大肠经内将针泻，曲池合谷七分中，
医者若能明此理，针下之时便见功。
肩背并和肩膊疼，曲池合谷七分深，
未愈尺泽加一寸，更于三间次第行，
各入七分于穴内，少风二府刺心经，
穴内浅深依法用，当时蛊疾两之轻。
咽喉以下至于脐，胃脘之中百病危，
心气痛时胸结硬，伤寒呕哕闷涎随，
列缺下针三分许，三分针泻到风池，
二指三间并三里，中冲还刺五分依。
汗出难来到腕骨，五分针泻要君知，

鱼际经渠并通里，一分针泻汗淋漓；
二指三间及三里，大指各刺五分宜，
汗至如若通遍体，有人明此是良医。
四肢无力中邪风，眼涩难开百病攻，
精神昏倦多不语，风池合谷用针通；
两手三间随后泻，三里兼之与太冲，
各入五分于穴内，迎随得法有神功，
风池手足指诸间，右瘫偏风左曰痪，
各刺五分随后泻，更灸七壮便身安，
三里阴交行气泻，一寸三分量病看，
每穴又加三七壮，自然瘫痪即时安。
肘痛将针刺曲池，经渠合谷共相宜，
五分针刺于二穴，疟病缠身便得离；
未愈更加三间刺，五分深刺莫犹疑，
又兼气痛憎寒热，间使行针莫用迟。
腿胯腰疼痞气攻，髋骨穴内七分穷，
更针风市兼三里，一寸三分补泻同；
又去阴交泻一寸，行间仍刺五分中，
刚柔进退随呼吸，去疾除病捻指功。
肘膝疼时刺曲池，进针一寸是相宜，
左病针右右针左，依此三分泻气奇；
膝痛三寸针犊鼻，三里阴交要七吹，
但能仔细寻其理，劫病之功在片时。

（五）杂病穴法歌

【出典】 明·李梴《医学入门》卷一。
【著者】 不详。

杂病随症撰杂穴，仍兼原合与八法，
经络原会别论详，脏腑俞募当谨始，
根结标本理玄微，四关三部识其处，
伤寒一日刺风府，阴阳分经次第取。
汗吐下法非有他，合谷内关阴交杵。
一切风寒暑湿邪，头疼发热外关起。
头面耳目口鼻病，曲池合谷为之主，
偏正头疼左右针，列缺太渊不用补，
头风目眩项捩强，申脉金门手三里。
赤眼迎香出血奇，临泣太冲合谷侣，
耳聋临泣与金门，合谷针后听人语。
鼻塞鼻痔及鼻渊，合谷、太冲随手取。
口噤㖞斜流涎多，地仓、颊车仍可举。
口舌生疮舌下窍，三棱刺血非粗卤。

舌裂出血寻内关，太冲、阴交走上部，
舌上生胎合谷当，手三里治舌风舞。
牙风面肿颊车神，合谷临泣泻不数。
二陵、二跷与二交，头项手足互相与。
两井、两商、二三间，手上诸风得其所，
手指连肩相引疼，合谷太冲能救苦。
手三里治肩连脐，脊间心后称中渚。
冷嗽只宜补合谷，三阴交泻即时住。
霍乱中脘可入深，三里、内庭泻几许。
心痛番胃刺劳宫，寒者少泽细手指。
心痛手战少海求，若要除根阴市睹。
太渊、列缺穴相连，能祛气痛刺两乳。
胁痛只须阳陵泉，腹痛公孙、内关尔。
疟疾《素问》分各注，危氏刺指舌红紫。
痢疾合谷、三里宜，甚者必须兼中膂。
心胸痞满阴陵泉，针到承山饮食美。
泄泻肚腹诸般疾，三里、内庭功无比。
水肿水分与复溜，胀满中脘三里揣。
腰痛环跳、委中神，若连背痛昆仑武。
腰连腿疼腕骨升，三里降下随拜跪。
腰连脚痛怎生医？环跳行间与风市。
脚膝诸痛羡行间，三里、申脉、金门侈。
脚若转筋眼发花，然谷、承山法自古。
两足难移先悬钟，条口后针能步履。
两足酸麻补太溪，仆参、内庭盘跟楚。
脚连胁腋痛难当，环跳、阳陵泉内杵。
冷风湿痹针环跳，阳陵、三里烧针尾。
七疝大敦与太冲，五淋血海通男妇。
大便虚秘补支沟，泻足三里效可拟。
热秘气秘先长强，大敦、阳陵堪调护。
小便不通阴陵泉，三里泻下溺如注。
内伤食积针三里，璇玑相应块亦消。
脾病气血先合谷，后刺三阴针用烧。
一切内伤内关穴，痰火积块退烦潮。
吐血尺泽功无比，衄血上星与禾髎。
喘急列缺、足三里，呕噎阴交不可饶。
劳宫能治五般痫，更刺涌泉疾若挑。
神门专治心痴呆，人中、间使祛癫妖。
尸厥百会一穴美，更针隐白效昭昭。
妇人通经泻合谷，三里、至阴催孕妊。

死胎阴交不可缓，胞衣照海、内关寻。

小儿惊风少商穴，人中、涌泉泻莫深。

痈疽初起审其穴，只刺阳经不刺阴。

伤寒流注分手足，太冲、内庭可浮沉，

熟此筌蹄手要活，得后方可度金针。

又有一言真秘诀，上补下泻值千金。

（六）百症赋

【出典】 明·高武《针灸聚英》卷四。

【著者】 不详。

百症俞穴，再三用心。囟会连于玉枕，头风疗以金针。悬颅、颔厌之中，偏头痛止；强间、丰隆之际，头痛难禁。原夫面肿虚浮，须仗水沟、前顶；耳聋气闭，全凭听会、翳风。面上虫行有验，迎香可取；耳中蝉噪有声，听会堪攻。目眩兮支正、飞扬；目黄兮阳纲、胆俞。攀睛攻少泽、肝俞之所，泪出刺临泣、头维之处。目中漠漠，即寻攒竹、三间；目觉䀮䀮，急取养老、天柱。观其雀目汗气，睛明、行间而细推；审他项强伤寒，温溜、期门而主之。廉泉、中冲，舌下肿疼堪取；天府、合谷，鼻中衄血宜追。耳门、丝竹空，住牙痛于顷刻；颊车、地仓穴，正口㖞于片时。喉痛兮，液门、鱼际去疗，转筋兮，金门、丘墟来医。阳谷、侠溪，颔肿口噤并治；少商、曲泽，血虚口渴同施。通天去鼻内无闻之苦，复溜祛舌干口燥之悲。哑门、关冲，舌缓不语而要紧；天鼎、间使，失音嗫嚅而休迟。太冲泻唇㖞以速愈，承浆泻牙疼而即移。项强多恶风，束骨相连于天柱；热病汗不出，大都更接于经渠。且如两臂顽麻，少海就傍于三里；半身不遂，阳陵远达于曲池。建里、内关，扫尽胸中之苦闷；听宫、脾俞，祛残心下之悲凄。久知胁肋疼痛，气户、华盖有灵；腹内肠鸣，下脘、陷谷能平。胸胁支满何疗，章门不用细寻；肺疼饮蓄难禁，膻中、巨阙便针。胸闷更加噎塞，中府、意舍所行；胸膈停留瘀血，肾俞、巨髎宜征。胸满项强，神藏、璇玑已试；背连腰痛，白环、委中曾经。脊强兮水道、筋缩，目眩兮颧髎、大迎。痊病非颅息而不愈，脐风须然谷而易醒。委阳、天池，腋肿针而速散；后溪、环跳，腿疼刺而即轻。梦魇不宁，厉兑相谐于隐白；发狂奔走，上脘同起于神门。惊悸怔忡，取阳交、解溪勿误；反张悲哭，仗天冲、大横须精。癫疾必身柱、本神之令，发热仗少冲、曲池之津。岁热时行，陶道复求肺俞理；风痫常发，神道还须心俞宁。湿寒湿热下髎定，厥寒厥热涌泉清。寒栗恶寒，二间疏通阴郄暗；烦心呕吐，幽门开彻玉堂明。行间、涌泉，主消渴之肾竭；阴陵、水分，去水肿之脐盈。痨瘵传尸，趋魄户、膏肓之路；中邪霍乱，寻阴谷、三里之程。治疸消黄，谐后溪、劳营而看；倦言嗜卧，往通里、大钟而明。咳嗽连声，肺俞须迎天突穴；小便赤涩，兑端独泻太阳经。刺长强于承山，善主肠风新下血；针三阴于气海，专司白浊久遗精。且如盲俞、横骨，泻五淋之久积；阴郄、后溪，治盗汗之多出。脾虚谷以不消，脾俞、膀胱俞觅；胃冷食而难化，魂门、胃俞堪责。鼻痔必取龈交，瘿气须求浮白。大敦、照海，患寒疝而善蠲；五里、臂臑，生疬疮而能治。至阴、屋翳，疗痒疾之疼多；肩髃、阳溪，消隐风之热极。抑又论妇人经事改常，自有地机、血海；女子少气漏血，不无交信、合阳。带下产崩，冲门、气冲宜审；月潮违限，天枢、水泉细详。肩井乳痈而极效，商丘痔瘤而最良。脱肛趋百会、尾翠之所，无子搜阴交、石关之乡。中脘主乎积痢，外丘收乎大伤。寒疟兮商阳、太溪验，疬癖兮冲门、血海强。夫医乃人之司命，非志士而莫为；针乃理之渊微，须至人之指教。先究其病源，后攻其穴道。随手见功，应针取效。方知玄里之玄，始达妙中之妙。此篇不尽，略举其要。

（七）标幽赋

【出典】 元·窦汉卿《针经指南》。

【著者】 窦汉卿。

【原文】 拯救之法，妙用者针。察岁时于天道，定形气于予心，春夏瘦而刺浅，秋冬肥而刺深。不穷经络阴阳，多逢刺禁；既论脏腑虚实，须向经寻。原夫起自中焦，水初下漏，太阴为始，至厥阴而方终；穴出云门，抵期门而最后。正经十二，别络走三百余支，正侧仰伏，气血有六百余候。手足三阳，手走头而头走足；手足三阴，足走腹而胸走手。要识迎随，须明逆顺。况乎阴阳，气血多少为最。厥阴、太阳，少气多血；太阴、少阴，少血多气；而又气多血少者，少阳之分；气盛血多者，阳明之位。先详多少之宜，次察应至之气，轻滑慢而未来，沉涩紧而已至。既至也，量寒热而留疾；未至也，据虚实而候气。气之至也，如鱼吞钩饵之浮沉，气未至也，如闲处幽堂之深邃，气速至而速效，气迟至而不治。观夫九针之法，毫针最微，七星上应，众穴主持。本形金也，有蠲邪扶正之道；短长水也，有决凝开滞之机。定刺象木，或斜或正；口藏比火，进阳补羸。循机扪而可塞以象土，实应五行而可知。然是三寸六分，包含妙理；虽细桢于毫发，同贯多歧。可平五脏之寒热，能调六腑之虚实。拘挛闭塞，遣八邪而去矣；寒热痛痹，开四关而已之。凡刺者，使本神朝而后入；既刺也，使本神定而气随。神不朝而勿刺，神已定而可施。定脚处，取气血为主意；下手处，认水木是根基。天地人三才也，涌泉同璇玑百会。上中下三部也，大包与天枢地机。阳跷、阳维并督带，主肩背腰腿在表之病；阴维、阴跷、任、冲脉，去心腹胁肋在里之疑。二陵、二跷、二交，似续而交五大；两间、两商、两井，相依而别两支。大抵取穴之法，必有分寸，先审自意，次观肉分；或伸屈而得之，或平直而安定。在阳部筋骨之侧，陷下为真；在阴分郄腘之间，动脉相应。取五穴用一穴而必端，取三经用一经而可正。头部与肩部详分，督脉与任脉易定。明标与本，论刺深刺浅之经；住痛移疼，取相交相贯之迳。岂不闻脏腑病，而求门、海、俞、募之微，经络滞而求原、别、交、会之道。更穷四根、三结，依标本而刺无不痊；但用八法、五门，分主客而针无不效。八脉始终连八会，本是纪纲，十二经络十二原，是为枢要。一日取六十六穴之法，方见幽微，一时取一十二经之原，始知要妙。原夫补泻之法，非呼吸而在手指，速效之功，要交正而识本经。交经缪刺，左有病而右畔取；泻络远针，头有病而脚上针。巨刺与缪刺各异，微针与妙刺相通。观部分，而知经络之虚实，视浮沉而辨脏腑之寒温。且夫先令针耀，而虑针损；次藏口内，而欲针温。目无外视，手如握虎；心无内慕，如待贵人。左手重而多按，欲令气散；右手轻而徐入，不痛之因。空心恐怯，直立侧而多晕。背目沉掐，坐卧平而没昏。推于十干、十变，知孔穴之开阖；论其五行、五脏，察时日之旺衰。伏如横弩，应若发机。阴交阳别而定血晕，阴跷、阳维而下胎衣。痹厥偏枯，迎随俾经络接续；漏崩带下，温补使气血依归。静以久留，停针待之。必准者，取照海治喉中之闭塞；端的处，用大钟治心内之呆痴。大抵疼痛实泻，痒麻虚补。体重节痛而俞居，心下痞满而井主。心胀咽痛，针太冲而必除；脾冷胃疼，泻公孙而立愈。胸满腹痛刺内关，胁疼肋痛针飞虎。筋挛骨痛而补魂门，体热劳嗽而泻魄户。头风头痛，刺申脉与金门；眼痒眼疼，泻光明与地五。泻阴郄止盗汗，治小儿骨蒸，刺偏历利小便，医大人水蛊。中风环跳而宜刺，虚损天枢而可取。由是午前卯后，太阴生而疾温；离左酉南，月朔死而速冷。循扪弹努，留吸母而坚长；爪下伸提，疾呼子而嘘短。动退空歇，迎夺右而泻凉；推纳进搓，随济左而补暖。慎之！大患危疾，色脉不顺而莫针；寒热风阴，饥饱醉劳而切忌。望不补而晦不泻，弦不夺而朔不济；精其心而穷其法，无灸艾而坏其皮，正其理而求其原，免投针而失其位。避灸处而加四肢，四十有九；禁刺处而除六腧，二十有二。抑又闻高皇抱疾未瘥，李氏刺巨阙而后苏；太子暴死为厥，越人针维会而复醒。肩井、曲池、甄权刺臂痛而复射；悬钟、环跳，华佗刺躄足而立行。秋夫针腰俞而鬼免沉疴，王纂针交俞而妖精立出。取肝俞与命门，使瞽士视秋毫之末；刺少阳与交别，俾聋夫听夏蚋之声。嗟夫！去圣逾远，此道渐坠，或不得意而散其学，或恣其能而犯禁忌。愚庸智浅，难契于玄言，至道渊深，得之者有几？偶述斯言，不敢示诸明达者焉，庶几乎童蒙之心启。

（八）一百二十穴玉龙歌

【出典】 元·王国瑞《扁鹊神应针灸玉龙经》。

【著者】 王国瑞。

【原文】 扁鹊授我玉龙歌，玉龙一试痊沉疴。玉龙之歌世罕得，研精心手无差讹。吾今歌此玉龙诀，玉龙一百二十穴，行针殊绝妙无比，但恐时人自差别。补泻分明指下施，金针一刺显良医。倔者立伸患者起，从此各弛湖海知。

中风：中风不语最难医，顶门发际亦堪施，百会穴中明补泻，即时苏醒免灾危。

口眼㖞斜：中风口眼致㖞斜，须疗地仓连颊车，㖞左泻右依师语，㖞右泻左莫教差。

头风：头风呕吐眼昏花，穴在神庭刺不差，子女惊风昏可治，印堂刺入艾来加。

偏正头风：头风偏正最难医，丝竹金针亦可施，更要沿皮透率谷，一针两穴世间稀。

头风痰饮：偏正头风有两般，风池穴内泻因痰，若还此病非痰饮，合谷之中仔细看。

头项强痛：项强兼头回顾难，牙痛并作不能宽，先向承浆明补泻，后针风府即时安。

牙痛（附呕吐）：牙疼阵阵痛相煎，针灸还须觅二间，翻呕不禁兼吐食，中魁奇穴试看看。

乳蛾：乳蛾之症更希奇，急用金针病可医，若使迟延难整治，少商出血始相宜。

鼻渊：鼻流清涕名鼻渊，先泻后补疾可痊，若更头风并眼痛，上星一穴刺无偏。

不闻香臭：不闻香臭从何治，须向迎香穴内攻，先补后泻分明记，金针未出气先通。

眉目间痛：眉目痛病不能当，攒竹沿皮刺不妨，若是目疼亦同治，刺入头维疾自康。

心痛：九般心痛及脾疼，上脘穴中宜用针，脾败还将中脘泻，两针成败免灾侵。

三焦：三焦邪气拥三焦，舌干口苦不和调，针刺关冲出毒血，口生津液气俱消。

上焦热（附心虚胆寒）：少冲穴在手少阴，其穴功多必可针，心虚胆寒还补泻，上焦热涌手中寻。

痴呆：痴呆一症少精神，不识尊卑最苦人，神门独治痴呆病，转手骨开得穴真。

赤目：眼睛红肿痛难熬，怕日羞明心自焦，但刺睛明、鱼尾穴，太阳出血病全消。

目病隐涩：忽然眼痛血贯睛，隐涩羞明最可憎，若是太阳出毒血，不须针刺自和平。

目赤：心血炎上两眼红，好将芦叶搐鼻中，苦还血出真为美，目内清凉显妙功。

目烂：风眩烂眼可怜人，泪出汪汪实苦辛，大小骨空真妙穴，灸之七壮病除根。

目昏：肝家血少目昏花，肝俞之中补更佳，三里泻来肝血益，双瞳朗朗净无瑕。

耳聋（附红肿生疮）：耳聋气闭不闻音，痛痒蝉吟总莫禁，红肿生疮须用泻，只从听会用金针。

聋痪二症：若人患耳即成聋，下手先须觅翳风，项上偶然生痪子，金针泻动号良工。

喑哑：哑门一穴两筋间，专治失音言语难，此穴莫深惟是浅，刺深翻使病难安。

痰嗽喘急：咳嗽喘急及寒痰，须从列缺用针看，太渊亦泻肺家疾，此穴仍宜灸更安。

咳嗽腰痛（附黄疸）：忽然咳嗽腰脊痛，身柱由来穴更真，至阳亦医黄疸病，先泻后补妙通神。

伤风：伤风不解咳频频，久不医之劳病终，咳嗽须针肺俞穴，痰多必用刺丰隆。

咳嗽鼻流清涕：腠理不密咳嗽频，鼻流清涕气昏沉，喷嚏须针风门穴，咳嗽还当艾火深。

喘：哮喘一症最难当，夜间无睡气遑遑，天突寻之真穴在，膻中一灸便安康。

气喘：气喘吁吁不得眠，何日夜苦相煎煎，若取璇玑真个妙，更针气海保安然。

哮喘痰嗽：哮喘咳嗽痰饮多，才下金针疾便和，俞府乳根一般刺，气喘风痰渐渐磨。

口气：口气由来最可憎，只因用意苦劳神，大陵穴共人中泻，心脏清凉口气消。

气满：小腹胀满气攻心，内庭二穴刺须真，两足有水临泣泻，无水之时不用针。

气（附心闷、手生疮）：劳营穴在掌中心，满手生疮不可禁，心闷之疾大陵泻，气攻胸腹一般针。

肩肿痛：肩端红肿痛难当，寒湿相搏气血狂，肩髃穴中针一遍，顿然神效保安康。

肘挛筋痛（二首）：两肘拘挛筋骨痛，举动艰难病可憎，苦是曲池针泻动，更医尺泽便堪行。

筋急不和难举动，穴法从来尺泽真，若遇头面诸般疾，一针合谷妙通神。

臂痛：两胛疼痛气攻胸，肩井二穴最有功，此穴由来真聚气，泻多补少应针中。

肩背痛：肩臂风连背亦痛，用针胛缝妙通灵，五枢本治腰疼病，入穴分明疾顿轻。

虚：虚羸有穴是膏肓，此法从来要度量，禁穴不针宜灼艾，灸之千壮亦无妨。

虚弱夜起：老人虚弱小便多，夜起频频更若何，针助命门真妙穴，艾加肾俞疾能和。

胆寒心惊鬼交白浊：胆寒先是怕心惊，白浊遗精苦莫禁，夜梦鬼交心俞泻，白环俞穴一般针。

劳证：传尸劳病最难医，涌泉穴内没忧疑，痰多须向丰隆泻，喘气丹田亦可施。

盗汗：满身发热病为虚，盗汗淋漓却捐躯，穴在百劳椎骨上，金针下著疾根除。

肾虚腰痛：肾虚腰痛最难当，起坐艰难步失常，肾俞穴中针一下，多加艾火灸无妨。

腰脊强痛：脊膂强痛泻人中，挫闪腰疼亦可针，委中也是腰疼穴，任君取用两相通。

手腕痛：腕中无力或麻痹，举指酸疼握物难，若针腕骨针奇妙，此穴尤宜仔细看。

臂腕痛：手臂相连手腕疼，液门穴内下针明，更有一穴名中渚，泻多勿补疾如轻。

虚烦：连日虚烦面赤妆，心中惊恐亦难当，通里心原真妙穴，神针一刺便安康。

腹中气块：腹中气块最为难，须把金针刺内关，八法阴维名妙穴，肚中诸疾可平安。

腹痛：腹中疼痛最难当，宜刺大陵并外关，若是腹痛兼闭结，支沟奇穴保平安。

吹乳：妇人吹乳痛难熬，吐得风痰疾可调，少泽穴中明补泻，金针下了肿全消。

白带：妇人白带亦难治，须用金针取次施，下元虚急补中极，灼艾尤加仔细推。

脾疾翻胃：脾家之疾有多般，翻胃多因吐食餐，黄疸亦须腕骨灸，金针中腕必痊安。

腿风（二首）：环跳为能治腿风，居髎二穴亦相同，更有委中出毒血，任君奇步显奇功。

膝腿无力：膝疼无力腿如瘫，穴法由来风市间，更兼阴市奇穴妙，纵步能行任往还。

腿痛：髋骨能医两腿疼，膝头红肿一般同，膝关膝眼皆须刺，针灸堪称劫病功。

膝风：红肿名为鹤膝风，阳陵二穴便宜攻，阴陵亦是通神穴，针刺方知有俊功。

脚气：寒湿脚气痛难熬，先针三里及阴交，更兼一穴为奇妙，绝骨才针肿便消。

脚肿：脚跟红肿草鞋风，宜向昆仑穴上攻，再取太溪共申脉，此针三穴病相同。

脚背痛：丘墟亦治脚跗疼，更刺行间疾便轻，再取解溪商丘穴，中间补泻要分明。

脚疾：脚步难移疾转加，太冲一穴保无他，中封三里皆奇妙，两穴针而并不差。

疟疾：疟疾脾寒最可怜，有寒有热两相煎，须将间使金针泻，泻热补寒方可痊。

时疫疟疾：时疫疟疾最难禁，穴法由来用得明，后溪一穴如寻得，艾火多加疾便轻。

瘰疬：瘰疬由来瘾疹同，疗之还要择医工，肘间有穴名天井，一用金针便有功。

痔瘘：九般痔疾最伤人，穴在承山妙入神，纵饶大痛呻吟者，一刺长强绝病根。

大便闭塞：大便闭塞不能通，照海分明在足中，更把支沟来泻动，方知医大有神功。

身痛：浑身疼痛疾非常，不定穴中宜细详，若非明师真老手，临时犹恐致深伤。

水肿：病称水肿实难调，腹胀膨脐不可消，先灸水分通水道，后针三里及阴交。

疝气（三首）：由来七疝病多端，偏坠相兼不等闲，不问竖痃并木肾，大敦一泻即时安。

竖痃疝气发来频，气上攻心大损人，先向阁门旋泻法，大敦复刺可通神。

冲心肾疝最难为，须用神针病自治，若得关元并带脉，功成处处显良医。

痔漏：痔漏之疾亦可针，里急后重最难禁，或痒或痛或下血，二白穴从掌后寻。

泄泻：脾泄为灾若有余，天枢妙穴刺无虞，若兼五脏脾虚证，艾火多烧疾自除。

伤寒：伤寒无汗泻复溜，汗出多时合谷收，六脉若兼沉细证，下针才补病痊瘳。

伤寒过经：过经未解病沉沉，须向期门穴上针，忽然气喘攻心胁，三里泻之须用心。

脚细筋痛：脚细拳挛痛怎行，金针有法治悬钟，风寒麻痹连筋痛，一刺能令病绝踪。

牙痛：风牙虫蛀夜无眠，吕细寻之痛可蠲，先用泻针然后补，方知法是圣人传。

心腹满痛（附半身麻痹、手足不仁）：中都原穴是肝阴，专治身麻痹在心，手足不仁心腹满，小肠疼痛便须针。

头胸痛、呕吐、眩晕：金门、申脉治头胸，重痛虚寒候不同，呕吐更兼眩晕苦，停针呼吸在其中。

小肠疝气连腹痛：水泉穴乃肾之原，脐腹连阴痛可蠲，更刺大敦方是法，下针速泻即安然。

脾胃虚弱：咽酸口苦脾虚弱，饮食停寒夜不消，更把公孙脾俞刺，自然脾胃得和调。

臂细筋寒骨痛：臂细无力转动难，筋寒骨痛夜无眠，曲泽一针依补泻，更将通里保平安。

（九）玉龙赋

【出典】 明·高武《针灸聚英》。

【著者】 不详。

【原文】 夫参博以为要，辑简而舍烦。总《玉龙》以成赋，信金针以获安。原夫卒暴中风，顶门、百会；脚气连延，里、绝、三交。头风鼻渊，上星可用；耳聋腮肿，听会偏高。攒竹、头维，治目疼头痛；乳根、俞府，疗嗽气痰哮。风市、阴市，驱腿脚之乏力；阴陵、阳陵，除膝肿之难熬。二白医痔漏，间使剿疟疾；大敦去疝气，膏肓补虚劳。天井治瘰疬瘾疹，神门治呆痴笑咷。咳嗽风痰，太渊、列缺宜刺；尪羸喘促，璇玑、气海当知。期门、大敦，能治坚痃疝气；劳宫、大陵，可疗心闷疮痍。心悸虚烦刺三里，时疫痎疟寻后溪。绝骨、三里、阴交，脚气宜此；睛明、太阳、鱼尾，目症凭兹。老者便多，命门兼肾俞而着艾；妇人乳肿，少泽与太阳之可推。身柱蠲嗽，能除脊痛；至阳却疸，善治神疲。长强、承山，灸痔最妙；丰隆、肺俞，痰嗽称奇。风门主伤冒寒邪之嗽，天枢理感患脾泄之危。风池、绝骨，而疗乎伛偻；人中、曲池，可治其痿偏。期门刺伤寒未解，经不再传；鸠尾针癫痫已发，慎其妄施。阴交、水分、三里，蛊胀宜刺；商丘、解溪、丘墟，脚痛堪追。尺泽理筋急之不用，腕骨疗手腕之难移。肩脊痛兮，五枢兼于背缝；肘挛疼兮，尺泽合于曲池。风湿传于两肩，肩髃可疗；壅热盛乎三焦，关冲最宜。手臂红肿，中渚、液门要辨；脾虚黄疸，腕骨、中脘何疑。伤寒无汗，攻复溜宜泻；伤寒有汗，取合谷当随。欲调饱满之气逆，三里可胜；要起六脉之沉匿，复溜称神。照海、支沟，通大便之秘；内庭、临泣，理小便之脂。天突、膻中医喘嗽，地仓、颊车疗口喎。迎香攻鼻窒为最，肩井除臂痛如拿。二间治牙疼，中魁理翻胃而即愈；百劳止虚汗，通里疗心惊而即瘥。大小骨空，治眼烂能止冷泪；左右太阳，医目痛善除血翳。心俞、肾俞，治腰肾虚乏之梦遗；人中、委中，除腰脊痛闪之难制。太溪、昆仑、申脉，最疗足肿之迍；涌泉、关元、丰隆，为治尸劳之例。印堂治其惊搐，神庭理乎头风。大陵、人中、频泻，口气全除；带脉、关元多灸，肾败堪攻。腿脚重疼，针髋骨、膝关、膝眼；行步艰楚，刺三里、中封、太冲。取内关与照海，医腹疾之块；搐迎香于鼻内，消眼热之红。肚痛秘结，大陵合外关于支沟；腿风湿痛，居髎兼环跳于委中。上脘、中脘，治九种之心痛；赤带白带，求中极之异同。又若心虚热壅，少冲明于济夺；目昏血溢，肝俞辨其虚实。当心传之玄要，究手法之疾徐。或值挫闪疼痛之不足，此为难拟定穴之可祛。辑管见以便诵读，幸高明而无哂诸。

（十）胜玉歌

【出处】 明·杨继洲《针灸大成》卷三。

【著者】 杨继洲。

【原文】 胜玉歌兮不虚言，此是杨家真秘传，或针或灸依法语，补泻迎随随手捻。头痛眩晕百会好，心疼脾痛上脘先。后溪鸠尾及神门，治疗五痫立便痊。髀疼要针肩井穴，耳闭听会莫迟延。胃冷下脘却为良，眼痛须觅清冷渊。霍乱心疼吐痰涎，巨阙着艾便安然。脾疼背痛中诸泻，头风眼痛上星专。头项强急承浆保。牙腮疼紧大迎全。行间可治膝肿痛，尺泽能医筋拘挛。若人步行苦艰难，中封太冲针便痊。脚背痛时商丘刺，瘰疬少海天井边。筋疼闭结支沟穴，颔肿喉闭少商前。脾心痛急寻公孙。委中驱疗脚风缠。泻却人中及颊车，治疗中风口吐沫。五疟寒多热更多，间使大杼真妙穴。经年或变劳怯者，痞满脐旁章门决。噎气吞酸食不投，膻中七壮除膈热。目内红痛苦皱眉，丝竹攒竹亦堪医。若是痰涎并咳嗽，治却须当灸肺俞。更有天突与筋缩，小儿吼闭自然疏。两手酸疼难执物，曲池合谷共肩髃。臂疼背痛针三里，头风头痛灸风池。肠鸣大便时泄泻，脐旁两寸灸天枢。诸般气症从何治，气海针之灸亦宜。小肠气痛归来治，腰痛中空穴最奇。腿股转酸难移步，妙穴说与后人知，环跳风市及阴市，泻却金针病自除。热疮臁内年年发，血海寻来可治之。两膝无端肿如斗，膝眼三里艾当施。两股转筋承山刺，脚气复溜不须疑。踝跟骨痛灸昆仑，更有绝骨共丘墟。灸罢大敦除疝气，阴交针入下胎衣。遗精白浊心俞治，心热口臭大陵驱。腹胀水分多得力，黄疸至阳便能离。肝血盛兮肝俞泻，痔疾肠风长强欺。肾败腰疼小便频，督脉两旁肾俞除。六十六穴施应验，故成歌诀显针奇。

（十一）席弘赋

【出处】　明·徐凤《针灸大全》卷一。

【著者】　席弘。

【原文】　凡欲行针须审穴，要明补泻迎随诀。胸背左右不相同，呼吸阴阳男女别。气刺两乳求太渊，未应之时泻列缺；列缺头疼及偏正，重泻太渊无不应。耳聋气痞听会针，迎香穴泻功如神。谁知天突治喉风，虚喘须寻三里中。手连肩脊痛难忍，合谷针时要太冲。曲池两手不如意，合谷下针宜仔细。心疼手颤少海间，若要除根觅阴市。但患伤寒两耳聋，金门听会疾如风。五般肘痛寻尺泽，太渊针后却收功。手足上下针三里，食癖气块凭此取。鸠尾能治五般痫，若下涌泉人不死。胃中有积刺璇玑，三里功多人不知。阴陵泉治心胸满，针到承山饮食思。大杼若连长强寻，小肠气痛即行针。委中专治腰间痛，脚膝肿时寻至阴。气滞腰疼不能立，横骨大都宜求急。气海专能治五淋，更针三里随呼吸。期门穴主伤寒患，六日过经尤未汗，但向乳根二肋间，又治妇人生产难。耳内蝉鸣腰欲折，膝下明存三里穴。若能补泻五会间，且莫向人容易说。睛明治眼未效时，合谷光明安可缺。人中治癫功最高，十三鬼穴不须饶。水肿水分兼气海，皮内随针气自消。冷嗽先宜补合谷，却须针泻三阴交。牙齿肿痛并咽痹，二间阳溪疾怎逃。更有三间肾俞妙，善除肩背浮风劳。若针肩井须三里，不刺之时气未调。最是阳陵泉一穴，膝间疼痛用针烧。委中腰痛脚挛急，取得其经血自调。脚痛膝肿针三里，悬钟二陵三阴交，更向太冲须引气，指头麻木自轻飘。转筋目眩针鱼腹，承山昆仑立便消。肚疼须是公孙妙，内关相应必然瘳。冷风冷痹疾难愈，环跳腰间针与烧。风府、风池寻得到，伤寒百病一时消。阳明二日寻风府，呕吐还须上脘疗。妇人心痛心俞穴，男子疝癖三里高。小便不禁关元好，大便闭涩大敦烧。髋骨腿疼三里泻，复溜气滞便离腰。从来风府最难针，却用功夫度浅深。倘若膀胱气未散，更宜三里穴中寻。若是七疝小腹痛，照海阴交曲泉针。又不应时求气海，关元同泻效如神。小肠气撮痛连脐，速泻阴交莫在迟，良久涌泉针取气，此中玄妙少人知。小儿脱肛患多时，先灸百会次鸠尾。久患伤寒肩背痛，但针中渚得其宜。肩上痛连脐不休，手中三里便须求，下针麻重即须泻，得气之时不用留。腰连胯痛急必大，便于三里攻其隘。下针一泻三补之，气上攻噎只管在，噎不在时气海灸，定泻一时立便瘥。补自卯南转针高，泻以卯北莫辞劳，逼针泻气令须吸，若补随呼气自调。左右捻针寻子午，抽针行气自迢迢，用针补泻分明说，更用搜穷本与标。咽喉最急先百会，太冲照海及阴交。学者潜心宜熟读，席弘治病最名高。

（十二）拦江赋

【出处】　明·高武《针灸聚英》卷四。

【著者】　不详

【原文】　担截之中法数何？有担有截起沉疴。我今咏此拦江赋，何用三车五辐歌。先将此法为定例，流注之中分次第。心胸之病内关担，脐下公孙用法拦。头部须还寻列缺，痰涎壅塞及咽干。噤口咽风针照海，三棱出血刻时安。伤寒在表并头痛，外关泻动自然安。眼目之症诸疾苦，更用临泣用针担。后溪专治督脉病，癫狂此穴治还轻，申脉能除寒与热，头风偏正及心惊。耳鸣鼻衄胸中满，好把金针此穴寻；但遇痒麻虚即补，如逢疼痛泻而迎。更有伤寒真妙诀，三阴须要刺阳经。无汗更将合谷补，复溜穴泻好施针。倘若汗多流不绝，合谷收补效如神。四日太阴宜细辨，公孙照海一用行，再用内关施截法，七日期门妙用针。但治伤寒皆用泻，要知《素问》坦然明。流注之中分造化，常将水火土金平。水数亏兮宜补肺，水之泛滥土能平。春夏井荥刺宜浅，秋冬经合更宜深。天地四时同此类，三才常用记心胸，天地人部次第入，仍调各部一般匀。夫弱妇强亦有克，妇弱夫强亦有刑，皆在本经担与截，泻南补北亦须明。经络明时知造化，不得师传枉费心。不遇至人应莫度，天宝岂可付非人。按定气血病人呼，重搓数十把针扶。战退摇起向上使，气自流行病自无。

（十三）灵光赋

【出处】 明·徐凤《针灸大全》卷一。

【著者】 不详

【原文】 黄帝岐伯针灸诀，依他经里分明说。三阴三阳十二经，更有两经分八脉，灵光典注极幽深，偏正头疼泻列缺。睛明治眼努肉攀，耳聋气痞听会间。两鼻魋衄针禾髎，鼻窒不闻迎香间。治气上壅足三里，天突宛中治喘痰。心痛手颤针少海，少泽应除心下寒。两足拘挛觅阴市，五般腰痛委中安。髀俞不动泻丘墟，复溜治肿如神医。犊鼻治疗风邪疼，住喘却痛昆仑愈。后跟痛在仆参求，承山转筋并久痔。足掌下去寻涌泉，此法千金莫妄传，此穴多治妇人疾，男蛊女孕两病痊。百会鸠尾治痢疾，大小肠俞大小便。气海血海疗五淋，中脘、下脘治腹坚。伤寒过经期门愈，气刺两乳求太渊。大敦二穴主偏坠，水沟间使治邪癫。吐血定喘补尺泽，地仓能止两流涎。劳宫医得身劳倦，水肿水分灸即安。五指不伸中渚取，颊车可针牙齿愈。阴跷阳跷两踝边，脚气四穴先寻取，阴阳陵泉亦主之，阴跷阳跷与三里。诸穴一般治脚气，在腰玄机宜正取。膏肓岂止治百病，灸得玄切病须愈。针灸一穴数病除，学者尤宜加仔细。悟得明师流注法，头目有病针四肢。针有补泻明呼吸，穴应五行顺四时。悟得人身中造化，此歌依旧是筌蹄。

（十四）回阳九针歌

【出处】 明·高武《针灸聚英》卷一。

【著者】 不详。

【原文】 哑门劳宫三阴交，涌泉太溪中脘接，环跳三里合谷并，此是回阳九针穴。

（十五）十三鬼穴歌

【出处】 明.徐凤《针灸大全》卷一。

【著者】 不详。

【原文】 百邪癫狂所为病，针有十三穴须认，凡针之体先鬼宫，次针鬼信无不应。一一从头逐一求，男从左起女从右。一针人中鬼宫停，左边下针右出针；第二手大指甲下，名鬼信刺三分深；三针足大指甲下，名曰鬼垒入二分；四针掌后大陵穴，入针五分为鬼心；五针申脉名鬼路，火针三下七锃锃；第六却寻大椎上，入发一寸名鬼枕；七刺耳垂下八分，名曰鬼床针要温；八针承浆名鬼市，从左出右君须记；九针劳宫为鬼窟，十针上星名鬼堂；十一阴下缝三壮，女玉门头为鬼藏；十二曲池名鬼臣，火针仍要七锃锃；十三舌头当舌中，此穴须名是鬼封。手足两边相对刺，若逢孤穴只单通；此是先师真妙诀，狂猖恶鬼走无踪。

（十六）肘后歌

【出处】 明·高武《针灸聚英》卷三。

【著者】 不详。

【原文】 头面之疾针至阴，腿脚有疾风府寻。心胸有病少府泻，脐腹有病曲泉针。肩背诸疾中渚下，腰膝强痛交信凭。胁肋腿叉后溪妙，股膝肿起泻太冲。阴核发来如升大，百会妙穴真可骇。顶心头痛眼不开，涌泉下针定安泰。鹤膝肿劳难移步，尺泽能舒筋骨疼，更有一穴曲池妙，根寻源流可调停；其患若要便安愈，加以风府可用针。更有手臂拘挛急，尺泽刺深去不仁。腰背若患挛急风，曲池一寸五分攻。五痔原因热血作，承山须下病无踪，哮喘发来寝不得，丰隆刺入三分（一作三寸）深。狂言盗汗如见鬼，惺惺间使便下针。骨寒髓冷火来烧，灵道妙穴分明记。疟疾寒热真可畏，须知虚实可用意，间使宜透支沟中，大椎七壮合圣治。连日频频发不休，金门刺深七分是。疟疾三日得一发，先寒后热无他语，寒多热少取复溜，热多寒少用间使。或患伤寒热未收，牙关风壅药难投，项强反张目直视，金针用意列缺求。伤寒四肢厥逆冷，脉气无时仔细寻，神奇妙穴真有二，复溜半寸顺骨行。四肢回还脉气浮，须晓阴阳倒换求，寒则须补绝骨是，热则绝骨泻无忧；脉若浮洪当泻解，沉细之时补便瘳。百合伤寒最难医，妙法神针用意推，口禁眼合药不下，合谷一针效甚奇。狐惑伤寒满口疮，须下黄连犀角汤。虫在脏腑食肌肉，须要神针刺地仓。伤寒腹痛虫寻食，吐蛔乌梅可难攻，十日九日必定死，中脘回还胃气通。伤寒痞气结胸中，两目昏黄汗不通，涌泉妙穴三分许，速使周身汗自通。伤寒痞结胁积痛，宜用期门见深功，当汗不汗合谷泻，自汗发黄复溜凭。飞虎一穴通痞气，祛风引气使安宁。刚柔二痉最乖张，口禁眼合面红妆，热血流入心肺腑，须要金针刺少商。中满如何去得根，阴包如刺效如神，不论老幼依法用，须教患者便抬身。打扑伤损破伤风，先于痛处下针攻，后向承山立作效，甄权留下意无穷。腰腿疼痛十年春，应针不了便惺惺，大都引气探根本，服药寻方枉费金。脚膝经年痛不休，内外踝边用意求，穴号昆仑并吕细，应时消散即时瘳。风痹痿厥如何治？大杼曲泉真是妙，两足两胁满难伸，飞虎神灸七分到，腰软如何去得根，神妙委中立见效。

（十七）流注指微赋

【出处】 元·何若愚《子午流注针经》。

【著者】 何若愚。

【原文】 疾居荣卫，扶救者针。观虚实与肥瘦，辨四时之浅深。是见取穴之法，但分阴阳而溪谷；迎随逆顺，须晓气血而升沉。

原夫《指微论》中，赜义成赋，知本时之气开，说经络之流注。每披文而参其法，篇篇之旨审存，复按经而察其言，字字之功明谕。疑隐皆知，虚实总附。移疼住痛如有神，针下获安；暴疾沉疴至危笃，刺之勿误。

详夫阴日血引，值阳气流，口温针暖，牢寒濡深求。诸经十二作数，络脉十五为周；阴俞六十脏主，阳穴七二腑收。刺阳经者，可卧针而取；夺血络者，先俾指而柔。逆为迎而顺为随，呼则泻而吸则补。浅羔新疴，用针之因，淹疾延患，着灸之由。躁烦药饵而难拯，必取八会；痛肿奇经而蓄邪，牙齿砭瘳。

况夫甲胆乙肝，丁火壬水，生我者号母，我生者名子。春井夏荣乃邪在，秋经冬合方刺矣。犯禁忌而病复，用日衰而难已。孙络在于肉分，血行出于支里。闷昏针晕，经虚补络须然；痛实痒虚，泻子随母要指。

想夫先贤迅效，无出于针，今人愈疾，岂离于医。徐文伯泻孕于苑内，斯由其速；范九思疗咽于江夏，闻见言稀。

大抵古今遗迹，后世皆师，王纂针魅而立康，獭从被出；秋夫疗鬼而获效，魂免伤悲。既而感指幽微，用针真诀。孔窍详于筋骨肉分，刺要察于久新寒热。接气通经，短长依法，里外之绝，赢盈必别。勿刺大劳，使人气乱而神瘵；慎妄呼吸，防他针昏而闭血。又以常寻古义，由有藏机。遇高贤真趣，则超然得悟；逢达人示教，则表我扶危。男女气脉，行分时合度，养子时刻，注穴必须依。今详定疗病之宜，神针法式；广搜难索之秘密文辞，深考诸家之肘函妙臆。故称庐江流注之指微，以为后学之模规。

（十八）流注（通玄）指要赋

【出处】 元·窦汉卿《针经指南》。

【著者】 不详。

【原文】 必欲治病，莫如用针。巧运神机之妙，工开圣理之深。外取砭针，能蠲邪而扶正；中含水火，善回阳而倒阴。

原夫络别支殊，经交错综，或沟池溪谷以岐异，或山海丘陵而隙共。斯流派以难揆，在条纲而有统。理繁而昧，纵补泻以何功。法捷而明，自迎随而得用。

且如行步难移，太冲最奇。人中除脊膂之强痛，神门去心性之呆痴。风伤项急，始求于风府；头晕目眩，要觅于风池。耳闭须听会而治也；眼痛则合谷以推之，胸结身黄，取涌泉而艰可；脑昏目赤，泻攒竹以偏宜。但见苦两肘之拘挛，仗曲池而平扫；四肢之懈惰，凭照海以消除。牙齿痛，吕细堪治；头项强，承浆可保。太白宣通于气冲，阴陵开通于水道。腹膨而胀，夺内庭以休迟；转筋而痛，泻承山而在早。

大抵脚腕痛，昆仑解愈；股膝疼，阴市能医。痫发癫狂兮，凭后溪而疗理；疟生寒热兮，仗间使以扶持。期门罢胸满血膨而可已，劳宫退胃翻心痛以何疑！

稽夫大敦去七疝之偏坠，王公谓此；三里却五劳之赢瘦，华佗言斯。固知腕骨祛黄，然谷泻肾，行间治膝肿目疾，尺泽去肘疼筋紧。目昏不见，二间宜取；鼻窒无闻，迎香可引。肩井除两臂难任；丝竹疗头疼不忍。咳嗽寒痰，列缺堪治；眵矇冷泪，临泣尤准。髋骨将腿痛以祛残，肾俞把腰疼而泻尽。以见越人治尸厥于维会，随手而苏；文伯泻死胎于阴交，应针而殒。圣人于是察麻与痛，分实与虚。实则自外而入也，虚则自内而出歟。故济母而裨其不足，夺子而平其有余。观二十七之经络，一一明辨；据四百四之疾症，件件皆除。故得夭枉都无，跻斯民于寿域；几微已判，彰往古之玄书。

抑又闻心胸病，求掌后之大陵；肩背患，责肘前之三里。冷痹肾败，取足阳明之土；连脐腹痛，泻足少阴之水。脊间心后者，针中渚而立痊；胁下肋边者，刺阳陵而即止。头项痛，拟后溪以安然，腰脚疼，在委中而已矣。夫用针之士，于此理苟能明焉，收祛邪之功，而在乎捻指。

（十九）可针不可针歌

【出处】 宋·许叔微《伤寒百症歌》。

【著者】 不详。

【原文】

> 太阳头痛经七日，不愈再传成大疾。
> 法中当刺足阳明，可使不传邪气出。
> 桂枝服了烦不解，风府、风池刺无失。
> 经来经断刺期门，正恐热邪居血室。
> 项强当刺大椎间，脉有纵横肝募吉。

> 妇人怀身及七月，从腰以下如水溢；
> 当刺劳宫及关元，以利小便去心实。
> 大怒大劳并大醉，大饱大饥刺之逆；
> 熇熇之热漉漉汗，浑浑之脉安可失。
> 浅深分寸自依经，此道相传休秘密。

（二十）可灸不可灸歌

【出处】 宋·许叔微《伤寒百症歌》。

【著者】 不详。

【原文】

> 少阴吐利时加呕，手足不冷是其候；
> 口中虽和背恶寒，脉来微涩皆须灸。
> 阴毒阳虚汗不止，腹胀肠鸣若雷吼；
> 面黑更兼指甲青，速灸关元应不谬。
> 微数之脉却慎之，因火为邪恐难救；
> 脉浮热甚灸为难，唾血咽干诚戾缪。

第四节　针灸文献现代研究概况

一、古代文献的现代研究

（一）文字学方面考证针灸的起源

文字学家康殷从古文字考证针灸的起源，就"尹"、"伊"、"殷"、"燮"、"疢"等字的甲骨文字形说明，早在商周时期已运用针、灸、熨等疗法，此时远早于《内经》及帛书的写作年代。

（二）近代出土文物研究

出土文献及文物主要有马王堆帛书、张家山汉简、武威汉简、《铜人》残石、敦煌卷子、绵阳人体经脉漆雕等。

（1）马王堆帛书　1973年末，在湖南省长沙市马王堆3号汉墓（墓葬时间为汉文帝十二年，即公元前168年）出土的帛书中有两种经脉著作，医学界公认它早于《黄帝内经》，由整理者暂拟名《足臂十一脉灸经》、《阴阳十一脉灸经》。

李鼎氏认为，参照《灵枢·经脉》篇，宜将其定名为《帛书·经脉》篇（第一种）和《帛书·经脉》篇（第二种），如此以便于同《灵枢·经脉》篇内容相互对照研究。

其中《帛书·经脉》篇（第一种）共34行，约1000字，记述人体内11条"温"（脉）的循行径路、病候和灸治方法，而无针法和药物内容，亦无篇题名，只在两大段的开始处分别标有"足"字和"臂"字。十一脉的起首处，都标有圆点"●"以示区分。同《灵枢·经脉》篇比较，缺"臂厥阴脉"。其十一脉的循行方向和径路以及病候都比《灵枢·经脉》篇简略，无经脉属络脏腑与相互表里关系方面内容，有的论述甚至完全相反。

《帛书·经脉》篇（第二种），分为前、后两半，前半共37行（实存35行），后半17行，共约1100字，也无"手厥阴脉"。记述的十一脉循行径路、病候和灸法，稍详于《帛书·经脉》篇（第一种），而略于《灵枢·经脉》篇。

　　在帛书中，作为专名的"温"字，多数人释为"脉"，并从文字结构说明其演变。有人释为"筋"，认为与经筋有关；有人则释为"温"，认为与灸法的温热感传有关等。

　　该书中所少的手厥阴脉，实际是手厥阴脉与手太阴脉混合为一，从具体内容分析，其联系却偏重于属心的手厥阴脉，而不是属肺的手太阴脉。

　　其载"齿脉"、"耳脉"、"肩脉"的命名，可从手三阳经的腧穴主治去解释，它不是从局部命名，而是就四肢穴的远道主治作用来命名。

　　在脉的循行方面，《足臂十一脉灸经》全部是"向心性"循行，即起始于四肢末梢，止于头部或躯干部；《阴阳十一脉灸经》有肩脉、足太阴脉二脉的"离心性"循行，其中肩脉由头部起始，经上肢外侧，止于手部，足太阴脉由少腹部起始，经下肢内侧，止于足部。

　　在脉的主病分类方面，《足臂十一脉灸经》提到的疾病数目较少，对各种病候也没有进行分类，而《阴阳十一脉灸经》则将疾病分为"是动则病"和"所产（同"生"字）病"两大类，在各脉的病候数目上较《足臂十一脉灸经》有所发展。

　　对其"是动、所生（产）病"的记载，历代医家有各种不同认识。其中主要有以下8种：①是动为气病，所生病为血病；②是动为在卫、在气、在阳、在外，所生病为在营、在血、在阴、在里；③是动属内因，所生病属外因；④是动为本经病，所生病为他经病；⑤是动为经脉功能异常的病证，所生病为该经经穴能主治本经经气异常的病证；⑥是动为经络病，所生病为脏腑病；⑦是动基本上是证候，所生病基本上是病名；⑧是动为表证、急证、实证，所生病为里证、慢性病、虚证。

　　（2）张家山汉简　1983—1984年，湖北荆州地区博物馆在江陵县张家山挖掘3座西汉初期古墓时，于其中2座（编号：M247及M249）的椁室内发现了约千余枚竹简古书，其中除了法律、军事、数学和遣册等数类文献外，还有两类医学古籍，分别题名为《脉书》和《引书》。全部《脉书》共63简，2028字（不包括缺文和已补的字数在内）。按照竹简的次序和内容，《脉书》本身又包括了五种古代医书。每种书的前面虽然均未题书名，但其中3种均为马王堆医书的不同古传写本，故今仍用其原书名不变，称之为《阴阳十一脉灸经》丙本，《阴阳脉死候》乙本和《脉法》乙本。其中《脉书》第二部分，即《阴阳十一脉灸经》丙本，与马王堆帛书中的《阴阳十一脉灸经》甲、乙两本内容全符。

　　马继兴氏认为《阴阳十一脉灸经》丙本与马王堆帛书中的《阴阳十一脉灸经》甲、乙两本内容全符，为同书的不同古传本。其具体特点为：

　　①将丙本文字和甲、乙两本互勘时，在内容上以丙本更为完整，共保存有915字（不包括整理小组补入的21字），而甲本存583字（被补入237字），乙本存793字（被补入130字）。故丙本较之甲本多332字，比乙本多122字，应为3种《阴阳十一脉灸经》保存最全的写本。

　　②丙本所记述的全身十一脉脉名、各脉的循行部位、是动病与所生（产）病以及各脉主病的数目相等，均与甲、乙两本基本相同，唯甲、乙两本在足厥阴脉之后脱"为五病"的概括。特别是丙本在全书结尾又有17字的总结，亦为甲、乙两本所无者，即："凡阳脉十二，阴脉十，大（原作"泰"）凡二十二脉（按，以上均指身体左右两侧的脉数），七十七病。"

　　③丙本在个别内容的脱、衍、误以及古、今、俗、假文字方面和甲、乙两本各有不同之处，正好可以相互补缺与校正。而丙本的出现，进一步证明了马王堆整理小组所补缺的

甲、乙两本文字基本上都是正确相符的。将三本相互校合，正好使《阴阳十一脉灸经》原书得到更大程度的复原。

④甲、乙、丙3本各脉记文虽同，但11条脉的先后排列顺序小异。即甲本与丙本的（足）厥阴脉均在（足）少阴脉之前，而乙本将（足）厥阴脉排在（足）少阴之后。

⑤在丙本的足少阳脉结尾"为十二病"之后，足阳明脉文前多出"及温"2字。又出现在齿脉结尾"为五病"之后。（手）太阴脉文前也多出"及☐"若干字。后者的缺文乃实有其字而模糊不清者。而该两段补记有"及……"字样的文字，既不见于甲、乙两本，又均超出足少阳的"十二病"和齿脉的"五病"数字以外，特别是"及"字具有和、与之义，这说明是在《阴阳十一脉灸经》成书之后为抄录者所附加的内容。

（3）武威汉简 1972年11月，甘肃武威县柏树公社下五畦大队在旱滩坡兴修水利工程时，发现一座汉墓。经过清理，现存简牍92枚，计简78枚，牍14枚。其中有针灸内容的简7枚，其简文中多异体字或通假字。

该7枚针灸简原编号为：19～25。全文如下：

满愈出箴，寒气在胃莞 腹 满 肠 鸣 ☐☐☐☐☐ 留 箴 病者呼四五十乃出箴次刺〔19〕

膝下五寸分间荣深三分留箴如炊一升米顷出箴名曰三里次刺项从上下十一椎侠椎两刺荣〔20〕

深四分留针百廿息乃出箴名曰肺输刺后三日病愈平复黄帝治病神魂忌人生一岁毋灸心〔21〕

十日而死人生二岁毋灸腹五日而死人生三岁毋灸背廿日死人生四岁毋灸头三日而死人生五〔22〕

岁毋灸足六日而死人生六岁毋灸手二日死人生七岁毋灸胫卅日而死人生八岁毋灸肩九日而死人〔23〕

〔五十至六十〕者与五岁同六十至七十者与六岁同七十至八十者与七岁同八十至九十者与八岁同九十至〔24〕

百岁者与九岁同年已过百岁者不可灸刺气脉壹绝灸刺者随箴灸死矣独〔25〕

在这7枚针灸医简中有关刺灸的记录，在医简中还是首次发现。分析如下：

有论述刺三里与肺俞穴的方法与留针之时间的；

有刺膝下五寸分间荣，深三分，留针如炊一升米顷乃出针，名曰三里的；

有刺项后上下十一椎侠椎两傍刺荣，深四分，留针百廿息乃出针，名曰肺俞。刺后三日，病愈平复的。

有记述黄帝治病神魂忌：根据年岁勿灸之部位：心、腹、背、头、足、手、胫、肩及几日死的。（按：三里与肺俞穴的部位，不同于后世《针灸甲乙经》记载。）

（4）《铜人》残石 1969年在修建北京地铁拆除明城墙的施工过程中，于城墙基下发掘出土石刻残石6方，这就是《铜人》残石。这是当年为永久保留及防止传抄之误将《铜人腧穴针灸图经》刻于石碑之上的做法。

（5）敦煌卷子 20世纪初，在我国甘肃省敦煌县千佛洞中发掘出一大批卷子图书，其中不少是医药学的著作。这些著作虽然大多数已残缺不全，但它们都是约在11世纪时，因防避兵乱而封存于洞窟暗室中的隋唐前后的手写实物，距今已经1000多年，不仅具有极高的史料价值，也具有非常重要的学术价值。其中属于针灸图谱类的古书，就有用汉文写绘的2种和用藏文写绘的1种，共3种，大约都是出自唐人手笔，是不见传世著作引录的古佚书。

　　敦煌卷子中用汉文写绘的 2 种图谱类专书为《灸法图》和《新集备急灸经》。其具体情况如下：

　　①《灸法图》《灸法图》原卷现收藏于英国伦敦博物馆，由于原卷残断为数段，故被该馆上架编目时分别列为两个编号，即 Stein6168 及 Stein6262。但这 2 个编号的残卷，不仅是同一部书同一卷所折裂，而且在每一个编号中又包括有 6 个残卷。由于各卷均无首尾，故不详原书名称、撰人及具体年代。但各卷内容，均系绘有正（或背）面人体全身的灸穴图像，故现总称为《灸法图》。

　　从现存的 6 个残卷中可以大致看出此书的编写体例。即书中分段论述各类病证的名称、主治及其所应用的灸穴及壮数。每段文字之后，均绘有人体正面或背面的全身图。图上点记灸穴，图的左右两侧则标以穴名（或部位名），文图相兼，亦无篇目及图名。各图的外形轮廓均相似，图中的穴点少则 5、6 穴，多则 10 余穴。

　　图的外观，各正人图中均绘有发际，头顶则绘有发髻左右各一，面部绘有五官，躯干部则示以乳、季肋、蔽骨、脐、鼠鼷及膝盖骨诸部；各伏人图中则均绘有左右发髻、两耳、脊骨、左、右肋骨、胛骨、臂部等轮廓。

　　从现存的 6 个残卷中，可以辨识出的全身外形灸穴图及其遗迹，共 18 图，也即 18 个段落，即原书内容至少应在 18 图（段）以上。该 18 幅灸穴图，由于原卷残断破损，大多不全，其中有的只存图的半截，有的则只存图前的主治用穴残文。具体如下：

　　图 1、2 均为正人形图，缺下部；图 3、4 均为正人形图，完整；图 5 为正人形图，缺右半部；图 6 伏图，只存部分残文；图 7、8 均为伏人形图，完整；图 9、10 均为正人形图，完整；图 11 为伏人形图，只存右下部一隅；图 12 为正人图形图，只存两下肢；图 13 为伏人图的上半身；图 14 为伏人图，缺右侧上部；图 15 只存部分残文，图像已佚；图 16 为背人形图，缺下半身；图 17 伏图，只存部分残文；图 18 存部分残文，原图已佚。

　　从该图残卷的各段主治文字中，可以辨识清楚的病证名称有近 30 种，如风劳、杂癫、诸癫狂呆、目眴、眼睛痛、头痛、面上游风、咽喉强、男子五劳七伤、心烦热、胸肋支满、心腹胀满、伤寒、霍乱、泄利、腹中雷鸣、食不消化、小腹绞痛、不能饮食、大小便难、羸瘦、腰背痛强、失精、尿血、足肿、拘急不可屈伸、妇人带下等等。

　　在所取之穴名称方面，可辨识的有近 50 个，如：

　　头颈部：百会、鼻柱、发际、天门、耳上关、口吻、颊车髓孔、天庭、曲眉、板眉、风府、风池、天窗、两玄角、完骨。

　　胸腹部：胃管、关元、屈骨、横骨、水道、慈宫、玉茎头。

　　背部：大杼、肩井、肺俞、心俞、肝俞、颞俞、肾俞、十三节两边相去二寸三分、小腹俞、大小肠俞、膀胱俞、脊中等穴。

　　上肢：手阳明、两手髓孔、两手小指头、手心、手十指头。

　　下肢：足三里、足阳阴、足太阳、绝（骨）、两脚五舟、中封、两足小指头、大指上三毛、足心等。

　　②《新集备急灸经》《新集备急灸经》一书，在古医籍及目录中均未见记载，也不详撰人姓名，自敦煌出土其残卷后，现收藏于法国巴黎图书馆，编号是 P.2675。

　　马继兴氏通过考证后认为，在 P.2675 的编号中又包括了同一部书两种不同抄本的残卷，分别名之甲本与乙本。

甲本卷子高28cm，系正、背两面连续写绘。正面为《新集备急灸经》的前段的开始部分，今称之甲本甲卷；背面为《新集备急灸经》的后段，今称之甲本乙卷。甲本甲卷首记本书书名、刊印处、小序及正面人形穴位图的上半身，至于下半身已残缺。

《新集备急灸经》的乙卷残破更甚，现存只有一块残片，也是正、背两面书写。正面书写的是与医学无关的呈状；背面则是与甲卷乙本基本相同的有关人神禁忌内容，文字略多于后者，但针灸图的部分则全缺如。此卷的年代，据原卷首行所记"京中李家于东市印"数字，知其原为刻印本初刊于唐代京都长安者。此卷为其写绘本，卷子高28厘米，卷尾两行记有："咸通二年岁次辛巳十二月二十五日衙前通引并通事舍人范子盈，阴阳氾景询二人写讫。"（按：咸通二年即公元861年，这是根据上述刻本传抄此卷的年代，当然其原刻本必早于此时。从刻版印刷的历史来看，世界上最早的印本书籍既知有公元868年我国刊刻的《金刚经》一书。而这部灸经的刊刻年代至少要早于861年以前，这在世界印刷史上也是屈指可数的。）

从该部残卷的内容来看，其卷首的部分仅存书名、序文及正人"明堂"图，但图像及其旁注均大半缺损。此残卷的卷尾部分，原系裱于同书卷首部分的背面者，其内容主要是有关人神禁忌之文"七星人命属法"及抄写人姓名等项。至于在卷首与卷尾间的残断部分虽已缺如，但据其前面的序文及本书的书名，可以辨出它是作为普及用的通俗灸法图解著作。其序文全文如下：

"《灸经》云：四大成身，一脉不调，百病皆起，或居偏远，州县路遥；或隔山河，村坊草野。小小之灾疾，药饵（耳）难求，性命之忧，如何所治。今略诸家灸治，用济不患，兼及年月日等人神并诸家杂忌用之，请审详，神验（俭）无比。"

在上记序文之后即为正人图形，题作"明堂"2字，此外并无论说。正人图形的外观，可见有头顶部之双发髻、发际以及五官等外形，其中并绘有头部前面、胸及肱部前面之穴位圆圈10余处。在正人图形之左右两侧，则旁注以腧穴之名称、部位及其主治、针灸等文，并以朱笔引线于图中之穴法处。但现存的这一正人图形仅存上半身，自上腹部及肱中部以下的人形均缺，而其前后的旁注部分，亦均残脱不全。

从该图形旁注中，可辨识的腧穴名称及其部位如下（用引号者系原文）："膊井穴"——在肩部；"四蒲穴"——脐两侧五分；"令人垂两手中指头股上"；"承浆穴"——下唇下；"人中穴"——鼻孔下；"阴会穴"——两耳尖上；"手腕节"；"百会穴"——头心上；"住神穴"——鼻上至发；"光明穴"——在面部；"两脚及手心"。

除上记的穴名外，根据图中现存的残断朱笔引线估计，全部的正人形图中，约绘有穴名三、四十穴。在图像两侧的旁注中，除分别记出穴名及其部位外，还记载了该穴的主治疾病和灸法的壮数。例如在承浆穴旁注："患邪气、鬼气疰、风痫等病。下唇下名承浆穴，二七壮立差"。该卷中的穴名，还有若干不见于历代一般针灸书中的经验取穴。如：位于耳尖部的阴会穴，主治眼赤生翳和眼疮等症之类。

（6）绵阳人体经脉漆雕　1993年2月，四川省绵阳市永兴镇二砖厂施工时发现一座西汉木椁墓（编号YS-MZ），并从该墓中出土一件人体漆雕，该器物出于墓室西北近底部，出土时身着数层红色纺织品。该漆雕高28.1厘米，裸体直立，胎髹黑漆，左手和双脚残，人体造型比例协调，其体表纵向分布红漆描绘的线条数根，宽0.1～0.15厘米。由于这些线条的行径井然有序，且与《黄帝内经》记载的十二经脉的循行分布大体相似，有关方面的专家考证后认为"它可能与经脉有关"，并将此出土器物命名为"人体经脉漆雕"。

梁繁荣等通过对人体经脉漆雕进行初步研究后认为，人体经脉漆雕的出土是我国迄今为止发现最早的一件有关经络学说的实物，它不仅为中医经络学说的形成与发展提供了直观、形象的研究资料，为研究经络学说的历史提供了极其重要的原始标本，而且对于今天研究和探讨经络的实质，拓宽经络理论的临床应用等都有一定的现实意义。

从经脉数目方面来看，西汉人体经脉漆雕上描绘的数目与《灵枢·经脉》篇和《帛书·经脉》差异较大，共有 10 条，其中正经 9 条，奇经 1 条。漆雕人体正面从头顶经胸腹至脚绘有 2 条线，与《灵枢·经脉》篇中记载的"足阳明胃经"相似；背面则有 3 根线条，2 根从头顶两侧经背脊两边至脚，与《灵枢·经脉》篇记载的"足太阳膀胱经"循行基本相同；一根从鼻尖经头项背腰正中达尾骨端，与《难经》记载的督脉循行基本一致。漆雕人体侧面（外侧）从脚经股外侧至腋下一线，与《灵枢·经脉》篇记载的足少阳胆经有些相似。两上肢内侧各有 3 条线，分别与《灵枢·经脉》篇中的手太阴肺经、手厥阴心包经、手少阴心经相似。但上肢外侧的线条比较复杂，手指尖端有 3 根，分别从手食指、无名指和小指端发出，至手背后相互联络，与《灵枢·经脉》篇记载的手阳明大肠经、手少阳三焦经、手太阳小肠经有些相似。故从十二经脉来看，缺少足三阴经，从奇经八脉分析，则仅有督脉一条而已。

梁繁荣等通过研究后认为该漆雕的绘制年代可能在《难经》成书年代的前后。

从西汉人体经脉漆雕描绘的经脉循行分析可以看出，10 条经脉中除足少阳胆经外均上行达头，与中医理论"头为诸阳之会"和《灵枢·九针十二原》所载的"十二经脉，三百六十五络，其血气皆上于面而走空窍"的观点吻合。且足阳明胃经循行经过乳头两侧，亦与《灵枢·经脉》篇"出乳内廉"记载相同。但在这 10 条经脉的循行中，除足三阳经、督脉循行外，均未达胸腹而径走头项，与"经络内属于腑脏，外络于肢节"的观点相违。

在经脉的交会方面，该漆雕所描绘经脉的联络交会多达 20 多处，其中交会联络最多的是在上肢和头部。如手三阳经在手掌背部交会，至手背腕横纹处又分成 3 支循行，到肘关节后太阳交会于少阳，又交会于阳明而合并上行。这些都与《灵枢·经脉》篇迥异。在头部纵行横走的经脉多达 8 根，特别是手太阴肺经到颈部以后，先后与手厥阴心包经、足阳明胃经、手少阳三焦经、手太阳小肠经、足太阳膀胱经和督脉经联系，体现了中医"肺朝百脉"的特点。足太阳膀胱经在项背腰部的分支仅有 1 条，从腰部分出斜达足少阳胆经，亦与《灵枢·经脉》篇差异较大。

（三）古代针灸文献的辑复、校注、校勘研究

（1）《灵枢经》 河北医学院的《灵枢经校释》，按底本卷目篇次编排，采用校勘、译释、训诂等方法对原文进行系统整理和注释。而郭霭春氏的《黄帝内经灵枢校注语译》，则是以一种作为底本（人民卫生出版社 1963 年排印本），另据 14 种刊本进行对校和引用 17 种其他书目进行校注。

（2）《针灸甲乙经》 山东中医药大学的《针灸甲乙经校释》以人民卫生出版社影印明刻医统正脉本为蓝本，日本小岛父子批校明新安吴勉学校刊步月楼梓古今医统正脉全书单行本、余氏批校清末京师医局重刊医统本、清末京师医局重刊医统本、光绪十一年乙酉四明存斋刻本、日本八尾勘兵卫刻本为校本以及《素问》、《灵枢》、《黄帝内经太素》、《黄帝内经明堂》（残本）、《难经》、《脉经》、《诸病源候论》、《备急千金要方》、《外台秘要》为他校本校释而成。

黄龙祥氏的《针灸甲乙经新校》则是以人民卫生出版社影印明刊医统正脉本为底本，以日本静嘉堂文库藏明代蓝格抄本为主校本，以日本内阁文库藏抄正统二年刊本为参校本。对其所录《素问》、《九卷》之文的他校，选用了《脉经》、《刘涓子鬼遗方》、《黄帝内经太素》、《诸病源候论》、现行本《素问》、《灵枢》等，并参照宋以前医书所引《针灸甲乙经》之文相校；对《针灸甲乙经》所录《明堂》之文的校勘，则选用《外台秘要》卷三十九、《医心方》卷二、《千金要方》卷三十九、三十、《医学纲目》、《黄帝内经明堂》残卷、敦煌卷子、《黄帝明堂经》残页及宋以前医书引录《针灸甲乙经》相关部分相校。

（3）《补辑肘后方》　尚志钧氏从唐、宋诸医书及类书中辑得《肘后备急方》佚文1265条，会同今本《肘后备急方》，综合整理而成《补辑肘后方》。该书又从佚文中的病名归类，得肘后佚篇32首，总数达101篇，使之符合《肘后百一方》之称，同时通过诸本互校、旁校，多方考证了大量误刻之处。

（4）《黄帝明堂经辑校》　黄龙祥氏广搜博采，除采用现行本《针灸甲乙经》外，更于《备急千金要方》、《外台秘要》、《太平圣惠方》、《圣济总录》、《素问》注文、《医学纲目》等古医籍中，搜求其中引录《针灸甲乙经》之文，以补正现行本之脱误，并采用了《黄帝明堂经》另一传本——杨上善《黄帝内经明堂》的二种残卷，并通过多种途径辑录了该书的大量佚文，与《针灸甲乙经》所录《黄帝明堂经》文字校勘，择善而从，汇成《黄帝明堂经辑校》。

（5）其他　其他尚有郑魁山、黄幼民的《针灸大全》点校、黑龙江祖国医学研究所的《针灸大成》校释、李磊氏对《子午流注针经》的校勘、王罗珍校勘、李鼎评注之《针灸玉龙经》和《神应经》、黄龙祥等校注之《铜人腧人针灸图经》、《针灸资生经》、《针经指南》、《洁古云岐针法》、《针经摘英集》、《十四经发挥》、《针灸集书》、《针方六集》、《循经考穴编》等等。

（四）古代针灸文献的质量评价及伪书、伪本研究

（1）质量评价　黄龙祥氏指出，在现存针灸古籍中有相当一部分书是完全或基本抄录前代医书，或汇集类编前代文献。这些书既没有给针灸文献库增添新的信息，也没有保存现已亡佚针灸文献，仅对针灸知识的传播有一定作用。一般而言，明末以后的针灸书如此情形为多见，如徐春甫辑《经穴发明》、《针灸直指》2卷，基本节录自高武《针灸节要聚英》，徐氏新增文字甚少；明万历十二年三槐堂刊朱鼎臣编《徐氏针灸全书》基本抄自徐凤《针灸大全》，只是将徐氏原书编次稍加改动，并以另一部针灸方书替代徐氏原书卷四"八法主治病证"所采用的针灸方书；稍后，陈言氏又将朱氏《针灸全书》的编次稍加改动，题作《杨敬斋针灸全书》。明万历间有与杨继洲、靳贤《针灸大成》同名的针灸书，所载内容主要为针灸腧穴及主治，系节录自高武《针灸聚英》及杨继洲、靳贤编《针灸大成》，卷端题曰："吴文炳辑"，该书虽名曰"针灸大成"，但内容反而远不及吴文炳所编非针灸专书《医家赤帜益辨全书》系统、全面。另有抄本《针灸秘要》一书系节抄自杨继洲、靳贤《针灸大成》，而编次与原书不同。又有清抄本《针灸摘要》也节抄自《针灸大成》，徐大椿《经络诊视图》则全文抄自张景岳《类经图翼》。清代大量刊行的"太乙神针"类针灸书，尽管名目繁多，但内容均与范氏《太乙神针》大同小异。更有一些针灸书由多部前人医书合编而成，并伪托名人所编，如题曰"廖润鸿"之《勉学堂针灸集成》等。

在针灸文献的"孤本"方面，黄龙祥氏亦指出，现存孤本中，特别是晚清抄本多半系东拼西凑而成，学术价值不高。如：《针灸六赋》、《针灸要法》均抄自《针灸大成》，其中《针灸要法》所据版本为清代重刊本，《仙传神针》实出自范氏《太乙神针》。再如《经学会宗》残卷，题曰："双林卧岩凌云汉章定本"，实则此书图文系后人节抄自张景岳《类经图翼》一书。

（2）伪书　黄龙祥氏通过考察，发现如下伪书：

①《勉学堂针灸集成》4 卷　旧题"廖润鸿编"。此书系由《类经图翼》、《东医宝鉴》、《针灸经验方》三书拼合而成，编排多有不当。卷首序文系廖润鸿《周身经穴考证歌》自序，与《针灸集成》毫不相干。

②《针灸秘奥》4 卷　此书系节抄自杨继洲、靳贤《针灸大成》，而编次与原书不同。

③《经学会宗》残卷　旧题"明·凌云汉章定本"，实系后人抄自张景岳《类经图翼》，非出自凌云之手。

④《铜人针灸经》7 卷、《黄帝明堂灸经》3 卷　此二书系由《太平圣惠方》第 99 卷《针灸》、第 100 卷《明堂》改编而成。后人不明原委，对此二书多有误解。例如《普济方·针灸门》将此《铜人针灸经》与北宋官修针经《铜人腧穴针灸图经》混为一谈，将《针灸四书》所收之《黄帝明堂灸经》3 卷与王执中《针灸资生经》所引之《明堂经》相混同。

⑤《大本琼瑶发明神书》3 卷　旧题"赐太师刘真人集"。前有"崇宁初元年"序，全文抄自《十四经发挥》吕复之序，此书与《琼瑶神书》原书内容迥异，显系后人伪托。

尚有一些真伪掺半的针灸书。如：

①《痈疽神秘灸经》1 卷　旧题：元·胡元庆著，明·薛己校补。此书首载："至正甲子永昌杨子成序"，而元至正年间无"甲子"年，杨序全文有一大半文字与《十四经发挥》所载明翰林学士宋濂序相同，则此序盖出于伪托。若此序即原书序，则《痈疽神秘灸经》当成于明洪武二年之后。因为据《明史·宋濂传》，宋濂于洪武二年任"翰林院学士"，宋氏序既自题"翰林学士"，则其序作于洪武二年之后。

②《神应经》1 卷　旧题"陈会善同撰，刘瑾重校。"日本正保二年（公元 1645 年）重刊本并载有洪熙乙巳（公元 1425 年）宁献王朱权序。此书既是著名席弘针派传人陈会所撰，书中必然会记载席氏临证经验，而现行本中主体部分——腧穴证治却主要据《普济方·针法门》改编而成，完全不像出自针灸临床大家之手。但《四库全书》所据浙江朱氏曝书亭藏本，无朱权序，作者题作"明·陈会撰，刘瑾补辑"，这提示：现行本《神应经》有可能系刘瑾在陈会针灸书节本的基础上进行大量增补而成。

③《琼瑶神书》4 卷　不著撰人，原书 3 卷，后递有增补，从内容上看，显然成书于宋以后，编者似为兼通针术的道人。

（3）伪本　伪本，一般而言，指由书商用各种手段作伪，以年代较晚版本充早期刊本，而今人在版本鉴定时未能识别所误定的版本。还有一些书商并未作伪，完全是由于在版本鉴定时不认真而误将晚期刊本定为早期刊本。举例如下：

①《针灸大成》10 卷　书目著录最多的是明万历二十九年原刊本，而晚出的清·顺治"重修本"及清·顺治、康熙"递修本"却罕见著录，与常理不合。实则所谓"明万历二十九年刊本"多系用清·顺治"重修本"及清·顺治、康熙"递修本"伪充，并非原刊初印本。

②《针灸甲乙经》12 卷　日本现存之"抄正统本"实系据《医学六经》本改编而成。

又书目所载现存"明万历二十九年刊"《医统正脉》绝大多数系清代书坊"重修本",而非明万历原刊本。

③《铜人腧穴针灸图经》3 卷本 日本《和汉籍图书分类目录》记有"明正统八年版"《铜人腧穴针灸图经》3 卷本。然无可靠资料记载:明英宗正统八年重刻宋天圣石刻的同时,刻有《铜人图经》木刻本,也未见明正统一万历初针灸书直接引录《铜人图经》者。现存各本《铜人图经》3 卷本之缺字、错字与正统石刻拓本相吻合,甚至错简情况也与现存一种石刻拓本相符,这说明《铜人图经》木刻 3 卷本初刻年代晚于拓本拓印年代,而不可能刻于明正统八年。

④《西方子明堂灸经》7 卷 此书约成于南宋绍熙年间(1190—1194 年),或稍后。书目所记"北宋刊本"者,系将《郡斋读书志》所载《明堂针灸图》与此书相混同。

⑤《针灸聚英》4 卷 原书自序记年为"嘉靖己丑"(公元 1529 年),黄易序于"嘉靖丁酉"(公元 1537 年),则此书初刊于公元 1537 年,而书目却记有"明正德十四年刊本"。因此,伪本则是显而易见。

⑥《针灸易学》 中医书目著录有嘉庆三年李守先自刻本,实则此本系据"道光本"重刻本,书商抽去许天锡道光二十七年序而伪充初刻本。

二、现代针灸文献研究

现代针灸文献甚多,现按图书、期刊的文献形式作如下介绍。

(一) 图书类

包括有关针灸知识的教科书、专著、全书、各种论文集、进展丛书、译丛、各种工具书(包括词典、手册、图谱和数据表)和年鉴等等。

(1) 教科书 教科书主要特点为系统介绍一个学科的基本知识,具有严格的科学性、系统性和逻辑性,论点较正确成熟而被多数人承认,供高等或中等医药院校使用。这类书籍如《针灸学》、《针灸学简编》、《针灸学讲义》、《经络学》、《腧穴学》、《刺法灸法学》、《针法灸法学》、《针灸治疗学》、《各家针灸学说》、《针灸医籍选》、《实验针灸学》等等。

(2) 专著 专著是针对某一专题,分章作出系统、深入而全面叙述的一种著作。该类文献于现代非常之多,有如涉及经络的《经络结构探索》、《国外对经络问题的研究》、《经络图解》、《经络物理研究》、《十四经脉显像探秘》、《针灸经络生物物理学》等;涉及穴位有如《穴位压痛辨病诊断法》、《针灸五输穴应用》、《骨度研究》、《伤寒论针灸配穴选注》、《常用腧穴临床发挥》等;还有涉及针法灸法的如《针术手法》、《灸法与保健》、《瘢痕灸》、《针刺手法 100 种》、《中医针法集锦》等;涉及各种针灸疗法的专著有如《中国电针学》、《电针的基础与临床》、《中国耳针学》、《中华火针疗法》、《神经干刺激疗法》、《中国梅花针》、《芒针疗法》、《穴位药物注射疗法》、《头针的基础与临床》、《眼针疗法》、《指针疗法》、《腕踝针》、《小儿飞针疗法》、《粗针疗法》、《体环针》、《刺血疗法》、《小针刀疗法》、《三针疗法》等;还有涉及临床方面的专著,如《内科针灸治疗学》、《急症针灸》、《眼科针灸治疗学》、《针灸防治哮喘》、《针灸防治小儿脑病》、《针灸防治菌痢》、《针灸治疗精神病》、《针灸防治肾及输尿管结石》、《针灸治痛》、《针灸临证精要》、《腧穴临证指要》、《当代中国针灸临证精要》、《现代针灸临证聚英》、《中国当代针灸名家医案》、《中国当代名医针方针术集成》等;关于针刺麻醉和针灸机理方面的代表性专著有如《针刺麻醉》、《针灸对机体的调整作用》、《针灸作用机理研究》、《针灸的科学基础》、《针刺镇痛的神经化学基础》等。

（3）会议文集　是某学术团体专题学术讨论会报告和讨论的论文汇编、中医针灸学术交流会议的论文汇编或选编，收录会议交流中的重要论文的全文或摘要，有的还附有未编入会议的论文题录。如《全国中医经络针灸学术座谈会资料选编》（人民卫生出版社 北京 1959 年）、《全国针灸针麻学术讨论会论文摘要》（内部发行 北京 1979 年）、《全国第二次针灸针麻学术讨论会议文摘要》（内部发行 北京 1984 年）及针灸学会各专业委员会历次学术会议文集和世界针灸学会联合会每次会议文集。

（4）论文集　将某一学者或专家的全部或部分或某一专题的科学论文收集并编印成册，内容较具体，有较高的学术水平和一定学术倾向。如《现代针灸资料选集》（1、2、3、4 集）《针刺麻醉原理探讨》（人民卫生出版社 北京 1973 年）、《针刺麻醉资料综述》（人民卫生出版社 北京 1973 年）、《针刺麻醉的临床运用》（人民卫生出版社 北京 1973 年）、《经络敏感人》（经络感传现象研究资料集 人民卫生出版社 北京 1979 年）、《针灸疗法国外文献集锦》（陶又剑 马立人编译 上海人民卫生出版社 上海 1956 年）、《现代经络研究文献综述》（陕西中医学院编 人民卫生出版社 北京 1980 年）、《针灸研究进展》（中医研究院编 人民卫生出版社 北京 1981 年）、《针灸临床经验辑要（焦国瑞编 人民卫生出版社 1981 年）、《中国针灸荟萃》（王雪苔主编 人民卫生出版社）、《世界针联 95 "针灸与气"国际专题研讨会论文集》等等。

（5）专科全书、百科全书、辞典、年鉴、图谱、手册　专科全书是由一个学科领域内的专家们分头执笔，系统而全面介绍该学科各方面的权威性著作。而涉及医学各学科，包罗万象的全书。则是百科百书。如《医学百科全书》针灸分册、《中国针灸经络通鉴》、《中国针灸穴位通鉴》、《中国针灸刺法灸法通鉴》、《中国针灸证治通鉴》、《针灸穴位小词典》、《针灸学辞典》、《针灸大辞典》、《中国针灸大辞典》、《简明针灸辞典》、《新编针灸大辞典》、《针灸新知识辞典》、《实用针灸学词典》以及含有针灸内容的相关辞典，如《中医大辞典·针灸推拿气功养生分册》、《中国医学大辞典》、《中医大辞典·医史文献分册》、《简明中医辞典》等。图谱类有如《针灸腧穴图谱》、《针灸经外奇穴图谱》、《针灸解剖学图谱》、《经穴断面解剖图谱》等等。针灸年鉴重要的有如中国中医研究院针灸研究所编的《针灸年鉴》和与针灸相关的年鉴如《中医年鉴》、《中国医学科学年鉴》、《中国卫生年鉴》、《中国出版社年鉴》等等。手册方面有供国内、国外和各级医务人员使用的不同种类，如《针灸学手册》、《针灸图解手册》、《针灸急救手册》、《赤脚医生针灸手册》、《中英日对照实用针灸手册》、《国际针灸交流手册》等。

（二）期刊类

期刊是定期或不定期连续出版的刊物，包括杂志、学报、公报、评论杂志、文摘杂志、通讯等，有公开发行的，亦有内部发行的。在国内，针灸专业期刊有《中国针灸》、《针刺研究》、《上海针灸杂志》、《针灸临床杂志》；在国外，知名针灸期刊有日本的《日本针灸治疗学会志》、《日本良导络自律神经杂志》、《自律神经杂志》、《经络针疗》、《经络治疗》、《日本针灸新报》、《针灸医学》；美国的《美国针灸杂志》、《传统针灸杂志》、《针刺通讯》、《针刺与电疗研究》、《针刺新闻》；法国的《针刺》、《经络》、《针灸医生月刊》、《络脉》、《法国针灸杂志》、《国际针灸学会杂志》；意大利的《意大利针灸杂志》；德国的《德国针灸杂志》、《针灸理论与实践》、《针刺》；英国的《英国针灸杂志》；加拿大的《针刺》、《当代中国针灸研究》；阿根廷的《阿根廷针灸杂志》；菲律宾的《亚洲医学针灸杂志》；印度的《印度针灸杂志》；澳大利亚的《澳大利亚针灸学会公报》等。其他非针灸专业期刊如《中医杂志》、《汉方临床》及各地的中医杂志和各中医院校的学报。其他的如《生理科学进展》、《生理学报》等涉及基础医学、生命科学、生物医学方面的期刊亦有针灸内容刊载。

三、针灸文献检索工具书

（1）中文针灸研究主要检索工具书刊

①《五十年针灸文献（中文）索引》（1908—1958）

②《针灸文献索引》（1959—1965）

以上二种均由上海中医学院医史博物馆李姜初、陈浩彬编。

③《针灸针麻题目索引》（1971—1978）中医研究院王德深编。

④《建国以来针灸推拿气功文献索引》（1949—1989）中医研究院王德深编。

上述四书收集了 1908 至 1989 年国内各主要报刊、杂志上发表的针灸文献题录。使用者可从分类、作者和篇名等不同角度查找到所需的针灸文献题目（包括译文），根据提供题目的出处，就可查到原文。

⑤《针灸针麻文献题目索引》（1979—1983）李复峰主编。

⑥《针灸针麻文献题目索引》（1950—1985）王德深主编。

⑦《针灸经络文献提要》上海针灸经络研究所情报资料室编著。收集了 1980 年以后的有关针灸临床研究（医史文献、经络腧穴、针灸疗法、临床治疗、医案、仪器研究等）和基础理论研究（针刺针麻原理）等方面的文献。

⑧《针刺麻醉原理资料篇目索引》（1970—1975）《中医药资料期刊目录索引》等，未公开发行，上海针灸经络研究所和中医研究所编著。

⑨《全国报刊索引（科技版）》，月刊，上海图书馆编，前身为 1955 年创刊的《全国主要报刊资料索引》。有关针灸针麻的题目在中医类下。

⑩《中文科技资料目录（医药分册）》：中国医学科学院情报研究所主编，中国医学在 R2 类，其下的 R2-24 为经络腧穴部分，R2-45、46 为针灸部分，R2-64 为针麻部分。

⑪《中国医学文摘—中医》中国中医研究院图书情报研究所编辑出版。有关针灸研究文献在针灸、针麻、气功、按摩及其他疗法、医案医话、基础理论、医史、历代医家论述等分类中。

⑫《现代针灸文献精萃》中国中医研究院图书情报研究所编，第一辑 1988 年出版。第二辑（针灸文献 1987—1990），1992 年中国医药科技出版社出版。该书收集了国内发行的科技期刊中针灸文献。

⑬《国外科技资料目录（医药卫生分册）》中国科学院主编，中国科技情报研究所出版，每期收集国外现行医刊论文题目约 4000 余条，为我国定期出版查找国外文献著录的重要检索工具。

⑭《国外科技资料馆藏目录（医学分册）》中国科学院主编，中国科技情报研究所出版，收录了国内各大图书馆收藏的国外医学科技资料（包括各专业性学术会议资料、专辑、专著等）。

（2）外文与针灸有关检索工具书

①《医学索引》（Index Medicus：IM）创刊于 1879 年，由国立医学图书馆编辑发行，

有关针灸主题在关键词"Acupuncture"和"Moxibustion"下。

②《荷兰医学文摘》（Excerpta Medica 简称 EM）首创于 1947 年，由荷兰的"医学文摘基金会"主办。

③《医物学文摘》（Biological Abstracts 简称 BA）创始于 1926 年，美国生物学文摘科学情报服务社（BIOSIS）编辑出版。

④《医学中央杂志》1903 年创刊，为日文检索期刊。

⑤《医学文摘杂志》1957 年创刊，为俄文检索期刊。

第九章

针灸器材

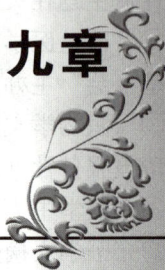

第一节　针灸器材的历史沿革

一、针灸器材的起源

中国传统医学的发展史，同样是一部科学技术的进步史。新石器时代"砭石"的出现，标志着针灸器材的起源，是迄今为止发现的最为古老的针具。关于砭石的文字记载，早在《山海经·东山经》就有"高氏之山多针石"，"高氏之山，有石如玉，可以为针"的描述。晋·郭璞注曰："高氏之山有石如玉，可以为砭针，治痈肿"，指出砭石是上古时代用于治"痈肿"的针型器具。《说文解字》云"砭者，以石刺病也"。《素问·异法方宜论》则进一步指出"砭石"的来源："故东方之域，天地之所始生也。鱼盐之地，海滨傍水，其民食鱼而嗜咸，皆安其处，美其食。鱼者，使人热中，盐者，胜血，故其民皆黑色疏理，其病皆为痈疡。其治宜砭石，故砭石者，亦从东方来"。比《黄帝内经》更早的马王堆帛书，其中《脉法》一书记载了一种用砭启脉的砭石疗法，即"用砭启脉必如是，痈肿有脓，则称其大小而为之砭"。与文字记载相印证的是文物考古发掘"砭石"实物出土。1963 年我国考古人员在内蒙石自治区多伦旗新石器时代的遗址中，发掘出一枚经磨制，长约 4.5cm，一端有锋，呈四棱锥形，另一端扁平有弧刃的石针，后经考古专家确认为"砭石"，其有锋一端可用于刺血，扁平有弧刃端，可用来切开脓疡。1972 年，河南新郑也出土了一枚春秋战国时期的石针，一端呈卵圆形（可以用来按摩），一端为三棱锥形（可以用来刺血）。在山东日照市新石器晚期的一个墓葬里，还发现两枚殉葬的砭石，长度分别是 8.3cm 和 9.1cm，尖端分别为三棱锥形和圆锥形，可以用于刺血和按摩穴位。由此可见，新石器中期砭石的出现，以及随后出现的竹针、骨针等针具都为中国针灸的起源奠定了基础。

伴随着社会的发展，冶金术的出现带来针灸器具的革新。我国夏、商时期已进入青铜时代，冶炼技术已经比较发达，能够制造金属针具，青铜针的出现逐渐代替了原始的石针。随着冶炼技术的不断提高，"金针"、"银针"和"铁针"等也相继的出现，针具的制作水平越来越成熟，并得到进一步发展，如《灵枢·九针十二原》中就有九种不同大小长短各异针具的记载：镵针，长一寸六分，头大末锐；员针，长一寸六分，针如卵形；鍉针，长三寸半，锋如黍粟之锐；锋针，长一寸六分，刃三隅；铍针，长四寸，广二寸半，剑锋；员利针，一寸六分，且员且锐，中身微大；毫针，长三寸六分，尖如蚊蛇喙；长针，长七寸，锋利身薄，大针，长四寸，尖如梃，其锋微员。《灵枢》官针篇更是记载了"九针之宜，各有所为长短大小，各有所施也"的九种针具不同用法。1968 年在河北满城西汉中山靖王刘胜夫妇墓中发现了金针银针，其中金质锋针、毫针的形状与《内经》的记载相同，这为"金属九针"提供了有力的证据。九针的出现使针具由非金属针过渡到金属针，具有划时代意义。金属九针在硬度、韧性、弹性、锋利度等方面要大大优于砭石，并且其形状可随意制作，它不仅象征着针灸器材的技术进步，而且为针刺手法的研究和发展奠定了基础。

二、针灸器材的发展

尽管针灸用具先后经历了"砭石"、青铜九针、铁针的发展历程，但具有真正意义上的针灸器材的进步和发展与近代各种新材料出现和新技术手段运用是分不开的。

上世纪初，针灸治疗多是使用镀锌铁毫针，或辅以少量的金、银合金。30年代初出现了不锈钢的合成技术，日本人首先采用不锈钢制作针灸针，由于这种金属既有钢铁般的坚韧性，又有不易生锈、经久耐用的特点，成为制作针具不二的选择，并以它的价廉、耐腐蚀、不易弯折、锐利、光滑等优良性能得到广泛的应用，再一次促进了针灸医学的发展。近年来应用永磁合金材料制作的磁极针，它把传统针疗和磁疗的功能结合起来，协同发挥作用，提高针灸治疗效果，以及为防止交叉传染，一次性消毒针灸针得到提倡，都在临床被广泛使用，并取得了较好的疗效。

电脉冲技术被首先应用到针灸领域。电针治疗仪最初思想产生于国外，早在17世纪，中国针灸传到欧洲以后，引起了国外医学界的极大兴趣。1810年，法国医师白利屋兹（Berlioz）在欧洲第一次施行针刺术，并提出在针上通以电流的想法，但这种想法在1825年由法国医师萨朗第尔（Sarlandiere）实现，并首次应用针刺加电流治疗神经痛及风湿病。1915年戴维斯（Davis）应用电针术治疗坐骨神经痛，论文发表于布里斯托内外科杂志。1921年高尔登（Goulden，E. A.）医师以电针术治疗神经炎等疾病获得成功，并在英国医学杂志上发表文章。由于当时处于技术条件所限，电针治疗仪仅在有限的范围内进行临床试验与应用，并未被推广和给予足够的重视。1934年我国唐世丞试制了"电针装置"，并通过临床应用进行总结，还在当时医学杂志上发表了论文。由于当时中医正处于被歧视的境地，所以未能引起医学界广泛重视。1953年北京曾义宇医师著《针灸速成商榷》一文中载有"虽发明了电针器，但受反动政府的限制，仍无发展机会"；余平医师著的《金针电疗》一文载有"针上用电，早为业针灸者所注意，或则未敢轻予试尝，或则未得功效，或则已收功效而未公布，故至今尚未得到统一的结论和精确的方法"。从中可以看出，电针治疗仪早在1953年以前已被我国医生应用于临床，但由于电针治疗仪应用尚属起步阶段，人们对电针治疗仪缺乏足够的认识，以及技术方法不够成熟，因而缺乏统一的结论，造成对电针治疗仪认识的偏颇和应用推广受阻。1955年，陕西学者朱龙玉在总结前人经验和自己临床研究的基础上，提出以人体神经分布与经络相结合的"电针疗法"，并著书《中国电针学》系统地阐述了电针治疗仪的原理、方法和临床治疗。此后，医务人员开始应用电针在临床治疗疾病，并扩大电针治疗仪临床应用的范围，同时还做了大量临床研究与实验研究，使电针疗法得到肯定和推广。特别是1958年开展针刺麻醉以后，使得电针治疗仪的临床应用得到了迅速发展。随着电子技术和半导体材料的迅速发展，国内在1968年由上海研制成功G-6805型晶体管电针治疗仪，该仪器可产生连续波、疏密波、断续波，具有体积小、重量轻、携带便利、安全可靠、不受交流电源限制等特点。随后晶体管电针治疗仪备受重视并得到了全国性的普及、推广与应用。20世纪90年代，单片机技术和计算机技术得到发展，电针治疗仪在技术上也不断得到改进。目前，研制的专家针灸治疗系统、针灸医生工作站、智能电针治疗仪、经络导平治疗仪及音乐电针治疗仪等在临床广泛应用，取得了很好的疗效。

电针技术的应用和推广，带来了针灸器材的推陈出新。20 世纪 60 年代科研人员应用现代物理技术研制了灸疗仪器，并对灸疗效应的产生进行了深入的分析和研究。由此而发展起来的现代灸疗法如电热灸、红外线灸等既具有传统灸疗的效果，又能克服传统灸疗时的体位限制、安全性差、环境污染等不足。并将传统中医灸疗理论与现代科学技术相结合，研制出了红外光谱灸疗仪、仿牛治疗仪及以陶瓷元件 PTC 材料为发射体等各种灸疗仪器，在临床上广泛应用，从而使我国传统灸法在治疗技术和性能上得到了进一步的发展。

现代技术的进步使各种新型的针灸器材层出不穷，在临床得到广泛应用。目前激光针灸仪、穴位探测仪、微波针灸仪、经络导平仪、经络疏通仪、运经治疗仪、穴位离子导入仪、磁极针、磁疗仪等在临床应用中获得良好的治疗效果，并得到国内外针灸医疗机构的认可，这无疑是促进中医针灸现代化发展的一个良好开端。

三、现代针灸器材研究概况

针灸器材从"砭石"到青铜九针到各种金属针具，在吸收了同时代的冶金技术科学成果的同时，也丰富和提高了针灸学理论。随着现代科学技术的发展，各种新材料和新技术被应用到针灸医疗实践中，促进了现代针灸器材的进步。目前具有技术成熟并在临床普遍使用的针灸器材和仪器设备有：毫针、小针刀、三棱针、皮肤针、负压罐、刮痧板，以及电子穴位治疗仪、电麻仪、激光针灸治疗仪、红外灸疗仪、音乐电针治疗仪、经络导平治疗仪、穴位测试仪、耳穴探测仪等，这些具有我国自主知识产权的产品已被收录在国家医疗仪器分类目录中，并在针灸临床中广泛应用，在全球的中医针灸领域占有主导地位。

电针治疗仪是毫针与脉冲电技术相结合并用于临床的一种治疗方法，由于在止痛、镇静、促进气血循环、调整肌张力等作用方面，具有一定的优势，其替代人可作较长时间的持续运针治疗，能节约大量人力劳动，尤其是电针治疗仪的刺激量可以量化和规范化，目前已成为临床普遍使用的针灸治疗设备。电针治疗仪不仅提高了毫针的治疗效果，而且还扩大了针灸的治疗范围。电针治疗仪从原始的直流电针机到现在的各种新型治疗仪已经历几十年的变革。其主要表现在以下几方面：第一，电路元件的改革和治疗功能的拓宽。目前的电针治疗仪几乎都采用集成电路技术或单片机控制技术，其优点是电路简化，稳定可靠，可调范围大。第二，单病种的电针治疗仪的出现。由于不同病种有着不同的病理机制，电脉冲治疗的参数应各有特点，经临床反复验证后各种单病种电针治疗仪已问世并用于临床，如颈椎病治疗仪、降压治疗仪、鼻炎治疗仪、心绞痛治疗仪等都是针对不同病种而设计的。第三，用于人体经络研究和针刺麻醉的各种针灸仪器的研制。如电针镇痛的实验研究表明，频率不同的脉冲刺激可使脊髓释放不同的镇痛物质，同一频率电脉冲电刺激过长会产生电针耐受性，这些理论使得在临床应用的电针治疗仪必须具有不同频率变化的选择，如调制波电针仪等。根据生物电子运动平衡理论研制而成的经络导平仪是一种新概念的经络穴位治疗仪，它使用低频率、弱电流的高电压，通过电极作用于经络腧穴。由于每个病人的经穴导电量的不平衡，在治疗过程中，采用经穴分别调整，进行补偿性的平衡脉冲电刺激，并在此电脉冲电场作用下，使病灶区至相应经络的穴位，按一定途径和方向循行，在人体内形成电流回路，促使经穴的导电量由不平衡转化为平衡状态，从而使疾病痊愈或好转。在导平治疗过程中，电极有正负之分，改变穴位电极性及电流水平，来明确区分治疗过程中的补与泻。

20世纪60年代科研人员应用现代物理技术研制了灸疗仪器，并对灸疗效应的产生进行了深入的分析和研究。为此，科研人员把传统中医灸疗理论与现代科学技术相结合研制出了各种灸疗仪器，如红外线灸疗仪、仿灸治疗仪等，利用远红外线或近红外线照射人体穴位，产生热效应或热外效应，起到温经通络、宣导气血、扶正祛邪的作用，对改善组织微循环、增强机体免疫功能、恢复正常的神经功能都具有很好的效果，而且输出量可调、无烟，对治疗风、寒、湿还具有明显疗效，易为患者接受。电热灸疗仪是利用电阻丝作为一种基本的电热转换器件，它利用材料内部电子与晶体电阵上原子的不断碰撞产生热量。利用电阻丝研制的灸疗仪的特点是温度容易控制，并可实现多路输出。以钛酸钡为主要成分的氧化物半导体陶瓷，即新型半导体陶瓷元件PTC材料的发展为研制灸疗仪提供了手段，它可具有自动限温，维持发热体温度基本保持不变的特性，因此，在临床上广泛应用。艾灸除了热辐射作用以外，更主要是非热生物效应的作用，仿灸仪就是根据艾绒燃烧时所辐射的光谱（光谱范围为 $1\sim5\mu m$），运用仿真技术研制而成，它充分发挥了传统灸法的功效，又避免了传统灸疗燃烧慢、效率不高、烟雾大、刺鼻熏眼、易于烧伤、操作不便的缺点，并使光辐射具有脉冲灸的特点，进一步增强疏通经脉的作用，从而使我国传统灸法在治疗技术手段上和性能上获得新的发展。

磁疗法是利用磁场作用于患区或经络穴位处治疗疾病的一种方法。早在18世纪末，奥地利和法国医生就开始研究催眠术和疾病与磁场的关系。1978年英国医生制造了"金属牵引器"，通电后可治疗各种疼痛，这是世界上最早的磁疗器具。前苏联在卫国战争中采用磁场、磁膏药治疗伤痛，以后日本又开始制作各种磁疗器具。20世纪50年代磁疗器具传入我国，到60年代我国开始应用于临床，并逐渐被应用于针灸治疗，于是形成了现在的"穴位磁疗法"。它可根据患者的不同疾病、症状，把不同磁场强度、不同体积、不同数量的磁片贴于患者体表不同的穴位或患处，并根据疾病的进展及时予以调整。穴位磁疗法除采用敷贴法外，还有用交变、脉冲、脉动的磁场作用于人体穴位治疗疾病。目前，国内应用磁疗的磁场强度较小，最大为 $2000\sim3000Gs$，一般在 $1000Gs$ 以下。有研究表明，①从生物磁学的观点来看，所谓疾病是人体电磁平衡的破坏，磁疗就是通过这种外加磁场影响人体电子传递的方向和速度，调整机体因疾病而失去的平衡，从而达到治疗疾病的目的。②经络电磁学说认为，人体的经穴是客观存在的，且具有电磁特性，并通过实验证明穴位周围有较强的电晕而且又是磁场的聚焦点。对于一个穴位施加磁场，使其通过经络传导电磁波，进而起到调整机体功能状态和疏通经络的作用。③磁性能改变一些酶和蛋白质的活性，改善微循环，能使白细胞变得活跃功能增强，从而影响机体代谢和生化过程，起到了消炎、消肿、止痛、促进创面愈合的作用。目前临床上穴位磁疗可分为静磁法和动磁法。静磁法是利用磁片或磁珠敷贴于穴位上，如直接敷贴法、磁针疗法、埋针加磁法、磁珠法等；动磁法就是运用变动磁场作用于穴位的一种磁疗法，如旋磁法、电动磁按摩疗法、交变感应磁场疗法等，所用的仪器有旋磁机、电磁疗机（有直流和交变两种）、震动磁疗机等。

针灸治疗仪器的发展带来了穴位探测研究的展开和逐渐深入。高尔登氏的电针方法是先用感应电流来找出神经通道上的过敏点，将感应电流的阳极置于膝下或背上，而以阴极在臀部皮肤表面移动，通电之后徐徐调节电流，移动阴极以找出过敏点，以其中敏感较强的点加以针刺，然后改用交流电通到阴极针上进行实验研究。应该特别指出的是高尔登氏的电针方法，为现代电针治疗法奠定了基础，同时又在经络穴位的电测定方面提供了启示。1950年，以日本京都大学生物学系教授中谷义雄博士与系主任世川久吾博士为首的一个研究团体，在生物电学实验中，利用电气特性研究人体对电流的反应时发现，人体脏腑机能的异常或疾病，人体体表特定点的电流值会发生变化，并测得相关的数值，将这些特定点相连后发现与经络相关，这就是著名的良导络诊疗学。1957年中谷义雄在日本东京都大学发表"良导络诊疗学"论文至今已有50多年了，随后国内许多研究人员也开展了大量的穴位电阻的研究工作，尽管结果不很稳定，各家报道差异较大，但总体上基本肯定了穴位的低阻（高导电量）特性。由于耳穴与体穴相比，具有穴位集中、取穴方便、理论成熟等特点，其电学探测就成为经穴电学特征研究的主流。既往研究表明，每一个穴位都与体内脏腑的解剖和生理功能有直接的联系，一种疾病可出现多个良导点，但总以与疾病部位相应的耳穴区电阻值为最低，且伴有较强的刺痛，对疾病的定位诊断具有重要意义。临床上依据电阻降低的程度，粗略地将测出结果分为阴性、弱阳性、阳性、强阳性四级，阴性提示为正常穴位，弱阳性仅作参考，不做主要诊断依据。阳性伴有压痛，提示机体相应部位疾病正在发生、发展或转归中，是诊断分析的重要穴位。强阳性提示机体疾病的主要部位，应重点分析，有定位、定性的价值。两侧耳郭相同穴位的电阻值常常有所不同，患病脏腑的同侧穴位电阻值偏低，对推断病变部位有意义。耳穴低电阻探测研究由最初的讯响、发光的模糊判断逐步走向了精确，并向半定量和定量化方向发展。绝大多数的研究资料表明，耳穴的低电阻范围在$30K\Omega \sim 500K\Omega$之间，并以此为依据，来判别低电阻特征的等级。研究中人们发现，穴位电阻值在探测过程中，受多种因素的影响，如环境温度湿度、皮肤清洁度、探测电极、探测时间压力、穴位接触面积、其他不确定因素等；病人的精神情绪、生理机能改变等也产生一定的影响。此外穴位电阻值甚至还受人体节律因素的影响。为了减低影响因素对探测的干扰，有人采用两电极、四电极法进行测量，有人对测量电极进行了改进。南京大学和南京医科大学的研究人员提出了耳穴电特性三变量理论，并设计了探测系统应用于临床，该理论的三种变量电位变量J、电阻变量K和电容变量L，分别为：$J=Ea/Eb$，$K=Rb/Ra$，$L=Ca/Cb$。采取多变量归一化建立线性集成模型，并用该模型对多穴位的三变量进行识别，从而达到鉴别诊断的目的。

　　总之，现代针灸器材是针灸医学的物质基础，也是医疗器械的一个组成部分。综观我国针灸医学数千年的发展史，每一次的针灸器材的重大创新和变革，都促进了针灸医学的发展，特别是近几十年来，针灸与现代技术的多学科结合，使各种针灸器材不断更新，表现出明显的时代特征，并在临床上得到广泛应用，取得了较好的疗效，为人类的健康事业作出了重大贡献。

第二节　脉冲电针治疗仪

一、概述

　　电针治疗仪是指在毫针针刺得气的基础上，应用电针仪输出脉冲电流，通过毫针作用于人体一定部位以达到防治疾病的一种针刺方法。它是在针灸学发展的基础上吸取了现代电子医学的理论，经过临床实践逐渐产生的。半个世纪以来已广泛地应用于临床治疗之中，成为国内外针灸医生不可或缺的医疗器械。

电针治疗仪在临床上使用最广泛，而且品种多样。它是在针刺作用的基础上结合电脉冲刺激的一种新疗法，通过穴位电刺激的方法来加强和维持得气感，以提高针灸临床疗效。电针治疗仪的治疗作用是与电针刺激参数有关，主要包括波形、波幅、波宽、频率、输出电压等。目前，临床上最常用的电针治疗仪输出波形为连续波、疏密波、断续波以及各种调制波，用于临床治疗各种疾病的脉冲频率低于1000Hz。根据神经绝对不应期特性，频率高于1000Hz以上的电脉冲作用于手术刀口周围可起到局麻作用，这便是电针麻醉。电针治疗仪发展至今，大至可分为四代：感应式电针治疗仪、电子管式电针治疗仪、晶体管电针治疗仪和集成电路电针治疗仪。从电针治疗仪输出波形的电特性分析，可以归纳为三类。第一类电针治疗仪输出脉冲是有规律的，第二类电针治疗仪输出是调制脉冲，它的波幅或频率随时发生有规律的变化，第三类电针仪输出的波幅或频率随时发生无规律的变化，它是用产生噪音或音乐等电波作为电针仪输出波。实验证明，在三类电针治疗仪的输出波中，第三类的镇痛效果最佳，第二类次之，第一类最差。在电针治疗仪的应用过程中，又衍生出穴位电极治疗仪，这类治疗仪的输出电压比较高，因此它可免除针刺穴位这一环节，直接用电极代替针来刺激穴位。除此以外，音乐电针治疗仪和噪声电针治疗仪在临床上应用也甚广。近十年来，电针治疗仪的研制有了新的发展，在功能方面更趋于多样化、智能化，促进了电针技术在中医临床的应用。音乐电针仪采用信号叠加原理，将频率不断变化的音乐信号与低频率的电脉冲信号叠加，产生一种调制音乐波，其主要特点是机体不会产生对其他规则脉冲刺激那样的适应性，克服了脉冲电针后期疗效衰减和电针局部组织跳动的缺点；应用计算机、单片机等技术研制的智能型电针治疗仪、程控型电针治疗仪、电脑脉冲治疗仪、机能电刺激治疗仪、新型低频电脉冲治疗仪、便携式电子针灸器、经络导通治疗仪，在参数选择和控制方面都有较大的选择空间；红外遥控电针治疗仪则应用红外线技术应用控制操作，为电针治疗仪的应用带来方便；针刺手法针疗仪则将不同的针刺手法刺激产生的群组编码生物信息固化制成芯片，应用电信号模拟针刺手法信息，为电针的研制提供了一种新方法。目前电针治疗仪的研发正在向参数可调、多功能化、数字化等方向发展，其既具备了传统电针的电刺激作用，又能适应临床的不同需要，解决了传统电针存在的许多问题，尤其是电针参数的多样化、动态可调等特点，使得新型的电针治疗仪更有利于量化、规范化、标准化。

二、电针仪的种类与特点

电针治疗仪种类繁多，在不同的历史时期，由于技术条件的限制，其产品结构原理也有较大的差异，其治疗作用和范围都不尽相同。

1. 直流式电针机 直流式电针机为早期的治疗仪，是利用电压为6伏的蓄电池（或干电池）做电源，通过电位器调节控制电流大小变化，也有用交流电源，经过降压、整流、滤波而得到直流电用于临床治疗。直流式电针机在临床治疗过程中容易产生电解和组织灼伤，因此，使用时需多次变换正、负极性，且时间不宜过久，否则要损伤皮肤。

2. 蜂鸣式电针仪 蜂鸣式电针仪为20世纪50年代的产品，现在临床上已不再使用。该型电针仪利用电铃震荡原理研制，将直流电变成直流电脉冲，再经感应线圈产生刺激电流，电针仪输出的电流波形很窄。其结构简单，造价低；但是性能不稳定，耗电量大，噪声大，波形易受干扰。但在当时针灸临床治疗中产生了积极的作用。

3. 电子管式电针仪 电子管式电针仪为 20 世纪 50～60 年代产品。主机由振荡、功率放大、输出控制、电源等部分组成，振荡部分使用双电子三极管构成不对称多谐振荡器，为提高振荡稳定度，电路采用了正栅电结构，脉冲频率可调，且可调范围较宽，能产生多种振荡脉冲波形，工作性能稳定可靠，放大电路采用变压器输出，脉冲输出强度控制由粗调开关和电位器调节完成，电源部分直流高压整流后供给。

4. 晶体管脉冲电针仪 晶体管脉冲电针仪的研究成果以 G6805 型为代表，是 1968 年全国联合研制并定型的产品，至今在临床上还普遍使用。整机结构由电源供应、脉冲产生电路、波形控制电路、输出控制电路、输出指示和脉冲输出等几个单元构成，基本波形为不对称的双向脉冲，脉冲宽度通常在 $0.1～0.5\mu s$ 之间，治疗时人体感到舒适无刺痛。基本波形脉冲的频率周期是相对固定的，由于人体对规定单一刺激会产生适应和耐受现象，因此，根据临床治疗的需求对基本脉冲进行调节控制，并可输出连续波，疏密波、断续波三种组合波形。电针治疗仪电路设计时采用直流分量为零的原则，输出直流成分较少，在刺激过程中很少出现针体电解、电蚀造成折针和对人体烧伤、组织破坏等现象，可以满足针灸临床上不同的要求。20 世纪 60 年代针刺麻醉获得成功后，晶体管电针治疗仪备受重视并得到了全国性的普及及推广与应用。

5. 韩氏穴位神经刺激仪 韩氏穴位神经刺激仪是韩济生院士的研究成果，其采用单片机技术准确控制波形和刺激方式选择及刺激强度调整等参数，从而保证了仪器的精度和可靠性。刺激脉冲采用对称的双向脉冲波，波形为 $2～100Hz$ 疏密波，可消除电刺激产生的组织极化现象达到最佳的治疗效果。

6. 经皮穴位电刺激治疗仪 经皮穴位电刺激疗法是将欧美国家的经皮电神经刺激疗法与针灸穴位相结合，通过皮肤将特定的低频脉冲电流输入人体以治疗疼痛的方法。经皮穴位电刺激克服了针刺和电针的某些缺点，如针刺入时感到疼痛，有些患者惧针，儿童不易接受等，而且具有较好的镇痛效果。经皮电刺激波形为单向方波、双向方波、不对称双向方波等，其特点是瞬间通电和断电不易造成极化状态，而且机体适应很慢。此外，锥形电极穴位刺激疗法类似于经皮穴位电刺激，属皮肤接触性电刺激方式，对穴位点刺激更精确，尤适用于毛发浓密区域，如发际、眉、会阴部的应用。

经皮穴位电刺激频率范围较宽，多在 $2～100Hz$。为克服低频电刺激而引起击波感，可采用 100 簇形波（一串 5 个方波刺激）代替单个方波，这样既保持了低频的"电针样"的刺激特点，又得到较为温和、舒适的感觉。经皮电刺激的波宽一般选用 $150～300\mu s$，如波宽太大，容易激活传递痛觉的纤维产生痛觉，导致镇痛效果下降。经皮电刺激的电流强度以兴奋 II 类纤维而不兴奋 A_δ 和 C 类纤维为宜，一般选择 $30～80mA$。此强度有助于激活神经粗纤维，关闭疼痛的"闸门"及释放内源性鸦片样物质。由于经皮穴位电刺激具备如上特点，故对治疗急慢性疼痛均有较好镇痛效果。

7. 声波电针治疗仪 声波电针治疗仪是利用声电波发生器产生各种声源的电流，然后通过刺入人体经穴上的针灸针，利用连接导线将声波电流导入体内产生刺激，以通调营卫气血、调整经络、脏腑，达到治疗疾病的一种针灸电子仪器。其特点是对人体刺激比脉冲柔和，不易引起人体的适应性和耐受性，所以声电针在长时间治疗作用与效果不衰减。声电波刺激不产生跳动，波源比较丰富，千变万化，没有较强的基波干扰，刺激时较为轻快舒适稳定，患者乐于接受治疗。同时声电波比脉冲波镇痛效果好，是比较理想的针刺麻醉仪器。

三、电针的治疗作用

1. 电针脉冲对神经系统的作用　电针能调节大脑皮层的兴奋与抑制，同时对皮层下自主神经系统的功能也有调节作用，特别是对于治疗疼痛性疾病有较好的效果。有研究表明，电针脉冲刺激穴位，发现穴位深部神经结构产生一连串的冲动，这种冲动很快达到大脑皮层一定部位，出现明显的脑电波变化。同时电针脉冲电流能给患者舒适的感觉，可以镇静，也可以引起睡眠。

2. 电针脉冲对循环系统的作用　有研究表明，治疗前心电图表现为 T 波倒置，经电针刺激心俞穴治疗后 T 波恢复近似正常；还观察到能改善供血不足，增加供血量的作用以及对中毒性休克则能提高血管张力，具有升压作用。实验表明，脉冲电刺激肌肉引起节律性收缩（即收缩与松弛交替），从而使血流加快，有促进周围血液循环；据报道还有调节心律的作用，心动过速患者每次治疗后心率减慢 20～30 次/分。脉冲电针还可治疗冠心病。

3. 电针脉冲对消化系统的作用　脉冲电针能调整自主神经调节胃肠蠕动和消化液的分泌功能，对胃肠蠕动减弱或张力下降的可以恢复正常。对蠕动过强或痉挛者可以减慢蠕动和解除痉挛；针刺腹部穴位，能加强胃下垂患者的胃肠蠕动，张力增强，胃底部上提，具有明显的治疗作用。

4. 电针脉冲对呼吸系统的作用　脉冲电针针刺肺俞、定喘等穴，能够松解支气管平滑肌痉挛，改善呼吸道黏膜和肺泡壁的充血与水肿，对喘息性支气管炎有较好的治疗效果。

5. 电针脉冲对泌尿系统的作用　有研究表明，脉冲电针针刺肾俞、八髎等穴位能使患者恢复肾盂与输尿管平滑肌的蠕动，降低肾内压，解除肾积水和排除结石，因此对治疗肾积水和某些输尿管结石有一定的疗效。另外，对括约肌亦有调节作用，可使痉挛的括约肌放松，而使松弛的括约肌张力恢复正常。

第三节　灸　疗　仪

一、概述

灸疗是利用易点燃的材料或某些药物制成的灸材，点燃后悬置或放置在穴位或病变部位，进行烧灼、温熨，借灸火的热力以及药物的作用，通过经络的传导，以温通气血、活血化瘀，达到治病、防病和保健目的的一种外治方法。我国在 20 世纪 50 年代就开始使用现代物理技术如光、电等来改造传统灸疗器材，并研究发现灸法并不单纯是温热效应，而是温热、灸药性、光谱辐射三者综合作用的结果，从而刺激穴位引起一系列的生理、生化、免疫等方面的变化来调整机体，达到防病治病的目的。随着现代科学技术的发展，人们将针灸理论与现代科学技术相结合研制出了各种灸疗仪器，如应用光学技术的红外线热灸仪，应用仿真技术的仿艾灸疗仪，红外线和药物结合的电热熨药灸仪等。它们利用远红外线或近红外线照射人体穴位，产生热效应或热外效应，起到温经通络、活血化瘀的作用，达到传统灸疗的效果。

近年来，新的灸疗仪器一方面不断完善取热的方法，控制热的释放，另一方面亦有考虑到传统艾灸疗法中艾叶的特殊药物治疗作用。有的灸疗仪器还结合了电子按摩装置，形成多功能型的灸疗仪器，而与电子相结合的灸疗仪器则具备一定的自动调节功能和脉冲灸疗的新特点。

二、灸疗仪的种类与特点

红外灸疗仪器是利用红外线辐射器在人体经络穴位上进行照射、产生温热效应，以温通经络，宣导气血，达到治疗疾病的目的。随着现代高科技的发展和交叉学科的相互渗透，使红外灸疗仪器更新换代，为针灸临床应用提供各种使用方便，安全有效的红外灸疗仪器。

1. 红外线灸疗仪 红外灸疗仪是利用红外线辐射器在人体经络穴位上进行照射，作用于皮肤吸收产生温热效应，用于疾病的治疗。红外线灸疗仪的结构比较简单，主要是利用电阻丝缠在瓷棒上，通电后电阻丝产生的热，使罩在电阻丝外的碳棒温度升高，产生红外线辐射，一般可用于治疗腰背、腹、躯干及下肢等大部位的穴位的照射。

2. 电热灸疗仪 电热灸疗仪是利用电热丝作为一种基本的电热转换器件，它利用材料内部电子与晶体电阵上原子的不断碰撞产生热量。利用电热丝研制的灸疗仪的特点是温度容易控制、并可实现多路输出，在临床应用上更方便、更有效、更安全。

3. PTC 红外灸疗仪 新型半导体陶瓷元件 PTC 材料的发展为灸疗仪研制提供了新的思路，它以钛酸钡为主要成分的氧化物半导体陶瓷可具有自动限温，维持发热体温度基本保持不变的特性，PTC 红外灸疗仪的热作用较深，热量恒定，易于调节，操作简便，对局部无压迫感，适应证广泛，特别对于风寒湿痹具有显著疗效。

4. 仿灸治疗仪 艾灸除了热辐射作用以外，还有非热生物效应的作用，仿灸治疗仪就是根据艾绒燃烧时所辐射的光谱（光谱范围为 $1.5\mu m$ 左右），运用仿真技术研制而成，可避免传统灸疗燃烧慢、效率不高、烟雾大、刺鼻熏眼、易于烧伤、操作不便的缺点，并使光辐射具有脉冲灸的特点，能充分发挥传统灸法的温经通络、补气活血、化瘀消肿、祛湿止痛的功效。

三、灸疗仪的治疗作用

红外线灸的治疗作用基础是其照射后直接产生的温热效应，进而影响组织细胞的生化代谢及神经系统的功能。红外线照射时产生的热效应，首先作用于皮肤的感受器以及毛细血管壁的植物神经末梢感受器等，在体液因子的作用下，通过自主神经系统，反射性地调节热代谢，从而扩张血管，加强汗液的分泌，引起代谢强度的变化，进一步影响机体的免疫功能和神经功能。对于慢性感染性炎症，红外线照射后可增强细胞的吞噬功能和机体免疫力，引起主动脉性充血，改善血液循环，促进炎症消散，降低神经兴奋性。因此，具有镇痛及促进神经功能的恢复正常、解除横纹肌和平滑肌的痉挛等作用。同时红外线灸还可改善组织营养，防止废用性肌萎缩，消除肉芽水肿，促进肉芽和上皮生长，减少烧伤创面的渗出，消除扭、挫伤而引起的组织肿胀，加快血肿消散，减轻术后粘连，促进瘢痕软化，减轻瘢痕挛缩等。此外，红外线照射与电针、中草药外敷等方法综合应用时，具有显著的协同作用。

第四节　激光照射治疗仪

一、概述

激光穴位照射，也称激光针灸，是在中医经络理论指导下，采用弱激光对穴位进行照射以达到防病、治病和保健作用的一种治疗方法。20世纪60年代Mester提出弱激光具有生物刺激作用，随后低强度激光的生物刺激效应逐渐被证实并为人们所接受。70年代初被前苏联和东欧国家开始应用于临床，我国从1973年开始将激光穴位照射应用于临床。

激光是一种因受激辐射而发出的一种光，它和普通光一样，也是以波的形式运动着的光子。因此，同样具有反射、折射、衍射、干涉、偏振，以及可以聚焦、散焦等性能。因激光是受激辐射光，故频率一致，方向一致，位相一致，偏振一致，具有高亮度、单色性好、相干性好、指向性好的特性，并且具有热效应、机械效应、光化效应、电磁效应等生物作用。激光因其物理特性而具有针和灸的作用。目前，我国最为常用的He-Ne激光，就是采用连续型He-Ne气体激光器作为激光源，发射波长为6328×10^{-10}m，功率为1毫瓦到几十毫瓦，能穿透$10 \sim 15$mm深的组织，可代替银针来刺激穴位，由于He-Ne激光穴位治疗仪输出功率较小，故仅能用于作浅刺的穴位的弱刺激时使用。小剂量的He-Ne激光即可以起到传统灸疗的作用，也可以在穴位内产生一定的针感，有类似针刺治疗的作用。常用的激光治疗仪还有CO_2激光针灸仪，它所用的CO_2激光波长为10.6μm，属远红外光，极易被生物组织吸收，产生强而非穿透的表面热，它照射生物组织的效应主要是热效应，通过热刺激作用使生物组织的机体产生生物物理或生物化学的变化来达到治疗的目的。

近年来，将计算机技术应用于激光针灸仪的研制中，智能激光针灸仪具备两项功能：一是探测穴位，确定穴位位置；二是探测人体体表经穴产生的信号，经计算机系统分析处理后，用来诊断疾病和控制激光针灸仪工作；微机控制的激光针灸仪则通过微机控制集成CO_2激光和He-Ne（或半导体）激光束，形成CO_2激光，He-Ne（632.8nm）或半导体激光（650nm）激光模拟针，通过控制输出功率模拟针刺手法，达到激光针、灸同时产生。多光束中医信息治疗仪则由单片计算机程序产生多种模拟中医针灸疗法的脉冲调制信号，对各个照射器输出光束进行同步信息调制，可分别产生具有兴奋、抑制和针灸补泻作用的多种光刺激信号。

半导体激光治疗仪在针灸临床上应用比较广泛，半导体激光针灸治疗仪输出的光功率稳定、连续可调，并具有光束形状可变之特性，并可改变透镜位置，使光束从聚焦到发散之间任意变化，可使光斑变化大小为$1 \sim 15$mm之间。

近年来，激光针灸仪器的研究有了很大的进展，一方面出现了一机可输出多种波长的激光，既可以获得红外激光、可见光的特性，又可以通过激光进行定位，使不同的激光在临床应用上可以互补，另一方面，激光针灸仪器还结合其他新技术，如计算机控制技术、生物信息技术等，使得激光针灸更适合于临床应用。近年来半导体技术的迅速发展，使半导体激光以其较明显的优势，在低功率激光中占有越来越重要的地位。

二、激光治疗仪的种类与特点

激光针灸已被广泛的应用于临床，并且取得了较好的临床疗效。激光治疗仪品种繁多，根据激光器不同的工作物质，可分为固体激光针灸仪、气体激光针灸仪和半导体激光针灸仪等，不同的工作物质产生不同波长和不同性能的激光，用于治疗各种不同疾病，目前临床上常用的激光治疗仪有如下几种。

1. 氦-氖激光治疗仪 针灸临床上最为常用的是以氦-氖激光器作为光源的激光穴位治疗仪，其激光束呈红色，工作物质为氦-氖原子气体，发射波长 6328 埃，功率几毫瓦到几十毫瓦不等，能够代替针刺而对穴位起刺激作用。氦-氖激光的作用有：提高血液中红细胞和血红蛋白的含量，加速血管的生长和发育，促进毛发的生长，加速创伤、溃疡的愈合，加快烧伤面的脱痂和植皮术后的皮肤愈合，促进神经损伤的再生，刺激骨折的再生，促进血压下降等。同时小剂量的氦-氖激光在治疗过程中有累积作用，而大剂量激光对生物照射会起抑制作用。至于多少剂量为大剂量，多少为小剂量，则随生物机体、功率状态、组织结构等而不同。另有研究表明，小剂量氦-氖激光可影响各种酶的活性，并能改变细胞膜的通透性引起生物电的变化产生神经冲动。氦-氖激光针灸治疗以无痛、无感染、无明显禁忌穴，安全、不晕针且剂量可控、操作简便等优点，目前被广泛的应用于内科、外科、妇科、儿科、神经科、皮肤科、口腔科、耳鼻喉等各科。

2. 二氧化碳激光治疗仪 二氧化碳激光治疗仪简称光灸仪，在临床上使用已日趋广泛。二氧化碳激光的工作物质是二氧化碳气体分子受电激励后所产生的激光束，波长 10.6 微米，属中红外光。目前用于临床治疗的二氧化碳激光，大多为 20～30 瓦二氧化碳激光束散光，输出形式为连续发射或脉冲发射，使它通过石棉板上的小孔，照射到病人的穴位上，发散角为 1～10 毫瓦弧度角。在低功率二氧化碳激光照射穴位时，对人体组织产生热效应与艾灸燃烧时的热效应有类似之处，为了达到不同的治疗效果，近年来医务人员还利用散焦或聚焦镜的方法以控制其功率大小用于临床治疗。低功率二氧化碳激光照射穴位能产生热效应，具有扩张血管，改善血液循环，促进组织代谢，降低神经肌肉的兴奋性，故有抗炎消肿镇痛解痉的治疗作用。

3. 氩激光治疗仪 氩激光治疗仪，输出波长为 4880～5145 埃，为蓝绿色可见光，功率在 2～4 瓦。但作为穴位照射应用时，需将功率经光导系统等衰减至 60 毫瓦左右。光点的直径在 0.5～1 毫米大小，并可在光束照射过程中，增添几个光脉冲，以加强治疗作用。氩激光治疗仪照射穴位时，大部分光为皮肤组织所吸收，进入皮肤后，光点散焦成一片。治疗时，患者多无热、无痛、无其他感觉，但过大功率时可出现刺痛及导致皮肤色素沉着，应予避免。氩激光治疗仪在治疗外伤性截瘫等有一定疗效。

4. 半导体激光治疗仪 半导体激光治疗仪的工作物质有砷化钾（gaas），砷化铟（i-nas），锑化铟（insn），铝化镓（gaalas）等，输出波长大都在可见光的长波到近红外之间，半导体激光治疗仪最短的输出波长为 650nm，常见的波长为 810nm、980nm，一般输出功率在几十至上百毫瓦。半导体激光治疗仪通过专门设计的精密恒流源及保护控制电路，实现了输出光功率的稳定、连续可调，可以获得对机体较理想穿透深度的波长，在激光针灸、激光理疗等方面具有广泛的应用前景。

三、激光生物效应

激光穴位照射治疗疾病的机理研究，是国内外较为关注的一个问题。一般认为激光的生物效应为热效应、压强效应、光化学效应、电感效应和刺激效应。当激光照射机体时，其效应均存在。由于使用的激光光源的不同，生物效应的作用强度也有所不同。如 CO_2

激光具有明显的热效应，而氦-氖激光则具有较强的光化效应和刺激效应等。

1. 热效应 激光的能量密度高，一定功率的激光可产生热效应。激光的本质是电磁波，若其传播的频率与组织分子等的振动频率相等或相近，就将增强其振动，这种分子振动即产生热的机理，故也称热振动。在一定的条件下作用于组织的激光能量多转变为热能，故热效应是激光对组织作用的重要因素。当功率足够大时，数毫秒内即可使组织温度升高到200℃～1000℃，这种效应会使蛋白变性、凝固，甚至炭化、气化，故可用作激光刀切割组织，用于穴位照射的激光针多为几十毫瓦左右的小功率激光。

2. 机械效应 机械效应是指高功率密度激光，一方面其本身就有光压作用，另一方面使组织发生急剧的热膨胀产生所谓次生冲击波的压力效应。其压强作用是拉长各层细胞，使细胞变扁平，若压强过大，产生很大机械力会严重破坏组织。这种现象在较大功率激光作用下方能出现，因此，几十毫瓦的弱激光针灸不是通过机械效应作用于穴位。

3. 光化效应 光化效应是指在光的作用下进行的化学反应。它的反应速度主要取决于光的强度，而温度的影响则很小。光化效应是某些反应能在生物温度下以相当速率进行的唯一机制。引起光化效应的光谱成分主要是紫外线，可见光次之，红外线最弱。例如，紫外线会引起受照部位发红，这是由于紫外线在表皮内的光化作用产生了组织胺，它下移到真皮使微血管扩张充血的结果。生物化学测定表明，激光针的治疗能降低局部五羟色胺的含量，引起内啡呔释放，获得镇痛效果。光化效应可影响细胞的通透性，增强组织中酶的活性，进而增强或调节代谢过程，使RNA和糖元增加，促进蛋白质的合成，增强神经细胞线粒体合成ATP的功能。因此，大多认为光化效应是激光对生物机体作用的基础，低功率氦氖激光对生物组织的作用中，光化效应有重要的意义。

4. 电磁效应 激光是在时间上和空间上变化的电磁场。电磁场的效应主要是产生谐波、形成自由基等多种反应。谐波可根据激光强度的变化而变化，谐波的效率与激光强度呈特殊的正比关系。研究表明，使用脉冲激光照射有色皮肤时会形成自由基，白色皮肤只有当激光电场强度高达$10v/cm^2$以上时才能形成自由基。自由基相当活跃，会引起有机体的氧化还原反应。

5. 刺激作用 用于穴位照射的激光多数是几十毫瓦的小功率激光，从以上四个方面的效应可见，这样小功率的激光，其生物学作用显然不包括机械作用和电磁场作用，几乎亦可排除热作用。但是临床实践证实，小功率激光穴位照射确有治疗作用，激光束又能部分地达到生物组织10～25毫米深处，小功率激光能代替针刺对穴位起刺激作用。实验证明，氦氖激光等可对真皮层的神经末梢起刺激作用，表现为神经冲动传递加快，激光作用于中枢神经系统会引起血流动力学的变化。

第五节 磁 疗 仪

一、概述

磁疗法简称"磁疗"，它是利用磁场作用于患区或经络穴位处治疗疾病的一种方法。它可根据患者的不同疾病、症状，把不同磁性、不同体积、不同数量的磁片贴于患者体表不同的穴位或患处，并根据疾病的变化，及时予以调整。穴位磁疗法除采用敷贴法外，还有用交变、脉冲、脉动的磁场作用于人体穴位治疗疾病。目前，国内应用磁疗的磁场强度较小，最大为 2000～3000Gs，一般在 1000Gs 以下。临床上穴位磁疗可分为静磁法和动磁法。静磁法是利用磁片或磁珠敷贴于穴位上，如直接敷贴法、磁针疗法、埋针加磁法、磁珠法等；动磁法就是运用变动磁场作用于穴位的一种磁疗法，如旋磁法、电动磁按摩疗法、交变感应磁场疗法等，所用仪器有旋磁机、电磁疗机（有直流和交变两种）、震动磁疗机等。穴位磁疗法的作用与磁疗器具的磁场性质、磁场强度、治疗时间等因素有关。近年来，出现一些数字化、智能型的磁疗仪器的研究。脉冲磁疗仪在进行脉冲磁疗时，磁矩不停地随脉冲频率变化；低频电磁疗机运用交变、半波、间断磁场和衔铁振动原理来治疗疾病；同步极变磁疗机由于两个磁头对置使用，并与体表紧密接触，所以磁漏小，穿透力强，可作用到人体较深的组织及器官；智能型高场强脉冲磁疗仪的脉冲磁场强度档数及磁脉冲频率皆由 CPU 控制，由数码管显示，其磁场强度达到了 1～2T，磁脉冲宽度≤20ms，占空比约 1∶74。

二、磁疗仪的特点与种类

磁疗是利用磁场作用于患区或经络穴位进行治疗疾病的一种方法。它具有明显的消肿、止痛作用，而且疗效迅速，并具有消炎、止泻、止痒、镇静和降压等作用。目前临床上常用的磁疗仪主要是直流电磁机、交变电磁治疗仪、脉动电磁治疗仪和脉冲磁场治疗仪，治疗时通过磁力线透入机体，患者无痛觉和其他不适的感觉。

1. 磁场类型

（1）恒定磁场：磁场强度和方向保持不变的磁场称为恒定磁场或恒磁场，如磁铁片和通以直流电的电磁铁所产生的磁场。

（2）交变磁场：磁场强度和方向在规律变化的磁场，如工频磁疗机和异极旋转磁疗器产生的磁场。

（3）脉动磁场：磁场强度有规律变化而磁场方向不发生变化的磁场，如同极旋转磁疗器、通过脉动直流电磁铁产生的磁场。

（4）脉冲磁场：用间歇振荡器产生间歇脉冲电流，将这种电流通入电磁铁的线圈即可产生各种形状的脉冲磁场。脉冲磁场的特点是间歇式出现磁场，磁场的变化频率、波形和峰值可根据需要进行调节。

2. 磁疗仪

（1）直流电磁机：直流电磁机将直流电通到有铁芯的线圈，铁芯便产生恒磁场，磁场强度可达数十至数百毫特斯拉。

（2）交变磁场治疗仪：交变磁场治疗仪主要有两种类型。一种是异极旋转磁疗仪，在一微型马达的轴上装一有机玻璃或硬塑料转盘，转盘上安装两片或四片磁片，异极排列。马达通电后转盘旋转而产生交变磁场。治疗时将转盘靠近穴位或病变部位。另一种是电磁疗仪，用硅钢片作铁芯，绕上数千匝至数万匝漆包线，通以不同电压的交流电，即可产生数十至数百毫特斯拉的交变磁场。电磁疗仪可制成大小不同，形状不同以适应不同部位的治疗。

（3）脉动磁场磁疗仪：脉动磁场磁疗仪主要有两种类型。同极旋转磁疗仪将旋转磁疗器转盘上的两片或四片磁片为同极（南极或北极）向外，当通电转盘旋转时即产生脉动磁场，磁场强度有规律变化而方向不变。此外，磁按摩仪是在电动按摩器的按摩头上装有 2

片或 4 片磁片，同极排列，当通电时，按摩头带着磁片一起上下振动，形成脉动磁场，用于不同的治疗。

（4）脉冲磁场磁疗仪：将各种不同频率和波形的脉冲电流通过电磁铁的线圈，即产生脉冲磁场，磁场峰值强度可达数百毫特斯拉。

三、磁疗仪的治疗作用

1. **止痛作用**　磁场有明显止痛作用。动磁场止痛较快，但不巩固；恒磁场止痛较慢，但止痛时间较长。磁场可刺激穴位，疏痛经络，降低末梢神经兴奋性达到止痛效果。磁疗常用于治疗各种疼痛，如软组织损伤痛、神经痛、炎症性疼痛、内脏器官疼痛和癌性疼痛等。磁疗止痛效果快慢不一，多数病人在磁疗后数分钟至 10 分钟即可出现止痛效果。磁疗止痛作用的机制可能是多方面的。磁疗改善微循环和组织代谢，因而纠正由缺血、缺氧、水肿、致痛物质聚集等所致疼痛；磁场能提高致痛物质水解酶的活性，使缓激肽、组胺、5-羟色胺等致痛物质水解或转化；磁疗还有降低神经兴奋性的作用等。

2. **镇静作用**　磁疗对经络、神经和体液等都有一定的调节作用。镇静作用主要表现在改善睡眠状态，缓解肌肉痉挛，减轻面肌抽搐，减轻喘息性支气管炎和瘙痒症等。中药磁石有镇心安神、平肝潜阳作用。

3. **消肿作用**　磁场有明显抗渗出作用，这在临床和实验中得到证实。实验观察表明，磁场既有降低致炎物质（组织胺等）使血管通透性增加的作用，又能加速蛋白质从组织间隙转移的作用，说明磁场的消肿作用与其影响通透性和胶体渗透压有明显关系。磁疗对软组织损伤、外伤性血肿、冻伤、烫伤、炎症等有明显消肿止痛的作用。

4. **消炎作用**　磁场有一定消炎作用，这与磁场改善微循环、消肿、止痛和促进免疫反应性增强等有关。磁场无明显直接抑菌作用。

5. **降压降脂作用**　低强度恒磁场（15～50mT）治疗冠心病或早期高血压患者，多数病人在治疗后一般状况改善，头痛，心区痛减轻或消失，血压下降，脉率减慢。有人提出低频交变磁场（50Hz，10～20mT）治疗冠心病心绞痛的效果较恒磁场为佳，而对心律失常无效。磁场可使胆固醇的碳氢长链变成短链，加上红细胞转动，使胆固醇沉着于血管壁上而易于排出，具有较好的降血脂作用。临床和实验资料表明，交变磁场对心痛综合征、心肌收缩性、血流流变性、脂质代谢、微循环等有良好影响，而对心脏的传导系统无明显影响。

第六节　腧穴特种治疗仪

一、概述

腧穴特种治疗仪是针灸治疗中必备的医疗器械，它与其他针灸治疗仪器相比，具有刺激方法特殊，应用微波、超声、激光等现代技术与针灸理论相结合治疗各种疾病，且疗效好、副作用少等特点。目前，腧穴特种治疗仪已发展到数十种，预计今后腧穴特种治疗仪的研发和疗效方面会有较大的发展。

二、微波针灸治疗仪

微波针灸是利用特制的天线连接毫针，向穴位输入微波，激发经络之气，使小剂量微波能起到大剂量的热作用，达到治疗疾病的一种新型针灸微波治疗仪。目前在治疗上最常用的微波其频率为2450MHz，在医用电磁波谱中，它位于超短波与长波红外线之间。

微波针灸仪通过一种特殊结构，其包括毫针在内的同轴天线向人体经络穴位进行定量、定向辐射波束能量，以加强得气感达到通经活络，主要适应风湿性关节炎和各种慢性疼痛性疾病的治疗。微波辐射人体后，电解质离子以及电介质偶极子产生振荡并产热。在产热过程中，水分子的高频率振荡，使富于水分的组织产生大量的热能，因而组织温度升高，血管扩张，血流加速，从而起到止痛、解痉、消炎等作用。

微波穴位治疗仪一方面具有热作用，类似灸疗的特点，其热能比艾灸深入、作用强、均匀、剂量可调；另一方面它又具有电针和高频电疗的特点，其热效应可使组织温度升高，引起血管扩张，血流速度及血循环显著增加等一系列的生理反应。有研究表明，人体组织经微波加热后，血流量可增加到50%，甚至更高。这种血流量的增加，与微波辐射强度、组织升高的温度，以及作用时间成正比。微波锟针仪是在我国传统九针之一锟针的基础上，结合低频脉冲电针和微波治疗的特点，利用微波理疗机改制而成的，其热能比艾灸深入，作用强，剂量准确，热量可调，效果可靠。脉冲微波针灸仪采用平均功率与原连续波功率相同的脉冲调制微波功率，既可以提高透热深度，又不降低工作效率，也不增加输入功率。大型微波针灸治疗机则通过计算机控制输出微波，并且在微波针灸治疗机内置有专家指导系统。

三、超声针灸治疗仪

穴位超声治疗仪又称"超声针灸"，是利用超声波发生器产生超声（其频率大于20000Hz），通过特制的发射装置（一般直径为13~40mm）功率为0.5~2W，作用于人体经穴，对人体施以机械、温热、化学作用，引起机体组织生物效应的变化，治疗相关疾病。

超声针灸的临床应用与超声波声头的质量及治疗方法等因素有关。超声针灸仪往往配备有多个超声治疗头，以适合临床的需要。超声针灸治疗仪由超声波触发电路、发射电路及具有不同治疗用途的专用超声波（传感器）探头构成，超声波探头采用锗钛酸铅晶体，并配备多种治疗头，可用于按摩、美容和药物渗透，一般适用于治疗腰椎间盘突出、坐骨神经痛的探头频率为400kHz、600kHz、800kHz三种。为使幅射能量集中，四层晶片选并联而成，当使用800kHz频率，集中在直径30mm变幅杆中心部的声功率达20W。为避免发热，使用时可采用耦合水袋冷却；针灸、麻醉治疗用的探头前部的铝制锥头为满足共振的变幅杆设计要求，使集中在锥头的声功率达6~7w，为避免发热，铝制头体采用流动水冷却。

超声的机械作用能使坚硬的结缔组织延长、变软，可用于治疗瘢痕、挛缩及皮硬化症等。超声的机械作用，可以改变细胞内部结构，引起细胞功能的变化，而细胞外形无变化。

超声波的机械振荡作用，可看作是对组织内物质及微小的细胞结构的微细按摩或细胞按摩作用。这种机械作用是超声波的一种最基本作用，能引起生物体的反应，对增强软组织渗透，提高代谢，促进血循环，刺激神经系统及细胞功能，均有重要意义。

超声的温热作用使肌肉组织较脂肪组织吸收超声能量约大2倍，而神经组织又较肌肉组织约大3～4倍，在两种不同密度的组织的交界处产热也较多。例如皮下组织与肌肉组织的交界处，肌肉组织与骨组织交界处。就整个组织而言，超声产热是不均匀的。

超声针灸具有无痛、无损伤、安全可靠、疗效高、易于操作等特点。超声针灸对于一些炎症的治疗有较特别的效果，对于过敏性疾病、流感、麻疹、泌尿生殖系疾病、胃肠病、妇科病、骨伤肌疾病等均有较好的疗效。

四、穴位离子导入治疗仪

穴位离子导入治疗仪是利用直流电的作用，将某种药物中的离子用直流电导入人体经穴内，而达到治疗疾病的一种电子仪器，简称"穴位离子导入仪"。穴位离子导入疗法是利用经络穴位的特异性和直流电的作用，将某种药物（中药）中的离子用直流电导入人体经穴内，阳离子从阳极导入，阴离子则从阴极导入体内，这种治疗方法可直接将治疗性药物透达疾病部位，因而疗效迅速，效果明显，从而达到治疗疾病的目的。药物离子经直流电导入皮肤后，一部分离子失去原来的电荷，变成原子或分子，保持该药物原有的药理性能，在局部与某些组织成分发生化学反应，部分离子可与体内胶体质点相结合，刺激神经感受器，通过反射途径引起反应。药物离子经汗腺管口导入人体后，部分离子能较长时间地停留在皮肤表层，形成所谓的"皮肤离子堆"，逐渐进入血液。药物离子在皮肤内储积时间的长短，在一定程度上与所用的药液浓度、电流强度、通电时间等成正比关系。不同种类的药物离子，由于其理化、生物特性不同，在皮肤内存留的时间有很大差异，可短至数小时，长达数十天。皮肤离子堆的形成还与中枢神经及周围神经的功能状态有密切的关系，当中枢神经系统兴奋过程增强时，药物离子在皮肤内存留的时间延长；当药物离子导入后施以超声、超短波或微波，可以加速药物从离子堆排出而进入血液。在进行直流电穴位离子导入的前后或同时施加其他物理因子的作用，对皮肤离子堆也有一定的影响，如在离子导入的时候作中波或短波透热，药物离子在皮肤内的储积增加。穴位离子导入治疗不仅可以使药物直达病所，而且可以提高浅层病灶内药物的浓度，节省用药量提高疗效，还可避免口服药物引起的胃肠刺激等副作用。在临床上可用于风湿性关节炎、类风湿性关节炎、骨质增生、急性扭搓伤、神经衰弱等治疗。

五、经络导平治疗仪

在电针治疗仪的基础上，人们根据经络学说与现代生物电子运动平衡学说相结合的原理，并根据现代生物电子运动平衡学说，认为整个人体生命过程是生物电子运动所产生的，是生物电子始终在不平衡中维持着相对平衡的过程。在正常的生理活动中，人体经络系统的左右上下间的导电性等一系列性能均处于相对平衡的状态。当脏腑功能发生病理变化时，就会出现生物电子运动产生病理性变化而导致经络出现不平衡的现象。在某些状态下，人体能自动调节体内生物电子运动而恢复正常，因此，某些疾病可不治而愈。而当许多疾病导致机体不能恢复生物电子正常运动时，经络就处在不平衡状态下。经络导平治疗仪就是利用高电压、小电流、低频率导通经络，即调整生物电，推动气血运行，解除气滞血瘀，激导机体内的"生物电子"由不平衡转化为平衡状态，从而使机体康复。总体来讲，经络导平疗法具有三大特殊功能：导平针灸、导平推拿、导平输气。

六、单病种针灸治疗仪

单病种针灸治疗仪是一种针对某种疾病治疗所研制的针灸治疗仪器，它主要是根据不同的病疾特点或治疗需要而研制的专门仪器。最具代表性的如韩氏穴位神经刺激仪，主要用于针灸镇痛和针灸戒毒，又如高血压治疗仪、多功能前列腺治疗仪、哮喘治疗仪等。这类治疗仪器的特点是根据大量实验研究的结果，并寻找治疗某些特殊疾病的治疗方法和治疗的特殊参数进行组合，制作针对性强，疗效明确专用的单病种治疗仪器。

第七节　经络穴位测定仪

一、概述

经络穴位探测是根据经穴的电学特性原理，通过对检测经穴皮肤电阻值的变化来诊断疾病，经络穴位探测类仪器主要有耳穴诊断、穴位电阻检测两大类。从本质上讲，这两类探测仪器都是用来检测人体的体穴或耳穴在不同状态下的电特性变化，为临床诊断和提高临床治疗效果提供客观依据。

耳穴探测仪是根据人体的耳郭阻抗特性设计而成的。以耳穴诊断专家系统为代表，探测值以人体生物电改变为依据，配以耳穴提示及穴名显示系统，集数据自动处理、自动诊断功能为一体，探诊时将视诊、触诊与刺痛感引入微机，实现耳穴探测、诊断、结果打印等程序电脑化。穴位电特性诊断仪通过检测体穴的电特性变化来诊断疾病；经络测平仪是一种特殊的经络诊断仪器，它是以中医脏腑学说和经络学说为理论基础，以"生物电子运动平衡"理论为指导而研制的，它为经络导平仪提供治疗依据。

由于穴位电特性检测的结果受许多因素的影响，可重复性相对较差，而且穴位电特性的变化不完全是脏腑发生的疾病的特异性变化，虽然可以用于辅助诊断，但相对来讲，特异性及参考价值还不是相当高。因此，一方面需要完善穴位电特性检测的技术，另一方面，应与其他诊断方法相结合，才能提高诊断的准确性，适合临床的需要。

二、经络穴位测定仪种类与特点

经穴测定仪主要是根据穴位良导电性理论而研制成的电子诊断仪器，它通过对全身各经络主要穴位的导电量的测定与对比，可以判断病人某一条经络是否正常，从而帮助诊断疾病和确定治疗方案。经穴测定仪目前大致有三大类：一类是皮肤电阻探测器，这种装置基本上由电源、电流表、电阻、电位器等元件组合而成，它测得的是皮肤电阻值。第二类是皮肤阻抗测定器，该装置用晶体管和集成电路等元件组成振荡器、放大器，由振荡器产生一个交流电讯号，输入人体经穴部位，再通过放大器检测穴位处的讯号大小，它不仅能反映穴位处的电阻值，同时也反映穴位处的容抗值，故实际测得的是穴位处的阻抗值。第三类是皮肤电位差测定仪，它是利用灵敏度较高的电位差计来测定，检测穴位处的电位大小。各种测定仪按其功能不同各具不同的作用。

1. **阻抗式经络探测仪**　阻抗式经络探测仪采用模拟电路研制，具有测量电压低，电流小，灵敏度高，对人体的极化、电解作用小等特点，故无创伤、无刺痛感，测量准确率高。使用时接通探穴仪电源后，调节灵敏度旋钮到适当位置，将"无关电极"与"探笔"相碰，蜂鸣器发出声响，说明经络探穴仪可正常工作。再将"无关电极"紧握于患者手中，以"探笔"尖探测相应人体穴位，探测时"探笔"应垂直于皮肤表面，各探测点所施压力和停留时间应相同。当探得某穴位电阻值较低时，蜂鸣器便发出较响的鸣声。

2. 耳穴探测仪　耳穴探测仪是采用电测定法探测耳穴的电阻、电位、电容等变化，是辅助临床诊断的一种电子探测仪器。使用时操作者手持探测电极棒，另一无关电极握于病人手中，将探棒头压于患者耳郭的某一部位，慢慢调整仪器灵敏度电位器，使耳机发出一定的声响。探测时听到声响即为敏感点，没有声响的穴位为阴性，有声响且带有针刺样疼痛者为强阳性。探测的次序沿耳郭自上而下地逐点检查，一般先内脏后躯干再四肢，对病人自述的各种症状，更需要在各有关部位仔细检查。

3. 针麻剂量测试仪　针麻剂量测试仪采用高频率计及脉冲累加器、示波器等单元组成，用以测量电针治疗过程中的频率、电压、波形及脉冲数，临床上主要用于分析针麻手术的麻醉效果。

4. 探穴测温仪　探穴测温仪是根据中医经络理论与电子技术相结合研制而成的。该仪器探穴测温仪为现代电子测温仪器，可以测量经络和穴位温度的失衡情况，以及针刺前后穴位温度和温差变化。在临床诊断方面可用以多种疾病的辅助诊断。探穴测温仪主要用于医学研究、临床诊断、医学院教学及实验。

5. 钾离子测痛仪　钾离子测痛仪是根据正电的排斥作用将钾离子透入皮内而致痛，以及钾离子透入的多少与电流和通电时间成正比的原理设计而成的。在测定时仪器输出线性上升电流，钾离子逐渐透入皮内，当人体刚出现疼痛时，立刻把电键放置"读数"档，电流计指针停止不动，以便准确读出所给电流值，此值即为痛阈值。钾离子测痛仪主要用来测定针麻过程中的痛阈与耐痛阈值，作为临床与科研的依据。

三、经穴测定仪作用原理

20 世纪 50 年代，日本学者中谷义雄采用直流电阻式测定仪测量某肾病患者的皮肤导电量，发现患者足部一些导电量较高点的连线类似经络图上的足少阴肾经，之后，又通过实验证实这些连线具有与古典经络类似的情况，且在相应脏腑发生疾病时其皮肤导电量明显增高，日本京大笹川教授将这种皮肤上导电量较高的点定名为"良导点"，由良导点连缀起来的假想线称之为"良导络"。通过测定良导点与良导络的电阻值可以诊断相关脏腑的病症。研究发现，一切生物的活动都有电变化的特性，即生物电现象，伴随人体内各种细胞、组织、器官、系统生理过程而产生的生物电，由于彼此间的相互作用和机体本身的导电性，可按集肤效应或容积导体导电原理，由体表形成电轴形式的投影，组成并无独特解剖结构的等效线路和电阻特殊的反映点，这就可能是穴位，其电阻值可随相应脏腑的生理病理状况而变化，从而引起国内外医学工作者的关注并从原理方法到实际应用进行深入广泛的探讨。

局部皮肤温度的变化有时能反应相关经络与脏腑的功能，脏腑经络功能失调，气血瘀滞，以及溃疡、肿瘤等疾病均可以出现相应穴位及皮肤部位的温度异常，通过针灸调整后皮温也可相应地得到调节，因此，应用经穴测温仪则可以了解其变化。

大量研究资料表明，针刺可提高痛阈和耐痛阈的作用。针刺能激发存在于神经系统内的各级水平的抗痛机能，对疾病或手术所产生的疼痛具有镇痛作用。测定痛阈值可以判断针刺镇痛的程度。

第八节 针灸教学实验仪器

近年来，涌现出一批新的针灸教学实验仪器，给传统的针灸教学带来了新的教学手段。现代针灸教学实验仪器的应用，克服了传统针灸教学的局限性，有利于提高教学质量及学生的学习兴趣。

1. 针灸教学演示系统 针灸教学演示系统由针灸人体模型控制器与主机连接，控制显示驱动电路，通过人机对话实现全部功能，同时模型控制器也可独立运行，实现一些基本的显示功能。主机程序采用数据库语言编写，通过编译后运行，该系统根据所选功能所提供的参数，将数据发给模型控制器，实现相应的显示功能。并具有检索针灸腧穴的名称、代码、定位、取穴、主治、针法及针灸图谱等功能，并可输出上百种常见病的针灸治疗处方。操作人员通过人机对话在人体针灸腧穴模型上将显示十四经络走向及腧穴的分布，并具有汉、英、日多种语言的同步声音及背景音乐等多媒体功能。它不仅操作方便、界面友好、内容丰富，而且可用于针灸考试及查找穴位信息和常见病的咨询，能有效提高学生学习兴趣、活跃课堂气氛，从而提高教学质量。

2. 针刺手法参数测定分析仪 针刺手法参数测定分析仪通过计算机人机交互的针刺手法检测方法，研究针刺手法的作用和特点，对其进行定量化、客观化、规范化的研究。它应用针刺手法实时数据采集传感器，可在人体穴位上实时采集单复式手法参数，通过计算机数据处理与分析，建立多媒体针刺手法数据库，为针刺手法的研究开创新的实验途径。该项目的研究不仅能为提高针灸临床疗效提供了研究手段，而且解决了长期以来在针灸教学中无法对学生进行手法练习和操作考核的问题，同时为受试者的手法在临床技能检验过程中提供了测试结果的可比性和重复性，也为针刺手法的量化测定与针刺效应的相关分析研究提供了参考依据。它的开发研究为针刺手法的量化和规范化奠定了基础，对针灸学的发展有着重要意义，并具有广泛应用前景。

3. 针刺手法数据采集及仿真系统 针刺手法数据采集及仿真系统是应用 PID-神经网络和计算机仿真技术，并建立数学模型，实现针刺手法的模拟。该系统可进行针刺手法参数的测定和数据采集、处理，并通过人工神经网络和 PID 控制规律相结合的控制器中进行自学习、自适应和逼近任意函数的方法，对非线性、时变性针刺手法实行控制，从而，建立一套针刺手法参数测定、数据处理、计算机仿真和手法模拟的实验研究工作平台及数据挖掘后的综合评价体系，为进一步开展针刺手法量化、规范化、客观化的研究和教学提供实验手段。

工欲善其事，必先利其器。现代针灸器材研究已经成为针灸学发展必不可少的内容之一。目前针灸器材的研发和应用呈现出多样化、多功能化、智能化的趋势，并涉及针灸学的教学、科研、临床等各个领域。几十年的实践证明，针灸器材的研发开拓了针灸医学的科研和教学的应用领域，并对中医学发展有着十分重要的意义。随着现代科学技术的不断进步，多学科技术的相互渗透，针灸器材将不断创新，并将推动针灸学的不断发展。

主要参考文献

［1］王雪苔，等 . 中国针灸荟萃：针灸器材部分［M］. 长沙：湖南科学技术出版社，1993.

［2］栋玉杰 . 现代针灸电子仪器及其应用［M］. 哈尔滨：黑龙江科学技术出版社，1984.

［3］钱真良，李正明，等 . 中国针灸器材学［M］. 南京：江苏科技出版社，2001.